普通高等医学院校五年制临床医学专业第二轮教材

外科学

（第2版）

（供临床医学及相关专业用）

主　　编　郭子健　陈礼刚
副 主 编　周俊晶　吕　凌　于风旭
　　　　　秦　超　鲁晓波

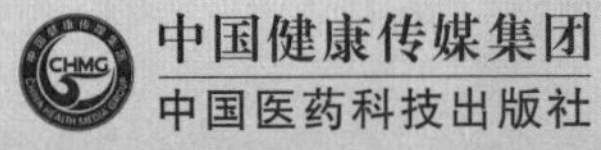

中国健康传媒集团
中国医药科技出版社

内 容 提 要

本教材为“普通高等医学院校五年制临床医学专业第二轮教材”之一，系根据普通高等医学院校五年制临床医学专业第二轮教材编写总体原则，要求和《外科学》课程教学大纲的基本要求及课程特点编写而成。主要涉及外科学总论（体液平衡、输血、外科休克与感染、麻醉、围手术期处理、微创外科技术等）和外科学分论（神经外科、普通外科、胸心外科、血管外科、泌尿外科、骨外科等），总共71章。并在各章设有“学习目标”“案例引导”“知识链接”“目标检测”等模块。本教材为书网融合教材，即纸质教材有机融合电子教材、教学配套资源（PPT、微课等）题库系统，使教学资源更加多样化、立体化。

本教材主要供普通高等医学院校五年制临床医学及相关专业师生使用，亦可作为临床医生及科研人员的参考用书。

图书在版编目（CIP）数据

外科学/郭子健，陈礼刚主编．—2版．—北京：中国医药科技出版社，2023.7

普通高等医学院校五年制临床医学专业第二轮教材

ISBN 978-7-5214-3661-7

Ⅰ.①外…　Ⅱ.①郭…②陈…　Ⅲ.①外科学-医学院校-教材　Ⅳ.①R6

中国国家版本馆CIP数据核字（2023）第017394

美术编辑　陈君杞

版式设计　友全图文

出版　**中国健康传媒集团**｜中国医药科技出版社

地址　北京市海淀区文慧园北路甲22号

邮编　100082

电话　发行：010-62227427　邮购：010-62236938

网址　www.cmstp.com

规格　889×1194mm 1/16

印张　41 1/4

字数　1500千字

初版　2017年2月第1版

版次　2023年7月第2版

印次　2023年7月第1次印刷

印刷　三河市万龙印装有限公司

经销　全国各地新华书店

书号　ISBN 978-7-5214-3661-7

定价　125.00元

获取新书信息、投稿、为图书纠错，请扫码联系我们。

纸质教材编委会

主　　编　郭子健　陈礼刚

副 主 编　周俊晶　吕　凌　于风旭　秦　超　鲁晓波

编　　者　（以姓氏笔画为序）

于风旭（西南医科大学附属医院）

王　勋（中国医学科学院肿瘤医院）

王海涛（滨州医学院烟台附属医院）

史京萍（南京医科大学第一附属医院）

白红民（南部战区总医院）

吕　凌（徐州医科大学）

冯　敏（南京大学医学院附属鼓楼医院）

冯军峰（上海交通大学医学院附属仁济医院）

朱　敏（成都中医药大学医学与生命科学学院）

朱　耀（复旦大学附属肿瘤医院）

朱扣军（江南大学附属医院）

刘存明（南京医科大学第一附属医院）

刘京升（兰州大学第二医院）

刘晓龙（苏州大学附属第二医院）

米　雷（湖南中医药大学临床医学院）

江　涌（西南医科大学附属医院）

阳运康（西南医科大学附属医院）

苏士成（中山大学孙逸仙纪念医院）

李　强（湖南中医药大学临床医学院）

李跃兵（浙江中医药大学附属第二医院）

吴　松（深圳大学附属华南医院）

吴开杰（西安交通大学第一附属医院）

吴安华（中国医科大学附属第一医院）

邹君杰（南京医科大学第一附属医院）

张洪宪（北京大学第三医院）

陈　罡（苏州大学附属第一医院）

陈友干（江南大学附属医院）

陈礼刚（西南医科大学附属医院）

林　伟（成都中医药大学临床医学院）
卓乃强（西南医科大学附属医院）
周　进（苏州大学附属第一医院）
周　杰（西南医科大学附属医院）
周小玉（南京医科大学第一附属医院）
周俊晶（江南大学附属医院）
周浩明（南京医科大学第一附属医院）
周翔宇（西南医科大学附属医院）
屈　延（空军军医大学第二附属医院）
孟　东（江南大学附属医院）
项　舟（四川大学华西医院）
赵　永（江南大学附属医院）
赵　曜（复旦大学华山医院）
赵超尘（广州医科大学附属第一医院）
郝一昌（北京大学第三医院）
胡　佳（四川大学华西医院）
胡学昱（空军军医大学西京医院）
秦　超（南京医科大学第一附属医院）
钱　峻（南京医科大学附属常州二院）
徐　松（江南大学附属医院）
高　勇（山西医科大学汾阳学院附属汾阳医院）
高其忠（江南大学附属医院）
郭子健（江南大学附属医院）
郭志勇（中山大学附属第一医院）
唐小军（四川大学华西医院）
凌　琪（浙江大学医学院附属第一医院）
陶凌松（华东师范大学附属芜湖医院）
崔红元（北京医院）
章希炜（南京医科大学第一附属医院）
葛建华（西南医科大学附属医院）
蒋民军（苏州大学附属苏州九院）
蒋君涛（上海交通大学附属第一人民医院）
税　巍（重庆医科大学附属第一医院）
鲁晓波（西南医科大学附属医院）
曾　浩（四川大学华西医院）
蒲江涛（西南医科大学附属医院）
虞文魁（南京大学医学院附属鼓楼医院）
穆洪鑫（南京大学医学院附属盐城第一医院）
戴黎明（三峡大学附属仁和医院）
魏　鹏（宁夏医科大学第二附属医院）

出版说明

为了贯彻《中共中央、国务院中国教育现代化2035》"加强创新型、应用型、技能型人才培养规模"的战略任务要求，落实《国务院办公厅关于加快医学教育创新发展的指导意见》，紧密对接新医科建设对医学教育改革的新要求，满足新时代医疗卫生事业对人才培养的新需求，中国医药科技出版社在教育部、国家药品监督管理局的领导下，通过走访主要院校对2016年出版的"全国普通高等医学院校五年制临床医学专业'十三五'规划教材"进行了广泛征求意见，有针对性的制定了第二版教材的出版方案，旨在赋予再版教材以下特点。

1.立德树人，融入课程思政

把立德树人贯穿、落实到教材建设全过程的各方面、各环节。课程思政建设应体现在知识技能传授中厚植爱国主义情怀，加强品德修养、增长知识见识、培养奋斗精神，不断提高学生思想水平、政治觉悟、道德品质、文化素养等。医学教材着重体现加强救死扶伤的道术、心中有爱的仁术、知识扎实的学术、本领过硬的技术、方法科学的艺术的教育，培养医德高尚、医术精湛的人民健康守护者。

2.精准定位，培养应用人才

坚持体现《中共中央、国务院中国教育现代化2035》"加强创新型、应用型、技能型人才培养规模"的战略任务，落实《国务院办公厅关于加快医学教育创新发展的指导意见》中"立足基本国情，以服务需求为导向，以新医科建设为抓手，着力创新体制机制，分类培养研究型、复合型和应用型人才"的医学教育目标，结合医学教育发展"大国计、大民生、大学科、大专业"的新定位，注重人才培养应从疾病诊疗提升拓展为预防、诊疗和康养，以健康促进为中心，服务生命全周期、健康全过程的转变，精准定位教材内容和体系。教材编写应体现以医疗卫生事业需求为导向，以岗位胜任力为核心，以培养医工、医理、医文学科交叉融合的高素质、强能力、精专业、重实践的本科医学人才培养目标。

3.适应发展，优化教材内容

必须符合行业发展要求。构建教材内容结构，要体现医疗机构对医学人才在临床实践能力、沟通交流能力、服务意识和敬业精神等方面的要求；体现临床程序贯穿于教学的全过程，培养学生的整体临床意识；体现国家相关执业资格考试的有关新精神、新动向和新要求；注重吸收行业发展的新知识、新技术、新方法，体现学科发展前沿，并适当拓展知识面，为学生后续发展奠定必要的基础；满足以学生为中心而开展的各种教学方法的需要，充分发挥学生的主观能动性。

4.遵循规律，注重“三基”“五性”

遵循教材规律。针对普通高等医学院校本科医学类专业教学需要，教材内容应注重“三基”（基本知识、基础理论、基本技能）、“五性”（思想性、科学性、先进性、启发性、适用性）；内容成熟、术语规范、文字精炼、逻辑清晰、图文并茂、易教易学；注意“适用性”，即以普通高等学校医学教育实际和学生接受能力为基准编写教材，满足多数院校的教学需要。

5.创新模式，提升学生能力

加强“三基”训练，着力提高学生分析问题和解决问题的能力。在不影响教材主体内容的基础上要保留“案例引导”“学习目标”“知识链接”“目标检测”模块，去掉知识拓展模块。进一步优化各模块的内容，培养学生理论联系实践的实际操作能力、创新思维能力和综合分析能力；增强教材的可读性和实用性，培养学生学习的自觉性和主动性。

6.丰富资源，优化增值服务内容

搭建与教材配套的中国医药科技出版社在线学习平台“医药大学堂”（数字教材、教学课件、图片、视频、动画及练习题等），实现教学信息发布、师生答疑交流、学生在线测试、教学资源拓展等功能，促进学生自主学习。

本套教材凝聚了省属院校高等教育工作者的集体智慧，体现了凝心聚力、精益求精的工作作风，谨此向有关单位和个人致以衷心的感谢！

尽管所有参与者尽心竭力、字斟句酌，教材仍然有进一步提升的空间，敬请广大师生提出宝贵意见，以便不断修订完善！

普通高等医学院校五年制临床医学专业第二轮教材

建设指导委员会名单

李建华（青海大学医学院）
杨　征（四川大学华西口腔医学院）
邱丽颖（江南大学无锡医学院）
邹义洲（中南大学湘雅医学院）
张　敏（河北医科大学）
张秀花（江南大学无锡医学院）
张喜红（长治医学院）
陈云霞（长治医学院）
武俊芳（新乡医学院）
林贤浩（福建医科大学）
罗　兰（昆明医科大学）
郑　多（深圳大学医学院）
赵幸福（南京医科大学附属无锡精神卫生中心）
胡　东（安徽理工大学医学院）
夏　寅（首都医科大学附属北京天坛医院）
郭子健（江南大学无锡医学院）
郭嘉泰（长治医学院）
曹玉萍（中南大学湘雅二医院）
彭鸿娟（南方医科大学）
韩晶岩（北京大学医学部）
李春辉（中南大学湘雅医学院）
杨少华（桂林医学院）
杨军平（江西中医学大学）
何志巍（广东医科大学）
张　闻（昆明医科大学）
张　燕（广西医科大学）
张晓霞（长治医学院）
陈万金（福建医科大学附属第一医院）
陈礼刚（西南医科大学）
林友文（福建医科大学）
明海霞（甘肃中医药大学）
周新文（华中科技大学基础医学院）
单伟超（承德医学院）
郝少峰（长治医学院）
郝岗平（山东第一医科大学）
姚应水（皖南医学院）
夏超明（苏州大学苏州医学院）
高凤敏（牡丹江医学院）
郭崇政（长治医学院）
黄利华（江南大学附属无锡五院）
曹颖平（福建医科大学）
韩光亮（新乡医学院）
游言文（河南中医药大学）

数字化教材编委会

主　　编　郭子健　陈礼刚

副 主 编　周俊晶　吕　凌　于风旭　秦　超　鲁晓波

编　　者　（以姓氏笔画为序）

于风旭（西南医科大学附属医院）
王　勋（中国医学科学院肿瘤医院）
王海涛（滨州医学院烟台附属医院）
史京萍（南京医科大学第一附属医院）
白红民（南部战区总医院）
吕　凌（徐州医科大学）
冯　敏（南京大学医学院附属鼓楼医院）
冯军峰（上海交通大学医学院附属仁济医院）
朱　敏（成都中医药大学医学与生命科学学院）
朱　耀（复旦大学附属肿瘤医院）
朱扣军（江南大学附属医院）
刘存明（南京医科大学第一附属医院）
刘京升（兰州大学第二医院）
刘晓龙（苏州大学附属第二医院）
米　雷（湖南中医药大学临床医学院）
江　涌（西南医科大学附属医院）
阳运康（西南医科大学附属医院）
苏士成（中山大学孙逸仙纪念医院）
李　强（湖南中医药大学临床医学院）
李跃兵（浙江中医药大学附属第二医院）
吴　松（深圳大学附属华南医院）
吴开杰（西安交通大学第一附属医院）
吴安华（中国医科大学附属第一医院）
邹君杰（南京医科大学第一附属医院）
张洪宪（北京大学第三医院）
陈　罡（苏州大学附属第一医院）
陈友干（江南大学附属医院）
陈礼刚（西南医科大学附属医院）

林　伟（成都中医药大学临床医学院）
卓乃强（西南医科大学附属医院）
周　进（苏州大学附属第一医院）
周　杰（西南医科大学附属医院）
周小玉（南京医科大学第一附属医院）
周俊晶（江南大学附属医院）
周浩明（南京医科大学第一附属医院）
周翔宇（西南医科大学附属医院）
屈　延（空军军医大学第二附属医院）
孟　东（江南大学附属医院）
项　舟（四川大学华西医院）
赵　永（江南大学附属医院）
赵　曜（复旦大学华山医院）
赵超尘（广州医科大学附属第一医院）
郝一昌（北京大学第三医院）
胡　佳（四川大学华西医院）
胡学昱（空军军医大学西京医院）
秦　超（南京医科大学第一附属医院）
钱　峻（南京医科大学附属常州二院）
徐　松（江南大学附属医院）
高　勇（山西医科大学汾阳学院附属汾阳医院）
高其忠（江南大学附属医院）
郭子健（江南大学附属医院）
郭志勇（中山大学附属第一医院）
唐小军（四川大学华西医院）
凌　琪（浙江大学医学院附属第一医院）
陶凌松（华东师范大学附属芜湖医院）
崔红元（北京医院）
章希炜（南京医科大学第一附属医院）
葛建华（西南医科大学附属医院）
蒋民军（苏州大学附属苏州九院）
蒋君涛（上海交通大学附属第一人民医院）
税　巍（重庆医科大学附属第一医院）
鲁晓波（西南医科大学附属医院）
曾　浩（四川大学华西医院）
蒲江涛（西南医科大学附属医院）
虞文魁（南京大学医学院附属鼓楼医院）
穆洪鑫（南京大学医学院附属盐城第一医院）
戴黎明（三峡大学附属仁和医院）
魏　鹏（宁夏医科大学第二附属医院）

前　言 PREFACE

随着我国医学高等教育和医疗行业的发展，以"5 +3"为主体的临床医学教育综合改革正在不断推进，医疗卫生行业对于应用型、复合型医学人才的需求日益迫切。近5年医学科学技术发展迅猛，外科学理念也不断更新，外科学范畴随之快速地更新与扩充，新技术、新器械层出不穷，诊断手段、治疗方法也不断更迭进化。在此背景下，有必要对第一版《外科学》教材进行修改再编以适应当前外科学的发展，更好地为我国培养医学教育人才服务。

作为"普通高等医学院校五年制临床医学专业（第二轮）教材"之一，《外科学》（第2版）教材坚持以习近平新时代中国特色社会主义思想为指引，不忘医学人才培养初心，立足基本国情，以新医科建设为抓手，以岗位胜任力为核心，以培养医德高尚。医术精湛的外科医师为目标。同时根据外科学课程最新教学大纲的基本要求及课程特点，吸收首版教材出版以来外科学理念与技术的新进展编写而成。本教材具有以下特点。

（1）书网融合　本书涉及外科学总论（无菌术、体液平衡、输血、外科休克与感染、麻醉、围手术期处理、微创外科技术等）和外科学分论（神经外科、胸心外科、普通外科、泌尿外科、骨科等），总共71个章节。全书设有"学习目标""案例引导""知识链接""本章小结"及"目标检测"等模块。同时配套有在线学习平台（包括电子教材、课件、题库等），从而使教材教学数字化，方便医学生快速理解和掌握外科学知识。

（2）内容精炼　教材编写充分体现以提升医学生临床岗位胜任力为核心的思想。注重与国家执业医师资格考试和研究生考试、职称考试相对接，与住院医师规范化培训相衔接；注重医学人文素养的培养，理论知识与临床实践相结合，促进学生临床诊疗逻辑思维与实践操作能力的提升。本书编写特别注重贴近临床，贴近时代发展，内容力求符合循证医学最有力的证据及国内外权威指南。各个章节内容的更新编写依据近5年外科学理论的新进展和诊疗技术的新进步成果。

（3）人员配制　本次《外科学》教材编委也增添了许多新鲜血夜，编委队伍由第一版50余人增加到70人。本次编委主要由全国各大医学院的中青年骨干教师和附属医院的临床专家组成，均具有较高的学术水平和丰富的临床、教学经验。这样一支专业水平高、临床与教学经验丰富、编写责任心强的编者团队也为本次《外科学》教材的顺利完成奠定了坚实的基础。

在编写过程中，得到各位编者所在院校或医疗单位的大力支持，在此致以衷心的感谢。由于外科学所涉及内容广泛而浩繁，发展日新月异，而限于编写时间和水平，书中难免存在疏漏和不足，恳请广大师生提出宝贵意见，以便修订完善。

编　者

2023年2月

目 录 CONTENTS

第一章　外科学绪论

PPT

外科一词，英文为 Surgery，来自拉丁文 Chirurgia，由希腊文 cheir（手）和 ergon（工作）组合而成。由此可见，当时的外科强调通过动手（换药、手术和手法）来治疗伤病，以区别通过药物治疗疾病的内科。古老外科手术强调的是技巧，而现代外科手术是建立在科学的基础上，形成了外科学——外科疾病的诊断、预防和治疗以及研究疾病的发生、发展规律的一门学科。

第一节　外科学简史

一、我国古代医学外科学大事记

我国古代医学外科最早相关记载见于公元前14世纪商代甲骨文“疥疮”文字；周代，公元前1066—公元前249年，外科医生被称“疡医”；秦汉，名著《内经》中有外科专章“痈疽篇”，汉末杰出名医华佗（公元前203—公元前141年）以麻沸汤行死骨剔除术、剖腹术等；南北朝，公元483年，龚庆宣著《刘涓子鬼遗方》，是我国最早的外科专著，有当时处理创伤的描述；隋代，公元610年，巢元方《诸病源侯论》记载断肠缝连及腹疝脱出手术采用丝线结扎血管，并对炭疽感染和单纯性甲状腺肿有所认识。唐朝，公元652年，孙思邈《千金要方》所载整复下颌关节脱位手法与现代类似。宋代，公元992年，王怀隐《太平圣惠方》记载以砒剂治疗痔核。金元时期，公元1337年，危亦林《世医得效方》有正骨、悬吊复位等。明代，为中医兴旺时期，遗有多种著作，载有丝线缝合切断之气管，对乳痈与乳岩（癌）的描述及肛管闭锁的治疗。清朝，《医宗金鉴》有系统的正骨疗法，高文晋的《外科图说》类似于现今的图解。

二、西医外科学简史

1. 古代外科学　公元前500年至19世纪的工业革命时代开始前，欧洲文化受宗教统治陷入黑暗时期，医学发展甚少，远远落后于中国的医学水准。

2. 现代外科学　进入19世纪，1800年英国伦敦皇家外科学院成立，1880年美国外科协会成立。西方外科学随着现代工业和科学技术的发展迎来了重要的发展时期，先后解决了阻碍外科学发展的疼痛、伤口感染、止血与输血等问题，奠定了现代外科学的基础。

（1）疼痛　1842年3月30日美国 Crawford Long 实施了世界第一例乙醚全身麻醉，为纪念他对外科手术的巨大贡献，3月30日被定为国际医生节。1892年德国 Schleicher 用可卡因做局部浸润麻醉，后被低毒性普鲁卡因代替。

（2）感染（伤口化脓）　伤口化脓是100年前外科医生面临的最大难题之一，当时截肢后的死亡率高达40%～50%。1846年匈牙利 Semmelweis 采用漂白粉水洗手，为抗菌技术之开端，产妇死亡率由10%下降到1%。1867年，英国 Lister 采用石炭酸溶液冲洗器械，湿敷伤口，使截肢术之死亡率由46%下降到15%。1877年德国 Bergmann 采用蒸汽灭菌，建立无菌术概念。1889年德国 Furbringer 提出手臂消毒法。1890年美国 Halsted 倡议戴橡胶手套，完善无菌术。

（3）手术出血（止血与输血）　1872年英国 Wells 介绍止血钳。1873年德国 Esmarch 倡导截肢使用止血带。1901年美国 Landsteiner 发现血型，开创输血术。1915年德国 Lewisohn 应用枸橼酸纳抗凝建立了血库，创建间接输血法。

（4）抗生素的发现　1929年英国 Fleming 发现青霉素，1935年磺胺类药问世，1943年链霉素问世。

20世纪中期以后，外科学进入了快速发展时期。20世纪50年代，低温麻醉和体外循环出现——心脏直视手术成功；20世纪60年代，显微外科发展推动创伤、整形、移植外科迅速发展。20世纪70年代以来，纤维光束内镜；影像医学：B型超声扫描（B－model ultrasound scanning），电子计算机断层扫描（computed tomography，CT），磁共振成像（magnetic resonance imaging，MRI），数字减影血管造影（digital subtraction angiography，DSA），正电子发射型计算机断层显像（positron emission computed tomography，PET），单光子发射计算机断层成像术（single－photon emission computed tomography，SPECT）以及影像的三维重建技术，使精准明确病变部位和病变性质成为现实。21世纪以来的20年，介入放射学（尤其是微导管超选择性血管插管）、医学分子生物学（癌基因的研究）、基因技术、克隆技术、组织工程技术、干细胞技术、纳米技术以及微创外科技术（机器人外科为代表）等高新技术的应用，推动了现代外科的高速发展。

第二节　现代外科学范畴

外科一词，英文为“Surgery”，来自拉丁文“Chirurgia”，由希腊文“cheir”（手）和“ergon”（工作）组合而成。由此可见，当时的外科强调通过动手（换药、手术和手法）来治疗伤病，以区别通过药物治疗疾病的内科。古老外科手术强调的是技巧，而现代外科手术重点在于科学。根据外科发展现状，从以下两方面来理解外科的范畴。

（一）外科疾病

1. 损伤　由暴力或其他致伤因子所引起的人体组织破坏，如皮肤开裂、内脏破裂、骨折、烧伤等。

2. 感染　致病的微生物侵入人体，导致组织、器官的损害引起局限性感染灶或脓肿，如阑尾炎、肝脓肿等。

3. 肿瘤　绝大多数的肿瘤需要外科手术治疗。

4. 畸形　先天性畸形，如先天性心脏病、唇腭裂等；以及后天性畸形，如烧伤后瘢痕挛缩等。

5. 内分泌功能失调　如甲状腺和甲状旁腺功能亢进症、肾上腺皮质功能亢进症等。

6. 寄生虫病　如肝棘球蚴病和胆道蛔虫症等。

7. 其他　常见的有器官梗阻性疾病（肠梗阻等）、血液循环障碍（下肢静脉曲张等）、结石性疾病等。需要指出的是外科与内科疾病的诊断与治疗在一定条件下是可以互相转换的，如十二指肠溃疡主要是内科治疗，但若出现穿孔、恶变、梗阻、大出血时常需要手术治疗。

（二）外科的分科（专科）

广义的外科应当是包括所有应用手术方法治疗各类疾病的学科，如妇产科、眼科、耳鼻喉科、口腔科等。由于医学的迅猛发展，外科发展中的四个难题——疼痛、感染、出血和休克基本被解决，外科的范围随之扩大，外科医师的工作分工要求必然变得越来越精细，外科的专业化发展已成必然。外科分科的方法呈现多样化。如：按工作性质和对象分为实验外科与临床外科；按人体系统分为骨科、泌尿外科、神经外科、血管外科等；按人体部位分为头颈外科、胸心外科、腹部外科等；按年龄分为小儿外科、老年外科；按手术方式分为整复外科、显微外科、移植外科等；按疾病性质分为肿瘤外科、急症外科；按器官功能分为内分泌外科。

第三节　21 世纪微创外科

英国 Wickhanm 于 1983 年首次提出了微创外科的概念即“minimally invasive surgery（MIS）”。直至 1987 年法国 Philipe Mouret 成功施行了世界医学史上首例腹腔镜胆囊切除术以后，腹腔镜手术快速普及到所有腹腔、盆腔手术和传统外科的各个领域，带动了外科领域腔镜手术的高速发展和手术的微创化。1999 年美国研制成功达芬奇机器人手术系统（the daVinci surgical system），2000 年正式应用临床，成功实施远程微创外科手术，实现了外科历史跨时代意义的飞跃。目前机器人已经广泛应用在腹部外科、心胸外科、泌尿外科、妇科等领域。随着 5G 以及 6G 高速信息传输技术的实现，机器人远程微创外科手术将迎来飞速发展时期，掀起微创外科的又一次新技术革命浪潮。

（郭子健）

书网融合……

本章小结

题库

第二章　怎样才能成为一名优秀的外科医生

PPT

一、医德高尚是成为优秀外科医生的前提

医生应当医德高尚、医术精湛和艺术服务。医生不但要有责任心、同情心和爱心，还要有渊博的知识、丰富的经验、敏锐的眼光和果断的决心，同时还要有丰厚的人文知识、良好的语言艺术，善于理解患者的语言、心情和痛苦。

（一）培养自身的道德修养，树立良好的医德医风

古今中外都非常重视医生在医学道德方面的修养。医学道德主要体现在对医学科学的追求以及对患者的同情心和责任心，关心体谅患者，学会换位思考，能够经常想到我们面对的不仅是病，更重要的是一个生病的人。一名好医生必定充满仁爱之心，医生不仅应具备医学知识和医学技能，还要兼备敬畏生命、关爱他人的“以人为本”的价值观和道德观。加强医学人文精神培养，集中体现在对待患者的价值观，即对患者的生命与健康、患者的权利和需求、人格和尊严的关心和关注。每个医学生都应该在道德方面进行自我教育、自我锻炼和自我陶冶，从内心深处认可选择了医生职业，就意味着选择了奉献，认可所面对的一切都是自己的本职，是应该做的，从而成为兼备良好医德、医风和精湛医术的医生。如果外科医生医疗思想不端正，工作疏忽大意，就会给患者带来痛苦，甚或导致患者身心严重损害。

医生与患者的交流是诊断、治疗、医学发展和医疗纠纷防范的关键环节，也是医德的表现，交流沟通的能力和技巧与医疗技术同等重要，缺少沟通能力和对患者的共鸣（同情）应视为一种缺陷。医生必须是细心的观察者、耐心的倾听者和敏锐的交谈者。如果医生与患者进行相互尊重、耐心倾听、坦诚相待的沟通交流，就容易和患者建立良好的互相信任关系，能够争取到患者及其家庭的配合，有利于完成各项检查和治疗。

外科医生在与患者的交流中，要注意以下几点：①要多聆听患者的倾诉，理解患者的想法。不能动辄以“你是医生还是我是医生”，“别自作聪明，我让你怎样你就怎样”等生硬的语句打断患者的话语；而要多以“你再想想，还有哪些要了解的（要告诉我的）”等话语来鼓励患者与医生交流，让患者感到医生很负责任。②要注意医患是平等的关系，不能居高临下，以“你不懂，让你开刀就开刀，照着我说的办就行了”等话语指挥患者，而应充分告知疾病的情况和可行的治疗方案，根据患者的具体情况共同制定治疗计划。③要注重患者及家属的感受，诸如“早干嘛去了，现在看晚了”等话语无异于在患者的伤口撒盐，对治疗毫无帮助，还会让患者更加反感；换一种方式，如“这个肿瘤的确比较晚了，可能手术有难度，不过我们可以一起努力，再想想其他办法”等话语委婉地告知患者家属坏消息，更容易被接受，也能增加了患者、家属与疾病斗争的信心和力量。④对患者要有同情心，对患者的不适主诉不能简单粗暴地以“得这个病就是这么难受”，“手术后就是会痛”搪塞过去；以“这个手术比较大，术后切口疼痛的确很难耐受，我们马上给你对症止痛处理，希望你能配合我们的工作”等话语，可以让患者感受到医生真正了解他的痛苦并已经积极采取措施，会让患者更安心，更信任医生。⑤告知患者及家属坏消息时，“这个病发展太快/你们看得太晚，我们也没办法”等话语容易使患者及家属产生医生推脱责任的想法，应尽量避免；换成“对不起，我们已经尽力了”等话语则能让患者及家属感受到医生在不断努力。

（二）做人、做事、做学问

一名优秀的外科医生，必定具备良好的人文修养，先做人、后做事，即“做人、做事、做学问”。首先是做人成功，然后才是医术精湛，否则他不会受到大家的信赖和尊重。外科手术是一项集体工作，精密的团队协作是每一台手术成功的保障，因此一定要有团队精神。在这个团队里，所有人都要有一个相同的目标，把集体荣誉放第一位，讲奉献、讲纪律。正确处理同事、同行间的关系，形成一个和谐、开放和讲民主的工作环境。要想别人尊重自己，首先要学会尊重别人，尊重别人的学术思想、劳动与成果。要客观地认识自己，对自己的学术水平、手术技能有一个客观的评价，知道自己所能与所不能，做谦虚的人，做诚实的人。要时刻记住“三人行必有我师”这个道理，虚心

学习、刻苦钻研，不断开拓进取。

二、如何学习外科学

（一）“三基”是外科学的基础

“三基”是指基本知识（basic knowledge）、基本技能（basic technical ability）、基础理论（basic theory），是学好外科学的基础。基本知识包括基础医学知识和其他临床各学科的知识，如解剖学、病理和病理生理学以及临床诊断学等。对外科医生来说，这些基本知识的重要性不言而喻。外科医生要做好腹股沟疝的修补术就必须熟悉腹股沟区的局部解剖；施行胃癌根治手术就必须掌握胃癌的三站淋巴转移途径才能做到彻底的淋巴清扫，达到根治切除术效果。另外，外科医生还需要掌握许多非手术相关知识，例如外科疾病患者手术前或手术后需要进行营养支持治疗，这就需要掌握与人体营养代谢相关的人体生理学、生物化学和免疫学知识。“三基”是住院医师、主治医师需要反复巩固学习的，是继续教育的主修课。只有掌握了“三基”才能对外科疾病做出正确的诊断、鉴别诊断和处理。

基本技能方面首先要写好病史记录，学会正确的体格检查方法才能较全面地了解和判断病情；每项操作都事关手术的成败，必须按照相应的外科准则进行，不可草率行事。树立无菌操作观念，熟悉各种消毒方法。重视外科基本操作的训练，如切开、分离、止血、结扎、缝合以及引流、换药等。其他处理如血管穿刺、胃肠减压、气管插管或切开、胸腹腔闭式引流、导尿等都需要认真学习，熟练运用。

基础理论能帮助外科医生在临床实践中加深理解、加深认识。例如，要解决异体器官的移植问题就必须深入了解人体的免疫反应；要正确处理不同阶段的休克患者就必须深入了解微循环的变化、体液代谢改变、炎症介质释放、缺血再灌注损伤和内脏器官的继发性损害在休克病程演变中的作用。如果一个外科医生只会手术操作，而不知道手术为什么要这样做，知其然而不知其所以然，最终只能是“匠人”。这样不但会造成医疗工作中的差错而危害患者，更谈不上改良创新手术方式，促进外科的进展，成长为“大家”。总之，具有了扎实基础理论的外科医生，才能在临床工作中做到原则性与灵活性相结合，开拓思路，有所创新。

（二）必须贯彻理论与实践相结合的正确学习方法

外科学是基础理论与实践经验结合最为紧密的学科之一，是否坚持理论联系实际关系着外科医生的成长；外科学中的每一个进展，都体现了理论与实践结合原则。例如，意大利医师 Bassini（1887 年）首创腹股沟疝修补手术至今 110 余年间，先后报道了 200 多种疝修补技术，均为有张力疝修补术，经典的有 Halsted（1889 年）、Furguson（1890 年）和 McVay（1948 年）等，其初发疝术后复发率约 10%。1989 年美国外科医师 Lichtenstein 开创性提出了无张力疝修补手术，现今被广泛接受，其初发疝术后复发率低于 1%。但迄今为止，没有一种疝修补术是完美的，尚无金标准手术，还在不断完善中。

（三）正确认识手术在外科学中的地位

手术不是外科医生工作的唯一。外科医生还要做与外科相关的基础理论研究，包括病因、病理、发病机制、诊断、预防和治疗等，必须正确理解手术在外科中的地位。手术是外科治疗工作中的一个重要手段，也是治疗成败的关键。但片面地强调手术，认为外科就是手术，手术就能解决一切，这种想法是不正确的，甚至是有害的。如果在疾病的诊断尚未明确或手术适应证未确定之前即贸然进行手术，就有可能既未能治疗疾病，反而又给患者造成不可弥补的损害。我们一定要纠正单纯手术观点，反对为手术而手术或为练习技术而手术的错误行为。即使是一个成功的手术，也可能由于术前准备或术后处理的不恰当而导致失败。决策（手术适应证及手术时机把握、手术前后的处理）和手术技巧对手术成功的贡献各占 50%。一台成功的手术必须做好三方面工作：严于术前、精于术中、勤于术后。“严于术前”就是严格掌握手术适应证并进行完善的术前准备，这是手术成功的前提。“精于术中”是力求术中操作要准确、精细、减轻损伤、根除伤病、力保功能，是手术成功的关键。“勤于术后”是手术后的观察要勤和细致入微，与患者或家属沟通病情要勤，不能发生任何疏忽或差错，这是手术成功的保障

（四）培养“充电”能力

医学发展很快，外科医生必须具备善于学习的能力，除了学习书本上的基本知识、基本理论以外，还要善于利用图书馆、计算机网络、各种学术讲座（尤其视频会议）等学习新技术和新进展，当前几乎所有外科手术都有视频录像，通过观看手术视频可以明显提高外科医生的手术技能，加快外科医生的成长。强化外语学习，及时吸收国内外的先进理论和技术，不断更新知识，并紧密结合临床，注意观察每一个细节、每一个环节、每一个现象，从中得到启发和思考，并进行反省、思索。充分利用周围的科研

技术条件和支撑平台，开展各种基础和临床科研工作。

要做一名优秀的外科医生，必须踏踏实实坚持在临床一线，甘于寂寞，专心致志地做学问，不为名利所动。不断积累和磨练才能有所成就。虽然成长为一名优秀的外科医生过程很艰难，但年轻的医学生们，为把自己培养成真正的德才兼备的优秀外科医生，努力吧！

（郭子健）

书网融合……

本章小结

题库

第三章　无菌术

PPT

学习目标

1. **掌握**　无菌术、消毒、灭菌的概念；手术人员术前准备及术中无菌原则。
2. **熟悉**　常见的消毒、灭菌方法。
3. **了解**　无菌术的起源及其在临床工作中的重要性；手术室无菌管理。

无菌术（asepsis）是针对微生物及其感染途径所采取的一系列预防措施，是医疗工作中必须遵守的操作规范。1846 年匈牙利医生 Semmelweis 首先提出在检查产妇前用漂白粉水洗手，降低了产后感染的发生率，标志了无菌术的开端。1867 年英国医生 Lister 采用石炭酸浸泡器械及纱布保护手术切口，大大减少了手术部位感染，自此奠定了无菌术的基本原则。随着医学的发展，无菌术理念的重要性也逐渐引起临床工作者的重视。

灭菌是指用物理或化学等方法杀灭所有致病和非致病微生物繁殖体和芽孢。消毒则是指杀灭病原微生物和其他有害微生物，但并不要求杀灭所有微生物（如芽孢等）。从临床治疗的角度看，操作中无论灭菌或消毒，都必须恪守无菌观念，消灭所有微生物。

作为预防院内感染的常规措施，无菌术已不仅仅是临床治疗工作中的消毒、灭菌，更发展成为医院管理制度，要求医护人员时刻保持无菌观念，在医疗工作中自觉遵守、严格执行这些规则。本章讨论外科无菌术，着重讲述手术相关无菌原则。

第一节　手术部位感染

手术部位感染（surgical site infection，SSI）主要发生在手术部位，包括手术器官及相邻的深部手术区域及手术入路的浅层区域，主要分为切口浅部组织感染、切口深部组织感染、器官/腔隙感染。SSI 是医院获得性感染最常见的类型之一，在外科发病率较高，影响患者术后恢复及生活质量。SSI 相关的致病菌主要包括大肠埃希菌、金黄色葡萄球菌、屎肠球菌和凝固酶阴性葡萄球菌等。因此无菌术在围手术期至关重要。病原菌的主要来源如下。

1. 空气　空气中也有一定的带菌微粒，室外空气中常见细菌包括产芽胞杆菌、产色素细菌及真菌孢子等；室内空气中的微生物比室外多，尤其是人口密集场所。医院人口流动较大，容易受到带菌者和患者污染。室内空气中常见的病原菌有结核杆菌、溶血性球菌、脑膜炎奈瑟菌、白喉杆菌、百日咳杆菌等。空气中的细菌微粒可直接感染伤口，也可污染器械后间接造成感染。

2. 皮肤　健康人的表皮随着生活习惯、居住环境和健康状况的不同，都携带不同的菌种和菌数，为暂存菌群。皮肤的毛孔和皮脂腺也存在一定数量的细菌，因常规的清洁方式难以清除，其菌种和数量变动较少，称为常居菌群。健康人皮肤携带的细菌为非致病菌如表皮葡萄球菌等，但一定条件下也可变为致病菌。

3. 鼻咽腔　定殖于鼻咽腔的微生物与人体始终处于动态平衡，对于维持人体健康发挥着重要作用，同时也与多种上呼吸道疾病密切相关。鼻咽部微生物之间及其与宿主之间的相互作用是引发人体上呼吸道疾病的重要因素。环境对健康人鼻咽腔的细菌含量影响较大。据研究报道，院外人群鼻咽腔中金葡菌检出率为 15% ~20%，而医院内人员上升至 40%。

4. 感染灶及部分脏器　患者自身感染病灶存在大量病原菌，甚至耐药菌，这些细菌可直接侵犯伤口造成感染或者进入血液循环造成脓毒症等更为严重的全身性并发症。部分感染性伤口如果处理不当，可造成严重的院内感染。人体部分脏器与外界直接相通也存在细菌，如胃肠道、呼吸道等。尤其大肠内含有大量细菌。

无菌术的目的就是防止上述来源的各种病原菌造成感染。

知识链接

手术部位感染的预防与控制

术前：择期手术患者应尽可能待手术部位以外的感染恢复后再行手术；术前尽可能控制糖尿病患者的血糖水平；尽可能缩短患者住院时间；避免不必要的备皮，确需备皮则在术前完成并使用不损伤皮肤的方法；有明显皮肤感染的工作人员不宜参加手术。

术中：有预防性用药指征者，应在切皮前0.5～2小时内预防性使用抗生素，若手术超过3小时或失血量>1500ml应追加使用；手套穿孔率高的手术，如部分骨科手术，应戴双层手套；术前皮肤消毒用含有效碘5000mg/L的碘伏。

术后：接触切口及切口敷料前后必须进行手卫生；换药操作必须严格遵守无菌操作规范；除非必要，应尽早拔除引流管。

第二节　常见的消毒、灭菌法

根据不同物品的性质，可采用各种不同的灭菌消毒方式。现如今已存在多种新型的消毒灭菌设备和方法。

一、热力学灭菌法

热力学灭菌能使细菌蛋白质变性、酶失活、胞膜溶解等导致死亡。适用于耐热的器械、敷料、药品等，但不适用于易爆品、纤维内镜、精密仪器等物品的消毒。

（一）高压蒸汽灭菌法

高压蒸汽灭菌法目前是国内医院手术器械和物品灭菌最为常用的方法。高压蒸汽灭菌器可分为下排气式和预真空式两类。下排气式灭菌器灭菌时间较长，包括多种型号，均由一个具有两层能耐高压侧壁的锅炉所构成，蒸汽进入消毒室内，积聚而产生压力。用蒸汽压力104～137.3kPa时，温度可达121～126℃，维持30分钟，即能杀灭包括具有顽强抵抗力的细菌芽孢在内的一切微生物。如今大部分医院已采用更为先进的预真空式高压蒸汽灭菌器，其特点是保证灭菌室内的蒸汽分布均匀，灭菌时间缩短，并且对灭菌物品的损害程度更小。灭菌器带有电子质控装置和温度、湿度记录仪，可实时准确调整参数。

高压蒸汽灭菌法一般多用于能耐受高温的物品，如金属器械、玻璃、搪瓷、敷料、橡胶类、药物等。各类物品灭菌所需的时间、温度和压力见表2－1。

表2－1　压力蒸汽灭菌器常见灭菌参数

物品种类	温度（℃）	压力（kPa）	时间（分钟）
橡胶类	121	104.0～107.9	15
敷料类	121～126	104.0～137.3	15～45
器械	121～126	104.0～137.0	10
瓶装溶液	121～126	104.0～137.0	20～40

高压蒸汽灭菌的注意事项是：需要灭菌的各种包裹不应过大、过紧，一般应小于55cm×33cm×22cm；物品排列不宜过密，应预留足够空间接触高温蒸汽；预置专用灭菌指示带，当压力和温度达灭菌要求时，指示带出现黑色条纹；已灭菌物品存放时间不超过7天，寒冷干燥条件下可延长至14天。

（二）煮沸灭菌法

煮沸灭菌法常用煮沸灭菌器，适用于金属器械、橡胶物品及玻璃制品。在100℃沸水中持续15～20分钟，一般细菌可被杀灭，但带芽孢的细菌至少需要煮沸1小时才能杀灭。在水中加入碳酸氢钠，配比成2%碱性溶液，沸点可提高到105℃，同时灭菌时间缩短至10分钟，并可防止金属器械生锈。该方法简单有效，部分基层医院仍可见采用。受气压影响，高原地区可采用高压锅煮沸灭菌来保证灭菌质量及效果。

（三）干热灭菌法

干热灭菌法是在干燥环境下用高温杀死细菌和芽胞的技术，适用于耐高温但不耐湿物品的灭菌，如必须保持干燥的化学物品，无水的油剂、油膏、甘油等。干热灭菌法所需温度较高，时间较长，常用温度是160℃，最短时间2小时，170℃为1小时，180℃条件下20分钟即可。

二、化学灭菌法

化学灭菌法是用化学试剂及气体浸泡、擦拭、喷雾、熏蒸等方法达到杀灭微生物的效果，适用于不耐高温、湿热的医疗器械灭菌，如电子仪器、内镜、导管及其他橡胶制品等。

（一）气体灭菌法

气体灭菌法指采用气体灭菌剂如环氧乙烷、甲醛、过氧化氢等离子体等进行灭菌的方法。临床中常用到的环氧乙烷低温灭菌器、过氧化氢等离子体低温灭菌器、低温蒸汽甲醛灭菌器。环氧乙烷法气体有效浓度为450～1200mg/L，灭菌温度为37～63℃，持续1～6小时能达到灭菌效果。过氧化氢等离子体低温法是在灭菌设备内以过氧化氢为介质，激发放电产生低温等离子体，起到灭菌作用。过氧化氢作用浓度为>6mg/L，温度为45～65℃，28～75分钟可达灭菌效果。甲醛蒸汽法为用24cm有蒸格的铝锅，锅底放一量杯加入高锰酸钾2.5g，40%甲醛（福尔马林）溶液5ml，熏蒸1小时，即可达消毒目的。

（二）试剂浸泡法

试剂浸泡法指用化学试剂浸泡达到消毒目的，适用于内镜、锐利手术器械等。目前临床最常用浸泡液为2%戊二醛，30分钟达消毒效果，10小时可达灭菌效果。其他浸泡液还包括1∶1000苯扎溴铵、1∶1000氯己定、70%乙醇、10%甲醛。

三、电离辐射灭菌法

电离辐射灭菌法属于工业化灭菌法，其灭菌作用除了射线激发电子直接作用于微生物体内的酶、DNA等，射线还可引起细胞内水解离产生自由基OH－H间接作用于DNA。灭菌彻底，保留时间长，适用于不耐热物品的灭菌，如手术缝线、一次性塑料制品、人造血管等。常用放射性同位素^{60}Co、^{137}Cs产生的γ射线或加速器产生的β射线，能起到灭菌作用。

四、紫外线照射灭菌

紫外线照射灭菌是常用的简单灭菌法，常用于手术室、治疗室、病房等地方的消毒。紫外线使DNA分子中相邻的嘧啶形成嘧啶二聚体，抑制DNA复制与转录等功能，杀死微生物。杀菌作用较强的紫外线，波段250～270nm，要求用于消毒的紫外线灯在电压为220V、环境相对湿度为60%、温度为20℃时，在辐照距离内的紫外线强度不得低于70μw/cm^2。由于紫外线辐射能有限，仅能杀灭直接照射的细菌，并且紫外线灯使用过程中其辐照强度逐渐降低，故应定期测定消毒紫外线的强度，一旦下降到要求强度以下时，应及时更换。

第三节　手术室管理

手术室是外科手术的主要场所，人员流动较大，严格的无菌环境和无菌技术对患者的预后有直接影响，为了减少院内感染，手术室应当加强医院感染管理，建立并落实医院感染预防与控制的相关规章制度和工作规范，降低发生感染的风险。管理制度主要包括有效的人员管理、医院感染监测、空气质量控制、环境清洁管理、医疗设备和手术器械的清洗消毒灭菌等措施，降低发生感染的危险。

（1）医院手术室应当具备与医院等级、功能和任务相适应的场所、设施、仪器设备、药品、手术器械、相关医疗用品和技术力量，保障手术工作安全、及时、有效地开展。

（2）手术室应设有工作人员出入通道、患者出入通道，建筑布局应当遵循医院感染预防与控制的原则，做到布局合理、分区明确、标识清楚，符合功能流程合理和洁污区域分开的原则。严格划分限制区、半限制区、非限制区。各区标识明显，区域之间避免交叉污染。

（3）手术室应当严格限制非手术人员的进入。进入手术室的工作人员应严格遵守手术室各项制度，如着装制度、患者安全管理制度、查对制度、参观制度、仪器设备使用制度等。

（4）空气中存在很多带菌微粒，因此清除手术室中的带菌微粒对严格要求无菌的手术极为重要。现代化的层流手术室是采用空气洁净技术对微生物污染采取不同的控制，达到空气洁净度适于各类手术要求，并提供适宜的温、湿度，创造一个相对无菌的手术环境。层流手术室不仅要求高度洁净的空气，并且要求能控制气流的流通方向，使气流从洁净度高的手术区域流向洁净度低的区域，并带走和排出气流中的带菌微粒。气流的方向分为垂直层流式和水平层流式两种，但多采用垂直层流式效果较好。垂直层流式高效过滤器装在手术病床的正上方，气流垂直吹送，回风口设在墙面的两侧下部，确保手术台洁净度达标。层流手术室是正压环境，尽量减少手术室的开门次数与时间，更禁止开门手术，维持相对密闭的环境，防止破坏层流维持状态。

（5）相同手术间一天有多台次手术时，要遵循无菌手术在前、污染手术在后的原则。传染病患者手术应排在无传染病患者之后或在隔离手术间进行。当日手术结束后应对手术室环境、物品及仪器等进行最终消毒。

（6）手术使用的无菌医疗器械、器具以及各种敷料必须达到灭菌要求。一次性消耗的无菌物品禁止重复使用。接触患者的麻醉物品应当一用一消毒。使用无菌物品或已灭菌器械时，应仔细检查外包装的完整性和灭菌有效时间，外包装不合格或者超过灭菌有效保存期限的物品不得使用。进入手术室的新设备或因手术需要外带的仪器设备，应当对其进行检查、清洁后方可进入和使用。手术后的医疗废物应严格按照《医疗废物管理条例》及有关规定处理。

第四节　手术人员术前准备

手术人员在手术前应严格按照无菌原则相关规章制度进行术前准备，以保证手术在无菌条件下进行。

一、一般准备

手术人员应保持身体清洁，不佩带戒指、手镯等饰物，剪短指甲，并除去甲缘下的污垢。进入更衣室，先更换洗手衣、裤、鞋，后戴好帽子和口罩，口罩须遮住鼻孔，头发不可露在帽外；如洗手前参加感染创口的换药，有上呼吸道感染和手臂皮肤化脓性感染、湿疹等人员不应参加手术。

二、手消毒

健康人体皮肤表面都携带细菌群落，包括常居菌群和暂居菌群。术前手臂消毒能清除皮肤表面几乎所有暂居菌群和部分常居菌群。手术过程中皮肤皱褶或毛孔深部的常居菌群可能转移至皮肤表面，因此术前手消毒后还需穿戴无菌橡胶手套和无菌手术衣，防止细菌脱落造成污染。

手术人员术前洗手消毒包括清洁和消毒两个步骤，传统的手消毒方法是用肥皂水刷手和乙醇浸泡的方法，耗时较长，同时频繁用刷子或海绵机械性擦洗皮肤时，可因去除了外层表皮导致皮肤干燥并暴露皮肤深层菌群，反而促进微生物在此大量聚集繁殖，从手部脱落微生物数量增加的同时会传播更多的细菌。随着多种新型消毒剂的出现，免刷手消毒已被广泛采用，消毒过程有所简化，但步骤仍基本相同。首先清洗指尖至肘上6cm皮肤；然后擦干皮肤表面水分以免影响消毒剂的作用；最后用消毒剂涂擦。目前常用手消毒剂有乙醇、异丙醇、碘伏、氯己定等。手消毒完成后按照无菌要求穿戴无菌手术衣和无菌手套。

理想的外科手消毒剂应具备以下条件：明显降低完整皮肤上的微生物；含无刺激性的抗菌成分；抗菌谱广；起效迅速；能在皮肤上保留一段时间并持续发挥作用；无皮肤刺激性和过敏性。目前常用消毒剂对革兰阳性和阴性致病菌、包括细菌芽孢均有灭杀作用。

第五节　患者术区准备

案例引导

案例　患者，女，26岁。转移性右下腹痛10小时，麦氏点有明显压痛、反跳痛，诊断为急性阑尾炎。准备经麦氏点切口行阑尾切除术。患者已麻醉，平卧手术台上。

讨论　手术前如何为患者做消毒、铺巾准备？

患者皮肤表面也存在暂居菌和常居菌，根据手术切口微生物污染情况，外科手术分为清洁、清洁-污染、污染、感染手术。为了防止SSI，手术区域必须按照无菌术原则进行消毒处理。

一、备皮

早在20世纪90年代就已广泛采用不剃毛的备皮方式，后期多方研究也显示术前术区剃毛不能降低术后切口感染率，推荐彻底清洁后只剪去影响手术显露和操作的毛发，而不必进行常规的术区剃毛。关于备皮的时机，研究表明，术前2小时备皮，SSI的感染风险明显优于术前1天。因此，越接近手术开始时间进行备皮越好，但不应在手术室内进行。

二、皮肤消毒

术前皮肤消毒具有很长的历史，19世纪开始出现使用碘消毒的纪录。除局麻手术外，术前皮肤消毒应在麻醉后进行。传统皮肤消毒使用2.5%～3%碘酊均匀涂擦术区，干燥后再用70%酒精涂擦两边脱碘。近年来，众多新型消毒剂被开发利用，但聚维酮碘、含乙醇消毒剂及葡萄糖酸氯己定仍最常用。

消毒原则是消毒时应由手术中心向四周涂擦消毒剂，遵循从上到下、自内向外，覆盖手术切口周围15cm，若需延长手术切口，应相应扩大消毒范围；若为感染手术或肛门区手术，则应由外周向感染处或会阴肛门处涂擦；已接触未消毒部位的药液纱布，不应返回涂擦已消毒部位；消毒过程不留空白区域；共消毒2～3遍，每遍不超过前一遍范围。

三、铺设无菌巾

术区消毒后，需铺设四层或四层以上的无菌布巾。手术铺巾是为了阻止皮肤细菌进入手术切口内而建立的手术无菌区域屏障，可以降低SSI的风险，因此它是预防外科SSI的基本措施。铺巾的原则是：先铺相对不洁区（如下腹部、会阴部），最后铺靠近操作者的一侧，并用巾钳固定交角。无菌巾铺设完成后只能由手术区向外移动，不可由外向术区移动。手术大单下垂需超过手术台边缘30cm。

第六节　术中无菌原则

在手术准备过程中，虽然器械和物品都已灭菌、消毒，手术人员也已洗手、消毒、穿戴无菌手术衣和手套，手术区域已消毒和铺覆无菌布单，为手术提供了一个相对无菌的操作环境。但是手术过程中仍需一定的规章制度来维持这种无菌环境，防止已经灭菌和消毒的物品或手术区域受到污染，造成SSI。因此，所有参加手术人员必须遵守以下手术无菌操作规范。

（1）手术人员洗手消毒后，不可接触未经消毒的物品。穿戴无菌手术衣、手套后，个人无菌空间为肩部以下、腰部以上腋中线前的身前区、双侧手臂。手术台及器械推车铺设无菌单后，台面也属无菌区。手术人员必须时刻保持无菌意识，保护无菌区域。

（2）手术前清点器械、物品，手术结束前再次检查手术区域，核对器械、敷料等物品无误后，才能关闭切口，以免异物遗留。

（3）做皮肤切口以及缝合皮肤之前，需用70%酒精或0.1%苯扎溴铵溶液，再次涂擦消毒皮肤一次。

（4）手术切口边缘需以无菌纱布或切口保护膜覆盖。切开空腔脏器（阑尾、子宫、胃肠、胆道等）前，应以纱布保护好周围组织，被污染的器械、纱布应另外放一弯盘内，以防止或减少污染。相关操作结束后，所用器械不能再用于处理其他组织。

（5）在手术过程中只允许在无菌区操作，不可在手术人员背后传递器械及手术用品，手术人员也不可伸手自取。坠落到手术台平面以下的器械物品以及可疑被污染的物品，一律按污染物品处理。

（6）术中同侧手术人员如需调换位置，一人应先退后一步，转过身背对背地进行交换，以防触及对方背部有菌区。但绕过器械台时，应面对器械台防止造成污染。

（7）术中若手套破损或污染，应立即更换无菌手套。如果手术衣潮湿或污染，应更换手术衣或加无菌手术袖套。无菌巾因水、脓、血等浸透，已失去无菌隔离作用，应加盖无菌巾。

（8）术中因故需要暂停时（如等待病理冰冻切片报告、术中造影），切口应用无菌巾覆盖，保护无菌区不被污染。

（9）手术过程中保持安静，尽量避免咳嗽、打喷嚏，不得已时须将头转离无菌区。口罩潮湿应立即更换，流汗较多时，应将头偏向于一侧，由其他人代为擦去，以免汗液落入手术区内。

（10）手术人员不能接触手术台及器械台边缘以下布单，不得使用下垂超过手术台、器械台边缘以下的器械、敷料等无菌物品。

（11）原则上不安排参观员，如需安排时每间手术间参观人员不得超过2人，参观人员距离手术人员及手术台30cm以上且不能站的过高，不可在室内频繁走动。

（12）手术进行时门窗关闭，减少人员出入。不得使用电风扇，室内空调出风口不能吹向手术台。

（13）所有参加手术人员必须对无菌原则保持高度责任感，严格遵守无菌制度。

目标检测

答案解析

一、名词解释

1. 无菌术　2. 消毒
3. 灭菌　4. 手术部位感染

二、简答题

5. 术前消毒、铺单的注意事项有哪些？

（周浩明）

书网融合……

本章小结

题库

第四章　体液平衡

PPT

学习目标

1. 掌握　正常体液量及分布；等渗性脱水；低钾血症，代谢性酸中毒；水电解质处理的基本原则。
2. 熟悉　体液和酸碱平衡的维持与调节；低渗性脱水；其他类型酸碱平衡。
3. 了解　高渗性脱水；水中毒；高钾血症，临床常用的补液药物。
4. 学会临床上常见的水电解质紊乱和酸碱平衡失调的处理，具维持水电解质和酸碱平衡内环境稳定的能力。

水和电解质是人体液的重要组成部分，保持其数量与质量的相对稳定，对正常生理活动至关重要。疾病、禁食、创伤和手术均可导致体内水、电解质和酸碱平衡的失调。液体管理与治疗是外科患者围手术期处理的重要组成部分。如何处理此类问题是外科治疗中的重要内容，既应避免因低血容量导致的组织灌注不足和器官功能损害，也应注意容量负荷过多所致的组织水肿。还应针对患者个体化制定，实施合理的液体治疗方案，并反复评估，根据不同的治疗目的、疾病状态及阶段不断进行调整和修正。

第一节　概　述

一、正常体液量与分布

体液的主要成分是水和电解质。体液总量随性别、年龄和胖瘦而不同，成人男性水分约占体重的60%，成年女性约占55%。婴儿约占75%，而老人约占50%。

体液可分为细胞内液和细胞外液。细胞内液绝大部分存在于骨骼肌中，在男性约占体重的40%，女性约占体重的35%。细胞外液占体重的20%，细胞外液中组织间液约占体重的15%，血浆约占5%。绝大多数的组织间液能迅速与血管内液体和细胞内液进行交换取得平衡，为功能性细胞外液；另有一小部分组织间液仅有缓慢地交换和平衡的能力，故称其为无功能性细胞外液，如脑脊液、消化液等。

二、水、电解质的正常代谢和需要量

正常情况下，人体每日出入量保持基本平衡。成人每日生理需求量为25～30ml/kg，2000～2500ml，主要来自饮食及体内氧化生成水。排出途径包括肾脏排尿、皮肤蒸发出汗、肺呼出水分及粪便。排出量分显性失水量和非显性失水量，皮肤与呼吸排出水称为“不显性失水”。非显性失水受环境因素影响，成人每天正常状态非显性失水量约为800ml，发热患者体温每升高1℃，非显性失水每小时增加0.5～1.0ml/kg。开放气道的患者，呼吸道丢失量是正常人的2～3倍。成人每日出入量见表4－1。

表4－1　成人每日出入量

入量（ml）	出量（ml）
饮料：1000～1500	尿量：1000～1500
食物含水：700～1000	皮肤蒸发：500
内生水：200～400	呼吸蒸发：300～350
	大便：150
总量：2000～2500	总量：2000～2500

成人每日需要氯化钠4.5g，多源于食物，从肾脏排泄，少量经过粪、汗液排泄。当摄入不足时，肾脏可减少或停止排钠。钾亦主要来源于食物，每日摄入量2～4g，90%经过肾脏排出，禁食时，短时间内每日尿钾仍可达3～4g。

三、体液电解质和渗透压

细胞外液和细胞内液中所含的离子成分有很大不同。细胞外液中最主要的阳离子是Na^+，主要的阴离子是Cl^-、HCO_3^-和蛋白质。细胞内液中主要的阳离子是K^+，主要的阴离子为HPO_4^{2-}和蛋白质。

生理情况下，细胞外液和细胞内液的渗透压相等，正常血渗透压值为290～310mOsm/L。保持渗透压的稳定，是维持细胞内、外液平衡的基本保证。

四、体液平衡与渗透压的维持

体液及渗透压的平稳由神经－内分泌系统调节。体液的正常渗透压主要通过下丘脑－神经垂体－抗利尿激素系统来调节，血容量则主要是通过肾素－醛固酮系统和利钠肽系统来调节。处理水电解质平衡，常考虑以下几个方面。

（一）摄入与补充

这是维持水电解质平衡的基本条件。包括经过胃肠道的摄入、静脉、骨髓腔输入或其他途径进入体内的液体。

（二）肾脏功能

肾脏是调节水电解质平衡的主要场所，严重肾功能障碍可导致明显的水电解质失衡。

（三）神经－内分泌调节系统

1. 抗利尿激素 体内丧失水分时，细胞外液的渗透压增高，刺激下丘脑－垂体－抗利尿激素系统，产生口渴反应，机体可主动增加饮水；抗利尿激素的分泌增加也可使肾脏对水分的再吸收增强，水分得到保留，使细胞外液渗透压降至正常。

2. 醛固酮 作用于肾远曲小管，促进钠离子再吸收和钾离子、氢离子的排泄来实现体内水盐平衡。其分泌调节主要根据血容量和血钠变化，血容量或血钠降低时醛固酮增加。

3. 利钠钛 其促进排钠、排尿，具较强的舒张血管作用。利钠肽分泌主要受血容量变化调节。当血容量增加时，分泌增加，产生利尿作用，使血容量恢复正常。病理状态，当血容量正常时，其也可能分泌增加，造成排钠增多，容量减少，造成严重的难以纠正的低钠血症。

五、酸碱平衡的维持

人体液 pH 正常值为 7.35～7.45。人体对酸碱的调节通过体液的缓冲系统、肺的呼吸和肾的排泄来完成。血液中的缓冲系统以 HCO_3^-/H_2CO_3 最为重要。肺的呼吸对酸碱平衡的调节主要是将二氧化碳经肺排出，使血中 $PaCO_2$ 下降。肾脏的作用是通过改变排出酸及保留碱的量，来维持正常血浆 HCO_3^- 浓度，使血浆 pH 稳定。

第二节　常见的水电解质失衡与纠正

水、电解质失衡可分为容量失调、浓度失调和成分失调三种类型。体液中的水钠代谢平衡关系极为密切，容量失调与浓度失调往往同时存在，处理上需统筹考虑。

一、水和钠的代谢紊乱

在细胞外液中，水和钠的关系非常密切，一旦发生代谢紊乱，缺水和失钠往往同时存在。临床上主要分为：等渗低血容量（等渗性缺水）、低渗低血容量（低渗性缺水）、低渗高血容量（水中毒）、高渗低血容量（高渗性缺水）和高渗高血容量（高血容量性高钠血症）。

（一）等渗性缺水（isotonic dehydration）

等渗性缺水主要是细胞外液量的丢失，血容量可明显下降，出现血容量不足的表现。但血浆晶体渗透压在正常范围，细胞内液变化不大。血容量减少，肾素－血管紧张素－醛固酮系统兴奋，钠、水重吸收增加；刺激抗利尿激素分泌，进一步增加水的重吸收。这种缺水在外科患者最易发生，水和钠成比例的丧失，血清钠、细胞外液的渗透压保持正常。临床上以有效循环血量不足为主要表现特征。

1. 病因

（1）消化液急性大量丧失，呕吐、腹泻、胃肠引流、肠胰胆瘘等引起消化液丢失。

（2）大出血：血浆中的水和电解质均按正常比例丢失。

（3）反复胸、腹腔穿刺放液、引流，多见于有漏出液的患者，主要见于心、肝、肾功能不全的患者。

（2）体液丧失在感染区或软组织内，如感染、肠梗阻、烧伤等。

2. 临床表现 既有缺水表现：如口渴，尿少，皮肤黏膜干燥，站起时头晕眼花，眼窝凹陷；又有缺钠症状：如厌食、恶心和无力；严重时可因血容量减少而血压下降、心率快和循环衰竭等症状。常见体征有皮肤弹性差，皮肤黏膜干燥，脉搏加快而弱，表浅静脉萎陷，四肢厥冷，尿量减少等。

若短时间内体液丧失量达到体重的 5%，患者会出现脉搏细速等血容量不足表现。当体液继续丧失达体重的 6%～7% 时，则有休克表现。休克时微循环障碍可导致酸性代谢产物的大量产生和积聚，故常伴有代谢性酸中毒。

3. 诊断 依据体液丢失病史和临床表现常可确定诊断。实验室检查有血液浓缩现象。血清 Na^+、Cl^- 等基本正常，尿比重增高，动脉血气分析可明确是否存在酸碱平衡紊乱。

4. 治疗 治疗原发病，若能消除病因，缺水将很快纠正。

等渗性缺水的治疗主要是纠正细胞外液的减少。可静滴平衡盐溶液或等渗盐水，使血容量得到尽快补充。对已有脉搏细速和血压下降等患者，提示细胞外液的丧失量已达到体重的 5%，需静脉快速滴注上述溶液约 3000ml（按体重 60kg 计算），以恢复其血容量。静脉快速输注上述液体时必须监测心脏功能。对血容量不足表现不明显者，可给患者上述用量的 1/2～2/3，即 1500～2000ml，以补充缺水、缺钠量。此外，还应补给日需水量 2000ml 和氯化钠 4.5g。

平衡盐溶液的电解质含量和血浆内含量相仿，用来治疗等渗性缺水比较理想。如果单用等渗盐水，大量输入后导致血氯离子过高，引起高氯性酸中毒的危险。

在纠正缺水后，排钾量会有所增加，血清钾离子浓度也因细胞外液量增加而被稀释降低，故应防止低钾血症的发生，尿量达40ml/h后应注意补充氯化钾。

（二）低渗性缺水（hypotonic dehydration）

水和钠同时缺失，但失钠多于失水，细胞外液呈低渗状态。低渗性脱水时由于血浆渗透压降低，导致细胞外液和细胞内液渗透压的差异，通过渗透机制的调节，将发生细胞外液中的水分向细胞内液转移，发生细胞水肿，并使细胞外液容量进一步减少。低渗性脱水时细胞外液容量的减少更为显著，细胞外液容量减少的症状和体征较等渗性脱水更为明显。

1. 病因

（1）非肾源性丢失过多　肠胃道消化液持续丢失：反复呕吐、长期胃肠减压，致大量钠随消化液而排出；皮肤丢失：大量出汗以及大创面的慢性渗液。

（2）肾源性丢失过多　应用排钠利尿剂时未注意补给适量的钠盐；原发性肾上腺功能减退，肾排钠增加；脑性盐耗综合征，常继发于蛛网膜下腔出血，脑损伤以及鞍区肿瘤术后，尿钠增加，血容量减少；肾脏疾病造成保钠能力下降。

（3）非功能性细胞外液的丢失过多　肠梗阻、急性胰腺炎、脓毒血症等，造成有效循环血容量减少，抗利尿激素释放增加，相对低钠。

（4）等渗性缺水治疗时补充水分过多。

2. 临床表现　低渗性脱水患者无口渴感，皮肤、黏膜脱水明显，主要表现为血容量不足和脑水肿的症状和体征，与失钠性低钠血症相似。临床表现与缺钠程度有关，可分为三度。

轻度：血清钠130～135mmol/L，患者表现为疲乏无力，头晕，手足麻木，口渴不明显。

中度：血清钠120～130mmol/L，除上述症状外，可有眼球凹陷、浅静脉萎缩、视物模糊、直立性低血压，恶心、呕吐、痉挛等症状，尿量少，尿中几乎不含钠和氯。

重度：血清钠<120mmol/L，患者表现为表情淡漠，腱反射减弱或消失、肌痉挛性疼痛、精神症状甚至昏迷与休克。

此外，症状还与低钠的速度有关。

3. 诊断　根据病史和临床表现，可初步诊断为低渗性缺水。进一步检查包括：①血钠测定：血钠浓度低于135mmol/L；②尿液检查：尿比重常在1.010以下，尿钠离子和氯离子常明显减少；③红细胞计数、血红蛋白量、血细胞比容及血尿素氮值可有增高。

4. 治疗　应积极处理病因。

针对低渗性缺水时细胞外液缺钠多于缺水的血容量不足的情况，应静脉输注含钠盐溶液或高渗盐水，以纠正细胞外液的低渗状态和补充血容量。

静脉输液原则是：输注速度应先快后慢，总输入量应分次完成。每8～12小时根据临床表现及检验结果，包括血钠离子、氯离子、动脉血气分析和中心静脉压等随时调整输液计划。

低渗性缺水的补钠量可按下列公式计算：

需补充的钠量（mmol）=［血钠的正常值（mmol/L）-血钠测量值（mmol/L）］×体重（kg）×0.6（女性为0.5）

当天补给计算总量的1/2加每日生理需要量4.5g氯化钠，其中2/3以3%氯化钠补给，其余以生理盐水补充。根据复查血生化结果，尤其是电解质结果再做调整。

重度缺钠者可先静滴高渗盐水（3%氯化钠溶液）150ml（输入时间大于20分钟），20分钟后查血钠浓度。第二个20分钟重复输注150ml高渗盐水，直到血钠增加5mmol/L。1小时后若血钠升高5mmol/L，且症状改善后，高渗盐水调整为生理盐水，并维持血钠稳定。1小时后若血钠升高5mmol/L，症状无改善时则继续静滴高渗盐水，使血钠浓度每小时增加1mmol/L。如症状改善或血钠升幅达10mmol/L或血钠达到130mmol/L，则停用高渗盐水。使用高渗盐水时则需要每4小时监测一次血钠。血钠不能升高过快，通常第1个24小时内避免血钠升高超过10mmol/L，升幅过大可导致中枢神经系统渗透性脱髓鞘损伤，如中央髓鞘溶解，造成患者昏迷等。同时应避免容量负荷过重。若伴有低钾血症，应同时纠正低钾血症。

（三）水中毒（water intoxication）

又称高血容量低钠血症，是指机体的摄入水总量超过了排出水量，水分在体内潴留，引起血渗透压下降和循环血量增多。

1. 病因

（1）各种原因所致的抗利尿激素分泌过多或临床上纠正尿多使用过多垂体后叶素。

（2）肾功能不全，排尿能力下降。

（3）心功能不全，水钠潴留或机体摄入水分过多。

2. 临床表现　临床上主要出现脑水肿和肺水肿症状。脑水肿症状为头痛、嗜睡、躁动、精神紊乱、定向能力失常、谵妄，甚至昏迷，严重时可出现脑疝。肺水肿症状：可出现心悸气促、呼吸困难，严重时可有血性泡沫痰，双肺布满湿性啰音及血氧分压下降等。

慢性水中毒的症状往往被原发疾病所掩盖，可有软弱无力、恶心、呕吐、嗜睡等，体重增加，皮下水肿，皮肤苍白而湿润。

3. 诊断 结合病史和临床表现，可先初步诊断水中毒。实验室检查：红细胞计数、血红蛋白量、血细胞比容和血浆蛋白量均降低；血浆渗透压降低，提示细胞内外液量均增加。

4. 治疗 水中毒一经诊断，应立即停止或减少水分摄入。程度较轻者，机体排出多余水分后，水中毒即可解除。

程度严重者，除禁水外还需用利尿剂以促进水分的排出。一般可用渗透性利尿剂，如20%甘露醇静脉内快速滴注，可减轻脑细胞水肿和增加水分排出。也可静脉注射袢利尿剂呋塞米。

对于水中毒，预防显得更重要。容易引起抗利尿激素分泌过多的因素很多，如疼痛、失血、休克、创伤及大手术等。对于这类患者的输液治疗，应注意避免过量。

（四）高渗性缺水（hypertonic dehydration）

又称原发性缺水，虽有水和钠的同时丢失，但缺水更多，故血清钠增高，细胞外液的渗透压升高。严重的缺水，细胞内液移向细胞外间隙，导致细胞内外液量均有减少。

1. 病因

（1）摄入水分不够 如食管癌致吞咽困难，重危患者的给水不足，经鼻胃管或空肠造瘘管给予高浓度肠内营养溶液等。

（2）水分丧失过多 如高热大量出汗、大面积烧伤暴露疗法、糖尿病未控制大量尿液排出等。

2. 临床表现 早期出现尿少、口渴，晚期出现幻觉、狂躁及谵妄。根据缺水程度可分为轻、中及重度。

轻度缺水者失水量占体重2%～4%，仅表现为口渴，血钠145～150mmol/L。

中度缺水者失水量占体重4%～6%，极度口渴，唇舌干燥，皮肤弹性降低，尿量减少，常有烦躁不安，可出现体位性低血压，尿比重增高，血钠150～155mmol/L。

重度缺水者失水量占体重6%以上，除上述症状外，可有狂躁、幻觉、谵妄，甚至昏迷，血压下降或休克，血清钠离子>155mmol/L。

3. 诊断 病史和临床表现有助于高渗性缺水的诊断。实验室检查的异常有：①尿比重高；②红细胞计数、血红蛋白、血细胞比容轻度升高；③血钠浓度升高至145mmol/L以上。

4. 治疗 解除病因和补液治疗同等重要。所需补充液体量可先根据临床表现，估计丧失水量占体重的百分比。然后按每丧失体重的1%补液400～500ml计算。也可根据血钠离子计算：

补水量 = ［血钠测得值（mmol/L）－血钠正常值（mmol/L）］×体重（kg）×4（女性为3）。

补液方法：

（1）能进食者可饮水或胃管鼻饲给水。无法经消化道摄入和缺水较重者可静滴5%葡萄糖或少量低渗盐水（0.45%氯化钠）。

（2）根据计算所得的补水量，分2日补给，当日先补1/2，然后再酌情调整，以免发生水中毒，治疗当日应监测全身情况及血钠浓度，调整次日的补给量。

（3）当血清钠离子已纠正到150mmol/L安全水平时，要减慢补液速度。因为此时细胞内仍为较高渗透压，如细胞外液渗透压降得过快过低，将使水分较多进入细胞内，造成细胞水肿，颅脑损伤患者会导致严重脑水肿和颅内高压。

（4）当血清钠离子逐渐下降，尿比重降低后，应适当补充各种电解质，其中包括补充适量钠离子。

（5）补液量中还应包括每天正常需要量2000ml以及4.5g氯化钠及3g氯化钾。

（五）高血容量性高钠血症

常因肾排钠减少或摄入钠过多所致。此时人体总钠量明显高于正常，血钠也常偏高，但因同时有水潴留而使血钠有一定程度的稀释，故血钠常常仅有轻度或中度增高。

1. 病因

（1）原发性醛固酮增多症，柯氏综合征。

（2）碳酸氢钠应用过多。

（3）肾衰竭患者，不能及时有效排出水和钠。

（4）充血性心力衰竭、肾病综合征、肝硬化腹水期，主要由于有效循环血量不足，引起继发性醛固酮增多症。

2. 临床表现 高渗性缺水临床表现基本相同，主要以中枢神经系统方面症状为主，如烦躁、嗜睡、朦胧、肌张力增高、昏迷，严重时可死亡。

3. 治疗

（1）治疗病因，限制钠的摄入。

（2）可在输入5%葡萄糖的同时加用利尿剂，以排除过多的钠盐。

（3）同高渗性缺水一样，高钠血症治疗时不要使血浆渗透压很快恢复至正常水平。

二、体内钾的异常

钾是机体重要的矿物质之一，体内钾98%存在于细胞内，是细胞内最主要的电解质。正常血钾浓度为3.5～5.5 mmol/L。钾有许多重要的生理功能：参与、维持细胞的正常代谢，维持细胞内液的渗透压和酸碱平衡，维持神经肌肉组织的兴奋性，以及维持心肌正常功能等。

（一）低钾血症

血钾浓度低于3.5mmol/L为低钾血症。低钾血症可发生在总体K^+过少，或者总体K^+正常，但K^+在细胞内外重新分布。

1. 病因

（1）摄入不足 禁食、补液或营养液中钾盐补充不足。

（2）丢失过多 反复呕吐、腹泻或持续性胃肠减压导致含钾较高的消化液丧失；长期应用利尿药或肾上腺皮质激素、肾小管性酸中毒，急性肾衰的多尿期，以及醛固酮过多使肾排出钾过多。

（3）异常转移 大量输注葡萄糖和胰岛素，或代谢性、呼吸性碱中毒者，钾离子从细胞外转移到细胞内。

2. 临床表现 临床表现的严重程度与低钾血症的发展速度、程度以及病程有关。一般情况下，血钾低于3.0mmol/L以前不出现明显症状，除非血钾浓度下降很快或患者有某些症状的易感因素。

（1）神经与肌肉症状 低钾血症时造成的骨骼肌细胞膜超极化，可影响细胞的去极化，导致收缩功能障碍。表现为肌无力，腱反射减弱或消失，这是低钾血症最早的临床表现。严重时可因呼吸肌麻痹而导致呼吸困难。

（2）消化道症状 可表现为腹胀、肠麻痹、厌食等。

（3）脑部症状 意识障碍、定向力差、烦躁不安及情绪激动等。

（4）循环系统症状 低血钾可使心脏的传导系统去极化，因此心律失常是低钾血症的严重并发症，典型的心电图改变为早期出现T波降低、变平或倒置，随后出现ST段降低、QT间期延长和U波。但并非每个患者都有心电图改变，也可以出现心脏扩大，末梢血管扩张、血压下降等。长期慢性低钾血症如使用利尿剂的患者，在应激状态，如脑外伤、急性冠脉综合征、心肌缺血等时，易发生室上性和室性心律失常。

（5）其他 由于低血钾导致远曲肾小管排钾离子减少，而排氯离子增多，可出现代谢性碱中毒。此时，尿却呈酸性，即反常性酸性尿。

（6）另外，低钾血症的临床表现有时可不明显，特别是当患者伴有严重的细胞外液减少时。这时的临床表现主要是缺水、缺钠所致的症状。但当缺水被纠正后，由于钾浓度进一步被稀释，此时会出现低钾血症的症状。

3. 诊断 根据病史、临床表现和临床检验即可作出低钾血症的诊断。心电图检查仅作为辅助性诊断手段。

4. 治疗 低钾血症的治疗原则是：预防、治疗危及生命的并发症，如心律失常、肌肉麻痹、呼吸肌麻痹；纠正低钾血症；诊断、治疗原发病。低血钾是否需要紧急处理依赖于其严重程度、临床并发症（如心脏病）、地高辛的使用等，以及血钾下降的速度。高危因素包括老年患者、肝脏疾病患者、心功能异常和那些血清钾浓度突然下降至少2.5mmol/L。对于钾向细胞内转移导致的严重低血钾（血浆钾<2.5mmol/L）或出现严重并发症的患者，应及时处理，但同时需注意治疗后的反跳性高血钾。

（1）病因治疗 查明原因及时纠正病因。

（2）补钾 轻度以进食含钾食物或口服补钾，一般补钾4~6g；重者以静脉补钾为主，每日补钾不得超过8g，静脉补钾的液体含钾不得超过0.3%。如果含钾溶液输入过快，血钾浓度升高过快，有致命危险。

（3）低钾血症合并休克时，先输入晶体或胶体液，尽快恢复血容量，待尿量大于40ml/h时再静脉补钾。

（4）低钾血症常伴有细胞外液的碱中毒，一起输入的氯离子有助于减轻碱中毒。

（5）补钾量需要分次给予，要完成纠正体内的缺钾，常需连续3~5天。

（6）若合并有低钙血症，补钾后常可出现手足抽搐或痉挛，应注意及时补钙。对难治性低钾血症应注意是否有酸中毒及低镁血症。低镁血症如不纠正，低钾血症也难以纠正。因此对低血钾的患者，需同时检测血镁，必要时补镁治疗。

（7）如果患者存在慢性持续性钾丢失（如长期利尿剂等），一般补钾的效果可能会差些，可以给予保钾利尿剂如阿米洛利。原发性醛固酮增多症伴低血钾的患者，可给予盐皮质激素受体拮抗剂（如螺内酯等）。

（二）高钾血症

血钾浓度超过5.5mmol/L，即为高钾血症。

1. 病因

（1）钾摄入过多 如口服或静脉输注过多氯化钾，以及大量输入保存较久的库存血等。

（2）肾排钾减少 急性肾衰竭少尿或无尿期，肾上腺皮质功能不全。

（3）异常转移 酸中毒、严重创伤（如挤压综合征）、缺氧或感染，导致钾离子从细胞内转移。

2. 临床表现 高钾血症的临床表现无特异性。主要有以下表现。

（1）心血管症状 高钾血症对机体的主要危险是心律失常，包括窦性心动过缓、窦性停搏、室性心动过速、心室颤动和心脏停搏。心电图典型改变为T波高尖、QT间期延长、QRS波增宽、PR间期延长。

（2）神经与肌肉症状 主要表现为手足与口唇周围麻木，全身极度软弱、四肢无力、腱反射减弱及呼吸肌麻痹。

（3）高血钾可影响肾脏排酸，引起代谢性酸中毒。

3. 诊断 有引起高钾血症的原因，当出现无法用原发病解释的临床表现时，应考虑到有高钾血症的可能，应立即做血钾浓度测定，血钾浓度超过5.5mmol/L即可确诊。

心电图有辅助诊断价值。

4. 治疗 高钾血症有导致患者心跳突然停止的危险，因此一经诊断，应予以积极治疗。首先应立即停止一切含钾的药物或溶液，处理原发病。为降低血钾浓度，可采取下列措施。

（1）促使钾离子转入细胞内 胰岛素与葡萄糖可促进糖原合成使钾转入细胞内，可以静脉使用10%葡萄糖溶液500ml+胰岛素12~24u，注意监测血糖，避免血糖下降太快；可以使用5%碳酸氢钠溶液60~100ml缓慢静滴，而后快速静滴100~200ml。钠有拮抗钾对心肌的毒性作用，并促进Na^+-K^+交换，促使钾从尿中排出；碳酸氢根在肾小管能促进钾的排泄。

（2）使钾排出体外 使用排钾利尿剂如呋塞米；对肾衰竭者可进行腹腔或血液透析；如果患者血容量增多，可使用呋塞米、氢氯噻嗪或者碱中毒患者使用乙酰唑胺，以增加钾的清除。如果患者容量缺失，补充等渗盐溶液可以增加尿量促进钾的分泌。血液透析是清除钾的最有效和可靠的方法。由于有时透析准备需要一定时间，因此对严重高血钾患者，在准备透析的同时，稳定心肌，促进钾细胞内流的治疗应该立即开始。

（3）拮抗高血钾的心脏作用 血清钾超过7mmol/L或心率失常时，在心电监护下，立即静注10%葡萄糖酸钙10~20ml或10%氯化钙5~10ml，一般1~3分钟起效，维持30~60分钟。如心电图没有改善或改善后有复发，5分钟后可重复一次，钙离子能使细胞膜兴奋性恢复正常，直接拮抗钾对心肌的毒性作用。因为高钙可以促进地高辛的心脏毒性，对使用地高辛的患者需小心，可缓慢注射或滴注。

三、常用的治疗液体

1. 晶体液 晶体液溶质分子质量小，可自由通过大部分的毛细血管，使毛细血管内外具有相同的晶体渗透压。目前临床上应用的晶体液有生理盐水、乳酸林格液、醋酸平衡盐溶液、高张氯化钠溶液等。晶体液对凝血、肝肾功能基本没有影响，缺点是扩容效率低、效应短暂，输注液体主要分布于细胞外液，仅约20%的输液量保留在血管内，大量输注可致组织水肿、肺水肿等。

（1）生理盐水 生理盐水是0.9%的氯化钠溶液。其Cl^-的浓度高于血浆，大量输注时导致高氯性酸中毒，故不作为液体复苏的常规选择，一般用作Na^+的补充液或药物输入的载体。

（2）乳酸林格液 乳酸林格液电解质含量与血浆相近，含有生理浓度的Cl^-和乳酸盐，后者可代谢为碳酸氢盐增强体内对酸中毒的缓冲作用。乳酸的代谢有赖正常的肝脏功能，大量输注和肝脏功能受损时可致高乳酸血症，对合并有高乳酸血症及肝肾功能不全者不宜选用。此外，乳酸林格液相对于血浆为低渗液，对合并脑水肿患者应禁用。

（3）醋酸平衡盐溶液 醋酸平衡盐溶液中Cl^-和Na^+浓度接近血浆，K^+和Mg^{2+}浓度接近细胞外液，其渗透浓度为294mOsm/L。该溶液醋酸含量是正常血浆值的2倍，醋酸在肌肉和外周组织代谢为碳酸氢根，最后转化为二氧化碳和水，具有较强的抗酸缓冲能力，可有效防止高氯性酸中毒和乳酸血症，适用于肝功能不良、肝移植及肝脏手术的患者，也可用于糖尿病和酸中毒患者的治疗。与乳酸林格液比较，醋酸钠林格液更适于在输血前后使用，因其成分中不含Ca^{2+}，可避免Ca^{2+}过量导致的凝集级联反应的活化和凝血的发生。

（4）高张氯化钠溶液 高张氯化钠溶液可使水分从血管外间隙向血管内移动，减少细胞内水分，可减轻水肿、兴奋钠离子敏感系统和延髓心血管中枢，适用于烧伤和水中毒等患者。由于高渗盐水对外周血管有较强的刺激性，可致溶血和中枢脑桥脱髓鞘，故输注速度不宜过快，使用量一般不宜过多，总量不宜>400ml。

2. 胶体溶液 胶体溶液溶质分子质量大，直径为1~100nm，不能自由通过大部分毛细血管，可在血管内产生较高的胶体渗透压。胶体溶液的优点是维持血容量效率高、持续时间长。胶体液分为人工胶体液和天然胶体液，前者包括羟乙基淀粉、明胶、右旋糖酐等，后者主要有白蛋白、新鲜冰冻血浆等。

（1）羟乙基淀粉 以玉米或马铃薯淀粉为原料，是天然支链淀粉经部分水解后，在其葡萄糖分子环的C2、C3、C6位点进行羟乙基化后的产物。羟乙基淀粉主要用于扩充围手术期及创伤患者的有效血容量，应根据失血量、失血速度、血流动力学状态以及血液稀释度决定输注剂量和速度。羟乙基淀粉主要的不良反应是凝血功能障碍。近期有临床研究提示，HES对重症特别是严重脓毒症和肾功能受损患者可致肾功能损害，因此，不建议用于重症、严重脓毒症和有肾损伤的患者，一旦出现肾脏损害要终止其使用并继续监测肾功能变化。

（2）明胶 由牛胶原水解而制成，改良明胶具有较好的补充血容量效能。临床常用的是4%明胶，如琥珀酰明胶，分子质量约35ku，血浆半衰期2~3h。体外实验显示琥珀明胶有抗血小板作用，有致凝血功能障碍的风险。明胶对肾功能影响较小，但可致严重过敏反应。每日最大剂量尚无研究报告。

（3）胶体复方电解质溶液 传统人工胶体溶液多溶解于生理盐水，输注胶体溶液扩容的同时也会输注氯化钠，可致高氯性酸血症及肾损害。将胶体物质溶解于醋酸平衡盐溶液，制成胶体复方电解质溶液，如羟乙基淀粉醋酸平衡盐溶液，可显著提高羟乙基淀粉注射液的安全性，在有效维持血容量的同时，避免可能出现的高氯性酸血症。

（4）白蛋白　约占血浆蛋白总量的60%，相对分子质量为69ku，半衰期20d。白蛋白是血浆胶体渗透压的主要决定因子及酸碱缓冲体系的重要组成部分。临床应用的白蛋白有5%、20%及25%三种浓度，输注5%的白蛋白可增加等体积的血容量，而输注20%～25%的白蛋白可达到高于输注溶液4～5倍体积的扩容效果。

（5）新鲜冰冻血浆　新鲜冰冻血浆含有凝血因子及白蛋白，主要用于纠正凝血功能障碍，不作为常规扩容剂使用。

第三节　酸碱平衡的失调

临床上，许多外科疾病状态下机体会出现酸碱平衡失调。原发性的酸碱平衡失调可分为代谢性酸中毒、代谢性碱中毒、呼吸性酸中毒和呼吸性碱中毒四种。有时可同时存在两种以上的原发性酸碱失调，表现为混合型酸碱平衡失调。当任何一种酸碱失调发生之后，机体都会通过代偿机制以减轻酸碱紊乱。

一、代谢性酸中毒

代谢性酸中毒（metabolic acidosis）是外科临床最常见的酸碱失调，是细胞外液 H^+ 增加或 HCO_3^- 丢失而引起的以血浆 HCO_3^- 浓度原发性减少为特征的酸碱平衡紊乱。

1. 病因

（1）碱性物质丢失过多　多见于腹泻、肠瘘、胆瘘和胰瘘等，经粪便、消化液大量丢失过多的 HCO_3^-。

（2）酸性物质过多　失血性及感染性休克致急性循环衰竭、组织缺血缺氧，可使丙酮酸及乳酸大量产生，发生乳酸性酸中毒，这在外科很常见；糖尿病或长期不能进食，体内脂肪分解过多，可形成大量酮体，引起酮症酸中毒；抽搐、心搏骤停等也能同样引起体内酸生成过多。

（3）肾功能不全　由于肾小管功能障碍，内生性 H^+ 不能排出体外，或 HCO_3^- 吸收减少，均可致酸中毒。

2. 临床表现　最明显的表现是呼吸变得又深又快，呼吸频率有时可高达每分钟40～50次，呼出气带有酮味。患者面颊潮红，心率加快，血压常偏低。可出现腱反射减弱或消失、神志不清或昏迷。患者常可伴有缺水的症状。

3. 诊断　根据患者有严重腹泻、肠瘘或休克等的病史，又有深快呼吸，则应怀疑有代谢性酸中毒。作血气分析可以明确诊断，并可了解代偿情况和严重程度。代谢性酸中毒必须依据病史及实验室检查而进行全面诊断。一般按下列步骤进行：首先，确定代谢性酸中毒的存在；其次，判断呼吸代偿系统是否反应恰当；最后，计算阴离子间隙，如果阴离子间隙增高，提示乳酸酸中毒、酮症酸中毒、药物或毒物中毒或肾功能不全等。

4. 治疗　病因治疗应放在首位。如乳酸性酸中毒应包括纠正循环障碍、改善组织灌注、控制感染、供应充足能量等。糖尿病酮症酸中毒应及时输液、胰岛素、纠正电解质紊乱及处理感染等诱因。由于机体可加快肺部通气以排出更多 CO_2，又能通过肾排出 H^+、保留 Na^+ 及 HCO_3^-，即具有一定的调节酸碱平衡的能力，不必过早应用碱性药物。

对血浆 HCO_3^- 低于15 mmol/L，pH极度降低（pH < 7.2）的酸中毒患者，应在输液的同时应用碱剂治疗，常用的碱性药物是碳酸氢钠溶液。边治疗边观察，逐步纠正酸中毒，是治疗的原则。临床上根据酸中毒严重程度，首次补给5% $NaHCO_3$ 碳酸氢钠溶液的首次剂量可100～250ml。在用后2～4小时复查动脉血气分析及血浆电解质浓度，根据检验结果决定是否需继续使用及用量。5%碳酸氢钠溶液为高渗性，过快输入可致高钠血症，使血渗透压升高。过量 $NaHCO_3$ 注射可导致大量容量负荷，可能使心脏负荷过重；高浓度 $NaHCO_3$ 有时可产生严重的心律失常。在酸中毒时，离子化的 Ca^{2+} 增多，故即使患者有低钙血症，也可不出现手足抽搐。但在酸中毒被纠正之后，离子化 Ca^{2+} 的减少，便会发生手足抽搐，应及时静脉注射葡萄糖酸钙以控制症状。过快地纠正酸中毒还能引起大量 K^+ 转移至细胞内，引起低钾血症，也要注意防治。糖尿病酮症酸中毒、乳酸酸中毒等治疗后期，体内原先积聚的乙酰乙酸、β－羟丁酸及乳酸可生成 HCO_3^-，加上肾脏持续不断代偿及外源性碱剂的治疗，可出现代谢性碱中毒。

严重酸中毒时不宜将血pH纠正到正常，一般先将血pH纠正至7.20，此时虽然仍呈酸中毒，但心肌收缩力对儿茶酚胺的反应性多可恢复，心律失常发生机会亦大为减少。过快纠正酸中毒常又可能使肺部代偿性通气过度的情况得到抑制，从而使血 PCO_2 上升。由于 CO_2 容易通过血－脑屏障而使脑脊液中pH明显下降，反而加剧中枢神经系统症状。另外，过快纠正酸中毒，可使血红蛋白解离曲线向左移，O_2 的组织释放更不易，组织供氧情况更为恶化。酸中毒时过多的酸本身可以抑制内生酸的产生，因此对酸中毒的发生又有一定自我限制作用，一旦碱性液体持续补充，反而可以刺激内生性有机酸的产生，使代谢紊乱更为加剧。

二、代谢性碱中毒

代谢性碱中毒（metabolic alkalosis）是指体内酸丢失过多或从体外进入碱过多的临床常见酸碱平衡失调。

1. 病因

（1）胃液丧失过多　外科患者发生代谢性碱中毒最常见的原因。

（2）碱性物质摄入过多　如长期服用碱性药物；大量输注库存血，抗凝剂入血后可转化成 HCO_3^-，致碱中毒。

（3）缺钾　低钾血症时 K^+ 从细胞内移至细胞外，H^+ 进入细胞内，引起细胞内的酸中毒和细胞外的碱中毒。在血容量不足的情况下，机体为了保存 Na^+，经远曲小管排出的 H^+ 及 K^+ 则增加，HCO_3^- 的回吸收也增加，更加重了细胞外液的碱中毒及低钾血症。此时可出现反常性的酸性尿。

（4）利尿剂的作用　常发生低氯性碱中毒。

2. 临床表现　代谢性碱中毒一般无明显症状，有时可有呼吸变浅变慢，或精神神经方面的异常等。可有低钾血症和缺水的临床表现。严重时可因脑和其他器官的代谢障碍而发生昏迷。

3. 诊断　根据病史可作出初步诊断。血气分析可确定诊断及其严重程度。

4. 治疗　首先应积极治疗原发疾病，纠正碱中毒不宜过于迅速，一般也不要求完全纠正。关键是解除病因，碱中毒就很容易彻底治愈。

对丧失胃液所致的代谢性碱中毒，可输注等渗盐水或葡萄糖盐水，既恢复了细胞外液量，又补充氯离子，这种治疗即可纠正轻度低氯性碱中毒，又可中和过多的 HCO_3^-。另外，碱中毒时几乎都同时存在低钾血症，故须同时补给氯化钾。但应在患者尿量超过40ml/h时才可开始补钾。

治疗严重碱中毒时，为迅速中和细胞外液中过多的 HCO_3^-，可应用稀释的盐酸溶液。

三、呼吸性酸中毒

呼吸性酸中毒（respiratory acidosis）系指肺泡通气及换气功能减弱，不能充分排出体内生成的 CO_2，致血液 $PaCO_2$ 增高，引起高碳酸血症。

1. 病因

（1）通气不足　全身麻醉过深、镇静剂过量、中枢神经系统损伤、气胸、急性肺水肿和呼吸机使用不当等，均可明显引起通气不足，造成高碳酸血症。

（2）换气功能障碍　肺组织广泛纤维化、重度肺气肿等慢性阻塞性肺部疾病，换气功能障碍，都可引起 CO_2 在体内潴留，导致高碳酸血症。

2. 临床表现　患者可有胸闷、呼吸困难、躁动不安等，缺氧时，可有头痛、发绀。随酸中毒加重，可有血压下降、谵妄、昏迷等。脑缺氧可致脑水肿、脑疝。

3. 诊断　患者有呼吸功能受损病史，又出现上述症状，即应怀疑有呼吸性酸中毒。动脉血气分析显示 pH 明显下降，$PaCO_2$ 增高，血浆 HCO_3^- 可正常。慢性呼吸性酸中毒时，血 pH 下降不明显，$PaCO_2$ 增高，血 HCO_3^- 亦有增高。

4. 治疗　机体对呼吸性酸中毒的代偿能力较差，而且常合并存在缺氧，对机体的危害性极大，因此除需尽快治疗原发病因之外，还须采取积极措施改善患者的通气功能。应注意调整呼吸机的潮气量及呼吸频率，保证足够的有效通气量，既可将潴留体内的 CO_2 迅速排出，又可纠正缺氧状态。引起慢性呼吸性酸中毒的疾病大多很难治愈，针对性地采取控制感染、扩张支气管、促进排痰等措施，可改善换气功能和减轻酸中毒程度。

四、呼吸性碱中毒

呼吸性碱中毒（respiratory alkalosis）是由于肺泡通气过度，体内生成的 CO_2 排出过多，以致血 $PaCO_2$ 降低，引起低碳酸血症，血 pH 上升。

1. 病因　引起通气过度的原因很多，例如癔病、忧虑、疼痛、发热、创伤、中枢神经系统疾病、低氧血症、肝衰竭，以及呼吸机辅助通气过度等。

2. 临床表现　多数患者有呼吸急促之表现。引起呼吸性碱中毒之后，患者可有眩晕，手、足和口周麻木，针刺感，肌震颤及手足抽搐。

3. 诊断　结合病史、临床表现和血气分析，可作出诊断。此时血 pH 增高，$PaCO_2$ 和 HCO_3^- 下降。

4. 治疗　治疗上同样应首先积极治疗原发疾病。用纸袋罩住口鼻，增加呼吸道死腔，可减少 CO_2 的呼出，以提高血 $PaCO_2$。如系呼吸机使用不当所造成的通气过度，应调整呼吸频率及潮气量。

五、混合性酸碱平衡紊乱

混合性酸碱平衡紊乱（mixed acid – base disorder）常见于各种危重情况、药物中毒、严重电解质紊乱等。根据同时合并酸碱平衡紊乱的性质，可以分为相加性酸碱平衡紊乱、相抵性酸碱平衡紊乱以及三元性酸碱平衡紊乱。上述三大类情况以及临床改变的特点，正常情况下，在各种单纯性酸碱平衡障碍时，$PaCO_2$、HCO_3^- 等可以代偿，如果超出代偿的范围，则应注意有混合性酸碱平衡障碍存在。此外，在酸中毒或碱中毒时，机体的代偿能力有一定限度。这个限度指肾和肺代偿功能需要经过一定时间才能达到最大代偿范围和代偿限制。在对血气检测结果进行分析时，如不注意达到充分代偿所需要的时间，有可能做出错误的判断。

1. 呼吸性酸中毒合并代谢性酸中毒　表现为 $PaCO_2$ 明

显升高以及 HCO_3^- 显著下降，由于两者比值明显上升导致严重酸中毒。心搏骤停、严重肺水肿时最典型，原有肺部疾病基础上发生败血症或肾衰竭时也可出现。

2. 代谢性碱中毒合并呼吸性碱中毒　表现为 pH 明显过高和 HCO_3^- 上升。呼吸性碱中毒可以使脑血管收缩，代谢性碱中毒则可加剧该作用，因此可导致严重脑缺氧症状。另外，由于氧合血红蛋白解离曲线左移，O_2 与血红蛋白的结合力增加，携带者的 O_2 不易释放到组织，组织更加缺氧。上述作用在临床上可出现严重意识障碍，甚至昏迷、抽搐。碱中毒可使氨的非离子化增多，后者可以进入到脑组织，导致症状的出现。除中枢神经系统以外，严重时可出现心绞痛或各种心律失常，加上经常合并的低钾血症、低镁血症，更使症状加剧。临床上常见的代谢性碱中毒合并呼吸性碱中毒的情况为外科手术后危重病例，大量输血、慢性肝病、少部分妊娠期妇女也可出现。外科手术后由于胃肠减压、失钾等可引起代谢性碱中毒；另外疼痛等刺激又可刺激呼吸中枢产生呼吸性碱中毒。正常情况下库存血富含枸橼酸钠、枸橼酸以及磷酸钠，当大量长期库存血输入体内后，上述枸橼酸盐及乳酸盐可以很快代谢生成 HCO_3^-，通常输血者常伴有血容量不足，因此形成的 HCO_3^- 很容易从肾吸收，产生代谢性碱中毒。同样，这类患者因缺氧、儿茶酚胺分泌过多等情况，常常刺激呼吸中枢，诱发呼吸性碱中毒同时存在。慢性肝病时由于血 NH_3 水平过高可刺激中枢产生呼吸性碱中毒；同时肝病时恶心、呕吐、有时使用胃肠减压以及有效血容量不足等可造成代谢性碱中毒与呼吸性碱中毒同时存在。在妊娠期妇女有妊娠反应时，一方面高黄体酮可刺激呼吸中枢，另一方面恶心、呕吐等可引起代谢性碱中毒。

3. 呼吸性酸中毒合并代谢性碱中毒　这也是临床上较常见的一种混合性酸碱平衡紊乱类型，可见于慢性阻塞性肺疾病合并呕吐，慢性肺源性心脏病出现心力衰竭使用排钾性利尿剂治疗等情况。此时血 pH 的变动取决于酸中毒与碱中毒的强弱。如程度适当，则相互抵消，pH 不变；如一方较强，则 pH 略升高或降低；$PaCO_2$ 与血浆 HCO_3^- 浓度明显升高，且两者的变化程度均超出彼此代偿所应达到的范围。

4. 呼吸性碱中毒合并代谢性酸中毒　可见于肾衰竭合并感染，患者因肾排酸保碱障碍出现代谢性酸中毒，又可因发热刺激呼吸中枢引起通气过度，合并呼吸性碱中毒；此外，肝衰竭合并感染也可出现这种类型的酸碱失衡，感染及血氨升高均可刺激呼吸，使 CO_2 排出过多，肝功能不全可引起乳酸代谢障碍并发代谢性酸中毒。另外，血中大量水杨酸可直接刺激呼吸中枢，使肺通气过度导致呼吸性碱中毒，血液中水杨酸过多使有机酸增加，消耗 HCO_3^- 引起代谢性酸中毒。

5. 代谢性酸中毒合并代谢性碱中毒　可见于肾衰竭因频繁呕吐而大量丢失酸性胃酸，剧烈呕吐伴有严重腹泻的患者。

6. 三元性混合性酸碱平衡紊乱　由于同一患者不可能有呼吸性酸中毒和呼吸性碱中毒同时存在，三元性混合性酸碱平衡紊乱只能有两种类型：呼吸性酸中毒合并代谢性酸中毒和碱中毒、呼吸性碱中毒合并代谢性酸中毒和碱中毒。此时，由于两种代谢性紊乱各自程度不同，血浆 HCO_3^- 浓度可以增加、减少或处于正常范围。血 pH 和 $PaCO_2$ 也同样因上升和下降的因素同时存在而无固定结果。由于三元性混合性酸碱平衡紊乱比较复杂，必须在充分了解原发病及病情变化的基础上，结合实验室检查，进行综合分析才能得出正确结论。

第四节　临床处理的基本原则

案例引导

案例　患者，男性，因肠梗阻入院。体重 70kg，发病 3 天，每天呕吐 10 余次，每天呕吐量约 200ml，未进食，喝少量水，口渴不明显，全身无力，腹胀明显。查体：血压 80/60mmHg，皮肤松弛，弹力差，静脉萎陷，膝腱反射减弱。尿量开始逐渐减少。血气分析：pH7.3，HCO_3^- 20mmol/L，血 K^+ 2.5mmol/L，血 Na^+ 123mmol/L。

讨论　请判断该患者的水电解质紊乱及酸碱平衡失调情况，并估算当天补液量。

水、电解质紊乱和酸碱平衡失调是临床上很常见的病理生理过程。任何一种平衡失调，都会造成机体代谢紊乱，进一步导致器官功能衰竭，甚至死亡。因此，维持患者水、电解质及酸碱平衡，及时纠正已产生的失衡，是临床工作的首要任务。处理基本原则如下。

（一）充分掌握病史，详细的查体

1. 了解导致水、电解质及酸碱平衡失调的原发病。既往史及现病史对患者液体状态的评估极为重要，不同病史可反映出患者不同的容量状态，对液体治疗方案的制定有指导意义。

2. 水、电解质及酸碱失调的症状及体征。通过详细的查体，可简单、快速、直观地获得择期手术患者术前、术中及术后的容量状态，经验性地判断液体容量并指导液体治疗。体格检查可为进一步完善后续临床及实验室检查提供参考及指导。

3. 临床指标　包括无创检查和有创检查。对于一般择期手术患者多采用无创检查，如心电监护和脉搏血氧饱和度监测（SpO_2 吸空气 >90%，吸氧情况下 >95%）、血压（>90/60mmHg）、脉搏（60～100 次/分）、呼吸（12～20 次/分）、血氧饱和度等，在多数情况下可完成对一般患者的容量评估。少数择期大手术患者可能需要有创检查，这些指标包括中心静脉压（CVP）、每搏输出量（SV，50～80ml）、心排血量（CO，4500～6000ml）、每搏量变异度（SVV，<13%）、脉压变异度（PPV，10.5%）和中心静脉血氧饱和度（$ScvO_2$，60%～80%）等。

（二）即刻的实验室检查

1. 血、尿常规、肝肾功能和血糖。
2. 血清电解质：K^+、Na^+、Cl^-、Ca^{2+} 等。
3. 动脉血气分析。
4. 必要时作血、尿渗透压测定。

常规检查包括血常规、凝血功能、肝肾功能、电解质和 pH（7.35～7.45）等，评估患者的血红蛋白、电解质平衡、酸碱平衡、凝血功能状态等。术前须完善对患者的实验室检查，避免术前准备不充分影响术中及术后液体治疗方案。术中需要检测的特殊指标包括：乳酸含量（0.5～1.7mmol/L）、动脉血二氧化碳分压（$PaCO_2$，33～46mmHg，平均 40mmHg）、标准碳酸氢盐（SB，22～27mmol）和尿量等，术后需要检测指标有电解质、血红蛋白、红细胞、白细胞和白蛋白水平等。

（三）综合病史及上述实验室资料，确定水、电解质及酸碱平衡失调的类型及程度。通常按照以下顺序评估。

1. 全身液体量是过多还是过少？
2. 高渗还是低渗？
3. 有无酸碱平衡紊乱？
4. 有无其他离子代谢紊乱，如钾、钙等。

（四）在积极治疗原发病的同时，制订纠正水、电解质及酸碱失调的治疗方案。如果存在多种失调，应分轻重缓急，依次纠正。处理顺序如下。

1. 保持有效循环量，恢复血容量。
2. 纠正缺氧。
3. 纠正严重的酸、碱中毒。
4. 积极治疗重度高钾血症和低钠血症。

纠正任何一种失调不可能一步到位，应密切观察病情变化，边治疗、边监测、边调整方案。

知识链接

手术后水电解质紊乱治疗

术后患者易发生电解质紊乱，为避免术后电解质缺乏导致的并发症（如肠麻痹、心律失常、癫痫发作），在出现症状之前就应识别和治疗。通过对出入量、临床症状的分析，结合临床监测指标，电解质的检验及血气分析，可初步判断水电解质紊乱的类型。对于术后电解质补充，目前尚无公认的标准方法。外科患者术后电解质补充的目标是达到正常血清电解质水平。对于存在持续电解质丢失的患者，电解质补充的目标值为正常范围的中间值。可通过静脉或肠道途径进行电解质补充治疗。尽管胃肠道功能正常的患者优选肠内补充治疗，但术后患者可能对这一给药方式耐受不良。对于中至重度电解质缺乏患者，静脉给药能可靠、快速地补充。

目标检测

答案解析

一、选择题

1. 人体体液含量占体重的百分比，下列不正确的是
   A. 成年男性约占体重的60%，成年女性约占体重的55%
   B. 婴幼儿约占体重的75%
   C. 细胞内液约占体重的25%
   D. 血浆量约占体重的5%
   E. 组织间液量约占体重的15%
2. 等渗性脱水的诊断依据中，下列不正确的是
   A. 消化液或体液的大量丧失
   B. 恶心、厌食、乏力、少尿、眼窝凹陷、舌、皮肤干燥
   C. 短期内体液丧失量达到体重的5%，出现休克表现
   D. 实验室检查红细胞计数、血红蛋白和血细胞比容明显增高，尿比重增高
   E. 动脉血气分析有混合性酸碱平衡
3. 下列不属于低钾血症临床表现的是
   A. 四肢软弱无力，腱反射减退或消失
   B. 可发生心脏传导阻滞和节律异常
   C. 早期心电图 T 波降低、变平或倒置，随后出现 ST 段降低，Q－T 间期延长和 U 波

D. 肌肉痉挛抽搐

E. 肠麻痹

4. 代谢性酸中毒的诊断依据中，错误的是

A. 严重腹泻、肠瘘、休克、肾功能不全等病史

B. 呼吸浅慢，心率缓慢

C. 可伴有缺水症状

D. 代偿期血 pH 可正常

E. HCO_3^-、BE、$PaCO_2$ 不同程度降低

5. 存在多种水、电解质和酸碱平衡失调，应分轻重缓急，依次予以纠正调整，下列不需要首先处理的是

A. 保持有效循环量，恢复血容量

B. 积极纠正缺氧

C. 纠正严重的酸、碱中毒

D. 低钙血症的治疗

E. 高钾血症的治疗

二、填空题

6. 成人每日需要氯化钠________ g，源于食物，从肾脏排泄，少量经过粪、汗液排泄。钾亦主要来源于食物，每日摄入量________ g，90% 经过肾脏排出，禁食时，短时间内每日尿钾仍可达________ g。

7. 水、电解质平衡失调有三种表现类型是________、________、________。

三、名词解释

8. 水中毒

9. metabolic acidosis

四、简答题

10. 简述低渗性脱水的临床表现。

（白红民）

书网融合……

本章小结

题库

第五章　输　血

PPT

学习目标

1. 掌握　各种血液成分的特点；手术及创伤急性输血的指征；自体输血适应证；输血不良反应的常见种类、临床表现及预防处理原则。

2. 熟悉　血小板的输注指征；紧急输血的原则。

3. 了解　血液成分及血浆替代成分的构成；自体输血的分类。

输血是临床治疗的一项重要措施，在外科应用广泛。输入的红细胞和各种凝血因子可以纠正体内的低氧状态和凝血功能障碍。正确掌握输血的适应证，合理使用各种血液成分，有效防止输血可能的并发症，对保证外科治疗的成功，患者的安全有着重要意义。

一、血液成分和血浆代用品

（一）血浆成分

常用血浆成分制剂主要有新鲜冰冻血浆（fresh frozen plasma，FFP）、冰冻血浆（frozen plasma，FP）和冷沉淀。

1. FFP 和 FP　FFP 含有新鲜血液中的全部凝血因子，主要用于补充凝血因子，改善凝血障碍。通常使用量为 5～15ml/kg，一般能使血浆中的凝血因子数量增加到正常值的 30% 左右。FP 与 FFP 的区别是 FP 中Ⅷ因子、Ⅴ因子和纤维蛋白原含量较低，其他凝血因子和血浆蛋白成分含量与 FFP 相同。FFP 和 FP 一般按照 ABO 血型同型输注，不要求交叉配型，紧急情况可 ABO 不同型相容性输注。需要避免使用血浆作为扩容剂和促进伤口愈合。FP 与 FFP 在 -18℃以下保存，使用前 37℃恒温水浴融化后使用，原则上，血浆融化后应尽快输注，以免凝血因子失活。

2. 冷沉淀　是从 FFP 中提取的成分，主要含有凝血因子Ⅷ、血管性血友病因子、ⅩⅢ因子、纤维蛋白原和纤维结合蛋白。200ml FFP 所制备的冷沉淀，含有Ⅷ因子不少于 80 单位，纤维蛋白原含量不少于 150mg，通常为 20～30ml，冷沉淀在 -18℃以下保存，使用前 37℃恒温水浴融化后尽快输注，不得再次冰冻。输注按照 ABO 血型同型输注，紧急情况可 ABO 不同型相容性输注。

（二）红细胞成分

红细胞成分是全血分离血浆后所剩余的部分，存于 4℃。200ml 全血制备的红细胞为 1 个单位（U），要求 ABO 同型并交叉配血相合后输注。其主要目的是补充红细胞，纠正贫血，改善组织供氧。常用红细胞成分血有以下四种。

1. 悬浮红细胞　全血去除血浆，但未移除白细胞和血小板，向剩余物中加入红细胞添加剂制成的成分血，对血容量正常的成人输注 1 个单位的悬浮红细胞通常可提升血红蛋白量 5g/L。

2. 去白细胞悬浮红细胞　也称悬浮少白细胞红细胞，是使用白细胞过滤器清除悬浮红细胞中几乎所有的白细胞，使残留在悬浮红细胞中的白细胞数量低于一定数值的红细胞成分血，可起到预防 HLA 同种免疫、亲白细胞病毒（如 CMV、HLTV）感染、非溶血性发热反应等输血不良反应的作用，是目前最理想的红细胞成分血。

3. 洗涤红细胞　采用特定的方法将保存期内的全血、悬浮红细胞用大量等渗溶液洗涤，去除几乎所有血浆成分和部分非红细胞成分，并将红细胞悬浮在生理盐水或红细胞添加液中制成的红细胞成分血。适用于对血浆蛋白有过敏反应、自身免疫性疾病和夜间阵发性血红蛋白尿等患者的输血。

4. 冰冻红细胞　红细胞通过添加甘油防冻剂处理后，在低温（-65℃以下）保存，使用前需要解冻、洗涤去除甘油的特殊红细胞成分血。因制备成本昂贵、工艺复杂且处理过程长，目前主要用于稀有红细胞的长期保存，供临床稀有血型患者应急使用。

（三）单采粒细胞

粒细胞具有吞噬和杀菌作用，对入侵的细菌进行趋化、吞噬和灭杀，达到抗感染的目的。单采粒细胞是指采用成分单采机制备的浓缩粒细胞悬液，主要用于严重的粒细胞减少和功能障碍的患者。但是目前由于粒细胞输注后并发症多，疗效不确定，现已很少应用。

（四）血小板

血小板成分分为两种，一种是手工法制备的浓缩血小板；另一种是通过血细胞分离机从单个献血者血液采集分离制备的单采血小板。目前我国的质量标准规定由 200ml

全血制备的浓缩血小板为1单位（手工法），25～38ml，所含血小板数量应≥2.0×10^{10}，一般需多袋联合使用，输注前要交叉配血；单采血小板一个治疗剂量为每袋250～300ml，血小板数量应≥2.5×10^{11}，不要求交叉配血。血小板在20～24℃条件下震荡保存5天，按照ABO同型或相容性输注；血小板输注无效时，可开展血小板交叉配型选择相容性血小板。

（五）血浆蛋白制品

血浆蛋白制品主要包括白蛋白、免疫球蛋白及凝血因子浓缩剂。

1. 白蛋白 由血浆为原料分离提纯并经过病毒灭活处理制成。有5%的等渗液、20%和25%的高渗液。白蛋白在血管内的半衰期为10～15天。具有维持胶体渗透压、扩充血容量和增加血浆蛋白的作用。可治疗休克、营养不良、低蛋白血症等。

2. 免疫球蛋白 有丙种球蛋白、静脉注射免疫球蛋白、特异性免疫球蛋白（抗破伤风、抗狂犬病、抗牛痘等）。丙种球蛋白又称为肌内注射免疫球蛋白，主要用于病毒性肝炎及其他细菌或病毒感染的非特异性被动免疫。静脉注射免疫球蛋白多用于低球蛋白血症引起的重症感染。

3. 凝血因子浓缩剂 包括浓缩Ⅷ因子、Ⅸ因子、凝血酶原复合物（凝血因子Ⅱ、Ⅶ、Ⅸ、Ⅹ的混合制品）、纤维蛋白原制剂和抗凝血酶Ⅲ浓缩剂等。用于治疗血友病和各种凝血因子缺乏症。

（六）血浆代用品

血浆代用品是天然加工或合成的高分子物质制成的分子量接近血浆白蛋白的胶体溶液，可以代替血浆以扩充血容量，改善微循环，临床常用的包括右旋糖酐、羟乙基淀粉和明胶制剂等胶体。

1. 右旋糖酐 中分子量右旋糖酐的渗透压较高，能在体内维持作用6～12小时，常用于低血容量性休克、输血准备阶段代替血浆。低分子右旋糖酐输入后在血中存留时间短，增加血容量的作用仅维持1.5小时，且具有渗透性利尿作用。由于右旋糖酐有覆盖血小板和血管壁而引起出血倾向，本身又不含凝血因子，故24小时用量不超过1500ml。

2. 羟乙基淀粉 支链淀粉的衍生物，该制品在体内维持作用的时间较长，目前已作为低血容量性休克的容量治疗及手术中扩容的常用制剂。临床上常用的有6%羟乙基淀粉代血浆，其中电解质的组成与血浆近似，并含碳酸氢根，因此除能维持胶体渗透压外，还能补充细胞外液的电解质和提供碱储备。每天用量应不超过2000ml。

3. 明胶类代血浆 是由各种明胶与电解质组合的血浆代用品。明胶是一种蛋白质，是以动物的皮、骨、肌腱中的胶原经水解后提取的多肽产物。目前用于临床的明胶制剂主要是脲联明胶和琥珀酰明胶。含4%琥珀酰明胶的血浆代用品，其胶体渗透压可达46.5mmHg。能有效地增加血浆容量、防止组织水肿，因此有利于静脉回流，并改善心搏出量和外周组织灌注。又因其相对黏稠度与血浆相似，故有稀释血液、改善微循环并加快血液流速的效果。

二、输血适应证

（一）手术及创伤急性输血

补充的血量、血液成分种类应根据失血的多少、速度和患者的临床表现确定。

1. 失血量<20%血容量，Hb>100g/L、HCT>0.3时，原则上不应输血，可通过输注晶体液或胶体液补充血容量。

2. 失血量≥20%血容量，Hb≤100g/L、HCT≤0.3时，或需要大量输血（24小时内输血量大于自身血容量）时，可采用以下两种输血方案。①首先输注晶体液，补充一定量晶体液后，用胶体液扩容，再输注红细胞悬液，以提高血液的携氧能力；②失血量较大（≥1000ml），仍有进行性出血，濒临休克或已经发生休克的患者输注红细胞悬液后可适量补充血浆。

3. 大量输血有可能造成稀释性血小板减少，无出血倾向，不必预防性输注血小板；血小板计数<50×10^9/L，并有微血管出血表现，需要输注血小板。

4. 大量输血造成稀释性凝血因子减少未确定前，不必常规输注冷沉淀或FFP；大量输血达到患者自身血容量的2倍时，当凝血酶原时间和部分凝血活酶时间超过正常1.5倍时，应输注FFP。输血量达到自身患者血容量的1.5倍，其纤维蛋白原降至1.0g/L以下时，可输注冷沉淀凝血因子。

5. 大量输血中，使用rFⅦa具有明显的止血作用，其作用机制为rFⅦa与组织因子结合，在血小板的磷脂表面激活FⅨ和FⅩ，在损伤出血的部位形成血栓，控制局部出血；对肝功能障碍或维生素K缺乏的患者可使用凝血酶原复合物以减少出血。

6. 术中有大量出血时，如符合血液回收条件，应选用自体血液回收机回输血液。

（二）贫血

输血指征应根据患者的贫血程度、心肺代偿功能、重要脏器功能、年龄等因素综合考虑，不应将Hb作为输注红细胞成分的唯一指征。

Hb>100g/L，不推荐输注；Hb在80～100g/L，一般不考虑输注，特殊情况可考虑输注，例如：术后或患有心血管疾病的患者出现临床症状时，如胸痛、直立性低血压、液体复苏无效的心动过速、贫血所致的心力衰竭，可考虑输注红细胞；Hb 在 70～80g/L 的术后或患有心血管疾病的患者，可根据患者状态、机体代偿能力及其他氧供指标决定是否输注红细胞；Hb＜70g/L，状况稳定的重症监护患者，推荐输注红细胞；Hb＜60g/L 的慢性贫血患者通常能够耐受较低的 Hb 水平，如无临床症状，建议进行相关药物治疗，如补充铁剂、维生素 B_{12}、叶酸、EPO 等，对于有临床症状的慢性贫血患者可通过输血减轻症状，降低贫血相关风险，通常 Hb＜60g/L 时需要进行红细胞输注。

（三）凝血障碍

凝血功能异常宜参考凝血功能检测结果及临床出血情况，选择补充适宜的凝血因子类成分。

1. 由于凝血因子缺乏或凝血酶原时间、部分凝血活酶时间延长、血栓弹力图 R 值延长或 α 值减小导致的出血，无特异性凝血因子浓缩剂时，可输入血浆或冷沉淀。

2. 血小板数量减少或功能异常引起的凝血功能障碍，可输注血小板。

1）治疗性输注血小板指征　出血已经发生，同时伴有血小板减少时，指征为：①血小板计数 $<20\times10^9/L$，伴有自发性出血者应输血小板。血小板计数 $<50\times10^9/L$，发生出血，一般止血措施无效时也可输血小板；②血小板功能异常（如血小板无力症，尿毒症或严重肝病等）伴有出血者；③大量输血所致的稀释性血小板减少，血小板计数 $<50\times10^9/L$ 伴有伤口渗血不止者；④血栓弹力图显示 MA 值降低，并有明显出血时，应输注血小板；⑤自身免疫性血小板减少症、血栓性血小板减少性紫癜、肝素诱导的血小板减少症，仅在出现危及生命的严重出血时才考虑输注血小板。

2）预防性血小板输注指征　仅限于有潜在出血危险的患者，不可滥用，指征为：①血小板计数 $<20\times10^9/L$，虽无出血，但有发热、感染或存在潜在出血部位者；②血小板计数 $<10\times10^9/L$，为预防颅内出血，可考虑预防性输注；③血小板计数 $<5\times10^9/L$，应尽快输注；④血小板减少患者需要做侵入性检查或剖腹手术，血小板应提升至 $50\times10^9/L$，关键部位手术（如脑、眼睛等），血小板应提升至 $100\times10^9/L$。

（四）全血输注

新鲜全血的成分与体内循环血液成分基本一致。输注全血可以提高循环血液携氧能力，维持渗透压，保持血容量，并能部分改善凝血障碍。其适应证为①急性大出血：如急性失血量超过患者总血量的 50%，且血容量明显减少时。②换血：特别是新生儿溶血性疾病可用全血置换。根据我国现行全血及成分血的制备要求，很难实现在采集 24 小时内将异体全血发放至临床使用，血液采集后随着保存期的延长，全血中血小板及不稳定凝血因子活性逐渐失去生物学活性。因此，目前异体全血临床应用很少，主要用于制备成分血。

三、输血前相容性检测

（一）常规输血

输血前必须进行输血前相容性检测，包括献血者和受血者的 ABO 和 RhD 血型鉴定，交叉配血试验、意外抗体筛查（ABO 血型系统以外的其他红细胞血型抗体），以确保献血者与受血者血液相容，保证输血安全。

（二）紧急输血

紧急输血可采用紧急非同型相容性输注原则，但需要输血前告知，征得患者本人或家属同意。其输注原则见表 5－1。

表 5－1　紧急非同型输血原则

受血者血型	红细胞			血浆及冷沉淀	
	首选	次选	三选	首选	次选
A	A	O	无	A	AB
B	B	O	无	B	AB
AB	AB	A 或 B	O	AB	无
O	O	无	无	O	A、B 或 AB

血小板的非同型输注原则是：紧急情况下没有同型血小板，患者出血没有其他办法取代时可输注不同型的血小板，首选 AB 型血小板，次选 A 型或 B 型血小板，最后选择 O 型血小板。

RhD 阴性患者择期手术首选自体输血。RhD 阴性且有抗 D 抗体者，必须输注 RhD 阴性血。紧急情况下，患者为 RhD 阴性，体内没有检测到抗 D 抗体，男性或无生育需求的女性患者可输注 RhD 阳性血。需要告知患者，如果抗体产生，以后只能输 RhD 阴性血。RhD 阴性患者，体内虽然没有检测到抗 D 抗体，但有生育需求的女性（包括未成年女性）患者，应输 RhD 阴性血液。如果不立即输血就会危及生命，奔着抢救生命第一的原则，也可先输 RhD 阳性血抢救。RhD 阴性患者需要输注血浆和冷沉淀时，可按照 ABO 同型或相容输注，不考虑 RhD 血型。

四、输血方法

（一）静脉输血

静脉输血最常用。对于严重出血、休克，要求短时间内快速输入大量血液时，静脉滴注往往不能满足需求，可采用加压输血。快速输血的关键在于输血针头的内径的大小，此外，还应选择大静脉。

（二）动脉输血

对失血速度快而处于休克的患者，可采用股动脉直接穿刺或桡动脉切开法进行动脉加压输血。动脉输血速度，一般2～3分钟内可输入100～200ml血液，压力维持在21.3～26.6kPa之间，以免导致脑和脊髓小血管破裂。由于输入的血液为静脉血，故一次输入量300～600ml。若少量动脉输血血压提高到80～90mmHg，可改用静脉输血。

（三）自体输血

自体输血是指采取患者自身的血液或血液成分经适当处理后再回输给患者本人，以解决手术或紧急用血的一种输血治疗方式。

1. 回收式自体输血 在腹腔实质性脏器（肝、脾）破裂而无空腔脏器（胃、肠、膀胱）损伤者，或胸部有血胸而无污染者，或其他疾病非恶性肿瘤术中出血较多时，可将腹腔、胸腔内血液或术中出血用无菌条件收集回收利用，进行自体输血。其禁忌证包括：①出血超过6小时；②出血可疑被细菌、粪便、羊水等污染；③出血可疑含有癌细胞者；④流出的血液严重溶血。目前多采用血液回收机收集失血，经处理后再回输给患者。需要注意的是回收的血只有红细胞，没有其他血液成分，回收量大时，需要补充血小板和凝血因子。

2. 稀释性自体输血 对术前无贫血，心肺肝肾功能良好的患者，可于手术前自体采血，补充晶体或胶体，使血液处于稀释状态，以减少手术时的红细胞损失。所采的血，可在术中或术后补给。其适应证是：①患者一般状况好，Hb＞110g/L，HCT＞0.33，估计术中失血量较大；②血液浓缩，手术需要降低血液黏稠度，改善微循环灌注时；③恶性肿瘤及伤口感染手术不能进行血液回收，但可应用稀释性自体输血。其禁忌证包括：①充血性心力衰竭、冠心病、高血压、糖尿病、心肺功能不全者；②脓毒血症；③肝功能严重衰竭者；④严重贫血、低蛋白血症、凝血功能障碍、静脉输液通路不足及不具备监护条件者。

3. 预存式自体输血 自体血的采集通常手术前数周即可开始，其优点在于能显著减少异体血的输注量。自体血采集的时间周期取决于血液的保存期，目前在非冷冻状态下的最长期限通常为35天。自体血采集要求Hb≥110g/L时才能进行自体血的采集，每次采集量不超过自体总血容量的10%，每次采集至少间隔3天并且在术前72小时停止采集。大多数患者能够耐受自体血的采集，不会发生不良反应。但合并主动脉瓣严重狭窄或不稳定性心绞痛的患者不应进行自体血采集。为了促使红细胞再生，采集自体血的患者应补充铁剂，也可给予促红细胞生成素。

（四）输血注意事项

输血是临床治疗的一项重要措施，关系到患者的生命安危，必须做到确保输血安全。输血前应认真做好血型鉴定和交叉配血等输血前相容性检查。取血时，输血前严格执行查对制度和质量检查。采血及输血过程中应严格无菌操作，防止细菌污染，血液内不得随意加入药物。输血中严密观察输血的不良反应，发现问题及时处理。输血时先慢后快，幼儿或老年以及心肺功能不全者，输血速度宜慢。

知识链接

临床用血通用原则

临床用血通用原则是从优化患者转归、减少不必要的输血出发提出的以患者为中心的六项输血原则。

1. 不可替代原则 只有通过输血才能缓解病情和治疗患者疾病时，才考虑输血治疗。

2. 最小剂量原则 临床输血剂量应考虑输注可有效缓解病情的最小剂量。

3. 个体化输注原则 临床医生应针对不同患者的具体病情制定最优输血策略，实现临床输血治疗个体化的要求。

4. 安全输注原则 输血治疗应以安全为前提，避免对患者造成额外伤害。临床输血治疗过程中宜优先考虑患者输血安全的要求。

5. 合理输注原则 临床医生应对患者进行输血前评估，严格掌握输血适应证。

6. 有效输注原则 临床医生应对患者输血后的效果进行分析，评价输注的有效性，为后续的治疗方案提供依据。

五、输血反应及处理

临床输血是一把“双刃剑”，它是救治危重患者不可替代的治疗措施，但也可致患者发生多种输血不良反应。按输血反应发生的时间可分为急性输血反应和迟发性输血反应，其中急性输血反应是指发生在输血过程中、输血后即刻至输血后24小时内的输血反应；迟发性输血反应是指发生在输血结束后24小时至28天的输血反应。按发生机制（有无免疫因素参与）又可分为免疫性反应和非免疫性反应，见表5-2。

表5-2 输血反应的分类

	急性反应	迟发性反应
免疫性反应	发热反应	溶血反应
	过敏反应	移植物抗宿主病
	溶血反应	输血后紫癜
	输血相关的急性肺损伤	血细胞或血浆蛋白同种异体免疫

续表

	急性反应	迟发性反应
非免疫性反应	细菌污染反应	含铁血黄素沉积症
	循环超负荷	血栓性静脉炎
	空气栓塞	输血相关的感染性疾病
	出血倾向	
	枸橼酸中毒	
	非免疫性溶血反应	
	电解质紊乱	
	肺微血管栓塞	

（一）发热反应

最常见，应先除外溶血反应和细菌污染反应引起的发热。引起发热反应的可以是致热原，致热原包括血液保存液中残留的变性蛋白质、死亡细菌及其分解产物、杂质等，随着消毒灭菌技术的改进，一次性采血、输血器材的普及，目前致热原引起的发热反应已少见。贮存血液中的细胞因子、多次接受输血或多次妊娠史的受血者，血液中可产生白细胞或血小板同种抗体，再次输血时也可引起发热。发热反应多发生在输血后1～2小时内，往往先有发冷或寒战，继而高热，体温可达39～40℃，伴皮肤潮红，头痛，但血压无变化。症状持续1～2小时后缓解，体温逐渐下降。发热反应的预防是去除致热原和输注去除白细胞的血液成分。发热反应症状出现后，要立即减慢输血速度，严重者必须暂停输血。寒战时应给予保温，也可肌内注射异丙嗪25mg。发热时可先给予物理降温，解热镇痛药，高热时也可给予激素等治疗。

（二）过敏反应

较常见，常发生于有过敏史的受血者，供血者的过敏性也可随血液传给受血者。缺乏IgA的人，接受多次输血后，可出现抗IgA抗体，后者与输入血中的IgA抗原发生反应时；部分过敏体质的受血者输入有异源蛋白的血浆，可发生过敏反应。临床表现主要有皮肤瘙痒，出现局限性或广泛性荨麻疹，严重者可出现血管神经性水肿、支气管痉挛等，甚至过敏性休克等。症状多在输血即将完毕时发生。如有呼吸困难应与输血相关急性肺损伤和循环超负荷鉴别。预防措施不选用有过敏史的供血者的血液，有过敏史或前次输血有过敏反应的患者，应在输血前口服或肌内注射异丙嗪25mg。治疗应减慢输血速度，可用抗过敏药，如异丙嗪、苯海拉明、肾上腺皮质激素等。如呼吸困难者，给予吸氧，必要时气管切开。

（三）溶血反应

最严重的输血并发症。误输ABO血型不合的血，红细胞发生大量破坏，是造成急性溶血反应最主要的原因；其次是其他血型不同之间的输血，以RhD系统血型不符的输血居多，多为迟发性溶血反应；也有因输血前红细胞破坏所致。预防主要在于加强工作责任心，严格进行输血前相容性检测，认真核对患者姓名、血袋号等信息。急性溶血反应的典型症状是输血25～50ml后，出现腰背部疼、心前区压迫感和血红蛋白尿。患者主诉头痛、面色潮红、恶心呕吐，可出现荨麻疹。严重可出现寒战、高热、呼吸困难、黏膜皮下出血、少尿、无尿、血压下降甚至休克。手术麻醉患者可仅表现为难以解释而且难以控制的手术区严重渗血、低血压，留置导管引出血红蛋白尿。怀疑有溶血反应时，应立即停止输血，静脉抽血观察血浆色泽，只要输入异型血超过8～10ml，血浆即呈粉红色。同时核对受血者与供血者姓名和血型，重新化验血型和交叉配合试验；作尿血红蛋白测定，收集供血者血袋内血和受血者输血前后血样本，重新作血型鉴定、交叉配血试验及作细菌涂片和培养，以查明溶血原因。治疗原则是：①立即停止输血，查明溶血原因，输入新鲜同型血液，在有条件的医院进行血浆交换治疗，以彻底清除患者体内的异形红细胞及有害的抗原抗体复合物。②抗休克治疗：应用晶体、胶体液扩容，纠正低血容量性休克，输入新鲜同型血液或输血小板或凝血因子和糖皮质激素，以控制溶血性贫血。③保护肾功能：可给予5%碳酸氢钠250ml，静脉滴注，使尿液碱化，促使血红蛋白结晶溶解，防止肾小管阻塞。当血容量已基本补足，尿量基本正常时，应使用甘露醇等药物利尿以加速游离血红蛋白排出。若有尿少、无尿，或氮质血症、高钾血症时，则应考虑行血液透析治疗。④若DIC明显，还应考虑肝素治疗。

（四）输血相关急性肺损伤

输血相关急性肺损伤（transfusion - related acute lung injury，TRALI）是输血时或输血后6小时内新出现的急性呼吸窘迫综合征，死亡率高，是输血反应常见的致死原因之一。美国FDA报道TRALI是导致输血相关性死亡的首要原因。特征性临床表现是在输血期间或在输注后短时间内突然发生呼吸困难、低氧血症，可伴有发热与低血压。胸片上出现肺部浸润影而心影轮廓正常，其诊断应首先排除心源性呼吸困难。发病机制尚不完全明确，一般是输入了含抗HLA（human leucocyte antigen）抗体或抗HNA（human neutrophil alloantigen）抗体的血液成分，激活了受血者体内的中性粒细胞；手术、创伤等也可活化中性粒细胞，活化的中性粒细胞释放大量活性产物，损伤肺毛细血管内皮细胞，致血管通透性增加和肺水肿。所有异体血液成分均可导致TRALI，尤其是血浆和血小板。怀疑TRALI时，应当立即停止输血。主要以支持治疗为主，氧疗是最基本的治疗，监控血氧分压，必要时可用气管插管或呼吸器，不建议用利尿剂和强心剂。大部分患者治疗后可缓解，一般不留后遗症。

（五）大量输血的并发症

大量输血是指 24 小时内快速输入相当于一个血容量或更多的血液。大量输血时在抢救患者生命的同时也可以导致许多不良反应。由于输血种类和数量较多，还可能引起低体温反应、枸橼酸盐中毒、电解质紊乱、输血相关性循环超负荷等。由于红细胞贮存于 4℃ 低温，快速大量输注这些温度较低的血液，会引起患者低体温反应。低体温可以引起多种机体功能障碍，干扰止血过程。正确使用正规的血液加温器可以预防输血引起的低体温，输血速度大于 50ml/min 时应使用专用血液加温器。若情况允许，应缓慢输血以避免体温降低。由于大量输入库血，大量枸橼酸入血，可结合游离钙致机体缺钙，出现手足抽搐、心律不齐、震颤等症状。故每输入 500ml 血，应静脉使用葡萄糖酸钙 1g。保存时间越长的库血，钾离子越高，在大量输入库血后，要防止高钾血症，也可用 5% 碳酸氢钠防治。心脏代偿功能减退的患者，如心脏病，老年或小儿，输血的量过多或速度过快，均可增加心脏负荷，进而引起心力衰竭。因此，对心功能减退患者的输血，尤其大量快速输血时，必须严格观察颈静脉有无怒张，肺部有无啰音，并随时进行中心静脉压测定。如出现心力衰竭应立即停止输血，并按心衰治疗。

（六）输血传播的感染疾病

细菌、病毒、寄生虫等病原体都可以通过输血引起受血者感染。

1. 输血传播细菌感染较少见，但后果严重，死亡率甚高。导致血液受细菌污染的途径可能是采血前保存液受污染，贮血袋或采血器灭菌不严格，以及采血操作不当等。污染细菌可以是非致病菌或致病菌，后者大多是革兰阴性细菌，如大肠埃希菌等。非致病菌毒性小，只引起一些类似发热反应的症状。致病菌即使输入量少，也可使受血者发生感染性休克。通常表现发热以高热伴寒战为主，也可有皮肤黏膜充血、低血压等，简单而快速的诊断方法是对血袋内剩余血作直接涂片检查，同时进行患者血和血袋细菌培养。预防措施是从采血到输血的各个环节都要严格遵守无菌操作。治疗与感染性休克的治疗相同，包括积极的抗休克、有效的抗感染及必要的支持治疗。

2. 输血传播的病毒感染主要是病毒性肝炎。通过输血传染的乙型肝炎和丙型肝炎，多因献血员为无症状的病毒携带者，或处于潜伏期，或因检查方法不敏感等原因，致肝炎病毒随血液传播而发病。潜伏期长，通常需 15 ~ 180 天。症状较轻，可有食欲不振、恶心、倦怠、腹泻、皮肤瘙痒等，有的可出现黄疸。预防在于严格选择供血者。

3. 输血传播寄生虫感染常见有疟疾，输血后三个月内有不明原因的发热者，尤在疟疾的流行地区，应考虑疟疾的可能。在疟疾流行地区输血，应给抗疟药物预防。所有含红细胞的血液成分均可传播疟疾，贮存 2 周的血液传播疟疾的可能性很小。

其他如巨细胞病毒、EB 病毒、HIV、人类 T 淋巴细胞病毒、丝虫、梅毒、布氏杆菌等，亦可通过输血传播。

目标检测

答案解析

简答题

1. 简述输血反应的常见种类、临床表现及预防处理原则。
2. 简述各种血液成分的输注适应证。
3. 简述自体输血的分类、适应证和禁忌证。

（周小玉）

书网融合……

本章小结

题库

第六章　外科休克

PPT

学习目标

1. 掌握　外科休克的定义、分类及临床表现。
2. 熟悉　外科休克的病理生理改变、低血容量休克的治疗方法。
3. 了解　外科休克的诊断与监测，重点了解治疗原则。

第一节　概　述

一、定义

休克（shock）是多种病因引起全身有效循环血量减少，导致组织和器官氧输送不足，造成细胞氧代谢异常和功能障碍的临床综合征。有效循环血量明显降低和组织器官灌注不足是休克的基本病理改变，细胞氧代谢异常是休克的本质，炎症介质的产生是休克的特征。

二、分类

根据血流动力学的改变，一般可将休克分为4类：低血容量性休克、心源性休克、分布性休克和梗阻性休克，这是目前国内外比较认可的分类方法。

1. 低血容量性休克　由各种原因引起的机体血液、体液或二者同时丧失，导致有效循环血量骤然减少，心室舒张末期充盈压力明显下降，表现为心排血量降低，血压下降。外科最常见的是低血容量性休克，又包括失血性休克和创伤性休克。

2. 心源性休克　由于心肌病变、心电异常等原因引起心脏泵血功能严重受损，进而出现心排血量下降，导致急性组织灌注不足。

3. 分布性休克　是由于外周血管收缩或舒张功能异常引起的。一种情况是，周围血管扩张导致血液主要分布在外周血管或胃肠等脏器，导致机体有效循环血量不足，临床常见原因有脊髓损伤和麻醉剂过量；另一种情况是，如果体循环阻力降低，血液大量淤积于微循环的毛细血管床，血管内的有效循环血量下降，临床常见的原因有重症感染导致的感染性休克。

4. 梗阻性休克　是由于血液循环的主要通道受到机械性梗阻，造成循环障碍而导致的，常见原因有肺动脉栓塞、心包填塞和张力性气胸等。

休克还可以按照病因分为5种，包括低血容量性休克、感染性休克、过敏性休克、心源性休克、神经源性休克。

三、病理生理

虽然各种休克的病因不同，但有相似的微循环变化过程。通过对休克微循环的观察和研究，可以将休克分为三个时期，即微循环缺血期、微循环淤血期、微循环衰竭期。

（一）微循环缺血期

在休克的早期阶段，全身小血管发生痉挛性的收缩，前阻力血管收缩更加明显，大量真毛细血管网关闭，血流速度减慢，组织交换明显减少，血液通过直接通路或动静脉短路回流到后阻力血管。这个时期微循环血流的特点是低灌少流，组织呈缺血性缺氧。

（二）微循环淤血期

休克继续发展，可进入微循环的淤血期。这个时期微循环血流显著减慢，血液淤滞，微循环淤血，组织灌注进一步减少，缺氧更加严重。前阻力血管收缩减弱甚至扩张，大量血流进入真毛细血管网，后阻力血管虽然也表现为扩张，但血管内血流瘀滞，毛细血管后阻力大于前阻力，血液瘀滞于微循环中。这个时期微循环的血流特点是高灌少流，组织呈淤血性缺氧。

（三）微循环衰竭期

微循环衰竭期又称DIC期，这时候休克一般呈不可逆状态。此期毛细血管发生麻痹性扩张，伴有广泛的微血栓形成，血流几乎停止，组织得不到氧气和营养物质的供应。即使输血补液，微循环中的血流也几乎不能复流。这个时期微循环的血流特点是不灌不流，组织出现功能障碍或衰竭。

休克的发生发展还与多种细胞分子机制有关。休克时细胞缺氧，细胞膜、线粒体、溶酶体等细胞器出现功能损伤，随着休克的发展，这些细胞器可进一步发生功能障碍、结构破坏、细胞凋亡或者坏死。休克时炎症细胞活化，产生大量炎症介质，引起全身炎症反应，引起休克的加速和加重。

四、休克继发的脏器损害

随着休克进行性加重，内脏器官由功能异常发展为器质性损害，进一步加重可出现多器官功能障碍，甚至死亡。心脏表现为冠状动脉灌流量锐减，心肌缺氧严重，可造成心肌损害、心律失常，心功能显著受损。肺功能受损，出现进行性加重的呼吸困难，严重时可出现急性呼吸窘迫综合征（ARDS）。肾脏出现肾小管大量变性坏死，严重者可发生急性肾衰竭。脑细胞肿胀，引起脑水肿，严重者可发生脑疝。肝脏出现合成、代谢及解毒功能的下降。胃肠道容易出现黏膜损伤和肠黏膜屏障破坏，引起消化道出血、肠道菌群移位，甚至胃肠功能衰竭。

五、临床表现

虽然不同类型休克的临床表现各有特点，但休克的共同特性可以帮助我们迅速识别休克。通过对患者意识状态、肢端皮温、脉搏、血压、血管征和尿量等情况的观察，可以判断患者休克的严重程度。经常用代偿期和失代偿期来大致判断休克的临床进展。

（一）代偿期

休克刚发生时，交感－肾上腺轴兴奋，释放肾上腺素，对有效循环血量的减少有一定的代偿作用。患者表现为精神紧张或烦躁、面色苍白、手足潮冷、心跳加速、呼吸急促等，此时血压正常或稍高，脉压缩小，尿量正常或减少。如果处理得当，休克可以很快得到纠正。处理不当病情进展，则很快进入失代偿期。

（二）失代偿期

随着休克的加重，患者出现意识模糊、神志淡漠，甚至可出现神志不清或昏迷、口唇发绀、四肢潮冷、脉搏细速、血压骤降、尿量锐减甚至无尿。严重时，全身皮肤黏膜出现紫绀，四肢冰冷，脉搏扪不清，血压测不到。若皮肤、黏膜出现瘀斑或发生消化道出血，则提示病情已发展至弥散性血管内凝血（DIC）阶段。若出现进行性呼吸困难、脉速、烦躁、紫绀，动脉血氧分压降至60mmHg以下，持续给氧也不能改善症状和提高氧分压，常提示并发急性呼吸窘迫综合征（ARDS）。

对于失血性休克，我们用Ⅰ～Ⅳ级的分级方法可以更加清晰的掌握其临床表现，可见表6－1。

表6－1　成年人失血性休克不同阶段的临床表现

	Ⅰ级	Ⅱ级	Ⅲ级	Ⅳ级
估计失血比（%）	<15	15～30	30～40	>40
估计失血量（ml）	约750	750～1500	1500～2000	>2000
意识状态	警觉	焦虑	烦躁或嗜睡	昏迷
面容	正常	苍白	极度苍白	青灰
收缩压	不变	正常	下降	很低
舒张压	不变	升高	下降	测不出
脉搏（次/分）	<100	100～119	120～139	140以上
呼吸（次/分）	14～19	20～29	30～39	>40
尿量（ml/h）	>30	20～30	10～19	0～9
四肢	正常	苍白	苍白	苍白厥冷
毛细血管充盈	正常	变慢	变慢（>2s）	测不出

六、诊断与监测

休克诊断的重点是早期发现，凡有大量失血、脱水、严重创伤及感染者，均应警惕休克的发生。结合休克的临床表现，收缩压<90mmHg且脉压<20mmHg时，或原有高血压者收缩压自基线下降40mmHg以上，可诊断为休克。

休克指数＝脉率/收缩压（mmHg），休克指数可以帮助判定有无休克及其严重程度。休克指数正常值为0.5～0.8，若为0.5时，一般表示无休克；在1.0～1.5之间，表示存在休克；大于2.0以上，表示休克严重。

通过对患者意识状态、皮温色泽、生命体征、尿量等情况的判断，可以早期预判休克的发生，及早预防，必要时进行特殊监测与检查。

（一）常规监测

通过患者一般状况的变化，再结合病史，常可判断休克是否存在并推测其演变情况。

1. 意识状态　若患者神志清楚，一般状况良好，表示循环血量充足。当患者出现神志淡漠或烦躁、嗜睡、乏力明显等，常表示循环血量不足，休克可能持续存在并进行性加重。

2. 皮温色泽　四肢温暖，皮肤干燥，轻压指甲或口唇时，局部暂时缺血呈苍白，松压后迅速转红润，表明休克较轻或好转。休克时，四肢皮肤常苍白、湿冷；轻压指甲或口唇时颜色变苍白，在松开后恢复红润缓慢，说明末梢循环缺血明显，休克仍未纠正。

3. 血压　血压的监测在休克治疗中十分重要，是判断休克进展状况较为客观的指标之一。一般认为收缩压低于90mmHg，脉压小于20mmHg是休克存在的证据。休克代偿期时，外周血管收缩，可使血压保持或接近正常，休克失代偿期时，血压逐渐下降，甚至测不出。经过治疗，血压回升，脉压增大，表明休克有好转。

4. 脉率 脉搏细速常出现在血压下降之前。有时血压虽然仍低，但脉搏清楚，手足温暖，往往表示休克趋于好转。

5. 尿量 是反映肾血液灌流情况的指标。尿量每小时少于25ml，尿比重增加，表明仍存在肾血管收缩或血容量不足；血压正常，但尿量仍少，比重降低，可能已发生急性肾功能衰竭。尿量稳定在每小时30ml以上时，表示休克已纠正。涉及尿道或膀胱损伤的患者也可能少尿或无尿，判断病情时应注意鉴别。

（二）特殊监测

休克的病理生理变化很复杂，通过以下血流动力学监测项目，可以更好地判断病情变化和采取正确的治疗措施。

1. 中心静脉压（CVP） 中心静脉压反映右心房或上腔静脉的压力，正常值为5～10cmH_2O。血压偏低、中心静脉压低于5cmH_2O时，表示血容量不足；高于15cmH_2O时，则提示心功能不全、静脉血管床过度收缩或肺循环阻力增加；高于20cmH_2O时，则表示有充血性心力衰竭可能。

2. 肺动脉楔压（PCWP） 肺动脉楔压显示肺静脉、左心房和左心室舒张末期的压力，藉此反映肺循环阻力的情况。PCWP的正常值为6～15mmHg，增高表示肺循环阻力增加，如急性肺水肿。

3. 心排出量（CO）和心脏指数（CI） 心脏指数是指心脏泵出的血容量（L/min）除以体表面积（m^2）得出的数值。心脏指数的正常值为2.5～3.5L/(min·m^2)。休克时，心排出量受到回心血量影响，一般都会减少。但在感染性休克时，心排出量可较正常值略高。

4. 动脉血气分析 动脉血氧分压（PaO_2）正常值为80～100mmHg，动脉血二氧化碳分压（$PaCO_2$）正常值为35～45mmHg，动脉血pH正常为7.35～7.45。通过血气分析，还可了解休克时酸碱平衡的情况，对评估酸中毒的程度有重要意义。

5. 动脉血乳酸盐 血中乳酸盐浓度的测定可以用来评估休克及复苏的变化趋势，乳酸盐浓度持续升高，表示病情严重，预后不佳。正常值为1～2mmol/L，乳酸>4mmol/L说明组织低灌注，当乳酸盐浓度超过8mmol/L者，病死率几达100%。

6. 弥散性血管内凝血（DIC） 对疑有DIC的患者，应进行有关血小板和凝血因子消耗程度的检查，以及反映纤维蛋白溶解性的检查。有五项检查指标可以提示DIC：血小板计数低于80×10^9/L；血浆纤维蛋白原少于1.5g/L；凝血酶原时间较正常延长3秒以上；3P试验（血浆鱼精蛋白副凝试验）阳性；血涂片中破碎红细胞超过2%。出现3项以上，且临床有休克并发微血栓形成时，即可诊断DIC。

六、治疗与预防

对休克的治疗原则，是尽早去除病因，恢复循环血量，纠正微循环障碍，稳定心脏功能和恢复人体机能。

（一）一般紧急措施

快速有效地控制活动性出血。保持患者安静，避免过多的搬动。体位一般应采取头和躯干抬高20°～30°，下肢抬高15°～20°的体位，以增加回心静脉血量和减轻呼吸的负担。保暖、吸氧、镇痛、开通静脉通路是抗休克的必要措施。

（二）补充血容量

补液是纠正休克的根本措施。首选晶体液，大量液体复苏时可结合应用胶体液，必要时进行成分输血。补液时应结合患者血压、尿量、CVP等监测指标来估计血容量和微循环情况，以调节补液的量和速度。临床常以血压结合中心静脉压的测定来指导补液，见表6－2。

表6－2 根据中心静脉压、血压指导补液

中心静脉压	血压	原因	处理原则
低	低	血容量严重不足	充分补液
低	正常	血容量相对不足	适当补液
高	低	心功能不全或血容量相对过多	给强心药，纠正酸中毒，舒张血管
高	正常	容量血管过度收缩	舒张血管
正常	低	心功能不全或血容量不足	补液试验*

注：补液试验*：用等渗盐水250ml，于5～10分钟内经静脉输入。如血压升高而中心静脉压不变，提示血容量不足；若血压不变而中心静脉压升高（3～5cmH_2O），则提示心功能不全。

（三）积极处理原发病

在休克治疗中，去除休克的病因和补充血容量一样重要。由外科疾病和创伤所引起的休克，常需要手术处理。根据病情的轻重，在积极抗休克的同时及时实施手术，才能有效地纠正休克。

（四）纠正酸碱平衡失调

休克时存在不同程度的酸中毒，早期可不处理。随着休克的加重时，血气分析确定存在严重的酸中毒，可考虑间断输注碱性药物，如5%碳酸氢钠溶液，以减轻酸中毒，以及降低酸中毒对机体的损害。临床上主张宁酸毋碱，因为弱酸环境有利于氧与血红蛋白解离，改善组织供氧，对治疗休克有利。

（五）改善微循环

通过补充血容量和应用血管扩张剂，微循环障碍一般可以改善。当出现 DIC 时，高凝期应用肝素治疗；纤溶期应用抗纤维蛋白溶解药物，如氨甲苯酸和氨基己酸。

（六）血管活性药物的应用

目前对于抗休克治疗的研究显示，血管活性药物能升高血压、改善循环，增加组织灌注和回心血量。但需注意在应用前首先补足血容量，以免造成血压骤降而死亡。

1. 血管收缩剂　常用有去甲肾上腺素、多巴胺等。

（1）去甲肾上腺素　以兴奋 α 受体为主，兼有轻度兴奋 β 受体的作用，可增加冠状动脉血流量。但作用时间甚短，一般用量为 0.5～2mg 加入 5% 葡萄糖溶液 100ml 内静脉滴注。严防渗漏到血管外，以免造成组织坏死。

（2）多巴胺　小剂量时兴奋 β_1 受体和多巴胺受体，可增强心肌收缩力和扩张内脏血管；大剂量时兴奋 α 受体，增加外周阻力。在抗休克中，主要应用小剂量多巴胺，20～40mg 加入 5% 葡萄糖溶液 250～500ml 内，静脉滴注。

2. 血管扩张剂　包括 α 受体阻滞剂和抗胆碱能药两类。

α 受体阻滞剂常用有酚妥拉明、酚苄明等。酚妥拉明起效快，作用时间短，能扩张小动脉，降低左室后负荷，并具有一定的正性肌力作用，但可引起心动过速。酚苄明作用时间较长。

抗胆碱能药物包括阿托品、山莨菪碱和东莨菪碱，可缓解血管平滑肌痉挛以改善微循环，同时有提高心率和解痉作用。临床常用山莨菪碱，针对外周血管痉挛时效果显著。

3. 强心剂　包括异丙肾上腺素、强心苷类（毛花苷丙）、多巴胺和多巴酚丁胺等。

（1）异丙肾上腺素　通过兴奋 β 受体增加心肌收缩力和心率，常用量为 0.2～0.4mg 加于 5% 葡萄糖溶液 200ml 中静滴，滴速为每分钟 0.5～2ml。因其容易诱发心动过速，不宜用于心源性休克。

（2）去乙酰毛花苷注射液　可增强心肌收缩力，减慢心率。在中心静脉压监测下，当输液量已足够，但动脉压仍低，而中心静脉压已超过 15cmH_2O 时，可注射毛花苷丙进行快速洋地黄化，毛花苷丙的第一次用量为 0.4mg，缓慢静脉注射。有效时可再给予维持量。

（七）皮质类固醇和其他药物的应用

皮质类固醇可用于感染性休克以及严重休克，具有改善微循环、保护细胞内溶酶体、增强心肌收缩力和减轻酸中毒的作用。一般主张应用大剂量，短期应用糖皮质激素。

（八）其他类药物

加压素可以提高休克患者的平均动脉压，也可以降低去甲肾上腺素的剂量。应用去甲肾上腺素升压效果不佳时可以加用，临床常用特利加压素。

第二节　低血容量性休克

案例引导

案例　患者，男性，40 岁，主因“车祸外伤致腹部疼痛 30 分钟”入院，患者躁动不安，面色苍白，皮肤湿冷，感上腹部疼痛难忍，伴呼吸急促，四肢乏力。入院查体：T 37.2℃，P 96 次/分，R 29 次/分，BP 110/80mmHg。神志清楚，痛苦面容，皮肤黏膜略苍白，胸部未及异常。上腹部触痛阳性，反跳痛可疑，肠鸣音减弱。

讨论　超声显示腹腔内积液量约 700ml。需完善哪些检查及如何处理？若紧急处理后 30 分钟，患者血压降至 90/60mmHg，脉搏 145 次/分，应如何处理？

低血容量性休克（hypovolemic shock）是由于大量血液或体液丢失，或出血渗液积存于第三间隙而导致的有效循环血量降低、组织灌注不足、细胞氧缺乏引起代谢紊乱和功能受损的病理生理过程。包括失血性休克和创伤性休克。由单纯失血引起的休克称失血性休克（如大血管和内脏出血），同时有失血和组织液丢失的休克称创伤性休克（如各种损伤和大手术后创面产生的出血和渗液）。

一、失血性休克

失血性休克（hemorrhagic shock）在外科很常见，多由大血管破裂、腹部实质性脏器损伤、消化道溃疡、门脉高压症所致食管、胃底曲张静脉破裂等引起。短时间内失血量超过全身总血量的 20% 时，即会引起休克。临床治疗包括控制出血、保持呼吸道通畅、液体复苏、止痛以及其他对症治疗。其中补充血容量和控制出血两个方面应同时进行。

（一）补充血容量

补充血容量是纠正休克的根本措施，一般包括补液和输血两方面。条件允许的情况下，对活动性出血患者不建议大量补充晶体液，大量输入晶体液会发生稀释性凝血病，升高血压后会使已形成的血凝块脱落，进一步加重出血。一般认为，血红蛋白浓度低于 70g/L 可以使用血浆和红细胞按照 1∶1 输入；在 70～100g/L 时，可根据患者一般状况、代偿能力和重要器官功能来决定是否输入红细胞；若血红蛋白浓度大于 100g/L 不必输血。创伤大出血复苏时，建议输入全血。实验室检测血浆纤维蛋白原 < 1.0g/L 时，应考虑输注冷沉淀或纤维蛋白原。条件所限无法获得血液，

对活动性出血的患者可应用等渗晶体液进行扩容治疗，维持收缩压 80mmHg 左右即可。

（二）止血

在补充血容量的同时，还应积极止血。创伤后 3h 内可以首先静滴氨甲环酸 1g，然后继续给予 1g 持续静滴至少 8h，可显著降低创伤后大出血的病死率。大血管破裂、肝脾破裂、急性上消化道大出血等，应在补充血容量的同时积极安排手术止血。手术遵循“抢救生命第一，保护功能第二”的原则，选择合适的手术方式。

二、创伤性休克

创伤性休克（traumatic shock）多见于严重外伤造成多发性损伤、复杂性骨折和重度挤压伤等情况，也有大手术后创面渗血渗液等，引起血液或组织液丧失，导致低血容量。治疗原则如下。

1. 补充血容量 同失血性休克。

2. 纠正酸碱平衡紊乱 早期出现碱中毒可不予处理，晚期出现代谢性酸中毒，可间断应用碳酸氢钠静滴治疗，原则上主张宁酸毋碱。

3. 处理原发病 应根据患者伤情评估判断是否进行手术及进行手术的时机。

4. 药物治疗 不宜使用血管收缩药，在补充血容量足够后应用血管扩张药；重度挤压伤或多发性损伤，应早期使用抗生素预防创面感染。

第三节 感染性休克

感染性休克（septic shock）是由微生物及其毒素等产物直接或间接造成急性微循环的灌注不足，经积极液体复苏后仍需升压药物维持，产生组织缺氧、细胞损害、代谢和功能障碍的临床综合征。多由革兰阴性杆菌感染所引起，是外科多见且治疗困难的休克。

（一）分类及临床表现

感染性休克的微循环变化剧烈和内脏继发性损害比较严重，从血流动力学差异上，可将其分为以下两类。

1. 低排高阻型（低动力型） 又称冷休克，比较常见，由革兰阴性菌引起，细菌产生的代谢产物使肺等脏器的小静脉收缩，回心血量减少，动脉压下降，同时毛细血管通透性增加，血浆渗入组织间隙，进一步使血容量减少，引起休克。其特征是周围血管阻力增加而心排血量降低。

2. 高排低阻型（高动力型） 又称暖休克，比较少见，为部分革兰阳性菌感染引起。细菌释放出扩血管物质，使微循环扩张，外周阻力降低，血容量相对不足，机体代偿性地增加心排血量。其特点是周围血管阻力降低而心排血量增加，暖休克进展后也会发展为冷休克。

二者临床表现可见表 6－3。

表 6－3 感染性休克的临床表现

临床表现	冷休克（低动力型）	暖休克（高动力型）
神志	躁动、淡漠或嗜睡	清醒
皮肤色泽	苍白、有发绀	淡红或潮红
皮肤温度	湿冷或冷汗	比较温暖、干燥
毛细血管充盈时间	延长	1～2 秒
脉搏	细速	清楚有力
脉压（mmHg）	＜30	＞30
尿量（ml/h）	＞30	＜25

注：＊患者呼吸≥22 次/分、收缩压≤100mmHg，神志出现改变，结合降钙素原、血乳酸检查，以早期发现和诊断感染性休克。

（二）治疗原则

在休克未纠正前，应着重治疗休克，同时治疗感染；在休克纠正后，应着重治疗感染。

1. 控制感染 ①处理原发感染灶。经过短期的抗休克治疗后，即使休克未见好转，也应积极手术引流，处理原发感染灶。②应用抗菌药物，在未明确病原菌时可经验性选用广谱抗菌素；若已明确病原菌时，根据药敏结果选用敏感的窄谱抗菌素治疗。

2. 补充血容量 在复苏的前 3 小时，静脉内可给予至少 30ml/kg 的晶体液。需注意感染性休克患者多有心脏和肾的损害，注意心功能衰竭、肾功能不全等不良后果。建议使用晶体液作为复苏的一线液体，平衡液优于生理盐水。大量输入晶体液后，可输入白蛋白、血浆及全血，以维持机体的有效循环血量，尽量不使用羟乙基淀粉和明胶。

3. 纠正酸中毒 在感染性休克病程中，酸中毒发生较早，且发展迅速，在补充血容量的同时，另开一条静脉通路滴注 5% 碳酸氢钠溶液 200ml，之后根据动脉血气分析结果再做补充。

4. 血管活性药物的应用 应用于补充血容量和纠正酸中毒后的辅助治疗，首选的药物是去甲肾上腺素，常用药物还有多巴胺、加压素、肾上腺素。应用去甲肾上腺素后平均动脉压仍然不高（＜65mmHg），建议加用加压素。合并心功能不全时，建议给予毛花苷丙或多巴酚丁胺。

5. 糖皮质激素的应用 糖皮质激素的作用是阻断受体兴奋作用，抑制炎性介质、增强心肌收缩力、促进糖异生，有助于感染性休克的治疗。常用大剂量冲击治疗，使用时间不宜超过 48 小时，否则可能发生急性胃黏膜损害和免疫抑制等严重并发症。

知识链接

允许性低血压（permissive hypotension），也称低血压复苏。低血容量性休克出现后，机体血容量持续丢失，通过限制血容量的补充，维持低于正常生理条件的目标收缩压或平均动脉压（MAP）。通过实施允许性低血压，机体维持一定的血管收缩、器官灌注，并防止出现稀释性的凝血异常，患者恢复更快，术后恢复时间缩短，死亡率下降。允许性低血压、止血复苏和损伤控制手术是损伤控制复苏的三个主要措施。

目标检测

答案解析

选择题

1. 休克患者的体位一般应采取
   A. 头低足高位
   B. 头和躯干部抬高15°~20°，下肢抬高20°~30°
   C. 头和躯干部抬高20°~30°，下肢抬高30°~40°
   D. 头和躯干部抬高20°~30°，下肢抬高15°~20°
   E. 头和躯干部及下肢都抬高20°~30°
2. 对休克患者的一般监测项目包括
   A. 中心静脉压　B. 血压
   C. 肺动脉楔压　D. 心脏指数
   E. 动脉血气分析
3. 休克患者中心静脉压4cmH_2O，血压80/60mmHg。处理原则为
   A. 使用扩血管药　B. 充分补液扩容
   C. 适当补液　D. 补液试验
   E. 使用强心药物
4. 休克发生后超过多少小时容易出现继发脏器的损害
   A. 6小时　B. 8小时
   C. 10小时　D. 12小时
   E. 14小时
5. 休克后继发脏器的损害造成死亡的脏器衰竭是
   A. 心、肝、肾功能衰竭
   B. 心、肺、肾功能衰竭
   C. 心、脑、肾功能衰竭
   D. 心、肝、肺功能衰竭
   E. 肝、肺、肾功能衰竭

（魏　鹏　王海涛）

书网融合……

本章小结

题库

第七章　麻　醉

学习目标

1. **掌握**　麻醉及麻醉学的概念；ASA分级标准；局部浸润、全麻与椎管内麻醉技术。
2. **熟悉**　麻醉前用药；患者病情、不同手术与麻醉选择原则；麻醉常见并发症与处理。
3. **了解**　专科手术与麻醉选择。
4. **学会**　椎管内麻醉平面在体表常用标志；麻醉中常见监测方法、参数和临床意义。

麻醉（anesthesia）一词来源于希腊文（narkosis），其原意是指用药物或其他方法使患者整体或局部暂时失去感觉，以达到无痛的目的进行手术治疗。

随着近代医学的发展，麻醉的范畴已远远超过当初，工作范围也不仅仅限于手术室内；在医院的各个重要诊疗平台上，麻醉科作为一个提高医院工作效率的枢纽科室，是致力于推动舒适医疗与转化医学的主导力量。现在，麻醉学（anesthesiology）已经成为临床医学中一个专门的独立学科，是一门研究麻醉、镇痛、急救复苏及重症医学的综合性学科，其中临床麻醉是现代麻醉学的主要部分。

第一节　麻醉前评估与用药

案例引导

案例　患者，女，64岁，53kg。因“胆囊炎、胆囊结石”拟行“腹腔镜下胆囊摘除术”。患者既往有冠心病病史4年，2年前行冠状动脉造影未发现明显异常，目前无胸痛、心悸等；有高血压病史11年，血压控制尚可。患者一般情况良好，生命体征平稳。各项实验室检查：血红蛋白110g/L，白细胞10.2×10^9/L，血小板165×10^9/L，凝血功能正常，肝肾功能各项指标均在正常范围内，血糖6.5mmol/L。

讨论　该患者ASA分级如何？伴随疾病如何调整？选择何种麻醉方式？

为了保证临床麻醉工作顺利进行，确保手术患者围麻醉期安全，麻醉科医师应在麻醉前1～2天访视患者，认真做好麻醉前病情评估和术前准备。

一、麻醉前病情总体评估

临床麻醉工作中，对于患者术前病情的总体评估通常采用美国麻醉科医师协会（American society of anesthesiologists，ASA）的分级标准。一般认为，Ⅰ、Ⅱ级的患者麻醉耐受力良好，风险性较小；Ⅲ级的患者尚能耐受麻醉，但风险性较大，应做好充分麻醉前准备和并发症防治；Ⅳ、Ⅴ级的患者麻醉和手术的风险性极大，应做好积极抢救，围麻醉期随时都有发生意外的可能，术前必须与手术医师、患者或家属详细交代病情并告知风险。围麻醉期的死亡率与ASA分级的关系密切（表7－1）。

表7－1　术前ASA分级与围麻醉期死亡率

分级	标准	死亡率（%）
Ⅰ	正常健康	0.06～0.08
Ⅱ	有轻度系统疾病	0.27～0.40
Ⅲ	有较严重的系统性疾病，日常活动受限，但未完全丧失工作能力，生活能够自理	1.82～4.30
Ⅳ	有严重的系统性疾病，已完全丧失工作能力，且面临生命威胁，生活不能够自理	7.80～23.0
Ⅴ	无论手术与否，生命难以维持24小时的濒死患者	9.40～50.7

注：急诊手术在每级前加注“急”或“E”，表示风险较急诊手术增加。

关于术前准备详见围手术期处理章节。

二、麻醉前用药

现代麻醉药的副作用已减少。由于对患者的精神和生理状态有了仔细的评估和准备，要求患者主动参与麻醉药的选择等情况的改变。成人较通用的用药途径是经口服和静脉注射用药，肌内注射今已较少采用；小儿则常采用经直肠、经鼻等用药途径。

（一）麻醉前用药目的

（1）抑制皮质或皮质下或大脑边缘系统，产生意识松懈、情绪稳定和遗忘效果。由此也可显著减少麻醉药用量和（或）提高机体对局麻药耐受性。

（2）提高痛阈，阻断疼痛刺激向中枢传导，减弱疼痛反应和加强镇痛，弥补某些麻醉方法本身镇痛不全的不足。

（3）减少随意肌活动、减少氧耗量及降低基础代谢率，使麻药用量减少、麻药毒副反应减少，麻醉过程平稳。

（4）减轻自主神经应激性，减弱副交感反射兴奋性，减少儿茶酚胺释放，拮抗组胺，削弱腺体分泌活动，保证呼吸道通畅、循环系功能稳定。

（二）麻醉前用药的种类与用法

详见表7－2。

表7－2　麻醉前用药的种类与用法

种类	药品	用法及作用
镇静催眠药	巴比妥类药：鲁米那钠（苯巴比妥钠）	2～3mg/kg，肌内注射
	神经安定类药：氯丙嗪、异丙嗪、氟哌啶或氟哌啶醇等	①氯丙嗪为强安定类药，适用于低温麻醉和小儿麻醉前用药 ②异丙嗪有显著的镇静、镇吐、抗痉挛、降低体温等作用 ③氟哌啶作用较氟哌啶醇强且椎体外系兴奋副作用较少，故目前多用氟哌啶
麻醉性镇痛药	哌替啶、吗啡及芬太尼等	一般只对剧烈疼痛患者做准备。现已被苯二氮䓬类药所替代，今已少用
苯二氮䓬类药	地西泮、咪达唑仑等	①有较强的抗焦虑和遗忘作用 ②作用时间地西泮较咪达唑仑长，可采用口服、肌注和静脉注射用药，小儿采用咪达唑仑口服或滴鼻 ③主要副作用是产生暂时性精神涣散，并可能诱导幻觉；常用剂量为咪达唑仑0.05～0.1mg/kg
抗胆碱能药	阿托品、东莨菪碱等	①阿托品可引起心率增快、呼吸中枢兴奋、减轻内脏牵拉反射、减少唾液分泌、扩张外周血管、扩瞳、抑制汗腺等；临床应避免在心动过速、心肌缺血、高热、青光眼患者中使用；小儿常用剂量为0.01mg/kg ②东莨菪碱不引起基础代谢、体温和心率的变化，同时还具有中枢镇静作用，对腺体分泌的抑制作用较阿托品弱；小儿常用剂量为0.007～0.01mg/kg

（李跃兵）

第二节　麻醉技术

案例引导

案例　患者，男性，50岁。餐后1小时摔伤造成上、下肢多处开放骨折。入院后查体：神志清楚，生命体征平稳，神经外科、胸外科及普外科联合会诊并检查，无颅脑及胸腹部脏器损伤征象。既往体健，实验室检查无明显异常，拟行清创内固定术。

讨论　请问什么样的麻醉方案更合理？

一、全身麻醉技术

麻醉药通过吸入或静脉、肌内注射等方式进入人体，作用于中枢神经系统，使患者神志消失，全身的痛觉丧失、反射抑制和（或）适当的肌肉松弛，而且是完全可控、可逆的麻醉方式，称为全身麻醉。为了确保患者的安全，全麻时一般要建立人工气道。

全身麻醉的步骤一般按照全身麻醉诱导、维持、苏醒来施行。为了麻醉安全，麻醉开始前，均对麻醉机、麻醉监护设备、麻醉用具及麻醉相关药品检查，确保用品齐全，使用性能良好，麻醉设备有序检查完好后开始麻醉。

（一）麻醉机、监护仪及相关设备检查

麻醉设备和用具一般包括多功能麻醉机、气源、气管导管或支气管导管、听诊器、口咽或鼻咽通气管、吸引装置、麻醉监护设备以及其他气道管理工具（图7－1）。

（二）全身麻醉诱导与气道管理

全身麻醉的诱导是指把全麻药进入患者体内后，从清醒逐步进入全麻状态后进行气管内插管或其他气道管理，这一阶段称为全麻诱导期。全麻诱导前几分钟内面罩持续吸入纯氧能显著延长呼吸停止到出现低氧血症的时间，称为“预充氧”或“给氧去氮”。

对于非困难气道的择期手术，首选静脉快诱导，预充氧后注射静脉麻醉药（丙泊酚、依托咪酯、咪达唑仑、芬太尼或舒芬太尼）、肌松药（琥珀胆碱、维库溴铵、阿曲

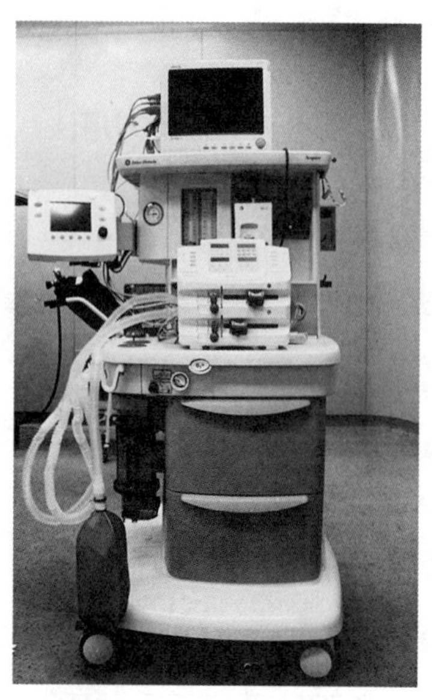

图7-1　麻醉机、监护仪

库铵等）面罩正压给氧，到达药物峰值即可进行气管插管。诱导前后开放气道并通气是气道管理的基本技术。

1. 开放气道　为了防止意识丧失的患者由于颈部、下颌及舌肌无力，致使舌根后坠或大舌体吸附到咽后壁，导致气道阻塞。可将头后仰并上抬下颌，可使舌离开咽喉部，即可打开气道。手法有仰头-抬颏法和托颌法。

（1）仰头-抬颏法　将一手放在患者前额，用手掌用力向后推额头，使头部后仰，另一手指放在下颏骨处，向上抬颏。向上抬动下颏时，避免用力压迫下颌部软组织，造成人为气道阻塞。对于创伤和非创伤的患者，均推荐使用仰头抬颏法开放气道。当患者存在头颈短、肥胖、牙关紧闭等气道开放困难时，需要考虑采取双手托下颌法简称“托颌法”。

（2）托颌法　操作者在患者的头端，将患者头略向后仰，双手示指或中指于下颌角的后支，向前向上托举下颌，为了使气道通畅，应尽量使患者下门齿高度超过下门齿，即俗称“地包天”。当托举下颌不能完全解除舌后坠时，可放置鼻咽通气道（图7-2）或口咽通气道（图7-3），以帮助开放气道。

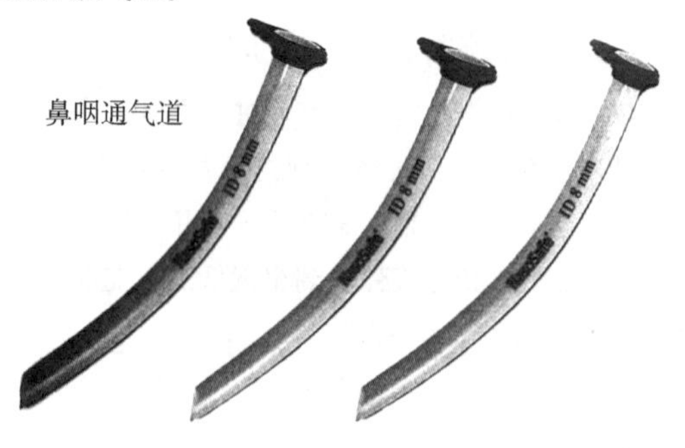

图7-2　鼻咽通气道

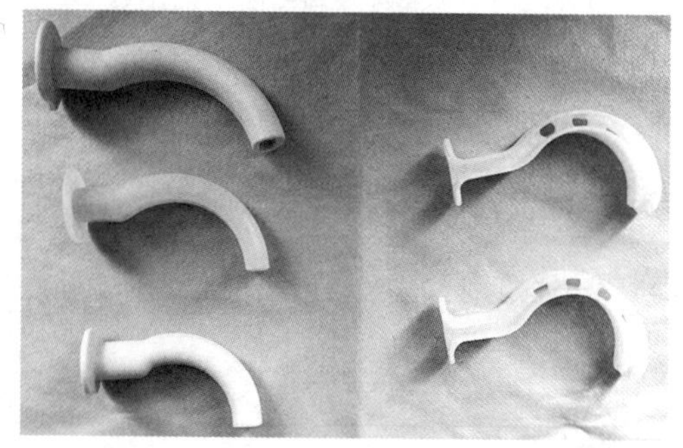

图7-3　口咽通气道

2. 口咽通气道和鼻咽通气道的使用　口咽通气道和鼻咽通气道都是解决舌后坠引起的通气困难，是开放气道的有效的工具。口咽通气道一般选择“反向插入法”，手持口咽通气道使凹面指向头侧，经口插入直至无法继续前进，再将口咽通气道旋转180°，使凸面朝向头侧。沿着舌部的曲线继续向内推进，直至遇到阻力。软性的鼻咽通气道很少引起气道刺激，可用于浅麻醉下。插入前注意先进行润滑导管，鼻黏膜需使用血管收缩药。

3. 面罩通气　面罩通气有设备要求简单、操作方便、有效等优点。要求各级医疗人员必须掌握的一项基本技能。肥胖患者可在插入口咽或鼻咽通气道后面罩加压通气，紧急气道处理和危重病救治中效果显著。通气前选择大小合适的面罩，使面罩紧贴鼻梁、面颊和口，使患者处于头后仰体位，施救者位于患者头顶端。具体手法主要是EC手法固定面罩，可单手EC手法固定面罩（图7-4）、双手EC手法固定面罩（图7-5）。双手法需要双人操作。单手EC手法有如下三步。

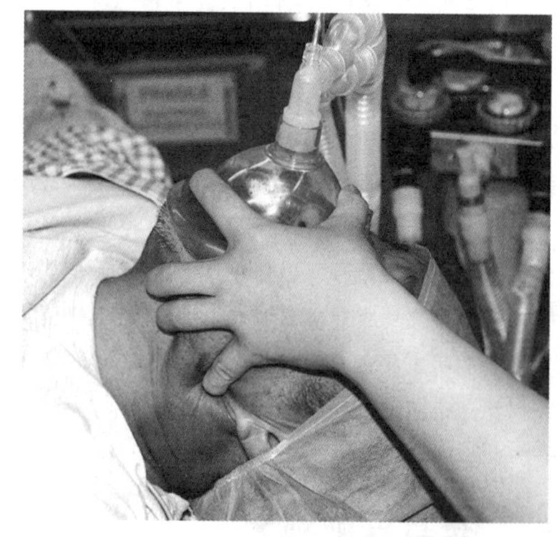

图7-4　单手EC手法固定面罩

（1）C法　左手拇指和示指将面罩紧扣于患者口鼻部，固定面罩，保持面罩密闭无漏气。

（2）E法　中指、示指和小指放在患者下颌角处，向前向上托起下颌，保持气道通畅。

(3) 通气 用右手挤压 1L 球囊的 1/2～2/3，胸廓扩张，超过 1 秒。呼吸频率为 12～18 次/分。

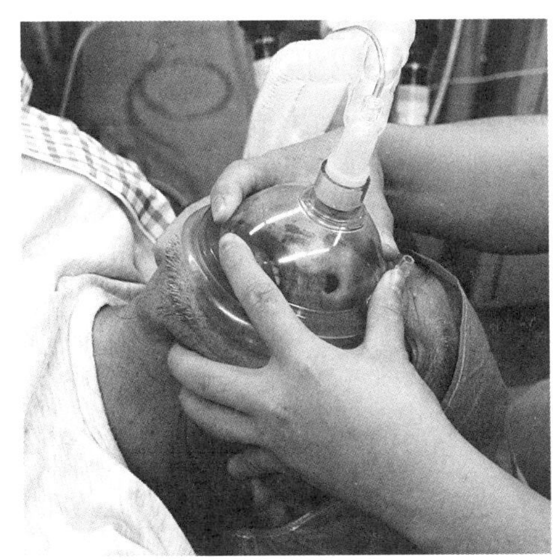

图 7－5 双手 EC 手法固定面罩

4. 气管插管 气管插管通常又分为气管内插管和支气管内插管两类，气管内插管是人工气道与解剖气道连接最有效的方法，可有效地通气并防止呕吐物误吸。支气管内插管用于特定的手术与操作。气管内插管又可分为经口插管和经鼻插管两种途径。一般选择经口插管，插管所需的装置有气管导管、喉镜（图 7－6）及插管辅助工具（可视喉镜、管芯类、光棒、插管喉罩、纤支镜等），近年来可视喉镜发展很快，在可视化插管辅助下气管插管也变得相对容易。

这里介绍经口气管内插管的方法：患者平卧，首先预充氧。头部置于"以鼻嗅味"的位置，使口、咽、喉三轴重叠，即切牙至声门径路近乎直线。插管前应用软枕使患者头位垫高 10cm，肩背紧靠手术台，麻醉操作者用右手推患者前额，使头部和寰枕关节处极度后伸，同时张口稍许。选择合适的气管插管型号［成人男性一般选择导管内径（ID）7.0～7.5mm，成人女性一般选择 ID 6.5～7.0mm，小儿根据经验公式选择，即 ID（mm）＝患儿年龄（岁）/4＋4］，检查气囊有无破损漏气。放置已润滑的导管芯，不得超过气管导管侧孔，并塑形呈合适弯度。

插管时左手握喉镜柄，用右手张开患者的嘴部。"交叉手"有利于患者张口，以便最初喉镜片的插入。拇指向下推下颌骨/下颌牙齿，使嘴张开，而示指与拇指交叉后反方向推上颌骨/上颌牙（图 7－7）。喉镜片从舌的右侧插入并进入到舌的基底部。缓慢而小心地推进，同时识别喉镜片尖端的解剖结构。当接近舌的基底部时，沿着喉镜柄的长轴施加一些牵引力来压住舌。寻找会厌视野（这是一个非常重要的标志，可指导喉镜片随后所放置的位置），当识别出会厌后，喉镜片尖端进入会厌谷（舌基底部与会厌起源交界处的间隙）（图 7－8）。将镜片向左侧移动而使尖端居中。这将进一步使舌推向左侧。沿着喉镜柄纵轴方向可上提（喉镜柄与地面所成的角度一般不超过 30°），显露声门。切忌以上切牙为杠杆支点，将喉镜向后旋而损伤门牙。用右手持选好的气管导管插入声门，去除管芯，（有自主呼吸的患者导管应在吸气时通过以免损伤声带），继续缓慢轻柔送入导管，直至距门齿 22～24cm 的位置。放置牙垫、固定导管、去除喉镜，并向套囊内注入适量的空气。接麻醉机确认导管在气管内，用胶带或固定器固定气管导管（图 7－9），然后机械通气。

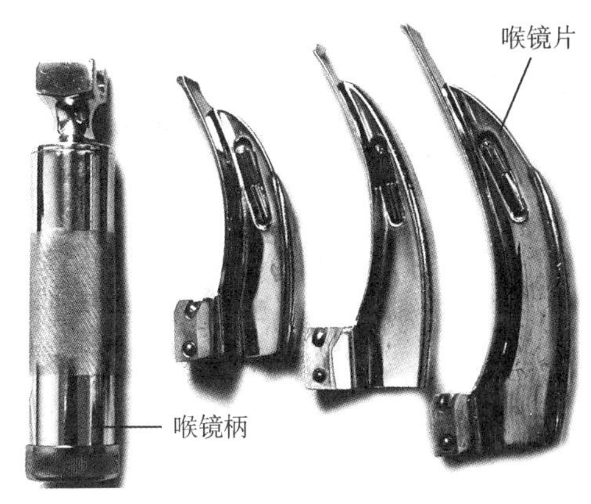

图 7－6 喉镜

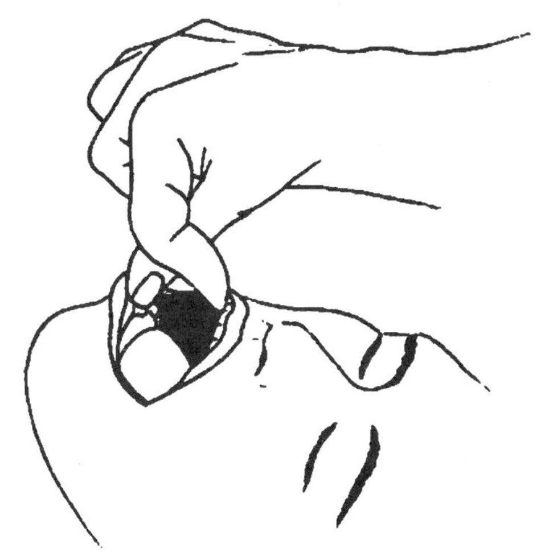

图 7－7 交叉手

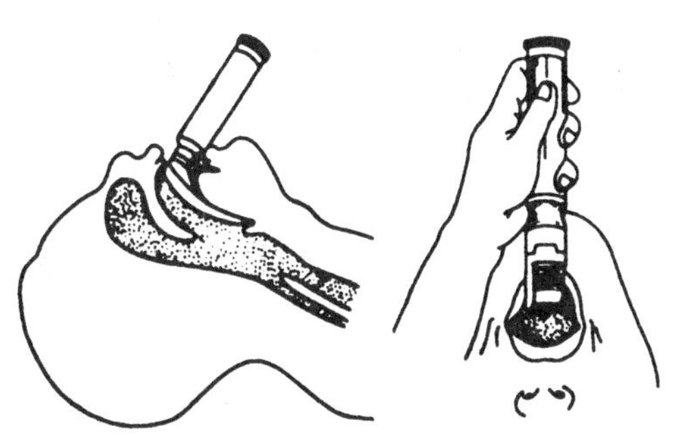

图 7－8 气管插管

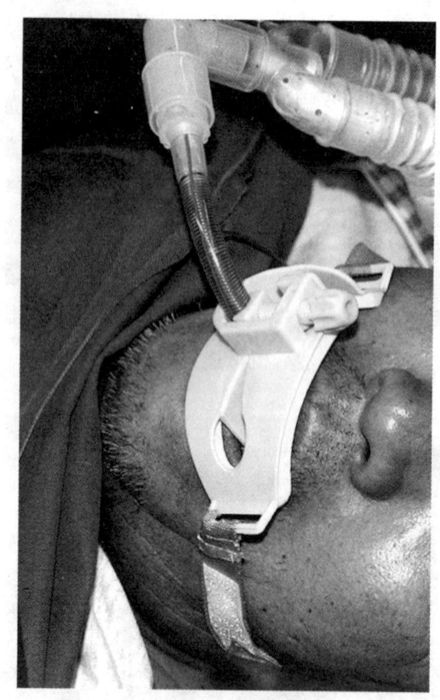

图7-9　气管插管固定示意图

判断气管导管在气管内的具体方法有：①按压胸部，面颊感受到导管口有气流溢出；②人工通气时，可见双侧胸廓对称起伏，听诊双肺可听到有清晰的肺泡呼吸音；③透明导管，吸气时管壁清亮，呼气时可见明显的“白雾”样变化；④患者如有自主呼吸，接麻醉机后可见呼吸囊随呼吸而张缩；⑤监测呼气末二氧化碳分压可见波形曲线及呼气末二氧化碳数值。

5. 喉罩通气　喉罩（图7-10）是被广泛接受的最主要的声门上气道工具，喉罩操作简便，可以不需喉镜辅助，对患者的刺激小，对患者体位要求低，置入的成功率高，有很好的可操作性，是解决困难气道的一种选择。弊端是不能有效防止反流误吸，且要求患者张口度必须大于20~25mm并且咽喉结构正常。

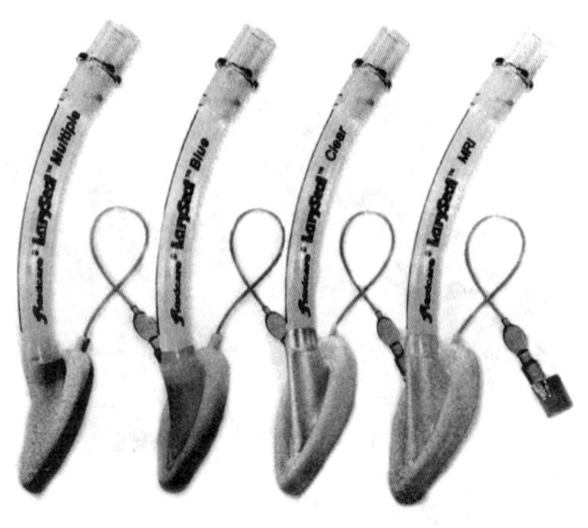

图7-10　喉罩

6. 食管-气管联合导管　是一种双管道（食管前端封闭和气管前端开放）和双套囊（近端较大的口咽套囊和远端低压的食管套囊）的导管，二个套囊之间有8个通气孔，可通过食管或气管的任何一个管腔进行通气（图7-11）。无需辅助工具，可迅速将联合导管送入咽喉下方，无论进入食管或气管，经简单测试后都可进行通气。但因价格贵、尺寸不全且易损伤的缺点受到制约。

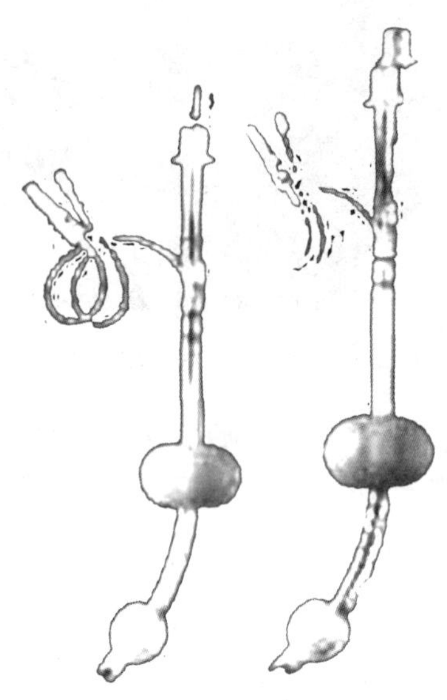

图7-11　食管-气管联合导管

7. 气管切开术　气管切开术是通过切开颈段气管开放下呼吸道，并置入金属或硅胶气管切开套管，以解除上呼吸道梗阻，是建立通畅人工气道的一种有创操作，是临床医师应该掌握的急救技能之一。但作为一种有创操作，并发症较多，有皮下气肿、气胸、纵隔气肿、出血、气道梗阻、喉部神经损伤、食管损伤甚至气管食管瘘、声带损伤、声门下狭窄以及气管狭窄等，需要慎重操作。

（三）全身麻醉的维持

全身麻醉维持期是从全麻诱导毕至手术或检查基本结束，停用全身麻醉药物的时间段。主要任务是维持适当的麻醉深度以及满足手术要求，重点是对患者的管理和调控，保证循环和呼吸等生理功能的稳定。维持方法有吸入、静脉用药或者复合维持。

1. 吸入麻醉药维持　目前吸入的气体麻醉药为氧化亚氮，挥发性麻醉药为氟化类麻醉药，如恩氟烷、异氟烷、七氟烷、地氟烷等。由于氧化亚氮的麻醉性能弱，不能单独用于维持麻醉。挥发性麻醉药的麻醉性能强，有镇静和镇痛作用，能单独维持麻醉。但肌肉松弛作用并不满意。

2. 静脉麻醉药维持　常常采用静脉持续输注的维持方法。靶浓度控制输注法（TCI）近年来广泛应用于临床麻醉。TCI是采用微电脑控制，根据药代动力学原理，通过调节靶（血浆或效应室）浓度来控制或维持麻醉在适当的深度的方法。

3. 复合全身麻醉维持　常常采用两种或两种以上的全身麻醉药，施行两种以上麻醉方法复合应用，取长补短来达到最佳临床麻醉效果。根据给药的途径不同，复合全身麻醉维持可大致分为全静脉麻醉和静脉与吸入麻醉药复合的静吸复合麻醉。

全静脉麻醉（total intravenous anesthesia，TIVA）：诱导用静脉麻醉药，维持用多种短效静脉麻醉药复合应用，间断或连续静脉注射来维持的麻醉方式。常常将静脉麻醉药、麻醉性镇痛药和肌松药复合应用。这样既可发挥各种药物的优点，又克服其不良作用；具有诱导快、操作简便、可避免吸入麻醉药引起的环境污染等优点。

静吸复合麻醉：全静脉麻醉的深度缺乏明显的标志，给药时机较难掌握，有时麻醉可突然减浅。因此，常吸入一定量的挥发性麻醉药以保持麻醉的稳定。同时可减少吸入麻醉药的用量，且有利于术后苏醒。

（四）全身麻醉深度的判断

无论哪种麻醉维持方式，麻醉用药量一般根据麻醉深度来调节。麻醉深度是指麻醉药物对患者意识、感觉、运动、神经反射及内环境稳定性的影响程度。目前主要根据临床体征来判断麻醉深度，其他电生理方面的监测近年来发展迅猛。但临床工作中理想的麻醉深度并不容易判断，“术中知晓”时有发生。术中患者无疼痛反应，肌肉也完全松弛，但知道术中的一切而无法表达，称为“术中知晓”。这会给患者带来不良的影响。维持适当的麻醉深度，需要麻醉医师仔细观察患者，综合各项反应来判断。手术中须根据手术刺激的强弱及时调节麻醉深度，以适应手术麻醉的需要。

（五）全身麻醉苏醒

麻醉苏醒是指从停止全麻药物应用到患者意识恢复正常的时段。为了使患者平稳而安全的恢复，全麻患者一般在麻醉恢复室严密观察，待完全清醒和生命体征平稳后再送回普通病房。麻醉苏醒与麻醉维持用药种类有关系，患者的肝肾功能障碍、术中体温的降低常常导致患者苏醒延迟。因此，术前改善患者的肝肾功能，术中尽可能维持患者体温是必要的。

（六）全身麻醉常见的并发症

反流与误吸是全麻常见的并发症，另外还有呼吸道梗阻、通气量不足、低氧血症、低血压、高血压、心律失常及高热、抽搐和惊厥等。反流、误吸在产科和小儿外科麻醉手术中发生率较高。误吸入大量胃内容物的死亡率可高达70%。误吸胃液可引起肺损伤、支气管痉挛和毛细血管通透性增加，结果导致肺水肿和肺不张。肺损伤的程度与胃液量和 pH 相关，吸入量越大，pH 越低，肺损伤越重。所以术前准备至关重要，特别是择期和限期手术按要求禁饮食，急诊手术有饱胃倾向的要进行胃肠减压，减少胃内容物的滞留。

二、局部麻醉

局部麻醉（简称局麻）也称部位麻醉，把局麻药应用于身体某个部位，暂时阻断该部位的感觉神经和（或）运动神经电兴奋传导的麻醉方式。这种阻断是完全可逆的且不产生明显的组织损害。

常见的局部麻醉有表面麻醉、局部浸润麻醉、区域阻滞、神经阻滞等。神经阻滞可分为神经干阻滞、硬膜外阻滞及脊麻。与全身麻醉相比，局部麻醉对神志没有影响；且有一定程度的术后镇痛的作用；临床上局部麻醉与全身麻醉往往相互补充，也可作为全身麻醉的辅助手段，增强麻醉效果，减少全麻药用量。

但特别注意局部麻醉时须准备与全麻相同的监测手段和急救设施。局部麻醉过程中和用药后应经常与患者交谈以判断患者精神状态，密切观察潜在局麻药中毒症状。

1. 表面麻醉　表面麻醉是将渗透性作用强的局麻药与局部黏膜表面接触，使其透过黏膜阻滞黏膜下浅表神经末梢产生无痛的方法。多用于眼、鼻腔、咽喉、气管、尿道等处的手术与内镜检查。

多种局麻药可用于表面麻醉，如利多卡因、丁卡因、苯佐卡因和丙胺卡因等，可以是溶液、乳剂、软膏、气雾剂等剂型。表面麻醉前保持皮肤、黏膜的干燥，静脉或肌注阿托品或戊乙奎醚是保持黏膜干燥的有效方法。注意大面积黏膜使用高浓度大剂量局麻药时易出现毒性反应，应严格控制剂量。

2. 局部浸润麻醉　手术切口采用局麻药分层注射，阻滞切口组织中的神经末梢，达到手术无痛的麻醉方法称为局部浸润麻醉。操作时，在拟定的手术切口一端进针，针头斜面紧贴皮肤，进入皮内以后推注局麻药液，形成橘皮样皮丘（图7－12）沿着皮丘继续向前推进同时浸润注射至切口全长，再向皮下组织逐层注入局麻药。膜面、肌膜下和骨膜等处神经末梢分布较多，可适当加大局麻药的量（图7－13）。注入组织的局麻药需要一定的容积，以便在组织内形成张力性浸润，与神经末梢广泛接触，来增强麻醉效果。但感染及癌瘤部位不宜使用局部浸润麻醉。局麻药液中加入适量的肾上腺素来延长局麻药持续时间，同时有预防局麻药毒性反应的作用。

3. 区域阻滞　把局麻药注射到手术区四周和基底部，暂时阻滞进入手术区的神经纤维的传导，称为区域阻滞。

环绕被切除组织（如小囊肿、肿块活组织等）注射，如悬雍垂、舌、阴茎或有蒂肿瘤环绕基底注射也属区域阻滞（图7－14）。优点是：①防止损害病理组织；②可防止因药液肿胀影响小肿块的触摸，增加手术难度。

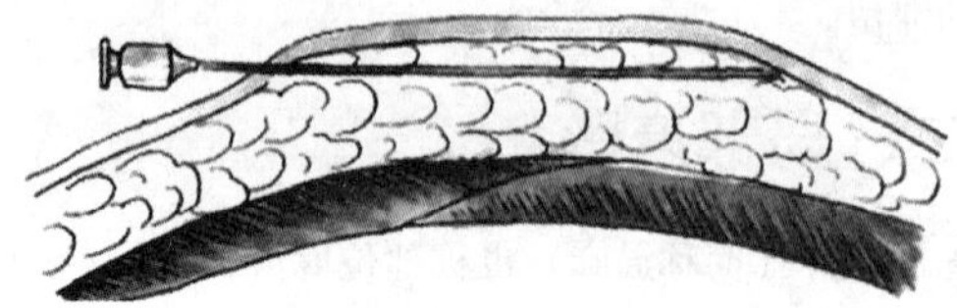

图7－12　浸润麻醉（皮内注射）

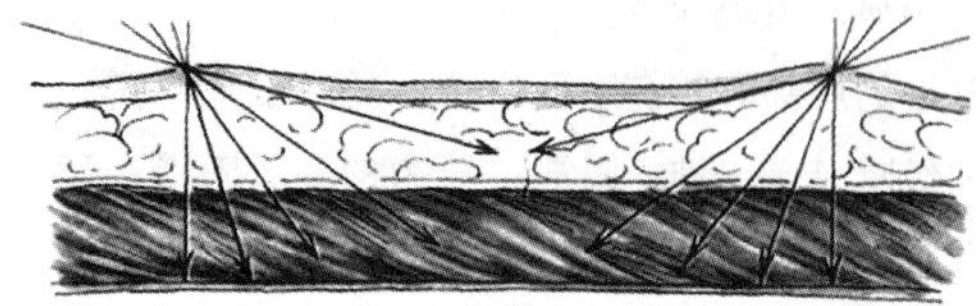

图7－13　浸润麻醉（深部注射）

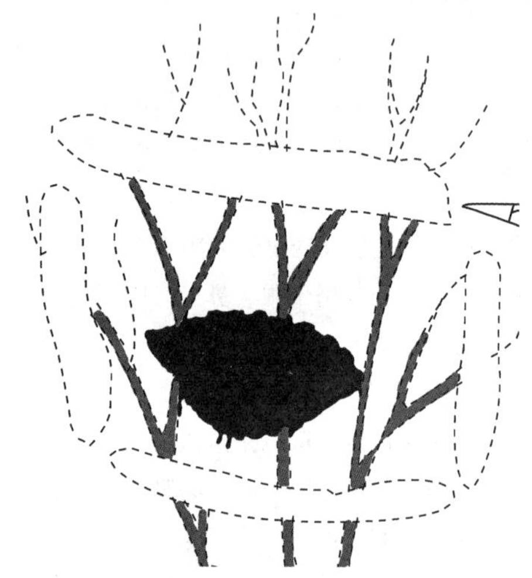

图7－14　小肿物区域阻滞

4. 神经阻滞　把局麻药注射到神经干、丛、节的周围，从而阻滞其冲动传导，使所支配的区域产生麻醉作用，称神经阻滞。常用神经阻滞有肋间、指（趾）神经干阻滞、颈丛、臂丛神经阻滞，以及星状神经节阻滞等。

适应证和禁忌证是：神经阻滞的适应证主要取决于手术范围、手术时间、患者的精神状态及合作程度。只要手术部位局限于某一或某些神经干（丛）所支配范围，并且阻滞时间能满足手术需要者均可行神经阻滞麻醉。小儿或不合作患者，可在基础麻醉下或者全麻后行神经阻滞。凝血功能异常、穿刺部位感染、肿瘤、严重畸形和对局麻药过敏者为神经阻滞的禁忌证。

神经阻滞的定位方法有异感定位法、神经刺激仪定位法和超声引导定位法。异感定位法虽简单便捷，但有神经损伤的风险和阻滞不完善等弊端。神经刺激仪定位法定位准确，提高神经阻滞成功率，降低神经损伤风险。超声引导定位更直观、准确及减少用药量，避免神经血管损伤，且提高了穿刺的安全性。以下C和T分别代表颈神经和胸神经。

（1）颈神经丛阻滞　颈神经丛由 C_1～C_4 脊神经组成。颈神经丛分深丛和浅丛，支配颈部肌组织和皮肤。深丛在斜角肌间与臂神经丛处于同一水平，并同为椎前筋膜所覆盖。浅丛沿胸锁乳突肌后缘从筋膜下穿出至表面，分成许多支，支配皮肤和浅表结构。

深丛阻滞常用两种阻滞方法。①颈前阻滞法：常采用 C_4 横突处阻滞法。患者仰卧，头转向对侧，从乳突尖端至 C_6 横突作一连线，穿刺点在此线上。C_4 横突位于胸锁乳突肌和颈外静脉交叉点附近，在此水平刺入2～3cm可触及横突骨质，回抽无血液和脑脊液，注入局麻药液10ml。②肌间沟阻滞法：同臂神经丛阻滞的肌间沟径路法，但穿刺点在肌间沟尖端，刺过椎前筋膜后，不必寻找异感，注入局麻药液10ml，并压迫肌间沟下方，避免药液下行而阻滞臂神经丛。

浅丛阻滞体位同上。在胸锁乳突肌后缘中点垂直进针至皮下，注射1%利多卡因6～8ml；或在此点注射3～4ml，再沿胸锁乳突肌后缘向头侧和尾侧各注射2～3ml。适用于颈部手术，如甲状腺手术和颈部其他手术。浅丛阻滞并发症很少见。深丛阻滞的并发症有局麻药毒性反应、高位蛛网膜下隙或硬膜外间隙阻滞、膈神经麻痹、喉返神经麻痹及霍纳综合征等。

（2）臂神经丛阻滞　臂神经丛主要由 C_5～C_8 和 T_1 脊神经的前支组成并支配上肢的感觉和运动。这些神经自椎间孔穿出后，经过前、中斜角肌之间的肌间沟，在肌间沟中相互合并组成臂神经丛；然后在锁骨上方第一肋骨面上横过而进入腋窝，并形成正中、桡、尺和肌皮神经；在肌间沟中，臂神经丛被鞘膜包裹，此鞘膜在腋窝形成腋鞘。臂神经丛阻滞可在肌间沟、锁骨上和腋窝三处进行，分别称为肌间沟径路、锁骨上径路和腋径路。当今在超声联合神经刺激仪定位下，无论哪种径路的操作都简单明了，且相应的并发症发生率也减少。

肌间沟径路法可用于肩部手术，腋径路法更适用于前臂和手部手术。其共同并发症是局麻药毒性反应。肌间沟径路和锁骨上径路还可发生膈神经麻痹、喉返神经麻痹和霍纳综合征。霍纳综合征是因星状神经节被阻滞，出现同侧瞳孔缩小、眼睑下垂、鼻黏膜充血和面部潮红等症候群。锁骨上径路易发生气胸；肌间沟径路有高位硬膜外阻滞或药液意外注入蛛网膜下腔而引起全脊椎麻醉的风险。

（3）肋间神经阻滞　$T_{1\sim12}$ 脊神经的前支在肋骨角处位于肋骨下缘的肋骨沟内贴着动脉的下面向前伸进。由于腋前线处已分出外侧皮神经，故阻滞应在肋骨角或腋后线处进行。患者侧卧或俯卧，上肢外展，前臂上举。在肋骨接近下缘处垂直刺入至触及肋骨骨质。针头随皮肤下移。将针再向内滑过肋骨下缘后又深入0.2～0.3cm，回抽无血或空气后注入局麻药液3～5ml。可用于肋骨骨折镇痛和胸腔闭式引流麻醉。并发症有气胸、局麻药毒性反应。

（4）指（或趾）神经阻滞　用于手指（或足趾）手术。每指有4根指神经支配，即左右两根掌侧指神经和背侧指神经。指神经阻滞可在手指根部或掌骨间进行。趾神经阻滞可参照指神经阻滞法。在手指、足趾以及阴茎等处使用局部麻醉药时忌加用肾上腺素，注药量也不能太多，以免血管收缩或受压而引起组织缺血坏死。

指根部阻滞在指根背侧部进针，向前滑过指骨至掌侧皮下，术者用手指抵于掌侧可感到针尖，此时后退0.2～0.3cm，注射1%利多卡因1ml，再退针至进针点皮下注药0.5ml。手指另一侧如法注射。

掌骨间阻滞时针自手背部插入掌骨间，直达掌面皮下。随着针头推进和拔出时，注射1%利多卡因4～6ml。

5. 椎管内麻醉　脊柱由脊椎重叠，从外至内分别由棘上韧带、棘间韧带和黄韧带连接固定而成，所有上、下椎孔连接在一起即成椎管，椎管内有脊髓和三层脊髓被膜。脊髓的被膜自内至外为软脊膜、蛛网膜和硬脊膜。软脊膜和蛛网膜之间的腔隙称蛛网膜下隙，内有脑脊液。脑脊液在腰麻时起稀释和扩散局麻药的作用。硬脊膜与椎管内壁（即黄韧带和骨膜）之间的腔隙为硬膜外间隙，内有脂肪、疏松结缔组织、血管和淋巴管。根据局麻药注入的腔隙不同，分为蛛网膜下隙阻滞（简称腰麻），硬膜外间隙阻滞（含骶管阻滞）及蛛网膜下隙-硬膜外间隙联合阻滞，统称椎管内麻醉。

成人的脊髓末端一般终止于L_1椎体下缘或L_2上缘，新生儿在L_3下缘，并随年龄增长而逐渐上移。所以成人作腰椎穿刺应选择L_2以下的腰椎间隙，而儿童须在L_3以下间隙。正常脊柱有4个生理弯曲，即颈、胸、腰和骶尾弯曲，颈曲和腰曲向前突，胸曲与骶曲向后突。患者平卧时，C_3和L_3所处位置最高，T_5和S_4最低，这对腰麻时药液的分布有重要影响（图7-15）。作椎管内麻醉时，穿刺针经过皮肤、皮下组织、棘上韧带、棘间韧带和黄韧带，即进入硬膜外间隙；如再刺过硬脊膜和蛛网膜即至蛛网膜下隙。骶管是骶骨内的椎管腔，把局麻药注入骶管内所产生的麻醉称骶管阻滞，是硬膜外隙阻滞的一种。

脊神经共31对，每条脊神经由前、后根合并而成。组成前后根的神经纤维粗细依次为运动纤维、感觉纤维及交感和副交感纤维，神经越细，越容易被阻滞。麻醉平面在体表常用标志有：胸骨柄上缘为T_2，两侧乳头连线为T_4，剑突下为T_6，季肋部肋缘为T_8，平脐线为T_{10}，耻骨联合上2～3cm为T_{12}，大腿前面为L_{1-3}，小腿前面和足背为L_{4-5}，大腿和小腿后面以及肛门会阴区位S_{1-5}（图7-16）。

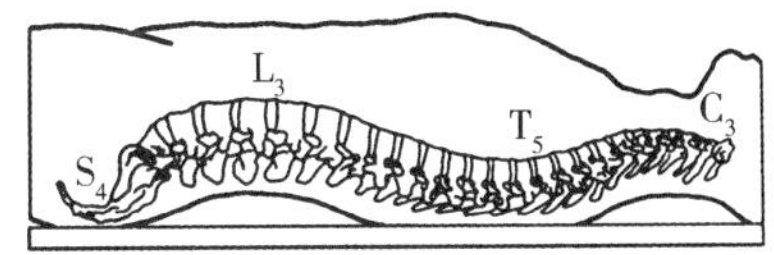

图7-15　生理弯曲图

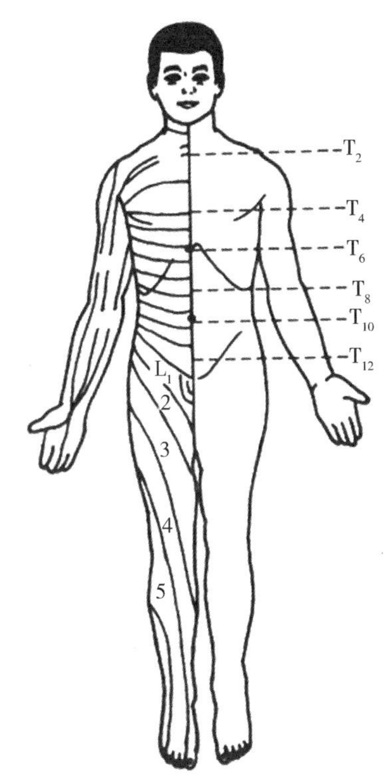

图7-16　脊神经体表标志

（1）蛛网膜下隙阻滞　蛛网膜下隙注入适量的局麻药，使脊神经支配区域的传导功能阻滞的麻醉称为蛛网膜下隙阻滞，又称腰麻。

腰麻穿刺时患者一般取侧卧位，屈髋屈膝，头颈向胸部屈曲，腰背部尽量向后弓曲，使棘突间隙张开以便于穿刺（图7-17）。鞍区麻醉常为坐位。成人穿刺点一般选L_{3-4}间隙，也可酌情上移或下移一个间隙。两侧髂嵴最高点的连线与脊柱相交处多为L_4棘突或L_{3-4}棘突间隙。直入法穿刺时，以1%～2%利多卡因在间隙正中作皮丘，并在皮下组织和棘间韧带逐层浸润。腰椎穿刺针刺过皮丘后，进针方向应与患者背部垂直，并仔细体会进针时的阻力变化。当针穿过黄韧带时，常有明显落空感，再进针刺破硬脊膜和蛛网膜，出现第二次落空感。拔出针芯见有脑脊液自针内滴出，即表示穿刺成功。穿刺成功后注入局麻药（常用0.5%布比卡因或盐酸罗哌卡因），然后将穿刺针连同注射器一起拔出。侧入法穿刺时常在棘突中线旁开1～1.5cm穿刺。适用于棘上韧带钙化的老年患者、肥胖患者或直入法穿刺有困难者。

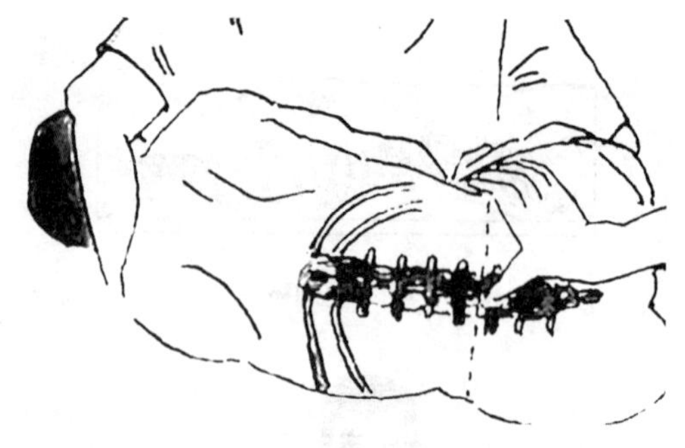

图7－17　椎管内麻醉体位

局麻药注入蛛网膜下隙以后，应在5～10分钟内调节和控制麻醉平面。麻醉平面的影响因素包括局麻药药液的比重、剂量、容积、患者身高、脊柱生理弯曲和腹腔内压力等。药物的剂量是影响腰麻平面的主要因素，剂量越大，平面越高。在这些因素不变时，穿刺间隙、患者体位和注药速度等是调节平面的重要因素。

腰麻适用于2～3小时以内的下腹部、盆腔、下肢和肛门会阴部手术，而中枢神经系统疾病，如脑脊膜炎、脊髓前角灰白质炎、颅内压增高等；休克；穿刺部位有皮肤感染；脓毒症；脊柱外伤或结核；急性心力衰竭或冠心病发作者禁用。不能合作者，如小儿或精神病患者，一般不用腰麻。

腰麻在术中最易发生的血压、心率下降，呼吸抑制及恶心呕吐等并发症，通过良好的控制和处理可以减少或避免。术后并发症有头痛、尿潴留、化脓性脑脊膜炎、腰麻后神经并发症（脑神经麻痹、马尾丛综合征及粘连性蛛网膜炎等）常常需要积极处理。腰麻后头痛多见，一般与脑脊液丢失所致低颅压有关。围手术期输入相对足量液体，麻醉后6～8小时去枕卧床常可预防。

（2）硬膜外阻滞　将局麻药注射到硬脊膜外间隙，阻滞部分脊神经的传导功能的麻醉方法，称为硬脊膜外间隙阻滞，又称硬膜外阻滞或硬膜外麻醉。有单次法和连续法两种，临床常用连续法。

硬膜外穿刺可在颈、胸、腰、骶各段间隙进行。由于硬膜外间隙内无脑脊液辅助局麻药扩散，故一般选择手术区域中央的相应棘突间隙穿刺。穿刺法同腰麻。测试穿刺成功的方法有阻力消失法、毛细血管负压法。确定针尖在硬膜外间隙后，可通过穿刺针置入导管，导管留在硬膜外间隙的长度为3～4cm。常用药物为利多卡因、布比卡因和罗哌卡因。

穿刺置管成功后，须先注入试验剂量2%利多卡因3～5ml，观察5～10分钟，再注入全量。硬膜外阻滞的麻醉平面是节段性的。影响平面的主要因素局麻药容积、穿刺间隙、导管方向、注药方式、患者情况。此外，还有药液浓度、注药速度和患者体位等也可产生一定影响。

凡患者有穿刺点皮肤感染、凝血机制障碍、休克、脊柱结核或严重畸形、中枢神经系统疾患等均为禁忌。对老年、妊娠、贫血、高血压、心脏病、低血容量等患者，应非常谨慎，减少用药剂量，加强患者管理。

硬膜外麻醉术中并发症有全脊椎麻醉、局麻药毒性反应、血压下降、呼吸抑制及恶心呕吐等。全脊椎麻醉是由于局麻药大部分或全部意外注入到蛛网膜下隙，使全部脊神经被阻滞的现象。严重者会出现心搏骤停。为了防止全脊椎麻醉的发生，导管置入硬膜外间隙后应回吸无脑脊液，用药时必须给试验剂量，确定未注入蛛网膜下隙后方可继续给药。

硬膜外阻滞的术后并发症一般较腰麻为少。但也会有严重并发症如神经损伤、硬膜外血肿、脊髓前动脉综合征、硬膜外脓肿、导管拔出困难或折断等，应以预防为主。

（3）蛛网膜下隙与硬膜外隙联合阻滞　蛛网膜下隙与硬膜外隙联合阻滞又称腰麻－硬膜外联合阻滞，其特点是既有腰麻起效快、镇痛完善与肌松弛的优点，又有硬膜外阻滞时控调麻醉平面、满足长时间手术的需要等长处。

（高　勇）

第三节　麻醉与手术

现代麻醉学的快速发展促进了外科学向更深、更广的方向发展。临床上，根据患者的病情特点、麻醉方法本身的优缺点、麻醉者的理论水平和技术经验、医疗机构设备条件甚至手术者对麻醉选择的意见以及患者自己的意愿等，麻醉科医师应做好麻醉选择，甚至还需联合两种或两种以上的麻醉方法用于各种复杂手术。

一、患者病情与麻醉选择

针对手术患者的病情，麻醉科医师术前应详细制订麻醉计划，选择合理的麻醉方法。一般地，患者病情是麻醉选择最重要的依据。主要如下所述。

1. ASA－Ⅰ级患者　无明显的重要器官疾病且外科疾病未对全身造成影响的体格健康者，选择既能符合手术要求，又能兼顾患者意愿的任何麻醉方法。

2. ASA－Ⅱ级患者　合并较轻的器官疾病且麻醉前适当改善全身情况的体格基本健康者，也可选择任何麻醉方法。

3. ASA－Ⅲ级患者　合并较重的全身或器官病变且麻醉前需尽可能改善其全身情况的患者，麻醉选择应把安全放在首位，选择对患者全身影响最轻、麻醉者最熟悉的麻醉方法。

4. ASA－Ⅳ/Ⅴ级患者 病情严重达垂危程度，除尽可能改善全身情况外，须选择对全身影响最小的麻醉方法，如局麻、神经阻滞、硬膜外麻醉及浅全麻等；为安全起见，手术方式、手术时间尽可能简单、缩短，甚至分期手术。

另外，对于小儿及老年患者的麻醉选择上有其特殊性。

小儿手术的麻醉不是成人的“缩小版”，两者在解剖、生理及药理等方面均有显著性差别。全身麻醉是小儿麻醉最常用的方法，小儿不合作者，首先采取基础麻醉或吸入麻醉，待患儿入睡后可安静地接受局部浸润、神经阻滞或椎管内麻醉；对于较大手术以选用气管内或喉罩插管全麻为妥。

老年人通常指65岁以上，其机体细胞逐渐退化、各器官功能减弱且伴随多种疾病，对手术和麻醉的耐受性也越差。麻醉方式应选择对老年患者生理功能干扰小的麻醉，如局部浸润麻醉、神经阻滞、椎管内麻醉等。对于老年痴呆、依从性差的老年患者，可选用全身麻醉，但围手术期神经认知功能障碍或谵妄是老年患者麻醉面临的问题。

二、手术要求与麻醉选择

麻醉的首要任务是保证患者安全，其次是保证患者无痛。临床麻醉中，麻醉科医师对患者实施镇痛镇静、肌肉松弛和消除内脏牵拉反应等，甚至需进行降低体温、降低血压、控制呼吸、体外循环及术中施行唤醒试验等特殊操作来尽力满足手术的各项要求。因此，麻醉的选择具有一定的复杂性，要求麻醉者具备一定的科学评判能力。一般地，对于手术简单或病情较轻的患者，宜选用单一的麻醉药物和麻醉方法即可取得较好的麻醉效果；但对于手术复杂或病情较重的患者，单一的麻醉方法往往难以满足手术的所有要求，宜采用联合麻醉。针对手术的具体要求，临床上选择麻醉时应充分考虑以下情况。

1. 根据手术部位选择麻醉 例如颅脑手术选用全身麻醉或基础麻醉加局部浸润麻醉；口腔、颌面外科选用全身麻醉、局麻或神经阻滞；颈部手术选用颈丛神经阻滞、全身麻醉或局麻；心脏内手术选用低温体外循环下全身麻醉；胸腔内手术宜采用气管插管全身麻醉，其中的气管插管技术有单腔、双腔及封堵管插管技术；腹部手术选用椎管内麻醉或全身麻醉；上肢手术选用臂丛神经阻滞或全身麻醉；下肢手术常常选用椎管内麻醉或腰丛、坐骨－股神经阻滞。

2. 根据手术大小选择麻醉 胸、腹腔大型手术，或手术区邻近神经干或大血管时宜采用全身麻醉，该类手术创伤刺激性大，容易引发血压、脉搏或呼吸波动，如能辅助相应部位的神经或神经丛阻滞，如肺门神经丛、腹腔神经丛或神经血管周围封闭等则效果更佳；对复杂而创伤性很大或极易出血的手术，不宜选用容易引起血压下降的麻醉（如腰麻），全身麻醉常较局麻为合适，但需避免深麻醉；对于胸、腹部微创腔镜手术，由于手术视野暴露问题常采用气管插管全身麻醉。

3. 根据手术时间选择麻醉 对于1小时以内的手术，可选用简单麻醉方法，如局麻、基础麻醉或单次椎管内麻醉；对于门诊无痛人流、无痛胃肠镜者，手术时间亦短小，宜选用丙泊酚加麻醉性镇痛药静脉麻醉；对于长于1小时的手术，可选用腰麻、神经阻滞、连续硬膜外麻醉或全身麻醉；对于探查性质手术，手术范围和手术时间事先很难估计者，可选用连续神经阻滞、连续硬膜外麻醉或全身麻醉。

4. 根据手术体位选择麻醉 考虑不同体位对呼吸和循环生理功能的影响，采用适当的麻醉方法予以弥补。俯卧或侧卧位手术时，应选用气管插管全身麻醉、局麻或椎管内麻醉；截石位手术时，可选用全身麻醉、局麻或椎管内麻醉；坐位手术时，应尽量选用局麻等对循环影响小的麻醉方法，如需用全身麻醉，须施行气管插管，并采取相应的措施。

5. 考虑手术可能发生的并发症选择麻醉 甲状腺手术，为能及时发现是否误伤喉返神经，以采用神志清醒的局麻、颈丛阻滞为妥当，待手术操作成熟后亦可选用气管插管全身麻醉；胸壁手术（如肋骨固定术、乳腺癌根治术）可能误伤胸膜而导致气胸，事先应做好吸氧和气管插管的准备；食道手术有可能撕破对侧纵隔胸膜而导致双侧气胸，需有呼吸道管理的准备；呼吸道部分梗阻或有外来压迫的患者，以选用清醒气管或支气管插管为宜。

总之，各种麻醉药和麻醉方法都有各自的特点、适应证和禁忌证，选用前必须结合病情或手术加以全面考虑。原则上尽量采用简单的麻醉，确有指征时才采用较为复杂或联合麻醉。

三、专科手术与麻醉选择

（一）神经外科手术的麻醉

神经外科手术主要是指颅脑和脊髓。该类手术麻醉的基本特点是：①积极保护脑组织，避免神经功能受损；②麻醉诱导与维持过程平稳；③维持颅内压、脑血流和脑氧供需平衡；④麻醉苏醒平顺，力求无躁动、呼吸抑制和药物残余。

依据患者的神志情况、手术部位与病情轻重选择不同的麻醉方式。①患者清醒配合，对于行颅骨修补术、钻孔引流术、头皮裂伤等操作简单、时间较短者，可考虑基础麻醉加局麻或全身麻醉；②意识不清或伴有精神症状，对于行颅内深部肿瘤或血肿清除术、颅内显微手术、脊髓肿瘤等患者，应首选全身麻醉；③深昏迷患者虽无需深度麻醉，但应保持呼吸道通畅，可行气管插管进行呼吸管理。

（二）胸外科手术的麻醉

胸外科手术包括胸腔外和胸腔内。胸腔外如乳房小叶增生、肋骨骨折等短小手术可选择局麻或椎旁、肋间神经阻滞，乳腺癌因手术范围较广可选择全身麻醉。胸外科手术主要是指胸腔内，涉及呼吸、循环和消化三大系统，手术需在胸腔、纵隔内甚至胸腹联合进行手术。

胸腔内手术麻醉的进展是现代麻醉学技术发展的重要组成部分，该类手术麻醉的基本特点有：①该类手术对心脏、肺、大血管及自主神经干扰大，潜在的大出血、心搏骤停增加麻醉实施难度；②肺隔离技术、单肺通气及肺保护性通气策略贯穿整个围麻醉期；③实施目标导向液体管理，维持血流动力学稳定；④手术损伤、应激反应、单肺通气及液体管理不当等易造成术后肺损伤。

胸腔内手术麻醉常采用全身麻醉或加用椎管内麻醉，以及采用肺隔离技术。肺隔离技术是指在气管隆突或支气管水平将两侧肺的通气径路分隔开的技术，此项技术在胸外科麻醉中具有里程碑的意义，该技术的使用促使胸外科迅速发展。

（三）心血管手术的麻醉

心血管手术一般包括先天性心脏病、缺血性心脏病、瓣膜病与大血管疾病。尽管各种心血管疾病的病理生理不同，但麻醉处理的原则相似。①维持血流动力学稳定；②维持心肌氧供需平衡；③维持水、电解质及酸碱平衡；④实施血液保护措施；⑤维持凝血功能；⑥保护心肺脑等重要脏器功能。

心脏手术与神经外科手术一样，以前属于手术“禁区”。如今由于体外循环（extracorporeal circulation，ECC）与低温麻醉的临床应用，各类心脏手术得以广泛开展。

ECC是指心脏直视手术时，因需暂时阻断循环而将静脉血引流到体外，至替代心肺的人工心肺机进行氧合和排出二氧化碳，调节温度和过滤后，再由血泵将氧合血回输体内以维持循环的生命支持技术，又称为心肺转流术（cardiopulmonary bypass，CPB）。CPB的基本装置包括血泵、氧合器、变温器、微栓过滤器及附属装置等。

CPB下行心血管手术的麻醉处理要点如下（表7－3）。

表7－3　CPB下行心血管手术的麻醉处理要点

分期	麻醉处理要点
CPB前	1. 连接基本装置，确保人工心肺机处于良好工作状态，预充管道 2. 经中心静脉推注肝素3mg/kg，5分钟后测定全血活化凝血时间（activated coagulation time，ACT）达300秒，即可施行升主动脉或股动脉插管及上、下腔静脉插管；同时，调节麻醉深度、追加肌松剂等 3. 连接人工心肺机，ACT>480秒以上开始CPB，补充适量肝素保持ACT维持600秒左右 4. 密切观测BP/MAP、CVP、PCWP、EKG、HCT、血气分析及电解质等
CPB期	1. 注重心肌保护，冷心停搏液灌注（顺灌、逆灌）及心脏表面冰盐水降温 2. 主要实施呼吸管理及低温技术（一般以浅低温32～35℃为主） 3. 术中维持血流动力学稳定（血管活性药物、麻醉药） 4. 重点观察呼吸或体动情况，密切观测MAP50～70mmHg、CVP0～4cmH_2O、PCWP、EKG、体温、电解质及尿量等
CPB后	1. 复温35～36℃，心腔排气，开放主动脉及心内除颤等（5～50J） 2. 辅助循环与机械通气，并选用正性肌力药物和（或）血管活性药物、利尿剂等 3. 停止CPB：①体温达36℃；②MAP 60～80mmHg；③手术野无出血；④血气分析结果正常；⑤电解质正常；⑥无严重心律紊乱 4. 观察心脏情况（收缩性、节律或大小），充分止血Hb达80～90g/L 5. 鱼精蛋白［与肝素用量比为（1～1.5）：1］中和肝素，拔除主动脉插管，回输人工心肺机内余血

（四）腹部外科手术的麻醉

腹部外科疾病在临床上最为常见，涉及的脏器较多。从贲门到直肠肛管涵盖了整个消化道、腹部空腔与实质性脏器、肠系膜、腹膜后及腹壁，还有腹腔内血管如腹主动脉等。手术类型繁多、病情不一，且麻醉方法选择亦多样化，如局部浸润麻醉、椎管内麻醉、全身麻醉及联合麻醉等。除满足患者常规的安全、无痛及舒适外，腹部外科手术更要求有良好的腹肌松弛，以避免腹腔神经反射。当今，腹部手术也逐渐向微创、内镜，甚至机器人手术的方向发展，所以也给麻醉提出更多的要求。

腹部外科手术的麻醉要点如下。

1. 腹部外科手术主要为空腔脏器即胃肠道手术。胃肠道主要功能为消化、吸收、代谢，清除有毒物质，分泌多种激素调节消化系统和全身状况。故患者常常伴有胃肠道疾病导致相应的生理功能紊乱及全身营养恶化。另外，患者常常伴随贫血、低蛋白血症、低血容量、电解质及酸碱失衡等，术前应尽可能纠正。

2. 胃肠道肿瘤、溃疡和食管－胃底静脉曲张可继发大出血且失血量往往难以估计。故麻醉前应胃肠减压，并根据血红蛋白、血压、心率、脉压、中心静脉压等指标补充血容量，并做好备血、输血准备。

3. 胆道疾病多伴有感染、阻塞性梗阻及肝损害等，麻醉时应重点注意保护肝肾功能，以及凝血异常与自主神经功能紊乱等。

4. 急腹症如空腔脏器穿孔、实质性脏器破裂、化脓性胆管炎及胆汁性腹膜炎等，病情危重需急诊手术，麻醉风险较大。

5. 严重腹胀、大量腹水、腹腔内巨大肿瘤的患者，术中在排出大量腹水、搬动或摘除肿瘤时，容易出现腹内压骤降而发生循环、呼吸的明显变化，麻醉手术期间应注意患者病情变化。

6. 腹腔内手术出现牵拉反射容易造成恶心呕吐，呕吐或反流误吸是腹部手术的麻醉过程中常见的致死原因。

7. 腹腔镜微创手术应特别注意 CO_2 气腹及特殊体位导致的病理生理变化，如高碳酸血症、迷走神经张力增加和心律失常等。

（五）泌尿外科手术的麻醉

泌尿外科手术越来越向内镜、微创手术方向发展，从膀胱镜诊断、汽化电切到各种恶性肿瘤的根治术等，其复杂程度、手术时间差异较大，且手术中转开腹时而有之，患者往往以老年人居多，围麻醉期管理较为复杂。

泌尿外科手术的麻醉要点如下。

1. 膀胱镜检查　可依据患者性别、年龄、手术方式、手术时间做出不同选择。女性患者因为尿道的解剖特性可选择局麻或加用强化，男性患者则多选用椎管内麻醉或全身麻醉；另外，由于内镜检查手术时间较短，常在门诊实施手术室外麻醉，一般选择静脉麻醉或加用喉罩进行气道管理。输尿管镜检查因手术部位较广泛，且需要生理盐水灌注冲洗保持手术视野清晰，患者往往胀闷感强烈，麻醉方式也以椎管内麻醉或全身麻醉为主。

2. 前列腺增生症　是老年男性患者最常见的疾病之一，其发病基础往往与性激素失衡和老龄息息相关。目前，经尿道前列腺切除术（transurethral resection of the prostate，TURP）被认为是前列腺切除的“金标准”。椎管内麻醉理论上的优点使其成为 TURP 术常用的麻醉方式，抑制免疫反应轻、减少深静脉血栓形成、良好的术后镇痛以及较早发现膀胱穿孔或 TURP 综合征等；同样地，喉罩插管全身麻醉亦适合该类手术。

3. 泌尿系统癌症手术　如膀胱癌、前列腺癌、肾癌及睾丸癌等，手术往往需要空肠代膀胱等脏器维持患者生理功能或广泛淋巴结清扫，患者手术时间长、伴随疾病多、生理功能干扰大，麻醉方式可选用椎管内或全身麻醉，两者联合麻醉也是不错选择。

4. 泌尿系统腹腔镜手术　亦较多，麻醉方式可选气管插管全身麻醉，同时还需注意防治皮下气肿、气腹、气体栓塞、横膈撕裂甚至大出血等。

（六）骨科手术的麻醉

骨科手术主要包括四肢骨骼、肌肉系统和脊柱。手术所涉及的病种较为复杂，术中特殊操作以及存在的风险较多，如止血带、骨水泥的使用，控制性降压、术中唤醒的要求，还有抗凝药所致凝血障碍、深静脉或脂肪栓塞的风险。总之，对麻醉的要求有其特殊性。

骨科手术的麻醉要点如下。

1. 上肢手术　多选用神经阻滞麻醉，如颈丛、臂丛神经阻滞甚或桡、尺、指神经等，对于紧张、不合作或神经阻滞效果不好的患者可选用全身麻醉。

2. 下肢手术　多选用椎管内麻醉。由于全球老龄化现象日益严重，该类手术多见于老年患者。目前，在 B 超引导和神经电刺激相结合的神经定位技术下行腰丛、坐骨 - 股神经阻滞越来越精准、广泛。

3. 四肢骨骼或肌肉手术　常需使用止血带，神经阻滞或椎管内麻醉可以较好地减少“止血带反应”，而全身麻醉加用 α_2 肾上腺素受体激动剂 - 右美托咪定亦可减少此类反应。

4. 腰椎手术　可选用椎管内麻醉或全身麻醉，颈、胸椎手术因硬膜外麻醉操作风险加大及呼吸抑制等，往往选择气管插管全身麻醉为妥。

5. 脊柱侧凸畸形矫正术　常需控制性降压和术中唤醒，在此期间麻醉需减浅；而强制性脊柱炎患者关节僵硬、颈部活动差，应做好困难插管的各项准备。

6. 骨科断肢再植　需行显微外科术，手术操作精细、时间较长，术中又常使用抗凝剂等，麻醉需力求平稳且止痛完善，麻醉方式可选用神经阻滞或与全身麻醉联合应用。

（七）五官科手术的麻醉

五官科手术涵盖眼、耳鼻喉及口腔颌面等手术，大多数选用局麻即可完成手术。由于五官科手术区域常与麻醉科医师重点管理的气道部位相重叠，加之整形与微创技术的发展，所以气管插管全身麻醉在五官科手术的麻醉亦日益广泛。

（八）妇产科手术的麻醉

妇产科手术包括妇科和产科手术，由于手术部位多集中在下腹部，椎管内麻醉如硬膜外麻醉、腰麻或腰硬联合等即可满足手术要求。

妇科手术因为腔镜技术的发展，如宫腔镜、阴道镜等短小手术常采用局麻或静脉全麻，而腹部巨大肿瘤、宫外孕出血、腹腔镜等手术则常用气管插管全身麻醉。

产科手术常需顾及母体与胎儿的安全，应积极防治仰卧位低血压综合征、妊娠期高血压综合征、胎盘早剥、脐带脱垂以及羊水栓塞等凶险并发症。

知识链接

手术室外麻醉

手术室外麻醉是指在手术室以外的场所，麻醉科医师对接受短小手术、诊断性检查或治疗性操作的患者实施的麻醉。这些场所包括腔镜中心、介入诊疗室、电休克治疗室、人工流产室等。手术室外麻醉需在麻醉监测设备、患者准备及麻醉后管理等方面做到与手术室内麻醉要求一样，确保患者安全、舒适。

以行无痛内镜检查为例，患者有其麻醉指征：①无法配合的儿童；②自愿要求无痛的成人；③意识不清、认知功能低下、交流合作困难者；④有不自主运动患者；⑤因其他疾病所致不能耐受长时间静卧者；⑥病情危重或严重损伤难以维持气道通畅者。同时，麻醉也有其禁忌证，临床上应认真判别。该麻醉要求迅速诱导（1～2分钟）、平稳维持、容易控制、较快苏醒（15～20分钟）。故推荐具有上述要求的几种麻醉药物小剂量联合应用，最大限度地发挥各自药效，减少不良反应。

（李跃兵）

第四节　麻醉监测

现代科学技术的进步，为我们提供了许多可供选择的监测手段和工具。至今，仍不断有新的监测技术应用于临床，为提高麻醉的安全服务。合理运用各种监测仪器和手段，使麻醉科医师能够更科学地、更快地观察到比临床体征表现得更早的生理改变，最大限度地保证手术患者的安全。

一、呼吸系统监测

（一）呼吸功能的监测

呼吸功能监测一般包括患者的意识状态、皮肤黏膜颜色、呼吸运动及肺部体征。麻醉中患者呼吸的深度、特征和频率可作为评估麻醉深度的临床指标。

（二）肺换气功能监测

主要包括以下几项。

1. 一般呼吸功能测定　临床上利用麻醉机的呼吸功能测定装置可监测患者的潮气量、气道压、呼吸频率、吸呼比等。

2. 血气分析　测定患者的血氧和二氧化碳分压、血氧饱和度以及酸碱代谢的变化，有的分析仪还包括离子及乳酸量，更有利于呼吸及循环的判断。

3. 脉搏氧饱和度（SpO_2）　可以非常直观地反映患者的氧合状况，所有的麻醉患者均应监测此项目。SpO_2主要用于监测组织氧合功能，早期发现低氧血症及间接反映循环功能。呼吸空气时成人SpO_2正常值≥95%～97%，<90%为轻度低氧血症，<85%为重度低氧血症。影响的因素有Hb<70g/L、低温、周围血管收缩、低血压及应用血管收缩药、外周血管疾病、指甲油染甲等读数偏低；一氧化碳中毒时读数偏高。

4. 呼气末二氧化碳分压（$PetCO_2$）　反映二氧化碳产量和通气量是否充分以及发现患者的一些病理状态，同时用于监测麻醉机二氧化碳回收装置工作状态。正常值为3.3～6.0kPa。临床用于：①判断通气功能，呼吸和循环功能正常者$PetCO_2$降低或升高，可判断通气过度或不足；②及时发现麻醉机中呼吸机故障，接头脱落时$PetCO_2$即下降至零，呼吸活瓣失灵或钠石灰失效即升高；③肺栓塞时$PetCO_2$突然降低，低血压、低血容量休克时逐渐降低，呼吸心搏骤停则急剧降到零；④气管插管误入食管时$PetCO_2$波形消失，可判断气管插管的准确性。

5. 麻醉气体分析监测　应用麻醉气体分析仪，可连续测定吸气、呼气时氧、二氧化碳浓度及吸入麻醉气体浓度，便于调控麻醉深度及通气。

二、循环系统监测

（一）血流动力学监测

血流动力学监测是临床麻醉重要的内容，是大手术和抢救危重病员不可缺少的手段。可分为无创伤性和有创伤性两大类。

无创伤性血流动力学监测是应用对机体组织没有机械损伤的方法，经皮肤或黏膜等途径间接取得有关心血管功能的各项参数，其特点是安全、无或很少发生并发症。

有创伤性血流动力学监测通常是指经体表插入各种导管或监测探头到心腔或血管腔内，利用各种监测仪或监测装置直接测定各项生理学参数。

1. 动脉压监测　动脉压监测是围手术期最基本的、简单的心血管监测项目。是反映后负荷、心肌氧耗与作功以及周围循环的指标之一。

（1）无创动脉压监测　包括：①手动测压法：为经典的血压测量方法，即袖套测压法；②自动测压法：又称自动化无创测压法（NIBP），是当今临床麻醉中使用最广的血压监测方法。

（2）有创动脉压监测 有创直接动脉测压的应用日益增多，可测量血管内整个心动周期的压力变化，直接显示动脉压力波形和由数字标出 SBP、DBP、MAP 的数值。实施监测以桡动脉常为首选，此外肱、股、足背和腋动脉均可采用。

有创监测的适应证是：①体外循环心内直视手术；②危重患者及复杂大手术；③低温和控制性降压手术；④需反复测量血气的患者；⑤严重低血压、休克患者；⑥心肺复苏患者。

有创监测的并发症是：①感染：导管留置时间越长，感染机会越多，一般希望导管留置不要超过 3～4 日；②出血和血肿：由穿刺时损伤引起，一般加压包扎可止血；③血栓和栓塞：血栓多由于导管的存在而引起，随着导管留置时间延长，血栓形成的发生率增加。

2. 中心静脉压（CVP）监测 CVP 是测定位于胸腔内的上、下腔静脉或右心房内的压力，衡量右心回心血量能力的指标。CVP 的正常值为 4～12cmH_2O。目前多数采用经皮穿刺锁骨下静脉或颈内静脉进行插管。

CVP 测定的适应证包括：①严重创伤、休克以及急性循环功能衰竭等危重患者；②需长期输液或静脉抗生素治疗；③全胃肠外营养治疗；④需接受大量、快速、输血、补液的患者，利用 CVP 的测定可随时调节输入量和速度；⑤心血管代偿功能不全的患者，进行危险性较大的手术或手术本身会引起血流动力学显著的变化；⑥研究麻醉药或治疗用药对循环系统的作用时收集有关资料；⑦经导管安置心脏临时起搏器。

CVP 测定常见的并发症是 ①心包填塞：多数由心脏穿孔引起，一旦发生后果严重。②气胸：是较常见的并发症。③血胸、水胸：穿刺过程中若将静脉或动脉壁撕裂或穿透，同时又将胸膜刺破，血液流入胸腔，则形成血胸；若中心静脉导管误入胸腔或纵隔，液体注入就引起水胸或水纵隔。④空气栓塞：空气经穿刺针或导管进入血管。⑤血肿：用抗凝治疗的患者，血肿形成的机会就比较多见。⑥感染，导管在体内留置时间过久可引起血栓性静脉炎。

3. 肺动脉压监测 肺动脉压监测用于了解左心室功能、估计麻醉的深度、研究心脏对药物的反应、诊断和治疗心律失常、鉴别各种原因的休克、帮助诊断右心室心肌梗死、心包填塞、肺梗死和急性二尖瓣反流等。

（二）心电图（ECG）监测

心电图是一种连续、无创监测心电活动的有效手段，已成为麻醉过程最基本的监测方法之一。心电图主要诊断心律失常、传导阻滞、心肌缺血和心肌梗死、心脏肥大及监测起搏器的功能，并能提示电解质紊乱。通常心电图监测用标准肢体Ⅱ导联及 aVF 导联，显示较大的 P 波，容易发现心律失常，并且对 QRS 波群和 ST 段的变化较为敏感。

三、其他麻醉监测

（一）脑功能监测

1. 脑电图（electroencephalography，EEG） 可显示脑细胞群自发而有节律的电活动，同时也记录了头皮上两点或头皮与无关电极之间的电位差，可用于麻醉中反映脑皮质活动，成为间接判断麻醉深度的方法之一。

2. 脑电双频谱分析法（bispectral EEG analysis，BIS） 采用计算机定量分析 EEG 不同频率间相互关系。现有研究已证实，BIS 较传统的 EEG 更能准确地估计麻醉深度，与最低肺泡有效浓度（minimum alveolar concentration，MAC）相关良好，是麻醉深度监测方法中较有前途的一种。

3. 脑氧饱和度（$rScO_2$） 大脑组织中动静脉交错，静脉占 75%，动脉占 20%，毛细血管为 5%。$rScO_2$实是局部混合氧饱和度，其原理为近红外光对人体组织有良好的穿透性，能经颅外组织进入大脑数厘米，借血红蛋白吸收红外光的特征，使红外光在颅内衰减，经测定入射光和反射光强度，进行换算得出结果。$rScO_2$ 正常值为（68 ± 3.4）%，<55% 为脑组织缺氧的界限，临床上动态观察其变化更有意义，测定时将探头粘附于患者额头皮肤即可读数，能快速诊断脑缺氧和脑缺血。

（二）神经－肌肉阻滞监测

在应用肌肉松弛药时，根据对电刺激神经的肌肉收缩反应，可了解神经－肌肉阻滞的性质和程度，手术中可确定是否需补充肌松药，手术结束后指导肌松拮抗药的使用适应证、时机和剂量。

（三）尿量监测

留置导尿管测定每小时尿量，可了解肾脏灌注情况，并间接反映器官灌注情况；若肾功能无异常，监测尿量是反映血容量、心排血量和组织血流灌注的简单可靠指标。常用于心血管手术、颅脑手术、休克患者、其他危重患者和长时间手术的患者。每小时尿量最好保持在 1ml/kg 以上，不应少于 0.5ml/kg。

（四）体温监测

及时发现麻醉期间体温过高或过低，分析原因，采取预防和治疗措施，指导低温麻醉和体外循环实施，控制降温和升温过程。恶性高热是一种可遇的危险，体温监测一定要常备。

（李跃兵）

第五节 麻醉并发症与处理

近年来，由于麻醉医学的发展和麻醉人员的素质提高使患者接受手术和麻醉安全性有了更大提高。但是临床上仍然不能完全避免或摆脱麻醉意外和严重并发症的发生，甚至引起患者的死亡。其发生原因大致可归纳为两类：其一，由于疾病本身的原因或病情突然发生变化，以及手术麻醉应激和药物作用所导致的后果，如对麻醉药的敏感，恶性高热和心脑血管的意外等；另一类是由于麻醉实施中一些失误，如操作不当，用药不当或过量，病情判断失误等，这一类的失误，绝大多数是可以预防或避免的。

一、全身麻醉并发症

（一）呼吸系统

1. 插管时常见并发症 ①牙齿脱落：术前牙齿已有松动或有突出畸形，可因喉镜片触碰引起脱落；②软组织损伤：气管插管困难，唇、舌、咽后壁皆可擦伤出血，黏膜水肿等；③其他反应：可出现血压急剧升高、心率加快或心动过缓等循环反应。

预防措施包括：①操作尽量减少不必要的损伤；②置入喉镜前，先做高流量过度通气，以提高血氧浓度；③置入喉镜前，应有一定深度、充分完善的麻醉；④限制暴露声门的时间不超过15s。

2. 反流、误吸和吸入性肺炎 麻醉下发生呕吐或反流有可能导致严重的后果，可造成急性呼吸道梗阻和肺部其他严重的并发症，是目前全麻患者死亡的重要原因之一。误吸的临床表现包括急性呼吸道梗阻、吸入性肺不张、吸入性肺炎等。误吸的处理关键在于及时发现和采取有效的措施，以免发生气道梗阻性窒息并减轻急性肺损伤。

具体措施包括重建通气道、支气管冲洗、纠正低氧血症、激素、气管镜检查、抗生素及其他支持疗法。为了减少反流和误吸的可能性，术前要禁水食。

3. 支气管痉挛 在麻醉过程和手术后均可发生急性支气管痉挛，表现为支气管平滑肌痉挛性收缩，气道变窄，气道阻力骤然增加，呼气性呼吸困难，引起严重缺氧和CO_2蓄积。患者因不能进行有效通气，不仅发生血流动力学的变化，甚至发生心律失常和心搏骤停。

发生支气管痉挛的原因有气道高反应性、与麻醉手术有关的神经反射、气管插管等局部刺激、应用了具有兴奋性迷走神经、增加气道分泌物促使组胺释放的麻醉药、肌松药或其他药物等。其中，气管插管等局部刺激是麻醉诱导期间发生气道痉挛最常见的原因。支气管痉挛的处理包括：明确诱因、消除刺激因素；如因麻醉过浅所致，则应加深麻醉；面罩吸氧，必要时施行辅助或控制呼吸；应用激素、局麻药表面麻醉、氨茶碱等。

4. 低氧血症和通气不足 呼吸系统的并发症，是全身麻醉后延缓术后康复、威胁患者生命安危的主要原因之一。全麻后气道阻塞是最常见的原因，是因神志未完全恢复，舌后坠而发生咽部的阻塞；喉阻塞则可因喉痉挛或气道直接损伤所致。对舌后坠采用最有效的手法，是患者头后仰的同时，前提下颌骨，并根据患者的体位进行适当的调整，使气道畅通。如未能解除阻塞，则应置入鼻咽或口咽通气道。必要时重行喉罩通气或气管内插管。

5. 急性肺不张 急性肺不张是指患者骤然出现肺段、肺叶或一侧肺的萎陷，从而丧失通气的功能。急性肺不张是手术后严重的并发症之一，尤其多见于全身麻醉之后。

防治措施包括：①术前禁烟2～3周；②急性呼吸道感染者应延期手术1～2周；③慢支阻肺、慢支肺患者应增强排痰能力，增加肺容量训练；④麻醉期间气道通畅，定期吹张肺；⑤拔管前反复吸引分泌物，避免纯氧吸入；⑥回病房定期变换体位，多咳嗽，早离床活动，避免或少用麻醉性镇痛药；⑦选用有效抗生素，加用雾化吸入、祛氮剂、激素和支气管扩张药，以有利于改善通气功能。

6. 张力性气胸 是指因施行过大压力辅助或控制呼吸而引起肺泡破裂，或手术操作如神经阻滞（锁骨上、肋间、椎旁、硬膜外）时，伤及胸膜、肺组织而引起的患者呼吸急促和困难、发绀、心动过速等症状。体检可发现呼吸幅度减小，呼吸音消失和降低，还可见到皮下气肿和纵隔气肿。

发生后可于锁骨中线第2或第3肋间穿刺抽气，或胸腔内置管行闭式胸腔负压吸引。

（二）循环系统

1. 低血压 麻醉药和血管扩张药的作用、患者血容量不足、手术刺激、神经反射、心力衰竭及急性心肌梗死、严重缺氧或过度通气、过敏反应以及水、电解质及酸碱平衡失调均可导致患者发生低血压。

防治措施：①术前积极纠正贫血、脱水，维持电解质和酸碱平衡。②避免全麻药过量，对年老体弱者更应适当减量并缓慢静脉注射。③术中及时输血补液。④升压药的应用：收缩压低于80mmHg（或高血压患者低于原水平的30%）者，常用麻黄碱、阿拉明和苯肾上腺素。如因迷走神经反射引起心动过缓者可同时用阿托品和麻黄碱。收缩压低于50～60mmHg时，应迅速积极处理。⑤心功能差者，术前应改善心功能；术中如发生心力衰竭，则按心衰处理。⑥避免过度通气。⑦停止手术刺激。

2. 高血压 全身麻醉恢复期，随着麻醉药作用的消退、疼痛不适，以及吸痰、拔除气管内导管的刺激等原因极易引起高血压的发生。尤其先前有高血压病史者，且多始于手术结束后30分钟内。如果在术前突然停用抗高血压药物，则发生高血压情况更呈严重。发生高血压的原因包括疼痛、低氧血症与高碳酸血症、术中补充液体超荷和升压药应用不当、吸痰的刺激和其他如术后寒战，尿潴留膀胱高度膨胀等。

防治措施：①保持呼吸道通畅，维持足够的通气量，避免缺氧和二氧化碳蓄积。②保持足够的麻醉深度。在强刺激前，补充麻醉镇痛药物或辅助药物。③气管插管时，缩短喉镜显露声门和气管插管的时间，动作须轻巧。④使焦虑患者镇静，排空膀胱。⑤如血压持续不降，应使用药物处理。

3. 心律失常 麻醉中药物的作用和神经反射性刺激、手术刺激或者缺氧和二氧化碳蓄积均可诱发患者心律失常；患者心脏本身疾病、低温、电解质紊乱、低钾、低钠等也可引起心律失常甚至心脏停搏。

防治措施：①术中用心电图监护，以便及时发现和处理；②纠正心律失常的诱发因素，特别要注意麻醉深度、二氧化碳蓄积、手术刺激、电解质紊乱和体温过低、术后疼痛、缺氧、血流动力学不稳定等因素，以便及时停止手术刺激，并分别纠正；③应用抗心律失常药。

4. 急性心肌梗死 是指发生在围手术期的冠脉供血急剧减少或中断，相应的心肌严重而持久缺血导致心肌坏死。高龄、患有动脉硬化或高血压及冠心病是高危因素，另外术中长时间低血压，或较基础血压降低30%，且持续10分钟以上者以及麻醉药物对心肌收缩力的抑制或供氧不足、缺氧，这些因素都会使心肌供氧进一步恶化。

5. 脑血管意外 患者先前多存在有脑血管疾病，在麻醉手术过程中，发生了脑卒中。而在全身麻醉期间因为患者处于睡眠状态，对患者意识和肌力的监测受到影响，可能不能及时发现脑卒中的发生。高龄（超过65岁）、高血压、糖尿病、外展血管病变、心脏疾病（冠心病和房颤等）等都是围手术期发生脑血管意外的高危因素。

（三）其他

1. 苏醒延迟 全身麻醉停止给药后，患者一般在60～90分钟可获得清醒，对指令动作、定向能力和术前的记忆得以恢复。若超过此时限神志仍不十分清晰，可认为全麻后苏醒延迟。引起全麻后苏醒延迟的常见原因有药物作用时间的延长、高龄、患者全身代谢性疾病、中枢神经系统的损伤等。

2. 术后躁动 全麻恢复期，大多数患者呈嗜睡、安静或有轻度定向障碍和脑功能逐渐恢复趋于正常，但仍有部分患者出现较大的情感波动，表现为不能控制的哭泣和烦躁（躁动）不安。躁动的出现除了与术前、术中用药有关外，术后疼痛等可能是引起躁动的重要因素。

3. 术后恶心与呕吐（postoperative nausea and vomiting，PONV） 是全麻后很常见的问题，造成患者的不适而影响休息。对有明显发生PONV倾向的患者才考虑使用药物，一般不需预防性用药。

4. 恶性高热（malignant hyperthermia，MH） 是由吸入强效的挥发性麻醉药和琥珀胆碱诱发的骨骼肌异常高代谢状态，呼出CO_2和体温骤然增高、心动过速，并出现肌红蛋白尿等。MH的临床表现可分为暴发型、咬肌痉挛型和流产型。暴发型最严重，表现为突然发生的高碳酸血症和高钾血症、快速心律失常、严重缺氧和酸中毒、体温急剧升高，可达45～46℃。多数患者在数小时内死于顽固性心律失常和循环衰竭。丹曲洛林是预防和逆转MH症状的主要药物。

5. 少尿 每小时尿量少于0.5mg/kg为少尿。常见的原因为低血容量、低血压、低心输出量。肾后性原因有导尿管梗阻或断离，膀胱破裂或肾静脉受压。发生少尿不应盲目应用利尿药，以免加重低血容量和影响进一步诊断。术后少尿在适当补充容量及血压恢复后，即可得到纠正。必要时可静注呋塞米、多巴胺或甘露醇。

二、区域麻醉并发症

（一）局部浸润

1. 中毒反应（又称毒性反应） 其发生原因常为局麻药绝对过量与相对过量。前者指一次注射量超过最大剂量值，后者系药物吸收、分解变化而致的总注射量虽未超过安全值，但血液中局部麻醉药浓度已达到引起毒性反应水平。当患者发生此反应时主要表现为中枢神经系统由兴奋到抑制，最后导致循环系统衰竭的一系列由轻变重的临床表现。

治疗措施是：①停止用药；②给氧；③兴奋、痉挛患者应镇静，如仍不能控制痉挛，则应静脉注射肌松剂行气管插管控制呼吸，避免缺氧；④循环支持，必要时给予肾上腺皮质激素。

2. 高敏反应 接受少量局部麻醉药即出现毒性反应者，称高敏反应。高敏反应的特点是剂量与症状极不相称，除一般毒性反应症状和体征外，也可突然发生晕厥、呼吸抑制甚至循环虚脱。其治疗与中毒反应处理相同。

（二）神经阻滞

1. 高位硬膜外阻滞 严密观察，给予吸氧，必要时辅助呼吸，并注意维持循环系统的稳定。

2. 全脊麻 严重并发症，预后凶险，按常规抢救处理。

3. 膈神经麻痹 阻滞时累及膈神经，出现胸闷、呼吸困难，吸氧后即缓解。

4. 局部麻醉药中毒反应 由刺入血管或颈部血运丰富，吸收过快所致。

5. 喉返神经阻滞 可有声音嘶哑或失音，亦可有轻度呼吸困难，短时间内可自行恢复。

6. 霍纳（Horner）综合征 表现为患侧眼睑下垂，瞳孔缩小，眼球下陷，眼结膜充血，鼻塞，面微红，不出汗等症状。系星状神经节阻滞所致，一般不需处理，可自行恢复。

7. 气胸 阻滞后患者出现憋气感时，须考虑有气胸可能，X 线检查可确诊。气胸 $<30\%$，可卧床休息，对症处理，密切观察，待其自然恢复；气胸 $>30\%$，应使用闭式引流术或抽气。

（三）椎管内麻醉

1. 低血压和心动过缓 一般由于交感神经阻滞，血管扩张，血容量相对不足。牵拉内脏引起迷走神经反射，致心率减慢、血压下降。发生后应予吸氧，加速补液并药物升压；内脏牵拉反应合并心率减慢者，可给阿托品、镇静药等。

2. 呼吸抑制 硬膜外腔阻滞对呼吸的影响与运动阻滞平面和程度相关。麻醉平面超过第 4 胸椎，可致肋间肌麻痹；超过第 4 颈椎，可引起膈肌麻痹；全脊麻时，肋间肌和膈肌同时麻痹，呼吸停止。麻醉中应严密监测阻滞平面，早期诊断和及时治疗呼吸功能不全，发生呼吸困难，但阻滞平面在颈段以下，膈肌功能尚未受累，可给予吸氧；若患者出现呼吸困难伴有低氧血症、高碳酸血症，应采取面罩辅助通气，必要时建立人工气道，机械通气。

3. 恶心呕吐 低血压，内脏牵拉，脑缺氧，呕吐中枢兴奋，交感神经阻滞、副交感神经兴奋，肠蠕动亢进等均可导致恶心呕吐。一般不需特殊处理，对症支持，但需防止误吸。

4. 腰麻后头痛 术后 1～3 日内发生，以前额、颞、枕部为甚，抬头、坐、直立位时痛加剧。要绝对卧床休息，补液，饮水，必要时给镇静、镇痛剂，硬膜外腔注射生理盐水。

5. 尿潴留 多数系手术刺激所致，应在其他因素排除后，方可确认与蛛网膜下腔阻滞有关。治疗可行按摩、针刺，必要时导尿。

6. 全脊麻 硬脊膜外腔阻滞麻醉时麻醉药误入蛛网膜下腔，发生呼吸抑制，血压骤降，甚至呼吸心跳停止。麻醉前应备好急救用具和急救药品。严格执行操作常规，试验量一次不超过 3～5ml，注射试验量后应测定阻滞平面。一旦发生立即心肺脑复苏，呼吸循环支持。

7. 硬膜外腔血肿 多由穿刺损伤或置管引起，有潜在凝血功能障碍者更易发生。表现为穿刺相应部位发热、疼痛及药效时限过后仍然出现的区域性感觉、运动障碍，重者出现截瘫。预后取决于早期确诊及手术减压情况。必须加强随访，争取在肌力未降至零级前将血肿取出。

8. 神经损伤 穿刺或置管都可引起神经损伤，患者即刻出现放射性疼痛；术后有相应神经分布区域麻木、运动障碍或痛觉异常症状，需经数周或数月方能恢复。治疗以药物、针灸、理疗等综合疗法为宜。穿刺时注意预防，可减少其发生概率。

三、术后镇痛并发症

1. 呼吸抑制 临床表现为患者的意识改变、嗜睡、呼吸深度减弱而频率变化不明显。镇痛期间应尽可能用血氧饱和度监测。一旦发现呼吸抑制，最有效的处理办法是给予呼吸支持或静脉注射小剂量纳洛酮，以迅速恢复自主呼吸。

2. 瘙痒 多见于妇产科患者，其产生机制可能与组织胺释放有关，抗组织胺药多能减轻瘙痒症状。纳洛酮也有疗效。

3. 尿潴留 多见于男性患者，可用纳洛酮拮抗，必要时进行导尿。

4. 恶心呕吐 由于阿片类药物随脑脊液扩散至呕吐中枢化学感受器，使用抗吐药可改善症状。

（李跃兵）

第六节　体外循环

一、体外循环的概况

体外循环（extracorporeal circulation）是利用一系列特殊人工装置将回心静脉血引流到体外，经人工方法进行气体交换，调节温度和过滤后，输回体内动脉系统的生命支持技术。体外循环过程中，由于人工装置取代了人体功能，因此也称心肺转流（cardiopulmonary bypass，CPB），体外循环机也称为人工心肺机。进行体外循环的目的是在实施心脏直视手术时，维持全身组织器官的血液供应，提供少血或无血术野。

随着临床医学的飞速发展，体外循环技术应用范围不断扩展，不仅在心脏外科手术应用，而且在肝、肾、肺等大血管手术中获得广泛应用，除此之外在肿瘤治疗、心肺功能衰竭的患者的生命支持方面（如 ECMO 等）也取得令人瞩目的成绩，成为临床医学的一门重要技术。

二、体外循环基本设备构成

体外循环装置（人工心肺机）由人工心（血泵）、人工肺（氧合器）、变温器、管道、过滤器、操纵台及电子仪器等部分组成。

1. 人工肺 是血液经过机器停留时间较长，对血液产生影响较大的部分。人工肺通过血液与气体直接接触（鼓泡式、转碟式、滚筒式及垂屏式），或通过半渗透性膜进行气体交换，使转流后的血氧饱和度达到90%以上。人工肺有鼓泡型、血膜型及膜式肺型三种类型。

（1）鼓泡型氧合器 优点是构造简单，成本低，氧合性能好，消毒可靠，操作方便。缺点是氧与血非生理性接触，转流时间不能过久。

（2）血膜型氧合器 优点是不需形成泡沫，血液破坏较少。缺点是每项工作后需人工清洗，清除碟筒表面附着的蛋白物质，并需定期对碟片与滚筒进行硅化，以增加表面的光洁程度。

（3）膜式肺型氧合器 为避免血气直接接触，以半透膜将运行的血液与氧分开，通过膜进行气体交换，近似生理状态。膜式肺型的优点是对血液有形成分、纤维蛋白原等破坏少，转流时间不长。目前亦应用于呼吸窘迫综合征，婴幼儿转流可达一周，缺点是排出二氧化碳稍差。

2. 人工心 目前滚压式泵应用最为广泛，系中心柱连接顺时钟转动的横轴，轴外为半圆形凹槽，凹槽内置入泵管。横轴长短可以调节，使之能恰好压紧泵管。当横轴顺时钟转动时，挤压泵管，使管内血液单向向前流动。增减横轴转速，可以提高或降低流量。滚压泵优点为构造简单，效能可靠，无管内瓣膜，血液破坏较少，转流量范围大。一般人工心肺装有4个同样的滚压泵，分别用于排血入主动脉，回收左心血，回收手术野及心包腔内的血液，有时也可用于冠状动脉灌注。近年来，为满足临床需要，离心泵也大量应用于临床。

3. 变温器 变温器的作用是保证体外转流过程中血液的降温、复温。有效的变温器可以使成人体温以每分钟0.7～1.5℃的速度由37℃降至30℃；升温较降温慢，一般为每分钟0.2～0.5℃。升温时水温不能超过40℃，过高会使血浆蛋白变性。水温与血温的差别不能>14℃，温差过大会促使溶解的气体释放，形成微小气泡。

4. 过滤器 微栓过滤器的作用是将血流中来自血小板凝聚块、纤维素凝集块、游离的硅油、管壁脱屑、微小气泡等微小血栓过滤。

5. 血液浓缩器 又称血液超滤器，是仿肾小球滤过原理，有效地去除体外循环后体内多余的水分，浓缩血液细胞，恢复体液平衡。包括常规超滤、平衡超滤、改良超滤三种方法。

三、外循环的实施方法

1. 转流前准备工作及管路的连接 应充分了解患者诊断以及心功能状态，了解手术方式和对体外循环关注的特殊要求。术前仔细检查体外循环设备，如电源、人工心肺机、变温水箱等，确保其处于良好的工作状态，并且所有与手术野及患者血液接触的物品必须经过彻底灭菌处理，并在严格无菌条件下将管路、氧合器等进行安装连接。

2. 体外循环的建立 胸骨正中切口是标准的体外循环心脏直视手术切口，其显露好，适合任何部位的心脏手术。切口起自胸骨切迹稍下，达剑突下约5cm。套绕上下腔静脉阻断带以及升主动脉牵引带后全身肝素化，肝素用量以3mg/kg计算。升主动脉插管与人工心肺机供血管相连，经上下腔静脉分别插静脉引流管与人工心肺机静脉回收管相连。激活全血凝固时间（ACT）480～600秒开始体外循环。间隔30分钟复查ACT。

3. 体外循环的基本方法预充和血液稀释 体外循环装置预充的目的：①排出管道内气体，避免空气栓塞；②进行适当的血液稀释；③调节体内酸碱与水电解质的失衡。预充液包括基础液、电解质、碱性液、胶体液、甘露醇和血液保护剂。血液稀释：体外循环采用血液稀释是为了降低血液黏稠度和血管阻力，改善微循环，减少血细胞破坏，减轻血液有形成分在毛细血管内的淤积。体外循环手术中多采用中度稀释，使患者体外循环后血细胞比容为20%～25%。

4. 体外循环中流量控制 体外循环流量的高低直接影响各器官，尤其是脑、肝、肾等重要器官的组织灌注和术后恢复。

目前常规采用常温下成人流量维持2.2～2.8L/(m^2·min)或者50～75ml/（kg·mim）；婴幼儿维持2.6～3.2L/(m^2·min）或100～150ml/(kg·min)。中浅低温下成人1.6～2.4L/（m^2·min)；婴幼儿2.0～2.6L/(m^2·min)。

5. 超滤 超滤技术是一种安全有效地浓缩血液、排除体内过多水分及代谢产物的方法。在CPB中或停CPB后应用超滤技术可使术中体内液体出入量达到较满意的平衡，减轻心脏负荷，提高血浆胶体渗透压，加速组织间水分的吸收，去除炎性介质，减轻全身炎症反应，对术后早期阶段，防止临床或亚临床肺水肿、脑损伤及心功能不全等有积极作用。

四、体外循环中的心肌保护

心肌保护（myocardial protection）是在研究心肌缺血性损伤的基础上形成的。心肌损伤是体外循环心内直视手术引起的主要并发症之一。手术操作、全身炎性反应和心肌缺血－再灌注损伤是造成心肌损伤的主要因素。轻柔而迅速的手术操作能减轻机械因素对心肌的损伤，缩短心肌缺血时间，从而减轻缺血－再灌注对心肌的损伤。良好的心肌保护效果是患者术后恢复的关键因素。近年来，通过调节心脏保护液的温度、成分、灌注方法而增加心肌氧供、降低氧耗、抑制炎性反应、清除氧自由基，并使用药物启动心肌细胞内源性保护机制，从而减轻心肌缺血－再灌注损伤，改善心肌保护效果。

1. 心肌损伤机制 目前认为心肌缺血再灌注损伤（ischemic reperfusion injury，IRI）是体外循环心内直视手术心肌损伤的关键因素。IRI 的机制是多种因素参与的复杂的病理生理过程。其原因有如下。

（1）细胞内 Ca^{2+} 超载 细胞内 Ca^{2+} 超载导致细胞损伤的机制为：①Ca^{2+} 激活膜磷脂酶 A_2，使膜磷脂分解，细胞质膜及细胞器膜均受损。②膜磷脂分解时产生的溶血磷脂抑制线粒体内 ATP 合成，而 Ca^{2+} 又激活 ATP 酶，促进 ATP 分解，导致能量急剧减少。③细胞内 Ca^{2+} 增高使肌纤维挛缩。

（2）氧自由基的大量产生 心肌缺血时，能量消耗，ATP 降解为 AMP 和腺苷，导致组织中次黄嘌呤堆积，在黄嘌呤氧化酶作用下生成黄嘌呤，从而为超氧化物阴离子自由基的生成创造了条件。当再灌注恢复氧供时，氧分子进入缺血组织，导致氧自由基的大量生成。与细胞质膜上的多链不饱和脂肪酸反应，发生脂质过氧化，可致细胞受损或死亡。

2. 心脏停搏液 心脏停搏液是术中心肌保护的关键因素，目前通用的是化学停搏液方法进行体外循环中的心肌保护。其通过高钾使心脏迅速停跳，减少心脏在停跳前因电机械活动所造成的能量损耗。化学停搏液中的能量物质以及其他药物在心脏停搏期间，为心肌提供代谢底物，维持心肌细胞的结构完整及细胞膜离子泵功能正常，保持正常的钠、钾、钙等离子跨细胞膜离子梯度。目前心脏停搏液大致分为三类：冷晶体停搏液；稀释血停搏液；富含能量底物的晶体或血液停搏液。

3. 心脏停搏液的灌注途径 经升主动脉根部灌注（顺灌）；经冠状静脉窦或右心房灌注（逆灌）；顺逆灌注结合的方法；经搭桥血管灌注。顺灌的最大缺点是心脏停搏液分布不均匀，因此减弱其在冠状动脉旁路术中对危险心肌的保护作用；拟灌不依赖冠状动脉的通畅情况，在保护左室危险心肌方面优于顺灌。无缺血或无缺血再灌注的心脏、心内直视手术的心肌保护无疑是最佳的心肌保护措施，由此发展起来的不停搏冠脉旁路移植手术以及体外循环下顺行或逆行灌注下的多种心内直视手术已广泛应用。

目标检测

答案解析

一、简答题

1. 简述麻醉与麻醉学的概念。

2. 患者术前病情的总体评估通常采用 ASA 的分级标准，其具体内容是什么？

3. 麻醉前用药的目的是什么？

4. 开放气道的方法及常用的气道管理工具有哪些？

5. 如何判断硬膜外阻滞和蛛网膜下腔阻滞穿刺成功？

二、思考题

6. 患者，女，87 岁，44kg。高血压Ⅲ级，心功能Ⅱ级。拟全身麻醉下行左人工髋关节置换。麻醉需行哪些常规监测？还需注意哪些监测？

7. 患者，男，36 岁。硬膜外麻醉下行阑尾切除术。硬膜外腔注入局麻药 5ml，患者立即出现意识丧失、四肢抽搐。考虑发生何种麻醉并发症？如何处理？

（于风旭）

书网融合……

本章小结

题库

第八章　重症监测治疗与复苏

PPT

学习目标

1. **掌握**　重症监测的内容方法、参数和临床意义；心搏骤停的原因和临床表现；电除颤的使用；液体复苏的指征和目标。

2. **熟悉**　重症监测的目的和原则；心肺复苏中基础生命支持阶段（BLS）中 C－A－B 的三个步骤及有效标志；心肺复苏高级支持治疗（ALS）的药物治疗；液体复苏的常用评价指标。

3. **了解**　重症监测新进展；心肺复苏中后续支持治疗（PLS）的主要措施；液体复苏种类的选择和快速补液试验

第一节　重症监测治疗

案例引导

案例　患者，男，67 岁。因胃癌行手术治疗，手术顺利。术后第 6 天患者出现嗜睡，呼吸困难，心电监护示：脉搏 134 次/分，血压 98/60mmHg，呼吸 36 次/分，SpO_2 85%。

讨论　床旁紧急插管后转入 ICU，需要做哪些监测？

一、概述

感染、应激等多种病因都可引起患者发生器官功能损伤、代谢障碍、内环境紊乱等。在此阶段，患者的病理生理变化非常迅速，需要对患者的生理功能进行系统、实时和动态的监测，并进行及时或有预见性的治疗。重症监测治疗室（intensive care unit，ICU）是集中各有关专业的知识和技术，先进的监测和治疗设备，对危重患者进行严密监测和及时治疗的专门单位。ICU 反映了一个医院的综合救治能力和整体医疗实力，是现代化医院的重要标志。

二、重症监测的目的和原则

通过重症监测，重症医学医师能够对危重患者的疾病严重程度和器官功能进行全面和系统评估，并为患者提供规范的、高质量的生命支持，改善生存质量。

（一）重症监测的目的

主要包括：①评估疾病严重程度；②连续评价器官功能状态；③指导疾病诊断和鉴别诊断；④早期发现高危因素；⑤评价加强治疗的疗效；⑥实现滴定式和目标性的治疗。

（二）重症监测的原则

①充分了解监测技术的适应证和禁忌证；②系统与重点监测相结合；③根据疾病发展规律调整监测方案；④合理应用无创和有创监测技术；⑤早期监测与筛查。

三、重症监测的内容

（一）循环系统

1. 循环功能监测　循环系统由心脏和血管构成。根据循环途径的不同，可分为大循环和微循环。大循环又称体循环，是指心脏射出的血液经过主动脉及各级分支流向全身的毛细血管，再经各级静脉回流至右心房。微循环是指微动脉和微静脉之间的血液循环，其主要功能是在血液和组织之间进行物质交换。大循环和微循环监测常常需要相互补充，取长补短。仅以大循环或微循环目标为引导，可导致治疗偏差。现将常用的监测指标概括如下（表 8－1）。

（1）大循环监测　大循环是微循环复苏的基石，临床上很多抗休克治疗措施，包括液体复苏、血管活性药物、正性肌力药物等都是首先通过作用于大循环而影响微循环。常用的监测手段包括有创动脉压监测、中心静脉压监测（central venous pressure，CVP）、Swan－Ganz 导管、脉搏指示剂连续心输出量（pulse indicator continous cadiac output，PICCO）监测、床旁超声、重复吸入二氧化碳法测定心输出量等。

（2）微循环监测　休克复苏的终点是改善细胞氧代谢，纠正组织细胞缺氧。随着对休克认识的不断深入和医疗技术的发展，休克复苏已进入到微循环层面。常用的监测手段包括血乳酸值（lactate）、中心静脉－动脉二氧化碳分压差（central venous－to－arterial blood carbon dioxide partial pressure difference，P［cv－a］CO_2）、混合静脉血氧饱和度（mixed venous saturation，SvO_2）、中心静脉血氧饱和度（central venous oxygen saturation，$ScvO_2$）、毛细血管再充盈时间（capillary refill time，CRT）、花斑评分、外周灌注指数（peripheral perfusion index，PPI）、组织血氧饱和度（tissue oxygen saturation，StO_2）、胃黏膜pH（PHi）、皮肤氧分压和二氧化碳分压、舌下微循环监测、中心－外周温度梯度等。

表8－1 血流动力学参数及计算方法

参数	计算方法	正常值
收缩压（SBP）		90～140（mmHg）
舒张压（DBP）		60～90（mmHg）
平均动脉压（MAP）		65～105（mmHg）
中心静脉压（CVP）		5～10（mmHg）
肺动脉楔压（PAWP）		8～15（mmHg）
心排出量（CO）		5～6（L/min）
心脏指数（CI）	CO/BSA（体表面积）	2.8～4.2［L/（min·m^2）］
每搏输出量（SV）	CO/HR	60～90（ml/beat）
每搏指数（SVI）	SV/BSA	45～60［ml/（beat·m^2）］
左室每搏功指数（LVSWI）	SVI·（MAP－PAWP）×1.36/100	45～60（g·m/m^2）
右室每搏功指数（RVSWI）	SVI·（PAP－CVP）×1.36/100	5～10（g·m/m^2）
体循环阻力（SVR）	（MAP－CVP）×80/CO	900～1500（dyn·s/cm^5）
体循环阻力指数（SVRI）	（MAP－CVP）×80/CI	1760～2600（dyn·s·m^2/cm^5）
肺血管阻力（PVR）	（PAP－PAWP）×80/CO	20～130（dyn·s/cm^5）
肺血管阻力指数（PVRI）	（PAP－PAWP）×80/CI	45～225（dyn·s·m^2/cm^5）
毛细血管再充盈时间（CRT）		<2（S）
外周灌注指数（PPI）		>1.4
中心静脉－动脉二氧化碳分压差（P［cv－a］CO_2）		<6（mmHg）
混合静脉血氧饱和度（SvO_2）		65%～75%
中心静脉血氧饱和度（$ScvO_2$）		70%～75%
动脉血乳酸（lac）		<2（mmol/L）

2. 循环支持 当CVP<5mmHg或PAWP<6mmHg时常提示心脏前负荷降低或有效循环血量不足。当CVP>15mmHg或PAWP>15mmHg则提示容量过多或心功能不全。当SVRI低于1760dyn·s·m^2/cm^5时表示心脏后负荷降低，应首先补充血容量并可辅以适量血管收缩药治疗。当SVRI高于2600dyn·s·m^2/cm^5时，表示心脏后负荷升高，应用血管扩张药可使SV和CO增加，并降低心肌氧耗量。当心肌收缩力降低时，表现为CI和LVSWI降低，可用正性肌力药物治疗，必要时应用主动脉内球囊反搏辅助。当心肌收缩力增强，心率增快，血压升高，心肌氧耗量增加时，适当应用α肾上腺能受体阻滞剂或钙通道阻断剂，可降低心肌的氧耗量，起到心肌保护作用。当SvO_2<65%或$ScvO_2$<70%则常提示机体氧供不足，通过增加CO、输血、改善氧合来增加机体氧供；P［cv－a］CO_2>6mmHg常提示CO下降或组织缺氧；血lac是葡萄糖的代谢产物，机体缺氧会致使糖酵解增加引起lac水平升高；临床上将lac≥4mmol/L定义为高乳酸血症。

（二）呼吸系统

1. 呼吸功能监测 呼吸功能异常在外科患者中并非少见，是最常见的并发症之一。常见的危险因素包括高龄、基础疾病（尤其是肺部疾病）、麻醉和机械通气、手术打击、术后持续卧床等。正确认识和监测肺功能改变，对于预防术后肺部并发症有重要意义。现将临床上常用的呼吸功能监测参数列表如下（表8－2）。

表8－2 常用呼吸功能监测参数

参数	正常值
潮气量（VT）	5～7（ml/kg）
呼吸频率（RR）	12～20（bpm）
死腔量/潮气量（VD/VT）	0.25～0.40
动脉血二氧化碳分压（$PaCO_2$）	35～45（mmHg）
动脉血氧分压（PaO_2）	80～100（mmHg）
氧合指数（PaO_2/FiO_2）	400～500（mmHg）
动脉血氧饱和度（SaO_2）	96～100（%）
肺内分流量（Qs/Qr）	3～5（%）
肺活量（VC）	65～75（ml/kg）
最大吸气力（MIF）	75～100（cmH_2O）

2. 呼吸治疗 氧疗是通过不同的供氧装置或技术，使患者的吸入氧浓度（FiO_2）高于大气氧浓度以达到纠正低氧血症的目的。

（1）鼻导管 可分为单侧或双侧鼻导管氧疗，是临床上最常用的给氧方法。其吸氧浓度可通过FiO_2（%）=21+4×氧流速（L/min）进行简单计算。鼻导管给氧具有简便、廉价、舒适、不影响患者咳痰、进食等优点。但最大吸氧浓度一般不超过50%（即氧流量最大6L/min），而后增加吸氧流量并不能进一步提高氧浓度，且患者的耐受性也会下降。

（2）面罩　可分为普通面罩、附储袋的面罩和文图里（Venturi）面罩。普通面罩重量较轻，无单向活瓣或储气袋。一般氧流量在5～6L/min时，才能将面罩内的呼出气体（如CO_2）冲洗排出。若给氧流量太低，不仅会造成吸氧浓度下降，还会导致CO_2在面罩内蓄积，导致重复吸入。由于结构的限制，普通面罩能达到最大吸氧浓度约50～60%。因此，普通面罩适用于无CO_2潴留的低氧患者。附储袋的面罩是在普通面罩上装配了一个储氧袋（600～1000ml）。附储袋的面罩能够为患者提供>60%的高浓度氧。Venturi面罩是根据Venturi原理设计而成，能提供的氧浓度较为恒定，较少受到患者呼吸的影响，可提供24%、26%、28%、30%、35%和40%的氧。虽然Venturi面罩也能达到40%以上的吸氧浓度，但精确度会明显下降。由于持续的高流速氧气不断冲洗面罩内部，能基本排除面罩内CO_2，基本无CO_2重复吸入，适用于低氧血症伴高碳酸血症的患者。

（3）高流量吸氧（High－flow nasal cannula oxygen therapy，HFNC）　是指通过高流量鼻塞持续为患者提供一种可调控并且相对恒定的吸氧浓度（21%～100%）、温度（31～37℃）和湿度的高流量（8～80L/min）吸入氧的方式。设备主要包括空氧混合装置、湿化器、高流量鼻塞以及连接管路。HFNC最高流量可达80L/min，在一定程度上可起到冲刷鼻咽部死腔的作用，从而增加有效肺泡通气量。在口腔闭合好的时候，HFNC可产生一定的呼气末正压（positive end expiration pressure，PEEP）。有研究显示，HFNC流速每增加10L/min，鼻咽部PEEP可增加0.5～1cmH_2O。当流速达到60L/min时，PEEP可达到5～8cmH_2O。目前HFNC主要适用于轻中度Ⅰ型呼吸衰竭、轻度呼吸窘迫、轻度通气功能障碍和对传统氧疗不耐受的患者。

（4）有创机械通气（invasive mechanical ventilation，IMV）　是指应用有创的方法，建立人工气道，包括气管插管、气管切开等，并通过呼吸机进行辅助呼吸的方法。机械通气本身也可引起或加重肺损伤，称为呼吸机相关肺损伤（ventilator－induced lung injury，VILI），肺泡过度扩张或肺内压过高可导致肺组织及间质结构的破坏和肺泡膜损伤。表现为肺水肿、肺顺应性降低和氧合功能障碍，并可引起纵隔气肿、皮下气肿和气胸等。因此，正确认识机械通气对生理的影响，选择适当的通气模式、呼吸参数及辅助治疗措施，对于提高疗效和减少并发症具有重要意义。

（三）肾脏系统

1. 肾功能监测　肾功能损害最常见的表现形式为急性肾损伤（acute kidney injury，AKI）。AKI是指由多种病因所引起的，在短期内出现的肾功能急性下降从而导致的临床综合征。常见原因包括：手术打击、感染、休克、肾毒性药物使用、造影剂应用等。2012年改善全球肾脏疾病预后组织（Kidney Disease Improving Global Outcomes，KDIGO）将AKI定义为：①在48小时内血肌酐（serum creatinine，Scr）升高≥26.5μmol/L；②在7天内Scr升高超过基础值的1.5倍及以上；③尿量减少［<0.5ml/（kg·h）］且持续时间在6小时以上。KDIGO分期标准见下表（表8－3）。

表8－3　KDIGO分期标准

期别	肾小球滤过率标准	尿量标准
1期	升高≥26.5μmol/L（0.3mg/dl）或升高1.5～1.9倍	<0.5ml/（kg·h）持续6～12小时
2期	升高2.0～2.9倍	<0.5ml/（kg·h）时间≥12小时
3期	升高≥353.6μmol/L（4mg/dl）或需要启动肾脏替代治疗，或患者<18岁，估计GFR降低到<35ml/（min·1.73m^2），或升高≥3倍	<0.3ml/（kg·h）时间≥24h或无尿≥12h

虽然Scr是临床上最常用的指标，但只有当肾小球滤过率下降到正常的50%以下时Scr才会出现升高。因此，使用Scr作为肾功能的判断标准可能会延迟AKI的判断。其他用于判断肾小球滤过功能的标志物还包括尿素、胱抑素C、β_2微球蛋白、不对称二甲基精氨酸（ADMA）、对称二甲基精氨酸（SDMA）、成纤维细胞生长因子－23（FGF－23）等。评估肾小管功能的标志物包括血清视黄醇结合蛋白（RBP）、中性粒细胞明胶酶相关脂质运载蛋白（NGAL）、肾损伤分子－1（KIM－1）、N－乙酰－β－D－氨基葡萄糖苷酶（NAG）等。虽然这些新型标志物对于AKI的早期诊断、评估预后均有各自的优点，但绝大多数指标仍处于临床前研究阶段，应用于临床还有一定距离。

2. AKI的防治　在外科危重患者中，持续动态监测肾功能变化有助于及时发现AKI，以便采取防治措施。目前对AKI的防治重点在于及时寻找病因，尤其注意可逆因素并及时予以纠正。2012年KDIGO指南中对AKI的防治措施包括优化血流动力学，使用晶体而非胶体进行复苏，严格的血糖控制与营养支持，尽量避免使用肾毒性药物等。

（四）水、电解质和酸碱平衡

体液和酸碱的动态平衡是维持人体内环境稳定和正常生理功能的必要条件。正常人对体液和电解质的需求，或体内电解质含量及酸碱度的改变，具有很强的自身调节功能，故一般不易发生失衡。但在危重患者，因其自身调控能力受到限制或完全丧失，这不仅可使原发病加重或恶化，而且可引起相应器官的功能障碍，严重者可危及患者生命。

酸碱失衡还涉及到多系统的相互交叉影响，不仅可使生理功能发生障碍，而且可影响机体对药物治疗的反应。如在电解质紊乱时容易发生心律失常，在严重酸中毒时对血管活性药物很不敏感。维持人体水、电解质和酸碱平衡的主要任务是：根据生理和病理条件下对体液和电解质的需求，以及临床监测所获得的实际参数，维持体液和电解质的平衡；维持血管内外透压的稳定；维持酸碱平衡稳定，避免发生呼吸性或代谢性酸碱失衡。

（五）营养支持

临床营养是继麻醉、消毒、抗生素之后外科领域的第四个里程碑，贯穿外科治疗的始终。随着外科加速康复（enhanced recovery after surgery，ERAS）理念的发展和普及，围手术期的营养支持也日益受到关注。营养筛查是营养诊断的第一步，这是所有外科患者都应进行的项目。目前常用的营养筛查工具包括营养风险筛查 2002（nutritional risk screening 2002，NRS 2002）、危重症患者的营养风险（nutritional risk in critically ill，NUTRIC）评分等。由于 NRS 2002 拥有较强的循证医学证据，并且应用相对简单、容易，是目前应用最多的评分工具之一。营养治疗的通路包括口服、管饲（胃/肠管、造瘘管）、静脉三种。肠内营养（enteral nutrition，EN）除能提供所需的热卡外，还能够维持肠道结构的完整性。除此之外，EN 还具有价格低廉、实施相对简单、相关并发症少等优点。目前国内外指南均推荐 EN 是重症患者的首选营养支持方式。关于目标热卡，在重症患者的急性期可给予所谓“允许性”低热卡。目的在于避免营养支持的相关并发症，如高血糖、高碳酸血症、胆汁淤积与脏器功能损害等。急性期一般推荐 20～25kcal/（kg·d）。随着应激与代谢状态的稳定，能量供给可适当增加，在稳定期可给予 25～30kcal/（kg·d）。在营养支持期间还需注意相关并发症的发生，肠内营养相关并发症包括反流、误吸、腹胀、腹痛、腹泻、便秘、恶心、呕吐、倾倒综合征等；肠外营养相关并发症包括：代谢紊乱、胆汁淤积、电解质失衡、微量元素改变、维生素变化、静脉导管相关并发症，如感染、气胸、栓塞等。

第二节　心肺脑复苏

案例引导

案例　患者，男，57 岁。于 2015 年 11 月 11 日 7：00，早市买菜时，突然手捂胸口、大汗淋漓、昏倒在地、全身抽搐。旁人见患者面色青白、神志丧失、呼之不应。

讨论　如果你在现场，应该如何处理？

心肺复苏（cardiopulmonary resuscitation，CPR）是指针对呼吸、心跳突然停止的患者所采取的一种紧急的医疗救治措施。随着 CPR 技术的不断发展，越来越多的呼吸、心搏骤停患者能够恢复自主呼吸和循环，但脑功能恢复成为影响患者预后的严重障碍。在此基础上提出了心肺脑复苏（cardiopulmonary cerebral resuscitation，CPCR）的概念，旨在强调 CPR 过程中对脑保护和脑复苏的重要性。口对口人工呼吸和胸外心脏按压技术的联合应用奠定了现代心肺复苏术的基础，自此拯救了数以万计的心搏骤停患者。

二、心搏骤停的原因和表现

（一）心搏骤停生存链

心搏骤停生存链是指在抢救心搏骤停患者中的几个关键步骤。只有每个步骤紧密衔接、环环相扣，才能最大程度提高患者的存活率。2015 年美国心肺复苏指南将生存链分为院外心搏骤停（out－of－hospital cardiac arrest，OHCA）和院内心搏骤停（in－of－hospital cardiac arrest，IHCA）生存链，各包含 5 个环节。2020 年美国心肺复苏指南在 OHCA 和 IHCA 生存链中新添加了“康复”环节。

1. OHCA 生存链　①早期识别和启动应急反应系统；②高质量 CPR；③快速除颤；④高级生命支持；⑤综合的心搏骤停后治疗；⑥康复。

2. IHCA 生存链　①早期识别和预防心搏骤停；②早期识别和启动应急反应系统；③高质量 CPR；④快速除颤；⑤综合的心搏骤停后治疗；⑥康复。

（二）心搏骤停的原因

1. 心源性因素　心脏本身的病变所致。包括：①冠心病；②重度心肌炎；③心肌病；④心脏瓣膜病；⑤先天性心脏病；⑥原发性电生理紊乱：如窦房结病变、预激综合征和 Q－T 间期延长综合征等。

2. 非心源性因素　包括：①水电解质紊乱和酸碱平衡失调；②呼吸衰竭或呼吸停止；③中毒；④休克。

3. 其他因素　包括：①麻醉；②迷走刺激；③各种外科手术操作中或常规检查治疗中，患者都有心脏骤停的可能性。

（三）心搏骤停的心电图表现

1. 心室颤动　指心室肌发生快速而极不规则、不协调的连续颤动。心电图表现为 QRS 波群消失代以连续而快慢不规则、振幅不一的室颤波，频率为 200～500 次/分，是心脏骤停的最常见类型，约占 80%。多见于急性心肌梗死、急性心肌缺血、低钾血症、电击伤早期、洋地黄中毒等。若能立即给予电除颤，复苏成功率则很高（图 8－1）。

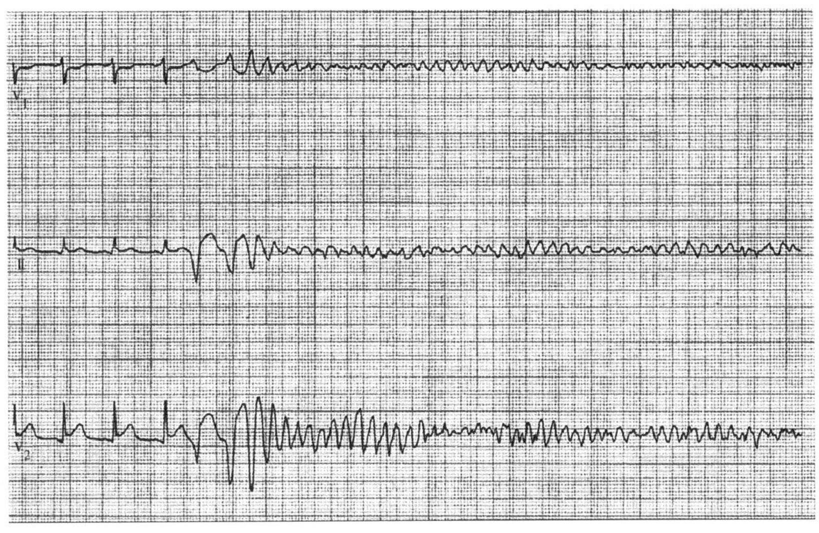

图 8-1 心室颤动心电图

2. 心室静止 又称心室停顿，是指心室肌完全丧失收缩活动，呈静止状态。心电图表现为一条直线或仅有房性P波。在心脏停搏一段时间后出现。常见于高钾血症、完全性房室传导阻滞、电击伤晚期等。

3. 心电-机械分离 指心脏保留心电的节律性，但失去有效的机械功能。心电图表现为缓慢（20~50次/分以下）、矮小、宽大畸形的QRS波群，但无心搏出量，听诊无心音，扪及不到周围动脉的搏动，为严重心肌损伤的后果。常见于急性心肌梗死、急性心肌缺血、心包填塞、大面积肺梗塞。此型复苏较困难。

四、心搏骤停的临床表现

1. 意识突然丧失，呼之不应，可伴有短阵的全身性抽搐，面色苍白或发绀。

2. 心音消失，大动脉搏动（颈动脉或股动脉）触及不到。

3. 呼吸断续，呈叹息样，随即停止。

4. 瞳孔逐步散大至边缘并固定。

3. 心肺脑复苏（CPCR）

完整的CPCR内容包括三个部分，即基础生命支持阶段（basic life support，BLS）、高级生命支持阶段（advanced life support，ALS）和后续生命支持阶段（prolonged life support，PLS）。

（一）基础生命支持（BLS）

BLS是现场施救的基本手段，主要是实施胸式心肺复苏术，CPR是其核心内容。基本环节包括早期识别和启动应急反应系统、高质量CPR和快速除颤。在2010年《心肺复苏指南》中将CPR顺序改为胸外按压-开放气道-急救呼吸，即由A（airway）-B（breathing）-C（circulation）改为C-A-B。主要目的在于强调胸外按压的重要性，缩短心脏停跳至首次胸外按压的时间。同时在CPR过程中建议使用视听反馈装置达到实时优化CPR效果的目的。

1. 早期识别和启动应急反应系统

（1）早期识别 患者无反应、无呼吸或呼吸异常，非专业人员即可假定为心搏骤停；医务人员可进行不超过10秒的脉搏检查，若不能感知到脉搏，则应假定为心搏骤停，需立即启动应急反应系统。

（2）启动应急反应系统 同时施救者应启动急救医疗服务体系（emergency medical sevicesystem，EMSS），快速获取自动体外除颤仪（automated external defibrillator，AED）除颤，并对患者实施CPR。或施救者持续实施CPR，直到AED或有参加训练的施救者到达。

2. 胸外按压 确保患者仰卧于平地上或置平板于其肩背下，施救者可采用跪式或直立式等不同体位，将一只手的掌根放在患者胸部的两乳头之间胸骨的下半部上，另一只手的掌根置于第一只手上，十指相扣，手指不接触胸壁。按压时双肘须伸直，垂直向下以髋关节为轴，用上半身的力量向下按压胸廓，按压和放松的时间比例为1：1。成人按压频率为100~120次/分，按压深度至少5cm以上，但避免过度按压（>6cm），并保证胸廓充分回弹。胸外按压过程中尽量减少中断，每2分钟轮换一次按压员，如感觉疲劳可提前轮换（图8-2）。

3. 开放气道 在开放气道前用手指挖出患者口中异物或呕吐物，有假牙者应取出假牙。开放气道有两种方法，即仰头举颏法和推举下颌法。仰头举颏法：将一只手置于患者的前额，然后用手掌推动，使其头部后仰；将另一只手的手指置于颏骨的下方，推起下颌，使颏骨上抬（图8-3）。后者仅在怀疑头部或颈部损伤时使用，此法可以

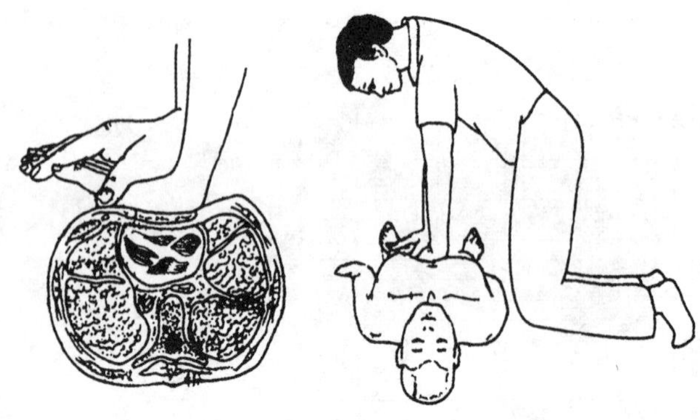

图8-2　胸外心脏按压技术

减少颈部和脊椎的移动。推举下颌法：双手大鱼际放置于患者面颊部，保持头部固定。双手指放在下颌角，向上推举下颌（图8-4）。

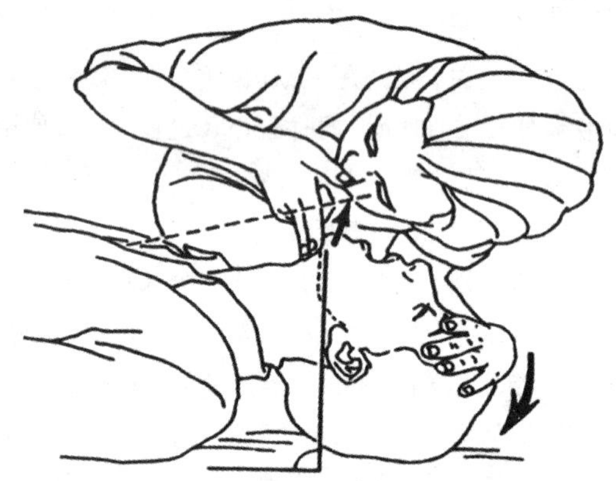

图8-3　仰头举颏法

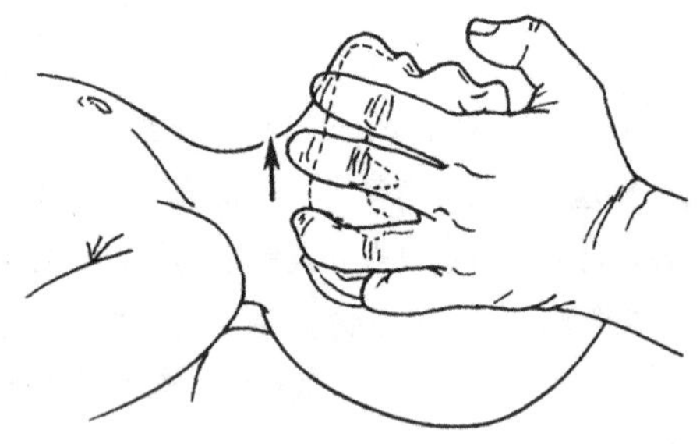

图8-4　推举下颌法

4. 人工呼吸　把一块干净的纱布或手巾盖在患者口部，施救者用置于前额上手的拇指和示指捏紧患者的鼻孔，然后正常吸气（600~800ml）后屏气，将自己的双唇完全包住患者的口，持续吹气1秒以上，使患者胸廓扩张。与此同时，施救者的眼睛需观察患者的胸廓起伏情况；吹气毕，施救者松开捏鼻孔的手，让患者的胸廓及肺依靠其弹性自主回缩呼气（图8-5）。无论单人还是双人施救，按压：吹气比例均建议为30：2。

5. 快速除颤　早期除颤是CPR后患者存活的关键，每延迟1分钟，死亡率增加7%~10%。电除颤的适应证是室扑、室颤（VF）和无脉性室性心动过速（VT）。目前最常用的有手动除颤器和自动体外除颤器（automated external defibrillator，AED）。AED是一种用于现场急救中的便携式医疗设备。它可以诊断特定的心律失常并且能给予电击除颤。专门用于非急救人员现场抢救心源性猝死（图8-6）。手动除颤器在IHCA应用较多，电极安放部位可分为：①胸骨心尖位：胸骨右缘第2肋间和左侧第5肋腋中线；②前后位：左侧心前区和背部左肩胛骨下角处；③左右侧胸壁腋中线处。除颤的能量一般双相波选择120~200J，后续选择相同或更高能量。单向波一般为360J。倒地时间超过5分钟或非目击下的心搏骤停患者，均应先进行5个30：2周期的CPR，再进行电除颤。IHCA患者一般发生于监测或目击条件下，可考虑首先电除颤。

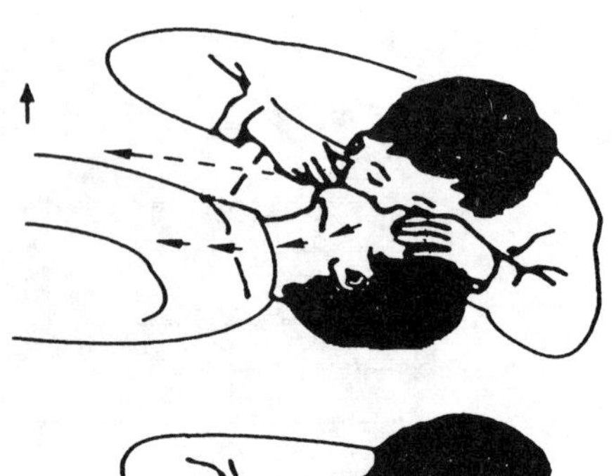

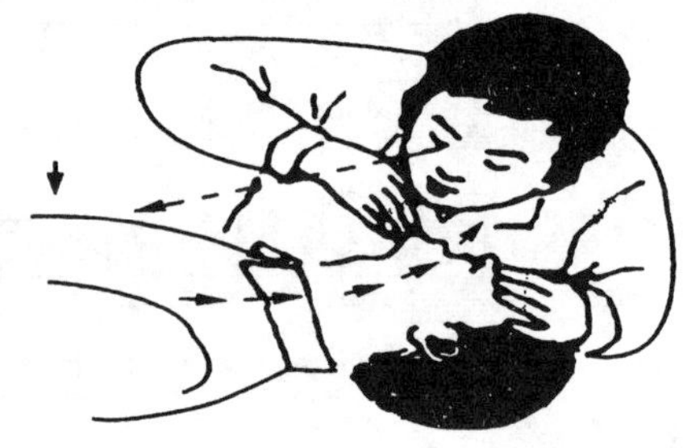

图8-5　口对口人工呼吸

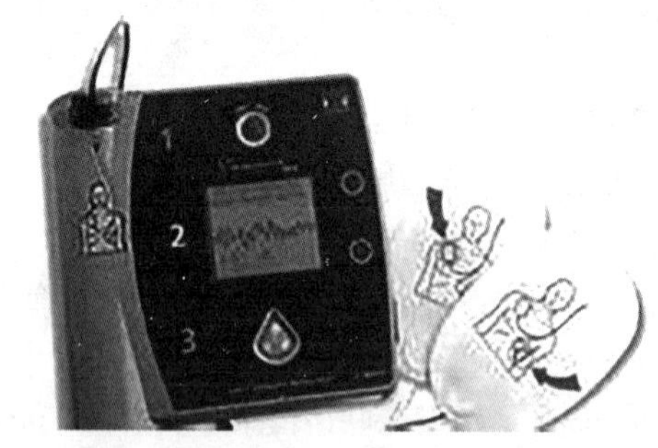

图8-6　自动体外除颤仪

6. 除颤期间药物选择　在至少一次除颤和2分钟CPR后，若仍有室颤或无脉搏室速，可给予肾上腺素；若除颤后已恢复灌注心律，则避免给予肾上腺素。对CPR、除颤、肾上腺素无反应的室颤和室速，可考虑使用胺碘酮或利多卡因。

7. 复苏成功的标志　包括：①大动脉处可扪及搏动；

②紫绀消失、皮肤转为红润；③可测得血压；④散大的瞳孔开始缩小；⑤出现自主呼吸。

（二）高级生命支持（ALS）

ALS 是在 BLS 的基础上，由专业医护人员通过应用辅助设备、特殊技术和药物等，建立、维持或恢复有效的呼吸和循环。基本环节包括：建立高级人工气道和心律失常的处理。在可行的条件下使用有创动脉或呼气末二氧化碳监测（ET_{CO_2}）等参数来监测和优化呼吸循环支持。

1. 建立高级气道　通过使用口咽和鼻咽通气管、喉罩、气管内插管、环甲膜穿刺和气管切开等器械、技术和方法，控制气道通畅，以保证有效通气。究竟选择何种方法，取决于现场的具体情况和条件，以及施救者的经验和能力。

2. 建立复苏用药途径　目前常用的给药途径有 4 种：①首选静脉内给药：外周静脉首选肘前静脉或颈外静脉，但药物需要 1 ~ 2 分钟才能到达中心静脉，一般需要将药迅速推入静脉，用 20ml 液体冲击，并抬高肢体 10 ~ 20 秒。但如有条件，可放置中心静脉导管。②骨髓腔给药（intraosseous infusion，IO）：如静脉通道无法建立，可以考虑 IO。过去 IO 仅适用于无法建立血管通路的儿童患者，现证明在成人同样有效，且血药浓度达标时间与中心静脉相当。③气管内给药：生物利用度好，起效时间与静注相似，支气管和肺泡黏膜吸收直接回流入左心房。④心腔内给药：易发生气胸、血胸、损伤冠状动脉、药物误注入心肌引起心律失常，应慎用此法，开胸按压时应用此法安全且起效快。

3. 心律失常的处理

（1）心电监测　心血管疾病和冠状动脉缺血是心搏骤停的常见原因。因此，心搏骤停患者应行 12 导联心电图以排除有无 ST 段抬高和左束支传导阻滞。其他常见的心律失常包括 VF、室速、无脉搏电活动和心室停搏。

（2）药物选择　根据心律选用适当药物，包括：①胺碘酮：是治疗房性和室性心律失常的首选药物。初始剂量为 300mg，静脉注射，无效时可再加用 150mg。②利多卡因：仅适用在 VF/VT 导致心脏骤停，在自主循环恢复（return of spontaneous circulation，ROSC）后，可以考虑立即开始或继续施用利多卡因。常用方法是首次静脉注射1 ~ 1.5mg/kg。如 VF/VT 持续，可额外给予首次剂量的一半，每 5 ~ 10 分钟一次，最大剂量不超过 3mg/kg。③阿托品：用于心室静止或无脉电活动。推荐剂量：每次 1mg，每隔 3 ~ 5 分钟重复一次，最大剂量为 3mg。④镁剂：能有效中止尖端扭转型室性心动过速。5% 葡萄糖 10ml 加入1 ~ 2g 硫酸镁，缓慢静推。继而 5% 葡萄糖 50 ~ 100ml 加入1 ~ 2g 硫酸镁，静脉滴注 5 ~ 60 分钟。⑤纠正酸中毒：心脏骤停后一段时间可出现酸中毒或伴有高钾血症，可适量碳酸氢钠治疗。首次剂量为 0.5 ~ 1mmol/kg，静脉滴注。10 分钟后可再给半量。

（三）后续生命支持（PLS）

PLS 是指针对原发病或复苏并发症所采取的一系列措施，包括纠正低血压/休克、纠正水、电解质或酸碱平衡失调、防治肾衰竭、改善心肺功能和器官灌注，尤其是脑的灌注，防治脑缺氧和脑水肿。

1. 呼吸支持　心搏骤停后 ROSC 患者，若自主呼吸功能完善，可继续经面罩或鼻导管给氧，不需要进行气管插管和机械通气。但对于存在脑功能障碍的患者，均应进行气管插管以保障通气和氧合。推荐应进行通气氧合功能监测，目标使 PaO_2 维持在 92% ~ 98%，$PaCO_2$ 维持 35 ~ 45mmHg，避免过度通气导致的脑血管收缩以及过高的吸氧浓度导致的氧中毒。

2. 血压管理　心脏骤停后低血压可明显降低组织器官灌注，尤其是脑灌注，应该避免和立即矫正低血压。指南推荐应使用晶体液、血管加压药或强心药使收缩压维持在 ≥90mmHg 或平均动脉压≥65mmHg。

3. 目标性体温管理（targeted temperature management，TTM）　所有心脏骤停后 ROSC 的昏迷患者都应尽早开始 TTM，目标体温设定在 32 ~ 36℃，至少维持 24 小时。并建议通过测量直肠、膀胱或食管等核心温度进行体温监测。新的证据表明，TTM 结束后患者可能出现发热，预防发热是有益的。复温的速度建议在 0.3 ~ 0.5℃/h。

4. 控制癫痫　全脑发生缺血缺氧后癫痫的发作能加重脑损伤。癫痫发作可使脑代谢增加 300% ~ 400%，加重脑缺血缺氧后氧供需之间的平衡。因此，ROSC 后昏迷的患者推荐常规脑电图监测以便及时发现和诊断癫痫。对于有临床症状的癫痫患者，应及时进行治疗。对非痉挛性癫痫发作（仅有脑电图表现）的患者可考虑治疗。但并不推荐对心脏骤停的幸存患者常规进行预防性治疗。

5. 血糖控制　复苏后高血糖与患者不良预后显著相关。有证据表明，严格血糖控制（4.4 ~ 6.1mmol/L）能显著降低患者并发症发生率和死亡率。但严格的血糖控制有可能增加低血糖不良事件的发生风险，反而增加死亡率。并且复苏后昏迷的患者出现低血糖不易被发现。因此，目前主张对 ROSC 患者出现高血糖通过胰岛素输注将血糖控制在 <10.0mmol/L 的水平。

6. 康复治疗

（1）建议心搏骤停存活者在出院前进行生理、神经、心肺和认知障碍方面的多模式康复评估和治疗。

（2）建议心搏骤停存活者及其护理人员接受全面的多学科出院计划，以纳入医疗和康复治疗建议及活动/工作恢复预期目标。

（3）建议对心搏骤停存活者及其护理人员进行焦虑、抑郁、创伤后应激反应和疲劳度的结构化评估。

第三节　液体复苏

一、概述

严重创伤、大手术和感染等因素是外科危重患者所面临的常见问题，常引起患者有效循环容量不足甚至休克，是影响患者预后的重要原因。休克的定义是各种原因导致机体有效循环血量明显下降，引起组织器官灌注不足，细胞代谢紊乱和器官功能障碍的临床病理生理过程。组织低灌注是休克的血流动力学特征。组织细胞缺氧是休克的本质。早期液体复苏能快速纠正患者有效循环容量不足，改善组织灌注，缩短休克时间，防止相关并发症发生并改善患者预后。由于液体复苏在外科危重患者的治疗中占有重要地位，因此本节将对此做详细阐述。

二、液体复苏的指征

（1）意识状态　主要反映患者脑组织的灌注情况。当患者出现神志淡漠或烦躁、头昏、视物模糊，或者从卧位改为坐位时出现晕厥，常常提示患者有效循环容量不足。

（2）肢体温度和色泽　主要反映患者末梢灌注情况。休克患者早期表现为四肢皮肤苍白、湿冷、轻压指甲或嘴唇时皮肤苍白，松开后恢复红润缓慢。

（3）血压　低血压并不是反映早期休克的敏感指标。在休克的代偿期，全身血管剧烈收缩，血压可以正常甚至高于正常；只有在休克的失代偿期，血压才会下降。

（4）心率或脉率　心率增快或脉率细速常常出现在血压下降之前。休克指数（脉率/收缩压）常用于诊断休克或者评估休克的严重程度。如果休克指数为0.5，则表示没有发生休克。如果休克指数>1.0，提示患者存在休克。但如果休克指数>2.0，提示存在严重休克。

（5）尿量　是反映肾脏灌注的重要指标。外科的危重症患者建议常规放置尿管，观察每小时的尿量和尿比重。若尿量<25ml/h或尿比重增加，则提示可能存在容量不足；尿量≥30ml/h时，提示休克好转。

（6）CVP监测　代表右心房上下腔静脉的压力，是反映患者容量状态的常用指标。当通过临床观察难以判断患者的容量状态时，可考虑放置中心静脉导管监测CVP。CVP的正常值是5～10mmHg。一般认为，当CVP大于5mmHg时提示容量不足。

（7）PAWP监测　是反映左心室前负荷水平的指标。PAWP的正常值是8～15mmHg。一般认为，当PAWP<12mmHg时提示容量不足，PAWP<6mmHg时提示容量严重不足。

三、液体种类的选择

选择何种液体进行复苏，始终是一个热议的话题。理想的复苏液体曾被指出应具备以下几个特点：①与细胞外液相近的电解质成分和浓度；②可使血容量持续并可预测的增加；③主要代谢产物不在体内蓄积；④无害于机体器官功能；⑤价格合理。目前临床上，液体大致可分为晶体液和胶体液。晶体液常见的有生理盐水（0.9%氯化钠溶液）、5%葡萄糖及平衡盐溶液（乳酸钠林格液、醋酸钠林格液等）等。胶体液可进一步分为人工胶体和天然胶体。人工胶体常见的有右旋糖酐、羟乙基淀粉、明胶等。天然胶体主要是血浆和白蛋白。基础研究数据表明，在输注1L液体1小时后，葡萄糖溶液仅有10%保留在血管内，等渗晶体液保留25%～30%，胶体液可保留近100%。然而在临床上，胶体液的这种扩容效应并不如预期的那样明显，使用人工胶体与晶体液复苏所需的液体量仅有轻微差异。不仅如此，使用人工胶体液会增加肾脏损伤风险、肾脏替代治疗比例和凝血障碍风险。目前多个指南已经放弃推荐甚至反对人工胶体液应用于液体复苏。白蛋白是在肝脏合成的小分子蛋白，提供70%～80%的血浆胶体渗透压。白蛋白具有胶体液持久扩充血容量的优点，并且不会对肾功能、凝血功能产生不利影响，是较为理想的胶体液，但其价格昂贵。生理盐水是液体复苏最常用的晶体液之一，而生理盐水中钠离子和氯离子浓度均为154mmol/L，显著高于血浆浓度。因此，大量输注生理盐水对心血管和肾脏都存在不利影响。相比于生理盐水，平衡盐溶液扩容可以减少高氯血症发生，减少相关肾损伤的发生率。现将常用的晶体液的成分概括如下（表8-4）。

表8-4　各种晶体液及血浆主要成分及参数比较（mmol/L）

	Na^+	K^+	Ca^{2+}	Mg^{2+}	Cl^-	Ac^-	乳酸根	pH	渗透压
血浆	135～145	3.5～5.0	2.2～2.6	0.8～1.2	98～106	—	—	7.4	280～310
生理盐水	154	—	—	—	154	—	—	4.5～7.0	309
林格液	148	4.0	2.3	—	156	—	—	—	309
乳酸钠林格液	130	4.0	1.5	—	109	—	28	6.5	273
醋酸钠林格液	130	5.0	1.0	1.0	112	27	—	6.0～8.0	276
Plamsa-Lyte 148	140	5.0	—	1.5	98	27	—	7.4	294

四、液体复苏的量及速度

液体复苏不同于常规的静脉输液，它是通过短时间内输注大量液体以纠正低血容量，保障有效的心输出量和器官血流灌注。外科危重患者常常由于全身炎症反应，全身毛细血管出现通透性增加，大量快速输液也会对机体带来损害。因此，临床上经常通过快速补液试验来评估患者对液体的反应性（血压升高、尿量增加等）和耐受性（肺水肿、组织水肿等）。快速补液试验是在30分钟内输入500～1000ml晶体液或者300～500ml胶体液，并根据患者的液体反应性决定是否继续给予补液。如果输液后患者SV或CO增加>10%，提示液体有反应。近些年，有学者提出采用迷你补液试验来评估患者的液体反应性以进一步降低液体复苏相关并发症发生的风险。具体来说，在1分钟左右输注50ml或100ml液体，同时监测CO变化。如果CO增加>10%，提示液体反应性阳性。其效果和250ml快速补液试验相当。在脓毒性休克指南中推荐最初3小时内静脉输注至少30ml/kg的晶体液，对于部分严重休克的患者可能需要更快和更大的液体量。随着ERAS概念的普及和推广，有学者提出“限制性液体复苏”的概念。限制性液体复苏是指通过控制液体输注的速度和量适当地恢复组织器官的血流灌注，又不至于过多地干扰机体的代偿机制和内环境，促进早期康复，减少后期的并发症。但对液体过度的“限制”同样会造成器官损害，特别是AKI的发生。

五、液体复苏的评价指标

液体复苏的目的是通过增加心脏前负荷而提高SV，与此同时最大程度减少或避免液体过负荷所带来的并发症。由starling曲线可知，当患者处于曲线的陡升支时，通过增加心脏的前负荷，可明显增加CO；而当患者处于平坦支时，通过增加心脏前负荷并不能显著增加CO，但此时患者液体过负荷相关并发症的发生风险明显增加。临床上对于液体反应性的预测可分为静态和动态指标两种。

（一）静态指标

静态指标通常被认为是反映心脏前负荷的传统指标，但它们具有较差的敏感性、特异性和多重局限性，因此降低了它们在预测液体反应性方面的准确性。

1. CVP　代表右心房的压力，是反映右心室前负荷的指标。当CVP<5mmHg，常提示容量不足。但单靠CVP并不能准确预测患者的液体反应性。目前更多依据CVP在快速补液前后的变化（△CVP）来进行评估，即△CVP<2mmHg有液体反应性，提示有指征大量补液；△CVP>5mmHg无液体反应性；△CVP在2～5mmHg，等待10分钟，再次测定CVP，若△CVP<2mmHg，可重复液体负荷试验，若△CVP在2～5mmHg可输液，但需减慢输液速度（2～5mmHg原则）。CVP的测量受到许多因素的影响，如右心室的顺应性、胸腹腔压力、正压通气等。

2. PAWP　即肺动脉楔压，是反映左心室前负荷的指标。当PAWP<6mmHg，常常提示容量不足。很多时候是根据补液前后PAWP的变化（△PAWP）来判断患者的液体反应性。若△PAWP <3mmHg，有液体反应性，提示有指征大量补液；△PAWP >7mmHg，无液体反应性；△PAWP在3～7mmHg，等待10分钟，再次测定PAWP，若△PAWP<3mmHg，可重复液体负荷试验，在3～7mmHg可输液，但需减慢输液速度（3～7mmHg原则）。同CVP一样，PAWP的测定也受到许多因素的干扰，如心包疾病、正压通气、心室顺应性下降等。并且置入和拔除Swan－Ganz导管也可能存在严重并发症，如肺梗死、导管盘曲或打结、心脏穿孔等。

3. 下腔静脉宽度（inferior vena cava diameter，IVCd）是呼气相下腔静脉汇入右心房开口处前2cm测得的宽度。IVCd与右心房压具有良好的相关性。IVCd的增加意味着前负荷以及右心房充盈压的升高，可用来反映前负荷的变化。但IVCd的准确性依赖于操作者本身及其基础技能的影响。并且气胸、腹腔胀气、右心功能不全等也会影响超声测定。下腔静脉呼吸变异指数（shape change index，SCI）是在自主呼吸或机械通气过程中随着胸腔内压力的变化，IVCd也随之变化。$SCI=(IVCd_{max}-IVCd_{min})/IVCd_{max}$。SCI用于预测患者液体反应性具有更高的准确性。美国心超协会建议：用力吸气时，IVCd≤2.1cm并伴随SCI>50%，对应于CVP值为3mmHg；IVCd>2.1cm伴随SCI<50%，对应的CVP值为15mmHg。

（二）动态指标

大多数的动态指标可准确预测患者的液体反应性。它们被认为是动态的，是因为它们比较了吸气相和呼气相指标的变化。动态指标理论上只适用于机械通气的患者。在机械通气的吸气相，胸腔内压增加，胸腔内压力传递到右心房，静脉回流减少，从而减少心脏前负荷。反之，呼气相增加心脏前负荷。因此，机械通气会产生前负荷的周期性变化。这种前负荷周期性的变化所引起的CO变化越大，患者越可能处于starling曲线的上升支，也越可能存在液体反应性。

1. 每搏量变异度（stroke volume variation，SVV）是指心脏SV的变异程度，其计算公式为：$SVV=(SV_{max}-SV_{min})/[(SV_{max}+SV_{min})/2]$。由上述可知，在机械通气时胸腔内压力呈周期性变化，由于心肺交互作用，左心室

SV也随呼吸周期变化，SVV越大的患者越可能存在液体反应性。荟萃分析显示，SVV≥18%用于预测液体反应性的灵敏度为0.81，特异度为0.80。值得注意的是SVV只能用于机械通气且无自主呼吸的患者，且机械通气的潮气量设置在8～10ml/kg，且无心律失常发生。

2. 脉压变异度（pulse pressure variation，PPV） PPV是由于SVV周期变化导致脉压在外周血管的表现。各研究中PPV的阈值不一致，在10%～13%。同SVV一样，PPV的使用条件局限于机械通气且无自主呼吸的患者，潮气量≥8ml/kg，无心律失常、呼吸频率不能过快等情况。

3. 收缩压变异率（systolic pressure variation，SPV） 如上所述，收缩压会随着机械通气而产生波动。在呼气末7～12秒确定收缩压基线，基线以上的呼吸波动部分为dUp，基线以下的部分为dDown，dUp与dDown值相加即为SPV。尽管目前缺乏大样本数据证实SPV与液体反应性的关系，但有研究显示，dDown能准确预测液体反应性。同其他动态指标一样，SPV的测定前提也是无自主呼吸的机械通气患者，且无心律失常发生。它的优势在于不需要昂贵的设备，可以广泛应用于急诊室及ICU。

4. 被动抬腿试验（passive leg raising，PLR） 是指通过体位改变调动下半身的血容量进入心脏，这种前负荷的增加最终导致CO的增加。这种方法无需给予任何液体即可确定液体反应性，可用于存在自主呼吸、心律失常及无气管插管的患者。具体步骤是：让患者半卧位于床头45°处，记录基线测量值后，降低床头，将双腿抬高至45°，持续2分钟，由于重力作用约300ml血液回流至心脏从而增加CO。值得注意的是，PLR的效果必须通过测量CO而不是仅仅通过依靠动脉压的变化来评估。由于PLR影响CO的时间仅持续60～90秒，因此在短期间内测量CO的变化是决定其准确性的关键因素。另外，PLR在腹腔压升高的患者中应用价值有限。

六、液体复苏的目标

2001年，Rivers等对休克复苏提出了早期目标导向治疗（early goal-directed therapy，EGDT）的概念，显著降低了患者的死亡率。EGDT具体是指在休克最初的6小时内需达到以下目标：①CVP8～12mmHg；②MAP≥65mmHg；③尿量≥0.5ml/(kg·h)；④中心静脉血氧饱和度($ScvO_2$)≥70%。近年来，国内外休克相关指南中更是将乳酸作为指导液体复苏的重要指标。随着围手术期中高危患者增多和ERAS概念的不断推广，提出了更加精准的目标导向液体治疗（goal-directed fluid therapy，GDFT）。GDFT是指通过监测患者的血流动力学指标，判断患者的容量状态，进而采取个体化的补液治疗方案。GDFT的原则是优化心脏前负荷，既维持有效循环容量，保证组织器官灌注；又避免组织水肿，降低并发症发生率。在实施GDFT过程中需连续、动态监测患者的液体反应性，维持血压不低于正常值的20%，心率不快于正常值的20%，CVP在4～12mmHg，尿量维持在0.5ml/kg.h以上，血乳酸不超过2mmol/L，$ScvO_2$>65%，SVV不超过13%。液体复苏的一般流程可参考图8-7。另外，液体复苏仅仅是外科危重患者液体管理其中的一环。目前公认最佳液体管理策略分为"复苏、优化、稳定、撤离"这四个阶段，即早期充分液体复苏，随后液体优化和限制液体，最后液体清除。这一策略的切换点通常选择为患者经过初始积极液体复苏后，达到循环初步稳定的状态，如血管活性药物不需加量，血乳酸、尿量等灌注和氧代谢指标改善。

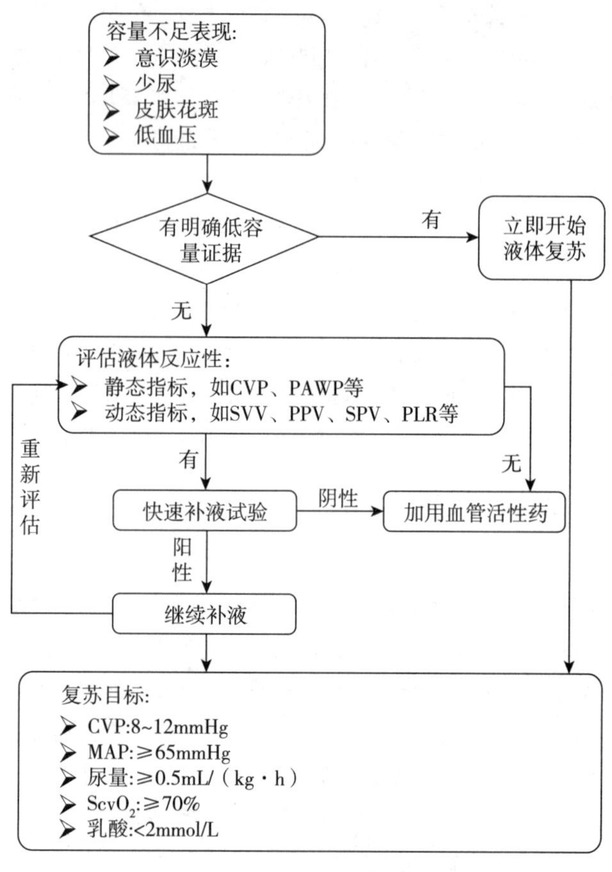

图8-7 液体复苏流程

七、总结

综上所述，外科危重患者常常面临各种原因引起的容量问题，液体反应性是液体复苏的前提。相对于CVP、PAWP等传统静态指标，SVV、PPV等动态指标对液体反应性的预测价值更高。目前的临床研究数据倾向于支持平衡盐溶液做为液体复苏的首选，生理盐水做为二线用药。当需要大量液体复苏或存在严重低蛋白血症时，可考虑联合使用白蛋白液体复苏。液体复苏最需要注意的是避免长时间液体过负荷，把握好“复苏、优化、稳定、撤离”时机。

知识链接

液体反应性是评价液体复苏效果的重要内容。临床上，用于预测液体反应性的指标可分为静态和动态指标两大类。静态指标主要包括 CVP、PAWP 和下腔静脉宽度。动态指标主要包括 SVV、PPV、SPV 和 PLR。一般来说，动态指标准确性更高，但绝大多数指标要求患者在机械通气、无自主呼吸和心律失常条件下测量，如 SVV、PPV 和 SPV。PLR 是在短时间内（2 分钟）改变患者体位而达到“自身输液”作用，通过观察 CO 改变来预测液体反应性。PLR 可用于存在自主呼吸、心律失常及无气管插管的患者，虽在腹腔压升高的患者中应用价值有限，但仍是一种较为理想的评估手段。

目标检测

答案解析

思考题

1. 外科患者进行重症监测的目的和原则分别是什么？

2. 患者，男，49 岁，60kg，既往体健。因左下肢皮肤软组织挫伤 3 小时就诊。入院时神志淡漠，测血压 80/60mmHg，尿量 15ml/h；给予大量输血及补液后，血压 110/70mmHg，尿量 35ml/h，查 sCr 267μmol/l。请问患者是否可诊断 AKI，其具体分期如何？

3. 患者院外心搏骤停的生存链包括哪几个环节？

4. 试述现场心肺复苏术中基础生命支持阶段（BLS）的操作要点。

5. 为什么要早期实施体外电除颤？

6. 液体复苏的指征有哪些？

7. 何为快速补液试验，具体如何实施？

8. 目前用于预测液体反应性的指标有哪些，其优点和局限性如何？

（虞文魁）

书网融合……

本章小结

题库

第九章　疼痛治疗

PPT

学习目标

1. 掌握　疼痛的分类与定量评估；癌性疼痛三阶梯止痛原则。
2. 熟悉　术后镇痛的原则与方法；PCEA 分娩镇痛应用。
3. 了解　分娩镇痛的机制；癌性疼痛的原因与治疗。
4. 学会 PCA 术后镇痛应用。

第一节　概　述

世界卫生组织（WHO）和国际疼痛研究协会给疼痛的定义是疼痛是组织损伤或潜在组织损伤所引起的不愉快感觉和情感体验。疼痛感觉是伤害性神经冲动通过复杂机制从外周到脊髓再到脑部各级中枢整合的结果，可引起机体发生一系列病理生理变化和严重后果。长期以来人们对疼痛的认识比较片面，认为疼痛只是疾病的症状。当今医学界普遍认为慢性疼痛是一种病症，疼痛是继呼吸、脉搏、体温和血压之后的“人类第五大生命指征”。近年来疼痛诊疗学蓬勃发展，已成为麻醉学科的重要组成部分。

（一）疼痛的临床分类

1. 按病程分类　①短暂性疼痛：呈一过性发作者；②急性疼痛：持续时间一般≥1 个月者；③慢性疼痛：持续时间≥3 个月或长期间断发作≥6 个月者。

2. 按程度分类　①轻微疼痛；②中度疼痛；③重度疼痛；④剧烈疼痛。

3. 按性质分类　①外周性疼痛：包括浅表疼痛、深部疼痛及牵涉疼痛；②中枢性疼痛；③心理性疼痛。

（二）疼痛的定量评估

1. 视觉模拟评分法（visual analogue scale，VAS）　是临床上最为常用的定量评估疼痛的方法。在一长 10cm 的标尺上，两端分别标明“无痛”和“最剧烈疼痛”；患者根据自身感受的疼痛程度，在标尺上标出相应位置即为疼痛评分（以 cm 表示）。

2. 数字等级评定量表（numerical rating scale，NRS）　NRS 是 VAS 方法的一种数字直观表达方法，用 0 ~ 10 的数字代表不同程度的疼痛，0 为无痛，10 为最剧烈疼痛；4 以下为轻度疼痛（睡眠不受影响）、4 ~ 7 为中度疼痛（睡眠受影响）、7 以上为重度疼痛（严重影响睡眠）。

3. 语言等级评定量表（verbal rating scale，VRS）　将疼痛程度通过简易描述为无痛、轻度疼痛、中度疼痛、重度疼痛。

4. Wong - Baker 面部表情量表（Wong - Baker faces pain rating scale，FPRS）　由 6 张从微笑到流泪的不同表情的面部图形构成，该量表适合于儿童、老年人或意识不清或言语交流困难者（图 9 - 1）。

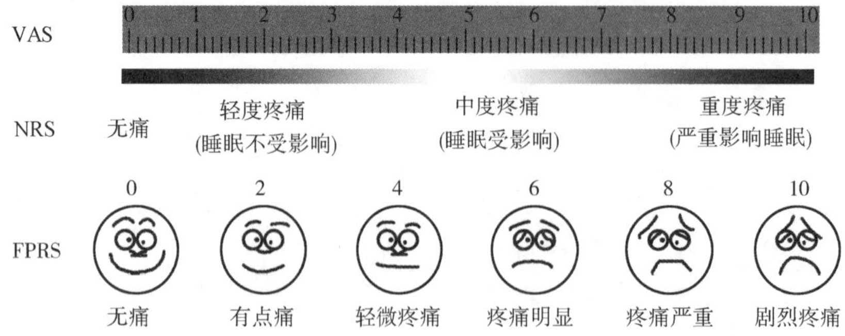

图 9 - 1　VAS、NRS 及 FPRS 整合图

5. 术后疼痛评分（Prince - Henry 法）　共分为 5 个等级（0 ~ 4 分）。① 0 分：咳嗽时无疼痛；② 1 分：咳嗽时才有疼痛；③ 2 分：深呼吸时即有疼痛发生，安静时无疼痛；④ 3 分：静息状态下即有疼痛，但较轻，可以忍受；⑤ 4 分：静息状态下即有剧烈疼痛，难以忍受。

本章节重点讲述镇痛技术用于术后疼痛、分娩疼痛等急性疼痛以及癌性疼痛的内容。

第二节　术后疼痛

案例引导

案例　患者，男，78岁，因“右侧股骨颈骨折”拟行“右侧人工股骨头置换术”。既往有高血压、冠心病及糖尿病病史，无腰部外伤及疼痛病史；凝血功能正常，已停用抗凝药物1周。术前评估无明显椎管内麻醉禁忌，故选择硬膜外麻醉方式。入室后，常规吸氧与心电、血压、血氧等无创监测及桡动脉有创监测；采取左侧卧位，于腰2～3椎间隙穿刺，过程顺利并留置硬膜外导管；术中麻醉效果良好，生命体征平稳，手术进展顺利；术后安返病房。

问题　该类患者是否进行术后镇痛？如需要，哪种方法为妥？

临床麻醉保证术中患者安全无痛，但术后疼痛却是患者恐惧手术的最常见的原因之一。临床麻醉和术后镇痛是现代麻醉学不可分隔的一个整体，术后镇痛是提高患者围手术期生活质量的重要环节。

术后疼痛分为即刻疼痛和慢性疼痛两大类，前者是手术本身造成的切口、组织和脏器的急性创伤及伤害性刺激所引起的疼痛，术后24～48小时为疼痛高峰期，属于急性疼痛，而术后镇痛常指用于该类疼痛；后者是切口愈合后的瘢痕、神经组织损伤甚至周围组织粘连所引起的疼痛，发生在术后数月到数年不等，一般属于慢性疼痛范畴。

一、术后疼痛的影响

1. 生理影响　①具有警示作用，防止机体或组织进一步损伤有积极意义；②诱发制动作用，有利于伤口愈合。

2. 病理生理影响　引起机体多个系统发生反应：①交感神经系统兴奋，增加机体耗氧量；②心血管系统负担增加，血压升高、心率增快，甚至心肌缺血；③呼吸系统表现肺顺应性降低、通气功能和氧合功能减弱；④胃肠道系统表现为胃肠蠕动减弱和胃肠功能恢复延迟；⑤泌尿系统出现尿道及膀胱运动减弱，导致尿潴留；⑥免疫系统功能抑制，引发机体术后高凝状态、负氮平衡等；⑦患者有明显的情绪异常，如焦虑、烦躁、睡眠异常等。

二、术后镇痛的原则

术后镇痛的目的是减轻或消除患者因手术创伤引起的急性疼痛，它是临床麻醉的延续。针对不同患者急性疼痛的原因、病史，应选择个性化的镇痛方案，但应遵循以下原则：①确定伤害性刺激的来源和强度；②明确伤害性刺激与疼痛或其他痛苦之间的内在联系和处理方法；③保证不同镇痛药之间的协同性以维持良好的镇痛效果；④根据患者个体需要，及时、合理地调整镇痛方案。

三、术后镇痛的方法

临床上，应综合考虑患者的不同类型和疼痛的程度以及环境因素，采用相应的镇痛方法，如全身用药、局部用药、自控镇痛以及多模式镇痛等。

（一）全身用药

1. 口服给药　常用药物有乙酰氨基酚、阿司匹林、可待因、曲马多等片剂或缓释制剂。该法适用于神志清醒、非胃肠道手术或术后轻、中度疼痛的控制，或作为多模式镇痛的组分延续镇痛；吞咽困难和肠梗阻者禁用，术后恶心呕吐和便秘者慎用。

2. 肌内注射　常用药物有曲马多、哌替啶、吗啡和氯诺西康、帕瑞昔布等非甾体抗炎药（NSAIDs）的注射液。该法适用于门诊或短小手术后的单次给药，连续用药不超过5天；同时具有注射痛、用药量相对较大、副作用明显且易出现镇痛盲区。

3. 静脉注射　常用药物如肌内注射，分为单次和持续注射。前者适用于门诊或短小手术后的镇痛，后者更宜采用患者自控镇痛。

（二）局部用药

该法的常用药物为低浓度的局麻药。加用阿片类药物，可延长作用时间及增强镇痛作用。

1. 局部浸润　适用于浅表或小切口手术如阑尾切除、疝修补术及诊疗性探查术后的镇痛，该法简单易行，多由外科医师操作。

2. 神经阻滞　适用于相应神经丛、神经干支配的躯干、四肢区域的术后镇痛，特别适合老年人、身体状况较差的患者；如采取留置导管持续神经阻滞常可获得较长时间的镇痛。

3. 硬膜外腔阻滞　适用于胸腹部及下肢手术后的镇痛。目前，常以患者硬膜外自控镇痛为主。

（三）自控镇痛

自控镇痛（patient controlled analgesia，PCA）技术是目前术后镇痛最常用和最理想方法。PCA适用于术后中至重度疼痛，具有起效较快、疗效确切、血药浓度稳定、用药个体化、无镇痛盲区及可控制暴发痛等优点。PCA技术需医生调节以下参数，设定药物种类、给药浓度、给药间隔时间等，患者再自行按需给药。

知识链接

暴发痛

暴发痛（breakthrough pain）是指持续基础性疼痛被阿片类药物控制稳定中出现短暂的疼痛加剧的现象。暴发痛包括以下几种情况。

1. 突发痛（incident pain） 疼痛由特殊活动或事件引发，给予短效阿片类药物可控制。

2. 给药间期末疼痛（end – of – dose failure pain） 在按时给予阿片类药物间期的末段疼痛常反复发生，增加给药剂量或频率可控制。

3. 无法控制的持续性疼痛（uncontrolled persistent pain） 按时给药亦无法控制疼痛，调整给药剂量可控制。

1. 负荷剂量（loading dose） 术后立即给予负荷剂量，旨在迅速达到镇痛所需要的血药浓度，避免出现疼痛空白期，使患者迅速达到无痛状态。

2. 持续剂量（continuous dose）或背景剂量（background dose） 保证术后达到持续且稳定的镇痛效果，减少患者 PCA 给药次数及保持镇痛药血药浓度。

3. 单次剂量（bolus dose） 即患者每次按压 PCA 泵所给的镇痛药剂量，可迅速制止暴发痛。一般单次剂量相当于每日剂量的 1/12 ~ 1/10。

4. 锁定时间（lockout time） 是指 PCA 装置在该时间内对患者再次给药不作指令性反应，避免药物中毒，这是 PCA 安全用药的重要环节。

PCA 根据给药途径分为静脉 PCA（PCIA）、硬膜外 PCA（PCEA）、皮下 PCA（PCSA）和区域神经 PCA（PCNA）等。不同方式不同药物 PCA 其上述技术参数亦有所不同（表 9 – 1）。

表 9 – 1 常用 PCA 的分类及其主要技术参数

PCA 类型	药物（浓度）	负荷剂量	持续剂量	单次剂量	锁定时间	备注
PCIA	芬太尼（10μg/ml）	10 ~ 30μg	0 ~ 10μg/h	20 ~ 40μg	5 ~ 10min	可配伍抗呕吐药 非甾体抗炎药
PCEA	罗哌卡因（0.1% ~ 0.2%）	6 ~ 10ml	4 ~ 6ml/h	4 ~ 6ml	15 ~ 30min	可配伍芬太尼 2 ~ 4μg/ml
PCSA	吗啡（5mg/ml）	0.5ml	0.5 ~ 2ml/h	0.5ml	20min	哌替啶不宜用
PCNA	罗哌卡因（0.1% ~ 0.2%）	6 ~ 10ml	4 ~ 6ml/h	4 ~ 6ml	30min	同 PCEA 法

目前，术后镇痛相关性研究已成为现代麻醉学发展的一个亮点，术后急性疼痛治疗的临床专门机构（acute pain service，APS）的建立为其规范化治疗提供了保证。

第三节 分娩镇痛

分娩是自然生理现象，分娩疼痛是生理性疼痛。分娩疼痛（labor analgesia）是产妇在临产时由于子宫收缩所引起的一种重要的生物学效应，它的出现常提示产程的开始，其主要出现在第一和第二产程。分娩疼痛可引起一系列的生理应激反应，甚至对分娩过程和胎儿造成不利影响。当前，分娩镇痛已成为围产医学的发展趋势。

一、分娩疼痛的机制

（一）第一产程疼痛

主要是子宫收缩对子宫下段、宫颈管和子宫口呈进行性扩张和牵扯，且宫缩时造成子宫肌层缺血引起的疼痛。同时，也牵涉到相应的脊神经（胸 10 ~ 腰 1）所支配的区域，经脊髓背侧束上传至大脑而引起疼痛（表 9 – 2）。该产程疼痛的特点是：以紧缩感和酸胀痛为主，疼痛部位主要在下腹部和腰骶部且定位不固定，间歇性发作、进行性加重，以宫口扩张至 7 ~ 8cm 时最痛。

（二）第二产程疼痛

主要是宫颈口开全，除了子宫体的收缩及子宫下段的扩张外，胎儿先露部对盆腔组织的压迫以及会阴的扩张是引起疼痛的原因。疼痛冲动经阴部神经传入骶 2 ~ 4 脊髓节段，并上传至大脑构成典型“躯体痛”（表 9 – 2）。该产程疼痛性质与第一产程完全不同：以刀割样尖锐剧烈为主，疼痛部位集中在阴道、直肠和会阴部且定位准确。

此外，分娩疼痛常与产妇的心理因素、个体痛阈及分娩次数有关。

表 9 – 2 子宫和产道的神经支配

部位	神经支配
子宫	子宫体（运动）：胸 5 ~ 10 交感神经传导 子宫体（感觉）：胸 11 ~ 腰 1 脊神经传导 子宫颈（运动和感觉）：骶 2 ~ 4 副交感神经（子宫阴道丛）传导
阴道	上部（感觉）：骶 2 ~ 4 副交感神经传导 下部（感觉）：骶 2 ~ 4 脊神经传导
外阴及会阴部	骶神经丛发出的阴部神经（骶 1 ~ 4）传导

二、分娩镇痛的实施

（一）实施原则

实施分娩镇痛有助于提高围产期质量和产妇的身心健康。理想的分娩镇痛应具备以下条件：①对母婴影响小；②易于给药，起效快，作用可靠，满足整个产程镇痛的需求；③避免运动神经阻滞，不影响子宫收缩和产妇运动；④产妇清醒，可参与分娩过程；⑤必要时可满足手术的需要。

同样地，分娩镇痛也有其禁忌证：①有产道解剖或生理异常者；②有产科并发症或胎儿异常情况已确定需剖宫产终止妊娠者；③伴有严重的心肺脑等重要脏器疾病者；④有局部穿刺部位或全身感染者；⑤血液病或正在接受抗凝治疗者；⑥不合作或拒绝者。

（二）实施方法

分娩镇痛方法包括非药物和药物两大类，尽管各有其特点和优点，但目前公认的是以腰段椎管内阻滞给药法最为有效。产妇能保持一定活动度、主动参与分娩及自控镇痛，如遇产程恶化又可迅速转化为剖宫产麻醉。

施行椎管内阻滞前，须对产妇和胎儿情况进行评估，常规开放静脉通道并滴注平衡盐溶液500ml，准备好监测、复苏和治疗并发症的仪器、设备和药物。

1. 硬膜外自控镇痛（patient controlled epidural analgesia，PCEA） PCEA是目前临床上应用最为广泛的分娩镇痛术，不影响宫缩和子宫血流，不延长或停滞产程，无产后出血及胎儿呼吸循环的影响。

方法：①穿刺点：待产妇宫口开大3cm后行硬膜外穿刺置管，单管法可选腰2～3至腰4～5椎间隙；②药物及剂量：局麻药可选择0.125%～0.25%罗哌卡因或布比卡因或1%利多卡因，阿片类药物可选择2～10μg/ml芬太尼、0.05～0.1mg/ml吗啡或1～2μg/ml舒芬太尼；③PCEA模式：选用LCP模式（即负荷剂量＋持续剂量＋PCA量），负荷剂量一般为3～5ml，持续剂量为6～12ml/h（或根据配伍药物浓度来调整），PCA量为3～5ml，锁定时间10～30分钟，4小时限量40～50ml。

应用PCEA时，局麻药配伍麻醉性镇痛药能迅速止痛，大多数产妇疼痛明显减轻，但仍能感觉到宫缩，第一产程不会延长甚至可能缩短；第二产程中应严格掌握用药量并指导产妇主动使用腹压，必要时助产师行阴道检查，消除对产程的影响；阻滞平面控制在胸10脊髓节段支配区域以下，不会对胎儿产生影响；在产程中及时检查发现胎位异常并纠正，可降低产妇的手术率，对除外头盆不称的宫缩乏力者及时调整宫缩，有利于提高产妇的顺产率。

2. 蛛网膜下腔－硬膜外联合镇痛（combined spinal epiduralanalgesia，CSEA） CSEA兼备了蛛网膜下腔阻滞和硬膜外腔阻滞的共同优点，蛛网膜下腔给药能迅速达到镇痛作用，待其作用减弱后继续行硬膜外腔给药，该法具有局麻药用量少、无运动阻滞。

方法是：①穿刺点：待产妇宫口开大3cm后行“针套针”法进行穿刺置管，一般选择腰3～4或腰2～3椎间隙；②药物及剂量：首选短效脂溶性镇痛药，如舒芬太尼5～10μg或芬太尼10～25μg加布比卡因2.0～2.5mg或罗哌卡因2.5～3.0mg；③PCEA模式：选用CP模式（即持续剂量＋单次剂量）更为合适。

三、分娩镇痛的并发症

椎管内分娩镇痛因其具有前述相同的椎管内麻醉技术，其并发症详见第八章第五节相关内容，本节不再赘述。

第四节 癌性疼痛

癌性疼痛（cancer pain）是指癌症、癌症相关性病变及抗癌治疗所致的疼痛。据世界卫生组织（WHO）统计，癌症患者30%～50%伴有不同程度的疼痛，约80%的晚期癌症患者有剧烈疼痛。可见，癌性疼痛是现代医学中的重要课题。晚期癌性疼痛是癌症患者痛苦的首要因素，患者身心处于极度痛苦之中，食欲和免疫力下降，甚至失去尊严和生存信心。解除癌症患者的癌性疼痛是一种道义上的需求，在临床工作中对癌性疼痛进行规范化评估和处理，力争达到WHO提出的“让癌症患者无疼痛”的目标。

一、癌性疼痛的原因

1. 癌症直接引起 ①神经受压迫和浸润：这是癌症疼痛的主要原因，癌瘤压迫神经可形成顽固性疼痛；②管腔脏器受浸润：管腔脏器通过障碍时即可产生疼痛，疼痛无明确定位且反复发作，常伴有恶心呕吐；③脉管系统受浸润：癌瘤的直接压迫、闭塞或癌细胞浸润于动脉、静脉、淋巴管时可以引起疼痛，局部缺血或坏死时可引起剧痛；④骨骼受浸润：骨膜内存在与痛觉有关的感觉神经末梢而产生难忍的疼痛。

2. 癌症治疗引起 该类疼痛是癌症治疗的常见并发症，如手术后、化疗后及放疗后的各种疼痛综合征。

3. 癌症间接引起 如衰竭、免疫力低下患者引起全身或局部感染而产生的疼痛；癌症骨转移引起的剧烈疼痛。

二、癌性疼痛的评估

癌性疼痛的评估是治疗的基础。在癌性镇痛前，须对癌痛的部位、程度、性质和患者的生活质量、重要器官的功能进行系统性评估，在治疗过程中，应及时评价疗效以便适时调整方案。

在疼痛的定量评估基础上，根据患者的主诉、镇痛药服用情况、睡眠情况及某些客观体征，将癌性疼痛分为四级三度。①0级：无痛；②1级（轻度疼痛）：虽有疼痛但可忍受，要求服用镇痛药物，睡眠不受干扰；③2级（中度疼痛）：疼痛明显，不能忍受，要求服用镇痛药物，睡眠受干扰；④3级（重度疼痛）：疼痛剧烈，不能忍受，要用镇痛药物治疗，睡眠受到严重干扰，可伴有自主神经功能紊乱或被动体位。

三、癌性疼痛的治疗

癌性疼痛治疗的目的是积极延长生命，减轻伴随症状，提高生活质量。抗癌治疗是治疗癌痛的基础，癌痛治疗包括药物与非药物疗法，其中药物治疗是其主要方法。WHO癌症三阶梯止痛法是癌痛治疗的基本原则（图9-2）。

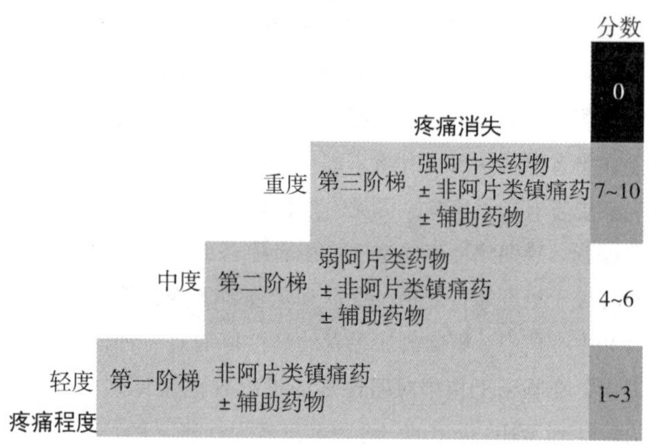

图9-2 WHO癌症三阶梯止痛原则

（一）药物治疗

1. 癌痛药物治疗主要原则 ①首选口服给药：即无创给药；②按时给药：注意暴发痛时需加用强效止痛药物；③按阶梯给药：根据患者具体情况，并不一定从第一阶梯开始给药；④个体化给药：镇痛药用量因人而异，因病而异，注重实际疗效，实施个体化；⑤注意具体细节：观测疗效，积极处理副作用。

2. WHO三阶梯止痛法 按照疼痛程度分三阶梯采取不同药物及方法止痛。

（1）第一阶梯 轻度疼痛者应用非甾体抗炎药治疗，可加用辅助药。非甾体抗炎药有阿司匹林、对乙酰氨基酚、醋氨酚、双氯芬酸钠等。①阿司匹林：口服0.3～0.6g，每日3～4次，总量4g/d；对乙酰氨基酚：口服0.5～1.0g，每日3～4次，总量2～6g/d。肝肾功能障碍及阿司匹林过敏者禁用。②双氯芬酸钠：片剂口服25mg，每日3～4次；栓剂50mg，每12小时直肠给药一次。肝肾功能障碍及溃疡病史者慎用。

（2）第二阶梯 中度疼痛者选用弱阿片类止痛药或小剂量强阿片类药物，合用非甾体抗炎药，亦可加用辅助药。①曲马多：临床可供的剂型较多，胶囊、滴剂、栓剂和注射针剂。胶囊，口服100mg，每日3～4次；栓剂，每次50～100mg，每日3次直肠给药；静脉或肌内注射针剂，每次50mg。②可待因：口服10～30mg，每日3次；与阿司匹林0.3g或对乙酰氨基酚0.5g并用，每日3～4次，明显增强可待因的止痛作用。③喷他佐辛：每次10～20mg，肌内注射。

（3）第三阶梯 重度疼痛则需选择强阿片类药物，合用非甾体抗炎药治疗，可加用辅助药。用药后大多数患者止痛效果满意，但阿片类药物个体差异大，易产生药物依赖性和耐药性，突然停药又产生戒断症状，故常需要根据患者实际情况进行滴定调整剂量。①吗啡控释片（美施康定）：易被患者接受，可自己服药，避免注射痛。每片含吗啡30mg，每次30～60mg，每12小时口服一次，如不能口服，可直肠给药。②芬太尼：芬太尼缓释透皮贴剂（商品名：多瑞吉）每贴含芬太尼2.5～5.0mg，是一新型制剂。贴于皮肤后在表皮层先存储，然后经真皮层微循达到全身，2小时后血药浓度逐步上升，8～16小时达峰值，有效血药浓度一般可维持约72小时。芬太尼在肝内代谢，其代谢产物无生物活性。③盐酸羟考酮控释片：初始剂量10mg，每12小时一次，整片吞服，并根据病情调整剂量。

知识链接

阿片类药物的滴定原则（TIME原则）

1. Titrate（T） 根据患者实际情况滴定调整剂量，从小剂量开始，如有必要24小时调整1次剂量。

2. Increase（I） 如有必要，每次剂量增加25%～100%，不增加给药次数。根据前24小时使用阿片类药物的总剂量并参照症状的严重程度计算增量。疼痛评分7～10分，增量50%～100%；疼痛评分4～6分，增量25%～50%；疼痛评分2～3分，增量≤25%～50%。

3. Manage（M） 暴发痛发作时，给予前24小时用药总量的10%～20%作为解救量。

4. Elevate（E） 如果每日解救量超过2次，需要增加每次剂量。

（4）辅助药物 癌性疼痛属全方位疼痛，除了局部或全身疼痛之外，还有心理性、精神性甚至社会性因素也可增强疼痛。联合用药可取得良好镇痛效果。在癌痛治疗过程中加用辅助药物，这类药物本身虽不是止痛药，但可辅助治疗某种癌痛或不良反应：①激素类：减轻癌症周围组织的炎性水肿而减轻癌痛；②安定类药物或布洛芬类药物：解除横纹肌的痉挛；③莨菪碱类：可抑制肠痉挛；④抗生素：能减轻继发感染的疼痛；⑤抗惊厥药：对稳定神经受压造成的疼痛有益处；⑥抗抑郁药：解除忧虑和抑郁而增强镇痛效果。

（二）非药物治疗

1. 神经阻滞 按前述及的神经阻滞方法。用局麻药加阿片类药物暂时阻滞支配原发性或转移性肿瘤区域的神经，也可用无水酒精、酚甘油等化学性药物以及激光、射频热凝、冷冻等物理方法破坏相应的神经达到止痛的目的。

神经阻滞止痛包括：①硬膜外连续阻滞；②蛛网膜下腔阻滞；③腹腔神经丛阻滞；④颈、胸、腰交感神经节阻滞；⑤胸、腰椎旁交感神经节阻滞；⑥神经根、神经干破坏性阻滞等。

2. 核素治疗 或称内放疗、近距离放疗。该法主要治疗骨转移性癌症及其疼痛，具有效果明显、副作用小、不会成瘾及对肿瘤有直接杀灭作用等优点。20 世纪 40 年代放射性锶（^{89}Sr）治疗骨肿瘤取得良效，目前已有放射性磷（^{32}P）、碘（^{131}I）、钇（^{90}Y）、铼（^{186}Re）、钐（^{153}Sm）等标记物，具有高效生物杀伤力的放射性核素与载体结合后有选择性地注射到肿瘤处，核素发出的 γ、β 射线可近距离精确地杀伤肿瘤细胞。

3. 放射治疗 或称外放疗、远距离放疗。利用放射线治疗肿瘤及其疼痛的一种局部治疗方法。放疗的疗效取决于放射敏感性，细胞分化程度越高，放射敏感性越低，反之愈高。用加速器，远距离钴（^{60}Co）治疗机或深部 X 线治疗机对原发癌灶或转移癌灶进行照射可以止痛。

4. 心理疗法 该法主要是增强患者战胜疾病的信心。心理疗法前应对患者进行心理学评价和初始的心理学支持，结合各种癌症治疗方法，帮助或训练患者进行自身调节以达到止痛目的。

5. 手术治疗 手术控制癌痛。这是一种不得已的破坏性手段。包括神经松解或切断术、经皮或开放脊髓前侧柱切断术、立体定向中枢神经烧灼术等。

目标检测

答案解析

简答题

1. 疼痛的定量评估有哪些？
2. 术后镇痛的原则是什么？PCA 关键的技术参数有哪些？
3. 理想的分娩镇痛的内容是什么？分娩镇痛的禁忌证有哪些？
4. WHO 癌症三阶梯止痛法的基本原则及癌痛药物治疗的主要原则有哪包括些内容？

（李跃兵）

书网融合……

本章小结

题库

第十章　围手术期处理

PPT

学习目标

1. 掌握　术前准备、术后处理以及术后常见并发症的预防和处理。
2. 熟悉　手术中的监测与处理。

案例引导

案例　患者，女，72岁。主因左髋部外伤并疼痛不能活动2天入院。经拍片、化验等检查后，诊断为：左股骨颈骨折，GardenⅣ，头下型。高血压病Ⅱ期，205/105mmHg。冠心病，心功能Ⅲ级。糖尿病，BS 15.8mmol/L，尿糖 + +。

讨论　请为该患者制订一个较合理的围手术期处理方案。

围手术期是指确定这次手术相关的治疗开始，到与这次手术相关的治疗为止的一段时间，可划分为术前、术中和术后三个阶段。围手术期处理包括术前的全面诊断、对患者各重要器官功能的评估和优化，术中麻醉和手术的实施以及并发症的处理，术后采取综合措施，防止并发症的发生，尽早恢复生理功能，促使患者的早日康复。术前准备和术后处理应该与手术放在同样重要的地位，才能保证外科手术治疗的最终成功。术前准备时间与手术性质有关，外科手术可分为三种。①急症手术：例如外伤性肠破裂，需在最短时间内进行必要的准备后立即手术。②限期手术：例如各种恶性肿瘤根治术，手术时间虽可选择，但不宜延迟过久，应在尽可能短的时间内做好术前准备。③择期手术：例如一般的良性肿瘤切除术及腹股沟疝修补术等，可在充分的术前准备后选择合适时机进行手术。

一、术前准备

术前准备是指对准备手术的患者采取一系列的措施，尽可能使患者处于良好的术前状态，以便更安全地耐受手术。手术前要对患者的全身情况有足够的了解，在手术时机允许的情况下，检查出可能影响整个病程的各种潜在因素，包括心理和营养状态，心、肺、肝、肾、内分泌、血液以及免疫系统功能等。因此需要详细询问病史，全面地进行体格检查，除了常规的实验室检查外，还需要进行一些涉及重要器官功能的检查，评估患者对手术的耐受能力。

（一）一般准备

包括心理准备和生理准备两方面。

1. 心理准备　术前宣教很重要，针对不同患者，采用包括多媒体在内的多种形式进行宣教，重点介绍麻醉、手术、术后处理等围手术期诊疗过程，缓解其焦虑、恐惧及紧张情绪，使患者知晓自己在诊疗过程中的重要作用，获得患者及其家属的理解、配合。在宣教和沟通过程中应着重注意以下几点：①医护人员应该尊重和理解患者，表现出对患者疾苦的同情和关心。以和蔼的态度、礼貌的言谈举止让患者及其家属充分感受到自己被尊重和爱护，使他们对医护人员产生信任感；②术前的“知情同意”不要流于形式，不要千篇一律，更不要使患者或家属感到术前谈话的目的是推卸医生的责任；③让患者或其家属能理解当今先进的科技发展仍然不可能使手术完美无缺，手术的复杂性会带来一系列问题，不可能完全避免某些意外或并发症的发生；④医护人员对患者及其家属的心理治疗应贯穿于整个围手术期，术中发生的病情变化应及时让家属了解实情，术后康复过程中也要给予具体的指导；⑤要以诚相待，认真听取患者的陈述，并及时作必要的处理，使他们感到放心；⑥高年资医护人员应该亲自参与危重患者的病情介绍，以表示对患者的重视。

2. 生理准备　指对患者生理状态进行调整和优化，使其能在较好的状态下安全度过麻醉手术和术后的治疗过程。

（1）胃肠道准备　对于胃肠功能正常的患者，择期手术从术前6～8小时开始禁食，术前2～4小时开始禁止饮水，以防术中反流误吸。基于加速康复外科理念，可在术前2小时饮用适量不含乳制品的无渣饮料。涉及胃肠道手术者，术前1～2日开始进流质饮食，有幽门梗阻的患者，需在术前进行洗胃。结肠或直肠手术，酌情在术前一日及手术当天清晨行清洁灌肠或结肠灌洗，并于术前2～3天开始口服肠道制菌药物，以减少术后并发感染的机会。

（2）体液平衡　术前应及时纠正水、电解质及酸碱平衡失调和贫血。施行大中手术者，术前应作好血型和交叉配合试验，备好一定数量的血制品。对于稀有血型的患者，术前需充分评估、备血，行外科血液保护技术包括术前自体储血、术中血液稀释以及术中血液回收，减少患者术中和术后的异体输血。

（3）预防感染　感染的预防对每一个手术都很重要，在手术前应采取多种措施提高患者的体质。例如：教会患者正确的咳嗽和咳痰的方法，及时处理龋齿或已发现的感染灶；避免在手术前接触感染者；术前 2 小时备皮；另外无菌技术应贯彻于手术的全过程。下列情况需要预防性应用抗生素：①涉及感染病灶或切口接近感染区域的手术；②胃肠道手术；③操作时间长、创伤大的手术；④开放性创伤，创面已污染或有广泛软组织损伤，创伤至实施清创的间隔时间较长，或清创所需时间较长以及难以彻底清创者；⑤手术涉及重要脏器，如头颅手术、心脏手术等；⑥需要植入人工制品的手术；⑦脏器移植术。年老体弱者免疫功能很差，也是应用预防性抗生素的对象。通常选用广谱抗生素，于手术前 0.5 ~1 小时给予第 1 个剂量，使血中抗生素浓度在手术时已经达到最低抑菌浓度，可增强组织抵御细菌的能力。根据选用药物的半衰期，在随后适时追加。

（4）其他　术前适应性训练，如术前训练在床上使用便盆、尿壶等。手术前夜，可给予镇静剂，以保证良好的睡眠。如发现患者有与疾病无关的体温升高，或妇女月经来潮等情况，应延迟手术日期。进手术室前，应排尽尿液；估计手术时间长，或是盆腔手术，应留置导尿管，使膀胱处于空虚状态。由于疾病原因或麻醉手术需要，可在术前放置胃管。术前应取下患者的可活动义齿，预防麻醉或手术过程中脱落造成误咽或误吸。

（二）特殊准备

对于手术耐受差的患者，除了做好术前的一般准备外，还需要根据患者的具体情况，做好特殊准备。对于全身营养状况差、检查结果异常应该在术前积极地予以纠正。对于一时难以纠正的异常，也应尽量控制病情处于稳定状态，以保证手术的顺利进行。如果检查结果提示患者存在严重的脏器功能障碍，而且无法纠正，则应放弃手术，或等待病情好转后再行手术。

1. 营养不良　术前营养不良是术后并发症和术后死亡发生的重要危险因素。术前进行营养风险评估并予以适当的纠治，是外科围手术期重要的治疗措施。当合并下述任一情况应视为存在严重营养风险：6 个月内体重下降 > 10%；BMI < 18.5kg/m^2；血清白蛋白浓度 < 30g/L。对该类患者应进行支持治疗，首选肠内营养。营养不良患者常伴有贫血。贫血可使组织因氧供不足而直接影响伤口愈合，术前应根据贫血原因予以纠正，如补充铁剂、维生素 B_{12} 或间断输注血制品等，使血红蛋白达到 80g/L 以上。

2. 心血管功能　伴有心脏疾病的患者，行非心脏手术死亡率明显高于非心脏病患者。因此心血管系统的功能状态是术前评估的重要项目之一。如有高血压，须在术前行正规有效的药物治疗，使血压控制在 160/100mmHg 以下。特别注意有无冠心病病史，对有心绞痛发作、心电图提示有明显心肌缺血或有严重心律失常者，应在控制症状、改善心肌血供和纠正心律失常之后，再行手术。已有心肌梗死发作者，择期手术应尽量安排在 6 个月之后进行，否则很容易导致心肌梗死的再发作。心肌梗死后 3 个月内接受其他手术，导致心肌梗死的再发生率为 37%，而心肌梗死后 6 个月以上再手术，再梗死的发生率仅为 5%。限期手术建议内科正规治疗 3 ~6 个月，再行手术治疗。对于冠心病行球囊血管成形术及裸支架置入术的患者，择期非心脏手术应分别延期至术后 2 周和 4 周。药物洗脱支架置入后需要 6 ~12 个月以后再行择期手术。

3. 脑血管病　围手术期脑卒中并不少见（一般为 < 1%，心脏手术为 2% ~5%），80% 发生在术后。低血压、心房颤动所致心源性栓塞多见，老年、高血压、冠状动脉疾病、糖尿病和吸烟等是高危因素。对无症状的颈动脉狭窄，近期有短暂脑缺血发作的患者，应进一步检查与治疗。近期有脑卒中史者，应推迟 3 ~6 个月再行择期手术，以等待梗死周边缺血区已消失的血管自动调节功能有所恢复。脑血管意外或短暂性脑缺血发作后建议延迟择期手术，延迟时间各异，从 2 周至 3 个月不等。

4. 肺功能　术后肺部并发症和相关死亡率仅次于心血管系统而位居第二位。肺功能不良的老年外科患者常并存有慢性支气管炎、支气管扩张、肺气肿等疾病，呼吸功能常已有不同程度的损害。受麻醉、手术创伤的影响，以及可能发生的肺不张或肺部感染，术后发生呼吸功能衰竭的机会就非常多。有吸烟史者术前应戒烟至少一周，究竟戒烟多长时间对减少肺部并发症有益尚不明确，但戒烟 8 周以上可能更好。急性呼吸道感染者，应该取消择期手术，直到完成抗菌药物治疗且患者咳痰已恢复到基线状况。对于Ⅱ类以上手术和急症手术须加用抗生素。凡年龄超过 60 岁，或有慢性呼吸系统病史者，术前均应作血气分析和肺功能检查。术前进行肺功能锻炼和肺预康复，包括有氧运动等各种运动、呼吸训练和吸气肌训练，如咳嗽、诱发性呼吸训练和自主深呼吸，可以提高患者肺功能。

5. 肝、肾功能不全　择期手术者术前均应常规作肝功能检查，包括全套肝功能生化检查和肝脏的 B 超检查。急性肝炎或慢性肝炎活动期患者的择期手术应安排在病情稳定之后。肝硬化患者的手术适应证视其肝功能状态而定。慢性肾功能不全的病因很多，包括慢性肾炎、肾盂肾炎、肾动脉硬化、高血压、系统性红斑狼疮、糖尿病等。患者常有贫血、营养不良、体液平衡失调（高血钾、酸中毒等）以及易感染倾向等，对手术的耐受性都很差。肾功能不全的患者术前应作尿常规及肾功能检查，并判断患者对手术的承受能力。已有肾衰竭的择期手术患者须在术前24小时内采取血液净化（血液超滤或血液透析）措施。

6. 内分泌疾病 如糖尿病、甲状腺功能亢进症及肾上腺皮质功能不全等。临床常见的是糖尿病，术前空腹血糖应控制在10mmol/L以下。对于重症糖尿病患者，术前需在内分泌科医师的指导下将血糖控制在比较正常的范围之内，然后进行手术。对于糖尿病患者，还应防止低血糖的发生，充分认识低血糖的严重危害性。

7. 凝血障碍 常规凝血试验阳性的发生率低，识别严重凝血异常的也仅占0.2%。所以仔细询问病史和体格检查更为重要。如家族有出血和血栓栓塞史、患者有出血倾向、长期服用阿司匹林、非甾体抗炎药或降血脂药（可能导致维生素K缺乏），抗凝治疗（如心房纤颤、静脉血栓栓塞、心脏机械瓣膜置换术后服用华法林）等，体格检查应注意皮肤、黏膜出血点、脾脏大小等。对于服用抗凝药的患者，应权衡手术出血风险和停用抗凝药的风险，决定术前是否停用或行替代治疗。

二、手术中的监测和处理

外科手术是多学科合作的充分体现，需要外科医师、麻醉医师和手术室护士之间的密切配合，手术才能得以顺利完成。

（一）体位

不同种类手术的患者体位有很大不同。理想的体位应该是便于手术者的操作、防止意外损伤、方便麻醉医师管理和利于维持患者的生理功能，特别是要减轻对呼吸和循环功能的影响。

（二）麻醉的选择和生命体征的维持

麻醉医师根据病情及手术方案确定麻醉方式。各种麻醉方式的具体适应证可详见麻醉章节。生命体征的监测是保证手术患者安全最基本的要求。主要包括循环功能和呼吸功能两方面。循环功能方面，主要维持氧供需平衡。液体管理方面，对于大型侵入性手术，建议采用限制性（零平衡）或目标导向性治疗（goal - directed therapy，GDT）方法进行补液。呼吸方面，建议术中实施保护性肺通气策略，主要措施包括使用低潮气量、低平台压，适当呼气末正压（positive end - expiratory pressure，PEEP）的通气模式，间断采用肺复张手法，可以降低术后肺部不良事件的发生率。

围手术期患者体温应不低于36℃，应常规行体温监测，麻醉超过半小时的患者或麻醉小于半小时但容易发生低体温的高危患者在手术期间应当使用主动保温措施。主动保温措施有：使用液体加温装置将静脉输注的液体或血液制品加温到36℃，使用充气加温毯等。

还有麻醉深度的监测：以自发脑电活动为基础衍生的脑电双频指数（bispectral index，BIS）是目前已知降低术中知晓发生率的最便捷的麻醉深度监测指标，在临床上应用最为广泛。

（三）手术意外的预防和处理

手术期间发生所谓意外的现象时有发生。其中多数意外都可以找到发生原因，但也有些意外的诱因很模糊，或者是由多因素所致。实践证明诸多意外与掉以轻心、不按常规操作有关。所以医护人员一丝不苟的工作精神可以预防那些本不该发生的意外。各种意外大致可以分为三类：与原发病或并存疾病有关的意外；与麻醉过程有关的意外；与手术操作有关的意外。详见各章节。

三、术后处理

术后处理是围手术期处理的一个重要阶段，是连接术前准备、手术与术后康复之间的桥梁。术后处理得当，能使手术应激反应减轻到最小程度，减少术后并发症，促进患者的顺利康复。

（一）常规处理

1. 术后医嘱 包括诊断、施行的手术、监测方法、护理级别、特殊护理和治疗措施，例如吸氧、镇痛、抗生素应用、伤口护理及静脉输液，各种管道、插管、引流物处理等。

2. 术后监测 根据患者的手术种类、病情严重程度可选择病房监测、麻醉复苏室监测和重症监护室（ICU）监测。①病房监测：脏器功能基本正常的中、小手术患者，在简单麻醉（如神经阻滞、低位椎管内麻醉）后处于清醒状态，术后可直接送回病房。行基本的生命体征监测，包括体温、脉率、血压、呼吸频率、脉氧饱和度、每小时（或数小时）尿量，记录出入量等。②麻醉复苏室监测：病情比较复杂、手术较大的全麻患者，术后须送入麻醉复苏室进行复苏，视患者复苏情况决定送回病房还是转入ICU监测。③ICU监测：对于脏器功能差、年老体弱、复杂手术后的患者，术后需监测的项目很多，从神志恢复、生命体征，到各主要脏器的功能，对这类患者加强监测，有助于随时了解病情的动态变化，及时处置，从而增加患者的安全性。

3. 液体治疗 液体治疗是外科患者围手术期治疗的重要组成部分，目的在于维持血流动力学稳定以保障器官及组织灌注、维持电解质平衡、纠正液体失衡和异常分布。液体治疗能够影响外科患者的预后，既应避免因低血容量导致的组织灌注不足和器官功能损害，也应注意容量负荷过多所致的组织水肿。提倡以目标为导向的液体治疗理念。

4. 引流管 手术后放置的引流管有不同的目的和类型。引流管的种类，吸引的压力，灌洗液种类及次数，引流的部位及护理要求均应写进医嘱。要经常检查放置的引流管有无堵塞、扭曲等情况，换药时要注意引流管的妥善固定，以防落入体内或脱出，并应记录、观察引流液的量和性质，通过引流可提示有无出血或瘘等并发症的发生。

（二）术后体位

手术后根据麻醉方式及患者的全身状况、术式、疾病的性质等选择合适的体位，使患者处于舒适和便于活动的体位。施行颅脑手术后，如无休克或昏迷，可取15°～30°头高脚低斜坡卧位。施行颈、胸手术后，多采用高半坐位卧式，以便于呼吸及有效引流。腹部手术后，多取低半坐位卧式或斜坡卧位，以减少腹壁张力。脊柱或臀部手术后，可采用俯卧或仰卧位。腹腔内有污染的患者，在病情许可情况下，尽早改为半坐位或头高足低位。休克患者，应取下肢抬高15°～20°，头部和躯干抬高20°～30°的特殊体位。肥胖患者可取侧卧位或半坐卧位，有利于呼吸和静脉回流。

（三）术后镇痛与活动

术后疼痛常用的镇痛方法有切口周围注射局麻药镇痛、硬膜外镇痛及外周神经阻滞镇痛，口服、肌内注射或静脉注射镇痛药等。也可指导患者使用非药物的方法减轻疼痛，如按摩、放松、听音乐及看影视剧等。术后镇痛推荐多模式镇痛方案，尽可能减少阿片类药物的使用，从而减少恶心呕吐、尿潴留、瘙痒等并发症。

鼓励患者早期活动及锻炼的前提是有效控制患者的疼痛。但早期起床活动，应根据患者的耐受程度，逐步增加活动量。休克、心力衰竭、严重感染、出血、极度衰弱及外科手术不允许活动的患者除外。不推荐在胃肠手术后常规预防性放置鼻胃管，它会造成患者不适和经口进食时间延迟。咀嚼口香糖假饲，早期肠内喂养，尽快恢复患者经口补液和饮食，可促进胃肠功能恢复。为了便于早期下床活动，应尽早拔除尿管，还能降低术后泌尿道感染的发生率。

知识链接

加速康复外科

加速康复外科（enhanced recovery after surgery，ERAS）的核心理念是减少应激与创伤，减轻应激反应的措施包括合理使用镇痛药物有效缓解疼痛、手术微创化、营养物质给予、调节合成/分解代谢、防止低体温的发生、减轻炎症反应等。鼓励患者术后尽早进行床上活动，如深呼吸，四肢主动活动及间歇翻身等。足趾和踝关节伸屈活动，下肢肌肉松弛和收缩的交替运动，有利于促进静脉回流。术后早活动有利于增加肺活量，减少肺部并发症，降低因静脉血流缓慢并发深静脉血栓形成的发生率。对于肠道蠕动和膀胱收缩功能的恢复也有很大的帮助，从而减少腹胀和尿潴留的发生机会。

（四）创口的处理

不同手术的创口术后处理有所不同。无菌手术创口一般只需在术后第3天作1次清洁换药。对有引流的创口则要每天换药，若覆盖的敷料被渗液浸透，应随时更换。观察局部是否有红肿、压痛等。

（五）抗生素的应用

围手术期抗生素的应用可分为两种，即预防性和治疗性。近年来，对围手术期预防性抗生素的使用有了比较一致的看法，认为预防性抗生素的应用能降低手术部位的感染率，并强调抗生素应在术野或切口受到污染前或污染后最短时间内使用，要求在细菌入侵组织时，组织的抗生素已达到有效浓度。预防性抗生素使用原则如下。

1. 用在细菌种植之前　即术前0.5～1小时给予一次静脉注射或滴注。手术时间大于3小时或失血量大于1500ml，术中可追加一次。

2. 术后短期应用　长时间应用抗生素并不能降低患者的感染率，反而增加抗生素的副作用，产生耐药菌株。清洁伤口或清洁污染伤口，术后预防性抗生素的应用不超过24小时，个别情况可延长至48小时。

3. 非替代性原则　术后抗生素的使用不能替代术中无菌操作。

对已有感染的患者（如急性阑尾炎穿孔腹膜炎），选用敏感的抗生素并持续应用到感染被控制为止。

（六）营养支持

对于许多术后患者而言，早期（<24小时）开展经口或肠内营养支持是可行且有益的。只要有可能，应优先给予肠内营养（口服或管饲）而非肠外营养。术后早期给予肠内营养支持可能降低感染性和并发症发生率，但并不影响其他结局。早期营养支持是大多数ERAS方案的重要内容。无法耐受肠内营养支持的患者需要接受静脉补液和全肠外营养（total parenteral nutrition，TPN），直到他们可以过渡为肠内营养。非腹部手术、椎管内麻醉患者，术后6小时可根据需要适量进食；全身麻醉患者应待完全清醒后，饮少量清水后无恶心、呕吐方可进食，从流质饮食向普食过渡。在保证一定能量的基础上，可选择高蛋白和富含维生素的食物。当患者不能口服时，静脉补液（水、电解质及营养素）尤为重要。

（七）缝线拆除

缝线的拆除时间与切口部位、局部血供、患者年龄相关。一般头、面、颈部血供丰富，术后4～5日可拆线，下腹部、会阴部在术后6～7日拆线，胸部、上腹部、背部、臀部手术7～9日拆线，四肢手术10～12日拆线（近关节处可适当延长），减张缝线14日拆线。青少年患者可适当缩短拆线时间，年老、营养不良患者可延迟拆线时间，也可根据患者的实际情况采用间断拆线。

四、手术后常见并发症的预防和处理

外科患者发生术后并发症的因素很多。从患者因素方面，患者的年龄、营养状态、病变性质和病程，以及器官功能状态是很重要的因素。从手术创伤程度方面，手术越复杂，术后并发症的发生率也越高。从外科医师角度，手术技巧娴熟程度、预防措施是否到位，显然也与并发症的发生有关。术后并发症的绝对避免是不可能的，但应使其发生率降至最低程度。特别是对一些已经预知的影响因素作好相应的处理，将会避免不少并发症的发生。另外，术后密切观察病情的变化，及时发现并发症并立即作积极的处理，也非常关键。

（一）术后出血

引起术后手术野大出血的原因很多，包括术前使用抗凝药、术中止血不完善、创面的渗血在手术结束时没有完全控制、患者有凝血功能不良、较大血管的结扎线滑脱等。术后需注意识别出血的临床表现，如覆盖切口的辅料被血液渗湿、引流管引流出大量新鲜血液（超过200ml/h）、腹部手术未留置引流的患者，出现面色苍白、出汗、脉搏细速，尿量减少（早期血压可正常），首先应该考虑是否因术后大出血导致低血容量性休克。出血量较小时可静脉用止血药，同时补充血容量。但对较大出血则应在诊断明确之后立即手术探查，可直接控制出血点而达到止血目的。有时也可酌情采用选择性动脉造影，既可对出血点定位，还可作血管栓塞治疗以止血。

（二）发热

发热是术后最常见的症状。一般在术后3天之内，体温升高幅度在1.0℃左右，如体温升高幅度过大，或恢复后再度发热，或持续发热不退，应寻找发热原因。常见的原因有：感染、脱水或致热原的输入。术后3～6天出现的发热要警惕感染的可能。对发热的处理，一般在38℃以内可不予处理，超过38.5℃以物理降温、对症处理为主。持续发热或考虑感染可能者，应在明确诊断的前提下进行针对性处理。

（三）术后谵妄和术后认知功能障碍

术后谵妄（postoperative delirium，POD）是麻醉手术后出现的意识内容清晰度降低，伴有觉醒－睡眠周期紊乱和精神运动行为障碍。术后谵妄发生率与手术类型有关，通常小手术和日间手术后谵妄的发生率较低，大手术后发生率较高，最高可达50%以上。发作的特点是急性起病、病程波动，常有中间清醒期。症状多在术后24小时内出现，持续一般不超过1周。

术后认知功能障碍（postoperative cognitive dysfunction，POCD）是指麻醉手术后患者出现的记忆力、抽象思维、定向力障碍，同时伴有社会活动能力的减退，即术后人格、社交能力及认知能力和技巧的变化，症状可持续数月甚至数年。POCD的最佳治疗是预防，早期识别和管理潜在的围手术期风险因素。高龄被视为一个独立的危险因素，体外循环手术特别是冠脉旁路手术患者、有心梗和脑卒中病史的患者、低教育背景和长期酗酒患者POCD发生率显著增加。发生POCD的其他风险因素包括更大的更具侵入性的手术创伤、长时间的麻醉和较深的麻醉深度、低血压和脑缺氧等。预防策略包括外科医生、麻醉医生和内科医生之间的密切合作，通过术前对患者全身情况进行优化，选择最佳的手术方式减少创伤和炎症反应，术中监测麻醉深度和维持循环动力学稳定，减少麻醉及手术相关并发症，可以减少发生POCD的机会。

（四）应激性溃疡

应激性溃疡多发生在烧伤、颅脑损伤、重度休克、严重全身感染或创伤较大的手术后。临床表现为呕血或吐出咖啡样胃内容物，或鼻胃管引流出暗红或鲜红色液体。应激性溃疡大多发生在创伤应激后1周左右。胃镜检查能明确诊断，并能了解病变范围及程度。大多数应激性溃疡出血经非手术治疗能得到控制，治疗措施包括：①病因治疗；②补充血容量；③放置鼻胃管洗胃：用冷盐水250ml加入去甲肾上腺素10mg灌入胃内，留置1～2小时，每4～6小时重复1次；④制酸剂的使用：包括H_2受体拮抗剂西咪替丁400mg静脉滴注，每日1次；或法莫替丁20mg，静脉滴注，每日2次；或H^+/K^+泵抑制剂奥美拉唑40mg静脉滴注，每日4～6次；⑤垂体后叶素20U加入5%葡萄糖200ml内于30分钟内滴完；⑥胃镜喷涂止血剂、电灼或激光止血。应激性溃疡需手术的机会不多，仅对出血量大且无法维持血压、或怀疑有穿孔的患者考虑手术。手术方式至今尚无一致意见，较多学者主张采用迷走神经切断加胃次全切除术。

（五）消化道吻合口瘘和腹膜炎

消化道吻合口瘘是胃肠道手术后最严重的并发症之一，若不及时发现并处理，发展为弥漫性腹膜炎和感染性休克可能导致患者死亡。产生消化道瘘的原因很多，患者营养状态差、局部组织不健康、局部有感染存在、吻合技术方面的不足（吻合时对合不佳、缝线间距太稀、吻合口有张力）等都是发生吻合口瘘的危险因素。对有腹部引流管的患者，当发现有较多消化液溢出时，则提示有消化道瘘发生。消化道瘘一旦发生，均应作紧急手术。手术的主要目的是吸尽腹内渗液及脓液，在瘘口旁放置双套管以充分引流。同时需要加强抗感染措施和积极的营养支持。

（六）肠梗阻

腹部手术后易发生肠梗阻，其中由于肠粘连所致的机械性肠梗阻最为多见，少数是腹膜炎或血管性病变（肠系膜血管栓塞或血栓形成）所致的麻痹性肠梗阻。严重电解质紊乱也可引起肠动力障碍而发生肠梗阻。当发现异常时就应及时行血常规和生化测定，腹部摄片（立位）有助于诊断。必要时需作腹部 CT 检查及腹腔穿刺。不同种类肠梗阻的处理原则不同。腹膜炎或血管性病变所致的肠梗阻常需立即手术。粘连性肠梗阻则不必过早手术，多数在采取积极的非手术治疗（包括胃肠减压、输液等）之后常能得到缓解。由于电解质紊乱所致的肠动力障碍并不少见，应及时检查发现并予以纠正。

（七）呼吸系统并发症

术后死亡原因中，呼吸系统并发症占第二位。年龄超过 60 岁，呼吸系统顺应性下降，残气容积和呼吸死腔增加，有慢性阻塞性肺疾病（慢性支气管炎、肺气肿、哮喘、肺纤维化），更易导致呼吸系统并发症，包括肺炎、肺不张等。术后出现高热、呼吸急促、脉搏氧饱和度下降等异常，应怀疑有呼吸系统并发症。胸部 X 线片可明确诊断。鼓励患者咳痰、使用祛痰措施、选用敏感的抗生素有利于治疗。年老体弱患者咳痰乏力，痰液稠厚使咳痰困难，可能会发生呼吸困难和缺氧，出现低氧血症（$PaO_2 < 60mmHg$）。此时应及时作气管插管或气管切开，辅以呼吸机辅助通气，既有利于吸痰，也能有效地缓解缺氧状态。

（八）术后尿潴留和泌尿系感染

术后尿潴留的发生率很高。老年患者、盆腔手术、会阴部手术或蛛网膜下隙麻醉后排尿反射受抑制，切口疼痛引起膀胱和后尿道括约肌反射性痉挛，以及患者不习惯床上排尿等，都是常见原因。对手术后 6～8 小时尚未排尿，或者虽有排尿，但尿量甚少，次数频繁，都应在下腹部耻骨上区作叩诊检查或床旁超声检查，如发现有尿潴留，应及时处理。先稳定患者情绪，采用下腹部热敷、轻柔按摩膀胱区及听流水声等多种方法诱导排尿，若无禁忌，可协助患者坐于床沿或站立排尿。如无效，可在无菌条件下进行导尿。一次放尿液不超过 1000ml。尿潴留时间过长，导尿时尿液量超过 500ml 者，应留置导尿管 1～2 天，有利于膀胱逼尿肌收缩力的恢复。尿潴留和各种泌尿道的操作易导致泌尿道感染，下泌尿道感染是最常见的获得性医院内感染。急性膀胱炎表现为尿频、尿急、尿痛和排尿困难。

（九）伤口感染和伤口裂开

术后伤口感染多数发生在污染手术后，消化道手术的伤口感染发生率最高。年老体弱、营养状态差、肥胖、糖尿病及长期使用皮质激素的患者，术后很容易发生伤口感染。无菌技术不严格、手术操作粗暴以致组织受损，以及止血不善引起皮下积血等，则更容易引起伤口感染。伤口裂开常发生在腹部手术后，导致腹部伤口裂开的直接原因往往是术后的腹内压突然增高。呕吐、呃逆或喷嚏等动作使腹内压力明显增高，患者突感腹部一阵疼痛，伤口随即裂开。纠正患者的营养状态、控制糖尿病、术前相当长的时间内停用皮质激素、控制支气管炎等都有一定的预防作用。预防性应用抗生素、细致的手术操作、减少组织损伤、腹壁皮下放置简便的引流装置等，均有预防伤口感染和伤口裂开的作用。选用合适的缝线，注意组织的对合，对估计会有伤口愈合不良的患者应加用张力缝线。术后要加强护理，给予祛痰措施，咳嗽时要保护腹部伤口。

（十）静脉血栓栓塞症（venous thromboembolism，VTE）

VTE 是指血液在静脉内不正常地凝结，使血管完全或不完全阻塞，属静脉回流障碍性疾病。包括两种类型，即深静脉血栓形成（deep vein thrombosis，DVT）和肺血栓栓塞症（pulmonary thromboembolism，PTE），是 VTE 在不同部位和不同阶段的两种临床表现形式。

VTE 的预防可分为一级或二级预防。一级预防为首选的 VTE 预防方法，是指使用能有效预防 DVT 的药物（如肝素）或机械方法（如足底静脉泵、间歇充气加压装置及梯度压力弹力袜等）进行预防。二级预防是指通过对 DVT 敏感的客观检查筛查患者，以便及早发现并治疗亚临床静脉血栓形成。不过，尚未明确现有筛查方法（如对比静脉造影、静脉超声、MRI 静脉造影）的效果，因而二级预防并不常用。

推荐对所有创伤骨科患者及其他高危患者进行 DVT 风险评估和筛查，对 DVT 高危患者应采用基本预防、物理预防和药物预防联合应用的综合措施。有高出血风险患者应慎用药物预防。应用抗凝药物后，应严密观察药物不良反应。出现严重出血倾向时，应根据临床相关症状、体征及实验室检查结果，进行相应处理。

目标检测

答案解析

选择题

1. 有关术前准备的叙述中，错误的是
   A. 医护人员向患者和家属介绍病情及治疗方案
   B. 练习床上排便排尿
   C. 练习正确的咳嗽、咳痰方式
   D. 提前 2 周戒烟

E. 提前3周预防性应用抗生素

2. 下列手术属于限期手术的是

A. 胃十二指肠溃疡的胃大部切除术

B. 腹股沟疝修补术

C. 胃癌根治术

D. 大隐静脉曲张高位结扎术

E. 脾破裂脾切除术

3. 近期发生心肌梗死的患者，择期手术至少应在急性心肌梗死后多长时间后进行

A. 2周　B. 6周

C. 6个月　D. 12个月

E. 18个月

4. 关于术后患者的体位，下列错误的是

A. 颅脑手术后，如无休克或昏迷，取15°～30°头高足低斜坡卧位

B. 颈胸手术后，取高半坐卧位

C. 腹部手术后，取低半坐卧位

D. 脊柱或臀部手术后，取俯卧或仰卧位

E. 休克患者，应取头高足低体位

（刘存明　高　勇）

书网融合……

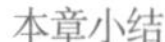

本章小结

题库

第十一章　外科患者的营养代谢及支持

PPT

学习目标

1. 掌握　肠外及肠内营养支持的适应证、应用原则及并发症。
2. 熟悉　外科患者的营养需要和补充营养的方法；手术对代谢的影响。
3. 了解　外科患者机体代谢的变化。
4. 学会根据患者个体情况计算所需营养素和能量，具备制定个体化营养支持方案的能力。

营养支持治疗是20世纪临床医学中的重大发展之一，已经成为危重患者救治中不可缺少的重要措施。合理的营养支持应充分了解机体各种状态下的代谢变化，正确进行营养状况评价，选择合理的营养支持途径，提供合适的营养底物，尽可能地避免减少并发症的发生。

第一节　营养素及能量代谢

广义地讲，维持机体生存所需的一切物质都应称为营养素，如碳水化合物、脂肪、蛋白质、氨基酸、膳食纤维、水、电解质、酸、碱、宏量元素、微量元素、维生素等。从营养治疗角度，最重要的是碳水化合物、蛋白质、脂肪代谢及能量代谢方面。

一、正常情况下的物质代谢

1. 碳水化合物　碳水化合物的主要生理功能是提供能量，同时也是细胞结构的成分之一。正常情况下，维持成年人机体正常功能所需的能量中，一般55%～65%由碳水化合物提供。每克糖完全氧化约可释放17kJ（4kcal）能量。我国一般膳食中，糖类所提供的能量约为总能量的75%。进餐后0～4小时，糖是大多数细胞能源来源；餐后4～12小时（即禁食状态），糖主要是提供神经系统的能源（肌肉和肝主要利用脂肪酸）；餐后12～16小时（即早期饥饿状态），神经系统减少了糖的利用，增加了酮体的利用，肌肉主要利用脂肪酸和一些酮体；餐后16小时以上（即晚期饥饿状态），神经系统进一步减少糖的利用，主要以酮体为能源，肌肉仅利用脂肪酸。

2. 蛋白质　蛋白质的主要生理功能是参与构成各种细胞组织，维持细胞组织生长、更新和修复，参与多种重要的生理功能及氧化功能。生理状态下，蛋白质的主要功能不是提供热能。但在组祖细胞不断更新中，蛋白质分解成氨基酸后，有一部分不再被利用而分解产热；也有一部分吸收过多或不符合机体蛋白合成需求的氨基酸氧化供能。人体每天所需热能有10%～15%来自蛋白质；当糖和脂肪摄入不足时，较多蛋白质分解产生热能，但产能效率仅比葡萄糖略高，约21kJ/g（5 kcal/g）。正常机体的蛋白质（氨基酸）需要量为0.8～1.0g/（kg·d），相当于氮量0.15g/（kg·d）。应激、创伤时蛋白质需要量则增加，可达1.2～1.5g/（kg·d）［为氮0.2～0.25 g/（kg·d）］。

3. 脂肪　脂肪的主要生理功能是提供能量、构成身体组织、供给必须脂肪酸并携带脂溶性维生素等。三酰甘油（triglyceride，TG）是甘油与三分子高级脂肪酸组成的，又称为脂肪。如果其中三分子脂肪酸是相同的，构成的脂肪称为单纯甘油酯；如果是不同的，则称为混合甘油酯，如人体的脂肪。人体血中脂质主要是胆固醇、三酰甘油和磷脂等。1g脂肪在机体完全氧化约可产生39kJ（9kcal）能量，脂肪可协助脂溶性维生素和胡萝卜素等的吸收。

在天然脂肪中脂肪酸的种类众多，由不同碳链（4～24C）组成直链脂肪酸，分为短链（4～6C）、中链（8～12C）及长链（12C以上）脂肪酸。脂肪酸根据有无双键分为饱和及不饱和脂肪酸，其中有两个以上双键的亚油酸、亚麻酸及花生四烯酸等称为多不饱和脂肪酸，属于人体不能合成的必需脂肪酸（长链脂肪酸）。

二、能量代谢

生物体内碳水化合物、蛋白质和脂肪在代谢过程中所伴随的能量释放、转移和利用称为能量代谢。机体的能量储备包括糖原、蛋白质及脂肪。糖原的含量有限，产生能量仅约3795.6kJ（900kcal），只占一天正常需要量的1/2左右。体内无储备的蛋白质，均是器官、组织的组成成分，若蛋白质作为能源被消耗（饥饿或应激状态下），必然会使器官功能受损。显然，蛋白质不能被作为能源来考虑。体脂则是体内最大的能源仓库，贮量约15kg。饥饿时消耗脂肪对组织器官的功能影响不大。但在消耗脂肪的同时，也有一定量的蛋白质被氧化。

1. 机体能量消耗组成、测定及计算　机体每日的能量消耗包括基础能量消耗（based energy expenditure，BEE）（或静息能量消耗）、食物的生热效应、兼性生热作用和活动的生热效应几个部分。临床上常用的机体能量消耗测定方法是间接测热法，测定机体在单位时间内所消耗的氧和产生的二氧化碳量，即可计算出机体在该段时间内的产热即能量消耗。Harris－Benedict公式是较为简便、有效的计算机体基础能量消耗的经典公式：

BEE（kcal/d）＝66＋13.8W＋5.0H－6.8A（男性）

BEE（kcal/d）＝655＋9.6W＋1.85H－4.7A（女性）

［W：体重（kg）；H：身高（cm）；A：年龄（年）］

由于该公式健康肌体基础能量消耗的估算公式，各种疾病状态下患者实际静息能量消耗与该公式估算值之间存在一定的差异。

临床上，也可根据患者体重、活动因素、能量需要及创伤因素等使用“营养计算尺”来计算出每日患者所需总热卡数、氮量以及非蛋白质热卡成分三者之比例。

2. 机体能量需要量的确定 在许多情况下，机体能量消耗值并不等于实际能量需要量，而且不同患者的能量消耗与能量利用效率之间的关系也不同。对于无法实际测定静息能量消耗的患者（BMI＜30），推荐的能量摄入量为20～25kcal/(kg·d)；BMI≥30的患者，推荐的能量摄入量应为正常需要量的70%～80%。

第二节　营养筛查与评估

知识链接

营养三级诊断

临床营养诊断应该遵循三级诊断原则。一级诊断为营养筛查；二级诊断为营养评估；三级诊断为综合评价。营养筛查针对的人群较为广泛，几乎所有的外科住院患者均应行营养筛查。对于在营养筛查中存在营养风险的患者，需由专业的医务人员进行进一步的营养评估，确认患者是否存在营养不良以及营养不良的严重程度。综合评估，则是针对明确存在营养不良的患者，通过进一步多维度调查，明确患者发生营养不良的原因、类型以及后果。

营养风险筛查（nutritional risk screening）是指医务人员采用各种筛查工具（各种量表，常用的如NRS2002），简便、快速地筛查出存在营养风险的患者，以进一步行营养评估。营养评估（nutritional assessment）是指临床营养专业人员通过各种评估工具（各种量表，常用的如SGA、MNA和PG－SGA等）对存在营养风险的患者进行评估，为制定营养支持方案提供依据。对于存在营养不良的患者还需进行综合评估，需采集的常用参数来源于膳食调查、人体组成测定、人体测量、生化检查、临床检查。

一、临床检查

临床检查是通过病史采集和体格检查来发现是否存在营养不良。

病史采集重点在于：①膳食史，包括有无厌食、食物禁忌、吸收不良、消化障碍及热量与营养素摄入量等；②已存在的病理与营养素影响因子，包括传染病、内分泌疾病、慢性疾病（如肝硬化、肺病及肾衰竭等）；③用药史及治疗手段，包括代谢药物、类固醇、免疫抑制剂、放疗与化疗、利尿剂、泻药等；④对事物的过敏及不耐受性等。

体格检查的重点在于发现下述情况，判定其程度并与其他疾病鉴别。①恶病质；②肌肉萎缩；③毛发脱落；④肝大；⑤水肿或腹水；⑥皮肤改变；⑦维生素缺乏体征；⑧必需脂肪酸缺乏体征；⑨常量和微量元素缺乏体征等。

二、人体测量

人体测量是应用最广泛的营养评价方法。

1. 体重 体重通常采用实际体重占理想体重的百分比来表示。计算公式是：实际体重占理想体重百分比（%）＝（实际体重/理想体重）×100%。结果判定：80%～90%为轻度营养不良；70%～79%为中度营养不良；0～60%为中度营养不良；110%～120%为超重；＞120%为肥胖。

理想体重的计算方法：男性理想体重（kg）＝身高（cm）－105；女性理想体重（kg）＝身高（cm）－100。

由于体重的个体差异较大，临床上往往用体重改变作为营养状况评价的指标似更合理。计算公式是：体重改变（%）＝［通常体重（kg）－实际体重（kg）］/通常体重（kg）×100%。将体重改变的程度和时间结合起来分析，能更好地评价患者的营养状况，一般来说，3个月体重丢失5%，或6个月体重丢失＞10%，即存在营养不良。

2. 体重指数（body mass index，BMI） BMI被公认为反映蛋白质热量营养不良以及肥胖症的可靠指标。计算公式如下：BMI＝体重（kg）/身高^2（m^2）。正常值为19～25（19～34岁），21～27（＞35岁）；＞27.5为肥胖，其中17.0～18.5为轻度营养不良；16～17为中度营养不良；＜16为中度营养不良；27.5～30为轻度肥胖，30～40为中度肥胖，＞40为重度肥胖。

3. 皮褶厚度与臂围 通过三头肌皮褶厚度、上臂中点周径及上臂肌肉周径的测定可以推算机体脂肪及肌肉总量，并间接反映热能的变化。

4. 握力测定 握力与机体营养状态密切相关，是反映肌肉功能有效的指标，而肌肉力度与机体营养状况和手术后恢复程度相关。因此，握力是机体营养状况评价中一个良好的客观测量指标，可以在整个过程中重复测定、随访其变化情况。正常男性握力≥35kg，女性握力≥23kg。

三、生化及实验室检查

1. 血浆蛋白　血浆蛋白水平可以反映机体蛋白质营养状况、疾病的严重程度和预测手术的风险程度，因而是临床上常用的营养评价指标之一。常用的血浆蛋白指标有白蛋白、前白蛋白、转铁蛋白和视黄醇结合蛋白等。白蛋白的半衰期是18天，营养支持对其浓度的影响需较长时间才能表现出来。血清前白蛋白、转铁蛋白和视黄醇结合蛋白半衰期短、血清含量少且全身代谢池小，是反映营养状况更好、更敏感、更有效的指标。

2. 氮平衡与净氮利用率　氮平衡是评价机体蛋白质营养状况可靠和常用的指标。氮平衡=摄入氮-排出氮。若氮的摄入量大于排出量，为正氮平衡；若氮的摄入量小于排出量，为负氮平衡；若氮的摄入量与排出量相等，则维持氮的平衡状态。机体处于正氮平衡时，合成代谢大于分解代谢，意味着蛋白净合成。而负氮平衡时，分解代谢大于合成代谢。

3. 免疫功能　总淋巴结计数是细胞免疫功能的检测方法，测定简便、快速，适用于各年龄段，其正常值是$(2.5\sim3.0)\times10^9/L$。$(1.5\sim1.8)\times10^9/L$为轻度营养不良，$(0.9\sim1.5)\times10^9/L$为轻度营养不良，$<0.9\times10^9/L$为重度营养不良。

第三节　饥饿、创伤的代谢改变

外科患者由于疾病或收拾治疗等原因，常常处于饥饿或感染、创伤等应激状况，此时机体会发生一些列代谢变化，以维持机体疾病状况下组织、器官功能以及生存所需。

1. 饥饿时机体代谢改变　外源性能量底物和营养物质缺乏是整个饥饿反应的基础。饥饿早期，机体首先利用肝脏及肌肉的糖原储备消耗以提供糖异生前体物质，蛋白质合成下降。随后，脂肪动员增加，成为主要能源物质，以减少蛋白质消耗。血浆葡萄糖及胰岛素浓度下降，血酮体和脂肪酸浓度增高，组织对脂肪酸利用增加。饥饿第3天，体内酮体形成及糖异生作用达到高峰，大脑及其他组织越来越多利用酮体作为能源，减少对葡萄糖利用，较少依赖糖异生作用，从而减少骨骼肌蛋白质分解程度。随着饥饿的持续，所有生命重要器官都参与适应饥饿的代谢改变，平衡有限的葡萄糖产生和增加游离脂肪酸及酮体的氧化，其目的是尽可能地保存机体的蛋白质，使生命得以延续。

2. 创伤应激状态下机体代谢变化　外科感染、手术创伤等应激情况下，机体发生一系列代谢改变，其特征为静息能量消耗增加、高血糖及蛋白分解增强。应激状态时碳水化合物代谢改变主要表现为一方面内源性葡萄糖异生作用增强；另一方面组织、器官葡萄糖的氧化利用下降以及外周组织对胰岛素抵抗，从而造成高血糖。创伤后蛋白质代谢变化是蛋白质分解增加、负氮平衡，其程度和持续时间与创伤应激程度、创伤前营养状况、患者年龄及应激后营养摄入有关，并在很大程度上受体内激素水平的制约。脂肪是应激患者的重要能源，创伤应激时机体脂肪组织的脂肪分解增加，其分解产物作为糖异生作用的前体物质，从而减少蛋白质分解，保存机体蛋白质，对创伤应激患者有利。

第四节　营养支持

案例引导

案例　患者，男，体重60kg，身高175cm，年龄50岁。全胃切除术后第一天需要肠外营养，术后第四天患者每日鼻饲1000ml整蛋白肠内营养制剂。

讨论　简述该患者需要补充肠外营养液的组成。

营养支持（nutrition support）是指经口、肠道或肠外途径为患者提供较全面的营养素（图11-1）。目前临床上包括肠内营养（enteral nutrition，EN）和肠外营养（parenteral nutrition，PN）。

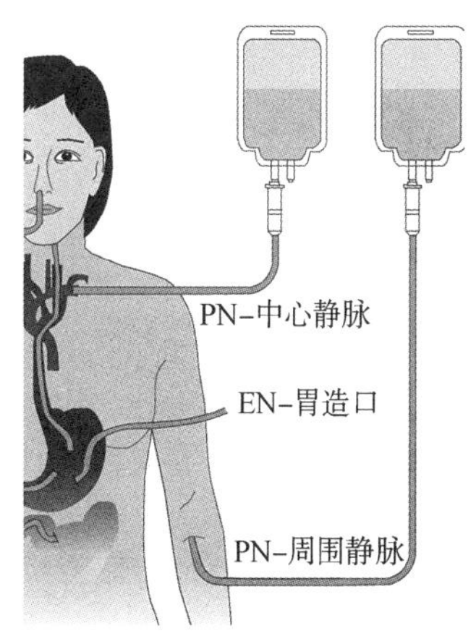

图11-1　营养支持的常用途径

五阶梯营养治疗模式，临床营养支持应遵循五阶梯治疗原则。①饮食+营养教育；②饮食+口服营养补充（oral nutritional supplement，ONS）；③全肠内营养（total enteral nutrition，TEN）；④部分肠内营养+部分肠外营养（partial parenteral nutrition，PPN）；⑤全肠外营养（total parenteral nutrition，TPN）。参照欧洲肠外肠内营养学会

ESPEN指南建议，当目前阶梯不能满足目标能量60%，并持续3~5天时，应提高一个阶梯。

一、肠外营养支持

肠外营养是指通过胃肠道以外途径（即静脉途径）提供营养支持的方式。肠外营养是肠功能衰竭患者必不可少的治疗措施，挽救了大量危重患者的生命，疗效确切。凡是需要营养支持，但又不能或不宜接受肠内营养支持的患者均为肠外营养支持的适应证。具体为：①一周以上不能进食活因为肠道功能障碍或不能耐受肠内喂养者；②通过肠内营养无法达到机体需要的目标量时应该补充肠外营养。

（一）肠外营养制剂

肠外营养由碳水化合物、脂肪乳剂、氨基酸、水、维生素、电解质及微量元素等基本营养素组成，以提供患者每日所需的能量及各种营养物质，维持机体正常代谢。

1. 碳水化合物制剂 葡萄糖是肠外营养中最主要的能源物质，其来源丰富，价廉，无配伍禁忌，符合生理需求，省氮效果肯定。肠外营养时葡萄糖的供给量一般为3~3.5g/(kg·d)，功能约占总热卡的50%。严重应激状态下患者，葡萄糖供给量降至2~3 g/(kg·d)，以避免摄入过量所致的代谢副作用。

2. 氨基酸制剂 氨基酸是肠外营养的氮源物质，是机体合成蛋白质所需的底物。由于各种蛋白质由特定的氨基酸组成，因此输入的氨基酸液体中各种氨基酸的配比应该合理，才能提高氨基酸的利用率，有利于蛋白质的合成。肠外营养理想的氨基酸制剂是含氨基酸种类较齐全的平衡性氨基酸溶液，包括所有必需氨基酸。肠外营养时推荐的氨基酸摄入量为1.2~1.5g/(kg·d)，严重分解代谢状态下需要量可增加至2.0~2.5 g/(kg·d)。在输注氨基酸时应同时提供足量非蛋白热卡，以保证氨基酸被机体有效地利用。

3. 脂肪乳制剂 脂肪乳剂是肠外营养中较理想的能源物质，可提供能量、生物合成碳原子及必须脂肪酸。脂肪乳剂具有能量密度高、等渗、不从尿排泄、富含必需脂肪酸、对静脉壁无刺激、可经外周静脉输入等优点。一般情况下肠外营养中脂肪乳剂应占30%~40%总热卡，剂量为0.7~1.3g/(kg·d)甘油三酯。严重应激状态下，脂肪乳剂摄入量可占50%非蛋白质热卡，其摄入量可增至甘油三酯1.5 g/(kg·d)。脂肪乳剂的输注速度为1.2~1.7mg/(kg·min)。存在高血脂症（血甘油三酯>4.6mmol/L）患者，脂肪乳剂摄入量应减少或停用。

4. 电解质制剂 电解质对维持机体水、电解质稳定和酸碱平衡，保持人体内环境稳定，维护各种酶的活性和神经、肌肉的应激性均有重要作用。

5. 维生素及微量元素制剂 维生素及微量元素是维持人体正常代谢和生理功能所不可缺少的营养素。肠外营养时需要添加水溶性和脂溶性维生素以及微量元素制剂，以避免出现维生素及微量元素缺乏症。

（二）肠外营养液的配制

为使输入的营养物质在体力内获得更好的代谢、利用，减少污染等并发症的机会，肠外营养时应将各种营养制剂混合配制后输注，成为全合一（all－in－one，AIO）营养液系统。肠外营养液配制所需的环境、无菌操作技术、配制流程、配制顺序均有严格的要求。目前，我国许多医院均建立了静脉药物配制中心，充分保证了肠外营养配制的安全性。为确保混合营养液的安全性和有效性，目前不主张在肠外营养液中添加其他药物。

随着新技术、新材质塑料不断问世，标准化多腔肠外营养液节省了配制所需的设备，简化了步骤，常温下可保存较长时间，有很好的临床应用前景。

（三）肠外营养途径选择

肠外营养的输注途径主要有中心静脉和周围静脉途径。中心静脉途径适用于需要长期肠外营养，需要高渗透压营养液的患者。临床上常用的中心静脉途径有：①颈内静脉途径；②锁骨下静脉途径；③经头静脉或贵要静脉插入中心静脉导管（PICC）途径；④植入式静脉输液港（肿瘤患者常用）。周围静脉途径是指浅表静脉，大多数是上肢末梢静脉。周围静脉途径具有应用方便、安全性高、并发症少而轻等优点，但适用于预期只需短期（<2周）肠外营养支持的患者，并需预防血栓性静脉炎。此外，近年来有采用动静脉瘘手术在肠外营养支持中的应用。

（四）肠外营养液的输注

肠外营养的输注有四种方法：①全营养混合液方式输入，即在无菌条件下将各种营养物质混合在聚合材料制成的输液袋中，形成“全合一”（AIO）后，再由静脉输入。这是目前主流的输入方法，各大医院均在静脉配制中心配制。②单瓶输入，即三大营养物质单独输入。由于各种营养元素存在各自的代谢特点，单独输入可能导致氨基酸利用率不高，葡萄糖和脂肪乳的过快输入易导致各种负作用，因此，目前仅在不具备静配中心的医疗单位，偶尔使用。③多瓶串输，这是在单瓶输入基础上的改进，但目前已被AIO所代替。④隔膜袋，这是目前商品化的AIO，即将不同营养元素分别存储在两腔或三腔袋中，比传统的AIO有更长的保质期（2年）。使用前，打开隔膜使各种营养元素混合，再经静脉输入。优点是方便不具备静脉中心的医疗单位使用，同时标准化的工厂生产往往比医疗单位的静脉中心具有更低的污染率；缺点是不能个性化定制营养元素。

（五）肠外营养的并发症及防治

肠外营养的并发症主要有静脉导管相关并发症、代谢并发症、脏器功能损害及代谢性骨病等。

1. 静脉导管相关并发症　分为非感染性并发症及感染性并发症两大类。前者大多数发生在中心静脉导管放置过程中发生气胸、空气栓塞、血管神经损伤等。也有少数是长期应用、导管护理不当或导管操作不当所致，如导管脱出、导管折断、导管堵塞等。感染性并发症主要指中心静脉导管相关感染。周围静脉则可发生血栓性静脉炎。

2. 代谢性并发症　肠外营养时提供的营养物质直接进入循环中，营养底物过量容易引起或加重机体代谢紊乱和器官功能异常，产生代谢并发症，如高血糖、低血糖、氨基酸代谢紊乱、高血脂症、电解质及酸碱代谢失衡、必需脂肪酸缺乏、再喂养综合征、维生素及微量元素缺乏症等。

3. 脏器功能损害　长期肠外营养可引起肝脏损害，主要病理改变为肝脏脂肪浸润和胆汁淤积，其原因与长期禁食时肠内缺乏物质刺激、肠道激素的分泌受抑制、过高的能量供给或不恰当的营养物质摄入等有关。此外，长期禁食可导致肠黏膜上皮绒毛萎缩，肠黏膜上皮通透性增加，肠道免疫功能障碍，导致肠道菌群易位而引发肠源性感染。

4. 代谢性骨病　部分长期肠外营养患者出现骨钙丢失、骨质疏松、血碱性磷酸酶增高、高钙血症、尿钙排出增加、四肢关节疼痛，甚至出现骨折等表现，称之为代谢性骨病。

二、肠内营养支持

肠内营养是指通过胃肠途径提供营养的方式，它具有符合胜利状态，能维持肠道结构和功能的完整，费用低，使用和监护渐变，并发症少等优点，因而是临床营养支持首选的方法。临床上，肠内营养的可行性取决于患者的胃肠道是否具有吸收所提供的各种营养素的能力，以及胃肠道是否能耐受肠内营养制剂。只要具备上述两个条件，在患者因原发疾病或因治疗的需要而不能或不愿经口摄食，或摄食量不足以满足机体合成需要时，均可采用肠内营养。

（一）肠内营养制剂

肠内营养制剂根据其组成可分为非要素型、要素型、组件型及疾病专用型肠内营养制剂四类。

1. 非要素型制剂　也称整蛋白型制剂，该类制剂以整蛋白或蛋白质游离物为氮源，渗透压接近等渗，口感较好，口服或鼻饲均可，使用方便，耐受性强。适用于胃肠道功能较好的患者，是应用最广泛的肠内营养制剂。

2. 要素型制剂　该制剂是氨基酸或多肽类、葡萄糖、脂肪、矿物质和维生素的混合物。具有成分明确、营养全面、不需要消化即可直接或接近直接吸收、含残渣少、不含乳糖等特点，但其口感较差，适合于胃肠道消化、吸收功能部分受损的患者，如短肠综合征、胰腺炎等患者。

3. 组件型制剂　该制剂是仅以某种或某类营养素为主的肠内营养制剂，对完全型肠内营养制剂进行补充或强化，以适合患者的特殊需要。主要有蛋白质组件、脂肪组件、糖类组件、维生素组件和矿物质组件等。

4. 疾病专用型制剂　此类制剂是根据不同疾病特征设计的针对特殊患者的专用制剂，主要有糖尿病、肝病、肿瘤、婴幼儿、肺病、肾病、创伤等专用制剂。

肠内营养制剂有粉剂和溶液剂两种，临床上应根据制剂特点、患者的病情进行选择，以达到最佳的营养效果。

（二）肠内营养途径选择

肠内营养的途径有口服、鼻胃/十二指肠置管、鼻空肠置管、胃造口、空肠造口等，具体投给途径的选择取决于疾病情况、喂养时间长短、患者精神状态及胃肠道功能。

1. 口服营养补充（oral nutritional supplement，ONS）　ONS 指经口摄入特殊医学用途配方食品，补充日常饮食摄入不足。相较于管饲，ONS 更接近于自然进食过程，患者具有良好的依从性，是肠内营养的首选途径。

2. 鼻胃/十二指肠、鼻空肠置管　通过鼻胃或鼻肠置管进行肠内营养简单易行，是临床上使用最多的方法。鼻胃管喂养的有点在于胃容量大，对营养液的渗透压不敏感，适合于各种完全性营养配方，缺点是有反流和吸入气管的风险。鼻胃或鼻肠置管适合于需短时间（<2 周）营养支持的患者，长期置管可出现咽部红肿、不适，呼吸系统并发症增加。

3. 胃及空肠造口　胃或空肠造口适用于需要较长时间进行肠内喂养的患者，具体可采用手术造口或经皮内镜辅助胃/空肠造口，后者具有不需剖腹及麻醉，操作简便、创伤小等优点。

（三）肠内营养的输注

肠内营养的输注方式有一次性投给、间隙性重力输注和连续经泵输注三种。

1. 一次性投给　将配好的营养液或商品型肠内营养液用注射器缓慢注入喂养管内，每次 200ml 左右，每日 6～8 次。该方法常用于需要家庭肠内营养的胃造瘘患者，因为胃容量大，对容量及渗透压的耐受性较好。

2. 间歇性重力输注　将配制好的营养液经输液管与肠道喂养管连接，借重力将营养液缓慢滴入胃肠道内，每次 200～400ml，每日 4～6 次。此法优点是患者有较多自由活动时间，类似正常饮食。

3. 连续经泵输注 应用输液泵12～24小时均匀输注，是临床上推荐的肠内营养输注方式，胃肠道不良反应较少，营养效果好。

肠内营养液输注时应循序渐进，开始时采用低浓度、低剂量、低速度，随后再逐渐增加营养液浓度、滴注速度及投给剂量。一般第1天用1/4总需要量，营养液浓度可稀释一倍。如患者能耐受，第2天可增加至1/2总需要量，第3、4天增加至全量，使胃肠道有逐步适应、耐受肠内营养液过程。开始输注时速度一般为25～50ml/h，以后每12～24小时增加25ml/h，最大速率为125～150ml/h。输入体内的营养液的温度应保持在37℃左右，过凉易引起胃肠道并发症。

（四）肠内营养的并发症及防治

常见的肠内营养并发症主要有机械方面、胃肠道方面、代谢方面及感染方面的并发症。

1. 机械性并发症 主要有鼻、咽及食管损伤，喂养管堵塞，喂养管拔出困难，造口并发症等。

2. 胃肠道并发症 恶心、呕吐、腹胀、腹泻、肠痉挛等症状是临床上常见的消化道并发症，这些症状大多数能够通过合理的操作来预防和及时纠正、处理。

3. 代谢并发症 代谢方面的并发症主要有水、电解质及酸碱代谢异常，糖代谢异常，微量元素、维生素及脂肪酸的缺乏，各脏器功能异常。

4. 感染性并发症 肠内营养感染性并发症主要与营养液的误吸及营养液污染有关。吸入性肺炎是肠内营养最严重的并发症，常见于幼儿、老年患者及意识障碍患者。防止胃内容物潴留及反流是预防吸入性肺炎的重要措施，一旦发生误吸应积极治疗。

目标检测

答案解析

思考题

1. 患者，男，45岁，体重60kg。车祸致十二指肠降部破裂，急诊手术修补术后第七天，修补失败而发生肠瘘。每天丢失消化液1200ml，伴中等度发热。试述治疗原则和营养支持计划。

2. 患者，男，23岁，体重45kg。因肠系膜血栓导致小肠切除90%，术后1个月，每天腹泻10次。试述治疗原则和营养支持计划。

（冯　敏）

书网融合……

本章小结

题库

第十二章　外科感染

PPT

学习目标

1. 掌握　外科感染的分类和治疗原则；疖、痈、急性蜂窝织炎的病因、临床表现和治疗；丹毒的病因病理、临床表现、治疗；甲沟炎和脓性指头炎的临床表现、治疗；破伤风的诊断和治疗原则。

2. 熟悉　破伤风的病理生理；浅部急性淋巴管炎和淋巴结炎的病因和病理、临床表现、诊断、治疗原则；急性化脓性腱鞘炎和手掌深部间隙感染的病因、临床表现和治疗；脓毒症的诊断和治疗原则；外科应用抗生素的原则。

3. 了解　气性坏疽的诊断、预防和治疗。

4. 学会手术基本操作，如切开、缝合；学会清创术。

第一节　概　述

感染是指致病菌侵入人体引起的局部或全身炎症反应。外科感染（surgical infection）通常指需要外科处理的感染性疾病，局部症状常明显，多为器质性病变，包括发生在创伤或手术、器械检查后的感染。

一、外科感染的分类

（一）按照致病菌种类和临床特点分类

1. 非特异性感染　又称化脓性感染或一般感染，占外科感染的大多数，如疖、痈、丹毒、急性蜂窝织炎等。常见致病菌有金黄色葡萄球菌、溶血性链球菌、大肠埃希菌等，同一种致病菌可以引起几种不同的感染，不同的致病菌又可以引起同一种感染。

2. 特异性感染　一种致病菌只能引起特定的感染，特定的感染只能由特定的致病菌引起，如结核、破伤风和气性坏疽等。

（二）按照病程长短分类

1. 急性感染　病程在3周之内。

2. 慢性感染　病程持续2个月以上。

3. 亚急性感染　病程介于急性与慢性之间。

（三）按照发生条件分类

1. 条件性感染（opportunistic infection）　又称机会性感染，指某些因素导致人体局部或（和）全身免疫功能受损（如应用大剂量糖皮质激素或抗肿瘤药物、反射治疗、艾滋病等），或大剂量应用抗生素引起菌群失调，或机械损伤使共生菌离开固有的部位而到达其他部位（如大肠埃希菌进入泌尿道或呼吸道），在这些特定的条件下，人体的共生菌成为致病菌导致的感染。

2. 二重感染（super infection）　又称菌群交替症，指经过长时间的化学药物或者广谱抗生素的治疗，对药物敏感的细菌被消灭或减少，耐药菌在感染灶或者其他部位异常增殖发展而成的明显感染。

二、影响感染发生的因素

外科感染的发生取决于致病菌的致病能力和人体的免疫功能。

致病菌的致病能力主要包括侵袭力、毒力、数量和变异性。侵袭力指致病菌侵入机体并在机体内生长、繁殖的能力。侵袭力较弱的致病菌常借助伤口进入人体，如破伤风杆菌。毒力包括内毒素、外毒素和其他毒力因子。外毒素通过与细胞的受体结合，进入细胞内起作用，如破伤风痉挛毒素。内毒素则通过激活单核-吞噬细胞、释放细胞因子起作用，如外科患者可以由于原发疾病（如急性胰腺炎、肝硬化、大面积烧伤、肠梗阻）、手术创伤、免疫力低下等引起肠道细菌移位，移位的细菌通过释放内毒素引起肠源性内毒素血症，进而导致多器官功能障碍。致病菌必须达到一定数量才能导致感染，侵入组织的病菌数量和增殖速率 $>10^5$ 个常引起感染。致病菌可因环境、药物或遗传等因素而发生变异。一般来说，致病菌的抗原变异可逃逸机体的特异性免疫作用而继续引起疾病，导致感染迁延。

人体的抗感染免疫包括固有免疫（innate immunity）和适应性免疫（adaptive immunity）。感染发生的0～4小时发生即刻固有免疫，某些致病菌突破天然屏障后可直接激活补体被裂解破坏，同时局部活化的巨噬细胞募集中性粒细胞进入感染部位发挥作用，通常绝大多数致病菌感染终止于此时相。感染后的4～96小时，巨噬细胞和中性粒细胞的进一步募集，自然杀伤细胞和自然杀伤T细胞趋化至炎症部位，进而有效杀伤致病菌及其感染的细胞。B_1 细胞可在48小时内产生以IgM为主的抗菌抗体。在感染96小时后，接受致病菌激活的树突状细胞迁移至外周免疫器官并发育成熟，有效激活T细胞启动适应性免疫应答。抗体主要作用于细胞外生长的细菌，对胞内细菌的感染要靠细胞免疫发挥作用。

人体在某些情况下抗感染免疫降低容易发生感染，如局部的皮肤黏膜病变、局部组织水肿、积液等或全身性抗感染能力降低。

三、临床表现

1. 局部症状 局部症状有红、肿、热、痛和功能障碍。症状不一定全部出现，随病程长短、病变范围和位置深浅而异。不同致病菌感染可有特征性脓液（表12-1）。

表12-1 常见致病菌的特征性脓液

致病菌	脓液性质	常见疾病
金黄色葡萄球菌	稠厚，黄色，无臭味	疖、痈
溶血性链球菌	稀薄，淡红色，量较多，无臭味	急性蜂窝织炎、丹毒、淋巴管炎
大肠埃希菌	稠厚，无恶臭或粪臭；与厌氧菌混合感染时，脓液有恶臭	急性阑尾炎、自发性腹膜炎
铜绿假单胞菌	淡绿色，有特殊腥臭味	大面积烧伤创面感染
芽孢厌氧菌	恶臭，涂片可见革兰阴性杆菌，普通培养无细菌生长	气性坏疽

2. 全身症状 轻重不一。感染轻微的可无全身症状。感染较重的常有发热、头痛、乏力、食欲减退等，病程较长时，可出现营养不良、贫血、水肿等，甚至发生感染性休克。

3. 器官-系统功能障碍 感染侵及某一器官时，该器官或系统可出现功能异常。

4. 特殊表现 如破伤风的强直性痉挛；气性坏疽的皮下捻发音等特殊感染表现。

四、外科感染的转归

1. 局限、吸收或形成脓肿 当宿主的免疫功能占优势，或致病菌的数量少和毒力低，感染局限化，小的脓肿经吞噬细胞的作用可被吸收，大的脓肿破溃或切开后可通过瘢痕愈合。

2. 转为慢性感染 宿主免疫功能与致病菌致病力处于相持状态。感染病灶被局限，由纤维组织包裹，不易愈合，免疫力降低时可转为急性感染。

3. 感染扩散 在致病菌致病力超过机体免疫力时，感染可迅速向四周扩散或进入淋巴和血液循环，引起严重的全身炎症反应。

4. 全身感染 主要指败血症和脓毒血症，如不予适当处理，患者多因脓毒性休克和多器官衰竭死亡。

5. 诊断

（1）典型症状和临床表现　外科感染一般可以根据临床表现做出正确诊断。

（2）实验室检查　常用感染指标有：①白细胞计数，急性感染（尤其是化脓性感染）升高，重症感染时反而降低。②降钙素原，细菌感染（尤其是革兰阴性菌）明显升高，常用于经验性指导抗生素的应用。③C反应蛋白，在细菌感染的急性期升高，水平与感染程度相关，可用于动态评估病情。

（3）致病菌鉴定　脓液或渗出液进行涂片、细菌培养、染色及药敏试验。在药敏试验结果之前，革兰染色对于经验性指导抗生素治疗有重要作用。

（4）影像学检查　在外科感染中一般不常用，但对于内在脏器、胸腹腔、关节腔等内在器官或特殊部位的感染可采用超声、X线、CT、MRI等检查。

6. 治疗 外科感染总的治疗原则是消除感染病灶，及时切开引流，促进组织修复。其中切开引流是处理外科感染的关键措施。

第二节　皮肤和软组织感染

案例引导

案例　患者，女，37岁，因“左下肢疼痛3天，伴红肿发热2天”入院。患者3天前无明显诱因出现左侧膝关节下5cm瘢痕处疼痛伴局部硬结，表面无红肿及发热。2天前，左下肢膝关节以下及踝部以上疼痛伴红肿发热，触之有波动感。入院查体：T 38.5℃，P 70次/分，R 20次/分，BP 110/80mmHg。神志清，一般情况尚好，体形偏瘦，心肺未及异常，左下肢自膝关节以下至踝部红肿、疼痛明显，表面皮温高，膝关节前可见约1cm伤口，左侧腹股沟区淋巴结肿大。

讨论　说出患者诊断、可能的病因、相应诊断依据，并为患者制定治疗方案。

皮肤和软组织感染（skin and soft-tissue infections，SSTISs）包括涉及皮肤和潜在皮下组织、筋膜或肌肉的各种病理状况，范围从简单的表面感染到严重的坏死感染。常见SSTISs如图12-1。

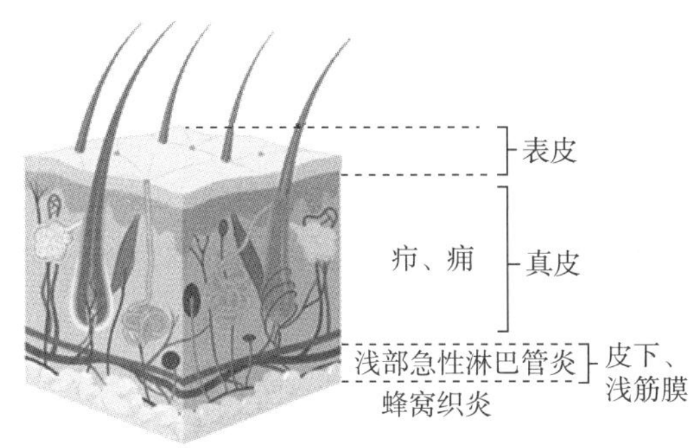

图 12-1 常见皮肤和软组织感染

抗感染药物作为重要的辅助手段，但是治疗 SSTISs 的基础仍然是应尽早、积极的手术清创，特别是对于坏死性感染，不手术的情况下死亡率甚至可以达到 100%。

一、疖和痈

（一）病因

疖（furuncle）和痈（carbuncle）是毛囊及其周围组织的急性化脓性感染。疖只累及单个毛囊，好发于颈项、头面、背部毛囊和皮脂腺丰富的部位。痈累及多个毛囊，颈项、肩背部等皮肤较厚的部位多见，好发于中老年人，部分患者有糖尿病病史。

致病菌以金黄色葡萄球菌为主，与皮肤不洁、擦伤、或机体抗感染能力降低有关。

（二）临床表现

疖表现为红、肿、痛的红色丘疹或小结节，后逐渐肿大，隆起，结节中央坏死、软化，出现黄白色脓头；最终脓头脱落，脓液排出。一般无明显的全身症状。

痈表现为暗红色的皮肤硬肿，中央有数个脓头，晚期破溃后创口呈蜂窝状。常伴有发热、畏寒、头痛、食欲不振等全身症状。

颌面部"危险三角区"的疖痈十分危险，如被挤压或挑破，感染容易进入颅内，引起化脓性海绵状静脉窦炎，出现头痛、寒战、高热甚至昏迷等，病情严重。

（三）诊断与鉴别诊断

主要根据临床表现。脓液细菌培养和药敏试验可指导抗生素使用。须与疖痈鉴别诊断的有皮脂腺囊肿（粉瘤）并发感染；痤疮伴有轻度感染。

（四）治疗

肥皂或洗必泰冲洗，嘱患者穿宽松衣物以减少摩擦。

红肿的疖可用热敷、红外线等理疗，有助于引流脓液。较大的病变可通过小切口引流，如可用针尖或小刀头剔出脓头。但切记不能挤压未成熟的疖，以免造成感染扩散。严重者需要全身抗生素治疗。

痈早期仅有红肿时，可采用 50% 硫酸镁湿敷，同时全身抗感染治疗；若脓肿已形成，则需尽快行"十字"切开，切口长度超过红肿边缘，深达筋膜，彻底开放脓腔，充分引流，清除坏死组织，纱布填塞以止血（图 12-2）。唇痈不切。

手术切口应做到快速、充分暴露，尽量缩短手术时间，扩大切口，避免牵拉，造成切口边缘长时间缺血。术后2～3 日，取出填塞在伤口内的纱布条，用双氧水或 1∶1000 新洁尔灭溶液清洗伤口，用凡士林纱布条引流后包扎。待健康的肉芽组织生长后，用胶布拉拢两侧皮肤，以缩小创面，加快创面愈合。如创面大，可在创面清洁后作皮片移植。

全身应用抗生素，经验性抗感染常用青霉素、复方新诺明。

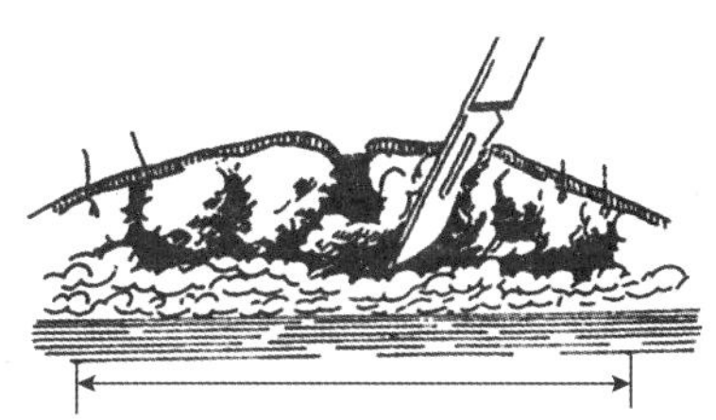

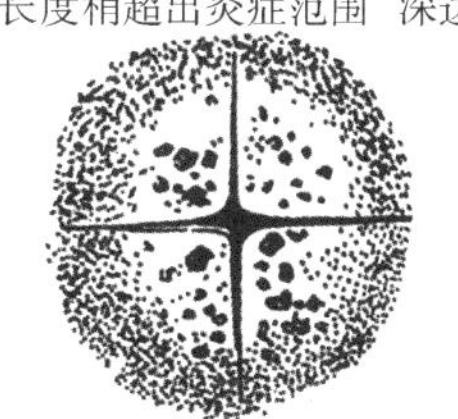

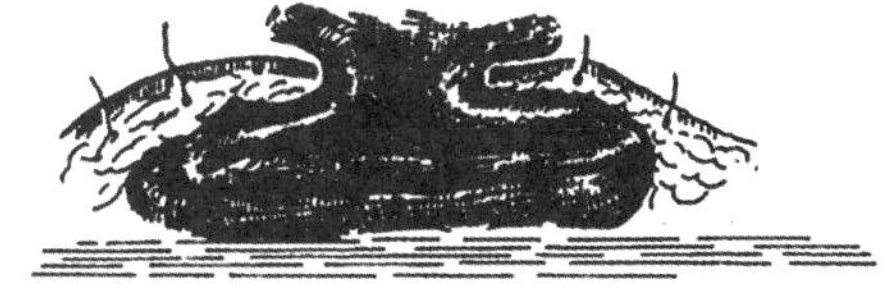

图 12-2 痈脓肿的切开引流

三、急性蜂窝织炎

（一）病因

急性蜂窝织炎（acute cellulitis）是发生于较深的真皮和皮下脂肪的一种急性弥漫性化脓性感染，蜂窝织炎最常见的病因是 A 组 β 溶血性链球菌感染，金黄色葡萄球菌感染是一种需注意但不太常见的原因。病变不易局限，扩散迅速，与正常组织无明显界限，易导致全身炎症反应和内毒素血症。

（二）临床表现

1. 一般性皮下蜂窝织炎 多由溶血性链球菌、金黄色葡萄球菌引起，常继发于皮肤损伤，皮肤发红、水肿和皮温升高，可在红斑皮肤上观察到瘀点或出血，还可出现浅表大疱。也可能存在发热及感染的其他全身性表现。单侧下肢受累最为常见。

2. 产气性皮下蜂窝织炎 多由厌氧菌引起，下腹、会阴多见，病变仅限于皮下结缔组织，皮下捻发音是其特征性表现。

3. 新生儿皮下坏疽 多发生于臀部、背部等常受压处，局部发红，严重时皮肤与皮下组织分离，皮肤坏死时呈灰黑色，全身情况差。

4. 颌下急性蜂窝织炎 小儿多见，感染起源于口腔或面部。口腔起病者，因炎症迅速波及咽喉，局部肿胀而阻碍通气，病情甚为危急。

（三）诊断

根据病史及体征进行诊断。实验室检查常见白细胞计数增多，分泌物涂片、细菌培养及药敏试验有助于诊断和治疗。

蜂窝织炎可形成潜在脓肿，正确判断有助于治疗（表12－2）。

表12－2 蜂窝织炎脓肿形成判断

考虑存在潜在脓肿	明显的硬结≥3cm 病灶存在>2～3天 既往存在化脓引流病史 有不均匀的硬结
明确的脓肿	具有波动感和压痛的红斑结节，可伴有肿胀、皮温升高 在脓疱周围常常有红斑性肿胀的边缘
切开引流指征	脓肿≥3cm 当前存在脓液引流 有引流或波动感感染灶病史，有明显化脓且潜在波动感

（四）治疗

早期肿胀时可给予50%硫酸镁湿敷，形成脓肿后应尽早切开，尤其是颈部脓肿，切开引流防止压迫气管。对产气性皮下蜂窝织炎，伤口应以3%过氧化氢液冲洗，隔离治疗。给予全身支持、物理降温等治疗。美国感染病学会（Infectious Diseases Society of America，IDSA）2014年《皮肤及软组织感染管理指南》中，根据单纯切除引流可实现相似治愈率的数据，推荐仅在有以下情况的轻度皮肤脓肿患者中常规使用抗生素治疗，即全身性感染、免疫功能低下状况、年幼或年老，或者多发脓肿。抗生素首选青霉素或头孢类抗生素，疑有厌氧菌感染时加用甲硝唑。根据临床治疗效果或细菌培养与药敏结果调整用药。

四、浅部急性淋巴管炎和淋巴结炎

（一）病因病理

由乙型溶血性链球菌、金黄色葡萄球菌等导致的淋巴管和淋巴结的急性炎症，多继发于皮肤粘膜损伤。

（二）临床表现

分为网状淋巴管炎（丹毒）与管状淋巴管炎。

丹毒（erysipelas）起病急，全身不适症状明显。病变多位于下肢，可见片状红疹、界限清楚。附近淋巴结常肿大、有触痛，但皮肤和淋巴结少见化脓破溃。

管状淋巴管炎见表皮下红色线条，可向近心端延伸，若炎症位于皮下深层则无明显红线，但有条形触痛。感染加重时表面皮肤可发红发热，引流淋巴结肿大疼痛，并可出现发热、发力等全身不适。

（三）诊断

本病诊断一般不难。深层淋巴管炎需与急性静脉炎相鉴别。

（四）治疗

卧床休息，抬高患肢，积极治疗原发感染。可在红线处针刺后给予抗菌液湿敷，形成脓肿时需切开引流，否则禁切开。

第三节 手部急性化脓性细菌感染

手部急性化脓性细菌感染大多数由微小擦伤、针刺、切伤等外伤引起，致病菌主要是金黄色葡萄球菌。主要包括甲沟炎（paronychia）、脓性指头炎（felon）、手掌侧化脓性腱鞘炎（suppurative tenosynovitis）、滑囊炎（bursitis）和掌深间隙感染（palmar space infection）等。手部的解剖特点决定其感染特点。

1. 掌面皮肤表皮层厚且角化明显，炎症难以向四周扩散，治疗时仅切开表皮不能充分引流；手背皮肤和皮下组织较松弛，脓肿易通过淋巴管或直接反流到手背侧导致手背肿胀，易误诊。

2. 掌面真皮与深层末节指骨骨膜，中、近指节处腱鞘以及掌深筋膜之间，有垂直的纤维条索连接，将皮下组织分隔成若干封闭腔隙，感染不易扩散而形成高压，压迫神经末梢引起剧痛，压迫血管造成末节指骨缺血性坏死。

3. 掌面的腱鞘、滑液囊、掌深间隙等结构之间，与前臂肌间隙之间有关联，掌面感染可向深部、近侧蔓延。可侵及深层组织，如末节指骨、屈指肌腱鞘以及掌部的滑液囊与掌深间隙，引起骨髓炎、腱鞘炎、滑囊炎及掌深间隙感染。

4. 肌腱与腱鞘感染后导致缩窄或瘢痕，将严重影响手部灵活或手指触觉。

由于手部解剖结构精细，承担人体劳作的重要功能，手部感染若处理不及时，可以造成致残等严重后果。

一、甲沟炎和脓性指头炎

（一）甲沟炎

指甲根部与皮肤连接紧密，皮肤沿指甲两侧形成甲沟。甲沟炎（paronychia）是甲沟及其周围组织的感染。

1. 临床表现　一般发生在一侧甲沟的皮下，患处红肿、发热、疼痛。若病变发展，则疼痛加剧，红肿区内有波动感。炎症沿指甲根蔓延形成半环形脓肿，向下蔓延，形成甲下脓肿，此时疼痛剧烈。甲下黄白色脓液蓄积，指甲浮动（图12－3）。指甲阻碍排脓，感染可向深层蔓延形成指头炎或指骨骨髓炎。

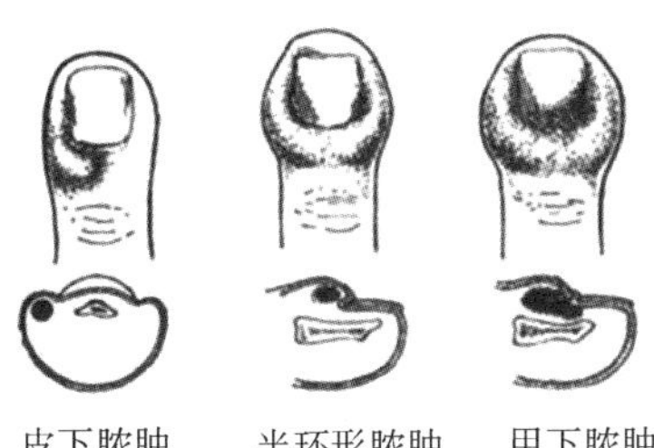

图12－3　甲沟炎

2. 治疗　早期未成脓时，局部可选用鱼石脂软膏、金黄散糊等敷贴或超短波、红外线等理疗，并口服抗菌药物，如双氯西林、头孢氨苄或克林霉素。

脓肿形成应及时手术（图12－4）。①皮下脓肿：两侧作纵行切口，甲根上皮片翻起，切除指甲根部，创口用无菌凡士林纱布覆盖引流。②甲下脓肿：沿甲沟两侧作纵行切口，拔除指甲，创面用无菌凡士林纱布覆盖包扎。③慢性甲沟炎：在指甲患侧作纵形切口，拔除相应半侧指甲，并将过多的肉芽组织切除。手术时需注意避免甲床损伤。宜采用指神经阻滞麻醉，不可在病变邻近处行浸润麻醉，以免感染扩散。

（二）脓性指头炎

脓性指头炎（whitlow）是手指末节掌面的皮下化脓性感染。甲沟炎加重或指尖、手指末节皮肤受伤后均可引起。

1. 临床表现　初起指头有针刺样痛，轻度肿胀。继而指头肿胀加重，因指动脉受压出现剧烈跳痛，剧痛在夜间更加难以忍受；指头红肿不明显，有时皮肤呈黄白色，患者可有发热、乏力等全身不适。感染加重时，神经末梢因受压和营养障碍而麻痹，指头疼痛反而减轻，但需注意这并不代表病情好转。

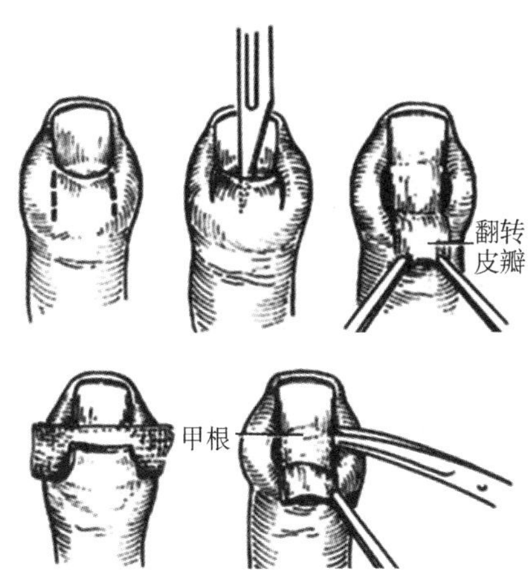

图12－4　甲沟炎拔除部分指甲

2. 治疗　当指尖刺痛，肿胀并不明显时，可以热盐水浸泡多次，或外敷金黄散糊剂、抗生素等。一旦疼痛转为波动性跳痛，应当及时切开减压、引流，不能等脓肿形成再手术，以免感染侵入指骨。

手术时通常采用指神经阻滞麻醉，末节指侧面作纵切口，切口远侧不超过甲沟的1/2，近侧不超过指节横纹（图12－5），将皮下纤维索分离切断，使脓液引流通畅；脓腔较大则宜作对口引流，切口内放置橡皮片或乳胶片引流。术中如有死骨片应将其取出。术后的全身治疗按一般化脓性感染处理。

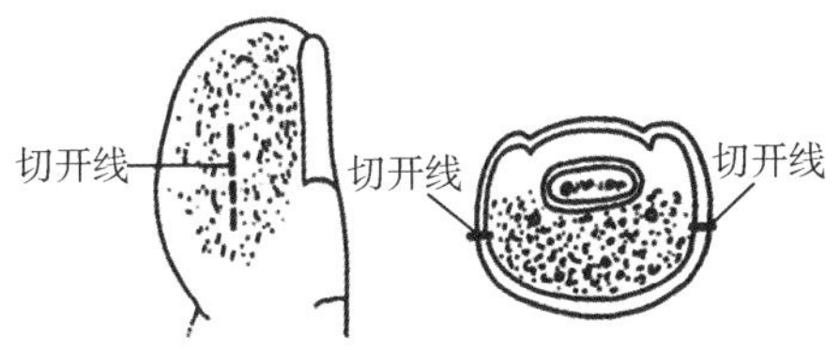

图12－5　脓性指头炎和手术切开线

二、急性化脓性腱鞘炎和化脓性滑囊炎

（一）病因

化脓性腱鞘炎多因深部刺伤或附近组织感染蔓延导致。致病菌多为金黄色葡萄球菌。手的拇指与小指的腱鞘分别与桡侧、尺侧滑液囊相沟通，拇指和小指的腱鞘炎可蔓延到桡侧、尺侧滑液囊，两滑液囊感染可以相互传播；示指、中指与环指的腱鞘不与滑液囊相沟通，感染通常局限在各自的腱鞘内，但可扩散到手掌深部间隙（图12－6）。

（二）临床表现

1. 化脓性腱鞘炎　典型表现为卡尔韦尔现象（Kavanel sign）：①手指屈曲时使滑液鞘有最大容量并减轻疼痛；②整个手指对称性梭状肿胀同时指背水肿；③受累手指即

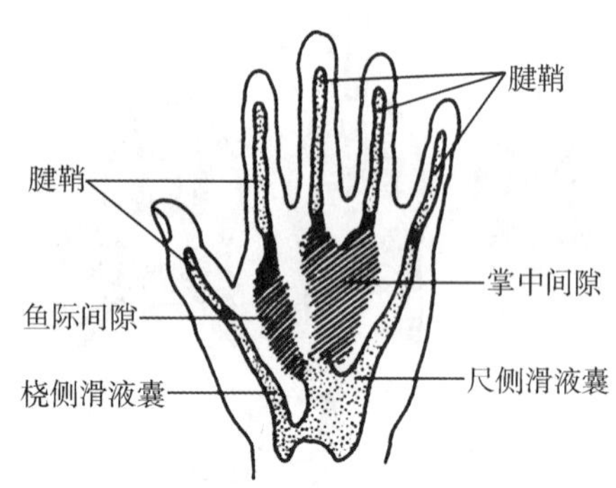

图 12－6　手掌腱鞘、滑液囊、间隙解剖示意图

使非常轻微的被动伸直都将产生剧烈疼痛；④触痛最严重的部位位于示指、中指和环指远端滑液鞘近端凹陷或拇指和小指靠近手掌近端滑液鞘感染处。炎症亦可蔓延到手掌深部间隙或经滑液囊扩散到腕部和前臂。

2. 化脓性滑囊炎　尺侧滑液囊和桡侧滑液囊的感染分别由小指和拇指腱鞘炎引起。桡侧滑液囊感染时，拇指肿胀微屈、不能外展和伸直，压痛区在拇指及大鱼际处。尺侧滑液囊感染时小鱼际处和小指腱鞘区压痛，以小鱼际隆起与掌侧横纹交界处最为明显。小指及环指呈半屈位，伸直可引起剧烈疼痛。

（三）治疗

早期切开引流，在手指中、近两指节侧面做切口，与手指长轴平行，纵行打开整个腱鞘。分离皮下时认清腱鞘，避免伤及神经和血管。切口内置入乳胶片引流。不能在手指掌面正中作切口，以免后期肌腱粘连或皮肤瘢痕挛缩影响患指伸直。术后将手抬高并固定在功能位。

桡侧滑液囊感染时在拇指中节侧面以及大鱼际掌面各作约 1cm 的切口，尺侧滑囊炎在小指侧面和小鱼际掌面各作两个小切口，以利于引流（图 12－7）。

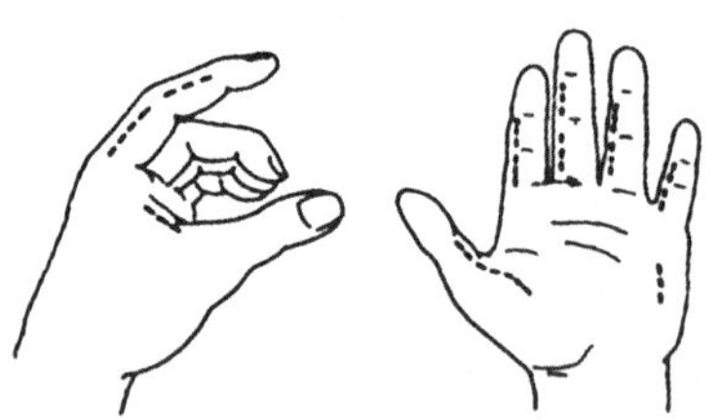

图 12－7　腱鞘炎和滑囊炎手术切口

三、掌深间隙感染

手掌深部间隙是位于屈指肌健和滑液囊深面的疏松组织间隙。掌腱膜与第三掌骨相连的横行隔膜将此间隙分隔成桡侧的鱼际间隙与尺侧的掌中间隙。示指腱鞘炎可蔓延至鱼际间隙感染；中指与环指腿鞘感染可蔓延至掌中间隙。

（一）病因

可由腱鞘炎感染蔓延导致，主要由直接刺伤而引发。

（二）临床表现

掌中间隙感染时可见掌心隆起，正常凹陷消失，皮肤紧张、发白、压痛明显，手背部水肿严重；中指、环指和小指处于半屈位，被动伸指可引起剧痛。

鱼际间隙感染时掌心凹陷仍在，大鱼际和拇指指蹼处肿胀并有压痛。示指半屈，拇指外展略屈，活动受限不能对掌。

全身症状明显，可见发热、头痛、脉速。肘内或腋窝淋巴结可肿大、触痛。

（三）治疗

大剂量抗生素静脉滴注。局部早期处理同化脓性腱鞘炎，如无好转应及时切开引流。掌中间隙感染时纵行切开中指与无名指间的指蹼掌面，切口不应超过手掌远侧横纹，以免损伤掌浅动脉弓。亦可在环指相对位置的掌远侧横纹处作一小横切口，进入掌中间隙（图 12－8）。

鱼际间隙感染引流的切口可直接作在大鱼际最肿胀和波动最明显处，皮肤切开后，使用钝头血管钳轻柔分离，避免损伤神经、血管、肌腱。亦可在拇指、示指间指蹼处作切口，或在第二掌骨桡侧作纵切口。手掌部脓肿常表现为手背肿胀，切开引流应当在掌面进行，不可在手背部切开。

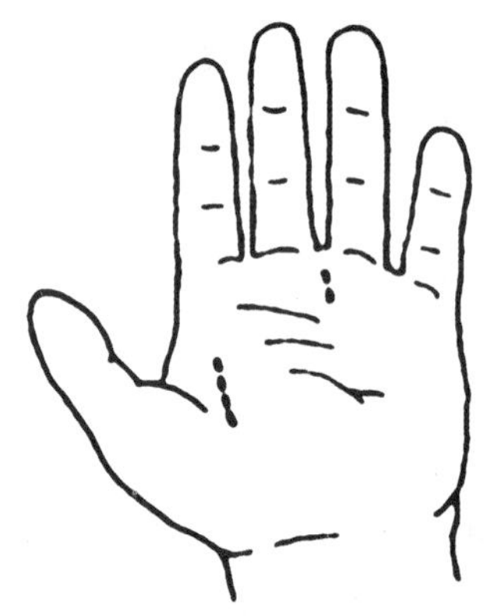

图 12－8　掌深间隙感染切口

第四节　脓毒症

脓毒症（sepsis）是机体对感染的反应失调诱发全身炎性反应综合征（systemic inflammatory response syndrome，SIRS），进一步可进展为威胁生命的多器官功能障碍。脓毒症和脓毒症休克（sepsis shock）是重大的医疗问题，全球每年数百万病例，其中 1/3 ~ 1/6 因此失去生命，早期识别和适当处理对预后至关重要。

一、病因

脓毒症常继发于严重创伤后的感染和各种化脓性感染，如大面积烧伤创面感染、开放性骨折合并感染、急性弥漫性腹膜炎、急性梗阻性化脓性胆管炎等；对于住院患者，需要特别注意一些潜在的感染途径，如静脉导管感染、肠源性感染、呼吸机源性感染；原有免疫力低的患者（如糖尿病、尿毒症、长期或大量应用皮质激素或化疗药等），患化脓性感染后易导致全身性感染。

全身炎症介质的释放和失调是脓毒症发生的重要机制，近期有关粒细胞胞外诱捕网和线粒体活性氧爆发机制的研究表明二者在脓毒症的发生中有重要推动作用，针对粒细胞胞外陷阱网的干预措施已有研究开展。

知识链接

粒细胞胞外网和脓毒血症

中性粒细胞胞外诱捕网（neutrophil extracellular traps，NETs），是中性粒细胞接受细菌、真菌菌丝、某些炎症因子和趋化因子、活化血小板等激动剂刺激后形成释放的胞外结构。NETs比一般胞外DNA碎片更容易引起机体应激反应。因为其有三个特点：①DNA呈大张网状结构，很难被细胞吞噬清除；②DNA成分高度氧化；③伴有大量致炎的粒细胞颗粒蛋白。

越来越多的证据表明，不受管制的NETs对脓毒症引起的多器官损伤的发病机制具有显著影响，包括动脉低血压、低氧血症、凝血功能障碍及肾、神经和肝功能障碍。因此，NETs的过度产生和不当解决在对抗败血症引起的多器官衰竭方面具有重要的治疗价值。

二、常见致病菌

（一）革兰染色阴性杆菌

在外科感染中革兰阴性杆菌感染已超越革兰阳性球菌，常见为大肠埃希菌、拟杆菌、铜绿假单胞菌、变形杆菌等。革兰阴性菌的内毒素是主要致病因子，临床症状一般较重，休克早而持续时间长，三低即低温、低白细胞、低血压，抗生素对其作用不大。

（二）革兰染色阳性球菌

较常见的有金黄葡萄球菌、表皮葡萄球菌和肠球菌。革兰阳性菌依赖外毒素致病，常形成转移性脓肿，有高热、皮疹。

（三）厌氧菌

厌氧菌普通细菌培养无法检出，因此常被忽略。常见的厌氧菌有拟杆菌、梭状杆菌、厌氧葡萄球菌和厌氧链球菌。厌氧菌感染常伴随需氧菌感染。

（四）真菌

外科真菌感染中特别应注意白念珠菌、曲霉菌、毛霉菌、新型隐球菌等，属于条件性感染。

三、临床表现

脓毒症主要表现为：①骤起寒战，继以高热可达40～41℃，或低温，起病急，病情重，发展迅速。②头痛、头晕、恶心、呕吐、腹胀，面色苍白或潮红、出冷汗。神志淡漠或烦躁、谵妄和昏迷。③心率加快、脉搏细速，呼吸急促或困难。④肝脾可肿大，严重者出现黄疸或皮下出血。

四、实验室检查

①白细胞计数增高常伴随感染出现，但在脓毒症中白细胞计数可能在正常范围内甚至低于正常范围。②C反应蛋白在慢性炎症中可评估病情，但在脓毒症中缺乏特异性。③降钙素原是指南中唯一推荐的脓毒症标志物，但降钙素原在非感染情况下同样也会升高，正常值为<0.5ng/ml，>2.0提示脓毒血症风险显著升高，0.5～2.0提示中度脓毒血症风险。④患者可有不同程度的酸中毒、氮质血症、溶血、尿蛋白、尿酮体等，代谢失衡和肝、肾受损征象。⑤寒战发热时抽血进行细菌培养，较易发现细菌。

五、诊断

脓毒症的诊断常用脓毒症相关的序贯器官衰竭评分（SOFA）评分，快速SOFA（qSOFA）评分（表12－3）作为初筛工具，qSOFA评分≥2，有明确感染灶或感染证据，即可诊断脓毒症。但在最新指南中提出，与SIRS、英国国家早期预警评分（NEWS）等危机重症评分相比，qSOFA评分存在特异性不足而敏感性过高的问题，不推荐作为单一的初筛工具。以下每项1分。

表12－3　qSOFA评分表

项目	标准
呼吸频率	≥22次/分
意识状态	改变
收缩压	≤100mmHg

确定致病菌应作血和脓液的细菌培养，由于在发生脓毒症前，多数患者已进行抗菌药物治疗，血液培养常得不

到阳性结果，多次或一天内连续多次、在发生发热时抽血作细菌培养，可提高阳性率。对多次血液细菌培养阴性者，应作厌氧性培养，或作尿和血液真菌检查和培养。

六、治疗

根据2021版《脓毒症和脓毒症休克国际处理指南》，脓毒症的治疗可以大致分为以下5部分。

1. 原发感染灶的处理　对于成人脓毒症或脓毒性休克患者，建议快速识别或排除需要紧急进行感染源控制的特定解剖部位感染诊断，并在医疗条件许可的情况下尽快实施任何必要的感染源控制措施。如静脉导管感染时，拔除导管应属首要措施。危重患者疑为肠源性感染时，应及时纠正休克，尽快恢复肠黏膜的血流灌注；通过早期肠道营养促使肠黏膜的尽快修复；口服肠道生态制剂以维护肠道正常菌群等。

2. 抗菌药物的应用　早期使用，理想情况下为识别后1小时内。一般经验性使用一种或几种广谱抗生素。与单独进行临床评估相比，不建议应用降钙素原联合临床评估来决定何时开始应用抗菌药物。对于脓毒症休克患者，建议每日评估抗菌药物降级可能，而非固定疗程。

3. 支持疗法　初始复苏治疗的基础是快速恢复灌注，组织灌注主要依赖静脉灌注，使用晶体液作为复苏一线用液，按需补充血容量、输注新鲜血、纠正低白蛋白血症等。

4. 对症治疗　控制高热，纠正电解质紊乱和酸碱平衡等。

5. 维护重要脏器功能　预防心、肺、肝、肾等重要脏器受累，动态监控功能指标，及时处理。

第五节　有芽孢厌氧菌感染

一、破伤风

（一）病因

破伤风（tetanus）是由破伤风杆菌侵入人体伤口并生长繁殖、产生毒素所引起的一种急性特异性感染。破伤风杆菌为革兰阳性厌氧芽胞杆菌，广泛存在于泥土、人畜粪便和尘埃中，对环境有很强的抵抗力，耐煮沸。其致病因子为外毒素，即痉挛毒素和溶血毒素。痉挛毒素与神经组织结合后作用于脊髓前角细胞和脑干运动神经核，引起随意肌紧张性收缩与痉挛，通常会导致患者脖子和下颌肌肉锁定，从而难以张开嘴或吞咽，因此破伤风又称“lock-jaw”；毒素亦可阻断脊髓对交感神经的抑制，致血压升高、心率增快、大汗等。溶血毒素则引起局部组织坏死和心肌损害。

（二）临床表现

破伤风的潜伏期为3~21天，通常在10天左右。新生儿破伤风一般在断脐带后7天左右发病，俗称“七日风”。通常潜伏期越短，症状越严重，死亡率越高。

发病早期12~24小时内，患者先有乏力、头晕、头痛、咬肌紧张酸胀、烦躁不安、打哈欠等前驱症状，而后出现典型的肌肉强烈收缩，最初是咬肌，依次为面肌、颈项肌、背腹肌、四肢肌群，最后为膈肌和肋间肌。患者表现为张口困难，牙关紧闭；颜面部肌肉阵发性痉挛，具有独特的“苦笑”表情；出现颈项强直时，头略向后仰；背腹肌痉挛时，腰部前凸，头及足后屈，形成背弓，称为“角弓反张”状；四肢肌肉收缩时，出现屈膝、弯肘、半握拳等姿态。每次发作持续数秒至数分钟，全身肌肉挛缩同时伴有面色紫绀，呼吸急促，流涎，大汗淋漓等。任何轻微刺激，如光线、声响、震动或触碰患者身体，均能诱发全身肌群的痉挛和抽搐。发作的间歇期间，疼痛稍减，但肌肉仍不能完全松弛。严重的肌痉挛，可发生喉痉挛、骨折、呼吸困难，以致患者死亡（10例中有1至2例致命）。患病期间，患者神志清楚，一般无高热。

（三）诊断与鉴别诊断

根据病史和临床表现可做出诊断，诊断困难时可考虑实验室诊断方法，伤口组织的破伤风杆菌培养或PCR检测阳性，可确诊破伤风，但阴性不能排除诊断。鉴别诊断需要与下列疾病鉴别。

1. 化脓性脑膜炎　有角弓反张、颈项强直等症状，合并有剧烈头痛、高热、呕吐、意识障碍等，脑脊液检验及头颅MRI检查异常。

2. 狂犬病　有被疯狗、猫咬伤史，以吞咽肌抽搐为主，患者听见水声或看见水后发生痉挛，剧痛，并大量流涎。

3. 其他　如颞颌关节炎、子痫、癔病等。

（四）预防

创伤后早期彻底清创是预防破伤风的关键措施，正确识别破伤风的高危因素并给予相应措施（图12-9）。清创过程中要用3%过氧化氢溶液洗涤深部，切除一切坏死组织，清除异物，敞开伤口，充分引流，对于污染严重深部伤口，可不予一期缝合。

主动免疫是预防破伤风的重要措施。目前我国疫苗免疫程序的儿童计划免疫选用破伤风多联疫苗，共5针，前

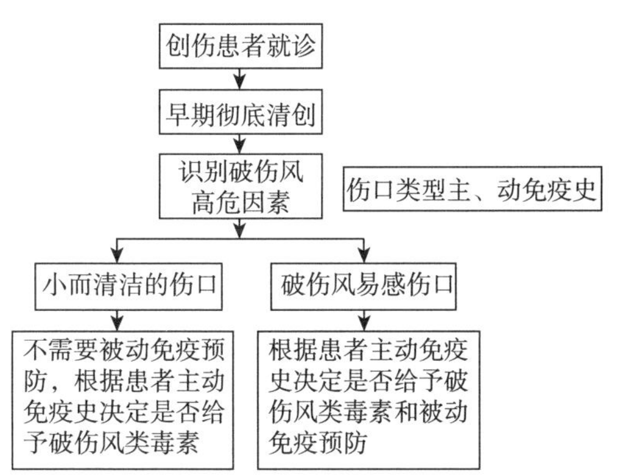

图 12-9　创伤患者不同伤口的应对策略

4 针为百日咳 - 白喉 - 破伤风联合疫苗（DTaP），分别在出生后 3 个月、4 个月、5 个月及 18 个月肌内注射，第 5 针为白喉 - 破伤风联合疫苗，在 6 岁时应用。成人如未免疫，可使用 DT 上臂三角肌肌内注射，前两针间隔 4 ~ 8 周，在半年至 1 年后进行第三次强化注射。免疫力在首次注射后 10 日内产生，30 日后能达到有效保护的抗体浓度。

被动免疫是机体被动接受破伤风毒素抗体，能迅速获得免疫力，但持续时间短，主要用于外伤后预防。目前我国常用的被动免疫药物有精制破伤风抗毒素注射液、人破伤风免疫球蛋白、马破伤风免疫球蛋白。破伤风毒素抗体有抗原性，可导致过敏反应，在人体内存留 6 日后即开始被人体除去，有效期为 10 日左右，因此，对有潜在厌氧菌感染可能的患者，可在一周后追加注射一次。

（五）治疗

目前对破伤风的认识是防重于治，治疗主要原则为：彻底清创和抗破伤风梭菌治疗；镇静镇痛和肌松控制痉挛、纠正自主神经功能障碍以避免耗竭；中和循环系统中的毒素；对症支持治疗。

1. 清创和抗破伤风梭菌治疗　建议在给予被动免疫治疗后 1 ~ 6 小时彻底清创，清创前可将适量破伤风抗毒素浸润注射于伤口周围的组织中。

2. 抗毒素的应用　破伤风毒素对神经系统的损伤是不可逆的，发病后应尽快中和循环系统中的毒素。首选人破伤风免疫球蛋白，推荐剂量为 3000 ~ 6000IU，一次肌内注射，可多点注射。抗毒素仅早期使用有效，不能使与神经细胞结合的毒素失活，且可能导致过敏反应及血清病，不建议盲目加大剂量或持续应用。

3. 避免刺激，镇静解痉　患者入院后，应住隔离病室，避免光、声等刺激。根据病情镇静镇痛、肌松治疗以控制肌肉痉挛，可以使用苯二氮䓬类药物、右美托咪定、芬太尼等。硫酸镁可以作为辅助用药，但不推荐常规使用。痉挛发作频繁不易控制者，可用硫喷妥钠缓慢静注，但要警惕发生喉头痉挛和呼吸抑制，必要时需做气管切开。

4. 纠正自主神经功能障碍　吗啡对破伤风相关的自主神经功能障碍有效，但机制尚未明确，可能与内源性阿片释放的补偿及一定的镇静作用有关，用法为：负荷剂量 5mg 后持续静脉泵入 0.05 ~ 0.1mg/(kg · min) 或 5mg 每 3 小时一次。

5. 抗生素治疗　抗生素在破伤风的治疗中发挥辅助作用，建议给予抗生素以抑制伤口中的破伤风杆菌增殖，推荐的一线用药有甲硝唑和青霉素。

6. 补液支持　破伤风患者因反复阵发性痉挛抽搐，大量出汗，每日消耗热量和水分较多，需注意营养补充（高热量、高蛋白）和维持水电解质平衡，尽量采取肠内营养支持。

7. 注意防治并发症　主要并发症是由于长期卧床和肌肉痉挛引起的窒息、肺不张、肺部感染等；对抽搐频繁、药物又不易控制的严重患者，应尽早进行气管切开，以便改善通气，清除呼吸道分泌物，必要时可进行人工辅助呼吸。

二、气性坏疽

（一）病因

坏疽是由于缺乏血液或严重的细菌感染而导致人体组织死亡。坏疽通常影响手臂和腿部，包括脚趾和手指，也可以发生在体内的肌肉和器官中，例如胆囊。可能损害血管并影响血液流动的疾病，例如糖尿病或硬动脉（动脉粥样硬化），会增加坏疽的风险。

气性坏疽（gas gangrene）是由梭状芽孢杆菌所引起的一种坏死性感染，通常发生于开放性骨折、深层肌肉广泛性挫裂伤、伤口内有死腔和异物存留或局部血液供应不良的伤员中。产气夹膜杆菌产生 α 毒素、胶原酶、透明质酸酶、溶纤维酶等引起细胞和组织坏死；糖类分解产生大量气体，产生气肿，同时血管壁通透性增高，浆液渗出，形成扩散性水肿，以手触压肿胀组织可发生“捻发音”；蛋白质的分解和明胶的液化，产生硫化氢，使伤口发生恶臭。

（二）临床表现

潜伏期一般为 8 ~ 48 小时，进展迅速，起初患者自觉患部沉重，有包扎过紧感，随后出现“胀裂样”剧痛。伤口周围皮肤苍白、水肿，很快转变紫红色或紫黑色，并出现大小不等的水泡，水泡中充满红棕色液体，组织中可排出臭味红棕色液体，伤口周围可见皮下气肿。患者有脓毒血症表现，中度至高热、大汗，有时有黄疸。

（三）诊断与鉴别诊断

诊断主要依据临床表现、致病菌培养。损伤或手术后，伤口出现不寻常的疼痛，局部肿胀迅速加剧，伤口周围皮肤有捻发音，并有严重的全身中毒症状，应考虑有气性坏疽的可能。在短时间内尽可能完成的测试包括：组织和分泌物培养包括梭菌种类的细菌；血培养以确定引起感染的细菌；该区域的X线、CT扫描或MRI可能显示在组织中的气体。同时本病应与厌氧菌性蜂窝织炎、厌氧链球菌肌坏死等鉴别。

（四）预防

对开放性创伤，特别是有泥土污染和损伤严重造成肌肉失去活力的，都应及时进行彻底清创。对疑有气性坏疽的伤口，可用3%过氧化氢或1∶1000高锰酸钾等溶液冲洗、湿敷；对已缝合的伤口，应将缝线拆去，敞开伤口。青霉素和四环素族抗菌素在预防气性坏疽方面有较好的作用，可根据创伤情况在清创前后应用。患者需要隔离，用过的一切衣物、敷料、器材均应单独收集，进行消毒。煮沸消毒应在1小时以上，最好用高压蒸汽灭菌，换下的敷料应行销毁，以防交叉感染。

（五）治疗

气性坏疽发展迅速，如不及时处理，患者常需截肢，甚至死亡。

1. 紧急手术处理　在抢救严重休克或其他严重并发症的同时，须紧急进行局部手术处理，术中在病变区作广泛、多处切开（包括伤口及其周围水肿或皮下气肿区），彻底切除无活力的肌组织。敞开伤口用大量3%过氧化氢溶液反复冲洗，术后保持伤口开放，用过氧化氢液湿敷，每日更换敷料数次。整个肢体均坏死者，如不截肢将加重全身毒血症，有生命危险应果断截肢。在正常部位用快速高位截断术，如截肢部位必须通过受累组织时，应把残端皮肤纵行切开，并将残余的受累肌肉从起点全部切除，截肢后不缝合伤口。

2. 高压氧疗法　可提高组织的氧含量，抑制气性坏疽杆菌的生长繁殖，一般在3天内进行7次治疗。

3. 抗生素　大剂量使用青霉素（1000万U/d）和四环素（2g/d），可控制化脓性感染，减少伤处因其他细菌繁殖消耗氧气所造成的缺氧环境。待毒血症状和局部情况好转后，即可减少剂量或停用。

4. 全身支持疗法　少量多次输血，纠正水与电解质代谢失调，给予高蛋白、高热量饮食，止痛、镇静、退热等。

第六节　外科应用抗菌药的原则

正确合理应用抗菌药物是提高疗效、降低不良反应发生率以及减少或减缓细菌耐药性发生的关键。

一、抗菌药物治疗性应用的基本原则

（一）严格用药指征

诊断为细菌性感染者，方有指征应用抗菌药物。由真菌、结核分枝杆菌、非结核分枝杆菌、支原体、衣原体、螺旋体、立克次体及部分原虫等病原微生物所致的感染亦有指征应用抗菌药物。缺乏细菌及上述病原微生物感染的证据，诊断不能成立者，以及病毒性感染者，均无指征应用抗菌药物。

（二）根据药敏用药

尽早查明感染病原，根据病原种类及药敏试验结果选用抗菌药物。危重患者在未获知病原菌及药敏结果前，可给予抗菌药物经验治疗，获知细菌培养及药敏结果后，及时调整给药方案。

（三）综合患者病情、病原菌种类及抗菌药物特点制订抗菌治疗方案

在制订治疗方案时应遵循下列原则。

1. 品种选择　根据病原菌种类及药敏结果选用抗菌药物。

2. 给药剂量　按各种抗菌药物的治疗剂量范围给药。治疗重症感染和抗菌药物不易达到的部位的感染，抗菌药物剂量宜较大。

3. 给药途径　①轻症感染可接受口服给药者，重症感染和全身性感染患者应予静脉给药；②局部用药宜采用刺激性小、不易吸收、不易导致耐药性和不易致过敏反应的杀菌剂，青霉素类、头孢菌素类等易产生过敏反应的药物不可局部应用。

4. 疗程　抗菌药物疗程因感染不同而异，一般宜用至体温正常、症状消退后72～96小时，特殊情况，妥善处理。

5. 联合用药要有明确指征　单一药物可有效治疗的感染，不需联合用药，仅在下列情况时有指征联合用药。①原菌尚未查明的严重感染，包括免疫缺陷者的严重感染；②单一抗菌药物不能控制的需氧菌及厌氧菌混合感染，2种或2种以上病原菌感染；③单一抗菌药物不能有效控制的感染性心内膜炎或败血症等重症感染；④需长程治疗，

但病原菌易对某些抗菌药物产生耐药性的感染，如结核病、深部真菌病；⑤由于药物协同抗菌作用，联合用药时应将毒性大的抗菌药物剂量减少。

二、外科手术抗菌药物预防性应用的基本原则

（一）外科手术预防用药目的

预防手术后切口感染，以及清洁－污染或污染手术后手术部位感染及术后可能发生的全身性感染。

（二）外科手术预防用药基本原则

根据术野有否污染或污染可能，决定是否预防用抗菌药物。

1. 清洁手术　通常不需预防用抗菌药物，仅在下列情况时可考虑预防用药：①手术范围大、时间长、污染机会增加；②手术涉及重要脏器，一旦发生感染将造成严重后果者，如头颅手术、心脏手术、眼内手术等；③异物植入手术，如人工心瓣膜植入、永久性心脏起博器放置、人工关节置换等；④高龄或免疫缺陷者等高危人群。

2. 清洁－污染手术　需预防用抗菌药物。

3. 污染手术　需预防用抗菌药物。

（三）外科预防用抗菌药物的选择及给药方法

应尽量选择单一抗菌药物预防用药，避免不必要的联合使用。预防用药应针对手术路径中可能存在的污染菌。如心血管、头颈、胸腹壁、四肢软组织手术和骨科手术等经皮肤的手术，通常选择针对金黄色葡萄球菌的抗菌药物。结肠、直肠和盆腔手术，应选用针对肠道革兰阴性菌和脆弱拟杆菌等厌氧菌的抗菌药物。

给药途径大部分为静脉输注，仅有少数为口服给药。抗菌药物的有效覆盖时间应包括整个手术过程。

三、抗菌药物在特殊病理、生理状况患者中应用的基本原则

（一）肾功能减退患者抗菌药物的应用

尽量避免使用肾毒性抗菌药物，确有应用指征时，严密监测肾功能情况。根据感染的严重程度、病原菌种类及药敏试验结果等选用抗菌药物。根据患者肾功能减退程度以及抗菌药物在人体内排出途径调整给药剂量及方法。

（二）肝功能减退患者抗菌药物的应用

药物主要由肝脏代谢，肝功能减退时清除明显减少，但如无明显毒性反应发生，仍可正常应用，治疗过程中需严密监测肝功能，必要时减量。如出现明显毒性反应，应尽量避免使用。

（三）老年患者抗菌药物的应用

老年人肾功能呈生理性减退，因此给药时应按轻度肾功能减退情况减量给药，可用正常治疗量的2/3～1/2；宜选用毒性低并具杀菌作用的抗菌药物，如必须使用毒性大的药物时，应进行血药浓度监测，据此调整剂量。

（四）新生儿患者抗菌药物的应用

新生儿期肝、肾均未发育成熟，肝代谢酶的产生不足或缺乏，肾清除功能较差，因此感染时应避免应用毒性大的抗菌药物，确有应用指征时，必须进行血药浓度监测，并及时调整剂量。避免应用或禁用可能发生严重不良反应的抗菌药物。

（五）小儿患者抗菌药物的应用

尽量避免有明显耳、肾毒性的抗生素，如氨基糖苷类和糖肽类等，临床有明确应用指征且又无其他毒性低的抗菌药物可供选用时，方可选用该类药物，并在治疗过程中严密观察不良反应；四环素类抗生素可导致牙齿黄染及牙釉质发育不良，不可用于8岁以下小儿；喹诺酮类抗菌药对骨骼发育可能产生的不良影响，该类药物避免用于18岁以下未成年人。

（六）妊娠期和哺乳期患者抗菌药物的应用

妊娠期避免应用对母体和胎儿有明显毒性的抗菌药，利巴韦林孕妇禁用。青霉素类、头孢菌素类等β－内酰胺类药物毒性低，对母体和胎儿均无明显影响，且无致畸作用，可作为首选。哺乳期患者接受抗菌药物后，药物可自乳汁分泌，无论乳汁中药物浓度如何，均存在对乳儿潜在的影响。因此，哺乳期应用任何抗菌药物时，均宜暂停哺乳。

目标检测

答案解析

一、选择题

1. 全身性外科感染的综合性治疗中，最关键的是
   A. 保护最重要的脏器功能
   B. 全身支持治疗
   C. 处理原发感染灶
   D. 对症治疗
   E. 应用抗菌药物
2. 有关下肢丹毒的临床表现，描述正确的是

A. 在中央部的表面有脓栓
B. 局部多呈紫红色
C. 界限清楚
D. 局部硬肿
E. 常累及双侧肢体

3. 患者，男，40 岁。右足底外伤 5 小时，伤口深，及时彻底消创后，TAT 皮试阳性，首先考虑给予注射
A. 破伤风人体免疫球蛋白
B. 青霉素
C. 破伤风类毒素
D. 破伤风抗毒素
E. 白喉、百白破、破伤风三联疫苗

4. 治疗和预防创伤发生气性坏疽的关键措施是
A. 注射破伤风抗毒素
B. 快速补液与输血
C. 应用大剂量青霉素
D. 即可给予高压氧治疗
E. 尽早行彻底清创术

二、简答题

1. 简述外科感染的治疗原则。
2. 简述破伤风的预防措施。

（苏士成）

书网融合……

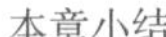
本章小结

题库

第十三章 创 伤

PPT

学习目标

1. 掌握 创伤的定义、分类及诊断。
2. 熟悉 创伤的急救措施和治疗原则；多发伤的救治原则。
3. 了解 创伤的病理生理改变；战伤的特殊处理。

第一节 概 述

创伤是指机械因素作用于人体后造成的组织结构完整性破坏或功能障碍。随着现代社会的发展，社会压力和交通压力不断增加，现代创伤的致伤因素也有所变化，自然灾害、交通事故、暴力伤害、生产事故成为了现代创伤的主要致伤因素，且呈逐年增加的趋势，儿童和青少年发生率的不断增高也引起了社会的广泛关注。创伤也成为了继心脏疾病、恶性肿瘤和脑血管疾病之后的第四大死亡原因。越来越多的学者指出，针对创伤患者的治疗不仅要重视躯体功能恢复，同时也要重视创伤后心理康复治疗，这也是现代医学人性化发展的一方面。本章将介绍关于创伤的基础知识，并对战伤作一简要介绍。

案例引导

案例 患者，男，35 岁。主因“车祸外伤致胸腹部疼痛 30 分钟”入院，患者面色苍白，皮肤湿冷，感胸部、上腹部疼痛难忍，伴呼吸急促，四肢乏力。入院查体：T 36.5℃，P 96 次/分，R 29 次/分，BP 104/63mmHg。神志清楚，痛苦面容，皮肤黏膜略苍白，胸肋部压痛阳性，上腹部触痛阳性，反跳痛可疑，肠鸣音减弱。四肢及皮肤完整，未见畸形。

讨论 需完善哪些相关检查及如何处理？

一、分类

创伤的分类是为了便于检伤，提高救治效率，一般可按照致伤因素、受伤部位、皮肤完整性和伤情程度分类。

（一）按致伤因素分类

可分为烧伤、冻伤、锐器伤、火器伤、挤压伤、冲击伤、毒剂伤、核放射伤和复合伤（combined injuries）等。

（二）按受伤后皮肤完整性分类

可分为闭合伤和开放伤。闭合伤有碾挫伤、挤压伤、扭伤、震荡伤、关节脱位和半脱位、闭合性骨折和闭合性内脏损伤等。开放伤有擦伤、切割伤、撕裂伤、砍伤和刺伤等。开放伤中，若创伤形成的通道既有入口又有出口时可称贯通伤；若只有入口没有出口称为盲管伤。

（三）按伤情轻重分类

可分为轻、中、重伤和死亡，国内外公认分别用绿、黄、红、黑色来标识，常用于批量伤时，便于快速检伤分类和救治。轻伤主要是无生命危险的局部软组织伤或轻度皮肤裂伤等，不影响患者移动，用绿色标识；中等伤介于轻伤和重伤之间，暂时无生命危险，但存在一定程度的肢体或脏器损伤，患者无法自如活动，用黄色标识；重伤是指危及生命或致残的重症伤害，患者丧失行动能力，用红色标识；呼吸心跳停止者用黑色标识。对于创伤的严重程度，通常可用创伤评分来衡量。

二、病理

创伤发生后，机体自身会迅速产生各种局部和全身性防御反应来维持机体内环境的稳定。局部损伤较轻微的，一般以局部反应为主，全身反应较轻，但严重的局部损伤（如战伤），会产生大量坏死组织，影响全身反应。两者会相互叠加，形成恶性循环，因此，这类创伤需要早期处理，避免造成严重危害。

三、创伤的诊断与治疗

（一）创伤诊断

创伤诊断需要明确损伤部位、性质、程度和全身变化等，以及需要明确周围组织脏器是否损伤及其程度，依靠详细的询问病史、体格检查和辅助诊断措施等才能得出全面、完善的诊断。

1. 询问病史 患者清醒时以患者的描述最为准确，需详细询问受伤经过、损伤机制、症状及演变和既往病史等。患者昏迷或不能应答时应询问现场目击者、护送人员和家属等，并做好记录。

（1）受伤情况　首先了解受伤原因、发生机制和发生时间、地点等。受伤原因如刀刺伤、坠落伤、车祸等，可以明确患者创伤的类型、性质和程度；发生机制如刀刺伤应询问是切割伤还是穿刺伤等，坠落伤应了解先着地的部位以及地面情况等，可以快速辨别伤情的程度和损伤的严重部位；发生时间地点的询问可以大致明确伤情持续的时间和伤者被移动的距离，结合目前伤者情况有助于判断伤情的演变。

（2）伤情演变　伤情演变是逐渐变化的过程，不同部位、不同性质的创伤，伤后表现都有所不同。如坠落伤造成神经系统损伤，应询问有无意识丧失及持续时间，有无二便失禁，肢体麻木程度是否加重，肢体是否瘫痪等；腹部损伤应询问疼痛部位、性质、持续时间、疼痛有无缓解或加重等；开放损伤的失血患者，应询问失血量、出血征象、失血速度和口渴情况、是否应用止血措施及止血带的捆扎时间等。总之，询问病史的过程是模拟受伤情况的过程，应尽量快速、准确，但应在抢救治疗的同时进行。

（3）伤前情况　常规应询问既往史、过敏史、手术史等，以及特殊病史包括伤前饮酒、吸毒、服药等情况，对判断患者伤情及治疗有重要参考价值。

2. 体格检查　体格检查应快速有序，避免重复查体。动作应尽量轻柔，避免加重损伤及对伤者的疼痛刺激，在检伤之前多与患者交流，取得患者的合作。

（1）初步检查　观察伤员的意识状态，对伤情进行初步检查。首先判断是否存在急需解决的致命因素，检查气道、呼吸和循环。判断气道有无梗阻，有无严重胸部创伤引起的呼吸困难，有无大的活动性出血引起休克，如若发现以上情况需紧急处理。排除之后，检查是否存在严重的神经损伤，尤其是脊髓损伤。对怀疑有颈椎损伤的患者进行颈椎保护，避免在检伤过程中造成二次损伤。之后充分暴露伤者进行全面详细的检查。

（2）详细检查　按照从头到脚的顺序依次检查，包括头、颈、胸、腹、骨盆、四肢、背部和脊柱、会阴。如头部检查需注意有无开放伤口，颅骨有无压痛或凹陷，有无头皮血肿，眼部有无挫伤，瞳孔大小及反射，有无脑脊液耳漏或鼻漏等；颈部检查需注意有无穿透伤口及皮下气肿，气管有无移位等；胸部检查按照视、触、叩、听诊的顺序依次检查，观察呼吸动度，检查肋骨触痛等；腹部检查需注意触痛部位、反跳痛、肌紧张、移动性浊音和肠鸣音等；四肢检查需注意肿胀、畸形、反常活动、骨擦音、肢端脉搏、感觉及运动等方面。

（3）伤口检查　对于伤口的专项检查，需注意伤口部位、大小、形状、边缘、深度及污染程度，以及出血征象、组织缺损、异物残留等情况。对伤情较重的，需在紧急抗休克治疗同时，进入手术室再进行详细检查。对于电击伤或贯通伤，需注意入口和出口的位置以及所经路线中可能损伤到的重要脏器和神经血管。

3. 辅助检查　体格检查发现阳性或可疑阳性的体征，需要通过辅助检查来明确。在患者生命体征平稳的情况下，辅助检查应兼顾明确损伤和疑似损伤，以保证患者生命安全和避免伤残。若患者伤情危重，需医护陪同下，选择重点项目快速进行检查，节约时间为手术做好准备。

（1）实验室检查　血常规和凝血常规能体现患者的失血状态和凝血功能，也可体现患者受感染的情况。尿常规可提示泌尿系统损伤和糖尿病的相关情况。电解质及生化项目检查可提示电解质及肝肾功能受损情况。对怀疑有胰腺损伤的患者可检查血、尿淀粉酶测定。

（2）无创检查　包括各项生命体征监测和各种影像学检查。血压、血氧饱和度、心电图或心电监测等，可以动态的显示患者生命体征的变化。影像学检查常用的是多普勒超声检查、X 线、CT 平扫等。超声检查用于诊断胸、腹部脏器损伤出血有重要意义；X 线检查用于明确骨折的类型和损伤程度，也可判断胸、腹部损伤后腔内积气的情况。CT 断层扫描应用范围最广，可用于诊断颅脑损伤、胸腹腔内脏器损伤、脊柱损伤和腹膜后血肿等。对于 X 线下不明确的骨折，也可应用 CT 检查进一步明确。CT 平扫或 X 线检查结合有创的静脉置管进行造影检查，可以发现腹腔内血管损伤或隐匿的脏器损伤。

有创和无创是临床上以检查是否对患者造成痛苦而进行区分的，无创检查结合有创检查可以发现绝大部分的损伤，一般应遵循先无创后有创的顺序，无创检查能够明确诊断者可考虑少用或不用有创检查。

（3）有创检查　包括各种诊断性穿刺和留置导管。穿刺常用的是胸穿和腹穿，一般胸腔穿刺抽出大量气体或不凝血可明确气胸或血胸，腹腔穿刺或灌洗抽出不凝血可考虑腹腔内脏或血管损伤。但不排除假阳性的可能，比如腹腔穿刺穿到腹膜后血肿。心包穿刺极为少用，可用于诊断心包积液或积血。常用的是留置导尿管，可辅助诊断泌尿系统损伤和监测尿量。重症患者可留置颈内静脉置管，用于快速补液及监测中心静脉压的变化。

（4）创伤检查的注意事项　①在检查患者时应随时观察患者病情变化，对于出现呼吸、循环骤停，甚至危及生命的情况，必须先做相应的紧急处理，以保证生命安全为第一位。②在检查过程中，应尽量简捷、动作轻柔，避免二次损伤。对疑似脊柱损伤的患者，必须先做好保护措施后再进行检查。③对于精神萎靡、异常安静的患者尤其要提高警惕，因患者可能已发生昏迷或休克而无力呻吟。④最后需注意，辅助检查仅仅是临床诊断的辅助手段，并不能完全依靠辅助检查来判定临床诊断，对于辅助检查阴性的患者若临床症状明显，仍需严密观察病情，必要时可多次重复检查以避免漏诊。

知识链接

创伤评分是以计分的形式来评估创伤的严重程度，对指导临床治疗、评价疗效以及对创伤流行病学研究等方面有重要意义。目前在国内外比较认可的伤情评分系统有简明损伤定级（abbreviated injury scale，AIS）、损伤严重度评分（injury severity score，ISS）、创伤指数（trauma index，TI）和院前指数（prehospital index，PI）等。

（二）创伤的处理

创伤的救治分院前急救和院内救治两部分，本节主要介绍一些创伤救治的原则和理念。

1. 创伤的急救处理 创伤急救的目的是为了挽救生命和稳定伤情，创造转运条件。对于现场环境复杂且不安全的情况下，必须将伤者转移至相对安全的区域进行救治。突发急症需紧急处理的包括心跳、呼吸骤停，窒息、张力性气胸、大出血和休克等，现场救治手段包括心肺复苏、止血、包扎、固定和搬运等。

（1）心肺复苏 现场发现心跳、呼吸骤停的患者，第一目击者实施的心肺复苏尤为重要，包括心脏按压和人工通气。在转运至医院前，心肺复苏的延续对挽救生命起着至关重要的作用。在院内进一步抢救的时候，甚至需要开胸进行心脏按压。在条件比较完善的情况下，同时要兼顾脑复苏。

开放气道进行人工通气的重点是解除呼吸道梗阻，达到有效通气。气道梗阻的常见原因包括：①异物或分泌物堵塞；②颅脑损伤深度昏迷时舌根后坠；③吸入性损伤后喉头水肿；④胸部爆震伤后气管损伤或肺出血。

临床常用举额提颏法打开气道，清除口腔内异物或分泌物等，有条件的情况下可置入口咽通气管或气管插管，进行有效的人工通气。某些特殊情况，如喉头水肿引起气道梗阻的气管插管困难，则需紧急行环甲膜穿刺术，之后再行气管切开。

（2）止血 创伤引起出血的，需注意伤口出血的征象。动脉出血呈喷射状，色鲜红，血温热；静脉出血呈涌出状，色暗红，血温略低；毛细血管出血呈渗出状，血色鲜红，量较少。常用的压迫止血方法包括直接止血法和间接止血法。

直接压迫止血法包括以下两种。①加压包扎法：用于较表浅小动脉和静脉破裂出血，是最常用的压迫止血法。可直接用8～12层无菌纱布或敷料压住出血创口，外加纱布或毛巾垫压，再用绷带加压包扎。要点是力度要均匀，覆盖范围要足够大。包扎后将患肢抬高，增加静脉回流和减少出血。②填塞法：用于开放伤口深部组织出血。可用铺开的2层以上无菌纱布或敷料覆盖伤口，再用大量纱布或绷带填塞其中，最后在外部加压包扎。肢体的深部开放伤口常伴有骨折，若伤口位于上肢，包扎后需将患肢固定于躯干，患者情况稳定后可以活动；若伤口位于躯干或下肢，伤处包扎牢靠后尽量避免患者活动，以免伤口出血加重。要点是填塞要扎实，包扎要牢靠，伤处要固定。

间接压迫止血法包括以下两种。①指压法：是临时压迫止血的方法，可用手指压住动脉走行经过骨骼表面的位置，达到止血目的。如头颈部大出血，可压住伤侧颈动脉、颞动脉或颌动脉；上肢出血可压迫腋动脉或肱动脉；手指指端出血可捏住伤指的指根两侧；下肢出血可压迫股动脉等。指压止血法是临时应急措施，效果有限，需尽快实行其他有效的止血方法。②止血带法：较少使用，一般用于四肢伤大出血时加压包扎无法止血的情况。止血带捆扎过紧且时间过长会导致肢体坏死，因此非专业急救人员尽量不要使用此法。止血带的材料必须具备一定的弹性，如皮筋、绷带、三角巾等，禁用电线、铁丝、细绳等。上肢捆扎的部位在上臂上1/3处，下肢捆扎的部位在大腿中上段。捆扎时，应在止血带下放衬垫，捆扎力度适中，以创口不再大出血即可，扎好后必须在明显处做好时间标记。一般使用止血带的时间约40～50分钟为宜，每次松解时间3～5分钟，松解时需压迫止血。

（3）包扎 包扎是保护伤口、减少污染、稳定伤情的有效手段，常用有绷带、三角巾和四头带。在紧急情况下，也可用干净的毛巾、围巾、衣物等。包扎时方向应从里向外，从远处向近处包扎，力度要适中。注意肢端要显露，便于观察血运，且包扎完成后应对伤肢运动、感觉功能进行检查，在转运过程中要时常复检。

绷带包扎法一般包括环形包扎、螺旋包扎、螺旋反折包扎、回返包扎和“8”字形包扎。三角巾的使用范围较广，使用起来简单、方便、灵活，从头部到脚部都可使用。如头部可用帽式包扎，肩、胸部可用燕尾式包扎，臀、腹部可用倒三角式包扎等。如遇腹部组织脱出，不能将其还纳，可用干净的保鲜膜覆盖，用盆、碗倒扣保护后用三角巾或围巾一同包扎在腹部。包扎伤口时，范围要超过伤口边缘的5～10cm，动作要轻柔，松紧要适度，包扎要牢靠。

（4）固定 常用于骨关节损伤时患肢的制动，可以缓解疼痛，避免二次损伤，便于搬运。肢体闭合骨折时，可沿长轴方向牵引伤肢，矫正畸形，骨折处包绕棉垫或毛巾，固定于夹板或其他支撑物（如树枝、木棍、长木板或硬纸板等）上，固定范围应超出骨折上、下两个关节。若现场缺乏材料，可行自体固定，即上肢损伤时固定于躯干，下肢损伤时固定于健肢。伤口出血时应先包扎后固定，如系开放骨折断端外露，尽量不要将骨折断端复位，按损伤的原型进行包扎固定。如有异物保留在伤口内的（如刀、玻璃、钢筋等），切勿拔出，可在异物两侧用绷带卷或毛巾卷沿肢体长轴方向固定，再用绷带沿肢体短轴方向加压包扎，使其呈“井”字形将异物固定在中央。注意手法要轻柔，固定要牢靠，松紧要适度。

（5）搬运　正确的搬运可以减轻患者痛苦，避免加重损伤。尤其是脊柱损伤的患者，在翻身、搬运过程中始终要保持脊柱在一条轴线上，切勿弯曲或扭动。目前对脊柱损伤的患者搬运多采用脊柱固定板或铲式担架，条件有限的情况下，也可用门板或结实的长木板。对颈椎损伤的患者，在搬运中要注意保护颈椎；对昏迷的患者，搬运中要注意将头偏向一侧，或采用半卧位或侧卧位以保持呼吸道通畅。在搬运过程中，要始终注意观察伤者情况，以免延误抢救时机。

2. 创伤的院内救治

（1）检伤分类　伤员经过现场急救处理后，被转运至医疗机构，需对伤员进行检查以及进一步的救治与处理。可按照前述的检伤方法进行检查与判断，一般可按照伤情分为三类：①致命性创伤患者，如窒息、大出血、开放性和张力性气胸等。此类伤员必须优先处理，在最短的时间内进行最有效的救治，急救技术包括环甲膜穿刺术、气管插管或气管切开术、结扎止血术、胸腔闭式引流术等，有的在经过紧急处理后还需快速进入手术室进一步治疗。②生命体征尚平稳，暂时不会危及生命的创伤患者。如胸、腹部闭合性损伤，暂不致命的穿刺伤等，可观察 1 ~ 2 小时，在复苏的过程中积极为手术做准备。③伤情不明确的潜在损伤患者，生命体征比较平稳，应继续严密观察伤情，根据病情变化随时复查，并告知手术的可能性。

（2）呼吸支持　主要是维持呼吸道通畅，保证有效的气体交换。如窒息的患者应尽快解除气道梗阻的原因，紧急时可行环甲膜穿刺术临时通气，之后再行气管插管或气管切开；张力性气胸的患者可紧急行穿刺排气减压，为实施胸腔闭式引流术赢得时间；开放性气胸的患者应先将胸部开放伤口转为闭合，之后再行胸腔闭式引流术；多发肋骨骨折患者引起反常呼吸，可用加垫包扎或肋骨牵引维持胸廓，再行肋骨固定等。

（3）循环支持　主要是积极抗休克，进行液体复苏，确诊休克且条件许可的医疗单位应急诊输血。对循环不稳定或出现休克的患者应建立一条以上的静脉输液通路，必要时行锁骨下静脉或颈内静脉穿刺置管术来开放更便捷的输液通路。在扩充血容量基础上，可酌情使用血管活性药物。在出现心搏骤停时，应紧急行胸外心脏按压，配合电除颤起搏和药物治疗。对于创伤后心包填塞的患者，应立即行心包穿刺术抽液减压。需注意，在液体复苏时，如遇到下腔静脉或髂静脉损伤出血以及腹膜后血肿的患者，禁止从下肢静脉输血或输液，以免加重出血。

（4）镇痛和心理康复治疗　剧烈疼痛有时会导致休克，对于不影响病情观察的患者应尽量予以镇痛治疗，常用哌替啶、吗啡等药物。创伤患者常有恐惧、焦虑等负面情绪，不利于创伤治疗，重者甚至会导致精神失常。应尽量进行心理疏导，向患者讲解病情，使其保持良好的心态，利于早日康复。

（5）防治并发症　包括休克、感染、挤压综合征、应激性溃疡、脂肪栓塞综合征和多器官功能障碍综合征等，重点在于早预防、早治疗。对于潜在损伤可能休克的患者，重点在于早期液体复苏；开放性创伤的患者，早期抗生素的使用能起到明显的预防感染作用，且需尽早注射破伤风抗毒素；对于挤压综合征、应激性溃疡、多器官功能障碍综合征等，早期器官功能监测十分重要，针对不同的脏器损害及早预防。

（6）密切观察病情　创伤后患者病情演变是一个动态的过程，有时会出现迟发性颅脑出血及迟发性脏器损伤等，需严密观察病情变化，必要时需监测生命体征及进一步检查，若发现病情变化，应及时处理。在观察病情期间，应给予足够的液体支持，维持水、电解质平衡及营养支持。

3. 闭合性创伤的处理　主要包括脏器闭合性损伤以及四肢闭合性损伤。

脏器闭合性损伤应在稳定伤情的过程中，严密观察病情变化，至少禁食、水 4 ~ 6 小时，给予液体和营养支持，在观察过程中，一旦出现伤情加重，需紧急处理。

四肢闭合性损伤常见为软组织挫伤、扭伤、挤压伤、关节脱位和闭合性骨折等。一般的软组织伤和扭伤等需在 48 小时内局部冷敷，以减轻疼痛和肿胀，制动且避免按摩，48 小时后可适当热敷或理疗。严重的挤压伤需注意局部肿胀的程度，重者需切开减压，同骨筋膜室综合征的处理。关节脱位和闭合性骨折首先应复位固定，伤处制动，需手术处理的应积极手术治疗。

4. 开放性创伤的处理　开放性创伤的处理主要目的是修复断裂的组织，恢复脏器和肢体功能。伤口一般可分为清洁伤口、污染伤口和感染伤口。清洁伤口可直接清创缝合；污染伤口应彻底清创后缝合或延期缝合；感染伤口应先做引流处理，待感染减轻或消退后清创缝合。若伤口内有异物，需取出异物后清创缝合，但若异物数量过多或摘取时可能造成严重损伤者，需权衡利弊再处理。特殊伤口如犬咬伤，一般只做彻底清创，不缝合伤口，但在颜面部、会阴及大血管处的严重咬伤可清创后放置引流再缝合。

清创缝合的步骤是：①先用无菌敷料覆盖伤口，用清水或肥皂水冲洗伤口周围皮肤直到洗净。②去除无菌敷料，用生理盐水反复冲洗伤口内组织，有异物的需取出。③常规消毒铺巾。④由浅至深清除坏死组织及血肿，皮缘组织坏死的需切除 1 ~ 2mm，深部组织坏死的需结扎后切除，探查中发现肌腱和神经损伤需尽量修复。⑤彻底止血。⑥再次用生理盐水冲洗残腔，明显污染的可用 3% 过氧化氢液清洗后用生理盐水冲洗干净。⑦缝合组织及皮肤，避免留下残腔，但不宜过紧过密，以皮缘对合良好为宜。⑧创面消毒后外部加压包扎，必要时固定制动。

5. 创伤愈合

（1）一期愈合　组织修复以原来的细胞为主，含少量纤维组织，局部无感染、血肿或坏死组织，修复过程迅速，结构和功能恢复良好。

（2）二期愈合　以纤维组织修复为主，对结构和功能有不同程度的影响。见于损伤程度重、范围大、污染严重和未能经外科妥善处理的伤口。

对于开放型伤口，应尽量创造条件，经合理治疗，争取一期愈合。对于伤口延迟愈合或不愈合，一般有以下几个影响因素：①感染是最常见的原因；②伤口因素：包括伤口过大、坏死组织过多或异物存留；③伤口周围血供差或循环障碍；④全身营养不良、免疫力低下或严重的脏器功能衰竭等，都会使伤口生长缓慢甚至不愈合。

6. 康复功能锻炼　包括物理治疗和恢复功能练习，对神经损伤和骨折康复非常重要。

7. 创伤并发症　主要有如下。

（1）感染　是最常见的并发症。早期可为局部感染，重者可很快扩散至全身。对于伤道较深、污染严重的伤口，应预防厌氧菌感染（如破伤风或气性坏疽感染）。

（2）休克　早期因伤口失血可导致失血性休克，晚期可由于全身感染致感染性休克。

（3）脂肪栓塞综合征　发生率低，死亡率高。常继发于严重骨折，临床常见为肺栓塞。

（4）应激性溃疡　创伤患者在应激状态下，胃肠血管缺血，多有急性胃肠黏膜损伤，溃疡继发于此基础上，可深达浆膜层，造成穿孔和出血。

（5）凝血功能障碍　创伤后，机体凝血物质被消耗，纤溶系统活跃，表现为出血倾向。伴有低体温和酸中毒时，三者互相作用，因恶性循环，造成休克死亡。因此，低体温、凝血功能障碍和酸中毒又被成为“死亡三联征”。

（6）器官功能障碍　严重创伤造成机体组织损伤，产生大量坏死物质，可造成严重的炎症反应，常伴有休克、应激和免疫功能紊乱等全身因素，侵袭于心、肺、肝、肾等重要脏器，造成多器官功能障碍综合征（MODS），病情继续发展，形成急性肝肾衰竭、急性呼吸窘迫综合征及急性心功能不全等，称多器官功能衰竭（MOF）。

第二节　多发伤

多发伤（multiple trauma）是指机体在单一致伤因素作用下，同时或相继遭受 2 个或 2 个以上解剖部位的损伤，其中至少有一处损伤可危及生命或致残。多发伤伤情严重且复杂，涉及多系统、多脏器和多部位。抢救时仍以先救命后治伤为原则，先处理危及生命的重要脏器和血管损伤，后处理次一级的其他损伤，需多学科协作，是外科临床工作中的重大挑战。

多发伤因其牵涉多系统、多脏器和多部位，会导致严重的生理紊乱。受损的各系统功能紊乱互相影响，机体应激反应剧烈，产生高代谢状态，加速机体氧和能量的消耗，诱发启动全身炎症反应综合征（SIRS）与代偿性抗炎反应综合征（CARS），很快导致多器官功能障碍综合征（MODS），最后成为多器官功能衰竭（MOF），而致机体死亡。

多发伤的受损部位多为颅脑损伤和骨折，其次为胸部和腹部损伤，损伤牵涉重要的生命器官，因此在紧急处理的原则是保护生命器官，维持生命体征。强调两个方面：紧急气道管理和早期液体复苏，只有在此二者准备充分的情况下，才有机会进行进一步的手术治疗。

多发伤的治疗和普通创伤的治疗有所不同，近年来，有学者提出“损伤控制外科（damage control surgery，DCS）”的概念，认为创伤早期实施快速简单的外科手术进行简单的损伤控制，有助于提高危重患者的生存率。损伤控制的目的是解决最紧急的影响患者呼吸循环和大出血的主要问题，其他次要问题在经过 ICU 复苏治疗稳定后进行确定性手术治疗。根据国外大量临床研究资料表明，严重创伤的患者主要死因是颅脑损伤、休克后 MOF。创伤后患者生理功能消耗极其严重，各系统功能遭到严重破坏，在这个时机进行复杂的超长时间的手术处理显然是不合时宜的。因此，对这些患者进行三阶段的治疗，即早期 DCS 处理，ICU 稳定生命支持，择期确定性手术治疗更能够提高多发伤抢救的成功率。

对多发伤的治疗是综合性的，面对复杂多变的病情变化，要及时和病患家属沟通，得到患者家属支持，治疗中全方位的不断修正治疗方案和调整治疗细节，才能够排除万难，创造奇迹。

第三节　战伤和批量伤

一、战伤

战伤是指战争中武器直接或间接造成的各种损伤。现代战争大量使用各种高新技术武器，除了普通火器伤、爆炸伤以外，还包括化学武器、核武器等造成的化学性复合伤和放射性复合伤等。战伤中一般伤者的数量庞大、情况复杂、救治费时，多采用分级救治的方法，也称阶梯救治。伤员在战场受伤后，由靠近前线的医务人员进行简单急救，主要是挽救生命和稳定伤情，然后使用各种工具将伤员转运至后方安全区进一步救治。

火器伤是战时最常见的损伤，是由火药爆炸作为推动力发射投射物造成的损伤，一般是高速弹丸或弹片击中人体造成。火器伤伤口复杂、范围大、污染重。受伤处可形成切割伤、贯通伤、爆裂伤等，可造成多部位、多器官损伤。治疗上仍以纠正休克，维持呼吸、循环稳定，快速止血为主，应尽早清除坏死组织，不宜一期缝合，可放置引流，抗感染治疗 3 ~5 天后酌情缝合伤口。

冲击伤是冲击波的超压和负压造成的损伤，主要是对含气腔的组织器官（如肺、听器、肠道等）造成损伤，超压甚至可以造成内脏破裂出血和肋骨骨折等。冲击伤主要对内部组织器官产生损伤，对体表基本没有影响，检伤时容易被人忽略，但实际上冲击伤造成的内部损伤往往是致命且不可逆的。肺部冲击伤时会造成肺组织破裂出血及水肿，轻者会有胸闷、胸痛，重者可有口鼻溢血、呼吸困难和发绀等，部分伤员很快会进展至急性呼吸窘迫综合征。治疗时应注意输液量及输液速度，避免加重肺水肿。听器冲击伤时会有耳鸣、耳聋、耳痛、眩晕及头痛等症，重者甚至有鼓膜破裂及外耳道溢血。治疗时禁止填塞、冲洗耳道或向耳内滴液，以免引起感染。

复合伤是多种致伤因素共同作用的结果，因此通常情况复杂、致死率高。救治时首先应尽早解除致伤因素的作用，如远离现场、清除放射物或化学物质沾染，其次在支持治疗的同时进行抗放射、抗毒治疗，尽早清除伤口污染，早期抗感染治疗。

二、批量伤

在非战争状态下，自然灾害和重大交通、生产事故会造成突发大批量伤员情况，通常规定造成 5 人或 5 人以上人员伤亡的，称为批量伤。

前述中已介绍过按伤情检伤分类的方法，对于现场急救有些类似于战伤，需迅速做出伤情判断，分清轻、中、重伤患者，基本原则是先救命再治伤。在转运时应优先转运重伤患者，并向目的地医疗机构报告伤员人数、伤情及已做的处理，请求救治机构做好抢救准备。原则上应向具备抢救条件的医疗单位就近转运，在伤员数量过大时，应注意分流至附近其他具备条件的医疗机构，避免造成病员拥堵。重大或特重大突发事件中，应在救治过程中按程序上报至上一级主管机构。

目标检测

答案解析

简答题

1. 创伤的分类方法有哪些？
2. 创伤救治的四大急救技术都是哪些？
3. 创伤的并发症包括哪些？

（魏　鹏）

书网融合……

本章小结

题库

第十四章　烧　伤

PPT

学习目标

1. 掌握　烧伤面积的估算；烧伤深度的识别；烧伤治疗的原则。
2. 熟悉　烧伤休克的早期补液公式；烧伤后创面处理；烧伤感染的处理。
3. 了解　烧伤临床分期和烧伤发展过程；电烧伤和化学烧伤的特点和治疗原则。

第一节　热力烧伤

烧伤系指热力，包括热液（水、汤、油等）、蒸汽、高温气体、火焰、炽热金属液体或固体（如钢水、钢锭）等所引起的组织损害，主要指皮肤和（或）黏膜，严重者也可伤及皮下和（或）黏膜下组织，如肌肉、骨、关节甚至内脏。由于电能、化学物质、放射线等所致的组织损害和临床过程与热力烧伤相近，因此临床上习惯均将其归为烧伤一类。

一、伤情判断

不同程度的烧伤对全身影响相差悬殊，因而对烧伤严重程度的估计甚为重要。烧伤面积和深度是估计烧伤严重程度的主要因素，也是进行烧伤治疗的重要依据。

（一）烧伤面积的计算

目前采用较多的是中国新九分法。即按体表面积（total body surface area，TBSA）9%的倍数来估计体表解剖分区的面积，成人头部体表面积为9%（1×9%）；双上肢为18%（2×9%）；躯干（含会阴1%）为27%（3×9%）；双下肢（含臀部5%）为46%（5×9%+1），总面积100%（表14－1，图14－1）。

表14－1　中国九分法估计成人及儿童体表面积

部位			成人面积	儿童面积
头面部	头	3%	9%	9%＋（12－年龄）%
	面	3%		
	颈	3%		
上肢	双手	5%	18%	18%
	双前臂	6%		
	双上肢	7%		
躯干	会阴	1%	27%	27%
	前躯干	13%		
	后躯干	13%		
下肢	臀部	5%	46%	［46－（12－年龄）］%
	大腿	21%		
	小腿	13%		
	足	7%		

值得注意的是儿童因头部较大而下肢较小，因此在估算其头颈部和下肢面积时，应在成人计算的基础上加以校正。头颈部面积＝［9＋（12－年龄）］%，双下肢面积＝［46－（12－年龄）］%。此外，不论年龄、性别，患者并指的掌面约占体表面积的1%，这种手掌法可用于辅助九分法，可以快速测算小面积烧伤。

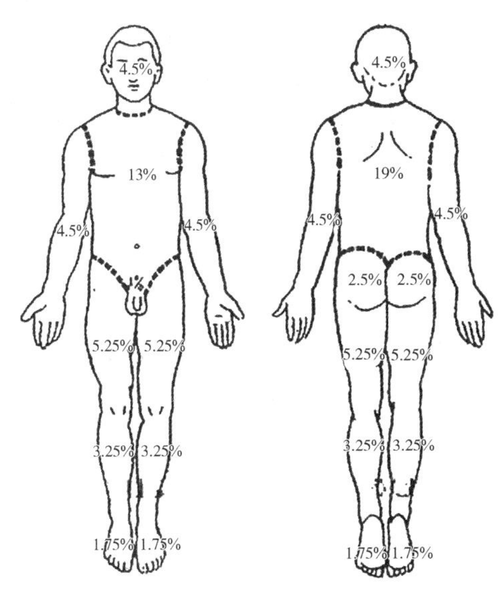

图14－1　烧伤面积估算

（二）烧伤深度的识别

采用三度四分法，即分为Ⅰ度、浅Ⅱ度、深Ⅱ度、Ⅲ度。Ⅰ度、浅Ⅱ度烧伤一般称浅度烧伤；深Ⅱ度、Ⅲ度则称为深度烧伤。组织损害层次见图 14－2。

Ⅰ度烧伤：又称红斑性烧伤，仅伤及表皮浅层，生发层健在，增殖再生能力活跃。表面红斑状、干燥、烧灼感，常于 3～5 天内愈合，预后通常无瘢痕。

浅Ⅱ度烧伤：又称水疱性烧伤，伤及表皮的生发层、真皮乳头层。局部红肿明显，形成大小不一的水疱，内含淡黄色澄清液体，创面基底红润潮湿，疼痛明显。如无继发感染，经 1～2 周后愈合，一般不留瘢痕，多数有色素沉着。

深Ⅱ度烧伤：烧伤深及真皮乳头层以下，但仍残留部分真皮及皮肤附件。可有水疱，但去除水疱皮后，创面微湿，基底苍白，间有红色斑点，痛觉较迟钝。如无感染，一般需 3～4 周可自行愈合，常留有瘢痕。

Ⅲ度烧伤：又称焦痂性烧伤，全皮层烧伤可达到皮下、肌肉甚至骨骼。创面无水疱，呈蜡白或焦黄色甚至炭化，痛觉消失，皮层凝固性坏死后如皮革样，皮层下可显示树枝状栓塞的血管。因皮肤及其附件已全部烧毁，无上皮再生的来源，必须靠植皮才能愈合。

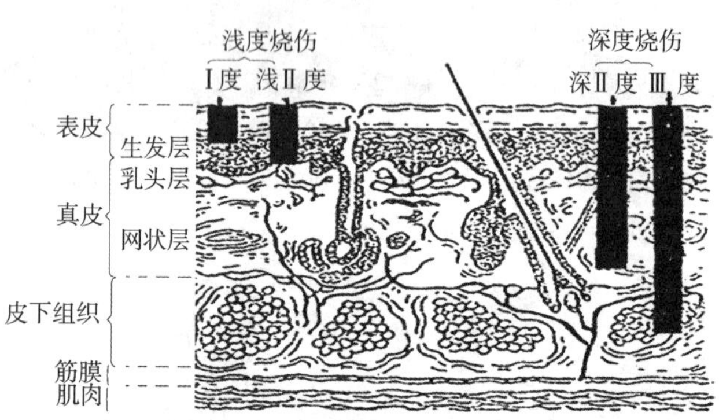

图 14－2　烧伤组织损伤程度

（三）烧伤深度鉴别的注意事项

烧伤深度的估计主要是依据其创面的表现形式。烧伤深度是人为制定，在实际情况中，各深度之间有交错的部分，同一部位的烧伤深度也并非完全一致。加上致伤原因、皮肤厚度等均可影响到其创面的表现形式。为减少临床评估深度的误差，注意事项如下。

1. 人体不同部位皮肤厚度不一，因而同一条件下的烧伤所造成的损伤深度也不一样。皮肤较厚的部位烧伤较浅，如足底、背部皮肤。

2. 同一部位的皮肤，因年龄、性别和职业等不同，厚度也不一致，如儿童皮肤较成人薄，女性皮肤较男性薄。因此应注意对于儿童、女性烧伤后的深度估计往往容易偏浅。

3. 烧伤原因不同，临床表现也不尽一致。如酸烧伤后，表皮蛋白凝固、变色，容易估计偏深；碱烧伤会使脂肪皂化，不断渗透加深，深度估计容易偏浅。

4. 皮肤的隔热作用较大，散热也慢。烧伤发生后，虽然远离热源，但在一定时间内热力会持续渗透，使创面加深。

5. 皮肤的生物学动态变化受外界条件的影响较大。如创面干燥、没有感染，可促进烧伤后皮肤再生；相反，皮肤局部潮湿、受压、感染等，不利于创面的修复。因此对于创面深度的估计应综合各方面的因素而定。

（四）烧伤严重程度分类

为了设计治疗方案，需要对烧伤的严重程度进行分类，一般分为 4 类。

轻度烧伤：Ⅱ度烧伤面积在 10%（小儿在 5%）以下，适宜于门诊治疗。

中度烧伤：Ⅱ度烧伤面积在 11%～50% 之间（小儿 5%～15%）或深Ⅱ度、Ⅲ度烧伤面积在 9% 以下（小儿 5% 以下），并且无吸入性损伤或者严重并发症的烧伤，均需住院治疗，可收治于烧伤病房集中治疗的轻病区。

重度烧伤：烧伤总面积在 51%～80% 之间（小儿 16%～25% 之间）或深Ⅱ度、Ⅲ度烧伤面积在 10%～20% 之间（小儿 10% 以下），或Ⅱ度、Ⅲ度烧伤面积虽达不到上述百分比，但有下列情况之一者：①全身情况严重或有休克；②复合伤（严重创伤、冲击伤、放射伤、化学中毒等）；③呼吸道烧伤；④婴儿头面部烧伤超过 15%，需收治于地区性的烧伤中心或集中治疗的重病区。

特重烧伤：总面积在 80% 以上；或Ⅲ度烧伤面积在 20% 以上（小儿总面积 25% 以上或Ⅲ度烧伤面积在 10% 以上）；或存在较重的吸入性损伤、复合伤等，需收治于有良好监护条件的烧伤基地或集中治疗的监护病房。

二、烧伤的病理生理和临床分期

按烧伤临床发展过程不同阶段，大多分为四期，分期的目的是为了突出各阶段临床处理的重点，但划分是人为的，各期之间往往互相重叠。

（一）体液渗出期

组织烧伤后体液立即渗出，体液渗出的速度因烧伤程度而异，一般要持续 36～48 小时，伤后 2～3 时最为急剧，8 小时达高峰，随后逐渐减缓，至 48 小时渐停止。在此期间，有可能发生严重休克、全身性感染、内脏损害甚至多器官功能不全综合征等并发症。小面积浅度烧伤，体液的渗出量较少，通过人体的代偿可恢复正常。烧伤面积大而深者，需补液对症治疗。

（二）急性感染期

烧伤水肿回收期后，感染是影响患者恢复的主要问题。急性感染期一般在伤后1～2周内，此时创面的皮肤屏障尚未完全恢复，全身系统功能未完全恢复，又有坏死组织和渗出液产生，使微生物大量繁殖。浅度烧伤可出现创周炎症反应，严重烧伤由于全身免疫功能下降，对病原菌易感，早期暴发全身性感染的概率较高。在此阶段，防止感染，尤其是全身性感染是处理重点，同时应及时注意内脏并发症的防治。

（三）创面修复期

无严重感染的浅Ⅱ度烧伤和小面积的深Ⅱ度烧伤多可自行修复，面积较大的深Ⅱ度靠残存的上皮岛融合修复，而Ⅲ度烧伤则需靠手术植皮来修复。此期的重点在于增加营养，促进机体修复能力和免疫力。

（四）康复期

深Ⅱ度和Ⅲ度烧伤创面愈合后，都会产生瘢痕，造成畸形、挛缩，影响外观和功能。康复期的长短视具体情况而定，大面积深度烧伤植皮后，由于皮肤附件和汗腺丧失，患者不能出汗，机体体温调节功能紊乱，患者一般需2～3年时间才可适应。在此期间，需要加强功能锻炼、理疗、体疗或整形等过程以促进患者外观和功能的恢复。

三、治疗原则

小面积浅表烧伤主要是处理、保护创面和防止局部感染，多能自然愈合。大面积深度烧伤的全身性反应重、并发症多、死亡率和伤残率高，治疗原则如下。

1. 维持呼吸道通畅。
2. 早期及时补液体液复苏，纠正低血容量休克。
3. 控制伤后超炎反应，防治多内脏功能障碍。
4. 保护烧伤创面，尽量清除创面污染，防止感染。
5. 深度烧伤组织应早期切除，创面有效覆盖。
6. 实施早期救治与功能恢复重建一体化理念，促使创面早日愈合，并尽量减少瘢痕所造成的功能障碍和畸形。

四、严重伤员的现场急救及转运

（一）现场急救

现场急救的基本要求是迅速终止热源致伤和应急处理，针对不同烧伤原因，采取相应急救措施。

1. 迅速脱离热源　远离现场后检查可危及伤员生命的一些情况，任何原因引起的心跳、呼吸停止，应立即行胸外按压和人工呼吸，将患者撤离现场待复苏后进行后送，或转送就近医疗单位进行处理。

2. 保护受伤部位　灭火后，即应注意防止创面污染，在现场附近，创面用干净敷料或布料保护，或行简单包扎后送医治疗，以免再污染。同时也使创面在搬动过程中得到保护，防止再损伤。

3. 维护呼吸道通畅　火焰烧伤现场烟雾粉尘较大，患者常伴有吸入性损伤，要重视呼吸道通畅。若患者咳出炭末痰，呼吸困难，呼吸疼痛，声音嘶哑，或口鼻部伴有深度烧伤，鼻毛烧伤等应及时观察患者通气情况，及时气管切开。

4. 其它救治措施　大面积严重烧伤早期应避免长途转送，休克期就近输液抗休克；必须转送者应建立静脉通道，运送途中继续补液；鼓励和安慰受伤者，疼痛剧烈可酌情使用地西泮、哌替啶等。

此外，注意有无复合伤，对大出血、开放性气胸、骨折等应先施行相应的急救处理。

（二）伤员的转运

应迅速将严重烧伤（烧伤总面积大于30% TBSA）伤员转运至有烧伤专科治疗条件的医院进行施救。严重烧伤伤员的转运需综合考虑伤员伤情、医疗技术力量和转运工具等因素，不恰当的转运可能造成伤员在转运途中死亡或严重休克及多脏器功能衰竭。

1. 烧伤总面积小于或等于29% TBSA的伤员休克发生率低，与入院时间无明显关系，可根据当地条件随时转运。
2. 烧伤总面积30%～49% TBSA的伤员，最好能在伤后8小时内送到指定医院。
3. 烧伤总面积50%～69% TBSA的伤员，最好能在伤后4小时内送到指定医院，或在致伤地附近医院抗休克，使伤员情况相对稳定后，再行转运。
4. 烧伤总面积70%～100% TBSA的伤员，最好能在伤后1～2小时内送到指定医院，否则应在致伤地附近医院积极进行抗休克处理，或申请专科医疗支援，待休克得到控制后再行转运。

以上关于转运时机的选择仅就烧伤总面积一项而言，强调在实际工作中还必须综合考虑伤员其他伤情如烧伤深度、吸入性损害、复合伤、中毒等以及转运条件。

五、烧伤休克

烧伤休克的主要病理生理在于渗出液引起的体液丢失，血液循环量减少。烧伤休克的主要治疗是及时的液体复苏治疗，休克期液体复苏的目的不是单纯提升血压，而在于改善全身组织血流灌注量，恢复并维持细胞正常代谢和脏器功能。

（一）临床表现

严重烧伤患者早期常表现为烦躁不安，数小时后反应迟钝，神志恍惚，甚至呈昏迷状态；患者口渴；心率明显增快、脉搏细弱；早期脉压变小，随后血压下降；呼吸浅快；尿量减少（成人每小时尿量低于40ml常提示血容量不足）；肢体末端静脉充盈不良、肢端凉；血液化验，常出现血液浓缩、低血钠、低蛋白、酸中毒等。

（二）治疗

液体疗法是防止烧伤休克的主要措施。

1. 常用输液公式 小面积浅度烧伤，体液的渗出量较少，通过人体的代偿即可恢复正常。大面积烧伤患者按照患者的烧伤面积和体重计算，伤后第一个24小时，成人每1%烧伤面积（Ⅱ度、Ⅲ度）、每公斤应补充胶体和电解质液共1.5ml，其中胶体和电解质的比例为1∶2，重度烧伤患者比例可改为1∶1；另外加5%葡萄糖溶液2000ml补充生理需要量的水分。

对于2岁以上的儿童，伤后第一个24小时，每1%烧伤面积（Ⅱ度、Ⅲ度）、每公斤应补充胶体和电解质液共1.75ml，其中胶体和电解质的比例为1∶1；另外每公斤体重加5%葡萄糖溶液50～100ml补充生理需要量的水分。

对于2岁以下的儿童，伤后第一个24小时，每1%烧伤面积（Ⅱ度、Ⅲ度）、每公斤应补充胶体和电解质液共2.0ml，其中胶体和电解质的比例为1∶1；另外每公斤体重加5%葡萄糖溶液100～150ml补充水分。所以患者在24小时内的前8小时输入总量的一半，以后16小时输入总量的另一半。第二个24小时输液总量除基础水分量不变外，胶体液和电解质溶液量为第一个24小时输注的一半。

2. 液体选择 晶体液首选平衡盐溶液，因可避免高氯血症和纠正部分酸中毒，其次可选用等渗盐水、5%葡萄糖溶液等。胶体液首选血浆，可迅速补充丢失的血浆蛋白。大面积深度烧伤患者，若伴有严重的酸中毒和血红蛋白尿，可在输液成分中适量增加1.25%碳酸氢钠，以调解体液酸碱平衡。

3. 补液的监测 抗休克期应密切观察患者的各项体征，根据患者情况及时调整输液的速度和成分。观察指标有：①成人尿量以维持50～70ml/h为宜，小儿每公斤体重每小时不低于1ml；②患者神情；③无明显口渴；④脉搏、心跳有力，心率在100次/分以下；⑤收缩压维持在100mmHg、脉压大于20mmHg；⑥呼吸平稳。

六、烧伤全身性感染的防治

烧伤后皮肤屏障功能丧失，渗液产生，机体抵抗力下降都有可能造成全身性感染。其中烧伤脓毒症是严重烧伤患者面临的最大威胁，常见于伤后10天内和伤后3～4周，早期感染多与长途搬运、休克期度过不平稳、组织灌溉不足等削弱机体抗感染能力相关；伤后3周，由于焦痂分离和溶解，形成湿润的环境，利于细菌繁殖，创面感染重，以混合感染为主；伤后4周后，创面愈合延迟，裸露面积大，患者体能消耗，营养不良，免疫功能低下是感染的主要原因。烧伤脓毒症的诊断依据是：①体温＞39.5℃或＜36℃；②心率＞140次/分；③呼吸频率＞28次/分；④白细胞总数＞20.0×10^9/L或＜4.0×10^9/L；⑤伴有全身中毒症状；⑥血清和尿中新蝶呤水平升高；⑦创面污秽，炎性反应重。

烧伤后的感染来源主要有创面感染、静脉感染和呼吸道感染。由于创面上存在大量变性坏死组织和富含蛋白的渗出液，加之皮肤屏障受损，有利于病原微生物的繁殖和侵入，是全身性感染的主要来源；静脉感染居医源性感染的首位，静脉导管置管3天后，感染率明显增加；严重烧伤后，需要气管切开的患者感染率较高，特别是合并吸入性损伤的患者。

针对烧伤感染，必须采取综合性防治措施。

1. 正确处理创面 烧伤创面是各种致病微生物入侵的门户，尽早去除创面坏死组织、封闭创面是防治烧伤感染的关键环节。

2. 积极纠正休克 早期的补液过程可维护机体的防御功能，对防止全身性感染有积极作用。

3. 严格执行抗生素分级管理制度 抗生素的选择和应用需参照创面培养的细菌，选用细菌敏感度高、药物毒性低的抗生素。同时，严重烧伤患者应勤作细菌学监测，保证用药的针对性；当致病菌未确定前，可根据经验选用抗生素。

4. 避免医源性感染 大面积烧伤患者气管插管、深静脉置管及置入导尿管所引发的导管源性感染也不容忽视，必须规范侵入性操作，加强管理。静脉置管的患者72小时是个危险时限，一旦发生输液不畅，或不明原因的发烧、菌血症等，应立即拔管，同时做导管尖端的微生物培养。

5. 营养支持与免疫调节 对烧伤感染的防治也至关重要。烧伤后期营养不良可使机体对病原微生物具有易感性，合理的营养支持可以维持各器官的功能，提高免疫力。

七、创面处理

从烧伤开始到创面愈合，全部治疗过程中都存在创面处理问题，烧伤创面常左右烧伤病情的变化，正确处理创面是治愈烧伤的关键一环。烧伤创面早期处理的目的是移除致伤物质、减轻损害、清洁创面、减少污染、防止感染、保护创面、减轻疼痛，为预防并发症及促进创面愈合打好基础。

（一）早期清创

未发生休克的烧伤患者伤后可立即清创，争取在伤后6小时内进行清创。Ⅰ度烧伤创面一般只需保持清洁和避免再损伤，无需特殊处理，能自行愈合；浅Ⅱ度烧伤水疱皮一般不予移除。水疱内液体可在消毒后抽去，清洁水疱皮的保存可保护水疱皮下创面，减轻疼痛。如水疱已污染、碎裂、脱落，则易发生感染，应将其清除。深Ⅱ度、Ⅲ度表面的坏死表皮应尽早去除。

在大面积烧伤以及肢体有环形烧伤的患者中，坏死焦痂干燥后会变得坚硬、收缩，在躯干或肢体部形成环状卡压，尤其是在颈、胸、腹部，可限制呼吸运动，严重者导致呼吸困难。同时在肢体部形成的环状卡压，会阻碍血液循环，使深部肌肉缺血坏死，组织压增高，导致筋膜间隔综合征，使肢（指）体坏死，严重患者需截肢（指），严重影响患者预后效果。此时在清创后需及时进行焦痂切开减压术，即将躯体、肢（指）体的环状焦痂切开，解除焦痂对呼吸运动的限制，恢复肢体血液循环，防止肢（指）体坏死。进行焦痂切开减压术的手术指征是：①逐渐加剧的肢体疼痛；②肢体循环障碍，肢体远端苍白、发凉、动脉搏动微弱甚至消失，肢体远端肿胀，感觉迟钝；③颈、胸、腹部烧伤患者呼吸吃力进而呼吸困难，频率浅快；④血气分析出现低碳酸血症。

（二）非手术处理创面方式

常见的非手术处理创面方式有包扎、暴露、湿敷、半暴露、浸浴。

包扎是用灭菌吸水厚敷料包扎创面，使之与外界隔离，以保护创面，减轻疼痛；创面渗液可被敷料吸收，引流较充分；使创面保持湿润，有利于创面修复。

暴露疗法指将烧伤创面暴露于干热空气中，不用敷料覆盖或包扎，使创面渗液及坏死组织干燥成痂，以暂时保护创面。头、面、颈部和会阴的创面、深度创面宜用暴露法。创面尽可能不受压或减少受压。

湿敷可使创面上的脓液、脓痂、坏死组织得以引流与清除，减少创面菌量，多用于肉芽创面植皮前准备，加速创面清洁。

半暴露是用单层药液或薄油纱布黏附于创面，任其暴露干燥，用于保护肉芽创面或去痂后的Ⅱ度创面、固定植皮片、控制创面感染等，也可保护供皮区。

浸浴是将患者身体的全部或一部分浸于温热盐水或药液中一定时间，可相对彻底的清除创面脓液及松动的脓痂和坏死组织，减少创面细菌和毒素；使焦痂软化，促进分离。

（三）创面覆盖

创面扩创后用创面覆盖物进行有效覆盖，为创面提供一个湿性的愈合环境，临床上常用的创面覆盖物有如下。

1. 永久性创面覆盖物 是创面治疗中最为理想的修复材料，主要包括自体皮肤及组织工程皮肤两大类。

（1）自体皮肤 自体皮肤移植仍是修复中小面积皮肤缺损的首选方案，简便易行、疗效可靠，无免疫排斥反应。大面积烧伤时自体皮肤来源往往不能满足需求，为解决这一问题，网状植皮、邮票植皮、微粒皮等技术先后用于大面积的烧伤救治中。但供皮区可能形成色素沉着或瘢痕增生，创面修复区存在瘢痕增生明显、皮肤薄、易发生糜烂及溃疡等不足，且断层自体皮肤移植后往往毛囊、汗腺、皮脂腺等皮肤附件功能缺失。

（2）组织工程皮肤 随着细胞培养技术及材料科学的不断发展，组织工程皮肤已逐步进入临床。按照制备工艺及结构不同，可分为组织工程表皮、组织工程真皮及组织工程复合皮 3 种。组织工程表皮一般由体外培养扩增的角质形成细胞或混合胶原蛋白构建而成，对于创面上皮化具有促进作用；组织工程真皮主要用于充当创面愈合中的真皮模板，人工合成真皮需要具备良好的组织相容性及类真皮样结构，多由经过体外加工的各类胶原或聚羟基乙酸、尼龙网等高分子材料构成；组织工程复合皮模拟正常皮肤结构，同时包括了表皮细胞层及真皮支架层，抗收缩及抗瘢痕增生能力显著提高。

2. 临时性皮肤替代物

（1）传统敷料 传统的创面敷料以医用纱布、脱脂棉为主，可保护创面、维持局部相对湿润的环境。传统敷料因工艺简单、经济实用，在各类创面治疗中具有不可替代的作用。

（2）异体或异种生物组织 异体皮肤具有正常皮肤组织，移植于创面后可部分发挥生理功能，是目前最好的创面临时覆盖物。早期异体皮肤主要用于大面积烧伤切、削痂创面的临时覆盖，可存活 2～4 周，这段时间内损伤程度较浅的创面可自然愈合，为大面积烧伤成功救治争取了宝贵时间。异种生物组织中猪皮的运用较多，但猪皮质地偏硬、移植后成活时间短。

（3）新型合成敷料 新型合成敷料已经不再局限于简单的保护创面，同时还具备预防感染、加速坏死组织脱落及促进创面愈合等作用。在形式上除了传统的固体敷料以外，薄膜、泡沫、凝胶等不同形式的敷料也相继产生。如新型抗感染敷料以纳米银敷料为代表，具有抗菌杀菌能力、渗透性强、效果持久；藻酸盐材料、多聚糖、壳聚糖等高分子材料具有强大的吸水能力，减少组织渗出液等。

（4）负压技术 负压引流技术是近年来广泛使用的一个技术，可以吸引渗液、形成微湿环境、清除坏死组织、减少创面细菌、防止创面感染。其作用机制主要包括作用于细胞膜，通过信号转导促进各种细胞生长因子的分泌，刺激血管新生，促进肉芽组织的生长，从而改善创面微环境，形成新鲜创面，有利于创面愈合。

（5）组织工程材料应用技术　组织工程材料是组织再生的支架和模板，聚合物材料是在组织中具有诱导组织再生，调节细胞生长和功能分化的材料，即相当于人工细胞外基质，作为一种真皮替代物，目前临床应用的有脱细胞真皮基质、无菌生物护创膜、丝素蛋白真皮基质等等，其作为一种生物材料，不但可以覆盖创面，减少渗出，减轻创面炎症反应，而且可以促进伤口生长，利用创面愈合。

（四）手术治疗

深度烧伤创面手术分为二个部分。一是扩创，去除坏死组织；二是修复创面 。

1. 扩创手术

（1）早期大面积切削、削痂技术　切痂、削痂术主要用于深Ⅱ度和Ⅲ度烧伤，削去坏死组织，使成新鲜或基本新鲜的创面，然后植皮。切、削痂手术时机为伤后 3～5 天，手术时要辨明坏死组织层次，否则影响植皮成功等。早期切削、削痂术主要为了彻底去除坏死组织，最大限度地保留具有活力的上皮组织，减轻炎症介质的吸收，同时减少创面感染，减轻毒素的吸收，在患者休克稳定后尽早切痂。

（2）磨痂　适用于深Ⅱ度和Ⅲ度烧伤创面。手术用烧伤磨痂器由不锈钢薄板冲压成带刺突起的磨痂套及手柄组成。清创时用烧伤磨痂器与创面摩擦，去除创面坏死组织，边磨边用生理盐水冲洗，磨至创面有密集的点状渗血即可。烧伤创面经磨痂后，局部血液循环得到明显改善，大部分坏死组织去除，可形成新鲜创面。磨痂手术比削痂术好掌握，去除的可恢复组织较少。出血少，对机体影响小，多数可在休克期磨痂。愈合后瘢痕形成少，可最大限度地恢复功能。使用方便，并且减少费用。

（3）超声创面处理技术（水刀技术）　水刀是一种利用高压水射流进行坏死组织清除的设备，它利用超高压技术把水流加压到 250～400Mpa，然后通过内径为 0.15～0.25mm 的喷嘴形成速度为 800～1000m/s 的高速射流，从而清除坏死组织。超声清创系统为创面提供一个湿润的环境，加速愈合；在创面上反复的冲洗，可有效去除创面上各种细菌和微生物；此外，超声水刀清创系统利用空化效应和微射流作用，还能提高局部氧分压，保护正常肉芽组织。

（4）截肢（指）　烧伤过程中若造成大量深部组织（如肌肉、神经、血管、骨骼等）缺血坏死、损伤部位无法修复或修复后外形差，无功能等，截肢（指）可避免其部位继续恶化，导致更多组织坏死。其中高压电烧伤后局部组织损毁严重，截肢率较高，常造成患者终生残疾。

2. 修复手术　植皮手术在烧伤治疗中是常用而重要的方法。移植组织的来源有：自体、同种异体及异种。自体皮移植成活后，其周缘上皮可生长；异体皮和异种皮，适用于自体皮片不足时。现大面积烧伤患者，自体皮来源不足时可选用患者头皮，头皮真皮层较厚且血循环良好，可供重复取薄皮而不致影响本身功能。植皮手术指将皮片从供皮区取下后，移植到新鲜或肉芽创面。根据取皮片的厚度可分为刃厚皮片、中厚皮片和全厚皮片。刃厚皮片含表皮和部分真皮乳头层，移植容易存活，但存活后易收缩；中厚皮片包括表皮和真皮的 1/3～1/2，弹性与耐磨性比刃厚皮片好，适用于关节、手背等功能部位；全厚皮片包括皮肤的全部，存活后色泽、弹性、功能接近正常皮肤、耐磨性好。

（1）小皮片植皮法　是烧伤肉芽创面最常用的植皮方法。取刃厚皮片，用压皮机将其压制成 0.5cm×0.5cm 的方形小皮片，后小皮片移植到创面上。小皮片植皮方法简单，且节约自体皮，但愈合后瘢痕较多，影响外观。

（2）混合皮肤移植技术　混合皮肤移植包括自体皮与异体、异种皮片的开洞嵌入植皮、微粒皮植皮，混合皮肤移植技术解决了三度烧伤面积超过 90% 患者自体皮皮片的供血矛盾，大大提高了我国大面积三度烧伤患者的治愈率。

（3）MEEK 植皮技术　MEEK 植皮技术将皮片移植技术机械化，取代了传统微粒皮植皮技术的人工取皮、植皮技术，而且不需要外用异体皮覆盖，该方法具有节省皮源、缩短手术时间、愈合快、风险低、费用低等优点。

（4）更植技术　大面积烧伤后，坏死组织大范围切除，供皮区范围小难以覆盖创面，于是我们采用更植技术，利用灭活的猪皮或其他生物敷料覆盖创面，并定期更换，起到暂时的皮肤屏障功能，减少渗出，培养创面，提供良好的愈合环境，有利于创面修复。

（5）皮瓣修复技术　皮瓣移植适用于修复软组织严重缺损，肌腱、神经、血管裸露，创底血液循环差的深度创面，特别是功能部位。皮瓣由具有血液供应的皮肤及其附着的皮下组织组成，由于其一部分与人体相连，又称为带蒂皮瓣，包括随意型皮瓣和轴型皮瓣。

（五）中医中药技术

对于慢性创面，特别是压疮、糖尿病足的出现，是目前临床上的一大难题。作为祖国医学，中医中药在临床慢性创面的治疗方面有一定的效果，主要通过清热解毒，活血化瘀，去腐生肌，扶正祛邪。采用中药内服、外用，调节机体的内环境，改善创面基底环境，促进愈合。

知识链接

烧伤患者的心理问题

由于烧伤发生的突然性、疾病过程的煎熬性以及后果的灾难性，遭遇烧伤尤其是大面积的重度烧伤或者特重度烧伤后，即使医护工作者拼尽全力挽救了其生命，但是患者的心理往往存在明显的障碍。所以烧伤的治疗，不仅仅需要烧伤科医护人员的救治，还需要社会心理学家的治疗、社会的包容协助以及家属长期有效的护理和锻炼。

医护人员、工作单位、家庭成员需要悉心的照顾，一旦发现精神异常，请精神科医生及早介入，进行专业的诊断和治疗，方可减轻烧伤患者的心理疾患，有助于其回归社会、回归生活。

第二节　烧伤后瘢痕治疗

随着烧伤基础研究与临床救治技术的发展，大面积严重烧伤患者的存活率不断提高。但创面愈合后，瘢痕增生、挛缩、粘连等诸多问题产生，严重影响创面愈合后的外观和功能，进而对患者产生较大的心理压力。在烧伤治疗过程中完善康复治疗措施，最大限度恢复患者皮肤外观和功能正常化具有重要意义。

一、烧伤瘢痕形成的机制

1. 肌成纤维细胞与瘢痕挛缩的关系　肉芽组织中的肌成纤维细胞是瘢痕挛缩的动力来源。肌成纤维细胞在肉芽组织中的存在有一定的时间限制。在烧伤后几天新生肉芽组织开始生长时即能观察到肌成纤维细胞，随后细胞数量逐渐增多，当瘢痕组织处于活跃收缩期时，肌成纤维细胞的数量达到高峰期，当瘢痕组织停止收缩趋于稳定时肌成纤维细胞数量减少，最后消失在稳定的瘢痕组织中。

2. 细胞外基质的作用　瘢痕挛缩最终是通过肉芽组织中的细胞外基质完成的，其中纤粘连蛋白与瘢痕挛缩的关系较为密切，为细胞的迁移和分化提供一个黏附的基质，同时肌成纤维细胞通过纤粘连蛋白受体与细胞外基质结合，使肌成纤维细胞所产生的张力能够传遍整个创面。

3. 细胞因子的作用　大量研究发现，血小板源性生长因子能够刺激成纤维细胞分裂及迁移，以及胶原基质的收缩，刺激成纤维细胞的胶原合成，对纤粘连蛋白基因的表达有上行调节作用；转化生长因子β能够刺激成纤维细胞的增殖，对于漂浮和固定的胶原基质都可使之发生挛缩等。

总之，瘢痕挛缩是一个相对复杂的病理过程，在这一过程中，肌成纤维细胞是瘢痕挛缩的动力来源，它通过胞内肌动蛋白、肌球蛋白及钙离子/钙调蛋白等构成的非肌细胞收缩系统，在外界信号的刺激下，产生强烈而持久的收缩。这一收缩过程，通过细胞外基质的传导传遍整个创面，从而导致肉芽组织的收缩。细胞因子则通过单独或协同作用参与其中的调节。

二、烧伤瘢痕的病理类型

1. 瘢痕挛缩与畸形　创面愈合后，瘢痕挛缩较常见，临床上挛缩瘢痕不稳定，干燥，常角化脱屑，易破裂，轻微损伤可造成溃疡，不易愈合。由于瘢痕的收缩，牵拉附近组织，致变形、移位，形成严重的挛缩畸形。

2. 增生性瘢痕　增生性瘢痕常明显突出于周围皮肤，形状不规则，高低不平，潮红充血，质柔韧，不向周围扩张，只在原瘢痕面上增生肥厚。有灼痛与瘙痒感，于环境温度变化、情绪激动时症状加重。气温高或体温高时，血管扩张，瘙痒症状较严重，故下午或晚上症状明显。相反，在寒冷或血管收缩时痒痛可减轻或消失。

3. 瘢痕疙瘩　瘢痕疙瘩是结缔组织异常增殖所形成的良性肿瘤，烧伤后瘢痕疙瘩的特点是具有持续性强大增生力，形态不一，常依原来的瘢痕形状而定。突出于皮肤表面成群的结节或单结节，坚硬发亮，突起部分大于基底，呈外翻倾向，超出原损伤范围，侵犯正常的皮肤组织。边缘常有紫红色的侵袭“蟹足”，或已发展成小型结节。若已增殖成厚硬结节时，发展较慢，到一定大小即不再长大。自觉症状多感奇痒难受或疼痛灼热感，痛觉敏感，病程较长，瘢痕长势多年不变。

4. 萎缩性瘢痕　萎缩性瘢痕较皱缩，柔软，色淡红或较白。其表面有一层薄的上皮组织，摩擦或损伤可致破溃、感染，溃疡经久不愈。萎缩性瘢痕可引起挛缩畸形与功能障碍，尤其是皮下脂肪缺损、瘢痕与深部粘连时，常使肢体远端的运动与发育受到限制，进一步加重功能障碍与畸形。

5. 烧伤瘢痕的恶性变　烧伤后的挛缩瘢痕，干、痒、脱屑与反复溃破的不稳定瘢痕及慢性溃疡等，均有恶性变的可能。在所有的皮肤恶性病变中，约18%起于各种原因造成的瘢痕，如烧伤、溃疡等。其中因烧伤瘢痕引起的可达7.4%～19%。常起于长期不愈的深Ⅱ度烧伤瘢痕，瘢痕区感觉过敏，奇痒为诱因，反复挠抓后破损形成溃疡，或经过30～40年后又反复溃破而癌变。

三、烧伤康复治疗

烧伤康复治疗的关键是早期介入。烧伤后的锻炼以主动运动为主，被动运动为辅。为防止烧伤部位瘢痕挛缩，鼓励患者常做与患处挛缩相反的动作练习。上肢可做手指屈伸、对掌、各关节的内收、外展；下肢可做伸膝运动，踝关节保持直角。

1. 注意保持功能位 进行创面包扎时，保持患者的功能位。患者因创面牵拉疼痛，感到舒适的位置往往是非功能位，向患者讲清肢体屈曲的严重后果，使其主动配合保持功能位，如已不能伸直，可用夹板固定于适当位置。

2. 早期进行体疗 早期合理进行体疗，可有效预防肢体功能障碍。当患者一般情况稳定，创面开始愈合，即可进行少量多次的锻炼，创面完全愈合后，以恢复肢体功能，增强肌力，预防瘢痕挛缩为主，还可辅助各种器械、弹力支架和按摩等。在锻炼中会出现小水疱，破损后形成小创面，应注意保持清洁，用创面覆盖物黏贴，但不要停止锻炼。

3. 压力疗法 即弹性织物对愈合部位持续加压，以达到预防和减轻瘢痕增生的目的，适用于大面积的瘢痕增生情况。使用弹力套应在瘢痕未增生前使用；使用时在不影响血运的情况下，尽可能压紧；使用时间长，除清洗外不要解开，压迫半年到一年。下肢烧伤患者，皮下组织少，静脉回流不畅，应先用弹力绷带包扎后再进行活动。使用弹力绷带包扎时由足趾根部逐渐向小腿、大腿方向包扎，包扎力度要均匀。

4. 外用药物治疗 临床上可使用瘢痕软化膏外敷按摩，或疤痕贴治疗，达到防止增生反应的作用。

5. 其他 对于瘢痕恶性变和瘢痕疙瘩，建议手术切除、X线治疗、压力疗法等综合治疗。这两种病变的治疗较棘手，易反复。

第三节 特殊原因烧伤

随着工业生产的不断发展，由于意外事故所造成的特殊原因烧伤，如电烧伤、化学烧伤和放射性烧伤等常有发生。

一、电烧伤

电烧伤指电流通过人体产生热电效应、电生理效应、电化学效应和电弧、电火花等致人体以及皮肤、皮下组织、深层肌肉、血管、神经、骨关节和内部脏器的广泛损伤。触电、雷击均可引起电烧伤。皮肤角质电阻高，触电时产热而造成出、入口的电烧伤。电击伤轻者仅有一过性神志丧失、头晕、恶心、心悸、耳鸣、乏力等，不留后遗症；重者可发生电休克或呼吸、心搏骤停。此外，电火花或电弧使衣服燃烧，热力烧伤面积较大。

电流通过人体可以造成全身电击伤和局部电烧伤。损伤范围主要决定于电流强度和通电时间，其次是触电部位的电阻大小。一般地说，电压愈高、通电时间愈长，损伤愈严重；如果电压相同，交流电要比直流电的危害大。越厚的皮肤，电阻越大，局部烧伤越浅；越薄的皮肤，特别是表面潮湿时，电阻则小，烧伤较深。

（一）临床表现

1. 全身性损害 电击伤表现为面色苍白、头晕、短暂意识丧失等，严重者为电休克。如果电流通过心脏或脑，可造成心跳和呼吸停止。轻者有恶心、心悸、头晕或短暂的意识障碍；重者昏迷，呼吸、心搏骤停。

2. 局部损害 常见临床表现一般限于导电体接触的部位，但实际破坏较深，可达肌肉、骨骼或内脏，以入口处更严重。外观局部黄褐或焦黄，严重者组织完全炭化、凝固，边缘整齐，干燥，早期疼痛较轻，水肿不明显但在24～48小时后，周围组织出现炎症反应和明显水肿。电烧伤的周围皮肤常因电火花或衣服着火烧伤，一般也多为深度烧伤。由于电流穿过皮肤后，迅速沿体液及血管运动，使邻近组织和血管壁损伤，发生变性及血栓形成。伤后1周左右开始出现进行性组织坏死，伤口扩大加深，严重者往往有成群肌肉坏疽；或因血管破裂发生大出血。

（二）治疗

治疗措施如下。

1. 现场急救 立即切断电源，呼吸心搏骤停者进行心肺复苏。

2. 液体复苏 补液量要根据深部组织的损伤程度充分估计，不能只根据其表面烧伤面积计算。早期补液量应高于一般烧伤，补充碳酸氢钠以碱化尿液。

3. 减张 清创时特应注意切开减张，包括筋膜切开减压。

4. 早期应用抗生素 因深部组织坏死供氧障碍，应特别警惕厌氧菌感染，局部应暴露，过氧化氢溶液冲洗、湿敷。注射破伤风抗毒素是绝对指征。

二、化学烧伤

化学烧伤中较常见的为酸、碱烧伤。

1. 酸烧伤 酸烧伤的种类较多，能造成烧伤的酸主要是强酸如硫酸、硝酸和盐酸等无机酸。酸烧伤使皮肤组织蛋白凝固而坏死，使组织脱水，但不形成水疱，渗液较少，界限明显，皮革样成痂，一般不向深部侵袭，多为Ⅲ度。酸烧伤后迅速形成一层薄膜，创面干燥，痂下很少感染，自然脱痂时间长，有时可达1个月以上，脱痂后创面愈合较慢。急救时用大量清水冲洗伤处，随后按一般烧伤处理。

2. 碱烧伤 强碱如氢氧化钠、氢氧化钾等也可使组织脱水，但与组织蛋白结合成复合物后，能皂化脂肪组织。

皂化时可产热，继续损伤组织，碱离子能向深处穿进。疼痛较剧，创面可扩大、加深，愈合慢。碱烧伤中的生石灰和电石的烧伤必须在清水冲洗前，先去除伤处的颗粒或粉末，以免加水后产热。

三、放射性烧伤

机体全身或局部受到放射线外照射时，皮肤最先受到伤害。皮肤受射线作用而发生的损伤统称为皮肤放射损伤。放射性烧伤与一般烧伤之间，既有相似的一面，又有差异的一面。相似之处在于烧伤程度的划分依据、烧伤面积的计算方法和基本的治疗原则。差异在于放射性烧伤引起的渐进性变形和坏死，经过一定时间后才会出现明显的病变。

目标检测

答案解析

思考题

1. 患者，男，25 岁。因“头面部、前躯干开水烫伤伴疼痛半小时”入院。患者半小时前在家中不慎被开水烫伤头面部、前躯干皮肤，即疼痛不已，现场自然水冲洗二十分钟，遂送至医院就诊。就诊时无胸闷气急，无明显呼吸困难，无昏迷，无恶心呕吐，无畏寒发热。创面检查：头面部、前躯干烧伤创面，表皮部分剥脱，创面基底红白相间，部分苍白，渗液较多。入院后查体：T 37.7℃，P 133 次/分，R 34 次/分，发育正常，营养一般，神清清，全身皮肤无黄染，腹平软。辅助检查：血红蛋白 109.0g/L，白细胞总数 16.6×10^9/L，血钾 5.57mmol/L，中性粒细胞数 12.5×10^9/L。请简述受伤患者诊断及治疗方案。

2. 患者，男，36 岁。70% Ⅱ度～Ⅲ度烧伤。伤后 7 小时输液 700ml，其中全血 300ml，尿量共 70ml，脉搏 150 次/分，呼吸 28 次/分，躁动不安，注射 100mg 杜冷丁，无好转。当前病情需要首要采取的措施是什么？

3. 60% 面积的Ⅲ度烧伤患者，伤后 1 周转到本院。查体：精神较淡漠，体温 36℃，脉搏 120 次/分，呼吸 32 次/分，白细胞计数 18×10^9/L，血培养阴性。痂大部分潮湿，溶解，臭味重，部分痂下有积脓。请思考该患者诊断及处理方法。

4. 患者，男，11 岁。双下肢及右下肢Ⅲ度烧伤 30%，伤后 7 天，体温未见明显升高，呼吸 40 次/分，淡漠不语，创面颜色转暗，创缘下陷，痂下少许积液。请思考该患者的创面处理方法。

（史京萍）

书网融合……

本章小结

题库

第十五章　肿　瘤

PPT

学习目标

1. 掌握　恶性肿瘤的诊断、分期和治疗原则。
2. 熟悉　肿瘤的分类及预防。
3. 了解　肿瘤的定义、病因及病理临床特点；体表肿瘤的诊断和治疗。

第一节　概　述

一、概念

肿瘤（tumor）是指机体细胞在各种因素作用下异常增生及分化而形成的新生物。

（一）肿瘤细胞的生物学特性

1. 自主性增殖　机体通过神经、体液等调节因素对机体细胞增殖和分化发挥精确的调控作用。但是肿瘤细胞却摆脱了这些控制，不断增殖出新的肿瘤细胞。即便引发肿瘤增殖的始动因素已经消除，肿瘤仍会持续生长。这是正常细胞与肿瘤细胞的最显著区别。

2. 可移植性　可移植性在临床上又称为侵袭和转移。良性肿瘤虽能自主性增殖，但仍局限于原发部位；恶性肿瘤则能通过侵犯基底膜和血管膜，形成局部浸润和远处转移。这是区别良性肿瘤和恶性肿瘤的重要特征。

3. 去分化　肿瘤细胞向幼态方向退行性发育的过程，称之为去分化或反（逆）分化。

（二）肿瘤的分化和异型性

分化是指肿瘤组织在形态和功能上与某种正常组织的相似之处。肿瘤细胞的分化有两个含义，即分化方向和分化水平。恶性肿瘤细胞处于分化不成熟阶段，可分为不同分化段：①未分化；②已分化（高、中、低分化）；③去分化。异型性（间变）指肿瘤组织在细胞形态和组织结构上，都与发源的正常组织有不同程度的差异。明显的异型性称为间变。具有间变特征的肿瘤，称为间变性肿瘤，多为高度恶性的肿瘤。肿瘤细胞的异型性多与分化水平有关。

（三）肿瘤的演进与异质性

演进指恶性肿瘤侵袭性逐步增强的现象。异质性则是指肿瘤细胞经过分裂增殖后的其分子生物学或基因方面的差异性改变。演进与异质性增大有关。

（四）侵袭与转移的主要途径

1. 直接蔓延　是指肿瘤由原发灶沿组织间隙直接向周围组织和邻近器官扩散生长。

2. 淋巴转移　是指浸润的肿瘤细胞穿过淋巴管壁，脱落后随淋巴液到达汇流区淋巴结，并生长出同源肿瘤的现象。多数情况为区域淋巴结转移。

3. 血行转移　当肿瘤细胞穿透血管壁，经血液运行到远处器官形成转移灶，大多数肿瘤细胞是先有淋巴结转移进而引起血道转移。

4. 种植转移　为肿瘤细胞脱落后在体腔或空腔脏器内的转移。有以下三种方式：①浆膜面种植性转移；②黏膜面种植性转；③接触性种植性转移。

（五）恶性肿瘤发生发展过程

肿瘤的发生发展是一个多病因、多基因、多阶段逐步形成的过程，包括癌前期、原位癌和浸润性癌的三个阶段。一般致癌因素作用为30～40年，再经历约10年的癌前期阶段转为原位癌。原位癌用3～5年，在促癌因素作用下发展成浸润癌，浸润癌的病程一般约为1年，有些达10年。

（六）癌前疾病（或称癌前疾病）

人体上某些器官的一些病变虽不是恶性肿瘤，但容易出现细胞异常增生，具有恶变的潜能。这些疾病称为癌前疾病。常见的癌前疾病有以下几种，即大肠腺瘤、黏膜白斑、萎缩性胃炎、皮肤慢性溃疡、乳腺导管上皮非典型增生、溃疡性结肠炎等。

（七）原位癌

原位癌是指上皮恶性肿瘤局限在鳞状上皮内或黏膜内，尚未突破基底膜的癌。原位癌突破基底膜后，癌细胞呈生芽状伸入间质内或小片癌细胞进入间质浅层，称为原位癌早期浸润。此时，已具有转移能力，原位癌早期浸润继续发展则成为早期浸润性癌，继而继续浸润则成为典型的浸润性癌。

二、分类和命名

1. 肿瘤的分类 肿瘤可分为良性与恶性两大类。恶性肿瘤指凡有侵袭和转移能力的肿瘤。良性肿瘤是指无侵袭和转移能力的肿瘤。还有少数肿瘤，形态上属良性，但具有浸润性生长、破坏性强、术后易复发，这种介于良、恶性之间的肿瘤，称为交界性或临界性肿瘤（亦称为低度潜在恶性肿瘤）。分类的目的在于明确肿瘤的性质、组织来源，有助于选择治疗方案并能提高预后。

2. 肿瘤的命名 良性肿瘤一般称为“瘤”。恶性肿瘤则分为：①来自上皮组织者称为“癌”；②来源于间叶组织者称为“肉瘤”；③胚胎性肿瘤常称为“母细胞瘤”。也有些恶性肿瘤仍沿用传统名称“瘤”或“病”。根据肿瘤源自的不同器官或组织给以命名，如肺癌、乳癌及背部脂肪瘤。源自同一器官而细胞形态不一的，如肺鳞癌、肺腺癌。源自同一器官和细胞形态一致而分化程度不一的，如高分化肺腺癌、中分化肺腺癌、低分化肺腺癌或未分化癌。

知识链接

神经内分泌肿瘤

神经内分泌肿瘤是起源于神经内分泌细胞的肿瘤。神经内分泌细胞是机体内具有神经内分泌表型，可以产生多种激素的一大类细胞。神经内分泌肿瘤中最常见的是胃、肠、胰腺等消化系统神经内分泌肿瘤，占所有神经内分泌肿瘤的2/3左右。

依增殖活性将神经内分泌肿瘤分级为：G_1（低级别，核分裂象数1/10高倍视野或Ki－67指数≤2%）、G_2（中级别，核分裂象数2～20/10高倍视野或Ki－67指数3%～20%）、G_3（高级别，核分裂象数>20/10高倍视野或Ki－67指数>20%）。

在上述基础上，神经内分泌肿瘤病理可简单分类如下：①神经内分泌瘤（NET）是高分化神经内分泌肿瘤，分级为G_1和G_2。②神经内分泌癌（NEC）是低分化高度恶性肿瘤，分级为G_3。

三、病因

恶性肿瘤的病因尚未完全了解，据统计80%以上的恶性肿瘤与环境因素有关。环境因素主要指外界因素，包括化学因素（表15－1）、物理因素和生物因素。

（一）外界因素

1. 化学因素 常见化学致癌因素见表15－1。

表15－1 常见化学致癌因素

化学致癌物	易感人群	诱发的主要肿瘤
烷化剂	接受化学治疗的恶性肿瘤患者	白血病
多环芳烃	吸烟者、食用熏制鱼肉者	肺癌、胃癌
芳香胺	染料工人、橡胶工人	膀胱癌
亚硝胺	亚硝酸盐污染食物的食用者	食管癌、胃癌
黄曲霉毒素B_1	污染食物的食用者	肝细胞性肝癌
石棉纤维	矿工	肺癌、胸膜间皮瘤
氯乙烯	塑料厂工人	肝血管肉瘤
苯	橡胶工人、染料工人	白血病
砷	矿工、农药工人和喷撒者	皮肤癌、肺癌、肝癌

2. 物理因素 包括：①电离辐射；②紫外线；③其他。

3. 生物因素 主要是致瘤病毒，其次是某些病原微生物（真菌、细菌及微生物）感染与恶性肿瘤的发生有密切关系。凡能致癌的病毒均称为肿瘤病毒，包括为DNA肿瘤病毒和RNA肿瘤病毒。肿瘤病毒的基因又称为癌基因。而抑癌基因则是正常细胞分裂、生长的负性调节因子，其编码的蛋白质能降低、抑制细胞的分裂活性，也称隐性癌基因。迄今报道中，动物肿瘤病毒约有150多种，600株以上，其中1/3为DNA病毒，2/3为RNA病毒。研究提示，人类肿瘤病毒较肯定的有五种。DNA病毒类中EB病毒（EBV）可能与鼻咽癌、伯基特（Burkitt）淋巴瘤有关，人乳头瘤病毒（HPVS）与宫颈癌有关。RNA病毒类的C型病毒、B型病毒、乙肝病毒（HBV）则分别与白血病、乳头癌和原发性肝癌有关。

（二）内在因素

1. 遗传因素 肿瘤有遗传倾向性（即遗传易感性）。许多恶性肿瘤都有家族聚集倾向（如乳腺癌、胃癌、食道癌及肝癌等）。

2. 内分泌因素 有些激素与肿瘤有关。体内雌激素或雄激素的水平分别与女性乳腺癌和男性前列腺癌存在相关性。

3. 免疫因素 机体的免疫功能与恶性肿瘤的发生存有相关性。

4. 性别与年龄因素 肿瘤发病率在性别上有很大的差异。生殖系统肿瘤及乳腺癌在女性发病率较高。此外，胆囊、甲状腺及膀胱等肿瘤的发病率在女性中也高于男性。

肺癌、食管癌、肝癌、胃癌及结肠癌则以男性多见。年龄与肿瘤的发病率也有一定关系。肿瘤发病率随年龄的增加而增加。儿童中肿瘤的发生则常与遗传性基因损害有关。

5. 种族因素 部分肿瘤在种族和地域上也表现出很大的差异。例如欧美国家乳腺癌的死亡率是日本的4～5倍。而日本胃癌的死亡率却是欧美国家的7倍。我国广东地区鼻咽癌的发病率高于内地。

四、预防

恶性肿瘤的三级预防概念，即一级预防是消除或减少可能的致癌的因素，防止癌症的发生；二级预防是指癌症一旦发生，如何在其早期阶段发现并予以及时治疗；三级预防是治疗后的康复，提高生存质量，减轻痛苦，延长生命。恶性肿瘤的预防概念不仅着眼于减少恶性肿瘤的发生，更着眼于降低恶性肿瘤死亡率。

第二节 诊 断

一、临床表现

（一）局部表现

1. 肿块 患者常因首发肿块就诊，无论肿块是发生在体表、浅部还是深部脏器上。

2. 疼痛 肿瘤生长时造成神经刺激或压迫而引起的各种疼痛，严重者常难以忍受。

3. 溃疡 肿瘤因生长过快，造成局部缺血坏死或因感染而引起溃烂；可有血性分泌物，味恶臭。

4. 出血 肿瘤发生破溃时常伴有血管的破裂而引起出血。

5. 梗阻 肿瘤增大可导致腔道的阻塞。阻塞的腔道不同，所引发的症状也不同。

6. 转移症状 恶性肿瘤在转移部位可造成不同的症状。

（二）全身症状

良性及早期恶性肿瘤多无明显的全身症状。恶性肿瘤患者常出现非特异性的全身症状，如贫血、低热、消瘦、乏力等。如肿瘤影响营养摄入（如消化道梗阻）或并发感染、出血等，则可出现明显的全身症状。恶病质常是恶性肿瘤晚期全身衰竭的表现。

（三）恶性肿瘤的早期信号

身体任何部位发现肿块并逐渐增大；身体任何部位发现经久不愈的溃疡；中年以上妇女出现阴道不规则流血或白带增多；进食时胸骨后不适、灼痛、异物感或进行性吞咽困难；久治不愈的干咳或痰中带血；长期消化不良，进行性食欲减退，不明原因的消瘦；大便习惯改变或便血；鼻塞或鼻出血；黑痣增大或破溃出血；无痛性血尿。

二、临床诊断

（一）早期诊断

所谓早期诊断就是在癌瘤发生的早期阶段运用各种检查方法确诊癌瘤的生长部位、组织学类型、生长特点及其发展程度。就病理组织学来说，早期癌就是指原位癌和早期浸润癌。在临床上来说，早期癌一般是指无远处转移的微小癌（小于0.5cm）。恶性肿瘤的早期诊断十分重要。

某些肿瘤患者在疾病的发展过程中由于肿瘤生长直接破坏了正常组织和器官，从而所产生与此相适应的临床征象，也可同时出现一些和原发性内分泌、代谢、血液或皮肤、神经肌肉系统的疾病相类似的症状和体征，这些与肿瘤有关，但非肿瘤细胞侵袭所直接引起的功能异常或病变称为肿瘤副征。

（二）病史

1. 年龄 不同年龄段出现的肿瘤有很大区别。癌常发生于40岁以上的成年人。青年人常发生肉瘤。儿童则以白血病多见。

2. 病程 良性肿瘤病程较长。恶性较短。但良性肿瘤近期内突然增大，排除出血和感染因素外，应考虑恶变的可能性。

3. 其他病史 ①家族多发或遗传倾向史；②癌前病变或某些病毒感染史；③高危致癌环境史。

（三）体格检查

1. 全身检查 全面仔细的体格检查是肿瘤诊断的是最重要的、也是最初级的、更是必不可少的一项基本内容，特别是直肠指检。

2. 局部检查 ①部位：明确肿瘤的部位，确定与周边组织的关系，分析肿瘤的来源；②性状：根据肿瘤的大小、形状、质地、活动度等，初步判定肿瘤的性质；③区域淋巴结或转移灶：恶性肿瘤所属的区域淋巴结常出现肿大，晚期时可出现远处转移。体检时应引起重视。

（四）实验室检查

1. 常规化验 血、尿及便常规检查。中晚期恶性肿瘤患者常伴有贫血；泌尿系统肿瘤可有血尿；消化道肿瘤常有大便潜血。

2. 血清学检查（肿瘤标记物检测） 运用生化方法测定人体内肿瘤细胞产生的肿瘤标记物。

3. 流式细胞分析术（FCM） 是一种快速定量分析细胞DNA含量异常改变的技术。对肿瘤的诊断和预后推测有一定的价值。

4. 基因或基因产物检查　通过现代分子生物学和分子遗传学的方法，检测基因的结构及其表达功能是否异常。

（五）影像学和内镜检查

通过超声波、X 线、CT、MRI、PET、内镜技术及造影技术等检查方法确定肿瘤的位置、形态及与周边组织的关系，以协助判定肿瘤的性质。

1. 超声　简单易行、安全无创，广泛应用于全身多个脏器，腔内超声能提高对腔道检查的效果。

2. X 线　X 线平片检查有相当的局限性，但结合造影技术可提高一定的诊断率。

3. CT　适合于全身各脏器对实体瘤的检查，现代 CT 技术的迅速发展提高了肿瘤的诊断率。

4. 放射性核素显像　利用某些放射性核素（如^{99}锝、^{131}碘、^{198}金、^{32}磷、^{133}氙、^{67}镓、^{169}镱、^{113}铟等）的亲肿瘤性对肿瘤进行性质的判定，对骨肿瘤诊断阳性率较高，对胃肠道肿瘤较低。

5. MRI　通过人体在磁场中形成图像，从而提高人体生理图像与病理图像的分辨率，来判定肿瘤的性质，尤其对神经组织和软组织显像清晰。

6. PET－CT　通过人体组织与肿瘤组织对葡萄糖的利用率的不同，结合现代 CT 技术对肿瘤进行性质的判定，目前具有一定的权威性。有三个特点，即①能判定出肿瘤的良恶性；②能判定出肿瘤的早晚期；③能判定肿瘤是否为原发或转移。但价格昂贵。

7. 内镜检查　利用腔镜直接到达肿瘤组织部位，进行方便直观的检查。其优越性是可以直接摘除或收集局部细胞或钳取肿瘤组织进行准确的病理学诊断。亦可联合造影技术提高肿瘤的诊断率。

8. 造影技术　①普通造影：应用各种造影剂对局部组织进行显影，以确定肿瘤的形态。②腔道造影：利用各种插管技术对腔道进行造影。③血管造影：动脉血管造影是经周围动脉插管选择特定动脉注入造影剂以显示其供应的器官组织及其肿瘤的血管图像。静脉血管造影则是利用器官排泄造影剂的特点而进行其器官及肿瘤的显影。

（六）病理学检查

病理学检查是诊断肿瘤最直接且最可靠的方法。

1. 临床细胞学检查　①脱落细胞：常在痰液、乳头分泌物、胸腔积液、腹水、尿液沉渣及阴道分泌物等体液中收集；②黏膜细胞：食管拉网、胃黏膜洗脱液、宫颈刮片及内镜下肿瘤表面刷脱细胞；③通过细针或在超声导向下穿刺吸取肿瘤细胞进行涂片染色检查。

2. 病理组织学检查　活检一般在术前短期几日内或术中进行。①穿刺活检：使用穿刺针局麻下穿刺获取肿瘤组织进行组织学诊断；②钳取活检：使用活检钳钳取肿瘤组织进行组织学诊断；③手术切取：运用手术方法完整切除肿瘤或部分切取肿瘤组织快速冰冻切片进行组织学诊断。对色素性结节或痣，尤其高度怀疑恶性黑色瘤者，一般不主张穿刺或切取肿瘤组织活检，应完整切除检查。

3. 免疫组织化学检查　利用特异性抗体与肿瘤组织切片中的相关抗原结合，经过荧光素、过氧化物酶、金属离子等显色剂的处理，使得抗原－抗体结合物显现出来。特异性强、敏感度高，对肿瘤性质的判定、组织来源、正确分期有重要意义。

4. 基因检测　利用基因测序技术对病理组织的相关基因进行检测。分析特定靶位的突变与否从而指导临床治疗。肺癌、乳腺癌、结肠癌等都已发现相应的基因可指导临床靶向治疗。

（七）肿瘤的分期

肿瘤分期主要是指对恶性肿瘤的分期，有助于合理制定治疗方案、正确评价疗效和判断预后。目前比较统一应用的是国际抗癌联盟（UICC）提出的 TNM 分期法，但某些肿瘤仍沿用传统的分期法。T 是指原发肿瘤（tumor），N 为淋巴结（lymph node），M 为远处转移（metastasis）。再根据病灶大小在字母后标以 0～4 的数字，表示肿瘤发展和程度，1 代表小，4 代表大，0 为无，以此三项决定其分期，不同的 TNM 组合，为不同的期别（表 15－2）。在临床无法判断肿瘤体积时则以 Tx 表达。肿瘤分期又有未手术的临床分期（cTNM）和术后的病理分期（pTNM）。各种肿瘤的 TNM 分类具体标准，由各专业组协商制定。

表 15－2　肿瘤的 TNM 分期

	T_{1a}	T_{1b}	T_{2a}	T_{2b}	T_3	T_4
N_0	ⅠA		ⅠB	ⅡA	ⅡB	ⅢA
N_1	ⅡA		ⅡA	ⅡB	ⅢA	ⅢA
N_2	ⅢA		ⅢA		ⅢA	ⅢB
N_3	ⅢB		ⅢB		ⅢB	ⅢB

第三节　治　疗

一、实体肿瘤的常用治疗方法

良性肿瘤及交界性肿瘤以手术切除为主。交界性肿瘤必须彻底切除，否则极易复发或恶变。恶性肿瘤的治疗方法主要有手术、放射线、抗癌药三种方法。

二、恶性肿瘤实体瘤的治疗原则

Ⅰ期：以手术治疗为主。

Ⅱ期：以局部治疗为主，原发肿瘤切除或放疗包括可能转移灶的治疗，辅以有效的全身化疗。

Ⅲ期：采取综合治疗，手术前、后及术中放疗或化疗。

Ⅳ期：以全身治疗为主，辅以局部对症治疗。

（一）手术治疗

1. 治疗原则 实施肿瘤外科手术除遵循外科学的一般原则外，还应遵循肿瘤外科的基本原则，主要是防止肿瘤的医源性播散。医源性播散是指任何检查或治疗而引起的肿瘤播散。坚持无瘤原则、实施"无瘤技术"则是为预防医源性播散的主要方法。①不切割原则：手术中不要直接切割肿瘤组织，由肿瘤四周向中央解剖，一切操作均在肿瘤周围的正常组织中进行。②整块切除原则：将肿瘤原发病灶及其所属区域的淋巴结作不间断整块切除，而不是分块切除。③无瘤技术原则：手术中的任何操作均不接触肿瘤本身，包括局部的转移病灶。其目的就是防止手术中肿瘤的种植和转移。

2. 治疗方法 主要是用手术方法将肿瘤切除，对大多数早中期恶性实体肿瘤都应首选手术治疗。外科按其应用目的可以分为以下几种。

（1）预防性手术 主要用于治疗癌前病变而采取的手术方法。

（2）诊断性手术 主要用于明确肿瘤性质而采取的手术方法。包括如下。①切除活检术：将较小或表浅而且容易完整切除的肿瘤切除后进行病检，以明确诊断的手术方法。②切取活检术：对体积较大、病灶较深的肿瘤，为明确诊断而切取一小块肿瘤组织进行病检的手术方法。③剖腹（或开胸）探查术：无法确定腹腔（或胸腔）内肿瘤性质时，通过剖腹（开胸）切取肿瘤部分组织进行病检，以明确肿瘤性质而采取的一种手术方法。

（3）根治性手术 是指完整切除肿瘤组织，包括其累及的周围组织及所属的区域淋巴结的一种手术方法。广泛的根治性手术包括瘤切除术、扩大切除术、根治术、改良根治术和扩大根治术。①瘤切除术：主要用于切除包膜完整的良性肿瘤的手术方法。②扩大切除术：主要用于切除软组织肉瘤、一些体表高分化癌或交界性肿瘤。在距肿瘤边缘的适当范围内手术切除肿瘤及周围正常组织，切除的范围主要视肿瘤的分化程度和所在的部位而定。位于皮肤的恶性肿瘤应切除包括肿瘤及边缘的3～5cm的正常组织，向下要深达肌膜一并切除。肿瘤来自肌肉，要将涉及的肌肉自起点至止点的全部肌群切除。若恶性程度高，则需行截肢或关节离断术。③根治术：根治性手术的范围包括原发癌所在器官的部分或全部，连同周围正常组织和区域淋巴结整块切除；并应用不接触技术阻隔肿瘤细胞扩散，结扎回流静脉血流等措施。④改良和扩大根治术：改良根治术的范围：是指保留根治术原本要求切除的某些器官或组织，区域淋巴结清扫切除同根治术。扩大根治术的范围：在原根治范围基础上适当切除邻近器官及区域淋巴结。

（4）姑息性手术（减征手术） 是指肿瘤已经无法实施根治术，为改善生活质量或缓解症状而采用的一种手术方法。①姑息切除术：切除部分肿瘤以控制肿瘤出血或减轻症状。②肠吻合或造口术：癌肿造成空腔脏器梗阻，实施捷径转流的肠吻合术或造口术。③内分泌腺体切除术：对激素依赖性肿瘤通过切除内分泌腺体，使得肿瘤退缩。

（5）减瘤手术（减量手术） 肿瘤体积较大以致无法手术切除或无法根治时，先行肿瘤大部切除，术后立即给于非手术治疗（化疗、放疗等）继续控制残余肿瘤的手术疗法。

（6）复发和转移灶的手术治疗 肿瘤的复发是指肿瘤患者根治性手术后获得痊愈，经过一段时间后再次在手术区域出现性质相同的肿瘤。肿瘤转移是指原发肿瘤以外的部位出现性质相同的肿瘤。肿瘤的复发治疗仍以手术、化疗、放疗为主。转移性肿瘤的手术治疗则主要针对原发灶控制较好，且仅有单个转移灶的情况。

（7）重建和康复手术 是根治性手术后为改善患者生活质量或心理需求的一种局部组织修复的手术方法。例如乳腺癌术后的乳房再造术；头面部肿瘤根治术后的局部组织缺损修复术等。此类手术方法目前存有一定的争议。

（二）化学治疗

恶性肿瘤的化学治疗，简称化疗，是通过人体使用化学药物抑制肿瘤生长的一种方法。目前是治疗肿瘤的主要手段之一。

1. 药物分类 根据药物的结构和性质不同以及作用于细胞周期的不同，一般有两种分类方法。

（1）根据药物的结构和性质不同分类（表15-3）。

表15-3 常见化疗药物（按药物结构分类）

分类	代表性药物
烷化剂	①氮芥类：氮芥、苯丁酸氮芥、环磷酰胺、异环磷酰胺；②乙烯亚胺类：噻替哌；③亚硝脲类：卡莫斯汀、尼莫斯汀、司莫斯汀、洛莫斯汀等；④烷基磺酸盐：白消安；⑤其他：达卡巴嗪（DTIC）及替莫唑胺
抗代谢药	①叶酸类似物：甲氨蝶呤和培美曲塞；②嘌呤类似物类：6-巯基嘌呤（6-MP）、6-硫嘌呤（6-TG）、硫唑嘌呤、克拉曲滨、氟达拉滨等；③嘧啶类似物：尿嘧啶类似物的氟尿嘧啶（5-Fu）及其口服衍生制剂卡培他滨、替吉奥等；胞嘧啶类似物的阿糖胞苷（Ara-C）及吉西他滨等

续表

分类	代表性药物
生物碱	①长春碱类：长春新碱、长春碱及长春瑞滨等；②鬼臼毒素类：依托泊苷（VP－16）和替尼泊苷（VM－26）；③紫杉醇类：紫杉醇及多西他赛；④喜树碱类：拓扑替康及伊立替康
抗生素类药	①放线菌素 D；②蒽环类抗生素：多柔比星（阿霉素）、表柔比星（表阿霉素）及吡柔比星（吡喃阿霉素）；③抗肿瘤抗生素类：博来霉素、丝裂霉素和平阳霉素
其他	①铂类抗肿瘤药物：顺铂、卡铂、奥沙利铂等；②甲基肼类：丙卡巴肼又称甲苄肼或甲基苄肼；③酶制剂类抗肿瘤药：门冬酰胺酶；④糖皮质激素：地塞米松、泼尼松等

（2）根据作用于细胞周期的不同分类　可分为细胞周期特异性药物和细胞周期非特异性药物（表 15－4）。

表 15－4　常见化疗药物（按细胞周期分类）

分类	代表性药物
细胞周期非特异性药物（CCNSA）	烷化剂、蒽环类抗生素和铂类抗肿瘤药物
细胞周期特异性药物（CCSA）	对 G_0 期细胞不敏感。生物碱类抗肿瘤药物只作用于 M 期；酶制剂类抗肿瘤药物只作用于 G_1 期；抗代谢类抗肿瘤药物只作用于 S 期；博来霉素及依托泊苷（VP－16）只作用于 G_2

2. 常见的不良反应　化疗药物常见的毒副反应分为近期毒性（指给药后 4 周内发生的不良反应）和远期毒性。近期毒性除局部刺激外，大多发生于增殖迅速的组织。远期毒性主要见于长期生存者。

（1）近期不良反应　①骨髓抑制；②胃肠道反应；③脱发；④心脏毒性；⑤肝脏毒性；⑥肺毒性；⑦神经毒性；⑧泌尿系统毒性。

（2）远期不良反应　①生殖毒性：主要包括致畸和不育。②第二肿瘤：以白血病、淋巴瘤及膀胱癌最为常见。

3. 应用原则　化疗药物的特性和作用机制不同，因此针对不同的肿瘤，必须合理地安排药物用药时机、药物组合、剂量和疗程。临床上常有单药、两药及多药组成的化疗方案进行抗肿瘤治疗。

（1）合适的用药剂量、用药时间和顺序　一定的给药间隔是保证正常组织及时修复所必需的。在联合用药时，给药顺序一般考虑先使用细胞周期非特异性药物，减少肿瘤负荷，使更多的 G_0 期细胞进入增殖周期后，再使用细胞周期特异性药物，杀灭增殖活跃的肿瘤细胞。

（2）多周期治疗　根据对数杀伤理论，多周期化疗则需通过定期给予的多次用药，实现肿瘤细胞数目的持续逐级递减来提高疗效。

（3）联合化疗　因肿瘤的异质性，肿瘤细胞在组织中分别处于不同周期时相，对药物的敏感各异，单一药物很难完全杀灭。因此，联合应用不同作用机制的药物，有助于更快速的杀灭不同类型、不同时相的肿瘤细胞，减少耐药的发生，提高疗效。

（4）合适的给药途径　根据治疗目的以及病情需要，选择合适的给药途径，一般分为静脉给药、口服给药和局部给药三种方式。

（5）化疗方式　包括①根治性化疗：正规、完整、全程、足量的标准化疗可以使某些增长过快或对化疗药物敏感的恶性肿瘤达到根治的目的。②辅助化疗：是在根治性手术或放射治疗后给予的辅助性的化学药物治疗。主要是针对潜在的转移病灶，防止复发而进行的化疗。③新辅助化疗（又称诱导化疗或初始化疗）：一是针对未发生远处转移的局部进展期肿瘤，在手术或放疗之前，先进行化疗。二是用于一些局部晚期的乳腺癌、骨肉瘤、头颈部鳞癌、直肠癌和胃癌治疗。三是为获取手术标本，以观察肿瘤退缩分级，决定后续治疗。④姑息性化疗：一些晚期肿瘤虽然无法治愈，但通过一些化学药物治疗可以使肿瘤体积缩小、症状减轻，从而提高生活质量和延长生存期。

（三）放射治疗

肿瘤的放射治疗简称为放疗，是指研究、应用放射性核素所产生的 α、β、γ 射线；或 X 射线治疗机和各类加速器所产生的不同能量的 X 射线；各类加速器所产生的电子束、质子束、中子束、负Π介子束以及其他重粒子束等治疗恶性肿瘤的一门临床学科，又称之为放射肿瘤学。

1. 种类　根据射线的能量可分为高能射线（兆伏级，MV）和低能射线（千伏级，KV）。目前临床主要采用高能射线治疗。

2. 剂量　照射量是用来衡量辐射至空气电离的程度。单位为伦琴（R），$1R = 2.58 \times 10^{-4}$ G/kg。吸收剂量　用来定义单位质量的受照物质所吸收的能量。单位为格瑞（gray，GY），1GY ＝1J/kg。肿瘤致死量是放射线使得绝大部分肿瘤细胞破坏死亡而达到局部的放射线剂量。将达到 95% 的肿瘤控制率所需要的剂量（TCD5）定义为肿瘤致死量。

3. 方式及常用治疗设备　按放射源与人体的位置关系可将放射治疗分为外照射和内照射两种基本照射方式。外照射主要采用直线加速器、^{60}Co 治疗机等设备进行治疗。内照射主要分为组织间插植照射、腔内照射、表面照射及术中放射。各种肿瘤对放射线的敏感性不一，可归纳为三类。①高度敏感：主要有淋巴造血系统肿瘤、性腺肿瘤、多发性骨髓瘤、肾母细胞瘤等低分化肿瘤。②中度敏感：主要有表浅肿瘤和位于生理腔道的肿瘤，如鼻咽癌、口腔癌、皮肤癌上颌窦癌、外耳癌、喉内型喉癌、宫颈癌、膀胱癌和肛管癌等。③低度敏感：成骨肉瘤、纤维肉瘤、横纹肌肉瘤、脂肪肉瘤、恶性黑色素瘤、胃肠道高分化癌、胆囊癌、肾上腺癌等。

4. 方法

（1）根治性放疗　是以根治肿瘤为目的的放疗方式。通过一定剂量的放疗使得局部肿瘤得到有效控制。目前鼻咽癌的放疗是公认的根治方法。

（2）辅助性放疗　常与手术治疗或（及）化疗联合，用于局部晚期患者的治疗。可分为术前、术中和术后放疗。

（3）姑息性放疗　是指以解除晚期恶性肿瘤患者痛苦、改善症状及延长其生命为目的的放射治疗。

5 不良反应　①骨髓抑制；②放射性肺炎；③放射性肠道反应；④放射性皮肤损伤；⑤放射性脑脊髓损伤 。

（四）生物治疗

生物治疗是指应用生物反应调节剂，包括含有一切能够改变机体生物反应的生物制剂、化学制剂及生物技术方法等，通过免疫、基因表达和内分泌等生物调节系统或细胞信号转导通路及微环境以调节肿瘤患者机体的生物反应，从而直接或间接抑制肿瘤或减轻治疗相关不良反应的一种肿瘤治疗手段。

1. 分类　可按照作用机制及反应调节剂性质不同进行分类。

（1）按生物治疗作用机制　可分为：①免疫治疗；②基因治疗；③分子靶向治疗；④内分泌治疗；⑤诱导分化治疗；⑥组织工程和干细胞治疗。

（2）按生物反应调节剂性质　可分为：①生物制剂治疗：主要包括蛋白质及多肽类制品（如细胞因子、单克隆抗体、微生物类免疫调节剂和多肽肿瘤疫苗等）、细胞类制剂（如过继免疫细胞、干细胞、细胞肿瘤疫苗等）。②化学制剂治疗：主要包括化学合成的药物（如小分子激酶抑制剂、芳香酶抑制剂和沙利度胺等）和从天然物质中提取的物质（如三氧化二砷等）。

2. 方法

（1）肿瘤免疫治疗　根据免疫反应的种类不同归为特异性免疫治疗和非特异性免疫治疗两大类。特异性免疫治疗包括肿瘤疫苗及单克隆抗体治疗两种办法。非特异性免疫治疗包括过继性细胞治疗和非特异性免疫调节剂治疗两种办法。

（2）基因治疗　是指应用基因转移技术将外源基因导入人体内，直接修复和纠正肿瘤相关基因的结构和功能缺陷，或间接通过增强宿主的防御机制和杀伤肿瘤细胞的目的。

（3）分子靶向治疗　是以肿瘤发生、发展中的关键分子为靶点，应用有效的阻断剂干扰其细胞信号转导通路及微环境达到治疗肿瘤的目的。这是生物治疗手段临床应用较多且发展最快的领域之一。

（4）内分泌治疗　主要是通过调节和改变对某些肿瘤生长起着重要作用的机体内分泌环境及激素水平，达到治疗肿瘤的目的。包括两个重要的环节，即降低激素水平和阻断激素与受体的结合。内分泌治疗已成为肿瘤综合治疗中非常有效的生物治疗手段之一。

（5）诱导分化治疗　是指应用某些化学物质使肿瘤细胞的形态特征、生长方式、生长速度和基因表达等表型向正常细胞方向接近，甚至完全转变为正常细胞的治疗方法。这些化学物质称为分化诱导剂。

（6）组织工程和干细胞治疗　成体干细胞的造血干细胞目前已成为血液系统肿瘤的主要治愈性方法之一。

（五）中医治疗

利用传统和现代中医学、中药学理论基础及实践结果，通过对肿瘤的干预作用机制和调节机体免疫系统功能、诱导肿瘤细胞凋亡、抑制肿瘤相关新生血管生成、抑制肿瘤细胞增殖、改善微环境、抗炎、促进造血功能、调节激素水平及抗氧化作用。从而提高机体免疫功能、增效减毒、减少复发转移和改善内环境等作用，提高患者的生活质量，相对延长生存期。

1. 治疗原则　①整体和局部；②辨病与辩证；③扶正与祛邪；④治标与治本。

2. 治疗方法　①扶正培本法；②清热解毒法；③化痰祛湿法；④活血祛瘀法。

第四节　常见体表肿瘤

案例引导

案例　患者，男，48 岁。腰背部体表肿物进行性增大 2 年。2 年前肿物约为花生米大小，隆起明显，无明显疼痛。2 年来肿物进行性增大，近 3 天肿物区域疼痛明显。查体：腰背部可见体表肿物，约 4cm 大小，皮肤红肿明显，中央区隐约可见黑点；触之压痛明显，伴波动感。患者既往无高血压、冠心病，有糖尿病病史，规律服用降糖药，控制稳定。

讨论　该患者诊断为什么疾病？该选择何种治疗方法？

一、皮肤乳头状瘤

皮肤乳头状瘤是表皮乳头样结构的上皮增生所致，同时向表皮下乳头状伸延，易恶变为皮肤癌。

二、皮肤癌

1. 基底细胞癌 好发于头面部。呈浸润性生长，血道或淋巴结转移罕见。对放疗敏感。早期也可手术切除。

2. 鳞状细胞癌 溃疡是其特点。表面呈菜花状，边缘隆起不规则，底部不平、易出血，常伴感染与恶臭。可局部浸润及区域淋巴结转移。以手术治疗为主，区域淋巴结应清扫。放疗亦敏感，但不易根治。

三、痣与黑色素瘤

1. 黑痣 为良性色素斑块，可分为：①皮内痣（毛痣）；②交界痣；③混合痣。

2. 黑色素瘤 高度恶性肿瘤，发展迅速。妊娠时发展更快，手术治疗为局部扩大切除，4～6周后行区域淋巴结清扫，后续免疫治疗。

四、脂肪瘤

为正常脂肪样组织的瘤状物，好发于四肢、躯干，边界清，质软，无痛，生长缓慢，少数可生长在腹内及腹膜后等部位。深部者可恶变，应及时切除。多发者体积较小1～2cm，有家族史，可伴有疼痛（称为痛性脂肪瘤）。无症状者可不作处理。

五、纤维瘤及纤维瘤样病变

位于皮肤及皮下纤维组织肿瘤，瘤体不大，质硬，生长缓慢。常见的有以下几类。

1. 纤维黄色瘤 位于真皮层及皮下，多见于躯干、上臂近端。呈深咖啡色。质硬，边界不清呈浸润感。

2. 隆突性皮纤维肉瘤 多见于躯干，低度恶性，有假包膜。切除后局部易复发。多次复发后恶性度增高，并可出现血道转移。手术切除范围应包括足够的正常皮肤及足够的深部相应筋膜。

3. 带状纤维瘤（硬纤维瘤） 位于腹壁，虽非真性肿瘤但无明显包膜，应完整切除。

六、神经纤维瘤

1. 神经鞘瘤 位于体表者，可见于四肢神经干的分布部位。分为：①中央型；②边缘型。

2. 神经纤维瘤病 是一种常染色体显性遗传病，由于基因缺陷使得神经嵴细胞发育异常导致多系统损害。分为神经纤维瘤病Ⅰ型（NFI）和Ⅱ型（NFⅡ）。主要特征为皮肤牛奶咖啡斑和周围神经多发性神经纤维瘤。

七、血管瘤

由血管组织构成的一种良性肿瘤，80%属先天性，女性多见，生长缓慢。有人认为这种肿瘤并非真性肿瘤，而是血管发育畸形或血管增生。按血管瘤结构分为三种。

1. 毛细血管瘤 表浅的毛细血管扩张、迂曲而成（俗称“胎痣”）。多见于婴儿，一般生后即有。起初为皮肤红点或小红斑，可迅速增大。全身各处皮肤均可出现，以头面部多见。瘤体呈鲜红或紫红色，大小不一，形态不规则，边界清楚，表面平坦或隆起，压之褪色，释手后恢复原状。早期瘤体小可手术切除，或液氮冷冻。此外，X线外照射、^{32}P敷贴或激光治疗都可使毛细血管栓塞、瘤体萎缩。瘤体范围广泛者可试用泼尼松口服，可能限制其增大。

2. 海绵状血管瘤 由内皮细胞增生致使血管延长扩张并汇集一处而成。多数生长于皮下组织内，也可在肌内、肌间内，少数可在骨或内脏等部位。形态、质地酷似海绵。瘤体由扩张的静脉和血管窦构成，呈暗红或紫蓝色，柔软界清，具有压缩性和膨胀性，无搏动性杂音。可并发出血、感染或溃烂。小的海绵状血管瘤可用硬化剂（5%鱼肝油酸钠或40%尿素）注射治疗，使其纤维化；或手术切除、冷冻治疗。对瘤体较大的血管瘤实施手术切除时，术前必须充分估计病变范围，行X线血管造影。术中注意控制出血，尽量彻底切除血管瘤组织。对无法全部切除者，可配合注射、缝扎或放射治疗。

3. 蔓状血管瘤 由较粗的迂曲血管构成，大多数是静脉，也可有动脉或动静脉瘘。常发生在皮下和肌肉内，也常侵入骨组织，范围较大，甚至可超过一个肢体。血管瘤外观有蜿蜒的血管，有明显的压缩性和膨胀性，可听到血管杂者。有时可触及硬结（为血栓和血管周围炎所致）。下肢皮肤可因营养障碍而变薄，着色或破溃出血，累及肌肉群可影响功能，累及骨组织的青少年，肢体可增长、增粗。应争取手术切除，术前应行血管造影检查，以评估手术范围及手术难度。

八、囊性肿瘤及囊肿

1. 皮样囊肿 在胚胎发育中少量外胚叶组织遗留于皮肤、粘膜下或深部组织内所形成。囊肿好发于眼睑、眉外侧、鼻根、枕部等处，还可发生于腹部及纵隔内。治疗以手术切除为主。切除眼角部位的皮样囊肿时应注意有时囊肿与硬脑膜相连。如误伤硬脑膜而未及时处理，可造成脑脊液漏。

2. 皮脂腺囊肿 俗称“粉瘤”。因皮脂腺导管阻塞后分泌物潴留所形成。为体表最常见的肿物之一。其内容物似豆渣，并非真性肿瘤。常发生在成人头、面、背或臀部。手术应完全切除囊肿。若手术残留囊壁组织，可再形成囊肿。并发感染时应先抗感染治疗，待感染控制后再择期手术。

3. 表皮样囊肿 又称为胆脂瘤。又因其洁白如白色珍珠而称为珍珠瘤。系胚胎期神经管闭合时混入了外胚层成分，逐渐生长所导致的肿瘤。即残留了皮肤表皮细胞层，上皮组织不断更新脱落角化的细胞，使得囊肿内容物逐渐增多，形成肿瘤。表皮样囊肿是一种可以发生在脊柱或颅内的良性病变。病变可以发生在硬膜内（通常在中线外）或硬膜外（通常在颅顶板障空间内形成）。颅内表皮样囊肿占颅内肿瘤的0.2%～1.8%。治疗以手术切除为主，应争取完整切除。因为囊肿包膜是生长最活跃的部分。

4. 腱鞘或滑液囊肿 多见于手、足腱鞘或关节处，质硬、光滑。治疗方法有加压击破、抽取囊液，注入醋酸氢化可的松和手术切除。治疗后易复发。

目标检测

答案解析

简答题

1. 何谓肿瘤的生物学特性？
2. 试述肿瘤的命名与分类的原则。
3. 何谓恶性肿瘤的三级预防？
4. 试述恶性肿瘤的治疗原则。

（赵超尘）

书网融合……

本章小结

题库

第十六章　移　植

PPT

学习目标

1. 熟悉　器官移植的分类；排斥反应的类型；移植耐受的定义；肾移植、肝移植的适应证、禁忌证与手术方式。

2. 了解　移植器官的保存；移植抗原的分类；免疫抑制剂的分类和特点；其他器官移植的适应证和禁忌证。

第一节　概　述

移植是指将一个个体有活力的细胞、组织或器官（移植物）用手术或者其他方法，植入到自体或另一个体的体内，以替代或者增强原有细胞、组织、器官功能的医学技术。提供移植物的个体被称为供者或供体，而接受移植物的个体被成为受者或受体。

根据移植物的层次可分为细胞移植、组织移植和器官移植，其中以器官移植最为常见；器官移植通常是治疗终末期器官衰竭（例如肝脏衰竭和心力衰竭）的唯一治愈方法。虽然终末期肾病患者可以通过其他肾脏替代疗法进行治疗，但肾移植通常被认为是生活质量和成本效益最佳的治疗方法。肾移植是迄今为止全球最常进行的移植类型。

一、移植术发展简史

现代移植学的发展是20世纪最令人瞩目的医学成就之一。1818年产科医生Jamnes Blundell实施的人类第一次成功输血就属于最早的细胞移植。1902年Alexis Carrel创建了现代血管吻合技术，该技术一直沿用至今。1905年Eduard Zirm首次成功进行角膜移植。1954年Joseph Murray等在同卵孪生兄弟之间进行了活体供肾的肾移植获得成功，标志着器官移植进入了临床试用阶段。20世纪60年代第一代免疫抑制药物的问世及器官保存技术改进，使器官移植获得稳步发展。尤其是20世纪70年代，新的免疫抑制剂环孢素A出现、抗体筛查、人类白细胞抗原的配型，使移植物的存活率和器官移植的疗效大为提高，随后吗替麦考酚酯、他克莫司、西罗莫司相继问世，有效抑制器官移植免疫排斥反应的发生。

进入21世纪，临床移植术的研究和应用又被再次推向高潮，细胞移植如造血干细胞移植和同种胰岛移植均取得了显著的疗效，肾、肝、胰、心脏等实体器官移植和腹腔多器官联合移植已成为治疗器官终末期疾病的最有效手段。近几年来，组织工程和再生医学有所突破，3D生物打印成为可能，能够产生丰富的生物材料，人造器官有望成为供体器官的重要来源。有的试验者还将目光又扩大到以往屡次失败的异种器官移植上，无论试验结果如何，这些完成或进行的探索都给无数患有绝症的患者带来了福音，点燃了希望。

我国器官移植技术则开始于20世纪60年代，虽起步较晚但发展迅速，器官移植事业在众多前辈及中青年专家的艰苦奋斗下，搭上高速发展的快车道，心、肝、肾、小肠等各大器官移植以及多器官联合移植的技术已非常成熟，其中在肝癌肝移植、活体肝脏移植、心脏移植、肺脏移植等领域已达到世界先进水平，并在无缺血器官移植领域实现国际领先。

目前，器官移植仍然面临一些难题，如免疫抑制剂的副作用、原发疾病的复发、伦理问题和法律问题等。而供者器官短缺是影响器官移植学科发展的全球性难题。近年来，公民逝世后器官捐献体系的构建，边缘性供体器官的使用，活体器官捐献移植以及异种移植成为研究热点，为缓解器官短缺问题提供了有效途径。

二、器官移植分类

按供者和受者是否同一个体，分为自体移植和异体移植。

根据供、受体物种与基因关系分类，在同一物种的两个基因不同成员之间器官或组织的移植称为同种异体移植。由于器官和受者之间的遗传差异，受者的免疫系统会将器官识别为异物并试图破坏它，从而导致移植排斥反应。器官或组织从供体移植到基因相同的受体（例如同卵双胞胎）称为同基因移植或者同系移植。器官或组织从一个物种移植到另一个物种称为异种移植，其中一个相当普遍和成功的案例为猪心脏瓣膜组织的移植。由于移植排斥反应和技术的限制，目前的器官移植主要为同种异体移植。

根据移植物解剖位置分类分为原位移植和异位移植。移植物植入受者原来的解剖部位，称为原位移植，必须先切除原来有病的器官，如心脏移植、原位肝移植术等；移植物植入受者与原来解剖部位不同，称为异位移植，原来的器官可以切除也可以保留，如肾移植、胰腺移植术等。

根据一次移植器官的数量分类分为：①联合移植：一次移植两个器官的手术叫做联合移植，如心肺联合移植。②多器官移植：同时移植 3 个以上器官的手术叫多器官移植。③器官簇移植：移植多个腹部脏器（如胃、胰、十二指肠、上段空肠）时，这些器官仅有一个总的血管蒂，移植时只需吻合动、静脉主干，这种手术又名“器官簇移植”。

根据移植器官的来源，可分为活体器官和尸体器官。由于移植器官的短缺，活体亲属供肾、供肝已被医学界广泛接受。尸体器官为脑死亡和心脏死亡供者捐献，是目前国内移植器官的主要来源。

三、移植器官的保存

移植的器官不同，切取与保存方法也不同。供体器官离体后在常温下短时间内即失去活力，为了降低供体器官的代谢，维持细胞的活性和功能，供体器官获取后一般需低温灌洗和低温保存。供体器官切取后应迅速进入低温状态，一般使用冰冷的灌洗液经血管灌洗，使器官中心温度快速降至 0 ~4℃，随后保存于低温保存液中直至移植。常用的器官保存液有 UW 液、HTK 液和 PBS 液等。

体外机械灌注成为器官移植领域的一个热点，包括低温机械灌注、亚常温机械灌注和常温机械灌注等方式。在供体器官离体期间利用携氧溶液对器官进行灌注，以达到评估器官质量、延长器官保存时间、扩大器官供体池及潜在修复器官等目的。在肝、肾、心、肺移植领域机械灌注技术已被广泛应用于临床。我国学者利用外科技术与常温机械灌注技术的联合创新，国际首创了无缺血器官移植技术，即在不中断血流的条件下完成器官的获取、保存与植入全过程，并成功应用于肝脏（2017 年）、肾脏（2018 年）与心脏移植（2021 年）中，被国际同行誉为“器官移植历史上的一个里程碑”。

知识链接

无缺血器官移植技术

与传统的冷灌注获取、冷保存、冷植入、再灌注复温的移植模式相比，无缺血器官移植技术保持器官在获取、保存、植入中全程不中断血流，有效避免移植过程中器官缺血所导致的缺血再灌注损伤，提高器官移植的成功率。在体外保存阶段，机械灌注可以给离体器官提供代谢底物、氧气，带走代谢产物等，缩短冷保存时间的同时，保持并可持续监测离体器官的功能状态。器官质量能够得到准确评估，进一步提高移植的安全性和器官的利用率。目前该技术已成功应用于肝脏、肾脏、心脏中，有望向国内或全球其他地区推广，有着广阔的应用前景。

四、器官移植的常见并发症

器官移植患者术前存在器官功能不全、手术创伤大，术后需要常规应用免疫抑制药物治疗，且术后早期容易发生感染性并发症和手术技术相关性并发症。近年来，随着手术技术和围手术期治疗水平的提高，术后早期并发症发生率和死亡率已经显著下降。

排斥反应是器官移植患者需要终生警惕的问题。目前临床上常规应用免疫抑制药物进行预防。术后早期是排斥反应的高发时间，常需联合应用大剂量免疫抑制药物进行预防。随着移植术后时间的延长，排斥反应的发生风险逐渐降低，可以逐步降低免疫抑制程度。依据移植物种类不同，移植术后的免疫抑制方案也存在较大差异，其中肝脏移植术后排斥反应的发生率较低、程度也较轻，因而术后应用的免疫抑制药物剂量也最小。对于急性排斥反应，可以采取激素冲击和增加免疫抑制药物浓度等方法进行治疗，而对于慢性排斥反应，目前尚缺乏有效的逆转措施，主要以预防为主。由于长期应用免疫抑制药物，器官移植受者容易罹患移植术后新发肿瘤、移植术后新发糖尿病、高脂血症、高尿酸血症、心脑血管疾病等并发症。

第二节　移植免疫

免疫是指机体免疫系统通过识别自身和异己物质，发生免疫应答，进而清除异己的抗原性物质以维持机体内环境稳定的一种重要生理反应。英国科学家 Medawar 应用家兔皮肤移植进行实验模型，证实了移植排斥反应的本质是一种免疫反应。至此，移植免疫反应被认为是受者接受供者的移植组织器官后，受者免疫系统与供者的移植物相互作用而发生的一种特异性的免疫应答，也称为移植排斥反应。在移植免疫反应中，适应性免疫起决定性作用，包括T淋巴细胞介导的细胞免疫反应和抗体类物质介导的体液免疫反应。此外，近来研究还发现，固有免疫也在抑制免疫中发挥重要作用，包括树突状细胞、巨噬细胞、自然杀伤细胞等。鉴于目前临床主要进行同种异体移植，该类型移植下的免疫排斥及耐受是本节介绍的重点。

一、移植抗原

移植抗原是指能引起移植排斥反应的细胞膜表面分子，亦称为组织相容性抗原。主要包括以下类别。

1. 主要组织相容性抗原（major histocompatibility complex antigen，MHCA） 组织相容性是指不同个体间进行细胞、组织或器官移植时，供者和受者相互接受的程度。在移植免疫中主要涉及的是MHCA，其免疫原性较强，所引起的免疫排斥反应发生得快且强烈。人类MHC位于第六对染色体的短臂，最先是在白细胞上发现的，所以又称人类白细胞抗原（guman leukocyte antigen，HLA）。HLA主要分为三类，其中Ⅰ类和Ⅱ类分子与移植密切相关。研究发现体内几乎所有的有核细胞都会表达Ⅰ类分子，而Ⅱ类分子表达局限于B细胞、单核-巨噬细胞和树突状细胞等抗原递呈细胞（antigen presenting cell，APC）。HLA系统是目前人类已知的最复杂的基因群——HLA复合体，具有多个基因座，在人群中存在着众多的同种异型，具有高度多态性。

2. 次要组织相容性抗原（minor histocompatibility antigen，mHA） 免疫原性较弱，包括与性别相关的抗原（H-Y抗原），白血病及其前体细胞表达的抗原（如HA-1、HA-2）等，引起的免疫排斥反应发生的慢而弱，但其重要性也不可忽视。

3. 其他移植抗原 其他在同种移植免疫反应中起一定作用的抗原，如人类ABO血型抗原，主要分布于红细胞表面，也表达与肝、肾等血管内皮细胞表面。

二、排斥反应

在同种异基因器官移植后，由于供、受者之间的组织兼容性抗原不同，它们可以刺激相互的免疫系统，引起移植排斥反应。例如在器官移植后，移植物中完整的活细胞、脱落的细胞或由于移植前灌洗不彻底而残留在器官中的淋巴细胞（又称过客淋巴细胞）都可以是引发免疫应答的抗原。移植抗原诱发的细胞免疫和体液免疫应答都参与排斥过程。

（一）T细胞介导的排斥反应

T细胞在移植免疫排斥中发挥关键作用。其主要通过直接和间接两种途径识别移植抗原。直接识别是指受者T细胞与供者来源APC接触，并接受后者提呈的抗原肽-同种异体MHC分子复合物，进而介导移植排斥反应。间接识别指移植物脱落细胞或抗原经受者APC摄取加工，形成供者抗原肽-受者MHC分子复合物并提呈给受者T细胞，促使其活化。

目前研究表明多种T细胞亚群对移植物的排斥起着重要的作用。包括细胞毒性T细胞（cytotoxic T lymphocyte，CTL）可分泌穿孔素，颗粒酶等直接溶解供者细胞（如血管内皮细胞和实质细胞）；辅助性T细胞（如Th_1和Th_{17}）分泌IL-2、IL-4、IL-17等细胞因子招募炎性细胞，促进B细胞分化并产生抗移植物的抗体，参与移植排斥；调节性T细胞（regulatory T cell，Treg）则可通过减弱效应T细胞反应和炎症来抑制排斥反应。

（二）抗体介导的排斥反应

抗体在移植排斥中的作用主要包含以下两种形式：①过敏排斥反应，发生在移植前循环中已有HLA抗体存在的受者。该抗体来自过去曾多次妊娠、接受输血、人工透析或感染过某些其表面抗原与供者HLA有交叉反应的细菌或病毒。在这种情况下，器官移植后立即可发生排斥反应（超急性排斥），此乃由于循环抗体（抗HLA）固定于移植物的血管内皮（表达HLA）发生Ⅱ型变态反应，引起血管内皮受损，导致血管壁的炎症、血栓形成和组织坏死；②在原先并无致敏的个体中，随着T细胞介导的排斥反应的发生，B细胞被激活并产生抗HLA抗体，此抗体在移植后接受免疫抑制治疗的患者中对激发晚期急性排斥反应颇为重要。免疫抑制剂虽能一定程度上抑制T细胞活化，但抗体仍在继续形成，并能以补体介导的细胞毒（CMC）、依赖抗体介导的细胞毒（ADCC）及抗原抗体免疫复合物形成等方式，引起移植物损害。

（三）排斥反应的类型

移植排斥反应分为宿主抗移植物反应（host versus graft reaction，HVGR）和移植物抗宿主反应（graft versus host reaction，GVHR）。

1. 宿主抗移植物反应 在进行同种移植后，移植抗原可激活受者的免疫系统发生免疫应答，通过细胞免疫和体液免疫的共同作用（一般以细胞免疫为主）使移植物受损，称为HVGR。根据排斥反应发生的时间、强度及机制等，可分为以下几种类型。

（1）超急排斥反应 此种反应一般发生在移植后的数分钟至数小时内。其发生机制是受者体内预存的抗异体组织的抗体，并与移植物的血管内皮细胞抗原和血细胞抗原结合形成抗原抗体复合物，通过激活补体直接破坏靶细胞，或通过补体活化过程中产生的多种补体裂解片段，导致血小板聚集，中性粒细胞浸润并使凝血系统激活，最终导致严重的局部缺血及移植物坏死。术中可见移植物肿胀、色泽变暗、血流量减少而变软，无弹性等。目前认为，此种排斥主要由于ABO血型抗体或抗Ⅰ类MHC的抗体引起的。受者反复多次接受输血，妊娠或既往做过某种器官移植，其体内就有可能存在这类抗体。可通过供者与受者的ABO及HLA配型确定是否适合移植来避免超急排斥反应的发生。一旦发生，抗排斥治疗效果不佳，需要切除移植物。

（2）急性排斥反应　是同种移植中最常见的排斥反应类型。发生原因是由于术后数日到几个月内，移植物抗原从血管内皮释出，刺激受者的淋巴组织，引起免疫应答，从而发生对移植物的排斥。典型表型为发热、移植部位胀痛和移植物功能减退等，程度轻微时也可无特征性的临床表型。此反应在移植后最初几周较多见，一旦发生进展很快，病情也较严重，但经及时适当的免疫抑制剂治疗，大多可缓解。

（3）慢性排斥反应　在移植数周、数月甚至数年后发生，呈缓慢进行性。临床表现为移植器官功能缓慢减退，主要病理特征是移植器官的毛细血管床内皮细胞增生，动脉腔狭窄，逐渐纤维化等。目前对慢性排斥尚无理想的治疗措施。

（4）加速排斥反应　是介于超急性排斥反应与急性排斥反应之间的一种排斥反应。患者在移植时没有大量的循环抗体，但受者体内存在记忆细胞，再次移植时，可迅速发生免疫排斥反应。这种反应通常在植入后的1～3天。

2. 移植物抗宿主反应　移植物中的免疫活性细胞识别宿主体内组织相容性抗原而引发的排斥反应，称为GVHR。GVHR的发生需要满足一定的条件，即：①移植物与宿主间的组织兼容性不合；②移植物内含有大量的免疫细胞；③宿主处于免疫无能或免疫缺陷状态。该种类型的排斥反应常见于骨髓（造血干细胞）移植后；另外也可见于含有大量淋巴组织的实质性器官移植，如小肠移植。该排斥反应发生后一般难以逆转，不仅导致移植失败，还会威胁患者生命。

三、免疫抑制剂

免疫抑制剂是对机体的免疫反应具有抑制作用的药物，能抑制与免疫反应有关细胞（T细胞和B细胞等）的增殖和功能。免疫抑制剂的应用能有效降低排斥反应的发生率，是器官移植成功的重要措施。目前，常用的免疫抑制剂主要包括糖皮质激素类、抑制淋巴细胞特异性激活药物（钙调磷酸酶抑制剂和mTOR抑制剂等）、抗增殖类药物、多克隆和单克隆抗淋巴细胞抗体。

1. 糖皮质激素（以强的松和甲基强的松龙为代表）非特异性抑制单核－巨噬细胞、中性粒细胞、T细胞和B细胞等多种免疫细胞，为广谱免疫抑制剂。但是其存在一系列副作用，包括感染、代谢紊乱、高血糖、高血脂、高血压。目前已出现减少用量或停用激素的免疫抑制方案。

2. 抑制淋巴细胞特异性激活药物　①钙调磷酸酶抑制剂是免疫维持治疗的最基本药物之一，包括环孢素（cyclosporine A，CsA）和他克莫司（tacrolimus，FK506）。该类药物主要通过结合钙调神经磷酸酶，进而抑制钙依赖的的磷酸化和转录因子NF－AT激活，阻断IL－2和其他T细胞激活所需因子表达，干扰T细胞活化增殖。②mTOR抑制剂：包括雷帕霉素（rapamycin）和依维莫司（everolimus）。主要特异性作用于mTOR，抑制IL－2介导的T细胞增殖，同时还可以促进Treg细胞产生，从而发挥免疫抑制作用。

3. 抗增殖类药物　①硫唑嘌呤（azathioprine，Aza），抑制嘌呤、DNA和RNA合成，对T细胞增殖抑制明显。主要副作用是骨髓抑制、肝炎、胆汁淤积、肝静脉血栓、胰腺炎、脱发和感染等。②霉酚酸脂（mycophenolate mofetil，MMF），抑制淋巴细胞增殖，抑制抗体生成，常用于维持治疗。常见不良反应有胃肠道反应，骨髓抑制作用较弱。

4. 多克隆和单克隆抗淋巴细胞抗体　①抗淋巴细胞球蛋白（antilymphocyte globulin，ALG）和抗胸腺细胞球蛋白（antithymocyte globulin，ATG），来自于马、兔等的多克隆血清，能清除T细胞或B细胞，与硫唑嘌呤、泼尼松合用可提高脏器移植的成功率。主要用于免疫诱导阶段以及逆转耐激素的难治性排斥反应。主要副作用为疼痛、发热和过敏反应等。②抗CD3单克隆抗体（OKT3），鼠抗人淋巴细胞表面分子CD3的单克隆抗体，抑制T细胞功能。可用于免疫诱导治疗及逆转耐激素的难治性排斥反应。③抗IL－2R的单克隆抗体，作用于IL－2受体，用于免疫诱导治疗。此外还包括抗CD20单克隆抗体，静脉注射用免疫球蛋白等。

大部分的免疫抑制剂不可避免地造成了受者免疫系统的抑制，这在降低了免疫排斥风险的同时，也导致了一系列的并发症，其中最主要的是感染。尤其在移植后的6～12周或者大剂量免疫抑制剂冲击治疗后，是感染的高发期。长期服用免疫抑制剂也被认为是肿瘤发生/复发的危险因素。此外，部分免疫抑制剂包括他克莫司、雷帕霉素等，还会导致受者的糖脂代谢紊乱，显著增加移植后新发糖尿病以及高脂血症的发生率。

四、移植耐受

移植耐受是指受者在不使用或短暂使用免疫抑制药物

的情况下，其免疫系统对同种异型移植物不产生免疫排斥反应，但对其他抗原的应答保持正常，从而使移植物长期存活。移植耐受是一种供体抗原特异性的免疫耐受作用。

移植耐受的特点是：①对一些特定的抗原长期不发生免疫反应；②对其他抗原可发生正常的免疫反应；③无需使用现有的免疫抑制剂。

第三节 肾移植

案例引导

案例 患者，男，44岁。主因“少尿1周，恶心、呕吐3天”入院。1周前，患者出现尿量减少伴乏力，3天前频繁出现恶心、呕吐，为胃内容物。患者既往有丙型肝炎病史。入院查体：T 36.8℃，P 96次/分，R 24次/分，BP 160/100mmHg。神志清，一般情况尚欠佳，颜面部水肿，心肺未及异常，全腹无压痛及反跳痛，肠鸣音弱。入院后查血常规：白细胞 8.9×10^9/L，中性粒细胞百分比71.5%，血红蛋白86g/L，血细胞比容45.3%，血小板 107×10^{12}/L。血肌酐1096μmol/L，尿素32mmol/L。全腹B超：少量腹水；双肾体积缩小。

讨论 该患者诊断、相应诊断依据及下一步治疗方案是什么？

肾移植是终末期肾衰竭最理想的治疗方法之一。自1954年完成世界上第一例肾移植术以来，肾移植已成为开展最早、完成数量最多、效果最好的大器官移植手术，挽救了众多患者的生命。我国每年肾移植的数量仅次于美国，肾移植的效果与美国相当。

目前，肾脏低温保存技术、肾移植手术技术以及免疫抑制剂的发展已日臻完善，供肾严重短缺成为制约肾移植发展的最大障碍。随着我国器官移植法律法规的不断完善和肾移植工作的逐步规范，活体肾移植、公民逝世后器官捐献肾移植的数量均不断增加。

一、适应证和禁忌证

（一）适应证

各种终末期肾病都是肾移植的适应证，包括最常见的肾小球肾炎，其次是糖尿病肾病、高血压肾病、慢性肾盂肾炎、间质性肾炎和囊性肾病等。

（二）禁忌证

合并恶性肿瘤、艾滋病、全身严重感染、活动性肝炎、活动性结核病、溃疡病、顽固性心功能衰竭、慢性呼吸功能衰竭、凝血机制障碍等为肾移植的绝对或相对禁忌证。

高龄已不是肾移植的禁忌证，但要慎重考虑患者的心血管情况及患者的预期寿命。

二、活体供肾肾移植肾脏捐赠的禁忌证

（一）绝对禁忌证

1. 严重的全身性疾病和（或）局部疾病和（或）精神病 有严重的心脏疾病史；有中、重度肺部疾病；有家族性自身免疫性疾病者；明显的肾脏疾病；明显的慢性肝脏疾病；明显的神经系统疾病；患有恶性肿瘤；糖尿病；严重高血压，特别是导致器官损害；年龄在18岁以下；吸毒和酗酒者；双侧肾脏血管平滑肌脂肪瘤；需要抗凝治疗的疾病；妊娠；有血栓病史，未来存在危险因素；严重认知障碍，不能了解供肾的危险性；有明显的精神疾病且未控制。

2. 全身性急慢性感染、传染病 活动性细菌、真菌感染；慢性活动性乙型或丙型肝炎；艾滋病；人类T细胞白血病病毒感染；巨细胞病毒感染活动期；活动期梅毒；活动的结核分枝杆菌感染。

3. 所捐献的器官功能不良，或有其他能引起供受者损害的情况 肾脏疾病（不明原因的血尿、脓尿、蛋白尿和GFR低）；严重肾动脉畸形；复发性尿石症或双侧肾结石。

（二）相对禁忌证

ABO血型不相容；长期中重度高血压未控制；镜下血尿；尿路结石症状发作一次；单侧肾脏血管平滑肌脂肪瘤；轻度尿路畸形；曾有肺结核病史且接受过正规疗程、足量的治疗，并不合并肾脏结核的供者；曾有恶性肿瘤病史且已经治愈，无转移；年轻供者的直系亲属中有多人患有糖尿病或家族性肾病。

三、手术方式

肾移植术的手术方式已经基本定型，即采用异位移植。供肾异位移植在受着腹膜外髂窝，供肾的肾动脉与受者的髂内动脉或髂外动脉吻合，供肾的肾静脉与受者的髂外静脉吻合，供肾的输尿管与受者的膀胱吻合。除受者患肾肿瘤、多发肾结石合并感染、巨大多囊肾、严重肾结核等特殊情况下需要切除患肾，一般情况下患肾无需切除。

四、并发症

（一）排斥反应

包括超急性排斥反应、急性排斥反应和慢性排斥反应，其中以急性排斥反应最常见，表现为移植肾区局部胀痛、

移植肾肿胀、尿量减少、体温升高和血清肌酐增高等。但上述表现不具有特异性，需行移植肾穿刺活检确诊。预防排斥反应主要原则是联合使用多种免疫抑制剂。

（二）其他并发症

常见并发症有出血、感染、移植肾功能恢复延迟、原发移植肾无功能、移植肾输尿管狭窄或梗阻、尿漏、淋巴漏、肾血管并发症、移植肾原有肾病复发和代谢相关并发症等。另外，同种肾移植患者恶性肿瘤和糖尿病的发生率有所增加。

第四节 肝移植

肝移植是治疗终末期肝病的最有效的方法之一。自1963年美国Starzl完成世界第一例肝移植以来，肝移植在各地陆续开展，但初期整体疗效较差。近20年来，随着外科手术技术的进步，新型免疫抑制剂的应用，围手术期管理水平的提高，肝移植取得了飞速的发展，其术后1年生存率可达90%，5年生存率可达76%，已逐渐成为治疗终末期肝病的首选方法。

供肝短缺是肝移植面临的主要问题。目前，供肝的主要来源仍然是死亡供体，少数来自活体和亲属。近年来，边缘性供肝，如ABO血型不相容供肝、脂肪肝供肝、老年供肝等，也逐渐引起广泛关注。一个高质量的供肝是保证肝脏移植术成功的首要步骤。

一、适应证和禁忌证

（一）适应证

对于各种原因导致的、不可逆的急性或慢性肝功能衰竭都可以进行肝移植，且肝移植是唯一有效的根治性治疗手段。肝移植最主要的适应证包括：①各种原因导致的终末期肝病，如（肝炎后、酒精性等）肝硬化、自身免疫性肝炎、布加综合征、多囊肝等；②急性或亚急性肝衰竭，如药物性肝损、移植或肝部分切除后肝衰竭等；③淤胆性肝病，如原发性胆汁性肝硬化、原发性硬化性胆管炎等；④先天或代谢异常，如先天性胆道闭锁、肝豆状核变性（铜代谢障碍）、肝糖原贮积症等；⑤肝恶性肿瘤，肝细胞癌及胆管细胞癌等。

肝癌肝移植的经典标准是由Mazzaferro等在1996年提出的“米兰标准”，即单发肿瘤直径不超过5cm，肿瘤数目不超过3个且最大直径不超过3cm，同时不伴有大血管侵犯、淋巴结转移及肝外转移。对于符合“米兰标准”的肝癌患者，其移植后4年生存率可达75%，无瘤生存率可达到83%。但是“米兰标准”过于严格，使得绝大多数肝癌患者失去移植机会。因此，肝癌肝移植的扩大版标准被相继提出，如UCSF标准、杭州标准、Up to 7标准等。其中，杭州标准是由我国学者郑树森院士提出，该标准首次纳入了肿瘤生物学指标，即肿瘤累计直径不超过8cm，或肿瘤直径大于8cm且甲胎蛋白（alpha fetoprotein，AFP）≤400ng/ml且组织学分级为高或中分化，除外大血管侵犯及肝外转移。

（二）禁忌证

随着医学的发展，肝移植的禁忌证也在不断变化。目前，肝移植的绝对禁忌证包括：①合并严重心、肺、脑、肾等重要器官病变，不能够耐受外科手术；②存在难以控制的全身感染性疾病；③肝外存在难以根治的恶性肿瘤；④艾滋病病毒感染者；⑤难以戒除吸毒和酗酒的患者；⑥存在未控制的精神疾病的患者。以往认为合并门静脉血栓或门静脉海绵样变是肝移植的绝对禁忌证，随着肝移植技术的发展和经验的积累，现在已经变成相对禁忌证。此外，肝移植的相对禁忌证还包括年龄>70岁及患者依从性差等。

二、手术方式

肝移植常用的术式是经典原位肝移植术和背驮式肝移植术。原位肝移植是在切除病肝时连同下腔静脉一并切除，并将供肝原位吻合，利用供体肝的肝上、肝下下腔静脉来重建肝脏血流。背驮式肝移植术即保留受者下腔静脉全长及肝静脉共干，将后者与供肝肝上下腔静脉做吻合，供肝肝下下腔静脉端结扎或缝闭，其他管道重建与标准肝脏移植术术式相同。背驮式肝移植术无需阻断受者下腔静脉，不引起受者下肢及双肾的严重淤血，不影响回心血量，对全身血流动力学影响较小，且术中无需应用体外静脉转流，简化了手术操作。该术式已被广泛应用于各种良性终末期肝病，但有时因病肝切除不够彻底，故不适用于某些肝脏恶性肿瘤。

此外，为了解决供肝来源缺乏的问题并充分利用供肝资源，陆续创建了许多新的术式，如减体积式肝脏移植、劈离式肝移植、活体肝移植甚至异种肝移植等。

三、并发症

肝移植术后并发症与移植物存活率和受体存活率息息相关，除常见的出血、感染等并发症外，肝移植并发症主要包括血管性、胆道性、代谢性、排斥反应及肿瘤复发等。

1. 早期移植物功能不全（early allograft dysfunction，EAD）和原发性移植物无功能（primary nonfunction，PNF） EAD和PNF都是肝移植术后常见的早期严重并发症，分别代表原发性移植物功能不全（primary graft dysfunction，PGD）的不同阶段。EAD 的发生率为 18.1% ~ 39.5%，主要指移植术后出现短期转氨酶及胆红素升高、凝血功能异常等肝功能不全的表现，属于可逆性移植物功能不全；而 PNF 则主要表现为短期内血清转氨酶迅速升高、严重的凝血功能障碍和血流动力学不稳定，是不可逆性移植物功能不全。PNF 发生率为 0.9% ~8.5%，一旦发生往往危及受者生命，导致移植失败。PNF 的病因及发病机制尚未完全明确，可能与高危边缘性供肝、缺血再灌注损伤以及受体自身因素（如肥胖、应激反应、门脉系统广泛血栓形成及应用肝毒性药物）等有关。目前，PNF 的诊断尚缺少特异性，一般基于临床表现、实验室检查及病理学检查等进行综合判断，同时需排除血管血栓形成、免疫反应及肿瘤复发等原因导致的移植物失功能。一旦发生 PNF，及早再次行肝移植是唯一有效的治疗手段。

2. 血管并发症 肝脏有来自门静脉和肝动脉的双重血液供应，肝静脉流出流入下腔静脉。因此，肝移植期间需要多次血管吻合，任何吻合口部位都可能出现并发症。动脉并发症比静脉并发症更常见，包括肝动脉血栓形成、狭窄或假动脉瘤形成。较轻时可无明显临床症状或表现为肝功能轻度异常，严重时可表现为严重肝功能异常、肝坏死、肝脓肿、胆漏等。静脉并发症主要包括累及门静脉、肝静脉和腔静脉的狭窄或闭塞。主要表现为门静脉高压、肝功能异常等。超声检查是血管并发症最常见的诊断方法，必要时可行增强 CT 或血管造影明确诊断。早期严重的血管并发症常需要行二次手术、血管重建甚至二次肝移植。同时，根据发生部位及程度不同，也可考虑血管介入治疗，如支架植入等。

脾动脉盗血综合征（splenic artery steal syndrome，SASS）多发生于术前合并重度门静脉高压症的受者，发生率为 3% ~10%，多发于移植术后 1 周内。SASS 早期缺乏特异临床症状，可表现为胆汁色泽变浅与分泌量减少、转氨酶持续升高及碱性磷酸酶、胆红素水平升高。如发现或处理不及时，可继发肝动脉血栓形成（hepatic artery thrombosis，HAT）。治疗方法主要包括脾脏切除、脾动脉结扎及血管介入脾动脉栓塞等。

3. 胆道并发症 胆道并发症仍是肝移植术后较为棘手的并发症，其发生率可达 30%，主要包括胆漏、胆管吻合口狭窄、胆管缺血性改变和胆管结石等，是造成移植失败和影响受体长期存活的重要原因。胆道并发症临床表现各异，轻者可表现为轻度胆汁淤积或肝功能异常，严重者可出现梗阻性黄疸、致命性胆管炎以及胆汁性腹膜炎等。常用的诊断方式包括超声、CT、MRCP 和 ERCP 等。根据严重程度的不同，治疗可选择再次手术、胆道引流或胆道支架植入等。

4. 肝移植后代谢综合征（post liver transplantation metabolic syndrome，PTMS） 代谢综合征（metabolic syndrome，MS），是指人体的蛋白质、脂肪、碳水化合物等物质发生代谢紊乱的病理状态，主要包括肥胖、血脂异常、高血糖和高血压。MS 及其组成部分是移植后常见的并发症，PTMS 在 40.0% ~60.0% 的肝移植受者中出现，多发生于移植后 1 年内，与感染、心血管疾病和肾脏疾病等并发症密切相关，是影响移植受者长期生存的重要因素之一，近年来逐渐得到重视。目前认为 PTMS 是多因素作用的结果，肥胖、高龄、移植前的代谢异常、慢性肝病的病因（如 HCV 感染）、免疫抑制剂如类固醇及钙调磷酸酶抑制剂（CNIs）的使用、种族以及某些基因多态性是 PTMS 的相关危险因素。其诊断一般遵循普通人群中 MS 的诊断标准。对于 PTMS，要提高认识，及早干预，加强管理。早期改变生活方式、制定个体化的免疫抑制方案和定期复查检测是改善肝移植患者预后的关键。

5. 排斥反应 肝移植后排斥反应按发生时间、免疫学机制和组织病理学特征分为超急性期排斥反应、急性排斥反应、加速排斥反应和慢性排斥反应，其中以急性排斥反应最为常见。急性排斥反应多发生于术后 5 ~14 天，临床表现为发热、精神萎靡、食欲减退、头痛、黄疸加深、胆汁引流量减少、胆汁颜色变淡、质变稀。实验室检查可见血清总胆红素升高，胆汁及血清白介素 - Ⅱ受体水平升高。确诊急性排斥反应需依靠肝穿刺活检。

一旦确诊急性排斥反应，应采用大剂量类固醇激素静脉内冲击治疗。激素治疗效果不佳时，应尽早改为 FK506 或 OKT3 治疗。

6. 肿瘤复发 对于肝癌肝移植者，还存在肿瘤复发的可能。15% ~20% 的病例可见肝细胞癌复发，绝大多数在移植后的前 2 年出现。即使对于符合“米兰标准”的受者，肝移植术后 5 年内 HCC 复发率仍能达到 4.3%。随着肝癌肝移植适应证存在扩大的趋势，术后肿瘤复发率的增加难以避免，严重影响肝癌肝移植患者的长期生存。因此，肝移植前对受者进行充分的评估筛选、术后实行密切的监测管理，对于提高肝癌肝移植患者的生存率具有重要作用。

第五节　其他器官移植

一、肺移植

（一）适应证

肺移植主要用于治疗慢性终末期肺疾病。如果慢性终末期肺疾病患者经最优化、最合理治疗，肺功能仍降低，无进一步内科或外科治疗的可能，2 年内因肺部疾病致死的风险极高（>50%）。主要疾病包括：慢性阻塞性肺疾病、α_1抗胰蛋白酶缺乏/肺气肿、间质性肺炎、囊性纤维化、支气管扩张、肺动脉高压等。

（二）禁忌证

难以纠正的心脏、肝脏和肾脏等重要器官功能不全（器官联合移植除外）；恶性肿瘤晚期；其他重要脏器的存在严重功能障碍；无法通过CABG或PCI缓解的冠心病或合并严重的左心功能不全；无法纠正的出血倾向，依从性差，不能配合治疗或定期随访；严重的冠状动脉疾病或者心力衰竭；没有控制的心理疾病或者不能配合治疗；缺乏可靠的社会、家庭支持。

（三）手术方式

肺移植的手术方式大致包括四种，即单肺移植、双肺移植、心肺移植和活体肺叶移植。手术方式的选择由许多因素影响，包括受体的疾病、年龄、病情严重程度、移植中心的经验、供体的稀缺性等。

（四）并发症

1. 感染 是移植术后早期最主要的并发症，也是围手术期死亡最为主要的原因。细菌感染是围手术期最主要的致病因素，常见的还有念珠菌、霉菌、单纯疱疹病毒和巨细胞病毒。

2. 缺血再灌注损伤 是急性肺损伤的一种，伴随着肺泡的破坏和血管通透性的增高。在移植术后早期的发生率为10%～15%，中重度的缺血再灌注损伤通常伴随着氧合受损、肺顺应性降低、肺动脉压增高及胸片浸润影。缺血再灌注损伤是原发性移植物衰竭的主要原因。

3. 支气管吻合口的并发症 包括狭窄、断裂、气管软化等，而吻合口狭窄是最常见的并发症。气道并发症是肺移植术后的主要并发症和死亡的主要原因之一。

4. 急性排斥反应 通常在肺移植术后前几个月发生概率最高，随着时间的推移而概率慢慢降低。急性排斥是淋巴细胞主导的血管和气道周围的炎症反应。

5. 慢性排斥反应 是肺移植术后影响患者长期生存最为主要的因素。慢性排异病理学上主要分为慢性血管排异和慢性气道排异，慢性血管排异是慢性排异相对较少的表现形式，表现为肺血管的硬化。

二、心脏移植

心脏移植主要是针对终末期心力衰竭或短期内多次心力衰竭患者，且经过系统完善的内科保守治疗或者常规外科手术均无法使其治愈，预计寿命小于12个月；顽固性、难治性、恶性心律失常，内外科治疗无效者；已经安装机械循环辅助装置，心功能仍不能恢复的患者，而采取一种外科移植手术。是将已判定为脑死亡并配型成功的人类心脏完整取出，植入所需受体胸腔内的同种异体移植手术。受体的自体心脏被移除（称为原位心脏移植）或保留用以支持供体心脏（称为异位心脏移植）。

（一）适应证

晚期原发性心肌病，包括扩张型、肥厚型及限制型心肌病；无法用手术和其他措施治疗的冠心病；无法用换瓣手术治疗的终末期多瓣膜病；无法用纠治手术根治的复杂先天性心脏病，如左心室发育不良等；其他难以手术治疗的心脏外伤、心脏肿瘤等；心脏移植后移植心脏广泛性冠状动脉硬化、心肌纤维化等。

（二）禁忌证

合并系统性疾病，预计生存期<2年，如5年内活动的且近期发现实体器官、血液系统的恶性肿瘤（白血病，PSA持续增高的低度恶性前列腺肿瘤）；累及多系统的活动性红斑狼疮、结节病或淀粉样变性；不可逆的肾和肝功能不全且无法联合移植；临床症状严重且未能进行血管再通的脑血管疾病；严重阻塞性肺疾病（FEV_1 <1L/min）；不可逆的肺动脉高压（肺动脉收缩压>60mmHg，平均跨肺动脉压力梯度>15mmHg，肺血管阻力>6 Wood单位）。而病理性肥胖（体重指数>35kg/m^2）或恶液质（体重指数<18kg/m^2）；严重糖尿病伴有终末器官损伤；活动性消化性溃疡；严重外周血管和（或）中枢血管疾病，不能介入和（或）手术治疗的外周血管疾病；难以控制的高血压；6个月内药物、烟草或者酒精滥用史等被列为相对禁忌证。

（三）手术方式

心脏移植手术方式包括标准法原位心脏移植、双腔静脉原位心脏移植、全心脏原位移植和异位心脏移植。异位心脏移植目前很少在临床应用。

（四）并发症

心脏移植是高风险手术。心脏术后并发症包括急慢性排斥反应，感染、移植物失功能、右心功能不全、心律失常、出血、肾功能不全以及服用免疫抑制剂的副作用。

三、胰腺移植

胰腺移植不是用来挽救生命，而是起着稳定或防止因Ⅰ型糖尿病并发症破坏靶器官。而胰岛移植具有创伤小、风险低等特点。近年来成为治疗糖尿病的有效方式，使得胰腺移植较少在临床中应用。

（一）适应证

理论上讲，胰腺移植适用于所有的糖尿病患者，但是需要考虑到受者从使用注射胰岛素的危险改变为应用免疫抑制的危险性，因此胰腺移植主要限于一些已接受免疫抑制药物的患者。各种原因导致全胰腺切除术后也是胰腺移植的适应证。

（二）移植类型

按是否合并肾移植和肾移植的时间可分为同期胰肾联合移植、肾移植后胰腺移植和单纯胰腺移植。

（三）并发症

主要的并发症有排斥、感染、胰腺炎、胰瘘等，采用胰腺膀胱引流方式者可导致碳酸氢盐流失。

四、小肠移植

（一）适应证

各种原因所致小肠广泛切除术后的短肠综合征包括先天性小肠闭锁、肠扭转所致小肠广泛坏死、坏死性小肠结肠炎、创伤、肠系膜血管或门静脉系统血栓形成或缺血、克罗恩病反复手术所致小肠广泛切除；消化道动力障碍：包括慢性假性肠梗阻、内脏神经病变、消化道神经节细胞缺如；先天性肠黏膜病变导致的严重吸收不良病；放射性损伤；难以控制的分泌性腹泻；自身免疫性肠炎；先天性消化道畸形，如腹裂、先天性小肠闭锁；局限性硬纤维瘤；多发性息肉病等。

（二）移植类型

单独小肠移植。肝小肠联合移植：适用于肠衰竭合并全肠外营养（TPN）所致的肝功能衰竭。腹腔多器官联合移植包括胃、胰腺、十二指肠、小肠及肝脏。

（三）并发症

主要的并发症有排斥、感染、肠系膜上动脉/静脉血栓形成、肠瘘、肠梗阻等。

目标检测

答案解析

简答题

1. 移植耐受的概念是什么？
2. 排斥反应的类型和特点是什么？
3. 器官移植的分类有哪些？

（郭志勇　凌　琪）

书网融合……

本章小结

题库

第十七章　微创外科技术与智能医学

PPT

学习目标

1. 掌握　常用的内镜技术，介入诊疗技术和常见的腹腔镜手术及相关并发症。
2. 熟悉　微创的概念；常用的微创技术的应用。
3. 了解　微创外科历史；微创外科和智能医学现状及未来。
4. 学会常见微创外科技术的种类及适用疾病，深入理解微创的核心理念，了解智能医学发展。

第一节　概　述

手术是外科治疗的主要手段，外科医生始终在为最大程度降低手术对患者造成的生理和心理创伤进行不懈努力，使患者得到最大程度的康复。以腔镜技术为代表的微创外科技术的出现正是在这种理念指导下产生的必然结果，也是当代外科医生对手术技术发展做出的巨大贡献。

自 1987 年第一例腹腔镜胆囊切除术完成以来，在外科的每个领域，微创外科手术无论是技术还是理论都取得迅猛的发展。近 40 年来，腹腔镜外科发展取得了惊人的进步，从单纯的腹腔镜下胆囊切除到腹腔镜下胰十二指肠切除等高难度手术，腹腔镜外科给外科领域带来了一次又一次革命性的突破，并逐步形成了微创外科发展的新模式。

微创外科不等于单纯的“小切口外科”，它不仅能得到比传统外科手术更小的创伤，同时能获得更佳的内环境稳定状态，更精确的手术效果，更优的临床结局。

一、微创的基本概念

微创外科手术是一种主要通过内镜及各种显像技术而使外科医生在无需对患者造成较大创口的情况下施行的一种新的外科技术。其目的是使患者能达到最佳的内环境稳定状态、最小的手术切口、最轻的全身炎症反应及最少的瘢痕愈合。理论上，微创是指把手术对人体局部或全身的损伤控制到最小程度，而又能获得最佳的治疗效果。实际上，微创外科的概念已远非外科技术本身，它还涉及医疗过程中“集体治疗观念”的人文关怀。当然，历代外科学家曾反复强调手术过程中应该尽量保护正常的机体组织结构不受损伤与破坏，要求手术时不用粗线作大块组织结扎，不用有损伤的钳、镊对内脏或组织夹持或牵拉；强调手术切口应选择在最接近病变的部位，在满足充分显露病变的前提下，争取采用小切口，不要任意扩大切口；能用简单的手术达到治愈疾病绝不用大而复杂的手术方法来处理。诸如此类，都属于外科手术的“微创”范畴，长期以来一直是外科学必须遵循的基本原则。随着时代的发展与人类文明的进步，以及现代科学技术的迅猛发展，特别是现代科技所带来的先进医疗设备和器材，如超声、CT、MRI、DSA、PET/CT；伽马刀、X 刀、粒子束刀；各种腔镜和内镜、机器人手术系统；各类手术电凝刀、水刀、超声刀和各种手术材料等的临床广泛应用，使外科“微创”技术所涉及的领域更为广泛，手术的方式更加繁多，手术技巧的要求也越来越高。

二、微创的基本要素

微创包含微创医学（minimally invasive medicine，MIM）与微创外科技术（minimally invasive surgery，MIS）。

微创医学（MIM）是将人类社会中人文思想与医学微创理念融为一体的现代医学观念。前者强调医学要以人为本、患者至上，治病过程中要从人文关怀出发，在不违背医疗原则的基础上，确立以患者为中心的医疗方案，促进其身心全面康复；后者强调在诊断与治疗疾病的全过程，尽可能减轻或不损害机体内环境稳定性。

外科微创技术（MIS）包括腔镜外科技术、内镜外科技术和介入外科治疗技术以及机器人技术，这些技术已应用于外科各个领域。微创外科起始于腹腔镜外科，但又不等于腔镜外科，微创外科涵盖的范围要比腔镜外科大得多。腔镜外科是微创外科的重要组成部分，但如处理不当，腔镜外科也可能变为“巨创外科”。需要强调的是，虽然现代科技给当今医学带来了各种各样的先进医疗设备与器械，医学界开辟了很多以往难以想象的治疗手段与方法，并在临床上取得了很大的成就，但由于医学是一门社会人文与自然科学密切相关的学科，具有一般自然科学所不能解决的一些极其困难的问题，比如医患之间的信任与沟通会影响诊疗决策，甚至可因医患双方对医学这门科学理解的不一致与沟通不良造成严重医疗纠纷。这些是当今微创技术在临床应用过程中应该注意和重视的问题。此外，手术方法与技术的改进与变革决不意味着是“微创”的发展和体现，因为手术本身就是一把双刃剑，要取得手术的成功和达到预期的效果，必须通过术者充分发挥其严谨的治学态度、精细的操作技巧和高超的判断力。否则，微创技术临床应用一旦失败，其后果可能更加严重，如腹腔镜胆囊切除术并发胆管损伤就是典型的例子，应引起重视。

第二节　微创外科基本技术的历史与发展

“微创”是贯穿外科学始终的科学观念。早在公元前4世纪，古希腊医学家Hippocrates就曾告诫医生“不要做得过多”，这已经蕴涵了“尽可能小”的微创观念。随着科学技术的不断进步以及在医学领域的深入发展，微创已成为现代外科学最重要的内容之一。微创外科（minimal invasive surgery）的兴起得益于19世纪70年代外科界出现的“整体治疗观念”，即认为患者治疗后心理和生理上最大限度的康复应成为外科治疗的终极目标。Wickhanm是一位对泌尿内镜造诣颇深的英国泌尿外科医生，于1983年首次提出了微创外科的概念（minimally invasive surgery，MIS）。直至1987年法国Mouret成功施行了世界上首例腹腔镜胆囊切除术以后，微创外科的概念才逐渐被广泛接受。

微创外科发展是医疗理念的更新，更是科学技术的革新。微创外科的发展历史总伴随着重大技术突破或科技发明。微创外科的主体是内镜技术、腔镜外科技术和放射介入技术，它的历史也就是各种技术的发展史书。

一、内镜技术的发展

1. 内镜的诞生　1805年德国医生Bozzini提出了内镜设想，经过两百多年的发展，内镜技术已经发展成现代临床外科学中最重要的诊断和治疗方法之一，并于1806年制造了一种以蜡烛为光源的用于观察膀胱与直肠内部的器械，但未用于人体。而1853年法国外科医生Desormeaux开发出能用于人体的内镜因此被许多人誉为“内镜之父”。

2. 硬式内镜时期　1879年柏林泌尿外科医生Nitze制成了第一个含光学系统的内镜（即膀胱镜），该内镜仅被用于泌尿系统。1887年Dittell将灯泡置于膀胱镜的最前端，这种照明系统成为那一时期内镜所采用的标准方式。内镜在泌尿生殖系统的成功应用，促使人们将其应用于人体的其他部位。

随着光学系统的引入，硬管式内镜虽然得以不断地完善与发展，但由于内脏器官多存在解剖上的生理弯曲，用硬管式内镜难以充分检查，半可屈式内镜应运而生。1881年Mikulicz就曾发展出前端三分之一处可成30°角的内镜。而真正意义上的第一个半可屈式胃镜是由Schindler从1928年起与优秀的器械制作师Wolf合作开始研制的，并最终在1932年获得成功，定名为Wolf - Schindler式胃镜，其在胃内有一定范围的弯曲，使术者能清晰地观察胃黏膜图像。Wolf-Schindler式胃镜的创新，开辟了胃镜检查术的新纪元。

3. 纤维内镜时期　20世纪50年代以前，内镜照明采用的是内光源，照明效果较差，图像色彩扭曲，并有致组织灼伤的危险。早在1899年Smith曾描述应用玻璃棒将外光源导入观察腔。1954年英国Hopking及Kapany研究了纤维的精密排列，有效地解决了纤维束的图像传递，为纤维光学的实用奠定了基础。1960年10月美国膀胱镜制造者公司ACMI向Hirschowitz提供了第一个商业纤维内镜，紧接着日本Olympus公司在光导纤维胃镜基础上，加装了活检装置及照相机。1966年Olympus公司首创前端弯角结构，1967年Machida公司采用外部冷光源，使光亮度大增，可发现小病灶，视野进一步扩大，可以观察到十二指肠。

4. 超声与电子内镜时期　为了克服超声波本身对骨性及气体界面不易通过的特性，弥补体表探测时出现盲区及内镜检查的某些局限性，进一步提高深部脏器如胰腺、总胆管下部及肝门部病变的诊断率，内镜、超声探测仪联合装置 - 超声内镜（Endoscopic Ultrasonography，EUS）开始登上历史舞台。1980年在汉堡召开的第四届欧洲胃、十二指肠内镜大会上，西德Strohm等报告了应用超声内镜检查18例患者并获得胰腺及小胰癌超声图像的论文，他们采用的是一种放射状扇型超声内镜的原型，而来自美国的Dimago等介绍了一种线型超声内镜的原型。

随着成像技术的进步，电子内镜也不断改进，出现了高分辨电子内镜、放大电子内镜、红外线电子内镜等。纤维内镜技术也在不断发展，现已能制成极细的内镜，如胆道子母镜、细径胰腺镜。另外国内外已开展有关“智能内镜”和自我推进内镜方面的试验，将来必将会发展成为遥控诊断仪器。

二、内镜的基本原理

（一）硬质内镜

其结构原理是以纤维导管索将冷光源导入，镜身自尿道插入至膀胱，并将图像显示于外接显示屏。依次可观察尿道及膀胱腔内的各种病变，包括结石、异物、血块、溃疡，肿瘤等。不仅能发现病变，还可做膀胱活检或切除，达到诊断及治疗目的。还可做输尿管插管及造影。硬质内镜缺点是不能随意调节观测方向，但具有结构简单、操作方便、学习曲线短、内镜不易受损等多种优点，至今在临床上被广泛使用。

（二）纤维内镜

属软质内镜，其镜身及头端均可弯曲。完整的纤维内镜（图17－1）包括纤维、冷光源和附件（包括活检及治疗器械、摄影及电视装置）三部分。有多个通道，术者在内镜直视下可采用各种附件进行操作，包括活检及切除等。近年来借助微型电荷耦合器件图像传感器将图像显示至电视屏上的电子内镜技术使得图像更加清晰，提高了疾病的诊断率。与胃镜结构类似的还有结肠镜、胆道镜、鼻咽镜及支气管镜等。

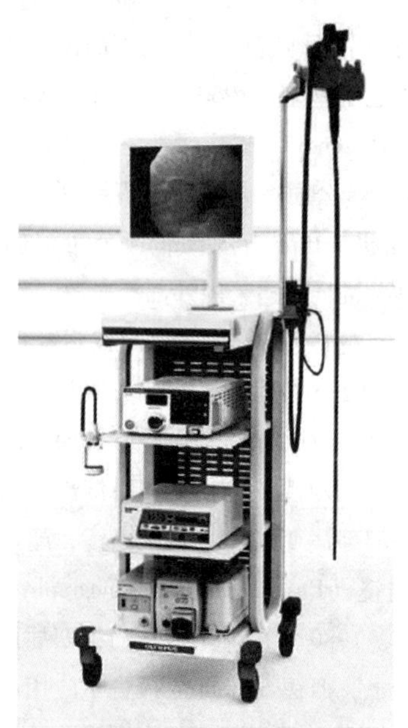

图17－1 纤维内镜

三、腹腔镜外科的发展

自从1910年瑞典的Jacobaeus首次将腔镜（laparoscopy）用于观察人的腹腔，内镜技术得到不断发展和完善，并成为现代临床医学的重要诊断和治疗的方法之一。在20世纪60～70年代，德国的SeEnru使用自己设计的自动气腹机、冷光源、内镜热凝装置及许多腹腔镜的专用器械施行了大量的妇科腹腔镜手术。从此，开启了以腹腔镜手术为代表的微创外科时代（图17－2，图17－3）。腹腔镜手术能避免一个较大的切口，将手术的创伤减低，大大缩短康复时间，成为20世纪外科手术发展史上的一个里程碑。而且随着经验的积累与设备的进步，出现向更加微创化、美容化发展。腹腔镜外科在20世纪90年代初迅速发展，以前需要开腹手术的疾病，现在大都可以用腹腔镜来处理，腹腔镜的概念和技术亦被引入到外科的其他领域，如胸外科、泌尿外科、小儿外科等，使外科手术发生了革命性的变化。

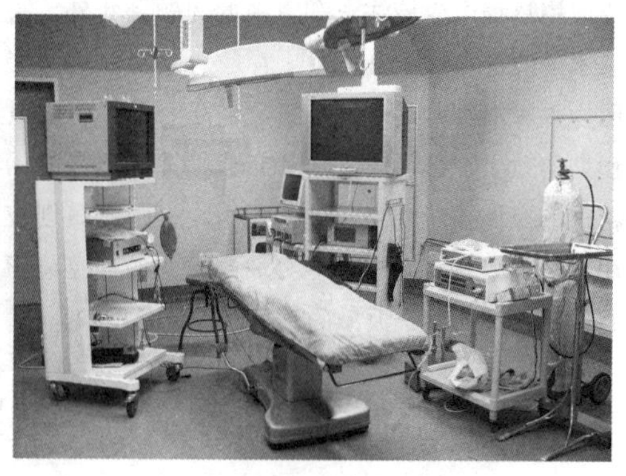

图17－2 腹腔镜手术配备

1. 腹腔镜开展早期 1901年，来自德国德累斯登的医生George Kelling用Nitze膀胱镜（Celioscopy），用消毒棉过滤的空气造气腹观察狗的腹腔。瑞士人Zollikofer在1924年革命性地以二氧化碳代替过滤空气或者氮气来制造气腹，这减少了腹腔内爆炸的可能，也加快了气体的吸收。

1985年Charles Filipi和Fred Mall在狗的身上做了第一例腹腔镜胆囊切除开创了腹腔镜外科时代。Philip Mouret于1987年在法国做了第一例腹腔镜下胆囊切除术，作为腹腔镜胆囊切除术的衍生。Berci在1991年报道了腹腔镜下术中胆道造影。1991年，Goh首先为一位溃疡患者进行了腹腔镜下胃部分切除术。Delaitre进行了第一例腹腔镜脾切除术，Peter Goh完成了第一例胃部分切除术，Jacobs等和Sclinkert等分别成功进行了结肠部分切除术。

2. 腹腔镜肿瘤时期 随着腹腔镜手术的不断普及，大量关于腹腔镜下肿瘤临床治疗临床及相关基础研究得以深入开展，其技术上的可行性和安全性已得到证实。同时，腹腔镜手术有具有创伤小、胃肠功能恢复快等优势，使得外科医师对恶性肿瘤微创化治疗产生了的浓厚兴趣。1991年Jacobs首先开展的腹腔镜下结肠肿瘤切除标志着腹腔镜外科进入了肿瘤时代。欧美在20世纪末即开始了一系列腹腔镜与开腹结直肠癌手术的大宗病例随机临床对照研究（randomized control trial，RCT）。其研究内容涉及肿瘤根治、远期疗效、生命质量（quality of Life）和成本－效益分析（cost－benefit analysis）等各个方面，从循证医学的高度，为腹腔镜结直肠癌手术的广泛开展提供了切实可信的临床证据。

随之而来的是人们用腹腔镜技术攻克一个个其他器官恶性肿瘤的难关。1994年，日本Kitano等首次报道腹腔镜胃癌根治术。1994年，Gagner首先为一位壶腹部癌患者实施了腹腔镜下胰十二指肠切除术。虽然1996年有采用腹腔镜进行肝脏切除手术的报道，但由于肝脏本身解剖和生理的特殊性，腹腔镜肝脏手术发展迟缓。近些年随着器械和腔镜技术的进步，腔镜肝脏切除手术已经普遍开展，其治疗效果也不断得到证实。在晚期胃癌患者的姑息性治疗例如各类内转流术或胃肠造瘘术，腹腔镜下的手术在技术上也是完全可行的，且术后患者的耐受度和恢复更有着开腹手术无可比拟的优势。

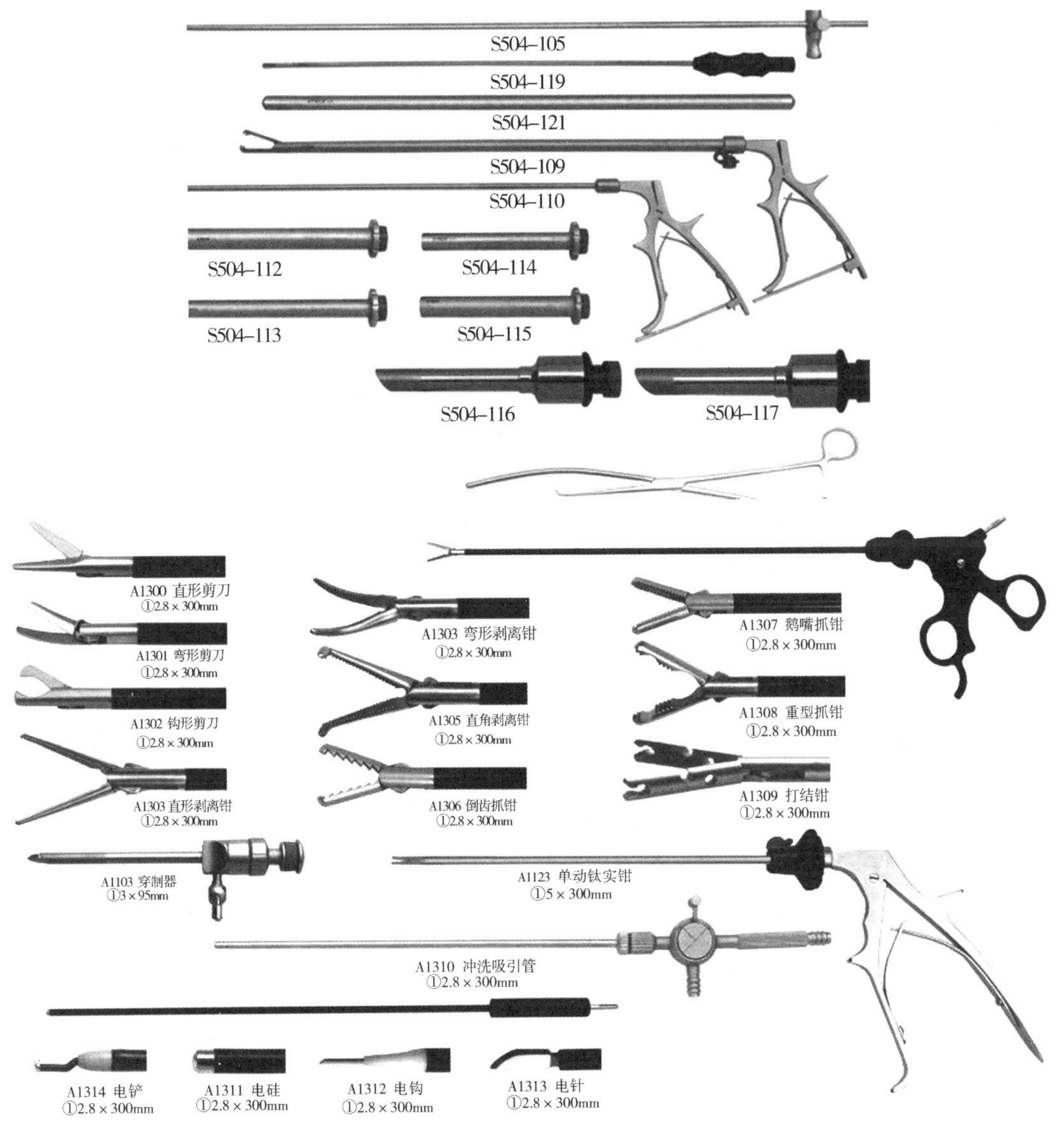

图 17-3　常见腹腔镜器械

四、腹腔镜手术基本技术

（一）建立气腹

气腹建立主要有两种方式。①闭合法：在切口两侧用巾钳或手提起腹壁，将气腹针经切口垂直或向盆腔斜行刺入腹腔，针头穿过筋膜和腹膜时有两次突破感，穿刺进腹后可采用抽吸试验、负压试验或容量试验证实气腹针已进入腹腔，即可向腹腔内注入二氧化碳气体，至预设压力11~13mmHg，气腹建立完成。②开放法：在直视下打开腹膜，用手指明确进入腹腔及腹壁下，确定没有粘连后，置入套管并连接充气管，建立气腹。腹腔镜手术腹内压一般保持1.33kPa（10mmHg）~2.0kPa(15mmHg)。

（二）腹腔镜下止血

腹腔镜下止血主要有三种方式。①电凝止血：是腹腔镜手术中的主要止血方式，有单极和双极电凝两种。②结扎止血：有两种方式，即各种腹腔镜下止血夹，如钛夹、可吸收性扣夹等和单纯结扎（单线结扎和圈套器结扎）。③缝合止血：有单纯缝合法及吻合器缝合两种，吻合器止血安全、快捷，主要用于较大血管的止血。

（三）术野显露

良好的术野显露对手术的顺利进行、避免意外损伤、减少并发症具有重要意义。为获得一个良好的手术野通常采用以下方法有体位调整、空腔显露、脏器排空、直接牵拉、缝合牵拉、牵引器牵拉等。

（四）腹腔镜下组织分离与切开

组织分离是安全完成结构处理的前提，分离得好，解剖结构清晰，出血少。腹腔镜手术分离组织与切开的方法主要有电凝切割、剪刀锐性剪开、超声刀凝固切割、分离钳钝性分离、高压水柱分离、激光分离等，其中电凝切割和分离钳钝性分离在腹腔镜手术中最常使用。

（五）腹腔镜下缝合

腹腔镜下缝合是腹腔镜手术中难度较高的操作技术，也是手术者必须掌握的手术技巧，需经过一定时间的体外模拟训练和手术实践。传统手术的缝合技术同样可以在腹腔镜下应用。几乎所有的缝合针线均可用于腹腔镜手术。缝线打结方法有腔内打结与腔外打结两种。

（六）标本取出

标本的取出主要根据标本的大小、性质来定，但恶性肿瘤标本取出必须使用标本袋以及切口保护套，保持完整以免造成肿瘤的播散。

五、腹腔镜手术的并发症

腹腔镜手术有微创优势，但并不等于腹腔镜手术可以降低手术相关风险，腹腔镜手术可能发生与传统开腹手术同样的并发症，同时也可能发生腹腔镜技术所致的特殊并发症。

（一）CO_2 气腹相关的并发症与不良反应

腹腔镜手术一般用 CO_2 气体来建立气腹。而 CO_2 作为膨胀气体建立气腹必将对心肺功能产生一定的影响，如膈肌上抬、心输出量减少、下肢静脉淤血、内脏血流减少、肺顺应性降低和有效通气减少等，由此也会产生一系列的并发症，包括皮下气肿、气胸、气体栓塞、高碳酸血症与酸中毒、心包积气、心律失常、下肢静脉淤血和血栓形成、腹腔内缺血、体温下降等。

（二）腹腔镜手术相关的并发症

1. 血管损伤　术中血管损伤可发生于各类腹腔镜手术过程中，损伤后腹膜大血管的主要原因为暴力穿刺，而在手术操作过程中也可能发生血管损伤。根据损伤的血管所在部位，可分为以下三类。①腹膜后大血管，这类损伤发生率虽低，但一旦发生会造成严重后果。②腹壁、腹膜和肠系膜血管等。③手术区域的重要血管。

2. 内脏损伤　腹腔镜手术中发生内脏损伤概率并不小，常因术中未能及时发现，术后则发生腹膜炎等严重并发症，并常因确诊造成严重后果。损伤的脏器可分为以下两类。①空腔脏器：包括肝外胆管、胃、小肠、大肠、膀胱和输尿管等；②实质性脏器：包括肝、脾、膈肌、肾、子宫等。

3. 腹壁并发症　腹腔镜手术的腹壁并发症主要与置入戳孔有关，包括戳孔出血与腹壁血肿，以及术后发生戳孔感染、腹壁坏死性筋膜炎和戳孔疝等。

六、介入放射学技术

介入放射学技术（interventional radiology technique）是以影像学为基础，在 X 线、超声、CT 、MRI 等影像诊断设备的引导下，利用穿刺针、导管、导丝及其他介入器材，对疾病进行诊断或治疗的微创技术。这种方法具有创伤小、定位准确、并发症少等优点，是外科微创技术的重要组成部分。

1895 年，德国物理学家 Roentgen 发现 X 线为放射诊断与治疗学及介入放射学形成和发展奠定了基础。随后血管造影术仅作为一种新奇而冒险的诊断技术偶被应用于临床诊断和基础研究。直至 1953 年瑞典医师 Sven – Ivar Seldinger 发明套管针 – 导丝 – 导管穿刺法，血管造影技术才被逐渐广泛认可和应用。与此同时“介入放射学”概念逐步孕育。1963 年美国医师 Dotter 等首次提出利用非外科性技术在进行影像诊断的同时治疗疾病的设想，并且在 1964 年首次采用同轴导管技术对下肢动脉狭窄患者成功进行扩张治疗，改善了血液循环，缓解了下肢缺血症状，这成为现代介入医学理论和实践的奠基石。1967 年，Margulis 在美国放射学杂志上最早提出“Interventional Diagnostic Radiology”，即“介入诊断放射学”概念。而“Interventional Radiology”，即“介入放射学”概念是 1976 年由 Wallace 等在《Cancer》杂志上正式提出的。随着操作技术的进步及普及，和医疗器械的更新及迭代，介入放射学微创技术已经深入外科各个学科，为疾病的诊断及治疗带来了巨大的进步。

七、介入放射学基本技术

（一）根据治疗领域不同，分为经血管介入技术与非经血管介入技术两类

1. 经血管介入技术（vascular interventional technique）　在影像设备的引导下，利用专用的介入器材，通过 Seldinger 技术建立经皮血管通道，将特定导管选入靶血管，进行造影诊断和治疗的技术，包括药物灌注、栓塞、球囊扩张或支架置入等（图 17 – 4）。

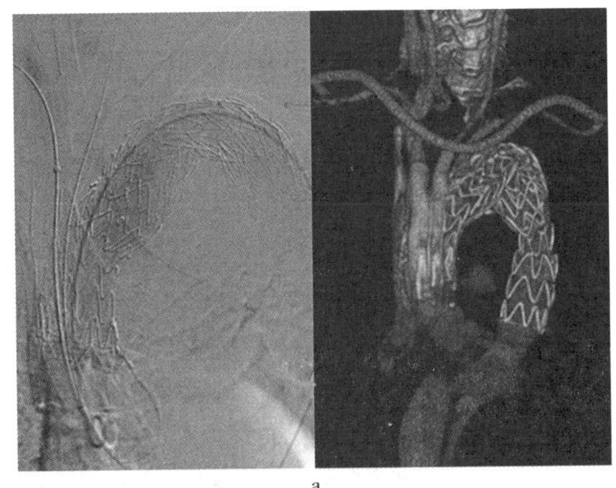

a

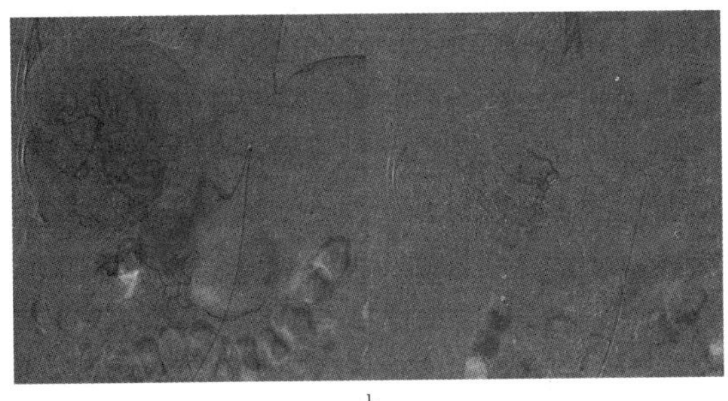

b

图 17-4　经血管介入技术

a. 经血管介入技术治疗腹主动脉瘤；b. 经肝动脉行肝癌栓塞治疗

2. 非经血管介入技术（non-vascular interventional technique）　在影像设备的引导下，对非心血管部位进行介入性诊断和治疗的技术，包括经皮穿刺活检术、经皮实体肿瘤消融术、经皮穿刺实体肿瘤放射性粒子置入术、经皮穿刺引流与抽吸术、腔道狭窄扩张成形术及支架置入术、椎体成形术、神经阻滞术等。

（二）外科常用介入技术

1. 经血管介入技术

（1）经导管血管灌注术（transcatheter vascular Infusion，TVI）　经导管将药物直接注射到靶器官的供血动脉或回流静脉，以提高病变局部的药物浓度，减少药物的毒副作用。临床常用于下列情况，即恶性肿瘤、消化道出血、器官缺血性病变及动脉血栓形成等疾病。

（2）经导管动脉内化疗栓塞术或栓塞术（transcatheter arterial chemoembolization or embolization，TACE or TAE）　前者是将抗肿瘤药物和栓塞剂（如碘油或固体栓塞剂）混合后通过导管注入肿瘤血管内，直接杀伤肿瘤细胞和引发肿瘤缺血坏死（图 17-4b）。常用于不可切除肝癌的姑息性治疗。后者常用明胶海绵颗粒、聚乙烯醇颗粒或栓塞弹簧圈等固体栓塞材料。TAE 主要适用于消化道出血、大咯血、外伤性大出血（如肝、脾、肾和后腹膜及骨盆），还适用于动脉瘤、脾功能亢进或各种动-静脉瘘等。

（3）经皮腔内血管成形术（percutaneous transluminal angioplasty，PTA）　主要包括球囊扩张成形术和血管内支架置入术。球囊扩张成形术是采用球囊导管，通过球囊对狭窄段动脉壁进行有限度地扩张挤压使病变段动脉壁伸展动脉内膜和中膜部分断裂、分离动脉外膜伸展超过其弹性程度动脉管腔扩大，从而达到治疗的目的。血管内支架置入术是指在 X 线透视引导下，将金属内支架置入病变血管内的介入技术，其基本原理是利用支架的支撑力将狭窄的管道撑开，使其内径扩大，恢复血流通畅。主要适用于动脉粥样硬化、大动脉炎（非活动期）、血管肌纤维发育不良、血管搭桥术或移植术后吻合口狭窄等。

（4）经颈静脉肝内门体分流术（transjugular intrahepatic portosystemic shunt，TIPS）　以颈内静脉为穿刺入路，将导管经颈内静脉、上腔静脉、右心房、下腔静脉，插入肝静脉并在 X 线引导下由肝静脉穿刺门静脉，在肝脏内建立肝静脉与门静脉的通道，使门静脉内血液可直接流入肝静脉，降低门静脉压力，从而达到治疗门静脉高压症的目的。主要适用于门静脉高压症引起的上消化道出血、顽固性胸腹水等。

2. 常用的非经血管介入技术

（1）经皮经肝胆道引流术（percutaneous transhepatic choledocho drainage，PTCD）　在影像设备引导下，经皮经肝穿刺肝内扩张的胆管，并置入导管进行胆道引流或减压。可作为不能耐受外科手术的急性梗阻性化脓性胆管炎暂时性外引流，也可作为肝门部胆管癌或胰头癌术前减轻黄疸、改善肝功能，以提高手术安全性的一种手段。另外还可以经导丝-导管系统对不可切除的胆道肿瘤进行内支架引流、射频消融及光动力治疗等其他治疗。

（2）热消融术（thermal ablation）　在影像设备的引导下，将热消融电极穿刺至靶肿瘤组织内，通过消融电极对局部产生高温，使肿瘤发生凝固性坏死。主要包括微波消融术及射频消融术等。

（3）冷冻消融术（cryosurgical ablation，CSA）　其穿刺方法与上述两种方法相同，不一样的是 CSA 在肿瘤组织内产生超低温冷冻效应，可使肿瘤组织发生凝固性坏死。

（4）经皮感染灶或积液穿刺置管引流术（percutaneous catheter drainage）　在影像设备的引导下，将引流管置入脓腔或积液区内，用于治疗肝脏肿、腹腔内脓肿、盆腔脓肿或积液等。

（5）内镜超声引导下穿刺术　是在内镜超声引导下对胃肠道或周围组织器官进行穿刺的技术，既属诊断性手术，也可用于治疗。手术目的是获取细胞或组织行病理学检查，或将药物或器械导入目标器官或组织进行治疗。包括内镜超声引导下针吸细胞学检查和内镜超声引导下治疗技术。临床常用的技术有内镜超声引导下胆管穿刺引流及支架置入术，胰腺假囊肿穿刺引流术等。

八、介入放射学技术的常见并发症

1. 经血管介入技术相关并发症

（1）穿刺并发症　常见为穿刺部位出血、血肿、血管内膜损伤或假性动脉瘤形成。故穿刺时务必注意患者的凝血功能状况，并选择合适的介入器材进行精细操作，以免并发症的发生。

（2）对比剂不良反应　仅有极少数病例会发生对比剂不良反应。常见的对比剂不良反应主要有过敏、荨麻疹、支气管痉挛、明显的血压降低、肺水肿、迷走神经反应、全身过敏样反应甚至过敏性休克等。术前应充分水化，并遵循产品说明书中规定的剂量和适应证范围，对过敏人群和高危人群进行严格评估。

（3）术中操作并发症　较为常见的是术中血管夹层、穿孔、血管栓塞和血栓形成，易造成术中出血和脏器严重缺血，属于较为严重的并发症，需要术中操作轻柔、严密监视，出现并发症时及时有效的处理。

2. 非经血管介入技术相关并发症　主要有出血、感染、穿刺部位相关的组织和临近脏器损伤等，如肝肿瘤射频消融治疗导致的胃和肠管损伤，胆道穿刺治疗时发生胆瘘，胸腔穿刺引流引起的气胸、血胸和肺损伤等。

知识链接

自然腔道微创机器人平台通过内镜导航控制系统，在没有切口的情况下经患者自然腔道抵达体内深部病灶，进而采集病灶组织切片以进行诊断，同时支持低侵入式手术治疗，最大限度减少患者创伤。具有以下优点：①全程可视、电磁导航、虚拟重建“三合一”导航的内镜技术，内镜进入人体后，可连续显像，提供全面清晰的术中视野。②以柔性内镜驱动，可轻松抵达深部病灶。③操作精准灵活，柔性内镜可实现360°角度调节。

第三节　微创外科技术的临床应用现状

自20世纪70年代至今，短短40余年时间，微创外科作为一种新兴技术，已成为当今外科领域中诊疗疾病不可或缺的重要技术手段。进入21世纪，治疗疾病的理念已经向“社会－心理－生物学”模式转变，由单纯的考虑手术能治疗什么，变为手术能给患者和社会带来什么。由于手术设备更新和人们对手术效果更高地期盼，微创外科需要并且有可能向更高的治疗水平迈进。微创外科技术逐渐形成并被人们接受，其适应证由最初的单一良性疾病，进一步扩大应用至肿瘤外科等领域。

一、微创外科技术在外科临床的应用

1. 胆管疾病　腹腔镜胆囊切除是微创外科最早应用的手术。目前腹腔镜下胆囊切除术也已经成为了治疗慢性胆囊炎合并胆囊结石外科治疗的金标准。开腹胆道探查取石术有较大的盲目性和局限性，并发症也较多。纤维胆道镜可用于胆道探查取石、取异物、止血，也可在术中指引狭窄段胆管的扩张。而经十二指肠镜逆行胆胰管造影（ERCP）和在ERCP基础上的内镜下乳头括约肌切开术（EST）、内镜下乳头柱状气囊扩张术（EPBD）、内镜下鼻胆汁引流术（ENBD）配合取石网篮、取石气囊或紧急碎石器取石术，为胆管疾病的治疗打开了微创化大门。而超声/CT引导下经皮经肝胆囊或胆管穿刺引流术则有无需麻醉及改变体位的情况下进行引流治疗，对于高龄、基础疾病复杂、胆道感染或梗阻性黄疸的患者具有明确的优势。

2. 胃肠道疾病　目前临床常见的胃肠道手术均可采用腹腔镜手术治疗，包括胃十二指肠切除术、迷走神经切断术、胃肠短路手术、溃疡修补术、阑尾切除术、肿瘤切除术以及空盲肠吻合术等，效果十分显著。尤其对于结直肠手术而言，腹腔镜下的超低位吻合手术疗效和安全性均显著优于传统开腹手术。随着内镜技术的完善，早期胃癌、肠癌的诊断率已明显提高。同时，内镜下黏膜切除术（EMR）和内镜下黏膜下剥离术（ESD）已成为内镜下治疗早期胃肠道癌及癌前病变的主要方式。除了早期肿瘤以外，对于胃肠道晚期肿瘤也可采用经内镜结合放射介入技术放置自膨式金属支架（SEMS）技术用于治疗胃肠道晚期肿瘤所致的消化道梗阻，并可为肿瘤切除一期吻合做好准备。在超声的引导帮助下穿刺肿瘤灶内或介入下选择血管，注入无水乙醇或抗肿瘤药物等进行抗肿瘤治疗。对于消化道出血的患者明确出血部位并对出血“犯罪”血管进行栓塞止血治疗，介入放射操作技术具有很大的优势。

3. 泌尿外科疾病　腹膜后腔镜手术近年来已经成为了治疗泌尿系统疾病的主要方案，如肾切除术、肾上腺切除术、淋巴结清扫以及输尿管切开取石术等。泌尿外科也是内镜技术应用最为广泛的临床科室之一，主要包括利用自然腔道进行的微创泌尿外科手术和用人工腔道进行的微创泌尿外科手术。经皮肾镜、输尿管镜、膀胱镜或腹腔镜，可采用气压弹道、液电、超声、激光等方法碎石，清除绝大多数肾、输尿管或膀胱结石。

自20世纪70年代以来，经尿道前列腺电切术已经成为治疗良性前列腺增生症的标准术式，经尿道前列腺电切电气化是经典的前列腺微创手术。经尿道膀胱肿瘤电切术和尿道狭窄内切开术不仅具有损伤小、恢复快等优点，适用于表浅性、低级别的膀胱肿瘤。对于肾盂梗阻感染的患者，超声引导下肾盂穿刺引流可以及时微创地解决引流问题，而一些肾脏外伤或术后出血的患者，接受放射介入引导下血管栓塞止血可以及时地解决出血问题。

4. 心胸外科疾病　纤维支气管镜检查在胸外科是一项

重要的操作技术，可用于对肺部占位性病变的诊断、明确术中大咯血患者的咯血部位，对胸部手术后及胸部外伤后引起肺部并发症的处置也发挥着重要作用。另外，食管镜可用于食管息肉、早期肿瘤性病变切除等。

胸腔镜在治疗胸心外科疾病上除了具有创伤小的特点外，还具有术后切口疼痛小、对肺功能影响小的特点，为患者提供了更好的治疗效果。电视辅助胸腔镜手术能够进行肺癌、食管癌的切除，此外，胸腔镜下冠状动脉搭桥术也是胸心外科临床应用最多的手术之一。

放射介入手术更是将心血管疾病治疗水平推上一个新高度，过去 10～20 年来外科手术治疗的病变或疾病，很多被微创或少创的治疗所取代。当前，颈动脉内支架置放术，已逐步取代内膜剥脱术；经皮腔内带膜支架（stent－graft）置入术，已成为主动脉瘤或夹层治疗的首选技术。

5. 神经外科疾病　神经内镜手术设备和神经内镜手术技术快速发展，神经内镜手术治疗的疾病种类从传统的脑室、脑池及颅底疾病扩展至几乎覆盖神经外科的各个领域，如脊柱脊髓疾病、硬膜下血肿、脑室内出血、脑血管病变和脑实质肿瘤等。随着广角度内镜的照明和景深越来越好，使得神经内镜手术技术、颅底重建技术和止血技术不断提高和完善。

神经介入治疗已经显著改善急性脑血管事件患者的预后，全国各地区均建立了脑卒中中心，脑血管介入技术在我国各级医院得到普遍开展。脑动－静脉畸形、脑动脉瘤及颅内硬脑膜动静脉瘘的诊治中，放射介入诊疗技术已经成为主要治疗措施。

6. 内分泌疾病　随着腹腔镜技术的不断发展，微创手术方法治疗肥胖症已被快速推广。在微创手术治疗肥胖病的同时，人们发现很多 2 型糖尿病患者也被同时治愈或好转。这一现象引起越来越多研究人员的注意，并进行了大量的动物和临床实验性研究，取得了很多很好的结果。常见术式有：腹腔镜可调节胃束带术（LAB）、垂直胃束带术（vertical banded gastroplasty，VB）、Roux－en－Y 胃旁路（Roux－en－Y gastric bypass，RYB）、空肠回肠旁路术、胆胰转流术 5 种。经过口腔入路的内镜手术有经内镜垂直胃成形术、经胃袖状成形术、经十二指肠空肠隔离术、经胃内球、经胃壁注射肉毒素、经幽门缝合术等 6 种。

二、新技术

1. 各种新型内镜　胶囊内镜（图 17－5）全称“智能胶囊消化道内镜系统”，完整的系统由胶囊内镜、无线接收记录仪和工作站三部分组成。胶囊内镜是一个塑料胶囊，其内包含有摄像机、无线电发射器等装置。医生利用体外的图像记录仪和影像工作站，观察由胶囊记录并传送到定制的 PC 工作站的图像来了解受检者的整个消化道情况，从而对其病情做出诊断。目前胶囊内镜正应用于不明原因的消化道出血、慢性腹痛、慢性腹泻等多种消化道疾病的检查。

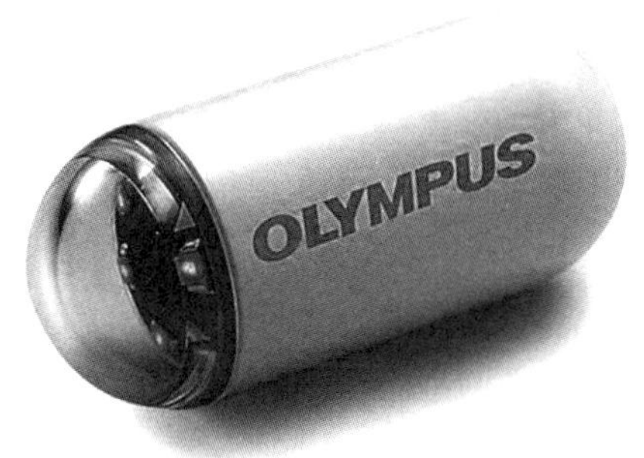

图 17－5　胶囊内镜

染色内镜又称色素内镜，指通过各种途径，如口服、直接喷洒、注射等，将色素染料导入内镜下要观察的黏膜，使病灶与正常黏膜颜色对比更加突出，有利于病变的检出与诊治。

放大内镜则是在普通内镜的物镜与导光束之间，或物镜与微型摄像机之间装有不同倍数的放大镜头，可将观察对象放大 60～170 倍，使其对早期黏膜病变的诊断效果明显优于普通内镜。

共聚焦激光显微内镜（图 17－6）是一种全新的内镜检查技术。它在普通内镜的末端加上一个极小的激光共聚焦显微镜，从而可以提供放大 1000 倍的图像，使用共聚焦激光显微内镜检查时，电脑屏幕上可以实时显示检测部位的细微图像，不但可以观测到胃肠道黏膜的表面，甚至可以观测到黏膜下 250μm 的组织结构。目前临床实践表明该装置对于某些胃肠道常见疾病，如 Barrett 食管、胃炎、胃不典型增生、结直肠息肉，尤其是较小病灶以及早期胃肠道肿瘤的诊断具有快速、准确的优势，并有可能在未来替代传统的内镜活检与病理学检查。

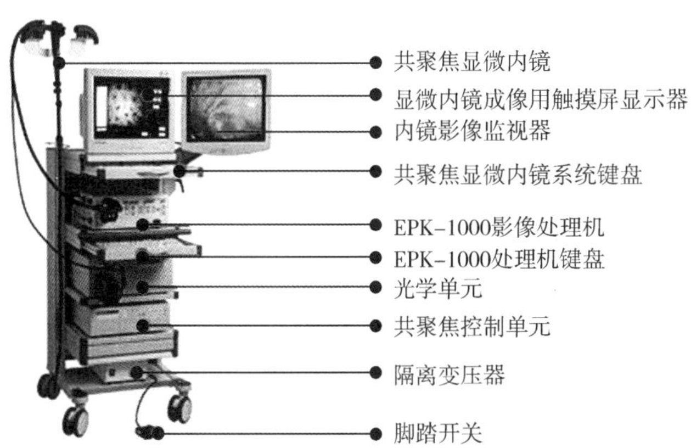

图 17－6　共聚焦激光显微内镜

2. 经自然腔道内镜手术和经脐入路内镜手术 经自然腔道内镜手术（naturalorifice transluminal endoscopic surgery，NOTES）通过自然腔道（胃、结直肠或阴道）的切口将软性内镜置入腹腔进行手术，从而达到腹壁无瘢痕、术后疼痛更轻，具有更加微创、更加美观的效果。尽管NOTES在动物实验、临床研究、器械改进等方面取得了很大进展，但因其技术难度较大，设备和器械有待改进，且存在腹腔感染和脏器穿刺孔漏的风险等，使其未能得到广泛临床应用。同NOTES相比，经脐入路内镜手术（transumbilical endoscopic surgery，TUES）不存在胃或结肠穿刺孔关闭的技术困难、内脏穿刺孔漏以及因此带来的腹腔污染等，从而可以避免目前NOTES技术存在的这些问题，术后除脐部皱褶部位外亦无可见的手术瘢痕，因而成为替代NOTES技术的另一选择，便于推广应用。据报道，目前已开展的TUES手术还限于肝囊肿开窗引流、腹腔探查、阑尾和胆囊切除、结肠切除和胃袖状切除治疗肥胖症等，扩大TUES应用范围还需要改进器械和进一步研究。

3. 机器人手术平台 1999年，Intuitive Surgical公司制造的“达芬奇”（da Vinci）和ComputerMotion公司制造的“宙斯”（Zeus）机器人（图17－7）手术系统都通过了欧洲CE市场认证，标志着真正“手术机器人”的诞生，并于2000年7月通过了美国FDA市场认证。“达芬奇”现已成为世界上首套可以正式在腹腔手术中使用的机器人手术系统。手术机器人将医生的手术操作转化为数字信息，传递给机器人的操作臂，控制操作臂来完成手术。手术操作转化为数字信息后又可借助高速宽带技术与其他有数字接口的设备对接以远距离传输，实现远程手术。2001年9月，外科医师在美国纽约通过观看电视屏幕操纵机械手，远距离遥控7000km外位于法国斯特拉斯堡医院手术室里的机器人“宙斯”，成功地为一位68岁的患者进行了腹腔镜胆囊切除术。此次手术的成功是远程手术的一个里程碑，标志外科手术跨时代的飞跃。

手术机器人的诞生时间虽然很短，但是其潜在的巨大技术优势已为世界各地的医生所认同，其应用领域迅速拓展，手术种类和数量迅速增加，手术机器人的技术优势正逐渐转化成优越的治疗效果。目前，国际上手术机器人在医学多个领域多个学科如心脏微创外科、泌尿外科、神经外科、关节脊柱外科、妇产科等均获得较好的成就。同样，手术机器人在普外科领域的运用亦是业绩斐然。

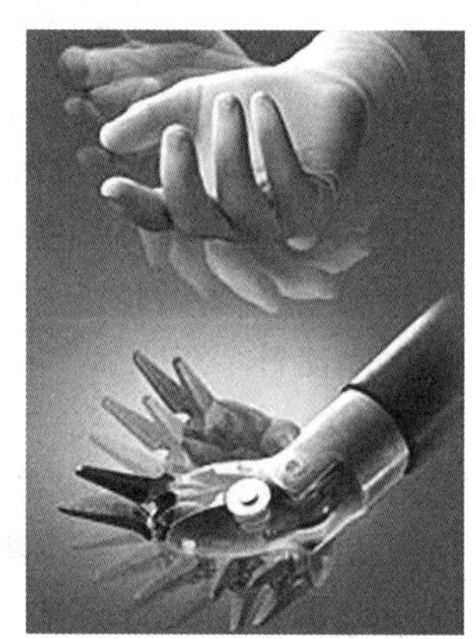

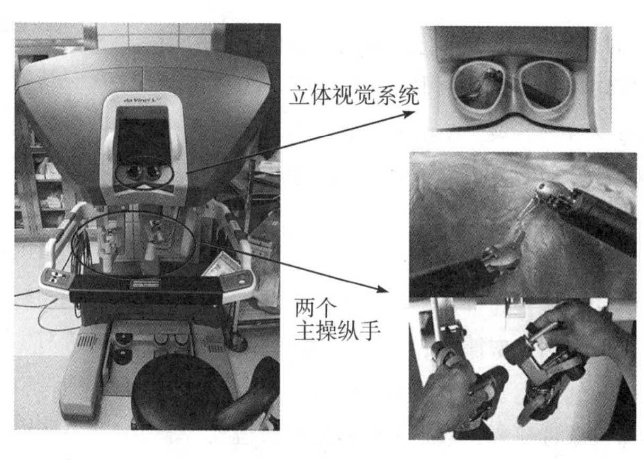

图17－7 手术机器人

第四节 微创外科的展望

微创外科自创始以来迅猛发展，它是信息时代的一场深刻技术革命，每一次新的技术变革都会逐渐将现有的成熟技术转化为历史。20世纪80年代是微创外科开创新纪元的时期，腹腔镜胆囊切除术被誉为外科发展史上的里程碑，90年代初以腹腔镜为首的微创技术在外科的各个领域得到广泛开展，90年代中期微创技术进入相对成熟期，人们开始用循证医学方法对微创技术的应用进行总结，90年代后期进入了微创肿瘤治疗的发展期。而进入21世纪，随着机器人、3D打印、互联网等技术的加入，微创外科掀开了崭新的篇章，并得到更好更快地发展，作为一种普遍技术被应用到各个专业领域里。

在我国，自1991年荀祖武完成我国第1例腹腔镜外科手术——腹腔镜胆囊切除术。20多年来，微创外科技术的发展如“星星之火”之势，不仅逐步覆盖了绝大多数传统手术治疗，而且在某些学科已达到成熟水平，如微创胆道外科以及微创肿瘤外科，并逐步保持与国际同步发展水平。

一、存在问题

随着微创外科技术的发展也出现了不少问题和矛盾。

1. 微创与疗效冲突 微创外科是指以最小的侵袭或损

伤达到最佳外科疗效的一种新的外科技术，作为一种理念，微创被越来越多的人接受。如何在追求微创的同时保证治疗效果是我们面临的首要问题。微创即指在治疗中实现总体上的微创或少创，而不应为盲目追求切口小，而致显露不充分造成副损伤；也不应片面追求速度快而造成医源性损伤或病变探查处理不彻底；更不应顽固坚持保留器官而遗留重大隐患。作为一种新兴学科，很多术式及方法缺乏大量临床研究及有力的循证依据。由于“学习曲线”等导致的术中并发症亦是值得重视的问题；因器械限制、解剖暴露不足及组织损伤风险等问题，特别是微创恶性肿瘤治疗的安全性及根治性问题也尚需要对其临床价值做进一步评价。

科学技术发展推进医疗技术发展，微创外科更依托精密仪器，精尖科技产品来实现创伤最小化。也正因为如此，微创技术革新和推广受到仪器设备的限制。目前主要相关科学技术掌握在少数发达国家手中，手术设备、材料昂贵，配套服务滞后都严重制约了微创外科发展及技术推广，无法满足人们日益增长的医疗需求。

2. 技术推广与培训 微创技术虽为传统手术的延续和发展，但传统手术的经验与技能并不代表其微创手术的水平，微创外科除了需要传统外科手术的系统训练外，需增加微创技术专科方面的基本知识及其特殊的操作技能培训。一方面我国幅员广阔、经济发展水平参差不齐；另一方面各专科微创化水平亦存在差异，都导致微创技术开展和发展严重不均。这要求我们加强微创理念推广及微创技能培训。

二、发展思考

1. 加强跨学科沟通与合作 微创外科代表了先进的科学技术，体现了现代医疗卫生以人为本的服务理念，受到了广大患者及医生的青睐。虽然微创外科在近年来有着卓越的成绩和蓬勃的发展势头，但作为一种创新技术，它还远未能达到完美无缺的程度。微创外科在我国的应用时间较短，存在着很多的问题，微创理念也未能完全融入医疗服务体系当中。因此建议要做好先进工作经验的引入，加快观念的转变，同时吸取其他学科优势及特点，优化补充，将微创外科技术更好的应用于临床，同时加强跨学科跨领域的沟通和合作，投入精力进行特殊手术器械的研发和应用，提出新的手术思路和方案，扩大微创手术的应用范围，加强微创外科技术的发展力度。

2. 加强相关研究支持 微创外科属于一项技术创新，但由于发展时间较短，缺少足够的临床资料支持。这也是微创外科发展过快带来的一个明显缺陷。微创外科在现阶段仍属于有待成熟的技术，需要接受临床实践的检验。尤其是在肿瘤外科的应用，更需要大样本、多中心的临床研究支持，才能对远期的安全性和有效性进行评价。因此，在微创外科技术的发展道路上，仍需向多方面进行借鉴，深入研究，确保持续改进，从而更好地为患者服务。

3. 加强与传统手术的优势互补 微创外科技术并不是一门独立的医学学科，而是建立在传统外科基础上发展起来的，微创手术与传统手术各有优劣，因此应当取长补短、相互配合，不能片面强调手术损伤小而否定传统手术优势。腹腔镜手术虽然具有微创特点，但也有着一定的缺陷，例如不能充分发挥医师的手术技能，不能充分利用助手的协助作用，遇到严重粘连或持续出血等情况时处理困难等。而对于肿瘤外科而言，腔镜手术更是存在容易导致癌细胞扩散、手术视野有限、淋巴结清扫不彻底难以根治等可能，因此必须取长补短，客观认识到微创外科的优势和劣势，合理应用。

4. 加强技术推广专业培训 微创外科具有安全性好、疗效好等特点，但同时也对手术的精密程度要求更高，加上各种医疗器械的引入，手术也相对更加复杂。随着腹腔镜手术的数量与种类的不断增加，迫切需要把腹腔镜手术技能纳入住院医生培养的必修课程，同时必须严格制定技术操作规范，做好手术医师的培训，建立完善的手术制度，严格掌握手术适应证，减少并发症的发生，控制死亡率。要求微创外科医生必须熟练掌握人体解剖结构，具有过硬的基本功底，既能够进行微创手术，又能够随时转为传统手术，确保患者的医疗需求与安全。如此才能为我国微创外科发展奠定人才基础，保证其健康稳定发展。

我们应当看到，随着微创外科的技术不断成熟和发展，其在技术上已进入了一个发展的平台期。真正革命性的创新技术在短期内尚未出现，而以“传统的”腹腔镜技术为主的微创外科技术则仍将在今后相当长一段时期内作为微创外科主流技术进一步推广与发展。作为青年一代的医学生，我国未来外科事业的实践者，更应紧跟疾病谱的变化，看准未来发展趋势及时调整方向，以创新为驱动，以技术革新、术式规范、人民需求为导向，以高质量技术作为主线，不断开拓微创外科的发展之路。思考未来的同时，我们也要传承经典，把握质量，方能在新形势下的前进之路中辨明方向，缔造微创外科更加美好的未来。

第五节 智能医学

一、智能医学的发展史

智能医学是一门新兴的医、理、工高度交叉的学科，是医学与一系列前沿科技的密切融合，包含人工智能、介导现实、机器人、计算机辅助手术导航、远程医疗、医疗大数据、3D 打印、可穿戴医疗设备、云平台、5G 医疗、区块链等众多前沿领域。随着科技的迅猛发展，一系列前沿科技的爆发及与医学的融合，也将催化现有医学模式的变革，智能医学在这种时代背景下快速发展并逐渐形成较为完备的学科体系。

智能医学的核心理念是“交叉、融合”，通过众多学科与医学的密切融合，智能医学能够为医务工作者在疾病的诊治方面提供全新的思路和工具，并能够很好地解决现代医学发展中的一系列难题，成为未来医学发展的重要引擎。目前的人工智能尚无法完全替代人的智能，因此在智能医学体系中的“智能”实际上包含了“人的智能”和“人工智能”两个方面。“人的智能”和“人工智能”在智能医学的发展中互相补充，实现医学的进步。

从 20 世纪 50 年代起，就出现了机器学习、图灵测试以及移动电话带来的远程医疗等智能医学的萌芽状态。经过数十年的发展，很多专业领域已经取得重大突破或者已实现大规模应用，人工智能在医学上的应用层出不穷，尤其在医学影像诊断、病理切片识别诊断、皮肤疾病诊断等领域展现出独特的优势，同时在智能导诊、辅助诊疗上也开始进一步探索。

目前，智能医学已经成为医学领域的重要发展方向之一，正在快速向宏观、微观和各种极端条件加速纵深演变，全方位拓展人类对医学的认知空间。在不久的将来，运用智能医学进行疾病诊治将成为新的常态，通过降低医师工作强度、大幅提升医疗效率和安全性、降低医疗成本、提高患者满意度，智能医学将成为医学改革和创新的强大动力，为人类健康事业带来根本性变革。

二、智能医学应用现状

智能医学中，通过“智能”对传统医学进行补充和升级。目前智能医学的研究和应用主要集中在人工智能、虚拟现实、计算机辅助手术导航（图 17－8）、3D 打印、医学机器人、可穿戴医疗设备、远程医疗等高新技术方向。

1. 人工智能 人工智能是智能医学研究的主要热点方向之一。物联网、芯片、云计算等核心技术快速发展，认知、识别传感、精度控制、智能制造等前沿技术突破，语音识别、图像识别、视频识别、智能导航等人工智能技术的广泛使用，使得人工智能的研究已渗透到医学的各个领域。深度学习技术也越来越多地应用于医学图像分析和计算机辅助诊断。

现阶段，人工智能在医学影像、辅助诊断、手术操作、医院管理、药物研发、健康体系等全医疗产业链均有探索性应用。以图像识别为例：第一，可做多模态影像识别，通过将 CT、MRI、超声等影像学数据，与病理学、细胞分子检测等多模态医学数据进行融合分析，从而能大幅度提高诊断准确率，目前多种癌症的影像诊断准确率已经超过了 90%。第二，可进行三维重建，使医师更加直观地分析医疗数据。

2. 虚拟现实 虚拟现实（virtual reality，VR）、增强现实（augmented reality，AR）以及混合现实（mixed reality，MR）这三种技术是近期医学应用领域关注的热点。它们包含了计算机图形技术、仿真技术、传感器技术、人机接口技术和显示技术等多种技术领域，通过相应的硬件设备模拟真实场景。给予用户真实的浸润感，并具有完善的反馈能力。

目前虚拟现实技术在医学上的应用主要体现在两方面，即医学教学和临床诊疗。虚拟现实手术直播可使观看者戴上眼镜即能如身临其境般置身于手术室中，手术室的全景以及手术视野都可以看到，又可以主刀医师的视角学习手术的过程。

增强现实技术通过对患者的磁共振或 CT 影像学资料进行分析，然后叠加在患者的身体或实物的模型上，可以帮助医师进行手术方案的制订、术中的辅助引导、模拟手术训练。

混合现实技术在增强现实技术的基础上进一步进行了拓展。它通过将计算机构建的虚拟对象与真实的周边环境相结合，同时显示在一个画面中，通过特殊的显示设备可以看到一个逼真的新环境，实现虚拟与现实的结合。

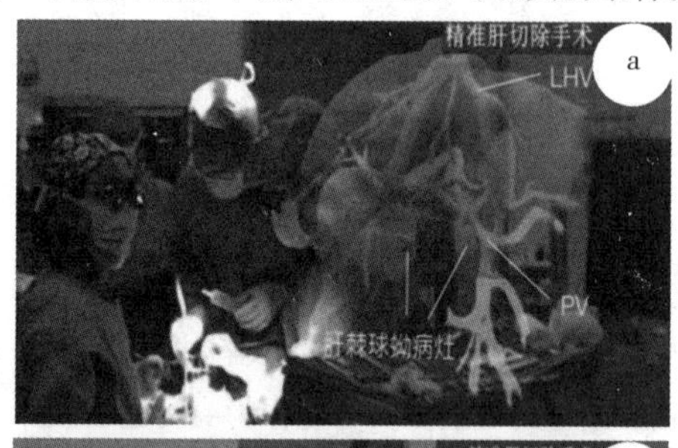

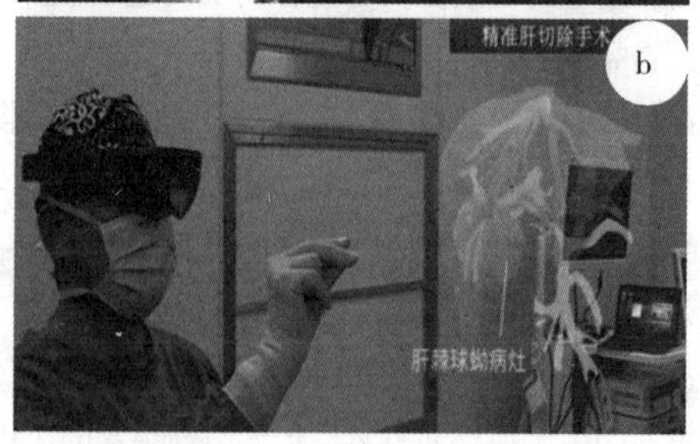

图 17－8　术中实时 QMR 导航肝切除手术

a. 肝棘球病患者术中运用 OMR 导航，辨识静脉解剖走行，避免重要脉管损伤（LHV 为肝左静脉）

b. 术中 QMR 导航可随手势放大、缩小及旋转角度，明确病灶位置及边缘情况

3. 计算机辅助手术导航 计算机辅助手术导航将患者体内的解剖结构与医学影像数据进行关联，直观显示在医师面前，准确反映体内实时的解剖结构，有利于帮助医师减少手术的误差，保障安全和成功率。随着超声、CT 和磁共振成像（MRI）等医学影像技术的进步，计算机辅助导航技术得到了飞速发展，大量应用于外科的各个领域。计算机辅助手术导航技术被用于复杂部位的手术，可以准确引导手术的范围，使手术的准确性和安全性更高。

4. 3D 打印技术 3D 打印技术将数据处理转换后建立三维模型，传递到 3D 打印机，从而快速制造出复杂形状的 3D 物体。目前 3D 打印技术在医学领域的研究和应用主要在医学模型、个体化植入物等方面，涉及多个外科学科。医学模型的打印可以用于医学教学、医学诊断、术前模拟等方面。在个体化植入物方面的应用主要集中在人体组织如骨骼、气管等结构的修复重建上，包括 3D 打印的金属假体和生物材料植入物。通过 3D 打印出的个体化骨骼，与患者自身的骨折形态更加吻合一致，匹配性更好。随着 3D 打印技术的不断发展和推广，其应用领域逐渐扩大，目前在肝脏、肾脏等重要器官的生物 3D 打印方面也取得重要进展。

5. 医用机器人 医用机器人是用于从事医疗或辅助医疗工作的智能型装备。按其用途的不同，可分为手术机器人、康复机器人、辅助机器人及服务机器人四类。

手术机器人是目前医学应用的热点，它具有人类无法实现的精准度，通过机械化智能化的设备，实现了外科手术以往难以达到的精准性和安全性。1997 年美国直觉外科手术公司发明的达·芬奇手术系统是目前应用最为广泛的手术机器人，在普通外科、泌尿外科等多个科室广泛应用，是微创外科的主要发展方向之一。近年来国内外开始研制更小型的外科手术机器人，具有更灵活、方便的优势。

康复机器人可以辅助或替代机体功能达到满足患者日常活动的目的。辅助机器人目前包括救援机器人和教学机器人。救援机器人可以自主对人体进行生命体征的检测，分析判断及救援。教学机器人是以教育为目的，通过模拟临床的实际情况，让学员有感官上的直观感受实现教学的目的。我国现在多家医院也已采用多种机器人模型用于教学或培训，如进行胸外按压，气管插管及各种腔镜训练等，取得了良好的教学效果。服务机器人是指服务于医院、诊所或提供健康服务等作用的智能机器人。目前医用机器人的发展十分迅速，将发挥越来越重要的作用。

6. 可穿戴医疗设备 可穿戴医疗设备目前在医疗领域发展迅速，出现了多种多样的产品和技术。可穿戴医疗设备可以直接穿戴在人体上，方便携带通过软件和网络支持，记录分析甚至干预人体的生理状态或疾病进程。目前可穿戴医疗准备根据其实现的功能不同可以分为健康监护、安全监测、康复辅助、疗效评测及疾病监测五种。

健康监护领域的应用主要是通过可穿戴设备实现时人体日常活动，如心率、活动量等，甚至对心电图，氧饱和度等更加复杂生理信号的监测，评估其健康状态。安全监测方面的应用可以通过可穿戴设备及时发现异常信息，传递求救信息发送至家人或急救中心。在康复方面，可穿戴设备可对患者的康复训练起到督促提醒的作用，并对康复训练活动的全过程进行分析和指正。在疗效评测上，可穿戴设备可对已接受某种治疗的患者进行监督。在疾病监测上，通过佩戴可穿戴设备，可以对患者的疾病进程和发展进行有效的监测，获得相关数据，从而实现对疾病的防控，避免疾病的恶化。

7. 远程医疗 远程医疗的研究和应用目前主要包括远程医疗会诊、远程医疗教育咨询、远程医疗监护。目前实现远程医疗的技术手段已经比较完善，但受到专家资源、医疗体制等因素的影响，有些相对落后地区仍缺乏建设远程医疗系统的能力和机会，需要进一步加大投入。

8. 大数据与云平台 随着对云计算、云储存、云迁移等服务的旺盛需求，我国云业务市场正走向成熟。其中，医疗行业尤为突出。医疗行业的数据量极大，在处理数据上就遇到了海量数据和非结构化数据的挑战，而近年来我国积极推进医疗信息化发展，这使得很多医疗机构参与了大数据分析和云平台的构建，有力地推动了我国医疗事业的向前发展。

9. 多学科间的综合应用 随着各学科与医学的融合应用以及科技的快速发展，多学科交叉融合应用已经成为常态。比如，随着手术机器人的应用及 5G 医疗的普及，跨区域连线的机器人手术成为现实，这使得在极端状态下灾难救助甚至是战争状态下的远程手术成为可能。

三、智能医学研究的展望

互联网、智能硬件的发展和大数据时代的到来，促进了智能医学的快速发展。随着智能医学研究的深入发展，人类智能和人工智能在医学上将面临重要的机遇和挑战。

1. 医学人工智能 目前的人工智能技术尚处于弱人工智能时代，还无法完全取代医师的作用，只能应用于有客观数据的领域。当下，人工智能在医学领域研究和应用最为广泛的为医学影像识别。未来人工智能在医学领域的应用可能不限于在医学影像、辅助诊断等方面，科学技术的快速发展，带来的是医学的智能迭代。

2. 大数据分析与应用 随着医学和大数据的融合，数据资源的积累、数据分析技术的进步和临床人员的广泛参与，大数据在医学中的应用模式将得到更加充分的展现和更大程度的推广，这不但可以提高临床工作质量与效率，而且将创新传统医学工作模式使得人工智能、智慧医疗、人机协同等未来医学模式成为可能。

3. 物联网与互联网技术的应用 物联网是指通过各种信息传感器、红外感应器、激光扫描器、射频识别技术、全球定位系统等装置与技术，实时采集所需监控、连接、互动的物体或过程，采集其光、声、电、热、生物、化学、力学等所需信息，通过各类可能的网络接入，实现物与物、物与人的泛在连接，以及对物品及过程的智能化识别、感知和管理。随着越来越多的移动设备、可穿戴设备、医疗设备等的研发与应用，可以提高患者自诊比例；实现疾病早期筛查；推进医疗保障体系建设、推广医学教育和健康科普服务，全面推进医疗健康大数据智能化；利用人体传感器和数学模型追踪复杂的生命系统，将大数据、云计算和人工智能与医学相整合，从而实现精准的个性化、定制化医疗。

4. 合成生物科技在医学领域的应用研究 在合成生物技术方面，医学领域的研究主要涉及人类细胞中的基因组编辑、生物传感器以及代谢工程等方面。随着人工智能在基因组学、生物信息学等领域研究与应用，将加速组织工程与再生医学领域的基础及转化研究。

5. 先进材料在医学领域的应用研究

（1）纳米材料 纳米材料在医学领域有广泛的应用价值，如纳米医学材料、纳米生物器件、纳米诊断试剂、药物靶向传递的纳米载体等技术及产品，开展纳米医学研究将成为未来医学研究的重点发展领域之一。

（2）生物材料 在未来的研究中，生物医用材料核心技术有组织诱导性生物医用材料的设计和制备、组织工程化产品的研究、材料表面改性以及表面改性植人器械的设计和制备、微创或无创治疗的器械研究、计算机辅助仿生设计及3D打印的生物制造研究。

6. 医学领域的超级智能 随着科技进一步发展，以人类为载体，基因技术和人工智能相结合，通过全脑仿真、生物认知、人机交互等途径的研究，可能带来智能爆发等革命性改变。

四、智能医学领域的挑战

智能医学领域的研究与发展也面临严峻挑战，主要集中在两个层面，即技术发展层面及管理规范层面。

1. 技术发展层面 从技术发展层面来说，主要集中于：①需要海量数据积累和技术创新；②打造医学与理工科结合的高端复合型人才队伍；③保护独立的人类思想；④“人的智能”须面临“超级人工智能”的挑战。

2. 管理规范层面 从管理规范层面来说，主要是智能医学相关伦理与法律约束。智能医学应用于医疗领域的伦理挑战包括公平受益、失业、患者隐私、医疗安全、责任划分和监管等问题。人工智能、3D打印、大数据等技术应用于医疗领域的发展需要政府、组织以及公众有效的监管，并建立行业规则。

尽管智能医疗的快速发展引发了一系列问题，但对于这项正在快速发展中的新技术所带来的伦理问题不必过度担心，在确保以“为人类利益服务，绝不伤害人类”为原则，在减轻医护人员重复劳动以提升效率，减少误诊、漏诊的前提下，切实提升医疗服务质量。

目标检测

答案解析

简答题

1. 简述微创的基本概念和基本要素。
2. 试述微创外科优点。
3. 腹腔镜手术并发症有哪些？
4. 简述介入放射学技术的常见并发症。
5. 试述智能医学的基本概念和核心理念。

（崔红元　王　勋）

书网融合……

本章小结

题库

第十八章　颅内压增高和脑疝

PPT

学习目标

1. 掌握　颅内压增高的处理原则。

2. 熟悉　颅内压增高的临床表现；小脑幕裂孔疝和枕骨大孔疝的主要临床表现。

3. 了解　正常颅内压的形成机制及范围；颅内压增高的病因；颅内压增高的病理生理过程；小脑幕裂孔疝动眼神经损伤的机制；枕骨大孔疝的处理原则。

第一节　颅内压增高

颅内压增高是神经外科疾病，如创伤性脑损伤、颅脑肿瘤、脑出血、脑积水、颅内感染性疾病等最常见的病理生理过程，这些疾病可导致颅内压（intracranial pressure，ICP）生理调节失代偿，引起 ICP 增高并持续在 15mmHg（200mmH_2O）以上，出现相应的症状和体征，称为 ICP 增高。ICP 增高严重时会导致脑疝，引起严重临床后果，甚至患者死亡。因此，对 ICP 增高的及时诊断和正确处理极其关键。

一、概述

（一）颅内压正常值和形成

一般而言，ICP 的正常值是指平卧时侧脑室内的脑脊液（cerebrospinal fluid，CSF）压力。若 CSF 循环通畅，此压力与侧卧位腰穿所测的压力大致相等。成人 ICP 正常值为 70～200mmH_2O，儿童 ICP 正常值为 50～100mmH_2O。ICP 是动态平衡的，心跳、呼吸、正常活动均会引起 ICP 正常波动或短暂升高。如在收缩期颅内压会略有升高，舒张期稍有下降；呼气时压力略增高，吸气时压力稍降低。但 ICP 持续超过 15mmHg（200mmH_2O）即为 ICP 增高。

颅腔内容物由脑组织、脑脊液和血液构成。ICP 通常由液静压和充盈压组成。液静压由颅内容物（主要是 CSF）在地球引力作用下产生，因此，腰穿坐位时测得的压力比侧卧位时高。充盈压是颅内容物对颅腔壁产生的压力，成人的颅腔容积一般保持固定不变，颅内容物在正常情况下包括脑组织（约占 87%）、CSF（9%）和血液（4%）。如一个成人颅腔有 1500ml，其中有 140ml 的 CSF 和 60ml 的血液。

（二）颅内压增高的发生机制

1. 脑组织体积增加　脑水肿（cerebral edema）是最常见的原因之一。脑水肿是指脑组织内水分增加、聚积在细胞内和（或）细胞外，致使脑容积增大的一种病理现象，其发病机制主要包括血－脑屏障的破坏和细胞代谢障碍。根据水肿累计范围，脑水肿可分为局限性和弥漫性，前者常见于颅内肿瘤、脑挫裂伤和颅内血肿等，后者常因全身系统疾病如缺氧、中毒等引起。

2. 脑血流（cerebral blood flow，CBF）增加　正常 CBF 会通过自体调节维持在恒定状态，但当呼吸道梗阻或呼吸衰竭引起的 CO_2 蓄积和高碳酸血症，尤其是 PCO_2 超过 40mmHg 时，脑血管即开始扩张；或在低氧血症，PO_2 低于 60mmHg 时，下丘脑或脑干等特殊部位受到刺激时，也可导致脑血管扩张，CBF 增加，ICP 增高。此外，静脉回流不畅、静脉窦血栓，也可引起脑组织淤血，造成 ICP 增高。

3. CSF 增加　常见原因如下。①CSF 吸收障碍：蛛网膜下腔出血、颅脑外伤、颅内感染等均可造成 CSF 吸收障碍，形成交通性脑积水。②CSF 循环障碍：肿瘤、炎症或先天因素等可引起脑脊液循环通路堵塞，引起梗阻性脑积水。③CSF 分泌过多：脉络丛乳头状瘤等，导致 CSF 分泌过多。

4. 颅内占位性病变　系颅腔内额外增加的病变，包括肿瘤、血肿、脓肿、囊肿等。除病变本身外，病变周围的脑水肿或脑积水，也可引起 ICP 增高。

5. 颅腔容积缩小　多由于颅缝过早闭合、广泛颅骨凹陷性骨折等，造成颅腔狭小，也可引起 ICP 增高。

（三）颅内压增高的病因

常见的引起 ICP 增高的病因如下。

1. 颅脑损伤　创伤后颅内血肿、脑水肿是造成 ICP 增高的主要因素。此外，创伤后蛛网膜下腔出血引起脑脊液循环或吸收障碍、脑血管自动调节障碍造成脑血流增加等也是造成 ICP 增高的因素。

2. 颅内肿瘤　颅内肿瘤的占位效应以及引起的周围的水肿和脑积水等都是导致 ICP 增高的因素。此外，颅内肿瘤的体积、部位、生长速度以及瘤卒中等因素也与ICP增高直接相关。如位于脑室或中线部位的肿瘤，常在疾病早期引起梗阻性脑积水，出现颅内压增高表现，而位于前额叶或颅中窝的部分肿瘤，颅内压增高表现可出现较晚，发现时肿瘤体积已很大。一些生长比较迅速的肿瘤，如转移瘤，高级别胶质瘤等，由于其生长迅速，肿瘤周围又常存在严重脑水肿，在短期内即可出现较明显的ICP增高症状。

3. 颅内感染 脑脓肿、化脓性脑膜炎、脑结核等颅内感染疾病均可由于占位效应、脑水肿、脑脊液循环吸收障碍等因素可造成ICP增高。

4. 脑血管疾病 脑出血、脑梗死、脑栓塞、蛛网膜下腔出血等均可引起ICP增高。

5. 脑寄生虫病 脑囊虫病、包虫病、血吸虫肉芽肿等也可造成ICP增高。

6. 先天性疾病 婴儿先天性脑积水、狭颅症、颅底凹陷和小脑扁桃体下疝畸形等均可造成ICP增高。

7. 全身其他疾病 呼吸衰竭造成的低氧血症和高碳酸血症，心搏骤停、中暑或休克等造成的弥漫性脑缺血，代谢性疾病如尿毒症等也可造成ICP增高。

（四）颅内压增高的分类

1. 根据颅内压增高范围可分为两类

（1）弥漫性 一般源于颅腔狭小或脑实质体积增大，表现是颅腔内各部位及各分腔之间压力均匀升高，不存在明显的压力差，脑组织无明显移位。临床多见于弥漫性脑膜脑炎、弥漫性脑水肿、交通性脑积水、静脉窦血栓等。

（2）局灶性 多由于颅内有局灶性病变，病变部位压力增高，挤压附近的脑组织而发生移位，并传向压力致远处，出现颅内各腔隙间的压力差，这种压力差可导致脑室、脑干及中线结构移位，更容易形成脑疝。

2. 根据颅内压增高进展速度可分为三类

（1）急性 病情发展迅速，所引起的症状和体征严重，生命体征（血压、呼吸、脉博、体温）变化剧烈，多见于急性颅脑损伤及其引起的颅内血肿，以及高血压脑出血等。

（2）亚急性 病情发展较快，反应较轻，多见于颅内恶性肿瘤、转移瘤及各种颅内炎症等。

（3）慢性 病情发展较慢，可有轻度颅内压增高或长期无颅内压增高的症状和体征，多见于生长缓慢的颅内良性肿瘤、慢性硬脑膜下血肿等。

以上三类颅内压增高均可导致脑疝发生。

二、病理生理

（一）压力–容积关系

成人颅内容积与ICP并非线性关系。曲线起始部分平坦，容积增加对ICP增加相对较小，由于代偿机制的存在ICP保持在正常范围，该阶段为空间代偿期；当容积继续增加，ICP曲线迅速上升，此时为空间失代偿期。当ICP超过50mmHg，曲线又趋于平坦（图18–1）。

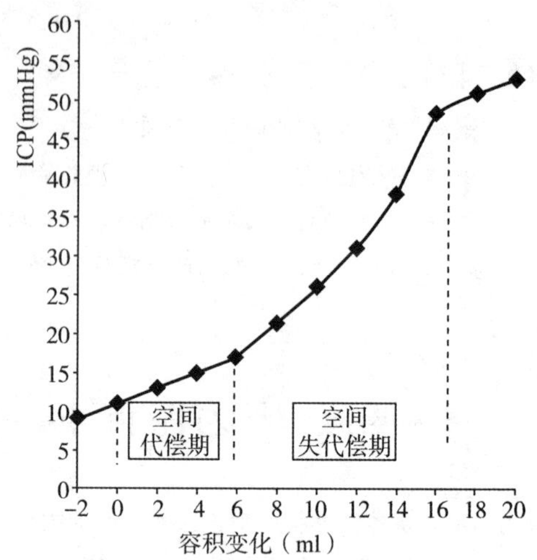

图18–1 正常成人颅内压力容积曲线

（二）脑血流调节

脑灌注压（cerebral perfusion pressure，CPP）等于平均动脉压（MAP）–ICP。因此，ICP增高后，可引起CPP下降，但由于脑血管有自动调节功能，若CPP不低于50～70mmHg，脑血管就会根据血管内的化学因素进行舒张，使得脑血流（cerebral blood flow，CBF）保持相对恒定，脑血流下降不明显。但当CPP进一步下降低于50～70mmHg时，超过脑血管自动调节的下限，CBF就会明显下降，造成脑缺血，继而脑水肿，加剧ICP增高。

（三）全身性血管加压反应

若ICP明显增高，CPP下降至40mmHg以下，CBF明显下降，脑组织处于严重缺血状态，脑血管自动调节功能基本丧失，机体可通过自主神经系统调节，使全身周围血管收缩，血压升高，心搏出量增加，从而提高CPP；同时，伴有呼吸节律减慢，呼吸深度增加。这种动脉压升高，心率减慢和呼吸减慢加深的三联反应被称为全身性血管加压反应或库欣（Cushing）反应。

（四）CSF调节

ICP增高调节一部分依靠颅内的静脉血被排挤到颅外血液循环，但主要是通过脑脊液量的增减来调节。当颅内压高于200mmH_2O时，脑脊液的分泌减少、吸收增多，使颅内脑脊液量减少，以代偿增高的颅内压。当颅内压低于70mmH_2O时，脑脊液的分泌则增加、吸收减少，使颅内脑脊液量增多，阻止颅内压下降。脑脊液的总量占颅腔容积的10%，血液则依据血流量的不同占总容积的2%～11%。

颅内增加的临界容积约为5%，超过此范围，颅内压开始增高。当颅腔内容物体积增大或颅腔容量缩减超过颅腔容积的8%～10%时，就会产生严重的颅内压增高。

（五）脑疝形成

颅内病变引起ICP增高不均匀时，常使脑组织受压移位，通过某些解剖上的自然裂隙，部分脑组织移位到压力较低的部位，即为脑疝（brain herniation），这是ICP增高引起的最致命的紧急情况。

（六）其他

ICP升高后还可造成心率紊乱、神经源性肺水肿、胃肠功能失调等。

三、临床表现与诊断

（一）主要症状和体征

1. 头痛 系颅内压增高最常见的症状之一，其头痛有如下特点。①多发生在清晨睡醒时或夜间；②疼痛多位于额部或双颞；③疼痛呈搏动性，咳嗽、低头、弯腰或用力活动时常使头痛加重；④疼痛伴喷射状呕吐；⑤疼痛程度逐渐加重，或伴有意识障碍，或认知改变等。

2. 呕吐 当头痛剧烈时，可伴有呕吐，多呈喷射性，虽与进食无关，但常发生于饭后。临床上，对于不伴有恶心的呕吐要警惕颅内压增高。

3. 视神经乳头水肿 是ICP增高的重要客观体征之一。可表现为视神经乳头充血，边缘模糊不清，中央凹陷消失，视盘隆起，静脉怒张，搏动消失。若视神经乳头水肿长期存在，则视盘颜色苍白，视力减退，视野向心缩小，称为视神经继发性萎缩。此时即使颅内压增高得以解除，视力也可能恢复并不理想，甚至继续恶化和失明。

头痛、呕吐、视乳头水肿是ICP增高的“三主征”，这些表现可单独出现，亦可同时出现。

4. 意识障碍及生命体征变化 初期可出现嗜睡，反应迟钝。病情若进展，可出现昏睡、昏迷，同时出现Cushing反应，终因呼吸循环衰竭而死亡。

5. 其他症状和体征 儿童ICP增高可致头颅增大、颅缝增宽、前囟饱满、头颅叩诊呈破罐声，出现头皮浅静脉扩张等；长时间ICP增高还可造成外展神经麻痹；慢性ICP增高尚可引起智力和精神障碍等症状。

（二）诊断

1. 病史 询问病史是诊断ICP增高的重要手段。如患者出现头痛、呕吐，结合头痛的特点，可考虑ICP增高可能。

2. 眼底检查 发现视乳头水肿，常提示ICP增高，未发现视乳头水肿，也不能排除ICP增高。

3. 腰穿 如果病情允许，并征得家属同意，可做腰椎穿刺，压力≥15mmHg（200mmH_2O），即可确诊ICP增高。

4. 影像学检查 可酌情选用头颅CT和（或）MRI检查，可发现颅内病变（肿瘤、血肿或其他占位），脑室扩大，脑水肿及脑肿胀等。数字减影血管造影（DSA）可检查了解脑血管情况，明确出血病因或静脉窦回流情况。目前已少用头颅X线片单独作为ICP增高的辅助检查方法。一般当ICP增高时，可见颅骨骨缝分离，指状压迹增多，鞍背骨质稀疏及蝶鞍扩大等，且这些改变通常在ICP增高超过1个月才能出现。

5. 颅内压监测 临床需要监测颅内压者，可使用颅内压进行持续监测，指导临床用药和手术时机选择。

四、治疗

病因治疗是ICP增高的首选治疗，如切除肿瘤、清除血肿、解除脑积水、脓肿引流或切除、控制颅内感染、凹陷性骨折的整复等。难以及时病因治疗时，必须及时对症治疗，应根据患者的具体病情采用个体化的治疗方案。

（一）一般处理

1. 体位与观察 平卧位，床头抬高30°，保持颈静脉回流通常，同时密切观察神志、瞳孔与生命体征，如血压、脉搏、呼吸、体温改变以及肢体活动等的变化。

2. 呼吸道处理 保持呼吸道通畅，昏迷或咳痰困难者需考虑气管切开，因呼吸不畅可导致颅内压更加增高。也需避免诱发ICP增高的因素，如咳嗽、屏气、用力大便、剧烈活动等。

（二）CSF容量的调控

1. CSF分流术 适用于各种原因引起的脑积水，尤其适合枕骨大孔疝的急救。常见的CSF分流术包括临时外引流、临时内引流（脑室帽状腱膜下引流）和永久内引流（脑室腹腔分流等）。

2. 药物治疗 乙酰唑胺、呋塞米和激素等可临时减少脑脊液的产生。乙酰唑胺最为常用，系碳酸酐酶抑制剂，能抑制CSF的产生。

（三）血容量的调控

1. 血压 需维持正常的血压，以避免脑过度灌注或脑缺血，可进一步加重颅内压增高。

2. 吸氧 提高PO_2，减少脑血容量，降低ICP。

3. 过度通气 过度换气可以降低血碳酸含量，引起脑血管收缩，减少脑血流，降低ICP。但不恰当的过度通气可能造成脑血管严重痉挛、脑缺血，进而加重ICP增高。目前主张使用间断过度通气并监测PCO_2，使其维持在25～30mmHg。

4. 巴比妥类药物应用　巴比妥类药物能降低脑氧代谢率，进而降低脑血流的需求，降低脑血流量和颅内压。临床上大剂量巴比妥疗法可降低颅内压，但很多研究发现其无法改善预后。考虑到大剂量巴比妥疗法的风险（低钠血症、肺炎和心脏抑制等），其应用只限于传统方法控制 ICP 失败的患者。

5. 亚低温疗法　有利于降低脑的新陈代谢率，减少脑组织的氧耗量，防止脑水肿的发生与发展，对降低颅内压亦起一定作用，其确切疗效有待进一步验证，但亚低温疗法有一定风险（心搏骤停等），一定要在专业监护下实施。

（四）脑容量的调控

脑容量的调控主要包括对脑水肿和脑肿胀的治疗。

1. 药物治疗　渗透性和髓袢利尿剂是目前最广泛应用控制脑水肿的药物，即可治疗血管源性脑水肿，又可治疗细胞毒性脑水肿。渗透性利尿剂可提高血液渗透压，造成血液与脑组织间的渗透压差，使脑组织的水分向血液转移，减轻脑水肿，从而降低 ICP。最常用渗透性利尿剂是 20% 甘露醇溶液，常用剂量为 0.25 ~ 1.0g/kg，快速静滴，每 8 小时或 6 小时一次。渗透性利尿剂最常见的并发症是肾功能衰竭和电解质紊乱，因此治疗期间需要补液、监测渗透压和补钾。高渗盐水也可用于治疗脑水肿，对于肾功能受到影响的患者，不失为另一种选择。髓袢利尿剂如呋塞米，常与甘露醇合用控制脑水肿，但需要警惕电解质紊乱。

2. 激素治疗　类固醇激素可控制肿瘤周围脑水肿，降低 ICP，主要用于脑肿瘤患者围手术期治疗。但对重型颅脑损伤患者，研究表明激素会增高颅脑损伤患者的死亡率和不良事件发生率，不推荐常规使用。对蛛网膜下腔出血和脑缺血患者中应用类固醇激素也未证实有效。

3. 手术治疗　在严重 ICP 增高患者中，所有治疗 ICP 增高的方法均无效，且有手术适应证、无手术禁忌证的前提下，可考虑去骨瓣减压术。

知识链接

特发性颅内压增高

特发性颅内压增高（idiopathic intracranial hypertention，IIH），也称做假性脑瘤，临床上常表现为头痛、视力下降、视乳头水肿、搏动性耳鸣，但患者的影像学检查却不能发现颅内病变，且脑脊液成分正常。此病在育龄期肥胖妇女群体中多发。IIH 在一般人群中的年发病率为 0.9/10 万人，超过标准体重 20% 的 22 ~ 24 岁年轻女性发病率为 19.3/10 万。目前由于病因不明确，对 IIH 的治疗主要采取药物及外科治疗手段降低患者颅压和缓解临床症状。

第二节　脑　疝

案例引导

案例　患者，女，56 岁。因“头痛呕吐半年，加重伴行走不稳 1 周”入院。入院查体：颈稍抵抗，强迫头位，Romberg 征阳性。头颅 MR（图 18 - 2）示后颅窝占位性病变，脑积水，枕骨大孔疝。入院后完善术前准备，向患者家属告知病情。入院次日下午，患者大便时突然剧烈头痛、呕吐，迅速出现意识丧失，呼吸停止。

讨论　此时该如何处理？

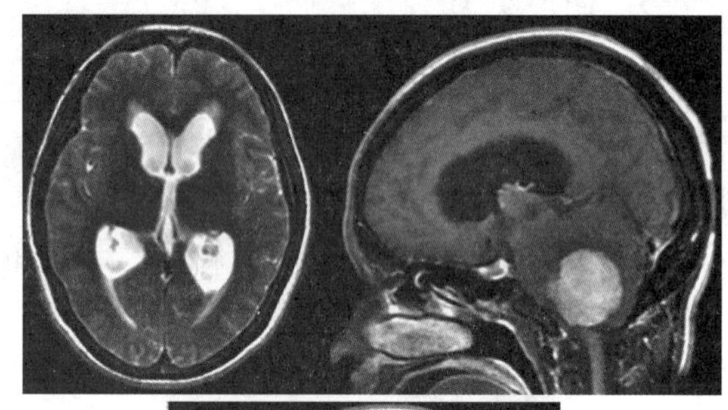

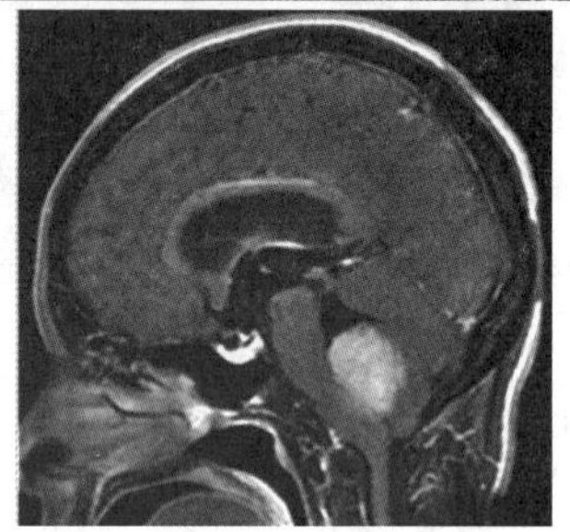

图 18 - 2　案例引导头颅 MR

示：后阻窝占位，脑积水，枕骨大孔疝

一、概述

（一）脑疝的解剖学基础

众所周知，小脑幕分隔颅腔为幕上及幕下腔，幕下腔容纳脑桥、延髓及小脑；幕上腔又被大脑镰分隔成左右两分腔，容纳左右大脑半球。由于两侧幕上分腔借大脑镰下的镰下孔相通，所以两侧大脑半球活动度较大。小脑幕切迹裂孔有中脑通过，其外侧面与颞叶的钩回、海马回相邻。动眼神经发自大脑脚内侧，越过小脑幕切迹走行在海绵窦的外侧壁直至眶上裂。颅腔与脊髓腔相连处的孔洞称为枕骨大孔。延髓下端通过枕骨大孔与脊髓相连。小脑蚓锥体下部两侧有小脑扁桃体，其位于延髓下端的背面，其下缘与枕骨大孔后缘相对。

（二）概念

颅内病变引起颅内压增高不均匀时，常使脑组织受压移位，部分脑组织通过解剖上的裂隙从压力高的部位移位到压力较低的部位，造成部分脑组织、颅神经及血管受压，脑脊液循环障碍而产生相应的综合征，即为脑疝（brain herniation）。脑疝是一种紧急且后果严重的情况，如未及时发现或救治不力，会导致严重临床后果，必须引起足够重视。

（三）病因

颅内占位性病变若发展到一定程度都有可能导致颅内各分腔压力不均而引起脑疝。较为常见病因有：颅脑损伤所致的脑水肿及各种颅内血肿，如硬脑膜外血肿、硬脑膜下血肿及脑内血肿；各类型脑血管病所致的脑出血、大面积脑梗死；不同种类颅脑肿瘤，尤其是位于颅后窝、中线部位及脑室系统的肿瘤；颅内炎性和寄生虫疾病如颅内脓肿、囊虫、包虫病及各种肉芽肿性病变；医源性因素，颅内压增高患者，若进行不适当的操作如腰椎穿刺，放出脑脊液过多、过快，使各分腔间的压力差增大，都有促进脑疝形成的可能。

（四）分类

根据发生的部位的所疝出的组织不同，脑疝可分为小脑幕切迹疝（颞叶钩回疝和脑中心疝）、枕骨大孔疝（小脑扁桃体下疝）、大脑镰下疝（扣带回疝）、小脑幕切迹上疝（小脑蚓疝）和蝶骨嵴疝。这几种脑疝可单独发生，也可同时或相继发生（图18－3）。临床上最常见且需要紧急处理的脑疝包括小脑幕切迹疝和枕骨大孔疝。小脑幕切迹疝常是一侧病变促使海马钩回向下移位，疝入小脑幕裂孔挤压动眼神经、大脑后动脉和中脑等结构，导致患者出现瞳孔不等大、意识障碍等症状。枕骨大孔疝多由于后颅窝病变或脑积水，小脑扁桃体通过枕骨大孔向下疝入颈椎上端，压迫脑干延髓等重要结构，促使患者出现呼吸心搏骤停。大脑镰下疝常是一侧额叶病变，使额叶内侧通过前部的大脑镰疝入对侧，引起病侧大脑半球内侧面或大脑前动脉受压部的脑组织软化坏死，出现对侧下肢轻瘫，排尿障碍等症状。小脑幕切迹上疝多发生在后颅窝病变引起脑积水，脑室外引流过程快速释放脑脊液引起小脑蚓部向上移位，压迫脑干，造成患者突然意识丧失，呼吸循环障碍等。小脑幕切迹中心疝，向下移位的是大脑半球和基底节，通过小脑幕裂孔时挤压丘脑并使之移位，早期容易出现意识障碍。

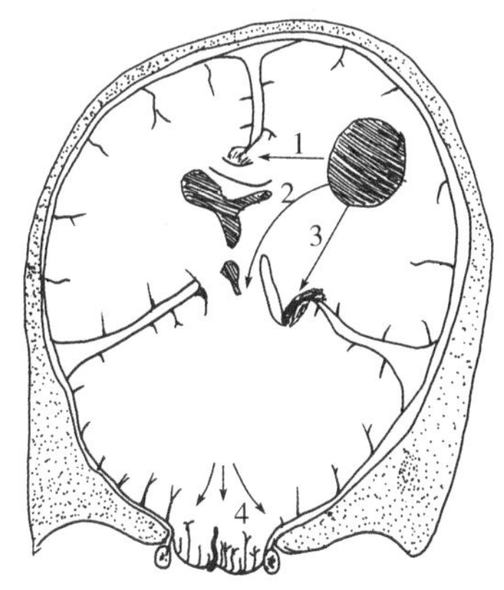

图18－3　各种类型脑疝示意图

1. 大脑镰下疝；2. 小脑幕裂孔中心疝；3. 颞叶钩回疝；4. 枕骨大孔疝

二、颞叶钩回疝

（一）病理生理

幕上一侧的病变不断增大引起ICP增高，使颞叶内侧的海马钩回向下移位，通过小脑幕裂孔进入脚间池，压迫小脑幕切迹内的中脑、动眼神经、大脑后动脉和中脑导水管，造成相应的组织损伤。

1. 脑干损伤　大脑脚损伤、上行网状结构损伤和脑干内主要核团损伤，同侧大脑脚和动眼神经受压，造成同侧瞳孔散大、对侧肢体上运动神经元瘫痪相应的症状和体征；中脑急性受压，脑干内上行网状激活系统受损，产生不同程度的意识障碍；疝出的脑组织（颞叶钩回）如不能及时还纳，因血液回流障碍发生充血、水肿，进一步加重引起嵌顿、出血、水肿和坏死，使得脑干压迫加重。

2. 动眼神经损伤　损伤方式：①直接压迫损伤；②压迫大脑后动脉，损伤其和小脑上动脉之间的动眼神经；③动眼神经在海绵窦相对固定，脑干向下移位，牵拉损伤动眼神经；④脑干受压，动眼神经核损伤。

3. 血管损伤　大脑后动脉受压狭窄，其供血区域发生梗死，主要是枕叶梗死、脑梗死后脑水肿，可进一步加重颅内压增高和脑疝。

4. 脑积水　由于环池梗阻或中脑导水管部分或完全受压，产生急性脑积水，使ICP进一步增高，加重脑疝。

（二）临床表现

1. 颅内压增高　表现为剧烈头痛，与进食无关的频繁的喷射性呕吐，头痛程度进行性加重伴烦躁不安，视乳头水肿造成视物模糊。

2. 瞳孔改变　早期患侧动眼神经刺激造成瞳孔变小，对光反射迟钝，随病情进展，造成患侧动眼神经麻痹，瞳孔可逐渐散大，直接和间接对光反射均消失，伴有上睑下垂、眼球外斜。如果脑疝继续发展，影响脑干的血供时，可致脑干内动眼神经核功能丧失引起致双侧瞳孔散大，对光反射消失。

3. 运动障碍 表现为对侧肢体肌力减弱，病理征阳性。脑疝进一步加重可造成双侧肢体瘫痪，甚至去脑强直发作。

4. 意识改变 随脑疝进展可出现嗜睡、昏睡、浅昏迷、昏迷至深昏迷。

5. 生命体征紊乱 初期为Cushing反应，后期可心率减慢或不规则，血压忽高忽低，呼吸不规则，最终可呼吸停止，血压下降，心脏停搏。

（三）治疗

脑疝是急剧的颅内压增高造成的，怀疑脑疝，排除禁忌，可先快速静滴高渗脱水剂（20%甘露醇溶液），缓解病情，为对因治疗争取时间；完善相关检查，尤其是头颅CT，了解颅内情况，初步判断引起脑疝的原因；迅速完成开颅前准备，保持呼吸通畅，维持生命体征平稳；尽快手术去除病因，如清除颅内血肿或切除脑肿瘤；梗阻性脑积水，立即行脑室穿刺外引流术等。

如难以确诊或虽确诊而病因无法去除时，可选用姑息性手术，主要包括脑室外引流术和去骨瓣减压术。

三、枕骨大孔疝

枕骨大孔疝，多由于小脑幕下压力严重增高，小脑扁桃体通过枕骨大孔向下疝入颈椎上端，形成枕骨大孔疝。此外，枕骨大孔疝也可发生在小脑幕切迹疝的中晚期，病情进一步加重所致。临床上，枕骨大孔疝可分为慢性和急性两种。慢性枕骨大孔疝症状较轻，常仅表现为枕下疼痛；急性者多突然发生，可在慢性的基础上因某些诱因诱发，如腰椎穿刺或用力排便等，使延髓等生命中枢急性受压，导致患者突然呼吸心跳停止、死亡。

（一）病理生理

1. 延髓受压 急性延髓受压常可很快引起呼吸心跳停止。

2. 脑积水 第四脑室中孔被阻塞，引起梗阻性脑积水，可进一步使ICP增高。

3. 脑干与脊髓损伤 疝出的小脑扁桃体发生充血、出血和水肿，导致延髓和颈髓上段受压进一步加重。

（二）临床表现

1. 强迫头位，颈项强直和枕下疼痛 疝出组织压迫颈神经根或局部脑膜引起枕下疼痛，机体可保护性地出现颈项强直，强迫头位。

2. ICP增高 可表现为剧烈头痛，出现阵发性加重，频繁呕吐等。

3. 生命体征改变 在慢性患者，生命体征变化可不明显。急性患者可出现呼吸、心搏骤停，血压降低，导致患者死亡。

枕骨大孔疝与小脑幕切迹疝的鉴别是：在急性枕骨大孔疝，呼吸和循环障碍出现较早；在小脑幕切迹疝，瞳孔和意识障碍出现较早。

（三）治疗

密切观察病情变化，避免咳嗽、屏气、用力大便等诱发颅内压增高的动作，应向家属告知病情，可能会突然出现变化，导致患者突然死亡；应尽快安排手术，切除病变和（或）后颅窝减压。在术前存在脑积水的患者，可先行脑室外引流术，迅速降低颅内压，为进一步对因治疗赢得时间；应禁忌腰穿，以避免腰穿后突然压力改变，加重脑疝，突然呼吸心跳停止，引起死亡。若患者一旦出现急性枕骨大孔疝，需行以下措施。①保持呼吸道通畅，人工呼吸，保持通气、循环稳定；②床旁脑室外引流；③快速静滴高渗脱水药物；④急诊手术，去除病因，并进行后颅窝减压。在慢性枕骨大孔疝，若小脑扁桃体与蛛网膜下腔有粘连，可在软膜下切除部分小脑扁桃体组织，以解除其对第四脑室正中孔的压迫，使CSF循环通路恢复通畅。

目标检测

答案解析

简答题

1. 简述成人颅内增高的主要病因及处理原则。
2. 简述颞叶钩回疝的主要病理生理过程。
3. 简述后颅窝肿瘤出现枕大孔疝时的处理原则。

（陈永刚　周　杰）

书网融合……

本章小结

题库

第十九章　颅脑损伤

PPT

学习目标

1. **掌握**　颅脑损伤的处理原则。

2. **熟悉**　头皮损伤的治疗原则；颅底骨折的临床表现和凹陷性骨折的手术指征；原发性脑损伤的临床表现；颅内血肿的临床表现及手术指征。

3. **了解**　头皮的解剖；颅底骨折的处理原则；闭合性脑损伤的机制；硬膜外血肿的形成机制；颅内血肿的CT与MRI表现。

第一节　头皮损伤

头皮是覆盖在头颅穹隆部的软组织，额顶枕区头皮分为五层，即皮肤、皮下组织、帽状腱膜、帽状腱膜下层、颅骨骨膜。而在颞部的头皮分为皮肤、皮下组织、颞浅筋膜、颞肌、颞深筋膜及骨膜6层（图19－1）。

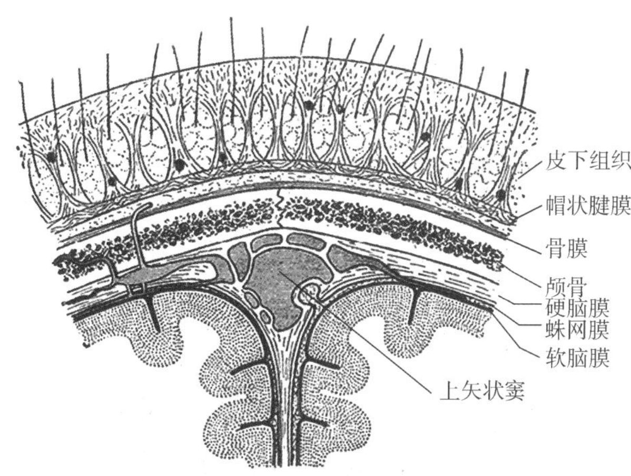

图19－1　头皮解剖

一、头皮血肿

（一）临床表现和诊断

头皮血肿（scalp hematoma）多因头部钝器伤所致，根据头皮血肿的具体部位又分为皮下血肿、帽状腱膜下血肿和骨膜下血肿（图19－2）。

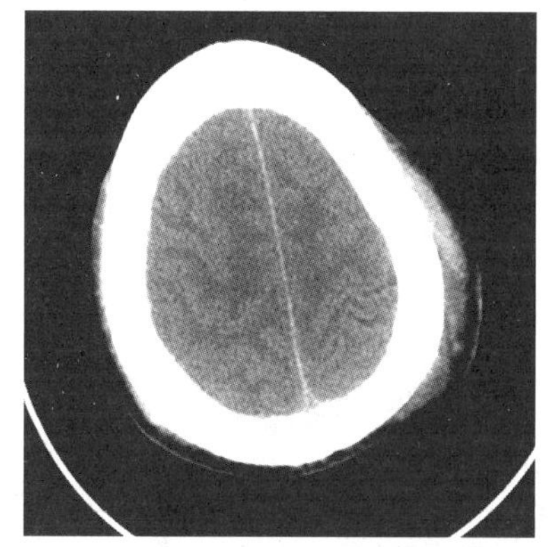

图19－2　头皮血肿

1. 皮下血肿（subcutaneous hematoma）　发生在皮下组织与皮肤层和帽状腱膜层之间。血肿特点是体积小，范围较为局限，易于发现。有时因血肿周围组织肿胀隆起，中央可有波动感和凹陷感，易误认为凹陷性颅骨骨折。

2. 帽状腱膜下血肿（subgaleal hematoma）　发生在帽状腱膜下的蜂窝组织。血肿的特点是容易广泛蔓延，甚至达到整个帽状腱膜下层，出血量可达数百毫升，可导致患者休克，尤其是小儿及体弱者。

3. 骨膜下血肿（subperiosteal hematoma）　发生在骨缝之间的骨膜下。血肿的特点是因颅缝处骨膜粘附较紧密，血肿局限于某一颅骨骨缝范围内，常伴有颅骨骨折，多见于产伤后。

（二）治疗

①较小的头皮血肿在1～2周可自行吸收，巨大的头皮血肿需要4～6周才可吸收。②局部采取加压包扎，可避免血肿继续扩大。③为防止感染，一般不使用穿刺抽吸。④在处理头皮血肿的同时，还应重视有无颅骨骨折、脑内血肿等的可能。

二、头皮裂伤

头皮裂伤（scalp laceration）多由锐器或钝器所致。由于头皮血管丰富，血管破裂后血管不易自行收缩闭合，伤口出血较多，甚至发生出血性休克。

（一）临床表现和诊断

1. 出血　头皮伤口可见动脉性出血。

2. 休克 在裂口大、出血多、时间长，可出现失血性休克。

（二）治疗

①处理裂伤时，应考虑是否合并颅骨及脑损伤。②尽早行头皮清创缝合术，因头皮血供丰富，一期缝合时限应在24小时内，若伤后2～3天无感染征象，也可行一期清创缝合。③应检查裂口深处有无骨折或者细小碎骨片，如发现有脑脊液或脑组织溢出，应按照开放性脑损伤处理；及时注射破伤风抗毒素。

三、头皮撕脱伤

头皮撕脱伤（scalp avulsion）多因头皮受机械作用强力牵扯，使部分或整个头皮自帽状腱膜下层或骨膜层被撕脱所致（图19－3）。

（一）临床表现及诊断

1. 休克 失血性休克。

2. 出血 损伤重，出血多。

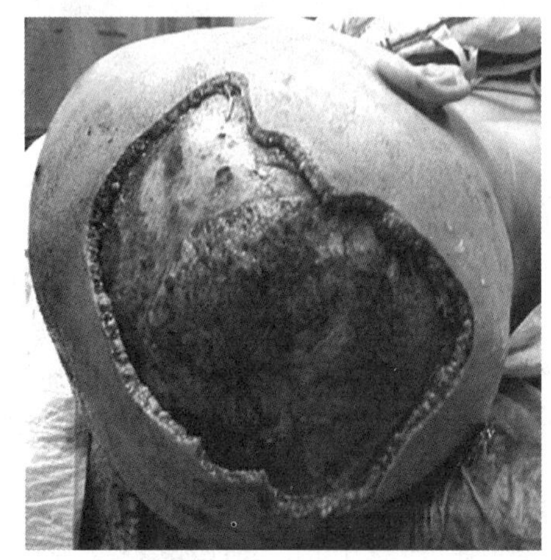

图19－3 头皮撕脱伤

（二）治疗

治疗上应在压迫止血、防治休克、清创、抗感染的前提下，行全厚或中厚皮片再植；对骨膜已撕脱者，需在颅骨外板上每隔1cm作深达板障的钻孔，待肉芽生长后晚期植皮；还应注射破伤风抗毒素。

第二节 颅骨损伤

颅骨骨折（skull fracture）是指暴力作用所致颅骨骨性结构改变。根据骨折部位的不同，可将颅骨骨折分为颅盖及颅底骨折；根据骨折形态的不同，分为线性骨折（linear fracture）、凹陷性骨折（depressed fracture）和粉碎性骨折（comminuted fracture）等；根据骨折局部是否与外界相通，分为开放性骨折和闭合性骨折。当颅底骨折局部附近的硬脑膜破裂则称内开放性颅骨骨折。颅骨骨折常同时并发脑膜、脑组织、颅内血管及神经的损伤，可导致颅内血肿、脑脊液漏，甚至颅内感染等并发症，严重影响患者预后，在临床工作中应高度重视。

一、颅盖线性骨折与凹陷性骨折

颅盖骨折（fracture of skull vault）以顶骨及额骨最为常见，而枕骨和颞骨相对少见。

（一）颅盖线性骨折

1. 临床表现及诊断

（1）病史 患者多有明确头部外伤史。

（2）局部改变 骨折部分头皮有挫伤及血肿。

（3）影像学检查 头颅X线平片，可见骨折线呈线状；必要时行头颅CT检查，以排除颅内血肿等异常。

2. 治疗 ①单纯颅盖线性骨折无须特殊处理，但应考虑是否合并脑损伤。②若骨折线经过硬脑膜血管沟、静脉窦等部位时，应高度警惕可能发生硬膜外血肿。③若骨折线经过鼻窦和岩骨等部位时，应考虑是否有脑脊液漏发生的可能。④若为开放性骨折则可导致颅内积气，应预防感染和癫痫。

（二）颅盖凹陷性骨折

凹陷性骨折好发于额骨及顶骨。成人凹陷性骨折多呈粉碎性骨折，婴幼儿可呈乒乓球样凹陷性骨折（图19－4）。

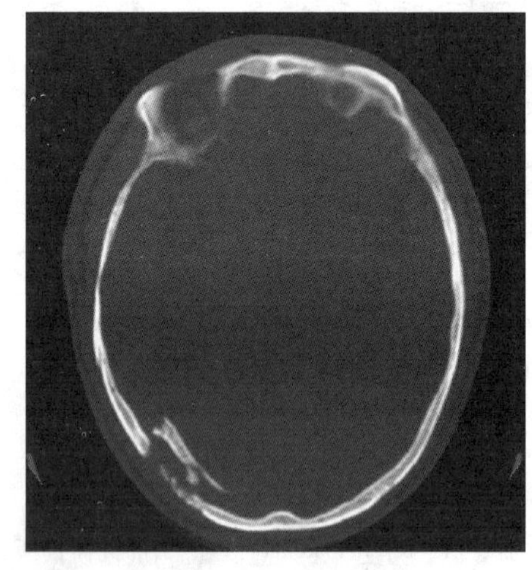

图19－4 凹陷性骨折

1. 临床表现及诊断

（1）病史 明确的头部外伤史。

（2）局部改变 着力点可见头皮血肿或挫伤，早期局部可触及骨质凹陷。

（3）神经功能障碍 碎裂的骨折片下陷较深时，可损伤及压迫脑组织而出现偏瘫、失语和（或）局灶性癫痫。

（4）影像学检查 可通过X线片及CT扫描明确诊断，并了解是否合并有脑损伤。

2. 治疗

（1）非手术治疗 ①非功能区不足1cm的轻度凹陷骨折。②静脉窦区凹陷性骨折，没有脑组织受压及静脉回流障碍。③新生儿的凹陷性骨折，无明显局灶症状。

（2）手术适应证 ①合并有脑损伤或大面积骨折片陷入颅腔深度超过1cm者，有颅内压增高的症状，行头颅CT示中线结构移位，有脑疝可能者，应急诊行开颅去骨瓣减压术。②因骨折片压迫脑重要部位引起神经功能障碍如上述偏瘫、癫痫等，应急诊行骨折片复位或清除手术。③开放性骨折应手术去除全部碎骨片，若硬脑膜破裂应缝合或修补，以避免引起感染。④凹陷性骨折发生在大静脉窦时，手术应慎重，即使下陷较深，如无明显的颅内压增高或神经功能障碍，不宜急诊手术，待充分准备后择期手术治疗。

二、颅底骨折

颅底骨折（fracture of skull base）多为颅盖骨骨折延伸到颅底。根据发生的不同部位可分为颅前窝、颅中窝和颅后窝骨折。由于颅底和硬脑膜紧密黏连，颅底骨折时易撕破硬脑膜。又由于颅底接近鼻窦，骨折后可形成开放性骨折，易导致颅内继发感染。颅底与脑底部重要的血管及颅神经相邻，骨折时容易发生脑脊液漏、颅神经损伤和颈内动脉-海绵窦瘘等并发症。

（一）临床表现

1. 颅前窝骨折（fracture of anterior fossa） 累及眼眶顶板和筛板，可导致眼睑皮下淤血（熊猫眼征）及球结膜下出血。若骨折时撕裂硬脑膜及鼻腔黏膜，则可导致脑脊液鼻漏或者气颅。特殊情况下，脑脊液可经眼眶内流出形成脑脊液眼漏。当骨折累及筛板或视神经管时，可合并Ⅰ、Ⅱ颅神经损伤，出现嗅觉或者视力障碍等并发症。

2. 颅中窝骨折（fracture of middle fossa） 若骨折累及蝶骨，脑脊液可经蝶窦由鼻孔流出形成脑脊液鼻漏。若骨折累及中耳腔，脑脊液可经耳咽管流向咽部或者经破裂的鼓膜从外耳道流出形成脑脊液耳漏。若骨折累及岩骨，常导致Ⅶ、Ⅷ颅神经损伤，表现为周围性面瘫及听力障碍。若骨折累及海绵窦，可导致第Ⅲ、Ⅳ、Ⅴ、Ⅵ颅神经损伤，并可能引起海绵窦动静脉漏或者颈内动脉假性动脉瘤的发生。鞍区骨折可累及下丘脑或垂体柄，可导致尿崩症。破裂孔或颈内动脉管处的骨折刺破血管，可导致致命性鼻出血或耳出血。

3. 颅后窝骨折（fracture of posterior fossa） 若骨折累及颞骨岩部时，在伤后1~2天可出现乳突部皮下迟发性瘀斑（Battle征）。还可合并后组颅神经（Ⅸ~Ⅻ）损伤症状，但临床上较为少见。

4. 颅底骨折的诊断 主要根据临床表现，如熊猫眼征，脑脊液鼻漏、耳漏、眼漏，耳后瘀斑及伴发的颅神经损伤。

5. 影像学检查 ①X线片检查可显示颅内积气，但确诊率不到50%。②头颅CT诊断价值更大，可了解视神经管及眶内有无骨折，还可了解是否合并有脑损伤等情况。

（二）治疗

1. 非手术治疗 ①单纯性颅底骨折本身不需要特殊治疗，应着重于观察患者有无合并脑损伤及处理脑脊液漏、颅神经损伤等合并症。②合并有脑脊液漏时，应预防颅内感染，严禁填塞或冲洗，禁做腰椎穿刺，尽量避免用力咳嗽、打喷嚏，给予合适的抗生素，取头高卧位休息。③脑脊液漏口多在伤后1~2周内自行愈合。倘若超过1个月仍继续漏液的患者，可考虑手术修补硬脑膜。

2. 手术治疗合并症 ①脑脊液漏口经1个月保守治疗无效者，在积极抗感染的前提下，可在内镜下或开颅硬脑膜修补术。②患者伤后视力减退，疑为碎骨片挫伤或血肿压迫视神经者，应该争取在伤后12小时内行视神经管探查减压术。

第三节 脑损伤

脑损伤是指暴力作用于头部时发生的脑组织器质性损伤。根据致伤原因、致伤方式等因素不同，伤后硬脑膜是否完整，脑组织是否与外界相通分为开放性及闭合性脑损伤。前者多数由于锐器、钝器或火器直接造成，导致头皮、颅骨、硬脑膜、脑组织均向外界开放；后者为头部受到钝性物体打击或冲撞所致，但头皮、颅骨、硬脑膜至少有一层保持完整性，使颅腔与外界不相通。根据外力作用于头部时是否立即发生脑损伤，又分为原发性脑损伤和继发性脑损伤。后者指在原发损伤基础上经过一定时间后出现的脑组织病理损害，包括颅内血肿和脑水肿等。

一、闭合性脑损伤的机制

脑损伤的病理变化过程是由致伤原因及致伤方式决定的。

（一）致伤原因

交通事故、跌倒、坠落等意外伤及产伤等。

（二）致伤方式

1. 直接损伤 外力直接作用的结果。如铁棍打击头部，高处坠落致头部撞击地面等。

2. 间接损伤　外力作用于身体其他部位后再传递至颅脑的结果。如高处坠落臀部着地致颅脑损伤，头部剧烈旋转致脑损伤等。

（三）损伤机制

造成闭合性脑损伤的机制甚为复杂，可简化概括为由两种作用力所造成。

1. 接触力　物体与头部直接碰撞，由于冲击、凹陷骨折或颅骨的急速内凹和弹回而导致局部脑损伤，其范围较为固定和局限，可无早期昏迷出现。

2. 惯性力　来源于受伤瞬间头部的减速或加速运动，使脑在颅内急速移位，与颅壁相撞、与颅底摩擦以及受大脑镰、小脑幕牵扯，而导致多处或弥散性脑损伤。受伤时头部若为固定不动状态，则仅受接触力影响；运动中的头部突然受阻于固定物体，除有接触力作用外，还有因减速引起的惯性力起作用。大而钝的物体向静止的头部撞击时，除产生接触力外，并同时引起头部的加速运动而产生惯性力；小而锐的物体击中头部时，其接触力可能足以造成颅骨骨折和脑损伤，但其能量因消耗殆尽，已不足以引起头部的加速运动。单由接触力造成的脑损伤，其范围可较为固定和局限，可无早期昏迷表现；而由惯性力引起的脑损伤则甚为分散和广泛，常有早期昏迷表现。通常将受力侧的脑损伤称为冲击伤，其对侧者称为对冲伤；例如跌倒时枕部着地引起的额极、颞极及其底面的脑损伤，属对冲伤。实际上，由于颅前窝与颅中窝的凹凸不平，各种不同部位和方式的头部外伤，均易在额极、颞极及其底面发生惯性力的脑损伤。

二、原发性脑损伤和继发性脑损伤

（一）原发性脑损伤

是指外力作用于头部后立即发生的脑损伤，包括脑震荡、脑挫裂伤、弥漫性轴索损伤、原发性脑干伤及下丘脑损伤等。

1. 脑震荡（cerebral concussion）　是指受伤后出现一过性的脑功能障碍，经短暂时间后可自行恢复正常。脑组织无肉眼可见的神经病理改变，而在光镜下可见到神经组织结构紊乱。

（1）临床表现和诊断

1）病史　患者有明确的头部外伤史。

2）意识改变　受伤时立即出现意识障碍，表现为神志不清甚至完全昏迷，持续时间常为数秒或数分钟，但不超过 30 分钟。

3）逆行性遗忘　患者清醒后不能回忆起受伤时甚至受伤前一段时间内发生的情况。

4）其他症状　患者伤后可出现不同程度的头晕、头痛等，可合并呕吐。还可表现为皮肤苍白、出汗、心率降低、血压下降、呼吸减弱、肌张力下降、生理反射迟钝等。

5）神经系统检查　无阳性体征。

（2）辅助检查　腰穿、头颅 X 线、头颅 CT 或 MRI 无异常发现。

（3）治疗

1）观察　患者伤后一般只需卧床休息 5 ~ 7 天给予观察，住院期间密切注意患者意识、瞳孔、肢体运动和生命体征的变化，避免发生颅内血肿。

2）对症治疗　头痛时可给予镇痛剂。对有烦躁、忧虑、失眠者可给予安神、镇静等药物。除卧床休息和药物治疗外，医务人员应对患者做好耐心解释、心理疏导等工作，以消除患者对脑震荡的恐惧心理，避免给患者留下心理阴影。

2. 脑挫裂伤（cerebral contusion and laceration）　主要指发生在大脑皮层的损伤，多好发于大脑额极、颞极及其底面，是脑挫伤和脑裂伤的总称。前者指脑组织受损较轻，软脑膜保持完整。后者指软脑膜、血管、脑组织都有不同程度的损害，还可伴发蛛网膜下腔出血。脑组织肉眼可见神经病理改变，光镜下可见伤灶中央为血块，伤灶周围为皮层组织坏死及出血（图 19－5）。

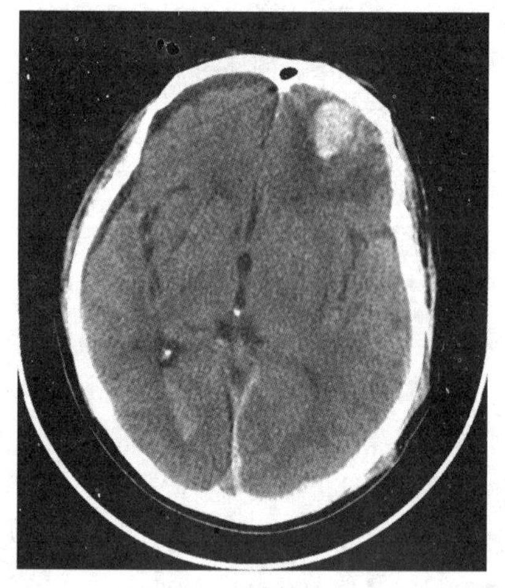

图 19－5　脑挫裂伤对侧硬膜下积液

（1）临床表现和诊断

1）意识障碍　伤后立即出现，严重程度和持续时间与脑挫裂伤的损害程度和范围直接相关。意识障碍的持续时间较脑震荡长，轻者持续半小时，数小时或数日，更长者持续数周、数月，有的甚至长期昏迷或植物生存。

2）颅内压增高　可能与继发性脑水肿或者颅内血肿有关。可出现生命体征的改变，如体温上升、血压增高、心率下降、呼吸急促、瞳孔不等大等，若出现休克症状，应警惕可能合并胸腹等其他脏器的损伤。

3）局灶症状与体征　若未伤及脑功能区则无明显神

经功能障碍；若功能区受损则立即出现损伤区相应表现：如运动区损伤的锥体束征、肢体抽搐或瘫痪，语言中枢损伤后的失语以及昏迷患者脑干反应消失等。

（2）辅助检查

1）实验室检查　血常规可见白细胞增高，红细胞容积降低，蛋白下降，血糖增高，乳酸增加；血气分析可见氧含量降低和二氧化碳增高等；脑脊液检查压力增高，可查见数量不等红细胞，乳酸、蛋白增高等，若颅内压明显增高或有脑疝形成时禁忌腰椎穿刺。

2）神经影像学检查　头颅X平片可发现患者是否有颅骨骨折以及部位、类型；头颅CT检查示伤灶表现为低密度区内有点状、片状高密度出血灶影，周围可见低密度影，部分患者可有脑室受压，中线移位等，还可排除颅内血肿；头颅MRI敏感性要优于CT，表现为急性期伤灶长T_1，长T_2及混杂信号。

（3）治疗

1）非手术治疗　密切观察患者病情变化，动态复查头颅CT，给予止血、脱水、营养神经等对症治疗。若保守治疗无效，患者颅内压进行性增高，甚至出现脑疝征象，需急诊性手术治疗。

2）手术指征　患者意识障碍逐渐加深，保守治疗无效；脑挫裂伤严重，头颅CT提示伤灶合并颅内血肿超过30ml，脑水肿明显，中线移位明显；小脑挫裂伤并血肿超过10ml，甚至发生梗阻性脑积水；颅内压监测压力逐渐增高，难以控制。

3. 弥漫性轴索损伤（diffuse axonal injure，DAI） 致伤机制是头部受到加速性旋转暴力时，脑组织内部因剪切力发生脑白质广泛性轴索损伤。损伤可位于半球白质、胼胝体、内囊、小脑或脑干。肉眼可见脑组织有神经病理改变，光镜下表现为神经轴索断裂。常见于车祸，也可见于坠落伤。

（1）临床表现和诊断

1）病史　头部有加速性损伤史。

2）意识障碍　伤后立即出现昏迷，且昏迷时间较长。极少出现中间清醒期，神志清醒时，或因继发性脑水肿而再次昏迷。脑组织损伤较重者可长期昏迷，甚至植物生存或死亡。

3）瞳孔　若损害累及脑干，可有单侧或双侧瞳孔散大，光反应消失，或可出现同向性凝视、眼球分离、强迫下视等。

（2）辅助检查

1）头颅CT　可见大脑皮质与髓质交界处、胼胝体、脑干、内囊区域点状或者片状出血，还可见弥漫性脑肿胀、蛛网膜下腔出血，中线结构无明显移位。

2）头颅MRI　可精确反映出早期缺血灶、小出血灶和轴索损伤改变。

3）脑干诱发电位　严重损伤患者脑干诱发电位潜伏期有明显的延长。

（3）治疗　①严密观察患者生命体征、意识、瞳孔等变化，动态复查头颅CT，了解颅内情况。②重症患者保持呼吸道通畅，必要时行气管切开术并给予呼吸机辅助呼吸。③给予止血、脱水、营养神经等对症治疗。④可使用低温治疗降低脑氧耗量以减轻水肿；高压氧治疗增加脑血氧含量，以改善缺血缺氧。

4. 原发性脑干损伤（primary brain stem injury） 指伤后立即出现脑干损害症状，常与弥漫性脑损伤并存，预后差。肉眼脑组织大体标本可见神经病理改变，光镜下见脑干神经组织结构紊乱，神经轴突断裂、出血、挫伤或软化等。伤后多不伴有颅内压增高表现。由于脑干内除有颅神经核团、躯体感觉运动传导束外，还有网状结构和呼吸、循环等生命中枢，故其致残率和死亡率均较高。

（1）临床表现和诊断

1）病史　患者有严重颅脑损伤病史。

2）意识障碍　伤后当时立即出现昏迷，程度较深，持续时间较长，恢复较慢，极少出现中间清醒期。如网状结构受损严重，患者可长期呈植物生存。

3）瞳孔　患者双侧瞳孔不等大，或极度缩小或大小多变。对光反射消失。

4）神经系统体征　脑干损伤患者早期即发生去大脑强直或交叉性瘫痪，病理反射阳性，肌张力增高，锥体束征阳性，神经功能障碍等体征。

5）生命体征　①呼吸功能：延髓损伤时常出现呼吸节律紊乱，甚至呼吸衰竭。表现为潮式或抽泣样呼吸。②心血管功能：心率和血压的改变较呼吸功能紊乱出现更晚。③体温变化：患者出现高热且治疗效果不佳，但当脑干严重受损时体温不升。

6）消化系统变化　消化道出血；顽固性呃逆：症状持久，难以控制。

（2）辅助检查

1）腰椎穿刺　当脑干损伤不严重时，脑脊液红细胞数可偏多或者正常，脑脊液压力多为正常或轻度升高；当压力明显升高时，应排除颅内血肿或者蛛网膜下腔出血。

2）影像学检查　①头颅X线：多数患者可见颅骨骨折。②头颅CT：在伤后数小时内，头颅CT可显示脑干点片状出血区，脑干肿胀，脚间池、桥池、四叠体池及第四脑室受压或闭塞。③头颅MRI：有助于明确诊断，了解伤灶明确部位和范围。

3）脑干听觉诱发电位　损伤平面下各波正常，损伤水平及其上各波则异常或消失。

（3）治疗 ①轻度脑干损伤：一般治疗措施同脑挫裂伤。②若患者合并有颅内血肿，确诊后应急诊手术治疗。合并有脑水肿及脑肿胀的患者应给予适当脱水剂或者肾上腺皮质激素控制，以免进一步加重损伤。③因患者昏迷时间较长，可考虑早期做气管切开；吞咽困难者应由胃管进食。④昏迷时间较长的患者，应加强护理，防止各种并发症。⑤早期行高压氧治疗，以助于康复。

（二）继发性脑损伤

继发性脑损伤（secondary brain injury）指受伤一定时间后出现的脑受损病变，主要有脑水肿（brain edema）和颅内血肿（intracranial hematoma）。脑水肿继发于脑挫裂伤；颅内血肿因颅骨、硬脑膜或脑的出血而形成，与原发性脑损伤可相伴发生，也可单独发生；继发性脑损伤因产生颅内压增高或脑压迫而造成危害。

三、颅内血肿

颅内血肿（intracranial hematoma）是因外伤等原因，脑内的或者脑组织和颅骨之间的血管破裂之后，血液集聚于脑内或者脑与颅骨之间而形成的。颅内血肿是颅脑损伤严重的继发性病变，约占闭合性颅脑损伤的10%和重型颅脑损伤的40%～50%。幕上血肿超过20ml，幕下血肿超过10ml，即可导致颅内压增高，甚至脑疝的发生。因此，颅内血肿的早期诊断和急诊手术治疗非常重要。

按血肿的部位可分为硬脑膜外血肿（epidural hematoma）、硬脑膜下血肿（subdural hematoma）及脑内血肿（in-tracerebral hematoma）等。血肿常与原发性脑损伤相伴发生，也可在没有明显原发性脑损伤情况下单独发生。按血肿形成的时间或者引起颅内压增高所需时间，将其分为三型。72小时以内者为急性血肿，3日以后到3周以内为亚急性血肿，3周以上为慢性血肿。

（一）硬脑膜外血肿

案例引导

案例 患者，男，21岁。因“车祸伤致意识障碍1个多小时入院”。入院查体：神志清楚，右颞部可扪及一头皮血肿，神经系统检查未见明显异常。入院观察4小时后患者又转入昏迷，伴右侧瞳孔逐渐散大，左侧肢体瘫痪。

讨论 应该首先考虑的诊断及依据是什么？该如何处理？

硬脑膜外血肿是指颅脑损伤后出血积聚于硬脑膜外与颅骨内板之间。出血来源与颅骨损伤关系密切，其中硬脑膜中动脉最为常见（约70%），还可来自板障导血管、静脉窦、脑膜前动脉和筛动脉等，除原出血点外，由于血肿的体积效应可使硬脑膜与颅骨不断地分离，又可撕破另外一些小血管，使血肿持续增大，最终出现颅内压增高，甚至脑疝形成（图19－6）。

1. 临床表现和诊断

（1）病史 患者有明确头颅直接暴力外伤史，可见局部头皮损伤或头皮血肿。

（2）意识障碍 根据不同的损伤机制，患者意识障碍的严重程度有所不同，常见有如下几种类型。①当原发性脑损伤较轻时，患者出现一过性意识障碍，这时血肿形成不是很快，患者有一段数小时的中间清醒期，随后硬脑膜外血肿扩大、颅内压持续性增高脑干受压，再次出现昏迷，形成典型的“昏迷－清醒－再昏迷”中间清醒期过程。②当原发性脑损伤较重时，这时血肿形成明显加快，患者无中间清醒期，仅表现为意识障碍进行性加重。③当原发性脑损伤甚轻或原发性脑损伤很局限，患者意识清醒，不存在原发昏迷，颅内血肿形成后才出现意识障碍，这时要特别注意，不要误诊。

（3）瞳孔变化 当血肿量扩大出现小脑幕切迹疝时，可查体见患侧瞳孔先缩小，对光放射迟钝，随后瞳孔进一步扩大，对光反射消失，若血肿进行性增大，则可出现对侧瞳孔也扩大，对光反射消失，导致枕骨大孔疝。

（4）锥体束征 早期血肿压迫运动区可致对侧肢体肌力减弱，逐渐进行性加重。发展到脑疝晚期可出现去大脑强直。

（5）生命体征及其他症状 表现为血压升高，脉搏和呼吸减慢，即Cushing综合征。大多数患者受伤后即出现头痛、恶心、呕吐，随着血肿量的增加，颅内压进行性增高，头痛和呕吐也进行性加重。当脑疝晚期时，患者病情恶化则出现血压下降，心率降低和呼吸抑制。

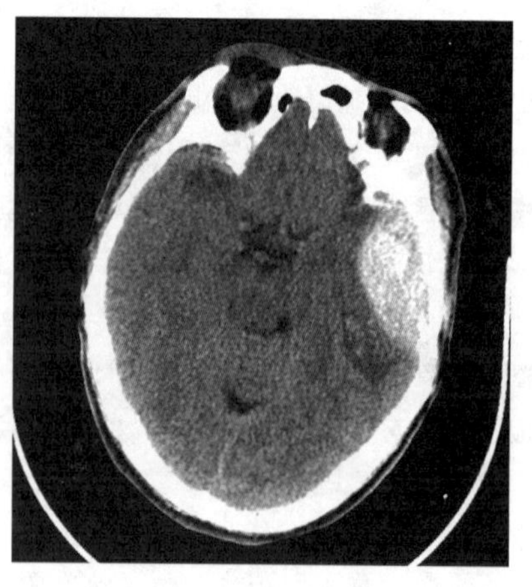

图19－6 硬脑膜外血肿

2. 辅助检查

（1）头颅X线　观察到骨折线时可初步判断损伤血管的情况。约90%患者合并有颅骨骨折。

（2）头颅CT　可明确是否有血肿形成，进行血肿定位，计算出血量，观察中线结构有无移位及有无脑挫裂伤等情况，骨窗像对骨折判断更加明确。头颅CT典型表现为颅骨内板与脑表面之间有一双凸镜形或弓形密度增高影。

3. 治疗

（1）非手术治疗　①患者意识无进行性恶化。②无神经系统阳性体征或原有神经系统阳性体征无进行性加重。③无颅内压增高症状和体征。

（2）手术治疗的适应证　①有明显颅内压增高症状和体征的颅内血肿。②CT扫描提示明显脑受压的颅内血肿。③幕上血肿量>30ml、颞区血肿量>20ml、幕下血肿量>10ml、中线移位>5 mm。④患者意识障碍进行性加重或出现昏迷。⑤颅内压>40mmHg或进行性升高。

（二）硬脑膜下血肿

硬脑膜下血肿是指颅脑损伤后发生在大脑皮质与硬脑膜和蛛网膜之间的血肿。出血多来自于脑表面动、静脉破裂或桥静脉断裂、脑挫裂伤合并出血等。硬脑膜下血肿是颅内血肿最为常见的一类（约40%），同时可为多发或与其他类型血肿伴发。

1. 急性硬脑膜下血肿　是指受伤后3天内出现颅内血肿者。多由外力使脑组织和硬脑膜发生移位，导致大脑皮质和硬脑膜静脉窦之间的桥静脉破裂出血。也可由脑挫裂伤引起。

（1）临床表现和诊断

1）病史　患者有明确的外伤史。一侧枕部着力可致对侧额颞部发生脑挫裂伤和硬膜下血肿；枕部中线着力则可致双侧额颞底部脑挫裂伤和硬膜下血肿。而额部着力极少发生枕部颅内血肿。

2）意识障碍　少数患者有中间清醒期，主要表现为意识进行性加深，原发性昏迷与继发性昏迷相重叠。

3）临床表现　①患者临床症状重并可能随时恶化，特别是特急性颅内血肿，伤后3小时内即可出现小脑幕切迹疝，表现为双侧瞳孔散大，去脑强直、病理性呼吸等濒死状态。②患者早期即可出现颅内压增高症状，多表现为频繁的恶心、呕吐和躁动。生命体征变化突出。③患者早期即可因损伤累及大脑功能区而出现相应的神经系统阳性体征，偏瘫、失语、癫痫发作等可来自脑挫伤或（和）血肿压迫。多数硬脑膜下血肿多合并有脑挫裂伤，致患者蛛网膜下腔出血量多，脑膜刺激征较明显。

（2）辅助检查

1）头颅X线　约半数患者伴有颅骨骨折，可呈线性或凹陷性。

2）头颅CT　表现为脑表面新月形或半月形高密度区，还可发现有无合并脑挫裂伤及脑内血肿。

（3）治疗　患者一旦确诊即需要考虑是否行开颅血肿清除术，若伴有严重的脑挫裂伤或脑水肿，早期出现脑疝、中线移位明显时还需考虑去骨瓣减压术。手术指征同硬脑膜外血肿。

2. 慢性硬脑膜下血肿（chronic subdural hematoma）　指受伤后3周以上出现颅内血肿症状者，好发于老年患者。血肿位于硬脑膜与蛛网膜之间，多数情况下广泛覆盖于大脑半球的额、颞、顶叶。出血来源于大脑皮质与静脉窦之间桥静脉破裂所致，血肿有一黄褐色或灰色结缔组织包膜，其内容物早期为黑褐色半固体的黏稠液体，晚期为黄色或清亮液体（图19－7）。

（1）临床表现

1）病史　可无明确或有轻微头部外伤史，部分患者合并有出血性疾病。

2）颅内压增高症状　患者以慢性颅内压增高为主，表现为伤后2～3个月逐渐出现头痛、恶心、呕吐、复视、视物模糊、一侧肢体无力和肢体抽搐等，部分老年患者以智力障碍和精神异常为主要临床症状，故常不能回忆起外伤史。

3）局灶性症状　血肿压迫脑功能区可出现轻偏瘫、失语、同向性偏盲、视乳头水肿等。

4）婴幼儿患者　可见前囟膨出，头围增大，易误诊为先天性脑积水。

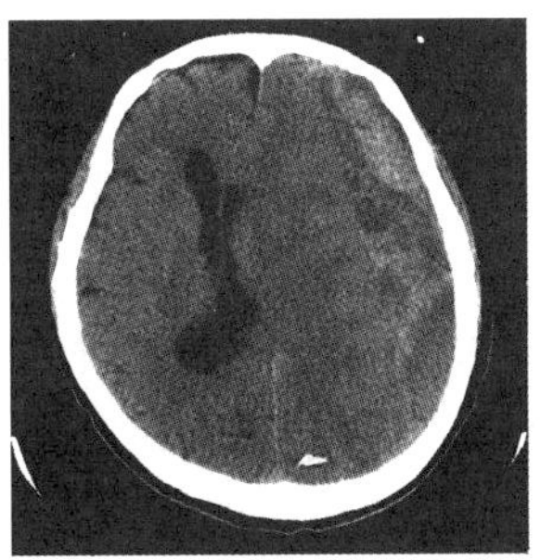
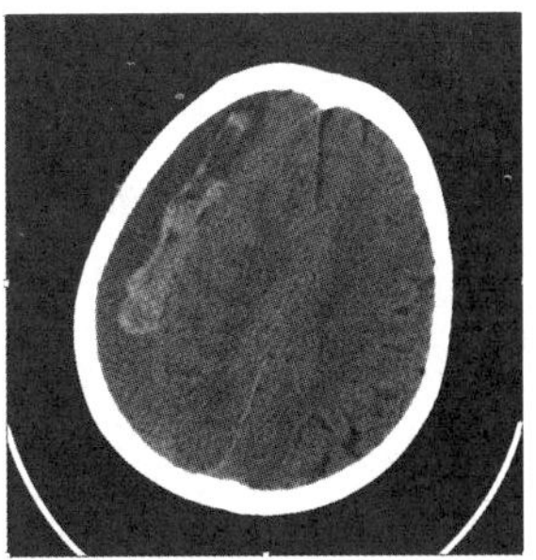

图19－7　慢性硬膜下血肿

（2）辅助检查

1）头颅CT　颅骨内板下可见一新月形、半月形混杂密度或等密度阴影，中线移位，脑室受压。

2）头颅MRI　较头颅CT更敏感，于T_1和T_2加权像均可见高信号改变，增强扫描可见包膜强化。

（3）治疗　①首选颅骨钻孔冲洗引流术。②开颅血肿清除术适用于钻孔引流术未治愈者；血肿反复发作，包膜后，血肿机化者。手术原则是在将血肿及血肿壁一并切除。③术后为防止血肿复发，患者取头低位、患侧卧位，早期补充适量液体，避免低颅压，利于脑复位。④对合并有多种全身基础疾病等不宜手术的患者，予以动态观察，对症治疗。

（三）脑内血肿

指颅脑损伤后脑实质内出血而形成的血肿，多发生在脑挫裂伤最严重的伤灶内，常见于额叶、颞叶或者凹陷骨折处，可与硬脑膜下血肿伴发，老年人好发于脑深部白质内。

1. 临床表现

（1）病史　有明确的颅脑外伤史，受伤机制多为对冲伤。

（2）意识障碍　意识呈进行性加深，部分患者伤后即出现持续性昏迷，极少出现中间清醒期。若脑内血肿破入脑室，患者意识障碍则更加明显。当凹陷性骨折所致浅部脑内血肿时，患者可出现中间清醒期。

（3）颅内压增高　患者多合并有脑挫裂伤等，故颅内压增高较明显，甚至脑疝形成。

（4）局灶体征　血肿引起局部脑功能损害症状，可见有偏瘫、失语、偏盲、癫痫发作等。

2. 辅助检查

（1）头颅X线　除外颅骨骨折，特别是凹陷性颅骨骨折。

（2）头颅CT　急性期90%以上的脑内血肿可在脑挫伤灶附近或脑深部白质内见到圆形或不规则高密度影，周围有低密度水肿带，即可诊断。但2~4周时血肿在CT上表现为等密度，易漏诊，4周以上可呈低密度。

3. 治疗

（1）手术治疗　手术指征同急性硬膜下血肿。手术入路选取血肿距表面最近且避开重要功能区处骨瓣进行开颅。

（2）非手术治疗　脑挫裂伤不重，脑内血肿量不足30ml，患者一般情况好，生命体征稳定或颅内压测定不超过25mmHg时，可采用非手术治疗，予以动态观察。

四、开放性颅脑损伤

开放性颅脑损伤（open craniocerebral injury）是指致伤物导致脑组织、硬脑膜、颅骨和头皮均向外界开放的损伤。根据受伤机制的不同，一般可分为火器伤和非火器伤。当颅底骨折时导致脑脊液鼻漏、耳漏或者气颅发生时，蛛网膜下腔经鼻腔或中耳与外界相通，称之为内开放性颅脑损伤。与闭合性脑损伤相比，除了损伤原因不同外，开放性颅脑损伤因有创口存在，临床特点还可表现为失血性休克、颅内感染等特点（图19-8）。

（一）临床表现

1. 病史　患者有明确的颅脑外伤史，了解病史时应仔细询问受伤时间，致伤物种类等情况。

2. 局部体征　应仔细检查创口大小、形状，是否有活动性出血，创口内有无头发、泥沙、碎石、玻璃碎片、碎骨片等异物，观察脑组织或脑脊液是否从硬脑膜或颅骨缺损处向外溢出。

3. 意识障碍　与脑损伤部位和程度直接相关。局限性脑损伤未损害脑重要结构或无颅内高压患者，出现意识障碍较少；而广泛性脑损伤，甚至伤及脑干或下丘脑，常合并颅内血肿或急性脑水肿、脑肿胀，从而导致颅内高压者可出现不同程度的意识障碍。

4. 局灶神经系统症状　伤及脑功能区，依脑损伤部位不同可出现相应的神经系统症状，如偏瘫、失语、癫痫、同向性偏盲、感觉障碍等。伤及脑神经者，则出现相应神经损伤症状。

5. 颅内压增高　创口小、创道内血肿或（和）合并颅内血肿以及广泛性脑挫裂伤而引起严重颅内压升高者，可出现头痛、呕吐、进行性意识障碍，甚至发生脑疝；还可引起血压增高、脉缓和呼吸频率的改变。

6. 颅内感染　致伤物可将头皮、头发、碎骨片等异物带入脑组织内，若清创时间延迟或清创不彻底，易发生化脓性脑膜炎、脑炎或脑脓肿。

（二）辅助检查

1. 颅骨X线片　了解颅骨骨折的部位、类型、程度，颅内金属异物或碎骨片数目，异物位置、性质等情况，有利于指导清创。

2. 头颅CT扫描　对诊断颅内血肿、脑挫裂伤、蛛网膜下腔出血、脑中线移位、脑室大小形态等有意义；亦可显示颅内异物以及颅骨骨折。

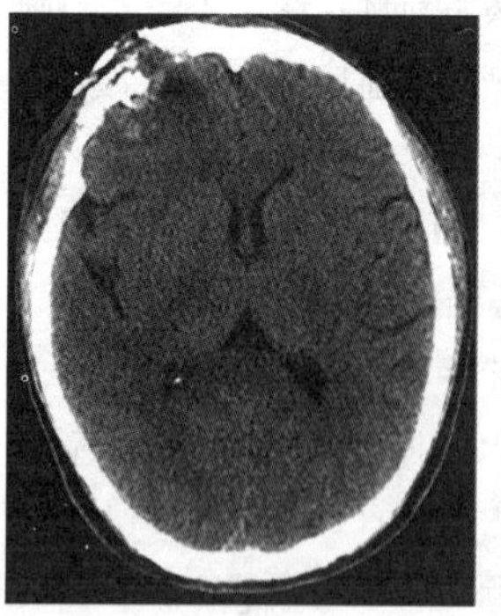
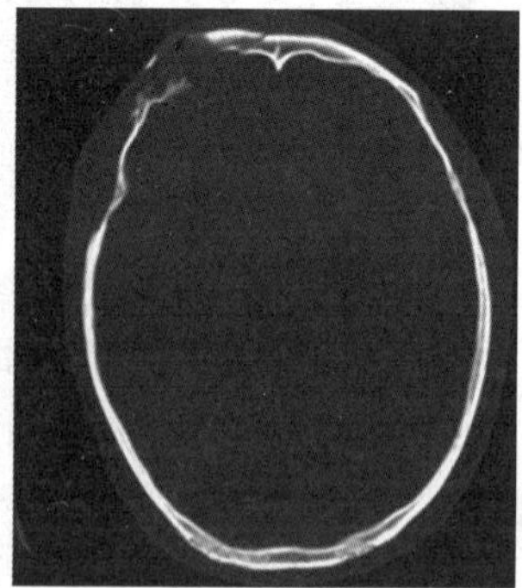

图19-8　开放性颅脑损伤

（三）治疗

1. 非火器性颅脑损伤

（1）及时清创处理，预防感染　应尽早清除挫碎组织、异物、血肿，修复硬脑膜及头皮创口，变有污染的开放性伤道为清洁的闭合性伤道，为脑损伤的修复创造有利条件。

（2）清创手术　尽可能在伤后 6 ~ 8 小时内行清创，但清创时间多取决于患者伤后来院就诊时间。目前应用抗生素的条件下，早期清创缝合时间最晚可延长至 48 小时。清创完毕后应缝好硬脑膜与头皮。伤道与脑室相通时，应清除脑室内积血，留置脑室引流管。如果脑组织膨胀，术后脑压仍高，可以不缝合硬脑膜，并视情况做外减压（颞肌下减压或去骨瓣减压术）。伤后 24 小时内，肌内注射破伤风抗毒素 1500U。

（3）特殊伤的处理　钢钎、钉、锥等刺入颅内形成较窄的伤道，有时因致伤物为颅骨骨折处所嵌顿，在现场急救时不要冒然将其拔除，特别是伤及静脉窦所在处或鞍区等部位时，仓促拔出致伤物可能引起颅内大出血或附加损伤从而引起不良后果。接诊后应行头颅正侧位及必要的特殊位置的 X 线片，了解伤道以及致伤物大小、形状、方向、深度、是否带有钩刺；以及伤及的范围；如果异物近大血管、静脉窦，可进一步行脑血管造影、CT 等查明致伤物与血管等临近结构的关系。根据检查所获取的资料，分析可能出现的情况，研究取出致伤物方法。作好充分准备再行手术。

（4）静脉窦损伤的处理　首先要做好充分输血准备。上矢状窦损伤时，应先在其周边扩大颅骨骨窗，再取出嵌于静脉窦裂口上的骨片，同时立即以棉片压住窦的破口，并小心检查窦损伤情况。小的裂口用止血海绵或辅以生物胶即可止住，大的破裂口则需用肌筋膜片覆盖于裂口处，缝合固定，亦可取人工硬脑膜修补静脉窦裂口，以达到妥善止血。

2. 火器性颅脑损伤　颅脑火器伤的处理包括及时合理的现场急救，快速安全的转送，在有专科医师和设备的医院进行早期彻底清创和综合治疗。其中颅脑穿透伤伤情较重，分为三种类型。盲管伤：仅有射入口，致伤物停留在伤道末端，无射出口。贯通伤：投射物贯通颅腔，有入口和出口，形成贯通伤道，多为高速枪伤所致，脑损伤广泛而严重，是火器性颅脑损伤最严重者。切线伤：投射物与头部呈切线方向擦过，飞离颅外，射入口和射出口相近，头皮、颅骨，硬脑膜和脑组织浅层皮层呈沟槽状损伤，所以又称沟槽伤。

（1）现场急救与转送。

（2）早期清创处理　清创的目的是把创道内污染物如毛发、泥沙、碎骨片、弹片异物、坏死碎化的脑组织，血块等清除，经清创后使创道清洁、无异物、无出血、无坏死脑组织，然后进行修补硬脑膜，缝合头皮，由开放伤变为闭合伤。清创要求早期和彻底，同时尽可能不损伤健康脑组织，保护脑功能。伤后 24 小时内，过敏试验阴性者，应肌内注射破伤风抗毒素 1500U。

（3）术后处理　应定时观察意识、瞳孔、生命体征的变化和神经系统体征。观察有无继发性出血、脑脊液漏，必要时行 CT 动态观察。加强抗感染，抗脑水肿，抗休克治疗，术后常规抗癫痫治疗，加强全身支持治疗；昏迷患者保持呼吸道通畅，吸氧并加强全身护理，预防肺炎、压疮和泌尿系统感染。

目标检测

答案解析

简答题

1. 简述典型硬脑膜外血肿的临床表现。
2. 简述凹陷性骨折的手术指征。
3. 简述颅底骨折的处理原则。
4. 简述脑挫裂伤的手术指征。

（冯军锋）

书网融合……

本章小结

题库

第二十章　颅内和椎管内肿瘤

PPT

学习目标

1. **掌握**　颅内各种肿瘤的诊断和治疗原则；椎管内肿瘤的临床表现及病程分期。

2. **熟悉**　颅内肿瘤的常见临床表现；颅内肿瘤的主要诊断方法；椎管内肿瘤的治疗原则；椎管内肿瘤的分类。

3. **了解**　颅内肿瘤的分类及分子病理分型；颅内各种肿瘤的常见发病部位；颅内肿瘤相应的鉴别诊断；椎管内肿瘤的手术技术特点。

第一节　颅内肿瘤

案例引导

案例　患者，男，52 岁，因“因发作性意识障碍 1 个月余”入院。入院查体：神经系统无阳性体征。头颅 MR：可见额叶及颞叶深部混杂信号影，呈浸润性生长。完善术前检查，并向患者家属告知病情，入院后于神经导航下行肿瘤显微切除术。肿瘤标本病理结果显示：胶质母细胞瘤；Ki67 阳性细胞约 10%，MGMT 启动子甲基化。

讨论　该患者合理的后续治疗有哪些？

颅内肿瘤（intracranial tumors）占到全身肿瘤的 2%，从起源上可将颅内肿瘤划分为原发性和继发性两大类。原发性颅内肿瘤是指起源于颅内各种组织的肿瘤，包括神经组织、脑膜和血管等。而继发性肿瘤则是指全身其他部位的肿瘤转移或侵入颅内。儿童期以幕下的小脑星形细胞瘤、脑干胶质瘤、髓母细胞瘤和室管膜瘤以及幕下的星形细胞瘤和颅咽管瘤多见，转移瘤罕见；中青年患者幕上肿瘤占 70%，以大脑半球胶质瘤、脑膜瘤、垂体瘤、听神经瘤和转移瘤为主；老年患者则以胶质细胞瘤及脑转移瘤多见。

一、颅内肿瘤的分类

1926 年，Bailey 和 Cushing 在基于 Cohnheim 提出的胚胎残留细胞形成肿瘤的假说基础之上首次对神经系统肿瘤进行分类，以反映肿瘤组织的来源和恶性程度；1949 年，Kernohan 以间变学为基础提出至今沿用的胶质瘤Ⅰ～Ⅳ级分类法；1979 年，WHO 制定了基于组织类型的第一版《神经系统肿瘤分类法》，此后分别在 1993 年、2000 年及 2007 年分别公布了第二、三、四版《分类法》；2016 年，WHO 公布了第五版《分类法》。

Ⅰ. 弥散性星形胶质细胞与少突胶质细胞来源肿瘤　包括弥散性星形胶质细胞瘤（IDH 突变型）、间变型星形胶质细胞瘤（IDH 突变型）、胶质母细胞瘤（IDH 野生型/突变型）、弥散性中线胶质细胞瘤（H3K27M 突变型）、少突胶质细胞瘤（IDH 突变及 1p/19q 共缺失型）、未分化少突胶质细胞（IDH 突变及 1p/19q 共缺失型）。详细参见图 20－1。

Ⅱ. 其他星形胶质细胞来源肿瘤　包括毛细胞星形胶质细胞瘤、表皮下巨细胞星形胶质细胞瘤、多形性黄色星形细胞瘤、间变型多形性黄色星形细胞瘤。

Ⅲ. 室管膜细胞来源肿瘤　包括室管膜下瘤、黏液乳头型室管膜瘤、室管膜瘤、室管膜瘤（RELA 融合基因阳性）、间变型室管膜瘤。

Ⅳ. 其他神经胶质瘤　包括血管中心性胶质瘤、第三脑室脊索样胶质瘤。

Ⅴ. 脉络丛细胞来源肿瘤　包括脉络丛乳头状瘤、不典型脉络丛乳头状瘤、脉络丛上皮瘤。

Ⅵ. 神经元及混和神经元－胶质细胞来源肿瘤　包括胚胎发育不良性神经上皮瘤、神经节细胞瘤、神经节胶质细胞瘤、间变型节细胞胶质瘤、小脑发育不良性节细胞瘤（Lhermitte－Duclos）、促纤维增生性婴儿型星形及神经节细胞瘤、乳头状胶质神经元肿瘤、玫瑰花样胶质神经元肿瘤、中枢神经细胞瘤、脑室外神经细胞瘤、小脑脂样神经细胞瘤。

Ⅶ. 松果体区肿瘤　包括松果体细胞瘤、中等分化型松果体实质肿瘤、成松果体细胞瘤、松果体区乳头状肿瘤。

Ⅷ. 胚胎性肿瘤　包括髓母细胞瘤（所有亚型）、多层玫瑰花样胚胎瘤（C19MC 突变型）、髓上皮瘤、中枢神经胚胎瘤（未分型）、不典型性畸胎瘤/横纹肌样瘤、中枢神经系统横纹肌样胚胎瘤。

Ⅸ. 颅神经及脊柱旁神经的肿瘤　包括神经鞘瘤、神经纤维瘤、神经束膜瘤、恶性周围神经鞘肿瘤。

Ⅹ. 脑膜肿瘤　包括脑膜瘤、不典型性脑膜瘤、间变型（恶性）脑膜瘤。

Ⅺ. 间叶来源肿瘤（非脑膜瘤）　包括孤立性纤维瘤/血管外皮细胞瘤、血管母细胞瘤。

Ⅻ. 鞍区肿瘤　包括颅咽管瘤、颗粒细胞瘤、垂体细胞瘤、梭形细胞嗜酸细胞瘤。

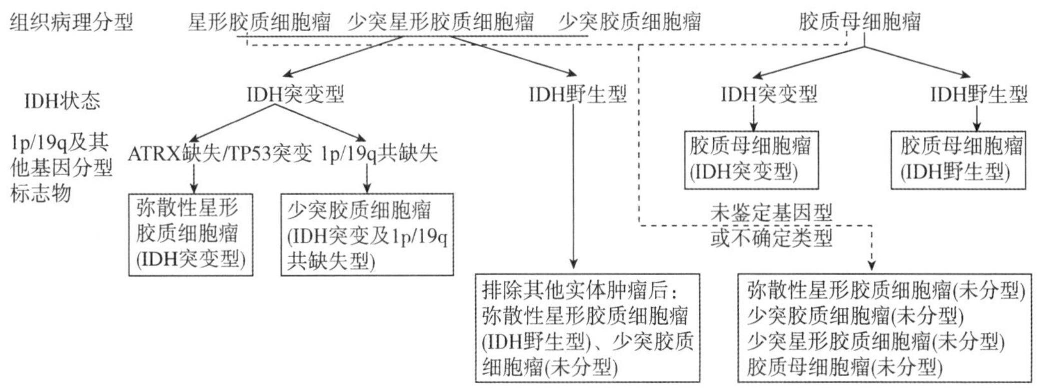

图 20－1　基于组织学、IDH 状态及其他基因分型的弥散性胶质瘤分型诊断

二、发病部位及临床表现

（一）发病部位

颅内肿瘤可根据发生部位分为内源性肿瘤和外源性肿瘤。内源性肿瘤主要发生于脑实质内，主要来源于神经上皮组织或颅外转移，如胶质瘤、淋巴瘤及转移瘤。而外源性肿瘤主要发生于脑的附属器官，如脑膜瘤、听神经瘤、垂体瘤及颅咽管瘤等。内源性肿瘤可发生于大脑半球、小脑、脑干等各个部位，外源性肿瘤多有其特征性的发病部位，对诊断有特殊意义，如听神经瘤好发于桥小脑角区，垂体瘤及颅咽管瘤则好发于鞍区。

（二）临床表现

颅内肿瘤的临床表现主要包括颅内压增高及局灶性症状和体征两大部分。

1. 颅内压增高的症状和体征　主要为头痛、呕吐和视神经乳头水肿，称之为颅内压增高的三主征。

除上述三主征外，还可出现精神与意识障碍及其他症状，即头晕、复视、一过性黑矇、猝倒。当颅内肿瘤体积进一步扩大可造成重度颅内压升高，甚至引发脑疝。

2. 局灶性症状和体征　局部症状亦称定位症状，有两种类型：第一种是麻痹性症状，如失语、感觉障碍、偏瘫等；第二种是刺激性症状，如癫痫、疼痛、肌肉抽搐等。最早出现的局灶性神经症状具有一定的肿瘤定位意义。

（1）大脑半球肿瘤的临床表现　位于大脑半球的肿瘤以胶质细胞瘤为主，可早期出现神经系统定位表现：①精神症状：额叶肿瘤多发，主要表现有人格改变和记忆力减退，如反应迟钝、生活懒散、近记忆力减退、判断能力差；亦可有脾气暴躁、易激动或欣快等。②癫痫发作：包括全身性及局限性发作，发作多由一侧肢体开始的抽搐，部分患者表现为发作性感觉异常。③锥体束损伤：肿瘤对侧半身或单一肢体渐行性瘫痪，病初为一侧腹壁反射减弱或消失，继而病变对侧腱反射亢进、肌张力增加和病理反射阳性。④感觉异常：主要表现为皮质觉功能障碍，如肿瘤对侧肢体的关节位置觉、两点辨别觉、图形觉、实体感觉等障碍。⑤失语和视野改变：如肿瘤位于优势半球额下回后部和颞枕叶深部，可出现相应表现。

（2）鞍区肿瘤的临床表现　鞍区肿瘤主要包括垂体瘤、颅咽管瘤及脑膜瘤。其中垂体瘤分为功能性腺瘤和无功能性腺瘤，而功能性腺瘤主要包括催乳素腺瘤（PRL瘤）、生长激素腺瘤（GH瘤）、促肾上腺皮质激素瘤（ACTH瘤）、促甲状腺素（TSH）腺瘤及GH－PRL混合型。PRL腺瘤引起的高泌乳素血症主要临床表现为女性停经、泌乳、不孕等，男性典型表现为性欲减退，阳痿、无生育功能、体重增加、毛发稀少等。GH腺瘤于青春期前主要表现为巨人症，在成人则表现为肢端肥大症。ACTH腺瘤患者临床表现为库欣综合征，包括满月脸、“水牛背”、腹壁及大腿部皮肤紫纹、肥胖、高血压及性功能减退等。TSH腺瘤主要表现为垂体性甲亢。另外发生于鞍区的颅咽管瘤患者临床表现主要是生长发育迟缓、尿崩、皮肤干燥及第二性征不发育等。鞍区肿瘤压迫下丘脑可有嗜睡、尿崩、脂肪代谢障碍、体温调节障碍等症状。当其压迫视交叉可造成部分视野缺损及视力减退。瘤体堵塞室间孔可引起梗阻性脑积水，可引起颅内压升高的相关症状。

（3）松果体区肿瘤的临床表现　①颅内压增高：由于肿瘤位于中脑导水管附近，容易突向三脑室后部或向前下发展使导水管狭窄及闭锁，引起脑脊液循环障碍，早期出现颅内压增高。②临近脑受压症状：肿瘤压迫四叠体上丘可出现双眼上视困难、瞳孔散大或不等大，光反射消失；

压迫下丘及内侧膝状体可出现耳鸣或听力下降；压迫小脑上角或上蚓部出现躯干性共济失调及眼球震颤；直接侵犯或沿脑室播散转移至丘脑下部可导致尿崩症、嗜睡等下丘脑受损症状。③内分泌症状：松果体肿瘤发生在儿童期可导致性早熟或性征发育停滞。

（4）颅底肿瘤的临床表现　①眶内及眶颅交通性肿瘤：由于肿瘤对眼球及Ⅱ、Ⅲ、Ⅳ等颅神经的压迫可造成患侧眼球突出，视力视野缺损，眼球运动障碍及复视。②鼻颅交通性肿瘤：常见于鼻腔肿瘤如鼻咽癌侵犯颅内，使鼻、面、眼及耳等器官出现相应的症状。③前颅底肿瘤：可损伤第Ⅰ、Ⅱ颅神经而出现嗅觉或视力减退甚至丧失，同时可压迫额叶造成欣快、淡漠、记忆力及定向力障碍等症状。④中颅底肿瘤：主要表现为视神经损害，内分泌功能紊乱及下丘脑功能障碍如低体温、嗜睡、尿崩等。⑤后颅窝肿瘤：肿瘤侵犯后组颅神经可引起听力减退，面部感觉麻木、三叉神经痛、声音嘶哑、饮水呛咳及上颈部疼痛僵硬等。肿瘤压迫小脑可引起小脑性共济失调，而堵塞第四脑室，则可在早期发生脑积水及颅内压增高表现。

三、各类颅内肿瘤的特点

（一）神经上皮性肿瘤

神经上皮性肿瘤（tumors of neuroepithelial tissue）为颅内最常见的原发性肿瘤，约占全部颅内肿瘤50%以上。可根据IDH基因是否发生突变分为IDH突变型和野生型。

1. 局限性星形细胞瘤　包括毛细胞性星形细胞瘤（WHO Ⅰ级）、毛细胞黏液型星型细胞瘤（WHO Ⅱ级）、多形性黄色瘤型星型细胞瘤（WHO Ⅱ级）、室管膜下巨细胞星型细胞瘤（WHO Ⅰ级），可见于大脑半球、下丘脑、前视路、脑干等部位。生长较为缓慢且局限，常见于儿童或青少年。

2. 低级别弥漫性胶质瘤　属于WHO Ⅱ级，包括星形胶质细胞瘤与少突胶质细胞瘤，具有分化程度高，生长缓慢，弥漫性浸润周围正常脑组织，可发生恶性进展向高级别胶质瘤跃迁等特点。可发生于颅内实质任何位置，以大脑半球为多。约60%的低级别星形胶质瘤可检测到*p53*基因突变，而少突胶质细胞瘤的发生与染色体1p/19q杂合性缺失有直接关系。

3. 间变型胶质瘤　包括间变型星形胶质细胞瘤、少突胶质细胞瘤及混合细胞瘤（WHO Ⅲ级），属于高级别胶质瘤。间变型胶质瘤一般起源于发生局部或弥漫性间变的低级别胶质瘤。间变型胶质瘤好发于35～60岁，好发部位位于大脑半球。

4. 胶质母细胞瘤　是成人颅内肿瘤中最常见、恶性程度最高的类别（WHO Ⅳ级），可划分为原发性和继发性。原发性胶质母细胞瘤一经发现就诊断为胶质母细胞瘤，更为多见。而由弥漫性低级别胶质瘤、间变型胶质瘤及室管膜瘤进展恶变产生的胶质母细胞瘤称为继发性胶质母细胞瘤。多发生于成人45～60岁，首发部位最常见于幕上脑深部，肿瘤常浸润周围皮层、基底节甚至对侧半球。继发性胶质母细胞瘤最常发生的基因突变为IDH_1（图20－2）。

5. 室管膜瘤（ependymoma）　起源于被覆脑室及脊髓中央管的已分化的脑室膜细胞，突出于脑室系统内，多见于侧脑室、第四脑室底部、第三脑室和脊髓的中央管。肿瘤与周围脑组织分界尚清楚，有时有假性囊肿形成。在儿童颅内肿瘤中，室管膜瘤占6%～12%，是第三位儿童常见颅内肿瘤，成人室管膜瘤则多见于脊髓。

6. 髓母细胞瘤（medulloblastoma）　多认为起源于小脑外颗粒层的未分化细胞，好发于儿童，3岁和7岁为两个发病高峰，是最常见的儿童颅内恶性肿瘤，占12%～25%。大多生长于小脑蚓部并向第四脑室、两侧小脑半球及延髓部侵犯。肿瘤可压迫第四脑室和中脑导水管，导致梗阻性脑积水。

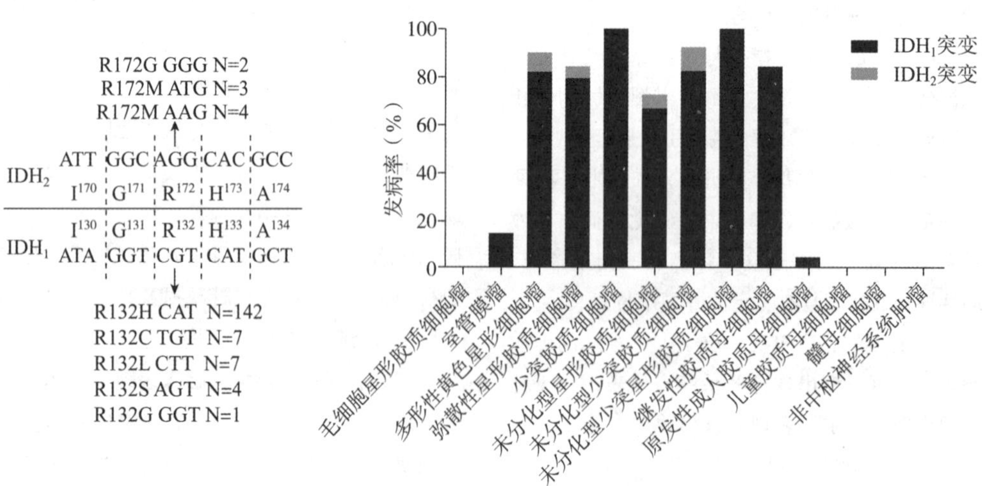

图20－2　IDH突变位点及IDH突变与各型胶质瘤发生率之间的关系

知识链接

弥漫性中线胶质瘤，K27M 突变

弥漫性中线胶质瘤主要发生在儿童和年轻人，组织学上与老年人的胶质母细胞瘤或低级别弥漫性星形细胞瘤相似。这些弥漫性中线胶质瘤通常携带 H3F3A（或少见的 HIST1H3B/C）K27M 突变。这种突变与预后不良有关，与组织学分级无关。H3K27M 突变型弥漫性中线胶质瘤主要涉及脑干、丘脑、脊髓以及小脑。涉及脑干的胶质瘤既往也叫“脑干胶质瘤”，涉及桥脑的既往叫“弥漫性内生性脑桥胶质瘤（DIPG）”。肿瘤病灶非局限性，呈弥漫性浸润入邻近脑组织。现在作为一个单独的分类被纳入 WHO 2016 年《中枢神经系统肿瘤分类》。

（二）脑膜瘤（meningioma）

发生率仅次于脑胶质瘤，约占颅内肿瘤总数的 20%。脑膜瘤多发于大脑半球矢状窦旁、大脑半球凸面、蝶骨嵴、鞍结节等，偶尔可见于颅外组织，为异位的脑膜瘤。肿瘤与硬脑膜紧密粘连，构成肿瘤的蒂，通过该处可接受来自颈外动脉的血供。邻近颅骨有增生或被侵蚀的迹象。根据肿瘤的病理组织形态可分为内皮细胞型与纤维型等。肿瘤可有钙化或囊性变，有完整包膜。脑膜肉瘤是脑膜瘤的恶性类型，约占脑膜瘤总数的 5%，临床上还可见囊性及多发性脑膜瘤等。

（三）垂体腺瘤（pituitary adenoma）

来源于垂体前叶，目前将垂体腺瘤分为有功能性腺瘤和无功能性腺瘤。此外，肿瘤的直径小于 1cm，且生长限于鞍内者称为微腺瘤，除 CT 或 MRI 外尚需作血清激素含量测定方能确诊。如肿瘤增大直径超过 1cm 并已超越鞍隔者称为大腺瘤。若肿瘤直径大于 3cm 者，称为巨腺瘤。患者常因肿瘤的占位效应而引起头痛、视力及视野改变等，不同类型的垂体腺瘤还可因分泌不同激素而引起特异性症状。

（四）听神经瘤（acoustic neuroma）

起源于第Ⅷ脑神经前庭神经鞘膜，位于桥脑小脑角内，缓慢生长，早期可出现非对称性听力损害，但常因患者未予以重视而漏诊。X 线前后半轴位及 CT 可见患侧内听道孔扩大，邻近骨质稀疏。听力测定示感音神经性耳聋，无复聪现象，提示病变部位在耳蜗之后。头颅增强 CT 或 MRI 扫描可显示桥脑小脑角处的肿瘤团块影像。另外，神经纤维病患者常发生双侧听神经瘤。

（五）颅咽管瘤（craniopharyngioma）

为先天性上皮性肿瘤，约占颅内原发性肿瘤的 5%。多见于儿童及少年，男性多于女性。肿瘤大多位于鞍上区，可向第三脑室、下丘脑、脚间池、鞍旁、两侧颞叶、额叶底及鞍内等方向发展，压迫视神经及视交叉，阻塞脑脊液循环而导致脑积水。

（六）血管网状细胞瘤（hemangioblastoma）

又名血管母细胞瘤，为颅内真性血管性肿瘤，占颅内肿瘤的 1.3% ~2.4%。大多发生于小脑半球或蚓部、第四脑室底及颈髓与延髓交界区，偶见于脑干。本病有家族遗传倾向，有时与颅外病变如肾细胞癌、胰腺癌、嗜铬细胞瘤、视网膜血管瘤及肝血管瘤等伴发。肿瘤边界清楚，多数呈囊性，囊壁有结界，囊腔大，内含黄色或褐色液体。实质性血管网状细胞瘤血供极为丰富，且与脑干关系密切，手术具有很大的风险。

四、诊断与鉴别诊断

（一）颅内肿瘤的诊断

早期的颅内肿瘤患者起病症状多以头痛等非特异性神经症状为首发症状，在晚期可有颅内压升高和神经压迫相关症状。对病史必须详细询问，全面神经系统查体，选择相应的辅助检查手段明确诊断。

1. 头颅电子计算机断层扫描（computed tomography，CT） 肿瘤组织 CT 值较该部位正常脑组织有高、低、等三种密度，同时可根据压迫周围组织变形移位形成的间接征象定位瘤体。增强 CT 可通过造影剂增加肿瘤与周围组织间的密度反差而明显增强图像的对比度。颅脑 CT 对骨性结构及钙化出血的显示较 MRI 更为敏感，故在用于诊断听神经瘤与内听道的关系、瘤卒中、颅咽管瘤及颅内生殖细胞来源肿瘤时具有特殊的临床价值。

2. 头颅磁共振成像（magnetic resonance imaging，MRI） 磁共振扫描对软组织的分辨率远远高于 CT，且具有无辐射、对比度高、可反映肿瘤代谢和血流情况等优点（图 20－3）。MRI 新序列的出现允许术者在术前判断肿瘤的血供状况、代谢情况、边界划分及和功能区的关系。磁共振波谱成像（MRS）因可检测神经细胞常见代谢产物，在术前指导活检、肿瘤分级及鉴别放射性坏死与肿瘤复发都有应用。基于 BOLD 技术的功能 MRI（BLOD－fMRI）通过检测氧合血红蛋白变化，在术前划分肿瘤与皮层功能区的关系，指导最大限度保留功能的手术切除瘤体。弥散张量成像（DTI）可显示神经纤维束在空间三个轴向的分布，运用于评估肿瘤的侵袭性及指导手术及活检过程中保护皮层下白质。此外，磁共振血管成像技术（MRA）、扩

散加权成像（DWI）及灌注加权成像（PWI）目前在胶质瘤早期诊断、术前评估及术后随诊中广泛应用。

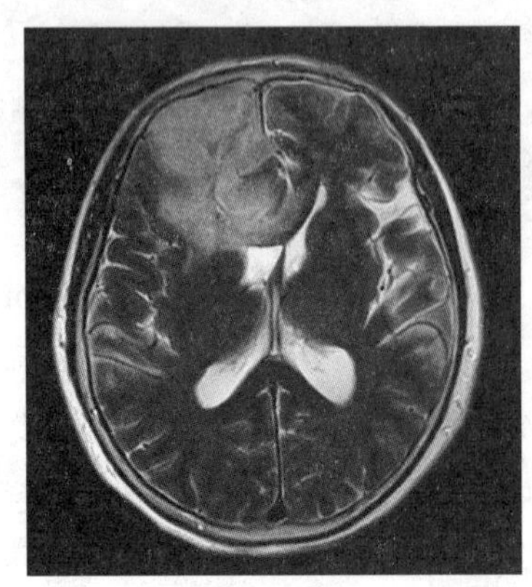

图 20－3　多形性胶质母细胞瘤磁共振 T_2 轴位扫描照片

3. 头颅 X 线检查　包括正侧位头颅平片、脑血管造影（DSA）及脑室和脑池造影。部分颅内肿瘤如脑膜瘤、转移瘤、垂体瘤及听神经瘤等可侵犯颅骨，其征象可在头颅平片显示出来。部分肿瘤造成的点状或斑状钙化也可通过 X 线检查发现，如颅咽管瘤和畸胎瘤。脑血管 DSA 造影可了解脑膜瘤及血管网状细胞瘤等肿瘤的血供情况，必要时术前栓塞供瘤动脉。

4. 正电子发射断层扫描（positron emission tomography，PET）　PET 检查也可了解肿瘤的恶性程度。PET 叠加颅脑 CT 和 MRI 影像可在功能学和空间分辨率上精确描述肿瘤性状，进而了解肿瘤恶性程度、辅助活检及定向毁损、评估治疗效果、早期发现恶变与复发。全身或全脑的 PET 检查可协助定位诊断颅内转移瘤的原发灶。

5. 神经电生理检查　主要包括脑电图（EEG）、肌电图（EMG）、诱发电位，可用于半球凸面肿瘤或颅内肿瘤引发癫痫的诊断评估。另外视觉诱发电位（VEP）、脑干听觉诱发电位（BAEP）及体感诱发电位（SEP）与 EMG 可用于评估肿瘤对视觉、听觉及运动、感觉传导通路的影响及治疗效果。术中电生理监护对于指导手术操作，减少功能损伤具有重大意义。

（二）颅内肿瘤的鉴别诊断

1. 脑脓肿　多是由于其他部位原发感染灶侵入中枢所造成的，常见于耳源性、鼻源性、学院学及隐源性感染灶。周围血象及脑脊液检查可呈现白细胞增多、血沉增快及降钙素原（PCT）升高。脑脓肿在头颅 CT 影像上呈现明显环状强化灶，可多发并形成炎性假瘤。另外脑脓肿与囊性胶质细胞瘤在 MRI－DWI 序列上可根据表观扩散系数值（ADC）进行鉴别诊断。

2. 脑结核瘤　最常见是由于肺部播散型结核入颅，患者常有低热盗汗咳嗽等结核中毒症状。CT 影像上多为高密度圆形或卵圆形钙化，中心呈低密度，结核菌素试验（PPD）或 T－SPOT 检查可作为辅助诊断指标。

3. 脑寄生虫病　肺吸虫、血吸虫、猪囊虫的虫卵通过血液进入中枢均可能形成脑部的病灶，主要形成颅内囊性肉芽肿，在 CT 及 MRI 影像上都呈卵圆形的环状增强，周围水肿明显。疫区生活史、生食动物等病史，外周血嗜酸性粒细胞增高，脑脊液补体结合试验都可用于鉴别诊断。

五、治疗

颅内内源性肿瘤主要发源于脑实质，以恶性为主，目前推荐治疗是以手术、放疗和化疗为基础的综合性治疗，如胶质瘤、转移瘤及淋巴瘤。而颅内外源性肿瘤多发生于脑附属器官，良性居多，目前推荐手术全切肿瘤为主要治疗，包括脑膜瘤、垂体瘤、颅咽管瘤、听神经瘤。手术原则为保留神经功能的基础上，最大限度切除肿瘤。为明确手术切除率，推荐术后 24～72 小时内复查颅脑增强 MRI。

（一）颅内外源性肿瘤

肿瘤切除的完整程度与术后复发率密切相关。鞍区及脑室内肿瘤可采用神经内镜下进行肿瘤切除。手术入路的选择由肿瘤侵犯部位决定。另外对于手术残留或复发、颅底及海绵窦内的外源性肿瘤，可利用立体定向放射外科治疗，但以最大直径 <3cm 的肿瘤为宜。

外源性肿瘤一般术后不进行化疗，但对于早期发现的有功能性垂体瘤可运用抗激素药物治疗，溴隐亭作为多巴胺能拮抗剂，对抑制 PRL 腺瘤生长并恢复患者的月经周期，促进受孕，缩小瘤体都具有一定效果，但停药后症状有复发可能。另外奥曲肽作为人工合成的生长抑素类似物，可暂时性控制 GH 腺瘤引起的生长激素增高相关症状，可用于不适合手术及手术失败的患者。而 ACTH 腺瘤及 TSH 腺瘤等因激素水平异常对机体影响明显且无有效治疗药物的功能性腺瘤，应尽早手术切除肿瘤。

（二）颅内内源性肿瘤

最新指南推荐颅内胶质瘤手术原则为保证安全的前提下，最大范围地切除肿瘤。对于无法术中安全全切肿瘤者，可酌情采用肿瘤部分切除术、立体定向或神经导航下穿刺活检术，以明确肿瘤的组织及分子病理学诊断。

1. 外科手术　推荐采用显微神经外科技术，以脑沟、脑回为边界，沿肿瘤边缘白质纤维束走向作解剖性切除，并明确组织病理学诊断。神经导航可通过计算机将患者术前影像学资料整合模拟肿瘤的三维空间位置及其与重要功能区、血管神经等的关系，有效提高手术精度，减少手术损伤。术前对患者进行 fMRI 与 DTI 检查有助于神经导航下肿瘤切除中避免对皮层功能区与皮层下神经纤维束的损伤。

术中 MRI、CT 及超声等技术的应用可实现术中对肿瘤的实时定位，显示肿瘤切除范围与残留情况，纠正神经导航的术中漂移。目前通过术前或术中静脉注射荧光物质，协助术者在荧光显微镜下确定肿瘤边界。另外，术者可以通过术中唤醒患者，通过直接电刺激皮层及皮层下结构，引起相应的肌肉运动、感觉异常或语言障碍，确定皮层运动区、感觉区及语言区，在患者配合下，实时监测肿瘤切除术中可能发生的神经功能损伤。

2. 放射治疗　高级别胶质瘤和预后因素属高危者或肿瘤残留的低级别胶质瘤推荐尽早开始与化疗同步的放射治疗。室管膜瘤、髓母细胞瘤及生殖细胞肿瘤术后应进行病灶局部加神经轴（涵盖全脑及全脊髓）放射治疗。此外，对于轴外海绵状血管瘤（如海绵窦区）单纯的放疗即可取得良好疗效。

3. 化学治疗　对于进展或复发的低级别胶质瘤和高级别胶质瘤都属于术后化疗的适应证。对于新诊断的胶质母细胞瘤患者国内外指南强烈推荐替莫唑胺（TMZ）化疗在手术后与放疗同步进行，再进行 6～12 个疗程 TMZ 辅助化疗，简称 Stupp 方案。对于间变型室管膜瘤患者，在手术及放射治疗后，可选择以铂类为主联合化疗以及依托泊苷、亚硝脲类化疗方案。

4. 分子靶向治疗　贝伐珠单抗（Bevacizumab）目前已被美国国立癌症网络（NCCN）推荐用于复发的间变型胶质细胞瘤和胶质母细胞瘤的治疗。

5. 经颅电场治疗　2011 年美国食品药品监督管理局（FDA）已批准中频低场强电场用于复发性高级别胶质瘤的肿瘤。近期 FDA 也通过了电场治疗初发型恶性胶质瘤。

6. 免疫治疗　目前正在进行的多项针对胶质瘤免疫治疗的临床试验都取得了良好的疗效，免疫治疗在未来可能成为胶质瘤的重要治疗手段。

7. 随访　推荐胶质瘤患者进行常规性随访，包括神经系统查体与影像学检查。

第二节　椎管内肿瘤

椎管内肿瘤（intraspinal tumors）是指发生于脊髓本身及椎管内与脊髓相邻组织的原发性或转移性肿瘤的总称，占中枢神经系统肿瘤的 15%，年发病率从 0.9/10 万到 2.5/10 万不等。

一、分类

（一）根据肿瘤与硬脊膜及脊髓的关系分类

椎管内肿瘤分为硬脊膜外肿瘤、髓外硬脊膜下肿瘤和髓内肿瘤。硬脊膜外肿瘤起自椎体或硬膜外组织，大多为转移性恶性肿瘤；髓外硬脊膜下肿瘤最常见，多为良性，主要为神经鞘膜瘤和脊膜瘤。髓内肿瘤主要病理类型为室管膜瘤和星形细胞瘤，多侵入破坏传导束及灰质。

（二）按肿瘤生长的部位分类

椎管内肿瘤可分为颅颈交界区、颈段、胸段、腰段与骶尾段肿瘤，也有肿瘤累及多个节段者，肿瘤可发生于脊髓的任何节段，82% 位于胸段，15% 位于颈段，其余分布于腰骶段及马尾；68% 位于脊髓侧方，18% 位于脊髓后方，15% 位于脊髓前方。

（三）按肿瘤性质与组织学来源分类

椎管内肿瘤分为良性肿瘤与恶性肿瘤。前者有神经鞘膜瘤、脊膜瘤、皮样囊肿、脂肪瘤及畸胎瘤等；后者有胶质细胞瘤、侵入瘤及转移瘤等；其中神经鞘瘤约占 43.6%，脊膜瘤约占 11.8%，星形细胞瘤及室管膜瘤约占 10.2%，其余为相对较少见类型。

（四）按肿瘤发生的数量分类

椎管内肿瘤可分为单发与多发，以单发者多见，少数为多发。多发肿瘤多累及多个节段，病理类型以神经鞘瘤、脊膜瘤、室管膜瘤较为多见。

（五）按肿瘤发生来源分类

椎管内肿瘤可分为原发性与继发性，继发性肿瘤常源于肺癌、乳腺癌、前列腺癌等的转移，或是由脑脊液播散入椎管内。

二、临床表现

（一）首发症状

神经根痛是最常见的首发症状，运动障碍及感觉障碍次之，以括约肌功能障碍为首发症状者极少见。

（二）病程分期

脊髓是中枢神经系统传入和传出的集中处，由于椎管本身无扩张性，容易造成对神经根的刺激与脊髓的损害而出现相应的神经系统症状。通常可分为三个时期。

1. 神经根刺激期　疾病初期，肿瘤较小，主要表现为相应神经根的刺激症状，最常见症状是神经根痛，沿分布区扩散，随着牵张或压迫的加重，疼痛可逐渐加剧，如咳嗽、用力、屏气或大便时加重；疼痛区域固定，部分患者可出现“夜间痛”或“平卧痛”，此为椎管内肿瘤特征性表现之一。

2. 脊髓部分受压期　在神经根刺激症状的同时或之后出现脊髓传导束受压症状。由于髓外肿瘤常偏向一侧生长，对脊髓的压迫逐渐加重，发展为脊髓半切综合征，表现为同侧运动障碍及深感觉障碍，对侧病变平面 2～3 个节段以下的痛温觉丧失，双侧触觉正常或减退。

3. 脊髓瘫痪期 不完全性瘫痪逐渐加重，最终至完全瘫痪。在肿瘤平面以下深浅感觉丧失，肢体完全瘫痪，自主神经功能障碍。

（三）不同部位椎管内肿瘤的临床特点

1. 硬脊膜外肿瘤 早期可出现剧烈的疼痛，疼痛多与肿瘤部位有关，疼痛的发生早于神经功能障碍，因此类肿瘤多为恶性，故多数患者病程短，进展迅速，短期内即出现感觉障碍及截瘫，症状及体征常呈对称性。

2. 髓外硬脊膜下肿瘤 疼痛是其最常见的症状，根性疼痛出现早且明显，可出现脊髓半切综合征，运动和感觉障碍从下肢向上肢发展直达病变水平（上升型麻痹），括约肌受累较晚，蛛网膜下腔梗阻出现早，脑脊液蛋白明显增高。

3. 髓内肿瘤 早期症状不典型，临床症状取决于肿瘤在脊髓中的位置以及生长的方向及速度。感觉障碍及运动障碍是从瘤灶水平向下肢远端发展（下降型麻痹），并出现节段性感觉障碍或感觉分离，鞍区回避是髓内肿瘤比较具有特殊意义的体征。

三、诊断

椎管内肿瘤的诊断依靠病史、神经系统查体、脑脊液动力学、细胞学检查及影像学检查。目前诊断主要根据脊柱脊髓的 CT 与 MRI 检查，尤其是 MRI 检查能准确显示肿瘤的大小、部位及毗邻结构关系。

（一）病史与体格检查

脊髓压迫的基本特点是病程缓慢，呈进行性加重的节段性脊髓传导束受压症状。如神经根痛、感觉过敏、肌肉萎缩、步态异常、肌力及肌张力改变等。

（二）肿瘤平面定位

当脊髓的某个节段受到肿瘤压迫性损害时，该节段的定位依据是：①它所支配的区域出现根痛，或根性分布区感觉减退或丧失现象；②它所支配的肌肉发生弛缓性瘫痪；③与这一节段有关的反射消失；④自主神经功能障碍。

（三）辅助检查

1. 腰椎穿刺及脑脊液检查 奎根试验（Quecken - stedt test）可了解脊髓蛛网膜下腔通畅程度，阳性则蛛网膜下腔梗阻。脑脊液检查中蛋白 - 细胞分离现象，是诊断脊髓肿瘤重要依据。

2. 脊柱 X 线片（DR） 脊柱 X 线片诊断椎管内肿瘤的主要依据是椎管骨质改变。其骨质改变以椎间孔和椎弓根改变最常见，手术后需固定或者节段融合的患者必须行 X 线片检查。脊髓造影检查可提供蛛网膜下腔是否梗阻的直接影像学证据，确定梗阻平面及程度。脊髓血管造影对富血管性肿瘤诊断有特殊意义。

3. CT 检查 能显示肿瘤与椎体及椎弓根的关系，有无椎体及椎弓根骨质破坏，直接观察椎间盘及椎管内外软组织结构。

4. MRI 检查 是目前最有诊断价值的影像学检查方法。不仅能直接观察脊髓本身，而且能多方位立体观察病变及病变与脊髓等毗邻结构的关系，对病变精确定位。其诸多优势可对大多数椎管内肿瘤作出组织学定性诊断，对于病变层面不确定的患者推荐进行全脊柱 MRI 扫描。常见椎管内肿瘤的 MRI 影像学特点如下。

（1）髓内肿瘤特点 ①脊髓局限性增粗，呈梭形膨胀；横断面可见肿瘤位于脊髓轮廓内，T_1为略低信号，T_2为略高或明显高信号，信号强度常不均匀，可伴有囊变或空洞；可见不规则增强信号，水肿较为明显；②病灶周围蛛网膜下腔均一性变窄或闭塞，肿瘤上段可出现脊髓空洞表现。室管膜瘤、星形细胞瘤多见。

（2）髓外硬脊膜下肿瘤特点 ①病灶局限，边缘光滑清楚，坏死囊变少见，髓内一般无水肿，脊髓受压变形，并向对侧移位。②脊髓与肿瘤夹角为锐角，可见“肩胛征”。③肿瘤侧蛛网膜下腔增宽，而对侧蛛网膜下腔变窄。脊膜瘤、神经鞘瘤多见。

（3）椎管内硬脊膜外肿瘤特点 ①硬脊膜外肿瘤形态多不规则，扁平状，贴服椎管腔内。两端“毛笔尖”样改变。②硬脊膜位于肿瘤与脊髓之间及硬脊膜外脂肪影消失为其重要特点。③硬脊膜囊受压，脊髓向对侧移位，邻近蛛网膜下腔变窄。④肿瘤邻近椎体及椎弓根骨质破坏，邻近软组织受累，界限欠清晰，T_1低或略低信号，T_2高信号，中等强度强化。转移瘤及脊索瘤多见。

四、治疗

（一）治疗原则

目前唯一有效的治疗手段是手术切除。椎管内肿瘤尤其是髓外硬脊膜下肿瘤多属良性，一旦定位诊断明确，应尽早手术切除。髓内室管膜瘤瘤术中借助显微神经外科技术及电生理检测有利于在保护神经功能的基础上完成肿瘤全切。髓内胶质细胞瘤与正常脊髓分界不清，只能部分切除，但必须充分减压，缓解脊髓压迫症状。硬脊膜外恶性肿瘤，全身状况较好，骨质破坏较局限，也可手术切除，术后辅以放射治疗及化学治疗。突发急性截瘫患者应尽早完善检查后安排手术。术前应充分考虑对脊柱稳定性的影响，必要时采用内固定等措施，保证脊柱的支持功能。

（二）手术技术

1. 手术目的及适应证 切除椎管内肿瘤，解除对脊髓或（和）马尾神经的压迫。对于不能全切的肿瘤，需敞开硬脊膜行去椎板减压，同时尚应恢复脊柱稳定性。

（1）椎管内良性肿瘤　如神经鞘瘤、脊膜瘤等，以早期手术为好。哑铃型肿瘤也可分一期或二期手术，应首先切除椎管内肿瘤部分，以解除肿瘤对脊髓的压迫，减少神经损害，再切除椎管外肿瘤部分。胸腔后纵隔神经来源肿瘤侵入椎管可分二期手术，分别切除椎管内及椎管外部分。

（2）髓内肿瘤　其手术时机尚有争议，有观点认为在出现中度神经功能障碍时手术较适当，也有认为早期手术有助于脊髓功能的恢复。也有人认为以改善患者生活质量为主要目的，仅作脊髓切开减压即可。

（3）椎管内转移瘤　全身状况可以支持手术者；脊髓受压明显且为单发者；有剧烈疼痛且又经各种非手术疗法无效者；原发癌已经切除后出现的转移灶；病理诊断尚不明确，不能排除其他肿瘤者，可考虑手术治疗。

2. 术中电生理监测　术中神经监测技术主要包括 SEP 与 EMG。目前认为术中电生理监测可以降低术后神经功能永久性损伤风险，可以指导肿瘤切除在不损伤神经功能的前提下进行。

3. 手术入路和显露　根据肿瘤的部位、性质、大小等可选取后入路、前入路及侧面手术入路，行全椎板切除、半椎板切除或椎板成形术。手术需注意维护脊柱的“三柱”稳定性，如必要可行脊柱内固定。

（三）术后处理

1. 一般处理

（1）体位及注意事项　术后侧卧或平卧，最好卧硬板床。翻身时应使躯体平直，避免扭曲。椎板切除在 4 个以上者，应卧床休息至少两周，两周后在外部支具帮助下离床活动；颈椎手术者 3 个月内，颈部相对限制活动，颈部不宜过伸或过屈活动。

（2）严密观察病情变化　颈髓手术后应注意呼吸情况，保持呼吸道通畅，如呼吸困难，需立即行气管切开术，必要时呼吸机辅助呼吸。术后患者清醒后立即行神经系统检查并与术前对比。如有感觉平面上升，表明脊髓功能有进一步损伤，可能有脊髓水肿或血肿形成。如出现肢体肌力较前下降，应立即行 MRI 检查，如出现硬脊膜外或瘤腔内血肿，应及时手术清除；如出现脊髓水肿，及时应用糖皮质激素和脱水剂治疗，必要时行硬脊膜敞开脊髓减压术。

（3）注意伤口情况　注意是否有脑脊液漏出，如出现伤口脑脊液漏，应保持伤口干燥和避免污染，紧急做伤口补充缝合，以免伤口感染。如出现伤口脑脊液漏伴发感染，需酌情做清创缝合处理，加强抗感染治疗，并做腰椎穿刺治疗，必要时可行置管持续引流。

2. 截瘫患者的处理　①防止压疮，勤翻身。②防止肢体畸形。③尿潴留留置导尿管，勤更换，防止感染，必要时行耻骨上膀胱造瘘。④保持大便通畅。⑤禁忌使用热敷或热水袋，以免发生烫伤。

（四）预后

脊髓肿瘤的预后取决于以下因素：肿瘤的性质和部位；治疗时间的迟早和方法的选择；患者的全身状况；术后护理及功能锻炼，术后并发症的防治。

目标检测

答案解析

简答题

1. 简述颅内占位性病变主要考虑的诊断和鉴别诊断及检查手段。

2. 目前证实哪些基因型突变与脑胶质瘤预后及放化疗耐受性相关？

3. 简述椎管内肿瘤的分类。

4. 简述椎管内肿瘤的临床分期。

（吴安华　赵　曜）

书网融合……

本章小结

题库

第二十一章　颅内和椎管内血管性疾病

PPT

学习目标

1. 掌握　自发性蛛网膜下腔出血的临床表现和治疗原则；破裂颅内动脉瘤的治疗原则；高血压脑出血的诊断。

2. 熟悉　颅内动脉瘤的诊断方法；脑动静脉畸形的主要临床表现和诊断；高血压脑出血的临床表现。

3. 了解　自发性蛛网膜下腔出血的常见病因、临床分级和常见并发症；颅内动脉瘤的病因；脑动－静脉畸形的治疗原则；颅内海绵状血管瘤的临床及影像学表现；颅内静脉窦血栓的临床表现及治疗原则；烟雾病的临床表现及诊断方法；高血压脑出血的治疗原则；椎管内血管畸形分型和临床表现。

第一节　自发性蛛网膜下腔出血

自发性蛛网膜下腔出血（subarachnoid hemorrhage，SAH）是由各种病因引起的颅内或椎管内血管突然破裂，血液流至脑或脊髓蛛网膜下腔的病理情况，分为自发性和外伤性两类。本节仅述自发性 SAH。自发性 SAH 约占脑卒中的 15%，约 80% 以上是由颅内动脉瘤破裂引起的，其他如脑（脊髓）血管畸形、动脉硬化、烟雾病、颅内肿瘤卒中、血液病、动脉炎、脑炎、脑膜炎及抗凝治疗等也可引起自发性 SAH。

一、自发性 SAH 的临床表现

（一）病史及一般表现

多数患者可有情绪激动、大便困难、剧烈咳嗽等诱因。出血的症状与出血量和颅内压增高情况相关，多表现为突发剧烈头痛、恶心呕吐、眩晕、颈背痛或下肢疼痛，半数患者出现一过性意识障碍。部分患者有头痛、复视、眼睑下垂等前兆症状。出血后脑膜刺激征多呈阳性。

（二）其他表现

部分患者出血经蛛网膜下腔沿视神经鞘延伸，侵入玻璃体内，可引起视力障碍，眼底检查可见玻璃体膜下片块状出血。部分 SAH 患者发病后可有发热。如 SAH 由动脉瘤所致，动脉瘤压迫到动眼神经，可引起复视、眼睑下垂等动眼神经麻痹表现。

二、辅助检查

（一）头颅 CT

头颅 CT 是诊断 SAH 的首选检查手段，显示为脑池和脑沟的密度增高。颅内动脉瘤出血的聚集部位与动脉瘤部位相关。发病后出血可逐渐吸收，检查距离发病时间越短，阳性率越高。

（二）头颅 MRI

由于出血在 MRI 上信号多变，SAH 后 1 周内 MRI 较难辨别。但随着出血后时间延长，MRI 的 Flair 序列能够提高少量出血的阳性率。

（三）腰椎穿刺

腰椎穿刺出血性或黄变的脑脊液可明确 SAH，发病两周内的阳性率高于 CT 检查。如果高度怀疑 SAH，CT 不能确诊，可行腰穿检查。由于患者伴有颅内压增高，腰穿可能诱发脑疝。

（四）数字减影血管造影（DSA）

DSA 可帮助发现 SAH 病因，是脑和脊髓血管病辅助检查的“金标准”，可以确诊颅内动脉瘤、动－静脉畸形、动－静脉瘘等血管病。怀疑脊髓动－静脉畸形者可行脊髓血管造影检查。

（五）头部 CT 血管造影（CTA）或磁共振血管造影（MRA）

CTA 和或 MRA 是无创的血管检查手段，可用于自发性 SAH 病因筛查。随着影像设备和技术的发展，CTA 和 MRA 对于血管病变检查的敏感性和特异性已显著提高。

（六）经颅多普勒超声检查（TCD）

TCD 可通过血流频谱、脑血流速度等指标准确反映 SAH 患者是否存在脑血管痉挛，通常以大脑中动脉平均流速大于 120cm/s，或 24h 内流速增加 50cm/s，作为脑血管痉挛的诊断标准。

三、诊断及鉴别诊断

典型的 SAH 根据病史、症状、体征及头颅 CT 表现即可做出诊断。对于症状不典型者，应当结合动态头颅 CT

检查，必要时做腰椎穿刺以明确，避免漏诊。

另外，自发性 SAH 诊断中重要的是对出血的病因做出鉴别诊断，常见病因的鉴别诊断见表 21－1。

表 21－1　发性蛛网膜下腔出血的病因鉴别

	动脉瘤	动静脉畸形	动脉硬化	烟雾病	脑肿瘤卒中
发病年龄	40～60 岁	35 岁以下	50 岁以上	青少年多见	30～60 岁
出血前症状	无症状或动眼神经麻痹	癫痫发作	高血压病史	肢体麻木	颅高压和神经定位体征
血压	正常或增高	正常	增高	正常	正常
复发出血	常见且有规律	年出血率 2%	可见	可见	少见
意识障碍	较严重	较重	较重	有轻有重	较重
颅神经麻痹	Ⅱ～Ⅵ颅神经	无	少见	少见	颅底肿瘤可见
偏瘫	少见	较常见	多见	常见	常见
眼部症状	可见玻璃体出血	可有同向偏盲	眼底动脉硬化	少见	可有视乳头水肿
CT 检查	蛛网膜下腔高密度	可有钙化，增强可见血管影	脑萎缩或脑梗死灶	脑室出血铸型或脑梗死灶	增强可见肿瘤影
DSA 或 CTA	动脉瘤，可有血管痉挛	AVM	脑动脉粗细不均	脑底血管的闭塞及异常增生血管	有时可见肿瘤染色，可见血管被推移征象

四、病情分级

病情分级对估计病情和预后、比较治疗效果和选择治疗方案有重要意义。目前最常用病情严重程度分级的是 Hunt－Hess 分级法和 WFNS 分级法。两种分级法具体见表 21－2。

表 21－2　自发性蛛网膜下腔出血的常用病情分级

	Hunt－Hess 分级	WFNS 分级
Ⅰ级	无症状，或有轻度头痛和颈项强直	Glasgow 昏迷评分 15 分，无运动功能障碍
Ⅱ级	中重或重度头痛，颈项强直，除脑神经麻痹外，无神经系统功能障碍	Glasgow 昏迷评分 13～14 分，无运动功能障碍
Ⅲ级	嗜睡，意识模糊或有轻度局灶性神经功能障碍	Glasgow 昏迷评分 13～14 分，有运动功能障碍
Ⅳ级	昏迷，中度或重度偏瘫，或有早期去脑强直和自主神经系统症状	Glasgow 昏迷评分 7～12 分，有或无运动功能障碍
Ⅴ级	深昏迷，去脑强直或濒危状态	Glasgow 昏迷评分 3～6 分，有或无运动功能障碍

注：(1) 伴有严重系统疾病（如动脉粥样硬化、高血压等）或血管造影证实严重脑血管痉挛者，加 1 级；(2) 将未破裂动脉瘤归为 0 级，将仅有颅神经麻痹而无急性脑膜刺激征者列为Ⅰa 级。

五、治疗

（一）尽早病因治疗

SAH 绝大部分由动脉瘤破裂所致，自然病程中首次出血后 2 周内再次出血占 14%～26%，再次出血的患者死亡率可高达 60%～80%。因此发现 SAH 后应尽早明确病因，进一步针对病因进行确定性治疗。

（二）一般治疗

出血急性期，患者应绝对卧床休息，头痛剧烈者给止痛、镇静剂，保持大便通畅等。短期使用抗纤维蛋白溶解制剂可减少再出血风险，同时并不增加脑缺血的发生率。但抗纤维蛋白溶解制剂并不能改善患者的临床预后。未明确病因及进行病因治疗前应结合颅内压增高情况谨慎使用脱水治疗。

（三）并发症的防治

1. 脑血管痉挛　脑血管痉挛是 SAH 后最常见的并发症。严重者可威胁患者的生命。钙离子拮抗剂尼莫地平可以防治脑血管痉挛。反复腰穿或腰大池持续引流尽快清除蛛网膜下腔的血液也是防治血管痉挛的最重要措施。不提倡常规采用扩容、升高血压、血液稀释的“3H”治疗，但在血管痉挛严重的患者中，在良好监控心肺功能的前提下“3H”治疗可以改善脑血管痉挛的程度和预后。动脉内药物灌注或应用球囊扩张的血管成形术可短期迅速缓解大血管痉挛。

2. 脑积水　SAH 后约有 1/3 患者可并发不同程度的脑

积水。对于存在急性脑积水患者，可行紧急的脑室外引流术。对于慢性的脑积水，需要行脑室腹腔或脑室心房永久分流手术治疗。

3. 全身并发症 常见的如心、肺、内分泌以及电解质平衡系统紊乱，需要严密监测，及时处理。

第二节 颅内动脉瘤

颅内动脉瘤源于颅内动脉壁局部异常膨出，是引起自发性SAH最常见的原因。该病常发生在30~60岁，男女比约为1∶1.5。颅内动脉瘤的确切发病机制依然存在争议。一般认为其发生是多种因素造成的，主要有以下几种。①解剖因素：颅内血管缺乏外弹力层，中层较为薄弱且在血管分叉处缺如；②血流动力学异常；③动脉硬化引起的动脉壁退化或创伤与炎症导致血管壁的损伤；④一些累及结缔组织的先天性遗传病常可见合并有脑动脉瘤。按其最大径分为：①微小动脉瘤（≤3mm）；②小型动脉瘤（>3mm且≤10mm）；③大型动脉瘤（>10mm且≤25mm）；④巨大型动脉瘤（>25mm）。颅内动脉瘤多发生于颅底动脉环（Willis环）及颅底动脉的主要分支上。最常见部位依次为前交通动脉、后交通动脉和大脑中动脉，后循环动脉瘤仅占5%~15%，而2个以上的多发动脉瘤可见于20%~30%的患者（图21-1）。

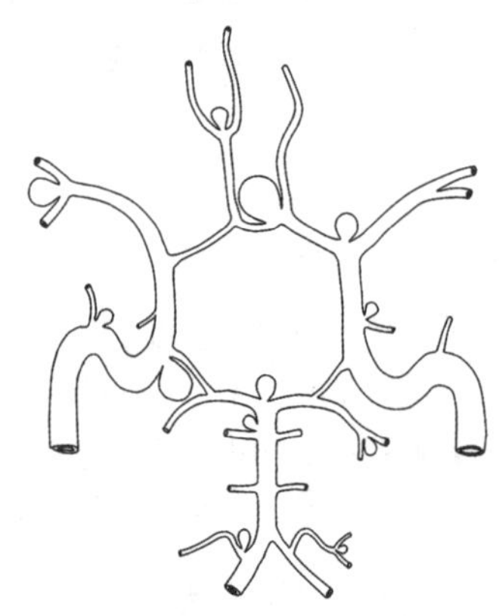

图21-1 动脉瘤好发部位示意图
各动脉瘤大小代表该部位动脉瘤的发生率

一、颅内动脉瘤的临床表现

（一）未破裂动脉瘤

在破裂前大多数无临床症状，少数患者因动脉瘤压迫邻近的神经结构而引起局灶症状：如后交通动脉瘤可导致复视和眼睑下垂等动眼神经麻痹症状，椎基底动脉动脉瘤压迫脑干或其他脑神经可导致肢体感觉和运动功能障碍以及后组脑神经麻痹表现。少数因动脉瘤瘤体突然增大或少量渗血造成的头痛，被称为“警兆症状”，提示动脉瘤破裂出血的危险。

（二）破裂动脉瘤

破裂动脉瘤患者主要伴有SAH的临床表现，通常为突发剧烈的炸裂样头痛，伴有恶心、呕吐，可出现短暂意识障碍。后循环动脉瘤破裂可表现为突发颈背部疼痛并向上蔓延至全头。出血由视神经鞘侵入玻璃体内可伴有视力下降。20%~40%的动脉瘤破裂同时可伴有脑内血肿形成，累及传导束可导致偏瘫和偏身感觉障碍。13%~28%可合并脑室内出血，可形成急性脑积水，严重时可导致脑疝。

（三）其他症状

1. 脑缺血症状 部分大型、巨大型动脉瘤或者夹层动脉瘤可合并瘤内血栓形成，而栓子脱落可造成远端的小梗死或短暂性脑缺血发作，包括黑矇、同侧偏盲等。

2. 癫痫 无论破裂与否，脑动脉瘤患者都能表现出局灶性或全身癫痛大发作。这可能与局部少量渗血导致的脑软化和胶质增生有关。

二、诊断

（一）头颅CT

头颅CT上动脉瘤常表现为蛛网膜下腔或突入脑实质内的略高密度类圆形占位性病变。除了大型或巨大型动脉瘤外，CT平扫多不能显示动脉瘤体，但可以提示因破裂引起的间接征象，如SAH（图21-2）、脑积水、脑水肿、脑内血肿、脑梗死等改变。

（二）头颅MRI

动脉瘤在头颅MRI上表现为类圆形的血管流空影，对于大动脉瘤，还可出现因瘤内血栓和涡流而表现出特征性的“靶环征”。MRI对于动脉瘤检出的敏感性较头颅CT高，除了可以显示动脉瘤的大小、瘤内血栓、瘤周组织等情况以外，高分辨率MRI还可以显示动脉瘤壁以明确诸如夹层等病因。

（三）CTA和MRA

CTA和MRA均为无创性血管成像方法。随着影像技术的发展，其敏感性和特异性明显提高，使未破裂动脉瘤检出率明显提高，目前也作为动脉瘤筛查、诊断和随访的重要手段。

（四）数字减影脑血管造影（DSA）

DSA能显示动脉瘤的部位、大小、形态、数目、囊内有无血栓、动脉痉挛程度及侧支动脉供应情况，是颅内动脉瘤诊断的“金标准”（图21-2）。对于出血后首次造影阴性的患者，应隔2~4周后再做脑血管造影复查。

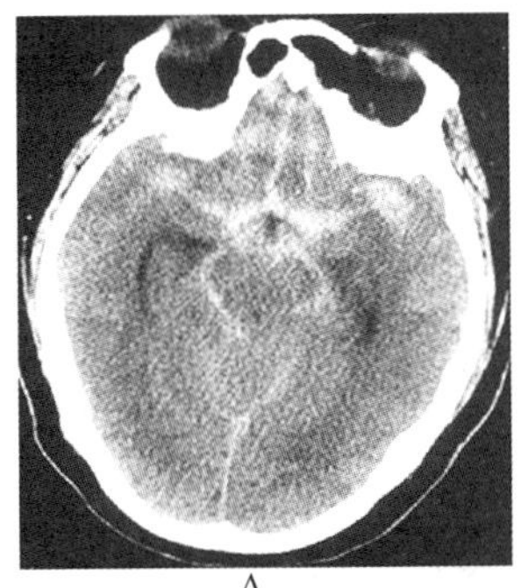
A

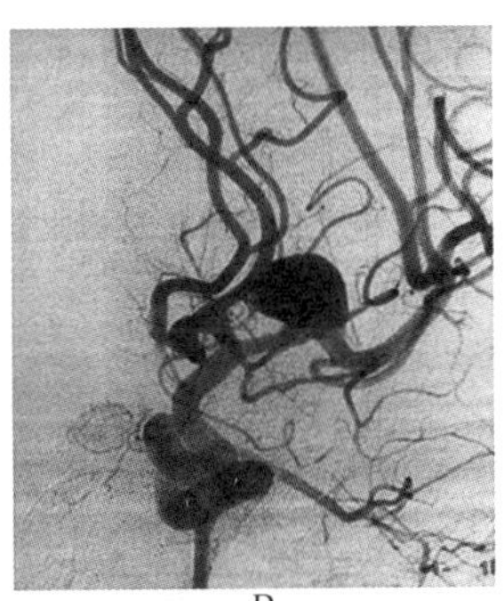
B

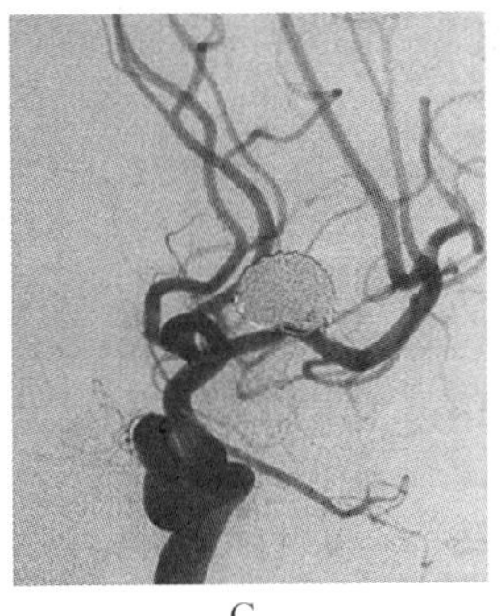
C

图 21－2 破裂动脉瘤影像表现

A. 头颅 CT 可见广泛蛛网膜下腔出血；B. 术前脑 DSA 检查可见大脑中动脉动脉瘤；C. 术后 DSA 可见动脉瘤被完全栓塞

三、治疗

对大多数发生破裂出血的动脉瘤应尽早进行病因治疗，以降低动脉瘤再次破裂出血的风险，且有助于对出血造成的一系列继发损害进行尽早干预。而未破裂动脉瘤的手术治疗目前尚存争议。手术治疗目的在于防止动脉瘤再出血，并为积极的脑血管痉挛和并发症防治创造条件。手术方法包括显微外科夹闭手术治疗和血管内介入栓塞治疗，而对于复杂颅内动脉瘤，单纯的显微外科夹闭手术或介入栓塞治疗往往无法得到满意的效果，需要通过符合手术实现对动脉瘤的处理。

（一）一般治疗

在患者接受手术治疗处理动脉瘤之前，需要通过一般治疗降低再出血风险。患者需卧床休息，建立静脉通道，保持呼吸道通畅。对有剧烈头痛的患者应给予适当的镇痛、镇静、通便处理，密切观察病情变化并加强护理，避免用力排便及过度搬动。术后早期的患者也要注意血压、血糖、电解质等内环境的管理。

（二）手术治疗

1. 显微外科夹闭手术　手术方法包括动脉瘤颈夹闭术、动脉瘤包裹术和动脉瘤孤立术等。动脉瘤颈夹闭术是治疗颅内动脉瘤最经典的方法，可有效治疗动脉瘤并保护载瘤动脉。

2. 血管内栓塞治疗　血管内栓塞是利用介入放射学技术，通过微导管将微弹簧圈或其他栓塞材料输送到动脉瘤腔内，达到闭塞动脉瘤，促进愈合的目的。随着神经介入材料和技术的发展，血管内栓塞治疗已成为治疗颅内动脉瘤的主要治疗方法，特别是随着血流导向装置的发展，使得颅内复杂动脉瘤的治疗更加容易。

3. 其他外科手术　对于存在急性脑积水患者，需要通过紧急的脑室外引流等手术建立脑脊液循环通路。而对于严重脑血管痉挛的患者，通过药物动脉内灌注或球囊扩张血管成形术可有效缓解痉挛。

第三节　颅内动－静脉畸形

颅内动－静脉畸形（arteriovenous malformation，AVM）是最常见的颅内血管畸形，脑动－静脉之间通过异常血管网而非毛细血管床相连接，这些异常血管网称为血管巢。在这些血管巢中，通常不含有脑组织。畸形血管团一般呈楔形分布，尖端指向脑室壁。脑 AVM 被认为是一种先天性的血管病变，确诊时的平均年龄为 33 岁，64% 的患者在 40 岁以前被诊断出，是青壮年（15～45 岁）自发性脑出血最常见的病因。

一、临床表现

（一）颅内出血

颅内出血是脑动－静脉畸形最常见的临床表现，占 52%～77%，多表现为脑实质内出血，也可出血至脑室或蛛网膜下腔。高峰期位于 15～20 岁，女性妊娠期间出血危险增加，每次出血的死亡率在 10% 左右。体积小、单支动脉供血、部位深在、位于后颅窝、仅通过深部静脉引流以及合并畸形团内动脉瘤的 AVM 容易发生出血。

（二）癫痫

可继发于颅内出血，也可单独出现。占全部患者的 18%～40%。可表现为全面性发作或局灶性癫痫。可能为病灶周边脑组织因盗血发生胶质样变或含铁血黄素刺激大脑皮质所导致。

（三）头痛

5%～14% 的患者可表现为头痛。有时可能与偏头痛有关，甚至具有典型的预兆。

（四）局灶性神经功能缺损

不伴有出血的局灶性神经功能缺损少见，占 5%～15%，可表现为持续或进展性的神经功能缺损。病灶周围脑组织被盗血，可能是局灶性神经功能缺损的主要原因；另一方面，病灶本身以及扩张的引流静脉对于周边脑组织和静脉沿途脑白质的压迫也可能导致局灶性神经功能缺损。

（五）其他症状

额叶、颞叶的 AVM 可合并精神症状；累积额颞部、眶内和海绵窦的 AVM 可有眼球突出；桥小脑角区的 AVM 可因引流静脉压迫三叉神经导致三叉神经痛。另外，在婴幼儿，因颅内血液循环短路，可伴有心力衰竭，甚至可能是唯一的临床症状。

二、诊断

脑动静脉畸形的诊断主要依赖于辅助检查。

（一）头颅 CT

CT 平扫除了可以发现 AVM 可能伴随的脑出血外，还可能见到混杂密度的血管巢（图 21－3）以及病灶邻近或远隔部位引流静脉的类圆形略高密度影，经常还可见血管巢和引流静脉的钙化。

（二）头颅 MR

MR 平扫上，AVM 病灶在 T_1WI 和 T_2WI 表现为流空信号，病灶周围和远隔部位可见迂曲扩张的静脉流空影。伴有出血可呈不同时期脑内血肿或 SAH 表现，病灶周围可见含铁血黄素沉积。

（三）DSA

DSA 检查是诊断 AVM 的“金标准”。其影像学表现为紊乱缠绕的血管团，供血动脉扩张，血流速度增快，多在动脉期即可观察到引流静脉显影，引流静脉迂曲扩张（图 21－3）。部分患者合并供血动脉及畸形团内动脉瘤，引流静脉也可呈瘤样扩张。

根据 DSA 检查中畸形团的大小、是否位于重要功能区以及引流静脉的类型（是否有深部静脉参与引流）可对 AVM 畸形临床分级，即 Spetzler－Martin 分级（表 21－3），该分级法被广泛应用于评价手术治疗的难度和预后。

表 21－3　AVM 的 Spetzler－Martin 分级

参数	特征	得分
大小*	小型（<3cm）	1
	中型（3～6cm）	2
	大型（>6cm）	3
引流静脉	仅为表浅静脉	0
	深部静脉参与	1
位置	非功能区	0
	功能区**	1

注：*血管造影中畸形团的最大径；**功能区包括感觉、运动、语言和视觉皮层，下丘脑和丘脑、内囊、脑干、小脑脚和深部小脑核团

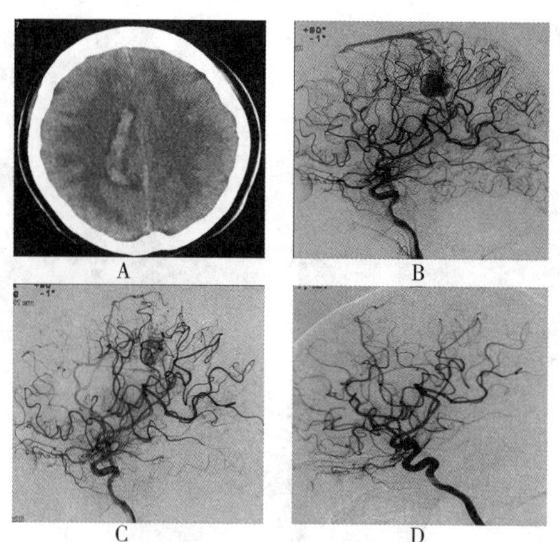

图 21－3　颅内动静脉畸形典型案例

A. 头颅 CT 平扫检查可见右侧额顶叶脑内血肿；B. DSA 结果显示为右侧额顶叶 AVM（Spetzler－Martin 分级 3 级）；C. AVM 介入栓塞术后；D. 术后 2 年 DSA 随访

三、治疗

颅内 AVM 治疗的主要目标是防止出血和控制癫痫，减少局灶性神经功能缺损。对症治疗主要针对未出血的患者，未出血的 AVM 是否应当进行外科治疗仍存在争议。对于合并癫痫的患者，抗癫痫药物可以较好地控制癫痫发作。外科治疗包括显微外科手术切除、介入栓塞治疗和立体定向放射外科治疗。

（一）显微外科手术切除

显微外科手术切除是颅内 AVM 最确切的治疗方法，不仅可以立即消除出血的风险，也可以改善癫痫的控制。Spetzler－Martin 1～2 级的病变可以首选显微外科手术切除，但 Spetzler－Martin 3～5 级的患者外科手术的风险则显著增加，尤其是位于深部重要功能区如脑干、丘脑等部位的 AVM。

AVM 出血需要急诊手术的，应当在术前完成脑血管造影，明确畸形团及供血动脉、引流静脉。若患者已出现脑疝等情况无条件进行脑血管造影的，可先清除血肿减压，血管畸形留待二期手术处理。

（二）介入栓塞治疗

随着血管内治疗技术的不断发展成熟，介入栓塞治疗已经成为 AVM 的重要治疗措施之一，不仅可以在手术切除或立体定向放射治疗前缩减血管畸形的体积，保障手术切除或放射外科治疗的进行（图 21－3），而且由于材料的进步和治疗技术的提高，对于小型和部分中型的 AVM 仅通过介入栓塞治疗也可以获得治愈。

（三）立体定向放射外科治疗

是利用大剂量的高能射线包括 X 射线或 γ 射线从多个角度一次性聚集在靶点组织上达到摧毁靶点治疗疾病目的。可以促使畸形血管的内皮细胞增殖、管腔狭窄，最终导致畸形血管闭合（图 21－3）。对于直径小于 3.5cm 的脑 AVM 有效，但是由于放射治疗的延迟效应，治疗期间仍有出血的可能。

正常灌注压突破（normal perfusion pressure breakthrough，NPPB）是手术切除和介入栓塞术后的少见并发症，表现为术后脑水肿或脑出血。其发生机制一般认为是由于畸形团周边阻力血管自身调节障碍所致，当畸形被消除后，在正常灌注压的情况下，过多的血流进入毛细血管床，导致血管源性脑水肿和脑实质出血。对于大型高流量的动－静脉畸形，可分期手术，术后控制血压，以降低该并发症的风险。

知识链接

复杂 AVM 的杂交手术

对于部分直径超过 3cm 或位于功能区及大脑深部的 AVM 病灶，尤其是合并脑内血肿时，无法单纯通过血管内栓塞处理畸形血管团的同时解决血肿引起的占位效应。单纯依靠显微手术切除畸形血管团，往往受到解剖结构以及血肿的影响，导致畸形血管团分离困难、切除不完全。因此，需采用多种方式综合治疗，杂交手术应运而生。杂交手术是在 DSA 复合手术室内同期介入栓塞主要供血动脉联合显微外科手术完全切除畸形团。具有以下优势：①通过血管内栓塞将畸形血管团深部不易显露的供血动脉闭塞，可以有效降低畸形团切除过程中的出血风险。②介入栓塞处理深部病灶，可减少手术切除深部病灶对周围脑组织的损伤。③畸形血管团及周围脑血管的血流动力受到栓塞影响，可以有效减小术后脑血管正常灌注压突破风险。④术前栓塞可以缩小畸形血管团的体积，使病灶在显微外科手术中更易辨认，降低手术切除的难度。⑤联合治疗方式有效减轻血肿引起的占位效应，显著提高患者术后的生命质量。

第四节　颅内海绵状血管瘤

颅内海绵状血管瘤（cavernous angioma）其实是一种海绵状血管畸形（cavernous malformation），由不规则的窦状血管腔道组成，绝大多数没有显著的供血动脉和引流静脉，50% 为多发。人群发病率为 0.02% ～0.3%，大多位于幕上，10% ～23% 位于后颅窝，且多见于桥脑。

一、病理学

大体表现呈“桑葚状”，血管壁由单层内皮细胞组成。血管腔内充满血液，处于血栓形成的各种阶段。病灶周边脑组织有胶质增生和含铁血黄素沉积。少数患者合并有静脉发育异常或者动静脉畸形。

二、临床表现

主要的临床表现为癫痫、神经功能缺损，出血、头痛等。其中癫痫为最常见的临床症状（37% ～53%）。海绵状血管瘤易出现反复小的出血，很少危及生命，总的出血发生率为每年 2.6% ～3.1%。

三、影像学检查

（一）头颅 CT

病变呈圆形或类圆形、边界清楚的高密度影，密度均匀或不均匀，病灶周边无水肿，可伴有轻度占位表现。常合并出血或钙化。增强后可伴有强化。

（二）头颅 MRI

T_1 加权像多为等信号或者低信号；T_2 加权像多呈不规则高信号，T_2 加权像在高信号外缘往往有一环形低信号区，为含铁血黄素沉积所致，呈现“爆米花”样，这也是海绵状血管瘤的特征性表现（图 21－4）。

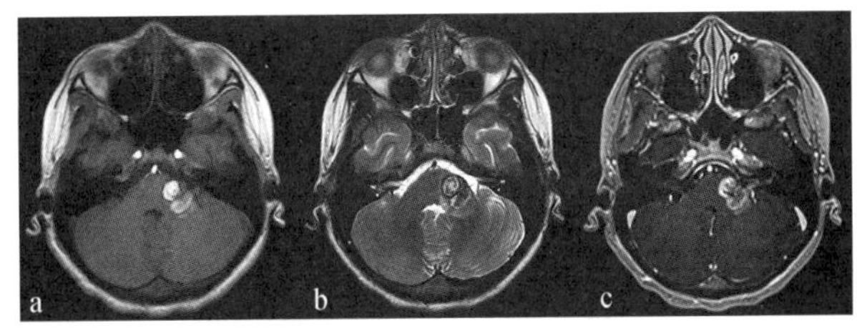

图 21－4　颅内海绵状血管瘤磁共振典型表现

a. T_1 呈高信号；b. T_2 呈高低混杂信号；c. 增强不显著

（三）脑血管造影

多表现为无特征的乏血管病变，动脉期很少能见到供血动脉和病理血管；在静脉晚期部分病例可有密集的静脉池和局部病灶染色。

四、治疗

可以选择的处理方式包括观察、手术切除及立体定向放射治疗。

对于病灶反复小量出血、病灶逐渐增大、癫痫或者重要功能区的占位效应，是海绵状血管瘤手术适应证的重要考虑因素。有出血病史、进行性神经功能障碍、占位效应显著或病灶表浅的海绵状血管瘤亦应积极手术。对于偶然发现的无症状病变、病灶较小、非重要功能区的海绵状血管瘤，建议随访。对于位置深在，手术无法达到的病灶，可以考虑立体定向放射治疗。但目前疗效仍未十分明确，需要更多的临床试验结果验证。

第五节　颅内静脉和静脉窦血栓形成

颅内静脉和静脉窦血栓形成（cerebral venous and sinus thrombosis，CVST）是由多种病因导致的硬脑膜静脉窦血栓形成，以脑静脉回流受阻、脑脊液回流障碍为特征的一组血管病。CVST 占所有卒中的 0.5% ～1%，多见于孕妇、服用口服避孕药的女性以及 <45 岁的年轻人群。常见的病因包括遗传性或者获得性高凝状态、炎性反应和自身免疫性疾病、肿瘤、药物、感染、血液系统疾病、物理因素等。CVST 引起颅内静脉引流障碍，导致静脉高压、脑水肿和颅内压增高。

一、临床表现

1. 头痛　由颅内压增高造成，90% 的患者会出现。

2. 局灶性或全身性痫性发作　约 40% 的患者出现。

3. 视物模糊或视力进行性下降。

4. 局灶性神经功能障碍　包括运动及感觉功能障碍、脑神经麻痹、失语及小脑体征等。

5. 意识状态改变　通常见于广泛性血栓形成或累及双侧丘脑的深静脉系统病变患者。

二、辅助检查

1. 实验室检查　血浆 D－二聚体多明显升高，低于 500ng/ml 可以排除 CVST。

2. 腰椎穿刺　压力常显著增高，脑脊液实验室检查常无特异性改变。

3. CT 检查　直接征象表现为静脉窦高密度影像；间接征象可表现为静脉性梗死、出血性梗死、大脑镰致密及小脑幕增强。

4. 头颅 MR　直接征象为窦内正常血流流空信号消失，即“实三角征”。增强 MR 可见窦壁强化，而窦内无造影剂充盈，表现为特征性的“空三角征”。间接征象为相关引流区域的脑出血或脑水肿。

5. 磁共振静脉造影（MRV）、CT 静脉造影（CTV）和 DSA　可以确诊本病，可呈现受累的静脉窦完全或者不完全闭塞以及侧支静脉的开放和异常引流情况。

三、诊断

根据临床表现、实验室检查及影像学表现可以确诊。

四、治疗

1. 病因治疗　查找 CVST 的可能病因，如各类感染性疾病等，积极进行治疗。

2. 抗凝治疗　应及早首选抗凝治疗，颅内出血并非抗凝治疗的禁忌证。

3. 溶栓和碎栓治疗　尚有争议，主要用于抗凝治疗无效或严重的患者，主要包括系统性静脉溶栓、动脉溶栓和机械碎栓治疗。

4. 其他　包括抗血小板和降纤治疗、糖皮质激素、降低颅内压和抗痫治疗。

第六节　烟雾病

烟雾病（Moyamoya disease）又称脑底异常血管网症，是一种原因未明的脑血管病，表现为颈内动脉末端及主要分支进行性狭窄或闭塞，并在脑基底由大量新生侧枝血管形成血管网，因异常血管网在造影时呈烟雾样而得名。

一、病理生理

受累颅内、颅底动脉主干的狭窄是由于脂质沉积而非炎症所致的内膜增厚。增生的异常血管网管壁菲薄，管腔扩张，甚至可形成粟粒样动脉瘤致破裂出血。

二、临床表现

成人和儿童的烟雾病临床特征存在显著差异。儿童患者常表现为短暂性脑缺血发作或脑梗死，成人患者颅内出血较多。

（一）短暂性脑缺血发作和局部缺血性卒中

缺血表现的烟雾病患者多会出现轻偏瘫、失语等局灶性神经系统定位体征，儿童患者较多见晕厥、交叉瘫、视力障碍、癫痫发作和不随意运动等症状。

（二）颅内出血

约半数成人烟雾病患者会出现 SAH、脑实质出血以及脑室出血。患者急性起病，表现为突发头痛、呕吐、意识障碍伴偏瘫。

三、诊断

（一）脑血管造影

是明确诊断烟雾病的金标准，其确诊标准为：①颈内动脉末端或大脑前动脉和（或）大脑中动脉起始部狭窄或者闭塞；②造影动脉期在狭窄或者闭塞血管附近出现异常脑血管网；③双侧均符合1和2的表现。日本学者铃木（Suzuki）1969年根据烟雾病发生发展过程将其动脉血管造影侧位像分为了6个时期。

第1期：颈内动脉分叉狭窄期，颈内动脉末端分叉处狭窄，无其他异常所见。

第2期：烟雾血管形成期，颈内动脉末端分叉处狭窄，颅底有烟雾血管形成，大脑前动脉（ACA）和大脑中动脉（MCA）的分支扩张，尚没有颅外至颅内的侧支循环形成。

第3期：烟雾血管增多期，ACA和MCA主要分支有缺失，烟雾血管非常明显，形成烟雾状血管团，无法在血管造影上识别形成烟雾血管团的每一条动脉。PCA或后交通不受影响，无颅外至颅内的侧支循环形成。

第4期：烟雾血管衰减期，烟雾状血管开始减少，从颅外到颅内的侧支循环逐渐形成。

第5期：烟雾血管减少期，从ICA发出的全部主要动脉完全消失，烟雾血管比第4期更少，从颅外到颅内的侧支供血进一步增多。

第6期：烟雾消失期，烟雾状血管完全消失，仅见到从颅外进入颅内的侧支循环。在此期，ICA对颅内的供血已完全消失，脑循环供应完全依靠颈外动脉或椎动脉。

烟雾病是一种动态进展性疾病，其烟雾状血管是从无到有然后逐渐消失的，不是所有患者都能看到典型的烟雾状血管（图21-5）。

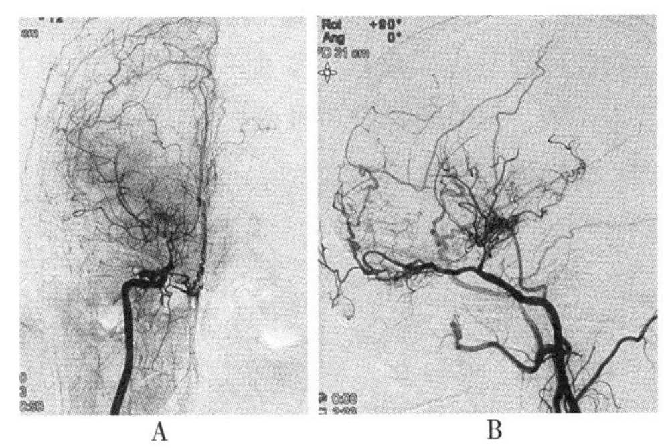
A　　B

图21-5　典型烟雾病血管造影特征

A. 正位颈内动脉DSA造影；B. 侧位颈内动脉DSA造影。颈内动脉末端及Willis环的主要分支进行性严重狭窄或闭塞，脑基底由大量侧支形成异常血管网

（二）头颅MR

当MRI和MRA出现典型的双侧颈内动脉末端或大脑前动脉和（或）大脑中动脉起始部狭窄或者闭塞，脑底部出现异常脑血管网，也可确诊。

（三）鉴别诊断

烟雾病病因不明，需要与以下同烟雾病临床表现相似的脑血管损伤的基础疾病进行鉴别诊断，如动脉粥样硬化、自身免疫性疾病、神经纤维瘤病、头部外伤和头部放射线照射后脑血管损伤等。

四、治疗

（一）药物治疗

目前暂无可控制或逆转烟雾病进程的药物，抗血小板药物和钙离子拮抗剂用于辅助治疗，长期服用阿司匹林有助于预防与微栓子现象有关的缺血症状。

（二）外科治疗

血流重建对改善血流动力学和减少继发性卒中有效，外科干预主要可分为直接血流重建和间接血流重建。手术的作用是增加术区脑组织的血供，改善局部脑缺血的状态，并减少新生血管破裂出血的风险。

1. 直接血流重建　直接血流重建最常用的术式是颞浅动脉大脑中动脉（STA-MCA）血管吻合术，其优点是可以迅速增加吻合血管供血区的脑血流量，缓解缺血症状。

2. 间接血流重建　包括脑-颞肌贴敷术、脑-颞肌-动脉贴敷术、脑-硬脑膜-动脉贴敷术、脑-帽状腱膜贴敷术和颅骨多点钻孔术等。间接血流重建中颞浅动脉、硬膜组织、颞肌、帽状腱膜等被用作带蒂供体，在脑表面和供体组织之间自发产生血管吻合，改善缺血症状（图21-6）。

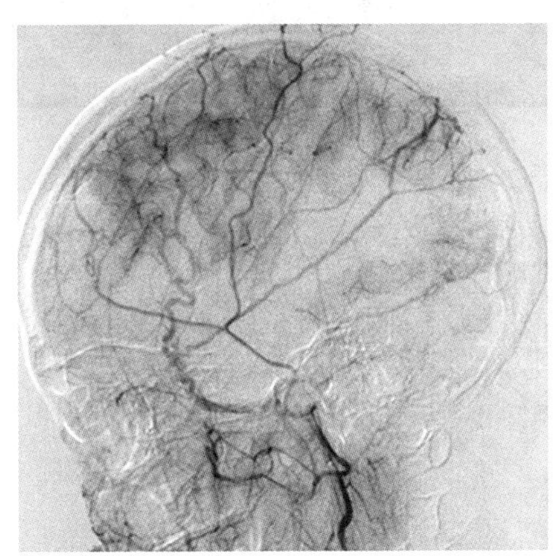

图21-6　烟雾病间接血流重建

中颞浅动脉、硬膜组织、颞肌、帽状腱膜等被用作带蒂供体，在脑表面和供体组织之间自发产生血管吻合

第七节　高血压性脑出血

高血压脑出血是常见的急性脑血管疾病，年发病率约为15/10万。多发于40~70岁，男性略多于女性。高血压脑出血约占所有脑卒中的患者的10%~20%，但其病死率

约占50%。高血压脑出血属于自发性脑出血（intracerebral hemorrhage，ICH）的一种，其诊断需要排除血管畸形、动脉瘤、脑血管淀粉样变性等确切的原发性脑出血因素。本病发病机制迄今尚未阐明，目前多认为是高血压病基础、脑血管解剖特点和血管壁的病理变化（如Charcot－Bouchard动脉粟粒样动脉瘤）以及血压骤升等因素综合所致。

一、临床表现

（一）病史

患者有高血压病史，通常在情绪激动、排便、用力及紧张时发病。酗酒可明显增加脑出血的危险性。

（二）症状体征

大部分患者发病急剧，有剧烈的头痛及恶心、呕吐等颅内高压症状，可伴有不同程度的意识障碍，其他表现常常与出血的部位相关。

1. 壳核出血 是高血压脑出血最常见的出血部位。出血后血肿向内压迫内囊，可出现“三偏”症状（对侧肢体偏瘫、偏身感觉障碍及对侧同向偏盲），严重时可发展为昏迷甚至死亡（图21－7）。

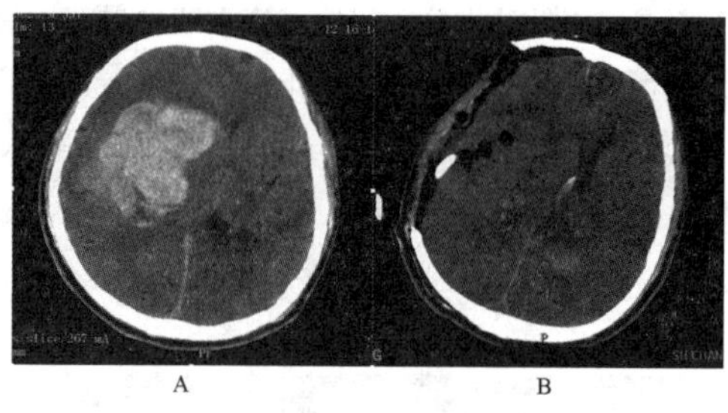

图21－7 高血压脑出血典型病例

A. 头颅CT示右侧壳核脑内血肿；B. 术后头颅CT可见血肿大部分清除

2. 丘脑出血 除了有“三偏”症状外，眼球向病侧凝视，患侧瞳孔缩小，眼球分离。并发有下丘脑损害时还会有高热、昏迷、高血糖症。当脑脊液循环受阻，可出现脑积水。

3. 脑叶出血 额叶出血可出现精神症状和定向力障碍，对侧偏瘫，优势半球出血有运动性失语。顶叶出血可出现对侧偏身感觉障碍，较轻的偏瘫。枕叶出血可出现同侧眼痛和对侧同向偏盲。颞叶出血在优势半球者，出现语言不利和听力障碍、理解力差。

4. 小脑出血 头痛剧烈、呕吐频繁，眼球震颤明显。由于对脑干的直接压迫，患者昏迷进展快，有时可突然呼吸停止而死亡。

5. 脑桥出血 发病后患者常迅速深昏迷，双侧瞳孔极度缩小为针尖样，眼球固定，部分患者呈去大脑强直状态。

二、辅助检查

（一）影像学检查

1. CT扫描 CT扫描可以快速且清楚地显示出血的部位和体积、周围的水肿程度。血肿体积可根据多田公式估算：血肿体积＝1/2×A×B×C。A、B、C为血肿在长、宽及层厚三个方向上的直径。

2. MRI扫描 根据血凝块体积以及血肿发生后的时间长短，血肿的MRI信号变化复杂。MRI不作为高血压脑出血的首选检查，但可以鉴别血肿病因或明确血肿与周围结构。

3. 脑血管检查 脑血管检查有助于了解脑出血的病因和排除继发性脑出血，指导制定治疗方案。常用方法包括DSA、CTA、MRA等。

4. 多模式CT扫描及多模MRI扫描 CT灌注成像（CTP）能够反映脑组织的血供变化，可了解血肿周边血流情况。增强CT发现造影剂外溢是提示患者血肿扩大风险高的重要证据。磁共振磁敏感加权成像（SWI）对早期出血及微出血较敏感。

（二）实验室检查

脑出血都应进行常规的实验室检查排除相关系统疾病，协助查找病因。

三、诊断

根据发病年龄，高血压病史，突然发病，有颅内高压和神经功能障碍等临床表现，结合CT上在常见部位的血肿可基本诊断，但需要排除各种脑血管疾病、脑肿瘤或凝血功能障碍性疾病导致的继发血肿。必要时做MRI及DSA检查。

四、治疗

（一）非手术处理

1. 一般处理 保持安静，必要时给予镇静。持续生命体征监测，定时神经系统评估，密切观察病情变化。对意识不清的患者应尽早行气管插管或切开，以保持呼吸道通畅和改善缺氧。

2. 控制血压 应用药物控制血压，防止继续出血。如因Cushing反应或中枢性原因引起的血压升高，要针对病因治疗，不宜单纯盲目降压，影响脑组织灌注。

3. 降低颅内压 适当应用脱水剂降低血肿及水肿引起的颅内压增高。

4. 预防及处理并发症 高血压脑出血患者多年老体弱，全身情况较差，应注意维持电解质平衡，预防消化道出血、感染等并发症。

（二）外科治疗

外科手术可以清除脑内血肿、降低颅内高压，改善脑血液循环。但由于高血压脑出血患者年龄大以及高血压病的系统损害，术后常会合并并发症而影响预后。因此是否采取外科治疗必须针对每一位患者的年龄、合并症、神经功能情况、出血量和部位以及患方的意愿来决定。

1. 手术适应证　①病变部位有明显的占位效应，影像上中线移位明显；②幕上血肿超过30ml，病情加重应积极手术；③小脑血肿，GCS评分≤13分和血肿直径≥4cm；④非手术治疗措施下持续性颅内压增高；⑤出血破入脑室引起梗阻性脑积水；⑥年轻患者。

2. 手术禁忌证　禁忌证为：①年龄超过70岁，有严重心肺肾功能障碍；②脑干出血，病情发展迅速；③病情发展凶险的巨大血肿，双瞳散大、呼吸衰竭，脑干生理反射消失和四肢呈弛缓性瘫痪时。

3. 手术方法　无论采用何种入路和术式，都要避免或尽量减少手术对脑组织造成的新的损伤，常用的方法如下。

（1）骨瓣开颅血肿清除术　可在直视下彻底清除血肿，止血可靠，减压迅速；还可根据患者的病情及术中颅内压变化决定是否行去骨瓣减压，是较为常用和经典的手术入路。

（2）小骨窗开颅血肿清除术　小骨窗开颅多用于壳核、脑叶皮质下出血。

（3）其他　目前对高血压脑出血的治疗还有椎颅血肿清除术，神经内镜下血肿清除术，立体定向引导下软、硬通道引流术等。

4. 术后处理　术后处理包括围手术期的管理，对手术相关感染的预防及控制以及前述规范的内科治疗。

第八节　椎管内血管畸形

椎管内血管畸形少见，但是危害很大，若不能及时有效的治疗，脊髓病变症状常呈进行性加重趋势。

一、分型

与颅内血管畸形相似，椎管内血管畸形也包括先天性病变和获得性病变，主要包括四种类型。

（一）硬脊膜动－静脉瘘

硬脊膜动－静脉瘘（spinal dural arteriovenous fistula，SDAVF）是最常见的椎管内血管畸形，占所有椎管内血管畸形的70%。发病以中老年为主，男性居多。通常认为是获得性疾病。多发生在胸腰段。动－静脉短路位于脊神经出口附近的硬膜上，供血动脉为硬脊膜的供血动脉，并经根静脉引流至脊髓后和脊髓前静脉。

（二）髓周动－静脉瘘

髓周动－静脉瘘（perimedullary arteriovenous fistula，pmAVF）是发生在脊髓表面的直接动－静脉短路，供血动脉主要为脊髓前、后动脉，并经脊髓表浅静脉引流。

（三）脊髓AVM

是最为常见的脊髓先天性血管畸形，占所有椎管内血管畸形的20%左右，以年轻人发病居多。畸形血管团位于脊髓内，或部分突入蛛网膜下腔，一般由脊髓前、后动脉多支动脉供血，经脊髓静脉引流。

（四）脊髓海绵状血管瘤

少见，仅占椎管内血管畸形的5%左右，多发生于女性。

二、临床表现

病变类型不同，首发临床表现也各不相同，可能表现为髓内或SAH，也可以表现为进行性脊髓病。

（一）出血

病灶或病灶相关性动脉瘤破裂出血可能造成急性出血，患者表现为急性腰背部疼痛，四肢肌力下降甚至截瘫，肢体麻木，括约肌功能障碍等，节段与畸形所在脊髓节段相吻合。脊髓AVM、PmAVF和海绵状血管瘤通常以出血为首发表现。

（二）脊髓病症状

表现为进行性加重的肢体麻木、无力，并伴有大小便困难等括约肌功能障碍，男性可合并性功能障碍。SDAF、部分PmAVF通常以该症状为首发表现。

（三）神经根性疼痛

表现为沿神经根分布的疼痛、肌肉酸痛，以PmAVF较为多见。

三、诊断

临床疑诊为脊髓血管畸形后，需要辅助检查以明确诊断，早期诊断尤为重要。

（一）脊髓MR

SADVF和PmAVF在MR平扫上可见相应节段因椎管内静脉高压导致的脊髓水肿，以中央管周围水肿为主，增强MR可见斑片状强化；蛛网膜下腔可见动脉瘤以及扩张的引流静脉表现出的血管流空影，呈虫蚀样改变。脊髓AVM还可在髓内可见畸形血管巢的血管流空信号。合并出血的，可见相应部位出血信号。脊髓海绵状血管瘤也表现为髓内特征性的桑葚样改变。

（二）选择性脊髓血管造影

是诊断脊髓血管畸形的最重要辅助检查，通常需要进行全脊髓选择性造影，包括颈组、肋间动脉、腰动脉等各节段椎管内结构的供血动脉进行。可以显示畸形的类型、位置，供血动脉和引流静脉的方向。

四、治疗

（一）显微外科手术

SDAVF 和部分 PmAVF 可以首选显微外科手术治疗，切断瘘口即可治愈。表浅局限性的脊髓 AVM 和海绵状血管瘤亦可采用手术切除。

（二）介入栓塞治疗

介入材料的发展和栓塞技术的进步使得大部分脊髓血管畸形也可以通过介入栓塞治愈，如大部分的 SDAVF 和 PmAVF。髓内 AVM 以血管内栓塞为主，占一半以上的病例。部分栓塞不完全的，需要进一步行开放手术治疗。

目标检测

答案解析

简答题

1. SAH 的临床表现、主要病因和治疗原则是什么？
2. 破裂颅内动脉瘤的治疗原则是什么？
3. 脑动－静脉畸形的主要临床表现和诊断方法是什么？
4. 颅内海绵状血管瘤的临床及影像学表现有哪些？
5. 简述颅内静脉窦血栓的临床表现及治疗原则。
6. 高血压脑出血的临床表现是什么？
7. 椎管内血管畸形分型有哪些？

书网融合……

本章小结

题库

第二十二章　颅脑和脊髓先天畸形

PPT

学习目标

1. 掌握　先天性脑积水的的临床表现。
2. 熟悉　先天性脑积水的诊断及治疗。
3. 了解　颅裂和脊柱裂的治疗原则；颅底凹陷症的诊断标准和治疗原则；颅内蛛网膜囊肿的治疗原则。

第一节　先天性脑积水

案例引导

案例　患者，儿童，12 岁。因反复头痛 3 个月就诊。患者头痛位于双颞部，晨起明显，无恶心、呕吐，神经系统查体未见明显阳性体征。头颅 CT：如图 22－1A，Evan 指数：0.30，建议进一步检查，患儿父母拒绝检查。后患儿头痛逐渐加重，晨起出现呕吐，并逐渐出现视力下降，3 月后复查头颅 MR（图 22－1B），Evan 指数为 0.38，查体视乳头水肿。入院后行脑室腹腔分流术，术后患儿头痛明显缓解，术后 10 天复查头颅 CT（图 22－1C），术后 3 个月患儿无头痛，视力恢复正常。复查头颅 CT（图 22－1D），Evan 指数为 0.26。

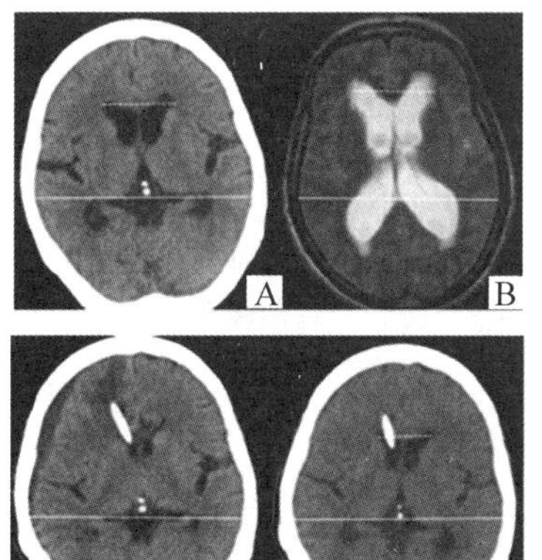

图 22－1　患儿治疗前后影像学资料图

A. 患者发病时头颅 CT；B. 术前头颅 MR；C. 术后 10 天头颅 CT；D. 术后 3 月头颅 CT。白色虚线为额角宽度（FD），白色实线最大双顶径比（BPD）

讨论　该患儿患何疾病？其主要临床表现是什么？

先天性脑积水是婴儿脑积水的一个常见类型。由于多种原因引起脑脊液分泌过度、循环受阻或吸收障碍，使脑脊液在脑室系统积聚，脑室扩大，脑实质减少，形成脑积水（hydrocephalus）。脑积水可以导致颅内压增高，影响婴儿发育，如不积极治疗，致死、致残率很高。脑积水不是一种单一的病变，需要对脑积水的患儿进行个体化评估与治疗。

一、病因、分类和病理

1. 病因　发生原因是多方面的，以先天性畸形如中脑导水管狭窄与闭塞、小脑扁桃体下疝及第四脑室正中孔或侧孔闭锁为主要病因。也可继发于脑肿瘤、颅内血肿及颅内血管畸形等颅内疾病，也可伴发其他疾病如脑膨出等。

2. 分类　按脑脊液循环通路状态可分为梗阻性脑积水与交通性脑积水。前者由于室间孔、第三脑室、中脑导水管、第四脑室及其正中孔或侧孔以及小脑延髓池的不通畅而引起脑脊液循环受阻；后者多因脑脊液分泌过多或吸收障碍所致。

3. 病理　脑积水可引起颅内压增高，造成脑皮质萎缩，梗阻部位以上或全脑室系统增大。患儿头颅增大，颅缝和颅囟不闭甚至增宽，颅骨变薄，指压迹增多，蝶鞍扩大。

二、临床表现

1. 进行性头围增大　婴儿出生后数周或数月内头颅快速、进行性增大，超出正常范围，前额前凸，头皮变薄，静脉怒张。

2. 颅骨改变　颅缝和颅囟不闭甚至增宽：前囟增宽，压力增高，甚至颅缝裂开；颅骨变薄，叩诊呈破罐音（Macewen 征）。

3. 颅神经损伤　颅神经牵拉，眼球运动障碍，双眼向下向内凝视，致巩膜上部露白，形成落日征；视神经损伤，甚至失明。

4. 颅内压增高　婴幼儿骨缝未闭，颅内压增高时，头颅可以发生代偿性扩大，故在疾病早期颅内压增高症状可以不明显。但当脑积水严重，进展较快时，可出现颅内压增高，呈反复呕吐等症状。

5. 神经功能障碍　严重时会出现智力减退，精神萎靡，表情呆滞，头部不能抬起，肌张力高，甚至意识障碍、昏迷、死亡。

三、诊断与鉴别诊断

根据病史和临床表现和简单的物理检查方法，如测量头围，头颅透光试验等，一般可初步诊断。但诊断时需要寻找原发病因，头颅MR或CT检查是诊断、明确病因和鉴别诊断的主要方法。MR诊断脑积水的定量参数主要有Evan指数：同一平面的额角宽度（FD）与最大双顶径比（BPD），Evan指数 > 0.3提示存在脑积水。此外，额角宽度（FD）与同一位置颅骨内径比（ID）超过50%也提示为脑积水（图22-2）。

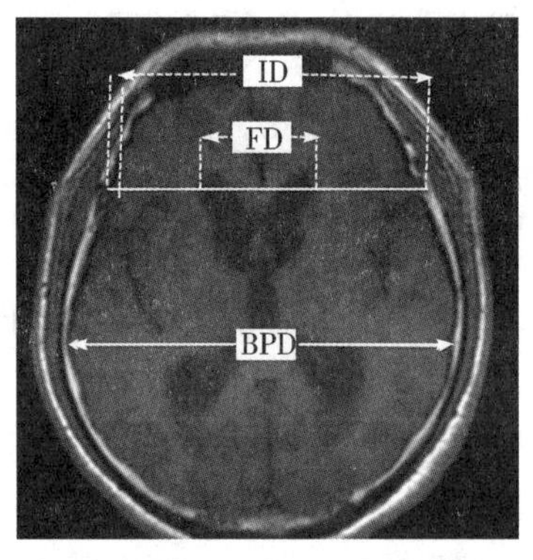

图22-2　Evan指数 = FD/BPD，如 > 0.3提示存在脑积水；FD/ID > 0.5也提示为脑积水

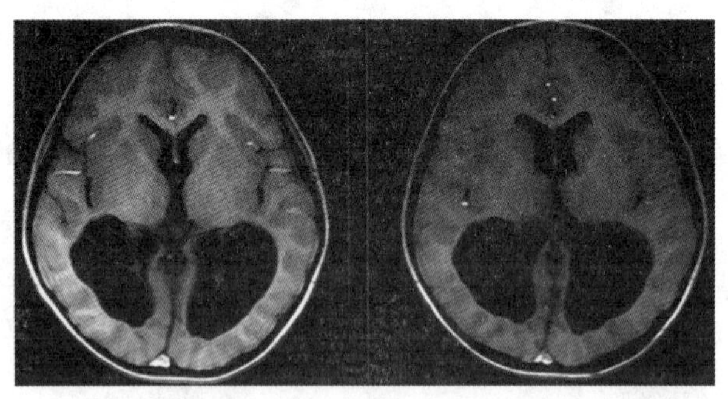

图22-3　侧脑室枕角扩大畸性，常由于脑萎缩引起

鉴别诊断：需与硬脑膜下积液或积血、佝偻病、蛛网膜囊肿、巨脑畸形和脑发育不良相鉴别。尤其是和脑发育不良、脑萎缩相鉴别（图22-3），因为脑萎缩一般不需要手术治疗，而脑积水则需要积极治疗。

四、治疗

以外科治疗为主，药物治疗为辅。

（一）药物治疗

对于疾病早期、发展缓慢，不适合手术的患儿，可先采用药物治疗，主要是脱水、利尿和减少脑脊液分泌。

（二）外科手术

1. 病因手术　如切除肿瘤；解除小脑扁桃体下疝畸形等；

2. 脑脊液循环通路重建　如中脑导水管成形术。

3. 脑脊液分流手术　可分为以下两种。①内分流术：包括第三脑室底造瘘术和侧脑室-小脑延髓池分流术（Torkildson术）；②外分流术：脑室腹腔分流术、脑室心房分流术等。目前脑室腹腔分流术最为常见，此类手术常见的并发症为感染、分流管堵塞、过度分流等。

4. 减少脑脊液分泌手术　切除或电凝脉络丛组织。

第二节　颅裂和脊柱裂

颅裂（cranial bifida）和脊柱裂（spinal bifida）都是由于胚胎发育障碍所致，可分为隐性和显性两类。隐性颅裂和脊柱裂只有颅骨或椎管缺损而无颅腔或椎管内容物的膨出，大多无需特殊治疗。显性颅裂和脊柱裂常有脑（脊）膜和（或）神经组织膨出，包括脑膜膨出、脑膜脑膨出、脊膜膨出与脊髓脊膜膨出。

一、颅裂

颅裂多发生于颅骨中线部位，自后向前可从枕骨、后囟、顶骨间、前囟、额骨或颞骨等颅盖骨膨出，也可从眼眶、鼻腔、筛窦和蝶窦等颅底膨出，其中枕部及鼻根部最为常见。

（一）临床表现

颅盖部的显性颅裂出生时即可发现一局部肿块，随年龄的增长而增大，哭闹时张力增高，透光试验为可透光（脑膜膨出）或不透光（脑膜脑膨出），表面皮肤可正常或退变，局部可多毛（图22-4）。位于颅底的显性颅裂常在鼻根部，表现为眼距增宽，眼眶变小。从筛板向鼻腔突出者，形状可类似鼻息肉。位于颅盖部的脑膜脑膨出，可合并脑发育不全、脑积水等其他脑畸形，故可有肢体瘫痪、肌张力增高或癫痫等脑损害表现。单纯的脑膜膨出未合并其他脑畸形者，可无神经系统症状，智力发育也不受影响。隐形颅裂仅在局部皮肤有藏毛窦，因其潜行与颅内沟通，易反复发生脑膜炎。

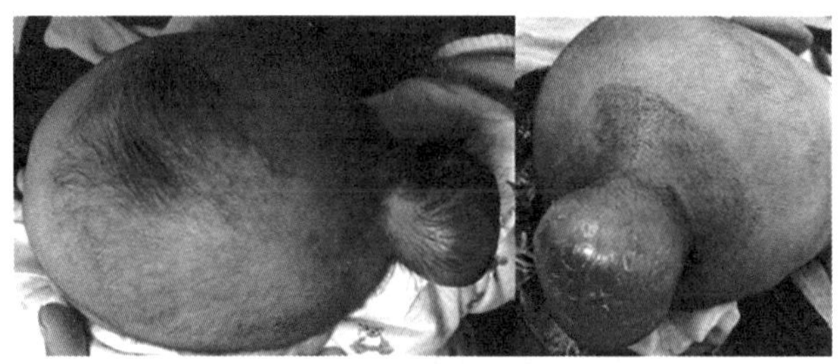

图 22－4　先天性脑膜膨出

（二）诊断与鉴别诊断

根据临床表现，诊断常无困难。影像学检查，如头颅 CT 和 MR，尤其是头颅 MR 是诊断与鉴别诊断的主要方法，可了解囊内容物构成及是否伴有其他畸形。鉴别诊断包括皮下血肿、血管瘤、上皮样囊肿、生长形骨折等。

（三）治疗

1. 隐性颅裂　通常无需手术治疗。如出现脑脊液漏或颅内感染等，可进行修补手术。

2. 显形颅裂　主要靠手术修补治疗。膨出物表面菲薄，有破溃趋势者，需及早手术。若皮肤完整，可在患儿生后半年到 1 年间行修补手术。手术的目的是切除膨出囊壁，回纳和保存有功能的脑组织。位于颅盖者，颅骨缺损可暂不修补，只需修补硬脑膜和缝合头皮。位于颅底部者，常需开颅修补颅骨裂孔及硬脑膜。

3. 若合并脑积水　需先治疗脑积水。

二、脊柱裂

脊柱裂是指棘突及椎板缺如，椎管向背侧开放。好发于腰骶部。

隐性脊柱裂较显性脊柱裂多见，临床上少有症状。隐性脊柱裂只有椎管的缺损而无椎管内容物的膨出，无需特殊治疗。显性脊柱裂可根据膨出内容的不同又分为脊膜膨出型、脊髓脊膜膨出型、脊髓膨出型。

（一）临床表现

隐性脊柱裂多无症状，仅在行 X 线片或 CT 检查时发现。少数患者因脊髓栓系，有尿失禁、腰痛等表现。

显性脊柱裂有以下表现。

1. 局部表现　出生后在背部中线有一囊性肿物，随年龄增大而增大。肿块表面的皮肤可为正常，也可有稀疏或浓密的长毛及异常色素沉着（图 22－5）。哭闹或按压前囟时，囊肿的张力可增高。若囊壁较薄，囊腔较大，透光试验可为阳性。脊髓膨出则局部表面没有皮肤，椎管及脊膜敞开，又名脊髓外露。

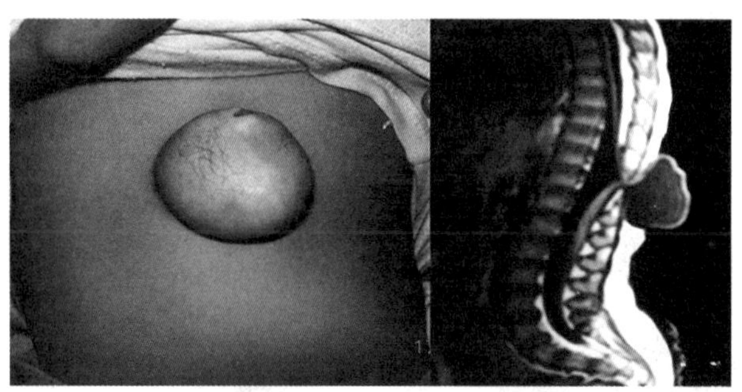

图 22－5　胸腰部脊膜膨出伴有脊髓栓系

2. 脊髓、神经受损表现　不同程度的下肢下运动神经元瘫痪和膀胱、肛门括约肌功能障碍、痛温觉障碍等。

（二）诊断

除典型临床表现外，还需借助 MR 明确诊断和鉴别诊断，确定囊内容物，如有脊髓栓系，可见脊髓圆锥下移，终丝变粗，超过 2mm。

（三）治疗

1. 无症状的隐性脊柱裂患者　不需要手术。

2. 有症状或存在脊髓栓系的隐性脊柱裂、脊髓脊膜膨出和脊膜膨出患者　需要尽早手术。手术的原则是解除脊髓栓系、分离和回纳脊髓和神经根、重建硬脊膜、切除多余的囊。术中电生理监测有助于避免神经损伤。

3. 伴有脑积水或术后脑积水患者　需要积极处理脑积水。

第三节　颅底凹陷症

颅底凹陷症（basilar invagination）是枕骨大孔周围的颅底骨质向上陷入颅腔，寰枢椎（齿状突）升高进入颅底，可合并其他骨发育异常，并可合并神经结构畸形（如 Chiari 畸形等），这些畸形可见于 30% 的颅底凹陷患者。

一、临床表现

先天性颅底凹陷症常在青少年起病，随年龄增长，颅颈关节退变和韧带松弛，逐渐发展为颅颈区关节不稳定。常在中年以后出现上颈髓、脑干、小脑、后组颅神经和椎基底动脉供血不足，逐渐引起神经功能障碍症状。

二、诊断

（一）X 线片

Chamberlain 线测量是诊断颅底凹陷症的主要影像学依据。Chamberlain 线是侧位片上硬腭后缘与枕骨大孔后上缘的连线，齿状突上缘超过此线 3mm 即可诊断颅底凹陷症（图 22－6）；McGregor 线、Klaus 指数等也是常用的诊断方法。此外，颈椎过伸位和过屈位可了解是否存在齿状突脱位等。

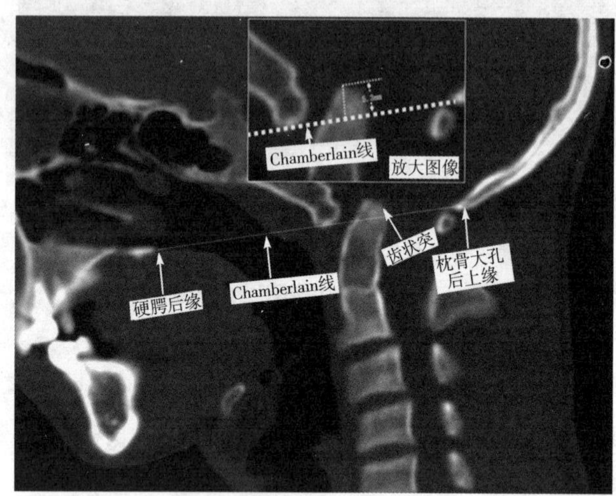

图 22－6　颅底凹陷症

头颈部 CT 显示齿状突超过 Chamberlain 线 5.3mm

（二）头颈部 CT 和 MR

CT 三维重建有助于了解枕骨大孔区的骨畸形。MR 可显示脑干和脊髓是否受压，是否合并其他畸形，如小脑扁桃体下疝畸形和脊髓空洞。

三、治疗

颅底凹陷症常导致颅后窝和上颈部椎管空间缩小，故治疗的目的在于扩大颅腔和脊髓腔。需解除神经受压和脑脊液通路受阻、去除压迫神经组织的异常骨质，如齿状突、稳定颅颈关节。对于偶然发现的无症状者，一般不需要治疗，应嘱患者防止头颈部外伤及头部过度屈伸。有症状者，且症状进行性加重，应手术治疗。手术方式主要为枕下入路减压术和经口腔入路齿状突切除术，或固定矫形术。

第四节　蛛网膜囊肿

发育期蛛网膜分裂异常可引起蛛网膜囊肿。这种囊肿的囊壁多由蛛网膜、神经胶质及软脑膜构成，囊内有脑脊液样无色透明液体。多呈单发，少数为多发。多数囊肿位于脑池和脑裂中，如外侧裂、鞍上池、大脑凸面、纵裂、四叠体池和后颅窝（桥脑小脑角、小脑表面和枕大池）。

一、临床表现

起病隐袭，多无症状。临床表现与囊肿部位相关，症状主要源于压迫脑组织及颅骨引起相应的神经症状及颅骨发育改变，如颅骨变薄或隆起。外侧裂区囊肿可有头痛、癫痫等表现。婴儿鞍上池蛛网膜囊肿可出现脑积水、颅内压增高、“洋娃娃摆头综合征”、视力下降和内分泌症状如性早熟等。病情可因囊肿破裂形成张力性囊肿或出血突然加重，主要表现为颅内压增高和局部脑组织受压表现。

二、诊断

常规应用 CT 和 MRI 检查一般可以确诊。中线部位如鞍上或后颅凹病变者需要进行脑池造影，确定囊肿是否与蛛网膜下腔相通。MR 可鉴别囊肿内容物，常表现为 T_1 低信号，T_2 高信号，弥散不受限（图 22－7），可与表皮样囊肿（弥散受限）和血管网织细胞瘤（增强 MR 可显示瘤结节强化）相鉴别。

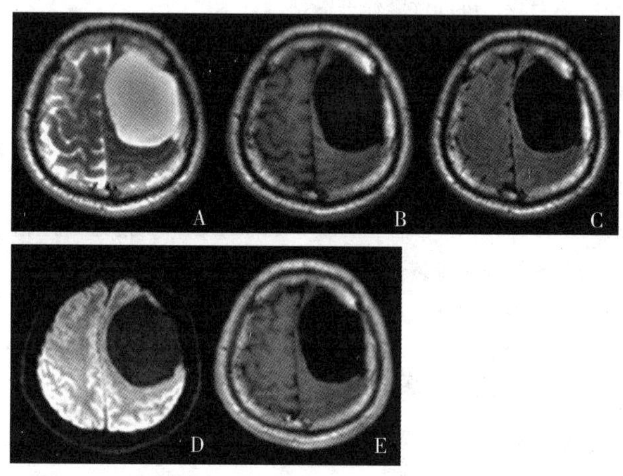

图 22－7　左额叶蛛网膜囊肿 MR 图

A. T_2；B. T_1；C. FLAIR 显示病变呈脑脊液信号；D. 弥散成像显示病变无弥散受限；E. T_1 增强显示无明显强化病灶

三、治疗

需注意以下几点。①无症状者无需手术治疗，应密切观察，定期行影像学复查；②出现局灶性神经定位体征或颅内高压的蛛网膜囊肿，无论年龄大小均应行手术治疗；③儿童患者，进行性头围增大或癫痫，应考虑手术治疗；④手术的目的是减少蛛网膜囊肿对周围脑组织的压迫；⑤手术方式主要包括开颅囊肿壁切除术；内镜下囊肿－蛛网膜下腔造瘘或囊肿－脑室造瘘、囊肿－腹腔分流术或立体定向抽吸术。每一种手术都有其明显的优缺点。

目标检测

答案解析

简答题

1. 简述先天性脑积水的的临床表现、诊断及治疗。
2. 简述颅裂和脊柱裂的治疗原则。
3. 简述颅底凹陷症的诊断标准和治疗原则。
4. 简述颅内蛛网膜囊肿的治疗原则。

（屈　延　白红民）

书网融合……

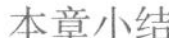
本章小结

题库

第二十三章　颈部疾病

PPT

学习目标

1. 掌握　甲状腺功能亢进的外科治疗原则（手术适应证、术前准备、术中或术后注意事项）；结节性甲状腺肿、甲状腺腺瘤的临床表现及治疗原则；甲状腺癌的病理分型、临床表现及治疗原则。

2. 熟悉　甲状腺结节的诊断和处理原则；颈部肿块诊断及鉴别诊断。

3. 了解　甲状腺解剖及生理概要；亚急性甲状腺炎、慢性淋巴细胞性甲状腺炎的临床表现及治疗原则；颈淋巴结结核的处理原则；甲状旁腺功能亢进症的外科治疗。

第一节　甲状腺疾病

案例引导

案例　患者，女，28岁。未婚未育，以“发现右颈前肿物2周”为主诉入院，无声音嘶哑、吞咽困难。儿童时期无放射线接触史。其母亲在40岁时发现“甲状腺乳头状癌”，目前术后10年，情况良好。阳性体征：双侧甲状腺无肿大，右侧甲状腺中上份可扪及一2cm×1.5cm包块，质硬，边界欠清，稍固定，可随吞咽上下活动，左侧甲状腺未扪及包块；右侧颈部可扪及数枚肿大淋巴结，较大者约2cm×1cm，质韧，边界清。辅助检查：彩超提示右侧甲状腺中上份一2.2cm×1.6cm低回声结节，形态不规则，边界欠清，可见多发细小点状强回声，右侧颈部大血管旁探及多个低回声结节，部分可见点状强回声。左侧甲状腺未见明显异常。

讨论　①说明该患者诊断及其依据。②应完善哪些检查项目？③是否有手术指证？④如需手术，选择何种手术方式？⑤术后并发症有哪些？

一、解剖及生理概要

正常成人甲状腺位于甲状软骨下方、气管的两旁，呈红褐色，质软，重20～30g，但女性的稍重，且在月经期和妊娠期有不同程度的增大。分为左、右两个腺叶和之间的峡部，峡部有时有锥体叶（约70%）向上与舌骨相连。峡部一般位于第2～4气管软骨的前面，上极通常平甲状软骨，下极多数位于第5～6气管环（图23－1），有时侧叶的下极可伸至胸骨柄后方，称为胸骨后甲状腺。甲状腺由内、外两层被膜包裹着，内层被膜亦称甲状腺固有被膜（即甲状腺真被膜），很薄，紧贴腺体，与腺实质内的结缔组织相延续；外层被膜亦称甲状腺外科被膜（即甲状腺假被膜），包绕并固定甲状腺于气管和环状软骨上。两层被膜间有疏松的结缔组织及甲状腺的动、静脉、淋巴、神经和甲状旁腺，外科手术时应在此两层被膜之间进行。

甲状腺的血供丰富，主要由甲状腺上动脉（颈外动脉的分支）和甲状腺下动脉（锁骨下动脉的分支）供应。甲状腺上、下动脉的分支之间以及与咽喉部、气管、食管的动脉分支之间，有广泛的吻合支交通。外科手术时，虽将甲状腺上、下动脉全部结扎，残留甲状腺组织仍有血液供应。甲状腺有甲状腺上、中、下三条主要静脉，上、中静脉汇入颈内静脉，下静脉汇入无名静脉。

颈部淋巴结数目较多，借淋巴管彼此连接，最后汇入胸导管或右淋巴管。甲状腺的淋巴液流入颈部淋巴结，颈部淋巴结分七区：第Ⅰ区，颏下区和颌下区淋巴结；第Ⅱ区，颈内静脉淋巴结上组；第Ⅲ区，颈内静脉淋巴结中组；第Ⅳ区，颈内静脉淋巴结下组；第Ⅴ区，颈后三角区和锁骨上区淋巴结；第Ⅵ区，中央区淋巴结（喉前、气管旁、喉返神经旁淋巴结）；第Ⅶ区，上纵隔淋巴结（图23－2）。

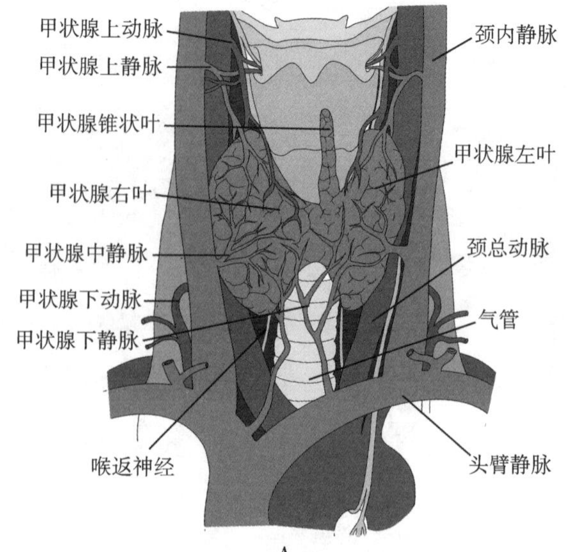

A

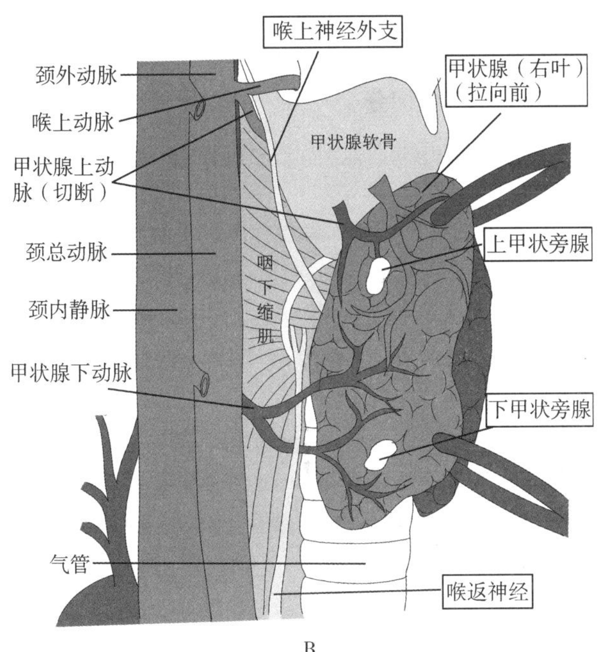

图 23－1 甲状腺解剖

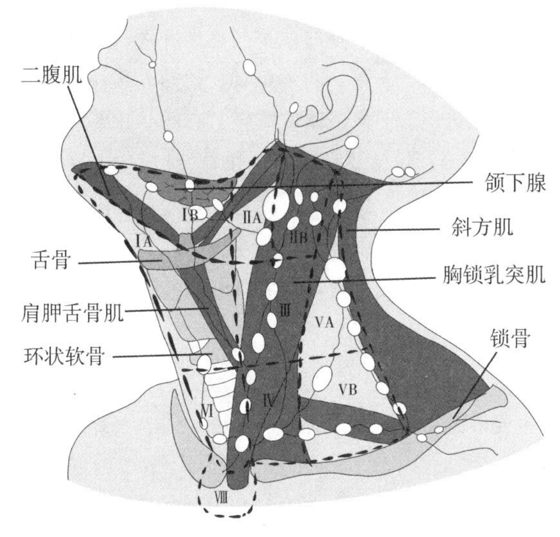

图 23－2 颈部淋巴结分区

喉上神经、喉返神经均来自迷走神经，前者分为：内支（感觉支），伴喉上动脉穿甲状舌骨膜入喉，分布在声门裂以上的喉粘膜上；外支（运动支），行走在气管食管沟内，伴甲状腺上动脉行向前下方，在距上极约 1cm 处与动脉分开，弯向内侧，支配环甲肌和咽下缩肌，使声带紧张。

甲状腺的主要功能是合成、贮存和分泌甲状腺激素。甲状腺激素的主要作用包括：①增加全身组织细胞的氧消耗及热量产生；②促进蛋白质、碳水化合物和脂肪的分解；③促进人体的生长发育及组织分化。甲状腺功能与人体各器官系统的活动和外部环境互相联系，主要调节的机制包括下丘脑－垂体－甲状腺轴控制系统及甲状腺腺体内的自身调节系统。

二、单纯性甲状腺肿

单纯性甲状腺肿（simple goiter）主要是指非毒性甲状腺肿，是指任何非肿瘤或炎症所造成的甲状腺肿大。包括自身免疫性及炎症引起的甲状腺肿、地方性甲状腺肿和散发性甲状腺肿。

（一）病因

1. 缺碘 正常每人每日最低需碘量为每公斤体重 1～3 微克，如果长期摄入不足可致甲状腺肿。环境缺碘是引起单纯性甲状腺肿（simple goiter）的主要因素。我国高原、山区的居民患此病的较多，主要是因为此地区土壤中的碘盐被冲洗流失，导致饮水和食物中含碘量不足，故又称“地方性甲状腺肿”（endemic goiter）。初期因缺碘时间较短，增生扩张的滤泡较均匀地分布在腺体各部，形成弥漫性甲状腺肿。随着缺碘时间增加，各部位增生程度不一致，扩张的滤泡聚集成多个大小不等的结节，形成结节性甲状腺肿。

2. 高碘 由于经常摄入超过生理需要量的碘可以导致高碘性甲状腺肿。这是较大剂量的无机碘或有机碘，可以阻止碘离子进入甲状腺组织，这种现象称为碘阻断（Wolff－Chaikoff 效应）。当机体进入过多碘（富碘）时，会抑制过氧化物酶的活性，进而使 T_3、T_4 的合成减少，反馈地使垂体前叶分泌更多的 TSH，促使甲状腺增生与肥大，形成甲状腺肿。碘阻断效应常是暂时的，而且机体可以逐步适应，称为碘阻断逃逸。这就是大多数人大剂量服碘剂后并不发生高碘性甲状腺肿的原因。碘阻断效应容易发生在甲状腺本身有异常的患者，如甲状腺功能亢进症、桥本甲状腺炎等。

3. 先天性甲状腺素合成障碍 体内某些酶的缺陷影响碘的运转、有机化、甲状腺球蛋白水解等使甲状腺素合成发生障碍，从而引起甲状腺肿。

4. 致甲状腺肿物质药物 抗甲状腺素合成的药物，如他巴唑、硫脲类、保泰松、硫氰酸盐、磺胺类等；摄入碘或服用含碘药物过多，可阻碍甲状腺内碘的有机化，引起甲状腺肿；某些食物：如木薯含氨基苷，可以分解成硫氰酸盐抑制甲状腺摄碘。

5. 甲状腺素需要量增高 青春发育期、妊娠期或绝经期的妇女，由于对甲状腺素的需要量暂时性增高，有时也可发生轻度弥漫性甲状腺肿，叫做生理性甲状腺肿。这种甲状腺肿常在成年或妊娠以后自行缩小。

6. 细菌感染 饮用被大肠埃希菌污染的水可以引起地方性甲状腺肿。

7. 微量元素 锌、硒等微量元素地缺乏可诱发单纯性甲状腺肿。

单纯性甲状腺肿的病因可分为3类：①甲状腺素原料缺乏（碘缺乏）；②甲状腺素需要量增加；③甲状腺素合成和分泌障碍。

（二）临床表现

早期一般无自觉症状。主要表现为甲状腺弥漫性肿大，能随吞咽上下活动、质软、对称、表面光滑，随病情发展，在肿大腺体的一侧或两侧可扪及多个（或单个）结节；通常甲状腺肿存在多年，生长缓慢。当发生囊肿样变的结节内并发囊内出血时，可引起结节迅速增大。本病的主要临床表现为甲状腺不同程度的肿大和肿大结节对周围器官引起的压迫症状，如呼吸困难、吞咽困难、声音嘶哑等，胸骨后的甲状腺肿还可压迫颈深部大静脉，出现面部发绀、肿胀等症状，压迫膈神经引起呃逆，压迫颈交感神经链引起Horner综合征。此外，少数结节性甲状腺肿可继发甲亢，也可发生恶变。

（三）诊断

诊断的重要依据是有甲状腺肿大而甲状腺功能基本正常（继发甲亢者除外）。但临床上更需要判断甲状腺肿及结节的性质，需要仔细收集病史，认真检查，还可作放射性核素（^{131}I或^{99m}Tc）显像检查、B超检查等。颈部X线检查或CT检查，除可发现不规则的胸骨后甲状腺肿及钙化的结节，还能确定气管受压、移位及狭窄的有无。性质可疑时，可经细针穿刺细胞学检查以确诊。

（四）预防

我国已普遍进行了甲状腺肿的普查和防治工作，发病率已显著降低。在流行地区，甲状腺肿的集体预防极为重要，一般补充加碘盐。

（五）治疗

生理性甲状腺肿，可不给予药物治疗，宜多食含碘丰富的食物。对20岁以下的弥漫性单纯甲状腺肿患者可给予小量甲状腺素或左甲状腺素以抑制垂体前叶TSH分泌，缓解甲状腺的增生和肿大。因药物或食物引起的应立即停用。

有以下情况时，应及时施行甲状腺手术：①因气管、食管或喉返神经受压引起临床症状者；②胸骨后甲状腺肿；③巨大甲状腺肿影响生活和工作者；④结节性甲状腺肿继发功能亢进者；⑤结节性甲状腺肿疑有恶变者。

（六）手术方式

一般采用甲状腺次全切除术。

三、甲状腺功能亢进症的外科治疗

甲状腺功能亢进症（hyperthyroidism），简称甲亢，是由各种原因引起循环中甲状腺素异常增多而出现以全身代谢亢进为主要特征的疾病总称。

（一）病因和分类

原发性甲亢的病因迄今尚未完全明了，它可能是一种自身免疫性疾病。

1. 原发性甲亢 又称毒性弥漫性甲状腺肿（Graves病），最常见（占85%～90%），是指在甲状腺肿大的同时，出现功能亢进症状，患者年龄多在20～40岁之间。腺体肿大表现为弥漫性，两侧对称，常伴有眼球突出，故又称“突眼性甲状腺肿”。

2. 继发性甲亢 又称Plummer病，较少见，是指在结节性甲状腺肿的基础上出现甲亢，发病年龄多在40岁以上。腺体呈结节状肿大，两侧多不对称，无眼球突出，容易发生心肌损害。

3. 高功能腺瘤 少见，是指甲状腺内有单发或多发的不受脑垂体控制的自主性高功能结节，甲亢症状一般较轻，无眼球突出。

（二）临床表现

甲状腺弥漫性、对称性或不对称性肿大；表现为性情急躁、容易激动、失眠、两手颤动、怕热、多汗、皮肤潮湿、食欲亢进但却消瘦、体重减轻、心悸、脉率增快（脉率>100次/分，休息及睡眠时仍快）、脉压增大（主要收缩压升高）、内分泌紊乱以及乏力、易疲劳、出现肢体近端肌萎缩等，少数以眼球突出为主要症状。其中脉率增快及脉压增大尤为重要，常可作为判断病情程度和治疗效果的重要指标。

（三）诊断

主要依靠临床表现，结合辅助检查。甲亢常用的特殊检查方法如下。

1. 基础代谢率测定 可根据脉压和脉率计算，或用基础代谢率测定器测定。常用计算公式为：基础代谢率（单位为%）=（脉率+脉压）-111（脉压单位为mmHg）。测定基础代谢率要在完全安静、空腹时进行；其正常值为+10%，增高至+20%～30%为轻度甲亢，+30%～60%为中度，+60%以上为重度。

3. 血清中T_3和T_4含量的测定 甲亢时，血清T_3可高于正常4倍左右，而T_4仅为正常的2.5倍，因此，T_3测定对甲亢的诊断具有较高的敏感性。

4. 血清TSH测定 Graves病时，血清TSH下降。TSH在甲状腺功能亢进中最先发生变化，是证实或排除甲状腺功能亢进症怀疑的首要检查。

5. 超声检查 甲状腺腺体呈弥漫性肿大、局灶性回声减低，可见典型地“火海征”，甲状腺动脉，尤其是甲状腺上动脉的血流速度明显加快，血管阻力降低。

（四）外科治疗

手术是治疗甲亢的主要方法之一，能使90%～95%的患者获得痊愈，手术死亡率低于1%。但手术治疗也会导致一定的并发症和4%～5%的患者术后复发，少数患者术后发生甲状腺功能减退。

1. 手术治疗指征　①中、重度甲亢长期药物治疗无效或效果不佳者；②停药后复发，甲状腺较大者；③继发性甲亢或高功能腺瘤；④对周围脏器有压迫或胸骨后甲状腺肿者；⑤疑似与甲状腺癌并存者；⑥儿童甲亢用抗甲状腺药物治疗效果差者；⑦妊娠期甲亢药物控制不佳者，可以在妊娠中期（第13～24周）进行手术治疗。

2. 手术术式　目前，甲状腺切除范围存在争议。常用的手术方式有：双侧甲状腺次全切除术、一侧腺叶切除+对侧次全切除术、双侧甲状腺近全切除术、全甲状腺切除术。是否保留部分腺体组织的手术方式各有优缺点：①难以确定保留组织大小的标准以及保留组织量与术后正常甲状腺功能的关系。②切除全部甲状腺组织需以应用甲状腺素替代治疗为前提，但可以消除甲亢复发的可能性。毒性多结节性甲状腺肿较Graves病更容易出现结节复发，所以对其推荐术式为全甲状腺切除术或双侧甲状腺近全切除术。甲状腺自主性高功能腺瘤因病变局限，手术以切除肿瘤为主，尽可能避免术后甲状腺功能减退。

3. 手术禁忌证　①青少年患者；②症状较轻者；③老年患者或有严重器质性疾病不能耐受手术者。

（五）术前准备

充分的术前准备是手术成功的关键。

1. 一般准备　对精神过度紧张或失眠者可适当应用镇静和安眠药以消除患者的恐惧心理。

2. 术前检查　除全面体格检查和必要的化验检查外，还应包括：①颈部摄X线片，了解有无气管受压或移位；②心功能检查，有无扩大、杂音或心率失常等；③喉镜检查，确定声带功能；④测定基础代谢率，了解甲亢程度，选择手术时机。

3. 药物准备　是术前准备的重要环节。

（1）抗甲状腺药物加碘剂　可先用硫脲类药物，待甲亢症状得到基本控制后，即改服2周碘剂，再进行手术。由于硫脲类药物能使甲状腺肿大和动脉性充血，手术时极易发生出血，增加了手术的困难和危险，因此，服用硫脲类药物后必须加用碘剂2周待甲状腺缩小变硬，血管数减少后手术。此法安全可靠，但准备时间较长。

（2）单用碘剂　适于症状不重，以及继发性甲亢和高功能腺瘤患者。开始即用碘剂，2～3周后甲亢症状得到基本控制（患者情绪稳定，睡眠良好，体重增加，脉率<100次/分以下，基础代谢率<+20%），便可进行手术。但少数患者，服用碘剂2周后，症状减轻不明显，此时，可在继续服用碘剂的同时，加用硫氧嘧啶类药物，直至症状基本控制，停用硫氧嘧啶类药物后，继续单独服用碘剂1-2周，再进行手术。常用的碘剂是复方碘化钾溶液，每日3次；每次10滴，以2周为宜。但由于碘剂只抑制甲状腺素释放，而不抑制其合成，因此一旦停服碘剂后，贮存于甲状腺滤泡内的甲状腺球蛋白大量分解，甲亢症状可重新出现，甚至比原来更为严重。因此，凡不准备施行手术者，不要服用碘剂。

（3）普萘洛尔　对于常规应用碘剂或合并应用硫氧嘧啶类药物不能耐受或无效者，有主张单用普萘洛尔或与碘剂合用作术前准备。

此外，术前不用阿托品，以免引起心动过速。

（六）手术和手术后注意事项

1. 麻醉　通常采用气管插管全身麻醉。

2. 手术　操作应轻柔、细致，认真止血、注意保护甲状旁腺和喉返神经。切除腺体数量，应根据腺体大小或甲亢程度决定。通常需切除腺体的80%～90%，并同时切除峡部，每侧残留腺体以如成人拇指末节大小为恰当。腺体切除过少容易引起复发，过多又易发生甲状腺功能低下。尽可能保存两叶腺体背面部分，以免损伤喉返神经和甲状旁腺。

3. 术后观察和护理　术后当日应密切注意患者呼吸、体温、脉搏、血压的变化，预防甲亢危象发生。患者采用半卧位，以利呼吸和引流切口内积血，保持呼吸道通畅。此外患者术后要继续服用复方碘化钾溶液，每日3次，每次10滴，共1周左右。

（七）手术的主要并发症

1. 术后呼吸困难和窒息　是术后最严重的并发症，多发生在术后48小时内，如不及时发现、处理，则可危及患者生命。常见原因为：①出血及血肿压迫气管：多因手术时止血不完善，少数为血管结扎线滑脱所引起。表现为突然颈部疼痛肿胀，进行性加重的呼吸困难和发绀，伤口可有渗血和肿胀，引流管中有大量新鲜血液流出。②喉头水肿：多为手术创伤及麻醉时气管插管所引起，表现为术后出现进行性呼吸困难，可伴有喉鸣音和三凹征，呼吸道分泌物增多，痰多。③气管塌陷：是气管壁长期受肿大甲状腺压迫，发生软化，切除甲状腺体的大部分后软化的气管壁失去支撑的结果。若术中发现有严重气管软化时，为防止发生术后窒息，应行气管切开，术后待气管与周围组织紧密黏着后，患者无呼吸困难时再拔管。④双侧喉返神经损伤。⑤气管痉挛：手术动作粗暴使气管受到强烈刺激，引起气管痉挛性收缩，导致呼吸道梗阻，喉头水肿和缺氧可诱发气管痉挛。手术后出现呼吸困难，如还有颈部肿胀，切口渗出鲜血时，多为切口内出血所引起。发现上述情况时，必须立即行床旁抢救，及时剪开缝线，敞开切口，迅速除去血肿；如此时患者呼吸仍无改善，则应立即施行气管插管或切开，情况好转后，再送手术室作进一步处理。因此，术后应常规在患者床旁放置气管切开包。

2. 喉返神经损伤　大多数是因手术处理甲状腺下极时，不慎将喉返神经切断、缝扎或挫夹、牵拉造成永久性或暂时性损伤所致。少数也可由血肿或瘢痕组织压迫或牵拉而发生。损伤的后果、损伤的性质与范围密切相关。喉返神经含支配声带的运动神经纤维，一侧喉返神经损伤引起声音嘶哑，喉镜检查显示患侧声带不能内收，术后虽可由健侧声带代偿性地向患侧过度内收而恢复发音，但不能恢复其原来的音色。双侧喉返神经损伤，可导致失声或严重的呼吸困难，甚至窒息，需立即作气管切开。由于手术切断、缝扎、挫夹、牵拉等直接损伤喉返神经者，术中立即出现症状。血肿压迫、水肿等所致者，则可在术后数日才出现症状。切断、缝扎引起者属永久性损伤；挫夹、牵拉、血肿压迫水肿所致则多为暂时性，经及时理疗及营养神经药物治疗后，一般可在3～6个月内逐渐恢复。

3. 喉上神经损伤　多发生于处理甲状腺上极时，离腺体太远，分离不仔细和将神经与周围组织一同大束结扎所引起。喉上神经分为内、外支。若损伤外支会使环甲肌瘫痪，引起声带松弛、音调降低。内支损伤，则喉部黏膜感觉丧失，进食特别是饮水时，容易误咽发生呛咳。一般积极治疗后可自行恢复。

4. 术后甲状旁腺功能减退　因手术时误伤及甲状旁腺或其血液供给受累所致，血钙浓度下降至2.0mmol/L以下，严重者可降至1.0～1.5mmol/L（正常为2.25～2.75mmol/L），多在术后1～3天出现手足抽搐症状。起初多数患者只有面部、唇部或手足部的针刺样麻木感或强直感，严重者可出现面肌和手足伴有疼痛的持续性痉挛，每天发作多次，每次持续10～20分钟或更长，严重者可发生喉和膈肌痉挛，引起窒息死亡。经过2～3周后，未受损伤的甲状旁腺增大或血供恢复，起到代偿作用，症状便可消失。切除甲状腺时，注意保留腺体背面部分的完整。结扎甲状腺下动脉的主干，使其供给甲状旁腺血液的分支与喉部、气管、咽部、食管的动脉分支保持良好的侧支循环，切下甲状腺标本时要立即检查其背面甲状旁腺有无误切，发现时设法移植到胸锁乳突肌中等，均是避免此并发症发生的关键。抽搐发作时，立即静脉注射10%葡萄糖酸钙或氯化钙10～20ml。症状轻者可口服葡萄糖酸钙或乳酸钙2～4g，每日3次；症状较重或长期不能恢复者，可加服维生素D_3，以促进钙在肠道内的吸收。永久性甲状旁腺功能减退者，可用同种异体甲状旁腺移植。

5. 甲状腺危象　多发生在术后12～36小时内，是甲亢术后的严重并发症，是因甲状腺素过量释放引起的爆发性肾上腺素能兴奋现象。危象发生多与术前准备不足、甲亢症状不能很好控制及手术应激有关，充分的术前准备和轻柔的手术操作是预防的关键。临床症状为高热（>39℃）、脉搏快而弱（>120次/分）、烦躁、谵妄甚至昏迷，常伴有呕吐、水泻等。如不积极治疗，可导致迅速死亡（死亡率为20%～30%）。治疗包括：①一般治疗：镇静、降温、充分供氧、补充能量、维持水盐电解质平衡。②碘剂：口服复方碘化钾溶液，首次3～5ml，紧急情况可用10%碘化钠5～10ml加入10% GS 500ml中滴注，以降低血液中的甲状腺素水平。③肾上腺素能阻滞剂：可选用利血平1～2mg肌注或胍乙啶10～20ml口服。还可用普萘洛尔5mg加入10% GS 100ml滴注。④氢化可的松：每日200～400mg，分次滴注。

6. 切口感染　术后3～4天患者体温升高，切口周围出现红、肿、压痛是切口感染的征象。早期拆除缝线充分引流应用抗生素，严格执行无菌操作是防止切口感染的有效措施。

四、甲状腺炎

（一）亚急性甲状腺炎

亚急性甲状腺炎（subacte thyroiditis，SAT）又称亚急性肉芽肿性甲状腺炎或假细胞性甲状腺炎。本病由于甲状腺病毒感染或病毒感染之后，是颈前肿块和甲状腺疼痛的常见原因，短暂疼痛的破坏性甲状腺组织损伤。本病多见于30～50岁女性，男：女为1：4.3。

1. 临床表现　上呼吸道感染前驱症状，肌肉疼痛、疲劳、发热，甲状腺区突然疼痛、肿胀、发硬、吞咽困难，并向患侧耳、咽喉、下颌角放射。少数声音嘶哑。始于甲状腺一侧，很快向腺体其他部位扩展。患者可有发热，血沉早期增快。病程为2～4个月，有些可病程持续1年甚至更长。可反复加重，2%～4%复发，愈后甲状腺功能多不减退。

2. 诊断　①病史：病前1～3周，有典型的病毒感染症状；②查体：甲状腺肿大、中等硬度，甲状腺区压痛；③典型实验：甲状腺摄碘能力“分离现象”（血清T_3、T_4浓度升高，但甲状腺摄取^{131}I量显著降低），与泼尼松试验治疗。

3. 治疗　SAT是一种自限性疾病，通常并不需要特殊治疗而自行缓解，治疗的主要目的是减轻症状、预防复发和针对甲状腺功能异常的治疗。轻型患者仅需使用非甾体类抗炎药，如阿司匹林、布洛芬等；中、重型患者可使用泼尼松20～40mg/d，维持2周后减量，全程1～2个月；过快减量过早停药使病情反复。合并一过性甲减的患者，加用甲状腺干制剂或左旋甲状腺素片，效果较好，24～48小时缓解疼痛。抗生素无效。

（二）自身免疫性甲状腺炎

自身免疫性甲状腺炎又称慢性淋巴细胞性甲状腺炎（chronic lymphocytic thyroiditis，CTL），或桥本（Hashimoto）甲状腺炎，也是甲状腺肿合并甲状腺功能减退最常见的原因。由于自身抗体的损害，病变甲状腺组织被大量淋巴细胞、浆细胞和纤维化所取代。血清中甲状腺过氧化物酶抗体（TPOAb）、甲状腺球蛋白抗体（TgAb）可显著升高。组织学显示甲状腺滤泡广泛被淋巴细胞和浆细胞浸润，并形成淋巴滤泡及生发中心，本病多为30～50岁女性。

1. 临床表现　甲状腺肿大，弥漫对称，质地较硬，表面光滑，无血管杂音，多伴甲状腺功能减退，少数可伴甲状腺功能亢进症，称桥本性甲亢。

2. 诊断　甲状腺呈弥漫性、分叶状或结节性肿大。基础代谢率低，结合血清中多种抗甲状腺抗体可帮助诊断。疑难时，可行甲状腺细针穿刺和细胞学检查（FNAC）确诊。

3. 治疗　伴甲状腺功能减退时，可长期服用左甲状腺素片或甲状腺素片替代治疗，待甲状腺功能恢复正常后可停药。伴甲状腺功能亢进时，可用他巴唑或丙基硫氧嘧啶治疗，但剂量应小，且服药时间不宜过长，如为一过性甲亢，可仅使用β受体阻滞剂。有压迫症状者、疑似有恶变者可考虑手术，无症状者定期随访，不需治疗。

五、甲状腺腺瘤

甲状腺腺瘤（thyroid adenoma）是起源于甲状腺滤泡最常见的甲状腺良性肿瘤。本病多为单克隆性，好发于甲状腺功能活动期。本病可发生于任何年龄，但以15～40岁中青年女性多见。

（一）临床表现

颈部出现圆形或椭圆形结节，多为单发，圆形或椭圆形，表面光滑，无压痛，随吞咽上下移动。多数患者无任何症状，腺瘤生长缓慢。有少数患者因瘤内出血，瘤体突然增大，伴胀痛。

甲状腺腺瘤病理上可分为滤泡状腺瘤、乳头状腺瘤和不典型腺瘤，滤泡性较常见，切面呈淡黄色或深红色，具有完整的包膜，后两者较前少见，特点为乳头状突起，多为单发结节，发展慢，病程长。它们具有某些共同的组织学特点，又具有各自不同的病理表现。共同的组织学特点是：①常为单个结节，有完整包膜。②肿瘤的组织结构与周围甲状腺组织不同。③瘤体内部结构具有相对一致性（变性所致改变除外）。④对周围组织有挤压。

（二）治疗

1. 非手术治疗　对于无症状的良性甲状腺肿瘤患者，如甲状腺功能正常、肿瘤生长缓慢，可以不给予特殊治疗，临床密切随访。

2. 手术治疗　目前治疗甲状腺良性肿瘤最有效、最直接的方法仍是外科手术切除。腔镜手术、改良低体位小切口手术的发展和普及，给患者带来缩短手术切口及美观的福音。

因甲状腺腺瘤有引起甲亢和恶变的可能。术前行甲状腺细针穿刺和细胞学检查（FNAC），术中腺瘤的患侧甲状腺大部或部分切除。切除标本必须立即行冰冻切片检查，以判定有无恶变。目前主张尽可能地切除病变瘤体又尽可能多地保留正常的甲状腺组织，防止甲状腺功能减退及术后并发症的发生。甲状腺的手术方式可分为甲状腺部分切除、甲状腺次全切除，甲状腺腺叶切除术、甲状腺近全切或甲状腺全切除术。对于良性者，可采用甲状腺部分切除或次全切除的手术方式，慎重使用全/近全切除术式。若术中冰冻切片如证实为甲状腺癌，需要改作根治手术。

3. 激光或射频消融治疗　随着临床医师对于甲状腺功能和美容外观的认知，低温等离子射频消融技术是近几年出现的微创新技术，具有切割和凝血的优势，对切除之外的组织损失轻微，在临床应用中取得了较好的效果。

六、甲状腺癌

甲状腺癌（thyroid carcinoma）是最常见的甲状腺恶性肿瘤，约占全身恶性肿瘤的1%。近年发病率有增高趋势，是最常见的内分泌系统癌症。

（一）病理

按肿瘤的病理类型可分为乳头状癌（papillary thyroid carcinoma，PTC），滤泡状腺癌（follicular thyroid carcinoma，FTC），未分化癌（anaplastic thyroid carcinoma，ATC）和髓样癌（medullary thyroid carcinoma，MTC）。乳头状癌临床最为常见，占60%，预后较好；滤泡状腺癌肿瘤生长较快，占20%，属中度恶性，易经血运转移；未分化癌预后很差，平均存活时间3～6个月。髓样癌有时呈现家族性，恶性程度中等，预后介于乳头状癌和未分化癌之间。乳头状癌和滤泡状癌统称分化型癌，构成比>90%。

不同病理类型的甲状腺癌，其生物学特性、临床表现、诊断、治疗及预后均有所不同。

（二）临床表现

甲状腺内发现肿块，质地硬而固定、表面不平是各型癌的共同表现。腺体在吞咽时上下移动性小。未分化癌可在短期内出现上述症状，除肿块增长明显外，还伴有侵犯周围组织的特性。晚期可产生声音嘶哑、呼吸、吞咽困难和交感神经受压引起 Horner 综合征及侵犯颈丛出现耳、枕、肩等处疼痛和局部淋巴结及远处器官转移等表现。颈淋巴结转移在未分化癌发生较早。有的患者甲状腺肿块不明显，因发现转移灶而就医时，应想到甲状腺癌的可能。

髓样癌除有颈部肿块外，可伴颈部结转移，还可出现腹泻、颜面潮红等全身症状。因其能产生降钙素（calcitonin，CT）及其他一些激素而引起。

（三）诊断

主要根据临床表现，若甲状腺肿块质硬、固定，颈淋巴结肿大，或有压迫症状者，或存在多年的甲状腺肿块，在短期内迅速增大者，均应怀疑为甲状腺癌。应注意与慢性淋巴细胞性甲状腺炎鉴别，细针穿刺细胞学（fine needle aspiration cytopathology，FNAC）检查可帮助诊断。此外，血清降钙素测定可协助诊断髓样癌。

（四）临床分期

2017 美国癌症联合会（AJCC）在甲状腺癌 TNM 分期中，更注意肿瘤浸润程度，病理组织学类型及年龄（表 23－1）。

表 23－1　分化型甲状腺癌的临床分期

诊断时年龄	T	N	M	TNM 分期
<55 岁	任何 T	任何 N	M_0	Ⅰ
	任何 T	任何 N	M_1	Ⅱ
≥55 岁	T_1/T_2	N_0/N_x	M_0	Ⅰ
	T_1/T_2	N_1	M_0	Ⅱ
	T_{3a}/T_{3b}	任何 N	M_0	Ⅱ
	T_{4a}	任何 N	M_0	Ⅲ
	T_{4b}	任何 N	M_0	$Ⅳ_A$
	任何$_T$	任何 N	M_1	$Ⅳ_B$

1. T（原发肿瘤）

T_X无法测定；

T_0未发现原发肿瘤；

T_1肿瘤限于甲状腺内，最大直径≤2cm；

T_{1a}肿瘤限于甲状腺内，肿瘤最大直径≤1cm；

T_{1b}肿瘤限于甲状腺内，肿瘤最大直径＞1cm，但≤2cm；

T_2肿瘤限于甲状腺内，最大直径＞2cm 且≤4cm；

T_3肿瘤最大径＞4cm 局限于甲状腺内或任意大小肿瘤出现肉眼可见的甲状腺外侵犯且只侵犯带状肌群；

T_{3a}肿瘤限于甲状腺内，最大直径＞4cm；

T_{3b}任意大小肿瘤出现肉眼可见的甲状腺外侵犯且只侵犯带状肌群（胸骨舌骨肌、胸骨甲状肌、甲状舌骨肌或肩胛舌骨肌）；

T_4包括肉眼可见的腺体外侵犯；

T_{4a}任何大小的肿瘤侵犯超出甲状腺包膜侵入皮下软组织、喉、气管、食管或喉返神经；

T_{4b}任意大小的肿瘤侵犯椎前筋膜或包绕颈动脉或纵膈血管。

2. N（区域淋巴结）

N_X区域淋巴结无法评估；

N_0无区域淋巴结转移；

N_{0a}组织细胞病理下无淋巴结转移；

N_{0b}影像学上无淋巴结转移证据；

N_1区域淋巴结转移；

N_{1a} Ⅵ区或者Ⅶ区淋巴结转移（气管前、气管旁和喉前/Delphia 淋巴结或上纵隔），这些转移可以是单侧的也可以是双侧的；

N_{1b}转移至单侧、双侧或对侧颈部淋巴结（Ⅰ、Ⅱ、Ⅲ、Ⅳ或者Ⅴ区）或者咽后淋巴结。

3. M（远处转移）

M_X不能确定有无远处转移；

M_0无远处转移；

M_1有远处转移。

（五）治疗

手术是除未分化癌以外各型甲状腺癌的基本治疗方法，并辅助应用放射性核素、内分泌治疗及放射外照射等治疗。

1. 手术治疗　甲状腺癌的手术治疗包括甲状腺本身的切除，以及颈淋巴结清扫。

分化型甲状腺癌切除术式主要包括全/近全甲状腺切除术和甲状腺腺叶＋峡部切除术。切除范围，应根据 TNM 分期、肿瘤死亡/复发的危险度、各种术式的利弊和患者意愿，细化外科处理原则，不可一概而论。虽然切除范围存在分歧，但最小范围为腺叶切除已达成共识。

全/近全甲状腺切除术的适应证是：①童年有头颈放射线接触史；②原发灶最大径＞4cm；③双侧多癌灶；④不良病理亚型，如 PTC 的高细胞型、柱状细胞型、弥漫硬化型、实体亚型、FTC 的广泛浸润型、低分化型 TC；⑤有远处转移，术后需^{131}I 治疗；⑥伴双侧颈淋巴结转移；⑦伴肉眼腺外侵犯。全/近全甲状腺切除术的相对适应证：单侧多癌灶，肿瘤最大径介于 1～4cm，伴 TC 高危因素或合并对侧甲状腺结节。甲状腺腺叶＋峡部切除术的适应证：局限于一侧腺叶内的单发 DTC，且原发灶≤1cm、复发危险低、童年无头颈部放射线接触史、无颈淋巴结转移和远处转移、对侧腺叶内无可疑恶性结节。甲状腺腺叶＋峡部切除术的相对适应证：局限于一侧腺叶内的单发 DTC，且原发灶≤4cm、复发危险低、对侧腺叶内无可疑恶性结节；

微小浸润型 FTC。对于髓样癌，多主张甲状腺全切除术。

颈淋巴结清扫的手术指征如下：①术前超声发现 >8 ~ 10mm 的可疑淋巴结，FNA 结果会影响手术方案时，应行可疑淋巴结 FNA 检查及洗脱液 Tg 检查。术前检查提示中央组淋巴结转移需行中央组淋巴结清扫的患者。②cN_{1a}应清扫患侧中央区。对于 cN_0的患者，如有高危因素（如 T_3 ~ T_4 病变、多灶癌、家族史、幼年电离辐射接触史等），可考虑行中央区清扫。对于 cN_0的低危患者（不伴有高危因素），可个体化处理中央区清扫的范围。中央区清扫需要注意保护喉返神经，同时尽可能保护甲状旁腺及其血供，如无法原位保留甲状旁腺则应行甲状旁腺自体移植。

侧颈部淋巴结处理（Ⅰ~Ⅴ区）：DTC 侧颈部淋巴结转移最多见于患侧Ⅲ、Ⅳ区，其次为Ⅱ区、Ⅴ区，Ⅰ区较少见。侧颈淋巴结清扫建议行治疗性清扫，即术前评估或术中冰冻证实为 N_{1b}时行侧颈清扫。建议侧颈清扫的范围包括Ⅱ、Ⅲ、Ⅳ、VB 区，最小范围是ⅡA、Ⅲ、Ⅳ区。Ⅰ区不需要常规清扫。

咽旁淋巴结、上纵隔淋巴结等特殊部位淋巴结在影像学考虑有转移时建议同期手术切除。

2. 内分泌治疗　甲状腺癌作次全或全切除者应终身服用甲状腺素片，以预防甲状腺功能减退及抑制 TSH。乳头状腺癌和滤泡状腺癌均有 TSH 受体，TSH 通过其受体能影响甲状腺癌的生长。一般剂量掌握在保持 TSH 低水平，但不引起甲亢。

3. 放射性核素治疗　^{131}I 治疗，包括清除甲状腺癌术后残留甲状腺组织和治疗甲状腺癌转移病灶。

4. 放射外照射治疗　主要用于未分化型甲状腺癌。

知识链接

机器人甲状腺手术

开放手术是甲状腺疾病的主要手术方式，但在保证疾病彻底治疗的同时，会给患者带来明显的颈部手术瘢痕。达芬奇机器人手术系统是目前最先进的内镜手术辅助系统，高清镜头可提供三维极尽真实的手术视野，endo - wrist 功能的机械臂可以超越人手腕活动自由度，适应在狭小的空间内进行精细手术操作，滤颤功能保证操作的稳定性，这些技术优势能更好地达到甲状腺疾病治疗的彻底性，在喉返神经和甲状旁腺功能保护方面具有巨大技术优势，实现手术精准微创、重要器官功能保护和外形美观的三重效果。机器人甲状腺手术在国外及国内均呈现快速发展势头，我国已有多家医院开展机器人甲状腺手术。

七、甲状腺结节的诊断和处理原则

甲状腺结节是外科医师经常碰到的一个问题，成人中约 4% 可发生甲状腺结节。恶性病变虽不常见，但术前难以鉴别，最重要的是如何避免漏诊癌肿。

（一）诊断

诊断甲状腺结节时，病史和体格检查是十分重要的环节。

1. 病史　不少患者并无症状，而在体格检查时偶然发现。有些患者可有症状，如短期内突然发生的甲状腺结节增大，则可能是腺瘤囊性变出血所致；若过去存在甲状腺结节，近日突然快速、无痛地增大，应考虑癌肿可能。

一般来讲，对于甲状腺结节，男性更应得到重视。有分化型甲状腺癌家族史者，发生癌肿的可能性较大。双侧甲状腺髓样癌较少见，但有此家族史者应十分重视，因该病为自主显性遗传型。

2. 体格检查　明显的孤立结节是最重要的体征。约 4/5 分化型甲状腺癌及 2/3 未分化癌表现为单一结节，有一部分甲状腺癌表现为多发结节。检查甲状腺务必要全面、仔细，以便明确是否是弥漫性肿大或还存在其他结节。癌肿患者常于颈部下 1/3 处触及大而硬的淋巴结，特别是儿童及年轻乳头状癌患者。

3. 血清学检查　甲状腺球蛋白水平似乎与腺肿大小有关，但对鉴别甲状腺结节的良恶性并无价值，一般用于曾作手术或核素治疗的分化型癌患者，检测是否存在早期复发。降钙素（CTn）水平 >100pg/ml，提示髓样癌可能。

4. 核素扫描　甲状腺扫描用于补充体格检查所见，且能提供甲状腺功能活动情况。但应了解扫描的局限性，有无功能一般不能作为鉴别良性或恶性的依据。

5. 超声检查　超声检查因其无创、便捷、经济、无放射损伤、可重复性，已成为甲状腺结节的主要影像学检查。超声检查可显示三种基本图像：囊肿、混合性结节及实质性结节，并提供甲状腺的解剖信息；有助于良恶性肿瘤的鉴别。甲状腺癌多为单发，形态不规则，包膜不完整，边界不清，可见蟹足状浸润，内部回声不均，常合并沙砾样、针尖状、点状钙化。

6. 针吸涂片细胞学检查　目前细针抽吸细胞学检查应用广泛。宜用局部麻醉。强调多方向穿刺的重要性，至少应穿刺 6 次，以保证取得足够的标本。注意针吸细胞学检查有一定假阳性和假阴性。同时，超声引导细胞学穿刺技术的推广，提高了甲状腺结节的诊断准确率。

（二）治疗

若能恰当应用细针抽吸细胞学检查，则可更精确地选择治疗方法。细胞学阳性结果一般表示甲状腺恶性病变，而细胞学阴性结果则90%为良性。若针吸活检发现结节呈实质性，以及细胞学诊断为可疑或恶性病变，则需早期手术以取得病理诊断。若细胞学检查为良性，仍有10%机会可能是恶性，需作甲状腺核素扫描及甲状腺功能试验。如是冷结节，以及甲状腺功能正常或减低，可给予左甲状腺素片，以阻断促甲状腺素（TSH）生成，并嘱患者在3个月后复查。3个月后如结节增大，则不管TSH受抑是否足够，有手术指征。但若结节变小或无变化，可仍予以TSH抑制治疗，隔3个月后再次复查，如总计6个月结节不变小，则有手术指征。有统计表明，若根据一般的临床检查即行手术，预计癌肿指数百分比（PCI），即手术证实为甲状腺癌与所有手术切除甲状腺结节的比例约为15%。若采用甲状腺扫描、B超及TSH抑制治疗，PCI将达到20%。如采用针吸细胞学检查选择治疗，则PCI可超过30%。

对甲状腺可疑结节的手术，一般选择腺叶及峡部切除，并作快速病理检查。结节位于峡部时，应以活检证实两侧均为正常甲状腺组织。腺叶切除较部分切除后再作腺叶切除较为安全，再次手术易损伤甲状旁腺和喉返神经。另外，腺叶部分切除或次全切除会增加癌细胞残留的机会。

第二节　甲状旁腺功能亢进症的外科治疗

甲状旁腺功能亢进症包括原发性甲状旁腺功能亢进症、肾衰竭所致继发性甲状旁腺功能亢进症、第三型甲状旁腺功能亢进症。

一、原发性甲状旁腺功能亢进症

原发性甲状旁腺功能亢进症（primary hyperparathyroidism，PHPT）是由于病变的甲状旁腺组织合成和分泌过多的甲状旁腺素引起高钙血症、低磷血症、高尿酸血症的一种多系统疾病。可经手术治愈的疾病，国内并不常见，但欧美等国家并不少见。

（一）解剖及生理概要

甲状旁腺紧密附着于甲状腺左右甲状腺叶背面，真假被膜之间的结缔组织内，有时则在甲状腺实质之中，或位于假被膜之外，数目不定，一般为4枚，每侧上下各1枚。呈卵圆形或扁平形，外观呈黄、红或棕红色，平均重量每枚35～40mg。从甲状旁腺独特的胚胎发育情况看，甲状旁腺的分布十分广泛。上甲状旁腺相对固定，多数位于以喉返神经与甲状腺下动脉交叉上方1cm处为中心、直径2cm的一个圆形区域内（约占80%）。下甲状旁腺有60%位于甲状腺下、后、侧方，其余可位于甲状腺前面，或与胸腺紧密联系，或位于纵隔。

甲状旁腺分泌甲状旁腺素（parathyroid hormone，PTH），其主要靶器官为骨和肾，对肠道也有间接作用。PTH的生理功能是调节体内钙的代谢并维持钙和磷的平衡，其促进破骨细胞的作用；使骨钙（磷酸钙）溶解释放入血，致血钙和血磷浓度升高。当其血中浓度超过肾阈时，便经尿排出，导致高尿钙和高尿磷。PTH同时能抑制肾小管对磷的回收，使尿磷增加、血磷降低。因此当发生甲状旁腺功能亢进症时，可出现高钙血症、高尿钙和低磷血症。PTH不受垂体控制，而与血钙离子浓度之间存在反馈关系，血钙过低可刺激PTH释放；反之，血钙过高则抑制PTH释放。还与甲状腺滤泡旁细胞分泌的降钙素相拮抗，共同维持血清钙水平相对恒定。

（二）病理

原发性甲状旁腺功能亢进症包括腺瘤、增生及腺癌。甲状旁腺腺瘤（parathyroid adenoma）约占原发性甲状旁腺功能亢进症的80%，多为单发腺瘤，多发性腺瘤少于1%～5%；甲状旁腺增生（parathyroid hyperplasia）约占12%，4枚腺体均受累；甲状旁腺腺癌仅占1%～2%。

（三）临床表现

原发性甲状旁腺功能亢进症包括无症状型及症状型两类。无症状型病例可仅有骨质疏松等非特异性症状，常在普查时因血钙增高而被确诊。有症状型患者表现可有高钙血症综合征及消化系统症状如消化性溃疡、腹痛，泌尿系统症状如尿路结石，肌肉骨骼系统症状如肋骨、脊柱、髋骨的畸形，病理骨折和严重骨痛症。我国目前以症状型原发性甲状旁腺功能亢进症多见。按其症状可分为三型。

Ⅰ型：最为多见，以骨病为主，也称骨型。患者可诉骨痛，易于发生骨折。骨膜下骨质吸收是本病特点，最常见于中指桡侧或锁骨外1/3处。

Ⅱ型：以肾结石为主，故称肾型。在尿路结石患者中，约有3%是甲状旁腺腺瘤，患者在长期高钙血症后，逐渐发生氮质血症。

Ⅲ型：为兼有上述两型的特点，表现有骨骼改变及尿路结石。

其他症状可有消化性溃疡、腹痛、神经精神症状、虚弱及关节痛。

（四）诊断

主要根据临床表现，结合实验室检查、定位检查来确定诊断。

1. 实验室检查

（1）血钙测定　是发现甲状旁腺功能亢进的首要指标，正常人的血钙值一般为2.1～2.5mmol/L，甲状旁腺功能亢进症时血钙＞3.0mmol/L。

（2）血磷测定　血磷的诊断价值较血钙小，血磷值＜0.65～0.97mmol/L。

（3）PTH测定　PTH测定值升高是诊断甲状旁腺功能

亢进症最可靠的直接证据，可高达正常值的数倍。

（4）尿中环腺苷酸（cAMP）的测定 原发性甲状旁腺功能亢进时，尿中环腺苷酸（cAMP）排出量明显增高，可反映甲状旁腺的活性，有助于诊断甲状旁腺功能亢进症。

2. 定位检查

（1）超声检查 是常用的检查方法，正常甲状旁腺呈圆形或卵圆形，直径2～4mm，腺体回声低，前方为甲状腺，侧方为颈总动脉。

（2）核素显像 目前普遍采用^{99m}Tc－MIBI双时相法，效果满意，定位准确率可高达90%以上，对于异位甲状旁腺的定位尤为有用。

（五）治疗

主要采用手术治疗，手术方式可选择常规或微创。常规手术方式包括双侧颈部开放探查手术、小切口甲状旁腺切除术、腔镜甲状旁腺切除术、视频辅助甲状旁腺切除术等。术中超声可帮助定位，术中冷冻切片检查、病灶切除后血钙和甲状旁腺激素降低有助于定性诊断。

1. 手术指征 包括以下几类。

（1）有症状的PHPT患者。

（2）无症状的PHPT的患者 合并以下任一情况：①高钙血症，血钙高于正常上限0.25mmol/L（1mg/dl）；②肾脏损害，肌酐清除率低于60ml/min；③任何部位骨密度值低于峰值骨量2.5个标准差（T值＜－2.5），和（或）出现脆性骨折；④年龄小于50岁；⑤患者不能接受常规随访。

（3）甲状旁腺腺瘤 原则是切除腺瘤，对早期病例效果良好。病程长并有肾功能损害的病例，切除腺瘤后可终止甲状旁腺功能亢进症的继续损害，但对已有肾功能损害，若属严重者，疗效较差。

（4）甲状旁腺增生 有两种手术方法。一是作甲状旁腺次全切除；另一种方法是切除所有4枚甲状旁腺，同时作甲状旁腺自体移植，并冻存部分腺体，以备必要时应用。

（5）甲状旁腺癌 应作整块切除，且应包括一定范围的周围正常组织。

2. 手术并发症及术后处理 并发症很少，偶尔可发生胰腺炎，原因尚不清楚。探查广泛，且操作不慎时可损伤喉返神经。术后24～48小时内血清钙会明显下降，患者会感到面部、口周或肢端发麻，严重者可发生手足抽搐。静脉注射10%葡萄糖酸钙溶液，剂量视低钙血症状而定。一般在术后3～4天后恢复正常。术后出现血清钙下降，往往表示手术成功，病变腺体已经切除。

二、继发性甲状旁腺功能亢进症

肾衰竭所致继发性甲状旁腺功能亢进症也值得关注。继发性HPT的发病机制具有复杂的促成因素，包括基因突变、维生素D代谢改变、血钙对PTH反应的失控、磷的滞留和PTH代谢的改变。与原发性甲状旁腺亢进症相比，少于1%的尿毒症性继发性甲状旁腺亢进症患者需要手术干预。这些患者通常以内科性药物治疗为主。但是当出现严重肾性骨营养不良及并发症时，仍建议外科手术治疗。

第三节 颈淋巴结结核

颈淋巴结结核（tuberculous cervical lymphadenitis）大多数是结核杆菌由口腔、鼻咽喉部侵入颈部淋巴结引起的，少数继发于肺和支气管结核病变，多见于儿童和青年人。

一、临床表现

少数患者可有低热、盗汗、食欲缺乏、消瘦等结核全身中毒症状。多数患者仅有颈部一侧或两侧淋巴结肿大，一般位于颌下及胸锁乳突肌的前、后缘或深面，大小不等。初期，肿大的淋巴散在而活动，无痛。病变继续发展，可因淋巴结周围炎，使淋巴结与皮肤和周围组织发生粘连，各个淋巴结也可相互粘连，融合成团，形成不易推动的结节性肿块。病情进展，淋巴结可发生干酪样坏死、液化，而形成寒性脓肿，最后破溃流脓，并形成经久不愈的窦道或慢性溃疡。

二、诊断

根据病史及局部体征，多可作出明确诊断，必要时需要做淋巴结切除活检确诊。

三、预防

做好卫生宣教，养成不随地吐痰的良好习惯。儿童要接种卡介苗。注意口腔卫生，早期治疗龋齿及切除有病变的扁桃体，在预防方面具有一定意义。

四、治疗

全身应用抗结核药物；较大而局限、活动的淋巴结应手术切除；已形成寒性脓肿可采取穿刺抽脓注入抗结核药物；已破溃形成溃疡或窦道如无继发感染可将结核病灶刮除或切除，伤口不加缝合，开放引流；寒性脓肿继发化脓性感染者，需先行切开引流，待感染控制后，必要时再行刮除术。

第四节 颈部肿块

一、概述

很多疾病是以颈部肿块的表现出现，它包括良性肿瘤、恶性肿瘤、甲状腺疾病及炎症、先天性疾病等。因此颈部肿块的鉴别诊断十分重要。根据肿块的部位，结合病史，综合分析，必要时可穿刺或切取组织做病理检查以明确诊断。

（一）肿瘤

①原发性肿瘤：良性肿瘤有甲状腺瘤、纤维瘤、血管瘤、脂肪瘤等；恶性肿瘤有甲状腺癌、恶性淋巴瘤（包括霍奇金病、非霍奇金淋巴瘤）、唾液腺癌等。②转移性肿瘤：口腔、鼻咽部、甲状腺、肺、纵隔、乳房、胃肠道等处的恶性肿瘤可以转移到颈部。

（二）炎症

急性、慢性淋巴结炎，淋巴结结核，唾液腺炎，软组织化脓性感染等。

（三）先天性畸形

甲状舌管囊肿或瘘、胸腺咽管囊肿或瘘、囊状淋巴管瘤、颏下皮样囊肿等。

二、几种常见的颈部肿块

1. 慢性淋巴结炎 较常见，常继发于头、面、颈、口腔的炎症病灶。一般有多个淋巴结肿大，常位于颈侧区或颌下、颏下区，肿大淋巴结约绿豆至黄豆大小，质地中等，表面光滑、活动而无粘连，可有或无压痛。一般无需特殊处理，治疗重点在于治疗原发炎症病灶。必要时应切除肿大的淋巴结作病理检查，以排除结核或肿瘤。

2. 转移性肿瘤 在颈部肿块中，发病率仅次于慢性淋巴结炎和甲状腺疾病。原发癌灶绝大部分在头颈部，尤以鼻咽癌和甲状腺癌转移最为多见。锁骨上转移性淋巴结的原发灶，多在胸腹部，但消化道癌肿多经胸导管转移至左锁骨上淋巴结。

3. 恶性淋巴瘤 是原发于淋巴结和淋巴结以外淋巴组织及单核－吞噬细胞系统的恶性肿瘤，包括霍奇金病和非霍奇金淋巴瘤，多见于男性青壮年。肿大的淋巴结常先出现于一侧或两侧颈侧区，以后相互粘连成团，生长迅速，诊断主要靠切取组织活检。

4. 甲状舌管囊肿 是一种先天性疾病。本病多见于15岁以下儿童，男性为女性的2倍。表现为在颈前区中线、舌骨下方有直径1～2cm的圆形肿块，边界清楚，表面光滑，有囊性感，并能随伸、缩舌而上下移动。治疗宜手术切除 。

目标检测

答案解析

选择题

1. 为预防甲亢术后出现甲状腺危象，最关键的措施是
   A. 术后用冬眠合剂镇静
   B. 吸氧
   C. 术后给予氢化可的松
   D. 术后补钙
   E. 术前使基础代谢率降至正常范围
2. 甲状腺癌最常见的病理类型是
   A. 乳头状癌
   B. 滤泡状癌
   C. 乳头状癌并滤泡性癌
   D. 髓样癌
   E. 未分化癌
3. 单纯性结节性甲状腺肿是指
   A. 甲状腺弥漫性肿大
   B. 甲状腺结节性肿大
   C. 吸^{131}I率正常的甲状腺肿大
   D. 甲状腺功能正常的甲状腺肿大
   E. 慢性甲状腺炎引起的甲状腺肿大
4. 慢性肾功能不全继发性甲状旁腺亢进症最主要的原因是
   A. 血肌酐增高　　B. 血钾升高
   C. 血磷升高　　D. 维生素D减少
   E. 酸中毒
5. 关于甲亢手术治疗的适应证，不正确的是
   A. 高功能腺瘤
   B. 中度以上原发性甲亢
   C. 甲状腺肿大有压迫症状
   D. 抗甲状腺药物或放射性^{131}I治疗无效
   E. 少年儿童患者

（周翔宇）

书网融合……

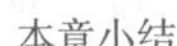
本章小结

题库

第二十四章　乳房疾病

学习目标

1. 掌握　乳房淋巴回流途径；乳房检查方法，急性乳腺炎临床表现及治疗原则。乳腺癌临床表现、诊断、分期、治疗原则。

2. 熟悉　乳腺囊性增生病、乳腺纤维腺瘤及导管内乳头状瘤的临床表现及治疗原则。

3. 了解　乳房肉瘤及分叶状肿瘤临床表现及治疗方法。

乳腺疾病是成年妇女常见病，目前我国乳腺癌的发病率近年来逐步上升，已居女性恶性肿瘤的第一位，严重危害妇女身心健康。

第一节　解剖及生理概要

正常成年妇女乳房外形个体差异较大，通常未产妇呈左右对称的两个半球形，经产妇下垂些。位于胸大肌浅面，约在胸前壁第2和第6肋骨水平之间，外上方形成乳腺尾部伸向腋窝。乳头位于乳房的中心，是乳管的开口，周围的色素沉着区称为乳晕，乳晕周围有结节状隆起。

两侧乳腺各有15～20个腺叶，再分成若干个腺小叶，腺小叶由小乳管和腺泡组成，是乳腺的基本单位。每一腺叶有其单独的乳管，腺叶和乳管均以乳头为中心呈放射状排列。腺叶间还有与皮肤垂直的纤维束，上连浅筋膜浅层，下连浅筋膜深层，称为乳房悬韧带（Cooper 韧带）。当肿瘤累及悬韧带牵拉时，可使表面皮肤出现凹陷，形成酒窝征。乳管靠近开口的1/3段略为膨大，是导管内乳头状瘤的好发部位。

乳房的血供主要来源于内乳动脉（60%）和胸外侧动脉（30%）。主要回流静脉是胸内侧静脉穿支、腋静脉属支、肋间后静脉穿支。乳房的淋巴网较丰富，其淋巴液回流有四个途径（图24－1）。①乳房大部分淋巴液流向腋窝淋巴结，再流向锁骨下淋巴结。部分乳房上部淋巴液可流向胸大、小肌间淋巴结，直接到达锁骨下淋巴结。②部分乳房内侧的淋巴液流向胸骨旁淋巴结。③一侧乳房的淋巴液可流向另一侧。④乳房深部淋巴网可沿腹直肌鞘和肝镰状韧带通向肝。

临床上通常以胸小肌为标志，将腋区淋巴结分为三组（图24－1）。

第Ⅰ组位于胸小肌外侧，包括乳腺外侧组、中央组、肩胛下组及胸小肌外侧腋静脉淋巴结；第Ⅱ组位于胸小肌深面腋静脉淋巴结和胸肌间淋巴结；第Ⅲ组位于胸小肌内侧锁骨下静脉淋巴结。

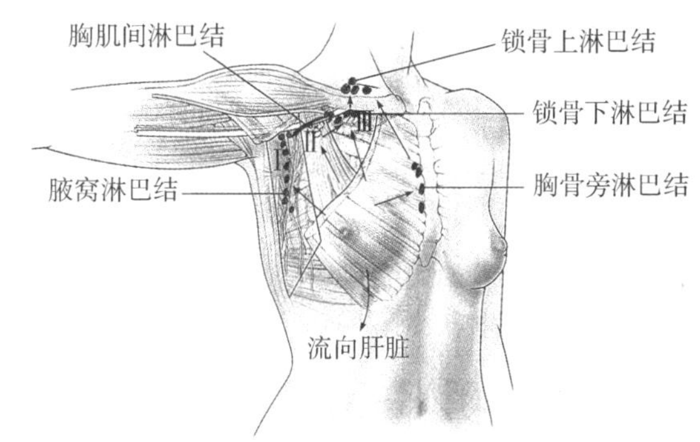

图24－1　乳房淋巴回流及腋窝淋巴分区

乳房是多种内分泌激素的靶器官，其生理活动受垂体前叶、卵巢及肾上腺皮质等器官分泌的激素影响。在女性不同年龄阶段，乳房的生理状态受各激素影响呈不同变化。乳房最基本的生理功能是分泌乳汁和参与性活动。

第二节　乳房检查方法

就诊者可采用坐位和仰卧位检查，两侧乳房应充分暴露。

（一）视诊

观察两侧乳房的形状、大小是否对称，两侧乳头是否在同一水平。双侧乳头内陷可为发育不良所致，若是一侧乳头近期出现内陷，须警惕是否为肿瘤牵拉所致。还应注意乳头、乳晕有无糜烂。皮肤有无发红、水肿及“橘皮样”改变，乳房浅表静脉是否扩张，有无局限性隆起或凹陷。

（二）触诊

发现乳房肿块后，应注意肿块大小、质地、表面是否光滑、边界是否清楚以及活动度。轻提肿块表面皮肤如与肿块有粘连而无炎症表现，应警惕乳腺癌的可能。一般情况下，恶性肿瘤的边界不清，质地硬，表面不光滑，活动度小。肿块较大者，还应检查肿块与深部组织的关系。可让患者两手叉腰，使胸肌保持紧张状态，若肿块活动度受限，表示肿瘤侵及深部组织。最后轻挤乳头，若有溢液，需观察颜色、是否浑浊、来自哪个乳管、单孔还是多孔等。

检查者应采用手指掌面而不是指尖作触诊，不要用手指抓捏乳房组织，否则易将正常腺体组织误认为肿块。应循序对乳房外上（包括腋尾部）、外下、内下、内上各象限及中央区作全面检查。腋窝淋巴结应依次检查，检查者与就诊者面对，以右手检查其左腋窝，左手检查其右腋窝。就诊者上肢外展、放松，放置在检查者的前臂上，检查者用轻柔的动作自腋顶部从上而下们检查中央组淋巴结，然后将手指掌面转向腋窝前壁，在胸大肌深面们检查胸肌组淋巴结。检查肩胛下组淋巴结时宜站在患者背后，触摸背阔肌前内侧，最后检查锁骨下及锁骨上淋巴结。

（三）特殊检查方法

1. 超声显像 国内最常用的影像学检查方法，可鉴别病灶系囊性还是实质性。彩色超声可进行病灶血供情况观察，提高判断的敏感性，对肿瘤的定性诊断提供有价值的指标。较适用于年轻的、致密的乳腺组织病变评估。

2. 钼靶X线片 亦常用的影像学检查方法，一般拍摄轴位（CC位）和斜位（MLO位），广泛应用于40岁以上女性乳腺癌的筛查。乳腺癌的X线表现为密度增高的肿块影，边界不规则，或呈毛刺征，有时可见颗粒细小、密集、成簇的钙化点。

3. 磁共振成像 当乳腺X线片或超声显像检查不能确定病变性质时，可以考虑用磁共振进一步检查以利于评估。

4. 活组织病理检查 目前常用空芯针穿刺活检术、麦默通旋切活检术取代传统细针穿刺细胞学检查，因后者提供的样本量不足，无法判断病灶是否浸润、肿瘤级别及免疫组化相关结果。对部分疑为乳腺癌者，可将肿块连同周围乳腺组织一并切除，作快速病理检查，一般不宜作切取活检。

乳头溢液未触及肿块者，可作乳腺导管内镜检查，乳头溢液涂片细胞学检查。乳头糜烂疑为湿疹样乳腺癌时，可作乳头糜烂处刮片或印片细胞学检查。对影像学发现而查体不可触及的病灶，可结合X线、超声、磁共振进行立体定位活检。

第三节　多乳房、多乳头畸形

多乳房畸形（副乳房）多见于腋窝，多乳头畸形多见于乳房下皱襞水平。某些有家族遗传性，部分患者可以考虑行手术治疗。副乳房也可发生与正常部位乳房一样的乳腺疾病，临床检查时注意不要遗漏。

第四节　急性乳腺炎

案例引导

案例　患者，女，26岁。因左乳疼痛伴发热5天入院。产后4周，母乳喂养，5天前出现左乳疼痛，伴发热，无咳嗽、咳痰，无腹痛、腹泻，无尿急、尿痛。于当地社区卫生服务中心予局部热敷、口服抗生素治疗，症状无明显好转。入院时查体：T 38.5℃，左乳外上象限皮肤红热、触痛，可及波动感，未及明显肿块。辅助检查：血常规白细胞 14.9×10^9/L，中性粒细胞分类0.85。超声检查示左乳外上探及低回声暗区，内有分隔。

讨论　①该患者临床诊断及依据示什么？②进一步确诊可行什么方法？③治疗原则是什么？

急性乳腺炎（acute mastitis）是乳腺的急性化脓性感染，尤以哺乳期初产妇多见，常发生在哺乳期最初6周或断奶期间。

一、病因

急性乳腺炎的发病，有以下两方面原因。

1. 乳汁淤积 乳汁是细菌理想的培养基，乳汁淤积有利于入侵细菌的生长繁殖。

2. 细菌入侵 乳头破损或皲裂使细菌沿淋巴管入侵是感染的主要途径，婴儿含乳头入睡时细菌也可直接侵入乳管而致感染。致病菌常见为金黄色葡萄球菌。

二、临床表现

患侧乳房疼痛、局部红肿、皮温升高。随着炎症发展，患者可有寒战、高热、脉搏加快，可伴有患侧淋巴结肿大、压痛，脓肿形成后触之可及波动感，白细胞总数和中性粒细胞数升高。

一般起初呈蜂窝织炎样表现，数天后可形成脓肿，脓肿可以是单房或多房性。脓肿可向外溃破，深部脓肿还可穿至乳房与胸肌间的疏松组织中，形成乳房后脓肿。感染严重者，可并发脓毒症。

三、治疗

原则尽早应用抗生素以阻止脓肿形成。

炎症早期未形成脓肿之前，应用抗生素可获得良好控制。主要病原菌为金黄色葡萄球菌，常见对青霉素耐药，可不必等待细菌培养的结果，应用第一代头孢抗生素或红霉素治疗。如治疗后病情无明显改善，应超声检查或局部穿刺以证明有无脓肿形成，根据细菌培养结果指导选用抗菌药物。部分抗菌药物可被分泌至乳汁，因此如四环素、环丙沙星、氯霉素等药物应避免使用。

脓肿形成后，应及时作脓肿切开引流，脓肿较小时也可反复穿刺抽吸脓液和冲洗脓腔。切开引流手术时要有良好的麻醉，为避免损伤乳管而形成乳瘘，应作放射状切口，乳晕下脓肿可沿乳晕边缘作弧形切口，深部脓肿或乳房后脓肿可沿乳房下缘作弧形切口，经乳房后间隙引流之。切开后以手指轻轻分离脓肿的多房间隔，以利于引流。脓腔较大时，可在脓腔的最低部位另加切口作对口引流。

一般不停止哺乳，因停止哺乳不仅影响婴儿的喂养，且提供了乳汁淤积的机会。但患侧乳房应停止哺乳，并以吸乳器吸尽乳汁，促使乳汁通畅排出，局部热敷以利于早期炎症的消散。

四、预防

关键在于避免乳汁淤积，防止乳头损伤，并保持其清洁。如有乳头内陷，可经常提拉矫正。要养成定时哺乳、婴儿不含乳头而睡等良好习惯。每次哺乳应将乳汁吸空。哺乳后应清洗乳头，乳头有破损时要及时处理，注意婴儿口腔卫生。

第五节 乳腺囊性增生病

本病也称乳腺病（mastopathy），常见于中年妇女，本质是乳腺实质的良性增生，但临床表现有时与乳腺癌会有所混淆。

一、病因

本病系体内女性激素代谢障碍，尤其是雌、孕激素比例失调，使乳腺实质增生过度和复旧不全。部分乳腺实质成分中女性激素受体的质和量异常，使乳房各部分的增生程度参差不齐。

二、临床表现

典型的表现是乳房胀痛和肿块，疼痛具有周期性，往往在月经前疼痛加重，月经来潮后减轻或消失，有时整个月经周期都有疼痛。体检发现一侧或双侧乳腺有弥漫性增厚，可局限于乳腺的一部分，也可分散于整个乳腺，肿块呈颗粒状、结节状或片状，大小不一，质韧而不硬的增厚区与周围乳腺组织分界不明显。少数患者可有乳头溢液。本病病程较长，发展缓慢。

三、诊断

根据以上临床表现，本病的诊断并不困难。因乳腺癌与本病有同时存在的可能，为了及早发现可能存在的乳腺癌，应嘱患者每隔 3 个月到医院复查。乳腺癌肿块质地偏硬，与周围乳腺有较明显区别，有时有腋窝淋巴结肿大。

四、治疗

本病的治疗主要是对症治疗，门诊常使用中药或中成药治疗，作用为疏肝理气，调和冲任及散结止痛等。若肿块无明显消退者，或在观察过程中，对局部病灶有恶性病变可疑时，可给予空芯针穿刺活检或病灶切除并作病理检查以利诊断，减少乳腺癌的漏诊。

第六节 乳腺肿瘤

女性乳腺肿瘤的发病率较高，良性肿瘤中以纤维腺瘤（fiberadenoma）、导管内乳头状瘤（intraductal papilloma）多见，占比分别约为 75% 和 20%。恶性肿瘤中绝大多数是乳腺癌（breast cancer），肉瘤少见，占比分别为 98% 和 2%。男性患乳腺肿瘤者少见。

一、乳腺纤维腺瘤

（一）病因

目前认为本病产生的原因可能是乳腺小叶和间质对雌激素的刺激产生过度反应，也可能与纤维细胞所含雌激素受体的量或质的异常有关。雌激素是本病发生的刺激因子。

（二）临床表现

本病可见于行经后任何年龄妇女，高发年龄是 15 ~ 30 岁。临床表现多为圆形或椭圆形、边界清楚、质韧、表面光滑、易于推动、增大缓慢的无痛性肿块。好发于乳房外上象限，多为单发，少数为多发。超声检查多表现为边界清楚、回声均匀的低回声占位性病灶。X 线检查多表现为边界清楚的肿块影，部分可伴有粗大钙化灶。

（三）治疗

对病灶大小较明显或生长速度较快的纤维腺瘤以手术切除为主。应将肿瘤连同其包膜整块切除，以周围包裹少量正常乳腺组织为宜，肿块必须常规作病理检查。部分患者可选择微创旋切手术，美学效果显著。

二、乳腺导管内乳头状瘤

本病多见于 40 ~ 50 岁经产妇。病灶多发生在大乳管近乳头的壶腹部，瘤体很小，带蒂而有绒毛，且有很多壁薄的血管，故易出血。中小乳管内的乳头状瘤常位于乳房周围区域。

临床表现多为无痛性乳头溢液，常因乳头溢液污染内衣而引起注意，溢液可为血性、浆液性、乳汁样、水样。因肿瘤小，常不能触及，偶有较大乳管内乳头状瘤可在乳晕区触及小结节，多呈圆形、质软、可推动，轻压此肿块，常可从乳头溢出血性液体。超声可见扩张的乳腺导管内实性结节样回声。X线不易发现病灶。乳管镜的应用提高了乳腺导管内乳头状瘤检出率，并能局部定位、活检等。

治疗以手术为主，应切除病变的乳管系统。术前经溢液的乳管口插入粗细合适钝针头注射美蓝，多做乳晕旁弧形切口，切除染色乳管及周围的乳腺组织。常规进行病理检查，如有恶变应施行乳腺癌根治性手术。乳腺导管内乳头状瘤恶变率为6%～8%，尤其起源于小乳管的乳头状瘤恶变风险增加。

三、乳腺肉瘤和分叶状肿瘤

乳腺肉瘤（breast sarcoma）是较少见的恶性肿瘤，包括结缔组织来源的纤维肉瘤、血管肉瘤和多形性肉瘤等。因发现时瘤体一般较大，外科手术切除是唯一可能治愈乳腺肉瘤的治疗方法，多主张行全乳切除术。乳腺分叶状肿瘤（phyllode tumer）是一种上皮成分和间质成分混合形成肿瘤，其切面大体观和镜下所见与肉瘤具有相似性，在病理学形态和生物学行为具有多样性。按其间质成分、细胞分化的程度可分为良性、交界性和恶性。临床上常见于50岁以上的妇女，肿瘤体积较大且增大迅速，但境界较清楚，皮肤表面可见扩张浅静脉。腋淋巴结转移很少见，远处转移以肺、纵隔和骨转移为主。外科治疗以阴性切缘宽度>1cm的肿瘤扩大切除术为主，若不能获得阴性切缘或扩大切除术后反复复发者，可行单纯乳房切除术。放疗或化疗的效果目前存在争议。

四、乳腺癌

乳腺癌（breast cancer）是目前女性最常见的恶性肿瘤。2020年在我国新发病例约42万例，死亡约12万例，占全身各种恶性肿瘤病例数的10%左右，并呈逐年上升趋势。

乳腺癌的病因尚不明确。雌激素对乳腺癌的发病有直接关系。与西方国家相比，我国乳腺癌的发病年龄更年轻，45～55岁多见。月经初潮年龄早、绝经年龄晚、不孕及初次足月产的年龄与乳腺癌发病均有关。一级亲属中有乳腺癌病史者，发病危险性是普通人群的2～3倍。乳腺良性疾病中有上皮高度增生或不典型增生者可能与乳腺癌发病有关。营养过剩、肥胖、脂肪饮食，可加强或延长雌激素对乳腺上皮细胞的刺激，从而增加发病机会。环境因素及生活方式与乳腺癌的发病有一定关系。

（一）病理类型

目前国内多采用以下病理分型。

1. 非浸润性癌 包括导管内癌、小叶原位癌及乳头湿疹样乳腺癌（伴发浸润性癌者，不在此列）。此型属早期，预后较好。

2. 浸润性癌 包括浸润性导管癌、浸润性小叶癌、髓样癌、黏液腺癌、小管癌、腺样囊性癌、乳头状癌、大汗腺样癌等。

3. 其他罕见癌

（二）转移途径

1. 局部扩展 癌细胞沿导管或筋膜间隙蔓延，继而侵及Cooper韧带和皮肤。

2. 淋巴转移 主要途径有：①癌细胞经胸大肌外侧缘淋巴管侵入同侧腋窝淋巴结，然后侵入锁骨下淋巴结以至锁骨上淋巴结。②癌细胞向内侧淋巴管，沿着乳内血管的肋间穿支引流到胸骨旁淋巴结，继而达到锁骨上淋巴结。

3. 血运转移 乳腺癌是一全身性疾病已得到共识，研究发现有些早期乳腺癌已有血运转移，癌细胞可经淋巴途径进入静脉，也可直接侵入血循环而致远处转移。最常见的远处转移依次为骨、肺、肝、脑。

早期乳腺癌表现为患侧乳房出现无痛、单发的肿块，多是患者无意中发现而就医，部分为体检发现。肿块质硬，表面不光滑，边界不清，活动度变小。随着肿瘤增大，可引起乳房局部隆起。若累及Cooper韧带可致肿瘤表面皮肤凹陷（酒窝征）。邻近乳头或乳晕的癌肿可把乳头牵向癌肿一侧，进而可使乳头扁平、回缩、凹陷。如果皮下淋巴管被癌细胞堵塞，引起淋巴回流障碍，出现真皮水肿（橘皮样变）。

进展期乳腺癌可侵入胸筋膜、胸肌，则可固定于胸壁而不易推动。如癌细胞侵入大片皮肤，可出现多个小结节，局部彼此融合（卫星结节）。有时肿瘤表面皮肤可破溃而形成溃疡，常伴有恶臭，容易出血。

乳腺癌淋巴转移多见于腋窝，肿大淋巴结质硬、无痛、尚可被推动；以后数目增多，并融合成团，甚至与皮肤或深部组织粘着。亦可转移至锁骨上甚至颈部淋巴结。乳腺癌转移至骨、肺、肝时，亦可出现相应的症状。例如骨转移可出现局部疼痛，肺转移可出现胸痛、气急，肝转移可出现肝大、黄疸，脑转移可出现头晕、头痛、视物模糊、嗜睡等。

有些类型乳腺癌的临床表现与一般乳腺癌不同。如炎性乳腺癌（inflammatory breast cancer）和乳头湿疹样乳腺癌（paget's disease of the breast）。炎性乳腺癌恶性程度高，发展迅速，局部皮肤可呈炎症样表现，开始时比较局限，不久即扩展到乳房大部分皮肤，皮肤发红、水肿、增厚、粗糙、表面温度升高。乳头湿疹样乳腺癌恶性程度低，发展缓慢。乳头有瘙痒、烧灼感，以后出现乳头和乳晕的皮肤变粗糙、糜烂如湿疹样，部分可形成溃疡，有时覆盖黄褐色鳞屑样痂皮。部分患者乳晕区可触及肿块。较晚发生腋淋巴结转移。

乳腺癌典型 X 线检查常表现为毛刺样边缘致密样肿块，部分伴细小密集多形钙化灶，结构扭曲等。典型超声检查表现为不规则、不均匀低回声肿块，肿块内外血流丰富，纵横比 >0.7，弹性显像较硬等。典型磁共振检查表现为不规则肿块伴不均匀强化。不同病理类型乳腺癌可呈现不同的影像学表现，有时需联合多种辅助检查。晚期乳腺癌需经常行 CT 或磁共振、骨显像、PET－CT 检查等评估疾病状态及治疗效果。

（三）诊断

根据病史、查体、及器械检查后，大多数乳房肿块可得出诊断。但仍有部分良、恶性疾病依据临床表现难以明确诊断，需取得病理学依据。与以下疾病进行鉴别诊断。

纤维腺瘤常见于年轻女性，肿瘤大多为圆形或椭圆形，边界清楚，活动度大，发展缓慢等。但 40 岁以后的妇女勿轻易诊断为纤维腺瘤，必须排除恶性肿瘤的可能。

乳腺增生性疾病多见于中年妇女，特点是乳房胀痛，可呈周期性，与月经周期有关。肿块或局部乳腺腺体增厚与周围乳腺组织分界不明显。可观察 1 至数个月经周期，若月经来潮后肿块缩小、变软，可继续观察，如无明显消退，可考虑作手术切除及活检。

浆细胞性乳腺炎是乳腺组织的无菌性炎症，炎性细胞中以浆细胞为主。临床上大多患者呈急性炎症表现，甚至表面皮肤破溃流液，肿块大时皮肤亦可呈橘皮样改变。部分患者开始即为慢性炎症，表现为乳晕旁肿块，边界不清，可有皮肤粘连和乳头凹陷。急性期应予抗炎治疗，炎症消退后若肿块仍存在，则需手术切除，作包括周围部分正常乳腺组织的肿块扩大切除术，部分患者术后在剩余乳腺组织出现复发。

硬化性腺病、部分炎性肿块、乳房脂肪坏死常难与乳腺癌鉴别，多需手术切除活检，病理学明确诊断。

（四）乳腺癌分期

现多数采用美国癌症联合会（AJCC）第 8 版建议的 T（原发癌瘤）、N（区域淋巴结）、M（远处转移）分期法。临床分期内容如下。

T_0：原发癌瘤未查出。

T_{is}：原位癌（非浸润性癌及未查到肿块的乳头湿疹样乳腺癌）。

T_1：癌瘤长径≤2cm。

T_2：癌瘤长径 >2cm，≤5cm。

T_3：癌瘤长径 >5cm。

T_4：癌瘤大小不计，但侵及皮肤或胸壁（肋骨、肋间肌、前锯肌），炎性乳腺癌亦属之。

N_0：同侧腋窝无肿大淋巴结。

N_1：同侧腋窝有肿大淋巴结，尚可推动。

N_2：同侧腋窝肿大淋巴结彼此融合，或与周围组织粘连。

N_3：有同侧胸骨旁淋巴结转移，或有同侧锁骨上淋巴结转移。

M_0：无远处转移。

M_1：有远处转移。

根据以上情况进行组合，可把乳腺癌分为以下各期。

0 期：$T_{is}N_0M_0$；

Ⅰ期：$T_1N_0M_0$；

Ⅱ期：$T_{0\sim1}N_1M_0$，$T_2N_{0\sim1}M_0$，$T_3N_0M_0$；

Ⅲ期：$T_{0\sim2}$ N_2M_0，$T_3N_{1\sim2}$ M_0，T_4 任何 NM_0，任何 TN_3M_0；

Ⅳ期：包括 M_1 的任何 TN。

以上分期以临床检查为依据，术后应依据常规病理检查、免疫组化结果进行病理学分期［N_1：1～3 枚腋窝淋巴结转移和（或）内乳前哨淋巴结镜下转移；N_2：4～9 枚腋窝淋巴结转移或仅内乳淋巴结转移；N_3：腋窝淋巴结转移≥10 枚或锁骨下转移、腋窝淋巴结转移≥4 枚且内乳淋巴结转移、同侧锁骨上淋巴结转移；余 T、M 内容同临床分期］和分子分型（分为四个亚型，即 Luminal A、Luminal B、HER－2 过表达型、三阴型），常用雌激素受体（estrogen receptor，ER）、孕激素受体（progesterone receptor，PR）、人表皮生长因子受体－2（human epidermal growth factor receptor－2，HER－2）、Ki－67 等指标。

（五）预防

乳腺癌病因尚不明确，目前难以提出确切的病因学预防（一级预防）。但要重视乳腺癌的早期发现（二级预防），可提高乳腺癌的生存率。乳腺癌筛查多采用自检与乳房钼靶摄片（或）彩色超声相结合的方法。

（六）治疗

手术治疗是乳腺癌的主要治疗方法之一，还有联合辅助化学药物、内分泌、放射治疗及生物治疗等。对早期乳腺癌患者手术治疗是首选。全身情况差、主要脏器有严重疾病、年老体弱不能耐受手术者属手术禁忌。

1. 手术治疗　自 1894 年 Halsted 提出乳腺癌根治术以来，曾一直是治疗乳腺癌的标准术式。后来不断有其他手术方式问世，近40余年来Fisher提出乳腺癌自发病开始即是一个全身性疾病，因而主张保乳手术缩小手术范围，而加强术后综合辅助治疗。

（1）乳腺癌根治术（radical mastectomy） 手术切除全乳、胸大肌、胸小肌及清扫腋窝淋巴结，现少用。

（2）乳腺癌扩大根治术（extensive radical mastectomy） 在上述手术范围的基础上，同时切除胸廓内动、静脉及其周围的淋巴结（即胸骨旁淋巴结），因未能提高治愈率和生存率，而相应手术并发症明显增加，现已弃用。

（3）乳腺癌改良根治术（modified radical mastectomy） 有两种术式，一是保留胸大肌，切除胸小肌；一是保留胸大、小肌。早期乳腺癌应用改良根治术与根治术的生存率无明显差异，且该术式保留了胸肌，术后外观较好，上肢功能明显改善，现仍为常用的手术方式。

（4）单纯乳房切除术（simple mastectomy） 手术切除整个乳腺，包括腋尾部及胸大肌筋膜。该术式既往用于原位癌、微小癌及年迈体弱不宜作根治术者，现多用于不适合保乳手术或拒绝保乳手术且腋前哨淋巴结活检阴性患者。

（5）保留乳房的乳腺癌切除术（breast - conserving surgery） 手术包括扩大切除癌灶及腋淋巴结清扫（若腋前哨淋巴结活检阴性也可避免清扫）。适用于临床Ⅰ期、Ⅱ期的乳腺癌患者，且乳房有适当体积，术后能保持外观效果者。多中心或多灶性病灶、无法保证切缘无癌细胞浸润者不宜施行该手术。术后必须辅以全乳放疗等。现采用保乳手术的病例逐渐增多。

（6）前哨淋巴结活检术（sentinel lymph node biopsy） 前哨淋巴结指接受乳腺癌引流的第一站淋巴结，可采用示踪剂显示后切除活检（国内常用染料法，国外多用核素法或联合法），对腋前哨淋巴结病理结果阴性的乳腺癌患者可不作腋淋巴结清扫，适用于术前临床评估腋淋巴结无转移的乳腺癌患者。现采用此术式的病例亦逐渐增多。

知识链接

前哨淋巴结

前哨淋巴结，即原发肿瘤发生淋巴结转移所必经的第一站淋巴结，1977年Cabanas对阴茎癌患者行背侧淋巴管造影时首先发现并且提出。经过多年的发展，前哨淋巴结活检术在乳腺癌的早期诊治应用中起着重要作用，前哨淋巴结活检阴性无需行淋巴结清扫，明显减少了淋巴结清扫后常见上肢活动受限、感觉异常、淋巴水肿等并发症的发生，从而提高了生活质量，现已在乳腺癌手术中得到广泛应用。

（7）乳房整形和再造术（breast reconstruction surgery） 适用于保乳手术外观不满意及全乳切除患者。按时间分为即刻再造和延期再造。按方法分为假体再造、自体组织再造、假体与自体组织联合再造。已逐渐在三级医院推广中。

目前还没有一个手术方式能适合各种情况的乳腺癌。手术方式的选择还应根据疾病分期、病理分型及辅助治疗的条件而定，同时要结合患者的本人意愿。

2. 化学药物治疗 化疗在乳腺癌综合治疗中亦占有重要地位。由于手术尽量去除了肿瘤负荷，残存的肿瘤细胞易被化学抗癌药物杀灭。适应证是：①浸润性肿瘤大于2cm。②淋巴结阳性。③激素受体阴性。④HER - 2阳性。⑤组织学分级3级。辅助化疗应予术后早期应用，4～8个疗程（对应于不同化疗方案）目前常用的化疗方案有：①以蒽环类为主的方案，如CA（E）F、A（E）C方案（C：环磷酰胺；A：多柔比星；E：表柔比星；F：氟尿嘧啶）。②蒽环类与紫杉类联合方案，如TAC（T：多西他赛）。③蒽环类与紫杉类序贯方案，如AC→T/P（P：紫杉醇）或FEC→T。④不含蒽环类的联合化疗方案，适合于老年、低风险、蒽环类禁忌或不能耐受的患者，如TC。化疗前患者应无明显骨髓抑制，化疗期间应定期检查血液常规及肝、肾功能。应用蒽环类药物者要注意心脏毒性。

新辅助化疗常用于局部晚期或部分HER - 2阳性、三阴性（ER、PR、HER - 2均阴性）乳腺癌患者，目的是探测肿瘤对药物的敏感性，缩小肿瘤，提高手术或保乳手术成功机会。多采用蒽环类与紫杉类联合方案方案，建议每2个疗程全面评估疗效，有效可继续既定疗程，无效需改变治疗计划。

3. 放射治疗（radiotherapy） 是乳腺癌局部治疗的手段之一，降低局部复发率。在保留乳房的乳腺癌手术后，放射治疗是一重要组成部分。全乳切除术后放疗指征是：①肿瘤最大径≥5cm，或肿瘤侵及皮肤、胸壁。②腋淋巴结转移≥4枚。③腋淋巴结转移1～3枚的T_1/T_2，包含下列因素之一的放疗更有意义：年龄≤40岁；腋淋巴结清扫数目<10枚时转移比例>20%；激素受体阴性；HER - 2阳性等。

4. 内分泌治疗（endocrinotherapy） 乳腺癌细胞中ER含量高者，称激素依赖性肿瘤，对内分泌治疗有效。而ER含量低者，称激素非依赖性肿瘤，对内分泌治疗效果差。因此，对手术切除标本应常规测定雌激素受体（ER）和孕激素受体（PR），可帮助选择辅助治疗方案，对判断预后也有一定作用。

内分泌治疗的一个经典药物就是他莫昔芬的应用。属于非甾体激素的抗雌激素药物，可在靶器官内与雌二醇争夺ER，抑制肿瘤细胞生长，从而降低乳腺癌术后复发及转移，减少对侧乳腺癌的发生率，用于ER、PR阳性乳腺癌患者。用量为10mg，一日二次口服，疗程5～10年。该药副作用有潮热、出汗、恶心、呕吐、静脉血栓形成、眼部副作用、阴道干燥或分泌物多、子宫内膜增厚，少数病例可能发生子宫内膜癌。近年来发展的芳香化酶抑制剂如来曲唑、阿那曲唑、依西美坦等，能抑制肾上腺分泌的雄激素转变为雌激素过程中的芳香化环节，从而降低雌二醇，用于绝经后激素受体阳性乳腺癌效果优于他莫昔芬，但常见有骨痛、乏力等骨相关副作用。新型的雌激素受体拮抗剂如氟维司群、CDK4/6抑制剂阿贝西利等已证实在晚期激素受体阳性乳腺癌取得疗效。

5. 生物靶向治疗（biotherapy）　临床上已渐推广使用的曲妥珠单抗、帕妥珠单抗、吡咯替尼等，用于HER－2阳性的乳腺癌，降低了此类患者的复发率死亡率、提高了生存率。

目标检测

答案解析

选择题

1. 针对乳腺癌腋窝淋巴结的清扫范围，下列腋区淋巴结的划分中错误的是
   A. 通常以胸小肌为标记，将腋区淋巴结分为三组
   B. Ⅰ组即胸小肌外侧组，包括乳腺外侧、中央、肩胛下组及腋静脉淋巴结
   C. Ⅱ组即胸小肌后组，包括胸小肌深面的腋静脉淋巴结
   D. 胸大小肌间淋巴结单独列为一组
   E. Ⅲ组即胸小肌内侧组，包括胸小肌内侧锁骨下静脉淋巴结
2. 检查乳房时，下列不正确的是
   A. 患者坐位或仰卧位，面对光线
   B. 观察乳腺外形是否对称，有无局部隆起、凹陷、轮廓异常
   C. 乳腺皮肤颜色，有无粘连、凹陷、水肿（橘皮征）、发红或破溃
   D. 乳头部位、大小及有无内陷、裂口、溢液、发红、水肿、糜烂和脱屑
   E. 腋窝淋巴结分为两组，检查其是否异常增大
3. 对仅有乳头溢液，而体检乳腺无肿块时，首先要做的检查是
   A. 乳腺B超
   B. 乳腺活检
   C. 乳腺X线钼靶摄片
   D. 乳腺细针穿刺细胞学活检
   E. 乳头溢液涂片细胞学检查
4. 下列对急性乳腺炎的描述中，错误的是
   A. 多为哺乳期妇女，往往发生在产后6周
   B. 病原菌多为G^-杆菌
   C. 乳汁淤积和乳头损伤为主要病因
   D. 乳房红、肿、热、痛，全身寒战、高热、患侧淋巴结肿大
   E. 初始呈蜂窝织炎，数天后可形成单房或多房脓肿
5. 乳腺囊性增生病的处理，不宜采取的是
   A. 定期进行乳房检查
   B. 症状严重者，对症治疗
   C. 可采用中药或中成药治疗
   D. 发现乳腺多发性结节者，应手术切除
   E. 如不能除外乳癌，应活检
6. 下列对乳腺纤维腺瘤的描述中，错误的是
   A. 体内雌激素水平过高可诱发此病
   B. 多发于年轻女性
   C. 多为多发，以疼痛为主要症状
   D. 触诊为圆形或椭圆形，质地韧、光滑、边界清楚、活动度大
   E. 手术连同周围部分正常腺体一并完整切除，送病理检查
7. 乳腺癌出现表面皮肤凹陷，即所谓“酒窝征”，其形成的机制是
   A. 癌细胞堵塞乳房皮下淋巴管，淋巴回流障碍，真皮水肿
   B. 癌肿侵入乳头或乳晕的乳管使其收缩，乳头牵向癌肿一侧
   C. 癌细胞浸润大片皮肤，出现多数小结节，彼此融合
   D. 癌肿侵犯Cooper韧带使其牵拉致肿瘤表面皮肤凹陷
   E. 癌肿侵犯皮肤破溃而形成溃疡
8. Paget病是指
   A. 导管内癌　　B. 硬癌
   C. 湿疹样乳腺癌　　D. 炎性乳腺癌
9. 以下选项中，不是乳腺癌保乳手术适应证的是
   A. Ⅲ期乳腺癌者
   B. 一侧乳房单个病灶，肿瘤直径＜2cm者

C. 肿瘤边缘距乳头距离 > 3cm，腋窝无肿大淋巴结者

D. 乳房丰满，估计术后外形较好者

E. 患者要求保乳，且术后有条件接受放疗等综合治疗和长期随访者

10. 乳腺癌骨转移首选的筛查方法是

A. 骨放射性核素扫描（ECT）

B. MRI 或 CT 检查

C. X 线片

D. PET－CT 检查

E. 骨胶原代谢物检测

（孟　东）

书网融合……

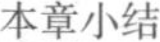

题库

第二十五章　胸部损伤

PPT

学习目标

1. 掌握　常见胸外伤的种类、临床表现、诊断要点和紧急处理措施。
2. 熟悉　胸外伤急诊开胸手术指征。
3. 了解　各种类型胸外伤的病理生理改变和发生机制。
4. 学会诊断性胸腔穿刺技术及胸腔闭式引流方法、技术。

第一节　概　述

胸部创伤（chest trauma）发生率低于四肢创伤和颅脑创伤，居第三位，但它却是创伤的首位致死原因。人体前方的胸骨、两侧的肋骨和后方的胸椎构成骨性支撑结构，并与胸壁软组织及下方的膈肌共同组成胸廓，容纳并保护其内的气管、支气管、肺和心脏大血管等脏器，是维持人体呼吸和循环功能的重要部位。因此，胸部创伤容易导致呼吸和循环功能紊乱，严重者可发生呼吸、循环衰竭，危及生命。胸部创伤主要包括：①胸廓的损伤，如胸骨骨折、肋骨骨折和胸壁软组织损伤；②胸腔内脏器损伤，如心脏大血管损伤，气管、支气管损伤、食管损伤和肺损伤等。

一、分类

根据创伤形成的机制以及胸膜腔是否与外界相通，胸部创伤可分为钝性损伤（blunt injury）和穿透伤（penetrating injury）。钝性损伤多发生于车祸、高处坠落、挤压、重物撞击等，胸膜腔与外界不相通，因此又称为闭合性损伤；钝性胸部损伤往往受伤机制复杂，多有肋骨或胸骨骨折，常合并其他部位损伤，伤情轻重不一，复杂多样，容易误诊或漏诊；穿透伤多见于刀刺伤、枪弹伤等，胸廓完整性破坏，胸膜腔与外界直接相通，因此又称为开放性胸部损伤。穿透伤损伤机制较清楚，损伤范围直接与伤道有关，诊断相对容易。但穿透伤导致胸腔器官组织裂伤，容易导致进行性血胸、气道破裂，往往伤情进展快速，导致失血性休克、呼吸衰竭等，是患者死亡的主要原因，相当部分穿透性胸部损伤患者需急诊开胸手术治疗。

根据危及生命的严重程度和可能发生的时限，胸外伤可分为快速致命性胸外伤（immediately life - threatening chest injury），多导致伤员现场死亡，包括心脏和（或）大血管破裂、气道梗阻等；早发致命性胸外伤（early life - threatening chest injury），可能在伤后短时间（1～2 小时内）危及伤员生命，包括张力性气胸、开放性气胸、进行性或大量血胸、心包填塞、主动脉挫伤或夹层形成等；潜在迟发致命性胸外伤（potentially late life - threatening chest injury），包括多根多处肋骨骨折形成的连枷胸、食管破裂、膈肌破裂、广泛而严重的肺挫伤、大面积心脏挫伤等。对于快速致命性胸外伤应在院前急救和医院急诊时给予快速有效的处理，并警惕和搜寻是否存在潜在致命性胸外伤的证据。

二、紧急处理

胸部损伤的紧急处理，包括院前急救处理和入院后的急诊处理两部分。详见图 25－1。

1. 院前急救处理　包括基本生命支持与严重胸部损伤的紧急处理。基本生命支持的原则为：维持气道通畅和有效呼吸，控制胸内大出血，补充血容量，维持循环稳定。威胁生命的严重胸外伤需在现场进行急救处理，如：张力性气胸需放置具有单向活瓣作用的胸腔穿刺针或胸腔闭式引流；开放性气胸需迅速包扎和封闭胸部吸吮伤口，变开放性气胸为闭合性气胸，并安置上述胸腔穿刺针或引流管；对大面积胸壁软化的连枷胸、有呼吸困难者，可给予胸壁加压包扎，减轻反常呼吸，如果仍不能改善呼吸，需气管插管，进行正压通气。在处理严重胸外伤的同时，也应该注意判断有无其他部位损伤，并予以相应处理，如长骨骨折的固定、脊柱损伤的保护（尤其是颈椎），颅脑损伤和腹腔脏器损伤等，情况允许时尽快转运到具备条件的医院进一步抢救。

2. 院内急诊处理　胸部损伤大多数可通过相对简单的院前处理得到缓解，甚至挽救生命。到达医院后，对患者伤情作出进一步评估，有急诊手术指征者，应果断作出决定，及时开胸手术。胸外伤急诊手术指征有：①胸腔内进行性出血；②心脏大血管损伤；③严重肺裂伤或气管、支气管损伤；④食管破裂；⑤胸腹联合伤；⑥胸壁大块缺损；⑦胸内存留较大的异物。应利用手术前的短暂时间，迅速进行术前准备，如建立通畅的静脉通道、输血补液、补充血容量等。对于伤情允许者，可以安排适当的辅助检查以准确、全面地了解伤情。但必须强调的是，对于伤情特别严重者，尤其是呼吸、循环不稳定的患者，应根据临床表现和体格检查作出伤情判断，果断制定治疗方案。必要的辅助检查应尽量遵循简单、快速、床旁原则，外出影像检查必须谨慎决定，避免检查途中或检查过程中发生伤情迅速恶化，甚至死亡。对于一些濒死的胸外伤伴重度休克，临床考虑为心脏或纵隔大血管损伤者、心包填塞者，如果条件允许，应采取急诊室开胸手术（emergency room thoracotomy），才有可能挽救伤者生命。手术成功的关键在于迅速解除心包填塞，控制胸腔内大出血，快速补充血容量，纠正休克。穿透性胸外伤急诊室开胸手术预后较好，钝性胸外伤患者生存率低。

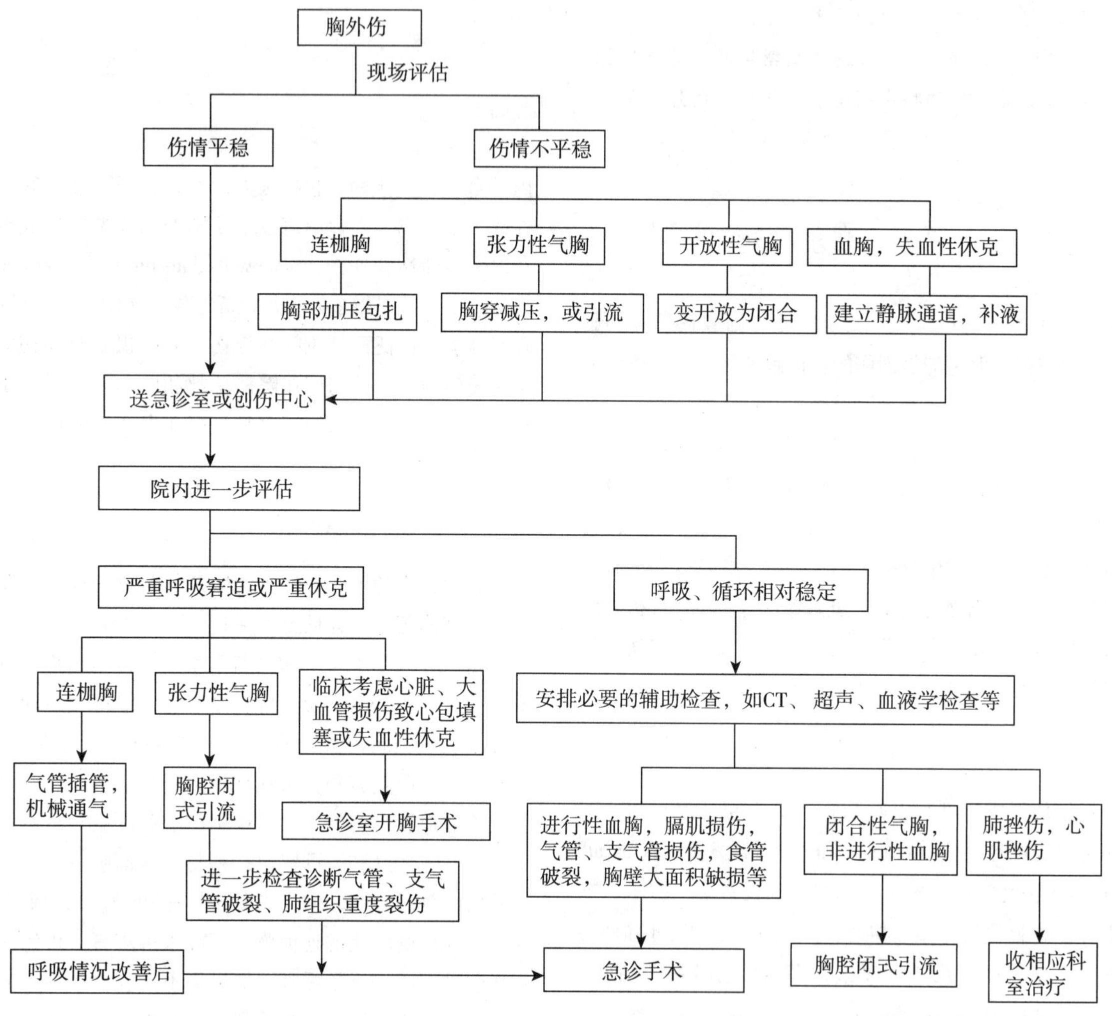

图 25－1　胸外伤院外紧急处理及院内急诊处理流程

知识链接

胸腔镜手术在胸部创伤诊治中的应用

胸部创伤患者中，有10%～15%需要急诊手术探查。以往急诊开胸探查手术创伤大，术后疼痛剧烈，恢复慢。近年来胸腔镜手术越来越多地应用于胸部创伤急诊手术，取得良好效果。与常规开胸手术相比，胸腔镜手术具有手术创伤小，术后恢复快、痛苦轻的优点。目前，胸腔镜手术可以应用于以下情况的胸部创伤：①胸壁血管或肺部裂伤导致的进行性血胸；②膈肌破裂及膈疝；③气管或支气管裂伤；④胸内异物残留等。另外，胸腔镜手术也应用在胸外伤后期并发症的治疗中，如凝固性血胸的治疗、感染性血胸清除及胸膜纤维板剥脱等。如果临床上判断进行性血胸可能来自心脏或纵隔大血管裂伤，出血较凶猛者，需要急诊开胸手术治疗，才能迅速、可靠止血。

第二节　肋骨骨折

案例引导

案例　患者，男，45岁。驾驶小汽车与对面行驶的汽车相撞，导致受伤15分钟，拨打120求救，医护人员10分钟后到达受伤现场。伤者诉胸痛剧烈，胸闷、气紧。现场查看伤者，神志清醒，表情痛苦，大汗淋漓，皮肤、黏膜轻度发绀，呼吸急促，35次/分，心率120次/分，血压90/58mmHg，指脉氧饱和度88%。前胸壁皮肤见大片皮下瘀斑，吸气时前胸壁塌陷，呼气时向外膨出，前正中及双侧胸壁多处压痛，并扪及双侧多处肋骨断端和骨擦感。

讨论

1. 该伤者的初步诊断是什么？
2. 现场处理措施中，有哪些注意事项？
3. 送回医院急诊科后，进一步诊治方案是什么？

肋骨骨折（rib fructure）是最常见的胸外伤，占全部胸部外伤的60%以上。直接暴力或间接暴力作用于胸壁都可以造成肋骨骨折，受伤时如果是直接暴力冲击胸壁局限部位所引起的肋骨骨折，肋骨断端往往向内移位，可刺破肋间血管、胸膜和肺，产生血胸或（和）气胸；如果是间接暴力，如胸部受到前后挤压导致的肋骨骨折，骨折多发生在肋骨中段，断端向外移位，刺伤胸壁软组织，产生胸壁血肿。

1. 临床表现　肋骨骨折多见于成年人，尤其是老年人，因其肋骨弹性减弱，骨质疏松，容易骨折；儿童肋骨富有弹性，不易折断，即使发生骨折，往往是折而不断的“青枝骨折”。肋骨骨折多发生在第4～7肋；第1～3肋有锁骨、肩胛骨及肩带肌群的保护、第8～10肋渐次变短且连接于软骨肋弓上，有弹性缓冲，骨折机会减少；第11和12肋为浮肋，活动度较大，甚少骨折。如果这些部位肋骨发生骨折，提示致伤暴力强大，除了关注肋骨骨折外，还应注意有无邻近结构损伤。例如，对于第1～2肋骨骨折者，往往合并锁骨及肩胛骨骨折，应注意有无锁骨下血管、神经及胸内脏器损伤；8～12肋骨骨折者，应注意有无膈肌及腹腔脏器损伤，如肝脾破裂、胃肠裂伤等。

单处肋骨骨折者诉胸痛，深呼吸或咳嗽时加重。查体可发现骨折处有压痛，胸廓挤压试验阳性（用手前后挤压胸廓可引起骨折部位剧痛）。多根多处肋骨骨折使局部胸壁失去肋骨支撑而软化，出现反常呼吸，即吸气时软化区胸壁内陷，呼气时外突，这种情况又称为“连枷胸（flail chest）”（图25－2）。连枷胸的反常呼吸使伤侧肺组织受到塌陷胸壁压迫，呼吸过程中两侧胸腔压力不均衡导致纵隔摆动，影响肺通气，而且连枷胸常合并有大面积肺挫伤，容易发生低氧血症和二氧化碳潴留，严重者发生急性呼吸衰竭，是胸外伤常见死亡原因之一。

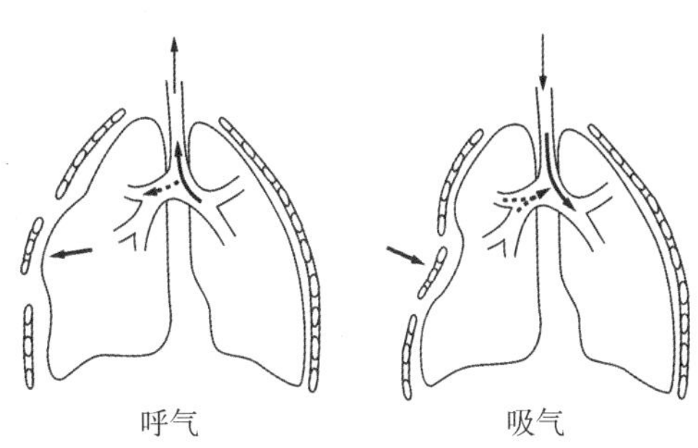

图25－2　连枷胸及胸壁软化区的反常呼吸示意图

2. 诊断　根据受伤病史，胸痛、呼吸困难症状，受伤部位压痛、胸廓挤压实验阳性、浮动胸壁及反常呼吸运动等体征，无论是单处肋骨骨折还是多根多处肋骨骨折，诊断并不困难。胸部X线或CT检查可证实诊断，并准确了解肋骨骨折的范围，同时还能显示胸内脏器有无损伤及并发症，如血气胸、肺挫伤、纵膈增宽等。连枷胸患者还应进行动脉血气分析检查，以明确有无急性呼吸衰竭及程度。

3. 治疗　肋骨骨折的治疗原则为充分止痛，保持呼吸道通畅，维持有效肺通气，预防肺部感染。

闭合性单处肋骨骨折一般不需要整复及固定，治疗主要是有效止痛，鼓励患者咳嗽、排痰，防止呼吸道分泌物潴留及肺不张。采用多头胸带或弹性胸带固定胸廓，能减少肋骨断端活动、减轻疼痛。多根多处肋骨骨折导致胸廓浮动，需采取下述适宜方法，消除反常呼吸运动。①胸廓加压包扎：在胸壁软化区施加外力，或用厚敷料覆盖，加压包扎，固定胸廓。这种方法适用于现场急救或较小范围的胸壁软化。②手术肋骨固定：适用于多根多处肋骨骨折导致大面积的胸壁软化、塌陷，严重反常呼吸，肋骨骨折断端移位严重，导致胸廓畸形，或因胸部外伤合并症需开胸手术的患者。术中可采用Judet夹板、克氏针等固定肋骨断端。因其他严重胸部外伤合并肺挫伤的患者，如果出现呼吸功能不全，可以考虑行气管插管、呼吸机正压通气，不仅能纠正低氧血症，对浮动胸壁也可起到“内固定”作用。对于开放性肋骨骨折，应对胸壁伤口彻底清创，固定骨折断端。如胸膜已穿破，需放置闭式胸腔引流。手术后应用抗生素预防感染。

第三节　胸骨骨折

胸骨骨折（fracture of sternum）通常由暴力直接作用

所致，最常见的是交通事故中驾驶员胸部撞击方向盘。大多数胸骨骨折为横断骨折，好发于胸骨柄与体部交界处或胸骨体部。胸骨旁多根肋软骨骨折，可能发生胸骨浮动，导致连枷胸。胸骨骨折本身对伤员的生命威胁并不大，但胸骨骨折容易合并钝性心脏损伤，气管、支气管和胸内大血管及其分支损伤等威胁生命的情况。

一、临床表现和诊断

胸骨骨折患者有明显胸痛、咳嗽，呼吸和变动体位时疼痛加重，伴有呼吸浅快、咳嗽无力和呼吸道分泌物增多等。胸骨骨折部位可见畸形，局部有明显压痛。骨折断端移位通常为骨折下断端向前，上断端向后，两者重叠。侧位和斜位 X 线片可发现胸骨骨折断裂线；胸部增强 CT 有助于排除胸骨后纵隔内大血管损伤。

二、治疗

单纯胸骨骨折的治疗主要为卧床休息、局部固定、镇痛和防治并发症。断端移位的胸骨骨折应在全身情况稳定的基础上，尽早复位治疗。一般可在局部麻醉下，采用胸椎过伸、挺胸、双臂上举的体位，借助手法将重叠在上方的骨折端向下加压复位。手法复位勿用暴力，以免产生合并伤。骨折断端重叠明显、估计手法复位困难，或存在胸骨浮动的患者，需在全麻下手术切开复位，在骨折断端附近钻孔，用不锈钢丝予以固定。采用手术固定者可早期下床活动，经手法复位者，需卧床休息 2～3 周。

第四节　气　胸

案例引导

案例　患者，男，29 岁，建筑工人。工作时不慎从约 15 米高空坠落受伤，急诊送至医院。患者严重烦躁不安，端坐呼吸，皮肤湿冷，口唇发绀；血压 80/40mmHg，心率 140 次/分，颈部浅静脉怒张，气管偏左，右侧胸壁饱满，肋间隙增宽，叩诊呈鼓音，听诊右肺呼吸音消失。

讨论　1. 该患者的初步诊断是什么？

2. 处理方案及进一步诊断方案是什么？

胸膜腔内积气称为气胸（pneumothorax）。胸部闭合性损伤导致肺组织、气管、支气管、食管破裂，空气进入胸膜腔，或因胸部穿通伤使胸膜腔与外界相通，外界空气进入胸膜腔，形成气胸。根据胸膜腔压力情况，气胸可以分为闭合性气胸（closed pneumothorax）、开放性气胸（open pneumothorax）和张力性气胸（tension pneumothorax）三类。当胸膜腔因炎症、手术等原因发生粘连，胸腔积气则会局限于某些区域，出现局限性气胸。

1. 闭合性气胸　闭合性气胸的胸内压仍低于大气压。随着胸腔内积气与肺萎陷程度增加，肺表面裂口缩小，直至完全闭合，吸气时也不开放，气胸趋于稳定并可缓慢吸收。胸膜腔积气量决定伤侧肺萎缩的程度。伤侧肺萎陷使呼吸面积减少，将影响肺通气和换气功能，通气血流比例失衡。伤侧胸内负压减少可引起纵隔向健侧移位。根据胸膜腔内积气的量与速度，轻者患者可无明显症状，重者有呼吸困难。体检可能发现伤侧胸廓饱满，呼吸活动度降低，气管向健侧移位，伤侧胸部叩诊程鼓音，呼吸音降低。胸部 X 线检查可显示不同程度的肺萎陷和胸膜腔积气，伴有胸腔积液时可见液平面。

发生气胸时间较长且积气量少的患者，无需特殊处理，胸腔内的积气一般可在 1～2 周内自行吸收。中量或大量气胸需进行胸膜腔穿刺术或闭式胸腔引流术，以排除胸膜腔积气，促使肺尽早复张。

2. 开放性气胸　开放性气胸时，外界空气与胸膜腔内空气随呼吸经胸壁缺损处自由进出。伤侧胸膜腔内负压消失导致肺萎陷，同时由于伤侧胸内压高于健侧，纵隔向健侧移位，使健侧肺受压，扩张受限，因此导致伤者呼吸困难，程度与胸壁缺损的大小密切相关。由于呼气、吸气时，两侧胸膜腔压力不均衡并出现周期性变化，使纵隔在吸气时移向健侧，呼气时移向伤侧，称为纵隔扑动（mediastinal flatter）。纵隔扑动和移位会影响腔静脉回心血流，引起循环障碍（图 25－3）。

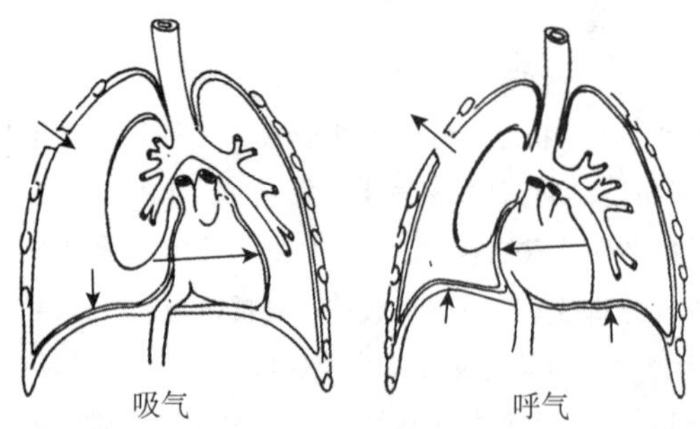

图 25－3　开放性气胸呼吸过程中纵隔扑动示意图

临床表现主要为明显的呼吸困难、鼻翼扇动、口唇发绀、颈静脉怒张。伤侧胸壁可见伴有气体进出胸腔发出吸吮样声音的伤口，称为胸部吸吮伤口（sucking wound）。气管向健侧移位，伤侧胸部叩诊鼓音，呼吸音消失，严重者伴有休克。胸部 X 线检查或胸部 CT 可见伤侧胸腔大量积气，肺萎陷，纵隔移向健侧。

急救处理要点是：将开放性气胸立即变为闭合性气胸，赢得时间，并迅速转送。受伤现场可使用无菌敷料或清洁压迫物，在伤员用力呼气末封盖胸壁伤口，并加压包扎。转运途中如伤员呼吸困难加重，应在呼气时开放密闭敷料，排出高压气体后再封闭伤口。医院内急诊处理是：给氧，补充血容量，纠正休克；清创、缝合胸壁伤口，并作闭式胸腔引流；给予抗生素，鼓励患者咳嗽排痰，预防感染；如疑有胸腔内脏器严重损伤或进行性出血，则需行开胸探查。

3. 张力性气胸　气管、支气管或肺损伤处形成单向活瓣，吸气时活瓣开放，气体进入胸膜腔，呼气时气流推动活瓣关闭，气体无法排出胸膜腔，导致胸膜腔内气体越积越多，压力高于大气压，又称为高压性气胸。伤侧肺严重萎陷，纵隔显著向健侧移位，使健侧肺也受压；胸内高压还导致腔静脉回流障碍，回心血量不足引起循环功能障碍。胸内高压使气体经支气管、气管周围疏松结缔组织或壁层胸膜裂伤处，进入纵隔或胸壁软组织，形成纵隔气肿（mediastinal emphysema）或面、颈、胸部的皮下气肿（subcutaneous emphysema）。

张力性气胸患者表现为严重或极度呼吸困难、烦躁、意识障碍、大汗淋漓、发绀。气管明显移向健侧，颈静脉怒张，多有皮下气肿。伤侧胸部饱满，叩诊呈鼓音；听诊呼吸音消失。胸部X线或CT检查显示胸腔严重积气，肺完全萎陷、纵隔移位，并有纵隔和皮下气肿征象。胸腔穿刺时可见高压气体将空针芯向外推。不少患者有脉细快、血压降低等循环障碍表现。

张力性气胸是可迅速致死的危急重症。院前或院内急救需迅速使用粗针头穿刺胸膜腔减压，在紧急时可在针柄部外接剪有小口的柔软塑料袋、气球或避孕套等，形成胸腔内高压气体排出体外的单向活瓣结构。有条件时尽快安置闭式胸腔引流，使用抗生素预防感染。如果经胸腔闭式引流后，胸管持续大量漏气，肺难以复张，伤者呼吸状况改善不佳，提示有气管或支气管较大损伤或肺部较大裂口，应急诊开胸手术探查，相应处理。

第五节　血　胸

胸膜腔积血称为血胸（hemothorax），全部胸部损伤中70%有不同程度的血胸，钝性胸外伤导致的血胸多数合并肋骨骨折，并常与气胸同时存在，称为血气胸（hemopneumothorax）。胸内出血来源有：①胸壁血管及其分支，主要是肋间血管和胸廓内血管；②肺裂伤；③心脏或大血管损伤。如果胸腔内出血速度快，胸腔内迅速积聚大量血液，超过肺、心包和膈肌运动所起的去纤维蛋白作用时，胸腔内积血发生凝固，形成凝固性血胸（coagulating hemothorax）。凝血块机化后形成纤维板，限制肺与胸廓活动。血液是良好的培养基，经伤口或肺破裂口侵入的细菌，会在积血中迅速滋生繁殖，形成感染性血胸，并最终导致脓血胸（pyohemothorax）。持续大量出血所致胸膜腔积血称为进行性血胸（progressive hemothorax）。

1. 临床表现　血胸的临床表现与出血量、速度和个人体质有关。一般而言，成人血胸量≤0.5L为少量血胸，0.5～1.0L为中量，>1.0L为大量。伤员会出现不同程度的面色苍白、脉搏细速、血压下降和末梢血管充盈不良等低血容量休克表现；并有呼吸急促，肋间隙饱满，气管向健侧移位，伤侧叩诊浊音和呼吸音减低等胸腔积液的临床和胸部X线表现。立位胸片可发现200ml以上的血胸，卧位时胸腔积血≥1000ml也容易被忽略。胸膜腔穿刺抽出不凝固的血可明确诊断。

具备以下征象提示存在进行性血胸：①持续脉搏加快、血压降低，或虽经补充血容量血压仍不稳定；②闭式胸腔引流量每小时超过200ml，持续3小时；③血红蛋白量、红细胞计数和红细胞比容进行性降低。

具备以下情况应考虑感染性血胸：①有畏寒、高热等感染的全身表现；②抽出胸腔积血1ml，加入5ml蒸馏水，无感染呈淡红透明状，出现混浊或絮状物提示感染；③胸腔积血无感染时红细胞白细胞计数比例应与周围血相似，即500∶1，感染时白细胞计数明显增加，比例达100∶1；④积血涂片和细菌培养发现致病菌。当闭式胸腔引流量减少，而体格检查和放射学检查发现血胸持续存在的证据，应考虑为凝固性血胸。

2. 治疗　胸外伤导致的血胸急性期均应安置胸腔闭式引流，充分排出胸腔内积血、促使肺复张，同时也便于观察有无进行性血胸的发生，并减少凝固性血胸和并发感染性血胸的机会。使用抗生素预防感染。对于进行性血胸应及时行开胸探查手术，尤其是受伤时间短、有大量血胸表现的穿透性胸外伤患者，须考虑心脏大血管损伤或胸壁动脉血管断裂，应尽快手术探查。凝固性血胸应待伤员情况稳定后尽早手术，清除血块，并剥除胸膜表面血凝块机化而形成的包膜。感染性血胸应及时改善胸腔引流，排尽感染性积血积脓；若无明显效果或肺复张不良，应尽早手术清除感染性积血，剥离脓性纤维膜。近年电视胸腔镜已用于凝固性血胸、感染性血胸的处理，具有手术创伤小、术后恢复快等优点。

第六节　心脏损伤

心脏损伤（cardiac injury）可分为钝性心脏损伤与穿

透性心脏损伤。钝性损伤多由胸前区撞击、减速、挤压、高处坠落、冲击等暴力所致。穿透伤多由锐器、刃器或火器所致。

一、钝性心脏损伤

钝性心脏损伤的严重程度与钝性暴力的大小、心脏舒缩时相和心脏受力面积有关。轻者可为无症状的心肌挫伤，严重者可发生心脏破裂而死于受伤现场。因此，临床上钝性心脏损伤多为心肌挫伤，其临床差异很大，轻者为心外膜下心肌挫伤、出血，少数心肌纤维断裂；严重者广泛心肌挫伤，大面积出血坏死，甚至导致心内结构损伤，如心脏瓣膜破裂、腱索断裂、室间隔穿孔等，导致心律失常、心力衰竭，部分伤者因此死亡。

1. 临床表现及诊断　轻度心肌挫伤可能无明显症状，中重度挫伤可出现胸痛、心悸、气促，甚至心绞痛等。部分患者可能合并胸前壁软组织损伤和胸骨骨折。心肌挫伤的诊断依赖于医生在接诊患者时，对该伤情的认识和警惕。根据受伤病史、伤者临床症状，结合辅助检查结果，可获得诊断。心肌挫伤的主要辅助检查有：①心电图：多见ST段抬高、T波低平或倒置，房性或室性早搏、心动过速等心律失常；②超声心动图：可显示心脏结构损伤，挫伤心肌节段运动功能异常；③心肌损伤标志物检测：动态检测血液磷酸肌酸激酶及其同工酶（CK、CK－MB、CK－MB－mass）、乳酸脱氢酶及其同工酶（LDH、LDH_1、LDH_2），以及心肌肌钙蛋白（cardiac troponin，cTn）I或T（cTnI or cTnT）的活性，有助于心肌挫伤的诊断，尤以cTn在诊断心肌损伤方面特异性更高。

2. 治疗　对于心肌挫伤的患者应该严密监护，充分休息、吸氧、镇痛，注意识别中重度患者，积极预防和治疗可能致死的并发症，如心律失常和心力衰竭。应注意的是，这些严重并发症多数在伤后早期出现，但也有迟发者。

二、穿透性心脏损伤

穿透性心脏损伤多由火器、刃器或锐器致伤。

1. 临床表现及诊断　穿透性心脏损伤的病理生理及临床表现取决于心包、心脏损伤部位、程度和心包引流情况。心包与心脏裂口较小，心包裂口易被血凝块阻塞而引流不畅，导致心脏压塞。临床表现为静脉压升高、颈静脉怒张，心音遥远、心搏微弱，脉压小、动脉压降低的贝克三联征（Beck's triad）；心包和心脏裂口较大，心包裂口不易被血凝块阻塞，出血直接流入胸膜腔，患者主要表现为失血性休克。穿透性心脏损伤伤情凶险，多数伤后短时间内死于失血性休克或心包填塞，幸存者多为右心房或右心室受伤者，因其压力相对较低，其裂口容易被心包内积血压迫而暂时止血，同时无严重心包填塞。

2. 诊断要点　对于以下情况的穿透性胸外伤需考虑心脏损伤可能：①胸部伤口位于心脏体表投影区域或其附近；②伤后短时间内出现心包填塞的贝克三联征、失血性休克和大量血胸的体征。穿透性心脏伤的病情凶险，进展迅速，诊断和处理须迅速、果断，主要依靠病史和体征，CT、超声等影像学检查耗时且准确性不高，只要是临床表现不能排除心脏伤者，就应争分夺秒手术探查，明确诊断，解除心脏压迫、控制出血，修补心脏裂口。

3. 治疗　临床诊断穿透性心脏损伤，且已有心脏压塞或失血性休克者，如果条件允许，应立即施行急诊室开胸手术。在气管插管全身麻醉下，切开心包缓解压塞，控制出血，迅速补充血容量。胸腔内大量积血者时可考虑自体血回收。如果是心脏介入诊治过程中发生的医源性心脏损伤，发现后应立即终止操作、拔除心导管，给予鱼精蛋白中和肝素抗凝作用，进行心包穿刺置管引流。经上述处理后如果心包内持续出血，需果断开胸手术。穿透性心脏损伤经抢救存活者，应注意心脏内有无残留的异物、心内结构损伤及并发症，如创伤性室间隔缺损、瓣膜损伤、创伤性室壁瘤、心律失常等。

第七节　肺损伤

根据损伤的组织学特点，肺损伤（injury of lung）包括肺裂伤、肺挫伤和肺爆震（冲击）伤。肺裂伤伴有脏层胸膜裂伤者可发生血气胸，而脏层胸膜完整者多形成肺内血肿。肺爆震伤由爆炸产生的高压气浪或水波浪冲击损伤肺组织。肺挫伤大多为钝性暴力致伤，引起肺和血管组织损伤，在伤后炎症反应中毛细血管通透性增加，炎性细胞沉积和炎性介质释放，使损伤区域发生水肿，大面积肺间质和肺泡水肿则引起换气障碍，导致低氧血症。

一、临床表现和诊断

肺裂伤所致血气胸的诊断与处理如前文章节所述。肺内血肿大多在胸部CT检查时发现，表现为肺内圆形或椭圆形、边缘清楚、密度增高的团块状阴影，常在2周至数月自行吸收。但也可能继发感染，形成肺脓肿。肺挫伤患者表现为呼吸困难、咯血、血性泡沫痰及肺部啰音，重者出现低氧血症。广泛肺挫伤患者常伴有多根多处肋骨骨折导致的连枷胸。胸部CT片显示肺部斑片状浸润影，一般伤后24～48小时变得更明显。

二、治疗

①及时处理合并伤；②保持呼吸道通畅；③氧气吸入；

④限制晶体液过量输入，必要时适当利尿；⑤给予肾上腺皮质激素；⑥低氧血症使用机械通气支持。

第八节　膈肌损伤

根据致伤暴力不同，膈肌损伤（diaphragmatic injury）可分为穿透性或钝性膈肌伤。穿透性损伤多由火器或刃器致伤，伤道的深度与方向直接与受累的胸腹脏器有关，多伴有胸腔或（和）腹腔脏器损伤。钝性损伤的致伤暴力大，损伤机制复杂，常伴有多部位损伤。膈肌损伤本身的临床表现较轻，往往被其他重要脏器损伤所掩盖而漏诊，多是因为伤后一段时间，甚至数年后发生膈疝后才被发现。

一、穿透性膈肌损伤

下胸部或上腹部穿透性损伤都可累及膈肌，造成穿透性膈肌损伤。穿透性膈肌损伤多合并胸腔和腹腔脏器损伤，包括心脏、心包损伤、肺和支气管裂伤，肝脾裂伤、胃肠穿孔等，导致血胸、血气胸、心包积血，腹腔积血、积气和腹膜炎体征，严重者导致失血性休克、心包填塞，危及伤者生命。床旁B超检查可快速、准确地判断胸腹腔积血情况。诊断性胸腔、腹腔穿刺术，是判断胸、腹腔积血的简单而有效的措施。

穿透性膈肌损伤应急诊手术治疗。根据伤情与临床表现选择经胸或经腹切口，控制胸腹腔内出血，仔细探查胸腹腔器官，并对损伤的器官及膈肌予以修补。

二、钝性膈肌损伤

钝性膈肌伤多由于膈肌附着的胸廓下部骤然变形和胸腹腔之间压力梯度骤增引起膈破裂。交通事故和高处坠落是导致钝性膈肌伤最常见的原因。约90%的钝性膈肌损伤发生在左侧。钝性伤所致膈肌裂口较大，有时达10cm以上，常位于膈肌中心腱和膈肌周边附着处。腹内脏器容易通过膈肌裂口疝入胸腔，左侧者居多，常见疝入胸腔的腹内脏器依次为胃、脾、结肠、小肠和网膜。严重钝性暴力致膈肌损伤的同时，往往还导致胸腹腔内脏器挫裂伤，并常伴有颅脑、脊柱、骨盆和四肢等多部位伤。

1. 临床表现和诊断　创伤性膈疝及合并的血气胸导致肺受压和纵隔移位，伤者出现呼吸困难、伤侧胸部呼吸音降低，叩诊呈浊音或鼓音等。如果膈肌裂口较小，疝入胸腔的腹内脏器可能发生嵌顿与绞窄，可出现腹痛、呕吐、腹胀和腹膜刺激征等消化道梗阻或腹膜炎表现。值得注意的是，膈肌破裂后初期可能不易诊断，临床体征和胸部X线检查结果均缺乏特异性，CT检查有助于诊断。由于进入肠道的气体和造影剂可将疝入肠袢的部分梗阻转变为完全梗阻，故禁行肠道气钡双重造影检查。膈疝患者应慎作胸腔穿刺或闭式胸腔引流术，因为可能伤及疝入胸腔的腹内脏器。

2. 治疗　一旦高度怀疑或确诊为创伤性膈破裂或膈疝，而其他脏器合并伤已稳定者，应尽早进行膈肌修补术。仔细探查胸腹腔内脏器，并予以相应处理。

目标检测

答案解析

一、填空题

1. Beck三联征包括______、______、______。

二、选择题

2. 胸外伤时剖胸探查的指征有
   A. 进行性血胸
   B. 胸内有较大异物存留
   C. 气管裂伤
   D. 膈肌破裂
   E. 以上都是
3. 一侧胸外伤患者，显现休克状态，伤侧胸腔穿刺抽出血液、很快凝固，抗休克治疗无效，血红蛋白与红细胞逐渐降低。此时，在治疗上应采取的主要措施是
   A. 继续输血补液
   B. 继续观察病情变化
   C. 行胸腔闭式引流
   D. 开胸手术探查止血
   E. 用升压药
4. 右胸外伤后稍感气促，右肺呼吸音减低。X线检查见右侧气胸10%，第4肋右端有骨折线，无移位，应
   A. 休息并观察
   B. 胶布固定胸壁
   C. 整复肋骨骨折
   D. 粗针头胸穿、排气减压
   E. 剖胸探查
5. 胸外伤2小时。查体：心率120次/分，呼吸36次/分，血压80/60mmHg（10.6/8kPa），左胸胀满，触到皮下气肿，气管向右侧移位，叩诊鼓音，左侧呼吸音消失，急救处理的方法是
   A. 输血，补液抗休克
   B. 立即左侧胸腔闭式引流
   C. 胶布固定

D. 应用升压药

E. 吸氧

6. 某患者左前胸刀刺伤 2 小时后，感胸闷气短。查体：面色苍白，四肢湿冷，心率 120 次/分，血压 80/70mmHg。颈静脉怒张，首先考虑为

A. 胸内大出血　　B. 血气胸

C. 开放性气胸　　D. 肺裂伤

E. 急性心包填塞

7. 胸部创伤后，血胸不凝固的原因是

A. 弥散性血管内凝血

B. 心、肺和膈肌活动的去纤维蛋白作用

C. 凝血酶原减少

D. 血小板消耗减少

E. 多种凝血因子的减少

三、简答题

8. 穿透性胸部创伤患者临床上心脏损伤的诊断依据有哪些？

9. 什么是反常呼吸？

10. 简述张力性气胸的病理生理机制。

（唐小军）

书网融合……

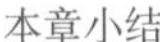

本章小结

题库

第二十六章　食管疾病

PPT

学习目标

1. 掌握　原发性食管癌治疗原则及手术适应证。

2. 熟悉　食管的外科解剖和分段；食管癌的病因和病理、临床表现、诊断与鉴别诊断。

3. 了解　食管癌的早期诊断和治疗进展；食管良性肿瘤的临床表现、诊断和治疗；腐蚀性食管灼伤的病理特征、诊断和治疗；食管运动功能障碍的病因、诊断和治疗原则。

第一节　食管癌

案例引导

案例　患者，男，63岁。有长期烟酒史40年，平时不规则体检，本次因“进食梗噎1个月余”入院。入院时查体：精神可，对答切题，皮肤巩膜无黄染，浅表淋巴结无肿大。心肺听诊未示异常。腹平软，无压痛、反跳痛，移动性浊音阴性，双下肢无水肿。入院后查癌胚抗原10.62ng/ml，胃镜提示食管距门齿28～35cm新生物环管腔生长，占管腔2/3，内镜诊断食管占位（性质待病理）。CT提示食管中下段管壁增厚，纵隔淋巴结。

讨论　该患者诊断是什么？治疗方案如何选择？

食管癌（esophageal caicinoma或carcinoma of the esophagus）是一种常见的上消化道恶性肿瘤，目前被列为全球第八大癌症，每年新发食管癌病例180万例，因食管癌死亡约46万。我国是世界上食管癌高发地区之一，每年新发病例约70万例，占全球新发病例的39%，而死亡病例更高达27万例，占全球的58%，无论是新发病例还是死亡病例均居世界之首。

一、流行病学及病因学

食管癌的发病率和死亡率各国差异很大。欧、美等国发病率很低，为（2～5）/10万，病理类型也以食管腺癌为主。亚洲国家的发病率为（1.2～32）/10万。在我国，食管癌的发病率有其独特的地理分布特点，以太行山南段的河南、河北、山西三省交界地区的发病率最高，可达32/10万。此外，山东、江苏、福建、安徽、湖北、陕西、新疆等地尚有相对集中的高发区。我国的食管癌病理类型是以鳞癌占绝大多数。

食管癌的发病男性高于女性，男女比例为1.3∶1～2.7∶1。发病年龄多在40岁以上，以60～64岁年龄组发病率最高。

食管癌的确切病因尚不清楚，可能的病因包括：①亚硝胺胺类化合物；②真菌的致癌作用；③缺乏某些微量元素及维生素；④不良饮食习惯：食物过硬、过热、进食过快；⑤食管癌遗传易感因素。食管癌的病因是复杂的、多方面的，尚待继续深入研究。

二、分段及病理

临床上分段采用美国癌症联合会（AJCC）和国际抗癌联盟（UICC）食管分段标准（第8版）。以原发肿瘤中心所在部位进行判定（图26－1）：①颈段：自食管入口（环状软骨水平）至胸骨切迹，距门齿约20cm。②胸段：从胸骨切迹至食管裂孔上缘，长度约25cm，又被分为上、中、下三段。胸上段从胸骨切迹至奇静脉弓下缘，距门齿约25cm；胸中段从奇静脉弓下缘至下肺静脉下缘，距门齿约30cm；胸下段从下肺静脉下缘至食管裂孔上缘，距门齿约40cm。③腹段：为食管裂孔上缘至胃食管交界处，距门齿约42cm。

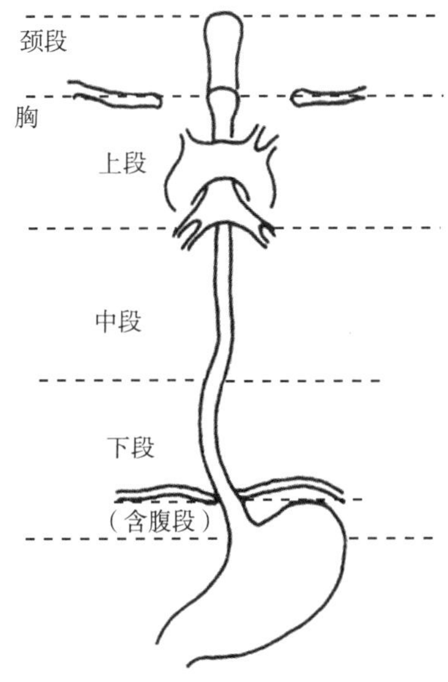

图26－1　食管癌分段

胸中段食管癌较多见，下段次之，上段较少。高发区（例如中国）以鳞癌为主，占80%以上，非高发区（美国和欧洲）的腺癌已超过鳞癌，占70%以上。胃食管交界部癌可向上延伸累及食管下段，肿瘤中心距离胃食管交界 < 2cm按食管癌进行分期，如距离胃食管交界 > 2cm则按胃癌进行分期。

早期病变多限于黏膜（原位癌），表现为黏膜充血、糜烂、斑块或乳头状，少见肿块。至中、晚期癌 肿长大，逐渐累及食管全周，肿块突入腔内，还可穿透食管壁全层，侵入纵隔和心包。

按病理形态，临床上食管癌可分为四型：①髓质型：管壁明显增厚并向腔内外扩展，使癌瘤的上下端边缘呈坡状隆起。多数累及食管周径的全部或绝大部分。切面呈灰白色均匀致密的实体肿块。②蕈伞型：瘤体呈卵圆形扁平肿块状，向腔内呈蘑菇样突起。隆起的边缘与其周围的黏膜境界清楚，瘤体表面多有浅表溃疡，其底部凹凸不平。③溃疡型：瘤体的黏膜面呈深陷而边缘清楚的溃疡。溃疡的大小和外形不一，深入肌层，阻塞程度较轻。④缩窄型：瘤体形成明显的环行狭窄，累及食管全部周径，较早出现阻塞症状。

扩散及转移：癌肿最先向黏膜下层扩散，继而向上、下及全层浸润，很易穿透疏松的外膜侵入邻近器官。癌转移主要经淋巴途径：首先进入黏膜下淋巴管，通过肌层到达与肿瘤部位相应的区域淋巴结。颈段癌可转移至喉后、颈深和锁骨上淋巴结；胸段癌转移至食管旁淋巴结后，可向上转移至胸顶纵隔淋巴结，向下累及贲门周围的膈下及胃周淋巴结，或沿着气管、支气管至气管分叉及肺门。血行转移发生较晚。

食管癌TNM分期见表26－1。

表26－1 AJCC和UICC食管癌TNM分期标准（第8版）

食管癌的T原发肿瘤分期
T_x：肿瘤不能确定
T_0：无原发肿瘤证据
T_{is}：重度不典型增生（定义为恶性细胞未突破基底膜）
T_1：肿瘤侵及黏膜固有层、黏膜肌层或黏膜下层
T_{1a}：肿瘤侵及黏膜固有层或黏膜肌层
T_{1b}：肿瘤侵及黏膜下层
T_2：肿瘤侵及食管肌层
T_3：肿瘤侵及食管外膜
T_4：肿瘤侵及食管周围结构
T_{4a}：肿瘤侵及胸膜、心包、奇静脉、膈肌或腹膜
T_{4b}：肿瘤侵及其他邻近器官，如主动脉、椎体或气管

续表

N分期区域淋巴结
N_x 区域淋巴结转移不能确定
N_0 无区域淋巴结转移
N_1：1～2枚区域淋巴结转移
N_2：3～6枚区域淋巴结转移
N_3：7枚以上区域淋巴结
M分期远处转移
M_0：无远处转移
M_1：有远处转移
腺癌G分期
Gx：分化程度不能确定
G_1：高分化癌，>95%的肿瘤组织由分化好的腺体组成
G_2：中分化癌，50%～95%的肿瘤组织显示腺体形成
G_3：低分化癌，肿瘤组织由片状和巢状细胞组成，其中形成腺体结构的细胞成分<50%
鳞癌G分期
Gx：分化程度不能确定
G_1：高分化癌，有明显的角化珠结构及较少量的非角化基底样细胞成分，肿瘤细胞呈片状分布，有丝分裂少
G_2：中分化癌，呈现出各种不同的组织学表现，从角化不全到角化程度很低再到角化珠基本不可见
G_3：低分化癌，主要由基底样细胞组成的大小不一的巢状结构，内有大量中心性坏死；由片状或铺路石样肿瘤细胞组成癌巢结构，其中偶见少量分化不全细胞或角化的细胞

三、临床表现

早期食管癌症状不明显，吞咽粗硬食物时可能偶有不适，如胸骨后烧灼样、针刺样或牵拉摩擦样疼痛。食物通过缓慢，并有停滞感或异物感。哽噎停滞感常通过吞咽水后缓解消失。症状时轻时重，进展缓慢。

中晚期食管癌的典型症状为进行性吞咽困难，即先是难咽固体食物，继而半流质食物，最后液体也不能咽下。患者逐渐消瘦、脱水、无力。持续胸痛或背痛表示癌已侵犯食管外组织。当癌肿梗阻所引起的炎症水肿暂时消退，或部分癌肿脱落后，梗阻症状可暂时减轻，常误认为病情好转。食管癌还可外侵周围器官和组织出现不同临床症状，例如侵犯喉返神经可出现声音嘶哑；压迫颈交感神经节可产生Horner综合征；侵入气管、支气管，可形成食管气管瘘，出现吞咽水或食物时剧烈呛咳，并发生呼吸系统感染。由于长期不能正常进食最终出现恶病质状态。若有肝、脑等脏器转移，可出现相应症状。

体格检查时应特别注意锁骨上有无肿大淋巴结、肝有无肿块和有无腹水、胸水等远处转移体征。

四、诊断

对可疑病例应行食管气钡双重造影。早期可见：①食管黏膜皱褶紊乱、粗糙或有中断现象；②小的充盈缺损；③局限性管壁僵硬，蠕动中断；④小龛影。中、晚期有明显的不规则狭窄和充盈缺损，管壁僵硬。有时狭窄上方食管有不同程度的扩张。

纤维胃镜检查可见食管腔内肿物，多呈菜花样改变，病变活检可以确诊。对于食管黏膜浅表性病变可行碘染色检查法鉴别良、恶性病变，即将碘溶液喷布于食管黏膜上。正常食管鳞状上皮因含糖原，与碘反应呈棕黑色，而肿瘤组织因癌细胞内的糖原消耗殆尽，故仍呈碘本身的黄色。

采用食管超声内镜检查（EUS）可以通过确定食管癌的浸润深度以及有无纵隔淋巴结转移进行术前 T 分期及 N 分期。胸、腹部 CT 扫描、头颅核磁以及骨扫描可以帮助确定食管癌外侵及远处转移，多用于 N 分期和 M 分期。

五、鉴别诊断

食管癌应与食管良性肿瘤、贲门失弛缓症和食管良性狭窄相鉴别。临床表现可参考有关章节。诊断方法主要依靠食管吞钡造影、纤维胃镜检查和食管测压。

六、预防

具体措施有：①病因学预防：改变不良生活习惯；②发病学预防：积极治疗食管上皮增生、处理癌前病变，如食管炎、息肉、憩室等；③大力开展防癌宣传教育，普及抗癌知识，在高发区人群中作普查、筛检。

七、治疗

食管癌的治疗原则是多学科综合治疗，即包括手术、放射治疗和化学治疗。

早期食管癌及癌前病变可以采用内镜下治疗，包括射频消融、冷冻治疗、内镜黏膜切除术（EMR）或内镜黏膜下剥离术（ESD）治疗，但应严格掌握手术适应证。

1. 手术治疗　是可切除食管癌的首选治疗方法。术前应进行准确的 TNM 分期。手术方式是肿瘤完全性切除（切除的长度应在距癌瘤上、下缘 5 ~ 8cm 以上）、消化道重建和胸、腹两野或颈、胸、腹三野淋巴结清扫。

手术适应证：①Ⅰ、Ⅱ期和部分Ⅲ期食管癌；②放疗后复发，无远处转移，一般情况能耐受手术者；③全身情况良好，有较好的心、肺功能储备；④对较长的鳞癌估计切除可能性不大而患者全身情况良好者，可先采用术前放化疗，待瘤体缩小后再做手术。

手术禁忌证：①Ⅳ期及部分Ⅲb 期食管癌（侵及主动脉及气管的 T_4 病变）。②心肺功能差或合并其他重要器官系统严重疾病，不能耐受手术者。

食管癌切除的手术入路包括单纯左胸切口、右胸和腹部两切口、颈胸腹三切口、胸腹联合切口，以及不开胸经食管裂孔钝性食管拔脱术等不同术式。目前临床常用经右胸的两切口或三切口入路，因其更符合肿瘤学原则。消化道重建的部位也因为食管癌的位置而有所不同，食管下段癌的吻合口部位通常在主动脉弓上，而食管中段或上段癌则吻合口多选择颈部（图 26 -2）。消化道重建中最常用的食管替代物是胃，也可根据患者个体情况选择结肠和空肠（图 26 -3）。目前以胸（腹）腔镜为代表的微创技术广泛应用于食管癌外科。各种术式的选择取决于患者的病情和肿瘤的部位。吻合口瘘是较严重的术后并发症之一，其他并发症包括吻合口狭窄、乳糜胸、喉返神经损伤等。

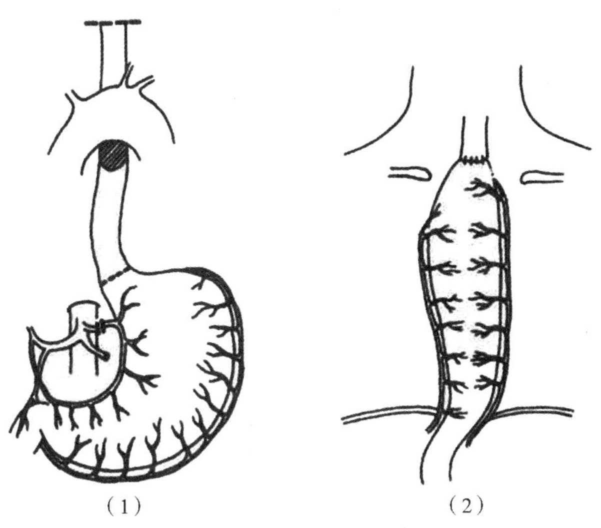

图 26 -2　食管癌切除术后胃代食管术

（1）上、中段食管癌的食管切除范围；（2）胃代食管、颈部吻合术

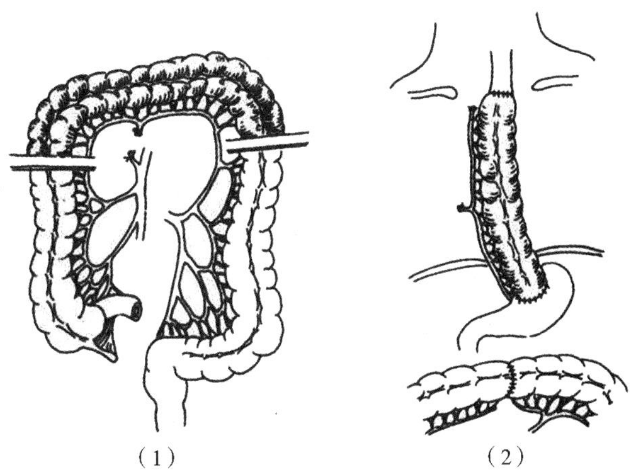

图 26 -3　横结肠代食管术

（1）切取带系膜横结肠；（2）横结肠上端与食管近端吻合，下端与胃吻合；同时行结肠远近端吻合

对晚期食管癌无法手术者，为改善生活质量，可行姑息性减状手术，如食管腔内置管术、胃造瘘术等。

近年来，食管癌术前放化疗（新辅助放化疗）取得了较好的效果，不但提高了手术切除率，也改善了远期生存，适合于部分局部晚期食管癌。

目前食管癌的切除率为58%~92%，手术并发症发生率为6.3%~20.5%；切除术后5年和10年生存率分别为8%~30%和5.2%~24%。

2. 放射疗法 ①术前放疗：可增加手术切除率，提高远期生存率。一般放疗结束2~3周后再作手术。②术后放疗：对术中切除不完全的残留癌组织在术后3~6周开始术后放疗。③根治性放疗：多用于颈段或胸上段食管癌；也可用于有手术禁忌证且患者尚可耐受放疗者。三维适形放疗技术是目前较先进的放疗技术。

3. 化学治疗 食管癌化疗分为姑息性化疗、新辅助化疗（术前）、辅助化疗（术后）。化学治疗必须强调治疗方案的规范化和个体化。采用化疗与手术治疗相结合或与放疗相结合的综合治疗，有时可提高疗效，或使食管癌患者症状缓解，存活期延长。但要定期检查血常规，并注意药物不良反应。

4. 放化疗联合 局部晚期食管癌但无全身远处转移可以进行新辅助同步或序贯放化疗，然后重新评估疗效以决定是否行外科手术治疗或继续根治性放化疗。

化疗+免疫联合局部晚期食管癌但无全身远处转移可以进行新辅助化疗+免疫治疗，然后重新评估疗效以决定是否外科手术治疗或继续化疗+免疫治疗，必要时增加放疗治疗。

知识链接

食管癌术后吻合口瘘

吻合口瘘是食管癌术后严重的并发症，是患者出现严重不良后果甚至死亡的重要原因。其发生的原因和患者一般状况、原有基础病、营养状况都有关。手术方案的选择也是引起食管癌吻合口瘘的重要因素。如颈部瘘显著高于胸内瘘。食管胃吻合口的张力情况、胃的血供、术后患者发生低氧血症、肺部或胸内感染也会影响瘘的发生概率。吻合口瘘发生后目前首选保守治疗，包括①胃肠减压以减少消化液的进一步漏出；②胸腔置管促进引流液的充分引流，避免包裹性脓性液体集聚，促进肺的复张；③充分的肠内和（或）肠外营养支持，优先选择肠内营养。保守治疗无效的患者可选择手术，方案为自颈部将食管引出进行旷置，待局部炎症消退患者身体情况恢复后二期行部分食管切除+结肠代食管术。

八、随访

食管癌的总体五年生存率为20%左右。对于新发食管癌患者应建立完整病案和相关资料档案，治疗后定期随访。

第二节 食管良性肿瘤

食管良性肿瘤（benign esophageal tumor）少见，按其组织发生来源可分为腔内型（息肉及乳头状瘤）、黏膜下型（血管瘤及颗粒细胞成肌细胞瘤）及壁间型（食管平滑肌瘤或食管间质瘤）。后者约占食管良性肿瘤的3/4。

食管良性肿瘤患者的症状和体征主要取决于肿瘤的部位和大小。较大的肿瘤可以不同程度地堵塞食管腔，出现吞咽困难、呕吐和消瘦等症状。很多患者伴有吸入性肺炎、胸骨后压迫感或疼痛感。血管瘤患者可发生出血。

食管良性肿瘤患者，不论有无症状，通过影像学检查（行钡餐造影和胸部CT扫描）和内镜检查可以作出诊断。发病最多的有食管平滑肌瘤和食管间质瘤，因发生于肌层，故黏膜完整，肿瘤大小不一，呈椭圆形、生姜形或螺旋形。食管钡餐检查可出现“半月状”压迹。食管内镜检查可见肿瘤表面黏膜光滑、正常。这时，切勿进行食管黏膜活检以致黏膜破损。

一般而言，食管良性肿瘤均可通过外科手术治疗。对腔内型小而长蒂的肿瘤可经内镜摘除。对壁内型和黏膜下型肿瘤，一般可行胸腔镜或开胸手术切除。术中小心保护食管黏膜防止破损。

食管良性肿瘤的手术效果满意，预后良好，恶变者罕见。

第三节 腐蚀性食管灼伤

腐蚀性食管灼伤（erosive bum of esophagus）多为误吞强酸或强碱等化学腐蚀剂所引起食管化学性灼伤。强碱产生较严重的溶解性坏死，强酸则产生蛋白凝固性坏死。

一、病理

食管化学灼伤的严重程度，决定于吞服化学腐蚀剂的类型、浓度、剂量、食管的解剖特点、伴随的呕吐情况以及腐蚀剂与组织接触的时间。

吞服化学腐蚀剂后，灼伤的部位常不止限于食管，还包括口咽、喉、胃或十二指肠。通常腐蚀剂与食管三个生理狭窄段接触的时间最长，因此常在这些部位发生较广泛的灼伤。

根据灼伤的病理程度可分为以下几类。①Ⅰ度：食管黏膜表浅充血水肿，经过脱屑期后7～8天而痊愈，不遗留瘢痕。②Ⅱ度：灼伤累及食管肌层。在急性期组织充血、水肿、渗出，组织坏死脱落后形成溃疡。3～6周内发生肉芽组织增生。以后纤维组织形成瘢痕而导致狭窄。③Ⅲ度：食管全层及其周围组织凝固坏死，可导致食管穿孔和纵隔炎。

灼伤后病理过程大致可分为三个阶段。第一阶段即在伤后最初几天内发生炎症、水肿或坏死。常出现早期食管梗阻症状。第二阶段在伤后1～2周，坏死组织开始脱落，出现软的、红润的肉芽组 织。梗阻症状常可减轻。这时食管壁最为薄弱，持续3～4周。第三阶段瘢痕及狭窄形成，并逐渐加重。病理演变过程可持续数周至数月，但超过1年后再发生狭窄者少见。瘢痕狭窄的好发部位常在食管的生理狭窄处。

二、临床表现

误服腐蚀剂后，立即引起唇、口腔、咽、胸骨后以及上腹部剧烈疼痛，随即有反射性呕吐，呕出物常带血性。若灼伤涉及会厌、喉及呼吸道，可出现咳嗽、声音嘶哑、呼吸困难。严重者可出现昏迷、虚脱、发热等中毒症状。瘢痕狭窄形成后可导致食管部分或完全梗阻。因不能进食，后期常出现营养不良、脱水、消瘦、贫血等。如为小儿，其生长发育也会受到影响。

三、诊断

依据有吞服腐蚀剂病史以及上述有关临床表现，体检发现口咽部有灼伤表现，即可确立诊断。但有时口咽部有无灼伤表现不一定能证明食管有无灼伤，故必要时通过食管造影确诊。胸骨后疼痛、背或腹痛应排除食管或胃穿孔。晚期行食管造影能明确狭窄的部位和程度。

四、治疗

1. 急诊处理　程序如下：①采集病史，明确所服腐蚀剂的种类、时间、浓度和量。②迅速判断患者一般情况，特别是呼吸系统和循环系统状况。保持呼吸道通畅，必要时气管切开。尽快建立静脉通道。③尽早吞服植物油或蛋白水，以保护食管和胃黏膜。无条件时可吞服生理盐水或清水稀释。慎用酸碱中和的方法，因化学反应产生的热可造成二次损伤。④积极处理并发症，包括喉头水肿、休克、胃穿孔、纵隔炎等。⑤防止食管狭窄，早期使用糖皮质激素和抗生素，可减轻炎症反应、预防感染、减缓纤维组织增生及瘢痕形成。对疑有食管、胃穿孔者禁用激素。是否放置食管支架或食管加压法防止狭窄，目前尚有争议。

2. 扩张疗法　宜在灼伤2～3周后食管急性炎症、水肿开始消退后进行。食管扩张应定期重复进行。

3. 手术疗法　对严重长段狭窄及扩张疗法失败者，可采用手术治疗。将狭窄段食管旷置或切除，以胃、空肠或结肠替代。替代物上提途径可经胸腔、胸骨后或皮下。

第四节　食管运动功能障碍

（一）贲门失弛缓症

贲门失弛缓症（achalasia）是指吞咽时食管体部无蠕动，食管下括约肌松弛不良，临床表现为间断性吞咽困难。多见于20～50岁，女性稍多。

1. 病因和病理　病因至今未明。一般认为本病系食管肌层内神经节的变性、减少或缺如，食管失去正常的推动力。食管下括约肌不能松弛，致食物滞留于食管内。久之食管扩张、肥厚、伸长、屈曲、失去肌张力。食物淤滞，慢性刺激食管黏膜，导致充血、发炎甚至发生溃疡。时间久后，极少数患者可发生癌变。

2. 临床表现　主要症状为间断性咽下困难、胸骨后沉重感或阻塞感。多数病程较长，症状时轻时重，发作常与精神因素有关。热食较冷食易于通过，有时咽固体食物因可形成一定压力，反而可以通过。食管扩大明显时，可容纳大量液体及食物。在夜间可发生气管误吸，并发肺炎。

3. 诊断　食管吞钡造影特征为食管体部蠕动消失，食管下端及贲门部呈鸟嘴状，边缘整齐光滑，上端食管明显扩张，可有液面。钡剂不能通过贲门。食管腔内压力测定可以确诊。食管纤维镜检查可帮助排除癌肿。

4. 治疗

（1）非手术疗法　改变饮食习惯，如少吃多餐，细嚼慢咽，避免吃过热或过冷食物。部分轻症早期患者可先试行食管扩张术。

（2）手术疗法　食管下段贲门肌层切开术（Heller手术）方法简单，是治疗贲门失弛缓症的有效方法，效果良好。肌层切开应彻底，直至黏膜膨出。肌层剥离范围约至食管周径的一半。但需注意防止切破黏膜或损伤迷走神经。也有在此手术基础上加作抗反流手术，如胃底固定术、幽门成形术等。传统开放手术通常采用经腹或经左胸入路，目前多采用经腹腔镜或胸腔镜微创方法，创伤小、恢复快。近年来，随着内镜技术的进步，部分贲门失弛症也可以通过内镜治疗。

（二）胃食管反流病

胃食管反流病（gastroesophageal reflux disease，GERD）是胃内容物反流至食管、口腔、咽喉、气管和（或）肺导致的一系列症状。我国胃食管反流病发病率在10%以上，在欧美可达20%以上，多见于中老年人群。

1. 症状表现　胃食管反流病的临床表现非常多样。消化系统症状较典型，包括反酸、反食、胃灼热、嗳气、胸痛和吞咽困难等；但食管外症状易被误诊为呼吸或耳鼻喉等疾病，包括咽炎、鼻炎、中耳炎、声音嘶哑、鼾症、牙腐蚀、口腔异味，尤其是咳嗽、哮喘、胸闷气短、憋气、喉痉挛以至窒息等。并发症包括食管炎、食管狭窄、出血、Barrett 食管、食管腺癌以及某些气道炎性病变和肿瘤。

2. 诊断　较轻症状每周出现 2 天或以上，中、重度症状每周出现 1 天以上。胃镜显示贲门松弛、食管裂孔疝（上消化道造影或 CT）或有明确的胃食管反流病并发症（反流性食管炎、消化性狭窄、Barrett 食管等），和（或）反流监测阳性，和（或）质子泵抑制剂诊断性治疗有效，则可诊断胃食管反流病。

3. 治疗　约 50% 的胃食管反流病应考虑以慢性病管理，70% 以上的患者抑酸等内科治疗可取得满意的疗效，30% ~35% 的胃食管反流病可视为外科疾病。

手术适应证：①内科治疗失败：症状控制不理想、抑酸药不能控制的严重症状或存在药物副作用；②药物治疗有效但需要长期维持治疗：包括要求改善生活质量、不愿长期服药或认为药物治疗代价较大的；③有胃食管反流病并发症（如 Barrett 食管、消化性狭窄等）；④存在明显反流相关症状和疝相关症状的食管裂孔疝；⑤有慢性或复发性食管外症状和并发症：包括反流性哮喘、咳嗽、耳鼻咽喉症状、喉痉挛和误吸等。

第五节　食管憩室

食管壁的一层或全层局限性膨出，形成与食管腔相通的囊袋，称为食管憩室（diverticulum of the esophagus）。按其发病机制，可分为牵引型和膨出型两种。牵引型因系食管全层向外牵拉，也称真性憩室；膨出型因只有黏膜膨出，也称假性憩室。还可按憩室发生部位分为咽食管憩室、食管中段憩室和膈下憩室（图 26 -4）。

（一）咽食管憩室

1. 病因和病理　因咽下缩肌与环咽肌之间有一薄弱的三角区，加上肌活动的不协调，即在咽下缩肌收缩将食物下推时，环咽肌不松弛或过早收缩，致食管黏膜自薄弱区膨出，属膨出型假性憩室。

2. 临床表现和诊断　早期无症状。当憩室增大，可在吞咽时有咕噜声。若憩室内有食物潴留，可引起颈部压迫感。淤积的食物分解腐败后可发生恶臭味，并致黏膜炎症水肿，引起咽下困难。体检有时颈部可扪到质软肿块，压迫时有咕噜声。巨大憩室可压迫喉返神经而出现声音嘶哑。如反流食物吸入肺内，可并发肺部感染。

3. 诊断　食管钡餐造影或胸部 CT 扫描可以确诊。可显示憩室的部位、大小、连接部等。

4. 治疗　有症状的患者可行手术切除憩室，分层缝合食管壁切口或采用器械闭合切口。若一般情况不宜手术者，可每次进食时推压憩室，减少食物淤积，并于进食后喝温开水冲净憩室内食物残渣。

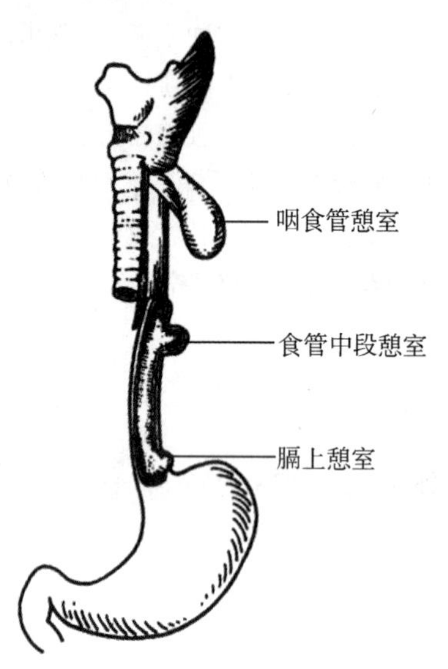

图 26 -4　食管憩室的类型

（二）食管中段憩室

1. 病因和病理　气管分叉或肺门附近淋巴结炎症，形成瘢痕，牵拉食管全层。大小一般 1 ~2cm，可单发，也可多发。憩室颈口多较大，不易淤积食物。

2. 临床表现和诊断　常无症状。若发生炎症水肿时，可有咽下哽噎感或胸骨后、背部疼痛感。长期感染可导致食管憩室与肺相通，形成憩室支气管瘘，患者可以出现肺部同一部位反复感染，还可以出现呛咳等相应症状。

3. 诊断　主要依靠食管钡餐造影确诊。有时作胃镜检查排除癌变。

4. 治疗　临床上无症状者无需手术。如果并发出血、穿孔或有明显症状者，可考虑手术治疗。游离被外牵的食管壁，予以复位或切除憩室。

（三）膈上憩室

1. 病因和病理　食管下段近膈上处，从平滑肌层的某一薄弱处，因某种原因像贲门失弛缓症、食管裂孔疝等，引起食管内压力增高，致黏膜膨出。好发于食管下段后右方。少数为食管全层膨出形成真性憩室。

2. 临床表现和诊断　主要症状为胸骨后或上腹部疼痛。有时出现咽下困难或食物反流。诊断主要依靠食管吞钡 X 线检查，可显示憩室囊、憩室颈及其位置方向。

3. 治疗　有明显症状或食物淤积者，可考虑切除憩室，同时处理食管、膈肌的其他疾病。

目标检测

答案解析

选择题

1. 早期食管癌的症状是
   A. 进食梗噎感　　B. 进行性吞咽困难
   C. 胸骨后烧灼感　　D. 食管内异物感
2. 食管癌的病理可分为
   A. 髓质型　　B. 伞型
   C. 溃疡型　　D. 缩窄型
3. 食管癌的诊断手段有
   A. 食管拉网脱落细胞检查
   B. 食管 X 线钡餐检查
   C. 纤维胃镜检查
   D. CT 检查
4. 中晚期食管癌 X 线钡餐检查可见
   A. 明显的不规则狭窄和充盈缺损
   B. 狭窄上方食管扩张
   C. 食管黏膜皱襞整齐
   D. 充盈缺损、龛影和软组织块影
5. 贲门失弛缓症在消化道钡餐上的典型征象是
   A. 食管高度扩张　　B. 有液平面
   C. 有充盈缺损　　D. 下段呈鸟嘴样

（朱扣军）

书网融合……

本章小结

题库

第二十七章　纵隔疾病

学习目标

1. **掌握**　纵隔分区；常见纵隔肿瘤的诊断和治疗方法。
2. **熟悉**　常见纵隔肿瘤的类型；纵隔气肿的临床表现。
3. **了解**　纵隔气肿的诊断和治疗方法。

纵隔是指由左、右纵隔胸膜，前方的胸骨，后方的胸椎及肋脊区，上方的胸廓出口及下方的膈肌共同围成的腔隙。其内有胸腺、心脏、大血管、迷走神经、心包膈神经、气管、食管、胸导管、淋巴等重要脏器。由于纵隔内所含组织和起源不同、胚胎发育复杂，常好发各种肿瘤或囊性病变。临床上为了便于纵隔疾病的解剖定位，常采用“四分法”进行纵隔分区，即以胸骨角和第4胸椎体下缘连线平面为界，将纵隔分为上纵隔和下纵隔，下纵隔又以心包前、后壁为界划分为前纵隔、中纵隔和后纵隔（图27－1）。

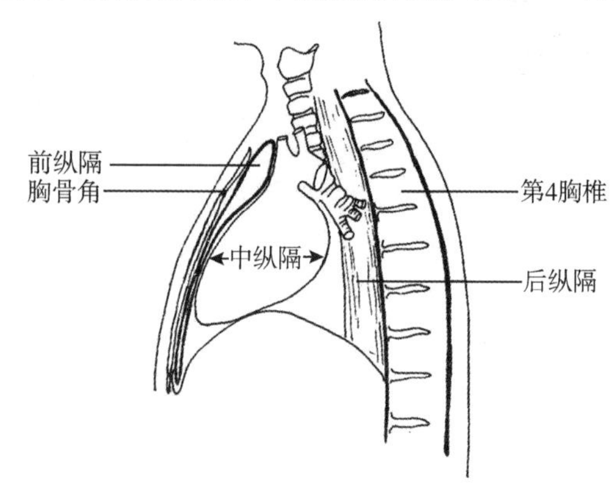

图27－1　纵隔分区

第一节　纵隔肿瘤

案例引导

案例　患者，男，40岁。主因“胸闷气短半年”入院。查体：T 36.8℃，P 90次/分，R 18次/分，BP 120/70mmHg。气管居中，双肺呼吸音清，左前胸叩诊浊音，右胸叩诊清音。辅助检查：胸部CT示左前纵隔可见大小约6cm×8cm包块，边界较清楚，其内有钙化灶。

讨论　1. 该患者的诊断可能为什么？

2. 如何对该患者进行治疗？

由于纵隔内组织和器官较多，胎生结构来源复杂，所以纵隔区肿瘤种类繁多。既有原发，也有继发。原发性肿瘤中以良性多见，但也有相当一部分为恶性。

（一）常见的纵隔肿瘤和囊肿

1. 神经源性肿瘤（neurogenic tumour）　是纵隔内最常见的肿瘤类型。多起源于交感神经，少数起源于外围神经。这类肿瘤多位于后纵隔脊柱旁肋脊区内。以单侧多见。肿瘤较小时无明显症状，较大可压迫神经干或恶变侵蚀时可发生疼痛。在影像学上多表现为边界清晰的类圆形实性包块。临近椎管的肿瘤易向椎管内生长，形成哑铃状肿瘤，此种肿瘤在临床上要特别重视。纵隔神经源性肿瘤可分成两大类。①自主神经系统肿瘤：大多起源于交感神经。恶性的有神经母细胞瘤及节细胞神经母细胞瘤，良性的有神经节细胞瘤。尚有少数发生于迷走神经的神经纤维瘤。②起源于外围神经的肿瘤：良性的有神经鞘瘤和神经纤维瘤。临床上这两类肿瘤表现相似，故又统称为神经纤维瘤。多发生于脊神经根或其近侧段，亦有少数来自肋间神经。恶性者有恶性神经鞘瘤及神经纤维肉瘤。常见纵隔肿瘤分布见图27－2。

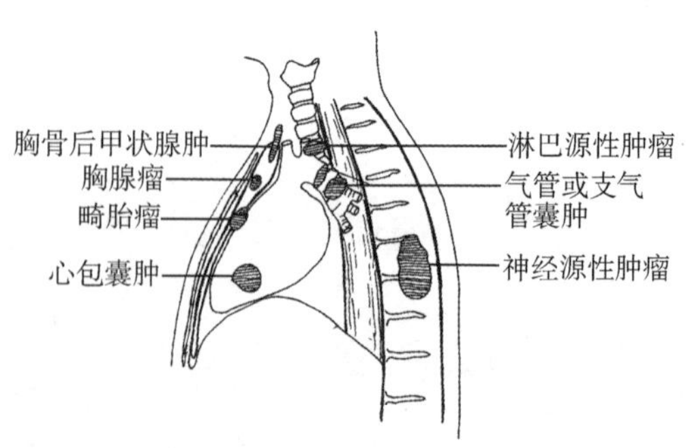

图27－2　常见纵隔肿瘤分布位置

2. 胸腺瘤（thymoma）　多位于前上纵隔。分为皮质型、髓质型和混合型三类。有些退化的残余胸腺内含有活跃的生发中心，常异位于气管前、甲状腺下极、肺门、心包、膈肌等处的脂肪组织内。胸腺因涉及人体免疫功能，有些病症可能与自身免疫机制改变有关。

胸腺瘤有良、恶性之分。良性多局限，包膜完整，预后较好。但临床上常视为有潜在恶性，易浸润附近组织器官。恶性常侵犯包膜及周围组织，预后较差。组织学上胸腺瘤分为四型（1999 年，WHO）：①A 型胸腺瘤：即髓质型或梭型细胞胸腺瘤。②AB 型胸腺瘤：即混合型胸腺瘤。③B 型胸腺瘤被分为 3 个亚型。B1 型胸腺瘤：即富含淋巴细胞的胸腺瘤、淋巴细胞型胸腺瘤、皮质为主型胸腺瘤或类器官胸腺瘤；B2 型胸腺瘤：即皮质型胸腺瘤；B3 型胸腺瘤：即上皮型、非典型、类鳞状上皮胸腺瘤或分化好的胸腺癌。④C 型胸腺瘤：即胸腺癌，组织学上此型较其他类型的胸腺瘤更具有恶性特征。临床上要根据术中所见（包膜完整与否、肿瘤侵犯程度），结合术后病理组织学来准确判断其良、恶性。

良性和体积较小的胸腺瘤多无明显症状，侵袭明显和体积较大的胸腺瘤可引起胸前区不适。其中约 15% 的患者合并重症肌无力。反之，重症肌无力患者中约有半数以上有胸腺瘤或胸腺增生。目前考虑与自身免疫机制改变引起的乙酰胆碱受体抗体产生过多有关。

3. 畸胎瘤（Teratoma）　又称畸胎皮样囊肿，多位于前纵隔，起源于胚胎的多潜能生殖细胞。可为实体瘤或囊肿，常含有 3 个胚层（内、中、外）的组织（如毛发、皮脂腺、肌肉、骨、软骨、牙齿、淋巴样组织、支气管黏膜、胰腺组织）。多数为良性，呈圆形、椭圆形或分叶状，有完整包膜，囊壁可有钙化，囊内多有褐黄色液体。10% 的畸胎瘤为恶性。较大的畸胎瘤可对周围组织产生压迫和侵蚀，引起相应的症状。临床可见畸胎瘤穿入肺与支气管相通的病例，患者可有毛发等咳出。

4. 纵隔囊肿（cyst of mediastinum）　常见的有支气管源性囊肿、食管囊肿（或称前肠囊肠或肠源性囊肿）及心包囊肿。多呈圆形或椭圆形，壁薄，边界清楚。其中支气管源性囊肿最常见，绝大数位于气管、支气管近侧，及隆突后方或隆突下区，亦可见于肺内、食管壁、心包内外。食管囊肿可位于食管壁层内，也可通过一瘘管和食管相连。心包囊肿多位于中纵隔心包内。三者均为先天胚胎遗留的良性病变。

5. 胸内异位组织肿瘤和淋巴源性肿瘤　前者有胸骨后甲状腺肿、甲状旁腺瘤等；后者多为恶性，如淋巴瘤等。肿块常呈双侧性且不规则。淋巴源性肿瘤不宜手术，多采用放射治疗或化学药物治疗。

6. 其他肿瘤　一般有血管源性、脂肪组织性、结缔组织性、来自肌组织等间叶组织肿瘤。较为少见。

知识链接

胸腺瘤临床相关预后因素

目前，影响胸腺瘤患者预后的因素尚不明确。大多数研究显示肿瘤分期和组织学分类是预测胸腺瘤患者预后和复发的重要指标。临床上使用最广泛的分期方法是 Masaoka 分期标准，使用较为普遍的组织学分类方式是 WHO 组织学分型。众多研究表明，Masaoka 分期和 WHO 组织学分型是接受完整手术切除胸腺瘤患者的独立预后因素。A 型和 AB 型胸腺瘤患者多为 Masaoka Ⅰ期和Ⅱ期，而 B 型胸腺瘤多见于分期较晚的患者，从 A 型至 B3 型生存率逐渐降低；B2 和 B3 型的复发率高于 A 型、AB 型或 B1 型。Masaoka Ⅱ期比Ⅰ期患者预后差。但值得注意的是，目前尚不明确 Masaoka Ⅰ期与Ⅱ期、Ⅱ期与Ⅲ期、Ⅲ期与Ⅳa 期之间预后的差别，也未最终确定从Ⅰ期到Ⅳb 期预后是否是一个逐渐变差的过程。

（二）临床表现

纵隔肿瘤引起的症状与病变的大小、部位、生长方向、速度、质地、性质等有关。良性肿瘤由于生长缓慢，多向腔内方向生长，体积较大时也可无症状或症状轻微，而恶性肿瘤生长迅速，侵蚀程度高，体积较小时便可出现明显症状。

常见的症状有胸痛、胸闷不适及病变压迫或侵袭胸内各系统脏器引起相应的症状。如压迫或刺激呼吸系统可引起咳嗽、咳痰、发热、咯血、气短、呼吸困难或发绀；压迫交感神经干可引起 Horner 综合征；侵犯或压迫喉返神经可引起声音嘶哑；压迫臂丛神经可引起上肢麻木、肩胛区疼痛及向上肢放射性疼痛；侵犯膈神经可引起膈肌瘫痪；压迫或堵塞上腔静脉可引起颜面部及上肢肿胀、颈部及上胸部浅静脉怒张等；当侵犯或压迫食管可引起吞咽困难；哑铃状神经源性肿瘤压迫脊髓时可引起截瘫。此外，还有与病变相关的一些特异性症状，如肺内畸胎瘤可有毛发、豆腐渣样皮脂物质咳出；胸腺瘤可合并重症肌无力、再生障碍性贫血等。

（三）诊断

上述临床表现结合影像学检查，有助于明确诊断。

胸部正侧位 X 线片可显示肿瘤的位置、大小、密度、有无钙化等。胸部 CT 和磁共振检查可进一步明确病变与邻近组织器官的关系，有助于评估病变的可切除性。超声检查有助于鉴别实质性、血管性或囊性肿瘤。放射性核素[131]I扫描可协助诊断胸内甲状腺肿。颈部淋巴结活检有助于鉴别淋巴结源性肿瘤或其他恶性肿瘤。气管镜、食管镜、纵隔镜等检查有助于鉴别诊断。

（四）治疗

除恶性淋巴瘤等适合放疗和化疗外，绝大多数纵隔肿瘤在无禁忌证情况下，均需外科手术治疗。良性纵隔肿瘤或囊肿，即便无症状，由于会逐渐长大，压迫毗邻气管，甚至出现恶变或继发感染，一般建议手术切除。根据纵隔肿瘤和囊肿的位置和大小，常可选择胸腔镜微创手术或传统开胸手术。恶性纵隔肿瘤若已侵入邻近器官无法切除或已有远处转移，则禁忌手术而可根据病理性质给予放射或化学药物等治疗。

第二节 纵隔气肿

纵隔气肿（mediastinal emphysema），是指各种原因导致外界气体进入纵隔区域，包绕纵隔内重要脏器，如大血管、气管、食管、心脏等，可引起皮下气肿，甚至颜面部肿胀。这些气体可源于空腔脏器的破裂，如食管破裂、食管穿孔或气管断裂等；亦可由各种原因引起的胸膜下肺泡破裂，气体沿血管、支气管鞘膜进入压力相对较低的纵隔区域引起；少数情况下可出现无明显原因的特发性纵隔气肿。

（一）临床表现

纵隔气肿患者的临床表现轻重不一，主要与气肿发生的速度、积气量的多少、是否合并张力性气胸及诱发纵隔气肿的原发疾病等因素有关。

少量积气时患者可无症状；积气较多、压力较高时，患者可有胸闷、气短、咽部梗阻感、胸骨后疼痛等不适。纵隔内大量积气或合并有张力性气胸者，患者常有严重的呼吸困难、发绀等，甚至危及生命。体格检查时常可发现颈部皮下气肿，严重者皮下气肿可蔓延至面部、胸部、上肢，甚至至腹部和下肢，触诊有皮下握雪感或捻发感；另外患者可有胸骨后过清音、心浊音界缩小或消失、心前区可听到与心搏一致的喀哒声（Hamman征）等；严重患者颈、胸静脉回流障碍；合并有张力性气胸者尚可见相应体征。

（二）诊断

除考虑上述临床表现和体征外，纵隔气肿的诊断主要依靠胸部X线或CT检查。前后位X线可见纵隔两旁带状透亮阴影，侧位X线片见胸骨后间隙透亮度增大。胸部CT对纵隔气肿显示更清楚，可见大血管、气管、食管、心脏等重要纵隔脏器被气体所包绕。

（三）治疗

大多数纵隔气肿患者症状较轻，如特发性纵隔气肿患者，经卧床休息，给予对症、吸氧等处理，1~2周气体逐渐吸收。对积气量大、压力高，致使纵隔器官受压出现呼吸、循环障碍者，可经胸骨上切口行排气减压术。伴有大量皮下气肿者可行多部位针刺排气或小切口排气。酌情使用抗生素以预防或控制感染。此外，要积极控制原发疾病，如控制哮喘发作以缓解气流受限；对气管切开术后并发的纵隔气肿应立即拆除皮肤和皮下组织缝线，使气体可外溢；对断裂的气管、破裂的食管等进行修补缝合；对合并气胸的纵隔气肿患者应尽早施行胸腔闭式引流术。多数患者随着胸腔内压力下降，纵隔气肿的程度亦可明显减轻。

目标检测

答案解析

选择题

1. 前上纵隔常见的肿瘤包括
   A. 胸腺瘤
   B. 畸胎瘤
   C. 胸内甲状腺肿
   D. 神经源性肿瘤
   E. 淋巴源性肿瘤
2. 后纵隔常见的肿瘤包括
   A. 胸腺瘤
   B. 畸胎瘤
   C. 胸内甲状腺肿
   D. 神经源性肿瘤
   E. 淋巴源性肿瘤
3. 关于纵隔肿瘤的描述，下列正确的是
   A. 肠源性囊肿，多位于中纵隔
   B. 神经源性肿瘤可伴有Horner综合征
   C. 神经源性肿瘤多位于前纵隔
   D. 重症肌无力患者15%合并胸腺瘤
   E. 心包囊肿常出现心脏压迫症状
4. 上、下纵隔的分界是
   A. 胸骨柄与第4胸椎上缘的水平连线
   B. 胸骨柄与第4胸椎下缘的水平连线
   C. 胸骨角与第4胸椎上缘的水平连线
   D. 胸骨角与第4胸椎中点的水平连线
   E. 胸骨角与第4胸椎下缘的水平连线

5. 纵隔肿瘤产生症状的主要原因是
   A. 局部压迫
   B. 像其他任何恶性肿瘤一样直接侵犯
   C. 穿破肺组织及大血管
   D. 通过延髓的迷走神经反射
   E. 内分泌活动

（蒲江涛）

书网融合……

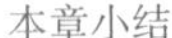

本章小结

题库

第二十八章　肺部疾病

PPT

学习目标

1. 掌握　肺大疱的临床表现、诊断和治疗方法；支气管扩张症的临床表现、诊断和外科治疗原则；肺癌的临床表现、诊断方法和外科手术指征。

2. 熟悉　支气管扩张症的好发部位及保守治疗方法；肺结核的外科适应证及并发症；肺脓肿的外科适应证；肺癌的病理组织学分类、转移途径、鉴别诊断、TNM 分期及综合治疗措施。

3. 了解　支气管扩张的病因、病理、临床表现、诊断和防治原则；肺癌早期诊断的方法及其重要意义。

第一节　肺大疱

肺大疱（pulmonary bulla）是一个被气体充盈的空间，直径为 1cm 或更大，包含于肺实质中，是由于肺气肿导致的结构破坏所形成的囊泡状改变。

1. 病因及病理　最初认为肺大疱形成后会压迫周围肺实质，从而继发产生单向活瓣作用，使空气能进入肺泡而不易排出，但这种假设被证明是错误的。现有研究提出“优先通气”的概念，认为肺大疱最初是由局部破坏的肺组织构成的，如肺气肿。随着肺大疱的逐渐增大，与周围损害轻微的肺组织相比，其顺应性提高，使得气体优先流入肺大疱，使之继续膨胀。周围的肺组织由于弹性回缩力的作用则继续回缩。基础的病变是肺泡受到炎症刺激和破坏，导致肺泡壁的结构破坏。炎症使肺组织损坏，肺泡壁及间隔逐渐因泡内压力升高而破裂，肺泡互相融合形成大的含气囊腔。显微镜下可见大疱壁为肺泡扁平上皮细胞，也可仅有纤维膜或纤维结缔组织存在。

肺大疱有单发也有多发，以位于上叶尖段及下叶背段边缘多见。一般常因剧烈咳嗽、运动或屏气，使肺内压力突然升高，导致大疱破裂引起自发性气胸。有时因粘连性束带被撕断引起出血造成血气胸。

2. 临床表现　患者的症状与大疱的数目、大小以及是否伴有其他肺部疾病密切相关。较小的、数目少的单纯肺大疱可无任何症状，往往是在 X 线检查时意外被发现。体积大或多发性肺大疱常见胸闷、气短等症状。少数患者可表现为胸骨后挤压痛，放射至上臂，并与活动相关，可能是肺大疱通气时，内脏和纵隔壁层胸膜的膨胀导致。极少数肺大疱患者有咯血或肺出血。因大疱型肺气肿常有气胸倾向，肺大疱临床主要并发症是自发性气胸和自发性血气胸，体格检查可表现为发绀，气管健侧移位，患侧叩诊呈鼓音，听诊呼吸音减弱。

3. 诊断与鉴别诊断　肺大疱的诊断主要依赖于影像学检查。影像学检查被用于确定肺大疱的大小、位置、数量以及性质，并能预测手术风险。小于一侧胸腔容积 30% 的肺大疱不进行手术治疗。手术切除的孤立性肺大疱体积越大，则术后气急症状的改善越明显。肺大疱占胸腔容积 50% 以上与手术后疗效呈正相关。肺大疱占胸腔容积 70% 以上，手术后 FEV_1 上升以及症状改善的效果最佳。

巨大肺大疱与气胸鉴别困难时，应慎重胸穿操作，以免刺破大疱，致大疱漏气，造成医源性气胸，甚至成为张力性气胸。若不能区别肺大疱或张力性气胸，而患者出现发绀等呼吸困难症状时，紧急情况下可暂行穿刺或引流缓解症状以挽救生命，同时完善急诊胸腔镜或剖胸手术的准备工作。

4. 治疗　肺大疱的自然病程表现为肺大疱逐渐扩大、呼吸困难症状和肺功能障碍的不断加重，无有效的药物疗法。检查发现无症状的肺大疱一般无需治疗。

手术适应证是：①肺大疱破裂引起自发性气胸或血气胸者；②肺大疱体积大、压迫邻近肺组织，症状明显者；③肺大疱反复感染者。较少见的手术适应证包括合并咯血、肺癌、胸痛等。对于肺大疱占据一侧胸腔 50% 以上容积、周围肺组织受压萎陷或者肺大疱持续多年不断增大的无症状患者，预防性手术的合理性近年得到认可。

手术方法：肺大疱切除术是目前常用手术方案。电视胸腔镜手术（VATS）逐渐成为主流，包括单孔胸腔镜手术及多孔胸腔镜手术。手术的目的是尽可能地切除肺大疱组织，同时保留正常的肺组织，并确保剩余肺组织能够完全膨胀。漏气是肺大疱手术后最常见的并发症。

第二节　肺部常见感染性疾病的外科治疗

一、支气管扩张症

支气管扩张症（bronchiectasis）是由于支气管壁弹性成分和肌肉成分的破坏导致支气管永久性和非正常的扩张。常继发于支气管管腔阻塞（淋巴结压迫，痰液、异物或肿瘤堵塞）、感染（麻疹、百日咳、细支气管炎、支气管炎、肺炎、肺结核等）或先天发育异常及遗传因素（肺囊性纤维化多见）导致。阻塞和感染在本病起始和进展过程中互为因果，即阻塞会继发感染，感染后坏死组织及痰液等会进一步加重阻塞，形成恶性循环，持续破坏支气管及周围结构。下叶是最容易受累的部位。左肺较右肺易发，主要是由于左侧支气管较细的内径、较长的纵隔走行和通过主动脉弓下时较局限的空间。

1. 临床表现　主要为咳痰、咯血，反复发作呼吸道和肺部感染。患者排痰量较多，呈黄绿色脓性黏液。合并厌氧菌感染时有恶臭，收集全日痰静置于玻璃瓶中，数小时后可分为三层：上层为泡沫，中层为黄绿色浑浊脓液，下层为坏死组织沉淀物。体位改变，尤其是清晨起床时可能诱发剧烈咳嗽、咳痰，这可能是由于扩张支气管内积存的脓液引流入近端气道，引起刺激所致。部分患者痰中带血或大量咯血。病程久者可能有贫血、全身营养不良或杵状指（趾）。当支气管扩张症并发代偿性或阻塞性肺气肿时，患者可有呼吸困难、气急或发绀，晚期可出现肺源性心脏病及心、肺衰竭的表现。

2. 诊断及鉴别诊断　诊断主要依靠影像学表现。X线片：轻度的支气管扩张，可以没有典型的影像学表现，但是在囊状支气管扩张的患者可以发现支气管管壁的增厚，带有液平的囊腔，同时可以发现肺不张或者肺实质的浸润。CT检查：高分辨率CT对于支气管扩张症的诊断非常敏感。支气管造影术曾经是确诊支气管扩张症的金标准，如临床需鉴别柱状和囊状支气管扩张可以有选择性地应用于支气管扩张的患者。但是高分辨率CT能够更清晰地显示支气管壁，并能发现近端支气管腔内阻塞或狭窄，发现造影不易发现的病变区，如上叶尖段。

3. 外科治疗　目前支气管扩张症的治疗措施包括内科治疗、外科治疗和支气管动脉栓塞治疗。内科治疗首要的目的是对可逆性病变进行恰当的治疗，足够的抗生素、支气管扩张剂和物理疗法必不可少。支气管动脉栓塞治疗，较易复发，可用于治疗支气管扩张引起的大咯血，尤其是针对不能耐受手术或病变广泛不适合手术者。

外科治疗是唯一可以治愈支气管扩张症的治疗方式，包括肺切除和肺移植。临床上以肺切除为主，其原则是切除病变组织，消除肺部感染和出血病灶。手术主要并发症包括持续反复感染、再次咯血和支气管胸膜瘘等，漏气时间延长最为常见。

手术适应证是：①一般情况较好，心、肝、肾等重要器官功能均无异常者，足够的肺功能储备；②经规范内科治疗，但症状无明显减轻，存在反复呼吸道急性感染、反复或大量咯血等症状；③病变相对局限。

手术禁忌证是：①一般情况差，心、肺、肝、肾功能不全，不能耐受手术者；②合并肺气肿、哮喘或肺源性心脏病；③双肺病变范围广泛，切除病肺后可能严重影响肺功能者。

手术方法是：由于反复炎症刺激，支气管扩张患者通常存在胸腔粘连、异常新生血管、血管与淋巴结紧密粘连等导致组织游离困难，胸腔镜手术已成为支气管扩张症手术的优先选择。在根据患者一般情况和病变情况，可按下列情况选择不同手术方式。①一侧病变，病变局限于一叶肺、一段或多段者，可作肺叶或肺段切除术。病变累及多叶甚至全肺，而对侧肺的功能良好者，可作多叶甚至一侧全肺切除术。②双侧病变，若一侧肺的肺段或肺叶病变显著，估计痰或血主要来自病重的一侧，可作病重一侧的肺段或肺叶切除术，也可根据情况同期或分期作双侧手术。③双侧病变，范围广泛，一般不宜作手术治疗。但若反复大咯血不止，积极内科治疗无效，能明确出血部位，可考虑切除出血的病肺以抢救生命。此外，弥散性病变和多肺段切除患者，可考虑肺移植手术。

二、肺结核的外科治疗

肺结核（pulmonary tuberculosis）由结核分枝杆菌（tubercle bacillus，TB）引起的慢性传染病，结核分枝杆菌可累及全身多个器官，但以肺结核最为常见。临床上多呈慢性过程，少数可急起发病。常有低热、乏力等全身症状和咳嗽、咯血等呼吸系统表现。随着多重耐药肺结核的比例逐渐增多，尤其多重耐药肺结核的药物治疗出现失败后，外科手术结合化疗是治疗耐多药肺结核的有效措施。需要强调的是外科治疗的术前、术后必须应用有效抗结核药物的配合，同时增强患者体质，防止和减少并发症的发生。

目前肺结核外科治疗的主要术式为肺切除术。电视胸腔镜手术近年来在肺结核外科中应用越发广泛。胸廓成形术以往主要适用于无条件作开胸手术的基层单位，患者一般情况差不能耐受肺切除术者，或病变广泛而不能耐受一侧全肺切除术者。

1. 肺切除术适应证　包括如下。

（1）已局限、持久的空洞型肺结核　如厚壁空洞、张力空洞、巨大空洞和下叶空洞。

（2）结核性球形病灶（结核球）　直径大于2cm的结核球或干酪样病灶不易愈合者，结核球难以与肺癌鉴别，或合并肺恶性肿瘤，也应早作手术切除。

（3）已毁损的肺叶或一侧全肺　肺叶或一侧全肺毁损，有广泛的干酪病变、空洞、纤维化和支气管狭窄或扩张，肺功能已基本丧失，药物治疗难以奏效，且成为感染源，引起反复的化脓菌或霉菌感染者。

（4）结核性支气管狭窄或支气管扩张　支气管瘢痕狭窄伴狭端反复感染、毁损肺、支气管扩张且内科疗效不理想者；正规抗结核治疗后痰结核菌仍然阳性者合并咳嗽、胸痛、咯血等症状。

（5）其他适应证　包括大咯血，常可先采取支气管动脉介入造影的手段在明确出血部位的同时进行栓塞治疗，如栓塞治疗效果不理想，出血部位为结核病灶所在肺叶时，则需急诊行肺叶切除术甚至全肺切除术；胸廓成形术后仍有排菌者；诊断不确定的肺部可疑块状阴影或原因不明的肺不张等。

2. 肺切除术禁忌证　主要包括如下。

（1）肺结核正在扩展或处于活动期，全身症状重，血沉等基本指标不正常，或肺内其他部位出现新的浸润性病灶者。

（2）经过系统的抗结核治疗，肺外其他脏器结核病未得到有效控制者。

（3）一般情况和心肺代偿能力差。肺功能测定提示病肺切除后将严重影响患者呼吸功能。

3. 术前准备及术后处理　①心、肺、肝、肾功能检查，评估患者手术耐受性。②术前有效抗结核药物的选择，可参照患者不同的药敏试验结果以及既往相关用药史，选出至少3种以上敏感或未曾使用过的抗结核药物，联合使用2~3个月。③痰菌阳性者应作支气管镜检，观察有无支气管内膜结核。有支气管内膜结核者应继续抗结核治疗，直到病情控制。④术后的抗结核治疗应继续术前的有效抗结核治疗方案，至少6~12个月，避免因频繁更换治疗方案而产生新的耐药现象。若肺切除后有胸内残腔，余肺内尚有残留病灶，必要时考虑同期或分期加作胸廓成形术。

三、肺脓肿的外科治疗

肺脓肿（lung abscess）是指由化脓菌感染引起的肺实质破坏病变，早期为化脓性炎症，继而出现肺实质坏死并形成脓腔。肺脓肿常起病较急，症状较重，若不及时诊断和治疗，迁延3个月以上即成为慢性肺脓肿。急、慢性肺脓肿均易并发大咯血、脓胸及支气管胸膜瘘等并发症。

1. 手术适应证　急性肺脓肿常以内科治疗为主，大部分患者通过抗感染，体位引流及对症、支持治疗等可痊愈。但当合并有严重并发症或转变为慢性肺脓肿时，常需要外科干预。具体外科手术适应证有：①急、慢肺脓肿合并严重大咯血，经内科药物止血无效时，为抢救生命者，需行肺切除术。②急、慢性肺脓肿破入胸腔，形成脓气胸及支气管胸膜瘘者需行外科引流或肺切除术。③肺脓肿病期3个月以上，经内科治疗病变未见明显吸收，而且持续或反复发作有较多症状者需行肺切除术。④慢性肺脓肿与其他病灶并存，或不能完全鉴别，如结核、肺癌、肺霉菌感染等，也需要肺切除治疗。

肺脓肿的手术难度大、出血多，病变范围广，手术一般不做肺段或肺楔形切除，而多数行肺叶切除，甚至全肺切除。

2. 术前准备

（1）行痰细菌药敏试验，应用敏感抗生素控制肺部炎症；除急症手术外，最好术前治疗至中毒症状消失，体温及脉搏稳定。

（2）体位排痰，痰量尽量控制在50ml/d以下，由脓性痰变为稀白痰。

（3）纠正贫血、低蛋白血症，给予高蛋白及高维生素饮食。

（4）准备足够的血源，一般需2000~3000ml。

（5）选择双腔插管，预防术中脓痰及呼吸道分泌物误入健肺。

第三节　原发性肺癌

案例引导

案例　患者，男，54岁。刺激性干咳3个月，加重伴咯痰及痰中带血丝2周余。自觉发病以来明显乏力、消瘦，体重减轻约5kg，无发热及盗汗，时有右胸痛，无咯脓性痰，无声音嘶哑，无呼吸困难，无全身关节、肌肉疼痛。

查体：体温36.5℃，血压17.0/11.0kPa（127/82mmHg），脉搏85次/分，呼吸18次/分。呼吸平稳，气管居中，无颈静脉怒张及颈动脉异常搏动，腋下及锁骨上淋巴结未触及肿大。胸廓对称无畸形，双侧呼吸动度一致，双肺上部触觉语颤，右侧弱于对侧相应部位，右肺上部叩诊较浊，听诊双肺呼吸音清，右肺上部较弱，无干湿啰音。心界大小正常，心律规整，心率 85 次/分，心脏各瓣膜听诊区无杂音。腹平软，全腹未触及肿块，肝、脾未触及，全腹无压痛、反跳痛，移动性浊音阴性，双下肢无水肿，双手呈杵状指。

辅助检查：胸片可见右肺上叶呈扇形缩小，密度增高，水平裂外侧向上移位，呈横“S”征，肺门轻度上提，气管偏右侧。双肋膈角锐利，未见液、气平面。

讨论

1. 请帮助设计有利于诊断地合理检查程序。

2. 该病例最可能的病理类型是什么？推断的依据是什么？

3. 简述该类疾病的外科手术禁忌证。

肺部肿瘤是发生于人体肺部组织的肿瘤，根据肿瘤性质可分为肺部良性肿瘤和肺部恶性肿瘤。恶性肿瘤多指肺癌，为起源于支气管黏膜或腺体的恶性肿瘤，恶性程度高，生长速度快，扩散速度也较快，严重危及患者生命健康。继发性肺部恶性肿瘤多为其他组织器官的恶性肿瘤经血行播散到肺部。

原发性肺癌（lung cancer）又称原发性支气管肺癌，起源于支气管黏膜上皮或肺泡上皮。

近年来，全世界肺癌的发病率明显增高，肺癌的发病率已居肿瘤发病的首位。在 21 世纪，我国开展的第三次死因回顾调查则显示肺癌也已居癌症死亡原因首位。城市地区和农村地区的肺癌各年龄段死亡率趋势相似。

一、病因

肺癌的病因至今不完全明确，主要危险因素归纳如下：①吸烟和被动吸烟；②慢性阻塞性肺疾病史；③职业暴露，如多种特殊职业接触可增加肺癌的发病危险，包括石棉、氡、铍、铬、镉、镍、硅、煤烟和煤烟尘等；④肺癌家族史和遗传易感性；⑤与肺癌发生有关的其他因素还包括营养及膳食、体育锻炼、免疫状态、雌激素水平、感染（人类免疫缺陷病毒、人乳头瘤病毒）、肺部慢性炎症、经济文化水平等。

二、病理

肺癌主要组织类型为腺癌和鳞癌，约占全部原发性肺癌的 80%。其次为小细胞癌，约占 15%。其他少见类型原发性肺癌包括腺鳞癌、大细胞癌及涎腺来源的癌（腺样囊性癌、黏液表皮样癌等）等。

1. 鳞癌　肺鳞癌的发病率近年来呈下降趋势，占肺癌的 30% ~40%，其中 2/3 表现为中央型，1/3 为周边型，可伴空洞形成，位于中心时可呈息肉状突向支气管腔。此种类型的癌一般认为起源于吸烟刺激后的支气管上皮鳞状化生，根据癌巢角化细胞分化程度，将其分为高、中、低度分化。鳞癌多见淋巴道和血行转移，也可直接侵犯纵隔淋巴结及支气管旁和纵隔软组织。术后局部复发比其他类型肺癌常见。

2. 腺癌　腺癌占肺癌的 40% ~55%，在许多国家已经超过鳞癌成为最常见的肺癌类型。腺癌临床上以周边型多见，空洞形成罕见。肺腺癌的病理：①非典型性腺瘤样增生（atypical adenomatous hyperplasia，AAH）：AAH 为一种肺腺癌的癌前病变。AAH 常在 0.5cm 以内，CT 扫描常以磨玻璃样改变为特点。镜下组织学表现在肺泡结构完好，肺泡上皮增生呈一致的立方形或矮柱状，有轻度非典型性，核仁缺乏或模糊。②原位腺癌（adenocarcinoma in situ，AIS）：AIS 是 2011 年提出的新概念，定义为≤3cm 的单发腺癌，癌细胞局限于正常肺泡结构内（附壁型生长），由Ⅱ型肺泡上皮和（或）克拉拉细胞组成。AIS 细胞核异型性不明显，常见肺泡间隔增宽伴纤维化。AIS 手术切除无病生存率为 100%。③微浸润性腺癌（micro - invasive adenocarcinoma，MIA）。MIA 定义为≤3cm 的单发腺癌，界限清楚，以附壁型生长为主，浸润癌形态应为附壁型以外的其他形态，浸润间质最大径≤5mm，除外脉管侵犯、胸膜侵犯及肿瘤细胞气道内播散等危险因素。MIA 如果完整切除，总体 5 年生存率近乎 100%。④ 浸润性腺癌。腺癌可单发、多发或表现为弥漫性。浸润性腺癌形态主要包括附壁型、腺泡型、乳头状、微乳头状和实体型。其中微乳头型和实体型属于低分化亚型，应标注含量百分比。

3. 神经内分泌癌　肺神经内分泌肿瘤分为类癌/神经内分泌肿瘤（典型类癌、不典型类癌）和小细胞肺癌以及部分大细胞神经内分泌癌。小细胞肺癌占所有肺癌的 15%，属分化差的神经内分泌癌，坏死常见并且核分裂指数较高。根据临床行为和病理特征类癌/神经内分泌肿瘤分为典型类癌和不典型类癌，前者为低度恶性而后者恶性程度稍高。与典型类癌相比，不典型类癌常发生于外周，转移率增加，预后相对较差。大细胞神经内分泌癌是免疫组织化学及形态具有神经内分泌分化特征的大细胞癌。通常为外周结节伴有坏死，预后与小细胞癌相似，复合性大细胞癌是指合并其他分化好的非小细胞癌成分，大部分复合成分为腺癌。

4. 其他类型的肺癌

（1）腺鳞癌　只占据所有肺癌的 0.6% ~2.3%。肿瘤必须含有至少 10% 的腺癌或鳞癌时才能诊断为腺鳞癌，常位于外周并伴有中央瘢痕形成。

（2）肉瘤样癌　为一类含有肉瘤或肉瘤样成分［梭形和（或）巨细胞样］的分化差的非小细胞癌，分为 3 个亚型，即多形性癌、癌肉瘤和肺母细胞瘤。

（3）涎腺来源的癌　包括腺样囊性癌、黏液表皮样癌以及上皮－肌上皮癌等。

三、扩散及转移

1. 直接扩散　癌肿沿支气管壁并向支气管腔内生长，造成支气管腔部分或全部阻塞；癌肿可穿越肺叶间裂侵入相邻的肺叶；肺癌可突破脏层胸膜，造成胸膜腔种植转移；癌肿可直接侵犯胸壁、纵隔内其他组织和器官。

2. 淋巴转移　淋巴转移是常见的扩散途径，小细胞癌和鳞癌较多见。癌细胞经支气管和肺血管周围的淋巴管道，先侵入邻近的肺段或肺叶支气管周围的淋巴结，然后到达肺门或隆突下淋巴结，或经气管旁淋巴结，最后累及锁骨上前斜角肌淋巴结和颈部淋巴结。纵隔和锁骨上以及颈部淋巴结转移一般发生在原发灶同侧，但也可以在对侧，即交叉转移。肺癌也可以在肺内、肺门淋巴结无转移情况下发生纵隔淋巴结转移，为跳跃转移。

3. 血行转移　小细胞癌和腺癌的血行转移，较鳞癌常见。肺癌最常见的远处转移部位是肺、骨、脑、肝、肾上腺。

四、临床表现

肺癌的临床表现多样但缺乏特异性，常因此延误诊断。周围型肺癌通常无明显症状，常在体检或因其他疾病行胸部影像学检查时发现。肺癌的临床表现可以归纳为：原发肿瘤本身局部生长引起的症状，原发肿瘤侵犯邻近器官、结构引起的症状，肿瘤远处转移引起的症状以及肺癌的肺外表现（如副肿瘤综合征）等。

1. 原发肿瘤本身局部生长引起的症状　这类症状和体征包括：①咳嗽是肺癌患者就诊时最常见的症状，50% 以上的肺癌患者在诊断时有咳嗽症状。②肺癌患者有 25% ~ 40% 会出现咯血症状，通常表现为痰中带血丝，大咯血少见。咯血是最具有提示性的肺癌症状。③引起呼吸困难的机制可能包括以下诸多方面，原发肿瘤扩展引起肺泡面积减少、中央型肺癌阻塞或转移淋巴结压迫大气道、肺不张与阻塞性肺炎、肺内淋巴管播散、胸腔积液与心包积液、肺炎等。④肿瘤组织坏死可以引起发热，肿瘤引起的继发性肺炎也可引起发热。⑤如果肿瘤位于大气道，特别是位于主支气管时，常可引起局限性喘鸣症状。

2. 原发肿瘤侵犯邻近器官、结构引起的症状　原发肿瘤直接侵犯邻近结构如胸壁、膈肌、心包、膈神经、喉返神经、上腔静脉、食管，或转移性肿大淋巴结机械压迫上述结构，可以出现特异性的症状和体征。包括胸腔积液、声音嘶哑、膈神经麻痹、吞咽困难、上腔静脉阻塞综合征、心包积液、Pancoast 综合征等。

3. 肿瘤远处转移引起的症状　最常见的是中枢神经系统转移而出现的头痛、恶心、呕吐等症状。骨转移则通常出现较为剧烈而且不断进展的疼痛症状等。

4. 肺癌的肺外表现　除了肿瘤局部区域进展引起的症状和胸外转移引起症状以外，肺癌患者还可以出现瘤旁综合征。肺癌相关的瘤旁综合征可见于 10% ~20% 的肺癌患者，小细胞肺癌尤甚。临床上常见的是异位内分泌、骨关节代谢异常，部分可以有神经－肌肉传导障碍等。瘤旁综合征的发生不一定与肿瘤的病变程度正相关，有时可能会先于肺癌的临床诊断。对于合并瘤旁综合征、可手术切除的肺癌来说，症状复发对肿瘤复发有重要提示作用。

五、诊断

（一）体格检查

1. 多数早期肺癌患者无明显相关阳性体征。

2. 患者出现原因不明、久治不愈的肺外征象，如杵状指（趾）、非游走性关节疼痛、男性乳腺发育、皮肤黝黑或皮肌炎、共济失调和静脉炎等。

3. 临床表现高度怀疑肺癌的患者，体检发现声带麻痹、上腔静脉阻塞综合征、Horner 综合征、Pancoast 综合征等提示局部侵犯及转移的可能。

4. 临床表现高度怀疑肺癌的患者，体检发现肝大伴有结节、皮下结节、锁骨上窝淋巴结肿大等，提示远处转移的可能。

（二）辅助检查

1. 实验室检查　血清学肿瘤标志物检测包括癌胚抗原（carcinoembryonic antigen，CEA），神经元特异性烯醇化酶（neuron－specific enolase，NSE），细胞角蛋白 19 片段（cytokeratin fragment，CYFRA21－1）和促胃液素释放肽前体（pro－gastrin－releasing peptide，ProGRP）以及鳞状上皮细胞癌抗原（squamous cell carcinoma antigen，SCCAg）等。以上肿瘤标志物联合使用，可提高其在临床应用中的敏感度和特异度。

2. 影像学检查

（1）胸部 X 线片检查　在我国，X 线胸部正侧位片是基层医院发现肺部病变的基本影像检查方法，对早期肺癌的诊断价值有限，一旦 X 线胸片怀疑肺癌应及时行胸部 CT 检查。

（2）胸部 CT 检查　胸部 CT 检查是目前肺癌诊断、分期、疗效评价及治疗后随诊中最重要和最常用的影像检查方法。胸部低剂量螺旋 CT 可考虑用来进行早期肺癌的筛查，但假阳性率较高。高分辨率螺旋CT可发现肺内直径较小的毛玻璃样病变（ground－glass opacity，GGO），有助于发现早期的肺腺癌。CT有助于发现X线检查隐藏区的肿瘤，不但可以显示肿瘤的大小、位置、范围，还可以显示肿瘤与邻近器官的关系、纵隔淋巴结转移情况，为制定治疗方案提供重要依据。

（3）PET－CT检查　对于下列情况，有条件者推荐使用PET－CT。①孤立肺结节的诊断与鉴别诊断（≥8mm的实性结节、部分实性结节持续存在且内部实性成分≥6mm）；②肺癌治疗前分期，PET－CT对于淋巴结转移和胸腔外转移（脑转移除外）有更好地诊断效能；③肺癌放疗定位及靶区勾画；④辅助鉴别常规CT无法判断的肿瘤术后瘢痕与肿瘤复发，如PET－CT摄取增高，需活检证实；⑤辅助鉴别常规CT无法判断的肿瘤放疗后纤维化与肿瘤残存/复发，如PET－CT摄取，需活检证实；⑥辅助评价肺癌疗效（尤其是分子靶向治疗），推荐应用PET－CT实体瘤疗效评价。

（4）超声检查　肺癌患者的超声检查主要应用于锁骨上区淋巴结、肝脏、肾上腺、肾脏等部位及脏器转移瘤的观察，为肿瘤分期提供信息。

（5）骨核素扫描　用于判断肺癌骨转移的常规检查。

3. 内镜及其他检查

（1）支气管镜检查和超声支气管穿刺活检术　支气管镜检查对于肿瘤的定位诊断和获取组织学诊断具有重要价值。对于中央型肺癌，支气管镜检查可以直接窥及病变，95%以上可以通过细胞学刷检和组织学活检获得明确病理诊断。通过超声支气管镜还可以对邻近支气管的肺门和纵隔淋巴结进行穿刺活检，用于肺癌的定性诊断和纵隔淋巴结分期诊断。

（2）纵隔镜检查　通过标准的和扩大的纵隔镜检查术，可以获取2R、2L、4R、4L、5、6、7、10区淋巴结，用于肺癌的定性诊断和区域淋巴结分期诊断。

（3）胸腔镜或开胸肺活检　对于影像学发现的肺部病变，虽经痰细胞学检查、支气管镜检查和各种方法穿刺、活检检查仍未能获取组织学和细胞学明确诊断者，临床上高度怀疑肺癌或经短期观察后不能除外肺癌可能者，胸腔镜甚至开胸肺活检是肺癌定性诊断的方法之一。

（4）痰脱落细胞学检查　痰脱落细胞学检查简单、无创，易于为患者接受，是肺癌定性诊断行简便有效的方法之一，也可以作为肺癌高危人群的筛查手段。

六、肺癌的分期

WHO依照肿瘤大小（T），淋巴结转移（N）和远处转移（M）情况对肺癌加以分期。目前暂用2018年公布的第8版国际TNM分期（表28－1），该分期既适用于非小细胞肺癌，也适用于小细胞肺癌。

表28－1　2018年第8版肺癌国际分期TNM定义

T原发肿瘤	
T_x	未发现原发肿瘤，或者通过痰细胞学或支气管灌洗发现癌细胞，但影像学及支气管镜无法发现
T_0	没有原发肿瘤的证据
T_{is}	原位癌
T_1	肿瘤最大径≤3cm，周围包绕肺组织及脏层胸膜，支气管镜见肿瘤侵及肺叶支气管，未侵及主支气管
T_1mi	微浸润性腺癌
T_{1a}	肿瘤最大径≤1cm
T_{1b}	肿瘤1cm＜最大径≤2cm
T_{1c}	肿瘤2cm＜最大径≤3cm
T_2	肿瘤3cm＜最大径≤5cm；或者肿瘤侵犯主支气管（不常见的表浅扩散型肿瘤，不论体积大小，侵犯限于支气管壁时，虽可能侵犯主支气管，仍为T_1），但未侵及隆突；侵及脏层胸膜；有阻塞性肺炎或者部分或全肺肺不张。符合以上任何1个条件即归为T_2
T_{2a}	肿瘤3cm＜最大径≤4cm
T_{2b}	肿瘤4cm＜最大径≤5cm
T_3	肿瘤5cm＜最大径≤7cm。或任何大小肿瘤直接侵犯以下任何1个部位，包括：胸壁（包含肺上沟瘤）、膈神经、心包；同一肺叶出现孤立性癌结节。符合以上任何1个条件即归为T_3
T_4	肿瘤最大径＞7cm；无论大小，侵及以下任何1个部位，包括：纵隔、心脏、大血管、隆突、喉返神经、主气管、食管、椎体、膈肌；同侧不同肺叶内孤立癌结节
N区域淋巴结	
N_x	区域淋巴结不能评估
N_0	无区域淋巴结转移
N_1	同侧支气管周围及（或）同侧肺门淋巴结以及肺内淋巴结有转移，包括直接侵犯而累及的
N_2	同侧纵隔淋巴结转移和（或）隆突下淋巴结转移
N_3	对侧纵隔、对侧肺门淋巴结，同侧或对侧斜角肌或锁骨上淋巴结转移
M远处转移	
M_X	远处转移不能被判定
M_0	无远处转移
M_{1a}	局限于胸腔内，对侧肺内癌结节；胸膜或心包结节；或恶性胸膜（心包）渗出液
M_{1b}	超出胸腔的远处单器官单灶转移（包括单个非区域淋巴结转移）
M_{1c}	超出胸腔的远处单器官多灶转移/多器官转移

续表

临床分期
隐匿性癌：$T_{is}N_0M_0$
IA$_1$ 期：T_{1a}（mis）N_0M_0，$T_{1a}N_0M_0$
IA$_2$ 期：$T_{1b}N_0M_0$
IA$_3$ 期：$T_{1c}N_0M_0$
IB 期：$T_{2a}N_0M_0$
ⅡA 期：$T_{2b}N_0M_0$
ⅡB 期：$T_{1a\sim c}N_1M_0$，$T_{2a}N_1M_0$，$T_{2b}N_1M_0$，$T_3N_0M_0$
ⅢA 期：$T_{1a\sim c}N_2M_0$，$T_{2a\sim b}N_2M_0$，$T_3N_1M_0$，$T_4N_0M_0$，$T_4N_1M_0$
ⅢB 期：$T_{1a\sim c}N_3M_0$，$T_{2a\sim b}N_3M_0$，$T_3N_2M_0$，$T_4N_2M_0$
ⅢC 期：$T_3N_3M_0$，$T_4N_3M_0$
ⅣA 期：任何 T、任何 N、M_{1a}，任何 T、任何 N、M_{1b}
ⅣB 期：任何 T、任何 N、M_{1c}

七、鉴别诊断

肺癌在临床表现和影像学特征表现多样，与某些肺内疾病较为相似，需进行鉴别诊断。

1. 肺结核

（1）结核球　需与周围型肺癌鉴别，多位于上叶尖段或下叶背段，可有或无结核中毒症状，病史较长，年青人多见，影像学表现为边界多清晰的球形块状影，密度不均，可含有钙化灶或透光区，周围可有散在的纤维增殖性病灶，常称为“卫星灶”。

（2）空洞型肺结核　需与伴有空洞的周围型肺癌相鉴别。结核性空洞好发于青壮年，病程较长，临床表现以咳血丝痰及结核中毒症状为主，痰中常可检出结核杆菌，病灶多位于上叶尖后段及下叶背段。肺癌则好发于中老年，病程短，临床表现以咳嗽、咳血伴胸痛多见，无特定的好发部位。另外，结核空洞壁钙化较肺癌多见，结核空洞外壁均不甚光滑，周围伴有慢性炎症改变，卫星灶较肿瘤多见。肺癌周围多较光整，病灶多呈深分叶，胸膜尾征、血管集束征较多见，肺门及纵隔淋巴结肿大及胸腔积液在肺癌中较结核多见。

（3）粟粒样肺结核　需与起源于细支气管/肺泡并呈粟粒样表现的肺腺癌及肺内多发转移瘤相鉴别。其常见于青少年，结核中毒症状明显，抗结核治疗，病灶多可以消退。

（4）肺门淋巴结结核　需与中央型肺癌相鉴别，后者多有咳嗽，咳痰及咯血，中老年人多见，无结核中毒症状，抗结核治疗无效。

临床上对于怀疑肺结核的病例，均须行结核相关检查，予以排除，气管镜等活检有助于确诊肺癌。有时可出现结核病灶和肺癌同时存在需高度警惕，尤其是对于中年以上肺结核患者，在原有肺结核病灶附近或其他肺叶内出现密度较浓的块状影、肺不张、一侧肺门阴影增大，以及在抗结核药物治疗过程中肺部病灶未见好转反而增大，应高度怀疑肺癌，需进一步行病理学检查。

2. 肺部炎症

（1）肺炎　肺癌阻塞气道，引起阻塞性肺炎时，需与支气管肺炎鉴别，后者多急性起病，伴有高热、乏力、咳嗽及咳痰等症状，X 线表现为边界模糊的斑片状阴影，可不局限于单个肺段或肺叶，抗感染治疗效果明显。

（2）肺脓肿　癌性空洞需与肺脓肿鉴别。肺脓肿多伴有高热、咳嗽及咳脓痰，X 线表现多为薄壁空洞，内壁光滑，有液平面。

3. 肺部其他占位病变

（1）肺炎性假瘤　慢性非特异性炎症引起的类瘤样病变，多为查体发现，无症状，影像学表现为边界清楚的类圆形结节。

（2）肺错构瘤　是由支气管正常组织形成的良性肿瘤，其主要成分是软骨和纤维组织，此外尚有腺体、脂肪、平滑肌及神经组织，可有钙化。好发于肺周边部，影像学表现为边缘锐利而清晰的高密度影，常成结节状、分叶状或椭圆形。典型者有“爆米花样”钙化灶。

（3）肺支气管腺瘤　是起源于气管、支气管腺体或导管的一类低度恶性肿瘤，主要包括：类癌、腺样囊性癌和黏液表皮样癌。生长相对缓慢，但可侵入周围组织，并出现淋巴结转移和血道转移。一般为体检发现，无症状，但位于大的支气管腔内的中心型腺瘤阻塞支气管腔后，可有咳嗽，反复肺部感染、咯血、哮喘等症状。影像学检查有时可发现肿块影或肿瘤阻塞气管或支气管后引起的肺实变影。气管镜检查及活检有助于明确诊断，但类癌由于血供丰富，活检时易出血，需高度警惕。支气管腺瘤手术切除后，预后较好，其中典型类癌预后最好，支气管腺样囊性癌的预后最差。

（4）肺隔离症　由先天性肺发育异常所致，多位于下叶。邻近膈肌及主动脉的肺癌有时需与叶内型肺隔离症进行鉴别。后者影像学检查多提示肺下叶后基底段位置单发的囊性或实性阴影，边界比较清楚，呈三角形或肺叶状影，常与纵隔及膈肌有较宽的接触面，增强 CT 可发现异常动脉的存在及其分支，多由主动脉分出。治疗上常选择手术切除。

（5）其他肺部良性肿瘤　如硬化性血管瘤、肺软骨瘤、肺纤维瘤、平滑肌瘤、脂肪瘤等。肺部良性肿瘤通常病史长，生长缓慢，边界清楚，症状不明显，手术切除效果好。

八、治疗

肺癌的治疗应当采取多学科综合治疗（multiple disciplinary team，MDT）与个体化治疗相结合的原则，即根据患者的机体状况、肿瘤的病理组织学类型和分子分型、侵及范围和发展趋向采取 MDT 的模式，有计划、合理地应用手术、放疗、化疗、分子靶向治疗和免疫治疗等手段，以期达到最大程度地延长患者的生存时间、提高生存率、控制肿瘤进展和改善患者的生活质量。

（一）外科治疗

解剖性肺切除术是早中期肺癌的主要治疗手段，也是目前临床治愈肺癌的重要方法。肺癌手术分为完全性切除、不完全性切除和不确定性切除。应力争完全性切除，以期达到完整地切除肿瘤，减少肿瘤转移和复发，并且进行精准的病理 TNM 分期，力争明确分子病理分型，指导术后综合治疗。

1. 肺癌手术适应证　单从肺癌角度考虑，肺癌外科手术的绝对适应证也即目前比较一致的手术适应证是 $T_{1\sim3}N_{0\sim1}M_0$ 期的病变；肺癌的相对适应证也即目前为多数人接受的手术适应证是部分 $T_4N_{0\sim1}M_0$ 期的病变。

2. 常用手术方式

（1）解剖性肺叶切除联合系统淋巴结清扫或采样术　绝大多数肺癌患者首选解剖性肺叶切除联合系统淋巴结清扫或采样术。

（2）肺段切除或肺叶楔形切除术　如：肺储备功能差或合并其它疾病不允许行肺叶切除者。外周直径≤2cm 的结节病灶，并至少符合以下一种情形者：①纯的原位腺癌；②CT 示毛玻璃样表现占结节成分 50% 以上；③影像学检测确定肿瘤倍增时间较长（≥400 天）。在行肺段切除和肺叶楔形切除术时，切缘应距离肿瘤≥2cm 或≥病灶最大径范围。如果技术可行，在不明显增加手术风险情况下，应该同时行 N_1 组和 N_2 组各站淋巴结的采样术。

（3）扩大切除术　当肿瘤侵及肺门或多个肺叶同时受累时，常行全肺切除术；有时为保留更多肺组织，可选择对部分患者行肺叶袖状切除术；特殊情况下，如肿瘤侵犯上腔静脉或周围重要脏器，需行周围脏器一并切除和重建的扩大切除术。

（4）电视胸腔镜辅助手术（VATS）　VTAS 仅用 1～3 个 1～3cm 切口，创伤小，恢复快且效果好，在不违背胸外科标准肿瘤切除原则情况下，VATS 或微创手术（包括机器人手术）应该常规推荐用于没有解剖和外科禁忌的患者。截至目前，VATS 手术下可完成肺楔形切除、肺叶切除、全肺切除甚至肺叶袖状切除等。对合适患者选择行 VATS 手术可减轻术后疼痛、降低住院时间、促进肺功能恢复、减少并发症，且可达到和开胸手术同样的预后效果。VATS 手术已由原来的“多孔”手术向“单孔”手术方向发展。肺癌的外科治疗已逐渐进入微创化时代。

知识链接

肺癌的完全切除概念

目前临床上肺癌的外科完全切除手术应包括解剖性的肺叶切除术（包括复合肺叶切除）及部分肺叶切除术（针对部分早期肺癌）、全肺切除术或支气管或（和）肺血管成形肺叶切除术（包括复合肺叶切除）、全肺切除术和系统性纵隔淋巴结清扫。对于肺癌完全性切除做了专门的定义：①所有切缘包括支气管、动脉、静脉、支气管周围组织和肿瘤附近的组织为阴性；②行系统性或叶系统性淋巴结清扫，必须包括 6 组淋巴结，其中 3 组来自肺内（叶、叶间或段）和肺门淋巴结，3 组来自包括隆突下淋巴结在内的纵隔淋巴结；③分别切除的纵隔淋巴结或切除肺叶的边缘淋巴结不能有结外侵犯；④最高淋巴结必须切除而且是镜下阴性。

（二）放射治疗

放射治疗是肺癌局部治疗手段之一。肺癌放疗包括根治性放疗、姑息放疗、辅助放疗和预防性放疗等。对有纵隔淋巴结转移的肺癌，全剂量放射治疗联合化疗是主要的治疗模式；对有远处转移的肺癌，放射治疗一般用于对症治疗，是姑息治疗方法。一些早期肺癌患者，因高龄或心肺等重要器官不能耐受手术者，放射治疗也可作为一种局部治疗手段。手术后放射治疗用于处理术后的切缘残留或局部晚期的病例。在各种类型的肺癌中，小细胞癌对放射疗法敏感性较高，鳞癌次之。

（三）化学治疗

化疗分为新辅助化疗、辅助化疗、姑息化疗，肺癌的标准化疗方案是包含铂类药的两药联合方案。方案的选择取决于病理类型和患者情况。身体耐受差也可选择单药化疗。应当严格掌握临床适应证，化疗应当充分考虑患者病期、体力状况、不良反应、生活质量及患者意愿，避免治疗过度或治疗不足。应当及时评估化疗疗效，密切监测及防治不良反应，并酌情调整药物和（或）剂量。

（四）靶向治疗

针对肿瘤特有的和依赖的驱动基因异常进行的治疗称为靶向治疗。其针对性强、对该肿瘤具有较好的疗效，且副作用轻。目前，在肺癌领域的得到应用的靶点主要有表皮生长因子受体（EGFR）、血管内皮生长因子（VEGF）和间变淋巴瘤激酶（ALK）等。包括中国在内的东亚肺腺癌患者群中，特别是女性、非吸烟者，EGFR 基因突变比例超过 50%，是最重要的治疗靶点。携带驱动基因异常的晚期肺癌患者接受靶向治疗的有效率和疾病控制时间远高于传统化疗，部分患者可长期生存。

（五）免疫治疗

近年，以免疫检查点抑制剂如抑制 T 细胞的程序性细胞死亡分子单抗（PD-1）或及受体（PD-L1）为代表的免疫治疗已被证实可改善肺癌患者的生存率。目前多个 PD-1 单抗和（或）PD-L1 单抗已获批上市并应用于晚期及局部晚期 NSCLC 和 SCLC 的治疗。

（六）随访

肺癌治疗后都需要定期复查。复查目的在于疗效的监测，早期发现肿瘤的复发和转移。检查以影像检查为主。对于早、中期肺癌经包括外科手术的综合治疗后，一般主张治疗后 2 年内每 3 月复查 1 次，2 年至 5 年内每半年复查 1 次，5 年后每 1 年复查 1 次。

第四节　肺良性肿瘤

肺或支气管良性肿瘤比较少见，临床上相对较为常见的有错构瘤、软骨瘤、纤维瘤、平滑肌瘤、血管瘤和脂肪瘤、支气管囊腺瘤或乳头状瘤等，生长速度缓慢，且不会侵犯周围组织，通常不会对患者造成较大影响。

肺错构瘤是较为常见的肺良性肿瘤，由支气管壁各种正常组织错乱组合而形成的良性肿瘤，一般以软骨为主，也可以有腺体、纤维组织、平滑肌和脂肪等。具有完整的包膜，生长缓慢。大多发生在肺的边缘部分，靠近胸膜或肺叶间裂处。多见于男性青壮年。一般不出现症状，往往在胸部 X 线检查时发现。肿瘤呈圆形、椭圆形或分叶状块影，边界清楚，可以有钙化点，典型的表现为爆米花样钙化。治疗方法是肺楔形切除术或肺叶切除术。位置在肺表浅部分，而肿瘤又较小者，也可作肿瘤摘除术。

目标检测

答案解析

选择题

1. 肺癌的危险因素与下列无关的是
   A. 吸烟和被动吸烟
   B. 慢性阻塞性肺疾病史
   C. 心血管疾病
   D. 肺癌家族史和遗传易感性
2. 下列检查不适用诊断肺癌的是
   A. 胸片　B. 胸部 CT
   C. 支气管镜　D. 肺功能
3. Ⅰ期非小细胞肺癌的患者首选治疗方案是
   A. 外科手术　B. 免疫治疗
   C. 化学治疗　D. 靶向治疗
4. 下列不属于肺癌手术禁忌证的是
   A. 全身状况差
   B. 5 个月前发生急性心梗
   C. 心肺功能差
   D. 广泛转移

（赵　永）

书网融合……

本章小结

题库

第二十九章　先天性心脏病

PPT

学习目标

1. 掌握　先天性心脏病的临床表现及诊断。
2. 熟悉　先天性心脏病的病理生理；先天性心脏病的手术适应证和禁忌证。
3. 了解　先天性心脏病的治疗。
4. 学会常见先天性心脏病听诊知识及听诊技巧，具备常见先天性心脏病听诊能力。

第一节　概　述

先天性心脏病（congenital heart disease，CHD，以下简称先心病），又称先天性心脏畸形，是心脏、大血管在早期胚胎发育失常或形态缺陷所导致的心血管结构异常的先天性疾病，是儿科常见的心脏疾病。先心病中，以室间隔缺损最为常见，其次为房间隔缺损、动脉导管未闭、肺动脉狭窄、主动脉缩窄、法洛四联症等。

根据是否存在体循环和肺循环之间的分流，先天性心脏病分为三大类：①左向右分流型，在心房、心室或大动脉之间存在异常通道。早期由于体循环压力高于肺循环压力，患者无发绀，病情发展到晚期，肺动脉压力持续升高成为不可逆改变，血液右向左分流，患者出现发绀、咯血，如房间隔缺损、室间隔缺损、动脉导管未闭等。②右向左分流型，由于心脏解剖结构异常，大量右心系统静脉血进入左心系统，患者出现持续发绀。如法洛四联症、完全性大动脉转位、完全性肺静脉异位引流等。③无分流型，体循环与肺循环之间无分流，患者一般无发绀。如肺动脉狭窄、主动脉缩窄等。

第二节　动脉导管未闭

动脉导管是胎儿期连接降主动脉峡部与左肺动脉根部之间的正常结构，经此通道胎儿血液由肺动脉流人主动脉。由于出生后流经动脉导管的血液氧分压增高，肺动脉阻力下降，前列腺素 E_2（PGE_2）以及前列腺素 I_2（PGI_2）经肺循环清除后含量显著减少，动脉导管收缩，约 85% 正常婴儿在出生后 2～3 个月内动脉导管闭合，约 95% 婴儿在出生后一年动脉导管完全闭合，成为动脉韧带。出生后超过 3 个月，动脉导管仍未闭合者即称为动脉导管未闭（patent ductus arteriosus，PDA）。根据未闭动脉导管的粗细、长短和形态，分为管型、漏斗型、窗型、动脉瘤型和哑铃型五种型态。动脉导管未闭可单独存在，也可合并主动脉缩窄、室间隔缺损、法洛四联症等先天性心血管畸形。

（一）病理生理

由于出生以后主动脉压升高，肺动脉压降低，主动脉收缩压和舒张压始终超过肺动脉压，动脉导管未闭使主动脉血持续流向肺动脉，形成左向右分流。分流量大小与导管粗细及主、肺动脉之间的压力阶差有关。左向右分流血量增加肺循环血量，使左心容量负荷增加，导致左心室肥大，甚至左心衰竭。肺循环血量增加使肺动脉压力升高，并引发肺小动脉反应性痉挛，长期痉挛导致肺小动脉管壁增厚和纤维化，造成右心阻力负荷加重和右心室肥大。随着肺循环阻力的进行性增高，当肺动脉压力接近或超过主动脉压力时，呈现双向或右向左分流，患者可出现发绀，形成艾森曼格综合征（Eisenmenger syndrome），最终导致右心衰竭而死亡。

（二）临床表现

导管口径较细、分流量小者常无明显症状。缺损较大时，可出现咳嗽、气促、喂养困难以及生长发育迟缓等。

体格检查：胸骨左缘第 2 肋间粗糙的连续性机器样杂音，杂音占据整个收缩期和舒张期，以收缩末期最为响亮，并向左锁骨下、颈部、背部传导，常能扪及震颤。婴儿期肺动脉压增高或长期分流导致肺动脉高压者，杂音的舒张期成分可减弱或消失，仅能发现收缩期杂音或杂音消失，肺动脉瓣第二音亢进。左向右分流量大时，因为相对性二尖瓣狭窄可闻及心尖部舒张中期隆隆样杂音。由于动脉舒张压降低，常出现脉压增宽，甲床毛细血管搏动，水冲脉和股动脉枪击音等周围血管征。导管口径较粗、分流量大者出现气促、咳嗽、乏力、多汗和心悸等症状。婴儿也可有喂养困难、发育不良等临床表现。肺动脉压超过主动脉压所致右向左分流时，出现下半身发绀和杵状趾，左上肢轻度发绀，右上肢正常，称为差异性发绀。动脉导管未闭的常见并发症为肺炎、感染性心内膜炎和充血性心力衰竭。

（三）辅助检查

心电图：正常或左心室肥大，肺动脉高压时则左、右心室肥大。

X线检查：动脉导管细者，心肺X线检查可无异常。分流量大者，X线可见心影增大，左心缘向左下延长；主动脉结突出，呈漏斗状；肺动脉圆锥平直或隆出，肺血管影增粗。

超声心动图：左心房和左心室内径增大，二维切面可显示未闭动脉导管，多普勒超声能发现异常血液信号，是PDA的主要诊断依据。

（四）诊断

根据杂音性质、位置，周围血管征，结合超声心动图、X线胸片和心电图检查结果，一般不难诊断。不典型病例需作右心导管检查或(和)逆行主动脉造影检查。发现肺动脉血氧含量增高，右心导管进入降主动脉或主动脉造影显示动脉导管及肺动脉影，有助于明确诊断。动脉导管未闭需与主肺动脉间隔缺损、主动脉窦瘤破裂、冠状动－静脉瘘和室间隔缺损合并主动脉瓣关闭不全等心血管疾病相鉴别。

（五）治疗

1. 手术适应证 早产儿、婴幼儿反复发生肺炎、呼吸窘迫、心力衰竭或喂养困难者，应即时手术。无明显症状者，多主张学龄前择期手术，近年亦有主张更早期手术。发绀型心脏病合并动脉导管未闭不能单独结扎动脉导管，需同期进行畸形矫治。艾森曼格综合征是手术禁忌证。

2. 手术方法 根据基本技术、手术入路和导管处理方式不同，手术方法可分为四种类型。①结扎或钳闭术：经后外侧切口或电视胸腔镜技术进入左侧胸腔，解剖动脉导管三角区的纵隔胸膜，保护迷走神经，游离动脉导管。钳闭动脉导管数分钟后无心率增快和血压下降，暂时降低血压后用10号丝线结扎或用钛夹钳闭动脉导管。②切断缝合术：充分游离动脉导管和暂时降低血压后，用Pott－Smith钳钳闭动脉导管，在两钳之间边切边用5－0 prolene线连续缝合主动脉和肺动脉切缘。此法适用于导管粗大、损伤出血或感染后不宜结扎或钳闭的病例。③内口缝合法：深低温下暂时降低或停止体外循环灌注，经肺动脉切口显露并直接缝闭动脉导管内口。此法适用于粗短、壁脆或瘤样改变的动脉导管，伴有肺动脉高压、感染性心内膜炎或结扎术后再通的病例，合并需要体外循环心内直视矫正的其他心血管疾病。④导管封堵术：经皮穿刺股静脉和股动脉，置入右心和左心导管。在钢丝引导下，经右心导管释放适当的封堵器材闭塞动脉导管。

常见的并发症为意外出血、喉返神经损伤、栓塞和动脉导管再通。

第三节　肺动脉狭窄

右心室和肺动脉之间存在的先天性狭窄畸形，称为肺动脉狭窄（pulmonary stenosis，PS），其解剖畸形包括右心室漏斗部狭窄、肺动脉瓣膜狭窄、肺动脉瓣环狭窄、肺动脉主干及其分支狭窄三种类型。肺动脉瓣膜狭窄最为常见，瓣叶交界融合、增厚，呈鱼嘴状突向肺动脉，肺动脉主干多继发狭窄后扩张。右室漏斗部狭窄可表现为隔膜性狭窄或管状狭窄。前者位于右室漏斗部入口，纤维肌性隔膜将右心室分隔成两个腔，右心室流出道的薄壁心室腔称为第三心室。后者由右心室前壁、室上嵴和隔束壁束的肥厚肌肉所致。肺动脉瓣环、主干及其分支病变可为单处或多处的环形狭窄或发育不良。肺动脉口狭窄可以是单独存在的先天性畸形，或者是复杂心血管畸形的一部分。

（一）病理生理

肺动脉狭窄使心脏收缩期右心室与肺动脉间存在压力阶差，右心室压力增高。右心室阻力负荷长期增加引起右心室向心性肌肥厚，加重继发性右室流出道狭窄，进而出现心力衰竭，甚至死亡。静脉回心血流受阻和血液瘀滞，可出现周围性发绀。合并心房或心室水平的间隔缺损，可出现右向左分流，发生中央性发绀。肺动脉口狭窄程度与压力阶差大小密切相关，压力阶差 <40mmHg为轻度狭窄，40～100mmHg为中度狭窄，>100mmHg为重度狭窄。

（二）临床表现

轻度狭窄者无症状或症状轻微。中重度狭窄的常见症状为活动后胸闷、气促、心悸，甚至晕厥。劳动耐力差，易疲劳，口唇或肢端发绀。症状随年龄增长而加重，晚期患者出现颈静脉充盈、肝大、下肢水肿，甚至腹水等右心衰竭征象。

体格检查：肺动脉瓣狭窄者可闻及胸骨左缘第2肋间响亮而粗糙的收缩早中期喷射样杂音，肺动脉第二音减弱或消失，并伴有收缩期震颤。右心室漏斗部狭窄的收缩期杂音位置较低，肺动脉瓣第二音多正常。

（三）辅助检查

心电图检查：心电轴右偏，右心室肥大劳损，T波倒置和P波高耸等表现。

X线检查：双肺野清晰，肺血管纹理减少，右心室、右心房增大，心尖圆钝，肺动脉圆锥隆突。右室漏斗部狭窄时肺动脉段隆突不明显。

超声心动图：肺动脉瓣狭窄显示肺动脉主干增宽，瓣叶增厚，回声增强，开放受限和右室壁增厚。漏斗部狭窄则表现为右室流出道狭小，肌小梁和肌柱增粗和第三心室。多普勒超声能显示狭窄部位的高速血流信号。

心血管造影及右心导管检查对狭窄部位、狭窄程度、右心室压力等的确定有重要价值。

（四）诊断

根据临床表现，结合心电图、胸部X线片和超声心动图可作出诊断。必要时行心导管右心室测压和造影检查，协助确诊。肺动脉口狭窄需与房间隔缺损、室间隔缺损、动脉导管未闭和法洛四联症相鉴别。

（五）治疗

1. 手术适应证　无明显临床症状、轻度狭窄者不需手术。中度以上狭窄、有明显临床症状，心电图显示右心室肥大，右心室与肺动脉间压力阶差>50mmHg，应择期手术。重度狭窄者出现晕厥，或已有继发性右室流出道狭窄需尽早手术。

2. 手术方法　经胸骨正中切口显露心脏，在体外循环心脏停搏或跳动下施行心内直视手术。瓣膜狭窄者通常切开主肺动脉，施行瓣膜交界切开术。漏斗部狭窄者则切开右室流出道前壁，切除纤维肌环或肥厚的壁束和隔束，疏通右室流出道。若右室流出道疏通不满意，可用自体心包或涤纶织片加宽流出道。肺动脉主干或瓣环狭窄者需切开狭窄的主干或瓣环，跨越瓣环作右室流出道至肺动脉的补片加宽术。

经皮肺动脉瓣球囊扩张术适用于单纯肺动脉瓣狭窄。此方法无需剖胸，手术创伤小，术后恢复快，已取得满意疗效，但部分病例扩张效果尚不理想，并有可能发生肺动脉瓣关闭不全的并发症。

第四节　房间隔缺损

房间隔缺损（atrial septal defect，ASD）是房间隔先天性发育不全所致的左、右心房间异常交通。房间隔缺损可分为原发孔（第一孔）未闭型缺损和继发孔（第二孔）未闭型缺损，以后者居多。原发孔房间隔缺损位于冠状静脉窦的前下方，缺损下缘靠近二尖瓣瓣环，常伴有二尖瓣大瓣裂缺。继发孔房间隔缺损位于冠状静脉窦后上方，依据解剖位置可分为中央型（卵圆孔型）、上腔型（静脉窦型）、下腔型和混合型，绝大多数为单孔，少数为多孔。如伴有肺静脉异位引流入右心房，称为部分性肺静脉异位引流。

（一）病理生理

正常左心房压力（8~10mmHg）超过右心房压力（3~5mmHg），左心房血液经房间隔缺损向右心房分流。左向右分流量多少取决于缺损大小、两侧心房压力差和两侧心室充盈阻力，原发孔房间隔缺损的分流还与二尖瓣返流程度有关。分流所致的长期容量负荷增加造成右心房、右心室和肺动脉扩张。肺循环血量增加使肺动脉压力升高，并引发肺小动脉反应性痉挛，长期痉挛使肺小动脉管壁增厚和纤维化，最终导致梗阻性肺动脉高压。当右心房压力高于左心房时，出现右向左分流，引起发绀，发生艾森曼格综合征，最终因右心衰竭而死亡。

（二）临床表现

儿童期继发孔房间隔缺损多无明显症状，一般到青年期，才逐渐出现劳力性气促、心悸、乏力等症状。原发孔房间隔缺损症状出现早、表现重。病情发展为梗阻性肺动脉高压，可出现发绀和右心衰竭表现。

体格检查：胸骨左缘第2~3肋间闻及收缩期吹风样收缩期杂音，肺动脉瓣第二音亢进、固定分裂，分流量大者心尖区尚可听到柔和舒张期杂音。原发孔房间隔缺损伴二尖瓣裂缺者，在心尖区能闻及Ⅱ~Ⅲ级收缩期杂音。病程晚期可发现心音强弱快慢不等，脉搏短促等心房纤颤表现和肝大、腹水、下肢水肿等右心衰竭体征。

（三）辅助检查

心电图：继发孔房间隔缺损心电轴右偏，不完全性或完全性右束支传导阻滞，P波高大，右心室肥大。原发孔房间隔缺损心电轴左偏，P-R间期延长，可有左室高电压和左心室肥大。晚期出现心房纤颤。

X线检查：主要表现为右心增大，肺动脉段突出，主动脉结小，呈典型梨形心。肺充血透视下可见“肺门舞蹈”征。原发孔缺损可见左心室扩大，肺门血管影增粗。

超声心动图：继发孔缺损可明确显示缺损位置、大小、心房水平分流的血流信号，右心房、右心室扩大。原发孔缺损可见右心、左心扩大，二尖瓣裂缺及其所致的二尖瓣返流。如果合并三尖瓣反流，也可估算肺动脉收缩压指标。

心导管检查：一般不需行心导管检查，当合并肺动脉高压、肺动脉瓣狭窄或肺静脉异位引流时，可行右心导管检查。

（四）诊断

根据体征和超声心动图检查，结合心电图和X线特征，不难诊断。需与高位室间隔缺损、肺动脉瓣狭窄和原发性肺动脉扩张等鉴别。

（五）治疗

1. 手术适应证　1岁以内患儿，分流量小，无症状者，自行闭合的概率较多，除极少数特殊患儿外，不主张手术治疗。1岁以上，无症状，但有右心房室扩大的患者应手术治疗，适宜的手术年龄为3～5岁。原发孔房间隔缺损和继发孔房间隔缺损合并肺动脉高压以及反复肺部感染者应尽早手术。50岁以上高龄、心房纤颤和内科治疗能控制的心力衰竭不是手术禁忌证。艾森曼格综合征是手术禁忌证。

2. 手术方法 胸骨正中切口或右第4肋间前外侧切口进胸，在体外循环心脏停跳或跳动下切开右心房，直接缝合或使用自体心包片、涤纶织片修补缺损，如合并部分肺静脉异位引流，需使用补片修补并将异位肺静脉开口隔入左心房。原发孔房间隔缺损应在心脏停搏下先修补二尖瓣裂缺，再补片修补房间隔缺损。常见的手术并发症为气栓栓塞和完全性房室传导阻滞。

近年开展的新技术有经血管导管介入封堵术、经胸小切口介入封堵术、胸腔镜下房间隔缺损修补术等，创伤小，手术后恢复快，适用于有选择的病例。

知识链接

先天性心脏病治疗进展

随着医学技术的发展，先天性心脏病的治疗手段逐渐多样化，经胸小切口修补术、经皮介入封堵术、经胸介入封堵术、胸腔镜等方法在先心病治疗中的应用也越来越广泛。与传统术式相比，经胸小切口手术时间短、创伤少、恢复快、感染概率低、瘢痕小，对胸廓和乳房的生长发育影响小，更加适合于儿童；电视胸腔镜修补术只需在胸部打3个孔，对胸廓损伤更小、皮肤完整度高、出血少、恢复快；应用支架植入术、弹簧圈封堵、封堵伞等介入技术治疗先心病越来越成熟，范围也不断扩大，根据患者情况实施经皮或经胸介入封堵手术。目前，生物可降解支架、封堵伞等装置已经在临床使用，有望更广泛地推广。值得注意的是，上述微创的手术方式需严格把握手术适应症。

第五节　室间隔缺损

室间隔缺损（ventricular septal defect，VSD）是指左右两个心室的完整性遭破坏，致左右心室存在异常交通，有先天性和后天性之别。本章主要讲述的先天性室间隔缺损，是胎儿期原始间隔发育不全所致的心室间异常交通，引起血液自左向右分流，导致血流动力学异常，占先天性心血管畸形12%～30%，是最常见的先天性心脏病。室间隔缺损可以单独存在，也可是复杂心血管畸形的一部分。根据分类方法不同可有多种分类，从临床实用的角度，将室间隔缺损分为膜周部缺损、漏斗部缺损、肌部缺损、房室通道型和混合型五大类型，其中膜周部缺损最为常见，其次为漏斗部缺损，肌部缺损较少见。绝大多数室间隔缺损为单个缺损，肌部缺损有时为多个。

（一）病理生理

心脏收缩期左、右心室间压力阶差大，室间隔缺损处左向右分流主要发生在心脏收缩期。缺损大小决定分流量多少和有无临床症状。小缺损分流量少，稍微增加的左心室容量负荷不影响患者自然寿命，但感染性心内膜炎的发生率明显增加。大缺损分流量多，左心室容量负荷加重，左心房、左心室扩大。由于肺循环血流量过高，肺小动脉痉挛产生肺动脉高压，右心室阻力负荷增大导致右心室肥大。随病程进展形成梗阻性肺动脉高压，最后导致右向左分流，出现艾森曼格综合征。

（二）临床表现

室间隔缺损小，分流量小者，一般无明显症状。分流量大者出生后即出现症状，表现为反复呼吸道感染、充血性心力衰竭、喂养困难和发育迟缓。能度过婴幼儿期的较大室间隔缺损则表现为活动耐力较同龄人差，劳累后气促、心悸，甚至逐渐出现发绀和右心衰竭。室间隔缺损患者易并发感染性心内膜炎。

体格检查：胸骨左缘2～4肋间隙闻及Ⅲ级以上粗糙响亮的全收缩期杂音，常伴有收缩期震颤。心脏杂音位置变化与室间隔缺损的解剖位置有关。肺动脉高压者，心前区杂音变得柔和、短促，肺动脉瓣区第二音明显亢进，并可能伴有肺动脉瓣关闭不全的舒张期杂音。分流量大者，心尖部可闻及柔和的舒张中期杂音。

（三）辅助检查

心电图：缺损小者显示正常心电图或有电轴左偏。缺损大者示左室高电压，左心室肥大。肺动脉压高者表现为双心室肥大、右心室肥大或伴劳损。

X线检查：缺损小，分流量小者，X线改变轻。缺损较大者，心影扩大，左心缘向左下延长，肺动段突出，肺血增多。梗阻性肺动脉高压时，肺门血管影明显增粗，肺外周纹理减少，甚至肺血管影呈“残根征”。

超声心动图：左心房、左心室内径扩大，或双室扩大，二维超声可显示室间隔缺损部位及大小。多普勒超声能判断血液分流方向和分流量，若伴有三尖瓣反流，可估测肺动脉压力。

（四）诊断

根据心脏杂音的部位及性质特点，结合超声心动图、心电图和X线检查结果，不难诊断。严重肺动脉高压者有时需行右心导管检查，计算出肺动脉压力、心内分流血量和肺血管阻力，帮助把握手术适应证。

（五）治疗

1. 手术适应证　约有半数的室间隔缺损在3岁以前可能自然闭合，且多发生在1岁以内，以膜部缺损最为多见。无症状和房室无扩大的小缺损可长期观察，加强预防感染性心内膜炎。缺损和分流量大，婴幼儿期即有喂养困难、反复肺部感染、充血性心力衰竭或肺动脉高压者，应尽早手术。缺损较大，已有房室扩大者需在学龄前手术。肺动脉瓣下缺损易并发主动脉瓣叶脱垂所致主动脉瓣关闭不全，应及时手术。艾森曼格综合征是手术禁忌证。

2. 手术方法　手术治疗仍然是治疗的主要方法。手术经胸骨正中切口，建立体外循环，在心脏停跳下或跳动下完成室间隔缺损修补术。根据室间隔缺损的部位，选择肺动脉切口、右心房切口或右心室切口显露缺损，需用自体心包片或涤纶织片补片修补。手术时应避免损伤主动脉瓣和房室传导束。

经胸室间隔缺损封堵术、经皮室间隔缺损封堵术是室间隔缺损治疗的新方法，这种方法创伤小，但目前仅适用于严格选择的病例，远期效果尚待进一步评估。

第六节　法洛四联症

案例引导

案例　患儿，女，3岁。发育差，活动后乏力，喜蹲踞。查体：T 36.5℃，P 120次/分，R 25次/分，BP 85/52mmHg。口唇发绀。双肺呼吸音清，胸骨左缘2～3肋间闻及收缩期杂音，肺动脉瓣区第二音减弱。入院后查血常规：白细胞 11.9×10^9/L，血红蛋白180g/L，血细胞比容53%，血小板 237×10^{12}/L。胸部X线片提示右心室增大，“心腰”凹陷。

讨论　该患者的诊断考虑为什么？未明确诊断需要进一步完善哪些检查？

法洛四联症（Tetralogy of Fallot，TOF）是右室漏斗部或圆锥发育不全所致的一种具有特征性肺动脉口狭窄和室间隔缺损的心脏畸形，主要包括四种解剖畸形，即肺动脉口狭窄、室间隔缺损、主动脉骑跨和右心室肥厚。肺动脉口狭窄可发生在右室体部、漏斗部、肺动脉瓣及瓣环、主肺动脉和左右肺动脉等部位，狭窄部位可以是单处也可能为多处。随年龄增长，进行性肌束肥大和纤维环、心内膜增厚，会加重右室流出道梗阻，甚至造成漏斗部闭锁。主动脉骑跨的程度与室间隔缺损的位置和大小有关，右心室肥厚则由肺动脉狭窄所致。法洛四联症常见的合并畸形有房间隔缺损、右位主动脉弓、动脉导管未闭和左位上腔静脉。

（一）病理生理

肺动脉口狭窄使右心室排血障碍，右心室压力升高，右心室肥大。肺动脉狭窄程度决定右心室压力高低。右室压高低、室间隔缺损部位与大小决定右向左分流血量大小。右向左分流血量多少与主动脉骑跨程度则决定动脉血氧饱和度和发绀程度。持久的低氧血症刺激骨髓造血系统，使红细胞和血红蛋白增多。体循环血管阻力骤然下降或右心室漏斗部肌肉强烈收缩导致肺部血流骤减，可引起缺氧发作。蹲踞可使体循环阻力增大，右向左分流减少，有助于缓解缺氧和发绀症状。

（二）临床表现

大多数法洛四联症患者出生即有呼吸困难、生后3～6个月出现发绀，并随年龄增大逐渐加重。由于组织缺氧，常发生喂养困难和发育迟缓，体力和活动耐力均较同龄人差。蹲踞是特征性姿态，多见于儿童期，蹲踞时发绀和呼吸困难有所减轻。缺氧发作多见于单纯漏斗部狭窄的婴幼儿，常发生在清晨和活动后，表现为骤然呼吸困难、发绀加重、昏厥，甚至抽搐死亡。

体格检查：生长发育迟缓，口唇、眼结膜和肢端发绀、杵状指趾。胸骨左缘第2～4肋间闻及Ⅱ～Ⅲ级喷射性收缩期杂音，肺动脉瓣区第二音减弱或消失，严重肺动脉狭窄者，杂音很轻或无杂音。

（三）辅助检查

心电图：电轴右偏，右心室肥大，不完全性右束支传导阻滞约占20%。

X线检查：心影正常或稍大，肺血减少，肺血管纹理纤细。肺动脉段凹陷，心尖圆钝，呈“靴形心”，升主动脉增宽。

超声心动图：右室流出道、肺动脉瓣或肺动脉主干狭窄，右心室增大，室壁增厚，室间隔连续性中断。升主动脉内径增宽，骑跨于室间隔上方。多普勒超声显示心室水平右向左分流的血流信号。

实验室检查：红细胞计数、红细胞压积与血红蛋白增高，且与发绀成正比。动脉血氧饱和度降低。重度发绀患者的血小板计数和全血纤维蛋白原均明显减少，血小板收缩能力差，凝血时间和凝血酶原时间延长。

心导管检查：心导管检查为有创检查，对于心脏彩超和MRI或CT已明确诊断者，可不行心导管检查，但对外周动脉分支发育不良以及存在体肺侧支循环的患儿，需行心导管检查。

（四）诊断

根据特征性症状和体征，结合上述检查，不难诊断。法洛四联症常并发脑血栓、脑脓肿、细菌性心内膜炎和高血压。心血管增强CT、选择性心血管造影检查能进一步明确解剖畸形特点，制定适宜的手术治疗方案，目前仅用于诊断尚不明确或解剖畸形严重的患者。

（五）治疗

治疗主要依赖手术，手术治疗分为姑息手术和矫治手术两大类。

1. 手术适应证 矫治手术的目的是疏通肺动脉狭窄，修补室间隔缺损。矫治手术的必备条件为足够的左心室舒张末期容量和两侧肺动脉发育较好。目前已有愈来愈多的外科医生主张有症状的新生儿和婴儿应采用一期矫治手术。对无症状或症状轻者，1～2岁时施行择期手术。

姑息手术的目的是增加肺动脉血流，改善动脉血氧饱和度，促进左心室和肺动脉发育，为矫治手术创造条件。姑息手术仅用于左心室容量太小、两侧肺动脉发育差或冠状动脉畸形影响矫治时右室流出道补片的婴儿病例。行姑息手术后应密切随访，一旦具备条件，可考虑实施矫治术。

无论应用矫治或姑息手术，手术禁忌证为顽固心力衰竭、呼吸衰竭、严重肝肾功能损害或严重而广泛的肺动脉及其分支狭窄。

2. 手术方法

（1）姑息手术 手术方式较多，目前常用的术式有两种。锁骨下动脉－肺动脉吻合术利用远端结扎切断的锁骨下动脉近端或人造血管，与肺动脉作端侧吻合术（Blalock－Taussing 分流术）。姑息手术后需严密观察和随访，争取在术后一年内施行矫治手术。姑息手术的常见并发症为乳糜胸、Horner 综合征、手术侧上肢缺血性痉挛、肺水肿、感染性心内膜炎、假性动脉瘤和发绀复发。

（2）矫治手术 经右心房或右心室切口，剪除肥厚的隔束和壁束，疏通右室流出道，用补片修补室间隔缺损，再酌情以自体心包片或人造血管片行右室流出道、肺动脉瓣环或肺动脉主干的补片扩大术。矫治手术的常见并发症为低心排出量综合征、灌注肺、残余室间隔缺损和心律失常。

目标检测

答案解析

一、名词解释

1. 法洛四联症
2. Eisenmenger syndrome

二、选择题

1. 患儿，女，2岁。体检在胸骨左缘第2～3肋间闻及Ⅱ～Ⅲ级收缩期杂音，肺动脉瓣区第二音亢进，伴固定性分裂。该患儿的最可能诊断是
   A. 动脉导管未闭　B. 房间隔缺损
   C. 室间隔缺损　D. 法洛四联症
2. 患儿，男，5岁。运动后胸闷气促1个月就诊。查体：心前区未触及震颤，胸骨左缘2～3肋间闻及3/6级收缩期喷射性杂音，P_2 增强、固定分裂。本例患儿心脏杂音形成的最直接原因是
   A. 肺动脉明显狭窄
   B. 左心压力负荷增加
   C. 肺动脉瓣血流量增多
   D. 主动脉瓣相对狭窄
3. 患儿，女，7岁。开学学校常规体查时发现胸骨左缘第2肋间可闻及Ⅲ级收缩期杂音，心脏彩色超声多普勒提示为房间隔缺损。该患儿杂音产生是因为
   A. 二尖瓣狭窄
   B. 三尖瓣关闭不全
   C. 主动脉瓣狭窄
   D. 血液经缺损处产生湍流
4. 患儿，男，1岁。体检时胸骨左缘2～4肋间闻及Ⅱ～Ⅲ级收缩期杂音，肺动脉瓣区第二音亢进，伴固定性分裂。该患儿最可能的诊断是
   A. PDA　B. 法洛四联症
   C. 室间隔缺损　D. 房间隔缺损
5. 患儿，女，6岁。胸骨左缘3～4肋间Ⅲ级收缩期杂音，肺动脉第二音亢进，胸片示左、右心室扩大。最可能诊断为
   A. 室间隔缺损　B. 房间隔缺损
   C. 动脉导管未闭　D. 肺动脉狭窄

（于风旭）

书网融合……

本章小结

题库

第三十章 获得性心脏病

PPT

学习目标

1. 掌握 心脏瓣膜病的临床表现特点及诊断；冠心病的典型临床表现。

2. 熟悉 心脏瓣膜病的病理解剖与病理生理；心脏瓣膜病的临床表现与病理生理的相互关系；常见瓣膜病变的主要临床特点；冠状动脉旁路移植术的手术指征及手术要点。

3. 了解 心脏瓣膜病的有关检查内容及治疗要点。

获得性心脏病是指出生后后天罹患的心脏疾病。主要包括各种病因（风湿热、感染性心内膜炎等）导致的心脏瓣膜病以及缺血性心脏病等。

获得性心脏病以心脏瓣膜病（valvular heart disease）最为常见，其中心脏瓣膜病是指二尖瓣、三尖瓣、主动脉瓣和肺动脉瓣的瓣膜因风湿热、黏液变性、退行性改变、缺血性坏死、感染和创伤等引起的单个或多个的瓣膜病变。

第一节 二尖瓣狭窄

案例引导

案例 患者，48岁。劳动后心慌、气喘10年，加重一年。5年前少量咯血一次。近1年来，需每日服用地高辛，有时需服利尿剂，现能步行1千米。15年前有过膝关节疼痛史。检查：二尖瓣面容，双肺呼吸音清，心律绝对不齐，心尖区Ⅲ级隆隆样舒张期杂音。血沉及ASO均正常。心脏X线片示肺门区血管影纹理增粗。肺动脉段突出，有双心房影，心尖上翘。心电图为心房纤颤，右心室肥大。超声心动检查示二尖瓣瓣口面积为0.9cm^2，大瓣活动尚可，左房附壁血栓2.5cm×5cm。

讨论 该患者的诊断考虑为什么？如何制定治疗方案？

（一）病因

二尖瓣狭窄（mitral stenosis，MS）的最常见病因为风湿热，多见于急性风湿热后，约半数患者无急性风湿热史，但多有反复链球菌扁桃体炎或咽峡炎史，目前仍是我国主要的瓣膜病。急性风湿热后形成明显二尖瓣狭窄至少需2年，多次发作急性风湿热较一次发作出现狭窄早，以女性患者居多。此外，先天性畸形、结缔组织病以及退行性钙化性病变为二尖瓣狭窄的少见病因。

（二）病理生理

正常人的二尖瓣口面积为4～6cm^2，当瓣口减小一半即出现狭窄的相应表现。二尖瓣狭窄大体观可见瓣叶交界处融合，瓣叶增厚、纤维化和钙化，以及腱索增厚、融合和缩短（图30－1）。二尖瓣狭窄时，左心室充盈受阻，呈现显著的左心房－左心室舒张压力阶差，可以通过跨瓣压差测量二尖瓣狭窄程度（表30－1）。

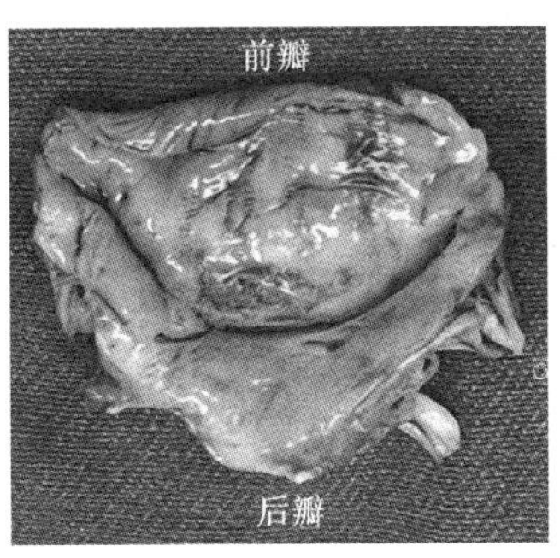

图30－1 二尖瓣狭窄大体观

表30－1 二尖瓣狭窄程度判定

	轻度狭窄	中度狭窄	重度狭窄
瓣口面积（cm^2）	>1.5	1.0～1.5	<1.5
跨瓣压差（mmHg）	<5	5～10	>10
肺动脉压（mmHg）	<30	30～50	>50

二尖瓣狭窄使左心房压升高，对于轻至中度二尖瓣狭窄的患者，静息时左房压仅轻微增高，但在运动时或合并其他使心率加快的疾病时（如房颤），左房压可增加而引起症状。对于重度二尖瓣狭窄的患者，通常在静息时左房压即显著升高。左房压升高致肺静脉压升高，肺静脉和肺毛细血管扩张、淤血，影响肺泡换气功能。当肺毛细血管压力超过正常血浆渗透压30mmHg时，可诱发急性肺水肿。长期升高的左房压和肺静脉压，可引起肺小动脉痉挛、血管壁增厚，进而导致肺血管阻力增高，肺动脉压力升高。

重度二尖瓣狭窄的患者，肺动脉收缩压可明显升高，终会导致右心室肥厚和增大、三尖瓣关闭不全、右心房压力升高，以及发生右心衰竭。

（三）临床表现

1. 症状 一般在二尖瓣中度狭窄时方始有明显症状。任何增加心输出量或导致心动过速的情况（劳累、情感应激、发热、肺部感染、心房颤动和妊娠等）都会增加二尖瓣跨瓣压差并促发症状。

（1）呼吸困难 为最常见的早期症状，发生于多达70%的有症状的患者中。左房压升高和肺静脉高压可引起肺顺应性降低、肺活量降低和呼吸做功增加。多先有劳力性呼吸困难，随狭窄程度加重，即使非常轻的体力活动时也会出现呼吸困难，还可能出现端坐呼吸和阵发性夜间呼吸困难，甚至发生急性肺水肿。

（2）咯血 肺血管压力增加和肺淤血可导致咯血，有以下几种情况：①当左房压突然增高时，薄壁和扩张的支气管静脉破裂可导致突然性出血，咯血后肺静脉压减低，咯血可自止。随着病变的进展，支气管静脉壁增厚、肺血管阻力增加及右心功能不全使咯血的发生率降低。②夜间阵发性呼吸困难或支气管炎引起的剧烈咳嗽诱发血丝痰。③急性肺水肿时咳大量粉红色泡沫状痰。④肺梗死伴咯血为本症晚期伴慢性心力衰竭时少见的并发症。

（3）咳嗽 常见，尤其在冬季明显，多于夜间睡眠或劳动后出现，为干咳无痰或泡沫痰，并发感染时可有黏液痰或脓痰。

（4）声嘶 较少见，由扩大的左心房和肺动脉压迫左喉返神经所致（Ortner 综合征或“心脏声带综合征”）。

2. 体征 重度二尖瓣狭窄常有“二尖瓣面容”，面颊与口唇轻度发绀。并发心房颤动者，体格检查可见心律绝对不齐、脉搏短绌及第一心音强弱不等。

（1）二尖瓣狭窄的心脏体征 ①望诊心尖搏动正常或不明显；②心尖区可闻第一心音亢进和低调的隆隆样舒张中晚期杂音，局限，不传导；③胸骨左缘第3～4肋间可闻及二尖瓣开瓣音，提示前叶柔顺、活动度好；随着瓣叶进一步钙化、僵硬、活动受限，则第一心音减弱，开瓣音消失。

（2）肺动脉高压和右心室扩大的心脏体征 右心室扩大时可见心尖区抬举样搏动，肺动脉高压时肺动脉瓣区第二心音亢进或伴分裂。重度肺动脉高压伴功能性肺动脉瓣关闭不全时，可在胸骨左缘第二、第三或第四肋间闻及舒张早期高调吹风样杂音，称 Graham Steell 杂音，吸气末增强，呼气末减弱。右心衰竭的患者可呈现肝大、颈静脉怒张、腹水、下肢水肿等。

（四）实验室和其他检查

X线检查：轻度二尖瓣狭窄患者的X线检查可能正常，中度和重度的患者常见左心房增大的表现。左心房增大可能引起“双重密度”影，左心缘变直，左支气管抬高，并且胸部X线检查侧位片上可见左心房向后移位，压迫食管。其他X线征象包括右心室增大、肺血管淤血伴有肺血流重新分布或“向头侧集中”至上肺叶、肺血管扩大、肺基底部 Kerley B 线及叶间积液（Kerley C 线）。在更严重的病例中，可能发现 Kerley A 线（朝向肺门走行的致密直线）。

心电图：重度二尖瓣狭窄可有“二尖瓣型P波”，P波宽度>0.12秒，伴切迹（左房激活延迟所致），V_1 导联可产生明显的P波负向终末部分。QRS波群示电轴右偏和右心室肥厚表现。

超声心动图：M型超声心动图可用于确认瓣膜活动方式的变化，二尖瓣狭窄时可见二尖瓣城墙样改变（EF斜率降低，A峰消失），后叶在舒张期向前移动，与前叶平行。二维超声心动图可直接显示二尖瓣瓣叶增厚和变形、活动异常、瓣口狭小，舒张期可见整个瓣膜呈圆顶状或鼓起凸向心室。测绘二尖瓣口舒张期最大开口面积可判断梗阻严重程度。彩色多普勒血流显像可实时测量二尖瓣流入血流速度，正常静息状态下小于1m/s，MS时可超过1.5m/s。经食管超声有利于左心耳及左心房附壁血栓的检出。对于静息时超声心动图结果与临床表现不一致的患者，可采用运动负荷超声心动图评估二尖瓣狭窄的严重程度。超声心动图还可对房室大小、室壁厚度和运动、心脏收缩功能、肺动脉压、其他瓣膜异常和先天性畸形等方面提供信息（图30-2）。

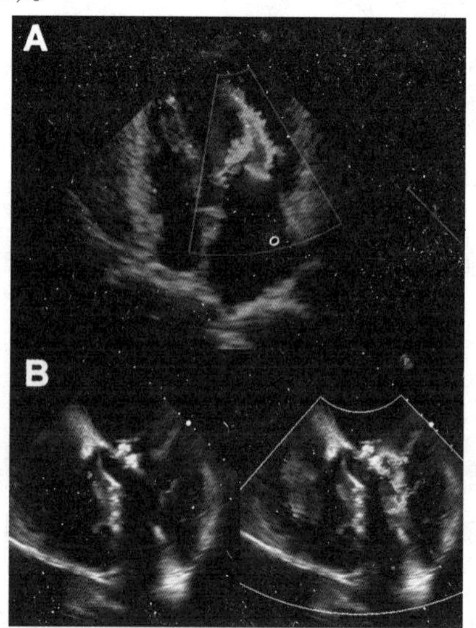

图30-2 经胸（A）和经食道（B）超声心动图示二尖瓣狭窄

心导管检查：由于超声心动图的普及，现在心导管术诊断二尖瓣狭窄的作用有限。

（五）诊断和鉴别诊断

心尖区有隆隆样舒张期杂音伴X线或心电图示左心房增大，一般可诊断二尖瓣狭窄，超声心动图检查可确诊。如果静息超声心动图和临床症状或体征不相符，可采用运动负荷超声心动图评估平均二尖瓣跨瓣压差和肺动脉压的改变。通常无需心导管检查来诊断二尖瓣狭窄，但症状、体征与超声心动图测定和计算二尖瓣口面积不一致时，则需要进行该检查同步测定肺毛细血管压和左心室压以确定跨瓣压差和计算瓣口面积，正确判断狭窄程度。根据瓣膜解剖结构、瓣膜血流动力学、继发血流动力学效应和症状相关信息，可对二尖瓣狭窄程度进行分期（表30-2）。

表30-2 二尖瓣狭窄分期

分期	定义	瓣膜解剖结构	瓣膜血流动力学	激发血流动力学效应	症状
A	存在二尖瓣狭窄风险	轻度的二尖瓣舒张期圆顶状凸起	经二尖瓣血流速度正常	无	无
B	二尖瓣狭窄进展期	二尖瓣交界融合和舒张期圆顶状凸起	经二尖瓣血流速度增加；二尖瓣瓣口面积>1.5cm且舒张期跨瓣压差减半时间<150ms	轻至中度的左心房增大；静息状态下肺动脉压正常	无
C	无症状的重度二尖瓣狭窄	二尖瓣交界融合和舒张期圆顶状凸起	二尖瓣瓣口面积≤1.5cm且舒张期跨瓣压差减半时间≥150ms	严重左心房增大；肺动脉收缩压>50mmHg	无
D	症状性重度二尖瓣狭窄	二尖瓣交界融合和舒张期圆顶状凸起	二尖瓣瓣口面积≤1.5cm且舒张期跨瓣压差减半时间≥150ms	严重左心房增大；肺动脉收缩压>50mmHg	运动耐量降低；劳力性呼吸困难

二尖瓣狭窄的症状和体征亦可见于如下情况，应注意鉴别：①经二尖瓣口的血流增加引起的相对性二尖瓣狭窄：严重二尖瓣反流、大量左至右分流的先天性心脏病（如室间隔缺损、动脉导管未闭）和高动力循环（如甲状腺功能亢进症、贫血）。②严重主动脉瓣关闭不全：由于舒张期血流由主动脉反流入左心室，使左心室充盈过度，二尖瓣瓣叶处于高位，造成相对性二尖瓣狭窄的舒张期杂音（Austin-Flint杂音）。③左房黏液瘤：可出现梗阻相关症状、体循环栓塞和（或）全身性症状（如发热和体重减轻）。④功能性二尖瓣狭窄：经导管二尖瓣缘对缘修复后，二尖瓣关闭不全严重程度降低可能伴有功能性舒张期二尖瓣瓣口面积减少，以及舒张期平均压差增加。

（六）并发症

1. 心房颤动 为早期的常见并发症，可能为患者就诊的首发病症。体格检查发现心律绝对不齐、脉搏短绌及第一心音强弱不等是心房颤动的典型体征，心电图可确诊。随着疾病进展、年龄渐增和同时存在其他瓣膜异常，心房颤动的患病率越高。重度二尖瓣狭窄患者中，平均年龄30岁以下者心房颤动发生率为4%~7%，而平均年龄50~60岁者心房颤动发生率高达50%~60%。

2. 急性肺水肿 为重度二尖瓣狭窄的严重并发症。患者突然出现重度呼吸困难和发绀，不能平卧，咳粉红色泡沫样痰，双肺满布干湿啰音。

3. 血栓栓塞 20%的患者发生体循环栓塞，偶为首发病症。绝大部分的栓子来源于左心耳或左心房，引起的体循环栓塞多为脑动脉栓塞，其余依次为外周动脉和内脏（脾、肾和肠系膜）动脉栓塞。当存在肺高压和右心室及右心房扩张时栓子也可来自右心房，导致肺栓塞和肺梗死。

4. 右心衰竭 为晚期常见并发症。二尖瓣狭窄引起的慢性肺高压最终可导致右心室和右心房压力增高、右心室扩大、三尖瓣关闭不全和右心衰竭征象。右心衰竭征象包括：①颈静脉压升高；②下肢水肿，可能进展为累及大腿上部、骶部和腹壁，也可出现腹水和胸腔积液；③当合并三尖瓣关闭不全时，可出现肝大并可能伴肝区搏动。右心衰竭时，右心排出量明显减少，肺循环血量减少，左心房压相对下降，呼吸困难可有所减轻，然而心排出量也明显降低。

（七）治疗

1. 内科保守治疗 ①风湿热的二级预防：有风湿活动者应给予抗风湿治疗。特别重要的是预防风湿热复发，一般应坚持至患者40岁甚至终生应用苄星青霉素（benzathine penicillin）120万U，每4周肌注1次；②预防感染性心内膜炎：只有心内膜炎高风险的患者（如植入人工心脏瓣膜、既往心内膜炎史）才建议预防性使用抗生素；③无症状者避免剧烈体力活动，定期（6~12个月）复查超声心动图；④呼吸困难者应减少体力活动，限制钠盐摄入，口服利尿剂，避免和控制诱发急性肺水肿的因素，如急性感染、贫血等；地高辛对二尖瓣狭窄导致的部分有症状的左室和（或）右室收缩功能障碍也有效；⑤控制心率：对于合并房颤的二尖瓣狭窄患者，控制心室率可采用β受体阻滞剂、钙通道阻滞剂（维拉帕米或地尔硫䓬），偶可用地高辛；⑥抗血栓栓塞治疗：对于合并房颤、既往栓塞事件以及左心房血栓的患者，应口服抗凝药维持INR在2～3。

2. 介入和手术治疗 为治疗本病的有效方法。当二尖瓣瓣口有效面积$<1.5cm^2$伴有症状，尤其症状进行性加重时，应用介入或手术方法扩大瓣口面积，减轻狭窄。如肺动脉高压明显，即使症状轻，也应及早干预。

（1）经皮球囊二尖瓣成形术 球囊从股静脉经房间隔穿刺进入左心房然后到达二尖瓣，充盈球囊通过分离融合的交界处打开狭窄的二尖瓣。对于瓣叶（尤其是前叶）活动度好，无明显钙化，瓣下结构无明显增厚的患者效果更好。左心房血栓是经皮球囊二尖瓣成形术的禁忌，术前应充分用华法林抗凝，直至复查经食道超声证实血栓溶解。术后症状和血流动力学改善，肺动脉收缩压下降，心输出量增加，多数患者的肺血管阻力下降至正常水平。主要应注意减少二尖瓣关闭不全、冠脉栓塞、脑栓塞、心脏穿孔所致的心脏压塞和严重心律失常等并发症。其近期与远期（5年）效果与外科闭式分离术相似，基本可取代后者。

（2）人工瓣膜置换术 适应证为：①严重瓣叶和瓣下结构钙化、畸形，不宜做分离术者；②二尖瓣狭窄合并明显二尖瓣关闭不全者。手术应在有症状而无严重肺动脉高压时考虑。严重肺动脉高压增加手术风险，但非手术禁忌，术后多有肺动脉高压减轻。主要术式包括：①传统二尖瓣置换术：切除全部二尖瓣及瓣下结构组织，破坏了瓣下结构与左心室的连接，对心脏的收缩和舒张功能造成了损害，影响术后心功能的恢复。②保留全部瓣叶及瓣下结构的二尖瓣置换术：完整保留全部二尖瓣及瓣下结构（二尖瓣瓣叶、瓣环、乳头肌及腱索），维持了二尖瓣的解剖及生理特性，较传统二尖瓣置换术更有利于左心室功能的恢复。但是对二尖瓣狭窄大部分患者，尤其左心室腔较小、瓣膜及瓣下结构钙化严重、交界粘连者，保留全瓣可能导致瓣膜活动受限，甚至出现卡瓣现象，故更适合于二尖瓣关闭不全为主的患者。③保留后瓣及瓣下结构的二尖瓣置换术：在距离前瓣环2～3mm处完整切除前瓣叶及腱索，保留后瓣叶及其主要腱索。维护二尖瓣环与乳头肌的连续性，防止乳头肌的损伤，保存心脏纤维支架结构，有利于心肌重构和心功能恢复。

（3）二尖瓣成形术 包括瓣叶和瓣环成形，适应证主要为：①二尖瓣狭窄但瓣叶面积不小者。②风湿性心脏病，二尖瓣隔膜样改变，第一心音亢进，瓣下腱索无融合缩短，瓣膜无钙化且活动度良好者。

知识链接

二尖瓣瓣膜手术最新进展

近年来，外科手术技术不断创新，目前二尖瓣手术最新进展包括：①胸腔镜下二尖瓣成形/置换：经右侧胸壁小切口于胸腔镜下完成二尖瓣成形/置换，不需将胸骨纵行劈开，相较于传统开胸手术，其具有创伤小、出血量少、疼痛减轻、恢复快等优点（图30－3）。②经心尖途径二尖瓣支架植入术：适应证同二尖瓣置换术。在经食管超声心动图（TEE）的引导下通过经心尖介入技术将一个自膨胀的二尖瓣支架置入并锚定在二尖瓣环上。③经导管二尖瓣置换（TMVR）：目前仍在临床研究阶段，用于治疗无法接受经皮球囊二尖瓣成形术且手术风险过高的重度二尖瓣狭窄患者。经导管二尖瓣置换术将球囊扩张型或自膨型经导管瓣膜植入二尖瓣部位，同时将自体二尖瓣组织留在原位。手术入路可选择经心尖入路、经心房手术暴露或者完全经皮经静脉经间隔入路。

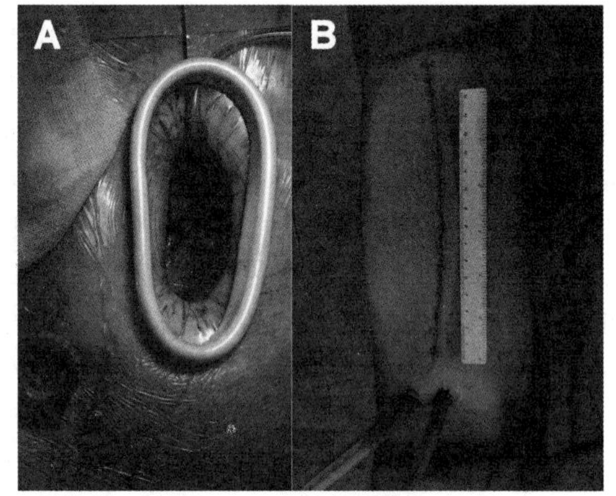

图30－3 胸腔镜下（A）及传统开胸（B）二尖瓣置换术切口

（八）预后

在未开展手术治疗的年代，本病10年存活率在无症状被确诊后的患者为84%，症状轻者为42%，中、重度者为15%。从发生症状到完全致残平均7.3年。60%以上二尖瓣狭窄患者的死亡原因是进行性右心衰竭/肺水肿，其次为体循环血栓栓塞事件（40%为脑栓塞）、大面积肺栓塞或心内膜炎等感染性并发症。抗凝治疗或抗感染治疗后，栓塞及致死性感染性并发症发生率降低。手术治疗提高了患者的生活质量和存活率。

第二节　二尖瓣关闭不全

（一）病因

二尖瓣关闭不全（mitral regurgitation，MR）根据病因可分为原发性（器质性）或继发性（功能性）。原发性二尖瓣关闭不全的特点为瓣叶、瓣环、腱索或乳头肌的结构改变，可由风湿性病变、退行性变、细菌性心内膜炎等病因导致，在我国以风湿性病变最为常见，且以女性为多。继发性二尖瓣关闭不全常见于扩张性或缺血性心肌病，此类患者的左心重构和功能障碍导致二尖瓣闭合受限，但二尖瓣结构基本正常。长期房颤患者合并左房扩大和二尖瓣环扩张也可能导致继发性二尖瓣关闭不全，此时左室射血分数通常正常，左室扩张不明显。

（二）病理生理

急性：腱索或乳头肌断裂时二尖瓣反流，导致左心房和左心室的容量突然超负荷，左心室射血分数增加。随着其进展，左心室体积增加，收缩功能恶化，从而导致左心室功能失调和射血分数降低，出现急性左心衰竭。大量反流导致左心房、左心室的容量和压力负荷过重，导致急性肺水肿和淤血。

慢性：二尖瓣关闭不全时，左心房血流增多、压力升高，左心房代偿性扩大。在代偿期，同时扩大的左心房和左心室可适应容量负荷增加，肺循环压力上升不明显。失代偿期持续过度的容量负荷导致左心衰竭，同时肺循环压力长期升高，最终出现右心衰竭。

（三）表现

1. 症状　单纯的轻至中度原发性二尖瓣反流可无症状或仅有轻微劳力性呼吸困难。重度二尖瓣反流和左心室扩大的患者最终进展为有症状的心力衰竭，伴有肺淤血和水肿。急性二尖瓣反流（如心肌缺血导致乳头肌断裂）通常表现为心脏急症，伴有肺水肿突然发作和快速进展、低血压以及心源性休克。

2. 体征　心尖搏动增强，左心室增大时心尖搏动向左下移位。心尖区闻及全收缩期心脏杂音，向左侧腋中线传导。肺动脉瓣区第二心音亢进，第一心音减弱或消失。晚期右心衰竭患者可有肝大、腹水、颈静脉怒张等。

（四）实验室和其他检查

X线检查：胸部X线检查对于二尖瓣关闭不全的诊断价值有限，常见的表现为左心房和左心室扩大，伴有左心室衰竭时可见肺淤血和间质性肺水肿征。有时可见二尖瓣环钙化呈致密而粗的C形阴影，在左侧位或右前斜位可见。

心电图：轻症患者心电图可表现为正常。重症患者主要表现为电轴左偏、二尖瓣型P波、左室肥大等。心房颤动较为常见。

超声心动图：瓣膜疾病的重要诊断依据。M型超声检查显示二尖瓣大瓣曲线呈双峰型或单峰型，上升及下降速率均增快。左心室和左心房前后径明显增大。左房后壁出现明显凹陷波。彩色多普勒血流显像可于二尖瓣心房侧和左心房内探及收缩期反流束，诊断二尖瓣关闭不全的敏感性极高。根据反流束最窄部位宽度、最大反流束面积、反流面积分数、反流容积和有效反流口面积等评价指标，可将二尖瓣反流分为轻度、中度、重度。二维或切面超声图可显示二尖瓣装置的形态特征，如瓣叶和瓣下结构增厚、融合、缩短和钙化、瓣叶冗长脱垂、连枷样瓣叶、瓣环扩大或钙化、赘生物、左室扩大和室壁矛盾运动等，有助于明确病因。经胸超声心动图示二尖瓣反流见图30－4，经食道超声心动图示二尖瓣反流见图30－5。

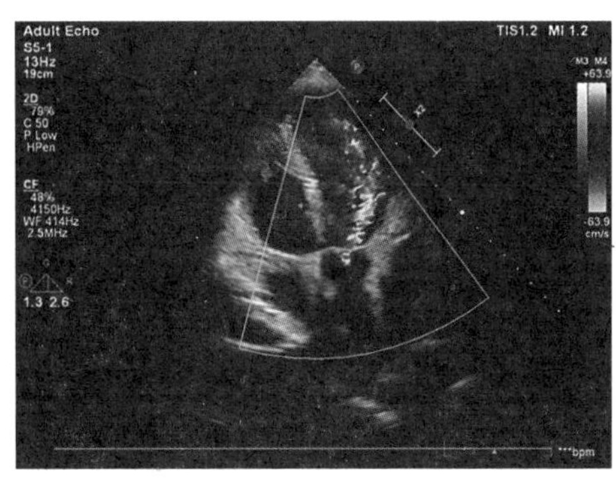

图30－4　经胸超声心动图示二尖瓣反流

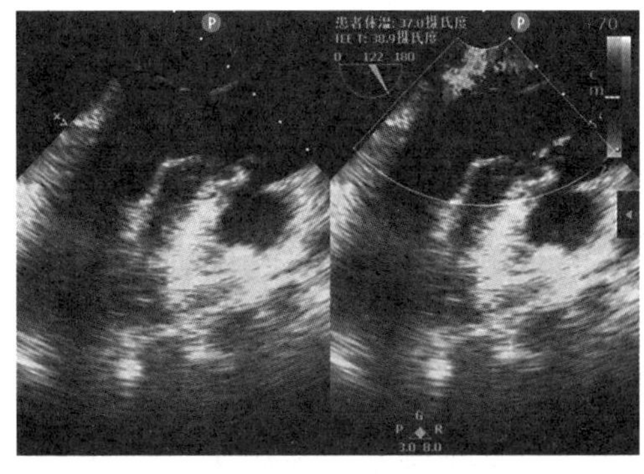

图30－5　经食道超声心动图示二尖瓣反流

（五）诊断和鉴别诊断

心尖区有典型杂音伴左心房室增大，诊断可以成立，确诊依赖超声心动图。由于心尖区杂音可向胸骨左缘（左侧腋中线）传导，应与以下情况鉴别。①三尖瓣关闭不全：可在胸骨左缘下方或剑突下听到全收缩期吹风样杂音，右心室显著扩大时可传导至心尖区，此时易与二尖瓣反流杂音混淆。肺动脉高压时，肺动脉瓣第二心音亢进；反流量大时，第三心音出现并在吸气时增强，颈静脉搏动增强及肝脏搏动和肿大。②室间隔缺损：在胸骨左缘第2~4肋间闻及Ⅲ级以上粗糙、响亮的全收缩期杂音，不向腋下传导，常伴胸骨旁收缩期震颤。③主动脉瓣、肺动脉瓣狭窄等：主动脉瓣狭窄的杂音位于胸骨右缘第2肋间；肺动脉瓣狭窄的杂音位于胸骨左缘第2肋间；肥厚型梗阻性心肌病的杂音位于胸骨左缘第3、4肋间。超声心动图检查可明确上述诊断。

（六）并发症

二尖瓣关闭不全患者心房颤动的发生率约为30%；心力衰竭的发生率约为60%，急性者早期出现，慢性者晚期发生；感染性心内膜炎较二尖瓣狭窄常见；体循环栓塞见于左心房扩大、慢性心房颤动的患者，较二尖瓣狭窄少见；二尖瓣脱垂可有感染性心内膜炎、脑栓塞、心律失常、猝死、腱索断裂、严重二尖瓣关闭不全和心力衰竭等并发症。

（七）治疗

1. 保守治疗 药物治疗通常针对于心力衰竭，可使用洋地黄类强心，利尿剂减轻心脏负荷，血管紧张素转换酶抑制剂扩张血管，β受体阻滞剂控制心率。

2. 外科治疗 目前外科手术用于继发性二尖瓣关闭不全的中远期疗效仍存在争议。而对于原发性二尖瓣关闭不全，外科手术是恢复瓣膜关闭完整性的根本措施。应在发生不可逆的左心室功能不全之前施行，否则术后预后不佳。手术方法有瓣膜成型术和人工瓣膜置换术二种。

（1）瓣膜成型术　主要适用于瓣叶损伤较小的先天性二尖瓣病变和二尖瓣脱垂（图30-6）。手术过程通常包括多余瓣叶的切除、腱索和瓣环的重建。最新进展：经导管二尖瓣修复。“MitraClip”装置于2003年首次植入，是目前使用最广泛的经导管二尖瓣修复系统。通过股静脉—房间隔—左房—左室入路，在经食道超声和X线光透射引导下，释放二尖瓣夹，完成二尖瓣瓣叶间的缘对缘修复（edge-to-edge repair）。

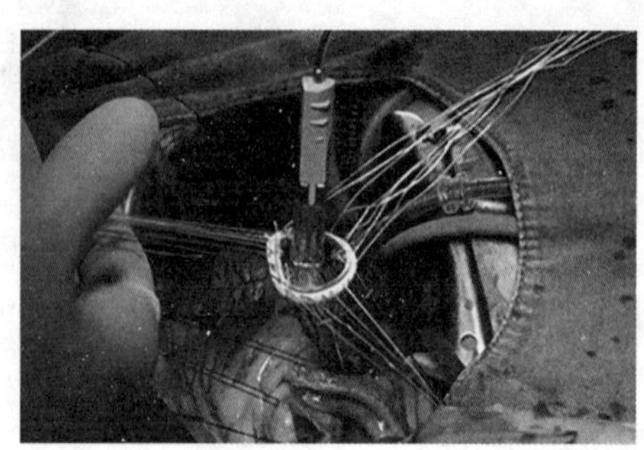

图30-6　二尖瓣成型术——植入瓣膜成型环

（2）人工瓣膜置换术　如果病变严重，无法成型或者效果不佳则行瓣膜置换（图30-7）。二尖瓣置换手术最新进展详见上一节。

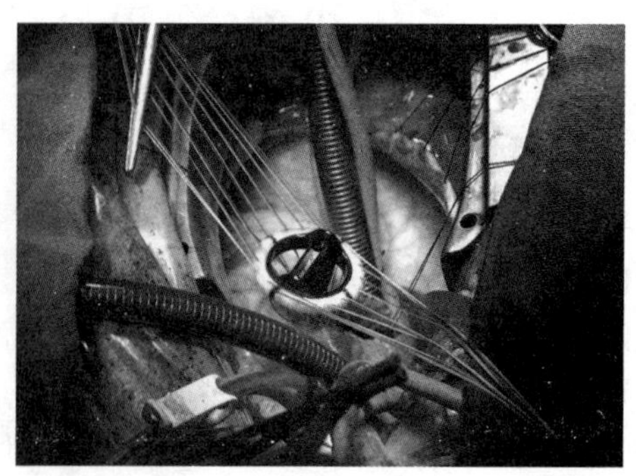

图30-7　二尖瓣人工机械瓣膜置换手术

（八）预后

二尖瓣关闭不全患者的预后取决于初始症状和是否存在心室功能障碍。重度二尖瓣关闭不全合并NYHA心功能Ⅰ级和Ⅲ级患者术前年死亡率约为4%，而Ⅲ级和Ⅳ级患者的年死亡率约为34.0%。一般情况下，单纯二尖瓣脱垂无明显反流及收缩期杂音者大多预后良好；而高龄、心力衰竭症状明显、左心明显增大、左室射血分数<60%者预后较差。

第三节　主动脉瓣狭窄

（一）病因

主动脉瓣狭窄（aortic stenosis，AS）的病因包括先天性和获得性两大类。先天性主动脉瓣狭窄主要见于二叶式主动脉瓣，单叶型主动脉瓣；获得性主动脉瓣狭窄主要为正常三叶瓣的钙化病变和风湿性主动脉瓣狭窄，钙化性主动脉瓣病变为AS最常见原因，而风湿性主动脉瓣狭窄发病率明显下降。AS罕见病因包括代谢性疾病（如Fabry病）、系统性红斑狼疮等。

（二）病理生理

AS患者长期的连续血流动力学检查发现，虽然最初均无临床表现，但大多都发生了显著进展，表现为主动脉瓣口面积减少和收缩期主动脉瓣跨瓣压压力阶差增高。AS患者正常的主动脉瓣瓣口面积为3~4cm^2，在瓣口面积减半之前，血液顺流速度仍保持正常，并只有极小跨瓣压力阶差。同时狭窄是逐渐出现和进展的，左心室发生适应性改变，早期出现向心性肥大，射血分数、心输出量和左心室舒张末期容积可长时间保持正常。但是随着狭窄和肥厚持续加重，长期压力超负荷会导致左心室肥厚和舒张功能的异常。同时由于左心室高度肥厚，心肌需氧量增加，主动脉平均压低于正常，进入冠状动脉的血流量减少，常出现心肌供血不足的症状。

（三）表现与诊断

（1）症状　AS 患者虽然存在梗阻和左心室压力负荷增加，但通常很长时间都没有症状。在大多数左室收缩功能正常的 AS 患者中，发展到重度狭窄［定义为瓣口面积 ≤1.0cm²，主动脉瓣最大跨瓣流速为 4.0m/s 或更高，和（或）平均跨瓣压差≥40mmHg］时才会出现症状。AS 患者典型临床表现有心力衰竭、晕厥和心绞痛，但是这些典型表现反映的是疾病终末期。而最常见的早期症状包括：劳力性呼吸困难或运动耐量下降、晕厥和劳力性心绞痛。一旦出现临床表现，往往预示疾病预后不良，有时可并发感染性心内膜炎及猝死。

（2）体征　胸骨右缘第二肋间能扪及收缩期震颤，听诊有粗糙喷射性收缩期杂音，向颈部传导，同时颈动脉搏动“细弱和迟滞”（即低容量且上升缓慢）。同时第二心音呈柔和的单心音，因为主动脉瓣狭窄引起主动脉瓣第二心音（A_2）延迟，往往与肺动脉瓣第二心音（P_2）同时出现。但当 AS 为重度并伴左室功能障碍时，S_2 可能变为反常分裂。

（四）实验室和其他检查

X 线检查：早期病例可无明显变化，病变加重后可见左心室增大、升主动脉可见狭窄后扩张。胸部 CT 有时可见钙化的主动脉瓣。

心电图检查：电轴左偏、左心室肥大，劳损、T 波倒置。AS 患者常有心脏传导系统疾病，表现为房室传导阻滞或束支阻滞。

超声心动图检查：评估瓣膜解剖和结构、瓣膜血流动力学、左室大小和功能以及肺动脉压，同时有无合并主动脉瓣反流和其他瓣膜疾病（图 30－8）。

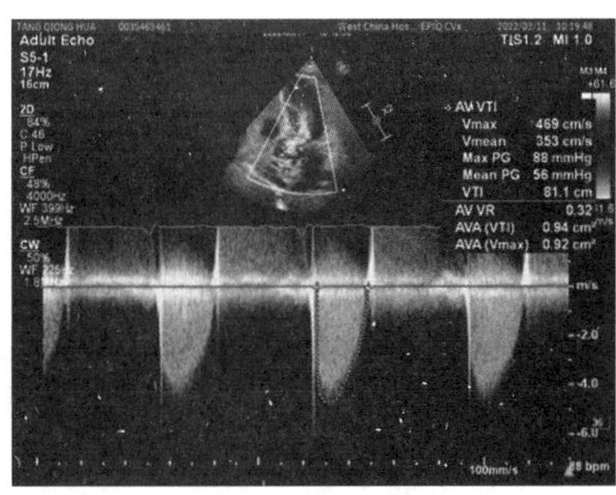

图 30－8　超声心动图示主动脉瓣关闭不全

经食道超声心动图：可用于准确诊断 AS 病因、血流动力学严重程度、左室大小及收缩功能测量、预后评估及瓣膜干预时机的选择（图 30－9）。

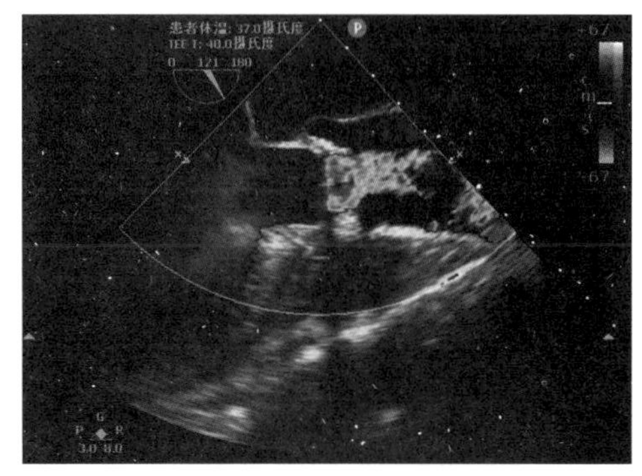

图 30－9　食道超声心动图示：主动脉瓣前向血流加速

心导管检查：诊断 AS 很少需要进行心导管检查，但当非侵入性检查结果无诊断意义或与临床评估不一致时，可能考虑在某些患者中进行心导管检查。

（五）治疗

（1）内科治疗　无症状主动脉瓣狭窄（AS）的主要治疗目标是监测疾病、早期发现症状的出现以及治疗心血管危险因素及共存疾病。无症状者无特殊药物治疗，同时没有哪种内科治疗能够明确延缓疾病的进展。对无症状 AS 合并高血压患者，推荐控制此类患者的高血压，但需密切监测并谨慎调整治疗方案。不推荐他汀类药物预防 AS 的进展。

（2）外科治疗　主动脉瓣狭窄患者临床转归取决于临床症状、瓣膜阻塞严重程度和左心室对压力负荷的反应。对于有临床症状的患者，应争取尽行主动脉瓣置换。主动脉瓣置换包括外科主动脉瓣置换（SAVR）和经导管主动脉瓣置换（TAVR）。外科主动脉瓣膜置换术可在胸骨正中切开或者小切口（胸骨上端或者右前胸）体外循环下行主动脉瓣置换（图 30－10），同时免缝合/快速释放主动脉瓣也应用于临床（图 30－11）。瓣膜类型包括机械瓣或生物瓣膜，瓣膜类型选择必须权衡机械瓣终身抗凝引起的出血风险与生物瓣增加再次手术的可能性。经导管主动脉瓣置换（图 30－12）主要用于高龄（年龄＞80 岁）、预期寿命＜10 年且无 TAVR 禁忌和外科手术治疗主动脉瓣病变风险高或极高无法承受的患者。

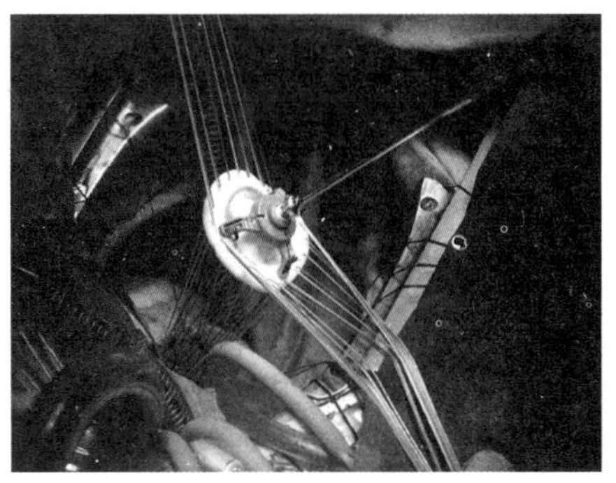

图 30－10　传统主动脉瓣置换

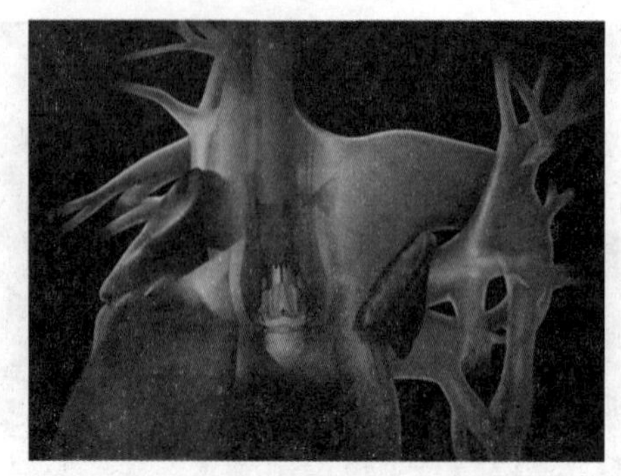

图 30－11　免缝合主动脉瓣

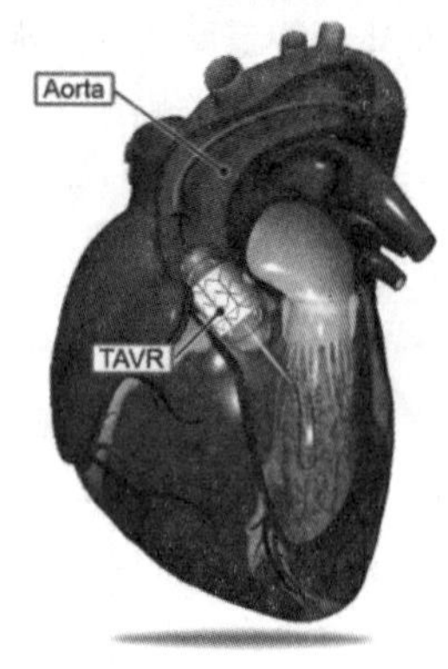

图 30－12　经导管主动脉瓣置换

第四节　主动脉瓣关闭不全

（一）病因

主动脉瓣关闭不全（aortic regurgitation，AR）是由于瓣叶原发性病变和（或）主动脉根部异常导致瓣叶不能严密对合。风湿性心脏病是严重主动脉瓣反流的最常见原因，而在发达国家中瓣膜退行性变是更多见的原因，此外先天性主动脉瓣瓣叶畸形也可能导致主动脉瓣关闭不全。急性感染性心内膜炎也可引起主动脉瓣关闭不全，病原微生物可破坏主动脉瓣叶，影响主动脉瓣叶闭合，瓣叶穿孔或脱垂也可导致主动脉瓣关闭不全。其他原因包括结缔组织疾病，如马方综合征，系统性疾病如红斑狼疮、大动脉炎，巨细胞动脉炎，强直性脊柱炎等。

（二）病理生理

主动脉瓣反流分为三型。Ⅰ型是指主动脉瓣叶正常，但由于根部扩张引起瓣叶对合不够所引起的中心性反流。Ⅱ型是指由于瓣叶脱垂引起的偏心性反流。Ⅲ型是指由于瓣叶活动受限导致半口闭合形态变形引起的偏心性反流。在心室舒张期，血流会从主动脉反流回左心室，导致主动脉舒张压减低，左心室容量负荷增加，同时引起冠状动脉血流量减少；长期以往左心室逐渐肥厚、扩张，心肌缺血进一步加重，左心室功能逐渐减低，引起相应的心功能不全的临床表现。

（三）临床表现及诊断

（1）症状　由于左心室心腔的扩大及心室肥厚，早期主动脉瓣关闭不全患者的左室射血分数可正常，甚至高于正常，无症状生存期可维持多年。而随着左心室收缩功能逐渐降低，左室舒张末压增高，左心房压力增高，肺毛细血管楔压增高，会引起劳力性呼吸困难，最终静息状态下即可出现心力衰竭的表现。

（2）体征　心界向左下扩大，心尖部可见抬举性搏动，胸骨左缘第 3、4 肋间和主动脉瓣听诊区有叹息样舒张早、中期或全舒张期杂音，向心尖区传导。重度关闭不全者可发现外周血管征，呈现水冲脉、动脉枪击音，毛细血管搏动等征象。

（四）其他检查

心电图检查：早期心电图可正常，随着疾病进展，显示电轴左偏和左心室肥大、劳损。

X 线检查：急性主动脉瓣关闭不全，胸部 X 线检查显示心脏增大可能不明显。在慢性主动脉瓣关闭不全，胸部 X 线检查提示心脏增大，以左心室增大较明显，当出现心力衰竭时可见肺充血征象。

超声心动图检查：二维超声心动图可见主动脉瓣膜增厚，瓣叶不能闭合，主动脉、左心房和左心室内径增大。彩色多普勒血流成像显示主动脉瓣心室侧全舒张期高速射流（图 30－13，图 30－14），为最敏感的测定主动脉瓣反流的方法，并可半定量评估主动脉瓣反流程度。同时，超声心动图可以测量左心室大小、收缩功能及收缩期/舒张期容积来反映疾病的严重程度。

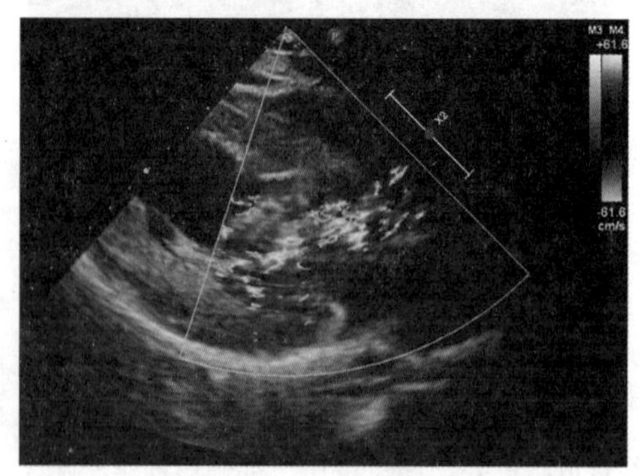

图 30－13　经胸超声心动图

胸骨旁左室长轴切面显示主动脉瓣重度反流

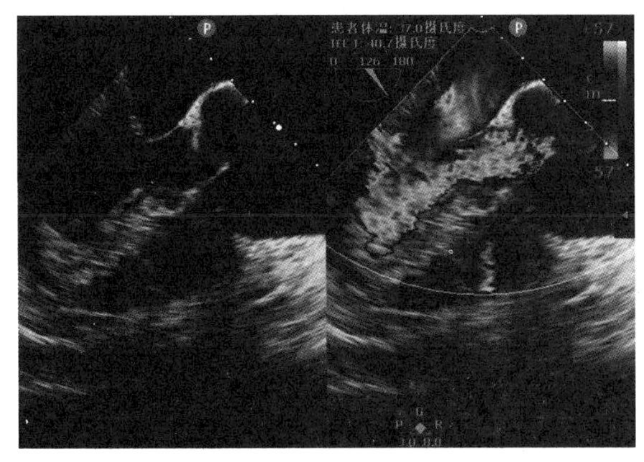

图 30－14 经食道超声心动图

左室长轴切面显示主动脉瓣重度反流

主动脉造影：当无创技术不能确定主动脉瓣反流程度，可采用逆行升主动脉造影，根据造影剂反流入左心室的多少，可以估计关闭不全的程度。

磁共振检查：心脏磁共振检查可测定主动脉瓣反流程度，并可测定左心室舒张期末及收缩期末容量，精确评估左心功能。

（五）治疗

（1）内科治疗 慢性主动脉瓣关闭不全无症状期可持续多年，对于左心室大小正常、左心功能正常的无症状，但主动脉瓣反流严重者，需每年定期行体格检查及超声心动图检查，并积极控制血压。而对于有症状和左心室收缩功能受损的重度主动脉瓣反流患者，如果存在手术禁忌证，建议使用 ACEI、ARB 和（或）沙库巴曲/缬沙坦来治疗心衰。血管扩张剂的使用存在争议，对于合并心力衰竭的严重主动脉瓣关闭不全患者，长期应用血管扩张剂可改善症状；临床上不推荐使用受体阻断剂，因其可减慢心率，导致舒张期延长，心室充盈增加，从而增大反流量。

（2）外科治疗 对于症状明显的重度主动脉瓣反流患者，无论左室功能是否受损，都应该考虑主动脉瓣手术。外科手术包括瓣膜置换术和瓣膜修补术，有症状的慢性主动脉瓣关闭不全患者，左心室功能受损（左室射血分数/LVEF≤55%）、左心室显著扩大（左室舒张末期直径/LVESD＞50mm 或＞25mm/m^2）的无症状患者应手术治疗。对于无症状的主动脉瓣重度反流患者，如果该患者静息状态下左室收缩功能左室功能正常，当左室收缩功能显著降低或左室明显扩张时也可以考虑外科手术。同时，当患者因为其他原因需行主动脉瓣手术或主动脉手术时，合并有中、重度主动脉瓣反流的患者也可同期行主动脉瓣手术。

第五节 三尖瓣关闭不全

（一）病因

三尖瓣关闭不全（tricuspid regurgitation，TR）多为功能性病变，继发于右心室收缩压增高或肺动脉高压，常见于二尖瓣疾病、先天性心血管病（肺动脉瓣狭窄、艾森曼格综合征）和肺心病等，右心室扩张引起三尖瓣瓣环扩大，从而使得三尖瓣叶在收缩期无法完全闭合（图 30－15）。器质性三尖瓣关闭不全包括三尖瓣下移畸形、风湿性心脏病、三尖瓣脱垂、感染性心内膜炎等。类癌综合征也可出现三尖瓣病变的表现。

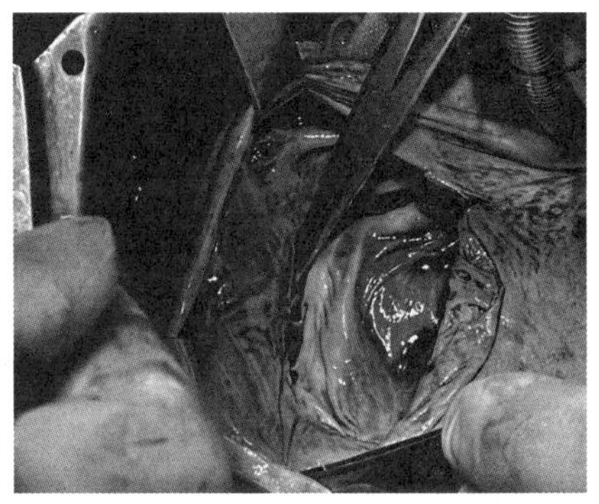

图 30－15 三尖瓣关闭不全

（二）病理生理

在心室收缩期，三尖瓣关闭不全会导致部分血液从右心室反流回右心房，右心房容量增多会引起右心房增容增压。体循环静脉血流回流受阻，呈现静脉淤血和静脉压增高的表现。右心室因舒张期容量增多和充盈压升高而扩大，右心室扩大又可加重三尖瓣关闭不全。

（三）临床表现及诊断

（1）症状 当不合并肺动脉高压时，三尖瓣关闭不全多可耐受，当合并肺动脉高压时患者可出现疲乏、腹胀等右心功能不全的症状，并发症常见心房颤动和肺栓塞。

（2）体征 ①颈静脉怒张伴收缩期搏动，吸气时增强；②体循环淤血征象：肝大并伴有压痛及收缩期搏动，腹水和下肢水肿；③心脏浊音界显著扩大，胸骨左缘 4～5 肋间可听到高调吹风样收缩期杂音，吸气时杂音响度增强。

（四）实验室和其他检查

X 线胸片：心影增大，显示右心房和右心室扩大征象。

心电图：电轴右偏，不完全性右束支传导阻滞，右心房，右心室肥厚，可有心房颤动。

超声心动图检查：M 型超声心动图可显示右心房和右心室内径增大，室间隔与左心室后壁同向运动，二维超声心动图可见三尖瓣增厚，收缩期瓣膜关闭不全。彩色多普勒血流显像示右心房内有收缩期射流信号（图 30－16）。

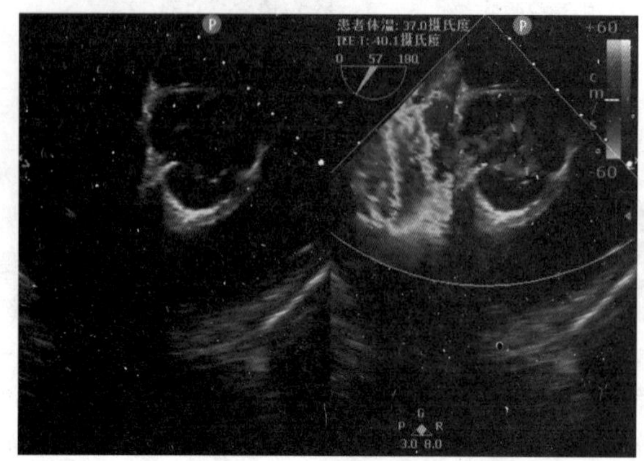

图 30－16　经食道超声心动图

右室流入流出道切面提示三尖瓣重度反流

右心导管：当非侵入性检查结果和临床表现不符时，右心导管可以测量一系列心脏指数，包括右心舒张压、肺动脉压、肺血管阻力以及右心室造影。

（五）治疗

（1）内科治疗　主要针对右心功能不全予以强心、利尿等处理，并控制房颤患者的心室率。也可使用肺血管扩张剂降低升高的肺动脉压。

（2）外科治疗　继发于二尖瓣或主动脉瓣疾病者在人工瓣膜置换术的术中可探测三尖瓣返流程度决定是否手术、以及行瓣环成形术还是人工瓣膜置换术。二尖瓣或主动脉瓣手术中，可以同期处理重度三尖瓣反流，同时当三尖瓣瓣环径扩大（舒张末期 >4.0cm）或存在右心衰竭症状体征时也可以考虑同期干预。对于单纯性重度三尖瓣反流患者，如若患者出现右心衰症状时可以考虑单纯三尖瓣手术，当无症状患者出现进行性右室舒张/收缩功能障碍时，也可以考虑单纯三尖瓣手术。感染性心内膜炎等需行人工瓣膜置换术；静脉药瘾者可先切除三尖瓣并控制感染，6～9 个月后再植入人工瓣膜。三尖瓣行机械瓣膜置换易出现血栓栓塞并发症，故多使用生物瓣。

第六节　冠状动脉粥样硬化性心脏病的外科治疗

冠状动脉粥样硬化性心脏病（coronary atherosclerotic heart disease）是冠状动脉血管发生脂质沉着、局部纤维化、钙化或结缔组织增生，引起动脉粥样硬化病变导致血管腔狭窄或阻塞，造成心肌缺血、缺氧或坏死而导致的心脏病，常常被称为“冠心病”。但是冠心病的范围可能更广泛，还包括炎症、栓塞等导致管腔狭窄或闭塞。世界卫生组织将冠心病分为五大类，即无症状心肌缺血（隐匿性冠心病）、心绞痛、心肌梗死、缺血性心力衰竭（缺血性心脏病）。近 30 年来，我国冠心病发病率呈明显的上升趋势，在发患者群中，男性发病率明显高于女性，是我国中老年人心脏疾病致死的主要原因。本节主要学习冠心病的临床表现及外科治疗，实验室检查及辅助检查请参阅内科学。

案例引导

案例　患者，男，65 岁，持续心前区痛 4 小时。4 小时前即午饭后突感心前区痛，伴左肩臂酸胀，自含硝酸甘油 1 片未见好转，伴憋气、乏力、出汗，二便正常。既往高血压病史 6 年，最高血压为 160/100mmHg，未规律治疗，糖尿病病史 5 年，一直口服降糖药物治疗，无药物过敏史，吸烟 10 年，每日 20 支左右，不饮酒。查体：T 37℃，P 100 次/分，R 24 次/分，BP 150/90mmHg，半卧位，无皮疹及出血点，全身浅表淋巴结不大，巩膜无黄染，口唇稍发绀，未见颈静脉怒张，心界扩大，律齐，心尖部 2/6 级收缩期吹风样杂音，两肺叩清，两肺底可闻及细小湿啰音，腹平软，肝脾未及，双下肢水肿。化验：Hb 134g/L，WBC 9.6×10^9/L。分类：中性分叶粒 72%，淋巴 26%，单核 2%，plt 250×10^9/L，尿蛋白微量，尿糖（+），尿酮体（－），镜检（－）。

讨论　该患者的诊断考虑为什么？如何制定治疗方案？

一、临床表现

（一）症状

冠状动脉管腔狭窄轻者可不出现心肌缺血的症状，狭窄严重者冠状动脉血流量减低，静息时心肌的需氧量少，胸痛症状可不明显；情绪激动、体力劳动或劳累时，心肌需氧量增加，可引起或加重心肌缺血缺氧症状，出现心绞痛、胸背痛等症状。

1. 典型胸痛　患者因体力活动、情绪激动等诱发，突感心前区疼痛，多为发作性绞痛或压榨痛，也可为憋闷感。疼痛从胸骨后或心前区开始，向上放射至左肩、臂，甚至小指和环指，休息或含服硝酸甘油可缓解。胸痛放散的部位也可涉及颈部、下颌、牙齿、腹部等。胸痛也可出现在安静状态下或夜间，由冠脉痉挛所致，也称变异型心绞痛。如胸痛性质发生变化，如新近出现的进行性胸痛，痛阈逐步下降，以至稍事体力活动或情绪激动甚至休息或熟睡时亦可发作。疼痛逐渐加剧、变频，持续时间延长，祛除诱因或含服硝酸甘油不能缓解，此时往往怀疑不稳定型心绞痛。

发生心肌梗死时胸痛剧烈，持续时间长（常常超过半小时），硝酸甘油不能缓解，并可有恶心、呕吐、出汗、发热，甚至发绀、血压下降、休克、心衰。

急性大面积心梗患者，致死率很高；大面积心肌梗死后存活的患者，坏死的心肌被瘢痕组织替代，病变心脏组织薄弱，逐渐形成室壁瘤；当病变累及乳头肌或发生腱索断裂，可引起二尖瓣关闭不全；若病变累及室间隔，可发生室间隔穿孔；冠心病患者心肌长期缺血缺氧，导致心肌广泛纤维化、心脏扩张，可发展为缺血性心肌病，治疗效果较差。

2. 不典型表现　需注意一部分患者的症状并不典型，仅仅表现为心前区不适、心悸或乏力，或以胃肠道症状为主。某些患者可能没有疼痛，如老年人和糖尿病患者。

3. 猝死　约有1/3的患者首次发作冠心病表现为猝死。

4. 其他　可伴有全身症状，如发热、出汗、惊恐、恶心、呕吐等。合并心力衰竭的患者可出现心功能不全相应表现。

（二）体征

心绞痛患者未发作时无特殊。患者可出现心音减弱，心包摩擦音。并发室间隔穿孔、乳头肌功能不全者，可于相应部位听到杂音。心律失常时听诊心律不规则。

二、诊断

根据病史、临床表现、心电图、超声检查和冠脉造影即可诊断。对怀疑急性心肌更死者，应及时行冠状动脉造影。

三、治疗

目前，冠心病的治疗分为内科治疗、介入治疗和外科治疗三类。根据患者的具体情况选择合适治疗方案，以缓解症状、提高患者生活质量及延长寿命。

1. 内科治疗　①硝酸酯类药物：本类药物主要有硝酸甘油、硝酸异山梨酯（消心痛）、5-单硝酸异山梨酯、长效硝酸甘油制剂（硝酸甘油油膏或橡皮膏贴片）等。硝酸酯类药物是稳定型心绞痛患者的常规用药。②抗血栓药物包括抗血小板和抗凝药物。③纤溶药物：溶血栓药主要有链激酶、尿激酶、组织型纤溶酶原激活剂等，可溶解冠脉闭塞处已形成的血栓，开通血管，恢复血流，用于急性心肌梗死发作时。

2. 经皮冠状动脉介入治疗　经皮冠状动脉腔内成形术（PTCA）应用特制的带气囊导管，经外周动脉（股动脉或桡动脉）送到冠脉狭窄处，充盈气囊可扩张狭窄的管腔，改善血流，并在已扩开的狭窄处放置支架，预防再狭窄。还可结合血栓抽吸术、旋磨术。适用于药物控制不良的稳定型心绞痛、不稳定型心绞痛和心肌梗死患者。心肌梗死急性期首选急诊介入治疗，时间非常重要，越早越好。

3. 冠状动脉旁路移植术（简称冠脉搭桥术，CABG）　冠状动脉旁路移植术通过恢复心肌血流的灌注，缓解胸痛和局部缺血、改善患者的生活质量，并可以延长患者的生命。适用于严重冠状动脉病变的患者，不能接受介入治疗或治疗后复发的患者，以及心肌梗死后心绞痛，或出现室壁瘤、二尖瓣关闭不全、室间隔穿孔等并发症时，在治疗并发症的同时，应该行冠状动脉搭桥术。手术的选择应该由心内、心外科医生与患者共同决策。

（1）手术指征　①明显的左主干病变（狭窄程度>50%）或相当于左主干病变的左前降支和左回旋支近段狭窄>70%；②三支血管病变或者两支血管病变伴左前降支近段狭窄，尤其是左心室功能不正常或者伴有严重心律失常；③PTCA失败后仍有进行性心绞痛或伴有血流动力学异常；④冠状动脉旁路移植术后内科治疗无效的心绞痛患者；⑤缺血性室性心动过速发生心搏骤停后的存活者。

（2）桥血管的选择　冠状动脉旁路移植术大隐静脉桥的早期通畅率为90%，乳内动脉的远期结果明显优于静脉桥，还有胃网膜右动脉、桡动脉等。用大隐静脉搭桥，手术损伤小些，简单一些，但远期效果比动脉搭桥差些，因此适用于年龄大的患者。用动脉搭桥损伤大，技术要求高，手术更难，但远期效果较大隐静脉好，适用于年轻患者。一般情况下，80岁以上老人可单独使用大隐静脉搭桥，55岁以下可考虑全用动脉搭桥，其他年龄可用一根乳内动脉加上大隐静脉。近年来，由于冠脉支架远期通畅率逐渐接近静脉桥，小切口下胸廓内动脉至前降支搭桥联合经皮冠脉支架植入治疗非前降支病变的复合技术应运而生。

（3）手术要点　手术时将小腿或大腿上的大隐静脉取出，一端与冠状动脉狭窄远端吻合，一端与升主动脉吻合，也可同时在一根静脉上开几个侧孔分别与几支冠状动脉侧侧吻合，这就是所谓的序贯搭桥或蛇形搭桥。传统的手术通常在全身麻醉、低温、体外循环、心脏停止跳动的情况下进行，一般需要3~4小时。而随着新技术的发展，越来越多的的患者可以不用体外循环，借助特殊的心脏表面固定装置，在心脏跳动的情况下手术，手术对患者的损伤明显减轻，术后恢复更快。

知识链接

药物、介入和外科治疗是冠心病的主要治疗方法，其中冠状动脉旁路移植术（CABG）是冠状动脉病变严重、不能接受介入治疗或治疗后复发患者的重要治疗手段。近年来，随着各种冠状动脉表面固定装置和冠脉分流栓的应用，非体外循环下冠状动脉旁路移植术（OPCABG）减轻或避免了体外循环对机体的损害，扩大了对体外循环有禁忌证患者的手术适应证，成为心外科微创治疗热点技术之一。此外，小切口下CABG、小切口下CABG联合PCI因避免开胸，创伤更小成为冠心病治疗的新热点。在科技发展的带动下，全机器人CABG日臻成熟，我国已有多家心脏中心正逐步开展全机器人CABG。全机器人CABG不用劈开胸骨，操作精细程度高，效果切确，但血管移植的远期通畅率尚待进一步确认。

目标检测

答案解析

一、选择题

1. 左心房增大合并明显肺动脉高压时心界呈
   A. 普大形　B. 烧瓶形
   C. 球形　D. 梨形
   E. 靴形
2. 心尖部隆隆样杂音，并于收缩晚期可见喀喇音，提示病变瓣膜弹性良好的是
   A. 心尖部杂音　B. 杂音响度
   C. 杂音性质　D. 开瓣音
   E. 杂音持续时间
3. 患者，女，54岁。活动后胸闷1年，夜间阵发性呼吸困难5天。查体：血压130/80mmHg，P2亢进，心尖部可闻及舒张期隆隆样杂音，余瓣膜区未闻及杂音。该患者可能的诊断是
   A. 二尖瓣关闭不全
   B. 主动脉瓣关闭不全
   C. 主动脉瓣狭窄
   D. 室间隔缺损
   E. 二尖瓣狭窄
4. 心绞痛最典型的症状是
   A. 剑突下疼痛
   B. 胸背部撕裂样疼痛
   C. 胸骨后压榨性疼痛活，休息后不能缓解
   D. 持续性心前区疼痛，休息可缓解
5. 发生心绞痛时，下列选项为首要处理措施的是
   A. 口服止痛药　B. 就地休息
   C. 驾车就医　D. 口服“救心丸”
6. 下列选项为急性心肌梗死与心绞痛的主要区别是
   A. 疼痛部位不一样
   B. 诱因不一样
   C. 心绞痛疼痛更严重，持续时间更长
   D. 疼痛性质不同
7. 典型心绞痛的发病部位是
   A. 心前区　B. 剑突下
   C. 胸骨下端　D. 胸骨柄后方
8. 下列作为急性心梗特征性标志物的是
   A. 血脂　B. 肌红蛋白
   C. 肌钙蛋白　D. BNP

二、名词解释

1. Austin－Flint杂音
2. 水冲脉
3. 冠状动脉粥样硬化性心脏病
4. PCI

（胡　佳）

书网融合……

本章小结

题库

第三十一章　胸主动脉疾病

PPT

学习目标

1. 掌握　主动脉疾病的诊断及处理原则。
2. 熟悉　主动脉疾病的临床表现及鉴别诊断。
3. 了解　主动脉疾病的病情进展和预后；主动脉疾病的病因；主动脉夹层的手术方法。

第一节　胸主动脉瘤

主动脉瘤（thoracic aortic aneurysm）不是日常听说到的肿瘤，而是指由于各种原因造成的主动脉局部或多处向外扩张或膨出而形成的“瘤样”包块（图 31－1）。一般来讲，当主动脉直径超过正常管径的 1.5 倍，即可称为主动脉瘤。其中胸主动脉瘤（thoracic aortic aneurysm）是主动脉瘤疾病中预后较差的一种，如不及时诊断并适时进行手术治疗，远期可发展为主动脉夹层甚至主动脉破裂，死亡率极高。

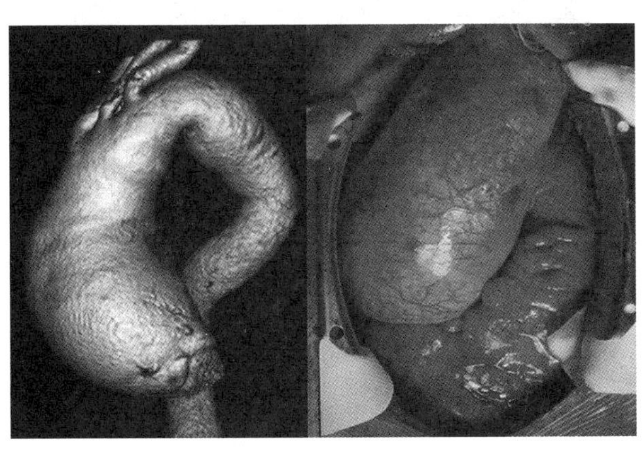

图 31－1　巨大升主动脉瘤

一、病因

主动脉瘤一般都是多因素相互作用的结果。但是在这些因素里面以下几个方面起到了相对重要的作用。

1. 动脉粥样硬化　动脉粥样硬化时主动脉壁胆固醇和脂质浸润沉着，形成粥样硬化斑块；或是老年性动脉硬化，发生弹力纤维层变性，均可使主动脉壁受到破坏，逐渐膨出扩张形成动脉瘤。此类主动脉瘤多见于降主动脉。

2. 主动脉中层囊性坏死　某些先天性疾病和遗传性疾病使主动脉壁中层发生囊性坏死，弹力纤维消失伴有黏液性变，主动脉壁薄弱形成主动脉瘤，常发生于升主动脉。其中马方综合征（Marfan's syndrome）患者由于同时有全身结缔组织缺陷，临床上常同时有眼部病变（严重屈光不正、晶状体脱位等）和骨关节异常，如蜘蛛指、关节过伸、韧带松弛以及腹外疝等。

3. 创伤性主动脉瘤　多因胸部挤压伤、高速冲撞导致，如车祸、高坠伤等引起胸主动脉壁部分或全层破裂。破裂部位常发生在较固定的主动脉弓与活动度较大的降主动脉近端之间。主动脉全层破裂的患者，可在短时间内即因大量失血致死。如主动脉内膜和中膜破裂，但外层或周围组织仍保持完整，可形成夹层动脉瘤或假性动脉瘤。

4. 细菌性感染　常在感染性动脉内膜炎的基础上发生。主动脉壁中层受损害，局部形成动脉瘤。

5. 梅毒　主动脉壁弹性纤维被梅毒螺旋体所破坏，形成主动脉瘤，多见于升主动脉和主动脉弓。梅毒侵入人体后，往往经历 10～20 年才导致主动脉瘤。

二、主动脉瘤的分类和病理

（1）临床常以部位分为　①升主动脉瘤；②主动脉弓部动脉瘤；③降主动脉瘤。

（2）病理　按照主动脉壁病变层次和范围可分为①真性动脉瘤（true aneurysm）：指主动脉壁和主动脉瘤壁全层均有病变性扩大或突出而形成的主动脉瘤。②假性动脉瘤（pseudoaneurysm）：指动脉管壁被撕裂或穿破，血液自此破口流出而被主动脉邻近的组织包裹而形成血肿，这种血肿与动脉周围组织粘连并与主动脉腔相通。形似真性动脉瘤。③主动脉夹层动脉瘤（aortic dissecting aneurysm）：指由于主动脉内膜局部撕裂，血液通过主动脉内膜裂口进入主动脉壁并造成正常动脉壁的分离并形成真、假两腔的动脉瘤。

三、胸主动脉瘤的临床表现

胸主动脉瘤一般早期无明显症状，多因健康体检偶然发现。随着动脉瘤的增大，逐渐出现对周边组织器官的压迫而出现相应的症状与体征。部分患者也可因发生主动脉夹层或者主动脉破裂等严重并发症时才有临床表现。

1. 疼痛 疼痛性质多为钝痛。真性动脉瘤发生夹层病变时可出现剧烈撕裂样疼痛。有的疼痛呈持续性，也有的可随呼吸或活动而加剧。疼痛可向左肩胛区放射，也有向上肢或颈部放射的疼痛。升主动脉或主动脉弓前壁的动脉瘤所引起的疼痛多在胸骨后。

2. 压迫症状 胸主动脉瘤，特别是主动脉弓动脉瘤可出现刺激性咳嗽和呼吸困难，是由于刺激和压迫气管或支气管的结果，严重时可引起肺不张。压迫上腔静脉则可出现上腔静脉阻塞综合征的临床表现。压迫交感神经出现Horner综合征。左弓部和峡部的动脉瘤可压迫喉返神经而产生声音嘶哑或失音。降主动脉动脉瘤可压迫食管而出现吞咽困难，晚期可破入食管或破入气管、支气管形成主动脉－食管瘘或主动脉－气管、支气管瘘。患者可出现呕血或咯血，继发纵膈感染，死亡率极高。

3. 心功能不全与心绞痛 心功能不全与心绞痛主要出现在主动脉根部动脉瘤的患者，此类患者常常由于主动脉瓣瓣环扩大伴有严重的主动脉瓣关闭不全。部分巨大动脉瘤压迫右室流出道或肺动脉，临床上也可出现下肢水肿、颈静脉怒张等右心功能不全的症状体征，严重者可出现心力衰竭而致死亡。此类患者产生心绞痛的原因可能有以下两方面：一是由于严重的主动脉瓣关闭不全，患者舒张压低、脉压差高，冠状动脉血流量下降；二是可能动脉瘤压迫冠脉或同时伴有冠状动脉粥样硬化，导致冠状动脉狭窄，致心肌供血不足。

4. 破裂相关症状 是部分患者的首发症状。患者可出现剧痛、呼吸困难甚至意识丧失。升主动脉瘤破裂血液可流入心包腔导致急性心包填塞，患者出现血压下降、心率加快，死亡风险极高。胸降主动脉瘤破裂可出现大量血液流入胸腔压迫左肺，导致失血性休克、呼吸困难。胸主动脉瘤一旦破裂，病情及其危重，预后不佳，尤其是升主动脉瘤破裂。

5. 栓塞相关症状 部分胸主动脉瘤由于瘤腔内贴壁血流缓慢，可形成瘤腔内附壁血栓。这些血栓脱落后可导致脑梗瘫痪，腹腔脏器动脉栓塞而出现急性腹痛，四肢动脉栓塞出现肢端疼痛及功能障碍。

四、辅助检查

1. X线检查 在后前位及侧位片上可以发现主动脉影扩大，从阴影可以估计病变的大小、位置和形态，在透视下可以见到动脉瘤的膨胀性搏动，但在动脉瘤中有血栓形成时搏动可以不明显，主动脉瘤须与附着于主动脉上的实质性肿块区别，后者引起传导性搏动（图31－2）。

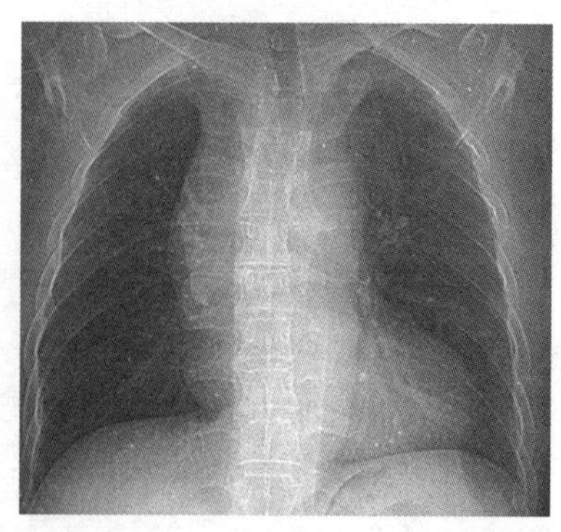

图31－2 X线检查提示升主动脉瘤

2. 胸部CT 不仅可显示动脉瘤的存在和瘤壁的钙化，还可测量其血管直径。对比增强扫描，可清楚显示附壁血栓及其范围，并且可判断有无夹层发生，是临床上诊断胸主动脉瘤最常用的影像学检查。

3. 超声心动图检查 可显示主动脉某段的梭形和囊状扩张，并可直接测量其径线，还可显示动脉瘤内附壁血栓的情况，在升主动脉瘤的诊断中具有重要价值（图31－3）。

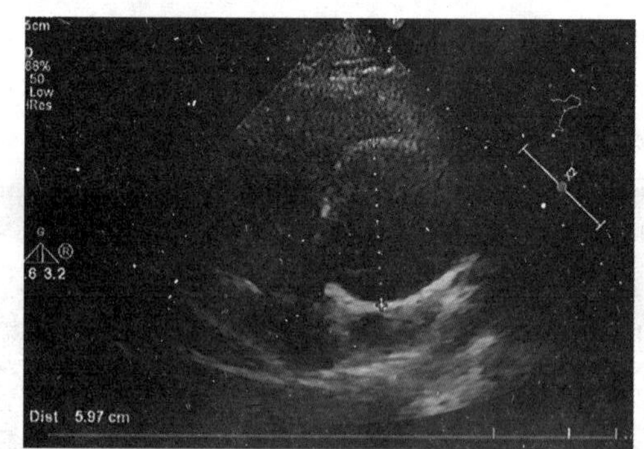

图31－3 经胸超声心动图检查提示主动脉窦瘤直径约5.97cm

4. MRI检查 可显示主动脉瘤的位置及大小，但临床上不及CT运用广泛，其主要不足是图象扫描及分析费时，需患者配合度高才能完成，且费用相对较高，但其可避免X线且可提供血流信息。

5. 主动脉造影 为有创性检查，可直接显示胸主动脉瘤的形状及其部位、大小、范围以及动脉分支受累情况。

五、诊断

胸主动脉瘤由于发生部位的不同，尽管临床症状与体征不尽相同，但病史与临床表现仍可提供进一步的根据。胸部X线片或透视可显示胸腔或纵隔内的不正常包块影像和受动脉瘤压迫所出现的心脏与气管支气管、肺部变化的X线征象。彩色多普勒超声心动图，包括经食管探头进行的多普勒超声检查，CT以及MRI均为有力而相当准确的无创诊断技术。主动脉造影为有创而准确的诊断技术。

六、鉴别诊断

临床上胸主动脉瘤主要需与以下几个疾病进行鉴别。

1. 肺癌　两个疾病均可导致咳嗽、咯血，影像检查时均提示胸部肿块。行肺癌标志物增强 CT 或 MRI 检查，有助于排除肺癌的诊断，如临床医师忽略了有鉴别诊断意义的表现，则易致误诊漏诊。

2. 假性主动脉瘤　假性主动脉瘤为动脉壁破裂出血形成的壁外血肿，瘤壁无主动脉壁的全层结构，仅内膜面覆盖纤维结缔组织，多为创伤所致，好发于主动脉弓降部，在早期震颤或杂音逐渐消失，有时会误诊。

3. 其他　较少见的需进行鉴别诊断的疾病还包括急性心肌梗死（心梗）、腹部钝性外伤等。

七、治疗

胸主动脉瘤由于自然预后不佳，手术疗效良好，故一经诊断且达到手术指征，在无全身其他器官的手术禁忌证时，应尽早进行相应的手术治疗。但应注意其合并的各种伴随病变如伴冠心病或瓣膜病等，应同时进行相应的手术处理，以取得更为良好的手术效果。

1. 非手术治疗　对无症状或症状较轻、主动脉直径增粗较慢、危险性较低的胸主动脉瘤患者可先采用非手术治疗。非手术治疗主要为了延缓主动脉瘤扩张速度，降低动脉瘤发生夹层或破裂的风险。首先应改变患者的生活方式，如戒烟，避免高强度竞技运动。药物治疗上主要是为了控制患者血压，降低血管壁剪切应力。对于动脉瘤患者，血压应控制在 140/90mmHg 以下。常用的药物为：①β 受体阻滞药，可降低心肌收缩力，减轻血流对主动脉冲击，降低主动脉张力。②血管紧张素Ⅱ受体拮抗药（ARB），有降低血压、减少主动脉张力的作用，还有抑制 RASS、抑制炎症反应等作用。③血管紧张素转化酶抑制药，作用同 ARB，同时有抑制血管平滑肌细胞凋亡的作用。④钙通道阻滞药，能降低血压、减少主动脉张力。

2. 外科治疗　胸主动脉瘤的手术治疗指征主要根据动脉瘤的最大直径，一般来讲，当最大直径 >55mm 时，即可考虑手术治疗。对于升主动脉瘤和主动脉弓部瘤，主要的外科治疗方式为血管置换，而对于降主动脉瘤，主动脉腔内修复和血管置换均是重要的治疗方式。部分患者动脉瘤最大直径未达到 55mm，但当达到以下任一条件时也可考虑手术：最大升主动脉直径≥50mm 的马方综合征患者；最大升主动脉直径≥45mm 且存在危险因素的马方综合征患者；最大升主动脉直径≥50mm 且存在危险因素的主动脉瓣二叶式畸形患者。降主动脉瘤的首选外科治疗方式为主动脉腔内修复，对于最大瘤体直径大于 60mm 且介入手术无法进行时，或结缔组织病变时，可考虑血管置换手术。

八、预后

胸主动脉瘤的自然病史受多种因素影响，如动脉瘤膨大的速度和破裂倾向。有无症状是另一个重要因素，有症状的患者预后比无症状者差。动脉瘤的大小和膨大的速度也是动脉瘤破裂的危险因素。当升主动脉瘤直径 >6cm 或降主动脉瘤直径 >7cm 时，其发生夹层或者破裂的风险陡增。胸主动脉瘤常伴有严重的全身动脉粥样硬化或心血管系统疾病，可明显增加病死率，许多患者在动脉瘤破裂之前就死于动脉粥样硬化的并发症。短长期随访显示，胸主动脉瘤 1 年生存率为 80% ~95%，5 年生存率为 53% ~82%。

第二节　主动脉夹层

案例引导

案例　患者，女，65 岁。因“胸背部撕裂样疼痛 10 小时”急诊入院。急诊胸部 CT 平扫提示升主动脉增宽，左侧胸腔积液。入院后查体：急性、痛苦病容，心率 108 次/分，血压 186/82mmHg，体温不高。双下肺叩浊，呼吸音低，心音低钝，主动脉瓣听诊区闻及舒张期杂音。腹部平软，无压痛及反跳痛。双下肢活动自如，左下肢皮温稍减低，足背动脉无法扪及。辅助检查：Hb 106g/L，WBC 13.6 × 10^9/L，ALT 24IU/L，AST 38IU/L，TBIL 25μmol/L，DBIL 10μmol/L，ALP 388IU/L，GGT 264IU/L，BUN 10.0mmol/L，Scr 68.5μmol/L。

讨论　试分析其诊断及鉴别诊断。进一步检查项目有哪些？治疗方案是什么？

主动脉夹层（aortic dissection，AD）是一类由于主动脉内膜撕裂形成破口，血液通过主动脉内膜破口进入主动脉壁并导致主动脉壁分离形成真、假两腔的危急重症。其典型临床表现为突然发作的胸背部撕裂样疼痛，可沿着脊柱向下传导，根据主动脉夹层累及范围和分支动脉受累情况可合并一系列脏器关注不良的临床表现。如果不进行恰当和及时的治疗，主动脉夹层破裂风险极高，死亡率极高。

一、病因

正常主动脉壁由内膜、中膜和外膜 3 层结构组成，共同承载血流的通过。主动脉夹层是主动脉壁结构功能异常或异常血流动力学相互作用的结果。主动脉夹层发生的最常见高危因素是高血压，既往主动脉夹层患者中65%～75%合并高血压，且血压控制不佳。当合并主动脉结构异常时，如马方综合征、先天性心血管畸形、特发性主动脉中膜退行性变化、主动脉粥样硬化、主动脉炎性疾病以及创伤等，即使血压正常，其主动脉夹层发生率也远高于正常人群。

主动脉夹层平均发病年龄63岁，男性高于女性，约占65%。女性患者由于临床表现不典型和诊断延迟，往往预后不佳。

二、分型

1. DeBakey 分型 根据主动脉夹层内膜裂口的位置和夹层累及的范围分为3型（图31-4）。

Ⅰ型：主动脉夹层累及范围自升主动脉到降主动脉甚至到腹主动脉。

Ⅱ型：主动脉夹层累及范围仅限于升主动脉。

Ⅲ型：主动脉夹层累及降主动脉，如向下未累及腹主动脉者为Ⅲa型；向下累及腹主动脉者为Ⅲb型。

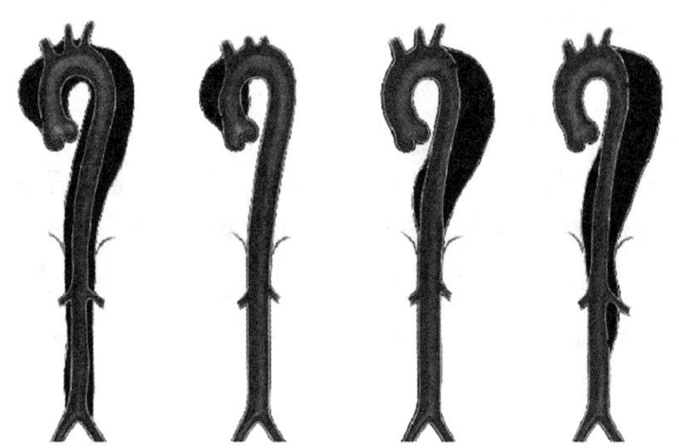

图31-4 主动脉夹层 DeBakey 分型

2. Stanford 分型 主要依据近端内膜裂口位置的分为三型（图31-5）。

Stanford A型：主动脉夹层累及升主动脉，相当于DeBakey Ⅰ型和Ⅱ型。

Stanford B型：主动脉夹层未累及升主动脉，相当于DeBakey Ⅲ型。

NonA-nonB型：主动脉夹层累及主动脉弓部但未累及升主动脉。

3. TEM 分型 参照肿瘤TNM分类，根据主动脉夹层分型，初破口位置及是否合并脏器灌注不良综合征对主动脉夹层进行细化分类（图31-6）。

T：type，代表急性主动脉夹层的类型，包括Stanford A型、Stanford B型和nonA-nonB型。

E：entry tear，代表初破口的位置。E_0，未见明显破口；E_1，初破口位于主动脉根部或升主动脉；E_2，初破口位于主动脉弓；E_3，初破口位于主动脉弓以远。

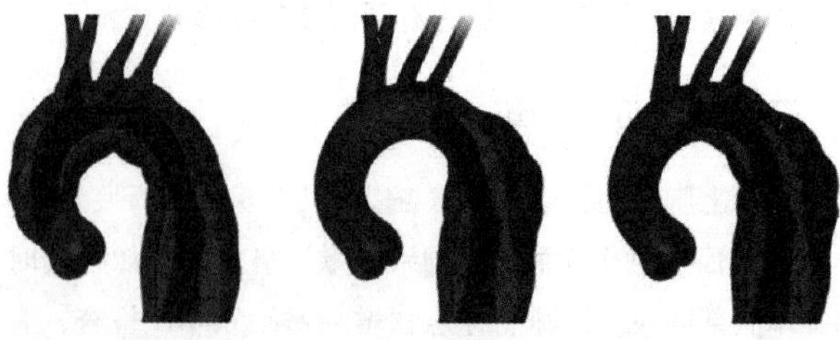

图31-5 主动脉夹层 Stanford 分型

M：malperfusion，代表脏器灌注不良综合征。M_0，无灌注异常；M_1，冠状动脉灌注不良；M_2，主动脉弓上分支灌注不良；M_3，脊髓、内脏、肾、下肢灌注异常或它们的组合。如果除影像显示存在灌注不良外，还存在脏器灌注不良综合征症状，则以+表示。

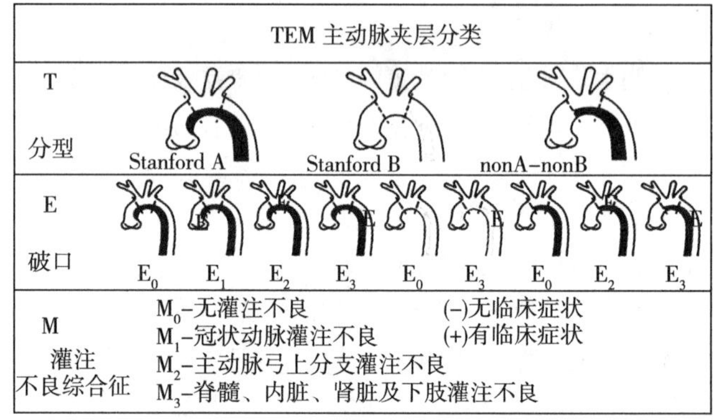

图31-6 主动脉夹层 TEM 分类

三、临床表现

依据患者夹层不同类型及累计情况，在实际情况中可以表现为不同的临床症状，主要包括以下症状。

1. 胸痛是急性主动脉夹层最常见的症状。常表现为突然发作的无法忍受的胸背部撕裂样疼痛，可沿主动脉走行向下扩散。最常见的疼痛部位是胸部（80%），而背部和腹部疼痛分别发生在40%和25%的患者身上。胸痛更常见于Stanford A型主动脉夹层，而Stanford B型夹层患者更常见的是背部或腹部疼痛。

2. 主动脉瓣反流常发生于A型主动脉夹层，占A型主动脉夹层患者的40%～75%。主动脉瓣反流的原因包括主动脉根部或主动脉瓣环扩张、主动脉环或瓣叶撕裂、交界撕脱瓣叶脱垂导致主动脉瓣对合不佳等。急性严重主动脉瓣反流患者通常伴有心力衰竭和心源性休克，约20%的急性A型夹层患者可观察到心包填塞。

3. 脏器灌注不良是由于主动脉夹层累及重要分支动脉或假腔扩张后主动脉内膜遮挡分支动脉开口所致，主要表现为相应脏器功能不全甚至衰竭常见脏器包括心脏、脑、脊髓、肠、肾脏及下肢等，一旦出现灌注不良可出现心肌梗死、心功能衰竭、意识障碍、偏瘫、截瘫、腹痛、血便、少尿或无尿及下肢疼痛、冰冷、花斑等临床表现。

4. 除以上主要症状和体征外，当主动脉夹层影响临近脏器功能时仍可能出现以下表现：左侧喉返神经受压时可出现声带麻痹，在夹层穿透气管和食管时可出现咯血和呕血，夹层压迫上腔静脉出现上腔静脉综合征，压迫气管表现为呼吸困难，压迫颈胸神经节出现 Horner 综合征，压迫肺动脉出现肺栓塞体征。

四、诊断及鉴别诊断

1. 主动脉夹层的诊断　主动脉夹层的诊断除了依据临床表现和特殊病史之外主要依据 CT 血管造影（computed tomography angiography，CTA），磁共振检查（magnetic resonance angiography，MRA）或是直接的数字减影血管造影（digital subtraction angiography，DSA）等相关辅助检查，经胸或经食道超声心动图亦可用于辅助诊断。

（1）主动脉 CTA　具有快捷、无创、敏感性和特异性高等特点，是目前最常用的主动脉夹层术前影像学评估方法，其敏感性达 90% 以上，特异性接近 100%。CTA 断层扫描可观察到主动脉内膜破口及主动脉夹层真、假两腔，经过图像后处理三维重建后可提供主动脉全程的二维和三维图像，可以更直观地观察主动脉的整体形态。同时，CTA 可评估心包腔、胸膜腔及纵隔等是否存在积血积液，主动脉沿途重要分支动脉血液灌注情况。主要缺点则是辐射和需要注射造影剂，存在造影剂肾病等相关并发症风险，同时主动脉搏动产生的伪影也会对图像的精确测量和评估产生一定影响。

（2）主动脉 MRA　对主动脉夹层的诊断敏感性和特异性与 CTA 接近，其优点在于无辐射，且核磁所使用的增强剂无肾毒性。但 MRA 检查时间较长，患者配合要求高，对夹层急性期患者进行 MRA 检查实施难度大，且存在一定风险。体内有磁性金属植入物的主动脉夹层患者不宜进行 MRA 检查。

（3）数字减影血管造影（DSA）　仍然保留着诊断主动脉夹层“黄金标准”的地位，但因为是有创检查且需在介入手术室进行含碘造影剂完成检查，现已基本被主动脉 CTA 所替代，目前仅在腔内修复术中用于验证术前诊断而不作为常规术前诊断手段。

（4）超声心动图　包括经胸超声心动图和经食道超声心动图，其优点是无创，无需造影剂和辐射。超声心动图可定位内膜裂口，显示真、假腔的状态及血流情况，同时其独特优势在于可评估主动脉根部情况，主动脉内膜破口位置、是否主动脉瓣关闭不全、主动脉窦直径等，有助于指导术前手术方案的制定。但其敏感性和特异性均不如 CTA 及 MRA。

2. 主动脉夹层的鉴别诊断　主动脉夹层需与同样表现为胸痛的急性心肌梗死、肺栓塞等相鉴别。

（1）心肌梗死疼痛的发生不如夹层突然，多呈心前区压榨性绞痛，逐渐加重，疼痛部位较固定，可向左肩放射；心电图和心肌标志物可动态变化；胸片无主动脉阴影的进行性增宽；CT、冠脉 + 主动脉造影可明确。

（2）肺栓塞有手术、产后长期卧床病史或骨折史；有呼吸急促、血氧饱和度降低；咳嗽、咯血；D - 二聚体阳性、肺部核素通气灌注扫描、肺动脉造影可明确。

五、治疗

1. 保守治疗　主动脉夹层的保守治疗原则包括严格控制血压心率，积极镇痛，急性期绝对卧床静养，避免剧烈活动、剧烈咳嗽、大便费力等。所有主动脉夹层患者一经确诊，均应迅速控制血压心率，目标收缩压为 100 ~ 120mmHg，目标心率 <60 次/分，严格镇痛，必要时镇静。发病早期通常需要应用强有力的静脉药物，如降压的艾司洛尔、乌拉地尔、尼卡地平、硝普钠，镇痛的吗啡等。近年来也有文献报道他汀类药物对主动脉夹层患者远期有延缓主动脉扩张的功效。对于情况危急的患者，往往需要急诊气管插管、呼吸机辅助呼吸，甚至进行急诊抢救手术，但也意味着极高的风险和死亡率。

2. 外科治疗　主动脉夹层的外科治疗方法包括介入手术、开放手术和杂交手术，应根据患者主动脉夹层类型和病变及解剖特点而个性化的选择手术方式。

（1）介入手术　介入手术，又称为胸主动脉腔内修复（Thoracic endovascular aortic repair，TEVAR），是通过 X 线透视下主动脉腔内植入覆膜支架封闭夹层初破口，扩张主动脉真腔，以达到防止夹层破裂和改善远端真腔血流灌注的治疗目的。TEVAR 术得以实施需要具备以下条件：①近端至少 1.5cm 健康主动脉作为支架锚定区；②合适的手术入路血管；③合适的主动脉覆膜支架型号；④排除马方综合征、贝赫切特综合征等主动脉先天性疾病或结缔组织病。目前，TEVAR 已成为 Stanford B 型主动脉夹层的首选治疗方法。Stanford A 型主动脉夹层和 nonA - nonB 型主动脉夹层往往因缺乏近端健康锚定区或累及重要弓上分支而无法常规通过腔内修复技术治疗。随着单分支或模块化多分支支架的研发，平行支架技术、体外预开窗技术和原位开窗技术等分支动脉腔内修复技术以及 3D 打印等辅助技术的发展，TEVAR 为部分高龄高危无法耐受传统开放手术的 nonA－nonB 型主动脉夹层患者提供了新的治疗选择（图 31－7）。

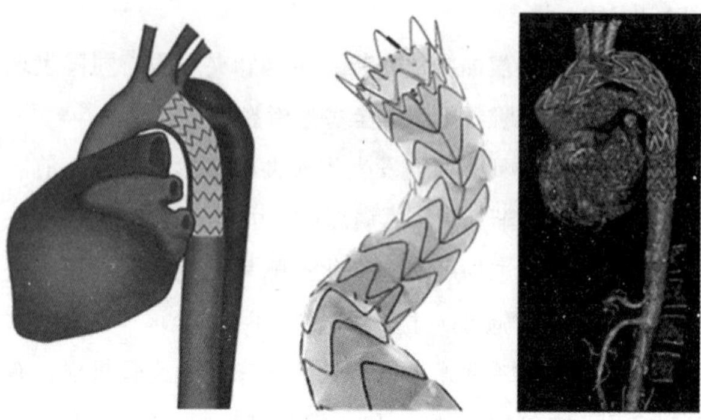

图 31－7　主动脉夹层腔内修复

（2）开放手术　开放手术后即在体外循环支持下行部分病变血管置换，其优势在于将病变血管切除，置换为人工血管，手术远期疗效确切，但手术创伤及风险较大。目前开放手术是 Stanford A 型主动脉夹层的首选治疗方法，最常见的手术方法包括主动脉根部处理加升主动脉及全主动脉弓置换加降主动脉象鼻支架植入，即“孙氏手术”（图 31－8）。对于合并马方综合征、贝赫切特综合征等主动脉先天性疾病或结缔组织病的 Stanford B 型主动脉夹层患者，可选择型开放手术行胸腹主动脉置换（图 31－9）。

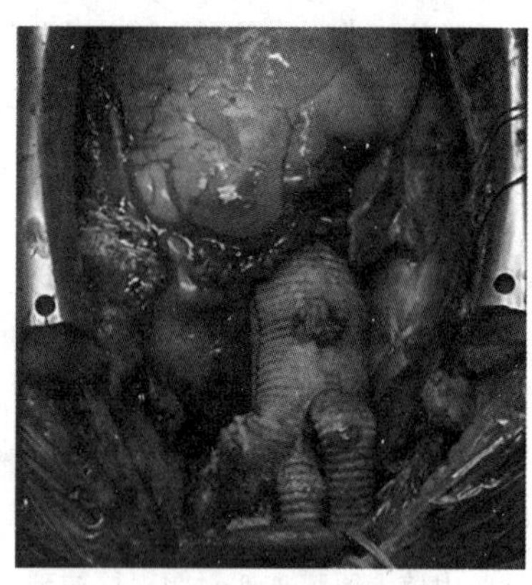

图 31－8　“孙氏手术”

（3）杂交手术　杂交手术，又称为 Hybrid 技术。该技术同时采用开放手术和腔内技术，联合处理病灶，或分别处理不同部位的病灶，二者相辅相成。开放手术可并不直接干预病灶，而是作为辅助措施，为腔内操作创造便捷可行的路径或条件，最终通过腔内手段和器材直接处理病灶、治疗疾病。该技术可在一定程度上避免深低温停循环，甚至避免体外循环和开胸，适用于部分高龄高危无法耐受传统开放手术的 Stanford A 型和 nonA－nonB 型主动脉夹层患者。根据不同手术方法，可将 Hybrid 技术分为以下四型（图 31－10）。

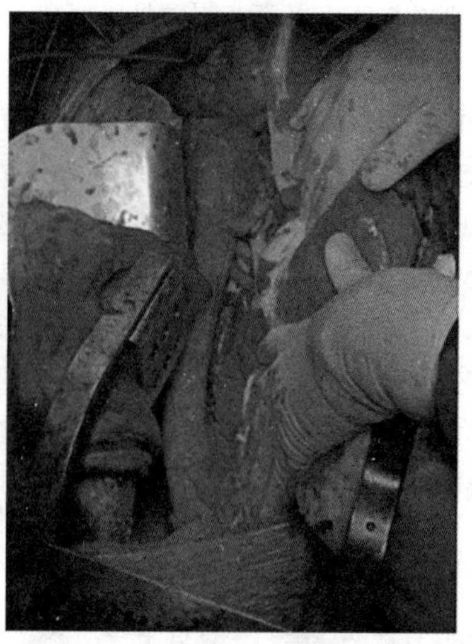

图 31－9　胸腹主动脉置换

Hybrid Ⅰ型：开胸，无需体外循环，升主动脉－弓上分支动脉搭桥，主动脉弓覆膜支架腔内修复术。

Hybrid Ⅱ型：开胸，体外循环下，升主动脉置换（处理或不处理主动脉根部）并弓上分支动脉去分支，主动脉弓覆膜支架腔内修复术。

Hybrid Ⅲ型：开胸，体外循环深低温停循环下，升主动脉（处理或不处理主动脉根部）及主动脉弓全弓置换，植入或不植入象鼻，再腔内修复降主动脉残余夹层。

Hybrid Ⅳ型：非体外循环下，开胸行升主动脉－弓上一支或两支动脉人工血管转流（Ⅳa 型），或不开胸行颈部血管人工血管转流（Ⅳb 型），结合部分主动脉弓覆膜支架腔内修复术。

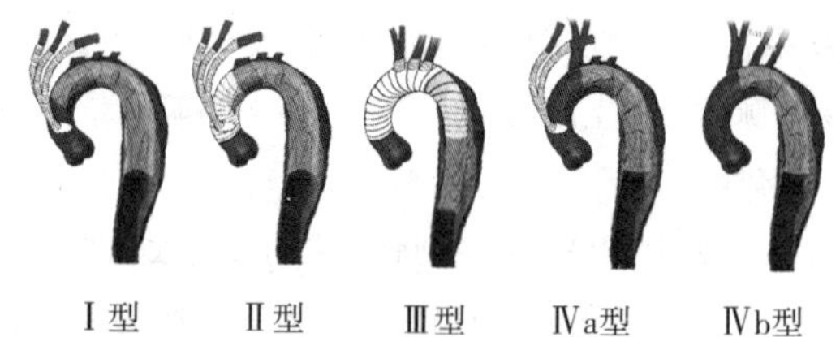

图 31－10　Hybrid 手术分型

知识链接

近端主动脉病变外科治疗的发展

升主动脉和主动脉弓是主动脉疾病中最危险的节段，这些近端主动脉病变的外科治疗在过去只能选择开放手术。随着手术策略、体外循环和围手术期患者管理的不断提升，开放手术也明显改善了患者的预后。在过去的十年中，腔内治疗技术不断发展创新，扩大了治疗适应证。如今这些近端主动脉病变患者尤其是开放手术高风险人群可以通过杂交手术甚至完全腔内修复进行外科治疗。未来主动脉疾病的治疗尤其是近端主动脉病变，应在建立包括开放手术团队、介入手术团队、体外循环团队、麻醉团队、围手术期护理管理团队等跨学科主动脉疾病治疗中心的基础上，通过综合评估决策，对于不同患者，个体化选择最优的治疗方式，以进一步改善主动脉疾病患者的预后。

六、危害及随访

主动脉夹层的最大危害是死亡。主动脉是身体的主干血管，承受直接来自心脏跳动的压力，血流量巨大，一旦发生主动脉夹层，如果不进行恰当和及时的治疗，破裂风险非常大，死亡率也非常高。同时，主动脉夹层若累及重要分支动脉，可导致脏器灌注不良，甚至发生多器官功能衰竭而死亡。既往文献报告，主动脉夹层发病后未经治疗其死亡率以每小时约 1% 的速率增长，24 小时内死亡 33%，48 小时内死亡率高达 50%，发病 2 周死亡率为 75%。其中约 75% 患者死于主动脉夹层破裂。

无论是手术治疗，还是腔内介入修复，术后严格控制血压心率和定期随访至关重要。主动脉夹层往往病变范围广，在初次外科治疗过程中无论是开放手术还是腔内修复均只能处理破裂风险最高的大部分或者全部胸主动脉病变，但部分患者仍残留较大节段的胸腹主动脉夹层。其次，主动脉夹层的发生发展与血压心率及主动脉自身解剖特点密切相关，外科治疗可解除夹层破裂猝死的风险，但无法治疗高血压或主动脉基础疾病。因此严格控制血压心率应该贯彻于主动脉夹层治疗的整个过程，同时积极治疗主动脉原发基础疾病，可有效预防和降低主动脉相关并发症的发生。同时，定期随访可动态监测手术部分血管和残余主动脉夹层情况，有助于主动脉相关并发症和残余夹层进展的早发现，早干预。

目标检测

答案解析

一、选择题

1. 主动脉瘤的最常见临床表现是
   A. 疼痛　　B. 无明显症状
   C. 呼吸困难　　D. 水肿
2. 以下不是主动脉夹层常见分型方式的是
   A. Stanford 分型　　B. Debakey 分型
   C. TEM 分型　　D. Crawford 分型
3. 主动脉夹层的一般治疗策略不包括
   A. 控制血压心率　　B. 镇痛
   C. 外科手术　　D. 强心利尿

二、名词解释

1. 主动脉夹层
2. 孙氏手术

（胡　佳）

书网融合……

本章小结

题库

第三十二章　胸壁胸膜疾病

PPT

学习目标

1. 掌握　常见胸壁畸形的临床表现；胸壁结核的诊断、临床表现、治疗方法；脓胸的诊断、临床表现、治疗方法。

2. 熟悉　常见胸壁畸形的治疗原则；胸壁结核的病因及病理；脓胸的病因及病理。

3. 了解　非特异性肋软骨炎的临床表现及治疗；胸壁结核的诊断方法；胸壁肿瘤和胸膜肿瘤的特点及治疗原则；常见胸壁畸形的手术治疗。

第一节　先天性胸壁畸形

先天性胸壁畸形（congenital deformity of the chest wall）是胸壁先天性发育异常的泛称，是指部分胸壁外形及解剖结构异常的各种胸壁畸形。其他骨骼性疾病也可以引起胸壁畸形，是全身性疾病在胸部的局部性改变。常见的先天性胸壁畸形有漏斗胸、鸡胸、Poland 综合征、肋骨畸形或缺如、胸骨裂或缺如等四种。

一、漏斗胸

漏斗胸（pectus excavatum，funnel chest）是胸骨连同肋骨向内、向后凹陷形成舟状或漏斗状畸形，通常胸骨体与剑突交界处凹陷最深，是最常见的胸壁畸形。约占胸壁畸形的 90% 以上，发病率可达 0.1% ~0.3%，男多于女，约为 4：1。漏斗胸可随患儿年龄的增长而加重。

（一）病因

漏斗胸的发生机制不明。约 37% 有家族遗传倾向。而继发于马方综合征、胸骨劈开手术后者也不少见。有学者认为是由于肋骨生长不协调，下部生长较上部更快，从而向后方挤压胸骨形成畸形；亦有学者认为是当膈肌中心腱过短时，附着于胸骨体下端和剑突部位的膈肌纤维将胸骨和剑突向后牵拉所致。通常认为漏斗胸为先天性疾病，可同时合并有其他先天性畸形。

（二）临床表现及诊断

漏斗胸多发于 15 岁以下，40 岁以上者少见。婴儿期漏斗胸压迫症状较轻者常被忽略。轻、中度漏斗胸除前胸壁不同程度凹陷外，一般无临床症状。病儿常体形瘦弱，易患上呼吸道感染，严重者活动时可出现心慌、气短和呼吸困难。年长儿常出现典型的漏斗胸体型：“两肩前倾，后背弓起，前胸壁凹陷，腹部膨隆”。青少年常伴有扁平胸。阳性体征除胸廓畸形外，常有轻度驼背、腹部凸出等特殊体型。肺功能检查常表现为用力呼气量和最大通气量明显降低。心电图常提示顺时针方向旋转。侧位胸片可见下段胸骨向后凹陷。胸部 CT 扫描不仅能确诊漏斗胸，且能评估其严重程度，常作为手术治疗的依据。

目前临床最常用的判断漏斗胸程度的方法是漏斗胸指数（F_2I）$F_2I>0.30$ 为重度凹陷；0.21 ~0.30 为中度凹陷；<0.2 为轻度凹陷。$F_2I>0.21$ 具有手术指征，其计算公式如下：

$$F_2I=\frac{a\times b\times c}{A\times B\times C}$$

a：漏斗胸凹陷部的纵径；b：漏斗胸凹陷部的横径；c：漏斗胸凹陷部的深度。A：胸骨长度；B：胸廓的横径；C：胸骨角至椎体的最短距离。

（三）治疗

畸形程度较轻者勿需特殊处理，随年龄增长多可自行矫正。畸形严重者不仅会影响生长发育和呼吸、循环功能，还可造成病儿心理负担，应进行手术治疗。漏斗胸矫正的目的包括纠正胸壁凹陷畸形，消除病变给患儿带来的心理负担及精神压力，消除对心脏的压迫，加大胸腔容积改善呼吸功能。漏斗胸指数大于 0.2，合并有心肺功能障碍及精神负担较重者为手术指征。漏斗胸手术以 3 ~10 岁最适宜，3 岁以前有假性漏斗胸，有自愈可能。有学者认为只要畸形明确，应立即手术治疗，不应等加重后再手术，因患者年龄越轻，手术范围越小，疗效也越好。

常用的传统手术方式包括：①胸骨抬举术（Ravitch 手术）：手术原则是切断膈肌与胸骨、剑突的附着部分，充分游离胸骨和肋软骨；将下陷肋软骨与肋骨、胸骨的连接处切断；在胸骨柄处横断胸骨，从而将下陷的胸骨体上抬固定矫正整个胸廓畸形。②胸骨翻转术（Wada 手术）：将畸形凹陷区域的胸骨体连同两侧肋软骨整块切下，翻转后重新固定于原部位，使向下后方凹陷的胸骨转变为向前上方凸起，从而纠正畸形。③带蒂胸骨翻转术：主要手术操作与 Wada 手术相同，但不切断胸廓内动静脉及腹直肌附着处，从而保留胸骨体血供以有利于术后胸骨继续发育。④微创漏斗胸矫正术（Nuss 手术）：1998 年 Donald Nuss 首先报道。已广泛应用于临床，并基本取代了以上三种创伤较大的手术方式。Nuss 手术采用双侧胸壁腋前线小切口，在胸腔镜辅助下于畸形胸骨后方、心脏前方置入特殊材质的矫形钢板，而无需切断胸骨及肋骨，手术效果较满意且创伤小，术后 2 ~3 年时根据病儿胸壁畸形矫正状况再次手术取出矫形钢板。现临床常用改良 Nuss 术式，操作更简便。

知识链接

Nuss 手术的临床应用

1998 年，Nuss 等首次报道采用微创手术修复漏斗胸，即通过两侧腋下小切口于胸骨后放置钢板固定支架塑形，术中不切除肋软骨。该手术方法获得了显著的早期疗效，并具有良好的中、远期疗效。随着 Nuss 手术在临床的广泛应用，其手术方法也得到了进一步的改良。非胸腔镜辅助剑突下小切口 Nuss 手术是采用剑突下纵行小切口，经胸骨后对前纵隔进行“扩大”，做到了真正意义上的经胸腔外完成手术。但是非胸腔镜辅助 Nuss 手术在操作技术上具有一定的挑战性，术中盲穿扩展钳可能出现心脏、肺及血管损伤，因此需由有丰富经验的医生进行手术。

二、鸡胸

鸡胸又称鸽胸（pectus carinatum，pigeon breast），是一种表现为胸骨前凸的畸形，常伴有两侧肋软骨和肋骨凹陷，是仅次于漏斗胸的第二种常见胸壁畸形。约占胸壁畸形的 6%，男：女约为 3：1，一般多见于年长儿及青少年时期。

（一）病因

其病因尚未明确，20% ~25% 患者具有家族遗传 史。一般认为鸡胸是因肋骨和肋软骨过度生长造成的。胸骨畸形继发于肋骨畸形，也可继发于胸腔内疾病。

（二）临床表现

多数鸡胸在出生后不易被发现，多在幼儿期后逐渐明显。鸡胸一般很少发生压迫心肺的症状，重症鸡胸常出现反复上呼吸道感染及哮喘，活动耐力较差，易疲劳。大部分病儿因胸壁畸形而在精神上负担较重，常有自卑感。主要体征是前胸壁前凸畸形、胸廓前后径增大以及驼背。严重的鸡胸畸形明显，临床上很容易确诊，侧位胸片能清楚显示胸骨的畸形状况，胸部 CT 有助于诊断胸部及心血管等系统有无合并畸形。

根据临床表现和 X 线检查可分为Ⅰ、Ⅱ、Ⅲ型。Ⅰ型又称常见型，表现为胸骨整体向前隆起，胸骨两侧肋软骨呈深凹陷状，剑突指向背侧。剑突尖指向背部。Ⅱ型又称凸胸鸽型，表现为胸骨体部向后凹陷，剑突指向前面，胸骨侧面呈 Z 字形。Ⅲ型局限于一侧有几个肋软骨突起，胸骨体无局限凸凹，仅有沿纵轴向健侧的旋转，对侧肋软骨相对显示有下陷倾向。

（三）治疗

鸡胸的治疗包括锻炼身体塑形矫形、胸廓动力按压装置矫形和手术矫形等方法。对于畸形程度较轻的患者，健身活动特别是游泳对畸形矫正有帮助。对中、重度畸形患者可采用胸廓动力按压装置，同时结合锻炼矫正。早期矫形治疗对鸡胸病儿效果明显，但有复发可能，多需要长时间佩戴。对于保守治疗效果不佳或严重畸形患者则需要手术治疗。传统矫正手术方法有胸骨翻转法和胸骨沉降法两种。近年来逐步开展的鸡胸微创手术（即反 Nuss 手术）已在临床应用，效果良好。

第二节　非特异性肋软骨炎

（一）病因

非特异性肋软骨炎是临床常见的肋软骨非化脓性炎症。1921 年 Tietze 首先报道。青壮年好发，女性略多于男性。多发于单侧或双侧 2 ~4 肋软骨，亦有病例发生于肋弓。病因未明，可能与病毒感染、内分泌异常、胸肋关节韧带损伤有关。

（二）临床表现及诊断

局部肋软骨轻度肿大、凸起，有疼痛及压痛，咳嗽、上肢活动及体位变化时疼痛加重。一般症状可以 2 ~3 个月内逐渐缓解或消失。部分病例症状可时轻时重，反复发作，迁延数月或数年之久。X 线检查及实验室检查多无异常发现。

（三）治疗

一般采用非甾体镇痛抗炎药对症治疗。抗生素及理疗效果不明显。疼痛较重者可局部封闭治疗；中药治疗可缓解疼痛。多数患者可自愈。少数非手术治疗无效的伴有肋软骨肿大明显而症状较多者、恶性病变不能排除者，应手术切除病变的肋软骨。

第三节　胸壁结核

胸壁结核（tuberculosis of the chest wall）是指胸壁软

组织、肋骨或胸骨结核分枝杆菌感染而形成的冷脓肿或慢性窦道。多继发于肺结核和胸膜结核，直接由原发肋骨或胸骨结核性骨髓炎而形成的极为少见，可见于各年龄阶段，但以青、中年，特别是20～40岁较为多见。

（一）病因及病理

胸壁结核多继发于肺结核或胸膜结核。结核分枝杆菌主要通过以下途径侵及胸壁。①淋巴途径：肺结核、胸膜结核或脊柱结核的结核分枝杆菌通过胸膜淋巴管侵及肋间、胸骨旁或胸椎旁淋巴结，然后穿破淋巴结侵入胸壁其他组织，形成脓肿；这是胸壁结核最常见的感染方式。②直接扩散：浅表的肺结核或胸膜结核病灶直接破坏壁层胸膜，直接扩散至胸壁各层组织，术中可见窦道形成。③血行途径：结核杆菌经体循环进入肋骨或胸骨，导致结核性骨髓炎，穿破骨皮质而侵入胸壁软组织，这一途径较少见，仅在患者免疫力极低的情况下可发生。胸壁结核脓肿起源于胸壁深处淋巴结者较多，穿透肋间肌蔓延至胸壁浅部皮下层，往往在肋间肌层里外各存在一个脓腔，中间则有孔道相通，从而形成哑铃状脓肿。有的脓肿穿通肋间肌之后，因重力坠积作用，逐渐向外、向下沉降至胸壁侧面或上腹壁。

（二）临床表现及诊断

胸壁结核全身症状多不明显。若原发结核病灶尚处于活动期，患者则有疲倦、盗汗、低热、虚弱等症状。多数患者除存在局部不红、不热、无痛的脓肿外，几乎没有症状，故称为寒性脓肿。若脓肿穿破皮肤，常排出无臭的混浊脓液，伴有干酪样物质排出，经久不愈，形成溃疡或窦道，且其边缘往往有悬空现象。若寒性脓肿继发化脓性感染，可出现急性炎症症状。

诊断性穿刺涂片及细菌培养多可确定诊断，但阳性率较低。但穿刺时应注意无菌操作，以防止继发感染。穿刺部位应选在脓肿上方，避免垂直刺入而致脓液沿针道流出形成瘘管。

X线检查可发现肺结核、胸膜结核病变，亦可发现肋骨或胸骨骨质破坏或缺损。但X线检查阴性并不能排除胸壁结核的可能。若有慢性瘘管或溃疡，可行病变部位活检有助于明确诊断。鉴别诊断时，应与化脓性肋骨、胸骨骨髓炎及胸壁放线菌病相鉴别。

（三）治疗

目前临床上治疗胸壁结核的方法包括内科药物治疗、外科手术治疗、局部治疗等。由于胸壁结核是全身结核的局部表现，故首先应采用全身抗结核药物治疗。早期、联合、适量、规则、全程、合理应用抗结核药是治疗胸壁结核的基本治疗原则。有活动性结核时不可进行手术治疗。

在上述全身治疗基础上，对于胸壁结核脓肿可行穿刺排脓并注入抗结核药物。手术治疗胸壁结核的原则要求彻底切除病变组织，包括受累的肋骨、淋巴结和有病变的肋间肌、胸膜等，切开所有窦道，彻底刮除坏死组织和肉芽组织，反复冲洗后用健康带蒂肌瓣充填以消除残腔。寒性脓肿较大、胸壁组织破坏广泛或窦道溃烂已形成，可在正规抗结核治疗1个月后及原发病灶稳定、胸壁病变好转时进行手术，彻底清除病灶，术后继续抗痨治疗6～12个月。胸壁结核手术成功的关键是彻底清创、严密止血、肌瓣填塞、不留残腔、加压包扎和术后抗结核。有时胸壁结核病变可能通向胸膜腔或肺组织，因此应作好开胸手术的准备。术毕胸壁需加压包扎以防止残腔积液；必要时留置引流，24小时后拔除引流再加压包扎。结核脓肿合并化脓性感染时，应先切开引流，待局部感染控制后再按上述原则进行处理。相关文献报道，胸壁结核复发率高达7.8%。其原因包括胸壁结核术前准备不足，如合并糖尿病及高血压患者术前未能控制手术范围；未能正规、有效地进行手术前、后抗痨治疗；未明确病灶范围，而将其作为普通脓肿治疗；对胸壁结核的清创不彻底等。

第四节　胸壁肿瘤

胸壁肿瘤（tumor of the chest wall）是指起源于胸壁深部软组织、肌肉、骨骼的肿瘤，可分为原发性和转移性两类。原发性胸壁肿瘤又可分为良性和恶性。原发于骨组织者，20%起源于胸骨，80%起源于肋骨。发生于前胸壁及侧胸壁者多于后胸壁。常见的骨骼良性肿瘤包括骨纤维瘤、骨瘤、软骨瘤、骨软骨瘤等；恶性肿瘤则多为各种肉瘤，其中软骨肉瘤占30%～40%。转移性胸壁肿瘤是自他处恶性肿瘤转移而来，以转移至肋骨最多见。

（一）病因

原发性胸壁肿瘤的病因不明；继发性胸壁肿瘤多由其确切的原发病引起。

（二）临床表现及诊断

最常见的症状是胸壁包块和局部疼痛。良性肿瘤生长缓慢，除胸壁包块外一般无症状。肿瘤生长速度快，且有严重持续疼痛者多为恶性，或有恶变征兆。诊断主要依据病史、症状、体征和肿块的特点，X线、CT、超声及实验室检查。X线检查：对诊断意义重大。如有明显的软组织肿块影，并有骨质破坏者，多提示恶变；若有广泛骨质破坏，又有放射状新骨形成时，多考虑为骨肉瘤。CT检查：可用来鉴别瘤体的部位、大小、范围、囊实性以及有无胸内脏器、纵隔的转移等。实验室检查：肋骨骨髓瘤患者尿本－周蛋白阳性；血清碱性磷酸酶增高，提示为恶性且骨质广泛破坏。活组织检查：必要时可行肿瘤穿刺或切取部分组织做病理检查，以明确诊断。

（三）治疗

原发性胸壁肿瘤无论良性或恶性，只要患者条件许可，排除恶性胸壁肿瘤远处转移时，均应限期手术治疗；转移性胸壁肿瘤若原发病已行切除，亦可考虑手术治疗。某些对放疗敏感的胸壁恶性肿瘤可行术前放疗或术后放疗。化学治疗主要用于继发性胸壁肿瘤胸壁切除后的辅助治疗。原发性胸壁肿瘤很少化疗。放疗和化疗对某些不能手术的恶性肿瘤有一定缓解作用，一般多作为综合治疗的一部分。

第五节 脓 胸

案例引导

案例 患者，男，60岁，因咳嗽伴发热2周入院。患者2周前无明显诱因出现咳嗽、咳痰伴发热，体温最高39.0℃。入院查体：T 38.6℃，P 98次/分，R 26次/分，BP 120/60mmHg。神清，心脏未闻及病理杂音，叩诊左肺清音，右肺浊音。听诊双肺可闻及湿啰音。胸片示：右侧胸腔积液。

讨论 该患者诊断、诊断依据及治疗方案是什么？

脓胸（empyema）是指脓性渗出物在胸膜腔内积聚。根据致病菌的不同可分为化脓性脓胸、结核性脓胸及特异病原性脓胸；根据病变范围分为弥漫性脓胸（全脓胸）和包裹性脓胸（局限性脓胸）；根据病程及病理发展过程分为急性脓胸和慢性脓胸。脓胸可发生于任何年龄，但以幼儿及年老体弱者多见。

常见的致病菌为肺炎双球菌、链球菌、葡萄球菌等，随着抗生素的广泛应用，金黄色葡萄球菌和革兰阴性杆菌明显增多。此外，大肠埃希菌、铜绿假单胞菌、真菌等发病率也逐步增高。也可为结核菌、阿米巴原虫和放线菌等特殊病原微生物感染。多数脓胸为数种细菌混合感染，伴有厌氧菌感染者称为腐败性脓胸。致病菌可通过以下途径进入胸膜腔：①肺部化脓感染，特别是靠近胸膜的病变，直接扩散到胸膜腔。因支气管肺炎常为双肺分布，故可发生双侧脓胸。②胸部开放伤、肺损伤、气管及食管伤。③邻近感染灶扩散，如纵隔感染、膈下脓肿、化脓性心包炎等。④败血症或脓毒血症患者，细菌经血液循环到达胸膜腔。⑤胸腔手术术后发生感染、支气管胸膜瘘、食管吻合口瘘等。⑥其他，如自发性气胸闭式引流或反复穿刺，纵隔畸胎瘤继发感染、破裂等。

脓胸的病程进展是一个渐进性的过程，可分成三个阶段，其中1期和2期临床上统称为急性脓胸，3期称为慢性脓胸。

1期（渗出期）：感染侵犯胸膜后，引起胸液大量渗出。早期脓液稀薄，在胸膜腔内可自由流动，其胸液特点是呈浆液性，白细胞计数低，乳酸脱氢酶（LDH）水平低于血清的1/2，pH和葡萄糖水平正常，无病原微生物生长。在此期内若能有效引流胸液，肺组织容易复张。

2期（纤维蛋白期）：随着病程进展，渗出液逐渐由浆液性转为脓性，胸液中脓细胞及纤维蛋白增多，纤维蛋白逐步沉积于脏、壁胸膜表面形成纤维素层，可将胸液分隔成多个小腔。胸液特点是 pH < 7.20，葡萄糖含量小于2.2mmol/L，LDH > 1000IU/L。初期纤维素膜附着不牢固，质软而易脱落。

3期（慢性机化期）：随着纤维素层不断增厚，在壁层和脏层胸膜表面形成瘢痕组织。晚期毛细血管及炎性细胞增生形成肉芽组织，纤维蛋白沉着机化形成韧厚致密的纤维板，构成脓腔壁。纤维板可嵌入肺组织中，使肺膨胀受到限制，损害肺功能并形成一个可能持续感染的脓腔。

脓胸上述病理改变虽有不同阶段之分，但并无明确时间界限，临床表现也不一致。综合判断脓胸的不同阶段有利于确定治疗方案。

一、急性脓胸

1. 临床表现及诊断 急性脓胸（acute empyema）患者常有高热、脉快、呼吸急促、食欲缺乏、胸痛、全身乏力、白细胞增高等征象。积脓较多者还有胸闷、咳嗽、咳痰症状。脓胸继发于肺部感染时，通常都有急性肺炎的病史，当肺炎引起的发热等症状逐渐好转后，患者再次出现高热、胸痛、大汗、纳差和咳嗽加剧等症状；如果为肺脓肿破溃引起的急性脓胸病例常有突发性的剧烈胸痛、高热和呼吸困难，有时还有发绀和休克症状。如发生支气管－胸膜瘘时突然咳大量脓痰，有时有血性痰。急性期患者呈急性面容，有时不能平卧。查体可见患侧胸廓饱满、呼吸运动减弱、语颤减弱，叩诊浊音，听诊呼吸音减弱或消失，气管向对侧移位。严重者可伴有发绀和休克。

血液学检查常见白细胞计数增高，中性粒细胞比例增多，核左移，可见中毒颗粒。联合胸部X线检查、超声、CT及胸腔穿刺有助于诊断脓胸。

胸部X线检查病侧存在积液所致的致密阴影。若有大量积液，病侧可呈现大片浓密阴影，纵隔向健侧移位。如脓液在下胸部，可见由外上向内下的斜行弧线形阴影。脓液不多者，有时可同时发现肺内病灶。同时伴有气胸时则可见气液平面。尤其是未经胸腔穿刺而出现气液平面者，应高度怀疑有支气管瘘或食管瘘的可能。

胸部超声检查是目前最常用的检查方法，能够快速、安全的明确脓胸范围和准确定位，有助于胸腔积液穿刺定位和实时干预治疗。

胸部CT不但能评估胸膜腔受累情况，还能评估胸管放置位置；能发现是否存在脓腔分隔，是否存在肺实质改变和支气管病灶，并有助于区分脓胸和肺脓肿。

胸腔穿刺术可抽出脓液送检，是确诊的主要方法。首先观察脓液外观性状、质地稀稠、有无臭味，其次作涂片镜检、细菌培养及药物敏感试验，以指导临床用药。

支气管镜检查有助于明确是否存在支气管胸膜瘘，对脓胸诊断没有帮助。

2. 治疗 急性脓胸的治疗原则是控制感染，排除脓液及全身支持治疗。

（1）支持治疗 给予高维生素、高蛋白饮食，适当补充电解质，对于体弱或贫血患者，可少量多次输血。

（2）控制感染 根据细菌培养及药物敏感试验，选用有效、足量的抗生素控制感染，及时调整抗生素。在无细菌培养结果前，可根据脓液性状及涂片染色结果，初步推测可能的致病菌类别，并结合临床经验选用适当抗生素。用药时间应在体温正常后2周以上，以防止复发。特殊菌种如结核杆菌、真菌、放线菌等应给予有效的抗痨方案和抗真菌治疗。

（3）排除脓液 及时排除脓液是急性脓胸治疗的关键，不仅可以减轻感染中毒症状，而且可促使肺复张，对恢复肺功能具有积极作用。常用方法如下。①胸腔穿刺：在病变早期与儿童脓胸时效果较好。脓胸渗出期，脓液易于抽出。②胸腔闭式引流：经多次胸腔穿刺抽脓无明显好转、积脓有增加或脓液黏稠不易抽出者，腐败性脓胸或脓气胸，穿刺抽脓有困难的包裹性脓胸，宜行胸腔闭式引流，以利于更及时、更彻底引流脓液，有利于肺复张，预防慢性脓胸形成。③早期脓胸廓清术：经胸腔闭式引流不见好转或脓腔分隔形成多房性脓胸，可行早期脓胸廓清术。除常规剖胸手术外，目前多采用电视胸腔镜手术。

二、慢性脓胸

1. 病因 形成慢性脓胸的主要原因有：①急性脓胸诊断或治疗不及时，或引流不当；②异物存留于胸膜腔内，如弹片、死骨、血胸的积血等；③有支气管胸膜瘘或食管瘘；④存在某些特异性感染源，如结核、阿米巴、霉菌、胆固醇等感染；⑤胸内或邻近脏器的原发感染灶未能得到彻底治疗、感染源仍然存在，如肋骨骨髓炎、膈下脓肿、肝脓肿等。

2. 临床表现及诊断 慢性脓胸为急性脓胸未能及时治愈转入慢性期，由于较厚的纤维板形成，脓液中的毒素吸收减少，临床上急性中毒症状较轻，主要为慢性中毒症状和营养不良表现。患者常有长期低热、食欲减退、消瘦、贫血、低蛋白血症等慢性全身中毒症状；有时还有气促、咳嗽、咳脓痰等症状。脓胸慢性期患侧胸廓塌陷，呼吸运动减弱，脊柱向患侧侧弯，气管和纵隔移向患侧，叩诊呈浊音或实音，听诊呼吸音明显降低或消失。如果合并支气管胸膜瘘，当患者健侧卧位时可出现呛咳加重。病程长久患者可有杵状指(趾)。X线胸片可见胸膜增厚，肋间隙变窄、纵隔移位、膈肌抬高。脓腔造影可显示脓腔的部位、大小及有无支气管胸膜瘘。胸部CT及MRI检查有助于明确胸内有无其他病变存在。

3. 治疗 慢性脓胸的治疗原则是改善全身情况，增强愈合和抗病能力，消除致病因素及感染，闭合脓腔，尽量多保存和恢复肺功能。

（1）全身治疗，加强营养支持治疗 应用有效抗生素控制感染，适当活动以改善心肺功能，可进高蛋白、高维生素饮食，对有贫血和低蛋白血症者，可少量多次输入新鲜血或血浆。

（2）脓腔引流 对原有引流管的口径、位置、深浅作适当调整，以利于脓液引流，控制感染，减轻中毒症状，使脓腔缩小，为下一步手术根治做好准备。少数患者可因引流改善后而使脓腔闭合。

（3）手术治疗 常用的手术方法有：①胸膜纤维板剥离术：剥离壁层及脏层增厚的纤维板，消除脓腔，恢复胸壁呼吸运动，并使肺重新膨胀。这是慢性脓胸较理想的治疗方法，适用于慢性脓胸早期、肺内无病变、肺组织能复张的慢性脓胸。②胸廓成形术：手术切除与脓腔相应的肋骨，切除壁层纤维板进入脓腔，清除脏层胸膜上的肉芽组织和脓苔。分为胸膜外胸廓成型术与改良的胸膜内胸廓成型术。若脓腔较大，还可利用背阔肌、前锯肌等带蒂肌瓣或带蒂大网膜用于移植填充脓腔。此术式创伤大，目前已很少使用。③胸膜肺切除术：慢性脓胸伴有肺内广泛病变，如肺脓肿、支气管扩张或支气管胸膜瘘，应根据病变范围，将脓胸纤维板与病肺一并切除。此手术较复杂、出血多、手术风险性较大，应严格掌握适应证并做好充分准备。④带蒂肌瓣或大网膜移植填充术：手术后残腔较大、肋间肌不能完全填充者，或手术失败脓胸复发者，或有支气管胸膜瘘者，可同时采用带蒂肌瓣（胸大肌、背阔肌、前锯肌或骶棘肌）或带蒂大网膜移植填充，以消除残腔。

第六节　胸膜肿瘤

胸膜肿瘤（pleural tumors）分为原发性和转移性两大

类。转移性胸膜肿瘤约占胸膜肿瘤的95%。其中乳腺癌和肺癌是最常见的原发肿瘤。胸膜转移瘤可以没有症状，或因胸腔积液出现胸闷、气短、呼吸困难等症状。其治疗应主要针对原发肿瘤，但在大量胸腔积液引起呼吸困难时应行胸腔穿刺抽液或闭式引流术，以减轻肺组织受压，同时可向胸腔内注射药物或生物制品以减少胸液渗出。

原发性胸膜肿瘤较少见。起源于胸膜下结缔组织的原发肿瘤更为少见。每种组织均存在相应的良性和恶性肿瘤。

胸膜间皮瘤是一种来源于中胚层的罕见肿瘤，国外报告其发生率为0.02%～0.4%，国内报告为0.04%。绝大多数为恶性，其病因与长期吸入石棉粉尘有密切关系。临床上将其分为局限型及弥漫型两类。

弥漫型恶性胸膜间皮瘤（diffuse malignant pleural mesothelioma）是起源于间皮细胞的原发性胸膜肿瘤，其恶性程度高，病变广泛，部分患者进展极快，预后差。弥漫型恶性胸膜间皮瘤可发生于任何年龄，大多数介于40～70岁之间，男性多于女性。起病症状不明显，常见症状包括呼吸困难、持续性剧烈胸痛、干咳等；常伴有大量血性胸腔积液。当肿瘤侵犯肺或支气管时，可继发少量咯血。偶尔可见同侧Horner综合征或上腔静脉阻塞综合征。晚期患者出现厌食、消瘦、全身衰竭等症状。胸部CT扫描能显示病变范围、程度和胸内脏器受累情况。胸液脱落细胞学检查、经皮胸膜穿刺活检、胸腔镜直视下胸膜活检及开胸胸膜活检等方法有助于明确诊断。弥漫性胸膜间皮瘤的治疗较困难，全胸膜肺切除术因创伤大、并发症多、死亡率高而效果不确切，现很少应用。近年来药物治疗方面取得了一定效果。

局限型胸膜间皮瘤（localized pleural mesothelioma）生长缓慢，临床上比弥漫型恶性间皮瘤多见。绝大多数呈良性表现，约50%患者可没有症状。咳嗽、胸痛和发热为有症状者最常见的表现，偶尔伴 有胸腔积液。胸部CT扫描常显示胸膜局限性隆起。局限型胸膜间皮瘤常采用手术切除治疗，预后相对较好。

目标检测

答案解析

选择题

1. 近年来漏斗胸最常用的手术方式是
   A. 胸骨抬举术
   B. 胸骨翻转术
   C. 带蒂胸骨翻转术
   D. 微创漏斗胸矫正术
2. 诊断胸壁寒性脓肿最有价值的检查手段是
   A. 胸部X线
   B. 胸部CT
   C. 痰查细胞学
   D. 脓肿穿刺
3. 脓胸的病因包括
   A. 肺部化脓感染
   B. 胸部开放伤、肺损伤、气管及食管伤
   C. 邻近感染灶扩散
   D. 败血症或脓毒血症
   E. 胸腔手术术后感染
4. 脓胸的确诊手段是
   A. 胸部X线
   B. 胸部CT
   C. 胸部超声
   D. 支气管镜检查
   E. 胸腔穿刺
5. 慢性脓胸的病因为
   A. 急性脓胸诊断或治疗不及时，或引流不当
   B. 胸内异物存留
   C. 支气管胸膜瘘或食管瘘
   D. 特异性感染
   E. 胸内或邻近脏器的原发感染灶控制不佳

（蒲江涛）

书网融合……

本章小结

题库

第三十三章 腹外疝

PPT

学习目标

1. 掌握 腹股沟斜疝与直疝的鉴别要点；绞窄性疝肠管生机的判断。

2. 熟悉 腹股沟区的解剖、腹股沟管的解剖；腹外疝的病因；腹股沟疝手术修补的基本原则。

3. 了解 腹外疝的概念、病理解剖、临床类型；腹股沟疝的发病机制、诊断和鉴别诊断；无张力疝修补术和经腹腔镜疝修补术；嵌顿性疝和绞窄性疝的手术处理原则；腹股沟斜疝修补术的基本操作。

第一节 概 述

体内某个脏器或组织离开其正常解剖部位，通过先天或后天形成的薄弱点、缺损或孔隙进入另一部位，称为疝（hernia）。疝多发生于腹部，以腹外疝多见。腹外疝是由腹腔内的脏器或组织连同腹膜壁层，经腹壁薄弱点或孔隙，向体表突出所形成。腹内疝是由脏器或组织进入腹腔内的间隙囊内而形成，如网膜孔疝。腹外疝是腹部外科最常见的疾病之一，其中以腹股沟疝发生率最高，占90%以上；股疝次之，占5%左右。较常见的腹外疝还有切口疝、脐疝、白线疝和造口旁疝等。

一、病因

腹壁强度降低和腹内压力增高是腹外疝发病的两个主要原因。

1. 腹壁强度降低 属于解剖结构原因，是疝发生的基础，有先天性和后天性两种情况。先天性的如腹膜鞘状突未闭，腹内斜肌下缘高位，宽大的腹股沟三角等；有些正常的解剖现象，如精索穿过腹股沟管，股动－静脉穿过股管区，也可造成该处腹壁强度减弱。后天获得性原因有手术切口、引流口愈合不良、外伤、手术切断腹壁神经、老龄的肌肉退化萎缩以及胶原代谢异常，以致坚实的筋膜组织为疏松而有微孔的结缔组织层或脂肪所代替。

2. 腹内压力增高 是一种诱发因素，原因很多，如慢性咳嗽（如吸烟者和老年人支气管炎）、慢性便秘、排尿困难（良性前列腺增生）、婴儿经常嚎哭、妊娠以及腹内肿瘤等。正常人虽时有腹内压增高情况，但如腹壁强度正常，则不易发生疝。

二、病理解剖

典型的腹外疝由疝环、疝囊、疝内容物和疝被盖四部分组成。

1. 疝环 它是疝囊从腹腔突出的“口”，多呈环形，亦称疝环，即相当于腹壁薄弱或缺损处。

2. 疝囊 疝囊是腹膜壁层经疝环而突出的囊袋结构，可分为囊颈、囊体、囊底三部分。囊颈指疝囊与腹腔相连接的狭窄部，是疝环所在的部位。囊体是疝囊的膨大部分，形成的囊腔是疝内容物留居之处。囊底指疝囊的顶端部分。

3. 疝内容物 是指从腹腔突出而进入疝囊的脏器和组织。常见的内容物多是活动度大的解剖结构。以小肠占首位，其次是大网膜；其他有盲肠、阑尾、乙状结肠、横结肠、膀胱、卵巢、输卵管、Meckel 憩室等，但较少见。

4. 疝被盖 是指疝囊以外的各层组织，通常由筋膜、肌肉、皮下组织和皮肤组成，可因疝的部位不同而有所增减。

三、临床类型

按疝内容物的病理变化和临床表现，腹外疝可分为下列类型，即按疝的内容物能否回纳分为易复性疝、难复性疝；按疝的内容物有无血液循环障碍可分为嵌顿性疝、绞窄性疝。

1. 易复性疝（reducible hernia） 凡疝内容物容易回入腹腔的，称为易复性疝。一般说来，在腹外疝早期，腹内容物仅在患者站立、行走、奔跑、劳动以及咳嗽、排便等一时性腹内压骤然升高时疝出；而在平卧时自然地或用手轻推即可回纳入腹腔。

2. 难复性疝（irreducible hernia） 疝内容物不能完全回入腹腔但并不引起严重症状的，称为难复性疝。腹腔后位的脏器，在疝的形成过程中，可随后腹膜壁层而被下牵，也滑经疝门，遂构成疝囊的一部分，称为滑动性疝。常见脏器右侧为盲肠，左侧为乙状结肠与降结肠，前位是膀胱（图 33－1）。临床上滑动性疝绝大多数发生于男性，常见于50岁以上，无临床特殊症状，多见于腹股沟右侧，患者肥胖，疝块巨大、柔软。部分内容物多能复位，但不能全部回纳，X线钡剂灌肠可见疝囊内有肠段显影。

3. 嵌顿性疝（incarcerated hernia） 疝内容物突然不能回纳，发生疼痛等一系列症状者，称为嵌顿性疝。如嵌

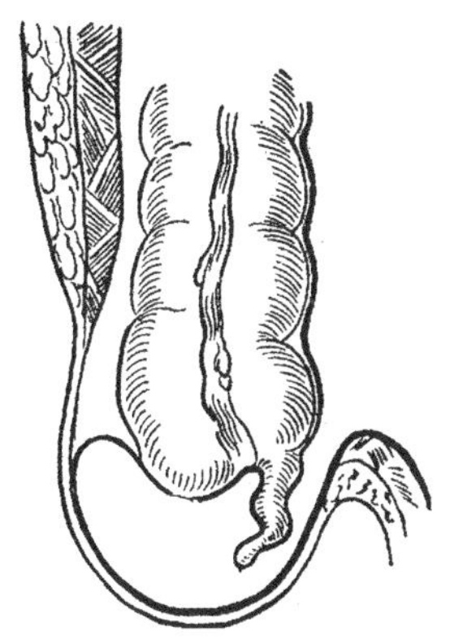

图 33-1 滑动性疝（盲肠成为疝囊的组成部分）

顿的内容物为小肠，则产生急性肠梗阻症状。嵌顿性疝的主要病理特征是肠腔受压梗阻，但其供应的动-静脉血运尚未受阻。如果嵌顿的内容物仅为肠壁的一部分，系膜侧肠壁及其系膜并未进入疝囊，称为肠管壁疝，或称 Richter 疝（图 33-2）；如嵌顿的内容物为 Meckel 室，则称为 Littre疝。

4. 绞窄性疝（strangulated hernia） 嵌顿性疝如不及时解除，致使疝内容物发生血液循环障碍甚至坏死者，称为绞窄性疝。嵌顿和绞窄常多为一个肠段，但有时嵌顿的内容物为两个以上肠袢而使肠袢呈“W”形状者，称为逆行性嵌顿性疝（图 33-3）。儿童腹外疝，因疝环组织一般比较柔软，嵌顿后不易发生绞窄。

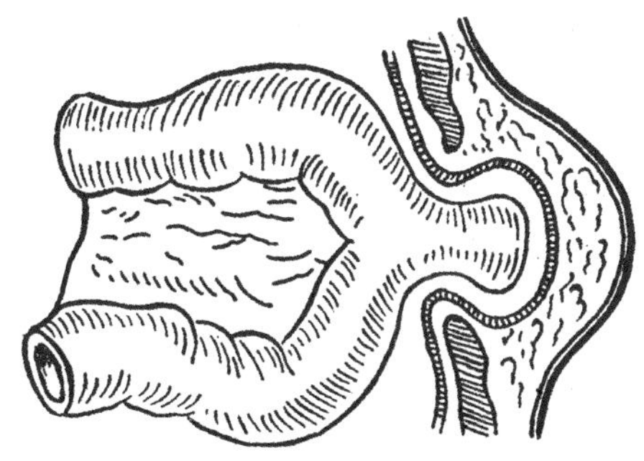

图 33-2 肠管壁性疝

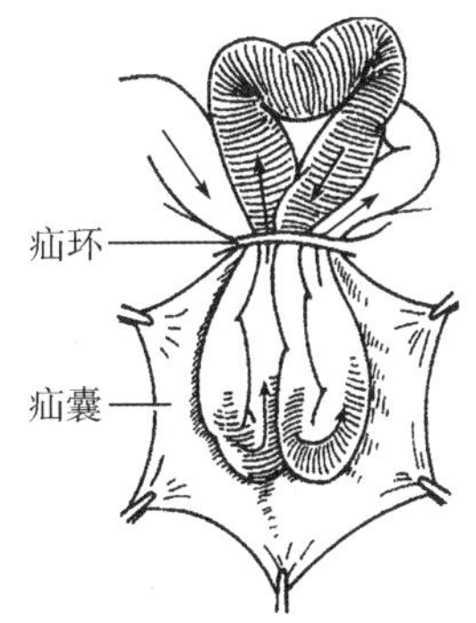

图 33-3 逆行性嵌顿性疝

第二节 腹股沟疝

案例引导

案例 患者，男，65 岁。因“右侧腹股沟区可复性肿物 4 年”入院。患者 4 年前体力劳动后发现右侧腹股沟区肿物，肿物约鸡蛋大小，站立、行走时肿物突出明显，平卧后肿物消失，无腹痛、腹胀，无恶心、呕吐，无肛门排气、排便障碍。现肿块逐渐增大，时可降入阴囊。既往史：有良性前列腺增生病史 7 年，未治疗，平素小便淋漓不尽。入院时查体：神志清，精神好。全身皮肤、黏膜及巩膜无黄染，浅表淋巴结未及肿大。腹平软，腹平软，无压痛及反跳痛，肠鸣音约 4 次/分。增加腹压后右侧腹股沟区可见一约 6cm×6cm 大小肿物，肿物周围无红肿，无波动感，质软，无压痛，平卧后肿物消失，以手指压迫内环口肿物不再出现，嘱患者咳嗽，指尖有冲击感，透光试验阴性。左侧腹股沟区未触及异常，双侧睾丸、附睾未见异常。

讨论 1. 该患者的诊断是什么？

2. 应当与哪些疾病相鉴别？

腹股沟疝是指腹腔内脏器通过腹股沟区的缺损向体表突出所形成的疝。腹股沟疝分为腹股沟斜疝和腹股沟直疝两种。腹股沟斜疝有先天性和后天性两种。腹股沟斜疝占腹股沟疝的 95%。右侧比左侧多见，男女发病率之比为 15∶1。腹股沟直疝仅占腹股沟疝的 5%。

一、应用解剖

（一）腹股沟管解剖

腹股沟管并不是真正意义上的管状结构。它只是位于腹股沟韧带内位于腹股沟韧带内上方的潜在斜行裂隙，是由于男性的睾丸、精索和腹膜突或女性的圆韧带和腹膜突在胚胎期穿过腹壁的结果。

腹股沟管起自内环，向下、向内、向前斜行，止于外环，在男性长 4~5cm，位于腹股沟韧带上方 2~3cm 处，与韧带相平行。咳嗽时腹内压将脏器压在内环部位时，其是压在腹股沟管的后壁上，结果将使腹股沟管的后壁与前壁相接触，从而封闭了沟管；同时，由于腹横筋膜和腹横肌的收缩可将凹间韧带牵向上外方，在腹内斜肌深面关闭了腹环，如此最大可能地防止了疝的形成。腹股沟管呈螺旋阶梯状结构，前壁是腹外斜肌腱膜，在外侧 1/3 尚有部分腹内斜肌；后壁是腹横筋膜及其深面的腹膜壁层，后壁内、外侧分别尚有腹横肌腱（或联合肌腱）和凹间韧带。上壁为腹横腱膜弓（或联合肌腱）；下壁为腹股沟韧带和陷窝韧带（图 33－4）。

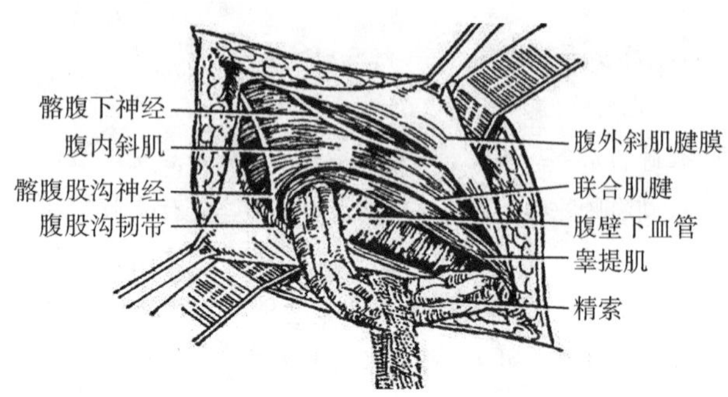

图 33－4　腹股沟管

（二）直疝三角

直疝三角又称为 Hesselbach 三角（亦称为腹股沟三角）。腹股沟直疝即在此由腹腔向前突出，故称直疝三角。这个三角的构成，外侧边为腹壁下动脉，内侧边是腹直肌外缘，底边是腹股沟韧带。此区内无腹肌覆盖，腹横筋膜又比其他部位薄弱，故易发生疝（图 33－5）。

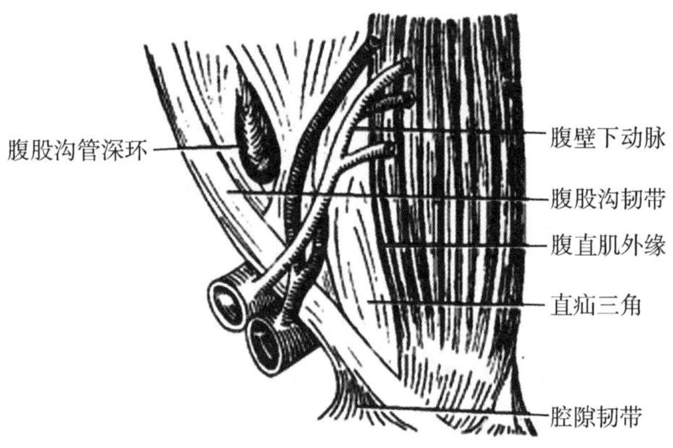

图 33－5　直疝三角

二、发病机制

1. 先天性因素　在胚胎期，睾丸随胚胎的发育逐渐下降，随之下移的腹膜形成一鞘突。鞘突下段在婴儿出生后不久成为睾丸固有鞘膜，其余部分即自行萎缩闭锁而遗留一纤维索带。如鞘突不闭锁或闭锁不完全，可形成斜疝或鞘膜积液（图 33－6）。右侧睾丸下降比左侧略晚，鞘突闭锁也较迟，故右侧腹股沟疝较多。

2. 腹壁强度与作用于腹壁的压力相对比　是能否出现疝的基本因素，较弱的腹壁阻止不了疝的形成。除了腹部结构因素外，还与机体营养状态、体力劳动、妊娠、快速减肥甚至遗传等因素有关。

3. 解剖因素　腹股沟区存在供睾丸、精索通过的腹股沟管，其后方有供下肢血管通过的血管腔隙和股鞘，腹股沟韧带内侧的上方和后方形成腹壁的薄弱区域，并具备如下特征：腹外斜肌层为腱膜性结构，浅环处甚至缺乏腱膜；腹内斜肌和腹横肌的弓状下缘与腹股沟韧带内侧半之间存在容纳精索（子宫圆韧带）及其内层、中层被膜的间隙，因而缺乏防护，若是两肌下缘不能达到精索和精索被膜的上缘，则薄弱更加明显，这可能是斜疝发生的原因（图 33－7）。腹内斜肌附着点高，收缩时未能关闭间隙者高达 36.8%，这可能是直疝形成的直接原因。

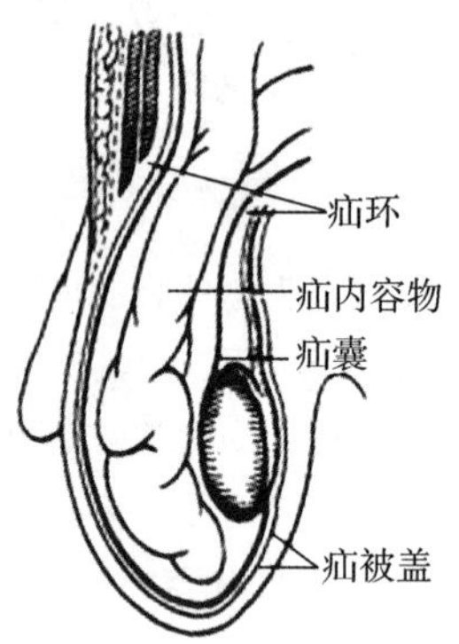

图 33－6　先天性斜疝

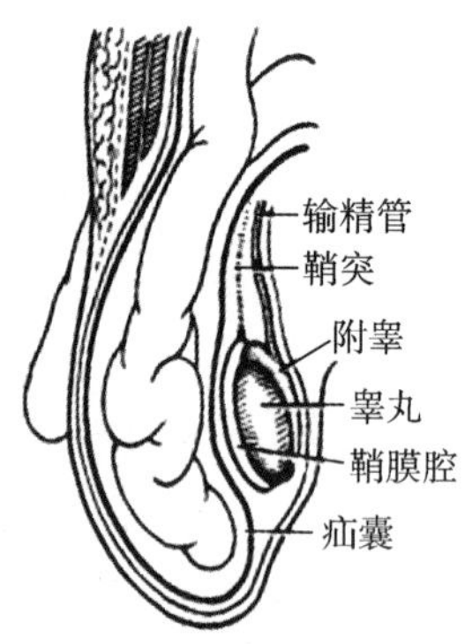

图 33－7　后天性斜疝

三、临床表现

不同类型的腹股沟疝好发于不同年龄段。斜疝多发于青壮年，直疝则多见于年老体弱者。先天性斜疝多发病于婴儿，但有时却初见于老年人。这是因为有些婴幼儿时期疝块较小未被发现，此后因腹壁发育健全阻挡了疝块突出而未表现于临床，至老年时期腹壁肌力转弱，使疝块得以出现。

易复性腹股沟疝最早的临床表现是腹股沟区坠胀感，伴以该区时隐时现的肿块。斜疝肿块常在行走、咳嗽等腹内压增高时出现，休息、平卧或推送后回纳腹腔而消失。随着病情进展，疝块可突至外环之外，此时疝块底部因不再受腹股沟管的限制而呈上段较狭而下段宽大的梨形。再后，疝块逐渐进入阴囊，且日益增大。

在疝块未显时，用手置于内环处，嘱患者咳嗽，常可在此察觉膨胀性冲击感或疝内容物顶出并滑入疝囊，并出现肿块。嘱患者平卧，用手推送疝块回纳腹腔时可感到“咕噜”声。回纳后，用手指通过耻骨结节下方阴囊前壁伸向耻骨结节外上方的外环，可探知外环扩大松弛，腹壁软弱，而且也可在此察觉咳嗽时的疝块冲击。如在疝块复位后用手指压住内环投影区，让患者直立咳嗽，因疝环被堵，斜疝疝块不能突出；但一旦移去施压的手指，则可见疝块随咳嗽突出。这一检查方法对确定斜疝的诊断有重要意义。但如果病程较长而疝环明显扩大者，则不能阻挡疝块突出。

腹股沟直疝的疝环与斜疝不同，故疝块位置相对偏于内侧。因疝环较宽大，且疝块直接由后向前突出，疝块常在患者直立时即出现，外形呈半球状。此时如用手推送，疝块常不能回纳；但平卧后却常不需推送，多自行消失。疝块虽也随病程发展逐渐增大，但通常并不下坠至阴囊。直疝极少发生嵌顿。

难复性腹股沟疝通常都是进入阴囊的较大的斜疝，其临床表现除坠胀感较明显外，主要特点是疝块长期不能回纳或只能部分回纳，难复的滑动性疝还常同时伴有便秘或消化不良。

嵌顿性腹股沟疝常发生于疝环狭小而腹压骤升时，通常都是斜疝，直疝几乎不发生嵌顿。嵌顿疝表现为疝块突然出现，伴有进行性加重的胀痛。疝内容物为小肠者，疼痛比大网膜被嵌顿者更为明显。平卧或用手推送疝块不能使其回纳。扪按疝块可感其坚实而张力高，有压痛。除腹股沟区局部表现外，肠管被嵌顿时，大多数患者将在数小时内出现腹部绞痛、恶心、呕吐、便秘、腹胀等急性肠梗阻的表现，少数例外的是肠管壁疝、Littre 疝或大网膜被嵌顿者。

嵌顿性腹股沟斜疝如转入绞窄阶段，除上述嵌顿表现更明显外，还因疝内容物坏死而发生感染，导致疝块周围软组织出现急性炎症，甚至全身性毒血症反应。肠管绞窄而未及时处理者，疝囊内可积脓，以后脓液被切开或自行穿破，形成肠瘘。逆行性疝腹内肠袢绞窄者，还将并发急性化脓性腹膜炎，则病情更为严重。

四、诊断与鉴别诊断

1. 诊断 腹股沟疝可依据病史和临床表现作出诊断。诊断不明确或有困难时可辅助 B 型超声、MRI 和（或）CT 等影像学检查，帮助建立诊断。作出诊断的同时，还应进一步确定是腹股沟斜疝还是直疝（表 33－1）。

表 33－1 斜疝与直疝的鉴别

	斜疝	直疝
发病年龄	多见于儿童及青壮年	多见于老年
突出途径	经腹股沟管突出，可进阴囊	由直疝三角突出，不进阴囊
疝块外形	椭圆或梨形，上部呈蒂柄状	半球形，基底较宽
回纳疝块后压住深环	疝块不再突出	疝块仍可突出
精索与疝囊的关系	精索在疝囊后方	精索在疝囊前外方
疝囊颈与腹壁下动脉关系	疝囊颈在腹壁下动脉外侧	疝囊颈在腹壁下动脉内侧
嵌顿机会	较多	较少

2. 鉴别诊断 腹股沟疝还需与以下疾病相鉴别。

（1）睾丸鞘膜积液 肿块局限于阴囊，不能回纳。触诊时肿块上界清楚无蒂，因睾丸被鞘膜囊内的积液包裹，而不能扪及实质感的睾丸；腹股沟斜疝时，可在肿块后方触及实质感的睾丸。睾丸鞘膜积液透光试验为阳性，而疝块则为阴性。幼儿的疝块因组织菲薄，透光试验可为阳性。

（2）交通性鞘膜积液 肿块的外形与睾丸鞘膜积液相似。起床后或站立活动时肿块缓慢地出现并增大。平卧后肿块可逐渐缩小，挤压肿块，也可使肿块逐渐缩小。透光试验为阳性。易复性斜疝的肿块回纳较快，透光试验为阴性。

（3）精索鞘膜积液 肿块较小，在腹股沟管内牵拉同侧睾丸可见肿块移动。在女性，有时与精索鞘膜积液位置相当而性质相近的圆韧带囊肿，表现为光滑、囊性、位置固定的肿块。

（4）隐睾 睾丸在腹股沟管内下降不全时，可被误为斜疝或精索鞘膜积液。隐睾肿块较小，挤压时可出现特有的胀痛感觉，患者咳嗽时无冲击感。同时，阴囊内睾丸缺如。

（5）急性肠梗阻 肠管被嵌顿的疝可伴发急性肠梗阻，因此不能忽略疝的存在；当患者比较肥胖或疝块较小时，嵌顿的疝更易被忽略。

（6）冷脓肿 腰椎结核引起的冷脓肿可沿腰大肌扩展至腹股沟而在该区出现一无炎症的肿块，骶髂关节结核所致冷脓肿有时也可在此出现。所见肿块位置在腹股沟韧带以下股动脉外侧以及肿块具有波动感是冷脓肿的特点，有助于鉴别。

五、治疗

手术是治愈腹股沟疝最有效的治疗方式。除婴幼儿腹股沟疝有可能自行愈合外，腹股沟疝一旦形成几乎无自行愈合的可能，且斜疝又常可发生嵌顿或绞窄而威胁患者的生命。因此，除少数特殊情况外，腹股沟疝一般均应尽早施行手术治疗。

（一）非手术治疗

一岁以下婴幼儿斜疝因腹肌随躯体生长逐渐强壮，使腹股沟内环被有效的遮盖而自愈。可采用棉纱束带、绷带和疝带压迫腹股沟内环，防止疝块突出，使发育中的腹肌有加强腹壁的机会（图 33-8）。年老体弱或伴有其他严重疾病而禁忌手术者，可佩用医用疝带，在确认疝内容物已完全回纳的前提下，借以堵住疝块突出的门户。长期使用疝带不仅使疝囊颈经常受到摩擦变得肥厚坚韧而增加嵌顿疝的发生率，甚至导致疝囊与疝内容物发生粘连，增加疝嵌顿的可能。

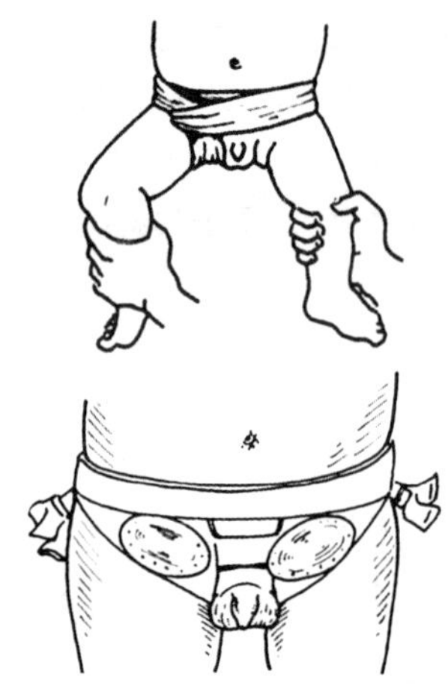

图 33-8 棉纱束带和疝带使用方法

（二）手术治疗

手术前和手术后都应针对导致腹内压增高的各种因素进行处理，以避免和减少术后的复发。手术方法主要是传统的疝修补术、无张力疝修补术和经腹腔镜疝修补术三种。

1. 传统的疝修补术 手术的基本原则是疝囊高位结扎、加强或修补腹股沟管管壁。

（1）单纯疝囊高位结扎术 游离疝囊颈，予以高位结扎、贯穿缝扎或荷包缝合，然后切除疝囊。关键要点是"高位"，即结扎水平解剖上应达内环口。绞窄性斜疝因肠坏死而局部有严重感染，通常采取单纯疝囊高位结扎，避免因感染而使修补失败；腹壁的缺损应在以后另作择期手术加强。

（2）加强或修补腹股沟管管壁 主要采用加强或修补腹股沟管前壁和加强或修补腹股沟管后壁两类方法。

加强或修补腹股沟管前壁：最常采用 Ferguson 法。在精索前方将腹内斜肌下缘和联合腱缝至腹股沟韧带上，从而消灭腹内斜肌弓状下缘与腹股沟韧带之间的空隙。适用于腹横筋膜无显著缺损、腹股沟管后壁尚健全的成人和小儿小型斜疝。

加强或修补腹股沟管后壁：常用的有四种。①Bassini 法：游离并提起精索，在其后方把腹内斜肌下缘和联合键缝至腹股沟韧带上。②Halsted 法：与 Bassini 法相似，但把腹外斜肌腱膜也在精索后方缝合，使把精索位于腹壁皮下层。③McVay 法：在精索后方把腹内斜肌下缘和联合腱缝至耻骨梳韧带上。适用于后壁薄弱严重病例，还可用于股疝修补。④Shouldice 法：将腹横筋膜自耻骨结节处向上切开，直至内环，然后将切开的两叶予以重叠缝合，先将外下叶缝于内上叶的深面，再将内上叶的边缘缝于髂耻束上，以再造合适的内环，发挥其括约肌作用，然后按 Bassini 法将腹内斜肌下缘和联合腱缝于腹股沟韧带深面。这样既加强了内环，又修补了腹股沟管薄弱的后壁，其术后复发率低于其他方法。适用于较大的成人腹股沟斜疝和直疝。

2. 无张力疝修补术（tension-free hernioplasty） 无张力疝修补术是在无张力情况下，利用人工高分子修补材料进行缝合修补，与传统的疝修补术相比，具有术后疼痛轻、恢复快、复发率低等优点。

无张力疝修补术主要有以下三种加强腹股沟后壁的术式。如①单纯平片修补术：使用一适当大小的补片材料置于腹股沟管后壁，如 Lichtenstein、Trabucco 等术式。②网塞-平片修补术：使用一个锥形网塞置入已回纳疝囊的疝环中并加以固定，再用一成型补片置于精索后以加强腹股沟管后壁，如 Rutkow、Millikan 等术式。③针对"肌耻骨孔"的腹膜前间隙的无张力疝修补术式，如 Kugel、Gilbert、Stoppa 等修补术式。

3. 经腹腔镜疝修补术（laparoscopic inguinal herniorrhaphy，LIHR） 经腹腔镜疝修补术具有创伤小、术后疼痛轻、恢复快、复发率低、无局部牵扯感等优点。依据手术路径和原理分为以下四种。①经腹膜外路径的修补（TEP）：用球囊分离器或镜推分离扩大腹膜前间隙，将补片植入腹膜腹腔前间隙。因不进入腹腔，对腹腔内器官干扰较轻。②经腹腔的腹膜前修补（TAPP）：是从腹腔内切开腹膜进入腹腔前间隙，将补片植入腹膜腹腔前间隙。因进入腹腔，更易发现双侧疝、复合疝和隐匿疝。对嵌顿性疝及疝内容物不易还纳的病例，也便于观察与处理。③腹腔内补片修补（IPOM）：在腹腔镜下缝合内环口腹膜，然后置入假体补片，直接将补片覆盖于疝缺损处，封盖内环口。易发生腹腔粘连和补片移位，目前主要用于较大切口疝和腹壁缺损的修补。④单纯疝环缝合法：仅适用于小儿斜疝。

（三）嵌顿性和绞窄性疝的处理原则

1. 嵌顿性疝手法复位 当具备下列情况者可先试行手法复位：①嵌顿时间在 3~4 小时以内，局部压痛不明显，也无腹部压痛或腹肌紧张等腹膜刺激征者。②年老体弱或伴有其他较严重疾病而估计肠袢尚未绞窄坏死者。嵌顿时间长短并非是手法复位的决定性因素，应采取个体化原则，结合病史、局部和全身情况而定。小儿疝内容物从被嵌顿到坏死的病理进程比较缓慢。因此，施行手法复位的时间可根据具体情况适当延长。复位方法是让患者取头低足高卧位，注射吗啡或哌替啶，以止痛和镇静，并松弛腹肌。然后托起阴囊，持续缓慢地将疝块推向腹腔，同时用左手轻轻按摩浅环和深环以协助疝内容物回纳。在复位的瞬间，术者能清楚地感觉到疝块滑入腹腔而消失，有时可听到肠管回纳腹腔时的"咕噜"声。手法复位虽使嵌顿性腹股沟斜疝得到缓解，免于急症手术。但若适应证掌握不严、手法不当，将会带来严重后果。因此手法复位时因注意切忌手法粗暴，以防暴力挤压导致肠管损伤；防止手法不当导致假性复位或腹壁间疝；复位后还需严密观察腹部情况，注意有无腹膜炎或肠梗阻的表现，如有这些表现，应尽早手术探查。

2. 嵌顿性疝和绞窄性疝的手术治疗　嵌顿性疝和绞窄性疝应尽快做好术前准备，行急诊手术治疗。手术的关键在于正确判断疝内容物的活力，然后根据病情确定处理方法。在解除疝环压迫的后，凡肠管呈紫黑色，失去光泽和弹性，刺激后无蠕动和相应肠系膜内无动脉搏动者，即可判定为肠坏死。如肠管尚未坏死，则可将其送回腹腔，按一般易复性疝处理。不能确定肠管是否坏死时，可在其系膜根部注射0.25%～0.5%普鲁卡因60～80ml，再用温热等渗盐水纱布覆盖该段肠管或将其暂时送回腹腔，10～20分钟后再行观察。如果肠壁转为红色，肠蠕动和肠系膜内动脉搏动恢复，则证明肠管尚具有活力，可回纳腹腔。如肠管确已坏死，或经上述处理后病理改变未见好转，或一时不能肯定肠管是否已失去活力时，则应在患者全身情况允许的前提下，切除该段肠管并进行一期吻合，绞窄的内容物如系大网膜，可予切除。

手术处理中应注意：①如嵌顿的肠袢较多，应特别警惕逆行性嵌顿的可能。不仅要检查疝囊内肠袢的活力，还应检查位于腹腔内的中间肠袢是否坏死。②切勿把活力可疑的肠管送回腹腔，以图侥幸。③少数嵌顿性或绞窄性疝，临手术时因麻醉的作用疝内容物自行回纳腹内，以致在术中切开疝囊时无肠袢可见。遇此情况，必须仔细探查肠管，以免遗漏坏死肠袢于腹腔内。必要时另作腹部切口探查之。④凡施行肠切除吻合术的患者，因手术区污染，在高位结扎疝囊后，一般不宜作疝修补术，以免因感染而致修补失败。

（四）复发性腹股沟疝的处理原则

目前现有的各种手术方法治疗腹股沟疝仍有复发的可能。疝的复发包括真性复发疝、遗留疝和新发疝。疝复发的原因主要与手术操作和患者自身因素有关，如手术中疝囊分离不彻底，补片固定不妥当，术后血肿、感染等与手术相关的因素；患者有胶原代谢障碍、慢性代谢性疾病以及腹内压增高等自身因素。复发性腹股沟疝应根据病例术中所见不同来判别进行手术。

知识链接

疝外科材料的进展

随着科学技术的发展，组织工程技术的普及，干细胞涂层补片、3D补片、微观结构补片、新材料补片等的问世颠覆了对传统补片的认识，补片的综合性能得到了极大的改善。相信未来理想化补片能够应用于临床。就目前来看，外科医生在选择补片材料时仍需充分评估患者实际情况，不盲目追求造价高昂的补片，根据患者个体化的需求选择最合适的补片，使患者受益。不但如此，外科医生未来也要适应新材料、新技术的发展速度，更新关于疝修补术的观点，勇于尝试和接受新的补片材料，开展研究，从而大力推动疝外科补片材料的发展。

第三节　股　疝

疝囊通过股环、经股管向卵圆窝突出的疝，称为股疝（femoral hernia）。股疝发病率在腹股沟疝之后，居腹外疝的第二位，但仅占腹外疝总发病率的3%～5%。女性股疝比男性多，约为5∶1，且多见于40岁以上的妇女。

一、发病因素

腹股沟韧带深面的空间被筋膜组织分为两个间隙，内侧间隙主要被股动脉和股静脉所据。在股静脉内侧则为一长约1.5cm、上宽下窄而带有漏斗形的管状空隙，称为股管。管的上口为股环，呈卵圆形，直径约1.5cm。股管下段弯向体表，下口为覆有筛板的卵圆窝，大隐静脉上段在此穿过筛板汇入股静脉。

女性因骨盆较宽而平坦，联合肌腱和腔隙韧带较薄弱，以致股环上口宽大松弛，再加上妊娠时腹内压增高等因素，股疝多见于女性。由于股管较狭小，其周围组织多坚韧而缺乏扩张余地，疝块在卵圆窝处向前折转形成锐角，因此股疝容易发生嵌顿。股疝一旦发生嵌顿，容易发展为绞窄性疝。在所有腹外疝中，股疝发生嵌顿者最多。

二、临床表现

股疝疝块往往不大，常在腹股沟韧带下方卵圆窝处表现为一半球形的突起。因疝囊外有较多脂肪堆积，平卧回纳内容物后，疝块有时不能完全消失。疝囊颈较小以致咳嗽冲击感也不明显。易复性股疝的症状较轻，部分患者可在久站或咳嗽时感到患处胀痛，常不为患者所注意，尤其在肥胖者更易疏忽。股疝如发生嵌顿，不仅导致局部明显疼痛，还常伴有较明显的急性机械性肠梗阻，严重者甚至可以掩盖股疝的局部症状。因此，凡急腹症患者，特别是有肠梗阻表现的妇女，不仅要注意有无腹股沟疝嵌顿，更应注意有无股疝嵌顿。

三、鉴别诊断

股疝的诊断应与下列疾病进行鉴别。

1. 腹股沟斜疝 发生位置不同，腹股沟斜疝位于腹股沟韧带上内方，股疝则位于腹股沟韧带下外方。当股疝较大时，疝除了位于腹股沟韧带下方以外，还有可能在皮下伸展至腹股沟韧带上方。用手指探查腹股沟管外环是否扩大，有助于两者的鉴别。

2. 脂肪瘤 股疝在疝内容物回纳后，局部肿块不一定完全消失，疝囊外的脂肪组织有被误诊为脂肪瘤的可能。脂肪瘤基底不固定而活动度较大，股疝基底固定而不能被推动。

3. 肿大的淋巴结 腹股沟区，尤其是股管内，单个淋巴结肿大应与股疝鉴别；因慢性淋巴结炎有可能被误认为难复性股疝，而急性者则可与嵌顿性或绞窄性股疝混淆。

4. 大隐静脉曲张结节样膨大 大隐静脉曲张在其高位的卵圆窝处呈结节膨大，较少见，有时易与股疝相混淆。压迫股静脉近心端可使结节样膨大增大，同时有静脉曲张对鉴别诊断有重要意义。

四、治疗

股疝容易嵌顿，并可迅速发展为绞窄性。因此，股疝诊断确定后，应及时手术治疗。对于嵌顿性或绞窄性股疝，更应紧急手术。手术目的是封闭股管以阻断内脏向股管坠落的通道。

最常用的手术是McVay修补法。不仅能加强腹股沟管后壁而用于修补腹股沟疝，还能堵住股环而用于修补股疝。另一种手术方法是在处理疝囊后，在腹股沟韧带下方把腹股沟韧带、腔隙韧带和耻骨肌筋膜缝合在一起，关闭股环。

嵌顿性或绞窄性股疝手术时，遇到回纳疝内容物有一定困难时，可切断腹股沟韧带以扩大股环。疝内容物回纳后，应仔细修复被切断的韧带。

第四节 其他腹外疝

一、切口疝

切口疝（incisional hernia）是发生于腹壁手术切口处的疝。临床上比较常见，占腹外疝的第三位。当发生切口发生感染和伤口裂开，则发病率可达明显增加。

（一）病因

在各种常用的腹部切口中，最常发生切口疝的是经腹直肌纵行切口；下腹部因腹直肌后鞘不完整而更多。其次为正中切口和旁正中切口。

腹部切口疝多见于腹部纵行切口，纵行切口可切断除腹直肌外的多数横行纤维组织。在缝合这些组织时，缝线容易顺纤维间滑脱；已缝合的组织尚未完全愈合前，仍可出现局部抗压力下降。此外，纵行切口虽不至切断强有力的腹直肌，但因肋间神经可被切断，其强度可能因此而降低。

除解剖因素外，导致切口疝最主要原因是切口感染所致腹壁组织破坏，由此引起的腹部切口疝占50%左右。其他如留置引流物过久，切口过长以致切断肋间神经过多，腹壁切口缝合不严密，手术中因麻醉效果不佳、缝合时强行拉拢创缘而致组织撕裂等情况均可导致切口疝的发生。手术后肠麻痹引起的腹胀或肺部并发症导致剧烈咳嗽而致腹内压骤增，也可使切口疝发生。此外，创口愈合不良也是一个重要因素。发生切口愈合不良的原因很多，如切口内血肿形成、肥胖、老龄、营养不良或某些药物（如皮质激素）。

（二）临床表现及诊断

腹部切口疝的主要症状是腹壁切口区有肿块或膨隆出现，常在站立或用力时更为明显，平卧休息则缩小或消失。肿块较大时，有腹部牵拉感，伴食欲减退、恶心、便秘、腹部隐痛等表现。多数切口疝疝囊不完整，疝内容物常可与腹膜外腹壁组织粘连表现为难复性疝，有时还伴有不完全性肠梗阻。疝内容物为肠管时，可在肿块或膨隆处见到肠型和（或）蠕动波。肿块通常较为柔软，扪按时常可感到或听到肠管内气体窜行的“咕噜”声。疝块复位后，一般可摸到腹壁内层裂口（疝环）的边缘，但腹壁神经损伤所致肌肉瘫痪引起切口疝时，腹壁虽有膨隆，疝块边界可能并不清楚，并无明确疝环可扪及。切口疝的疝环通常较为宽松，故发生嵌顿者并不多见。

（三）治疗

切口疝应采取手术治疗，以免日益加重。手术时应尽量切除原有的瘢痕组织。显露疝环后，沿其边缘清楚地解剖处腹壁各层组织，并在各层次之间进行一定范围的游离，这样可减少拉拢缝合时所产生的张力，有利于创缘愈合。疝内容物回纳后，拉拢疝环边缘予以缝合，然后依次细致缝合腹壁其他各层次。各层缝合务必要避免高张力，还应避免把不同性质的组织缝在一起。低张缝合对修补缺损范围较小的切口疝是容易做到的，但对缺损范围较大的切口疝，往往较为困难。对这种病例，可通过开放手术或经腹腔镜内置成形用人工高分子修补材料加强腹壁缺损区域。修补成形后，预防感染和手术后腹胀对此类患者极为重要。

二、脐疝

疝囊通过脐环突出的疝称脐疝（umbilical hernia）。

（一）发病因素

脐疝的发展在小儿和成人有所不同。小儿脐疝多属于先天性，胎儿脐环通常在出生后才逐渐缩小而闭合，脐环闭合不全时是主要原因。成人脐疝除极少数是小儿脐疝的持续或复发外，一般都是后天形成，发病率低于小儿脐疝。

小儿腹压增高的原因有经常啼哭和便秘。在成人则以过于肥胖、妊娠为多，故发病者以中年经产妇女为多见。大量腹水也是成人脐疝的重要发病原因之一。疝内容物在脐疝早期多为大网膜，以后可有横结肠或小肠。成人脐疝内容物易与疝囊粘连而成为难复性疝。

（二）临床表现

小儿脐疝多为易复性，不易嵌顿，首次发现常在脐带脱落后数天或数周脐部出现一半球状肿块，啼哭时肿块有膨胀性冲击感。成人脐疝因受突出的大网膜的牵扯而感上腹不适或隐痛，有时还可有恶心甚至呕吐。由于疝环组织较坚韧而边缘较锐，成人脐疝容易嵌顿；一旦嵌顿，转为绞窄的进程较快。嵌顿、绞窄者可发生腹部绞痛和其他急性肠梗阻表现。

（三）治疗

婴儿未闭锁的脐环迟至2岁时多能自行闭合而使脐疝消失。因此，除了嵌顿或穿破等紧急情况外，在小儿2岁之前可采取非手术疗法。满2岁后，如脐环直径还大于1.5cm，则可手术治疗。原则上，5岁以上儿童的脐疝均应采取手术治疗。

非手术疗法的原则是在回纳疝块后，用一大于脐环的、外包纱布的硬币或小木片抵住脐环，然后用胶布或绷带加以固定勿使移动。6个月以内的婴儿采用此法治疗，疗效较好。

成人脐疝无自愈可能，且易转为难复性或发生嵌顿，应在消除腹压增高的因素的前提下，尽早进行手术治疗。脐疝手术修补较为简单，原则是切除疝囊，缝合疝环（酌情分层进行横向或纵向缝合疝环及邻近各层组织）。对于疝环较大的脐疝或偶然发生的术后复发，可用人工高分子修补材料植入或贴补以加强缺损区域。

三、白线疝

白线疝（hernia of linea alba）是指发生于腹壁正中线（白线）处的疝，绝大多数在脐与剑突之间，故也称上腹疝。因为上腹部两侧腹直肌内缘之间的距离较宽，白线区腹壁缺乏坚强的腹直肌的保护而强度较弱所致。此外，白线是由两侧腹直肌前、后鞘合并后融合而成的。融合处两侧肌鞘纤维交错成网状，较大的网眼即成为白线上的薄弱点而导致疝的发生。由于网眼本身不会很大，故白线疝的疝块往往也不大。

早期白线疝疝块较小、无症状，常不为患者所察觉。此时的疝块实际上是疝囊前的腹膜外脂肪，并非真正的疝囊内容物。以后因腹膜突出时的牵扯，可能出现较明显的上腹痛，并常伴有嗳气、恶心、呕吐或消化不良等表现。当嘱患者平卧，回纳疝块后，常可在白线区扪及缺损的空隙。

疝块较小而无明显症状者，可不必治疗。症状明显者可行手术。一般只需切除突出的脂肪，缝合白线的缺损和腹壁其他层次即可。如果有疝囊存在，则应结扎疝囊颈，切除疝囊，并缝合腹白线的缺损。白线缺损较大者，可用人工高分子修补材料进行修补。

目标检测

答案解析

选择题

1. 由肠壁一部分构成疝内容的疝，称为
   A. 滑疝　　B. 直疝
   C. 股疝　　D. Richter 疝
   E. Littre 疝
2. 发生切口疝最主要的病因是
   A. 腹部手术切口为纵形切口
   B. 切口过长，缝合不够严密

C. 引流物放置过久

D. 切口发生感染

E. 患者术后腹胀

3. 腹外疝发生肠管壁疝的机会最多的是

A. 斜疝　B. 直疝

C. 股疝　D. 脐疝

E. 白线疝

4. 关于腹外疝的叙述，下列不正确的是

A. 腹外疝中，斜疝嵌顿者最多

B. 肠管壁疝发生股管的较多

C. 腹壁下动脉位于斜疝疝囊颈的内侧

D. 直疝多见于老年人，极少嵌顿

E. 最常发生切口疝的是经腹直肌切口

5. 嵌顿疝和绞窄疝的鉴别要点是

A. 疝块有否压痛

B. 疝块能否回纳

C. 有无休克表现

D. 有无肠梗阻表现

E. 疝内容物有无血液循环障碍

6. 在各种常用的腹部切口中，最常发生切口疝的是

A. 经腹直肌切口　B. 腹部横切口

C. 沿肋缘斜切口　D. 正中切口

E. 旁正中切口

7. 难复性疝的疝内容物最常见的是

A. 大网膜　B. 小肠

C. 膀胱　D. 结肠

E. Meckel 憩室

8. 患者，男，23 岁。右腹股沟可复性包块 2 年。查体：肿块还纳后，压迫内环口不复出，无压痛，术中最可能的发现是

A. 疝内容物常为大网膜

B. 直疝三角部壁薄

C. 疝囊颈位于腹壁下动脉外侧

D. 盲肠组成疝囊壁一部分

E. 疝囊颈位于腹壁下动脉内侧

9. 患者，男，62 岁。发现右腹股沟内侧包块 3 年余。3 天前腹股沟包块增大变硬，不能还纳，伴剧烈疼痛，8 小时前疼痛有所缓解，但出现发热。患者最可能出现了

A. 易复性疝　B. 难复性疝

C. 嵌顿性疝　D. 绞窄性疝

E. 急性阑尾炎

10. 患者，女，62 岁。右侧腹股沟疝嵌顿 10 小时。查体：腹胀明显，右侧腹股沟下方隆起肿块有压痛。手术时发现小肠坏死，坏死小肠切除后，下一步正确的手术措施是

A. 单纯疝囊高位结扎术

B. McVay 法疝修补术

C. Bassini 疝修补术

D. Halated 法疝修补术

E. Ferguson 法疝修补术

（蒲江涛）

书网融合……

本章小结

题库

第三十四章 腹部损伤

PPT

学习目标

1. 掌握 腹部闭合性损伤的临床表现、诊断、处理原则和中转手术指征。
2. 熟悉 脾、肝、胰腺、小肠、结肠、直肠损伤及腹膜后血肿的临床特点。
3. 了解 损伤控制的外科理念。
4. 学会腹腔穿刺的相关知识和操作方法，具备进一步明确腹部损伤诊断的能力。

第一节 概 述

腹部损伤在临床上是比较常见的，在平时占各种损伤的0.4% ~1.8%，战争时其发生率明显增高。与其他部位损伤一样，腹部损伤也可分为开放性和闭合性两种。开放性损伤多由利器、枪弹伤或弹片伤引起，闭合性损伤多由钝器暴力引起，日常生活中以闭合性为多见。无论是开放性还是闭合性损伤，损伤范围可能只限于腹壁，或可能兼有内脏损伤。如果有内脏损伤，可能因大出血或严重腹膜炎造成病情危重，死亡率可高达10% ~20%，而且大部分内脏损伤需要进行手术治疗，因此，早期确定有无内脏损伤是腹部损伤诊断和处理的关键，可以避免贻误治疗的时机而带来的严重后果。对于开放性损伤，即使涉及到内脏损伤，因其有伤道，诊断相对要容易得多；而闭合性损伤由于体表无伤口，要确定有无内脏损伤有时就非常困难。本章主要讲述腹部闭合性损伤。

一、病因

（一）外力的作用

腹部闭合性损伤可由直接暴力和间接暴力引起，绝大多数由钝性暴力直接引起，如撞击、打击、挤压、冲击。作用于前腹壁，可使内脏器官向脊柱挤压，导致损伤；作用于上腹部、胃、胰腺等可能被压在脊柱上而断裂；作用于腰部或侧腹壁，肾脏易受损伤；作用于季肋部可使膈下的肝、脾受到挤压或因肋骨断端刺伤器官；暴力作用于下腹部和盆腔，易致骨盆骨折或暴力直接挤压损伤膀胱、直肠等。间接暴力损伤如从高处落下双足着地时，由于惯性，腹腔内移动大的脏器仍继续运动，引起脏器固定部分发生挫裂。损伤的严重程度主要取决于暴力的强度、速度、硬度、着力部位和作用方向等因素。

（二）内在因素

腹部损伤的严重程度受到脏器自身解剖特点、原有病理情况和功能状态等内在因素的影响。肝、脾、胰、肾等实质性器官血供丰富，组织结构脆弱，位置比较固定，在受暴力打击后，比其他器官更易破裂，如果其原来已有病理改变则更易受损。因为有韧带和系膜附着，有的内脏器官被固定在一定位置，在受外力作用时，固定部分因无法退让而比活动部分更易受损，如脾、空肠上段，回肠末段，横结肠，粘连肠管等空腔器官在充盈状态下比排空时更易受损。常见易受损的内脏依次是脾、肾、肝、胃等。

二、临床表现

由于伤情的不同，腹部闭合性损伤后的临床表现可有很大的差异，从无明显症状体征到出现重度休克甚至于死亡。

（一）单纯性腹壁损伤

一般症状及体征较轻，主要是软组织挫伤的表现。表现为局限性的腹壁肿胀、瘀斑、疼痛、触痛，无发热、恶心呕吐、休克等表现。疼痛的范围和程度不随时间的推移而加重或扩大，而是逐渐缓解或缩小范围，以至痊愈。

（二）腹腔内脏损伤

内脏器官如果仅为挫伤，伤情一般不重，无重要而明显的临床表现，但如果破裂，则有明显的临床表现，表现因受损器官的性质不同而异。

1. 空腔器官破裂 主要是急性腹膜炎的表现。突然出现持续的剧烈腹痛，以受损器官所在部位为中心，很快或逐渐向四周扩展，可出现全腹疼痛，查体有强烈的腹膜刺激征。腹膜炎的表现又可因空腔器官内容物不同而程度不同。上消化道损伤时，漏出的胃液或胆汁对腹腔造成强烈的化学刺激，立即出现明显的腹膜炎表现，如典型的“板状腹”。下消化道破裂，漏出物引起的化学刺激较弱，腹膜炎体征出现较晚，呈渐进性，程度也较轻。但由于其中细菌数量大，随后导致的细菌性腹膜炎较严重，甚至会出现感染性休克。其他临床表现有：恶心呕吐，开始为腹膜受到刺激后引起的反射性呕吐，当肠麻痹时，呕吐更为频繁；胃肠道损伤可出现呕血、便血，一般出血量不大，除非有邻近大血管损伤；膀胱损伤可无尿。上胃肠道破裂时，查体可发现肝浊音界缩小或消失（气体进入腹腔）。移动性浊音，肠鸣音减弱或消失。

2. 实质脏器破裂　主要是内出血的表现。出现头昏、心慌、乏力、面色苍白、脉搏加快而细弱，血压不稳或下降，若出血多，很快进入休克状态。腹痛和腹膜刺激征不剧烈，可有腹胀。查体可见移动性浊音，肠鸣音减弱或消失。在肝破裂伴有较大肝内胆管断裂致胆汁外漏或胰腺损伤伴有胰管断裂胰液流入腹腔时，可有明显腹膜刺激征。肾损伤时有腰痛和血尿。

三、诊断

腹部损伤诊断的关键是要了解受伤经过和全面细致的查体。有时因病情危急，如出血、窒息、休克等，应在及时采取一些挽救生命的治疗措施的同时，进行问诊和查体。其诊断步骤如下。

（一）有无内脏损伤

确定有无内脏损伤对腹部闭合性损伤的诊断是最重要的。通过明显的腹膜炎或内出血征象来诊断往往并不困难，但有的患者诊断却有一定难度。因为伤员在伤后早期即来就诊而当时内脏器损伤的体征尚不明显，或者是单纯腹壁损伤伴有严重软组织挫伤者。另外，患者有腹部以外的严重合并损伤时，可能掩盖腹部损伤的表现。为避免漏诊，应按以下要点进行诊断。

1. 详细问诊　了解受伤的时间、地点、致伤因素及其性质、力量的大小、方向、作用部位、伤后出现的症状，以及至就诊之间的病情变化，受伤前是否饱食，就诊前进行过哪些处理和过去史。

2. 注意全身情况　注意患者精神状态如何、神志是否清楚、面色如何、体位如何。测定生命体征、体温、呼吸、脉搏和血压，以判断有无休克。如有异常，应先给予处理，再作检查，以免延误抢救时间。

3. 全面而有重点的查体　根据病史进行，力求不遗漏病情，又不致耽误过多的时间，影响对病情的及时判断。查体要注意：①腹部有无膨隆，腹式呼吸是否存在；②腹部有无压痛、反跳痛及肌紧张，其最显著部位及其范围如何；③肝浊音界是否缩小或消失，有无移动性浊音；④肠鸣音是否存在。必要时可行直肠指检。如果一时体征难以明确，可进行短期严密观察，多次检查对比，观察体征变化情况，以了解病情。另外，还需要根据病史，注意全身其他部位的查体，如肺、心、脑、骨骼等。

4. 实验室检查

（1）血常规　红细胞、血红蛋白、红细胞压积等下降常提示有大出血，多有实质性器官损伤。但是，腹腔内出血的早期，可因血液浓缩，检验值变化不大，应多次检查以观察病情变化。空腔器官破裂，可有白细胞计数明显升高。

（2）小便常规　注意有无血尿，有助于发现泌尿系统的损伤。

（3）大便常规　有无血便或黑大便，了解是否存在消化道损伤。

（4）血清淀粉酶或尿淀粉酶　若升高提示胰腺损伤或胃肠穿孔。

对腹部损伤的诊断应结合上述病史及查体、综合分析，如出现以下情况之一应考虑内脏损伤：受伤早期即有休克征象，尤其是失血性休克；有持续性剧烈腹痛伴有恶心、呕吐；有明显腹膜刺激征；腹部叩诊有移动性浊音，或肝浊音界缩小或消失；有呕血、便血或血尿；直肠指诊在直肠前壁有明显触痛或波动感或指套染血。

经上述检查和分析仍未能明确诊断，可进行以下检查以协助诊断。

5. 特殊检查

（1）X线检查　对腹部闭合性损伤的诊断很有价值。如果病情允许，应及时作X线检查。下胸壁肋骨或骨盆骨折的存在提示有腹腔脏器损伤的可能。腹腔游离气体为上消化道破裂的征象。伤侧膈肌上抬，运动受限，提示肝或脾破裂。

（2）超声检查　可探测肝、脾、胰、肾等实质器官大小、形态有无改变，腹腔内有无积液，特别是对了解肝、脾、肾等实质器官内出血的存在和演变有极大的帮助。

6. 诊断性腹腔穿刺　诊断性腹腔穿刺是一种简便、实用的辅助检查，有助于判断有无脏器损伤和哪一个脏器受损，其阳性率达90%以上。

（1）穿刺部位选择　脐和髂前上棘连线的中、外1/3交界处为穿刺点，以腹痛原发部位选择左侧或右侧进行穿刺。

（2）穿刺方法　排空小便后，让患者向待穿刺侧侧卧5分钟。在局麻下，选用能穿过细塑料管而针尖角度较钝的套针，缓慢进针，在针尖刺穿腹膜时，推送针头的手有落空感，拔出针芯，将有多个侧孔的细塑料管送入腹腔或直接接针筒进行抽吸，若吸不出液体，可改变穿刺针方向、塑料管深度或改变体位。

（3）结果判断　根据腹腔内有无气体、抽出液性状可推断哪类器官受损，肉眼不能判定时，送实验室镜检，并测定淀粉酶等。抽到不凝血，提示实质器官受损破裂所致内出血；若血液迅速凝固，提示是由于误穿血管或血肿所致；抽出液为黄色浑浊、混有胆汁或食物残渣但无臭味，提示胃、十二指肠损伤；抽出液为粪臭味，提示下消化道破裂；抽出尿液多；为膀胱破裂。显微镜检有大量脓细胞提示有腹膜炎；有大量红细胞提示有腹腔内出血。疑有胰腺损伤，穿刺液可送实验室作淀粉酶检查。

由于穿刺针头被大网膜堵塞或腹腔内液体未流至穿刺区，诊断性腹腔穿刺可有假阴性，所以穿刺抽不到液体则不能完全排除腹腔内脏器损伤的可能，应继续严密观察，可行重复穿刺或行腹腔灌洗术。

7. 诊断性腹腔灌洗术　其早期诊断阳性率比腹腔穿刺高，还能进行连续观察而不必多次反复穿刺。

（1）操作方法　在腹中线脐下3cm处作小切口或直接如腹穿法，将一多孔塑料管或腹膜透析管插入腹腔20～30cm，管另一端接500～1000ml生理盐水的输液瓶，倒挂输液瓶，使生理盐水流入腹腔；当液体流完或患者感到腹胀时，让患者向两侧变换体位后，把输液瓶正向放至床面下，使灌洗液借虹吸作用流回输液瓶中。

（2）结果判断　灌洗液肉眼观或镜检，必要时行涂片培养。检查结果符合下列一项，均有诊断意义：①含有肉眼血性液（25ml）可染红1000ml灌洗液；②含有胆汁、胃肠内容物或证明是尿液；③镜检红细胞超过$100\times10^9/L$；④白细胞计数超过$0.5\times10^9/L$；⑤淀粉酶超过100 Somogyi单位；⑥含有细菌。

（二）什么脏器损伤

确定为何种脏器损伤对术前准备、切口选择有较大帮助。先考虑是哪一类器官受损，再确定是哪一器官受损。

判定是哪一类器官受损，应根据实质器官和空腔器官损伤的不同表现特征进行鉴别。以内出血为主要表现提示实质器官受损，以急性腹膜炎为主要表现提示空腔器官受损。但是，肝、脾破裂后，因局部积血凝固，或包膜下出血，无明显移动性浊音，而表现为肝脾浊音界扩大。空腔器官破裂后不一定在伤后立即出现腹膜炎，尤其是下消化道破裂腹膜炎出现较晚，有时肠壁破口很小可能很快闭合而不发展成为弥漫性腹膜炎。

至于是哪一个器官受损，则需要根据暴力作用的部位、方向和体征最显著的部位以及其他临床表现来判定。一般来说，受损器官所在部位就是暴力打击部位。伤员诉说腹痛最早、腹膜刺激征最明显的部位就是受损器官所在位置。因此，根据器官所在解剖位置结合临床表现就可判定哪一器官受损。

下列表现对于肯定哪一器官受损有帮助：①下位肋骨骨折提示有肝脾损伤可能；②出现同侧肩部牵涉痛，提示上腹部脏器受损，因为膈肌中心部位的腹膜受刺激后通过膈神经的反射作用，可引起同侧肩部放射痛；③有排尿困难，下腹部及外阴或会阴部放射痛，提示泌尿系统损伤；④骨盆骨折则提示有膀胱、尿道、直肠受损的可能。

（三）有无腹部以外的合并伤

腹部闭合性损伤常可合并其他部位的严重损伤，而这些其他部位的损伤，由于其症状显著，危险性大，可能使腹部脏器损伤的表现掩盖或者因医务人员的注意力被引至合并伤而忽略了腹部表现，使病情更复杂和严重。如因合并颅脑损伤造成意识障碍，或者休克患者不能提供腹部损伤的自觉症状，合并胸部损伤时可因有明显呼吸困难使人们的注意力集中于胸部。这就要求临床医生提高警惕，在处理患者时仔细询问和查体，力求无一遗漏。即使患者不能或没有提供明确腹部病史，凡全身情况不好而难以用腹部以外的损伤来解释者，都应考虑腹部损伤的可能。

四、治疗

（一）暂不能确定有无内脏损伤时的处理原则

1. 严密观察　对于一时不能明确腹部内脏有无损伤的病例，应定时严密观察：①每15～30分钟测定一次脉搏、呼吸、血压；②每30分钟检查一次腹部体征，以了解腹膜刺激征的出现以及程度和范围的变化；③每30～60分钟测定一次血红细胞压积，了解其升降变化；④必要时重复行诊断性腹腔穿刺或腹腔灌洗术。

2. 治疗处理　在观察期间必须给予适当处理：①静卧休息，禁止患者走动或随意搬动患者，以免加重病情；②禁食，以免万一有胃肠道穿孔加重腹腔内污染；③不给镇痛药，以免掩盖病情；④补充血容量，防治休克；⑤使用广谱抗生素以预防或治疗腹腔感染；⑥疑有胃肠道穿孔或明显腹胀应进行胃肠减压。

3. 中转手术指征　在观察期间出现以下情况，应及时手术探查：①腹痛和腹膜刺激征有进行性加重或范围扩大者；②肠鸣音逐渐减少、消失或出现明显腹胀者；③全身情况有恶化趋势，出现口渴、烦躁、脉率增快或体温及白细胞计数上升者；④膈下有游离气体表现者；⑤红细胞计数进行性下降者；⑥血压由稳定转为不稳定甚至下降者；⑦腹腔穿刺吸出气体、不凝血液、胆汁或胃肠内容物者；⑧胃肠出血者；⑨积极救治休克而情况不见好转或继续恶化者。

（二）已明确有内脏损伤时的处理原则

一旦确诊或高度怀疑脏器损伤者，应立即作好急诊手术准备，争取尽早手术。如有腹部以外的合并伤，应权衡损伤的轻重缓急，首先处理危及生命的损伤，如呼吸困难、开放性气胸、明显的大出血等。腹腔内大出血患者，应在抗休克治疗的同时，尽快手术。因为只有控制出血才能纠正休克、挽救生命。空腔器官破裂因多数系失液性休克，应在纠正休克的前提下进行手术，少数因同时伴感染性休克，休克不易纠正，可在抗休克同时进行手术治疗。手术处理原则是：先处理出血性损伤，后处理穿孔性损伤；对于穿孔性损伤，应先处理污染重（如下消化道）的损伤，后处理污染轻的损伤。

第二节　损伤控制性外科在腹部严重创伤中的应用

损伤控制性外科（damage control surgery，DCS）指在救治严重创伤患者时，改变以往在早期进行复杂、完整手术的策略，而采用快速有效临时的操作控制出血与污染，控制伤情恶化，使患者获得复苏的时间和机会。进一步复苏后有计划分期手术对损伤脏器以确定性修复。

传统观念认为严重创伤患者首次手术治疗是进行确定性修复或重建的最佳时机，但复杂的高难度手术并没有取得良好的疗效，相反患者的围手术期内死亡率高达90%以上。1993年Rotondo等发现腹部严重穿透性创伤患者中，创伤早期施行简单止血，暂时关闭损伤的空腔脏器，待患者情况稳定再进行二期确定性手术，其存活率明显高于传统早期复杂一次性手术，首次提出了“损伤控制”的理念。大量临床研究表明“低体温、代谢性酸中毒和凝血障碍”是严重创伤患者的病理生理特征，危重创伤患者可能先死于不断恶化的生理功能，而不是解剖学的损伤。“损伤控制”既控制原发伤造成的出血和污染，而更重要的是控制复苏及手术对已受损伤的机体增加更多的损伤，保存伤员的生命，为后续手术赢得时间和创造条件。本节讨论损伤控制性外科在腹部严重创伤中的阶段性修复外科策略。

一、腹部严重损伤后DCS治疗的病理生理基础

腹部严重损伤后机体病理生理改变的基础是大失血，大失血很快使机体出现代谢性酸中毒、低体温和凝血障碍，此三联征又称“死亡三联征”（the deadly triad of hypothermia，metabolic acidosis and coagulopathy）。如大出血不控制，患者的生理状态将呈螺旋式恶化。腹部严重创伤的患者因低血容量、低血流状态、麻醉导致代偿性周围血管收缩反应丧失及开腹后大量热能逸散，将很快引起机体低温，大量输血、输液等抢救性治疗中忽视升温、保温措施又可加重低体温的程度。大量失血导致全身组织发生持续性灌注不足，细胞代谢失常，无氧酵解取代有氧分解而产生大量乳酸，血液pH<7.25，导致乳酸性代谢性酸中毒。升压药物及低温所致心功能不全进一步加重酸中毒。凝血功能障碍可由多种因素所致，低体温抑制机体凝血过程的各个环节，低体温抑制血小板功能，损害凝血机制，增加纤溶蛋白的活性。大量输血补液（超过伤员血容量的1倍）后的稀释反应引起血小板和第Ⅴ、Ⅷ因子减少，导致凝血功能障碍。同时酸中毒与低体温呈协同作用可进一步加重凝血功能障碍，凝血功能障碍又导致严重创伤患者进一步的出血，形成恶性循环，最终导致机体生理耗竭。因此，当体温降至34℃，伴有凝血功能障碍，PT大于正常值的50%，或者有严重酸中毒（pH<7.2）时，不论是否已经纠正血容量，都应该采用损伤控制技术，禁用确定性外科手术。

二、损伤控制性外科诊疗程序

1. 第一阶段　早期简化手术，用最简单的方法控制出血和污染，快速关腹。包括：①控制出血，采用结扎、纱布填塞控制腹腔出血；②控制空腔脏器外漏污染，通过切除、结扎、钳闭破裂的肠管暂时关闭空腔脏器；③暂时性关腹或腹腔敞开以解除腹腔高压等。

2. 第二阶段　复苏治疗，此阶段治疗主要由重症监护治疗医师承担，重点包括维持血流动力学的稳定、复温、通气支持、纠正凝血功能紊乱、纠正酸中毒和代谢紊乱及全面体检以避免漏诊。

3. 第三阶段　确定性修复重建手术，一般手术时机为第一次手术后36～72小时。患者应满足下列条件：①血液动力学状态稳定；②血氧分压正常；③酸中毒纠正；④出血控制；⑤无威胁生命的其他因素存在。手术目的包括清除填塞物、充分腹腔探查并重新评价损伤程度，重建消化道、建立肠内营养通路及彻底冲洗腹腔并放置引流等。

损伤控制外科理念起源于二次世界大战至越南战争期间，由于战争造成大批伤员的出现及有限的医疗条件，分级救治和Ⅱ期手术的概念在救治中得到充分发展。期间Pringle、Halsted、Schroeder等分别报道了肝损伤后填塞止血和早期终止剖腹手术的方法。20世纪50～70年代，随着医疗水平的提高，多数学者主张严重创伤患者首次即进行确定性手术治疗。但后期评价发现复杂的高难度手术并没有明显降低患者的死亡率。1983年Stone等总结严重创伤并发凝血障碍患者的救治经验发现若在创伤早期施行简单的外科手术控制损伤，可以挽救原来认为不可挽救的危重患者。1993年Rotondo等首次明确提出了损伤控制外科概念。随着更多的临床实践与研究的开展，DCS理论不断成熟完善，临床应用更为合理。

第三节　常见腹腔内脏损伤

案例引导

案例　患者，男，28岁，因“车祸伤后腹痛2小时”入院。2小时前因车祸伤后诉左上腹疼痛，伴头晕、心悸、口渴，无呕血及血便，无明显呼吸困难。入院查体：T 37.6℃，P 110次/分，BP 90/60mmHg。急性面容，神清，睑结膜苍白，心肺未及异常，腹稍胀，全腹压痛，以左上腹明显，有反跳痛，无明显肌紧张，移动性浊音（±），肠鸣音稍弱。查血常规：白细胞 9.3×10^{9}/L，中性粒细胞百分比74.0%，血红蛋白86g/L。

讨论　该患者诊断及治疗方案是什么？

一、脾破裂

脾是腹部内脏最容易受损的器官，如有慢性病理改变（如血吸虫病、疟疾、淋巴瘤等）的脾更易破裂。腹部闭合性损伤所致内脏器官损伤中脾破裂（splenic rupture）发生率位居第一，占20%～40%。

（一）病因

脾脏损伤的病因有外伤性、医源性和自发性三类，以各类闭合性或开放性腹部损伤为多见，约占85%。医源性损伤以各类腹部手术、内镜检查或其他医疗操作引起，严重者可导致无辜性脾切除。自发性脾破裂多有脾脏基础病理改变，多有腹压骤增等诱因。

（二）脾破裂分类

按病理解剖脾破裂可分为中央型破裂（脾实质深部）、被膜下破裂（脾实质周边部分）和真性破裂（累及被膜）三种。临床上约85%脾破裂是真性破裂。破裂部位较多见于脾上极及膈面，有时在裂口对应部位有下位肋骨骨折存在。破裂如发生在脏面，尤其是邻近脾门者，有撕裂脾蒂的可能，出血汹涌致伤员迅速发生致死性休克，必须争分夺秒紧急手术。中央型破裂和被膜下破裂因脾被膜完整，出血受到脾被膜限制而形成血肿，故临床上并无明显内出血征象而不易被发现。但血肿（特别是被膜下血肿）在某些微弱外力的影响下，包裹血肿的被膜突然破裂转为真性破裂，称为延迟性脾破裂。一旦发生延迟性脾破裂则需中转手术，故脾破裂非手术治疗过程中应做好急诊手术预案准备。

（三）脾破裂的分级

脾破裂分级迄今尚未达成统一标准，主要是基于术中所见和（或）影像学特点，目前我国推荐采用天津4级法（2000年）。Ⅰ级：脾被膜下破裂或被膜及实质轻度损伤，手术所见脾裂伤长度≤5cm，深度≤1cm。Ⅱ级：脾裂伤总长度>5cm，深度>1cm，但脾门未累及或脾段血管受损。Ⅲ级：脾破裂伤及脾门部或脾脏部分离断或脾叶血管受损。Ⅳ级：脾广泛破裂，或脾蒂、脾动静脉主干受损。此分级仅针对成人的无病理改变情况下的脾脏损伤，对于儿童及病理性脾脏，上述分级尚不能概括其具体分级及相应的处理策略。该分级对脾脏实质及血管损伤进行量化，并对治疗方式的选择有重要指导意义。

（四）脾破裂的治疗

近年来研究表明脾脏具有多种免疫功能，少数脾切除术后的患者，主要是婴幼儿，对感染的抵抗力减弱，甚至可发生以肺炎球菌为主要病原菌的脾切除后凶险性感染（overwhelming postsplenectomy infection，OPSI）而致死。故脾破裂的治疗须遵循“抢救生命第一、保留脾脏第二”及“损伤控制”的原则，在条件允许情况下尽量保留脾脏（特别是儿童）。

1. 非手术治疗　伤员无休克或容易纠正的一过性休克，影像学检查（B超、CT）证实脾裂伤比较局限、表浅，无其他腹腔脏器合并伤者，可在严密观察血压、脉搏、腹部体征、血细胞比容及影像学变化的条件下采用非手术治疗。观察中如发现继续出血或发现有其他脏器损伤，应立即急诊手术。

2. 脾保留手术　手术中探查证实如伤员无其他严重合并伤，且脾脏损伤程度较轻，尤其是年龄小者，可根据条件及术者经验选择合适的脾保留性手术。如生物胶粘合止血、物理凝固止血、缝合修补术及部分脾切除（包括腹腔镜脾保留性手术）等。施行脾保留手术后应注意严密观察，防止出现延迟性脾破裂。

3. 脾切除术　对高龄、严重多发伤、脾门撕裂、病理性肿大脾、延迟性脾破裂及凝血酶原时间显著延长者，需迅速施行脾切除术。可将1/3脾组织切成无被膜薄片埋入大网膜囊内施行自体脾组织移植。

二、肝脏损伤

肝脏血液循环丰富，质地较脆易损伤。肝脏损伤（liver injury）在腹部闭合性损伤中占20%～30%，占比仅次于脾破裂，居第二位。肝脏损伤的致伤因素、病理类型和临床表现和脾破裂极为相似，肝脏损伤后主要表现为肝实质及肝内血管损伤所引起的腹腔内大出血、失血性休克及肝内胆管损伤所引起的胆汁性腹膜炎等，往往伤情比较复杂、并发症多，死亡率>10%，为腹部外伤的首位。因此，对肝脏损伤早期及时的诊断、准确的损伤程度判断以及合理的治疗是降低死亡率、减少并发症的关键。

(一) 肝脏损伤的分级

对于肝脏损伤的分级，目前尚无统一标准。目前广泛应用的是美国创伤外科协会的分类法（表 34-1)。

表 34-1 美国创伤外科协会（AAST）肝脏外伤分级

分级	类型	损伤情况
Ⅰ	血肿	肝包膜下血肿，不膨胀，表面部分<10%
	撕裂伤	包膜撕裂，无活动性出血，裂伤深度<1cm
Ⅱ	血肿	肝包膜下血肿，不膨胀，表面部分约10%~50%
	撕裂伤	包膜撕裂，无活动性出血，裂伤深度约1~3cm，长度<10cm
Ⅲ	血肿	肝包膜下血肿，膨胀，或表面部分>50%，包膜下血肿破裂，伴活动性出血；肝实质内血肿>10cm
	撕裂伤	肝实质裂伤深度>3cm
Ⅳ	血肿	肝实质内血肿破裂伴活动性出血
	撕裂伤	肝实质裂伤占25%~75%肝叶或者在一叶内累及1~3个肝段
Ⅴ	撕裂伤	肝实质破裂累及肝叶>75%或在一叶内累及3个以上肝段
	血管损伤	肝周静脉的损伤、肝后下腔静脉、肝静脉损伤
Ⅵ	血管损伤	肝脏撕脱

(二) 临床表现

肝脏损伤病情的轻重主要取决于肝脏损伤的程度、就诊的时间、出血量的多少及合并伤的情况，临床主要表现为腹痛、腹腔内出血、失血性休克及胆汁引起的腹膜炎，肝破裂如伤及胆管，血液可通过胆管进入十二指肠而出现黑便或呕血。

(三) 病情评估及早期诊断

对于病情稳定的患者在保守治疗的同时进行 B 超、增强 CT 扫描检查，CT 是诊断腹部损伤血液动力学稳定患者的金标准。肝脏损伤的诊断、类型、分级和非手术治疗的判断主要依靠 CT 诊断。多层 CT 增强扫描血管重建可了解肝血管是否损伤，还可测量 CT 值判断血凝块（45~70HU）和活动性出血（30~45HU），最高的 CT 值集中部位则是出血的根源。

(四) 治疗

1. 非手术治疗 肝脏外伤早期复苏要遵循创伤生命支持原则，积极地给予液体复苏，监测中心静脉压和尿量。尽量避免低体温、凝血功能障碍和代谢酸中毒，因为这三种情况可导致病死率明显升高。非手术治疗是当前治疗肝脏损伤的重要变化，肝脏损伤（Ⅱ~Ⅴ级）采用非手术治疗已经成为趋势。其原因为：①50%~80%肝脏损伤出血可以自行停止；②肝脏 CT 扫描技术明显进步。肝脏损伤非手术治疗的适应证有：①液体治疗后血液动力学稳定，此条件是非手术治疗的前提；②无其他脏器损伤或者腹膜后脏器损伤不需要手术治疗。

2. 手术治疗 包括损伤控制手术和确定性手术。

(1) 损伤控制手术 肝脏损伤最常用的切口是腹部正中切口，必要时可劈开胸骨进入胸腔。肋缘下斜切口也可以良好地显露肝右叶、肝静脉和下腔静脉，而不用打开胸腔和膈肌。开腹后发现肝破裂并有凶猛出血时，立即用手合拢压迫肝脏止血，然后用纱布填塞同时用手指或橡皮管阻断肝十二指肠韧带控制出血，每次阻断的时间不宜超过 20 分钟，若需控制更长时间，应分次进行。如果肝门阻断后出血停止，则说明主要肝静脉或下腔静脉损伤的可能性较小。如果肝门阻断后仍出血汹涌、量大，提示肝静脉主干或肝后段下腔静脉损伤，此时有并发空气栓塞的可能，死亡率高达 80%。如果继续用纱布填塞止血无效时，应快速劈开胸骨扩大为胸腹联合切口解剖第二肝门，显露出破裂的肝静脉主干或肝后段下腔静脉，实行全肝血流（肝十二指肠韧带和肝上、下的腔静脉）及腹主动脉阻断后，缝补静脉破裂口。

在严重肝脏损伤治疗中，纱布填塞是损伤控制的关键措施，特别是有利于防止低体温，凝血功能障碍和酸中毒。此损伤控制技术特别适用于基层医院。肝脏周围纱布填塞方法是先用手法压迫肝脏实质使其靠近，然后用长而宽的纱条按顺序填塞到肝脏表面和膈肌、腹壁之间，不能将纱布强力填塞到肝脏实质内，以防加重肝脏损伤，引起肝静脉撕裂出血。纱条尾端自腹壁切口或另作腹壁戳孔引出作为引流。手术后第 3~5 日起，每日抽出纱条一段，7~10 日取完，拔除纱布时有再次出血的危险。

如果取出纱布后仍有出血，需确定下一步治疗方案。依据患者生命体征是否稳定决定继续探查和修复或肝周纱布填塞。对于凝血功能障碍及病情不稳定的患者应该继续肝周纱布填塞。如果病情相对稳定，没有凝血功能障碍，可采取确定性手术治疗。

(2) 肝脏损伤确定性手术 ①肝脏部分切除及选择性血管缝合或结扎：对于肝静脉、门静脉和肝动脉损伤应首选肝脏部分切除及血管结扎。间断阻断第一肝门可以判断肝动脉或门静脉分支损伤并给予直接缝合。对于有大块肝组织破损，特别是粉碎性肝破裂，或肝组织挫伤严重的患者应施行肝切除术。但不宜采用创伤大的规则性肝叶切除术，而是做清创式肝切除术，尽量多保留有生机的肝组织。②选择性肝动脉结扎：目前多被肝脏部分切除、缝合或者纱布填塞所取代。当肝动脉分支损伤合并肝门部损伤时应慎用，此时应确认同侧门静脉完好，方可结扎而避免肝脏缺血的危险。肝右动脉结扎应切除胆囊以避免其缺血坏死。结扎肝固有动脉后有肝功能衰竭的危险，应慎用。

三、胰腺损伤

胰腺损伤（pancreatic injury）较少见，其发生率约占腹部外伤的3%，国内胰腺损伤常系交通事故中方向盘挤压或重物撞击上腹中部所致腹部闭合性损伤，损伤多为胰颈、体部部分或完全断裂，并合并有肠系膜血管损伤。由于胰腺位置深而隐蔽，加之后腹膜屏蔽作用，症状出现延缓而模糊，且常合并其他部位的损伤，伤情危重而复杂，早期误诊率高，胰腺损伤的死亡率高达20%左右。

（一）临床表现及诊断

胰腺损伤后早期诊断相对困难，首先应详细全面询问病史，包括受伤原因、部位、机制等，凡上腹部损伤都有胰腺损伤的可能。有下列临床表现及体征者应高度警惕胰腺损伤：①上腹痛、进行性腹胀；②心律快，大汗，高热，恶心，呕吐；③进行性的肠麻痹，全身中毒症状逐渐加重，腰背部疼痛；④腹膜刺激征明显，上腹部区显著，肝区叩痛，肠鸣音减弱或消失，腹部穿刺抽出不凝血。

血清、尿淀粉酶在胰腺损伤中特异性与敏感性均不高，血淀粉酶和腹腔穿刺液的淀粉酶升高，有一定诊断参考价值。B超可在床头检查，可见胰腺肿胀、周围渗出及小网膜囊内积液等，但易受到腹腔胀气的干扰，其误诊、漏诊率较高。增强CT扫描是诊断胰腺损伤最有价值的方法，CT表现为胰腺实质不均匀或断裂、血肿、左肾前筋膜增厚和腹膜后血肿或积液等，但CT对主胰管损伤的判断价值有限。磁共振胰胆管造影（MRCP）在诊断胰腺损伤方面与CT相同，对主胰管损伤的诊断具有无创、敏感性和特异性均较高是其优势，缺点是检查时间长，不如CT快捷。

（二）分级

胰腺损伤的分级对治疗有重要意义。目前多应用美国创伤外科学会（AAST）制定的分级标准（表34－2），根据分级和结合伤员情况选用恰当的治疗方案。

表34－2　胰腺损伤的分级（美国创伤外科学会）

级别	损伤的描述
Ⅰ	小血肿、浅表裂伤，无大胰管损伤
Ⅱ	较大血肿、较深裂伤无大胰管损伤
Ⅲ	胰腺远侧断裂伤，有大胰管损伤
Ⅳ	胰腺近侧断裂伤或累及壶腹部有大胰管损伤
Ⅴ	胰头严重损毁，有大胰管损伤

注：胰腺若为多发伤，提高一个损伤级别。

（三）处理

胰腺损伤的治疗方案取决于有无主胰管损伤及损伤级别。血流动力学稳定的单纯胰腺损伤，应通过CT、ERCP或MRCP等手段判断主胰管是否损伤。单纯胰腺Ⅰ、Ⅱ级损伤的患者，可在密切观察腹部及生命体征的情况下给予抑酸、抑酶、静脉营养等保守治疗，一般不需要手术。各级胰腺损伤的手术原则为：剖腹探查术中发现的Ⅰ、Ⅱ级胰腺损伤，手术方式是止血与引流。Ⅲ级胰腺损伤，条件允许可行胰腺远端切除术，否则只需引流即可。Ⅳ级胰腺损伤采用近侧胰腺断端胰管结扎、断端缝合，远侧胰腺断端空肠Roux－en－Y吻合术。Ⅴ级胰腺损伤以控制出血、充分胰周引流为宜，尽量避免行胰十二指肠切除术，待病情稳定后再行二期手术。

四、小肠破裂

小肠占据着中下腹的大部分空间，故受伤的机会比较多。小肠破裂后可在早期即产生明显的腹膜炎，故诊断一般并不困难。小肠破裂后气腹发生率低，不能因无气腹表现就否定小肠破裂的诊断。一部分患者的小肠裂口不大，或穿破后被食物渣、纤维蛋白素甚至突出的黏膜所堵塞，可能无弥漫性腹膜炎的表现。

小肠破裂的诊断一旦确定，应立即进行手术治疗。手术时要对整个小肠和系膜进行系统细致的探查，系膜血肿即使不大也应切开检查以免遗漏小的穿孔。手术方式以简单修补为主。一般采用间断横向缝合以防修补后肠腔发生狭窄。有以下情况时，则应采用部分小肠切除吻合术：①裂口较大或裂口边缘部肠壁组织挫伤严重者；②小段肠管有多处破裂者；③肠管大部分或完全断裂者；④肠管严重挫伤、血运障碍者；⑤肠壁内或系膜缘有大血肿者；⑥肠系膜损伤影响肠壁血液循环者。

五、结肠破裂

机会较少。因其内容物液体成分少而细菌含量多，故腹膜炎出现较晚，但感染严重。腹膜后的结肠穿孔可导致严重的腹膜后感染，由于腹部体征不明显，容易漏诊。

除少数裂口小、腹腔污染轻、全身情况良好的患者可以考虑一期修补或一期切除吻合（限于右半结肠）外，大部分患者先采用肠造口术或肠外置术处理，待3～4周后患者情况好转时，再行关闭瘘口。随着急救措施、感染控制等条件的进步，施行一期修补或切除吻合的病例有增多趋势。对比较严重的损伤一期修复后，可加作近端结肠造口术，确保肠内容物不再进入远端。一期修复手术的主要禁忌为：①腹腔严重污染；②全身严重多发伤或腹腔内其他脏器合并伤，需尽快结束手术；③伴有重要的其他疾病如肝硬化、糖尿病等。失血性休克需大量输血（>2000ml）者、高龄患者、高速火器伤者、手术时间已延误者。

六、直肠损伤

直肠上段位于腹膜反折部之上，其损伤引起的表现与结肠基本相同。直肠下段位于腹膜反折之下，其损伤不表现为腹膜炎。将引起严重的直肠周围感染。腹膜外直肠损伤可表现为：①血液从肛门排出；②会阴部、骶尾部、臀部、大腿部的开放伤口有粪便溢出；③尿液中有粪便残渣；④尿液从肛门排出。直肠指诊可出现直肠内出血或摸到破损处，直肠镜检可见受伤部位及范围。直肠上段破裂应剖腹进行修补，并行乙状结肠双筒造口术，2～3 个月后闭合造口。直肠下段破裂，也应行乙状结肠造口术，并充分引流直肠周围间隙以防感染扩散。

七、腹膜后血肿

外伤性腹膜后血肿多系高处坠落、挤压、车祸等所致腹膜后脏器（胰、肾、十二指肠）损伤、骨盆或下段脊柱骨折和腹膜后血管损伤引起的。出血后，血液可在腹膜后间隙广泛扩散形成巨大血肿，还可渗入肠系膜间。

腹膜后血肿因出血程度与范围各异，临床表现并不恒定，并常因有合并损伤而被掩盖。一般说来，除部分伤者可有腰胁部瘀斑（Grey Turner 征）外，突出的表现是内出血征象、腰背痛和肠麻痹；伴尿路损伤者则常有血尿。血肿进入盆腔者可有里急后重感，并可借直肠指诊触及骶前区伴有波动感的隆起。有时因后腹膜破损而使血液流至腹腔内，故腹腔穿刺或灌洗具有一定诊断价值。B 超或 CT 检查可帮助诊断。

治疗除积极防治休克和感染外，多数需行剖腹探查。手术中如后腹膜并未破损，可先估计血肿范围和大小，在全面探查处理后，再对血肿的范围和大小进行一次估计。如血肿有所扩展，则应切开后腹膜处理；如无扩展，可不予切开，因完整的后腹膜对血肿可起压迫作用，使出血得以自控。如考虑血肿可能来自腹主动脉、腹腔动脉、下腔静脉、肝静脉以及肝的裸区部分、胰腺或腹膜后十二指肠的损伤，无论其是否扩展，原则上均应切开后腹膜，予以探查，以便对受损血管或脏器作必要的处理。剖腹探查时如见后腹膜已破损，则应探查血肿。

目标检测

答案解析

一、单项选择题

1. 最易受损的腹腔内脏器是
   A. 肝脏　B. 脾脏　C. 小肠　D. 胰腺　E. 肾脏
2. 对于下消化道破裂的描述，错误的是
   A. 漏出物引起的化学刺激较强
   B. 腹膜炎体征出现较晚
   C. 甚至会出现感染性休克
   D. 导致的细菌性腹膜炎较严重
   E. 腹膜炎体征呈渐进性

二、多项选择题

1. 腹部实质性器官破裂的表现包括
   A. 头昏、心慌、乏力
   B. 面色苍白、脉搏加快而细弱
   C. 血压不稳或下降
   D. 腹痛和腹膜刺激征剧烈
   E. 移动性浊音（+），肠鸣音减弱或消失
2. 暂不能确定有无内脏损伤时需严密观察的指标有
   A. 脉搏　B. 呼吸　C. 血压　D. 血红细胞压积　E. 腹部体征

三、填空题

1. 已明确有腹腔内脏损伤时手术处理原则是先处理________损伤，后处理________损伤。
2. 对腹部闭合性损伤的诊断是最重要确定________。

四、简答题

1. 简述暂不能确定有无腹腔内脏损伤时的治疗处理措施。
2. 简述腹部闭合性损伤的诊断步骤。

（林　伟）

书网融合……

本章小结

题库

第三十五章　急性化脓性腹膜炎

PPT

学习目标

1. 掌握　急性弥漫性性腹膜炎诊断、鉴别诊断和治疗原则；腹腔间隔室综合征的病因、诊断及治疗。
2. 熟悉　熟悉腹膜炎的分类、病因、病理生理与临床表现之间关系；腹腔脓肿的临床表现、诊断及治疗。
3. 了解　了解腹膜的解剖、生理。

第一节　解剖及生理概要

腹膜是一层很薄的光滑的浆膜，它由内皮细胞及弹性纤维构成，腹膜分为脏层和壁层，壁层贴衬于腹壁的里面，脏层覆盖在脏器的表面，并延伸成为韧带、系膜和网膜。把内脏固定于膈肌，后腹壁盆腔壁。腹腔是壁层和脏层之间的潜在间隙。腹腔是人体最大的浆膜腔，总面积 1.7 ~ $2m^2$，男性腹腔是封闭的，女性腹腔则经输卵管漏斗、子宫、阴道而与外界相通。从严格的解剖学意义来讲，腹腔内并无脏器。但习惯上把腹腔脏层所覆盖的脏器，如胃、空回肠等，都称为腹腔内脏器。正常腹膜腔内只有少量液体，75 ~ 100ml 草黄色清亮液体，起着润滑作用，但在病理状态下却可容纳数千毫升以上（如腹水、血液、脓液），腹腔分为大腹腔、小腹腔两部分，经由网膜孔相通。小腹腔位于小网膜，胃后壁和胃结肠韧带的后方。剩余部分包括盆腔在内均称为大腹膜腔。平卧时小腹腔之后上部及膈下位置低于大腹腔。

大网膜是腹膜的一部分，从横结肠垂下遮盖下腹腔脏器，有丰富的血液供应和大量的脂肪组织、活动度大，能够移动到所能及的病灶处将其包裹、填塞，使炎症局限，使损伤修复。腹膜下层的脂肪组织中满布血管网，淋巴管网和神经末梢。腹膜的动脉来自肋间动脉和腹主动脉的分支，静脉血则回流到门静脉和下腔静脉。腹膜的淋巴液先引流入腹部淋巴结，再汇合于胸导管。壁层腹膜系由第6 ~ 12 肋间神经及第一腰神经的分支所支配。此属于周围神经，对痛觉敏感，定位准确，尤其当壁层腹膜受刺激时，可使腹肌反射性收缩，引起反射性腹肌紧张；腹膜炎时的腹膜刺激症即由此产生。膈肌中心部分受到刺激，通过膈神经的反射作用，可引起肩部放射性痛。脏层腹膜系由交感神经及迷走神经分支支配，属于内脏神经，痛觉定位差，但对牵拉、压迫、膨胀等刺激敏感。通常表现为腹部钝痛，重刺激时可以引起心率变慢、血压下降和肠麻痹。

腹膜的生理功能有以下作用。①滑润作用；腹膜是双相的半渗透性薄膜，经常渗出少量液体以滑润腹腔。②防御作用：腹膜是人体浆膜中抗感染最强的一部分，当细菌和异物侵入腹腔时，腹腔渗出液中大量吞噬细胞将其吞噬包围和吸收，大网膜的防御作用尤为显著，可将感染局限，防止感染扩散。③吸收作用：腹腔的强大吸收能力不但能将腹腔内积液、血液、空气，微小颗粒和细菌，电解质、尿素等很快吸收，也可以吸收毒素以减轻对腹膜的刺激，但大量毒素被吸收时可导致中毒性休克。腹腔上部腹膜的吸收能力比盆腔腹膜的吸收能力要强。④渗出与修复作用；在腹膜炎时，腹膜可渗出大量液体、蛋白质和电解质，起到稀释毒素和减少对腹膜刺激的作用，但渗出量太大时可引起水与电解质失调。炎性腹水中蛋白质含量在 2.5% 以上，可出现低蛋白血症。渗出液的性质因病因而异。例如外伤引起的渗出液多混有血液。胃肠穿孔的渗出液中含有脏器的内容物。链球菌感染的渗出液为稀薄的浆液性液体，厌氧菌感染的渗出液中有一种特殊臭味。在炎性渗出液中还含有异物和破碎组织等。其中的纤维蛋白沉积可在病变周围产生粘连，防止感染扩散并可修复受损的组织，但也是导致粘连性肠梗阻的重要原因。

第二节　急性弥漫性腹膜炎

案例引导

案例　患者，男，64 岁，因“骤发剧烈上腹痛，伴腹胀、恶心、呕吐 1 天”入院。患者于发病当天无明显诱因突然发作剧烈腹痛，初起时觉剑突下偏右呈发作性胀痛，腹痛迅速波及全腹部转成持续性，刀割样剧烈疼痛，并向后背放射，伴恶心、呕吐，吐出胃内容物。发病以来未曾排便及排气，并且不敢翻身也不敢深呼吸，更不敢使腹部受压。12 小时前腹痛加重并出现烦燥不安、憋气，伴体温升高遂来急诊。3 年前体检发现胆囊结石，从无症状，未予治疗。既往无类似腹痛，无溃疡病史。查体：体温 39.2℃，BP 110/80mmHg，P 110 次/分，R 32 次/分。急病容，右侧卧位，全身皮肤及巩膜可疑黄染，头颈心肺查体无阳性体征，全腹膨隆，伴明显肌紧张及广泛压痛，反跳痛。肝脾触诊不满意，肝浊音界在右第 6 肋间，移动性浊音(±)，肠鸣音弱。辅助检查：Hb 94.2g/L，WBC 18.9×10^9/L，AST 211U/L，BUN 9.9mmol/L，TBIL 30mmol/L，DBIL 12mmol/L，血钙 1.75mmol/L。卧位腹平片示肠管充气扩张，肠间隙增宽。B 超：肝回声均匀，未发现异常病灶，胆囊 7cm×3cm×2cm 大小，壁厚 0.4cm，内有多发强光团，回声后有声影，胆总管直径 0.9cm，胰腺形态失常，明显肿大，尤其以胰头、胰体明显，胰周多量液性暗区，胰管增粗。

问题　该患者的诊断是什么？该采取哪些治疗措施？

腹膜炎（peritonitis）是指腹膜的壁层和脏层受到细菌感染、物理性或化学性损伤而发生的炎症反应。按病因可分为细菌性和非细菌性两类；按临床经过可将其分为急性、亚急性和慢性三类；按累及的范围可分为弥漫性和局限性两类。急性化脓性腹膜炎累及整个腹腔称为急性弥漫性腹膜炎，是常见的外科急腹症之一，分为原发性腹膜炎和继发性腹膜炎两类。

一、病因

1. 继发性腹膜炎（secondary peritonitis）　临床上所称的腹膜炎大多是继发性腹膜炎。腹腔内器官穿孔、内脏破裂、手术污染或吻合口漏等是其最常见的原因。如胃、十二指肠溃疡急性穿孔，胃肠内容物流入腹腔首先引起化学性刺激，产生化学性腹膜炎，继发感染后发展成为化脓性腹膜炎。急性胆囊炎，胆囊壁坏死穿孔，造成极为严重的胆汁性腹膜炎。

引起继发性腹膜炎的细菌主要是胃肠道内的常驻菌群，其中以大肠埃希菌最为多见；其次为厌氧拟杆菌、链球菌、变形杆菌等。一般都是混合性感染，故毒性较强。

2. 原发性腹膜炎（primary peritonitis）　又称为自发性腹膜炎，腹腔内无原发性病灶。致病菌多为溶血性链球菌、肺炎双球菌或大肠埃希菌。细菌进入腹腔的途径如下。

（1）血行播散　致病菌如肺炎双球菌、链球菌从呼吸道或泌尿系的感染灶，通过血行播散至腹膜。婴儿和儿童的原发性腹膜炎大多属于这一类。

（2）上行性感染　来自女性生殖道的细菌，通过输卵管直接向上扩散至腹腔，如淋菌性腹膜炎。

（3）直接扩散　如泌尿系感染时，细菌可通过腹膜层直接扩散至腹膜腔。

（4）透壁性感染　正常情况下，肠腔内细菌是不能通过肠壁的。但在某些情况下，如肝硬化并发腹水、肾病、猩红热或营养不良等机体抵抗力低下时，肠腔内细菌即有可能通过肠壁进入腹膜腔，引起腹膜炎。

原发性腹膜炎感染范围很大，与脓液的性质及细菌种类有关。常见溶血性链球菌的脓液稀薄，无臭味。

二、病理与病理生理

腹膜受细菌侵犯或消化液（胃液、肠液、胆汁、胰液）刺激后，腹膜充血，由肥大细胞释放组胺和其他渗透因子，使血管通透性增加，渗出富于中性白细胞、补体、调理素和蛋白质的液体。细菌和补体及调理素结合后就被吞噬细胞在局部吞噬，或进入区域淋巴管。间皮细胞受损伤可释放凝血活酶，使纤维蛋白原变成纤维素。纤维素在炎症病症的周围沉积，使病灶与游离腹腔隔开，阻碍细菌和毒素的吸收。如果感染程度轻，机体抵抗力强和治疗及时，腹膜炎可以局限化，甚至完全吸收消退。反之，局限性腹膜炎亦可发展成为弥漫性腹膜炎。由于大量中性白细胞的死亡、组织坏死、细菌和纤维蛋白凝固，渗出液逐渐由清变浊，呈脓性。大肠埃希菌感染的脓液呈黄绿色，稍稠，如合并厌氧菌混合感染，脓液有粪臭味。

肠管浸泡在脓液中，可发生肠麻痹。肠管内积聚大量空气和液体，使肠腔扩张。肠腔内积液、腹腔内大量炎性渗液、腹膜和肠壁以及肠系膜水肿，使水、电解质和蛋白质丢失在第三间隙，细胞外液体量锐减，加上细菌和毒素吸入血，导致低血容量和感染中毒性休克，引起内分泌、肾、肺、心、脑代谢等一系列改变。最常发生的是代谢性酸中毒、急性肾功能衰竭和成人呼吸窘迫综合征，最终导致不可逆性休克和患者死亡。

三、临床表现

由于致病原因的不同，腹膜炎可以突然发生，也可以逐渐发生。例如：胃十二指肠溃疡急性穿孔或空腔脏器损伤破裂所引起的腹膜炎，常为突然发生；而急性阑尾炎等引起的，则多先有原发病的症状，然后再逐渐出现腹膜炎征象。

急性腹膜炎的主要临床表现，早期为腹膜刺激症状如（腹痛、压痛、腹肌紧张和反跳痛等）。后期由于感染和毒素吸收，主要表现为全身感染中毒症状。

腹痛是腹膜炎最主要的症状。疼痛的程度随炎症的程度而异。但一般都很剧烈，不能忍受，且呈持续性。深呼吸、咳嗽，转动身体时都可加剧疼痛。故患者不愿变动体位，疼痛多自原发灶开始，炎症扩散后漫延及全腹，但仍以原发病变部位最为显著。

恶心、呕吐：为早期出现的常见症状。开始时因腹膜受刺激引起反射性的恶心、呕吐，呕吐物为胃内容物。后期出现麻痹性肠梗阻时，呕吐物转为黄绿色含有胆汁液体，甚至为棕褐色粪样肠内容物。由于呕吐频繁可呈现严重脱水和电解质紊乱。

发热：突然发病的腹膜炎，开始时体温可以正常，之后逐渐升高。老年衰弱的患者，体温不一定随病情加重而升高。脉搏通常随体温的升高而加快。如果脉搏增快而体温反而下降，多为病情恶化的征象，必须及早采取有效措施。

感染中毒症状：当腹膜炎进入严重阶段时，常出现高热、大汗口干、脉快、呼吸浅促等全身中毒表现。后期由于大量毒素吸收，患者则处于表情淡漠，面容憔悴，眼窝凹陷，口唇发绀，肢体冰冷，皮肤干燥，呼吸急促，脉搏细弱，体温剧升或下降，血压下降引起酸中毒和休克。若病情继续恶化，终因肝肾功能衰弱及呼吸循环衰竭而死亡。

腹部体征：表现为腹式呼吸减弱或消失，并伴有明显腹胀。腹胀加重常是判断病情发展的一个重要标志。压痛、反跳痛是腹膜炎的主要体征，始终存在，通常是遍及全腹而以原发病灶部位最为显著。腹肌紧张程度则随病因和患者全身情况的不同而有轻重不一。突发而剧烈的刺激，胃酸和胆汁这种化学性的刺激，可引起强烈的腹肌紧张，甚至呈“木板样”强直，临床上叫“板状腹”。而老年人、幼儿或极度虚弱的患者，腹肌紧张可因很轻微而被忽视。胃、十二指肠穿孔时，肝浊音界缩小或消失。腹腔内积液较多时可叩出移动性浊音。听诊时肠鸣音减弱，肠麻痹时肠鸣音可完全消失。直肠指诊时，如直肠前窝饱满及触痛，则表示有盆腔感染存在。

四、辅助检查

血常规：白细胞计数及中性粒细胞比例增高。病情险恶或机体反应能力低下的患者，白细胞计数不增高，仅中性粒细胞比例增高，甚至有中毒颗粒出现。

腹部立位平片：小肠普遍胀气并有多个小液平面是肠麻痹征象。胃肠穿孔时多可见隔下游离气体。

B超检查：显出腹腔内有不等量的液体，但不能鉴别液体的性质。B超引导下腹腔穿刺抽液或腹腔灌洗，根据抽出液性质，可协助判断其病因。

CT：不仅可以发现腹腔内实质脏器病变，而且可以提高腹腔游离气体的诊断率。对一些肠管病变，如肠扭转、肠套叠和腹内疝等也有确诊的作用。

五、诊断与鉴别诊断

根据病史及典型体征、白细胞计数及分类、腹部X线检查、超声和CT检查结果等，综合分析，腹膜炎的诊断一般是比较容易的。本病应与以下疾病相鉴别。

1. 内科疾病　有不少内科疾病具有与腹膜炎相似的临床表现，必须严加区别，以免错误治疗。肺炎、胸膜炎、心包炎、冠心病等都可引起反射性腹痛，疼痛也可因呼吸活动而加重。因此，呼吸短促、脉搏变快，有时出现上腹部腹肌紧张而被误认为腹膜炎。但详细追问疼痛的情况，细致检查胸部，加以腹部缺乏明显和肯定的压痛及反跳痛，即可作出判断。急性胃肠炎、痢疾等也有急性腹痛、恶心、呕吐、高热、腹部压痛等表现，易误认为腹膜炎。但饮食不当的病史、腹部压痛不重、无腹肌紧张、听诊肠鸣音增强等，均有助于排除腹膜炎的存在。其他如急性肾盂肾炎、糖尿病酮中毒、尿毒症等也均可有不同程度的急性腹痛、恶心、呕吐等症状，而无腹膜炎的典型体征，只要加以分析，应能鉴别。

2. 急性肠梗阻　多数急性肠梗阻具有明显的阵发性腹部绞痛、肠鸣音亢进，腹胀，而无肯定压痛及腹肌紧张，易与腹膜炎鉴别。但如梗阻不解除，肠壁水肿淤血，肠蠕动由亢进转为麻痹，临床可出现鸣音减弱或消失，易与腹膜炎引起肠麻痹混淆。除细致分析症状及体征，并通过腹部X线片和密切观察等予以区分外，必要时需作剖腹探查，才能明确。

3. 急性胰腺炎　水肿性或出血坏死性胰腺炎均有轻重不等的腹膜刺激症状与体征，但并非腹膜感染；在鉴别时，血清或尿淀粉酶升高有重要意义，从腹腔穿刺液中测定淀粉酶值对诊断帮助。完善腹部CT检查，有明确急性胰腺炎表现则可肯定诊断。

4. 腹腔内或腹膜后积血　各种病因引起腹内或腹膜后积血，可以出现腹痛、腹胀、肠鸣音减弱等临床现象，但缺乏压痛、反跳痛、腹肌紧张等体征。腹部X线片、腹腔穿刺和观察往往可以明确诊断。

5. 其他　泌尿系结石症、腹膜后炎症等均由于各有其特征，只要细加分析，鉴别诊断并不困难。

知识链接

急性结核性腹膜炎

结核性腹膜炎是由结核分枝杆菌引起的弥漫性腹膜腔感染，发病率仅次于肺结核和肠结核，根据临床表现不同又可分为急性和慢性。急性结核性腹膜炎大多由于粟粒性结核血行播散所致，也可由于腹内结核病灶和肠系膜淋巴结结核突然破裂所致。患者常出现急腹痛，扩散至全腹，伴有低热、腹胀等症状。查体时，腹部有较广泛的轻度压痛、反跳痛和腹肌紧张。全身中毒症状不如细菌性腹膜炎重。与其他急性腹膜炎的鉴别要点是：①中青年患者，有结核病病史，伴有其他脏器的结核病变证据；②原因不明的长期低热，伴有腹痛、腹胀、腹水、腹部包块或腹壁柔韧感；③腹水为渗出液，淋巴细胞为主，普通培养阴性；④X线检查可见腹膜粘连、肠结核、肠瘘等征象；⑤PPD试验强阳性；⑥诊断性抗结核治疗2~4周有效。

六、治疗

治疗分为手术治疗和非手术治疗。对于外科医生而言，最重要的是明确急性腹膜炎的病因，把握手术指征，以免误诊和延误治疗。原发性腹膜炎经抗生素治疗，常能得到控制。一般不需要手术治疗。如难以与继发性腹膜炎相鉴别，仍宜行剖腹探查。如为原发性腹膜炎，可吸出脓液，腹腔不需引流，并可同时切除阑尾。继发性腹膜炎绝大多数需要手术治疗。

（一）手术治疗

1. 手术适应症 ①经非手术治疗6~8小时后（一般不超过12小时），腹膜炎症状及体征不缓解反而加重者。②腹腔内原发病严重，如胃肠道穿孔或胆囊坏疽穿孔、绞窄性肠梗阻、腹腔内脏器损伤破裂、胃肠道手术后短期内吻合口漏所致的腹膜炎。③腹腔内炎症较重，有大量积液，出现严重的肠麻痹或中毒症状，尤其是有休克表现者。④腹膜炎病因不明确，且无局限趋势者。

2. 手术步骤和要点 手术多选择全身麻醉。手术切口应根据原发病变的脏器所在的部位而定，如不能确定原发病变位于哪个脏器，以正中切口或经右侧腹直肌探查切口为宜。随着腹腔镜技术的不断进步，腹腔镜在急腹症手术中的运用已越来越广泛，其有着创伤小、腹内视野开阔、可全面探查的优点。入腹后先将腹腔内渗液尽量吸尽，有大网膜包裹或或浑浊液体积存处通常为原发病灶部位，查清腹膜炎的病因后，决定处理方法。胃、十二指肠溃疡穿孔时间不超过12小时，可作胃大部切除术。如穿孔时间较长，腹腔污染严重或患者全身状况不好，只能行穿孔修补术。坏疽的阑尾及胆囊应切除。如胆囊炎症重，解剖层次不清，全身一般情况不能耐受手术，只宜行胆囊造口术和腹腔引流。坏死的小肠尽可能切除吻合；坏死的结肠如不能切除吻合，可行坏死肠段外置。

原则上局限性腹膜炎不行腹腔冲洗，以免感染扩散。弥漫性腹膜炎，腹腔污染严重，或有胃肠内容物等异物，患者情况又许可时，可用大量生理盐水冲洗腹腔至清洁，要把腹腔内残留液和继续产生的渗液放置引流物排出体外，如烟卷引流条、硅胶管或双套管。引流管前端要剪数个侧孔，放在病灶附近和盆腔底部，有的则放置在膈下或结肠旁沟。腹膜炎患者的手术切口大多可一期缝合，如切口污染较严重，可用可吸收缝线缝合腹膜，切口全层置数根尼龙张力缝线，而切口内堵塞盐水纱布，外盖消毒敷料，每天更换纱布，4~5天后，待分泌物减少及有健康的肉芽组织生长，再行切口延期缝合，常可避免切口的严重感染。

3. 术后处理 术后继续禁食、胃肠减压、补液、应用抗生素和营养支持治疗，保证引流管通畅。术后应取半坐卧位，使脓液流向盆腔。由于盆腔腹膜吸收能力较上腹部差，可减少毒素吸收。即使形成脓肿，也可经直肠或阴道后穹窿引流。

（二）非手术治疗

对病情较轻，或病程较长超过24小时，且腹部体征已减轻或有减轻趋势者，或伴有严重心肺等脏器疾患不能耐受手术者，可行非手术治疗。非手术治疗也可作为手术前的准备工作。

1. 体位 一般取半卧位，以促使腹腔内渗出液流向盆腔，减少吸收和减轻中毒症状，有利于局限和引流；且可促使腹内脏器下移，腹肌松弛，减轻因腹胀挤压隔肌而影响呼吸和循环。

2. 禁食、胃肠减压 可减少胃肠道内容物继续流入腹腔，减少胃肠道内积气、积液，减轻腹部压力，有利于胃肠功能的恢复和心肺功能的稳定。

3. 抗感染 继发性腹膜炎大多为混合感染，致病菌主要为大肠埃希菌、肠球菌和厌氧菌等。诊断急性化脓性腹膜炎后应早期使用抗生素，可用第三代头孢菌素控制感染，感染严重者应联合抗厌氧菌药物。同时做腹腔穿刺和（或）血液细菌培养及药敏试验，根据结果使用有效抗生素。

4. 全身支持治疗 ①纠正水、电解质及酸碱失衡；通过监测血压、脉搏、尿量、中心静脉压、血气分析结果等调整输液的成分、量及速度。②抗休克治疗。③营养支持，补充足够的能量，提高患者自身抵抗疾病的能力。

5. 对症治疗 在诊断明确后可适当使用镇静和止痛药品，减轻患者痛苦，以利于治疗。

第三节　腹腔脓肿

腹腔脓肿是指腹腔内某一间隙或部位因组织坏死液化，

被肠管、内脏、腹壁、网膜或肠系膜等包裹，形成局限性脓液积聚。包括膈下脓肿、盆腔脓肿和肠间脓肿。引起继发性腹膜炎的各种疾病、腹部手术和外伤后均可引起本病。

一、膈下脓肿

（一）解剖概要

横结肠及其系膜将大腹腔分成结肠上区和结肠下区。结肠上区亦称膈下区，肝将其分隔为肝上间隙和肝下间隙。肝上间隙又被肝镰状韧带分成左、右间隙，肝下间隙被肝圆韧带分成右下和左下间隙。左肝下间隙又被肝胃韧带和胃分为左前下间隙和左后下间隙。肝左后下间隙即为网膜囊。由于肝左叶很小，左肝下前间隙与左肝上间隙实际上相连而成为一个左膈下间隙。

此外，在冠状韧带两层之间，存在着一个腹膜外间隙。脓液积聚在一侧或两侧的膈肌下与横结肠及其系膜的间隙内者，通称为膈下脓肿（subphrenic abscess）。膈下脓肿可发生在一个或两个以上的间隙。

（二）病因与发病机制

患者平卧时膈下位置最低，膈下腹膜淋巴网丰富，故感染易于引向膈下，膈下脓肿可以因体内任何部位的感染而继发。大部分为腹腔脓性感染的并发症。常见于急性阑尾炎穿孔、胃十二指肠溃疡穿孔，以及肝胆的急性炎症，这些常并发右膈下感染。腹膜外的膈下脓肿，多来自肝脓肿的破入，25%～30% 的膈下感染会发展成为脓肿，余者多可自行消散，这是由于腹腔上部的腹膜具有强大的抵抗力。引起脓肿的病原菌多数来自胃肠道，其中大肠埃希菌与厌氧菌的感染约占 40%，链球菌的感染占 40%，葡萄球菌感染约占 20%。但多数是混合性感染。

患者平卧时膈下部位最低，急性腹膜炎时腹腔内的脓液易积聚此处。细菌亦可由门静脉和淋巴系统到达膈下。脓肿形成之前，先有膈下炎症阶段，约 70% 急性腹膜炎的患者经手术或药物治疗后，腹腔内的脓液可被完全吸收，30% 的患者发生局限性脓肿。

小的膈下脓肿经非手术治疗可被吸收。较大的脓肿，可因长期感染使身体消耗以至衰竭，死亡率甚高。膈下感染可引起反应性胸腔积液，或经淋巴途径蔓延到胸腔引起胸膜炎；亦可穿入胸腔引起脓胸。个别的可穿透结肠形成内瘘而“自家”引流。也有因脓肿腐蚀消化道管壁而引起消化道反复出血、肠瘘或胃瘘者。如患者的身体抵抗力低下可发生脓毒血症。

（三）临床表现

膈下脓肿一旦形成，可出现明显的全身症状，而局部症状隐匿为其特点。

1. 发热　初为弛张热，脓肿形成以后呈持续高热，也可为中等程度的持续发热。

2. 全身症状　脉率增快，舌苔厚腻。逐渐出现乏力、衰弱盗汗、厌食、消瘦、白细胞计数升高、中性粒细胞比例增高。

3. 局部症状　膈下感染可通过淋巴系统引起胸膜、肺反应，出现胸腔积液、咳嗽、胸痛。脓肿穿破到胸腔发生脓胸。由于大量应用抗生素，局部症状多不典型。

当脓肿大时可有胀痛气急、咳嗽。脓肿刺激膈肌可引起呃逆。脓肿部位可有持续钝痛，疼痛常位于近中线的肋缘下或剑突下，深呼吸和转动体位时加重。脓肿位于肝下靠后方可有肾区痛，有时可牵涉到肩、颈部。

4. 查体　膈下和季肋区有叩击痛、压痛，若脓肿表浅时该处皮肤有可凹性水肿，皮肤温度升高。患侧呼吸动度变小，肋间隙不如健侧明显。约 25% 的病例脓腔中含有气体，可叩击出四层不同之音响区，最下层为肝浊音或脓腔的浊音，上层为气体之鼓音，再上层为反应性胸腔积液或萎缩肺的浊音，最上层为肺之清音。患侧肺底部呼吸音减弱或消失。

（四）诊断与鉴别诊断

急性腹膜炎或腹腔内脏器的炎性病变治疗过程中，或腹部手术数日后出现发热、腹痛者，均应想到本病，并作进一步检查。

X 线透视可见患侧膈肌升高，随呼吸活动受限或消失，肋膈角模糊、胸腔积液、肺下叶部分不张等，膈下可见占位阴影。左膈下脓肿，胃底可受压移位。约有 25% 的脓肿腔内含有气体，可有液气平面。超声或 CT 检查对膈下脓肿的诊断及鉴别诊断帮助较大。特别是在超声指引下穿刺，不仅可帮助诊断，还可同时抽脓、冲洗脓腔并注入有效的抗生素进行治疗。需要提出的是，穿刺阴性者不能排除存在脓肿的可能。

（五）治疗

膈下脓肿起始于感染，如能积极治疗使炎症逐渐消散，则能预防脓肿形成。因此，半卧位、胃肠减压、选用适当抗菌素以及加强支持疗法等都是预防形成脓肿的治疗。一旦形成脓肿必须及早手术引流。近年多采用经皮穿刺插管引流术，并取得较好的治疗效果。治疗前，均应进行充分的术前准备，包括补液、输血、营养支持和抗生素的应用等。

1. 经皮穿刺置管引流术　经皮穿刺插管引流术创伤小，可在局部麻醉下施行，一般不会污染腹腔，引流效果较好。适用于与体壁贴近的、局限的单房脓肿。穿刺插管须由外科医师和超声医师或放射科医师配合进行，如穿刺失败或发生并发症，便于及时手术治疗。

经过此种方法治疗，约有80%的膈下脓肿可以治愈。如引流不畅，脓腔缩小不多，体温不退或退后复升，应手术引流。

2. 切开引流术 脓腔较大或穿刺引流无效者，应尽早手术切开引流。术前应常规进行B超检查，或通过CT来确定脓肿的位置。根据脓肿所在的位置来选择适当的切口。原则上切口愈接近脓肿引流愈好。

3. 抗生素治疗 引流前即应开始。用药原则是：早期治疗可根据经验用药，待细菌培养和药敏试验结果出来后再调整；抗厌氧菌与抗需氧菌抗生素联合用药；经静脉途径给药，至患者体温及外周血白细胞正常时为止。

二、盆腔脓肿

盆腔位于腹膜最低部位，腹腔内炎性渗出物易积于此，为腹腔内感染最常见的并发症。盆腔脓肿（pelvic abscess）时全身中毒症状亦较轻。

（一）临床表现和诊断

由于盆腔腹膜面小，吸收的毒素也较小，因此盆腔脓肿的全身中毒症状较轻，而局部症状相对显著。由于脓液刺激直肠和膀胱，患者感觉有里急后重感即下腹坠胀不适，大便次数增多，粪便常带有黏液、尿频和排尿困难等表现。

直肠指诊可发现肛管括约肌松弛，直肠前壁可扪及包块有触痛，有时有波动感。已婚女患者可进行阴道检查，以协助诊断。如是盆腔炎性包块或脓肿，还可经后穹隆穿刺抽脓，有助于诊断和治疗。下腹部超声及经直肠或阴道超声检查均有助于明确诊断。必要时可作CT检查，进一步帮助明确诊断。

（二）治疗

盆腔感染尚未形成脓肿时，可选用适当的抗菌素治疗，热水坐浴、理疗，或用温水灌肠（41～43℃），在保守治疗过程中反复肛门指检查，一旦脓肿形成，即触到包块软有波动感。应立即行盆腔脓肿切开引流术。术后第3～4天拔去引流物。对已婚妇女，脓肿向阴道突破者，可经阴道后穹隆穿刺或切开引流。

三、肠间脓肿

肠间脓肿（interloop abscess）是指脓液被包围在肠管、肠系膜与网膜之间的脓肿。脓肿可能是单发的，也可能为多个大小不等的脓肿。如脓肿周围广泛粘连，可以发生不同程度的粘连性肠梗阻，如脓肿穿入肠管或膀胱，则形成内瘘，脓液即随大小便排出。临床上可表现有弛张热，腹痛、腹张或不完全性肠梗阻，有时可扪及压痛之包块。B超或CT可以测出脓腔的部位和大小、数目。

如非手术治疗无效或发生肠梗阻时，应考虑手术解除梗阻，清除脓液解除梗阻并行引流术。手术中容易损伤肠管造成肠瘘，故手术必须小心细致。如超声或CT检查提示肠间脓肿较局限且为单房，并与腹壁贴靠，也可采用B超引导下经皮穿刺置管引流术。

第四节 腹腔间隔室综合征

腹腔是一个封闭的腔，与外界相对隔绝。在正常情况下，腹腔内压力接近大气压。当腹腔内压力异常升高>20mmHg时，称为腹腔内高压（intra abdominal hypertension，IAH）。当腹腔内高压引起少尿、肺、肾及腹腔内脏血流灌注不足，结果导致多器官功能衰竭，即为腹腔间隔室综合征（abdominal compartment syndrome，ACS）。如处理不当，死亡率很高。ACS也是ICU患者死亡的重要原因之一。

一、病因

腹腔内容体积的增加与僵硬的腹壁联合作用会显著增加腹腔内压力。腹腔室隔综合征常因多种腹内压急剧上升因素综合作用而发生。创伤、休克、重症胰腺炎、重症腹膜炎或大手术时机体发生严重感染性全身性炎症（ISIR）导致大量细胞外液进入细胞内或组织间隙，出现第三间隙效应或液体“扣押”，导致腹腔内容积增加。腹壁烧伤、缺血水肿等导致腹壁顺应性下降。

二、病理生理

腹腔内压力的进行性增高，引起腔静脉受压、下腔静脉萎陷、回心血流减少，导致血压下降；末梢血管床的机械压迫造成循环系统阻力增大，导致心搏出量的减少。膈肌抬高允许腹腔内压力向胸腔内传递，降低了胸壁和肺的顺应性，引起肺血管阻力升高而造成肺通气量下降，发生低血氧和呼吸功能不全。胸腔内高压也可造成颈部压力升高，导致脑静脉回流受影响。

腹部扩张，膜壁及腹膜水肿，肠系膜血管血流减少，门脉灌流减少合并小肠缺血，甚至腹腔内压力的中等度升高均可能引起内脏缺血和酸中毒，肠道细菌移位。ACS中肾功能不全的病因是多因素的。一方面，心排出量减少造成肾血流量减少；另一方面，腹腔内压力升高使肾静脉受压、肾静脉萎陷，导致肾实质内静脉压升高。两者联合作用结果使横跨球膜的压力梯度和肾小球滤过率降低。腹腔内压力（IAP）>15mmHg时可造成少尿，IAP>30mmHg时可出现无尿。

三、临床表现

腹腔室隔综合征临床特征如下。

1. 腹膨胀和腹壁紧张　是腹腔内容量增加导致腹腔高压的最直接表现。开腹减压可见肠管高度水肿，涌出切口之外，术毕肠管不能还纳。

2. 吸气压峰值增加　吸气压峰值上升［>8.34kPa（85cmH_2O）］，这是由于横膈上抬、胸腔压力升高、肺顺应性下降的结果。

3. 少尿　由肾血流灌注不足，醛固酮和抗利尿激素增高引起，此时对液体复苏或使用多巴胺及髓袢利尿剂（呋塞米）均不会使尿量增加。

4. 难治性低氧血症和高碳酸血症　因机械通气不能提供足够的肺泡通气量，而致动脉血氧分压降低、CO_2 潴留。开腹减压后，上述改变可迅速逆转。

四、并发症

心、肺、肾等重要器官功能不全是本病的主要并发症。

1. 肾功能不全　其特点是尿量减少甚至无尿，补充液体或给予多巴胺及呋塞米等无效。

2. 呼吸功能不全　早期表现为呼吸急促、PaO_2 下降，后期出现 $PaCO_2$ 升高和吸气压峰值增加。

3. 循环功能不全　最早出现心动过速，可代偿每搏输出量降低而维持心排出量；此后失代偿，由于回心血量不足则导致心排出量相应下降，血压下降但 CVP 和 PCWP 升高。

五、诊断

1. 根据腹内压诊断的标准　腹内压升高到何种程度才发生 ACS 尚无统一意见，因腹内压急性增加时个体顺应性迥异。根据现有资料，可将腹内压升高分级如下：①轻度升高 1.33～2.67kPa（10～20mmHg），当时间较短全身情况良好时能代偿，无明显临床症状；②中度升高 2.67～5.33kPa（20～40mmHg），机体已失代偿；③重度升高≥5.33kPa（40mmHg），机体已发生严重生理紊乱。

2. 根据临床特征诊断的标准　根据临床特征诊断 ACS 要点。①腹部体征：腹部膨隆和腹壁紧张。②器官功能：呼气压峰值逐步增加，出现低氧高碳酸血症；液体复苏后心率加快和（或）血压下降；少尿或无尿，伴利尿药无效。③影像学检查：发现膈肌上抬、下腔静脉受压变窄、腹水、腹腔前后径/左右径≥0.8 等。

六、治疗

1. 腹腔减压　腹腔间隔室综合征引起的器官功能不全的根本原因在于腹内压升高，因此腹腔减压是惟一有效的治疗，也是进一步确定腹腔间隔室综合征诊断的依据。术中肠管高度水肿膨出切口，不能强行关腹，必须延长切口减压。一旦发现腹腔间隔室综合征临床各项特征后即行开腹减压术，病情危急时甚至可在 ICU 病房内床边减压。开腹减压后，敞开皮肤和筋膜不缝合能最大限度地降低腹内压，但可导致内脏膨出和肠瘘。此时应避免强行正规关腹，选择下列一种暂时性“关腹”方法。

2. 暂时性“关腹”技术　尽量扩大正中切口后，用20～30 个布巾钳或单股尼龙线连续缝合皮肤而筋膜不缝合方法可防止腹腔高压，但少数情况下此方法减压不够。用可吸收或不吸收人工合成材料网片连接腹壁缺损，既覆盖内脏，防止内脏脱出，又可减轻腹壁张力，降低腹内压，效果显然优于前者，是合理的选择。目前国外应用最多的是无菌包装的 3L 静脉营养输液袋。根据切口大小整形后，用单股线连续缝在皮缘或筋膜缘上暂时性“关腹”，具有无菌可靠、表面光滑、容量大以及透明能观察腹内脏器及有无出血等待点，而且价廉易得，使用方便。

3. 正规关腹　复苏良好病例，如出现多尿、液体负平衡、腹围缩小、内脏回落腹腔和腹壁水肿消退，则可去除开腹减压覆盖假体，清除切口内线头异物，用钢丝在腹膜外减张缝合关腹，皮肤可另行对合缝合，皮下和筋膜、腹膜不需缝合，此即整块缝合腹壁技术。

目标检测

答案解析

选择题

1. 在急性腹膜炎的情况下，下列原因最常引起早期发热的是
   A. 胃、十二指肠溃疡穿孔
   B. 急性阑尾炎，胆囊炎穿孔
   C. 实质脏器破裂
   D. 结肠破裂早期
   E. 代谢性酸中毒
2. 急性化脓性腹膜炎的常见病因，下列错误的是
   A. 溃疡病急性穿孔
   B. 急性阑尾炎穿孔
   C. 肠管损伤破裂
   D. 直肠下段损伤
   E. 腹内脏器炎症的扩散
3. 患者，女，30 岁。胃穿孔术后 8 天，高热，呈弛张热，下腹坠胀，大便次数增多，尿频，查下腹软，深压痛，未及肿块，最可能的诊断是
   A. 急性菌痢　　B. 盆腔脓肿
   C. 肠间脓肿　　D. 急性膀胱炎

E. 急性附件炎

4. 患者，男，32 岁。饱餐后突然发生上腹痛，蔓延至全腹 6 小时，腹痛呈持续性。查体：板状腹，全腹明显压痛，反跳痛，肝浊音界缩小，移动性浊音阳性，肠鸣音消失。如诊断为十二指肠前壁溃疡穿孔，并幽门梗阻，采取手术治疗，下列最适宜的是

A. 胃大部切除毕Ⅰ氏

B. 溃疡穿孔修补术

C. 胃大部切除毕Ⅱ氏

D. 旷置性胃大部分切除术

E. 胃大部切除胃空肠吻合术

5. 患者胃、十二指肠溃疡合并穿孔腹膜炎 24 小时，伴有休克，应选择的治疗是

A. 积极抗休克，如休克不能纠正，不手术

B. 积极抗休克，一定休克好转后手术

C. 立即手术

D. 抗休克同时手术

E. 积极抗休克，如休克纠正，则非手术治疗

6. 患者，女，10 岁。10 天前患上呼吸道感染。两天来全腹痛，体温 38℃，全腹压痛，轻度肌紧张，肠音消失，穿刺腹腔抽出 5ml 稀薄无臭味脓液，诊断应考虑为

A. 消化性溃疡穿孔　　B. 胆囊穿孔

C. 原发性腹膜炎　　D. 急性胰腺炎

E. 阑尾炎穿孔

7. 继发性腹膜炎的细菌感染多是

A. 链球菌　　B. 葡萄球菌

C. 铜绿假单胞菌　　D. 变形杆菌

E. 大肠埃希菌

8. 原发性腹膜炎与继发性腹膜炎的主要区别点是

A. 是儿童或是成人患者

B. 是第一次发病或多次发病

C. 致病细菌的种类不同

D. 腹腔有无原发病灶

E. 患者全身抵抗力的好坏

（徐　松）

书网融合……

本章小结

题库

第三十六章　胃十二指肠疾病

PPT

学习目标

1. 掌握　胃十二指肠疾病的治疗原则及手术适应证；胃十二指肠疾病鉴别诊断及外科治疗原则。
2. 熟悉　胃的外科解剖；胃癌的病因和病理、临床表现、诊断与鉴别诊断。
3. 了解　消化性溃疡的病因病理，临床表现；胃癌的早期诊断和治疗进展；胃炎的病理特征、诊断和治疗。

第一节　解剖及生理概要

胃是人体的消化器官。胃位于上腹部，介于食管和十二指肠之间。胃与食管结合部称为贲门，与十二指肠结合部称为幽门，皆有括约肌控制内容物流向。介于贲门与幽门间的胃右侧称为胃小弯，左侧为胃大弯。胃小弯和胃大弯平均分成三等份的连线，将胃分成三个区：自上而下依次为贲门胃底区门胃底区、胃体区和胃窦幽门区。

胃的动脉血供由腹腔动脉及其分支供应。胃左动脉起源于腹腔动脉主干，胃右动脉来自肝固有动脉，两者在胃小弯形成动脉弓，供血于胃。来源于胃十二指肠动脉的胃网膜右动脉和来源于脾动脉的胃网膜左动脉形成血管弓从大弯侧供血于胃。另外来源于脾动脉的数支胃短动脉和1~2支胃后动脉供血于胃底和近端胃体。胃的黏膜下层有丰富的血管网，胃的静脉汇入门静脉系统，与同名动脉伴行。胃左静脉（即冠状静脉）汇入门静脉或脾静脉。胃右静脉汇入门静脉。胃网膜右静脉经胃结肠共干汇入肠系膜上静脉。胃网膜左静脉和胃短静脉汇入脾静脉。

胃的淋巴引流 胃黏膜下层淋巴管网丰富，在胃近端它与食管淋巴管网连接，在远端它与十二指肠淋巴管网连接。胃的淋巴回流沿主要动脉分布，与动脉血流逆向引流淋巴液。胃周淋巴结分成16组，主要有4群：①腹腔淋巴结群，主要引流胃小弯上部淋巴液。②幽门上淋巴结群，主要引流小弯下部淋巴液。③幽门下淋巴结群，主要引流大弯下部淋巴液。④胰脾淋巴结群，主要引流胃大弯上部淋巴液。

第二节　胃溃疡

位于贲门至幽门之间的溃疡称之为胃溃疡（gastric ulcer）。高发年龄为40~60岁，发病率为十二指肠溃疡的1/4~1/3，男女发病率大致相当。胃溃疡是一种慢性病，易复发，与十二指肠溃疡一样，易并发穿孔、出血、瘢痕性幽门狭窄梗阻，而胃溃疡可并发癌变，癌变率为1.5%~2.5%。大部分胃溃疡患者均可经内科治疗而痊愈。只有少数10%者需行外科手术治疗。

（一）病因

胃溃疡是一种多因素疾病，病因复杂，迄今未完全清楚，为综合因素所致。

1. 遗传因素　胃溃疡有时有家族史，尤其儿童溃疡患者有家族史者可占25%~60%，另外A型血的人比其他血型的人易患此病。

2. 化学因素　长期饮用乙醇，或长期服用阿司匹林、皮质类固醇等药物易致此病发生，此外长期吸烟和饮用浓茶似亦有一定关系。

3. 生活因素　溃疡病患者在有些职业如司机和医师等人当中似乎更为多见，可能与饮食欠规律有关。工作过于劳累也可诱发本病发生。

4. 精神因素　精神紧张或忧虑、多愁善感，脑力劳动过多也是本病诱发因素，可能因迷走神经兴奋胃酸分泌过多而引起。

5. 其他因素　不同国家、不同地区本病的发生率不尽相同，不同的季节发病率也不一样，说明地理环境及气候也是重要因素。

（二）发病机制

胃溃疡发病机制十分复杂。虽经过数代科学家的努力探索但至今还没有一个学说能够完全解释本病。经过大量临床观察和实验室研究，基本一致的是胃酸和胃蛋白酶的“自身消化”是溃疡病发病的直接因素，即“无酸无溃疡”的说法。但胃溃疡患者的胃酸有时并不高于正常人，甚至更低，因此，更显复杂化。

（三）病理

胃溃疡是一种慢性病。根据溃疡发生部位的不同，将溃疡分为4型。Ⅰ型，小弯溃疡占胃溃疡的80%，尤多见于胃窦小弯部；Ⅱ型，胃十二指肠复合性溃疡，占 5% ~ 10%；Ⅱ型，幽门前及幽门管溃疡；Ⅳ型，高位胃溃疡，位于贲门附近。可见胃溃疡以小弯溃疡最为多见，尤其是胃小弯。有的较大溃疡可发生于小弯上部以至贲门区。在胃底和大弯侧十分罕见。溃疡通常是单发，呈圆形或椭圆形，直径在 0.5 ~ 2.0cm，很少超过 3.0cm。溃疡边缘整齐，状如刀切，底部通常穿越黏膜下层，深达肌层甚至浆肌层。黏膜下层至肌层完全被侵蚀破坏，代之以肉芽组织及瘢痕组织。在活动期，溃疡底部由表向深部依次可分为 4 层，即①渗出层；②坏死层；③肉芽组织层；④瘢痕组织层。

（四）临床表现

胃溃疡的临床表现与十二指肠溃疡有些类似，但又有自身特殊性。临床表现有如下几个特征。①慢性过程。少则几年，多则十余年或更长。②周期性。病程中常出现发作期与缓解期交替出现。③节律性。疼痛表现为餐后痛，餐后半小时疼痛开始至下一次餐前已消失，周而复始。胃溃疡的症状主要表现为腹痛，伴或不伴有呕吐、恶心、反酸、嗳气等症状。但也有不少患者以胃溃疡的各种并发症，如穿孔、出血、幽门梗阻为首发症状。

（五）诊断

胃溃疡的诊断主要依靠病史症状、胃镜加活检、钡餐检查。另外，胃酸测定、血清胃泌素测定、血清钙测定也有一定的诊断和鉴别诊断意义。随着电子胃镜的应用，胃溃疡的诊断符合率极高。

1. 胃镜加活检　准确性和灵敏性都比较好，确诊率高。电子纤维胃镜可准确了解胃溃疡的大小、部位、有无出血、穿孔、活动期还是静止期，根据溃疡的病理形态可以大致了解良恶性，加上病理活检可以更清楚知道是良性还是恶性。

2. 钡餐检查　钡餐检查简便易行、痛苦少。可以根据胃的大体形态了解胃的蠕动及是否革袋胃，同时根据龛影和黏膜的改变可以鉴别良性或恶性。良性溃疡龛影多位于胃壁以外，周围黏膜放射状集中 D 钡餐也可了解十二指肠及幽门有无变形、狭窄、梗阻。

3. 胃液分析和胃酸测定　胃液分析与胃酸测定对于胃十二指肠溃疡诊断和治疗方式的选择都有帮助。

4. 血清胃泌素及血清钙测定　血清胃泌素的测定可以帮助排除或诊断胃泌素瘤，血清胃泌素 >20pg/ml 时则考虑有胃泌素瘤可能，当胃泌素 >100pg/ml 时则可以肯定为胃泌素瘤。甲状旁腺功能亢进症患者易并发消化性溃疡，因此血清钙的测定亦有一定的帮助。

5. 大便潜血试验　合并出血的胃溃疡可为阳性，但大便潜血试验如持续为阳性则应考虑胃恶性病变。

（六）鉴别诊断

胃溃疡的诊断必须与胃及胃外许多疾病相鉴别。

1. 功能性消化不良　有消化不良综合征，如反酸、嗳气、恶心、上腹饱胀不适，但胃镜和钡餐检查多无阳性发现，属功能性。

2. 慢性胃、十二指肠炎　有慢性无规律性上腹痛，胃镜可鉴别，多示慢性胃窦炎和十二指肠球炎但无溃疡。

3. 胃泌素瘤　亦称 Zollinger - Ellison 综合征，是胰腺 δ 细胞分泌大量促胃液素所致。诊断要点是：①BAO >15mmol/h，BAO/MAO >0.6；②X 线检查示非典型位置溃疡，特别是多发性溃疡；③难治性溃疡，易复发；④伴腹泻；⑤血清胃泌素增高 >200pg/ml（常 >500pg/ml）。

4. 胃溃疡恶变或胃癌　最重要的鉴别诊断方法是胃镜加活检和钡餐检查，胃镜检查时需做活检，明确良、恶性。对于胃溃疡需行胃镜检查加活检连续追踪观察。

（七）治疗

1. 内科治疗　由于医药学的发展，胃溃疡内科的治疗显得日益重要。

（1）饮食和生活规律的调节　包括停止吸烟、饮酒、嚼食槟榔等刺激性强的食物，饮食三餐有规律、有节制。对于生活工作学习紧张的患者，注意休息和劳逸结合甚至卧床休息都是必要的。

（2）药物治疗　根据胃溃疡的发病机制及药物作用特点分为抗酸制剂、壁细胞各种受体阻滞药、黏膜保护剂及抗幽门螺杆菌抗生素四大类。

2. 胃溃疡的外科治疗　随着医药事业的发展和药物在消化性溃疡治疗中的作用，消化性溃疡在治疗上有了很大变革。目前应用的抗溃疡药物可在 4 周内使 75% 的溃疡愈合，8 周内使 85% ~95% 的溃疡愈合。药物治疗后复发率也在不断下降，而且大量临床资料显示择期手术在减少，急诊手术（尤其是因穿孔、大出血所致）比例在上升。但对于胃溃疡外科手术治疗较十二指肠溃疡手术治疗的适应证要适当放宽。

（1）手术指征　胃溃疡的手术指征是较宽的，如：①严格内科治疗 8 ~ 12 周，效果不满意，溃疡不愈合；②内科治疗后溃疡愈合，但又复发者；③复合性胃十二指肠溃疡；④幽门前或幽门管溃疡；⑤高位胃小弯溃疡；⑥并发出血、穿孔、癌变及穿透性溃疡等；⑦不能排除癌变或恶性溃疡者；⑧年龄大于 45 岁者；⑨巨大溃疡，直径大于 2.5cm 者；⑩既往有大出血、穿孔病史者。

（2）术式选择　胃溃疡的术式选择，应该根据溃疡的部位和溃疡的性质来选定。应满足以下条件：①治愈溃疡的同时，尽可能切除溃疡病灶；②防止溃疡复发；③术后并发症少，能够提高患者的生活质量和劳动力得到保存；④防止癌肿遗漏；⑥所选手术尽量符合生理要求，同时手术本身应安全、简便易行。目前治疗胃溃疡的各种手术概括起来可分为三大类。①各种胃大部切除术；②各种迷走神经切断术；③在前两类手术基础上随着腔镜外科的发展而起来的各种腹腔镜手术，如腹腔镜下胃大部切除术、腹腔镜下迷走神经切断术、腹腔镜下胃穿孔修补术等。

3. 常用术式

（1）胃大部切除术　按其重建方式的不同又分为毕罗（Billroth）Ⅰ式、毕罗Ⅱ式和 Roux－Y 胃空肠吻合。

毕罗Ⅰ式：即胃大部切除后行胃十二指肠吻合，本术式理论上具有以下优点。①切除了溃疡及其周围胃炎区域；②切除了胃窦部，切掉了胃溃疡好发部位和胃泌素产生的部位；③比较符合生理，操作较毕罗Ⅱ式相对简单，术后并发症少。缺点是可能存在胃切除范围不够，吻合口腔的狭窄。当溃疡是巨大溃疡、高位溃疡、溃疡合并幽门梗阻、溃疡癌变或不能排除是恶性溃疡者均不能施行毕罗Ⅰ式而应改行毕罗Ⅱ式。

毕罗Ⅱ式：即胃大部切除后行胃空肠吻合术，十二指肠残端缝合或旷置。毕罗Ⅱ式胃大部切除术能够切除足够大的范围而不致吻合口张力过大，吻合口的大小可根据情况选择。但手术操作比较复杂，术后并发症多。无论毕罗Ⅰ式或毕罗Ⅱ式胃大部切除术后总的手术病死率为 0 ~ 4.5%，平均为 3.1%。溃疡复发率，单纯胃溃疡可能更低，约为5%，平均为2%。

各型迷走神经切断术：对于迷走神经切断术在胃溃疡外科治疗中的应用存在争议。国内学者如郁宝铭认为，对于胃溃疡的外科手术当然以胃大部切除术为首选，不宜做任何形式的迷走神经切断术。但近来迷走神经切断术对胃溃疡的治疗在国外很多文献中取得了很好的疗效。迷走神经切断术治疗消化性溃疡的理论基础是减少了因迷走神经兴奋而引起胃酸胃液的分泌，胃液分泌可降至 75%。

（2）各种腹腔镜手术　目前在消化性溃疡中的应用主要有腹腔镜下胃大部切除术、腹腔镜下高选性迷走神经切断术（主要是 Taylor 手术）、腹腔镜下胃十二指肠溃疡穿孔修补术三类。腹腔镜手术较传统手术具有创伤小、更安全、术后恢复快等优点，是将来普腹外科发展的一个十分有前途的方向和趋势。

第三节　胃　炎

胃炎（gastritis）是指任何病因引起的胃黏膜炎症。胃黏膜对损害的反应涉及上皮损伤（damage）、黏膜炎症（inflammation）和上皮细胞再生（regeneration）3 个过程，但有时可仅有上皮损伤和细胞再生，而无黏膜炎症，此时一般称为胃病（gastropathy）。但临床上常将一些本属于“胃病”的情况也归入“胃炎”中。一般临床上将胃炎分成急性胃炎（acute gastritis）和慢性胃炎（chronic gastritis）两大类。

一、急性胃炎

急性胃炎一般指各种病因引起的胃黏膜急性炎症，病理学上指胃黏膜有大量中性粒细胞浸润。急性胃炎主要有下列 3 种。①急性糜烂出血性胃炎（acute erosive hemorrhagic gastritis）；②急性幽门螺杆菌（Helicobacter pylori，简称 H. pylori）胃炎；③除 H. pylori 以外的急性感染性胃炎。由于人群中幽门螺杆菌感染率很高，而且发病时多数患者症状较轻或无症状，因此临床上很难做出急性幽门螺杆菌胃炎的诊断。非幽门螺杆菌感染引起的急性感染性胃炎常是急性胃肠炎的一部分。

1. 病因和发病机制

（1）急性应激　可由严重创伤、大手术、大面积烧伤、脑血管意外和严重脏器衰竭、休克、败血症等所引起。严重应激情况下机体的代偿功能不足以维持胃黏膜微循环的正常运行，造成黏膜缺血、缺氧，上皮细胞黏液和碳酸氢盐分泌减少，局部前列腺素合成不足。由此导致黏膜屏障破坏和 H^+ 反弥散，后者使黏膜内 pH 下降，进一步损伤了黏膜血管和黏膜，引起糜烂和出血。除多灶性糜烂外，少数可发生急性溃疡，其中烧伤所致者称 Curling 溃疡，中枢神经系统病变所致者称 Cushing 溃疡。

（2）化学性损伤

1）药物　最常见的是非甾体抗炎药（non－steroidal anti－inflammatory drugs，NSAIDs），包括阿司匹林，其机制主要是通过抑制环氧合酶（cyclooxygenase，COX）而抑制前列腺素的产生，详见消化性溃疡章。这类药物可引起黏膜糜烂和出血，病变除胃黏膜外，也可累及十二指肠。其他药物如氯化钾、某些抗生素或抗肿瘤药等也可刺激或损伤胃黏膜。

2）乙醇　具有亲酯性和溶酯能力，高浓度乙醇可直接引起上皮细胞损伤，破坏胃黏膜屏障，导致黏膜水肿、糜烂和出血。

2. 临床表现　多数患者症状不明显，或症状被原发疾病所掩盖。有症状者主要表现为轻微上腹不适或隐痛。该病突出的临床表现是上消化道出血，患者可以突然咯血和（或）黑便为首发症状。在所有上消化道出血的病例中，急性糜烂出血性胃炎所致者占 10% ~30%，仅次于消化性溃疡。

3. 诊断 有上消化道出血者根据病史一般不难做出诊断，确诊依赖于急诊胃镜检查，一般应在出血后24～48小时进行，可见到以多发性糜烂、浅表溃疡和出血灶为特征的急性胃黏膜病损。一般急性应激所致的胃黏膜病损以胃体、胃底部为主，而NSAIDs或乙醇所致的则以胃窦部为主。

4. 治疗和预防 针对原发疾病和病因采取防治措施。对有上述严重疾病处于应激状态的患者，除积极治疗原发疾病外，应常规预防性给予抑制胃酸分泌的H_2受体拮抗药或质子泵抑制药，或胃黏膜保护剂硫糖铝。对服用NSAIDs的患者应视情况应用H_2受体拮抗药、质子泵抑制药或米索前列醇（misoprostol）预防。对已发生上消化道大出血者，按上消化道出血治疗原则采取综合措施进行治疗，质子泵抑制药或H_2受体拮抗药静脉给药可促进病变愈合和有助于止血。

二、慢性胃炎

慢性胃炎是由多种病因引起的胃黏膜慢性炎症，主要由幽门螺杆菌感染所引起。多数是胃窦为主的全胃炎，胃黏膜层以淋巴细胞和浆细胞浸润为主，部分患者在后期可出现胃黏膜固有腺体萎缩（atrophy）和化生（metaplasia）。慢性胃炎的发病率随年龄增加而升高。

（一）流行病学

大多数慢性胃炎患者无任何症状，因此本病在人群中的确切患病率（prevalence）不完全清楚。幽门螺杆菌感染是慢性胃炎的主要病因（80%～95%），幽门螺杆菌感染几乎无例外地引起胃黏膜炎症，感染后机体一般难以自行将其清除，而造成慢性感染。据此估计，人群中的幽门螺杆菌感染率大致相当于慢性胃炎的患病率。我国人群中的幽门螺杆菌感染率为40%～60%，感染率随年龄增加而升高，因此估计人群中成人慢性胃炎患病率在50%以上。自身免疫性胃炎在北欧较多见，我国仅有少数报道。

（二）分类

按照2019年“中国慢性胃炎共识意见”可将慢性胃炎分成非萎缩性（non－atrophic），萎缩性（atrophic）和特殊类型（special forms）胃炎三大类。萎缩性胃炎又分成多灶性（multifocal）和自身免疫性（autoimmune）萎缩性胃炎。

（三）病因和发病机制

1. 幽门螺杆菌感染 幽门螺杆菌感染与慢性胃炎的关系符合Koch法则（Koch's postulates），即符合确定病原体为疾病病因的4项条件。①该病原体存在于所有患该病的患者中；②该病原体的分布与体内病变分布一致；③清除病原体后疾病可好转；④在动物模型中该病原体可诱发与人相似的疾病。

2. 手术要点 ①术中仔细探查，以防漏诊。②彻底止血、清除积血、血块和清洗腹腔，并吸尽渗液，尤其是吸干肝下和双侧膈下液体，以防感染。③胃损伤合并左侧胸腹联合伤时，若胸部伤情不严重，应以治疗胃损伤为主。有时为了更好地显露膈肌、食管裂孔及贲门部，可切断肝左三角韧带，将肝左外叶游离。④缝线结扎不宜过紧，以免割裂穿孔周围水肿组织。⑤若估计修补后有幽门梗阻，应加做胃－空肠吻合术。⑥若破裂穿孔时间较长，腹腔污染严重，可考虑放置引流。

三、并发症的预防和治疗

1. 膈下和肝下脓肿 多发生穿孔时间长于8～12小时的患者，术中要用大量生理盐水或稀释抗生素冲洗腹腔，术后持续抗生素应用；若已发生膈下或肝下脓肿，先在B超指引下进行穿刺抽脓并可注入抗生素；若经反复抽脓无效时，则应考虑施行手术剖腹引流。

2. 幽门梗阻 对于术中估计会发生幽门梗阻者，可先作幽门成形或胃－空肠吻合术；一般常因术后水肿引起，经持续胃肠减压后可使水肿消退、症状消失；若经保守治疗无效者，应考虑再次手术治疗。

3. 切口感染、裂开 术中应注意切口的保护，缝闭腹膜后再作切口冲洗，必要时放置皮下引流；对年老、体弱、肥胖者，应做切口全层或腹膜外减张缝线。

第四节 胃 癌

案例引导

案例 患者，男，58岁。有“高血压病”病史3年余。本次因“反复胃部不适3个月余”入院。患者3个月余前反复出现上腹部不适，位于剑突下，好发于下午3点左右，多于饥饿时出现，进食后好转。30天前患者就诊消化科，查胃镜示贲门病变。入院时查体：腹平软，左上腹压痛明显，移动性浊音阴性。入院后查肿瘤指标甲胎蛋白462ng/ml。CT提示腹盆腔少量积液，胃底贲门胃壁局限性或弥漫性增厚，增厚不均匀，胃壁僵直硬化，增厚的胃壁和正常胃壁界限不清楚，3个月患者体重减轻10kg。

讨论 该患者诊断是什么？治疗方案如何选择？

胃癌（gastric carcinoma）是最常见的恶性肿瘤之一，

在我国消化道恶性肿瘤中居第二位，好发年龄在 50 岁以上，男女发病率之比约为 2∶1。

（一）病因和病理

胃癌的确切病因不十分明确，但与以下因素与发病有关。

1. 地域环境 胃癌发病有明显的地域性差别，在我国的西北与东部沿海地区胃癌发病率明显高于南方地区。在世界范围内，日本发病率最高，而美国则很低。生活在美国的第二、三代日裔移民的发病率逐渐降低，表明地域生活环境对胃癌的发生有较大的影响。

2. 饮食生活因素 长期食用熏烤、盐腌食品的人群胃癌发病率较高，与食品中亚硝酸盐、真菌毒素、多环芳烃化合物等致癌物含量高有关，食物中缺乏新鲜蔬菜与水果与发病也有一定关系；吸烟者的胃癌发病危险性较不吸烟者高 50%。

3. 幽门螺杆菌（Helicobacter pylori，Hp）感染 幽门螺杆菌感染也是引发胃癌的主要因素之一。Hp 感染率高的国家和地区，胃癌发病率也增高。Hp 阳性者胃癌发生的危险性是 Hp 阴性者的 3～6 倍。Hp 可通过多种途径引起胃黏膜病变和损伤，具有致癌作用。控制 Hp 感染在胃癌防治中已受到高度重视。

4. 慢性疾病和癌前病变 易发生胃癌的胃疾病包括胃息肉、慢性萎缩性胃炎及胃部分切除后的残胃。胃息内可分为炎性息内、增生性息内和腺瘤，前两者恶变的可能性很小，胃腺瘤的癌变率在 10%～20%，直径超过 2cm 时癌变概率加大。萎缩性胃炎以胃黏膜腺体萎缩、减少为主要特征，常伴有肠上皮化生或黏膜上皮异型增生，可发生癌变。胃大部切除术后残胃黏膜发生慢性炎症改变，可能在术后 15～25 年发展为残胃癌（gastric remnant cancer）。癌前病变系指容易发生癌变的胃黏膜病理组织学改变，本身尚不具备恶性特征，是从良性上皮组织转变成癌过程中的病理变化。胃黏膜上皮的异型增生根据细胞的异型程度，可分为轻、中、重度，重度异型增生与分化较好的早期胃癌有时很难区分。

5. 遗传和基因 胃癌患者有血缘关系的亲属其胃癌发病率较对照组高 4 倍，其一级亲属患胃癌的比例显著高于二、三级亲属，说明遗传因素起一定的作用。分子生物学研究表明，胃黏膜的癌变是一个多因素、多步骤、多阶段发展过程，涉及多种癌基因、抑癌基因、凋亡相关基因与转移相关基因等的改变。例如，已发现人类表皮生长因子受体 2（HER2）、血管内皮生长因子（VEGF）在胃癌细胞中有异常表达，为胃癌的靶向治疗提供了理论基础。

（二）病理

1. 大体类型

（1）早期胃癌（early gastric cancer） 指病变仅限于黏膜或黏膜下层，不论病灶大小或有无淋巴结转移。癌灶直径在 10mm 以下称小胃癌，5mm 以下为微小胃癌。根据病灶形态可分三型：Ⅰ型为隆起型，癌灶突向胃腔；Ⅱ型为表浅型，癌灶比较平坦没有明显的隆起与凹陷；Ⅲ型为凹陷型，表现为较深的溃疡。其中Ⅱ型还可以分为三个亚型，即Ⅱa 浅表隆起型、Ⅱb 浅表平坦型和Ⅱc 浅表凹陷型。

（2）进展期胃癌（advanced gastric cancer） 指癌组织浸润深度超过黏膜下层的胃癌。按 Borrmann 分型法分四型：Ⅰ型（息肉型，也叫肿块型）。为边界清楚突入胃腔的块状癌灶。Ⅱ型（遗疡局限型）：为边界清楚并略隆起的溃疡状癌灶。Ⅲ型（溃疡浸润型）：为边界模糊不清的溃疡，癌灶向周围浸润。Ⅳ型（弥漫浸润型）：癌肿沿胃壁各层全周性浸润生长，边界不清。若全胃受累胃腔缩窄，胃壁僵硬如革囊状，称皮革胃，恶性度极高，发生转移早。

胃癌好发部位以胃窦部为主，约占一半，其次是胃底贲门部约占 1/3，胃体较少。

2. 组织类型 世界卫生组织（WHO）2000 年将胃癌分为：①腺癌（肠型和弥漫型）；②乳头状腺癌；③管状腺癌；④黏液腺癌；⑤印戒细胞癌；⑥腺鳞癌；⑦鳞状细胞癌；⑧小细胞癌；⑨未分化癌；⑩其他。胃癌绝大部分为腺癌。

3. 胃癌的扩散与转移

（1）直接浸润 浸润性生长的胃癌突破浆膜后，易扩散至网膜、结肠、肝、脾、胰腺等邻近器官。当胃癌组织侵及黏膜下层后，可沿组织间隙与淋巴网蔓延，贲门胃底癌易侵及食管下端；胃窦癌可向十二指肠浸润，通常浸润在幽门下 3cm 以内。

（2）淋巴转移 是胃癌的主要转移途径，进展期胃癌的淋巴转移率高达 70% 左右，侵及黏膜下层的早期胃癌淋巴转移率近 20%。通常将引流胃的淋巴结分为 16 组，有的组还可以进一步分为若干亚组。第 1 组，贲门右；第 2 组，贲门左；第 3 组，胃小弯；第 4 组，胃大弯；第 5 组，幽门上；第 6 组，幽门下：第 7 组，胃左动脉旁；第 8 组，肝总动脉旁（动脉前方表示 8a，动脉后方表示为 8p）；第 9 组，腹腔动脉旁；第 10 组，脾门：第 11 组，脾动脉旁（脾动脉近侧为 11p，脾动脉远侧为 11d），第 12 组，肝十二指肠韧带（沿肝动脉为 12a，沿门静脉为 12p）；第 13 组，胰头后；第 14 组，肠系膜上血管旁（肠系膜上静脉旁为14v，肠系膜上动脉旁为14a）；第15组，结肠中血管旁；第16组，腹主动脉旁。胃癌的转移通常是循序渐进，即先由原发部位经淋巴网向胃周淋巴结转移（1～6组），继之癌细胞随支配胃的血管，沿血管周围淋巴结向心性转移，并可向更远、更重要的血管周围转移；但有时也可发生跳跃式淋巴转移，终末期胃癌可经胸导管向左锁骨上淋巴结转移，或经肝圆韧带转移至脐部。

（3）血行转移　胃癌细胞进入门静脉或体循环向身体其他部位播散，形成转移灶。常见转移的器官有肝、肺、胰、骨骼等，以肝转移为多。

（4）腹膜种植转移　当胃癌组织浸润至浆膜外后，肿瘤细胞脱落并种植在腹膜和脏器浆膜上，形成转移结节。直肠前凹的转移癌，直肠指检可以发现。女性患者胃癌可形成卵巢转移性肿瘤，称Krukenberg瘤。癌细胞腹膜广泛播散时，可出现大量癌性腹水。

4. 临床病理分期　国际抗癌联盟（UICC）和美国癌症联合会（AJCC）2010年共同公布的胃癌TNM分期法，分期的病理依据主要是肿瘤浸润深度、淋巴结以及远处转移情况。以T代表原发肿瘤浸润胃壁的深度。T_1：肿瘤侵及固有层、黏膜肌层或黏膜下层；T_2：肿瘤浸润至固有肌层；T_3：肿瘤穿透浆膜下结缔组织而未侵犯脏腹膜或邻近结构；T_{4a}：肿瘤侵犯浆膜；T_{4b}：肿瘤侵犯邻近组织或脏器。N表示局部淋巴结的转移情况。N_0：无淋巴结转移；N_1：1～2个区域淋巴结转移；N_2：3～6个区域淋巴结转移；N_3：7个以上区域淋巴结转移。M则代表肿瘤远处转移的情况。M_0：无远处转移；M_1：有远处转移。根据TNM的不同组合可将胃癌划分为Ⅰ～Ⅳ临床病理分期（表36－1）。

表36－1　胃癌TNM分期

	N_0	N_1	N_2	N_3
T_1	ⅠA	ⅠB	ⅡA	ⅡB
T_2	ⅠB	ⅡA	ⅡB	Ⅲ
T_3	ⅡA	ⅡB	ⅢA	ⅢB
T_{4a}	ⅢB	ⅢA	ⅢB	ⅢC
T_{4b}	ⅢB	ⅢB	ⅢC	ⅢC
M_1	Ⅳ			

（三）临床表现

早期胃癌多数患者无明显症状，有时出现上腹部不适，进食后饱胀恶心等非特异性上消化道症状，胃窦癌常出现类似十二指肠溃疡的症状，按慢性胃炎和十二指肠溃疡治疗，症状可暂时缓解，易被忽视。随着病情发展，患者出现上腹疼痛加重，食欲下降、乏力、消瘦，体重减轻。根据肿瘤的部位不同，也有其特殊表现。贲门胃底癌可有胸骨后疼痛和进食梗阻感；幽门附近的胃癌生长到一定程度，可导致幽门部分或完全性梗阻而发生呕吐，呕吐物多为隔夜宿食和胃液；肿瘤破溃侵犯胃周血管后可有呕血、黑便等消化道出血症状；也有可能发生急性穿孔。早期患者多无明显体征，晚期患者可触及上腹部质硬、固定的肿块，锁骨上淋巴结肿大（Virchow's sentinel node）、直肠前凹扪及肿块、贫血、腹水、黄疸、营养不良甚至恶病质等表现。

（四）诊断

早期胃癌术后5年生存率可达90.9%～100%，明显优于进展期胃癌。因此，早期诊断是提高治愈率的关键。但由于早期胃格无特异性症状，容易被忽视，国内早期胃癌的比例仅为10%左右。为提高早期胃癌诊断率，因此对以下人群定期检查。①40岁以上，既往无胃病史而出现上述消化道症状者，或已有溃疡病史但症状或疼痛规律明显改变者；②有胃癌家族史者；③有胃癌前期病变者，如萎缩性胃炎、胃溃疡、胃息肉、胃大部切除病史者；④有原因不明的消化道慢性失血或短期内体重明显减轻者。

通过各种检查方法，可以对胃癌进行明确诊断，并且进行临床分期。临床分期对制订治疗方案及诊断预后非常重要。

1. 电子胃镜检查（gastroscopy）　能够直接观察胃黏膜病变的部位和范围，并可以对可疑病灶钳取小块组织作病理学检查，是诊断胃癌的最有效方法。为提高诊断率，应在可疑病变组织四周活检4～6处，不应集中一点取材。

2. X线钡餐检查　仍为诊断胃癌的常用方法。目前多采用气钡双重造影，通过黏膜相和充盈相的观察作出诊断，优点是痛苦小，易被患者所接受；缺点是不如胃镜直观且不能取活检进行组织学检查。X线征象主要有龛影、充盈缺损、胃壁僵硬胃腔狭窄、黏膜皱襞的改变等。同时，钡餐检查对胃上部癌是否侵犯食管有诊断价值。

3. CT检查　螺旋增强CT检查在评价胃癌病变范围、局部淋巴结转移和远处转移（如肝、卵巢）方面具有较高的价值，是手术前判断肿瘤N分期和M分期的首选方法。

4. 其他影像学检查　MRI的作用与CT相似。正电子发射成像技术（PET），利用胃癌组织对于[^{18}F]氟－2－脱氧－D－葡萄糖（FDG）的亲和性，对胃癌的诊断、判断淋巴结和远处转移病灶情况，准确性也比较高。

5. 其他检查　胃液脱落细胞学检查现已较少应用；部分胃癌患者的便潜血可持续阳性。肿瘤标志物癌胚抗原（CEA）、CA19－9和CA125在部分胃癌患者中可见升高，但目前认为仅作为判断肿瘤预后和治疗效果的指标，无助于胃癌的诊断。

通过临床表现、电子胃镜或X线钡餐检查，多数胃癌可获得正确诊断。少数情况下，需要与胃良性溃疡、胃间质瘤、胃淋巴瘤和胃良性肿瘤等进行鉴别诊断。

（五）治疗

胃癌的治疗策略是以外科手术为主要方式的综合治疗。部分早期胃癌可内镜下切除，进展期胃癌强调足够的胃切除和淋巴结清扫术。化学治疗适用于不可切除或术后复发的患者，也可以用于胃癌根治术后的辅助治疗。

1. 早期胃癌的内镜下治疗　直径小于2cm的无溃疡表现的分化型黏膜内癌，可在内镜下行膜切除术（EMR）或内镜下黏膜下剥离术（ESD）。目前临床上更推荐使用ESD，即将病灶周围黏膜用高频电刀环周切开，在粘膜下层和肌层间剥离。对于肿瘤浸润深度达到黏膜下层、无法完整切除和可能存在淋巴结转移的早期胃癌，不应盲目内镜下治疗，原则上应采用标准的外科根治性手术。

2. 手术治疗　外科手术是胃癌的主要治疗手段，分为根治性手术和姑息性手术两类。

（1）根治性手术（radical surgery）　原则为彻底切除胃癌原发灶，按临床分期标准清除胃周围的淋巴结，重建消化道。目前公认的胃癌根治手术的标准术式是D_2淋巴结清扫的胃切除术。

1）常用的胃切除术和胃切除范围　全胃切除术（total gastrectomy）包括贲门和幽门的全胃切除；远端胃切除术（distal gastrectomy）包括幽门的胃切除术，保留贲门，标准手术为切除胃的2/3以上；近端胃切除术（proximal gastrectomy）包括贲门的胃切除术，保留幽门。切除范围：胃切断要求距肿瘤边缘至少5cm；远侧部癌应切除十二指肠第一部3～4cm，近侧部癌应切除食管下端3～4cm，保证切缘无肿瘤残留。

2）淋巴结清扫　淋巴结清扫范围以D（dissection）表示，依据不同的胃切除术式系统地规定了淋巴结清扫的范围（表36－2）。D级标准可分为D_1和D_2手术。

表36－2　不同部位胃癌手术的淋巴结清扫范围

	全胃切除术	远端胃切除术
D_0手术	淋巴结清扫未达到D_1手术	
D_1手术	第1～7组	第1、3、4、5、6、7组
D_2手术	D_1＋第8a、9、10、11p11d、12a组	D_1＋第8a、9、11p、12a组

D_1手术仅适用于临床分期为T_1N_0，并且肿瘤不适合内镜下切除的早期胃癌；进展期胃癌，即临床分期为T_2～T_4，期或临床发现淋巴结转移的肿瘤，均应行D_2淋巴结清扫。由于术前和术中的淋巴结转移无法做到完全准确诊断，所以如果怀疑淋巴结存在转移就应该进行D_2淋巴结清扫。

3）手术方式举例　A. 根治性远端胃切除术：切除胃的3/4～4/5，幽门下3～4cm切断十二指肠，距癌边缘5cm切断胃，按照D_2标准清扫淋巴结，切除大网膜、网膜囊；消化道重建可选Billroth Ⅰ式胃十二指肠吻合或Billroth Ⅱ式胃空肠吻合。B. 根治性全胃切除术（total gastrectomy）：多适用于胃体与胃近端癌。切除全部胃，幽门下3～4cm切断十二指肠，食管胃交界部以上3～4cm切断食管，按照D_2标准清扫淋巴结，切除大网膜、网膜囊，根据情况切除脾脏，消化道重建常行食管空肠Roux－en－Y吻合。C. 腹腔镜胃癌根治术：腹腔镜胃癌根治术近年来在临床上得到逐步开展。根据前瞻性随机对照试验结果，对于临床Ⅰ期的胃癌，腹腔镜手术与开腹手术相比，在安全性和治疗效果上没有显著差异，可以作为标准治疗方式。而对于Ⅰ期以上的进展期胃癌，腹腔镜手术在安全性上不劣于开腹手术，而远期效果有待进一步证明。

（2）姑息性手术（palliative surgery）　是指原发灶无法切除，针对由于胃癌导致的梗阻、穿孔、出血等并发症状而作的手术，如胃切除术、胃空肠吻合术、空肠造口术、穿孔修补术等。

3. 胃癌的化学治疗　对于不可切除性、复发性或姑息手术后等胃癌晚期患者，化疗可能有减缓肿瘤的发展速度，改善症状等效果。根治性手术后辅助化疗的目的是控制残存的肿瘤细胞以减少复发的机会。早期胃癌根治术后原则上不必辅助化疗；而进展期胃癌根治术后无论有无淋巴结转移均需化疗。施行化疗的胃癌患者应当有明确病理诊断，一般情况良好，心、肝、肾与造血功能正常，无严重并发症。

常用的胃癌化疗给药途径有口服给药、静脉、腹膜腔给药、动脉插管区域灌注给药等。为提高化疗效果、减轻化疗的毒副作用，常选用多种化疗药联合应用。胃癌的化疗方案有多种，近年来研发的新型口服氟尿嘧啶类抗肿瘤药物S－1，含有细胞毒性药物替加氟及另外两种酶抑制剂CDHP和OXO，化疗有效率较高。S－1单药使用和S－1联合顺铂使用已被推荐为胃癌化疗的一线方案。

4. 胃癌的其他治疗　胃癌对放疗的敏感度较低，较少采用，可用于缓解癌肿引起的局部疼痛症状。胃癌的免疫治疗包括非特异生物反应调节剂、细胞因子以及过继性免疫治疗等的临床应用。靶向治疗包括曲妥珠单抗（抗HER2抗体）、贝伐珠单抗（抗VEGFR抗体）和西妥昔单抗（抗EGFR抗体），在晚期胃癌的治疗有一定的效果。

知识链接

机器人胃癌根治术

自2002年日本Hashizume等首次报道达芬奇机器人手术系统应用于胃癌根治手术以来，机器人胃癌手术在中国、日本、韩国、意大利等国报道逐渐增多，可行性与安全性已得到证实。机器人胃癌手术的手术适应证与腹腔镜胃癌手术类似，目前主要应用于浸润深度在 T_3 期及以内的胃癌。

机器人胃癌根治术相较于腹腔镜手术优点有：①手术操作更精确，与腹腔镜（二维视觉）相比，因三维视觉可放大 10～15 倍，使手术精确度大大增加，术后恢复快，愈合好。②创伤更小使微创手术指征更广；减少术后疼痛；缩短住院时间；减少失血量；减少术中的组织创伤和炎性反应导致的术后粘连；增加美容效果；更快投入工作。③达芬奇手术机器人能增加视野角度，机器人"内腕"较腹腔镜更为灵活，能以不同角度在靶器官周围操作。其较人手小，能够在有限狭窄空间工作，在提高手术精确度的同时减少参加手术人员。

第五节　胃淋巴瘤

原发性胃淋巴瘤是结外型淋巴瘤中最常见者，占胃恶性肿瘤的 3%～5%，仅次于胃癌而居第二位。发病年龄以 45～60 岁居多。男性发病率较高。病因尚不清楚，近年发现幽门螺杆菌感染与胃的黏膜相关淋巴样组织（mucosa－associated lymphoid tissue，MALT）淋巴瘤发病密切相关，几乎所有胃淋巴瘤患者的胃黏膜上均发现 Hp 存在。

（一）病理

95% 以上的胃原发性恶性淋巴瘤为非霍奇金淋巴瘤，组织学类型以 B 淋巴细胞为主；病变源于黏膜相关淋巴组织，黏膜下层出现淋巴滤泡，逐渐向周边蔓延并侵及全层。大体所见黏膜肥厚、隆起但外观完整，病变进展黏膜可形成溃疡、胃壁节段性浸润或皮革胃样改变，严重者可发生出血、穿孔。病变可以发生在胃的各个部分，但以胃远端 2/3 后壁和小弯侧多发。恶性淋巴瘤以淋巴转移为主。

（二）临床表现

早期症状无特异性，常误诊为胃溃疡和胃癌。最常见的症状为上腹痛，可伴有恶心、呕吐、体重下降、消化道出血、贫血等表现。部分患者上腹部可触及肿块，少数患者可有不规则发热。

（三）诊断

X 线钡餐检查可见胃窦后壁或小弯侧面积较大的浅表溃疡，胃黏膜可见多个大小不等的充盈缺损，胃壁不规则增厚，肿块虽大仍可见蠕动通过病变处是其特征。胃镜检查可见黏膜隆起、溃疡、粗大肥厚的皱襞呈卵石样改变、黏膜下多发结节或肿块等；胃恶性淋巴瘤多向黏膜下层浸润生长，故活检时取材太浅，常难作出正确诊断。内镜超声（EUS）可判断淋巴瘤浸润胃壁深度与淋巴结转移情况，结合胃镜下多部位较深取材活组织检查可显著提高诊断率。CT 检查可见胃壁增厚，并了解肝脾有无侵犯、纵隔与腹腔淋巴结的情况，有助于排除继发性胃淋巴瘤。

（四）治疗

早期低度恶性胃黏膜相关淋巴瘤可采用抗幽门螺杆菌治疗，清除幽门螺杆菌后，肿瘤一般 4～6 个月消退，有效率可达到 60%～70%。抗生素治疗无效的病例可能存在潜在的高度恶性的病灶，可以选择放、化疗。常用化疗方案为 CHOP 方案，胃淋巴瘤对化疗反应较好，可明显提高 5 年生存率。手术治疗胃淋巴瘤有助于准确判断临床病理分期，病变局限的早期患者可获根治机会。姑息性切除也可减瘤，结合术后化疗而提高疗效、改善愈后。可防止病程中可能出现的出血和穿孔等并发症。

第六节　胃肠道间质瘤

胃肠道间质瘤（gastrointestinal stromal tumors，GIST）是消化道最常见的间叶源性肿瘤，占消化道肿瘤的 1%～3%，其中 60%～70% 发生在胃，20%～30% 发生在小肠，10% 发生在结直肠，也可发生在食管、网膜和肠系膜等部位。以往因缺少诊断标志，多与平滑肌（肉）瘤、神经源性肿瘤等胃肠道间叶来源肿瘤相混淆。研究表明，这类肿瘤起源于胃肠道未定向分化的间质细胞，其分子生物学特点是 c－kit 基因发生突变，导致酪氨酸激酶受体持续活化，刺激肿瘤细胞持续增殖。c－kit 基因编码 KIT 蛋白（CD117），是重要的诊断标志物。

（一）病理

呈膨胀性生长，可向黏膜下或浆膜下浸润形成球形或分叶状的肿块。肿瘤可单发或多发，直径从 1～20cm 以上不等，质地坚韧，境界清楚，表面呈结节状。瘤体生长较大可造成瘤体内出血、坏死及囊性变，并在黏膜表面形成溃疡导致消化道出血。

（二）临床表现

症状与肿瘤的部位、大小和生长方式有关。瘤体小时症状不明显，可有上腹部不适或类似溃疡病的消化道症状；瘤体较大可扪及腹部肿块。肿瘤浸润到胃肠道腔内常有消化道出血表现；小肠的间质瘤易发生肠梗阻；十二指肠间质瘤可压迫胆总管引起梗阻性黄疸。

（三）诊断

钡餐造影示胃局部黏膜隆起，呈凸向腔内的类圆形充盈缺损。胃镜下可见黏膜下肿块，顶端可有中心溃疡。胃肠道间质瘤主要位于肌层内，由于黏膜相对完整，黏膜活检检出率低，超声内镜可明确肿物的来源。CT、MRI 扫描有助于发现胃腔外生长的结节状肿块以及有无肿瘤转移。组织标本镜下可见多数梭形细胞，并且免疫组织化学检测显示 CD117 和（或）DOG－1 过度表达，有助于病理学最终确诊。GIST 应视为具有恶性潜能的肿瘤，肿瘤危险程度与肿瘤部位、大小、细胞有丝分裂指数（核分裂象）、肿瘤浸润深度和有无转移相关（表 36－3）。

表 36－3　胃肠道间质瘤危险度分级

肿瘤大小（cm）	核分裂/50HPF	原发肿瘤部位	危险度分级
<2.0	≤5	任意	极低
	6～10	任意	中
2.1～5.0	≤5	任意	低
	6～10	胃	中
		非胃	高
5.1～10.0	≤5	胃	中
		非胃	高
	6～10	任意	高
>10	>10	任意	高
任意	任意	肿瘤破裂	高

（四）治疗

首选手术治疗，手术争取彻底完整切除，术中应避免肿瘤破裂。胃肠道间质瘤极少发生淋巴结转移，因此不必常规进行淋巴结清扫。完全切除的存活期明显高于不完全切除的病例。甲磺酸伊马替尼是一种酪氨酸激酶抑制剂，可以针对性地抑制 c－kit 活性，治疗不能切除或术后复发转移的 GIST 有效率在 50% 左右。中、高危险度的 GIST 术后予甲磺酸伊马替尼可以控制术后复发，改善预后，也可以用于术前辅助治疗，以提高手术切除率。

第七节　十二指肠疾病

一、十二指肠憩室

十二指肠憩室并不少见，但由于多数憩室无临床症状，不易及时发现，其确切的发病率难以统计。憩室的发现与诊断方法及检查者的重视程度有直接关系。文献报道，尸检中十二指肠憩室发现率高达 22%，内镜检查发现率为 10%～20%，胃肠钡餐检查发现率为 2%。本病多见于 50 岁以上人群，发病率随年龄增长而升高，30 岁以下发病较少见。

（一）病因

憩室形成的基本病因是十二指肠肠壁的局限性薄弱和肠腔内压力升高。肠壁局限性薄弱可能与肠壁肌层先天性发育不良或退行性变有关。十二指肠憩室好发于十二指肠降部内侧，接近十二指肠乳头处。

（二）临床表现

绝大多数的十二指肠憩室并无临床症状，多是在 X 线钡餐检查、十二指肠镜检查、手术或尸检时偶然发现。当憩室出现并发症时则可有相应的临床表现，其主要临床表现常见有上腹部疼痛、饱胀、嗳气、呕吐、腹泻、黑便等。

（三）诊断

十二指肠憩室无特异性临床表现，症状性憩室的诊断率与临床医师的重视程度和所采用的检查方法直接相关。50 岁以上的患者若出现反复发作的上腹部疼痛、饱胀、嗳气、呕吐、腹泻、黑便等消化道症状，经多项检查排除了消化道炎症、结石、肿瘤等常见病变后，应想到症状性十二指肠憩室存在的可能，并做相关检查予以确定或排除。

（四）治疗

无症状的十二指肠憩室不需要治疗。已确诊为急慢性憩室炎者，若未并发大出血或穿孔，也应首先采用非手术疗法，包括饮食调节，制酸剂、解痉药的应用，调整体位促进憩室排空，酌情应用抗生素等。手术指征应从严把握，对内科治疗无效并屡发憩室炎、出血、压迫邻近器官或穿孔者可考虑手术治疗。

二、十二指肠良性肿瘤

（一）概述及分类

在十二指肠良性肿瘤中，来源于黏膜上皮组织的肿瘤，由于其突入肠腔，故统称为息肉。这类肿瘤占十二指肠良性肿瘤的 54%。来源于间叶组织的肿瘤主要有平滑肌瘤和脂肪瘤，各占 22.5% 和 18.1%，其余包括血管瘤、神经纤维瘤、淋巴血管瘤、纤维瘤和纤维肌瘤等（表 36－4）。

表 36－4　十二指肠良性肿瘤

肿瘤来源	病变类型
上皮组织	
黏膜	腺瘤、腺瘤样息肉、Brunner 腺瘤、Peutz－Jeguers 息肉、Cowden 息肉
间叶组织	
纤维组织	纤维瘤、纤维肌瘤、纤维腺瘤
脂肪组织	脂肪瘤
血管	血管瘤、血管外皮瘤、淋巴管瘤
神经	原神经纤维瘤、神经鞘瘤、神经节细胞瘤
其他	
先天异常	异位胰腺、异位胃黏膜
炎性疾病	炎性纤维性息肉

十二指肠息肉来源广泛，多数息肉是由腺上皮细胞增生的腺瘤，占十二指肠良性肿瘤的30.5%，另有属于错构瘤性质的幼年型息肉和Peutz - Jegher综合征的息肉，属于未能分类或不能确定性质的Cron - kite - Canada综合征的息肉及炎性息肉等。它们都称为息肉样病变，为数甚少。

（二）常见病理类型

1. 管状腺瘤 也称真性腺瘤，通常包括管状腺瘤、管状绒毛状腺瘤，多位于十二指肠球部，常为单发，有蒂，一般认为恶变可能性极小。

2. 绒毛状腺瘤 肿瘤外观呈广基、菜花样，一般较大，平均直径为5cm以上，多位于十二指肠降部，球部次之。临床上多表现为十二指肠部分或完全性梗阻。

3. Brunner腺腺瘤病 来自于十二指肠黏膜下的Brunner腺的肿瘤，一般体积较小，径多不超过1cm，但也有报道可达10cm以上者。

（三）临床表现

大多数十二指肠良性肿瘤由于瘤体小，常无典型的临床症状，偶尔有上腹饥饿感或疼痛、上腹饱胀、嗳气等。当肿瘤生长至一定大小，可引起肠腔狭窄，严重者出现肠梗阻症状。当有蒂良性肿瘤脱入幽门，可引起部分性或完全性幽门梗阻。肿瘤表面黏膜发生溃疡，可出现消化道出血或贫血。位于壶腹周围的肿瘤可因压迫胆管而出现梗阻性黄疸。

（四）诊断

诊断十二指肠良性肿瘤的主要方法是X线钡剂造影。表现为十二指肠腔内有边缘光滑的充盈缺损，肠壁不僵硬，黏膜皱襞光整。应用十二指肠低张造影可显示肿瘤的轮廓及表面情况和位置。纤维十二指肠镜检查可直视发现肿瘤的形态、生长方式，同时取活组织病理检查以明确诊断，但十二指肠水平部、升部肿瘤却不易检查。近年来超声内镜逐渐应用于临床，对十二指肠肿瘤的诊断有帮助。

（五）治疗

十二指肠良性肿瘤的治疗要根据病理类型、病变范围及病变位置等分别采用不同方法，通常有以下几种。

1. 经内镜切除方法 经内镜切除十二指肠肿瘤的方法主要是针对息肉样的肿瘤，而且仅限于十二指肠球部或降部肿瘤，如腺瘤性息肉等。内镜治疗不经腹腔，不切开十二指肠，可减轻患者的痛苦，减少并发症的发生。

2. 十二指肠局部切除 十二指肠良性肿瘤多数须行十二指肠的局部切除或部分切除，应根据肿瘤所在部位、大小、形态及是否并发其他疾病而决定术式。主要适用于恶变率高的绒毛状腺瘤、基地较宽的腺瘤性息肉、平滑肌瘤等。

3. 胰头十二指肠切除术（PD） 一般认为，如证实肿瘤已有恶变，并浸润至黏膜肌层以外，则应做胰头十二指肠切除术。过去曾有作者主张对位于壶腹部的绒毛状腺瘤，尤其是伴有黄疸者，具有较高恶变率者，或遍布于十二指肠的病变，应以胰头十二指肠切除术作为首选术式。

三、十二指肠恶性肿瘤

（一）常见病理类型

1. 十二指肠腺癌 十二指肠癌由Hambergen（1746）首先报道。原发性十二指肠癌（不包括十二指肠乳头癌和Vater壶腹癌）起源于十二指肠黏膜，以腺癌居多。发病率低，约占整个消化道肿瘤的0.3%，占尸检的0.01% ~ 0.05%。男性多于女性，男女之比为1.7∶1。好发年龄段为40 ~ 70岁。女性患者略多于男性。十二指肠腺癌的大体形态可分为四型，即息肉型、溃疡型、环状型及弥散浸润型。溃疡型可使消化道出血，偶尔可引起穿孔，但不易引起梗阻；息肉型、环状型和弥散浸润型则易引起管腔狭窄和梗阻。

2. 十二指肠恶性淋巴癌 患者的平均年龄为40岁，男女发病概率相仿。在小肠所有恶性淋巴瘤病例中，10% ~ 15%病变位于十二指肠，小肠原发淋巴瘤绝大多数属于非霍奇全淋巴瘤，组织学多为B细胞型淋巴瘤。

3. 平滑肌肉瘤 发病年龄较淋巴瘤大10岁左右，男性多见。多数起源于肠壁固有肌层，肿瘤易引消化道出血；转移途径主要为血行，罕见淋巴转移，预后较好。

4. 其他罕见肿瘤 如促胃液素癌、脂肪肉瘤、网状细胞肉瘤等。

（二）临床表现

十二指肠癌早期无明显症状，不易引起患者及医师注意。有症状者往往类同于良性肿瘤，如上腹痛、消化道出血、梗阻或黄疸等。但患者早期即可出现消瘦，右上腹压痛，并有1/4的患者可触及右上腹肿块（不包括肿大的胆囊）。另外，早期壶腹部周围腺癌的患者往往呈现波动性黄疸，如同时存在大便隐血，有助于该部位癌肿的诊断。

（三）诊断

X线钡餐检查、十二指肠低张造影、纤维十二指肠镜、超声检查是诊断十二指肠恶性肿瘤的常用方法。

（四）治疗

1. 根治性胰头十二指肠切除术（PD） 是目前唯一有效的手术和标准的治疗方法。近年来随着诊断技术、手术技巧及围手术期患者管理的进步，PD术后的5年生存率可达35%，手术切除率从41.6%上升至61.7%，虽仍较其他小肠肿瘤（76%）和壶腹癌（88.2%）的切除率为低，但已远高于胰头癌的切除率（20%）。

2. 其他疗法　除放化疗对恶性淋巴瘤有一定疗效外，其他疗法对十二指肠癌并无明显疗效，只能作为手术疗法的辅助和补充。

目标检测

答案解析

选择题

1. 胃溃疡外科手术治疗的适应症是
   A. 内科治愈后短期复发
   B. 腹痛周期发作
   C. 年龄小于 45 岁
   D. 溃疡直径小于 2.5cm
   E. 幽门螺杆菌反复感染
2. 胃癌最常见的转移方式是
   A. 经肝静脉转移　　B. 血行转移
   C. 淋巴转移　　D. 腹腔种植
   E. 直接侵犯周围组织
3. 胃大部切除术后早期并发症是
   A. 吻合口溃疡
   B. 胃排空延迟
   C. 贫血
   D. 碱性反流性胃炎
   E. 残胃癌
4. 胃大部切除术后发生残胃癌最短时间是术后
   A. 1 年　　B. 5 年
   C. 10 年　　D. 15 年
   E. 20 年
5. 行胃高选择性迷走神经切断术时，作为保留分支标志是
   A. 胃后支　　B. 胃前支
   C. 肝胆支　　D. 腹腔支
   E. “鸦爪”支
6. 十二指肠溃疡的好发部位是
   A. 十二指肠降部
   B. 十二指肠球部
   C. 十二指肠乳头处
   D. 十二指肠水平部
   E. 十二指肠升部
7. 消化性溃疡最常见的并发症是
   A. 出血　　B. 癌变
   C. 穿孔　　D. 幽门梗阻
   E. 急性腹膜炎
8. 急性胃炎的确诊依赖于
   A. 胃镜检查
   B. 超声检查
   C. 腹部 X 线检查
   D. 血常规检查
   E. 胃黏膜活检

（周　进）

书网融合……

本章小结

题库

第三十七章　小肠疾病

PPT

学习目标

1. 掌握　肠梗阻的病因、分类、临床表现、诊断及治疗原则。

2. 熟悉　小肠的解剖和生理概要。

3. 了解　肠结核、肠伤寒穿孔、肠炎性疾病、肠系膜血管缺血性疾病、短肠综合症、小肠肿瘤、先天性肠疾病的临床表现及治疗。

4. 学会腹部听诊的相关知识和操作方法，具备进一步明确小肠疾病诊断的能力。

第一节　解剖及生理概要

一、小肠的解剖

小肠分十二指肠、空肠和回肠三部分，正常成人小肠全长约5.5m，但个体差异很大。十二指肠起自胃幽门，止于十二指肠空肠曲，全长约25cm，十二指肠和空肠交界处位于横结肠系膜根部，被十二指肠悬韧带（Treitz 韧带）所固定。空肠和回肠盘曲于横结肠系膜下区的腹腔内，呈游离的肠袢，仅通过小肠系膜附着于腹后壁。空肠与回肠间并无明确的解剖标志，小肠上段2/5为空肠，下段3/5为回肠。空肠肠腔较宽，壁较厚，黏膜有许多高而密的环状皱襞，隔着肠壁即可摸到这些皱襞，肠道愈向下则皱襞愈低而稀，至回肠远端常消失。回肠末端通过回盲瓣与盲肠连接。

空肠和回肠血液供应来自肠系膜上动脉，该动脉从腹主动脉分出，在胰腺颈部下缘穿出，跨过十二指肠横部，进入小肠系膜根部，分出胰十二指肠下动脉、中结肠动脉、右结肠动脉、回结肠动脉和12～16支空肠、回肠动脉。但个体差异很大，可有动脉缺如。各支动脉相互吻合形成动脉弓，最后分出直支到达肠壁。近端小肠的动脉仅有初级动脉弓，直支较长，故系膜血管稠密，愈向远端则可有2级和3级动脉弓，因而分出的直支较短。小肠的静脉分布与动脉大致相同，最后汇合成肠系膜上静脉，其与肠系膜上动脉并行，在胰颈的后方与脾静脉汇合形成门静脉。

空肠黏膜下有散在性孤立淋巴小结，至回肠则有许多淋巴集结（Peyer 集结）。小肠淋巴管起始于黏膜绒毛中央的乳糜管，淋巴液汇集于肠系膜根部的淋巴结，再经肠系膜上动脉周围淋巴结、腹主动脉前的腹腔淋巴结而至乳糜池。

小肠接受自主神经支配，交感神经的内脏神经以及部分迷走神经纤维在腹腔动脉周围及肠系膜动脉根部组成腹腔神经丛和肠系膜上神经丛，然后发出神经纤维至肠壁。交感神经兴奋使小肠蠕动减弱、血管收缩，迷走神经兴奋使肠蠕动增强、肠腺分泌增加。小肠的痛觉由内脏神经的传入纤维传导。

二、小肠的生理

小肠是食物消化和吸收的主要部位。生理情况下，肠道内有很多细菌，肠屏障能阻止肠道内细菌、毒素外溢至肠道外。除胰液、胆汁和胃液可继续在小肠内起消化作用外，小肠黏膜腺体也分泌含有多种酶的碱性肠液，其中最主要的是多肽酶（肠肽酶），其能将多肽分解为可被肠黏膜吸收的氨基酸。食糜在小肠内分解为葡萄糖、氨基酸、脂肪酸后，即被小肠黏膜吸收。除食物外，小肠还吸收水、电解质、各种维生素，以及脱落的消化道上皮细胞所构成的大量内源性物质。成人这些内源性物质的液体量估计每天达8000ml左右，因此在小肠疾病如肠梗阻或肠瘘发生时，可引起严重的营养障碍和水、电解质平衡失调，小肠的大量内分泌细胞具有分泌激素的功能，现已知的肠道内分泌有生长抑素、促胃液素、缩胆素、胰液素、胃动素、抑胃多肽、神经降压素、胰高血糖素等。它们的生理功能有的比较明确，有的尚不完全清楚。这些激素具有调节消化道功能的作用。

知识链接

小肠检查手段

小肠疾病既往缺乏有效的检查手段，随着技术的进步，针对小肠的检查手段也越来越多，常用的检查方式有如下几种。

1. 小肠CT 检查需服用泻药如聚乙二醇，当泻药聚集在小肠内时行CT检查包括影像重建，有助于明确小肠壁有无增厚、强化情况，及肠壁外肠系膜有无增粗、迂曲以及脂肪改变。

2. 胶囊内镜 小胶囊相当于数码相机，口服后随肠道蠕动进行实时拍照，对肠道内黏膜病变、占位性病变，均具有较好诊断价值。当疑存有肠梗阻时应尽量避免使用，因为胶囊内镜可能滞留在狭窄部位无法通过。

3. 小肠镜 经口进镜时主要检查空肠、回肠上段，而经肛进镜时通常检查回肠中下段，理想状态是两边贯通，完成整个小肠的检查。但实际工作中比较困难，因为小肠长度为5～7米，无论从经口、经肛均难以100%达到对接。

第二节 肠感染性疾病

一、肠结核

肠结核（intestinal tuberculosis）是肠管由结核分枝杆菌引起的慢性特异性感染。好发部位为回肠末端和回盲部。肠结核多继发肺结核。肠结核出现肠狭窄、炎性肿块或肠穿孔病变多需要手术治疗。

（一）病因和病理

临床以继发性肺结核多见。肺结核是最常见的原发病变，开放性肺结核患者常咽下含有结核分枝杆菌的痰液而引起继发性肠结核。在粟粒性结核的患者，结核分枝杆菌可通过血行播散而引起包括肠结核的全身性结核感染。肠结核病变85%发生在回盲部，在病理形态上可表现为溃疡型和增生型两类，也可以两种病变并存。溃疡型肠结核的特点是沿肠管的横轴发展，病变开始于肠壁淋巴集结，继而发生干酪样坏死，肠黏膜脱落而形成溃疡，在修复过程中容易造成肠管的环形瘢痕狭窄。增生型肠结核的特点是在黏膜层下大量结核性肉芽肿和纤维组织增生，黏膜隆起呈假性息肉样变，也可有浅小的溃疡。由于肠壁增厚和变硬，以及周围组织粘连，容易导致肠腔狭窄和梗阻。溃疡性肠结核患者的肺结核多呈活动性，增生型肠结核患者多无明显肺结核病变，即使有，肺结核病变通常稳定。

（二）临床表现

肠结核可能是全身性结核的一部分，因此，患者多有低热、盗汗、乏力消瘦、食欲减退等结核病的全身症状。腹部症状随病变类型有所不同。溃疡型肠结核的主要症状为慢性腹部隐痛，偶尔阵发性绞痛，以右下腹及脐周围为著，常有进食后加剧，排便后减轻。时有腹泻，也有腹泻和便秘交替出现。若病变侵犯结肠，可有粪便带黏液和脓血。检查右下腹有轻度压痛。当病变发展到肠管环形瘢痕狭窄或为增生型肠结核时，则主要表现为低位不完全性肠梗阻，出现明显阵发性腹部疼痛，腹部见有肠型、肠鸣音高亢，右下股常可触及固定、较硬且有压痛的肿块。发生慢性肠穿孔时常形成腹腔局限脓肿，脓肿穿破腹壁便形成肠外瘘。

（三）诊断

除了应做血常规、红细胞沉降率、胸部X线平片等一般检查外，还需做X线钡餐或钡剂灌肠检查，纤维结肠镜检查。纤维结肠镜检查可发现结肠、回肠末端的病变，并可做活组织检查。

（四）治疗

肠结核应以内科治疗为主，有外科并发症时才考虑手术治疗。除急诊情况外，手术前原则上应先进行一段抗结核治疗和支持疗法，特别是有活动性肺结核或其他肠外结核的患者，待病情稳定后再行外科治疗。

肠结核的手术适应证为：①病变穿孔形成局限性脓肿或肠瘘；②溃疡型病变伴有瘢痕形成或增生型病变导致肠梗阻；③不能控制的肠道出血；④病变游离穿孔合并急性腹膜炎。后两种情况较为少见。

手术方式应根据病情而定。①急性肠穿孔应行病变肠段切除术，不建议行修补术，因修补是在有急性炎症活动性结核病灶上进行，失败率甚高。②伴有瘢痕形成的小肠梗阻行肠段切除吻合，若为多发性病变，建议行分段切除吻合，以保留足够长度的小肠，应避免作广泛切除。③回盲部增生型病变可作回盲部或右半结肠切除，如病变炎症浸润而固定。可在病变的近侧切断回肠，将远断端缝闭，近断端与横结肠作端侧吻合，以解除梗阻，待二期手术切除病变肠袢。

二、肠伤寒穿孔

肠穿孔是伤寒病的严重并发症之一，死亡率较高，需外科干预。

（一）病因和病理

伤寒病由沙门菌属伤寒杆菌所引起，经口进入肠道，侵入回肠末段的淋巴滤泡和淋巴集结，在发病的第2周开始发生坏死，形成溃疡，当肠腔压力增高时可急性穿孔。由于肠伤寒极少引起腹膜反应与粘连，因此穿孔后立即形成急性弥漫性腹膜炎。穿孔多发生在距回盲瓣50cm以内回肠，多为单发。

（二）临床表现和诊断

已经确诊为伤寒病的患者，突然发生右下腹痛，短时间内扩散至全腹，伴有呕吐、腹胀；检查有明显腹部压痛、肠鸣音消失等腹膜炎征象；X线检查发现气腹；伤寒患者本应是脉缓、白细胞计数下降、体温高，穿孔后反有脉搏增快，白细胞计数增加，体温下降；腹腔穿刺可抽到脓液。取血作伤寒菌培养和肥达反应试验可进一步明确诊断。

（三）治疗

伤寒肠穿孔确诊后应及时手术治疗。由于患者一般都很虚弱，故原则是施行穿孔缝合术。只有肠穿孔过多或并发不易控制的肠道大出血，且患者全身状况许可，才考虑做肠切除术。对术中发现肠壁很薄接近穿孔的其他病变处，应作浆肌层缝合预防术后穿孔。手术结束应清洗腹腔，放置有效的引流。术后对伤寒病和腹膜炎应采用积极抗感染治疗，并给予肠外营养支持。

第三节　肠炎性疾病

一、急性出血性肠炎

急性出血性肠炎（acute hemorrhagic enteritis）为一种原因尚不明确的肠管急性炎症病变，由于血便是本病最主要的症状，故称为急性出血性肠炎。起病急、进展快是本病特点。

（一）病因和病理

曾认为细菌感染和过敏与本病有关。近年来认为本病的发生与C型Welch杆菌的β毒素有关。肠道内缺乏足够破坏β毒素的胰蛋白酶亦促使本病发生。长期进食低蛋白饮食可使肠道内胰蛋白酶处于低水平。病变主要在空肠下段或回肠末段，病变之间可有明显分界的正常肠管，严重时病变可融合成片。肠管扩张，肠壁呈水肿、炎性细胞浸润、广泛出血、坏死和溃疡形成，甚至穿孔。穿孔病变多发生在肠壁系膜缘。受累肠段的系膜通常充血水肿，伴有多发淋巴结肿大、坏死。腹腔内有混浊或血性渗液。

（二）临床表现

急性出血性肠炎缺乏特异性症状。急性腹痛、腹胀、呕吐、腹泻、便血及全身中毒症状为主要临床表现。腹痛呈阵发性绞痛或持续性痛伴阵发性加剧，随之有腹泻，多为血水样便或果酱样腥臭便。少数患者腹痛不明显而以血便为主要症状。有发热、寒战、恶心、呕吐。当肠坏死或穿孔时，可有明显的腹膜炎征象，行腹腔穿刺可抽到脓性或血性液体。

诊断上需与肠套叠、克罗恩病、中毒性菌痢或急性肠梗阻等相鉴别。

（三）治疗

一般采用非手术治疗，包括：①维持内环境平衡，纠正水、电解质紊乱与酸碱平衡，必要时可少量多次输血；②禁食，胃肠减压；③应用广谱抗生素和甲硝唑以控制肠道细菌特别是厌氧菌的生长；④防治脓毒血症和中毒性休克；⑤应用静脉营养，既可提供营养又可使肠道休息。

手术适应证：①有明显腹膜炎表现，或腹腔穿刺有脓性或血性渗液，怀疑有肠坏死或穿孔；②不能控制的肠道大出血；③有肠梗阻表现经非手术治疗不能缓解。

对肠管坏死、穿孔或伴肠道大量出血者，如病变局限者可行病变肠管部分切除一期吻合，如病变广泛，可将穿孔、坏死肠段切除，远近两端外置造口，以后再行二期吻合。急性出血性肠炎严重时可累及大部分肠管，手术时必须仔细判断肠管生机，不可因炎症水肿、片状或点状出血而贸然行广泛肠切除，导致术后发生短肠综合征。由于本病黏膜病变范围通常超过浆膜病变，手术切除范围应达到正常黏膜。手术后仍应给予积极的药物及支持疗法。

二、克罗恩病

克罗恩病（Crohn's disease）的病因迄今未肯定。近年在我国发病率呈上升趋势，发病以年轻者居多，统计表明发病率男性略高于女性。

（一）病理

克罗恩病可侵及胃肠道的任何部位，最多见于回肠末段，可同时累及小肠和结肠，直肠受累者可见。病变可局限于肠管的一处或多处，呈节段性分布。炎症起始于黏膜下层，波及肠壁各层。病变黏膜增厚，可见裂隙状深溃疡，黏膜水肿突出表面呈鹅卵石样改变；肠壁增厚，肉芽肿形成，可使肠腔变窄；浆膜面充血水肿、纤维素渗出；受累肠系膜水肿、增厚和淋巴结炎性肿大，系膜缩短，肠管常有脂带包裹；病变肠袢间、周围组织、器官常粘连，或因溃疡穿透而形成内瘘、外瘘。

（二）临床表现

不同患者发病急缓、病变部位和范围以及有无并发症不同，临床表现不同。一般起病常较缓慢，病史多较长。腹泻、腹痛、体重下降是其常见症状。可见黏液血便。腹痛常位于右下腹或脐周，一般为痉挛性痛，多不严重，常伴局部轻压痛。当有慢性溃疡穿透、肠内瘘和粘连形成时，可出现腹内肿块。部分患者出现肠梗阻症状，但多为不完全性。部分患者以肛周病变为首诊症状。

（三）诊断与鉴别诊断

除临床表现外，影像学检查和结肠镜检查有助于诊断，必要时行胶囊内镜、小肠镜等检查。影像学检查包括 X 线钡餐检查、CTE（CT 肠道显像），显示回肠末段肠腔狭窄、管壁僵硬、黏膜皱襞消失、呈线样征等。

克罗恩病应与肠结核和溃疡性结肠炎等鉴别。少数克罗恩病患者发病较急，易误诊为急性阑尾炎。但是急性阑尾炎一般既往无反复低热、腹泻病史，右下腹压痛较局限、固定，白细胞计数增加较显著。

（四）治疗

一般采用内科治疗，约 70% 患者在一生中需要接受手术治疗。克罗恩病手术适应证为肠梗阻，慢性肠穿孔后形成腹腔脓肿，肠内瘘或肠外瘘，肛周病变，长期持续出血，以及诊断上难以排除癌肿、结核者，内科治疗无效者亦可考虑手术。

手术应切除病变部位包括近远侧肉眼观正常肠管 2cm，一般不宜作单纯的病变近侧与远侧肠侧侧吻合的短路手术。多次肠切除术后复发，有单个或多个短的小肠纤维性狭窄，可行狭窄成形术。术前诊断为阑尾炎而在手术中怀疑为此病时，单纯切除阑尾后容易发生残端瘘。因患者大多存在营养不良、长期使用激素或免疫抑制剂，围手术期处理显得尤为重要。

第四节　肠系膜血管缺血性疾病

随人口老龄化，此病发病率增加。临床上表现为血运性肠梗阻，因肠系膜血管急性血液循环障碍导致肠管短时间内缺血坏死。病变主要发生于肠系膜动脉。可由下列原因引起，如：①肠系膜上动脉栓塞（superior mesenteric arterial embolism），栓子多来自心脏，如心肌梗死后的壁栓，心瓣膜病、心房纤颤、心内膜炎附壁血栓等，也可来自主动脉壁上粥样斑块；栓塞可发生在肠系膜上动脉自然狭窄处，常见部位在中结肠动脉出口以下。②肠系膜上动脉血栓形成（superior mesenteric arterial thrombosis），大多在动脉硬化性阻塞或狭窄的基础上发生，常涉及整个肠系膜上动脉，也有较局限者。③肠系膜上静脉血栓形成（superior mesenteric; venous thrombosis），可继发于腹腔感染、肝硬化门静脉高压致血流淤滞、真性红细胞增多症、高凝状态和外伤或手术造成血管损伤等。

一、临床表现和诊断

不同患者肠系膜阻塞的血管不同，肠系膜血管阻塞的性质、部位、范围不同，临床表现各有差别。一般阻塞发生过程越急，范围越广，表现越严重。动脉阻塞的临床表现又较静脉阻塞急而严重。

肠系膜上动脉血栓形成的患者，常先有慢性肠系膜上动脉缺血的征象。表现为饱餐后腹痛，以致患者不敢进食而日渐消瘦，伴有慢性腹泻等肠道吸收不良的症状。当血栓形成突然引起急性完全性血管阻塞时，则表现与肠系膜上动脉栓塞相似。一般发病急骤，早期表现为突然发生剧烈的腹部绞痛，难以用一般药物所缓解，可以是全腹性或局限性。恶心呕吐频繁，呕吐物多为血性。部分患者有腹泻，并排出暗红色血便。腹部平坦、柔软，可有轻度压痛，肠鸣音活跃或正常。其特点是严重的症状与轻微的体征不相称。全身改变也不明显，但如血管闭塞范围广泛，也可较早出现休克。随着肠坏死和腹膜炎的发展，腹胀渐趋明显，肠鸣音消失，出现腹部压痛、腹肌紧张等腹膜刺激征。呕出暗红色血性液体，或出现血便；腹腔穿刺抽出液也为血性。血象多表现为血液浓缩，白细胞计数在病程早期便可明显升高，常达 $20 \times 10^9/L$ 以上。

肠系膜上静脉血栓形成的症状发展较慢，多有腹部不适、便秘或腹泻等前驱症状。数日至数周后可突然剧烈腹痛、持续性呕吐，但呕血和便血更为多见，腹胀和腹部压痛，肠鸣音减少。腹腔穿刺可抽出血性液体，常有发热和白细胞计数增高。

本病的诊断主要依靠病史和临床表现，腹部 X 线平片显示受累小肠、结肠轻度或中度扩张胀气，晚期由于肠腔和腹腔内大量积液，平片显示腹部普遍密度增高。选择性动脉造影对诊断有重要意义，早期可有助于鉴别血管栓塞、血栓形成或痉挛，并可同时给予血管扩张剂等治疗。

二、治疗

应及早诊断，及早治疗，包括支持疗法和手术治疗。血管造影明确病变的性质和部位后，动脉导管可保留在原位以给予血管扩张剂，并维持至手术后或栓塞病变治疗后，可有利于提高缺血肠管的成活率。肠系膜上动脉栓塞可行取栓术。血栓形成则可行血栓内膜切除或肠系膜上动脉-腹主动脉“搭桥”手术。如果已有肠坏死应作肠切除术，根据肠管切除的范围及切除缘的血运情况施行一期肠吻合或肠断端外置造口术。肠系膜上静脉血栓形成者需施行肠切除术，切除范围应包括全部有静脉血栓形成的肠系膜，否则术后静脉血栓有继续发展的可能，术后应继续行抗凝治疗。

急性肠系膜血管缺血性疾病，临床常因认识不足而误诊，一旦发生广泛的肠缺血坏死，预后凶险，死亡率很高。短肠综合征、再栓塞、肠外瘘、胃肠道出血、局限性肠纤维化狭窄等是术后可能发生的并发症。

肠系膜血管缺血性疾病中还有一类非肠系膜血管阻塞性缺血，其肠系膜动、静脉并无阻塞。尤易发生于已有肠系膜上动脉硬化性狭窄病变者。临床表现与急性肠系膜上动脉阻塞极相似，但发病较缓慢，剧烈腹痛逐渐加重。待发展到肠梗死阶段，则出现严重股痛、呕血或血便，并出现腹膜炎体征。选择性肠系膜上动脉造影最具诊断价值，显示其动脉近端正常，而远侧分支变细而光滑。临床诱因是充血性心力衰竭、急性心肌梗死、感染性休克、心脏等大手术后，以及应用麦角等药物、大量利尿剂和洋地黄中毒等，与低血容量、低心排出量或肠系膜血管收缩所致血流动力学改变有关。治疗首先应纠正诱发因素。血细胞比容增高时应补给晶体、胶体溶液或输注低分子右旋糖酐。经选择性肠系膜上动脉插管注罂粟碱、妥拉苏林等血管扩张药物。发生肠坏死应手术治疗。术后可继续保留肠系膜上动脉插管给药。由于本病伴有致病诱因的严重器质性疾病，且患者常年龄较大，故死亡率甚高。

第五节　肠梗阻

案例引导

案例　患者，男，28岁，因“腹痛伴呕吐2天”入院。2天前突发全腹疼痛，呈阵发性绞痛，以右下腹明显，伴呕吐，开始为胃内容物，后带粪臭味。两天来停止至肛门排便排气。2年曾行“阑尾切除术”。入院查体：T 37.4℃，P 105次/分，R 19次/分，BP 100/80mmHg。急性面容，神清，唇舌干燥，皮肤弹性差，心肺未及异常，腹部隆，未见肠型及蠕动波，全腹触诊柔软，广泛轻压痛，无反跳痛，未触及肿块，肝脾未及异常，肠鸣音亢进，有气过水音。入院后查血常规：白细胞 8.9×10^9/L，中性粒细胞百分比76.5%，血红蛋白156g/L，血小板 $10^7\times10^{12}$/L。腹部X光片示：小肠扩张积气并有大小不等的阶梯状液平面。

讨论　该患者诊断、相应诊断依据及下一步治疗方案是什么？

肠内容物不能正常运行顺利通过肠道，称为肠梗阻（intestinal obstruction），是外科常见的急腹症之一。肠梗阻不但可引起肠管解剖与功能的改变，并可导致全身性生理的紊乱。

一、病因和分类

（一）按肠梗阻发生的基本原因分类

1. 机械性肠梗阻（mechanical intestinal obstruction）　最常见，是机械因素引起的肠腔狭窄或不通致肠内容物通过障碍。常见原因包括：①肠腔堵塞，如粪块、胆石、异物、蛔虫等；②肠管受压，如粘连带压迫、肠管扭转、嵌顿疝或肠外肿瘤压迫等；③肠壁病变，如肿瘤、先天性肠道畸形、炎症狭窄等。

2. 动力性肠梗阻　是由于神经反射或毒素刺激引起肠壁肌肉收缩或舒张功能失常，致肠内容物不能正常运行，但无器质性的肠腔狭窄。常见的如急性弥漫性腹膜炎、腹部大手术、低血钾等引起的麻痹性肠梗阻。痉挛性肠梗阻较少见，可由肠道功能紊乱和慢性铅中毒引起。

3. 血运性肠梗阻　是由于肠系膜血管栓塞或血栓形成，使肠管血运障碍，继而发生肠麻痹，甚至发生肠坏死或穿孔。

（二）按肠壁有无血运障碍分类

1. 单纯性肠梗阻　只是肠内容物通过受阻，而无肠管血运障碍。

2. 绞窄性肠梗阻　肠梗阻并伴有肠壁血运障碍者，可因肠系膜血管受压、血栓形成或栓塞等引起。

（三）按梗阻的部位分类

可分为高位（如空肠上段）和低位（如回肠末段和结肠）两种。

（四）按梗阻的程度分类

可分为完全性和不完全性肠梗阻。

（五）按发展过程的快慢分类

可分为急性和慢性肠梗阻。

还有一种特殊梗阻类型称为闭袢性肠梗阻，见于肠管两端完全阻塞，如肠扭转、结肠肿瘤。

肠梗阻在不断变化的病理过程中，上述有的类型在一定条件下是可以互相转化的。

二、病理生理

（一）局部变化

机械性肠梗阻一旦发生，梗阻以上肠蠕动增加，以克服肠内容物通过障碍。麻痹性肠梗阻则蠕动减弱或消失。另一方面，肠腔内因气体和液体的积贮而膨胀，肠壁变薄。肠梗阻部位愈低，时间愈长，肠膨胀愈明显。梗阻以下肠管则瘪陷、空虚或仅存积少量粪便。梗阻到一定程度时可使肠壁血运障碍。最初主要表现为静脉回流受阻，肠壁充血、水肿、增厚、呈暗红色。由于组织缺氧，毛细血管通透性增加，肠壁上有出血点，并有血性渗出液渗入肠腔和腹腔。继续进展可出现动脉血运受阻，血栓形成，肠壁失去活力，肠管变成紫黑色，并可因缺血坏死而溃破穿孔。

（二）全身改变

1. 体液丧失　是肠梗阻很重要的病理生理改变。胃肠道的分泌液每日约为8000ml，在正常情况下绝大部分被再吸收。肠梗阻发生后，由于不能进食及频繁呕吐，大量胃肠道液潴留在肠腔内，以及肠壁静脉回流使肠壁水肿和血浆向肠壁、肠腔和腹腔渗出，可以造成严重的缺水、血容量减少和血液浓缩。如有肠绞窄存在，还会丢失大量血液。同时还带来电解质紊乱和酸碱平衡失调。其变化也因梗阻部位的不同而有差别。一般小肠梗阻丧失的体液多为碱性或中性，钠、钾离子的丢失较氯离子为多，以及在低血容量和缺氧情况下酸性代谢物剧增，加之缺水、少尿可引起严重的代谢性酸中毒。严重的缺钾可加重肠膨胀，并可引起肌无力和心律失常。

2. 感染和中毒　梗阻肠腔内细菌数量显著增加，并产生多种强烈的毒素。由于肠壁血运障碍或失去活力，肠道细菌将引起严重的腹膜炎和感染中毒症状。

3. 休克及多器官功能障碍　严重的缺水、血液浓缩、血容量减少、电解质紊乱、酸碱平衡失调、细菌感染、中毒等，可引起严重休克。当肠坏死穿孔发生腹膜炎时，全身中毒症状更为严重。肠腔膨胀使腹压增高，膈肌上升，腹式呼吸减弱，影响肺内气体交换，同时妨碍下腔静脉血液回流，而致呼吸、循环功能障碍。最后可因多器官功能障碍乃至衰竭而死亡。

三、临床表现

（一）症状

各类肠梗阻均有的共同表现是腹痛、呕吐、腹胀及停止自肛门排气排便。

1. 腹痛　机械性肠梗阻发生时，由于梗阻部位以上强烈肠蠕动，表现为阵发性绞痛，疼痛多在腹中部，也可偏于梗阻所在的部位。腹痛发作时可伴有肠鸣，自觉有“气块”在腹中窜动，并受阻于某一部位。有时能见到肠型和肠蠕动波。如果腹痛的间歇期不断缩短，以至成为剧烈的持续性腹痛，则应该警惕可能是绞窄性肠梗阻的表现。麻痹性肠梗阻多为持续性胀痛。

2. 呕吐　在肠梗阻早期，呕吐呈反射性，吐出物为食物或胃液。此后，呕吐随梗阻部位高低而有所不同，一般是梗阻部位愈高，呕吐出现愈早、愈频繁。高位肠梗阻时呕吐频繁，吐出物主要为胃及十二指肠内容；低位肠梗阻时，呕吐出现迟而少，吐出物可呈粪样。结肠梗阻时，呕吐到晚期才出现。呕吐物如呈棕褐色或血性，是肠管血运障碍的表现。麻痹性肠梗阻时，呕吐多呈溢出性。

3. 腹胀　一般梗阻发生一段时间后出现，其程度与梗阻部位有关。高位肠梗阻腹胀不明显。低位肠梗阻及麻痹性肠梗阻则全腹膨胀。腹部隆起不均匀对称是肠扭转等闭袢性肠梗阻的特点。

4. 停止自肛门排气排便　完全性肠梗阻发生后，排气排便停止。少数可因梗阻以下肠内尚残存的粪便和气体，仍可在早期自行或在灌肠后排出，不能因此而否定肠梗阻的存在。不完全性肠梗阻可有少量的排气排便，但梗阻症状不能缓解。肠套叠、肠系膜血管栓塞或血栓形成等绞窄性肠梗阻可排出血性黏液样粪便。

（二）体征

1. 全身情况　单纯性肠梗阻的全身情况早期无明显变化。晚期逐渐出现脱水、休克等表现，绞窄性肠梗阻病情进展快，较早出现全身中毒症状及休克。

2. 腹部体征

（1）视诊　腹部膨胀。机械性肠梗阻常可见肠型和蠕动波。肠扭转时腹胀多不对称。麻痹性肠梗阻则腹胀均匀。

（2）触诊　单纯性肠梗阻可有位置不确定的轻压痛。绞窄性肠梗阻时，可有固定压痛和腹膜刺激征。触及痛性包块常为绞窄的肠袢。肿瘤或蛔虫导致肠梗阻时有时可在腹部触及包块或条索状团块。

（3）叩诊　肠胀气时一般呈鼓音。绞窄性肠梗阻时，腹腔有渗液，移动性浊音可呈阳性。

（4）听诊　肠鸣音亢进，有气过水声或金属音，为机械性肠梗阻表现。麻痹性肠梗阻时，则肠鸣音减弱或消失。

3. 直肠指检　应作为常规检查不能忽视。如触及肿块，可能为直肠肿瘤。肠套叠、绞窄性肠梗阻等指套可染有血迹。

（三）实验室检查

单纯性肠梗阻的早期，变化不明显。随着病情发展，血红蛋白值及血细胞比容可因缺水、血液浓缩而升高。尿比重也增高。白细胞计数和中性粒细胞明显增加，多见于绞窄性肠梗阻。通过血气分析和血清钠、钾、氯离子等的变化了解酸碱失衡、电解质紊乱状况。呕吐物和粪便检查，有大量红细胞或隐血阳性，应考虑肠管有血运障碍。

（四）X线检查

腹部立位X线检查是肠梗阻常用的检查方法。一般在肠梗阻发生4～6小时后检查即显示肠管的气液平面。小肠梗阻一般显示小肠扩张积气并有大小不等的阶梯状液平面。高位小肠梗阻时空肠黏膜环状皱襞可显示“鱼肋骨刺”状。结肠胀气位于腹部周边，显示结肠袋形。当怀疑肠套叠、乙状结肠扭转或结肠肿瘤时，可作钡剂灌肠或CT检查以助诊断。

四、诊断

（一）是否肠梗阻

根据腹痛、呕吐、腹胀、停止自肛门排气排便四大症状和腹部可见肠型或蠕动波、肠鸣音亢进等，一般可作出诊断。X 线检查对确定有否肠梗阻帮助较大。但需注意有时可不完全具备这些典型表现，特别是某些绞窄性肠梗阻的早期，可能与输尿管结石、卵巢囊肿蒂扭转、急性坏死性胰腺炎等混淆，尤应警惕。

（二）机械性还是动力性梗阻

机械性肠梗阻具有上述典型临床表现，早期腹胀可不显著。麻痹性肠梗阻则表现为肠蠕动减弱或消失，腹胀显著。X 线检查可显示大、小肠全部充气扩张。而机械性肠梗阻胀气限于梗阻以上的部分肠管，即使晚期并发肠绞窄和麻痹，结肠也不会全部胀气。

（三）单纯性还是绞窄性梗阻

这一判定极为重要，因为绞窄性肠梗阻预后严重，并须尽早进行手术治疗。有下列表现者，应考虑绞窄性肠梗阻的可能。

1. 腹痛发作急骤，起始即为持续性剧烈疼痛，或在阵发性加重之间仍有持续性疼痛。肠鸣音可不亢进。有时出现腰背部痛，呕吐出现早、剧烈而频繁。

2. 病情发展迅速，早期出现休克，抗休克治疗后改善不显著。

3. 有明显腹膜刺激征，体温上升、脉率增快、白细胞计数增高。

4. 腹胀不对称，腹部有局部隆起或触及有压痛的肿块（胀大的肠袢）。

5. 呕吐物、胃肠减压抽出液、肛门排出物为血性，或腹腔穿刺抽出血性液体。

6. 经积极非手术治疗而症状体征无明显改善。

7. 腹部 X 线检查见孤立、突出胀大的肠袢，不因时间而改变位置，或有假肿瘤状阴影；或肠间隙增宽，提示有腹腔积液。

（四）高位还是低位梗阻

高位小肠梗阻的特点是呕吐发生早而频繁，腹胀不明显。低位小肠梗阻的特点是腹胀明显，呕吐出现晚而次数少，并可吐粪样物。结肠梗阻与低位小肠梗阻的临床表现很相似，鉴别较困难，X 线检查有很大帮助。低位小肠梗阻，扩张的肠袢在腹中部，呈“阶梯状”排列，而结肠内无积气。结肠梗阻时扩大的肠袢分布在腹部周围，可见结肠袋，胀气的结肠阴影在梗阻部位突然中断，盲肠胀气最显著，小肠内胀气可不明显。

（五）完全性还是不完全性梗阻

完全性梗阻呕吐频繁，如为低位梗阻腹胀明显，完全停止排便排气。X 线腹部检查见梗阻以上肠袢明显充气和扩张，梗阻以下结肠内无气体。不完全性梗阻呕吐与腹胀都较轻或无呕吐，X 线所见肠袢充气扩张都较不明显，而结肠内仍有气体存在。

（六）肠梗阻病因

应根据年龄、病史、体征、X 线、CT 等影像学检查等几方面分析。在临床上粘连性肠梗阻最为常见，多发生在以往有过腹部手术、损伤或炎症史的患者。嵌顿性或绞窄性腹外疝是常见的肠梗阻原因，所以机械性肠梗阻的患者应仔细检查各可能发生外疝的部位。结肠梗阻多系肿瘤所致，需特别提高警惕。新生婴儿以肠道先天性畸形为多见。2 岁以内小儿，则肠套叠多见。蛔虫团所致的肠梗阻常发生于儿童。老年人则以肿瘤及粪块堵塞为常见。

五、治疗

肠梗阻的治疗原则是矫正因肠梗阻所引起的全身生理紊乱和解除梗阻。具体治疗方法要根据肠梗阻的类型、部位和患者的全身情况而定。

（一）非手术治疗

1. 适应证 ①单纯性粘连性（特别是不完全性）肠梗阻；②动力性肠梗阻；③蛔虫或粪块堵塞引起的肠梗阻；④肠结核等炎症引起的不完全性肠梗阻，肠套叠早期等。

在治疗期间，必须严密观察，如症状、体征不见好转或有加重，即应手术治疗。

2. 方法

（1）胃肠减压　是治疗肠梗阻的重要方法之一。通过胃肠减压，吸出胃肠道内的气体和液体，可以减轻腹胀，降低肠腔内压力，减少肠腔内的细菌和毒素，改善肠壁血循环，有利于改善局部病变和全身情况。

（2）矫正水、电解质紊乱和酸碱平衡失调　是极重要的措施。输液所需容量和种类须根据呕吐情况、缺水体征、血液浓缩程度、尿排出量和比重，并结合血清钠、钾、氯和血气分析监测结果而定。呕吐频繁者应注意补钾，代谢性酸中毒者可适当使用碱剂。单纯性肠梗阻，特别是早期，上述生理紊乱较易纠正。而在单纯性肠梗阻晚期和绞窄性肠梗阻，尚须输给血浆、全血或血浆代用品，以补偿丧失至肠腔或腹腔内的血浆和血液。

（3）防治感染和中毒　应用抗肠道细菌，包括抗厌氧菌的抗生素。一般单纯性肠梗阻可不应用，但对单纯性肠梗阻晚期，特别是绞窄性肠梗阻以及手术治疗的患者尤为重要。

（4）灌肠疗法　能增强通里攻下的作用，常用温肥皂水灌肠。肠套叠可用空气或钡剂灌肠。

（5）其他　嵌顿疝的手法复位还纳、腹部按摩、中医中药治疗等。

（二）手术治疗

1. 适应证 ①绞窄性肠梗阻；②有腹膜刺激征或弥漫

性腹膜炎征象的肠梗阻；③肿瘤及先天性肠道畸形引起的肠梗阻；④非手术治疗无效者。

2. 方法 由于急性肠梗阻患者的全身情况常较严重，所以手术的原则和目的是：在最短手术时间内，以最简单的方法解除梗阻或恢复肠腔的通畅。具体手术方法要根据梗阻的病因、性质、部位及患者全身情况而定。

（1）解除梗阻病因 如粘连松解术、肠切开取除异物、肠套叠或肠扭转复位术等。

（2）肠切除肠吻合术 如肠管因肿瘤、炎症性狭窄等，或局部肠袢已经失活坏死，则应作肠切除肠吻合术。对于绞窄性肠梗阻，应争取在肠坏死以前解除梗阻，恢复肠管血液循环，正确判断肠管的生机十分重要。如在解除梗阻原因后有下列表现，则说明肠管已无生机：①肠壁已呈黑色并塌陷；②肠壁已失去张力和蠕动能力，肠管呈麻痹、扩大、对刺激无收缩反应；③相应的肠系膜终末小动脉无搏动。如有可疑，可用等渗盐水纱布热敷，或用0.5%普鲁卡因溶液作肠系膜根部封闭等。倘若观察10～30分钟，仍无好转，说明肠已坏死，应作肠切除术。若肠管生机一时难肯定，特别当病变肠管过长，切除后会导致短肠综合征的危险，则可将其回纳入腹腔，缝合腹壁，于18～24小时后再次行剖腹探查术。但在此期间内必须严密观察，一旦病情恶化，即应随时行再次剖腹探查，加以处理。

（3）短路手术 如病变肠管不能切除时，则可作梗阻近端与远端肠袢的短路吻合术。

（4）肠造口或肠外置术 适用于一般情况极差或局部病变所限不能耐受和进行复杂手术的结肠梗阻患者，一般采用梗阻近侧（盲肠或横结肠）造口，以解除梗阻。如已有肠坏死，则宜切除坏死肠段并将两断端外置作造口术，待以后二期手术再解决结肠病变。

六、常见的肠梗阻

（一）粘连性肠梗阻

粘连性肠梗阻（intestinal obstruction due to adhesions）是腹腔内粘连带所致的肠梗阻，最为常见，其发生率占各类肠梗阻的20%～40%。粘连性肠梗阻可分为先天性和后天性两种。先天性者较少见，可因发育异常或胎粪性腹膜炎所致；后天性者多见，常由于腹腔内手术、炎症、创伤、出血、异物等引起。临床上以手术后所致的粘连性肠梗阻为最多。

肠粘连必须在一定条件下才会引起肠梗阻。常见的如因肠袢紧密粘连成团或固定于腹壁，使肠腔变窄或影响肠管的蠕动和扩张；肠管因粘连牵扯扭折成锐角；粘连带压迫肠管；肠袢套入粘连带构成的环孔；或因肠袢粘连处为支点发生扭转等（图37－1）。在上述病变基础上，肠道功能紊乱、暴饮暴食、突然改变体位等，往往是引起梗阻的诱因。

粘连性肠梗阻主要是机械性肠梗阻的表现：患者多有腹腔手术、创伤或感染的病史；以往有慢性肠梗阻症状和多次急性发作者多为广泛粘连引起的梗阻；长期无症状，突然出现急性梗阻症状，腹痛较重，出现腹部局部压痛，甚至腹肌紧张者，即应考虑是粘连带等引起的绞窄性肠梗阻。

治疗粘连性肠梗阻重要的是要区别是单纯性还是绞窄性，是完全性还是不完全性。因为手术治疗并不能消除粘连，相反地，术后还可能形成新的粘连，所以对单纯性肠梗阻、不完全性肠梗阻，特别是广泛性粘连者，一般选用非手术治疗。如经非手术治疗不见好转甚至病情加重，或怀疑为绞窄性肠梗阻，手术须及早进行，以免发生肠坏死。对反复频繁发作的粘连性肠梗阻也应考虑手术治疗。常用手术方法有：①粘连带和小片粘连可施行简单的切断和分离。②广泛粘连不易分离，且容易损伤肠壁浆膜和引起渗血或肠瘘，并再度引起粘连，可采用小肠插管内固定排列术，即经胃造瘘插入带气囊双腔管，将其远端插至回肠末端，然后将小肠顺序折叠排列，借胃肠道内的带气囊双腔管达到内固定的目的，以避免梗阻再发生。③如一组肠袢紧密粘连成团引起梗阻，又不能分离，可将此段肠袢切除作一期肠吻合；倘若无法切除，则作梗阻部分近端、远端肠侧侧吻合的短路手术，或在梗阻部位以上切断肠管，远断端闭合，近断端与梗阻以下的肠管作端侧吻合。

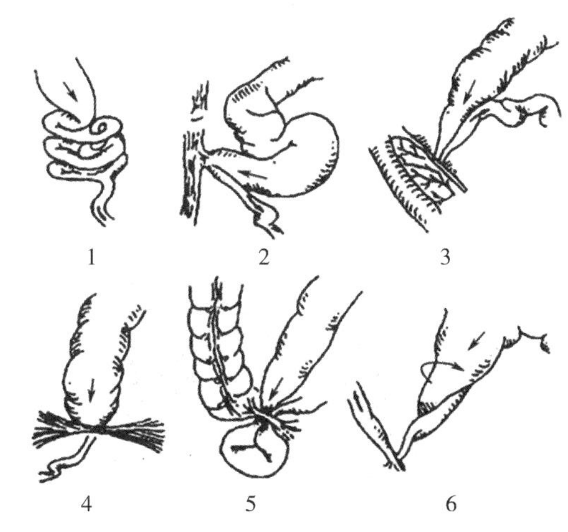

图37－1 粘连性肠梗阻

1. 肠袢粘连成团；2. 腹壁粘连扭折；3. 系膜粘连带扭折；4. 粘连系带；5. 粘连内疝；6. 粘连成角，扭转

（二）肠扭转

肠扭转（volvulus）是一段肠袢沿其系膜长轴旋转而造成的闭袢型肠梗阻，同时肠系膜血管受压则为绞窄性肠梗

阻。肠扭转部分在其系膜根部，以顺时针方向旋转为多见，扭转程度轻者在360°以下，严重的可达数转。常见的肠扭转有部分小肠、全部小肠和乙状结肠扭转。多是因为肠袢及其系膜过长，系膜根部附着处过窄或粘连收缩靠拢等解剖上的因素，并因肠内容物重量骤增，肠管动力异常，以及突然改变体位等诱发因素而引起。

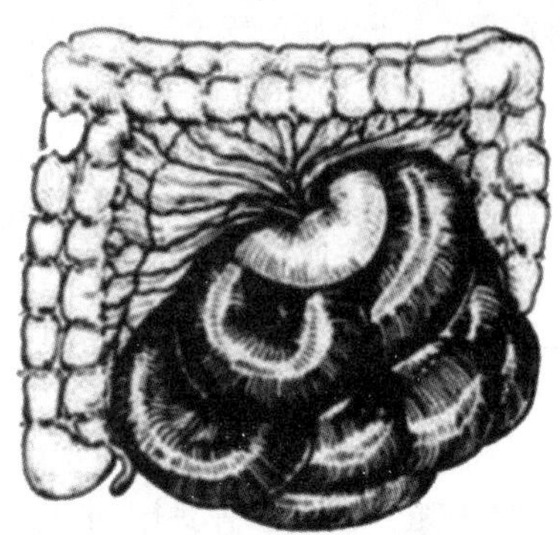

图 37－2　全小肠扭转（已坏死）

肠扭转表现为急性机械性肠梗阻，根据其发生的部位，临床上各有特点。①急性小肠扭转（图 37－2）多见于青壮年。常有饱食后剧烈活动等诱发因素，常表现为持续性疼痛阵发性加重，常牵涉腰背部，患者往往不敢平仰卧，呕吐频繁，腹胀不显著或者某一部位特别明显，腹部有时可扪及压痛的扩张肠袢，还可发生休克。腹部X线检查示小肠胀气，可见多个液平或空肠和回肠换位或排列成多种形态的小跨度蜷曲肠袢等特有的征象。②乙状结肠扭转多见于男性老年人，常有便秘习惯，或以往有多次腹痛发作经排便、排气后缓解的病史。临床表现除腹部绞痛外，有明显腹胀，而呕吐一般不明显。如作低压灌肠，灌入量往往不足500ml。腹部X线平片显示马蹄状巨大的双腔充气肠袢，圆顶向上，两肢向下；立位可见两个液平面。钡剂灌肠X线检查见扭转部位钡剂受阻，钡影尖端呈“鸟嘴”形（图 37－3）。

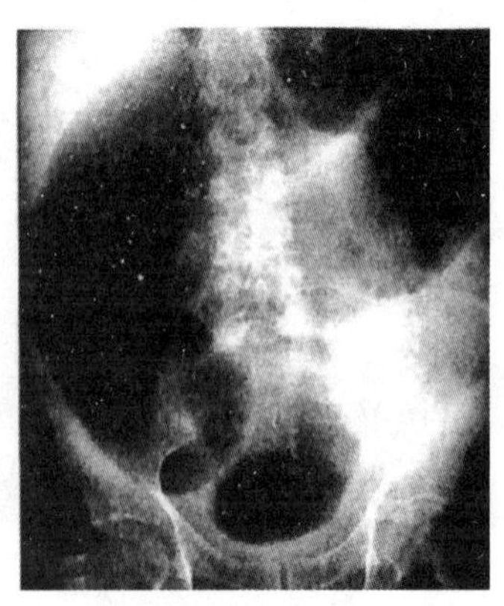

图 37－3　乙状结肠扭转X线平片

肠扭转常可在短时期内发生肠绞窄、坏死，死亡率为15%～40%，因此诊断明确应及时手术治疗。手术方式有：①扭转复位术将扭转的肠袢按其扭转的相反方向回转复位，还可加用侧腹壁固定术、系膜折叠缝合术等方法解决预防复发的问题。②肠切除术适用于已有肠坏死的病例，小肠应作一期切除吻合。乙状结肠一般切除坏死肠段后将断端作肠造口术，以后再二期手术作肠吻合术。

（三）肠套叠

一段肠管套入其相连的肠管腔内称为肠套叠（intussusception），其发生常与肠管解剖特点（如盲肠活动度过大）、病理因素（如肠息肉、肿瘤）以及肠功能失调、蠕动异常等有关。按照发生的部位可分为回盲部套叠（回肠套入结肠）（图 37－4）、小肠套叠（小肠套入小肠）与结肠套叠（结肠套入结肠）等型。

肠套叠80%发生于2岁以下的儿童。肠套叠的三大典型症状是腹痛、血便和腹部肿块，表现为突然发作剧烈的阵发性腹痛，病儿阵发哭闹不安、面色苍白、出汗，伴有呕吐和果酱样血便。腹部检查常可在腹部扪及腊肠形、表面光滑、稍可活动、具有一定压痛的肿块。空气或钡剂灌肠X线检查，可见空气或钡剂在结肠受阻，阻断钡影呈“杯口”状，甚至呈“弹簧状”阴影。成人肠套叠的发生常与肠息肉、肿瘤等病变有关，多呈慢性复发性不完全性梗阻，故症状较轻，表现为阵发性腹痛发作，而发生便血的不多见。由于套叠常可自行复位，所以发作过后检查常为阴性。

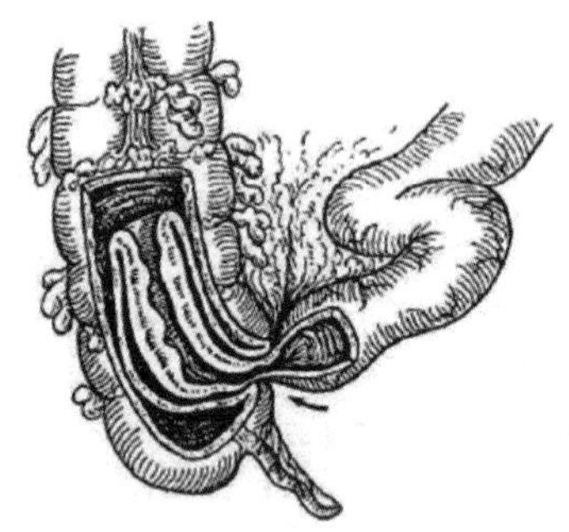

图 37－4　回盲部肠套叠

肠套叠早期可用空气（或氧气、钡剂）灌肠复位，疗效可达90%以上。如套叠不能复位，或病期已超过48小时，或怀疑有肠坏死，或空气灌肠复位后出现腹膜刺激征及全身情况恶化，都应行手术治疗。成人肠套叠多有引起套叠的病理因素，一般采用手术治疗。

第六节　短肠综合征

短肠综合征是指大段小肠切除后，残存的功能性肠管不能维持患者营养需要的吸收不良综合征。本病常发生于广泛的肠切除后，常见病因有肠扭转、腹内外疝绞窄、肠系膜血管栓塞或血栓形成等。此外，较长肠段的功能损害如放射性肠炎，或不适当的外科手术如空肠结肠吻合或胃回肠吻合，也可产生类似的临床综合征。

一、病理生理

正常小肠黏膜的吸收面积大大超过维持正常营养所必需的面积，有很大的功能储备，因而患者能够耐受部分小肠切除，而不发生症状。但切除小肠达50%或以上者可引起吸收不良。若残存小肠少于75cm（有完整结肠），或丧失回盲瓣、残存小肠少于100cm者可产生严重症状。回盲瓣和结肠在减慢肠内容运行方面起着重要作用，而且右侧结肠有重吸收水与电解质的功能。因此，这段肠道的切除可加重水、电解质的失衡。

二、临床表现

短肠综合征的最初症状是腹泻，其严重程度与残留肠管的长度密切相关。腹泻导致进行性脱水、血容量降低，水、电解质紊乱和酸碱平衡失调。此后腹泻渐趋减少，根据残留肠管的长度与代偿情况，患者的营养状况可得到维持或逐渐出现营养不良的症状，如体重下降、肌萎缩、贫血、低蛋白血症，各种维生素与电解质缺乏的症状。

三、治疗

治疗目的是补充营养，纠正水、电解质紊乱和酸碱失衡，防止营养支持的并发症。供给肠内营养以获得残留小肠的最佳代偿，肠外营养主要是补充肠内营养的不足。一般分为三个阶段。

1. 第一阶段——急性期　静脉营养支持阶段。患者有大量腹泻，稀便中含钾量达20mmol/L，易发生电解质紊乱。应在严密监护下静脉补充液体与电解质。患者生命体征稳定后尽早开始全胃肠外营养（TPN）支持，同时给予抑制肠蠕动药物，减少腹泻次数。针对高胃酸分泌可给予H_2受体拮抗剂。腹泻降至2L/d以下时，可给予少量等渗肠内营养促进肠管代偿。这一阶段需要2个月的时间。

2. 第二阶段——代偿期　混合营养支持阶段。随着腹泻次数和量的减少，逐渐增加经口的摄食量，但应谨慎缓慢进行。营养与液体量不足的部分仍需从肠外加以补充，逐渐将所需热量、蛋白质、必需脂肪酸、维生素、电解质、微量元素与液体量由肠外供给改为肠内供给。口服饮食必须根据残留小肠与结肠的长度、部位与功能情况加以调整使之个体化。这一阶段从术后2个月至代偿完全一般需经过1～2年。有些特殊物质对小肠功能的代偿具有促进作用，如谷氨酰胺（glutamine）、生长激素以及胰岛素样生长因子等。有可能使短肠综合征的代偿过程缩短。

3. 第三阶段——维持期　口服营养阶段。腹泻基本控制，代谢和营养状况趋于稳定。大多数短肠综合征患者2年后能得到代偿。幼儿、青少年患者的代偿能力较年龄大者为好。超过2年以上，残存肠管的功能改善不会超过第二期的5%～10%。此期内患者若仍不能达到维持正常代谢的要求，则将考虑长期、甚至终身应用肠外营养支持或特殊的肠内营养。

治疗短肠综合征的外科手术方法可分为两大类。①减缓肠道运行的手术；②增加肠表面积的手术，包括小肠移植等。但这些方法均不够安全和有效，尚不能被常规使用，仅对某些可能获得特殊效果的患者考虑选用。

第七节　小肠肿瘤

小肠肿瘤（small intestinal tumor）的发病率远较胃肠道其他部位者低，约占胃肠道肿瘤的2%，其中恶性肿瘤占3/4。由于小肠肿瘤诊断比较困难，容易延误治疗。小肠良性肿瘤较常见的有腺瘤、平滑肌瘤，其他如脂肪瘤、纤维瘤、血管瘤等。恶性肿瘤以恶性淋巴瘤、腺癌、平滑肌肉瘤、类癌等比较多见。小肠间质瘤也较常见。

一、临床表现

临床表现通常很不典型，常表现为下列一种或几种症状。

1. 腹痛　是最常见的症状，可为隐痛、胀痛乃至剧烈绞痛。当并发肠梗阻时，疼痛尤为剧烈。

2. 肠道出血　常为间断性排柏油样便或血便，或大出血。有的因长期反复少量出血未被察觉，而表现为慢性贫血。

3. 肠梗阻　引起急性肠梗阻最常见的原因是肠套叠，但极大多数为慢性复发性。肿瘤引起的肠腔狭窄和压迫邻近肠管也是发生肠梗阻的原因，亦可诱发肠扭转。

4. 腹内肿块　一般肿块活动度较大，位置多不固定。

5. 肠穿孔　多见于小肠恶性肿瘤，急性穿孔导致腹膜炎，慢性穿孔则形成肠瘘。

6. 类癌综合征　类癌大多无症状，小部分患者出现类癌综合征，大多见于伴有肝转移的类癌患者。

二、诊断

小肠肿瘤的诊断主要依靠临床表现和X线钡餐检查，由于小肠肿瘤的临床症状不典型，又缺少早期体征和有效的诊断方法，因此容易延误诊断。对具有上述一种或数种表现者，应考虑小肠肿瘤的可能，需作进一步的检查。

1. 影像学检查 X线钡餐检查、腹部CT检查均为常用检查手段。必要时可PET-CT检查。

2. 内镜检查 纤维十二指肠镜、纤维小肠镜、胶囊内镜检查及选择性动脉造影术，可提高诊断率。

3. 尿5-羟吲哚乙酸（5-HIAA）检查 由于类癌患者血中5-羟色胺升高，故对怀疑类癌的病例，测定患者尿中的羟色胺的降解物5-羟吲哚乙酸，有助于确定肿瘤的性质。

4. 腹腔镜或剖腹探查 必要时可行腹腔镜或剖腹探查。

三、治疗

小的或带蒂的良性肿瘤可连同周围肠壁组织一并作局部切除。较大的或局部多发的肿瘤作肠段切除吻合术。恶性肿瘤则需连同肠系膜及区域淋巴结作根治性切除术。术后根据情况，选用化疗等治疗。如肿瘤已与周围组织浸润固定，无法切除，并有梗阻者，则可作短路手术以缓解梗阻。抗组胺类药物及氢化可的松可改善类癌综合征。

第八节 先天性肠疾病

一、先天性肠闭锁和肠狭窄

肠闭锁（intestinal atresia）和肠狭窄（intestinal stenosis）是肠道的先天性发育畸形，为新生儿时期肠梗阻的常见原因之一。发生部位以空回肠多见，十二指肠次之，结肠最少见。

（一）病因

一般认为是胚胎时期肠道再度管腔化阶段发育障碍所致。

（二）临床表现

肠闭锁临床表现均为完全性肠梗阻，病儿呕吐出现的早晚、呕吐物的性质、腹胀的部位、是否有排便、粪便性质与闭锁位置高低有关。高位肠闭锁患儿出生后首次喂奶即有呕吐，逐渐加重且频繁，呕吐物含有哺育的水、奶和胆汁，查体见上腹膨隆，可见胃型，剧烈呕吐后膨隆消失，患儿很快出现脱水、电解质紊乱及酸中毒。低位肠闭锁患儿呕吐多出现在出生后2~3天，呕吐物含有胆汁或粪汁，呕吐次数不如高位闭锁频繁，查体见全腹膨隆，肠鸣音亢进，或可见肠型，后期可伴发穿孔引起腹膜炎。

肠狭窄临床表现为慢性不全性肠梗阻，病儿呕吐出现的早晚、腹胀的程度与狭窄的程度有关；呕吐物的性质、腹胀的部位与狭窄的部位亦有关。

（三）诊断

除根据临床表现外，腹部X线平片：高位肠闭锁可见上腹部有数个液平面，而其他肠腔内无空气；低位肠闭锁可见多数扩大肠袢与液平面。肠狭窄可借助钡餐明确诊断并确定狭窄部位。

（四）治疗

肠闭锁、肠狭窄确诊后，应在纠正水、电解质紊乱及酸碱失衡后尽早手术。

二、先天性肠旋转不良

先天性肠旋转不良并不都是病理情况。若由于胚胎发育中肠旋转及固定发生障碍，形成异常索带或小肠系膜根部缩短，从而引起肠梗阻或肠扭转，则是需要临床干预的。

（一）病因和病理

在胚胎期肠发育过程中，肠管以肠系膜上动脉为轴心按逆时针方向从左向右旋转，如果旋转异常终止于任何未完成阶段，均可造成肠旋转不良。当肠管旋转不全，盲肠位于上腹或左腹，附着于右后腹壁至盲肠的索带可压迫十二指肠引起梗阻。此外，由于小肠系膜不是从左上至右下附着于后腹壁，而是凭借狭窄的肠系膜上动脉根部悬挂于后腹壁，易以肠系膜上动脉为轴心发生扭转，若造成肠系膜血运障碍，可引起小肠的广泛坏死。

（二）临床表现

发病年龄不定，临床表现也有很大差别。但多数发病于新生儿期的典型症状是：出生后有正常胎粪排出，生后3~5天出现间歇性呕吐，呕吐物含有胆汁。十二指肠梗阻多为不完全性，发生时上腹膨隆，有时可见胃蠕动波，剧烈呕吐后即平坦萎陷。梗阻常反复发作，时轻时重。病儿可出现消瘦、脱水、体重下降。肠扭转表现为阵发性腹痛和频繁呕吐，改变体位若能自动复位，症状可获得缓解。若不能复位而扭转加重，肠管可出现坏死，表现为全腹膨隆，全腹压痛，腹肌紧张，血便及严重中毒、休克等症状。

（三）诊断

新生儿有上述高位肠梗阻症状，应怀疑肠旋转不良的可能，特别对症状间歇性出现者更应考虑。腹部X线平片可见胃和十二指肠第一段扩张并有液平面，小肠内仅有少量气体。钡剂灌肠显示大部分结肠位于左腹部，盲肠位于上腹部或左侧。

（四）治疗

有明显肠梗阻症状时，应在补充液体、纠正水电解质紊乱、放置鼻胃管减压后，尽早施行手术治疗。手术原则是解除梗阻恢复肠道的通畅，根据不同情况采用切断压迫十二指肠的腹膜索带，游离粘连的十二指肠或松解盲肠；肠扭转时行肠管复位。有肠坏死者，作受累肠段切除吻合术。

目标检测

答案解析

一、单项选择题

1. 一般小肠梗阻发生后造成的酸碱平衡失调类型是
   A. 呼吸性酸中毒　B. 呼吸性碱中毒
   C. 代谢性酸中毒　D. 代谢性碱中毒
   E. 呼吸性酸中毒合并代谢性碱中毒
2. 闭袢性肠梗阻腹胀的特点是
   A. 腹胀不明显
   B. 全腹膨胀
   C. 腹部隆起不均匀对称
   D. 明显腹胀
   E. 无腹胀

二、多项选择题

1. 下列属于引起机械性肠梗阻常见病因的是
   A. 慢性铅中毒　B. 粘连
   C. 嵌顿性腹外疝　D. 肿瘤
   E. 小肠扭转
2. 肠梗阻的主要症状有
   A. 腹痛　B. 呕吐
   C. 腹胀　D. 停止排气排便
   E. 腹泻

三、填空题

1. 肠梗阻按肠壁有无血运障碍分为________和________。

2. 残存小肠少于________ cm（有完整结肠），或丧失回盲瓣、残存小肠少于________ cm 者可产生严重吸收不良症状。

四、名词解释

肠扭转

五、简答题

1. 简述高位肠梗阻与低位肠梗阻鉴别要点。
2. 简述高位肠闭锁和低位肠闭锁症状的特点。

（林　伟）

书网融合……

本章小结

题库

第三十八章 阑尾疾病

学习目标

1. 掌握 急性阑尾炎的解剖、病因、病理类型、临床表现与诊断、鉴别诊断、并发症及手术并发症、处理原则；特殊类型阑尾炎的临床表现与诊断、处理原则；慢性阑尾炎的临床表现与诊断、处理原则。

2. 熟悉 阑尾切除手术的方式、步骤、手术要点。

3. 了解 阑尾肿瘤的临床表现与诊断、处理原则。

4. 学会腹部体格检查操作要点，具备诊治阑尾疾病能力。

第一节 解剖及生理概要

阑尾为一盲管状器官，外形呈蚯蚓状，直径为0.5～0.7cm，平均长8～9cm。阑尾起于盲肠根部三条结肠带的会合点，近端开口于盲肠，远端为盲端，其内腔与盲肠相通，阑尾管腔狭小，直径为0.2～0.3cm。在胚胎发育及后来的旋转过程中，盲肠可能会出现多种异位，阑尾基底部与盲肠的位置关系固定，故阑尾基底部位置多变，高可到肝下，低可至盆腔内，左可越过腹中线，通常在右下腹。术中可沿结肠带追踪寻找阑尾根部。阑尾尖端是游离的，指向有六种类型（图38－1）。①回肠前位，尖端指向左上。②盆位，尖端指向盆腔。③盲肠后位，尖端向上。④盲肠下位，尖端指向右下。⑤盲肠外侧位。⑥回肠后位。阑尾通常为腹膜内器官，但盲肠后阑尾可以部分或全部在腹膜外，临床易误诊，手术有难度。正常情况下，阑尾根部的体表投影约在脐与髂前上棘连线中外1/3交界处，称为麦氏点（McBurney点）。麦氏点是选择阑尾手术切口的解剖标记点。

两层腹膜包绕阑尾形成阑尾系膜。阑尾系膜短于阑尾本身，使得阑尾卷曲。阑尾系膜内含血管、淋巴管和神经。阑尾血管位于阑尾系膜游离缘，阑尾动脉为回结肠动脉的一个终末分支，分支后进入阑尾壁。阑尾动脉无侧支，易发生血运障碍，导致阑尾坏死和穿孔。阑尾静脉与阑尾动脉伴行，其血流经回结肠静脉、肠系膜上静脉、门静脉进入肝内，当阑尾有化脓性炎症时，菌栓脱落可引起门静脉炎和细菌性肝脓肿。阑尾的淋巴管与阑尾血管伴行，其淋巴回流可达右结肠动脉、十二指肠前和肝曲前的结肠系膜淋巴结及肠系膜上动脉周围淋巴结。阑尾的神经来自肠系膜上动脉周围的交感神经丛，传入脊髓第10、11胸节，故急性阑尾炎起始的腹痛为内脏性疼痛，临床表现为脐周腹痛。经过一段时间（6～8小时）后，阑尾炎症刺激壁层腹膜，可引起右下腹痛，此乃急性阑尾炎转移性右下腹痛发生机理。阑尾的组织结构与结肠相似，阑尾黏膜有分泌和吸收功能。阑尾是一个淋巴器官，参与B淋巴细胞的产生和成熟。阑尾壁内有丰富的淋巴组织，被认为与回场末端Peyer淋巴滤泡一起可产生淋巴细胞和抗体，对防止病毒等感染有一定的作用。阑尾具有一定的免疫功能，预防性的阑尾切除或腹部手术中随意切除无病变阑尾是不可取的。阑尾黏膜深部含有嗜银细胞，是发生阑尾类癌的组织学基础，阑尾类癌约占胃肠道类癌的45%，占阑尾肿瘤的90%，阑尾是消化道类癌的最常见部位。

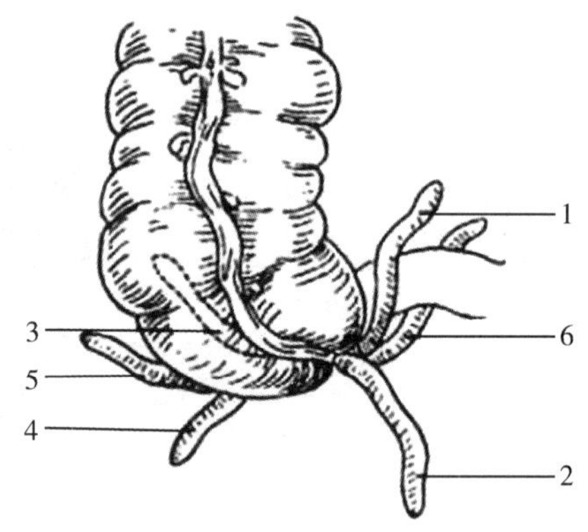

图38－1 阑尾尖端指向六种类型

1. 回肠前位；2. 盆位；3. 盲肠后位；4. 盲肠下位；5. 盲肠外位；6. 回肠后位

第二节 急性阑尾炎

案例引导

案例 患者，男，35岁。转移性右下腹痛伴发热12小时入院。患者12小时前出现腹痛，为持续性上腹部钝痛，伴有恶心呕吐，6小时前腹痛转移并固定至右下腹，1小时前腹痛由右下腹扩散到全腹，伴发热，有里急后重感。查体：T 39.1℃，急性面容，全腹肌紧张、压痛、反跳痛，压痛以右下腹为显著。血常规：WBC 19.2×10^9/L，N 95%。

讨论 该患者的诊断、诊断依据、治疗方案分别是什么？

急性阑尾炎是外科最多见的急腹症，是外科常见病，绝大多数患者能够得到早诊早治，但阑尾炎临床表现变化较多，临床医生仍时常在本病的诊断或手术处理中出现延误诊治或误诊误治，导致严重后果，因此对本病的诊治必须予以重视。

一、病因

阑尾管腔较细，系膜短致阑尾蜷曲，腔内富含肠道微生物，肠壁内有丰富的淋巴组织，很容易发生感染。一般认为急性阑尾炎由以下几种因素综合造成。

1. 阑尾管腔阻塞 是急性阑尾炎最常见的病因。阻塞的最常见原因为淋巴滤泡的明显增生（约占60%），其次是肠石阻塞（约占35%），其他原因为异物、炎性狭窄、食物残渣、蛔虫、肿瘤等。

2. 细菌入侵 致病菌多为肠道内的各种革兰阴性杆菌和厌氧菌。细菌通过分泌内毒素和外毒素，造成黏膜损伤形成溃疡，细菌进入肌层，造成阑尾壁间质压力升高，进而引起阑尾管壁血运障碍，造成阑尾梗塞和坏疽。

3. 其他 阑尾先天性畸形，如阑尾过长、过度扭曲、管腔细小、血运不佳等。继发于胃肠道疾病，如回盲部肿瘤、肠克罗恩病阻塞阑尾开口，继发阑尾炎等。

二、临床病理分型

根据急性阑尾炎的临床过程和病理解剖学变化，分为四种病理类型。

1. 急性单纯性阑尾炎 阑尾外观轻度肿胀，浆膜充血并失去正常光泽，表面有少量纤维性渗出物。镜下，阑尾各层均有水肿和中性粒细胞浸润，以黏膜和黏膜下层为显著，黏膜表面有小溃疡和出血点。临床症状和体征较轻，如能及时处理，阑尾可恢复正常。

2. 急性化脓性阑尾炎 阑尾肿胀明显，浆膜高度充血，表面脓性渗出物。镜下，阑尾黏膜的溃疡面加大并深达肌层和浆膜层，管壁各层有小脓肿形成，管腔内有积脓。阑尾周围的腹腔内有稀薄脓液，味臭，形成局部腹膜炎，常有大网膜下移包绕部分或全部阑尾。此类型阑尾炎即使经保守治疗恢复，阑尾壁仍留有瘢痕挛缩致管腔狭窄，日后炎症可反复发作。

3. 坏疽性及穿孔性阑尾炎 阑尾管壁全部或部分坏死，呈暗紫色或黑色。管腔内积脓，压力高，阑尾壁血运障碍。穿孔部位多在阑尾根部和尖端。穿孔如未被包裹，感染继续扩散，则可引起急性弥漫性腹膜炎。

4. 阑尾周围脓肿 急性阑尾炎化脓坏疽或穿孔，如果此过程进展较慢，大网膜可移至右下腹将阑尾包裹并形成粘连，形成炎性肿块或阑尾周围脓肿。

急性阑尾炎的转归有以下几种：①炎症消退。小部分单纯性阑尾炎经及时药物治疗后炎症消退。大部分转为慢性阑尾炎，易复发。②炎症局限化（形成阑尾周围脓肿）。化脓、坏疽或穿孔性阑尾炎被大网膜包裹粘连，炎症局限，形成阑尾周围脓肿。需用大量抗生素或中药治疗，治愈缓慢。③炎症扩散。阑尾炎症重，发展快，未及时手术切除，又未能被大网膜包裹局限，感染扩散，发展成为弥漫性腹膜炎、化脓性门静脉炎、肝脓肿、感染性休克等。

三、临床表现与诊断

主要依靠病史、临床症状、体征和实验室检查。

（一）症状

1. 腹痛 不同类型的阑尾炎其腹痛存在差异，单纯性阑尾炎往往为轻度隐痛，化脓性阑尾炎往往为阵发性胀痛和剧痛，坏疽性阑尾炎往往为持续性剧烈腹痛。急性阑尾炎腹痛发作始于上腹部或脐周，有时为阵发性，数小时（6~8小时）后当阑尾炎症涉及壁腹膜时，腹痛转为持续性并转移局限在右下腹。此过程的时间长短取决于病变发展的程度和阑尾位置。转移性右下腹痛是急性阑尾炎的典型症状，但并非所有病例都具有该典型腹痛表现。部分病例发病开始即出现右下腹痛。不同类型的阑尾炎腹痛存在差异，腹痛的轻重程度与阑尾的严重程度之间并无直接关系，如阑尾穿孔致腔内压降低或阑尾坏疽致局部神经末梢失去感受和传递能力，临床都可表现为腹痛突然缓解，继而出现腹膜炎后，腹痛范围扩大并持续加剧。不同位置的阑尾炎腹痛的位置不同，如盲肠后位阑尾腹痛在右侧腰部，盆位阑尾腹痛在耻骨上区，肝下区阑尾腹痛在右上腹。

2. 胃肠道症状 厌食、恶心、呕吐通常出现在阑尾炎早期。部分病例可能出现腹泻，腹泻多由于阑尾炎症扩散至盆腔形成脓肿刺激直肠所致，通常有里急后重。弥漫性腹膜炎时可至麻痹性肠梗阻，腹胀、肛门排气排便减少。

3. 全身症状 急性阑尾炎全身症状一般不显著。阑尾炎症重时会出现中毒症状，心率增快，发热。若感染未能控制，出现腹腔广泛感染时，可同时出现休克和败血症表现，甚至合并其他脏器功能障碍。如发生门静脉炎时可出现寒战、高热、轻度黄疸。

（二）体征

1. 右下腹压痛 是急性阑尾炎最常见的重要体征。压痛表明了炎症的存在和阑尾的位置。压痛点通常位于右下腹麦氏点，可随阑尾位置的变异而改变。发病早期腹痛尚未转移至右下腹，即可出现右下腹压痛。压痛程度与病变的严重程度相关。老年人、小孩对压痛的反应较轻。

2. 腹膜刺激征 有反跳痛、腹肌紧张、肠鸣音减弱或消失等。这是壁腹膜受炎症刺激出现的防卫性反应。反跳痛的存在可以更肯定局部炎症的存在，反跳痛具有重要的诊断意义。但是，在儿童、老年人、孕妇、肥胖、虚弱者或盲肠后位阑尾炎时，腹膜刺激征象可不明显。

3. 右下腹肿块 体检若发现右下腹饱满，扪及一压痛性肿块，边界不清且固定，应考虑阑尾周围脓肿的诊断。

4. 可作为辅助诊断的其他体征

（1）结肠充气试验（Rovsing 征） 患者仰卧位，用右手压迫左下腹，再用左手挤压近侧结肠，近侧内气体传至盲肠和阑尾，引起右下腹疼痛者为阳性，说明阑尾炎症存在。

（2）腰大肌试验（Psoas 征） 患者左侧卧位，使右大腿后伸，引起右下腹疼痛者为阳性。说明阑尾位于腰大肌前方，盲肠后位或腹膜后位。

（3）闭孔内肌试验（Obturator 征） 患者仰卧位，使右髋和右大腿屈曲，然后被动向内旋转，引起右下腹疼痛者为阳性。提示阑尾靠近闭孔内肌。

（4）经肛门直肠指检 在直肠右前方常有压痛，当形成阑尾脓肿时，可触及痛性肿块。

（三）实验室检查

大多数急性阑尾炎患者血常规的白血病计数和中性粒细胞比例增高，白细胞增多常伴有核左移。部分患者可无白细胞计数明显升高，多见于老年人和免疫功能受抑制者。急性阑尾炎患者的尿常规检查多无异常，若尿常规中见少量红细胞，说明炎性阑尾与输尿管或膀胱靠近。在生育期有闭经史的女患者，应查血清 β－HCG，以除外产科情况。血清淀粉酶和脂肪酶检查有助于除外急性胰腺炎。

（四）影像学检查

①腹部平片检查可见盲肠扩张和液－气平面，偶尔可见阑尾区钙化的肠石和异物影，可帮助诊断。②超声检查有时可发现肿大的阑尾或脓肿。③螺旋 CT 扫描可获得与超声相似的效果，尤其有助于阑尾周围脓肿的诊断。必须强调的是，这些检查在急性阑尾炎的诊断中不是必需的，当诊断不肯定时可选择使用。

（五）腹腔镜检查

腹腔镜可以直接观察阑尾情况，诊断的同时也可行阑尾切除治疗。必要时，可以腹腔镜探查腹腔并根据探查情况采取相应处理。

四、鉴别诊断

部分急性阑尾炎临床表现不典型，与许多其他急腹症表现相似，诊断相当困难，有时会误诊误治或延误治疗，产生严重并发症，甚至死亡。有时需腹腔镜探查或剖腹探查方能得到确诊。需要与急性阑尾炎鉴别的疾病常见的有以下几种。

1. 胃十二指肠溃疡穿孔 穿孔溢出的胃内容物沿结肠旁沟流至右下腹，容易误认为急性阑尾炎的转移性腹痛。患者多有溃疡病史，腹痛发作突然、程度剧烈。体检压痛以上腹部穿孔处最显著，腹肌板状强直，腹腔内因有游离气体存在，肝浊音界多有缩小或消失。腹部立位平片检查如发现膈下有游离气体，则有助于鉴别诊断。

2. 右侧输尿管结石 多为突发的右下腹阵发性剧烈绞痛，疼痛会向会阴部及外生殖器放射，多伴有腰部酸痛。右下腹压痛不明显。尿检有大量红细胞。超声检查或腹部平片（KUB）如发现尿路走行部位结石阴影，则有助于鉴别诊断。

3. 妇产科疾病 在育龄妇女中要特别注意。①异位妊娠破裂：腹痛突然发作，开始即在下腹部，有下腹坠胀，有急性失血表现。有停经史及阴道不规则出血史。妇科检查可见宫颈软、有举痛。附件肿大有压痛。腹腔穿刺或后穹隆穿刺抽出新鲜不凝血。妊娠试验阳性。②卵巢滤泡或黄体囊肿破裂：临床表现与异位妊娠相似，但病情较轻，多在排卵期或月经中期以后发病。③卵巢囊肿扭转：腹痛发作突然而剧烈，腹部或妇科检查可扪及有压痛性的肿块。超声可以明确诊断。④急性右侧输卵管炎和急性盆腔炎：下腹痛逐渐发生，可伴有腰痛或下腹坠胀，可伴有发热。腹部压痛部位偏下。白细胞计数升高，有脓性白带，阴道后穹隆穿刺抽出脓液，涂片检查细菌阳性。B 超有助于鉴别诊断。

4. 急性肠系膜淋巴结炎 多见于儿童。往往先有上呼吸道感染史，起病初期于腹痛开始前后往往有发热。腹部压痛部位偏内侧，范围广且不固定，可随体位改变。超声检查腹腔淋巴结有助于鉴别诊断。

5. 其他 急性胃肠炎，发病前有饮食不慎或不洁饮食史，恶心、呕吐、腹泻等消化道症状明显，腹痛位置不固定，无右下腹转移的特点，查体无右下腹固定压痛和腹膜刺激体征。胆道系统感染性疾病，腹痛位于右上腹，需与高位阑尾炎鉴别，通常为绞痛，往往伴有发热、黄疸。查体往往扪及肿大和有压痛的胆囊。胆道超声检查有助于鉴别诊断。右侧肺炎、胸膜炎，可出现反射性右下腹痛，但有呼吸道的症状和体征，无腹部压痛。此外，回盲部肿瘤、Crohn 病、Meckel 憩室炎或穿孔、小儿肠套叠、急性精索炎等，亦需进行临床鉴别。

五、治疗

（一）非手术治疗

仅适用于单纯性阑尾炎及急性阑尾炎的早期阶段，适当药物治疗可能恢复正常者；患者不接受手术治疗，全身情况差或客观条件不允许，或伴存其他严重器质性疾病有手术禁忌证者；急性阑尾炎诊断未明确，尚处在临床观察期间者。主要措施包括选择有效的抗生素治疗。

（二）手术治疗

绝大多数急性阑尾炎诊断明确后应及时行手术治疗，阑尾切除术是主要手术方法。不同临床类型急性阑尾炎的手术方法选择亦不相同。

1. 急性单纯性阑尾炎　行阑尾切除术，切口一期缝合。有条件的单位，也可采用经腹腔镜阑尾切除术。

2. 急性化脓性或坏疽性阑尾炎　行阑尾切除术。腹腔如有脓液，应仔细清除用湿纱布蘸净脓液后关腹。注意保护切口，一期缝合。也可采用腹腔镜阑尾切除术。

3. 穿孔性阑尾炎　宜采用右下腹经腹直肌切口，利于术中探查和确诊，切除阑尾，清除腹腔脓液或冲洗腹腔，根据情况放置腹腔引流。术中注意保护切口，冲洗切口，一期缝合。术后注意观察切口，有感染时及时引流。也可采用腹腔镜阑尾切除术。

4. 阑尾周围脓肿　阑尾脓肿尚未破溃时可以按急性化脓性阑尾炎处理。如阑尾穿孔已被包裹形成阑尾周围脓肿，病情较稳定，宜应用抗生素治疗或同时联合中药治疗促进脓肿吸收消退，也可在超声引导下穿刺抽脓或置管引流。如脓肿扩大，无局限趋势，宜先行超声检查，确定切口部位后行手术切开引流。手术目的以引流为主，如阑尾显露方便，也应切除阑尾，阑尾根部完整者施单纯结扎。如阑尾根部坏疽穿孔，可行“8”字或 U 字缝合关闭阑尾开口的盲肠壁。术后加强支持治疗，合理使用抗生素。

六、阑尾切除术

（一）常规阑尾切除术

1. 麻醉　一般采用硬脊膜外麻醉，也可采用局部麻醉。

2. 切口选择　一般情况下采用右下腹麦氏切口（McBurney 切口）。如诊断不明确或腹膜炎较广泛建议采用右下腹经腹直肌探查切口，以便术中进一步探查和清除脓液。切口应加以保护，防止被污染。

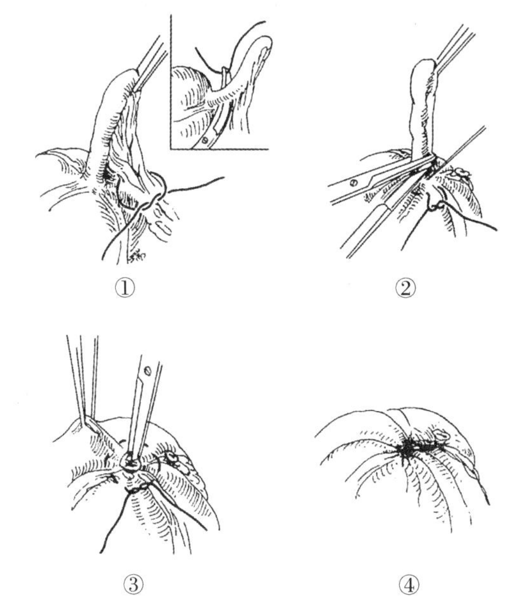

图 38－2　常规阑尾切除术

①阑尾系膜结扎；②切断系膜，作荷包缝合；③阑尾切除，残端结扎后内翻；④收紧荷包线结扎

3. 寻找阑尾　部分患者阑尾就在切口下，容易显露。沿结肠带向盲肠顶端追踪，即能找到阑尾。如仍未找到阑尾，应考虑可能为盲肠后位阑尾，用手指探查盲肠后方，或者剪开盲肠外侧腹膜，将盲肠向内翻即可显露盲肠后方的阑尾。

4. 处理阑尾系膜　用阑尾钳钳夹阑尾系膜，不要直接钳夹阑尾，将阑尾提起显露系膜。如系膜薄，可用血管钳贴阑尾根部戳孔带线一次集束结扎阑尾系膜，包括阑尾血管在内，再剪断系膜；如阑尾系膜肥厚或较宽，一般应分次钳夹、切断结扎或缝扎系膜。阑尾系膜结扎要确实。

5. 处理阑尾根部　在距盲肠 0.5cm 处用血管钳轻轻钳夹阑尾后用丝线结扎阑尾，再于结扎线远侧 0.5cm 处切断阑尾，残端用碘酊、乙醇涂擦处理。于盲肠壁上缝荷包线将阑尾残端埋入。荷包线缝合要点是：距阑尾根部结扎线 1cm 左右，勿将阑尾系膜缝入在内，针距 2～3mm，缝在结肠带上。荷包缝合不宜过大，防止肠壁内翻过多，形成无效腔。也可做“8”字缝合，将阑尾残端埋入同时结扎。近年来也有主张阑尾根部单纯结扎，不作荷包包埋缝合。

（二）腹腔镜阑尾切除术

1. 麻醉　一般采用全身麻醉。

2. 体位与穿刺点　自脐上导入腹腔镜后，于左右侧腹根据习惯分别选取穿刺点导入器械。气腹压力维持在 12mmHg 左右，采取头低足高，左侧倾斜位，便于暴露阑尾。

3. 探查腹腔并寻找阑尾 常规探查腹腔，按照肝、胆、胃、十二指肠、结肠、脾、膈肌、小肠、阑尾、腹股沟内环区，女性应探查子宫及附件。寻找阑尾方法可沿结肠带寻找。当术中发现阑尾形态正常时，应着重探查寻找引起腹痛的其他原因。

4. 处理阑尾系膜 于阑尾根部紧贴阑尾系膜处打孔，用丝线或血管夹结扎系膜根部后切断或直接用超声刀离断。

5. 处理阑尾根部 处理好阑尾系膜后，提起阑尾于阑尾根部使用血管夹夹闭阑尾，距血管夹上 1cm 上钛夹。于两者之间切断阑尾，阑尾残端用电凝灼烧黏膜，残端不需要包埋。也可以使用丝线套扎处理阑尾根部。

腹腔镜阑尾切除特点是：损伤小，恢复快，容易探查阑尾以外脏器情况；对设备要求高；术者要求经过训练有一定经验。

（三）特殊情况下阑尾切除术

1. 阑尾尖端粘连固定 不能按常规方法切除阑尾，可先将阑尾于根部结扎切断，残端处理后再分段切断阑尾系膜，最后切除整个阑尾。此为阑尾逆行切除法。

2. 盲肠后位阑尾 宜剪开侧腹膜，将盲肠向内翻，显露阑尾，直视下切除。再将侧腹膜缝合。

3. 盲肠水肿 不宜用荷包埋入缝合时，宜用“8”字或 U 字缝合，缝在结肠带上，将系膜一并结扎在缝线上。

4. 腹腔渗液处理 局部渗出或脓液不多，用纱布多次蘸净，不要用盐水冲洗，以防炎症扩散。如已穿孔，腹膜炎范围大，术中腹腔渗出多，应彻底清除腹腔脓液或冲洗腹腔并放置引流。

5. 合并移动盲肠处理 阑尾切除后，应同时将盲肠皱襞折叠紧缩缝合。

七、并发症及其处理

（一）急性阑尾炎的并发症

1. 腹腔脓肿 是阑尾炎未经及时治疗的后果。在阑尾周围形成的阑尾周围脓肿最常见，也可在腹腔其他部位形成脓肿，常见部位有盆腔、膈下或肠间隙等处。临床表现有麻痹性肠梗阻的腹胀症状、压痛性肿块和全身感染中毒症状等。超声和 CT 扫描可协助定位。一经诊断即应在超声引导下穿刺抽脓冲洗或置管引流，或必要时手术切开引流。由于炎症粘连较重，切开引流时应小心防止副损伤，尤其注意肠管损伤。中药治疗阑尾周围脓肿有较好效果，可选择应用。阑尾脓肿非手术疗法治愈后其复发率很高。因此应在治愈后 3 个月左右择期手术切除阑尾，比急诊手术效果好。

2. 内、外瘘形成 阑尾周围脓肿如未及时引流，少数病例脓肿可向小肠或大肠内穿破，亦可向膀胱、阴道或腹壁穿破，形成各种内瘘或外瘘，此时脓液可经瘘管排出。X 线钡剂检查或者经外瘘置管造影可协助了解瘘管走行，有助于选择相应的治疗方法。

3. 化脓性门静脉炎（pylephlebitis） 急性阑尾炎时阑尾静脉中的感染性血栓，可沿肠系膜上静脉至门静脉，导致化脓性门静脉炎症。临床表现为寒战、高热、肝大、剑突下压痛、轻度黄疸等。虽属少见，如病情加重会产生感染性休克和脓毒症，治疗延误可发展为细菌性肝脓肿。行阑尾切除并大剂量抗生素治疗有效。

（二）阑尾切除术后并发症

1. 出血 阑尾系膜的结扎线松脱，引起系膜血管出血。表现为腹痛、腹胀和失血性休克等症状。关键在于预防，阑尾系膜结扎确切，系膜肥厚者应分束结扎，结扎线距切断的系膜缘要有一定距离，系膜结扎线及时剪除不要再次牵拉以免松脱。一旦发生出血表现，应立即输血补液，紧急再次手术止血。

2. 切口感染 是最常见的术后并发症。在化脓或穿孔性急性阑尾炎中多见。近年来，由于外科技术的提高和有效抗生素的应用，此并发症已较少见。术中加强切口保护，切口冲洗，彻底止血，消灭无效腔等措施可预防切口感染。切口感染的临床表现包括，术后 2～3 日体温升高，切口胀痛或跳痛，局部红肿、压痛等。处理原则是：可先试行穿刺抽出脓液，或于波动处拆除缝线，排出脓液，放置引流，定期换药。短期可治愈。

3. 粘连性肠梗阻 也是阑尾切除术后的较常见并发症，与局部炎症重、手术损伤、切口异物、术后卧床等多种原因有关。一旦诊断为急性阑尾炎，应早期手术，术后早期离床活动可适当预防此并发症。粘连性肠梗阻病情重者须手术治疗。

4. 阑尾残株炎 阑尾残端保留过长超过 1cm 时，或者肠石残留，术后残株可炎症复发，仍表现为阑尾炎的症状。行钡剂灌肠造影检查可以明确诊断。症状较重时应再次手术切除阑尾残株。

5. 粪瘘 很少见。产生术后粪瘘的原因有多种，阑尾残端单纯结扎，其结扎线脱落；盲肠原为结核、癌症等；盲肠组织水肿脆弱术中缝合时裂伤。粪瘘发生时如已局限化，不至发生弥漫性腹膜炎，类似阑尾周围脓肿的临床表现。如为非结核或肿瘤病变等，一般经非手术治疗粪瘘可闭合自愈。

第三节　特殊类型阑尾炎

特殊类型阑尾炎主要指婴幼儿、老年人及妊娠妇女的急性阑尾炎。这些患者的急性阑尾炎诊断和治疗均较为困难，值得格外重视。

一、新生儿急性阑尾炎

新生儿阑尾呈漏斗状，不易发生由淋巴滤泡增生或者肠石所致阑尾管腔阻塞。因此，新生儿急性阑尾炎很少见。由于新生儿不能提供病史，其早期临床表现无特殊性，仅有厌食、恶心、呕吐、腹泻和脱水等，发热和白细胞升高均不明显，因此术前难于早期确诊，穿孔率可高达 80%，死亡率也很高。诊断时应仔细检查右下腹部压痛和腹胀等体征，并应早期手术治疗。

二、小儿急性阑尾炎

小儿大网膜发育不全，不能起到足够的保护作用。小儿腹膜吸收毒素能力强，中毒现象重。机体抵抗力弱，易发生水、电解质紊乱和酸碱平衡失调。患儿也不能清楚地提供病史。其临床特点是：①病情发展较快且较重，早期即出现高热、呕吐等症状；②右下腹体征不明显、不典型，但有局部压痛和肌紧张，是小儿阑尾炎的重要体征；③发病率虽然低但穿孔率较高，并发症和死亡率也较高。诊断小儿急性阑尾炎须仔细耐心，取得患儿的信赖和配合，再经轻柔的检查，左、右下腹对比检查，仔细观察病儿对检查的反应，作出判断。治疗原则是早期手术，并配合输液、纠正脱水，应用广谱抗生素等。

三、妊娠期急性阑尾炎

较常见。尤其妊娠中期子宫的增大较快，盲肠和阑尾被增大的子宫推挤向右上腹移位，压痛部位也随之上移。腹壁被抬高，炎症阑尾刺激不到壁腹膜，所以使压痛、肌紧张和反跳痛均不明显；大网膜难以包裹炎症阑尾，腹膜炎不易被局限而易在腹腔内扩散。这些因素致使妊娠中期急性阑尾炎难于诊断，炎症发展易致流产或早产，威胁母子生命安全。妊娠早期阑尾切除术为主。妊娠后期的腹腔感染难以控制，更应早期手术。围手术期应加用黄体酮。手术切口须偏高，操作要轻柔，以减少对子宫的刺激。尽量不用腹腔引流。术后使用广谱抗生素。加强术后护理。临产期的急性阑尾炎如并发阑尾穿孔或全身感染症状严重时，可考虑经腹剖宫产术，同时切除病变阑尾。

四、老年人急性阑尾炎

随着社会老龄人口增多，老年人急性阑尾炎的发病率也相应升高。因老年人对疼痛感觉迟钝，腹肌薄弱，防御功能减退，所以主诉不强烈，体征不典型，临床表现轻而病理改变却很重，体温和白细胞升高均不明显，容易延误诊断和治疗。又由于老年人动脉硬化，阑尾动脉也会发生硬化改变，易导致阑尾缺血坏死。加之老年人常伴发心血管病、糖尿病、肾功能不全等，使病情更趋复杂严重。一旦诊断应及时手术，同时注意处理伴发的内科疾病。

五、AIDS/HIV 感染患者的阑尾炎

其临床症状及体征与免疫功能正常者相似，但不典型，此类患者 WBC 不高，常被延误诊断和治疗。超声或 CT 检查有助于诊断。阑尾切除术是主要的治疗方法，强调早期诊断并手术治疗，可获较好的短期生存，否则穿孔率较高（占 40%）。因此，不应将 AIDS 和 HIV 感染者视为阑尾切除的手术禁忌证。

第四节　慢性阑尾炎

一、病因和病理

大多数慢性阑尾炎（chronic appendicitis）由急性阑尾炎转变而来，少数也可开始即呈慢性过程。主要病变为阑尾壁不同程度的纤维化及慢性炎性细胞浸润。黏膜层和浆肌层可见以淋巴细胞和嗜酸性粒细胞浸润为主，替代了急性炎症时的多形核白细胞，还可见到阑尾管壁中有异物巨细胞。此外，阑尾因纤维组织增生，脂肪增多，管壁增厚，管腔不规则狭窄，甚而闭塞，远端管腔内可充盈黏液，形成黏液囊肿。多数慢性阑尾炎患者的阑尾腔内有肠石，或者阑尾管壁粘连，淋巴滤泡过度增生，使管腔变窄。

二、临床表现和诊断

既往常有急性阑尾炎发作病史，也可能症状不重亦不典型。经常有右下腹疼痛，有的患者仅有隐痛或不适，剧烈活动或饮食不节可诱发急性发作。有的患者有反复急性发作的病史。主要的体征是阑尾部位的局限性压痛，这种压痛经常存在，位置也较固定。左侧卧位检体时，部分患者在右下腹可扪及阑尾条索。X 线钡剂灌肠透视检查，可见阑尾不充盈或充盈不全，阑尾腔不规则，72 小时后透视复查阑尾腔内仍有钡剂残留，即可诊断慢性阑尾炎。

三、治疗

诊断明确后需手术切除阑尾，并行病理检查证实此诊断。

第五节　阑尾肿瘤

阑尾肿瘤非常少见，多在阑尾切除术中或尸体解剖中被诊断。主要包括类癌、腺癌和囊性肿瘤三种。

一、阑尾类癌（carcinoid tumors of the appendix）

阑尾类癌起源于阑尾的嗜银细胞，约占胃肠道类癌的45%，占阑尾肿瘤的90%，阑尾是消化道类癌的最常见部位。部分肿瘤伴黏液囊肿形成。其组织学恶性表现常不明显。阑尾类癌的典型肉眼所见为一种小的、坚硬的、边界清楚的黄褐色肿物，多数发生在阑尾远端，少数发生在阑尾根部。临床表现与急性阑尾炎相似，几乎总是在阑尾切除术中偶然发现。如肿物小，无转移，单纯阑尾切除手术可达到治疗目的。其中2.9%的病例（>2cm）发生转移而表现出恶性肿瘤的生物学特性，病程进展通常缓慢，这些病例肿瘤浸润或有淋巴结转移，应采用右半结肠切除术。远处转移者可用化疗。5年生存率可大于50%，类癌合并肝转移也有长期生存的病例。

二、阑尾腺癌（adenocarcinoma of the appendix）

起源于阑尾黏膜的腺上皮，被分为结肠型和黏液型两种亚型。结肠型，由于其临床表现、肉眼及显微镜下所见与右结肠癌相似，常被称为阑尾的结肠型癌，其术前最常见的表现与急性阑尾炎或右结肠癌相似。术前钡灌肠常显示盲肠外肿物。常需术中病理确诊。治疗原则为右半结肠切除术。预后与盲肠癌相近。黏液性腺癌的治疗同结肠型，其预后优于结肠型。

三、阑尾囊性肿瘤（cystic neoplasms of the appendix）

包括阑尾黏液囊肿和假性黏液瘤。阑尾病变为囊状结构，或含有黏液的阑尾呈囊状扩张，称为阑尾黏液囊肿（mucocele）。其中75%～85%为良性囊腺瘤，少数为囊性腺癌。患者可有无痛性肿块，或者腹部CT中偶然发现。囊壁可有钙化。当囊肿破裂时，良性者经阑尾切除可治愈。如为恶性可发生腹腔内播散种植转移。假性黏液瘤是阑尾的真性肿瘤，是阑尾分泌黏液的细胞在腹腔内种植而形成，可造成肠粘连梗阻和内瘘。主张彻底切除或需反复多次手术处理。5年生存率可达50%。

知识链接

阑尾肿瘤分类进展

根据第五版（2019）WHO消化系统肿瘤分类，阑尾上皮性肿瘤被分类为锯齿状病变和息肉、黏液性肿瘤，腺癌和神经内分泌瘤。阑尾类癌已更名为阑尾神经内分泌肿瘤，并根据其核分裂数、Ki-67增值指数、病理形态学特征可分为G1级（Ki-67≤2%，核分裂数<2/10HPF）。G2级（Ki-67 3%～20%，核分裂数2～20/10HPF）。G3级（Ki-67>20%，核分裂数>20/10HPF）。原类癌中的杯状细胞类癌被重新命名为杯状细胞腺癌，该类肿瘤成分主要为黏液分泌细胞，神经内分泌细胞仅占少量，因而其侵袭性较强，根据国际癌症控制系统UICC分期，将其分为阑尾腺癌更合适。阑尾囊性肿瘤也已被阑尾黏液性肿瘤所替代，病理上以黏液上皮增生伴有细胞外黏液和推挤性肿瘤边缘为特征。

目标检测

答案解析

选择题

1. 下述不是急性阑尾炎手术治疗适应证的是
   A. 老年、小儿、妊娠患者的急性阑尾炎
   B. 阑尾穿孔并弥漫性腹膜炎者
   C. 化脓性或坏疽性阑尾炎者
   D. 慢性阑尾炎反复急性发作者
   E. 单纯性阑尾炎，症状、体征较轻者
2. 阑尾炎易发生坏死，是因为
   A. 阑尾含有丰富的淋巴组织
   B. 阑尾系膜短易卷曲
   C. 阑尾远端为盲管
   D. 阑尾动脉为终末动脉，易发生血运障碍
   E. 阑尾开口小
3. 阑尾炎时，阑尾穿孔是因为
   A. 管腔梗阻合并管壁坏死
   B. 淋巴集结坏死
   C. 血运障碍

D. 细菌入侵

E. 管壁肌肉收缩

4. 患者，女，20 岁。转移性右下腹痛 5 天，体温 37℃，右下腹肌稍紧张，可触及 8cm × 5cm 包块伴压痛，下列哪项处理是不合适的

A. 中药辅助治疗 B. 可食流质饮食

C. 抗生素应用 D. 行阑尾切除术

E. 针灸或理疗

5. 患者，男，38 岁。阑尾切除术后 5 天，体温 38.5℃，伤口红肿，有波动感。首先应采取的措施是

A. 大剂量抗生素治疗

B. 拆除切口缝线，敞开伤口

C. 切口穿刺

D. 物理治疗

E. 继续观察

6. 患者，女，20 岁。转移性右下腹痛 5 天。体温为 38.5℃。右下腹肌稍紧张，可触及一 8cm × 5cm 包块，压痛明显。目前不宜采取的治疗措施是

A. 全身支持治疗

B. 可食少量流质饮食

C. 选用敏感广谱抗生素

D. 行阑尾切除术

E. 卧床休息

（高其忠）

书网融合……

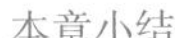

本章小结

题库

第三十九章　结直肠与肛管疾病

PPT

学习目标

1. 掌握　结直肠癌的临床表现、诊断和治疗原则；低位直肠癌保肛手术的手术方式及其适应证；直肠、肛管周围脓肿、肛瘘、肛裂和痔的临床表现、诊断和治疗。

2. 熟悉　结直肠和肛管的解剖特点；直肠和肛管疾病的检查方法；结直肠癌病理分类、临床分期、转移途径。

3. 了解　结直肠息肉与结直肠癌的关系及其分类、临床表现、诊断和治疗；直肠癌发病原因和流行病学；腹腔镜在结直肠癌外科治疗中的应用；溃疡性结肠炎外科治疗的适应证和手术方式；直肠脱垂的病因与病理、临床表现和治疗。

第一节　解剖及生理概要

一、结直肠与肛管解剖

1. 结肠　结肠（colon）全长 150 ~ 200cm，根据部位不同一般分为盲肠、升结肠、横结肠、降结肠、乙状结肠。盲肠连同升结肠、结肠肝曲和部分横结肠，组成了一个外科手术解剖单位，即右半结肠；部分横结肠、结肠脾曲、降结肠和部分乙状结肠组成另一个外科手术解剖单位，即左半结肠。

盲肠与末段回肠以回盲瓣为界，是结肠起始段，长约 6 厘米。是腹膜内位器官，但有约 20% 的人体中整个盲肠都附着在后腹壁上。盲肠向上延伸为升结肠，其内侧与回肠末端和阑尾相连。其后紧邻右侧髂外血管、右侧精索血管（或卵巢血管）和右侧输尿管。

升结肠是腹膜间位器官，前面和两侧常被腹膜覆盖。其内侧为结肠系膜，横结肠与升结肠延续段称为结肠肝曲，位于肝右叶下，与降结肠延续段称为结肠脾曲，结肠肝曲和脾曲是结肠相对固定的部位。降结肠的前面为腹膜覆盖，为腹膜间位器官。升结肠与降结肠后方以疏松结缔组织与腹后壁相贴，若其后壁穿孔可引起严重的腹膜后感染。在髂嵴水平，降结肠延续为乙状结肠，乙状结肠属于腹膜内位器官，活动度较大，部分人若乙状结肠系膜过长容易发生扭转。结肠肠壁分为浆膜层、肌层、黏膜下层和黏膜层。

2. 直肠　直肠在盆腔内，始于乙状结肠终止处，即第三骶椎水平。该处结肠袋和结肠脂肪垂消失。直肠长 12 ~ 15cm，通常以腹膜返折为界，将直肠分为上段直肠和下段直肠，下段直肠完全位于腹膜外。直肠前邻膀胱、前列腺（子宫和阴道），两侧为髂内的血管和输尿管，其后为骶前筋膜和骶前静脉丛。直肠肠壁的结构与上述结肠的结构相同，但不同点在于直肠含有左上、中间和左下三个 Houstou 瓣，又称直肠瓣，它们距肛缘的距离分别为 4 ~ 7cm、8 ~ 10cm 和 10 ~ 12cm。

3. 肛管　肛管长约 4cm，约有 2cm 位于齿状线以上，2cm 位于齿状线以下。肛管有三个不同的组织学分区：①皮区，上至肛缘为具有毛囊和皮脂腺的皮肤覆盖。②过渡区，皮肤只有皮脂腺而无毛发。它向上延伸至肛瓣的游离缘，即齿状线。③齿状线以上则为肛管的真性黏膜区。齿状线由肛瓣的边缘组成，在 5 ~ 10 个垂直的黏膜皱襞间形成小的黏膜袋即是肛柱。齿状线是肛管中最重要的解剖标志，即其上为内脏部分，其下为躯体部分。在齿状线上下，动静脉血供、淋巴回流、神经支配和上皮层结构都是不同的（图 39 - 1）。

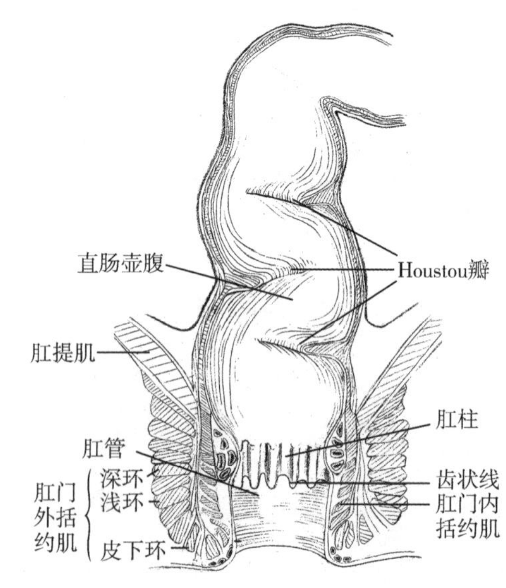

图 39 - 1　直肠肛管纵剖面图

有两层平滑肌围绕着肛管，内层为环肌层，是肛管的内扩约肌层；外层平滑肌层为结肠纵行肌纤维的延续部分组成。纵行肌纤维可防止扩约肌成分间相互分离，同时也允许内外扩约肌间的伸缩运动。外扩约肌由条状肌组成，有皮下环、浅部和深部三个环。任何一个环都可以对固体粪便做出排便反射，但对液体或气体状的粪便却不能做出反射。皮下环围绕着肛门口，附着在肛周前面的皮肤上。一些肌纤维则完整地环绕着肛门。浅部外扩约肌围绕着肛门，并加入肛尾韧带，肛尾韧带附着在尾骨上。向前一些肌纤维在会阴中心腱处组成部分会阴肌。深部扩约肌围绕肛管，与耻骨直肠悬韧带关系密切。

二、盆腔底结构

骨盆的底面是盆膈，由提肛肌和直肠尾骨肌组成。而提肛肌包括三组肌肉，即是由髂骨尾骨肌、耻骨尾骨肌和耻骨直肠肌组成。耻骨直肠肌附着在耻骨联合的后下方和尿生殖膈处，是直肠排便反射最重要的肌肉，它连同外扩约肌的浅部和深部的一部分以及内扩约肌的近端部分形成肛管直肠环。如果损伤肛管直肠环，就会导致大便失禁。

三、直肠肛管周围间隙

直肠周围有骨盆直肠间隙、坐骨直肠间隙、直肠扩约肌间隙、肛周皮下间隙、直肠中央间隙和直肠黏膜下间隙六个不同的潜在组织间隙（图 39－2）。有一层筋膜结构分别包绕这些间隙，有利于限制这些间隙内的感染性疾病和肿瘤性疾病的扩散，但这些间隙之间也是相通的。

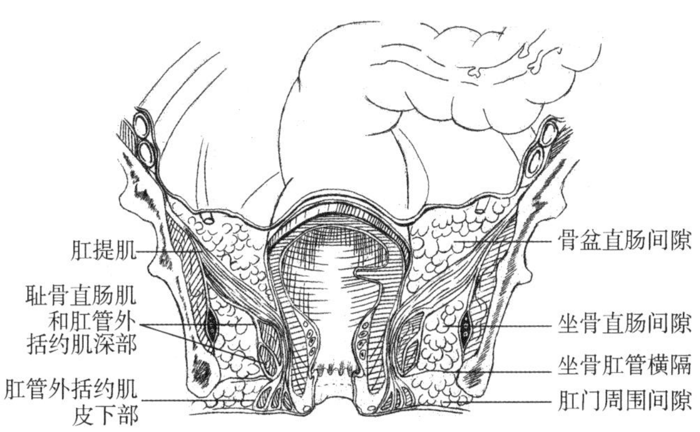

图 39－2　直肠肛管周围间隙

四、结肠的血供、淋巴回流和神经支配

盲肠和升结肠的血供来自肠系膜上动脉的两个分支，即回结肠动脉和结肠右动脉，横结肠的血供来自肠系膜上动脉发出的结肠中动脉，有 5%～8% 的个体结肠中动脉缺如。肠系膜下动脉的分支有左结肠动脉、乙状结肠动脉和直肠上动脉。分别提供给横结肠左侧部分、乙状结肠和直肠的血供。

结肠的静脉与动脉伴行。肠系膜上静脉回流升结肠和部分横结肠的血流，而部分横结肠、降结肠和乙状结肠的血流组成肠系膜下静脉，经脾静脉回流至门静脉。

结肠的淋巴回流由四站淋巴结完成。第一站淋巴结（结肠上淋巴结组），位于肠壁的浆膜下；第二站淋巴结（结肠旁淋巴结组），位于边缘动脉上；第三站淋巴结（中间淋巴结组），沿大动脉分布（肠系膜上、下动脉分布）；第四站淋巴结（主要淋巴结组），位于肠系膜上、下动脉的根部，包括肠系膜根部淋巴结和腰左淋巴结。结肠肿瘤实施结肠癌根治性切除时，结肠切除的范围应包括一支主要动脉供应的整段结肠和相应的结肠系膜，这样才有可能大部分切除这段结肠的淋巴回流。

五、直肠和肛管的血供、淋巴回流和神经支配

齿线以上的动脉供应有直肠上动脉、直肠下动脉以及骶正中动脉。直肠上动脉源自肠系膜下动脉，下降至直肠上段的后壁。直肠下动脉和骶正中动脉来自髂内动脉，齿线以下的动脉供应来自肛管动脉。

直肠的上静脉丛回流至直肠上静脉，再回流至肠系膜下静脉，这属于门静脉系统。直肠下静脉丛位于齿状线下方，回流入阴部内静脉，然后经髂静脉回流至下腔静脉，进入体循环。在直肠上静脉（门静脉系统）和直肠下静脉（体循环系统）存在大量交通支，形成门体分流。

直肠和肛管的淋巴回流组成了两个肠壁外的淋巴丛。一个位于齿状线上，一个位于齿状线下。齿状线上丛回流的淋巴沿直肠上动脉走行至肠系膜下动脉旁淋巴家。一些与直肠下动脉伴行的淋巴最后回流至髂内淋巴结。在齿状线以下，淋巴丛回流至腹股沟淋巴结（图 39－3）。直肠的病变极少向下扩散，约有 2% 的患者可能向下扩散。在直肠癌直肠前切除术中，经大量的临床研究发现，距肿瘤远端 2～3cm 以上时，直肠远端切缘绝大多数未发现肿瘤细胞。因此，距肿瘤远端 2～3cm 以上切断直肠是安全的。

六、直肠、肛门的神经支配

交感神经和副交感神经纤维支配直肠内扩约肌的运动，刺激交感神经可促进直肠内扩约肌肉收缩，刺激副交感神经则抑制直肠内扩约肌收缩。副交感神经的骶骨传入神经传递直肠扩张感觉。阴部内神经的下痔支和第 4 骶神经的会阴支则支配直肠外扩约肌的运动。骨盆内脏神经和下腹神经一起组成直肠神经丛，支配直肠下端的活动。第 3、4 骶神经控制提肛肌的运动。阴部内神经的直肠下支沿直肠下动脉走行，支配肛周皮肤的感觉。阴部神经支配外扩约肌和耻骨直肠肌，排便由骨盆内脏神经完成，排便反射由阴部神经和骨盆内脏神经共同完成。

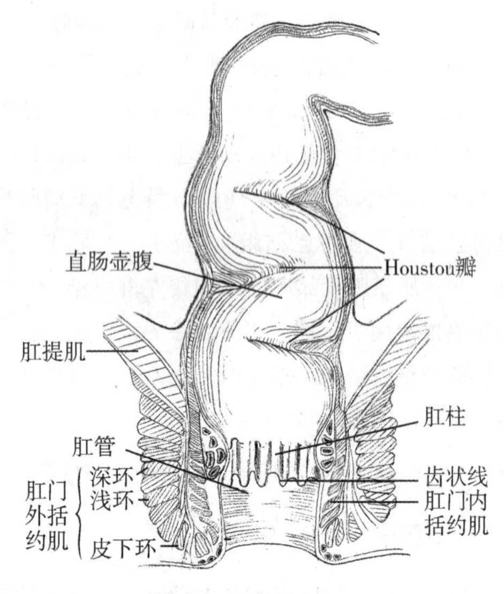

图 39－3　直肠肛管淋巴引流

七、结肠、直肠与肛管生理

结肠的主要功能是吸收水分，储存和转运粪便，也能吸收葡萄糖、电解质和部分胆汁酸。吸收功能主要发生于右侧结肠。此外，结肠能分泌碱性黏液以润滑黏膜，也分泌数种胃肠激素。

直肠有排便、吸收和分泌功能。可吸收少量的水、盐、葡萄糖和一部分药物；也能分泌黏液以利排便。肛管的主要功能是排泄粪便。排便过程有着非常复杂的神经反射。直肠下端是排便反射的主要发生部位，是排便功能中的重要环节，在直肠手术时应予以足够的重视。

第二节　检查方法

一、检查体位

患者的体位对直肠、肛管疾病的检查很重要，体位不当可能引起疼痛或遗漏疾病，应根据患者的身体情况和检查目的选择不同的体位。①左侧卧位：患者向左侧卧位，左下肢略屈，右下肢屈曲贴近腹部，是直肠指检、结肠镜检查的常用体位（图 39－4A）。②膝胸位：患者双膝跪于检查床上，头颈部及胸部垫枕，双前臂屈曲于胸前，臀部抬高，是检查直肠肛管的最常用体位，肛门部显露清楚，肛镜、硬式乙状结肠镜插入方便，亦是前列腺按摩的常规体位（图 39－4B）。③截石位：患者仰卧于专用检查床上，双下肢抬高并外展，屈髋屈膝，是直肠肛管手术的常用体位，双合诊检查亦选择该体位（图 39－4C）。④蹲位：取下蹲排大便姿势，用于检查内痔、脱肛和直肠息肉等。蹲位时直肠肛管承受压力最大，可使直肠下降 1～2cm，可见到内痔或脱肛最严重的情况，有时也可扪及较高位置的直肠肿物（图 39－4D）。⑤弯腰前俯位：双下肢略分开站立，身体前倾，双手扶于支撑物上，该方法是肛门视诊最常见体位（图 39－4E）。

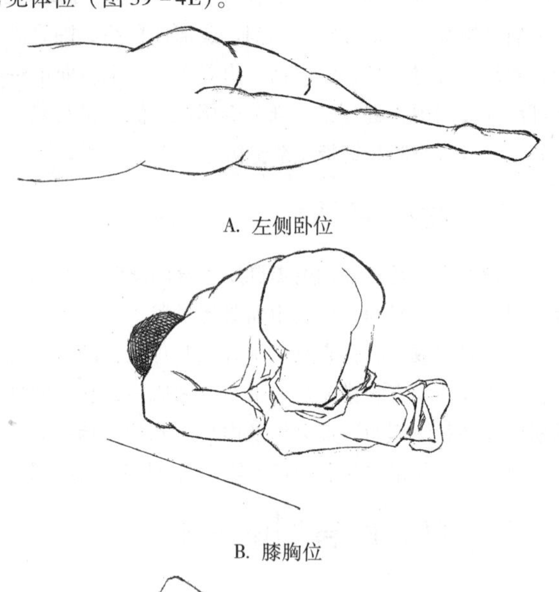

A. 左侧卧位

B. 膝胸位

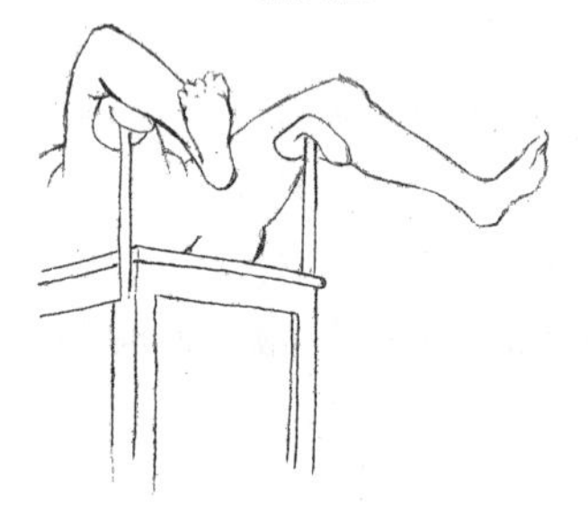

C. 截石位

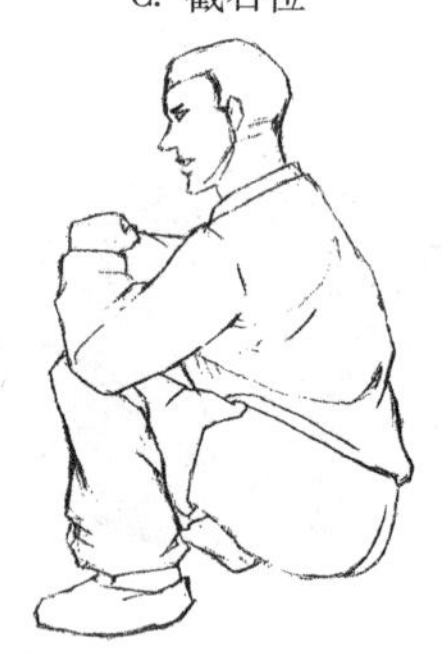

D. 蹲位

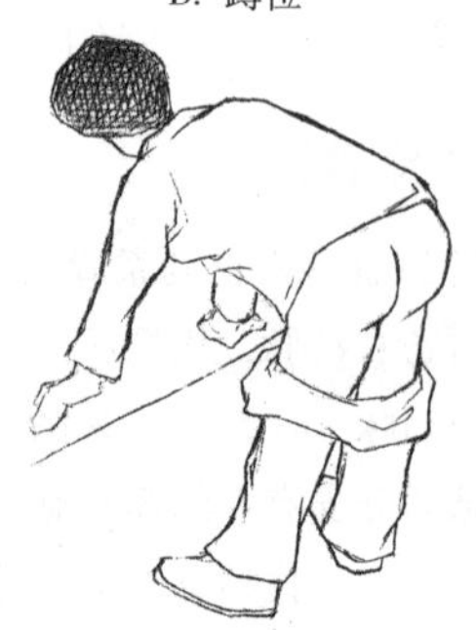

E. 弯腰前俯位

图 39－4　常用检查体位

二、肛门视诊

常用体位有弯腰前俯位、左侧卧位、膝胸位和截石位。用双手拇指或示指、中指、环指三指分开臀沟，观察肛门处有无红肿、血、脓、粪便、黏液、瘘口、外痔、疣状物、溃疡、肿块和直肠黏膜脱垂等。

三、直肠指检

直肠指检是简单而重要的临床检查方法，对及早发现肛管、直肠癌意义重大。据统计75%的直肠癌可在直肠指诊时被发现，而85%的直肠癌延误诊断病例是由于未作直肠指检引起。

直肠指检时应注意几个步骤。①右手戴手套或指套涂以润滑液，首先进行肛门周围指诊，检查肛管有无肿块、压痛、疣状物及外痔等。②测试肛管括约肌的松紧度，正常时直肠仅能伸入一指并感到肛门环缩，在肛管后方可触到肛管直肠环。③检查肛管直肠壁有无触痛、波动、肿块及狭窄，触及肿块时要确定大小、形状、位置、硬度及能否推动。④直肠前壁距肛缘4～5cm，男性可扪及前列腺，女性可触及子宫颈，不要误诊为病理性肿块。⑤根据检查的具体要求，必要时作双合诊检查。⑥抽出手指后，观察指套，有无血迹或黏液。

三、肛门镜检查

肛门镜的长度一般为7cm，内径大小不一。肛门镜检查时多选用膝胸位。肛门镜检查之前应先做肛门视诊和直肠指诊，如有局部炎症、肛裂、妇女月经期或指诊时患者已感到剧烈疼痛，应暂缓肛门镜检查。肛门镜检查的同时还可进行简单的治疗，如取活组织活检等。

检查方法是：右手持镜，拇指顶住芯子，肛门镜尖端涂以润滑剂。左手分开臀沟，用肛门镜头轻压肛门片刻再缓慢推入。先朝脐孔方向，通过肛管后改向骶凹，将肛门镜全部推进后拔出芯子。拔出芯子后要注意芯子有无血迹。调好灯光，由深至浅缓慢退出，边退边观察，观察粘膜颜色，有无溃疡、出血、息肉、肿瘤及异物等。在齿状线处注意有无内痔、肛瘘内口，肛乳头及肛隐窝有无炎症等。

肛门周围病变的记录方法是：一般用时钟定位记录，并表明体位。如检查时取膝胸位，则以肛门后方中点为12点，前方中点为6点；截石位则相反。

四、结肠镜检查

常用的有硬式乙状结肠镜和纤维乙状结肠镜，是诊断直肠、乙状结肠疾病的重要方法，目前基本被纤维电子结肠镜检查所取代。

纤维电子结肠镜不仅能观察到直肠、结肠的病变，同时还能进行肿物活检、结直肠息肉的摘除、出血点的止血、肠扭转的复位、肠吻合口良性狭窄的扩张等治疗。直肠疾病如息肉、肿瘤等常规要求检查全部结肠，以免遗漏多发性结直肠肿瘤。应注意纤维电子结肠镜在肿瘤的定位上欠准确，需要结合钡灌肠或者CT等检查协助定位。

五、影像学检查

①钡剂灌肠或气钡双重造影检查对肛管齿状线附近的病变无意义，对结直肠肿瘤、憩室、炎性肠病、先天性异常、直肠黏膜脱垂等病变有重要诊断价值。②腔内超声检查可以清楚地显示肛门括约肌及直肠壁的各个层次，直肠癌时可清楚地显示直肠壁受累的层次。③CT对直肠癌的诊断、分期、有无淋巴转移以及腹外侵犯的判断有重要意义。④MRI在判断直肠肛管癌浸润扩散范围、正确分期以及术后复发的鉴别诊断方面较CT优越；在肛瘘、直肠肛管周围脓肿的诊断上有着更明显的优势。⑤PET并非结直肠癌的常规检查方法，但对肿瘤复发、转移的诊断有重要价值。

六、直肠肛管功能检查

方法主要有直肠肛管压力测定、直肠感觉试验、模拟排便试验、盆底肌电图检查、排粪造影和结肠运输试验。

第三节　乙状结肠扭转

乙状结肠扭转（sigmoid volvulus）是乙状结肠以其系膜为中轴发生扭转，导致肠管部分或完全梗阻。乙状结肠是结肠扭转最常见的发生部位，占65%～80%，其次为盲肠和横结肠（图39－5）。60岁以上老人的发生率是青年人的20倍。

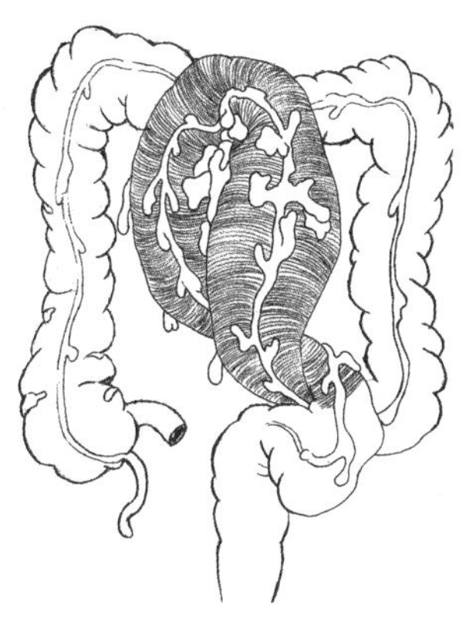

图39－5　乙状结肠扭转

乙状结肠扭转主要症状为腹痛和进行性腹胀，临床上分为亚急性（80%）和急性（20%）两类。前者多好发于老年男性，常有慢性便秘病史。后者多见于青年人，起病急骤，剧烈腹痛，呕吐出现早且频繁，腹胀反而较轻，主要为典型的绞窄性低位肠梗阻的表现，查体可发现急性腹膜炎体征。腹部平片可见左中下腹有充气的巨大乙状结肠肠袢。钡剂灌肠时钡剂在直肠－乙状结肠交界处受阻，尖端呈锥形或喙突状。纤维电子结肠镜不仅可明确乙状结肠扭转的诊断，还能对肠扭转进行复位，但禁用于有腹膜刺激征者。

对于乙状结肠扭转应按治疗肠梗阻的原则进行处理，包括禁食、胃肠减压并纠正水、电解质紊乱及酸碱平衡失调。当无绞窄性肠梗阻表现时，可采用非手术治疗，包括温盐水低压灌肠法、乙状结肠插管法和纤维电子结肠镜复位法。

当出现肠坏死、腹膜炎征象，肠腔内出现血性肠内容物，乙状结肠扭转反复发作或经非手术复位失败时，应选择手术治疗。手术原则是：如有肠坏死，或积粪较多，污染严重，患者一般情况较差时可行 Hartmann 手术；如患者一般情况尚好，术中能较好地灌洗结肠，可行乙状结肠切除术并一期吻合；非手术复位成功后可择期行腹腔镜下乙状结肠切除术。

第四节　结直肠息肉和息肉病

结直肠息肉（polyps of colon and rectum）是指结直肠黏膜表面突出的异常生长的组织，在没有确定病理性质前统称为息肉。其发生率随年龄增加而上升，男性多见。

结直肠息肉病（polyposis of colon and rectum）是在肠道广泛出现数目多于 100 颗以上的息肉，并具有其特殊的临床表现时，称为肠息肉病。多与遗传因素密切相关，可采用基因分析方法进行诊断，但目前临床上尚未普及与推广。

多数结直肠腺瘤性息肉起病隐匿，无任何临床症状，少数表现为大便习惯改变、大便带血和黏液，稀便，次数增多，还有不同程度的腹部不适，较大的息肉可能会导致腹痛、消瘦、贫血等全身症状，极少数直肠息肉大便时有肿物自肛门脱出。

（一）分类

临床上息肉分为以下三类，即肿瘤性息肉、非肿瘤性息肉、肠息肉病。

1. 肿瘤性息肉　包括管状腺瘤、绒毛状腺瘤、混合型腺瘤。其中管状腺瘤最多见，无蒂腺瘤的癌变率较有蒂腺瘤高，腺瘤越大，癌变的可能性越大，腺瘤结构中绒毛状成分越多，癌变的可能性越大。

2. 非肿瘤性息肉　与癌发生关系较少。包括幼年性息肉和炎性息肉。

3. 肠息肉病　常见的有：①色素沉着息肉综合征（Peutz－Jeghers 综合征）：以青少年多见，常有家族史，可癌变，属于错构瘤一类。多发性息肉可出现在全部消化道，以小肠为最多见。在口唇及其周围、口腔黏膜、手掌、足趾或手指上有色素沉着，多为黑斑，也可为棕黄色斑。②家族性肠息肉病：与遗传因素有关，目前研究发现其主要与 5 号染色体长臂上的 APC 基因突变有关。其特点是婴幼儿期并无息肉，常开始出现于青年时期，癌变的倾向性很大。直肠及结肠常布满腺瘤，极少累及小肠。结肠镜检查可见肠黏膜遍布不带蒂的小息肉。③肠息肉病合并多发性骨瘤和多发性软组织瘤（Gardner 综合征）：也和遗传因素有关，此病多在 30～40 岁出现，癌变倾向明显。

（二）外科治疗原则

根据肠息肉的诊断、部位、数目、形态、患者年龄以及有无癌变，决定治疗方案，炎症性息肉以治疗原发肠道疾病为主，腺瘤性息肉需要判断有无癌变，良性腺瘤性息肉一般予以切除或破坏。

1. 结肠与直肠腺瘤　有蒂的结直肠息肉可在内镜下摘除或者圈套器套扎切除，创面可以用钛夹夹闭止血。直径≥1cm 的广基息肉先行咬取活检，排除癌变后也可以在内镜下予以切除。如有癌变，根据病变部位、癌细胞分化程度和肠壁浸透深度等情况决定手术方式，例如局部肠壁切除或者肠切除手术，如已有淋巴结转移，应按大肠癌根治手术原则处理。

2. 息肉病　色素沉着息肉综合征由于病变广泛，无法手术根治，当并发肠道大出血或者肠套叠时，可行部分肠切除术。结肠家族性息肉病：直肠病变较轻可能全结肠切除，如直肠病变严重，应同时切除直肠。Gardner 综合征治疗原则与家族性息肉病相同。

第五节　结直肠癌

案例引导

案例　患者，女，49 岁，因“大便次数增加、带血 3 个月”入院。3 个月前无明显诱因，排便次数增多，3～6 次/天，不成形，间断带暗红色血迹。有中、下腹痛，无明显腹胀及恶心、呕吐。无发热，进食可。近来明显乏力，体重下降约 4kg，为进一步诊治收入院。查体：T 37.2℃，P 78次/分，R 18次/分，BP 120/80mmHg。一般状况稍差，皮肤无黄染，结膜苍白，浅表淋巴结未及肿大。心肺无明确病变。腹平坦，未见胃肠型及蠕动波，腹软，无压痛，无肌紧张，肝脾未及。右下腹似可及约 4cm×8cm 质韧包块，可推动，便边界不清，移动性浊音（-），肠鸣音大致正常，直肠指诊未及异常。辅助检查：大潜血（+），血 WBC 4.6×10^9/L，Hb 86g/L。入院后查血 CEA 42ng/mL。

讨论　该患者考虑为什么诊断？下一步检查有哪些？治疗原则是什么？

结肠直肠癌（carcinoma of colon and rectum）是胃肠道中常见的恶性肿瘤，其发病率在恶性肿瘤仅次于肺癌位居第二。本病在人群中呈现三大特征，即城市高于农村，男性高于女性，老年人高发。结直肠癌可以发生在结肠或直肠的任何部位，但以直肠、乙状结肠最为多见，其余依次见于盲肠、升结肠、降结肠及横结肠。癌瘤大多数为腺癌，少数为鳞状上皮癌及黏液癌。

一、病因

结直肠癌和其他恶性肿瘤一样，病因尚未明确，可能和下列因素有关。

1. 环境因素　经研究证明，在各种环境因素中，以饮食因素最重要，大肠癌的发病率与食物中的高脂肪消耗量有正相关系。另外，也可能与微量元素缺乏、生活习惯改变有关。

2. 遗传因素　国内外均有"大肠癌家庭性"的报道，大肠癌患者血亲中死于本病者比一般人明显增高。有些大肠腺瘤，如多发性家庭性腺瘤病，是一种常染色体显性遗传性疾病，家族中患病率可达 50%。如不治疗，10 岁以后均有患大肠癌的可能。最近有学者对肿瘤抑制基因与大肠癌发生关系进行研究发现：大肠癌的易感性与发病机制均与遗传因素有关。

3. 大肠腺瘤　根据各地的尸检材料研究发现，大肠腺瘤的发病情况与大肠癌颇为一致。有人统计，具有 1 个腺瘤的患者其大肠癌的发生率比无腺瘤者高 5 倍，多个腺瘤者比单个腺瘤患者高出 1 倍。

4. 慢性大肠炎症　据报道，肠癌流行与血吸虫病的流行区域呈正相关系。一般认为，由于血吸虫而导致肠道的炎性改变，其中一部分会发生癌变。肠道的其他慢性炎症也有癌变的可能，如溃疡性结肠炎，有 3% ~5% 会发生癌变。

二、病理

（一）大体病理

1. 早期结直肠癌　癌肿限于大肠黏膜层及黏膜下层者称早期结直肠癌，一般无淋巴结转移，但其中癌肿浸润至黏膜下层者，有 5% ~10% 病例出现局部淋巴结转移，根据肉眼观察早期大肠癌分为 3 型。①息肉隆起型（Ⅰ型）：又可分为有蒂型（Ⅰp）、亚蒂广基型（Ⅰps）、无蒂广基型（Ⅰs）。此型多为黏膜内癌。②扁平隆起型（Ⅱa 型）：大体呈分币状。此型多为黏膜下层癌。③扁平隆起伴溃疡型（Ⅱa + Ⅱc 型）：亦有称之为Ⅲ型，大体如小盘状，边缘隆起，中心凹陷，此型少见，仅见于黏膜下癌。

2. 进展期结直肠癌　进展期结直肠癌分以下 4 型。

（1）隆起型　肿瘤向肠腔突出呈结节状，息肉状或菜花状隆起，边界清楚，有蒂或广基。若肿瘤表面坏死，形成浅表溃疡，形如盘状者，则另立一亚型，称盘状型。其特点为：肿瘤向肠腔作盘状隆起，边界清楚，广基，表面有浅表溃疡其底部一般高于肠粘膜。此型癌肿一般发展较慢治疗效果较好。

（2）溃疡型　肿瘤表面形成较深的溃疡（一般深达基层或超过之），边缘隆起。此型预后较差。根据溃疡之外形及生长情况又可分为二类亚型。①局限溃疡型：肿瘤外观似火山口状，溃疡边缘肿瘤组织呈围堤状明显隆起于黏膜面，溃疡中心坏死，形成不规则形深溃疡。切面可见肿瘤底向肠壁深层浸润，但边界尚清楚。②浸润溃疡型：肿瘤主要向肠壁深层浸润生长，中央形成溃疡。溃疡口边缘多无围堤状隆起之肿物组织，而系正常肠黏膜覆盖之肿瘤组织。切面肿瘤浸润至肠壁深层，边界不清楚。

（3）浸润型　癌组织向肠壁各层弥漫浸润，使局部肠壁增厚，但表面无明显溃疡和隆起，肿瘤常累及肠管全周伴纤维组织增生，有时致肠管周径明显缩小，形成环状狭窄。

（4）胶样型　肿瘤外形各异，可以呈隆起状、溃疡或弥漫浸润，但外观及切面均呈半透明胶冻状。

（二）组织学分类

（1）乳突状腺癌　癌细胞组成粗细不等的乳突状结构，乳头细长，癌细胞呈柱状，可具有不同的分化程度。

（2）管状腺癌　癌组织主要由腺管状结构组成，根据其分化程度可分为高分化、中分化和低分化腺癌。

（3）黏液腺癌　此型以癌组织中出现大量黏液为特征，有大片"黏液湖"形成，或为囊腺癌结构，囊内充满黏液。

（4）印戒细胞癌　癌细胞多呈中小圆形细胞，胞浆内充满黏液，胞核偏于一侧，整个细胞呈印戒形。

（5）未分化癌　肿瘤内癌细胞弥漫成片，或呈团块状，不形成腺管结构或其他组织结构，未分化癌细胞的核浆比较大，核异形性明显。

（6）腺鳞癌（腺棘细胞癌）　肿瘤内腺癌与鳞癌混合出现，腺癌部分有腺样结构形成，而鳞癌部分一段分化较差，角化现象很少。

以上组织类型在同一肿瘤内可有两种或两种以上组织学类型并存。其中以管状腺癌最为常见占66% ~80%，其次为黏液腺癌、印戒细胞癌、乳突状腺癌，发生率分别为16%、3% ~7.5%、5%。腺鳞癌和未分化癌少见。

三、转移和扩散

1. 直接浸润 结直肠癌的直接蔓延系循肠壁内淋巴管纵轴的垂直方向发展，即沿着肠管周径及向深层浸润，平行肠管长轴方向的扩散较少，因此，很少超越肿瘤上、下缘2~3cm以外。有人观察236例结肠癌病理标本，肠壁有浸润超越肿瘤上、下4cm以外的仅0.5%。直接浸润可以突破浆膜层而侵入邻近器官如肝、胆、膀胱、子宫、阴道等。

2. 种植播散 常见的种植方式有以下3种情况。

（1）腹腔种植 癌细胞侵犯至浆膜外时，可以脱落至腹腔内其他器官表面，引起腹腔种植播散。腹腔种植转移是一个复杂的生物过程，好发部位有大网膜、肠系膜、膀胱直肠凹、子宫直肠凹等，以盆腔道格拉斯窝（直肠子宫陷凹）附近较为常见，可以在阴道触诊时触及硬结；也可以广泛种植于腹腔内，形成癌性腹膜炎。

（2）肠腔种植 大肠癌灶附近的肠腔内常有脱落的癌细胞附着，在黏膜完整时，癌细胞不会种植生长，但若肠黏膜有损伤，则可在破损处发生种植，这也可能是大肠癌常有多发病灶的原因之一。

（3）医源种植 多在手术过程中，癌细胞脱落种植于吻合口和腹壁切口。在手术时应采取防范措施，加以避免。

3. 淋巴转移 近年来对于结直肠黏膜的超微结构研究确认，结直肠黏膜内无淋巴管存在，因此，结直肠黏膜内癌无淋巴结转移的可能，但如病变浸润到黏膜肌层以下，则有淋巴结转移的可能。其转移途径是一般先转移到沿边缘动脉与结肠平行的淋巴结，再沿供应病变肠段的肠系膜血管到血管蒂起始部的淋巴结，此种先沿肠管平行方向走行，再沿系膜血管走向中枢的淋巴结转移途径，是结肠癌的特征。少数情况下，亦可不依次序而呈跳跃式转移；尤其引流区的淋巴结有转移而阻塞后，也可发生逆行性转移入病灶的近侧或远侧淋巴结。直肠癌其淋巴引流出直肠壁后，立即沿直肠上血管走行，发生逆转性转移的现象非常少见。

4. 血行转移 多在肿瘤侵犯小静脉后沿门静脉转移至肝内。大肠癌诊断时已有10% ~15%的病例转移至肝内，尸检则有2/3转移至肝，也可先经Baston椎旁静脉丛而首先出现肺转移，其他脏器如骨、胸、肾、卵巢、皮肤均可发生转移。如形成梗阻或手术挤压时，易造成血行转移。距肛门缘6cm以下的直肠癌血行转移率最高，可达40% ~50%；其次为上段直肠癌，约在20%以上。结肠癌的血行转移率不足10%。

四、临床分期

TNM分期 目前国内外公认的结直肠癌分期标准为2016年国际抗癌联盟（UICC）和美国肿瘤联合会（AJCC）联合制定的第八版TNM分期，具体内容如下。

T代表原发肿瘤。Tx：无法估计原发肿瘤；T_0：无原发肿瘤证据；Tis原位癌：黏膜内癌（侵犯固有层，未侵透黏膜肌层）；T_1：肿瘤侵犯黏膜下层；T_2：肿瘤侵及固有肌层；T_3：肿瘤穿透固有肌层达结直肠周组织；T_4：肿瘤侵犯脏层腹膜，或侵犯或黏连邻近器官或结构；T_{4a}：肿瘤穿透脏层腹膜（包括大体肠管通过肿瘤穿孔和肿瘤通过炎性区域连续浸润脏层腹膜表面）；T_{4b}：肿瘤直接侵犯或者粘连于邻近器官或结构。

N为区域淋巴结。N_x：区域淋巴结无法评估；N_0：无区域淋巴结转移；N_1：有1~3枚区域淋巴结转移（淋巴结内肿瘤≥0.2mm），或存在任何数量的肿瘤结节并且所有可辨识的淋巴结无转移；N_{1a}：有1枚区域淋巴结转移；N_{1b}：有2~3枚区域淋巴结转移；N_{1c}：无区域淋巴结转移，但浆膜下、肠系膜、无腹膜覆盖结直肠周围组织内有肿瘤种植；N_2：有4枚以上区域淋巴结转移：N_{2a}：有4~6枚区域淋巴结转移；N_{2b}：≥7枚区域淋巴结转移。

M为远处转移。M_0：无远处转移；M_1：有远处转移。M_{1a}：远处转移局限于单个器官或部位，无腹膜转移。M_{1b}：远处转移分布于一个以上的器官、部位，无腹膜转移。M_{1c}：仅转移至腹膜表面或伴有其他部位或器官的转移。

TNM分期：

0期 $TisN_0M_0$

Ⅰ期 $T_{1\sim2}N_0M_0$

ⅡA期 $T_3N_0M_0$

ⅡB期 $T_{4a}N_0M_0$

ⅡC期 $T_{4b}N_0M_0$

ⅢA期 $T_{1\sim2}N_1/N_{1c}M_0$ $T_1N_{2a}M_0$

ⅢB期 $T_{3\sim4a}N_1N_{1c}M_0$ $T_{2\sim3}N_{2a}M_0$ $T1\sim2N_{2b}M_0$

ⅢC期 $T_{4a}N_{2a}M_0$ $T_{3\sim4a}N_{2b}M_0$ $T_{4b}N_{1\sim2}M_0$

ⅣA期 任何T、任何N、M_{1a}

ⅣB期 任何T、任何N、M_{1b}

ⅣC期 任何T、任何N、M_{1c}

五、临床表现

结直肠癌早期无症状，或症状不明显，仅感不适、消化不良、大便潜血等。随着癌肿发展，症状逐渐出现，表现为大便习惯改变、腹痛、便血、腹部包块、肠梗阻等，伴或不伴贫血、发热和消瘦等全身症状。肿瘤因转移、浸润可引起受累器官的改变。大肠癌因其发病部位不同而表现出不同的临床症状及体征。

（一）右半结肠癌

右半结肠的主要临床症状为食欲不振、恶心、呕吐、贫血、疲劳、腹痛。右半结肠癌导致缺铁性贫血，表现为疲劳、乏力、气短等症状。右半结肠因肠腔宽大，肿瘤生长至一定体积才会出现腹部症状，这也是肿瘤确诊时，分期较晚的主要原因之一。

（二）左半结肠癌

左半结肠肠腔较右半结肠肠腔窄，左半结肠癌更容易引起完全或部分性肠梗阻。肠阻塞导致大便习惯改变，出现便秘、便血、腹泻、腹痛、腹部痉挛、腹胀等。带有新鲜出血的大便表明肿瘤位于左半结肠末端或直肠。病期的确诊常早于右半结肠癌。

（三）直肠癌

直肠癌的主要临床症状为便血、排便习惯的改变及梗阻。癌肿部位较低、粪块较硬者，易受粪块摩擦引起出血，多为鲜红或暗红色，不与成形粪便混和或附于粪柱表面，容易误诊为“痔”出血。病灶刺激和肿块溃疡的继发性感染，不断引起排便反射，易被误诊为“肠炎”或“菌痢”。癌肿环状生长者，导致肠腔缩窄，早期表现为粪柱变形、变细，晚期表现为不全性梗阻。

（四）肿瘤浸润及转移症

结直肠癌最常见的浸润形式是局部侵犯，肿瘤侵及周围组织或器官，造成相应的临床症状。肛门失禁、下腹及腰骶部持续疼痛是直肠癌侵及骶神经丛所致。肿瘤细胞种植转移到腹盆腔，形成相应的症状和体征，直肠指检可在膀胱直肠窝或子宫直肠窝内扪及块状物，肿瘤在腹盆腔内广泛种植转移，形成腹腔积液。大肠癌的远处转移主要有两种方式，即淋巴转移和血行转移。肿瘤细胞通过淋巴管转移至淋巴结，也可通过血行转移至肝脏、肺部、骨等部位。

六、诊断

近几年来，随着新技术的不断推广应用，在大肠癌的诊断上有了一定的发展。电子纤维结肠镜的逐渐普及，腔内超声波、CT、磁共振成像（MRI）以及螺旋 CT 模拟肠镜技术等的临床应用，使得大肠癌的诊断越来越准确和完善。但详细的病史采集和体格检查仍是正确诊断大肠癌的起点，尤其是直肠指检是直肠癌诊断不可忽视的检查。此外，粪便隐血试验及癌胚抗原（CEA）或大肠癌单克隆抗体的应用等也均有助于进一步的诊断和复发转移的随访。而不断开展的分子生物学技术对具有遗传倾向的大肠癌高危人群更具有监测和诊断的价值。

1. 粪便检查 粪便隐血试验对本病的诊断虽无特异性，但方法简便易行，可作为普查筛选手段，或可提供早期诊断的线索。

2. 直肠指诊 我国下段直肠癌远比国外多见，占直肠癌的 77.5%，因此绝大部分直肠癌可在直肠指诊时触及。

3. 乙状结肠镜检查 国内 77.7% 的大肠癌发生在直肠和乙状结肠，常用的乙状结肠镜管长 30cm，可直接发现肛管、直肠和乙状结肠中段以下的肿瘤。

4. 钡灌肠 X 线检查 病变在乙状结肠上段或更高位置者，可进行 X 线钡剂灌肠检查。普通钡灌肠 X 线检查对较小的大肠癌容易漏诊，最好采用气钡双重造影，可提高放射学诊断的正确率，并显示癌肿的部位与范围。

5. 纤维结肠镜检查 可清晰地观察全部结肠，并可在直视下钳取可疑病变进行病理学检查，有利于早期及微小结肠癌的发现与癌的确诊，进一步提高本病的诊断正确率，是大肠癌最重要的检查手段。

6. 血清癌胚抗原（CEA）测定 在结直肠癌患者血清中，可以检测到癌胚抗原（CEA），虽然血清 CEA 测定对本病的诊断不具有特异性，但用放射免疫法检测 CEA，作定量动态观察，对判断结直肠癌的手术效果与监测术后复发有一定意义。如结直肠癌经手术根治后，血清 CEA 逐渐下降；若复发，又可再度升高。

7. 其他检查 直肠腔内超声扫描可清晰显示直肠肿块范围、大小、深度及周围组织情况，并可分辨直肠壁各层的微细结构，检查方法简单，可迅速提供图像，对选择手术方式、术后随访有一定帮助。CT 检查对了解肿瘤肠管外浸润程度以及有无淋巴结或肝脏转移有重要意义，对直肠癌复发的诊断较为准确。MRI 对于软组织结构层次有较高的分辨能力，对直肠周围脂肪内浸润情况易于了解，故目前推荐用于直肠癌的术前诊断和分期。

七、治疗

（一）手术切除

尽管针对结直肠癌的各种新技术、新疗法不断出现。然而，就目前状况来看，手术仍是治疗大肠癌最有效的方法。大肠癌手术的基本原则与肿瘤手术的基本原则一致，即遵循根治性、安全性、功能性三性原则。在肿瘤能够切除的情况下，首先要求遵循根治性原则，其次考虑到安全性，最后才尽量考虑功能性原则。结肠癌手术的切除范围应包括肿瘤在内的足够的两端肠管，一般要求距肿瘤边缘 10cm，还应该包括切除区域的全部系膜。直肠癌切除的范围包括肿瘤在内的两端足够肠管（低位直肠癌的下切缘应距肿瘤边缘 2cm）、全部直肠系膜或至少包括肿瘤下缘下 5cm 的直肠系膜、周围淋巴结以及受浸润的组织。大肠癌手术的根治性原则主要包括全面细致的探查，手术中严格遵守无瘤技术，肿瘤整块切除，区域淋巴结的彻底清扫。

1. 结肠癌的手术 2009年德国的Hohenberger等提出了完整结肠系膜切除（CME）的概念和技术。CME规范了结肠癌手术切除的正确层面，即在脏层筋膜和壁层筋膜之间的解剖层面锐性分离以使整个结肠系膜完全游离，并能够使结肠系膜前后两面的筋膜（或浆膜）保持完整，保证了在根部暴露和结扎血供动脉。手术的肠管切除范围如下。

（1）右半结肠癌的手术 右半结肠癌包括盲肠、升结肠、结肠肝曲部癌。右半结肠癌除因癌肿巨大，广泛粘连，与周围重要脏器浸润无法切除都应行右半结肠切除术。无法切除时可行回-横结肠侧侧吻合，解除梗阻，恢复肠道通畅。

右半结肠的切除范围为回肠10~20cm、盲肠、升结肠、横结肠右半部和大网膜（图39-6）。在根部结扎回结肠动脉、右结肠动脉和中结肠动脉右支（如癌肿位于肝曲，则可结扎中结肠动脉主干）。淋巴结的清扫包括结扎血管根部的淋巴结及其切除区域系膜的淋巴结。确定施行右半结肠切除术后，首先应在距肿瘤上、下端10cm处用粗线绑扎，并用纱布包裹肿瘤表面，以防癌细胞脱落造成腹腔内种植。如遇癌肿与胆囊、右肾、右输尿管等浸润，可一并切除，输尿管切除一段后稍做分离，仍可做一期端端吻合。切除右半结肠及其相应系膜后，回肠与横结肠行端端吻合或端侧吻合，系膜切缘也要予以缝合。

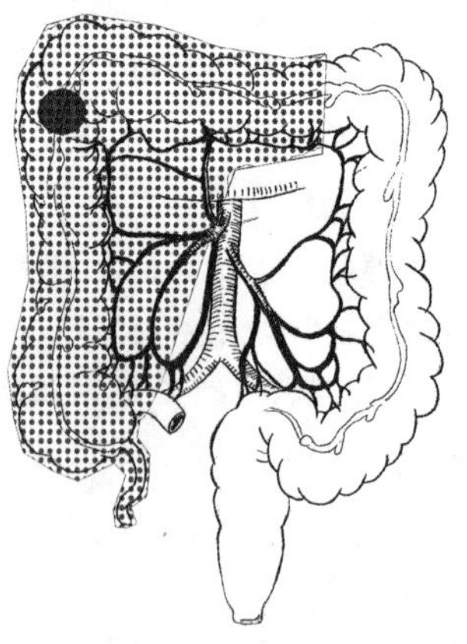

图39-6 右半结肠切除范围

（2）横结肠癌手术 由于横结肠肝曲、脾曲癌在治疗上分别采取右半结肠切除术和左半结肠切除术，所以从治疗角度看，横结肠癌主要指横结肠中部癌。手术方式为横结肠切除术（图39-7）。切除范围包括横结肠及其系膜、部分升结肠和降结肠、大网膜。确定切除范围以后，用粗线绑扎肿瘤两端的肠管，应在结肠中动脉根部切除并清扫腹主动脉旁淋巴结。切除大网膜时应清除胃大弯幽门下淋巴结。肝曲、脾曲都应充分游离，避免升-降结肠吻合时有张力。

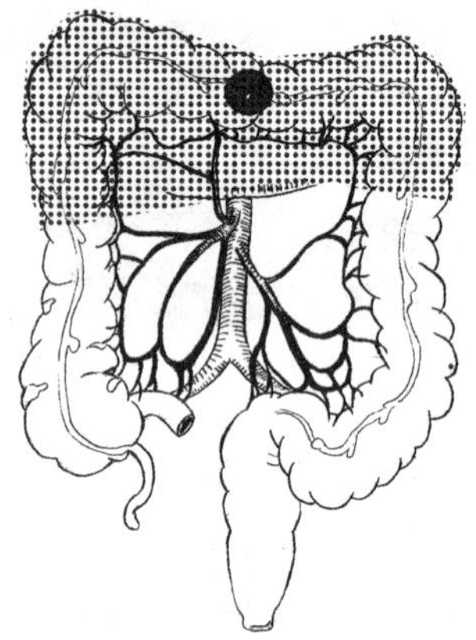

图39-7 横结肠切除范围

（3）左半结肠癌手术 左半结肠包括结肠脾曲、降结肠和乙状结肠。左半结肠癌常规手术方式是左半结肠切除（图39-8）。部分乙状结肠癌如癌肿小，乙状结肠冗长，切除肠段距癌肿边缘10cm以上，也可行乙状结肠切除术（图39-9）。常规的左半结肠切除术应包括左半横结肠、降结肠和乙状结肠及其相应的系膜、左半大网膜。首先剪开左结肠旁沟腹膜，将降结肠游离后用细绳（如纱带）绑扎肿瘤上下肠管，沿胃大弯中部血管层外缘剪开网膜囊，向左侧锐性分离，游离结肠脾曲，钝性分离腹膜后组织至直肠上端，在胰腺下缘结扎肠系膜下血管，清除腹主动脉旁淋巴结及后腹膜疏松结缔组织至肠系膜下动脉，于根部结扎肠系膜下动脉，结肠中动脉左支或结肠中动脉，切除部分或全部大网膜，移除已游离标本，行横结肠与直肠上段端端吻合。左半结肠癌如与胰尾、脾、左肾、左输尿管、膀胱等浸润粘连，应视患者的全身情况、肿瘤能否切除、远处转移情况权衡利弊行相应脏器的联合切除术。

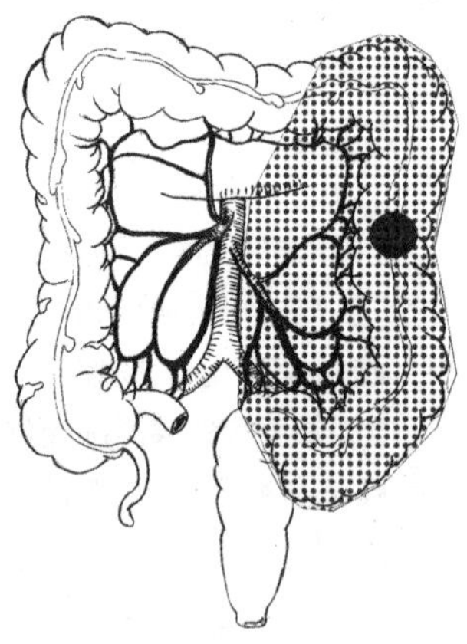

图39-8 左半结肠切除范围

2. 直肠癌的手术 切除范围应包括肿瘤、足够的两端肠管、已侵犯的邻近器官的全部或部分、四周可能被浸润的组织及全直肠系膜。如伴有能切除的肝转移癌可同时切除，也可分期切除。中低位直肠癌的手术应遵循全直肠系膜切除（TME）原则。具体要求为：①直视下锐性解剖直肠系膜周围盆筋膜壁层和脏层之间的无血管界面；②切除标本的直肠系膜完整无撕裂，或在肿瘤下缘5cm切断直肠系膜。

直肠癌根据其部位、大小、活动度、细胞分化程度等有不同的手术方式。

（1）局部切除 直肠癌局部切除是指完整切除肿瘤以

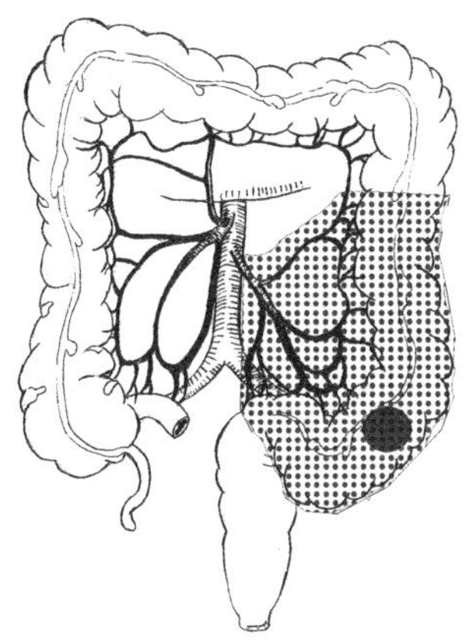

图 39－9　乙状结肠切除范围

及周围正常的组织，并非姑息性手术，其在保证根治的前提下保留肛门括约肌功能，避免治疗过度等方面具有重要意义。其区别于传统的直肠癌根治术，手术仅切除肿瘤原发病灶，但不行区域淋巴结清扫。严格掌握手术适应证，仔细选择适合的病例是成功进行直肠癌局部切除的关键。在此基础上方能达到既能减少手术创伤、改善生活质量，又能保证长期疗效的目的。目前多数学者认为病例选择应考虑以下条件。适应证为：①中低位直肠癌，肿瘤直径≤3cm，侵袭肠壁周径 40% 以内；②病变局限于黏膜或黏膜下层（Tis/T_1）；③组织学类型好，高、中分化腺癌或绒毛状腺瘤恶变，无淋巴结转移或远处转移，无淋巴管或血管侵袭。另外，对某些高龄、体质差、伴重要器官（心、肺、肝和肾等）功能不全无法耐受经腹手术或患者拒绝行 Miles 术，局部切除是一种既安全又能保肛的好方法。

直肠癌局部切除的手术方法主要包括：经肛门切除（transanal excision，即 Parks 术）、经骶尾部切除（transoccygeal excision，即 Kraske 术）、经括约肌切除（transsphincteric excision，即 Mason 术）和经肛门内镜下显微切除（transanal endoscopic microsurgery，即 TEM 术）等。具体手术途径和手术方式应根据肿瘤距肛缘的距离以及术者对某种术式的熟悉程度进行合理选择，要做到既能保证局部切除的根治性，提高 5 年生存率，减少复发，又能保留正常的排便、排尿和性功能，提高生活质量。距肛缘 >7cm 的肿瘤，以经腹切除为好；距肛缘 5～7cm 的肿瘤首选经骶尾部切除；距肛缘不足 5cm 的肿瘤适于经肛门或经括约肌切除。

腹会阴联合直肠癌根治术（Miles 手术）：适用于距肛缘不足 5cm 的直肠下段癌，切除范围包括乙状结肠及其系膜、直肠、肛管、肛提肌、坐骨直肠窝内组织和肛门周围皮肤、血管在肠系膜下动脉根部或结肠左动脉分出处下方结扎切断，清扫相应的动脉旁淋巴结。腹部作永久性结肠造口（人工肛门），会阴部伤口一期缝合或用纱布填塞。此手术切除彻底，治愈率高，是下段直肠癌的标准术式（图 39－10）。

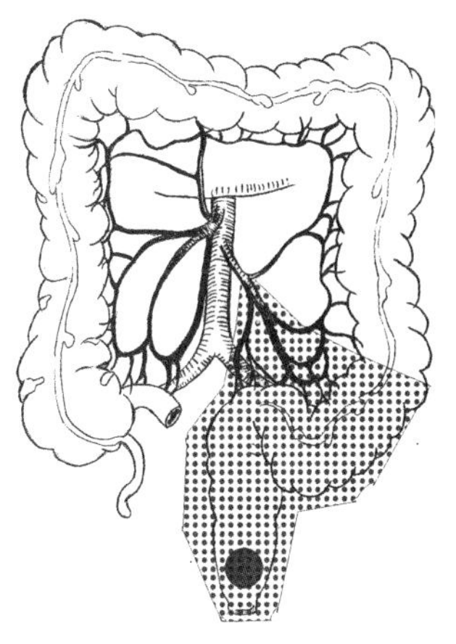

图 39－10　Miles 手术

经腹直肠癌切除术（直肠低位前切除术、Dixon 手术）：是目前应用最多的直肠癌根治术，适用于距齿状线 5cm 以上的直肠癌（图 39－11），亦有更近距离的直肠癌行 Dixon 手术的报道，但原则上是以根治性切除为前提，要求远端切缘距癌肿下缘 2cm 以上。由于吻合口位于齿状线附近，在术后的一段时期内患者出现便次增多，排便控制功能较差。近年来有人采用 J 形结肠袋与直肠下段或肛门吻合，近期内可以改善控便功能，减少排便次数。

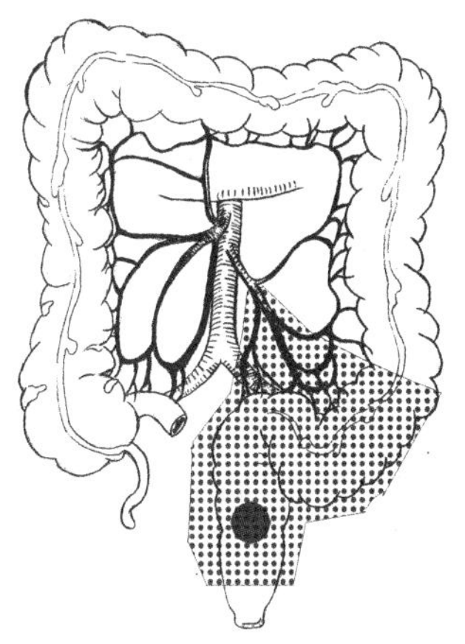

图 39－11　Dixon 手术

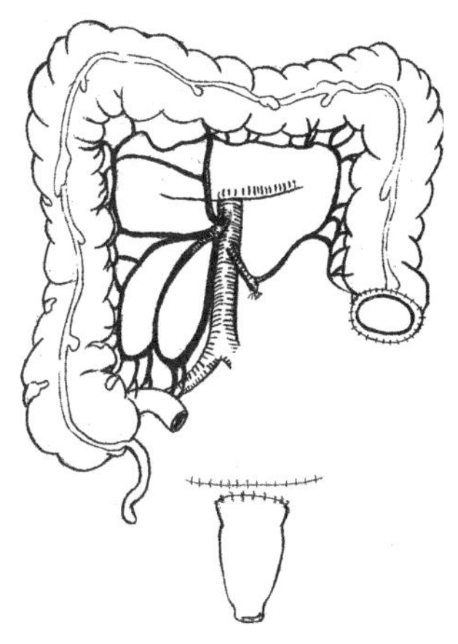

图 39－12　Hartmann 手术

经腹直肠癌切除、近端造口、远端封闭手术，即 Hartmann 手术（图 39 - 12）：适用于全身情况较差的直肠癌患者。

3. 结直肠癌肝转移的外科治疗原则 手术切除仍是目前治疗结直肠癌肝转移的最佳方法，故符合条件的患者均应在适当的时候接受手术治疗。部分最初肝转移灶不可切除的患者经治疗后病灶转化为可切除时，也应适时接受手术治疗。虽然适合手术切除的标准一直在演变，但主要应从三方面判断：①结直肠癌原发灶可以或已经根治性切除；②根据肝脏解剖学和病灶范围，转移灶可完全切除（R0），且要求保留正常肝脏功能，肝脏残留容积 30% ~50% 或更多；③患者全身状况允许，没有不可切除的肝外转移病变。

对于结直肠癌确诊时合并肝转移的治疗，可采用原发灶和肝转移灶Ⅰ期同步切除，或Ⅱ期分阶段切除。两者各有优缺点：Ⅰ期同步切除手术风险较大；Ⅱ期切除则可能在原发病灶切除后出现肝脏转移灶进展，患者累积住院时间明显延长，费用相对较高。临床医师可结合患者情况及当地医疗条件作出决定。

对于结直肠癌根治术后发生的肝转移以手术切除为首选，通常可先行新辅助治疗。对于可切除的肝转移灶术后复发病灶，可在患者全身状况和肝脏条件允许时进行二次、三次甚至多次肝转移灶切除，其手术并发症发生率和死亡率并不高于首次肝转移灶切除，而且术后生存率相同。

同样的，在患者全身状况允许时，如果肺、腹腔等肝外转移灶可完全切除，也应进行同步或分阶段切除。

4. 结直肠癌合并急性梗阻的外科治疗 结直肠癌梗阻的发生率随着肿瘤位置的不同而不同，结肠脾曲梗阻的发生率最高，约为 50%；左半结肠为 25%；而直肠、乙状结肠的梗阻率约为 6%；文献报道右半结肠癌的梗阻发生率差异较大，为 8%~30%。左半结肠易合并梗阻，约占梗阻性结直肠癌的 70%。

右侧结肠癌合并梗阻通常可行右半结肠切除术并一期回肠结肠吻合。左侧结肠癌发生梗阻时，一期切除并行吻合需非常慎重，通常在梗阻部位近侧行横结肠造口解除梗阻，后期再行根治性手术。对临床上全身及局部情况差，感染重，肠管扩张明显，肠腔内积聚物多的患者主张采取近端结肠造口，待患者全身及局部情况改善后再行根治性手术，并还纳造口结肠。

近来临床上趋向于使用自膨胀金属支架扩张结肠梗阻部位，解除梗阻，待患者全身情况改善后，一期行肠癌切除手术和肠道吻合。但支架置入也可能遇到放置失败、穿孔、支架脱落等并发症。对于有梗阻趋向且已不适宜行手术治疗的晚期结直肠癌患者（或伴有严重的心、肺疾病的老年患者，获得性免疫缺陷伴发晚期直肠癌患者等），放置金属支架可以解除或改善患者的梗阻症状或预防梗阻。

5. 结直肠癌腹腔镜手术 结肠癌腹腔镜手术已被普遍接受。手术适应证：腹腔镜手术适应证与传统开腹手术相似。包括结直肠良恶性肿瘤、炎性疾病、多发性息肉等。禁忌证：①肿瘤直径大于 6cm 或（和）与周围组织广泛浸润；腹部严重粘连、重度肥胖者、结直肠癌的急症手术（如急性梗阻、穿孔等）和心肺功能不良者为相对手术禁忌；②全身情况不良，虽经术前治疗仍不能纠正者；有严重心肺肝肾疾病，不能耐受手术为手术禁忌。腹腔镜结直肠癌的手术方式是：①全腹腔镜结直肠手术：肠段的切除与吻合均在腹腔镜下完成，技术要求非常高，手术时间较长，目前临床应用很少；②腹腔镜辅助结直肠手术：肠段的切除或吻合是通过腹壁小切口辅助下完成，是目前应用最多的手术方式；③手助腹腔镜结直肠手术：在腹腔镜手术操作过程中，通过腹壁小切口将手伸入腹腔进行辅助操作完成手术。腹腔镜结直肠癌的手术种类主要有：①腹腔镜右半结肠切除术；②腹腔镜横结肠切除术；③腹腔镜左半结肠切除术；④腹腔镜乙结肠切除术；⑤腹腔镜直肠前切除术（LAR）；⑥腹腔镜腹会阴联合切除术（APR）等。腹腔镜结直肠癌术后并发症除了腹腔镜手术特有的并发症（皮下气肿，穿刺并发的血管和胃肠道损伤，气体栓塞等）以外，与开腹手术基本相同。主要有：①吻合口漏；②骶前出血；③肠粘连，肠梗阻；④切口感染；⑤排尿障碍和性功能障碍；⑥排便困难或便频；⑦人工造口并发症。应当指出的是腹腔镜手术的切除范围、无瘤操作原则与开腹相同，特别注意的是标本取出时应注意切口保护，防止切口种植。

对于腹膜反折线以下，相当于距肛缘 7cm 以内的直肠癌称为低位直肠癌，既往多采用 Miles 术，对患者的身心均会产生一定程度的负面影响。通过术前直肠指检、腔内超声、CT、MRI 等检查了解浸润深度、环周切缘是否阳性以及肛直肠环是否受侵，从而决定是否做术前辅助治疗，并且由于腹腔镜技术以及吻合器的使用，使得保肛率大大提高。

6. 结直肠癌的内镜手术 ①圈套切除：适用于有蒂、亚蒂或无蒂的早期结直肠癌。②黏膜切除：包括内镜下黏膜切除术和内镜下黏膜剥离术，主要用于切除消化道扁平息肉、T_1 期肿瘤。③经肛门内镜显微手术（TEM）：适用于距肛门 16cm 以内的早期直肠癌。在完成上述内镜局部治疗后，应高度重视对切除肿瘤基底面的病理学检查，若发现癌细胞，提示体内癌组织残留，需追加根治性手术治疗。

知识链接

结直肠早癌的内镜治疗

内镜治疗目前已成为结直肠息肉和早癌的一线治疗方案，其主要目标是整块切除病变并获得完整病理标本。相比于外科手术，内镜治疗操作手术时间短、创伤小。常用的内镜切除技术主要包括内镜下黏膜切除术（EMR）和内镜下黏膜下层剥离切除术（ESD），一般认为早期结直肠癌，病灶表浅微隆，直径小于两厘米，而且分化较好的早期癌可选用 EMR 术。EMR 术操作简便有效，但溃疡凹陷型病灶及切除病灶的不完整性，有一定的癌灶残留率。EMR 难以切除的较大面积的胃肠道浅表癌病灶及癌前病变病灶可选用 ESD 治疗术。本治疗术可一次性完整切除直径 5 厘米以上的早期癌病灶。但分化差的肠癌，怀疑转移的或转移概率较高者，一般不宜选用。

（二）辅助治疗

1. 化疗　包括术前化疗及术后化疗两大类。

（1）术前化疗　对直肠癌而言，其术前辅助治疗限定在术前分期局部 T_3 和不论局部浸润程度但淋巴结 N_1，N_2 的患者。T_4 或局部晚期不可切除的直肠癌患者，也可通过新辅助化疗获得肿瘤降期和降级的良好结果。对于结肠癌来说，除结直肠癌患者合并肝转移和（或）肺转移，可切除或者潜在可切除外，不推荐结肠癌患者术前行新辅助治疗。

（2）术后化疗　术后辅助性治疗能提高 5 年生存率 15% 左右。一般认为，以氟尿嘧啶为主的化疗方案是结直肠癌化疗的基础，奥沙利铂的应用进一步增强了氟尿嘧啶/亚叶酸钙的效果，辅助化疗的应用时间为半年。以氟尿嘧啶 + 亚叶酸钙为基础并联合奥沙利铂的化疗方案已被列为Ⅲ期结直肠癌的标准辅助化疗方案，并推荐应用于ⅡB 期结直肠癌，特别是具有高危因素的Ⅱ期结直肠癌，可以从术后辅助化疗中获益。这些高危因素包括肠梗阻、肠穿孔、T_4、低分化肿瘤、有脉管侵犯、送检淋巴结 < 12 枚。

2. 放疗　主要适用于中下段直肠癌。术后放疗：对手术根治病例，如肿瘤已穿透肠壁，侵犯局部淋巴结、淋巴管和血管，或外科手术后有肿瘤残存，但尚无远处转移者，宜作手术后放疗。单纯放疗：对晚期直肠癌病例，用小剂量放射治疗，有时能起到暂时止血、止痛的效果。

3. 同步放化疗　对 T_3 或任何 T、淋巴结阳性的直肠癌患者，应该进行术前新辅助放化疗。低位盆腔放射治疗可显著降低Ⅱ期和Ⅲ期直肠癌患者小肠晚期并发症，但不降低总生存率、局部控制率和无远处转移率。有研究显示，对于肿瘤距肛外缘 < 5cm 的局部晚期直肠癌，术前给予卡培他滨联合放疗，肛门括约肌保留率高于术后放化疗，而且不影响局部控制率及并发症发生率。直肠癌新辅助治疗的方案主要有以下几种。①短程快速分割放疗：25 Gy/5 f/1w 方案、放疗后 1 周内手术，此方案多在瑞典和荷兰应用。②长程放疗：45.0 ~ 50.4Gy/25 ~ 28f/5w 方案，多应用于美国及部分欧洲国家的患者。③长程放化疗：放疗方案同长程放疗的 45.0 ~ 50.4Gy/25 ~ 28f/5w 方案，同时辅以 5 - 氟尿嘧啶为基础的化疗。④其他放疗方案：30 ~ 39Gy/10 ~ 13f/2 ~ 8w，或者是 40 ~ 50Gy/20 ~ 25f/4 ~ 5w 方案，这些方案分散应用于欧洲地区患者。⑤国内有人应用 30Gy/10f/2w 方案，也取得了比较好的临床疗效。此外，放化疗中的化疗通常是指氟尿嘧啶类药物化疗，一般不推荐联合化疗。

4. 分子靶向治疗　目前靶向药物只是用于晚期的结直肠癌患者，常用的靶向药物包括以表皮生长因子受体（EGFR）为靶点和以血管内皮生长因子（VEGF）为靶点的两类药物，具体包括贝伐珠单抗、西妥昔单抗和帕尼单抗。术后化疗联合靶向药物治疗，患者的生存并没有延长，所以目前术后辅助治疗不主张靶向药物治疗。化疗在晚期结直肠癌中治疗的有效率能达到 40% ~ 50%，如果再联合靶向治疗，有效率可以提高 10% 以上。对于只有肝转移的结直肠癌患者，化疗联合靶向，有效率可以提高到 70%，使患者的生存获益巨大。

第六节　溃疡性结肠炎的外科治疗

溃疡性结肠炎（ulcerative colitis）是发生在结直肠的非特异性炎性疾病。通常将溃疡性结肠炎与克罗恩病统称为炎性肠病。溃疡性结肠炎在外科临床并不少见，往往需要内、外科的综合治疗。近年来，随着基础研究的不断深入及各种检查技术的不断改进，对溃疡性结肠炎病因和发病机制也有了新的认识，由于诊断和治疗方法的改进，外科治疗观念的转变以及新的手术方法的出现，已经使许多溃疡性结肠炎患者得到及时的诊断和治疗，术后生活质量有了明显的提高。然而，溃疡性结肠炎的确切病因目前尚不明确。

在溃疡性结肠炎的治疗过程中，仍有 20% ~ 30% 的患者需行手术治疗。在传统的治疗方法中，往往是在内科治疗无效的情况下最终选用外科治疗。近年来，溃疡性结肠炎的治疗在观念上发生了改变，在病变早期积极地选用外科手术治疗取得了良好的治疗效果，患者的生活质量有了较大提高，治疗费用也相应降低，术后多数患者恢复了正常的工作和生活。然而，这种观点在国内尚未得到医生和患者的广泛认可。

目前，溃疡性结肠炎公认的手术适应证包括：①出现急性梗阻、大量出血、穿孔、中毒性巨结肠等并发症者需急症手术；②暴发型重症病例，经内科治疗一周无效；③慢性病变，反复发作，严重影响工作及生活者；④结肠已经成为纤维狭窄管状物，失去其正常功能者；⑤已有癌变或黏膜可疑癌变者；⑥肠外并发症，特别是关节炎，不断加重。

溃疡性结肠炎的外科手术治疗大致包括下列四种手术方式。

（1）全结直肠切除，回肠造口术　该手术治疗溃疡性结肠炎始于1931年。当时手术死亡率较高，特别是回肠造口术。随着回肠造口技术的不断改进，全结直肠切除术已被广泛采用于治疗溃疡性结肠炎。到目前为止，该手术仍是治疗溃疡性结肠炎的标准手术。

（2）结肠切除、回肠－直肠吻合术　20世纪初即有记载，60年代 Stanley 首先施行并推荐此术式。从那时起，对溃疡性结肠炎采用结肠切除、回肠－直肠吻合术即引起争论。从理论上讲，结肠切除、回肠－直肠吻合术可以避免永久性回肠造口，手术操作更简便，并发症少，此外可避免盆腔植物神经损伤的发生，且无会阴部切口带来的一系列并发症。但也有作者认为直肠本身就有发生炎性病变及癌变的可能，保留直肠的手术是不恰当的。对回肠暂时造口也一直存在争议。多数作者认为暂时性回肠造口只能作为某些特殊情况下为减少术后并发症的一种临时措施，并非手术常规。在某些极度虚弱患者，严重营养不良，大剂量服用免疫抑制剂以及中毒性结肠扩张的患者是暂时性回肠造口的适应证。

（3）全结直肠切除，Kock 回肠造口术　20世纪60年代，Nils Kock 对传统回肠造口术进行改良，开创了回肠有节制性造口术（continent ileostomy）。1969年 Kock 报道5例全结直肠切除的患者行回肠限制性造口术，有效的瓣膜成功地阻止了粪便和气体的溢出。

（4）结直肠切除、回肠贮袋－肛管吻合术　近年来该手术日益普遍地在世界各地开展起来，保留肛门括约肌的完整性在此手术至关重要。为了防止溃疡性结肠炎在肛管直肠再发生癌变，一般需将肛管黏膜全部剥脱。回肠贮袋大多用回肠末端经不同形式的折叠，形成贮粪袋以使粪便在肠内停留时间增加。常用的几种回肠贮袋有S形、J形、H形和W形。手术一般需二期完成，常常需做回肠保护性粪便转流术以保证回肠贮袋与肛管吻合口的一期愈合。这种保护性造口可在术后数周或数月内还纳。有作者报道结直肠切除、回肠贮袋－肛管吻合术后91%的患者白天排便得到控制，而夜间仅有76%的患者可以控制排便次数。术后许多患者有轻度的便失禁，约有2/3的患者在内裤内加垫保护性材料。这种便失禁程度较轻，并可随时间的推移逐渐减少乃至消失。

溃疡性结肠炎的预后受多种因素的影响，取决于病型、有无并发症和治疗条件。近期治愈的标准为：临床症状基本消失，肠镜检查黏膜恢复正常，停药或仅有维持量药物，观察6个月无复发。

第七节　直肠肛管先天性疾病

一、先天性直肠肛管畸形

先天性直肠肛门发育畸形（congenital anorectal malformation）非常多见，并且类型众多，直肠盲端和瘘管的位置各异。其发病率在新生儿中为1∶（1500～5000），占消化道畸形的首位。男性多于女性，高位畸形在男性约占50%，女性占20%。各种瘘管的发生率在女性为90%，男性为70%。合并其它先天性畸形的发生率有30%～50%，且常为多发性畸形。有家族史者少见，仅1%。有遗传性，但遗传方式尚无定论。

（一）临床表现

先天性肛门直肠畸形的种类很多，其临床症状不一，出现症状时间也不同。有的患儿生后即出现急性肠梗阻症状，有的生后很久才出现排便困难，甚至少数患儿长期没有症状或症状轻微。绝大多数肛门直肠畸形患儿在正常肛门位置没有肛门。婴儿出生后24小时不排胎便，就应考虑肛门直肠畸形，应及时进行检查。约有3/4的病例，包括全部无瘘的肛门直肠闭锁和一部分虽有瘘，但瘘口狭小不能排出胎粪或仅能排出少量胎粪者，如直肠膀胱瘘、尿道瘘等，喂奶后就出现呕吐，吐出物为奶，并含有胆汁，以后可吐粪样物，腹部逐渐膨胀，病情日趋严重，如未确诊和治疗，6～7天即可死亡。另一部分病例，包括肛门直肠狭窄和有阴道瘘、前庭瘘及会阴瘘且瘘管较粗者，在生后一段时间内不出现肠梗阻症状，而在数周、数月，甚至数年后出现排便困难、便条变细、腹部膨胀，有时在下腹部可触到巨大粪块，此时可能已有继发性巨结肠改变。

（二）分型

1. 高位或肛提肌上畸形　约占40%，男孩多见，往往有瘘管存在，但因瘘管细小，几乎都有肠梗阻症状。骨盆肌肉的神经支配常有缺陷，并伴有骶椎和上尿路畸形。此型病例在正常肛门位置皮肤稍凹陷，色素较深，但无肛门。女孩往往伴有阴道瘘，开口于阴道后壁穹隆部。外生殖器亦发育不良，粪便经常从瘘口流出，易引起感染。男孩常伴有泌尿系瘘，从尿道口排出气体和胎便，可反复发生尿道炎、阴茎头炎和上尿路感染。

2. 中间位畸形　约占15%。无瘘者直肠盲端位于尿道球部海绵体肌旁或阴道下段附近，耻骨直肠肌包绕直肠远端。有瘘者其瘘管开口于尿道球部、阴道下段或前庭部。其肛门部位的外观与高位畸形相似，也可以从尿道或阴道排便。女孩以直肠前庭瘘多见，因瘘口位于阴道前庭舟状窝部，也称舟状窝瘘。

3. 低位畸形　约占40%。直肠末端位置较低，多合并有瘘管。有的在正常肛门位置为薄膜所覆盖，隐约可见胎便色泽，哭吵时隔膜明显向外膨出，有时肛膜已破但不完全而排便困难。在男孩伴有肛门皮肤瘘，管中充满胎便而呈深蓝色，瘘口位于会阴部，或更前至阴囊缝，或尿道尾侧的任何部位。在女孩伴有肛门前庭瘘或皮肤瘘，瘘口位于阴道前庭部或会阴部。

（三）辅助检查

由于是体表畸形，易于诊断。除临床检查外，还必须进一步测定直肠盲端与肛提肌平面和肛门皮肤的距离，以确定畸形的类型、瘘管的位置、以及合并畸形，才能选择合适的治疗方法。

1. 倒立侧位X线平片　称为Wangenst－een－Rice法，要求在出生后12小时以上摄片，但必须注意各种影响因素，如肠道充气不足、胎便过于黏稠、肛提肌的运动、X线投照角偏斜等均能影响畸形位置判断的正确性。

2. 瘘管造影　瘘管造影要求显示造影剂注入时的结肠影像及造影剂排出时的直肠瘘管影像，结肠直肠与尿道双重造影可显示直肠瘘管与尿道的关系，阴道造影可显示阴道与直肠的关系。

3. 其他检查　B超检查对直肠末端的定位较X线更准确。磁共振成像检查也逐渐在临床应用，准确可靠。

（四）诊断与鉴别诊断

根据病史、临床表现及实验室资料不难作出诊断。主要同直肠闭锁相鉴别，直肠闭锁是指直肠盲端与肛门之间有一定距离，因胎儿时期的原始肛发育不全所致。

（五）治疗

先天性直肠肛门畸形的治疗方法和手术时机的选择根据其不同的类型和合并瘘管的情况以及是否合并全身其他系统的畸形而决定。

（1）会阴前肛门无狭窄、排便功能无障碍者　一般不需治疗。肛门或直肠下端轻度狭窄，一般采用扩张术多能恢复正常功能。应教会家长用手指进行扩肛。如肛门显著狭窄，须行手术治疗。

（2）低位肛门直肠畸形　包括有瘘和无瘘者，以及肛门闭锁伴前庭瘘者应行会阴肛门成形术。对无瘘或有瘘但不能维持排便者，一般需在生后1～2天内完成手术。对伴有较大瘘孔，如前庭瘘、肛门狭窄等，生后在一段时间内尚能维持正常排便，可于6个月左右施行手术。

（3）中位肛门直肠畸形　常伴直肠尿道球部瘘或低位直肠阴道瘘等。因瘘管位置特殊，从盆腔或会阴部均不易暴露，应行骶会阴肛门成形术。此手术宜在患儿6个月左右施行，故对无瘘和伴直肠尿道瘘的中位畸形患儿，应先作横结肠造瘘，以解除梗阻症状。伴低位直肠阴道瘘者，其瘘孔较大，在一段时间内尚能维持正常排便，则不必作结肠造瘘。

（4）高位肛门直肠畸形　包括无瘘和有瘘以及直肠闭锁的病例。应作横结肠或乙状结肠造瘘术，以解除梗阻症状。待6个月后，再行骶腹会阴肛门成形术。

二、先天性巨结肠

先天性巨结肠（congenital megacolon）又称肠管无神经节细胞症。由于Hirschsprung将其详细描述，所以通常称之为赫尔施普龙病（Hirschsprung′s－Disease）。本病特点是受累肠段远端肌间神经细胞缺如，使肠管产生痉挛性收缩、变窄，丧失蠕动能力；近端肠段扩张，继发性代偿扩张肥厚。本病是小儿常见的先天性肠道畸形。

（一）临床表现

（1）胎便排出延迟，顽固性便秘和腹胀。患儿因病变肠管长度不同而有不同的临床表现。痉挛段越长，出现便秘症状越早且越严重。多于生后48小时内无胎便排出或仅排出少量胎便，可于2～3日内出现低位部分甚至完全性肠梗阻症状，呕吐腹胀不排便。痉挛段不太长者，经直肠指检或温盐水灌肠后可排出大量胎粪及气体而症状缓解。痉挛段太长者，梗阻症状多不易缓解，有时需急症手术治疗。肠梗阻症状缓解后仍有便秘和腹胀，须经常扩肛灌肠方能排便，严重者发展为不灌肠不排便，腹胀逐渐加重。

（2）营养不良，发育迟缓。长期腹胀便秘，可使患儿食欲下降，影响了营养的吸收。粪便淤积使结肠肥厚扩张，腹部可出现宽大肠型，有时可触及充满粪便的肠袢及粪石。

（3）巨结肠伴发小肠结肠炎是最常见和最严重的并发症，尤其是新生儿时期。结肠为主要受累部位，黏膜水肿、溃疡、局限性坏死，炎症侵犯肌层后可表现为浆膜充血水肿增厚腹腔内有渗出，形成渗出性腹膜炎。患儿病情突然恶化，腹胀严重、呕吐有时腹泻，由于腹泻及扩大肠管内大量肠液积存，产生脱水、酸中毒、高热、脉快、血压下降，若不及时治疗，可引起较高的死亡率。

（二）诊断与鉴别诊断

1. 病史及体征 90%以上患儿出生后36～48小时内无胎便，以后即有顽固性便秘和腹胀，必须经过灌肠、服泻药或塞肛栓才能排便的病史。常有营养不良、贫血和食欲不振。腹部高度膨胀并可见宽在肠型，直肠指诊感到直肠壶腹部空虚而不能触及粪便，超过痉挛段至扩张段内方触及大便。

2. X线 腹部立位平片多显示低位结肠梗阻。钡剂灌肠侧位和前后位照片中可见到典型的痉挛肠段和扩张肠段，排钡功能差，24小时后仍有钡剂存留，若不及时灌肠洗出钡剂，可形成钡石，合并肠炎时扩张肠段肠壁呈锯齿状表现，新生儿时期扩张肠管多于生后半个月方能对比见到。若仍不能确诊则进行以下检查。

3. 活体组织检查 取距肛门4cm以上直肠壁黏膜下层及肌层一小块组织，检查神经节细胞的数量，巨结肠患儿缺乏节细胞。

4. 肛门直肠测压法 测定直肠和肛门括约肌的反射性压力变化，可诊断先天性巨结肠和鉴别其他原因引起的便秘。在正常小儿和功能性便秘者，当直肠受到膨胀性刺激后，内括约肌立即发生反射性放松，使压力下降；而先天性巨结肠患儿内括约肌非但不放松，而且发生明显的收缩，使压力增高。但此法在10天以内的新生儿有时可出现假阳性结果。

5. 直肠黏膜组织化学检查法 此乃根据痉挛段黏膜下及肌层神经节细胞缺如处增生、肥大的副交感神经节前纤维不断释放大量乙酰胆碱和胆碱酯酶，经化学方法可以测定出两者数量和活性均较正常儿童高5～6倍，有助于对先天性巨结肠的诊断，并可用于新生儿。

新生儿先天性巨结肠要与其他原因引起的肠梗阻如低位小肠闭锁、结肠闭锁、胎便性便秘、新生儿腹膜炎等鉴别。较大的婴幼儿、儿童应与直肠肛门狭窄、管腔内外肿瘤压迫引起的继发性巨结肠、结肠无力（如甲状腺功能减退症患儿引起的便秘）、习惯性便秘以及儿童特发性巨结肠（多在2岁以后突然发病，为内括约肌功能失调，以综合性保守治疗为主）等相鉴别。并发小肠结肠炎时与病毒、细菌性肠炎或败血症性肠麻痹相鉴别。

（三）治疗

痉挛肠段短、便秘症状轻者，可先采用综合性非手术疗法，包括定时用等渗盐水洗肠（灌洗出入量要求相等，忌用高渗、低渗盐水或肥皂水），给予扩肛、甘油栓、缓泻药，并可用针灸或中药治疗，以避免粪便在结肠内淤积。若以上方法治疗无效，虽为短段巨结肠亦应手术治疗。

凡痉挛肠段长、便秘严重者必须进行根治手术，目前采用最多的手术为拖出型直肠乙状结肠切除术（Swenson's术）；②结肠切除、直肠后结肠拖出术（Duhamel's手术）；③直肠黏膜剥离、经直肠肌鞘间拖出切除术（Soave's手术）。如患儿发生急性小肠结肠炎、巨结肠危象或营养发育障碍而不能耐受一次根治手术者，应行静脉补液输血，改善一般情况后再行根治手术；如肠炎不能控制、腹胀及呕吐不止，应及时作肠造瘘，以后再行根治术。

第八节　直肠脱垂

直肠脱垂（rectal prolapse）指肛管、直肠甚至乙状结肠下端向下移位。仅有黏膜脱出者称不完全脱垂；直肠全层脱出者称完全脱垂。如脱出部分在肛管直肠腔内称为内脱垂；脱出肛门外称外脱垂。直肠脱垂常见于儿童及老年人。在儿童，直肠脱垂是一种自限性疾病，可在5岁前自愈，故以非手术治疗为主。成人完全性直肠脱垂则较严重，长期脱垂将致阴部神经损伤产生肛门失禁、溃疡、肛周感染、直肠出血、脱垂肠段水肿、狭窄及坏死的危险，应以手术治疗为主。

一、病因

1. 解剖因素 小儿骶尾弯曲度较正常浅，直肠呈垂直状，当腹内压增高时直肠失去骶骨的支持，易于脱垂。某些成年人直肠前陷凹处腹膜较正常者低，当腹内压增高时，肠袢直接压迫直肠前壁将其向下推，易导致直肠脱垂。

2. 盆底组织松弛 老年人肌肉松弛、女性生育过多和分娩时会阴撕裂、幼儿发育不全等因素均可致肛提肌及盆底筋膜发育不全、萎缩，不能支持直肠于正常位置。

3. 长期腹内压力增加 如长期便秘、慢性腹泻、前列腺肥大引起排尿困难、慢性支气管炎引起慢性咳嗽等因素引起腹内压长期增加，均可致直肠脱垂。

二、发病机制

目前对直肠脱垂的发生有两种学说。一是滑动性疝学说，认为直肠脱垂是直肠盆腔陷凹处腹膜的滑动性疝，在腹腔内脏的压迫下，盆腔陷凹处腹膜皱襞逐渐下垂，将覆盖于腹膜部分之直肠前壁推移至直肠壶腹内，最后经肛门脱出。二是肠套叠学说，认为正常时直肠上端固定于骶骨岬附近，由于慢性咳嗽、便秘等引起腹内压增加，使此固定点受伤，从而易在乙状结肠与直肠交界处发生肠套叠，在腹内压增加等因素的持续作用下，套入直肠内的肠管逐渐增加，由于肠套叠及套叠复位的交替进行，导致直肠侧韧带、肛提肌受伤，肠套叠逐渐加重，最后经肛门脱出。也有人认为以上两种学说是一回事，只不过是程度的不同，滑动性疝也是一种肠套叠，只是没有影响到整圈肠壁。而后者是肠管全层套叠。

三、临床表现

本病发病缓慢。早期仅在排便时有肿块自肛门脱出，便后可自行缩回。随着病情的发展，因肛提肌及肛管括约肌缺乏收缩力，则需用手帮助回纳。严重者在咳嗽、喷嚏、用力或行走时亦可脱出，且不易回复。如未能及时复位，脱垂肠段可发生水肿、绞窄，甚至有坏死的危险。此外，常有大便排不尽与肛门部下坠、酸胀感，有的患者可出现下腹胀痛、尿频等现象。嵌顿时疼痛剧烈。根据脱垂程度，分部分性和完全性两种。

1. 部分脱垂（不完全脱垂）　脱出部仅为直肠下端黏膜，故又称黏膜脱垂。脱出长度为 2～3cm，一般不超过 7cm，黏膜襞呈放射状，脱垂部为两层黏膜组成。脱垂的黏膜和肛门之间无沟状隙。

2. 完全脱垂　为直肠的全层脱出，严重者直肠、肛管均可翻出至肛门外。脱出长度常超过 10cm，甚至 20cm，呈宝塔形、黏膜皱襞呈环状排列，脱垂部为两层折叠的肠壁组成，触之较厚，两层肠壁间有腹膜间隙。

四、治疗

1. 非手术治疗　幼儿直肠脱垂多可自愈，故以非手术治疗为主。排便时间应缩短，便后立即复位。如脱出时间长，脱垂充血、水肿，应取俯卧位或侧卧位，立即手法复位。手法复位后，用纱布卷堵住肛门部，再将两臀部用胶布固定，暂时封闭肛门。若患病时间较长，使用上述方法仍不见效，可用注射疗法。方法是：将 5% 石炭酸植物油注射于直肠黏膜下或直肠周围一圈，分 4～5 处注射，每处注射 2ml，总量 10ml。注射途径可经肛门镜在直视下将药物注射到黏膜下层，使黏膜与肌层粘连；或经肛周皮肤，在直肠指诊下做直肠周围注射，使直肠与周围粘连固定。

2. 手术治疗　成人不完全脱垂或轻度完全脱垂，若括约肌张力正常或稍弱，可行类似三个母痔切除术或胶圈套扎治疗，也可使用硬化剂注射治疗。若括约肌松弛，可考虑做肛门环缩小术或括约肌成形术。成人完全性直肠脱垂的治疗以手术为主，手术途径有经腹部、经会阴、经腹会阴及经骶部 4 种。近年来随着对直肠脱垂的肠套叠学说进行研究，手术开始注意治疗直肠本身。

第九节　直肠肛管周围脓肿

直肠、肛管周围软组织内或其周围间隙内发生急性化脓性感染，并形成脓肿，称为直肠肛管周围脓肿（perianorectal abscess）。其特点是易自行破溃，或在手术切开引流后易形成肛瘘。是常见的直肠肛管疾病，也是直肠肛管炎症病理过程的急性期，而肛瘘是其慢性期。常见的致病菌有大肠埃希杆菌、金黄色葡萄球菌、链球菌和铜绿假单胞菌，偶有厌氧性细菌和结核杆菌，常由多种病菌混合感染。

一、病因

约 99% 肛周脓肿的发生与肛腺化脓性感染有关。正常肛腺大部分位于肛门内、外括约肌之间，开口位于肛隐窝。当粪便和细菌通过开口进入肛腺时可引发肛窦炎及肛腺炎症，这些炎症可扩散到肛管直肠周围组织形成肛周脓肿（图 39－13）。肛管直肠周围存在的各间隙通常由脂肪组织和淋巴组织填充，组织疏松，感染时脓肿多发生在这些间隙（图 39－14）。其他的病因还包括损伤、异物、直肠炎、皮肤疾病等。

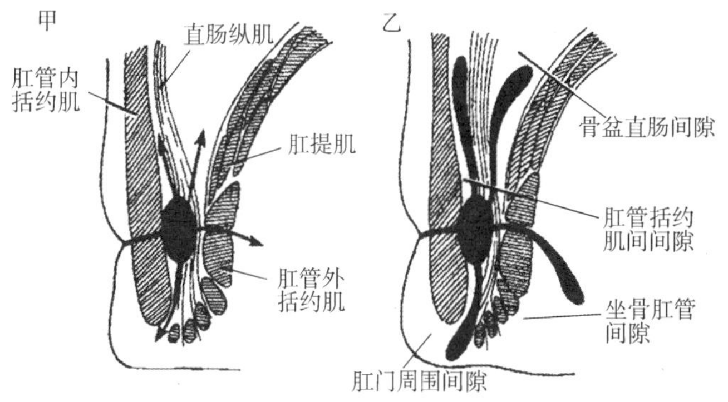

图 39－13　直肠肛管周围间隙的感染途径

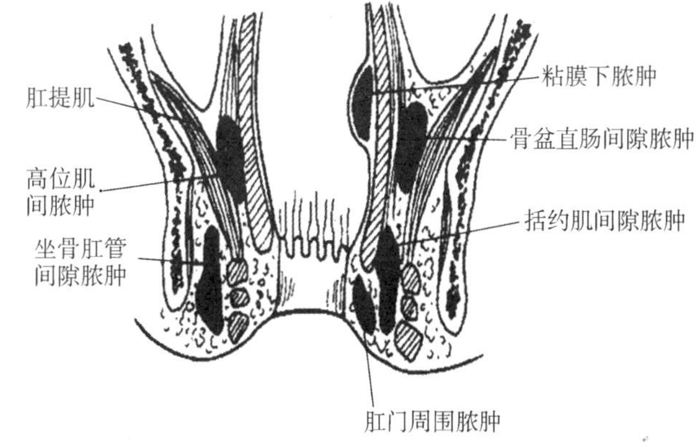

图 39－14　直肠肛管周围脓肿的位置

但应指出有些病灶其感染并不来源于肛腺，如有些直肠肛管周围脓肿可直接来源于肛裂、血栓性外痔破裂、脱垂性血栓性内痔、内痔或直肠脱垂药物注射后，也可来源于肛周皮肤感染、败血症、血液系统疾病或直接外伤，少数病例还可来源于肠结核、溃疡性结肠炎或克罗恩病等。

二、临床表现

本病的一般表现是患者先感肛门处坠胀痛或刺痛，可扪及一硬块，压痛，继之疼痛加重，痛性肿块增大，并可出现畏寒、发热。在3～5天后局部可形成脓肿。低位脓肿局部症状重而全身症状轻；高位脓肿全身症状重而局部症状轻。脓肿可自行向肛管直肠内破溃自发排出脓液，排脓后疼痛缓解，全身症状好转或消失。形成肛瘘以后脓肿可反复发作。

由于脓肿发生部位不同，其症状体征也各有特点。

1. 肛周皮下脓肿　占直肠肛管周围脓肿的40%～45%，位于肛门、肛管下部的皮下组织内，上方由筋膜与坐骨直肠间隙分隔。多发生于肛门后侧方。肛门区肿胀疼痛是本病的主要症状。检查时可见局部红肿，压痛及痛性硬块，化脓后有波动感，自行穿破者可见破口及脓液。本病诊断较易，如疑有脓肿形成，作穿刺即可证实。

2. 坐骨直肠窝脓肿　占肛周脓肿的15%～25%，位于坐骨直肠窝内。坐骨直肠间隙呈楔形，在肛提肌与坐骨之间，底向下是肛门和坐骨结节之间的皮肤，尖向上在闭孔内肌筋膜与肛提肌的膜连接处。炎症初起时常觉肛门部不适或微痛，继之出现全身症状，如头痛、体温升高、脉搏加快、畏寒等，同时局部疼痛加重，坐卧不安，排便时疼痛尤重。有排尿困难，里急后重。查体时可见肛门旁肿胀，皮肤紫红变硬，指诊可扪及坐骨直肠窝饱满隆起、触痛。早期行坐骨直肠窝穿刺是发现脓肿的最简单有效办法。

3. 骨盆直肠间隙脓肿　占肛周脓肿的2.5%～9%，骨盆直肠间隙位于盆腔内，下为肛提肌，上为盆腔腹膜，后有直肠和侧韧带。前方男性为膀胱和前列腺，女性为子宫和阔韧带。脓肿发生后主要表现为全身中毒症状，肛门局部表现不明显，直肠指诊在肛提肌上方可扪及肿胀和触痛。由于感染位置较深，早期诊断不易，故对全身性感染中毒症状，乃至感染性休克而找不到病灶者要考虑本病可能，B超或CT检查可帮助诊断。

4. 其他　有肛门括约肌间隙脓肿、直肠后间隙脓肿、高位肌间脓肿、直肠壁内脓肿（黏膜下脓肿）。由于位置较深，局部症状大多不明显，主要表现为会阴、直肠部坠胀感，排便时疼痛加重；患者同时有不同程度的全身感染症状。直肠指诊可触及痛性肿块。

三、治疗

（一）非手术治疗

包括以下治疗方法。①抗生素治疗：联合选用2～3种对革兰阴性杆菌有效的抗生素；②温水或中药坐浴；③局部可应用理疗；④口服缓泻剂或石蜡油等以减轻排便时的疼痛。

（二）手术治疗

1. 脓肿切开引流　为治疗直肠肛周脓肿的主要方法，一旦诊断明确，即应早期切开引流，而不应拘于有无波动感。手术方式因脓肿的部位不同而异。肛门周围脓肿在局麻下即可进行，取折刀位或侧卧位，在波动最明显的部位做放射状切口，剪去周围皮肤使切口呈椭圆形，无须填塞以保证引流通畅。坐骨肛管间隙脓肿，要在腰麻或骶麻下进行，在压痛明显处用粗针头先做穿刺，抽出脓液后，在该处做平行于肛缘的弧形切口，切口要足够长，切口应距肛缘3～5cm，以免损伤括约肌。可用手指探查脓腔，分开脓腔内纤维隔。留置乳胶管或油纱条引流，敷料包扎不宜太紧。

骨盆直肠间隙脓肿要在腰麻或全麻下进行，切口部位因感染来源不同而有差异。

（1）源于括约肌的感染，应在肛门镜下行相应部位直肠壁切开引流，若经坐骨直肠（肛管）间隙引流，日后易出现肛管括约肌外瘘。

（2）源于经括约肌肛瘘的感染，应经会阴引流，若经直肠壁切开引流，则易导致难以治疗的肛管括约肌上瘘。

（3）其他部位的脓肿，若位置较低，在肛周皮肤上直接切开引流；若位置较高，则应在肛门镜下切开直肠壁或经阴道后穹窿切开引流。

2. 脓肿切开并挂线手术　在波动处切开脓肿，探查脓腔后，寻找内口，并在内口与切开脓肿之间的括约肌上挂线，既可达到引流目的，又可预防医源性肛瘘的发生。

第十节　肛　瘘

肛管直肠瘘主要侵犯肛管，很少涉及直肠，故常称为肛瘘（anal fistula），是与会阴区皮肤相通的肉芽肿性管道，内口多位于齿线附近，外口位于肛周、皮肤处。整个瘘管壁由增厚的纤维组织组成，内复一层肉芽组织，经久不愈。发病率仅次于痔，多见于男性青壮年，可能与男性的性激素靶器官之一的皮脂腺分泌旺盛有关。

一、病因与病理

肛瘘多为一般化脓性感染所致，少数为特异性感染，如肠结核、克罗恩病，溃疡性结肠炎更少见。外伤继发感染、直肠肛管恶性肿瘤也可溃破成瘘管，但都少见，与一般化脓性肛瘘有明显区别。

此外，有学者认为性激素的影响作用是肛瘘发生的主要原因。在青春期，人体自身的性激素开始活跃，随即一部分皮脂腺，特别是肛腺开始发育增殖，男青年较女性增生明显。由于肛腺分泌旺盛，若加上肛腺排泄不畅或肛腺管阻滞，则易感染引起肛腺炎，这可解释男性青壮年为何肛瘘发病率较高。而女性肛管导管较直，不如男性弯曲，分泌物不易淤积，所以女性肛瘘发病率较低。人到老年，与其他皮脂腺普通萎缩的同时，肛腺也随之萎缩，故老年人肛瘘少见。

二、分类

根据瘘口和瘘道的位置、深浅、高低以及数目，其分类方法有以下几种。

1. 外瘘和内瘘　外瘘至少有内、外两个瘘口，一个在肛门周围皮肤上，多数距肛门2~3厘米，称为外口；另一个在肠腔内，多数在齿状线处肛窦内，称为内口，少数内口在齿状线上方，直肠壁上。内瘘的内口与外瘘相同，但并无外口，临床所见90%为外瘘。

2. 低位瘘和高位瘘　瘘道位于肛管直肠环平面以下者为低位瘘，在此平面以上者为高位瘘。

3. 单纯性肛瘘和复杂性肛瘘　前者只有一个瘘管，后者可有多个瘘口和瘘管。

4. 以肛瘘和括约肌的关系分类　可分为以下几种类型（图39－15）。①括约肌间型：最常见一种，内口位于齿线，瘘管在内外括约肌间行走，外口在肛门周围皮肤；②经括约肌型：瘘管经外括约肌及坐骨肛管间隙而在肛周围皮肤上穿出；③括约肌上型：不常见，瘘管同上穿破肛提肌而在肛门周围远处皮肤上穿出；④括约肌外型：少见，内口在齿状线上直肠壁，外口在肛周远处皮肤上，瘘管在内外括约肌外，经肛提肌而下。

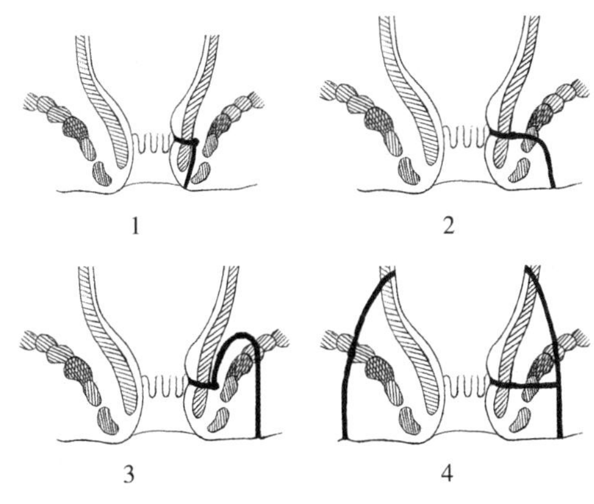

图39－15　肛瘘的四种解剖类型

1. 肛管括约肌间型；2. 经肛管括约肌型；3. 肛管括约肌上型；4. 肛管括约肌外型

三、临床表现

肛瘘常有肛周脓肿自行溃破或切开排脓的病史，此后伤口经久不愈，成为肛瘘外口。主要症状是反复自外口流出少量脓液，污染内裤；有时脓液刺激肛周皮肤，有瘙痒感。若外口暂时封闭，脓液积存，局部呈红肿，则有胀痛，封闭的外口可再穿破，或在附近穿破形成另一新外口，如此反复发作，可形成多个外口，相互沟通。如瘘管引流通畅，则局部无疼痛，仅有轻微发胀不适，患者常不介意。外口呈乳头状突起或肉芽组织的隆起，压之有少量脓液流出，低位肛瘘常只有一个外口，若瘘管位置较浅，可在皮下扪及一硬索条，自外口通向肛管。高位肛瘘位置常较深，不易摸到瘘管，但外口常有多个。由于分泌物的刺激，肛周皮肤常增厚及发红。肛瘘的外口与内口的分布有一定规律性：在肛门中点划一横线，若肛瘘外口在此线前方，瘘管常呈直线走向肛管，且内口位于外口的相应位置；若外口在横线后方，瘘管常呈弯形，且内口多在肛管后正中处，一般称此为Goodsall规律（图39－16）。

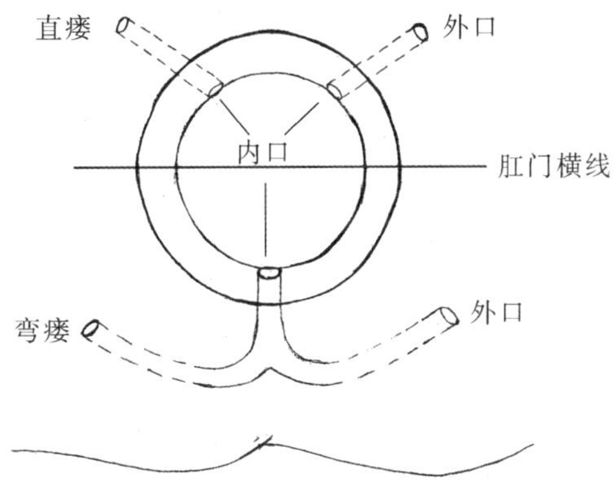

图39－16　Goodsall规律

明确内口位置对明确肛瘘诊断非常重要。直肠指诊时在内口处有轻度压痛，少数可扪到硬结。探针检查，只在治疗中应用，一般不能作为诊断用，防止穿破瘘管壁，造成假内口。X线造影时自外口注入30%~40%碘油，照相可见瘘管分布，多用于高位肛瘘及蹄铁形肛瘘。而MRI不仅可以提高手术成功率而且可监测复杂性肛瘘是否完全愈合。

四、治疗

手术治疗原则是将瘘管全部切开，必要时将瘘管周围瘢痕组织同时切除，使伤口自基底向上逐渐愈合。根据瘘管深浅、曲直，可选用挂线疗法、肛瘘切开或切除术。少数可行肛瘘切除后一期缝合或游离植皮。

1. 瘘管切开术　适用于单纯性低位肛瘘，手术时用探针查清瘘管全程，循探针将瘘管全部切开，刮去瘘管内肉芽组织，使创面呈“V”形，依靠肉芽组织生长而使伤口愈合。适用于低位肛瘘，因瘘管在外括约肌深部以下。切开后只损伤外括约肌皮下部和浅部，不会出现术后肛门失禁。

2. 挂线疗法　是利用橡皮筋或有腐蚀作用的药线的机械性压迫作用，缓慢切开肛瘘的方法。适用于距肛门3~5cm内，有内、外口的低位或高位单纯性肛瘘，或作为复杂性肛瘘切开、切除的辅助治疗。被结扎肌肉组织发生血运障碍，从而逐渐坏死、断开，但因为炎症反应引起的纤维化使切断的肌肉与周围组织黏连，肌肉不会收缩过多且逐渐愈合、从而可防止被切断的肛管直肠环回缩所引起的肛门失禁。手术在骶管麻醉或局麻下进行，先在探针尾端缚一橡皮筋，再将探针头自瘘管外口轻轻向内探入，在肛管齿状线附近处找到内口；然后将示指伸入肛管，摸查探针头，将探针头弯曲，从肛门口拉出。注意在插入探针时不能用暴力，以防造成假道。将探针头从瘘管内口完全拉出，使橡皮筋经过瘘管外口进入瘘管。提起橡皮筋，切开瘘管内外口之间的皮肤层，拉紧橡皮筋，紧贴皮下组织用止血钳将其夹住；在止血钳下方用粗丝线收紧橡皮筋并做双重结扎，然后松开止血钳。切口敷以凡士林纱布，术后每天用热 1∶5000 高锰酸钾溶液坐浴，并更换敷料。一般在术后 10 天左右，肛瘘组织被橡皮筋切开，2 ~ 3 周后创口即能愈合。

3. 肛瘘切除术　一般适用于低位单纯性肛瘘，但近年来有许多学者将此法应用于高位肛瘘及复杂性肛瘘。方法为一次性将全部瘘管切除，创面为健康的正常组织，并呈内小外大状态。较浅表的创面可作全层缝合，5 天后拆线，多可一期愈合，较深的创面宜敞开。高位肛瘘作切除术时，宜分出外括约肌深部，需切断者应注意将其缝合重建。

第十一节　肛　裂

肛裂（anal fissures）是指齿状线以下肛管皮肤层裂伤后形成的缺血性溃疡。其方向与肛管纵轴平行，长 0.5 ~ 1.0cm，呈梭形或椭圆形，常引起剧痛，愈合困难。肛裂是一种常见的肛管疾病，也是中青年人产生肛管处剧痛的常见原因。肛裂最多见于中年人，但也可发生于老人及小儿，一般男性略多于女性，但也有报告女性多于男性。肛裂常发生于肛门后、前正中，以肛门后部居多，两侧的较少。初起仅在肛管皮肤上有一小裂口，有时可裂到皮下组织或直至括约肌浅层，裂口呈线形或棱形，如将肛门张开，裂口的创面即成圆形或椭圆形。

一、病因与病理

长期大便秘结的患者，因粪块干而硬，便时用力过猛，排出时裂伤肛管皮肤，反复损伤使裂伤深及全层皮肤。肛管后正中部皮肤较固定，直肠末端位置由后方向前弯曲，因此肛门后方承受的压力较大，是肛裂的常见部位。粗暴的检查亦可造成肛裂。肛裂多为单发的纵形、椭圆形溃疡，反复损伤、感染，使基底较硬，肉芽灰白，裂下端皮肤因炎症、浅静脉及淋巴回流受阻，发生水肿，形成结缔组织性外痔，称“前哨痔”。肛裂上端肛乳头因炎症和纤维变性而呈肥大乳头（图 39 – 17）。

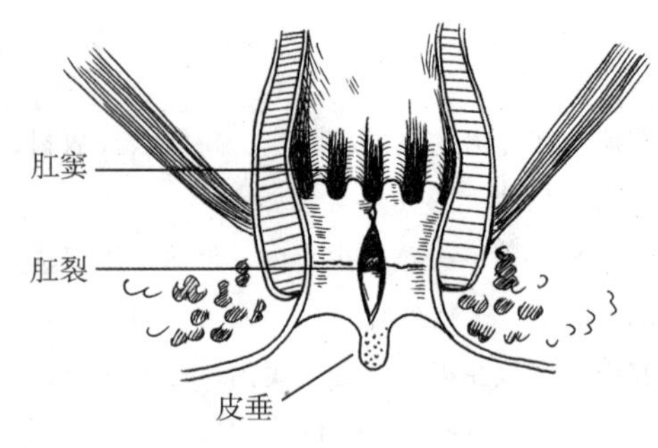

图 39 – 17　肛裂

1. 解剖因素　肛管外括约肌浅部在肛门后方形成肛尾韧带，较坚硬，伸缩性差，且肛门后方承受压力较大，故后正中处易受损伤。

2. 外伤　慢性便秘患者，由于大便干硬，排粪时用力过猛，易损伤肛管皮肤，反复损伤使裂伤深及全层皮肤，形成慢性感染性溃疡。

有人报告，便秘致肛裂占 14% ~ 24%，但是便秘也可能是肛裂的后果，由于患者惧怕排便所致剧痛引起。此外，产后也可致肛裂，占 3% ~ 9%。

3. 感染　齿状线附近的慢性炎症，如后正中处的肛窦炎向下蔓延而致皮下脓肿、破溃而成为慢性溃疡。

二、临床表现

肛裂的临床症状表现为疼痛、便秘和出血。其痛很有特点，即先于排便时突发刀割样疼痛，然后短暂缓解，继而因肛门括约肌受刺激后痉挛出现长时间疼痛。临床常见患者因怕痛而畏惧排便，出现“怕痛 – 忍便 – 便干 – 更痛”的恶性循环现象。肛裂引起的出血也因撕裂血管的程度或多或少而异，少见因肛裂长期或大量出血而至贫血的病例。

急性肛裂发病时期较短，色红、底浅、裂口新鲜、整齐、无瘢痕形成。慢性肛裂病程较长，反复发作，底深不整齐，上端常有肥大乳头，下端常有前哨痔，一般称为肛裂“三联征”。前哨痔是因淋巴淤积于皮下所致，似外痔，由于在检查时因先看到此痔而后看到裂口，对诊断有帮助，故称为前哨痔或裂痔。在晚期还可并发肛周脓肿及皮下肛瘘。与前三征合称“肛裂五特征”。也有因长期慢性炎性刺激成肛管癌的可能。

三、诊断与鉴别诊断

依据典型的临床病史、肛门检查时发现的肛裂“三联征”，不难做出诊断。应注意与其他疾病引起的肛管溃疡相鉴别，如 Crohn 病、溃疡性结肠炎、结核、肛周肿瘤、梅毒、软下疳等引起的肛周溃疡相鉴别，可以取活组织做病理检查以明确诊断。肛裂行肛门检查时，常会引起剧烈疼痛，有时需在局麻下进行。

四、治疗

原则是软化大便，保持大便通畅，制止疼痛，解除括约肌痉挛，中断恶性循环，促使创面愈合。具体措施如下。

（一）非手术治疗

包括：①保持大便通畅，口服缓泻剂，使大便松软、润滑，增加多纤维食物摄入和改变大便习惯，逐步纠正便秘的发生。②局部坐浴，排便前后用 1∶5000 温高锰酸钾溶液坐浴，保持局部清洁。③肛管扩张，适用于急性或慢性肛裂未并发乳头肥大及前哨痔者。优点是操作简便，不需要特殊器械，疗效迅速，术后只需每天坐浴即可。

（二）手术治疗

对经久不愈，经非手术治疗无效的慢性肛裂可采用下列手术治疗。

1. 肛裂切除术　即切除肛裂及其周围的三角状皮肤，在局麻或腰麻下取梭形或扇形切口，全部切除前哨痔、肥大肛乳头、肛裂，必要时垂直切断部分内括约肌。该法优点是病变全部切除，创面宽大，引流通畅，便于肉芽组织从基底生长；但其缺点是留下创面较大，伤口愈合缓慢。

2. 内括约肌切断术　内括约肌具有消化道不随意环形肌的特性，易发生痉挛及收缩，这是造成肛裂疼痛的主要原因，故可用内括约肌切断术治疗肛裂。一般部分内括约肌切断术很少引起便失禁。方法有以下 3 种：后位内括约肌切断术、侧位开放性内括约肌切断术和侧位皮下内括约肌切断术。

第十二节　痔

痔（hemorrhoids）是最常见的肛肠疾病，是指直肠末端黏膜下和肛管皮下的静脉丛发生扩大、曲张所形成的柔软静脉团。根据痔的发生部位不同，通常把痔分为内痔、外痔和混合痔三种类型。

一、病因

病因尚未完全明确，可能与多种因素有关，目前主要有以下学说。

1. 肛垫下移学说　在肛管的黏膜下有一层环状的由静脉（或称静脉窦）、平滑肌、弹性组织和结缔组织组成的肛管血管垫，简称“肛垫”，起闭合肛管、节制排便作用。正常情况下，肛垫疏松地附着在肛管肌上，排便时主要受到向下的压力而被推移向下，排便后借其自身的收缩作用可缩回到肛管内。弹性回缩作用减弱后，肛垫则充血、下移而形成痔。

2. 静脉曲张学说　从解剖学上看，肛门静脉系统及其分支直肠静脉都无静脉瓣，血液易于淤积而使静脉扩张，加之直肠上、下静脉丛壁薄、位浅、抵抗力低，末端直肠黏膜下组织又松弛，都有利于静脉扩张，若加上各种静脉回流受阻的因素，如经常便秘、妊娠、前列腺肥大及盆腔内巨大肿瘤等，都可使直肠静脉回流发生障碍而扩张弯曲成痔。肛门腺及肛周感染也可引起静脉周围炎，静脉失去弹性而扩张成痔。

3. 遗传学说　痔疮是否会遗传，目前无确切证据，痔疮患者常有家族史，可能与食物、排便习惯及环境有关。多数人相信发展中的国家痔的发病率低，如在非洲农村患痔者少见，可能与高纤维食物饮食有关。目前，在发达国家多食高纤维饮食，除了预防结直肠癌的发生，也可减低痔的发病率。

二、分类与病理

根据其所在位置部位不同分为三类（图 39－18）。

1. 内痔　发生在肛管齿状线以上，内痔一般不痛，以便血、痔核脱出为主要症状，严重时会喷血、痔核脱出后不能自行还纳，还有大便困难、便后擦不干净、有坠胀感等。根据内痔病变程度和临床表现又可分为四度。Ⅰ度：排便时出血，便后出血可自行停止，痔不脱出肛门；Ⅱ度：常有便血；排便时脱出肛门，排便后自动还纳；Ⅲ度：痔脱出后需手辅助还纳；Ⅳ度：痔长期在肛门外，不能还纳。

2. 外痔　位于齿状线以下，以疼痛、肿块为主要症状，肛门周围长有大小不等、形状不一的皮赘。根据其病理特点不同，又可分为静脉曲张性、结缔组织性、血栓性及炎性四种。其中以炎性外痔最多见，主要表现为肛缘皮肤皱襞突起，红肿热痛、水肿、充血明显，有压痛，排便时疼痛加重，并有少量分泌物，有的可伴有全身不适和发热。

3. 混合痔　兼有内外痔双重特征，临床以直肠黏膜及皮肤脱出、坠胀、疼痛、反复感染为主要症状。

脱出于肛门外的内痔，受到括约肌的夹持，静脉回流受阻，而动脉血仍不断输入使痔核体积不断增大，直至动脉血管被压闭，血栓形成，出现痔核变硬、疼痛、无法送回肛门内，称为嵌顿痔。痔核嵌顿后会出现不同程度的感染。患者出现里急后重、肛门坠胀明显等症状，此时感染多局限在肛门局部，如果治疗不当，容易引起感染扩散，引起黏膜下、肛周或坐骨直肠窝脓肿，若脱落的细菌栓子沿静脉上行，加上抗生素使用不当或未使用任何抗菌药物，则会形成门静脉菌血症甚至脓毒血症，亦可形成肝脓肿。治疗嵌顿痔最重要的一点就是要及时还纳脱出的痔块，解除嵌顿。

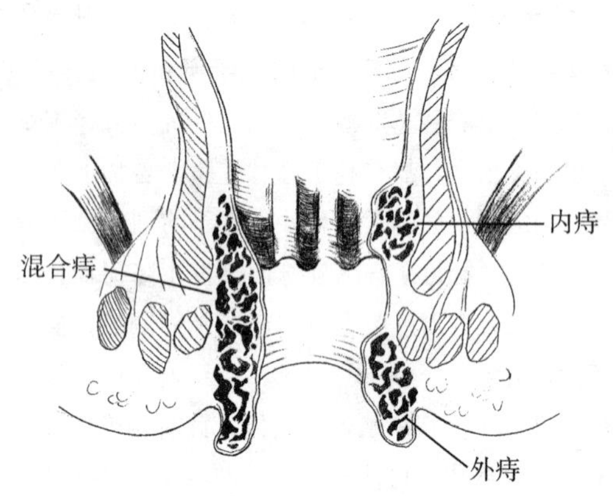

图 39－18　痔的分类

三、临床表现

1. 便血　无痛性、间歇性、便后有鲜红色血是其特点，也是内痔或混合痔早期常见的症状。便血多因粪便擦破黏膜或排粪用力过猛，引起扩张血管破裂出血。轻者多为大便或便纸上带血，继而滴血，重者为喷射状出血，便血数日后常可自行停止。这对诊断有重要意义。便秘、粪便干硬、饮酒及饮食刺激性食物等都是出血的诱因。若长期反复出血，可出现贫血，临床并不少见，应与出血性疾病相鉴别。

2. 痔块脱垂　常是晚期症状，多先有便血后有脱垂，因晚期痔体增大，逐渐与肌层分离，排粪时被推出肛门外。轻者只在大便时脱垂，便后可自行回复，重者需用手推回，更严重者是稍加腹压即脱出肛外，如咳嗽、行走等腹压稍增时，痔块就能脱出，回复困难，无法参加劳动。有少数患者诉述脱垂是首发症状。

3. 疼痛　单纯性内痔无疼痛，少数有坠胀感，当内痔或混合痔脱出嵌顿，出现水肿、感染、坏死时，则有不同程度的疼痛。

4. 瘙痒　晚期内痔、痔块脱垂及肛管括约肌松弛，常有分泌物流出，由于分泌物刺激，肛门周围往往有瘙痒不适，甚至出现皮肤湿疹，患者极为难受。

四、诊断

内痔的诊断，主要靠肛管直肠检查。首先做肛门视诊，用双手将肛门向两侧牵开，除一期内痔外，其他三期内痔多可在肛门视诊下见到。对有脱垂者，最好在蹲位排便后立即观察，这可清楚地看到痔块大小、数目及部位的真实情况，特别是对诊断环状痔，更有意义。其次做直肠指诊。内痔无血栓形成或纤维化时，不易扪出，但指诊的主要目的是了解直肠内有无其他病变，特别是除外直肠癌及息肉。最后做肛门镜检查。先观察直肠黏膜有无充血、水肿、溃疡、肿块等，排除其他直肠疾病后，再观察齿状线上部有无痔，若有，则可见内痔向肛门镜内突出，呈暗红色结节，此时应注意其数目、大小和部位。

五、鉴别诊断

根据内痔的典型症状和检查，诊断一般无困难，但需与下列疾病鉴别。

1. 直肠癌　临床上常将下端直肠癌误诊为痔，延误治疗。误诊的主要原因是仅凭症状诊断，未进行直肠指诊及肛门镜检查，因此在痔诊断中一定要做以上两种检查。直肠癌在直肠指诊下可扪到高低不平硬快，表面有溃疡，肠腔常狭窄，指套上常染有血迹。特别要注意的是内痔和环状痔可与直肠癌同时并存，绝不能看到有内痔或环状痔，就满足于痔的诊断而进行痔的治疗，直至患者症状加重才进行直肠指诊或其他检查而明确诊断，这种误诊、误治的惨痛经验教训，在临床上并非少见，值得重视。

2. 直肠息肉　低位带蒂的直肠息肉，若脱出肛门外有时误诊为痔脱垂，但息肉多见于儿童，为圆形、实质性、有蒂、可活动。

3. 肛管直肠脱垂　有时误诊为环状痔，但直肠脱垂黏膜呈环形，表面平滑，直肠指诊时括约肌松弛；环状痔的黏膜呈梅花瓣状，括约肌不松弛。

根据病史和肛门物理检查，肛管直肠指检和肛门镜检，参照痔的分类作出诊断。如不能确诊应进一步检查，以除外结肠、直肠、肛管的良性、恶性肿瘤及炎性疾病。

六、治疗

应遵循三个原则，即①无症状的痔无需治疗；②有症状的痔无需根治；③以保守治疗为主。

1. 一般治疗　适用于绝大部分的痔，包括血栓性和嵌顿性痔的初期。注意饮食，忌酒和辛辣刺激食物，增加纤维性食物，多摄入果蔬、多饮水，改变不良的排便习惯，保持大便通畅，必要时服用缓泻剂，便后清洗肛门。对于脱垂型痔，注意用手轻轻托回痔块，阻止再脱出。避免久坐久立，进行适当运动，睡前温热水（可含高锰酸钾）坐浴等。

2. 局部用药治疗　已被广泛采用，药物包括栓剂、膏剂和洗剂，多数含有中药成分。

3. 口服药物治疗　一般采用治疗静脉曲张的药物。

4. 注射疗法　对Ⅰ度、Ⅱ度出血性内痔效果较好。用作注射疗法的药物很多，但基本上是硬化剂及坏死剂两大类。由于坏死剂所致并发症较多，目前多主张用硬化剂，但硬化剂若注入量过多，也可发生坏死。注射疗法的目的是将硬化剂注入痔块周围，产生无菌炎性反应，达到小血管闭塞和痔块内纤维增生、硬化萎缩的目的。常用的硬化剂有5%石炭酸植物油、5%鱼肝油酸钠、5%盐酸奎宁尿素水溶液及4%明矾水溶液等。

5. 物理疗法 激光治疗、冷冻疗法、直流电疗法和铜离子电化学疗法、微波热凝疗法、红外线凝固治疗，较少用。

6. 胶圈套扎 其原理是通过器械将小型胶圈套入内痔的根部，利用胶圈较强的弹性阻断内痔的血运，使痔缺血、坏死、脱落而治愈。适用于各期内痔及混合痔的内痔部分，但以二期及三期的内痔最适宜。不宜用于有并发症的内痔。

7. 手术疗法 手术指征是：保守治疗无效，痔脱出严重，较大纤维化内痔、注射等治疗不佳，合并肛裂、肛瘘等。手术原则是：通过手术使脱垂肛垫复位，尽可能保留肛垫的结构，从而术后尽可能少地影响精细控便能力。

手术方式有：①血栓性外痔剥离术，适用于血栓性外痔保守治疗后疼痛不缓解或肿块不缩小者。②传统痔切除术，即外剥内扎术。③痔环切术（Whitehead术）经典术式，易导致肛门狭窄，目前临床很少应用。④PPH手术，吻合器痔上直肠黏膜环切钉合术。主要适用于脱垂型Ⅲ-Ⅳ度混合痔、环形痔，以及部分出血严重的Ⅱ度内痔。PPH治疗脱垂痔的机制是：环形切除直肠下端2~3厘米黏膜和黏膜下组织，恢复正常解剖结构，即肛垫回位；黏膜下组织的切除，阻断了痔上动脉对痔区的血液供应，使术后痔体萎缩。与传统痔切除术相比，手术时间短、术后疼痛轻、恢复快、并发症少，但器械的价格较昂贵。

第十三节 肛管及肛周恶性肿瘤

肛管及肛周恶性肿瘤少见，只占大肠癌1%~4%。肛管癌较肛周癌多见，约7:1。肛管癌多见女性，肛周癌多见男性，多发生在60岁以上的老年人，中青年少见。肛管及肛周癌病因不明，过去认为是由于肛瘘和瘢痕组织恶变所致，近年发现慢性炎性肠病发生癌肿的危险性增加，也有同性恋者发生肛门部癌的报道。肛管及肛周常见的原发性恶性肿瘤包括肛管及肛周的鳞状上皮细胞癌、肛管皮肤的基底细胞癌、恶性黑色素瘤、一穴肛原癌及肛周Paget病。其中以肛管及肛周的鳞状上皮细胞癌最为多见，具有代表性。

一、鳞状上皮细胞癌

肛管及肛周的鳞状上皮细胞癌最为多见，占肛管及肛周癌的50%~75%。预后与细胞分化程度及淋巴转移有关。肛管癌转移方式主要为局部侵犯、淋巴转移及血运转移。肛管癌分化较差，角化少，恶性高，预后差。肛周癌多为溃疡型，半数患者直接侵犯邻近的内、外括约肌层，1/3患者就诊时已有腹股沟淋巴结转移。血运转移少。肛周癌分化较好，恶性低，预后较好。

（一）临床表现

1. 肛管癌 以持续性疼痛为主要临床症状，便后加重。排便习惯性改变，次数增加，有排便不净的感觉。早期少有血便，病情发展，血便增加。直肠指检，肛管触及肿物，早期呈疣状，可活动，肿瘤坏死形成溃疡则有压痛，患者常因疼痛拒绝检查，有时需在麻醉下进行检查。

2. 肛周癌 以肛缘肿块为最先发病，生长缓慢，常伴不适及瘙痒。当肿瘤侵犯肛管及括约肌时，则有疼痛。病程后期常形成溃疡并伴有疼痛及出血。查体时肛门周围有较硬的肿块并有溃疡，常提示本病。晚期患者可触及腹股沟淋巴结肿大。

（二）治疗

按肿瘤部位、括约肌有无侵犯及腹股沟淋巴结有无转移而定。

1. 局部切除 适用于肿瘤小、表浅、可以活动、无转移迹象及活检证实肿瘤细胞分化良好者。

2. 腹会阴联合切除术（Miles） 方法同直肠下段癌，但不同的是肛周皮肤及脂肪组织应广泛切除。腹股沟淋巴结转移者，应行一期或二期清扫。

3. 放疗及化疗 目前肛管鳞癌首选治疗方法是放疗加化疗，治疗结束后6周再做活检。若无癌存留，则不需手术，有癌存留者再做根治手术。

二、基底细胞癌

基底细胞癌又名基底细胞上皮癌或侵蚀性溃疡，由基底细胞恶性增殖所致，发生率仅次于鳞状上皮细胞癌。大部分肿瘤位于肛缘，少部分肿瘤伸入到肛管内及齿状线上。

（一）临床表现及诊断

多数患者有肛门肿块及溃疡。肿块早期呈结节状，缓慢增大，中央常形成溃疡，溃疡周边围绕以珍珠样隆起的边缘，即所谓侵蚀溃疡。其他症状包括出血、疼痛、瘙痒及分泌物。本病早期诊断困难，临床常误诊为痔、肛裂及肛周湿疹等肛周良性疾病，确诊依靠病理检查。

（二）治疗

以广泛局部切除为主，术后配合放疗，基底细胞癌对放疗敏感。

三、恶性黑色素瘤

恶性黑色素瘤好发于皮肤、眼，肛管为第3位，占原发性肛管肿瘤的0.2%～1.2%。恶性程度高，非常少见，来源于黑色素细胞的恶变。

（一）临床表现及诊断

1. 肛门肿块脱垂 早期小可自行还纳，后期增大常需用手托回。

2. 便血 多为鲜血或有黑色溢液，味恶臭。

3. 肛管直肠刺激症状 瘤体突入肠腔刺激直肠感受器产生肛管直肠刺激症状。若肿瘤侵犯肛管括约肌，则有剧痛。

4. 肿块局部 可见突起型肿块，一般3～6cm，呈结节状，似菜花，有短而宽的蒂。大部分呈紫黑色或褐黑色。

本病初诊时确诊率低，临床易被忽视，常被误诊为脱垂性痔、血栓性外痔、息肉出血坏死及直肠癌。对有上述临床表现的可疑病例，都应行肿块完整切除病理活检。

（二）治疗

本病以手术切除为主要治疗方法，放疗不敏感。早期无转移者，可行腹会阴联合根治术；如有转移，失去根治机会，可改经肛门行肿瘤的姑息性切除，术后辅以化疗及免疫治疗，可有一定疗效。本病预后极差，各种治疗效果都很不理想。

四、一穴肛原癌

齿状线上方狭窄的环行区是胚胎一穴肛的残余，在此区域有柱状上皮、鳞状上皮、移行上皮及三种混合上皮。由此区移行上皮发生的癌称为一穴肛原癌。本病是一种特殊起源的肿瘤，较少见。好发部位为齿状线附近，女性多见。病理分为分化良好型、中度分化型及未分化型。

（一）临床表现

主要表现为便血、肛门坠胀及肛门肿块，与肛管直肠癌相似。直肠指检多在齿状线处扪及不规则结节。确诊依靠病理检查，需与鳞状上皮细胞癌、基底细胞癌及腺癌相鉴别。

（二）治疗

应行腹会阴联合根治术，术后辅以放疗。预后与细胞分化程度及有无转移有关。临床所见多属晚期，预后不良。

五、肛周 Paget 病

肛周 Paget 病是一种少见的上皮内腺癌，属于乳腺外 Paget 病。损害特征为边界清楚的湿疹样斑伴有顽固性瘙痒。组织学特征为表皮内有分散或成群的 Paget 细胞。

（一）临床表现及诊断

本病起病慢，病史长。最初常见症状为肛周丘疹或鳞屑状红斑，逐渐扩展为浸润斑，肛周潮红，以后形成溃疡。长期不愈，有灼痛感。肛周顽固性瘙痒伴湿疹，外用皮质类固醇药物不能缓解，排除其他疾病可能的患者，应高度怀疑本病。病理检查是确诊的唯一方法。

（二）治疗

手术切除为主要治疗方法。早期病变也应行广泛深层切除病灶，必要时植皮。化疗不能消除病变，放疗可延缓病变发展。

六、原发性肛周黏液腺癌

原发性肛周黏液腺癌是肛门癌中一种少见的类型，确诊需要病理诊断。

（一）临床表现

本病特点为缓慢生长、病程迁延，临床上可分为三种类型。

1. 隆起型 表现为肛周疼痛或无痛性肿块，位置较深、固定，境界不清。

2. 溃疡型 常在肛周肿块的基础上发生经久不愈的慢性溃疡。

3. 肛瘘型 多表现为复杂属性肛瘘，臀部瘘口呈多发性。

（二）治疗

病变早期采用局部或经腹将直肠连同臀部肿块广泛切除，可获得满意效果。晚期手术困难，可采用中医中药姑息性治疗。

第十四节 便秘的外科治疗

便秘不仅是一种疾病，还是一种临床上常见的消化道症状，表现为排便困难、排便不规则、次数少、便量少、粪便硬、局部不适或疼痛，或合并一些特殊症状，如长时间用力排便、直肠胀感、排便不尽感，甚至需用手法帮助排便。随着饮食结构的改变及精神心理和社会因素的影响，便秘的发病率显著上升，严重影响了患者的生活质量。

一、病因与发病机制

导致便秘的因素是多方面的，排便过程的任何一个环节障碍，均可引起便秘。

1. 一般病因 有：①不合理的饮食习惯，膳食纤维摄入不足是常见原因；②不良排便习惯；③长期抑制便意；④不合理使用泻药；⑤环境或排便体位改变；⑥妊娠；⑦老年、营养障碍。

2. 结直肠和盆底器质性病变及功能性障碍 ①结肠机械性梗阻，如良、恶性肿瘤；②直肠或肛管出口梗阻，如肛裂、肛管或直肠狭窄、内括约肌失弛缓、直肠前突、直肠内脱垂、盆底痉挛综合征、耻骨直肠肌肥厚、骶直分离、盆底疝等；③结直肠神经病变及肌肉异常，如假性肠梗阻、先天性巨结肠、特发性巨结肠、巨直肠、慢通过型即传输性结肠运动缓慢、肠易激综合征（便秘型）等。

3. 结直肠外神经异常 ①中枢性，如各种脑部疾病、肿物压迫、脊髓病变、多发性硬化等；②神经支配异常。

4. 精神或心理障碍 ①精神疾病；②抑郁症；③神经性厌食。

5. 医源性 ①药物，如可卡因、吗啡、抗抑郁药、抗胆碱能制剂、铁剂、钙离子通道拮抗药等；②制动。

6. 内分泌异常及代谢性疾病 如甲状腺功能低下、甲状旁腺功能亢进、低钾血症、糖尿病、垂体功能低下、嗜铬细胞瘤、铅中毒等。

7. 结缔组织性疾病 如硬皮病等。

二、评估及检查方法

针对有关便秘的特殊检查应在详细询问病史并进行各种常规检查如肛门直肠指检、钡剂灌肠及结肠镜检查除外器质性病变后选用。

1. 重视询问病史 详细询问有关便秘的症状及病程、饮食习惯、胃肠道症状、伴随症状和疾病以及用药情况。

2. 认真做好一般检查 肛门直肠指检能了解直肠内有无粪便滞留及性状，肛管、直肠狭窄和直肠占位等，并可了解肛管括约肌、耻骨直肠肌的功能状况及有无直肠前突、直肠内脱垂等；血常规、便常规、便隐血试验是排除结直肠、肛门器质性病变的重要而又简易的检查；必要时进行有关生化、激素水平和代谢方面的检查；对可疑肛门、结直肠病变者，应行肛门镜、结肠镜检查或钡剂灌肠。

3. 便秘的特殊检查

（1）胃肠传输试验 常用不透X线标志物。根据X线片上标志物的分布，有助于评估便秘是慢传输型或出口梗阻型，此项检查简易，目前仍为常用的方法。

（2）排粪造影 排粪造影有助于诊断直肠、肛管解剖及功能障碍异常。必要时排粪造影可与盆底腹膜造影术同步进行，有助于盆底疝及直肠内套叠的诊断。

（3）肛管直肠测压 有液体、气体、感应计测压法，常用灌注或液体测压法，有助于评估肛管括约肌、直肠有无动力和感觉功能障碍。

（4）盆底、盆腔肌电图检查 常用电极有同心针电极和肛塞电极。记录肛管肌电图的波幅和动作电位，可以判断有无肌源性病变；阴部神经潜伏期测定能显示阴部神经有无损伤。

（5）结肠压力监测 将压力传感器放置到结肠内，确定有无结肠无力。对选择外科治疗，特别是节段性肠切除术治疗便秘有重要指导意义。

（6）肛门超声内镜检查 可了解肛门括约肌有无缺损或功能异常。

（7）盆底动态磁共振成像 可准确评价盆腔器官脱垂和盆底形态。动态磁共振对出口梗阻性便秘，尤其是复合性盆底功能障碍引起的便秘有重要的诊断价值。

三、临床表现、分类及诊断

1. 临床表现 有：①排便困难、费力；②排出粪便干燥；③便不尽感；④肛门直肠阻塞感；⑤手法辅助排便；⑥排便次数 <3 次/周；⑦无便意。

2. 分类 根据临床症状及病因，便秘可分为3个基本类型，即结肠慢传输型便秘、出口梗阻型便秘及混合型便秘。出口梗阻型最为常见。

（1）结肠慢传输型便秘 肛直肠指检时无粪便或触及坚硬粪便，而肛管外括约肌的缩肛和用力排便功能正常；全胃肠或结肠传输时间延长；排粪造影和（或）肛门直肠测压正常。符合临床表现的症状②、⑥、⑦项中1项或1项以上，而无③、④、⑤项。

（2）出口梗阻型便秘 肛门直肠指检时直肠内存有粪便，用力排便时肛门外括约肌、耻骨直肠肌可能呈矛盾性收缩或阵挛性收缩；全胃肠或结肠传输时间正常，多数标志物可潴留在直肠内；排粪造影可呈现异常；肛门直肠测压显示，用力排便时肛门外括约肌呈矛盾性收缩或直肠壁的感觉阈值异常等。符合临床表现的症状①、③、④、⑤项中1项或1项以上，而无②、⑥、⑦项。出口梗阻型便秘依病因不同分为①直肠前突；②直肠内脱垂；③盆底疝（会阴下降综合征）；④耻骨直肠肌综合征。

（3）混合型便秘 具备结肠慢传输型和出口梗阻型便秘的特点。分型依据的症状可全部或交替出现。

3. 诊断 对便秘的诊断应包括便秘病因和（或）诱因、程度及便秘类型。应了解导致便秘有关的累及范围，有无局部结构异常及与便秘的因果关系，对制定治疗和预测疗效至关重要。

四、治疗

治疗原则是：根据便秘轻、中、重程度和病因及类型，采用个体化的综合治疗，恢复正常排便。

（一）非手术治疗

（1）改善生活方式，加强排便生理教育，增加膳食纤维摄取，养成良好的排便习惯，增加运动；调整心理状态，有助于建立正常排便反射。

（2）尽可能避免药物因素，减少诸类药物可能引起的便秘。治疗原发病和伴随病有利于治疗便秘。

（3）对出口梗阻型便秘，应针对不同的类型具体决定治疗方案。对于以直肠内脱垂等为代表的松弛型便秘，提倡采用胸膝位提肛锻炼，必要时应用硬化剂注射。对于以耻骨直肠肌综合征为代表的痉挛型便秘，可首选生物反馈治疗，使排便时腹肌、盆底肌群活动协调运动，辅助以热水坐浴，扩肛治疗。

（4）选用适当的通便药物，应选用不良反应及药物依赖产生少的药物为原则。常用的有膳食纤维制剂，为治疗便秘的一线药物。按分级治疗原则应在膳食纤维治疗无效时，再使用渗透性通便剂，如聚乙二醇4000、乳果糖。应避免长期应用或滥用刺激性泻药。多种中成药具有通便作用，应注意长期治疗可能带来的不良反应。对粪便嵌塞的患者，清洁灌肠或联合短期刺激性泻药解除嵌塞后，再选用膳食纤维制剂或渗透性药物，保持排便通畅。开塞露和甘油栓有软化粪便和刺激排便的作用；复方角菜酸酯栓对缓解便秘症状有效；合理选用容积性泻剂、润滑性泻剂和刺激性泻剂；应避免滥用泻剂。

（5）心理疗法。中、重度便秘患者常有焦虑甚至抑郁等，应予认知治疗，使患者消除紧张情绪。

（二）外科治疗

经过一段时间严格的非手术治疗后效果不明显，经特殊检查显示有明确的解剖及功能异常，可考虑手术治疗。

1. 结肠慢传输性便秘 经结肠传输试验证实结肠传输功能障碍者可考虑手术治疗。包括先天性巨结肠、成人巨结肠、继发性巨结肠、结肠冗长症、结肠无力等。手术方式推荐采用次全结肠切除或全结肠切除术。对于能够精确判断结肠节段性传输功能障碍和结肠冗长症的患者，可慎重考虑选择部分结肠切除术。年老、体弱、全身状况差的患者，宜采用结肠旷置术或回肠造口术。

2. 出口梗阻性便秘

（1）直肠内脱垂 对于直肠黏膜内脱垂，推荐首先采用经肛门手术，如直肠黏膜纵行折叠术加硬化剂注射、吻合器痔上黏膜环切钉合术（PPH）、Delorme 手术等。对于直肠全层套叠、症状严重者，可考虑经腹手术，包括各种直肠悬吊固定手术等。

（2）直肠前突 建议行经阴道的直肠前突修补术，修复直肠阴道隔及松弛扩张的肛提肌脚；也可行经肛门的直肠前突修补术，修复直肠阴道隔及松弛扩张的肛提肌脚。

（3）盆底疝 往往同时伴随有直肠内脱垂，处理方法同直肠内脱垂全层套叠，但重点是盆底的抬高，修复盆底疝。

（4）耻骨直肠肌综合征 也称为盆底痉挛综合征。建议以生物反馈结合扩肛治疗为主，也可采用肉毒素A注射法，手术应十分慎重。可选择的手术方式有经肛门或经骶尾入路的耻骨直肠肌部分肌束切断术和闭孔内肌筋膜耻骨直肠肌融合术。

3. 混合性便秘 在手术处理慢传输性便秘的同时，处理伴随的出口梗阻性便秘。但需要注意的是，如果伴随有痉挛性便秘，应术前进行生物反馈及扩肛治疗。

值得注意的是，外科手术治疗后务必重视采取非手术治疗的措施，防止症状复发，以巩固治疗效果。

目标检测

答案解析

一、单选题

1. 直肠癌最主要的转移途径为
   A. 血行转移　　B. 淋巴转移
   C. 直接浸润　　D. 种植转移
   E. 医源性播散
2. 升结肠癌的切除范围是
   A. 肿瘤局部切除
   B. 右半结肠、末端回肠及所属肠系膜和淋巴结切除
   C. 升结肠、横结肠切除术
   D. 切除盲肠、升结肠及所属的肠系膜和淋巴结
   E. 升结肠切除术
3. 降结肠癌并发急性肠梗阻，手术治疗方法应首先考虑行
   A. 局部肠段切除术
   B. 一期左半结肠切除术
   C. 癌肿上、下肠道间捷径手术
   D. 先做盲肠或横结肠造口，一周后行左半结肠切除术
   E. 胃肠减压解除梗阻后行左半结肠切除术
4. 临床上说的肛裂“三联征”是指
   A. 肛裂、前哨痔、相应位置的肛乳头肥大
   B. 肛裂、内痔、前哨痔
   C. 内痔、外痔、混合痔
   D. 内痔、外痔、肛裂
   E. 肛裂、外痔、前哨痔
5. 患者，女，32岁。黏液血便2个月，一般情况良好，乙状结肠镜检查距肛缘7cm处有一菜花状肿块，病理检查诊断为腺癌，最佳的手术方法为

A. Miles 手术
B. Hartmann 手术
C. Dixon 手术
D. Duhamel 手术
E. Whipple 手术

二、名词解释

1. 肛瘘
2. Hartmann 手术

三、简答题

1. 右半结肠癌及左半结肠癌的临床表现、病理及伴梗阻时处理有何不同？

2. 简述直肠癌的临床表现。

（钱　峻）

书网融合……

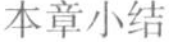
本章小结

题库

第四十章　肝疾病

学习目标

1. **掌握**　原发性肝癌的治疗原则及手术适应证；细菌性肝脓肿的鉴别诊断及外科治疗原则。

2. **熟悉**　肝脏的外科解剖、分叶和分段；原发性肝癌的病因和病理、临床表现、诊断与鉴别诊断。

3. **了解**　肝脓肿的病因和病理、临床表现；原发性肝癌的早期诊断和治疗进展；继发性肝癌的病理、临床表现、诊断和治疗；肝海绵状血管瘤及肝囊肿的病理特征、诊断和治疗；肝包虫病的病因、病理、诊断和治疗原则。

4. 学会影像引导下肝脏穿刺活检、胆道引流等操作要点。

第一节　应用解剖及生理概要

肝脏是人体最大的实质脏器，主要位于右侧膈下，小部分在左上腹。肝右下缘齐右肋缘；左下缘可在剑突下叩及。肝周有左、右三角韧带及冠状韧带、镰状韧带和肝圆韧带，使其与膈肌及前腹壁固定（图 40－1），肝结肠韧带、肝胃韧带、肝十二指肠韧带使其与周围脏器固定（图 40－2）。在肝切除手术时切断相应韧带利于游离肝脏。肝十二指肠韧带内包含有门静脉、肝动脉、胆管及淋巴管、淋巴结、神经等，阻断肝十二指肠韧带可减少肝手术术中出血。门静脉、肝动脉和肝总管在肝脏面横沟各自分出左、右干进入肝实质内，称第一肝门。肝静脉是肝血液的流出管道，三条主要的肝静脉在肝后上方的静脉窝进入下腔静脉，称第二肝门，术中第二肝门处损伤易出现大出血、空气栓塞等严重并发症。肝还有小部分血液经数支肝短静脉流入肝后方的下腔静脉，称第三肝门。肝短静脉管径细，静脉壁薄，术中易撕裂致出血。

在肝实质内，门静脉、肝动脉和肝胆管的管道分布大体上相一致，且共同被包裹在 Glisson 纤维鞘内。根据其分布，可将肝分为左、右两半。左、右半肝又分成左外叶、左内叶、右前叶、右后叶和尾状叶；左外叶和右后叶又分成上、下二段。另临床上常用以肝静脉及门静脉在肝内分布为基础的 Couinaud 分段法，将肝分为 8 段（图 40－3，图 40－4，图 40－5），每一段都有独立的血供和引流系统，可以单独被切除而不影响其余肝段功能的完整，对临床手术指导意义较大。

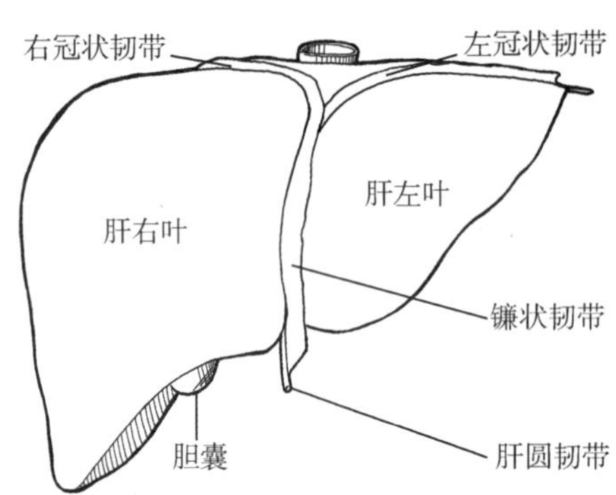

图 40－1　肝及其周围韧带（前面观）

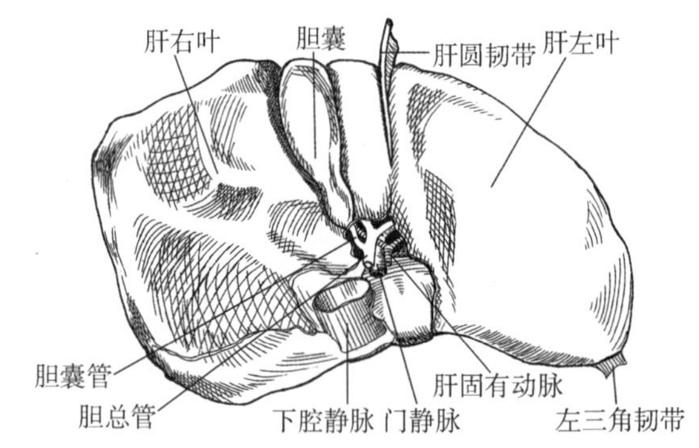

图 40－2　肝脏及肝周韧带（下面观）

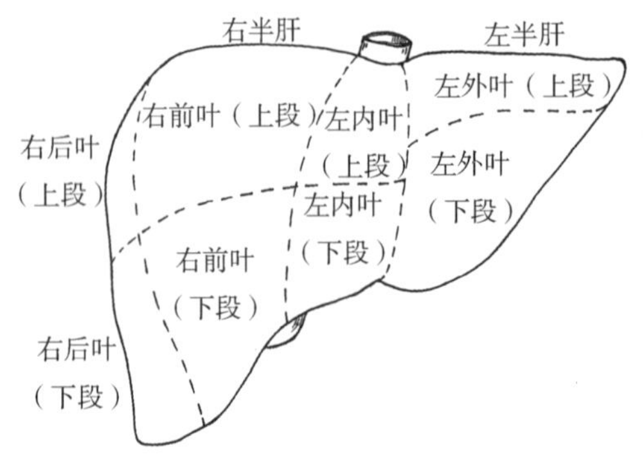

图 40－3　肝脏分区（前面观）

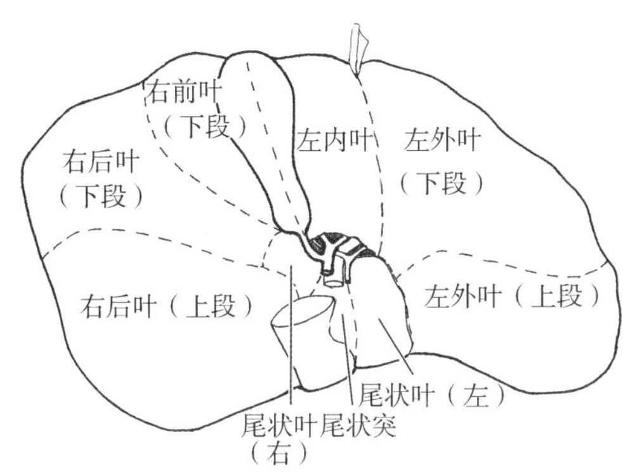

图 40 -4 肝脏分区（后面观）

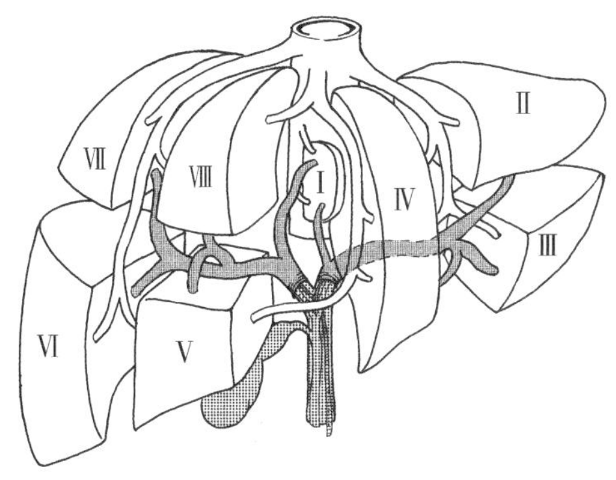

图 40 -5 肝脏 Couinaud 分段法

肝具有动脉及门静脉的双重血供，总血流量约占心排出量的 1/4，正常可达到 1500ml/min。肝动脉供应肝脏 25% ~ 30% 的血流量，40% ~60% 供氧量。门静脉汇集来自肠道的血液，供给肝营养。

肝的生理功能重要而复杂，主要包括以下几个方面。①分泌胆汁：肝脏每日分泌 600 ~ 1000ml 胆汁，帮助脂肪消化以及脂溶性维生素 A、D、E、K 的吸收。②代谢功能：肝脏是糖类、脂肪、蛋白质的代谢中心，其他多种激素与维生素的代谢也在肝内进行。③凝血功能：肝合成纤维蛋白原、凝血酶原及凝血因子Ⅴ、Ⅶ、Ⅷ、Ⅸ、Ⅹ、Ⅺ、Ⅻ，储存在肝内的维生素 K 对合成凝血酶原和凝血因子Ⅶ、Ⅸ、Ⅹ不可缺少。④解毒作用。⑤吞噬及免疫作用。

肝的再生能力和潜力很大。正常肝脏切除 70% ~80% 的重量，余肝仍能维持正常生理功能，并逐渐恢复至原来的肝重量。因此，当肝有局限性病变时，可施行肝段、肝叶乃至更大范围（如左三叶、右三叶）的肝切除术。但对有肝硬化的肝脏，其切除量不宜超过 50%。肝对缺血、缺氧及之后的再灌注非常敏感，在常温下阻断注入肝的血流超过一定的时限，将可能引起严重的血压下降和不可逆的肝细胞缺氧坏死。一般认为，正常肝在常温下一次性阻断入肝血流以不超过 30 分钟为宜，对于肝硬化肝脏则应控制在 20 分钟以内。如需多次阻断，则两次阻断之间应开放血流 5 分钟以上。

第二节 肝脓肿

常见的肝脓肿（liver abscess）有细菌性和阿米巴性两种。二者临床上均有发热、肝区疼痛和肝大，但在病因、病程、临床表现上均各有特点。本节主要讲授细菌性肝脓肿，阿米巴性肝脓肿主要在《内科学》中讲授。本节着重讨论其外科治疗问题。

一、细菌性肝脓肿

（一）病因与病理

全身细菌性感染，特别是腹腔内感染时，细菌侵入肝，如患者抵抗力弱，可发生肝脓肿。细菌最主要侵入途径为胆道，其次为肝动脉及门静脉系统，此外也可循淋巴系统侵入，或经开放性肝损伤创口侵入。详见表 40 -1。

表 40 -1 细菌性肝脓肿细菌侵入途径及病因

细菌侵入途径	病因
胆道	胆道梗阻并发化脓性胆管炎，细菌沿着胆管上行
肝动脉	体内化脓性病变发生菌血症时，细菌经肝动脉入肝
门静脉	坏疽性阑尾炎、菌痢等肠道感染，细菌经门静脉入肝
淋巴系统	肝邻近脏器感染，细菌循淋巴系统入肝
创口	开放性肝损伤，细菌通过创口入肝

细菌性肝脓肿（bacterial liver abscess）的致病菌多为大肠埃希菌、金黄色葡萄球菌、肺炎克雷伯菌、厌氧链球菌、类杆菌属等。单个肝脓肿直径有时可以超过 10cm；多个肝脓肿的直径则可在数毫米至数厘米之间，数个脓肿也可融合成一个大脓肿。

（二）临床表现

起病较急，主要症状是寒战、高热、肝区疼痛和肝大。体温常可达 39 ~40℃甚至更高。肝区钝痛或胀痛多属持续性，有时可因炎症刺激膈肌或感染胸膜、肺而伴右肩牵涉痛。毒素反应及全身消耗可致恶心、呕吐、食欲不振和周身乏力等全身症状。严重的肝脓肿或并发于胆道梗阻者，可出现黄疸。

查体时可有右下胸及肝区叩击痛，肿大的肝有压痛；如脓肿在肝前下缘比较表浅部位时，可伴有右上腹肌紧张和局部明显触痛。巨大肝脓肿时可见右季肋饱满，局部皮肤凹陷性水肿，严重者甚至可见局限性隆起。

肝右叶脓肿可穿破而形成隔下脓肿，也可向右胸穿破，左叶脓肿则偶可穿入心包；脓肿如向腹腔穿破，则发生急性腹膜炎。少数情况下，胆管性肝脓肿穿破血管壁，引起大量出血，从胆道排出，在临床上表现为上消化道出血。

（三）实验室检查

血常规可见白细胞计数明显增高，可达 20×10^9/L 以上；中性粒细胞比例常高达 80%～90%，核明显左移；有时出现贫血。肝功能检查可有谷丙转氨酶、碱性磷酸酶升高，约 10% 患者有胆红素升高。影像学检查中，B 超可明确其部位和大小，其阳性诊断率可达 96% 以上，并可引导诊断性穿刺和置管引流，为首选的检查方法。CT 对肝脓肿诊断阳性率高，典型表现为内有液化坏死区的低密度灶，周边可有不同密度的环形带。

（四）诊断

根据病史、临床表现以及血常规、影像检查，诊断多无困难。必要时可在 B 超导引下施行诊断性穿刺。

（五）鉴别诊断

主要与阿米巴性肝脓肿相鉴别（表 40－2）。细菌性肝脓肿与右膈下脓肿、胆道感染、肝囊肿伴感染及肝癌等鉴别，参考有关章节。

表 40－2　细菌性肝脓肿与阿米巴性肝脓肿的鉴别

	细菌性肝脓肿	阿米巴性肝脓肿
病史	继发于胆道感染或其他化脓性疾病	继发于阿米巴痢疾后
症状	病情急骤严重，全身中毒症症状明显，有寒战、高热	起病较缓慢，病程较长，可有高热，或不规则发热、盗汗
血液化验	白细胞计数及中性粒细胞可明显增加，血液细菌培养可阳性	白细胞计数可增加，血清学阿米巴抗体检测阳性
粪便检查	无特殊表现	部分患者可找到阿米巴滋养体或包囊
脓液	多为黄白色脓液，涂片和培养可发现细菌	多为棕褐色脓液，无臭味，镜检有时可找到阿米巴滋养体
诊断性治疗	抗阿米巴药物治疗无效	抗阿米巴药物治疗有好转

（六）治疗

细菌性肝脓肿为继发性病变，多数病例有原发病灶，如能早期治疗原发病，细菌性肝脓肿是可以预防的。即使在肝脏早期感染时，如能给予合理的抗生素治疗，加强全身支持疗法，及时治疗原发病灶，也可防止肝脓肿形成。肝脓肿形成后全身中毒症状明显，必须早期诊断，积极治疗。

1. 全身支持疗法　给予充分营养，纠正水和电解质平衡失调，必要时多次少量输白蛋白、血浆等以纠正低白蛋白血症，增强机体抵抗能力等。如有贫血，可适当输血。

2. 抗生素治疗　确诊后应及早大剂量、联合抗生素治疗。在未确定病原菌以前，可首选针对革兰阳性球菌及厌氧性细菌的抗生素，如青霉素、氨苄西林联合氨基糖苷类抗生素，或头孢菌素类和替硝唑等硝基咪唑类药物联用。然后根据血及脓液培养和药敏试验结果选用有效抗生素。

3. 经皮肝穿刺脓肿置管引流术　适用于单个较大的脓肿。在 B 型超声或 CT 引导下行穿刺置管。术后可用等渗盐水（或加抗菌药物）缓慢冲洗脓腔和注入抗菌药物，促进脓腔缩小。待治疗到冲洗出液体变清澈，B 型超声检查脓腔直径小于 2cm，即可拔管。

4. 手术切开引流　随着抗生素及经皮肝穿刺技术的发展，目前已较少运用。适用于：①已穿破胸腔或腹腔的肝脓肿，术中同时进行胸腹腔冲洗、引流；②胆源性肝脓肿，术中一并处理胆道疾病；③肝左外叶穿刺困难或易污染腹腔的脓肿；④慢性肝脓肿。现在常用的手术途径为腹腔镜下切开引流，适用于多数患者，术中应注意妥善隔离保护腹腔和周围脏器，避免脓液污染，脓腔内安置多孔橡胶管引流。多发性肝脓肿一般不适于手术治疗。

5. 肝叶切除　仅限于病期长的、慢性局限性的厚壁脓肿，以上治疗效果不佳，或怀疑有恶性病变存在者。

6. 中医中药治疗　多与抗生素和手术治疗配合应用，以清热解毒为主，可根据病情选用柴胡解毒汤等方剂加减。

二、阿米巴性肝脓肿

阿米巴性肝脓肿（amebic liver abscess）是肠道阿米巴感染的并发症，绝大多数是单发的，主要应与细菌性肝脓肿相鉴别。首先应考虑非手术治疗，以抗阿米巴药物（甲硝唑、氯喹、依米丁）治疗和必要时反复穿刺吸脓以及支持疗法为主。大多数患者可获得良好疗效。经皮肝穿刺置管闭式引流术适用于病情较重，脓肿较大，有穿破危险者，以及经抗阿米巴治疗和行多次穿刺吸脓，而脓腔未见缩小者，应在严格无菌操作下进行。切开引流适用于：①经抗阿米巴治疗及穿刺吸脓，而脓肿未见缩小，高热不退者；②脓肿伴继发细菌感染，经综合治疗不能控制者；③脓肿已穿破入胸腹腔或邻近器官。切开排脓后应继续持续负压闭式引流。

第三节　肝棘球蚴病

肝棘球蚴病（echinococcosis of the liver）又称肝包虫病（hydatid disease of the liver），系由绦虫的蚴或包囊感染所致。细粒棘球绦虫（echinococcus granulosus）终宿主为狗，人、羊和牛是中间宿主。人与人之间不传染。

一、病因与病理

目前公认的绦虫有四种：细粒棘球绦虫、泡状棘球绦虫（alveolar echinococcosis）或多房棘球绦虫（echinococcus multilocularis）、伏氏棘球绦虫（echinococcus Vogeli Rausch）和少节棘球绦虫（echinococcus oligarthrus）。其形态、宿主和分布地区略有不同，主要流行于畜牧地区。在我国以细粒棘球绦虫最多见，也有泡状棘球绦虫的报道。国内发病以新疆、青海、甘肃、宁夏、西藏、内蒙古、陕西和四川西部多见，河北与东北等省也有散发病例。

直接感染主要是与狗密切接触，其皮毛上的虫卵污染手后经口感染。若狗粪中的虫卵污染蔬菜或水源，也可以间接感染。在干旱多风地区，虫卵随风飘扬，也有可能发生呼吸道感染。吞食的虫卵在肠道内经消化液的作用，蚴即脱壳而出，穿过肠黏膜进入门静脉系统，大部分蚴被阻而留在肝内（75%），少数可通过肝随血流到肺（15%），甚至播散到脑、眼眶、脾、肾、肌等部位（图 40－6）。

进入肝内的棘球蚴最初仅为囊性结构，刺激周围细胞发生炎性反应并形成内囊和外囊。内囊又分为内、外两层，内层为生发层，长出带蒂的、有生殖细胞的头节和生发囊。生发囊最终破裂，释放出头节进入囊液，沉降到底部，称为囊沙。囊液中的营养成分被子囊和头节消耗，致虫体死亡，囊壁钙化。外层为多层的角质层，有弹性，呈白色半透明状。外囊来自宿主组织形成的一层纤维性包膜，壁厚且可钙化。

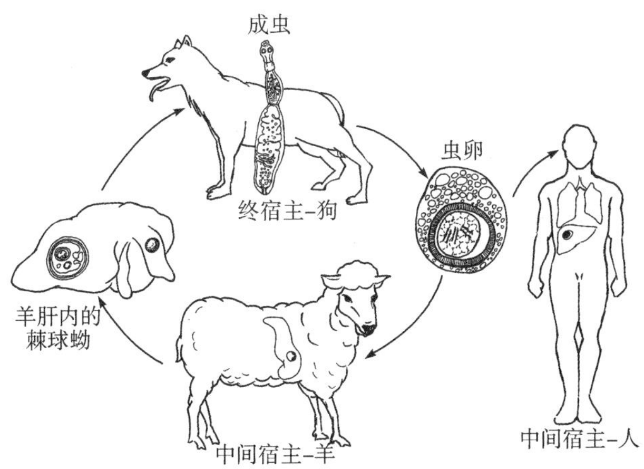

图 40－6 细粒棘球绦虫生活史

二、临床表现和并发症

多数患者无症状，常在体检时被发现。最常见的症状是右上腹钝痛，偶有腹胀、消化不良和呕吐。常见的体征是肝大。由于囊内张力较高，波动感不明显。包虫囊液含有异种蛋白和抗原，如果释放入血液循环，会反复出现荨麻疹等过敏反应，严重时会出现过敏性休克。

肝棘球蚴病最主要的并发症是囊肿破裂，其次是继发细菌感染。

1. 包虫囊破裂 囊内容侵入不同部位的后果见表 40－3。

表 40－3 包虫囊内容侵入不同部位的后果

侵入部位	后果
腹腔	腹腔多发囊肿，腹胀，肠梗阻，甚至即刻发生致命性的过敏反应
胆道	梗阻性黄疸，反复发作的胆管炎
结肠	包虫囊内容自直肠排出，包虫囊继发性感染
肺	咳出子囊，引发肺部感染
肝静脉	巴德－吉亚利综合征

2. 感染 化脓性细菌侵入引起继发性感染，表现类似细菌性肝脓肿。偶见整个包虫囊内容物发生无菌性坏死，绦虫死亡，这种无组织结构的黄色残骸应与继发性感染的脓液相鉴别。

3. 膜性肾小球肾炎 肾小球有囊虫抗原沉积，会发生膜性肾小球肾炎（membranous glomerulonephritis）。

三、诊断

在询问病史时应了解患者居住地区，是否有与狗、羊等接触史。辅助检查可选择：①血清学检查：包虫囊液皮内试验（Casoni skin test）阳性率可达 90%～95%；补体结合试验阳性率可达 70%～90%。此法诊断价值较小，但有助于判断疗效。②B 型超声波检查：精确、经济，是筛选和初步诊断的首选方法，超声所见取决于在检查时包囊虫发育的阶段。③X 线检查：大的包虫囊可致右侧膈肌抬高，活动受限；外囊钙化时可显示环形或弧形钙化影；含气的囊液可显示气液平面。④CT 和 MRI 有与 B 超类似的发现，还能显示囊肿与肝内结构的解剖关系。⑤疑有胆道受累时，可行 ERCP 或 PTC 检查。

四、治疗

1. 手术治疗 手术治疗为首选。手术原则是：清除内囊，防止囊液外溢，消灭外囊残腔，预防感染。为了防止破裂而发生过敏反应和播散种植，推荐用染蓝黑的深色纱布垫（易于辨认外溢的囊内容）将囊肿与腹腔隔开。封闭法尽量抽吸囊液，囊内注入 30% 的高渗盐水灌洗（等待 5 分钟，反复 2～3 次）以杀死头节，切开外囊壁，摘除内囊。在摘除内囊过程中，可能出现包虫头节外溢或残留，故摘除内囊后要用 3% 过氧化氢液擦抹外囊壁。当外囊壁坚韧，残腔不易塌陷，且与大胆管相通时，可行外囊空肠 Roux－en－Y 吻合术。包虫囊肿合并感染，子囊和头节均死亡，可切开外囊壁，清除腔内污物，尽可能缩小残腔，置闭式引流，配合抗感染治疗。肝部分切除或肝叶切除术，适用于囊壁钙化、内囊不易摘除，或局限于某一肝叶的多个囊肿，或囊腔引流后残腔难以闭合者。

2. 药物治疗 药物治疗通常难以达到治愈的效果，适用于有广泛播散和手术危险性大的患者。可用阿苯达唑（albendazole）6～24个月，约30%的囊壁消失，30%～50%囊肿变小，但有20%～40%治疗前后无变化。

3. 其他 经B超引导下或腹腔镜下穿刺抽液，注射25%酒精并反复抽吸，也可获得良好疗效。这一方法不适用于囊肿和胆管相通的患者，因为囊内压力下降会使胆管瘘口闭合困难。禁忌注射福尔马林，因可引起硬化性胆管炎。

由泡状棘球绦虫引起的肝泡球蚴病较少见，狐狸是其终宿主。幼虫的生长导致肝坏死和肉芽肿反应，其生物学行为酷似局部的恶性肿瘤，常累及胆管、肝静脉、下腔静脉和腹肌。手术切除病变可获治愈。阿苯达唑治疗有效，却不能根治。如病变范围广，手术不能完全切除，后果恶劣，则肝移植应是较好的治疗方法。

第四节　肝肿瘤

案例引导

案例　患者，男，48岁。有“乙肝”携带病史30年，平时不规则体检。本次因“体检B超发现肝占位3天”入院。入院时查体：慢性肝病面容，对答切题，皮肤、巩膜轻度黄染，浅表淋巴结无肿大。颈部及前胸可见蜘蛛痣，双侧肝掌。腹平软，无压痛及反跳痛，移动性浊音阴性。双下肢轻度水肿。入院后查甲胎蛋白462ng/ml。CT提示腹盆腔少量积液，肝脏明显缩小，边缘呈波浪形，肝右叶Ⅴ段、Ⅵ段交界处低密度灶，约4cm×3cm大小，包膜不完整，增强后动脉期不规则强化，静脉期呈相对低密度。肝功能提示总胆红素37.8μmol/L，白蛋白30g/L，凝血功能提示凝血酶原时间为16.7s。经过护肝治疗后，复查肝功能及凝血功能，无明显改善。

讨论　该患者的诊断是什么？治疗方案如何选择？

肝肿瘤（tumor of liver）分良性和恶性两种。良性肿瘤少见。恶性肿瘤最常见的是原发性肝癌（primary liver cancer）。

一、原发性肝癌

原发性肝癌是我国常见的恶性肿瘤之一，每年新发病例达30万例，占全球40%。我国肝癌患者的中位年龄为40～50岁，男性比女性多见。近年来其发病率有增高趋势。

（一）病因与病理

目前认为与肝硬化、病毒性肝炎、黄曲霉素等某些化学致癌物质和水土因素有关。原发性肝癌的大体病理形态可分三型，即结节型、巨块型和弥漫型。按肿瘤大小分为微小肝癌（直径≤2cm），小肝癌（>2cm，≤5cm），大肝癌（>5cm，≤10cm）和巨大肝癌（>10cm）。

从病理组织上可分为三类，即肝细胞型、胆管细胞型和二者同时出现的混合型。我国绝大多数原发性肝癌是肝细胞癌（75%～85%）。本节所述原发性肝癌，如无特指，均指肝细胞癌。

原发性肝癌最常见转移途径为侵犯门静脉分支，经门静脉系统形成肝内播散，如癌栓阻塞门静脉主干可引起门静脉高压的临床表现；肝外血行转移最多见于肺，其次为骨、脑等。淋巴转移较少见，以肝门淋巴结转移最多，其次为胰周、腹膜后、主动脉旁及锁骨上淋巴结。此外，向横膈及附近脏器直接蔓延和腹腔种植性转移也不少见。

（二）临床表现

原发性肝癌早期缺乏典型症状，出现以下临床表现时往往已至中晚期。

1. 肝区疼痛 半数以上患者以此为首发症状，多为持续性钝痛、刺痛或胀痛。主要是由于肿瘤迅速生长，使肝包膜张力增加所致。位于肝右叶顶部的癌肿累及横膈，则疼痛可牵涉至右肩背部。当肝癌结节发生坏死、破裂，引起腹腔内出血时，则表现为突发右上腹剧痛和压痛，出现腹膜刺激征等急腹症表现。

2. 全身和消化道症状 早期常不易引起注意，主要表现为乏力、消瘦、食欲减退、腹胀等。部分患者可伴有恶心、呕吐、发热、腹泻等症状。晚期则出现贫血、黄疸、腹水、下肢浮肿、皮下出血及恶病质等。

3. 肝大 为中、晚期肝癌最常见的主要体征。肝大呈进行性，质地坚硬，边缘不规则，表面凹凸不平呈大小结节或巨块。

此外，如发生肺、骨、脑等处转移，可产生相应症状。少数患者还可有低血糖症、红细胞增多症、高钙血症和高胆固醇血症等特殊表现。

原发性肝癌的并发症，主要有肝性脑病、上消化道出血、癌肿破裂出血及继发感染。

（三）诊断与鉴别诊断

肝癌出现典型症状后，诊断并不困难，但此时往往已是晚期。肝癌的发生与病毒性肝炎、肝硬化及其他慢性肝病密切相关，对此类高危人群定期进行肝癌血清标志物（甲胎蛋白）检测和影像学（B 型超声）检查有助于肝癌的早期发现。

1. 肝癌血清标志物检测　血清甲胎蛋白（AFP）测定对诊断肝细胞癌有相对的专一性。血清 AFP≥400μg/L，并能排除妊娠、活动性肝病、生殖腺胎胚源性肿瘤等，即可考虑肝癌的诊断。但约有 30% 的肝细胞癌患者 AFP 为阴性。AFP 低度升高者，应作动态观察，并结合肝功能变化或其他血液酶学等改变及影像学检查加以综合分析判断。异常凝血酶原（protein induced by vitamin K absence/antagonist－Ⅱ，PIVKAⅡ）、血浆游离微 RNA 和血清甲胎蛋白异质体（Lens culinaris agglutinin－reactive fraction of AFP，AFP－L_3）也可以作为肝癌早期诊断标志物，特别是对于血清 AFP 阴性人群。胆管细胞癌患者 AFP 多为阴性，有时可有 CEA、CA19－9 升高。

2. 影像学检查

（1）超声检查　可显示肿瘤的大小、形态、所在部位以及肝静脉或门静脉内有无癌栓等，具有便捷、实时、无创、无辐射的优点，临床最常用，可用作高发人群中的普查工具。另外，超声多普勒血流频谱信号，彩色多普勒血流成像以及超声造影检查可提高肝癌的确诊率，并有助于与转移性肝癌、肝血管瘤等鉴别。

（2）CT 检查　CT 具有较高的分辨率，对肝癌的诊断符合率可达 90% 以上，可检出直径 1.0cm 左右的微小癌灶。应用三期动态增强扫描可提高分辨率，有助于与其他肿瘤鉴别。应用 CT 动态扫描与动脉造影相结合的 CT 血管造影（CTA），可提高小肝癌的检出率。多层螺旋 CT、三维 CT 成像更提高了分辨率和定位的精确性。

（3）磁共振成像（MRI）　诊断价值与 CT 相仿，对良性、恶性肝内占位病变，特别是与血管瘤的鉴别优于 CT，且可进行肝静脉、门静脉、下腔静脉和胆道重建成像，可显示这些管腔内有无癌栓。以肝细胞特异性磁共振对比剂钆塞酸二钠行增强 MRI 检查可明显提高直径＜1.0cm 肝癌的诊断敏感性，同时有助于鉴别高度异型增生结节（High－grade dysplastic nodules，HGDN）等癌前病变。

（4）数字减影血管造影（digital subtraction angiography，DSA）　是一种微创性检查，采用经选择性或超选择性肝动脉进行 DSA 检查，对血管丰富的癌肿，其分辨率低限约 1cm，对＜2.0cm 的小肝癌其阳性率可达 90%。由于属于创伤性检查，当上述检查不易确诊，必要时才考虑采用。

（5）正电子发射计算机断层成像（PET－CT）　对肝癌临床诊断的敏感性和特异性还需进一步提高，且在我国大多数医院尚未普及应用，不推荐其作为肝癌诊断的常规检查方法，可以作为其他手段的补充。在肝癌的分期、再分期和疗效评价等方面具有优势。

（6）肝穿刺活检　对于缺乏典型肝癌影像学特征的肝占位性病变，此检查有确定诊断意义，通常在超声或 CT 引导下进行，可以采用 18G 或 16G 肝穿刺空芯针活检获得病灶组织。其主要风险是可能引起出血和肿瘤针道种植转移。

原发性肝癌主要应与肝硬化、继发性肝癌、肝良胜肿瘤、肝脓肿、肝包虫病，以及与肝毗邻器官，如右肾、结肠肝曲、胃、胰腺等处的肿瘤相鉴别。原发性肝癌（肝细胞癌）诊断路线图见图 40－7。

（四）分期

肝癌的分期对于治疗方案的选择、预后评估至关重要。国外主要的分期方案有巴塞罗那分期（Barcelona Clinic Liver Cancer，BCLC），TNM 分期等。我国依据患者体力活动状态（performance status，PS）、肝肿瘤及肝功能情况，建立中国肝癌的分期方案（China liver cancer staging，CNLC），具体见图 40－8。

（五）治疗

早期诊断、早期治疗，多学科参与，根据不同分期进行综合治疗，是提高原发性肝癌疗效的关键。

1. 手术治疗　是肝癌患者获得长期生存的重要手段，主要包括肝切除和肝移植。

肝切除是早期肝癌的首选治疗方法。肝切除术的基本原则包括①彻底性：完整切除肿瘤，切缘无残留肿瘤；②安全性：保留足够体积且有功能（具有良好血供以及良好的血液和胆汁回流）的肝组织。肝脏储备功能良好的 CNLC Ⅰa 期、Ⅰb 期和Ⅱa 期肝癌首选手术切除。CNLC Ⅱb 期及以后的肝癌患者，多数情况下不宜首选手术切除，而以非手术治疗为首选。肝切除术前应对患者的全身情况、肝脏储备功能及肝脏肿瘤情况（分期及位置）进行全面评价。

对术中发现不能切除的肝癌，可根据具体情况，术中采用肝动脉结扎、肝动脉化疗栓塞、射频、冷冻、激光、微波等治疗，都有一定的疗效。

对根治性切除术后患者进行定期随诊，监测甲胎蛋白和 B 型超声等影像学检查，早期发现复发者如一般情况良好、肝功能正常，病灶局限允许切除，可施行再次切除。

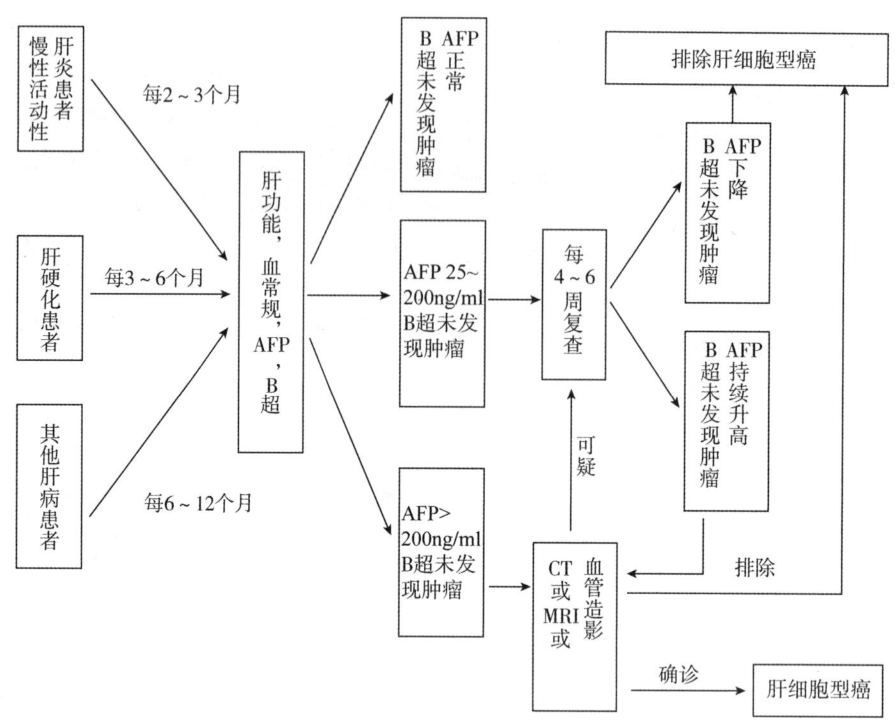

图40－7 原发性肝癌（肝细胞癌）诊断路线图

肝癌破裂出血的患者，可行肝动脉结扎或动脉栓塞术，也可作射频或冷冻治疗，情况差者或仅作填塞止血。如全身情况较好、病变局限，在技术条件具备的情况下，可行急诊肝叶切除术治疗。对出血量较少，血压、脉搏等生命体征尚稳定，估计肿瘤又不可能切除者，也可在严密观察下进行输血，应用止血剂等非手术治疗。

肝移植手术也是原发性肝癌治疗方法之一，目前主要还是遵从意大利 Milan 标准和美国加州旧金山大学（UCSF）标准。但远期疗效尚欠理想，主要问题还是肝癌复发。

腹腔镜行肝癌肝切除难度较大，但对患者创伤小，术后恢复快，近年来技术发展很快，是肝癌手术治疗的趋势之一。建议根据肿瘤大小、肿瘤部位、肿瘤数目、合并肝脏基础疾病以及手术团队的技术水平等综合评估、谨慎开展。

2. 局部消融治疗 局部消融治疗是借助医学影像技术的引导对肿瘤靶向定位，局部采用物理或化学的方法直接杀灭肿瘤组织的一类治疗手段。主要包括射频消融（RFA）、微波消融（MWA）、冷冻治疗（cryoablation）、高功率超声聚焦消融（HIFU）以及无水乙醇注射治疗（PEI），具有微创、安全、简便和易于多次施行的特点。影像引导技术包括 B 型超声、CT 和 MRI，治疗途径有经皮、经腹腔镜手术和经开腹手术三种。适用于瘤体较小而又不能或不宜手术切除者，特别是肝切除术后早期肿瘤复发者。

3. 区域化疗栓塞 经剖腹探查发现癌肿不能切除，或作为肿瘤姑息切除的后续治疗者，可采用肝动脉和（或）门静脉置泵（皮下埋藏式灌注装置）作区域化疗栓塞。对未经手术而估计不能切除者，也可行肝动脉化疗栓塞术，即经股动脉作超选择性插管至肝动脉，注入栓塞剂（常用如碘化油）和抗癌药行化疗栓塞，有一定姑息性治疗效果，常可使肿瘤缩小，部分患者可因此获得手术切除的机会。

4. 放射治疗 随现代精确放疗技术发展迅速，目前认为对一般情况较好，肿瘤局限，因肝功能不佳而不能进行手术切除者；或肿瘤位于重要解剖结构，在技术上无法切除；或患者拒绝手术，可采用以放疗为主的综合治疗。另外，对已发生远处转移的患者有时可行姑息治疗，以控制疼痛或缓解压迫等。

5. 系统治疗 包括分子靶向药物治疗、免疫治疗、化学治疗和中医中药治疗等；另外还包括了针对肝癌基础疾病的治疗，如抗病毒治疗、保肝利胆治疗和支持对症治疗。近年来针对肝癌的分子靶向药物及免疫检查点 PD－1 抑制剂研制取得了较大的进展，适用于 CNLC Ⅲa－Ⅲb 期肝癌患者，不适合手术切除或 TACE 治疗的 CNLC Ⅱb 期肝癌患者，TACE 治疗抵抗或 TACE 治疗失败的肝癌患者。

由于原发性肝癌多发生在有慢性肝病或者肝硬化疾病的基础上，高度恶性和复杂难治，所以特别强调多学科规范化的综合治疗，详见图 40－8。

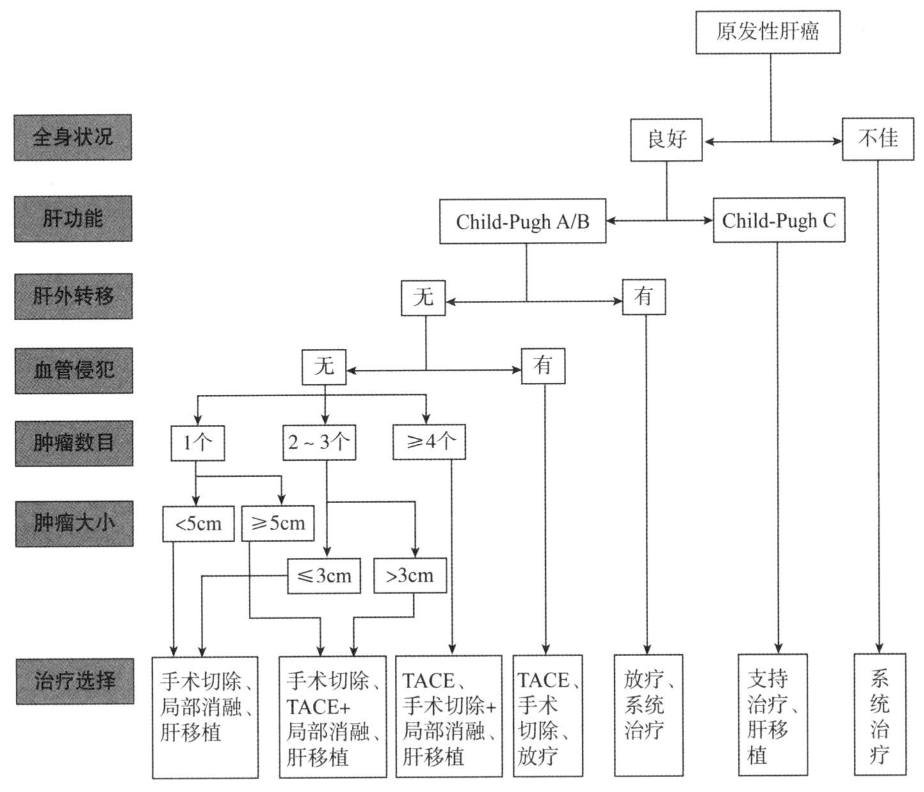

图 40－8　中国肝癌临床分期与治疗路线图

知识链接

肝癌转化治疗

肿瘤转化治疗是指将通过药物及其他非手术治疗缩小肿瘤体积，控制转移病灶，减轻肿瘤对重要组织结构的侵犯，从而将不可切除的肿瘤转化为可 R0 切除的肿瘤的治疗。肝癌不可切除的原因可分为外科学原因和肿瘤学原因。外科学原因是指不能实施安全的手术切除，主要是残余肝脏体积不足；而肿瘤学原因是指切除疗效不佳，未能超越其他治疗方式。针对残余肝体积不足，可通过门静脉栓塞、联合肝脏离断及门脉结扎的分次肝切除术等方法进行转化。针对肿瘤学不可切除患者，转化治疗手段有靶向抗血管生成药物、PD－1 抑制剂以及局部治疗如 TACE、HAIC、局部放疗等。

二、继发性肝癌

继发性肝癌（secondary liver cancer）又称转移性肝癌（metastatic cancer of the liver）。肝是最常见的血行转移器官，尸检证实在各种转移性肿瘤中，转移性肝癌占 41%，其中 57% 来自消化系统的原发肿瘤，尤以结、直肠易发生。结肠和直肠癌仅有肝转移者，根治性切除术后，有长期存活甚至治愈的可能性。其他较多发生肝转移的原发癌包括肺癌、乳腺癌、胰腺癌、胃癌、胆囊癌、肝外胆管癌、肾癌、宫颈癌、卵巢癌、前列腺癌和头颈部肿瘤等，多同时伴发肝外转移，手术作用有限。

继发性肝癌常以肝外原发肿瘤所引起的症状为主要表现，肝转移癌结节较小时，一般无症状，常在实验室或影像学检查时被发现。甚至少数诊断为肝转移癌的患者找不到肝外的原发病变。随着转移病灶的增大，可出现上腹或肝区不适或隐痛，病情发展，则出现乏力、发热、体重下降等。体检可扪及肿大的肝或触及坚硬的癌结节。晚期患者可出现贫血、黄疸、腹水等。B 超、CT、MRI 和 PET 等影像学检查有重要诊断价值。肿瘤标志物有 CEA、CA19－9、CA125 等，对胃癌、结直肠癌、胆囊癌、胰腺癌、肺癌、卵巢癌等的肝转移具有诊断价值。AFP 检测则常为阴性。

继发性肝癌须根据原发性肿瘤的治疗情况，统筹计划行综合治疗。肝病变的治疗方法与原发性肝癌相似，如转移癌病灶为孤立性，或虽为多发但局限于肝的一叶或一段，而原发肿瘤已被切除，如患者全身情况允许，又无其他部位转移者，应首选肝叶（段）切除术。如原发和肝继发性肿瘤同时发现又均可切除，且符合肝切除条件者，则可根据患者耐受能力，采取与原发肿瘤同期或分期手术治疗。术中B超检查，有助于发现肝内新病灶，从而修正原定的手术方案。对不适应手术切除的肝继发性肿瘤或术中发现不能手术切除者，根据患者全身及原发肿瘤情况，对肝转移癌可根据癌灶部位、数量等选用肝动脉化疗栓塞（TACE），无水酒精注射（PEI）、射频消融、冷冻等局部治疗，上述局部治疗也可与手术切除相互补充，有可能扩大手术范围。也有在术前行区域灌注化疗等使原来难以切除的病变缩小而获得手术切除的。

预后与原发癌的性质、原发和继发癌发现时的严重程度，以及对治疗的反应等多种因素有关。一般肝继发癌切除术后大多疗效不佳。但结直肠癌仅有肝转移，肝外无肿瘤复发或其他部位转移病灶，有可能进行根治性切除术者，有望长期存活甚至有治愈的可能性，5 年生存率为25% ~ 46%。

CEA 检测和 B 超等影像学检查，可尽早发现小肠类癌和胃、胰腺的神经内分泌癌肝转移，此类容易切除，可长时间缓解症状与存活。

肝转移性类癌和神经内分泌癌患者经过严格选择，行肝移植术也能取得良好疗效，有报道 5 年生存率可达 69%。

三、肝良性肿瘤

临床上少见。其中比较常见的是肝海绵状血管瘤。

肝海绵状血管瘤（cavernous hemangioma of liver）常见于中年患者，多为单发，也可多发，左、右肝的发生率大致相等。肿瘤生长缓慢，病程常达数年以上。瘤体较小时无任何临床症状。增大后主要表现为肝大或压迫胃、十二指肠等邻近器官，引起上腹部不适、腹胀、嗳气、腹痛等症状。体格检查：腹部肿块与肝相连，表现光滑，质地柔软，有囊性感及不同程度的压缩感，有时可呈分叶状。根据临床表现，超声检查、肝动脉造影、CT、MRI 或放射性核素肝血池扫描等检查，不难诊断。

手术切除是治疗肝海绵状血管瘤最有效的方法。但小型、无症状的肝海绵状血管瘤不需治疗，可每隔 3 ~ 6 个月作 B 超检查，以动态观察其变化。一般对肿瘤直径 > 10cm，或直径 5 ~ 10cm 但位于肝缘而有发生外伤性破裂危险，或肿瘤虽小（直径 3 ~ 5cm）而有明显症状者，则可根据病变范围作肝部分切除或肝叶切除术。腹腔镜手术创伤更小，有利于患者术后恢复。病变广泛不能切除者，可行肝动脉结扎术。肝海绵状血管瘤最危险的并发症是肿瘤破裂引起腹腔急性大出血。

其他肝良性肿瘤及恶性肿瘤，如肝细胞腺瘤、肝肉瘤等，均少见。

第五节　肝囊肿

肝囊肿（cyst of liver）是较常见的肝良胜疾病，分为寄生虫性（如肝棘球蚴病）和非寄生虫性肝囊肿。后者又可分为先天性、创伤性、炎症性和肿瘤性囊肿。临床多见的是先天性肝囊肿，它又可分为单发性和多发性两种。

单发性肝囊肿以 20 ~ 50 岁年龄组多见，男女发生率之比为 1∶4。囊肿发生于肝右叶居多。囊肿小者直径仅数毫米，大者含液量 > 500ml，甚至可占整个肝叶。多发性肝囊肿以 40 ~ 60 岁女性多见。囊肿大小不等，多累及全肝，肝肿大变形；但也可局限于一段或一叶。囊壁内层上皮细胞可因肝囊肿大小而不同，呈现为柱状、立方形、扁平状或缺如，外层为胶原样组织；囊液澄清透明，多不含胆汁。

先天性肝囊肿生长缓慢，小的囊肿不引起任何症状，多系 B 型超声、CT 等影像学检查或其他腹部手术中发现。囊肿增大到一定程度，则可因压迫邻近脏器而出现食后饱胀、恶心、呕吐、右上腹隐痛不适等症状。体格检查可能触及右上腹肿块和肝肿大。肿块与肝相连，表面光滑，带囊性感，无明显压痛而可随呼吸上下移动。多发性肝囊肿可能在肝表面触及多个囊性大小不等的结节。

除上述临床表现外，B 型超声检查是诊断肝囊肿的首选方法。CT 检查可明确囊肿的大小、部位、形态和数目。大的肝囊肿可因其所在部位不同，X 线检查可显示隔肌抬高或胃肠受压移位等征象。多发性肝囊肿患者还应检查肾、肺、胰以及其他脏器有无囊肿（多囊病）或先天性畸形。

肝囊肿小而又无症状者，不需特殊处理；大而又出现症状者，应予适当治疗。常用的方法有：①囊肿“开窗术”或“去顶术”，即切除部分囊壁，吸净囊液后使囊腔向腹腔开放；②囊肿切除术，则适用于肝边缘部位、带蒂突向腹腔的囊肿；③肝左外叶巨大肝囊肿，可作肝叶或肝部分切除术。以上三种方法目前均可在腹腔镜下进行。而 B 型超声引导下囊肿穿刺抽液术，虽简单易行，但囊肿再次增大，速度极快，仅适用于不适合或不愿手术的患者。

对并发感染、囊内出血或囊液染有胆汁者，可在“开窗术”后放置引流或穿刺置管引流，待囊腔缩小和萎瘪后拔除引流。与胆管相沟通的厚壁囊肿，也可行囊肿空肠 Y 形吻合术，但此法常易引起继发感染。

多发性肝囊肿一般不主张手术治疗，仅限于处理引起明显症状的大囊肿，可行囊肿穿刺抽液或行“开窗术”，以缓解症状。病变局限于肝的一段或一叶，且伴有症状，患者情况允许，则可行病变肝段或病变十分广泛的多发性肝囊肿晚期患者，由于肝组织破坏严重，肝功能受损，可出现腹水、黄疸和引起门静脉高压症。合并多囊肾者，最终影响肾功能，并可因肾衰竭而死亡。

目标检测

答案解析

选择题

1. 肝细胞癌最常见的转移方式是
   A. 经肝静脉转移　B. 肝外血行转移
   C. 淋巴转移　D. 腹腔种植
   E. 侵犯门静脉分支，经门静脉系统形成肝内播散
2. 细菌性肝脓肿时致病菌最常经（　）入肝
   A. 门静脉　B. 肠道
   C. 肝静脉　D. 胆道
   E. 肝动脉
3. 对原发性肝癌高危人群的筛查应采用
   A. 肝动脉造影　B. AFP 与 B 超
   C. CT　D. MRI
   E. CEA
4. 入肝血流 70% ~75% 来自
   A. 肝胆管　B. 门静脉
   C. 肝动脉　D. 肝静脉
   E. 胆总管
5. 对正常肝脏，常温下一次阻断注入肝的血流不宜超过
   A. 30min　B. 1h
   C. 10 ~20min　D. 5min
   E. 2min
6. 肝血管瘤最危险的并发症是
   A. 肝昏迷　B. 伴发感染
   C. 瘤体破裂出血　D. 上消化道出血
   E. 腹水形成

（郭子健）

书网融合……

本章小结

题库

第四十一章 门静脉高压症

PPT

学习目标

1. 掌握 门静脉高压症的临床表现、诊断、治疗；脾切除的适应证。
2. 熟悉 门静脉的解剖特点。
3. 了解 门静脉高压症的病因、病理生理。

案例引导

案例 患者，男，65 岁。因“间断上腹部不适 3 年，呕血、黑便 1 天”入院。患者于入院 3 年前出现间断性上腹部不适，无明显腹痛，未予重视和特殊诊治。1 天前无明显诱因下突发呕血 1 次，为鲜红色血液，量约 500ml，排黑便 2 次，呈柏油样稀便，总量约 600ml，伴头晕、心悸，稍感腹胀，无明显腹痛，为求进一步诊治入院。病程中患者食欲、睡眠稍差，体重无明显减轻。既往有“慢性乙型肝炎”病史 15 年，未予特殊诊疗；少量饮酒，不吸烟。入院查体：T 37.2℃，P 90 次/分，R 18 次/分，BP 115/70mmHg。神清，一般情况尚可，营养中等，皮肤巩膜轻度黄染，扑翼样震颤（-），肝掌（+），前胸壁可见 1 枚蜘蛛痣。浅表淋巴结未及肿大，心肺未及明显异常，腹稍膨，腹壁静脉可见曲张，腹软，无压痛反跳痛，肝肋下未及，脾肋下 3 指，质地中等，轻压痛，移动性浊音（+），肠鸣音 12 次/分，双下肢轻度水肿。生理反射存在，病理反射未引出。入院后查血常规：白细胞 5×10^9/L、血红蛋白 85g/L、血小板 90×10^{12}/L。血生化检查：总胆红素 45μmol/L，直接胆红素 12.3μmol/L，白蛋白 25g/L，余未见明显异常。凝血酶原时间延长 5 秒。肝炎病毒指标：乙肝病毒表面抗原（HBsAg）（+），乙肝病毒 e 抗原（HBeAg）（+），乙肝病毒核心抗体（抗 - HBc）（+）。

问题 该患者的初步诊断和相应诊断依据是什么？呕血、黑便的原因和下一步诊疗方案是什么？

门静脉血流受阻或淤滞，导致门静脉压力增高，从而引发食管 - 胃底静脉曲张、呕血、脾大、脾功能亢进和腹水等临床症状，称为门静脉高压症（portal hypertension）。

一、解剖概要

正常人全肝血流量约为每分钟 1500ml，主要由门静脉和肝动脉供血，分别占 75% 和 25%。但由于肝动脉压力大，氧含量高，故两者对肝的供氧量相仿。

门静脉主干由肠系膜下静脉（inferior mesenteric vein，IMV）、肠系膜上静脉（superior mesenteric vein，SMV）及脾静脉（spleen vein）汇合形成，分成左、右两干分别进入左、右半肝并逐渐分支。因此，门静脉两端分别是胃、肠、脾、胰的毛细血管网和肝小叶内毛细血管网，即肝窦（hepatic sinus）。门静脉与肝动脉关系密切，门静脉与肝动脉小分支血流汇合于肝小叶内肝窦，再依次汇入肝小叶的中央静脉、小叶下静脉、肝静脉、下腔静脉。此外，两者的小分支还借由肝小叶间汇管区的众多动静脉小交通支相互沟通。

门静脉与腔静脉之间存在 4 个门体交通支（portosystemic collateralization）（图 41 - 1），正常情况下血流量很小。

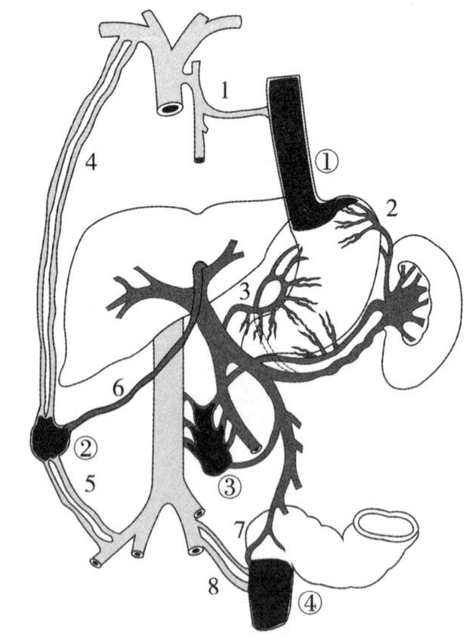

图 41 - 1 门静脉与腔静脉之间的门体交通支

①底、食管下段交通支；②前腹壁交通支；③腹膜后交通支；④直肠下端、肛管交通支

1. 奇静脉；2. 胃短静脉；3. 胃冠状静脉；4. 腹上深静脉；5. 腹下深静脉；6. 脐旁静脉；7. 直肠上静脉；8. 直肠下静脉、肛管静脉

1. 胃底、食管下段交通支　门静脉经胃冠状静脉、胃短静脉，在食管下段、胃底部与上腔静脉的奇静脉、半奇静脉分支相互吻合形成。该交通支在临床上最为重要。

2. 前腹壁交通支　门静脉经脐旁静脉与腔静脉的腹上深静脉、腹下深静脉分支相互吻合形成。

3. 腹膜后交通支　肠系膜上、下静脉分支的多个小分支在腹膜后与下腔静脉分支相互吻合形成。

4. 直肠下端、肛管交通支　门静脉经直肠上静脉、肠系膜下静脉与直肠下静脉、肛管静脉相互吻合形成。

二、病因和分型

门静脉正常压力为 1.27～2.35kPa（13～24cmH$_2$O），平均值为 1.76kPa（18cmH$_2$O），比肝静脉压高 0.49～0.88kPa（5～9cmH$_2$O）。门静脉高压症时，压力大多增至 2.9～4.9kPa（30～50cmH$_2$O）。门静脉无瓣膜，其压力与血流量和流出阻力成正比，临床上以血流阻力增加为主。根据阻力增加的部位，分为以下 3 型。

1. 肝前型　常由肝外门静脉血栓形成、先天性闭锁或狭窄、肿瘤外在压迫等引起。胰腺炎症或肿瘤也可引起单纯脾静脉栓塞，此时肠系膜上静脉和门静脉压力正常，称为左侧门静脉高压症。肝前型门静脉高压症患者肝功能多正常或轻度有损害，一般无肝硬化，预后较肝内型好。

2. 肝内型　常由肝硬化引起，因此又称肝硬化门静脉高压症，约占 95% 以上，可分为窦前型、窦后型和窦型。在我国，窦前型主要由血吸虫病引起，门静脉系统内的小分支虫卵栓塞、内膜炎和周围组织纤维化，使门静脉血流受阻，压力增高。窦后型和窦型主要由肝炎后肝硬化引起，肝硬化假小叶形成，肝窦受压，直接导致了门静脉血流受阻，压力增高。同时，还使平时处于关闭状态的肝小叶汇管区动静脉交通支大量开放，部分肝动脉血流注入压力相对较低的门静脉，使门静脉血流增加，压力增高。此外，肝内淋巴回流受阻和压力升高，进一步增高了门静脉压力。

3. 肝后型　常由巴德－吉亚利综合征、严重右心衰竭、缩窄性心包炎等引起。巴德－吉亚利综合征，也称布－加综合征（Budd－Chiari syndrome），是以各种原因导致的肝静脉或其开口以上的下腔静脉狭窄或阻塞，引起以门静脉或下腔静脉高压为特征的一组疾病，是肝后型门静脉高压症的主要原因。其病因以肝静脉开口以上的下腔静脉隔膜和肝内静脉血栓形成最为常见。

三、病理

门静脉高压症的常见病理变化包括以下内容。

1. 脾大（splenomegaly）、脾功能亢进（hypersplenism）　脾静脉血流约占门静脉主干血流的 20%。当门静脉受阻压力增高时，脾静脉回流受阻，发生充血性脾大。临床上常继发外周血细胞破坏增加，数量减少，称为脾功能亢进。

2. 交通支扩张　门静脉缺乏静脉瓣，增高的门静脉压力可通过开放的门体交通支传递至腔静脉，形成扩张、扭曲的曲张静脉。

胃底、食管下段交通支距离门静脉主干及腔静脉主干较近，受两者压力差影响最早且最大，临床上最为重要。胃底、食管下段黏膜下层的曲张静脉最易发生急性上消化道出血，常见原因包括静脉曲张部位黏膜菲薄，胃酸的反流腐蚀，坚硬粗糙食物的机械性损伤，以及咳嗽、呕吐、排便等导致的腹腔压力突然升高等。

胃黏膜下层的动－静脉交通支在门静脉高压时广泛开放，导致胃壁淤血水肿，胃黏膜微循环发生障碍，胃黏膜的正常防御屏障被破坏，形成门静脉高压性胃病（portal hypertensive gastropathy），发生率约为 20%。

其他交通支如脐旁静脉与腹上、下深静脉交通支扩张，可以引起前腹壁脐周静脉曲张，即“海蛇头”征（caput medusae）；直肠上、下静脉丛扩张可以引起继发性痔；腹膜后的小静脉也可明显扩张、充血。

3. 腹水　主要机制包括：门静脉压力升高直接增加了门静脉毛细血管滤过压；肝硬化所致肝功能不全引起低蛋白血症，血浆胶体渗透压下降；肝窦和窦后阻塞时，肝内淋巴生成增多但回流受阻，从肝包膜表面直接漏入腹腔；门静脉高压症时，中心血流量减少，刺激肾上腺皮质的醛固酮分泌过多，加上肝功能下降，醛固酮和抗利尿激素等代谢减少，导致肾小管对钠、水的重吸收增加。

4. 其他　门静脉高压症时，交通支的开放或手术分流，使大量门静脉血流直接进入体循环，同时由于肝功能损害，解毒能力下降，使体循环内有毒物质（如氨、硫醇和 7－氨基丁酸、抑制性神经递质等）增加，对脑组织产生毒性并出现神经精神综合征，称为肝性脑病（hepatic encephalopathy）或门体性脑病（portosystemicen－cephalopathy）。常见诱因包括胃肠道出血、感染、蛋白质过量摄入、便秘、镇静药物、大量排钾利尿及外科手术等。

四、临床表现

门静脉高压症主要表现为脾大、脾功能亢进、交通支静脉扩张和出血，腹水和肝性脑病，此外还包括疲乏无力、嗜睡、食欲下降等非特异性症状。窦前阻塞的门静脉高压症患者肝功能损害较轻，主要表现为脾大和脾功能亢进。肝硬化引起的门静脉高压症为肝窦和窦后阻塞，肝功能损害较重，而脾大和脾功能亢进表现不明显。

1. 脾大、脾功能亢进　门静脉高压症的主要临床表现之一，脾大程度不一，血吸虫性门静脉高压者较为明显，大者可至盆腔。常伴脾功能亢进，白细胞、血小板和红细胞数量均可减少。易并发贫血、感染、发热和出血等。

2. 交通支静脉扩张和出血　约 50% 门静脉高压症患者

可出现食管胃底静脉曲张。食管下段2~5cm处是最常见的静脉曲张部位，且由于该处浅静脉缺乏周围组织支持，易发生破裂出血。曲张静脉的大小与破裂出血风险相关。

根据食管静脉曲张形态及出血危险程度，可分为轻、中、重度3级。轻度：食管静脉曲张呈直线形或略有迂曲，无红色征。中度：食管静脉曲张呈直线形或略有迂曲，伴红色征；或食管静脉曲张呈蛇形迂曲隆起，无红色征。重度：食管静脉曲张呈蛇形迂曲隆起，伴红色征；或食管静脉曲张呈串珠状、结节状或瘤样，无论有无红色征。

食管-胃底曲张的静脉丛破裂可引发急性上消化道出血，量少者可表现为呕血和黑便，量多者可呕吐鲜红色血液。患者对出血的耐受能力较正常人差，约25%的患者在第一次急性大出血后出现休克、肝昏迷、肝功能衰竭甚至死亡。出血常不易自止，容易复发。

腹壁脐周静脉曲张可引起前腹壁的“海蛇头”征，直肠上、下静脉丛曲张引起的继发性痔也是门静脉高压症的重要临床表现。

3. 腹水 约1/3患者有腹水，对症处理常能缓解；部分为“顽固性腹水”，不易消除。腹水量大者常伴腹胀、食欲不振，甚至出现呼吸困难和心力衰竭表现。

4. 肝性脑病 主要表现为意识障碍、行为失常和昏迷。根据意识障碍程度、神经系统表现和脑电图的改变，将肝性脑病分为前驱期、昏迷前期、昏睡期和昏迷期，以利于早期诊断和治疗。

五、诊断

临床上根据肝炎和血吸虫病等病史，脾大、脾功能亢进、呕血或黑便、腹水、肝性脑病等症状和体征，结合相应的辅助检查，诊断并不困难。

1. 病史 肝炎、血吸虫病、长期酗酒、消化道大出血、黄疸等病史；易出血倾向，如鼻出血、牙龈出血、女性患者月经过多。

2. 症状 脾大，脾功能亢进；侧支循环建立和开放；上消化道出血和腹水等。

3. 体征 肝病面容、黄疸、肝掌、蜘蛛痣、男性乳房发育；腹壁静脉呈“海蛇头”征，脐周围静脉杂音；脾大；腹水和双下肢水肿。

4. 辅助检查

（1）血常规 脾功能亢进时，白细胞、血小板和红细胞数均可减少。

（2）大便常规 消化道出血时可有大便潜血阳性。

（3）凝血功能 肝功能受损可引起凝血酶原时间延长。

（4）血生化 转氨酶和胆红素升高，白蛋白水平下降、白球蛋白比例倒置等肝功能不全表现；大量腹水还可导致血清电解质紊乱。根据血液检验结果及症状体征可对肝功能进行分级，即Child-Pugh分级（表41-1）。

表41-1 Child-Pugh分级

项目	得分		
	1	2	3
血清胆红素（mmol/L）	<34.2	34.2~51.3	>51.3
血浆白蛋白（g/L）	>35	28~35	<28
凝血酶原延长时间（s）	1~3	4~6	>6
腹水	无	少量，易控制	中等量，难控制
肝性脑病	无	轻度	中度以上

注：总分5~6分为A级，7~9分为B级，>10分为C级。

5. 甲胎蛋白 合并原发性肝癌时可升高。

6. 病毒学指标检测 肝炎后肝硬化患者常伴HBV或HCV阳性。

7. 内镜检查 在食管胃十二指肠镜检查，出血48小时内进行可判断有无曲张静脉，有无活动性出血，曲张静脉上有无血栓头，必要时可配合同期内镜下治疗。

8. 超声检查 有助于判断有无肝硬化、脾大及其严重程度，有无门静脉血栓和腹水，有无并发肝癌；超声多普勒还可了解门静脉系统血流量和血流方向。

9. 影像学检查

（1）上消化道钡餐 观察有无食管-胃底静脉曲张，了解病变范围和程度。钡剂充盈时，曲张静脉使食管的轮廓呈虫蚀状改变；排空时，曲张静脉表现为蚯蚓样或串珠状负影。

（2）CT 了解肝、脾病变情况，显示侧支循环，下腔静脉阻塞或狭窄。还可用于测定肝脏体积，肝硬化时肝体积常明显缩小。

（3）MRI 重建门静脉，判断其血流量和血流方向，为手术方案的制定提供依据；了解肝、脾的病变情况，显示侧支循环，有无合并其他肝、脾病变，了解下腔静脉有无阻塞狭窄。

（4）血管造影 如门静脉造影、肝静脉造影和腹腔动脉造影，以显影门静脉和肝静脉系统，确定静脉血流情况、受阻部位和侧支循环情况，帮助确定手术方案。

10. 门静脉压力的直接测量与评估 根据肝静脉压力梯度（hepatic venous pressure gradient，HVPG）可协助评估急性静脉曲张出血风险，是目前临床判断门静脉高压的“金标准”，但因其为侵入性操作，且对操作者技术和医疗设备要求较高。研发更为简单且无创模式的门静脉测压方法，是促进门静脉高压早期评估和诊治的关键。

六、治疗

（一）治疗目的

控制急性食管、胃底曲张静脉破裂引起的大出血和预防再出血；预防、治疗出血相关严重并发症；消除脾功能亢进；治疗顽固性腹水。

（二）治疗原则

综合治疗、个体化治疗。即采用药物、内镜、介入和手术为主的综合性治疗，并根据患者具体病情，选用合理的、有效的个体化治疗方案。

知识链接

门静脉高压症的多学科规范化管理

门静脉高压症治疗手段多样，包括药物、内镜、介入、外科手术等，总体效果仍不满意。如何通过多学科诊疗（multi - disciplinary treatment，MDT）实现门静脉高压症的规范化诊治方案，是减少相关并发症、促进患者长期生存、改善生存质量和疾病整体预后的关键。建立包括肝胆外科、肝移植科、介入科、消化内科、感染科、放射科、麻醉科、中医科、护理等多个学科在内的 MDT 团队，精准评估并选择合理的个体化治疗方案，对于疑难复杂门静脉高压症的诊治至关重要。

（三）非手术治疗

1. 适应症　存在以下情况时宜非手术治疗：①上消化道大出血原因尚不明确，边抢救边检查，明确诊断；②术前准备；③肝功能 Child - Pugh 分级为 C 级，手术止血风险高，死亡率可高达 60% ~70%。

2. 主要措施

（1）监护和扩容　严密监测生命体征，建立有效静脉通道，快速输血、输液扩充血容量。治疗有效的指标包括：神志清楚或好转；收缩压稳定在 90 ~ 120mmHg；脉搏 < 100 次/分；尿量 > 40ml/h。

（2）药物止血　①生长抑素（somatostatin）及其衍生物（奥曲肽，octreotide）能选择性减少内脏血流量，尤其是门静脉系统的血流量，有效降低门静脉系统的压力，止血率（89% ~90%）远高于血管加压素（40% ~50%），对心搏量和血压无明显影响，副作用小，是目前药物治疗的首选药物。奥曲肽首次剂量 250μg 静脉注射，后以每小时 250μg 静脉点滴维持，连续用药 3 ~5 天。②血管加压素能收缩内脏小动脉，减少血流量，降低门静脉血回流量，短暂降低门静脉压力，以利于曲张静脉破裂处血栓形成，达到止血作用。目前常与血管扩张药硝酸酯类合用，以减轻其副作用。三甘氨酰赖氨酸加压素（特立加压素，terlipressin）的常用量为 1 ~2mg 静脉滴注，每 6 小时 1 次。药物治疗的早期再出血率较高，应注意防范。

（3）内镜治疗　主要适用于急性食管 - 胃底静脉曲张破裂出血，外科手术后曲张静脉再发出血，既往有食管 - 胃底曲张静脉破裂出血史，中重度食管 - 胃底曲张静脉虽无出血史但存在出血危险倾向等患者，为目前控制急性出血的首选方法。目的是控制食管 - 胃底曲张静脉破裂急性出血，并尽可能使曲张静脉消失或减轻以防止其再出血。

经内镜食管曲张静脉套扎术（endoscopic variceal ligature，EVL）是在内镜下将曲张静脉吸至结扎器，并用橡皮圈套扎其基底部，操作简单，安全可靠。

内镜下硬化剂注射疗法（endoscopic variceal sclerotherapy，EVS）是指在内镜下将硬化剂直接注射到曲张静脉腔内使其闭塞，黏膜下组织硬化，以治疗出血和预防再出血。

内镜治疗效果与生长抑素及其衍生物相近，因此，在活动性食管 - 胃底静脉曲张破裂出血时，应首选药物治疗或药物联合内镜下治疗，以减少并发症，提高根除率，防止再出血。

（4）三腔管压迫止血　利用充气气囊压迫胃底和食管下段的曲张静脉，达到压迫止血目的。通常适用于药物或内镜治疗无效的患者，或作为内镜、介入、手术等的暂时性过渡。该管（图 41 -2）有三腔，通气后分别压迫胃底、食管下段和用于吸引、冲洗和注药。进行气囊压迫时，应根据病情每 8 ~24 小时放气 1 次，三腔管放置一般放置 24 小时，出血停止后应先排空食管气囊，观察无出血，再排空胃气囊，观察 24 小时仍无出血方可拔管。放置总时间不应超过 3 ~5 天，以防食管、胃黏膜受压形成溃烂、坏死和穿孔破裂。该方法可有效控制出血，但再出血率较高，常与其他方法联合使用。并发症主要包括吸入性肺炎、气管阻塞、食管 - 胃底黏膜坏死、再出血等。

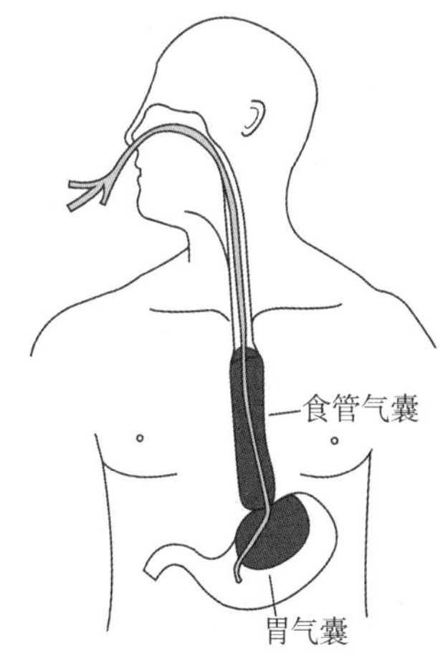

图 41 -2　三腔二囊管示意图

（四）手术治疗

门静脉高压症患者食管－胃底静脉破裂出血经非保守治疗后易复发再次出血，手术治疗止血效果确切，术后再出血和肝昏迷的发生率较低。对于有大出血病史，发病凶猛，出血量大，非手术治疗效果不佳或反复出血者，应考虑急诊手术止血。

手术方案主要分为分流手术和断流手术。

1. 断流手术 在脾脏切除的同时，手术阻断门奇静脉间的反常血流，以达到止血的目的。根据断流部位的不同，又可分为食管下端横断术、胃底横断术、食管下端胃底切除术和贲门周围血管离断术等。目前应用最多的是贲门周围血管离断术（splenectomy with periesophagogastric devascularization）（图 41－3）。

（1）适应证 各种原因导致的门静脉高压症伴食管－胃底曲张静脉破裂出血。

（2）禁忌证 ①肝功能 Child－Pugh C 级者；②严重凝血功能障碍、重度黄疸、肝性脑病、难治性腹腔积液；③心、肺、肾等重要器官功能严重障碍无法耐受手术；④门静脉高压性胃病出血等。

（3）手术要点 贲门周围血管离断术需彻底离断近端胃周围血管，包括胃短静脉、胃冠状静脉胃支、食管支、高位食管支和异位高位食管支、胃后静脉和左膈下静脉及伴行动脉。切除脾脏，同时也就离断了胃短静脉；结扎切断冠状静脉时，应防止遗漏位置较深且隐蔽的高位食管支和异位高位食管支。高位食管支源自冠状静脉食管支的凸起部，距离贲门右侧 3～4cm，沿食管右后侧上行至贲门上方 3～4cm 或更高处进入食管肌层。异位高位食管支起源于冠状静脉主干或门静脉左干，距贲门右侧更远，在贲门以上 5cm 或更高位才进入食管肌层。因此，食管下段游离长度必须达 5cm 以上；胃后静脉起始于胃底后壁小弯侧，注入脾静脉，将胃向上翻暴露胃底后壁即可找到；左膈下静脉管径 3～5mm，单支或分支进入食管下段左侧或胃底。

选择性贲门周围血管离断术则保留胃冠状静脉主干和食管旁静脉的完整性，仅离断胃冠状静脉胃支和食管旁静脉进入食管的各穿支静脉，保留自然门体分流通道；在脾功能亢进不严重或脾脏周围存在广泛侧支循环时建议保留脾脏。

术后出血主要考虑血管结扎不彻底，是否遗漏了高位食管支和异位高位食管支，应尽快再次手术以彻底结扎遗漏血管。部分出血性胃黏膜糜烂患者，术前即存在胃黏膜病变，手术应激加重胃黏膜损伤，亦可导致术后出血，故这类患者宜采用非手术治疗。

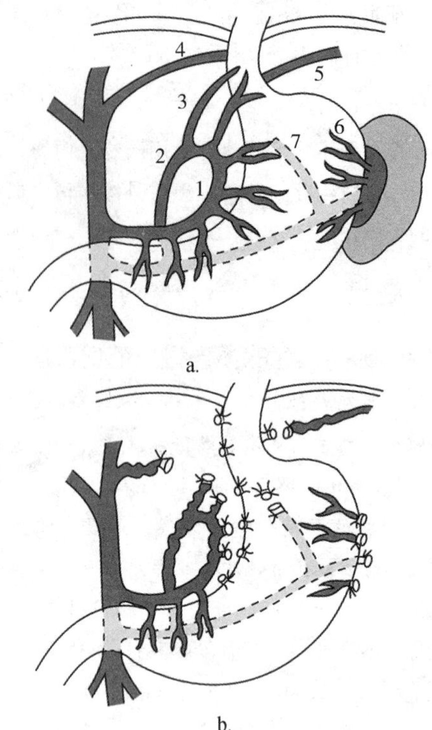

图 41－3 贲门周围血管解剖（a）及离断术示意图（b）

1. 胃支；2. 食管支；3. 高位食管支；4. 异位高位食管支；5. 左膈下静脉；6. 胃短静脉；7. 胃后静脉

贲门周围血管离断术是急诊手术术式的首选，该术式止血效果确切，食管－胃底静脉曲张改善率达 85%～90%，远期再出血率低至 10% 左右；保留了门静脉入肝血流，对肝功能影响较小；手术操作较简单，创伤较小，并发症较少，易于在基层医院推广。

2. 门体静脉分流术 通过不同的分流方式，将部分门静脉血流转流至体循环，以降低门静脉压力，达到止血的目的（图 41－4）。

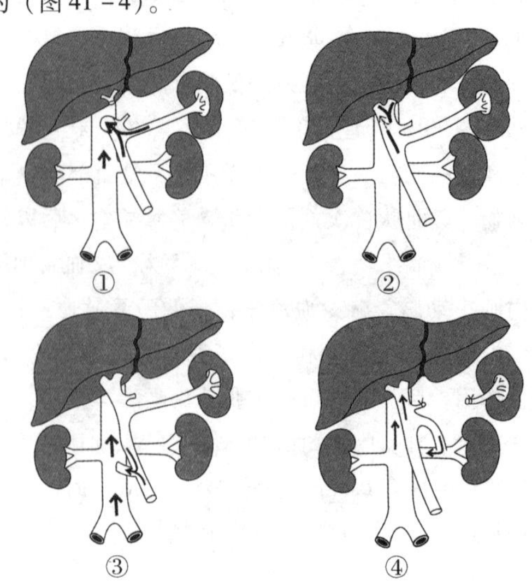

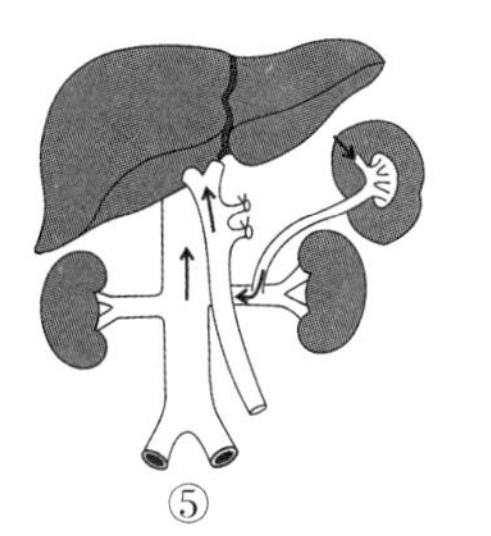

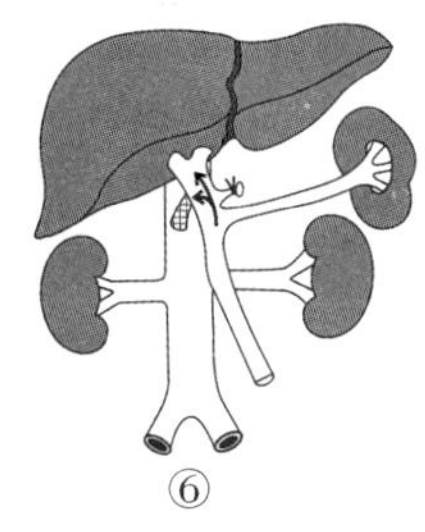

图 41-4　门体分流术式示意图

①门-腔静脉端侧分流术；②门-腔静脉侧侧分流术；③肠系膜上静脉-下腔静脉“H”形桥式分流术；④近端脾-肾静脉分流术；⑤远端脾-肾静脉分流术；⑥限制性门静脉-下腔静脉“H”形桥式分流术

（1）适应证　食管-胃底曲张静脉破裂出血、门静脉高压性胃病出血或断流术后再次出血者。

（2）禁忌证　①肝功能 Child-Pugh C 级者；②有肝性脑病史和（或）肝性脑病；③门静脉系统广泛闭塞；④严重凝血功能障碍者；⑤心、肺、肾等重要脏器功能严重障碍难以耐受全身麻醉手术者。

（3）手术要点　主要目的是通过控制分流口径达到适当降低门静脉压力、最大限度维持门静脉向肝血流灌注的目的，在控制出血的同时减少肝性脑病发生。可分为非选择性分流术和选择性门体分流术。

非选择性分流术将门静脉血流完全转入体循环，对门静脉、肝血窦和侧支循环压力控制效果较好，腹水控制效果也较好，但术后肝性脑病发生率较高，同时因减少了门静脉入肝血流灌注，易引起肝功能不全和衰竭。代表术式包括门静脉-下腔静脉端侧分流术、门静脉-下腔静脉侧侧分流术、肠系膜上静脉-下腔静脉“H”形桥式分流术和近端脾静脉-肾静脉分流术。

选择性门体静脉分流术在井底侧支循环压力的同时，部分保留了门静脉的入肝血流灌注，故术后肝性脑病发生率低，但对大量腹水控制较差。代表术式包括远端脾静脉-肾静脉分流术和限制性门静脉-下腔静脉分流术（侧侧吻合口 10mm）和限制性门静脉-下腔静脉“H”形桥式分流术。值得注意的是，临床上仍有约 60% 的患者术后失去了选择性，失去或保留了很少的入肝血流。

3. 经颈静脉肝内门体分流术（transjugular intrahepatic portosystemic shunt，TIPS）　在肝实质内建立肝静脉与门静脉的分流通道（图 41-5），可迅速降低门静脉压力，达到控制门静脉高压症食管-胃底曲张静脉出血和腹腔积液等目的，也可作为肝硬化失代偿患者等待肝移植期间的桥接治疗手段。具有止血效率高、创伤小、并发症发生率低等特点。

（1）适应证　门静脉高压症食管-胃底曲张静脉破裂出血，尤其是肝功能较差、药物及内镜治疗无效、外科术后曲张静脉再度破裂出血以及等待肝移植期间发生出血的患者。

（2）禁忌证　①颈内静脉、门静脉系统广泛闭塞；②广泛的原发或转移性肝脏恶性肿瘤；③严重凝血障碍；④严重心、肺、肾功能不全；Child-Pugh 评分 > 13 分或者终末期肝病评分 > 18 分；⑤无法控制的肝性脑病；⑥未控制的肝内或全身感染；⑦对比剂过敏。

（3）操作要点　采用介入放射方法，经右侧颈内静脉穿刺，将球囊导管插入肝静脉并测定肝静脉压力梯度，判断分流通道安全后，经肝静脉向门静脉穿刺，行门静脉造影，球囊扩张肝内分流道并植入内支架，门静脉测压、造影并适当调整支架。支架口径可根据具体情况选择，以避免肝性脑病。

TIPS 需特殊设备且操作技术难度较大，存在分流通道的再狭窄和闭塞、肝内胆管损伤、肝性脑病等风险。

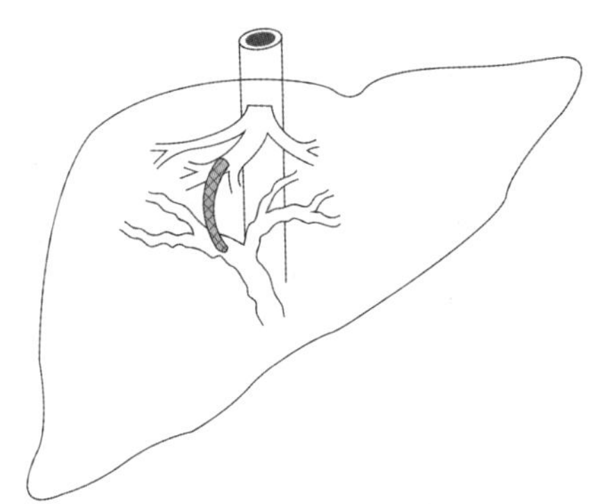

图 41-5　经颈静脉肝内门体分流术示意图

4. 肝移植　肝移植是治疗终末期肝病的有效方法，存活率已超过 70%。肝移植既替换了病肝，又使门静脉系统血流动力学恢复正常，因此也是治疗终末期肝病并发门静脉高压症食管-胃底曲张静脉出血的理想方法。由于供肝短缺、费用昂贵、手术及免疫抑制等相关风险，限制了肝移植的临床推广。

（1）适应证　终末期肝病导致的门静脉高压症食管-胃底曲张静脉破裂出血。

（2）禁忌证　①严重心、肺、脑、肾等重要脏器器质性病变；②门静脉系统广泛闭塞；③肝外存在难以根治的恶性肿瘤；④存在难以控制的全身感染、心理或精神疾病。

（3）手术要点　可分为全肝移植和部分肝移植。原位全肝移植目前常用的术式有经典式原位肝移植、背驮式肝移植和改良背驮式肝移植。部分肝移植作为解决供肝短缺的重要手段，分为活体和劈裂式肝移植。活体右半肝移植是目前成人间活体供肝的主要术式。该术式又常分为不含肝中静脉和含肝中静脉的活体右半肝移植。

七、食管-胃底静脉曲张破裂出血的预防

包括针对门静脉高压症患者曲张静脉首次破裂出血的一级预防和出血再发的二级预防。

一级预防的主要目的是预防曲张静脉的进展和破裂出

血。主要药物是非选择性 β 受体阻滞剂。适应证包括中、重度静脉曲张，或风险较大的轻度静脉曲张。禁忌证包括支气管哮喘、慢性阻塞性肺疾病、窦性心动过缓、心功能衰竭、肝功能 Child－Pugh 分级 C 级等。非选择性 β－受体阻滞剂起始剂量为 10mg，每 8 小时一次，渐增至最大耐受剂量。红色征阳性的中、重度的食管－胃底静脉曲张患者也可考虑内镜下套扎预防出血。

首次食管－胃底静脉曲张破裂出血后，1～2 年内再出血率和病死率均较高。因此，二级预防再次出血也极为重要。主要措施包括药物预防，如非选择性 β－受体阻滞剂和生长抑素和内镜治疗，如内镜下食管曲张静脉套扎或硬化剂注射。介入治疗如 TIPS、胃冠状静脉栓塞、球囊阻塞逆行曲张静脉闭塞术等。

目标检测

答案解析

选择题

1. 门静脉的正常压力为
   A. 0.2～0.5kpa（2～5cmH_2O）
   B. 0.6～1.2kpa（6～12cmH_2O）
   C. 1.3～2.4kpa（13～24cmH_2O）
   D. 2.5～3.9kpa（25～40cmH_2O）
   E. 4.0～5.0kpa（41～60cmH_2O）
2. 门静脉高压症形成后首先出现的是
   A. 肝肿大　　B. 脾大
   C. 腹水　　D. 呕血
   E. 交通支扩张
3. 汇合成门静脉主干的静脉是
   A. 肠系膜下静脉和脾静脉
   B. 肠系膜下静脉和冠状静脉
   C. 肠系膜上静脉和肠系膜下静脉
   D. 肠系膜上静脉和脾静脉
   E. 肠系膜上静脉和冠状静脉
4. 下列有关肝硬化门静脉高压症的叙述，错误的是
   A. 分流术有利于肝功能的维持
   B. 以脾大、腹水、食管静脉曲张为主要表现
   C. 断流术主要为了减少或预防上消化道大出血
   D. 脾切除术后血小板会升高
   E. B 超可发现肝静脉变细
5. 有关门静脉高压症的病理变化中，下列错误的是
   A. 门静脉无静脉瓣，压力通过血流量和流出阻力形成并维持
   B. 门静脉血流阻力增加是门静脉高压症的常见始动因素
   C. 门静脉高压症分为肝前、肝内和肝后型
   D. 肝内型门静脉高压症可分为窦前型、窦后型和窦型
   E. 再生的肝细胞和增生的纤维压迫肝窦，是导致门静脉压力升高的唯一因素
6. 门静脉高压征大出血的特点是
   A. 发生急，来势猛，迅速引起休克
   B. 发生急，出血量不大
   C. 右上腹绞痛后血便
   D. 剧烈呕吐，呕血及黑便
   E. 只有便血，无呕血
7. 门静脉高压征的手术指征是
   A. 上消化出血，保守治疗无效或有出血病变
   B. 脾功能亢进
   C. 腹腔积液
   D. 出血倾向
   E. 以上都不是
8. 门静脉高压分流术后，门静脉压力下降最明显，同时肝性脑病发生率最高的术式是
   A. 脾肾静脉分流术
   B. 门腔静脉分流术
   C. 脾腔静脉分流术
   D. 肠系膜上，下腔静脉分流术
   E. 下腔静脉与肠系膜上静脉之间“桥式”吻合术
9. 患者，男，50 岁。门静脉高压大出血，急诊行脾切除、贲门周围血管离断术，术后 2 天再次呕血，三腔管压迫和药物治疗后出血停止，停药后又有呕血，且患者有嗜睡，轻度黄疸。为控制出血，进一步处理应该是
   A. 内镜下硬化剂注射或套扎治疗
   B. 脾肾静脉分流术
   C. 限制性门－腔分流术
   D. 肠系膜上静脉－下腔静脉分流术
   E. 血管造影加栓塞术

（吕　凌）

书网融合……

本章小结

题库

第四十二章　胆道疾病

PPT

学习目标

1. 掌握　胆石症和胆道感染的临床表现、诊断要点、处理原则。

2. 熟悉　胆道的应用解剖；胆道特殊检查；胆囊癌、胆管癌的病因、临床表现及处理原则。

3. 了解　胆石症的成因、类型及部位；胆石症和胆道感染的病因和病理；胆道先天性疾病的病因、临床表现及处理原则。

第一节　解剖及生理概要

一、胆道系统的应用解剖

胆道起于毛细胆管，在肝内逐步汇集成小叶间胆管，肝段、肝叶胆管及肝内部分的左右肝管。肝内胆管的走行与肝动脉、门静脉一致。左、右肝管出肝后，在肝门部汇合形成肝总管。左肝管细长，长2.5～4cm，与肝总管间形成约90°的夹角；右肝管粗短，长1～3cm。

肝总管直径为0.4～0.6cm，下端与胆囊管汇合形成胆总管。由于与胆囊管汇合点高低不同，肝总管长度亦不等，一般约3cm。有时肝总管前方有肝右动脉或胆囊动脉越过，6%～10%的人有副肝管，1%左右的人可无肝总管，胆道手术时应注意这些解剖变异。

胆总管长7～9cm，直径0.4～0.8cm。胆总管分为四段。①十二指肠上段；②十二指肠后段；③胰腺段；④十二指肠壁内段。临床上胆总管探查、引流常在十二指肠上段施行。80%～90%人的胆总管与主胰管在十二指肠肠壁内汇合，膨大形成胆胰壶腹，或称乏特（Vater）壶腹，末端通常开口于十二指肠大乳头。但有15%～20%的胆总管与主胰管分别开口于十二指肠。壶腹周围有Oddi括约肌，具有控制和调节胆总管和胰管的排放，以及防止十二指肠内容物反流的重要作用（图42－1）。

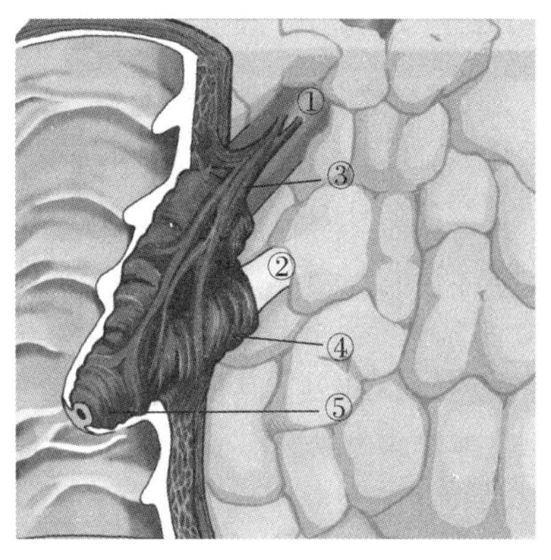

图42－1　Oddi括约肌

①胆总管下段；②胰管；③胆总管括约肌；④胰管括约肌；⑤壶腹部括约肌；③、④、⑤共同构成Oddi括约肌

胆囊呈梨形，位于肝的胆囊窝内。长5～8cm，宽3～5cm，容积40～60ml；分为底、体，颈三部。底部为盲端，向左上方延伸为体部，体部向前上弯曲变窄形成胆囊颈，三者间无明显界限。颈上部呈囊性扩大，称Hartmann袋，胆囊结石常滞留于此处。胆囊管由胆囊颈延伸而成，长2～3cm，直径0.2～0.4cm。胆囊起始部内壁粘膜形成螺旋状皱襞，称Heister瓣。

有时来自肝段的胆管可与肝外胆道汇合，此种异位结合的肝管称为副肝管。右侧副肝管出现率较高，10%～20%，其中90%位于胆囊三角内。左侧副肝管出现率为0.5%～2.5%。在胆道手术时需特别注意防止误伤副肝管。

胆囊三角（Calot三角）为胆囊管、肝总管、肝下缘所构成的三角区，胆囊动脉、肝右动脉、副右肝管在此区穿过，是胆道手术极易发生误伤的区域（图42－2）。胆囊淋巴结位于胆囊管与肝总管相汇处夹角的上方，可作为手术寻找胆囊动脉和胆管的重要标志。

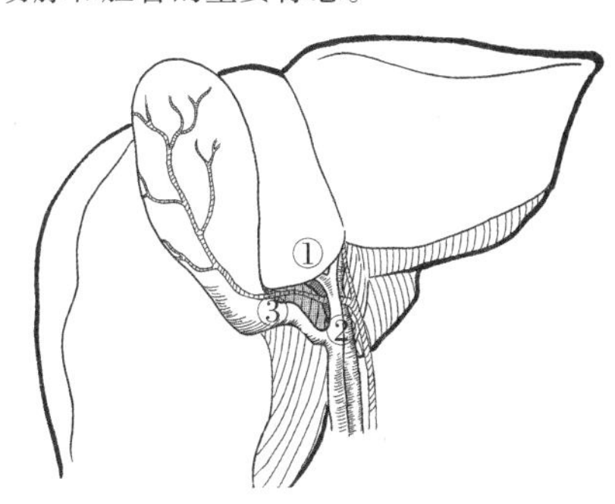

图42－2　胆囊三角（阴影部分）

①肝下缘；②肝总管；③胆囊管

胆管有丰富的血液供应。胆囊、肝总管、胆总管上部供血主要来自胰十二指肠上动脉、肝右动脉和胆囊动脉，这些动脉的分支在肝外胆管周围吻合形成血管吻合链；胆总管下部的血供来自于胰十二指肠动脉及十二指肠后动脉的分支。胆囊和肝外胆道的回流静脉直接汇入门静脉。

胆囊的淋巴引流入胆囊淋巴结和肝淋巴结，并与肝组织内的淋巴管有吻合。肝外胆管的淋巴引流入肝总管和胆总管后方的淋巴结。

胆道系统神经纤维丰富，主要为来自腹腔丛的迷走神经和交感神经。术中过度牵拉胆囊易激惹迷走神经，诱发胆心反射致胆心综合征，甚至心搏骤停。

二、胆道系统的生理功能

胆道系统具有分泌、贮存、浓缩与输送胆汁的功能，对胆汁排入十二指肠起着重要的调节作用。

成人每日分泌胆汁 800 ~ 1200ml，其中肝脏分泌约 3/4，胆管细胞分泌 1/4，主要为黏液物质。胆汁中 97% 是水，其他成分主要有胆汁酸与胆盐、胆固醇、磷脂和胆红素等。胆汁呈中性或弱碱性，其主要生理功能是：①乳化脂肪；②胆盐抑制肠内致病菌生长繁殖和内毒素形成；③刺激肠蠕动；④中和胃酸等。

胆管的主要生理功能是输送胆汁至胆囊和十二指肠，由胆囊和 Oddi 括约肌协调完成。空腹时或餐间 Oddi 括约肌的压力高于胆总管和胆囊管的压力，从而迫使胆汁流入胆囊。进餐后，胆囊收缩，括约肌松弛，胆汁排入十二指肠。

胆囊具有浓缩、储存和排出胆汁以及分泌黏液的作用。其主要功能有：①浓缩储存胆汁，胆囊黏膜有很强的吸收水和电解质的功能，胆汁可被浓缩 5 ~ 10 倍而储存于胆囊内。②排出胆汁，胆汁持续分泌，储存在胆囊内随进食而间断排放。胆汁排出通过胆囊平滑肌收缩和 Oddi 括约肌松弛来实现，受神经系统和体液因素（胃肠道激素、代谢产物、药物等）的调节。③分泌黏液，胆囊黏膜每天分泌约 20ml 黏液性物质，主要是黏蛋白，有润滑和保护胆囊黏膜的作用。

胆囊切除后，胆总管可稍有代偿性扩大，管壁增厚，黏膜腺体肥厚增多，代偿部分具有储存、浓缩胆汁的功能。

第二节　特殊检查

1. 超声检查　B 超是一种安全、快速、经济而准确的检查方法，是诊断胆道疾病的首选。能检出直径在 2mm 以上的胆道结石，诊断准确率达 95% 以上。肝内胆管结石诊断准确率高者可达 90% 左右，肝外胆管结石诊断的准确率为 80% 左右。胆总管下端因常受胃肠道气体干扰，其检查准确率较低。根据胆管有无扩张、扩张部位和程度，B 超可对黄疸进行定位和定性诊断；根据梗阻部位病变的回声影像可判别梗阻原因。B 超检查还可诊断胆囊炎、胆囊及胆管肿瘤、胆道蛔虫、先天性胆道畸形等其他胆道疾病。B 超引导下，可行经皮肝胆管穿刺造影、引流和取石等。

2. CT、MRI 或磁共振胆胰管造影（MRCP）　具有成像无重叠、对比分辨力高的特点。能清楚显示肝内外胆管扩张的范围和程度，结石的分布，肿瘤的部位、大小，胆管梗阻的水平以及胆囊病变等。CT 对肿瘤的定性及定位准确性更高，但无法显示能透过 X 线的结石；MRCP 对肝内外胆管扩张情况及胆道结石显示更优，且可进行胆道三维重建，利于观察。CT 及 MRI 检查无损伤、安全、准确，特别适合于胆道下段结石及怀疑肿瘤患者。

3. 经皮肝穿刺胆管造影（percutaneous transhepatic cholangiography，PTC）　是在 X 线或 B 超监视下，经皮经肝穿刺入肝内胆管，直接注入造影剂而使肝内外胆管迅速显影，有助于对胆道疾病，特别是梗阻性黄疸的诊断和鉴别诊断。还可通过造影管行胆管引流（PTCD）或置放胆管内支架用作治疗。本法对有胆管扩张者更易成功，但有可能发生胆汁漏、出血、胆道感染等并发症。

4. 内镜逆行胰胆管造影（endoscopic retrograde cholangiopancreatography，ERCP）　在十二指肠镜直视下通过十二指肠乳头将导管插入胆管和（或）胰管内进行造影，可直接观察十二指肠及乳头部的情况和病变，亦可取材活检并收集十二指肠液、胆汁、胰液。造影可显示胆道系统和胰腺导管的解剖和病变。同时可行胆汁引流，并行 Oddi 括约肌切开以取石、取虫等治疗。但 ERCP 有诱发急性胰腺炎和胆管炎的可能，诊断性 ERCP 现已部分为 MRCP 所替代。

5. 术中及术后胆管造影　胆道手术时可经胆囊管插管、胆总管穿刺或置管行胆道造影，了解有无胆管狭窄、结石残留及胆总管下端通畅情况。凡行胆总管 T 型管引流或其他胆管置管引流者，拔管前应常规经 T 型管或经其他胆管置管行胆道造影。

6. 术中及术后胆道镜检查　术中经胆总管切开处，采用电子或纤维胆道镜进行检查适用于：①疑有胆管内结石残留；②疑有胆管内肿瘤；③疑有肝外胆管或肝内胆管主要分支开口狭窄。术中可通过胆道镜取石，还可行组织活检。术后胆道镜检查可经 T 型管瘘道或皮下空肠盲袢插入纤维胆道镜行胆管检查，可进行取石、取虫、冲洗、灌注抗生素及溶石药物。有胆管或胆肠吻合狭窄者可置入气囊行扩张治疗。胆道出血时，可在胆道镜下定位后，采用电凝和（或）局部用药止血。还可经胆道镜采用特制器械行

Oddi 括约肌切开术。

7. 其他　腹部平片上仅有 15% 左右的胆囊结石显示，对胆道疾病的诊断价值有限，仅对于鉴别其他腹部疾病有一定价值。口服法胆道造影，静脉法胆道造影及肝胆核素扫描可观察胆管有无狭窄、扩张、充盈缺损等病理改变，但已基本为内镜逆行性胰胆管造影、磁共振胆胰管造影等所取代，肝胆核素扫描对新生儿胆道闭锁的诊断有一定意义。

第三节　胆道先天性畸形

一、胆道闭锁

胆道闭锁（biliary atresia）是新生儿持续性黄疸的最常见病因，病变可累及整个胆道，亦可仅累及肝内或肝外的部分胆管，其中以肝外胆道闭锁常见，占 85% ~90%。发病率女性高于男性。

（一）病因及病理

胆管闭锁是一种进展性的胆管闭锁和硬化性病变，很多患儿出生时常能排泄胆汁，以后进展成为完全性胆管闭锁。其病因尚不明确，主要有先天性发育畸形和病毒感染两类学说。此外，也有学者认为本病与自身免疫、胆管缺血有关。

胆道先天性发育畸形大多为胆道闭锁，仅极少数呈狭窄改变。胆管闭锁可致肝脏淤胆、肝细胞损害、肝功能异常。若胆道梗阻不能及时解除，则可发展为胆汁性肝硬化，晚期为不可逆性改变。

大体类型主要分为三型。Ⅰ型，完全性胆管闭锁；Ⅱ型，近端胆管闭锁、远端胆管通畅、Ⅲ型，近端胆管通畅、远端胆管纤维化。临床上以Ⅰ、Ⅱ型常见。

（二）临床表现

1. 梗阻性黄疸　是本病突出表现。患儿出生 1 ~2 周后，新生儿生理性黄疸不减轻反而进行性加深。大便渐呈陶土色，尿色呈浓茶样，皮肤有瘙痒抓痕。2 ~3 个月后可发生出血倾向及凝血功能障碍。

2. 营养及发育不良　初期患儿营养发育正常，情况良好，表现与黄疸深度不一致。继而一般情况逐渐恶化，至 3 ~4 个月时出现营养不良、贫血、发育迟缓、反应迟钝等。

3. 肝脾大及肝硬化　出生时肝正常，随病情发展而呈进行性肿大，2 ~3 个月即可发展为胆汁性肝硬化及门静脉高压症。最终常因感染、出血、肝衰竭、肝昏迷而死亡。

（三）诊断

凡出生后出现持续性黄疸、排陶土色大便，1 ~2 个月出现肝大者均应考虑本病可能。下列各点有助于确诊：①黄疸超过 3 ~4 周仍呈进行性加重，且以直接胆红素升高为主，利胆药物无效，对苯巴比妥和激素治疗试验无反应；②十二指肠引流液内无胆汁；③B 超检查显示肝外胆管和胆囊发育不良或缺如；^{99m}Tc – EHIDA 扫描肠内无核素显示；ERCP 和 MRCP 能显示胆管闭锁的长度。

（四）治疗

手术治疗是唯一有效方法。手术宜在出生后 2 个月内进行，此时尚未发生不可逆性肝损伤。若手术过晚而已发生胆汁性肝硬化，则预后极差。据统计，黄疸消退率在生后 40 天内手术者达 90%，70 天内手术者为 50%，超过 120 天手术者低于 30%。

1. 手术方式选择　①尚有部分肝外胆管通畅，胆囊大小正常者，可用胆囊或肝外胆管与空肠行 Roux – en – Y 型吻合。②肝外胆管完全闭锁，肝内仍有胆管腔者可采用 Kasai 肝门空肠吻合术。方法是在肝十二指肠韧带上方肝门前作一横切口，分离肝右动脉、门静脉前方之纤维组织束直达肝门处并切断，将空肠与肝门处纤维束行 Roux – en – Y 吻合，以期有通畅的胆管排出胆汁。为防止术后胆道逆行感染再次引起胆道梗阻，可在远端空肠袢上加作一 Y 形吻合，末端在腹壁上造口，以减少肠液反流（图 42 – 3）。③肝移植：胆道闭锁是儿童肝移植的主要适应证。适于肝内肝外胆道完全闭锁、已发生肝硬化和施行 Kasai 手术后无效的病儿。

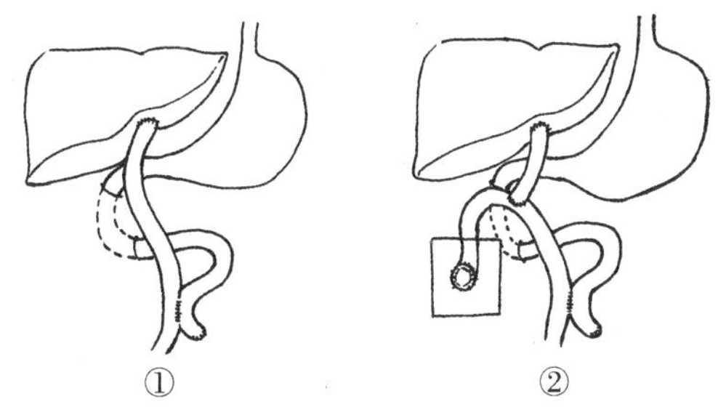

图 42 – 3　胆道闭锁手术示意图

①胆管空肠 Roux – en – Y 吻合；②Kasai 肝门空肠吻合术

2. 围手术期处理　术前准备要充分，重点是改善营养状态和肝功能，控制感染和纠正出血倾向，时间不宜过久，一般 3 ~5 天内完成。术后应密切观察生命体征，防治水、电解质代谢紊乱及酸碱平衡失调，广谱抗生素防治感染，加强支持治疗及营养治疗。

二、先天性胆管扩张症

先天性胆管扩张症是临床常见的胆道畸形，可发生于肝内、肝外胆管的任何部分，好发于胆总管，故曾称之为先天性胆总管囊肿（congenital choledochal cyst）。本病好发于亚洲国家，尤以日本常见。男女之比约为 1：（3 ~4）。幼儿期即可出现症状，约 80% 病例在儿童期发病。

1. 病因　胆管壁先天性发育不良及胆管末端狭窄或闭锁是发生本病的基本因素，其可能原因有：①先天性胰胆管合流异常，致胰液易反流入胆管，胆管内膜受损纤维性变，导致胆总管囊性扩张；②先天性胆道发育不良；③遗传因素，本病发病率女性明显高于男性，可能与性染色体有关。

2. 病理　根据胆管扩张的部位、范围和形态，分为五种类型（图 42－4）。

Ⅰ型：囊性扩张。临床上最常见，约占 90%。可累及肝总管、胆总管的全部或部分。胆管呈球状或葫芦状扩张，直径一般在 6～18cm，扩张部远端胆管严重狭窄。胆囊管一般汇入囊肿内，而左右肝管及肝内胆管正常。

Ⅱ型：憩室样扩张。为胆总管壁侧方局限性扩张呈憩室样膨出，临床少见。

Ⅲ型：胆总管开口部囊性脱垂。胆总管末端十二指肠开口附近的局限性囊性扩张，脱垂坠入十二指肠腔内，常可致胆管部分梗阻。临床罕见。

Ⅳ型：肝内外胆管扩张。肝内胆管有大小不一的多发性囊性扩张，肝外胆管亦呈囊性扩张。

Ⅴ型：肝内胆管扩张（Caroli 病）。肝内胆管多发性囊性扩张伴肝纤维化，肝外胆管无扩张。

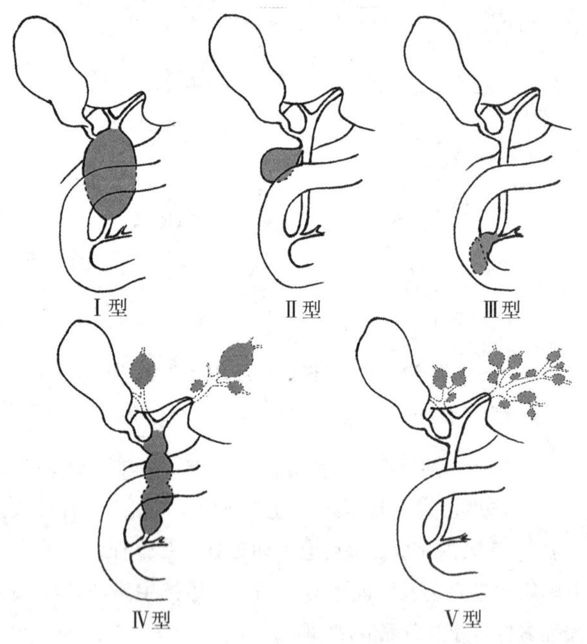

图 42－4　先天性胆管扩张症的分型

胆管扩张可合并胆道结石形成。扩张的囊壁常因炎症、胆汁潴留以致发生溃疡，甚至癌变。其癌变率为 10%，成人接近 20%，较正常人群高出 10～20 倍。

3. 临床表现　典型临床表现为腹痛、腹部包块和黄疸三联征。腹痛多为右上腹持续性钝痛；黄疸呈间歇性；80% 以上患者右上腹部可扪及表面光滑的囊性肿块。合并感染时，可出现畏寒、发热，黄疸持续加深，腹痛加重，肿块有触痛等。晚期可出现胆汁性肝硬化和门静脉高压症的临床表现。囊肿破裂可导致胆汁性腹膜炎。

4. 诊断　对于有典型三联征及反复发作胆管炎者诊断不难。但三联征俱全者仅占 20%～30%，多数患者仅有其中 1～2 项症状，故对怀疑本病者需借助其他检查方法确诊。绝大多数囊肿可被 B 超检查或放射性核素扫描检出，PTC、ERCP、MRCP 等检查有助于确诊。

5. 治疗　本病一经确诊应尽早手术。主要手术方式是完全切除囊肿和胆肠 Roux－en－Y 吻合，疗效好。切除囊肿时仅需将囊肿黏膜在囊内黏膜下完整剥离，而无需切除囊肿壁。对于并发严重感染或穿孔等病情危重者，可先行囊肿造瘘外引流术，待症状控制、一般情况改善、黄疸消退后再行二期囊肿切除和胆肠内引流术。对于合并局限性肝内胆管扩张者，可同时行病变段肝切除术。如肝内胆管扩张病变累及全肝或已并发肝硬化，可考虑施行肝移植手术。

第四节　胆石病和胆道感染

案例引导

案例　患者，女，43 岁，因“右上腹持续性疼痛不适 10 余小时”入院。疼痛呈胀痛，放射到右肩背部，伴有恶心，无呕吐，无牵涉痛。发病来无畏寒、发热、胸痛、腹痛、腹泻、尿频、尿急、尿痛等症状。入院时查体：T 37.6℃，P 90 次/分，R 20 次/分，BP 130/70 mmHg。皮肤巩膜无黄染，浅表淋巴结无肿大。心肺体检无明显异常。腹平坦，未见有胃肠型，上腹部腹肌微紧，右上腹压痛、反跳痛，Murphy 征阳性，未触及包块，肝、脾肋下未触及，肝区轻叩痛，未叩出移动性浊音，肠鸣音正常。入院 B 超提示：胆囊约 98mm × 45mm，壁厚水肿，内见多枚强回声光团，大小 5～12mm 不等，后伴声影，其中一枚嵌顿于胆囊颈部。胆总管未见明显扩张。肝、脾、胰腺未见明显异常。血常规提示：WBC 12.5×10^9/L，NE 81%，余无明显异常。

讨论　该患者诊断是什么？后续该选择什么治疗方案？

一、概述

胆石病（cholelithiasis）是常见病和多发病，可发生在胆管系统的任何部位。女性与男性比例约为 2.57∶1。胆囊内的结石称为胆囊结石；左右肝管汇合部以下的为肝外胆管结石，包括肝总管结石和胆总管结石；汇合部以上的为肝内胆管结石。胆囊结石与胆管结石发病机制及临床过程上均有显著差别。近年来胆囊结石的发病率有上升趋势，与胆管结石的比例从十年前的1.5∶1增至7.36∶1。

胆石依据其中胆固醇、胆色素的含量可分为胆固醇结石、胆色素结石和混合性结石三类。胆固醇结石与胆色素结石的比例 约为3.4∶1。胆石中胆固醇和胆色素的含量可从其剖面结构来判断（图42－5）。

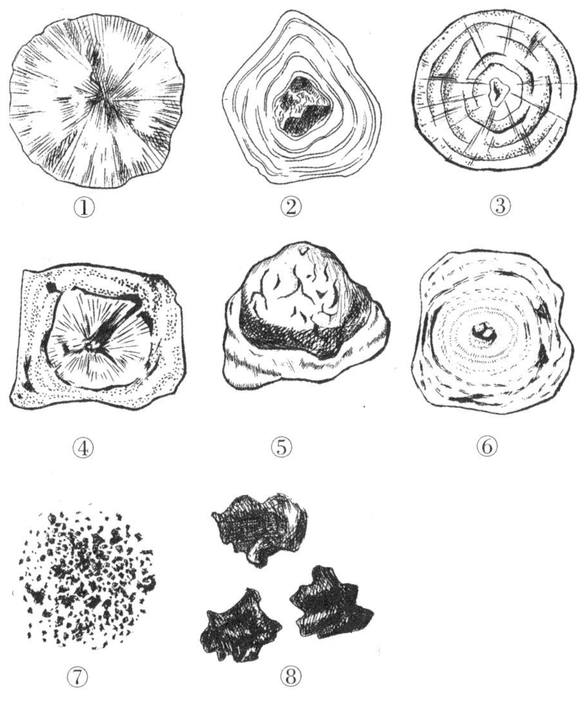

图42－5 各类胆石

①、②、③以胆固醇为主；④混合性；⑤、⑥、⑦以胆色素为主；⑧黑结石

胆固醇结石80%位于胆囊内，胆固醇含量超过60%，外观呈白黄、灰黄或黄色，形状和大小不一，呈多面体、圆形或椭圆形，质硬，表面多光滑，剖面呈放射性条纹状。胆固醇结石形成与胆汁中胆固醇过饱和及胆汁中存在成石核心有关。胆固醇不溶于水，通过与磷脂酰胆碱等比例组成胆固醇磷脂球泡，及胆盐和磷脂形成的微胶粒包裹两种方式溶解于胆汁。但球泡之间易于聚合，致胆固醇单水结晶形成。胆汁中胆盐浓度升高，胆固醇磷脂球泡相应减少，胆固醇不易析出形成结石。当胆盐的肠肝循环被破坏，胆汁中胆盐减少，或胆固醇增加，则胆固醇亦易于析出形成结石。

在胆色素的肝肠循环中，如胆色素在肝内未与葡萄糖醛酸相结合，或当胆道感染时，大肠埃希菌所产生的β－葡萄糖醛酸酶将结合性胆红素水解成为非结合性胆红素，易聚结析出并与钙结合形成胆红素钙，促发胆色素结石形成。胆色素结石中胆固醇含量低于40%，一般分为两种。一种是无胆汁酸、无细菌、质硬的黑色胆色素结石，由不溶性的黑色胆色素多聚体、各种钙盐和黏液糖蛋白组成，几乎均发生在胆囊内，常见于溶血性贫血、肝硬化、心脏瓣膜置换术后患者；另一种为有胆汁酸、有细菌、质软易碎的棕色胆色素结石，主要发生在胆管，一般为多发，形状大小不一，可呈粒状、长条状，甚至呈铸管形。如结石钙盐含量较多，X线检查可显影。

混合性结石由胆红素、胆固醇、钙盐等多种成分混合组成。根据所含成分的比例不同可呈现不同的形状、颜色和剖面结构。

胆道感染主要是胆囊炎和不同部位的胆管炎，分为急性、亚急性和慢性炎症。致病菌主要是革兰阴性杆菌，以大肠杆菌最常见，其他有克雷伯菌、粪肠球菌、铜绿假单胞菌等。常合并厌氧菌感染。

胆道感染、胆道结石与胆道梗阻相互促进。胆道结石是导致胆道梗阻的最主要原因，胆道梗阻、胆汁淤滞可加重胆道感染，而反复感染可促进结石形成并进一步加重胆道梗阻。

二、胆囊结石与胆囊炎

（一）胆囊结石（cholecystolithiasis）

主要为胆固醇结石或以胆固醇为主的混合性结石和黑色胆色素结石。成年人多见，40岁后发病率逐步增高，女性多于男性。胆囊结石的成因非常复杂，与多种因素有关。任何影响胆固醇与胆汁酸浓度比例改变和造成胆汁淤滞的因素都能导致结石形成。在我国，西北地区的胆囊结石发病率相对较高，可能与饮食习惯有关。

大多数患者可无症状，仅在体格检查、手术和尸体解剖时偶然发现，称为静止性胆囊结石。胆囊收缩时将结石推至胆囊壶腹部或颈部，阻塞胆汁流出道，胆囊内压力升高，胆囊收缩加强，致右上腹或中上腹绞痛，称之为胆绞痛。部分患者因痛剧而不能准确说出疼痛部位，疼痛多呈阵发性，或持续疼痛阵发性加剧，可向右肩脚部和背部放射，可伴有恶心、呕吐。结石松动后，疼痛可缓解。首次胆绞痛出现后，约70%的患者一年内会再发作，之后发作逐渐频繁。结石引起胆囊管持续性梗阻，胆汁排泄受阻时，如未合并细菌感染，可导致胆囊积液，胆囊黏膜吸收胆汁中的胆色素，并分泌黏液性物质，使积液呈透明无色，称为白胆汁。如合并细菌感染，可引起胆囊炎。

对无症状胆囊结石，诊断主要依据B超检查，其诊断胆囊结石的准确率接近100%。有典型胆绞痛发作或伴有炎症的胆囊结石，结合病史及查体、B超结果，诊断难度不大。

伴有急性或慢性胆囊炎的胆囊结石，首选腹腔镜胆囊切除（laparoscopic cholecystectomy，LC）治疗，与经典的开腹胆囊切除相比效果一致，但损伤小。无症状的胆囊结石，除儿童无症状胆囊结石一般可观察和随诊外，均需考虑行 LC 手术。特别是有下列情况时，应及时手术：①结石直径 >2.5cm；②合并其他需要手术的腹腔疾病；③伴有胆囊息肉 >1cm；④胆囊壁增厚 >3mm（提示伴有慢性胆囊炎）；⑤老年患者、糖尿病患者等，一旦胆囊炎急性发作治疗较棘手。

（二）急性胆囊炎（acute cholecystitis）

急性胆囊炎是胆囊管梗阻和细菌感染引起的胆囊炎症。约95%以上的患者有胆囊结石，称急性结石性胆囊炎（acute calculous cholecystitis），女性多见，50 岁前为男性的 3 倍，50 岁后为 1.5 倍；无胆囊结石者称急性非结石性胆囊炎（acute acalculous cholecystitis），多见于男性、老年患者。

1. 病因 急性结石性胆囊炎主要致病原因如下。①胆囊管梗阻：胆囊结石堵塞胆囊管或嵌顿于胆囊颈，致胆汁排出受阻；嵌顿的结石直接损伤黏膜，而高浓度的胆汁酸盐具有细胞毒性，引起细胞损害，加重黏膜的炎症。②细菌感染：致病菌多来自于胆道逆行进入，血液或淋巴途径也常见，在胆汁流出不畅时造成感染。

急性非结石性胆囊炎病因仍不清楚，通常在严重创伤、烧伤、腹部非胆道手术后、脓毒症等危重患者中发生，约70%的患者伴有动脉粥样硬化；长期肠外营养、艾滋病也可引起。

2. 病理 发病初期胆囊管梗阻，黏膜水肿、充血，胆囊内渗出增加，胆囊肿大，为急性单纯性胆囊炎。如病情进一步加重，病变波及胆囊壁全层，囊壁增厚，血管扩张，甚至浆膜炎症，有纤维素或脓性渗出，发展至化脓性胆囊炎。如胆囊梗阻持续，胆囊内压继续升高，胆囊壁血管受压导致血供障碍，继而缺血坏疽，则为坏疽性胆囊炎。坏疽性胆囊炎常并发胆囊穿孔，多发生在底部和颈部。炎症可浸润至邻近器官，也可穿破至十二指肠、结肠等形成胆囊胃肠道内瘘，急性炎症可因内瘘减压而迅速消退。急性非结石性胆囊炎病情发展更迅速，更容易出现胆囊坏疽、穿孔。

3. 临床表现 主要表现是上腹部疼痛，开始时仅有上腹胀痛不适，逐渐发展至阵发性绞痛；夜间发作常见，饱餐、进食肥腻食物常诱发发作。疼痛放射到右肩、肩胛和背部。伴恶心、呕吐、厌食、便秘等消化道症状。如病情发展，疼痛可为持续性、阵发加剧。患者常有轻度至中度发热，通常无寒战，如出现寒战高热，表明病变严重，可能有胆囊坏疽、穿孔或胆囊积脓，或合并急性胆管炎。10%~20%的患者可出现轻度黄疸，可能是胆色素通过受损的胆囊黏膜进入血循环，或邻近炎症引起 Oddi 括约肌痉挛所致。10% ~15%的患者可因合并胆总管结石导致梗阻性黄疸。

查体右上腹胆囊区域可有压痛，程度个体有差异，炎症波及浆膜时可有腹肌紧张及反跳痛，Murphy 征阳性。有些患者可触及肿大胆囊并有触痛。如胆囊被大网膜包裹，则形成边界不清、固定压痛的肿块；如发生坏疽、穿孔可出现弥漫性腹膜炎表现。

85%的患者白细胞升高，有时抗感染治疗后或老年人可不升高。血清丙氨酸转移酶、碱性磷酸酶可升高。B 超对急性胆囊炎的诊断准确率为85%~95%，可见胆囊增大、囊壁增厚（>4 mm），明显水肿时见“双边征”，囊内结石显示强回声、其后有声影。CT、MR 检查均可协助诊断。急性非结石性胆囊炎发病早期 B 超检查不易诊断，CT 检查有帮助，而肝胆系统核素扫描约97%的患者可获得诊断。

4. 诊断和鉴别诊断 典型的临床表现结合实验室和影像学检查，诊断一般无困难。主要需与相关急腹症进行鉴别。对危重、严重创伤及长期应用肠外营养支持的患者，出现右上腹疼痛并伴有发热时应警惕本病的发生。若右上腹压痛及腹膜刺激征，或触及肿大胆囊、Murphy 征阳性时，应及时作进一步检查。

5. 治疗 急性结石性胆囊炎最终需采用手术治疗，急性非结石性胆囊炎易坏疽穿孔，一经诊断，应及早手术治疗。未能确诊或病情较轻者，应在严密观察下行积极的非手术治疗，一旦病情恶化，及时施行手术。手术方法首选腹腔镜胆囊切除术，其他还有传统的开腹手术、胆囊造瘘术。

（1）非手术治疗 包括禁食、输液、营养支持、补充维生素、纠正水电解质紊乱及酸碱代谢失衡。抗感染可选用对革兰阴性细菌及厌氧菌有效的抗生素和联合用药。需并用解痉止痛、消炎利胆药物。对老年患者，应监测血糖及心、肺、肾等器官功能，治疗并存疾病。大多数患者经非手术治疗能控制病情发展，待日后行择期手术。

（2）手术治疗 应争取炎症缓解后择期进行手术。急性期手术力求安全、简单、有效，对年老体弱、合并多个重要脏器疾病者，选择手术方法应慎重。

手术方法包括：①胆囊切除术：首选腹腔镜胆囊切除，也可应用剖腹胆囊切除；②部分胆囊切除术：如估计分离胆囊床困难或可能出血者，可保留胆囊床部分胆囊壁，用物理或化学方法破坏该处的黏膜，胆囊其余部分切除；③超声或 CT 导引下经皮经肝胆囊穿刺引流术（percutaneous transhepatic gallbladder drainage，PTGD）：对高危，难以耐受麻醉手术或局部炎症解剖不清者，可先行 PTGD 减低胆囊内压，急性期过后再择期胆囊切除；④胆囊造口术：

已基本被 PTGD 替代。

对于以下患者应行急诊手术。①发病在 48～72 小时内者；②经非手术治疗无效或病情恶化者；③有胆囊穿孔、弥漫性腹膜炎、并发急性化脓性胆管炎、急性坏死性胰腺炎等并发症者。

（三）慢性胆囊炎（chronic cholecystitis）

胆囊持续的、反复发作的炎症过程称为慢性胆囊炎，超过 90% 的患者有胆囊结石。

（1）病理特点　是黏膜下和浆膜下的纤维组织增生及单核细胞的浸润，随着炎症反复发作，可使胆囊与周围组织粘连、囊壁增厚并逐渐瘢痕化，最终导致胆囊萎缩，完全失去功能。

（2）临床表现　常不典型，多数患者有胆绞痛病史。患者常在饱餐、进食油腻食物后出现腹胀、腹痛。腹痛程度不一，多在上腹部，牵涉到右肩背部，较少出现畏寒、高热和黄疸，可伴有恶心、呕吐。腹部检查可无体征，或仅有右上腹轻度压痛，Murphy 征或呈阳性。结石压迫，长期、反复炎症刺激可使胆囊与十二指肠、结肠等形成内瘘。

慢性结石性胆囊炎如胆囊管与肝总管伴行过长或者胆囊管与肝总管汇合位置过低，持续嵌顿于胆囊颈部的和较大的胆囊管结石压迫肝总管，可引起肝总管狭窄，称为 Mirizzi 综合征。反复的炎症发作更导致胆囊肝总管瘘，胆囊管消失，结石部分或全部堵塞肝总管（图 42－6）。临床特点是反复发作胆囊炎及胆管炎，明显的梗阻性黄疸。胆道影像学检查可见胆囊或增大、肝总管扩张、胆总管正常，MRCP 可显示结石部位，有时可能误判为肝总管结石。

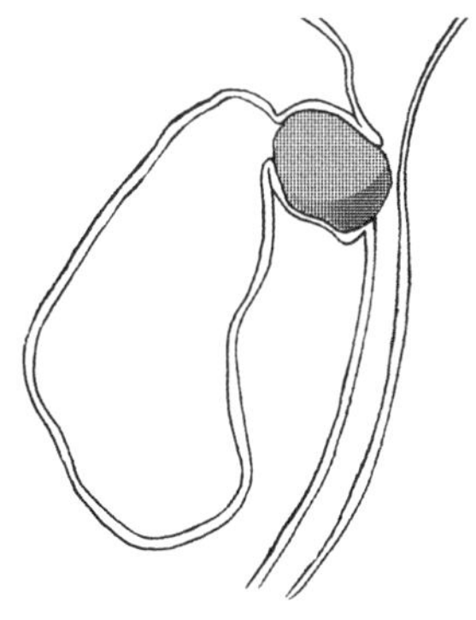

图 42－6　Mirizzi 综合征

（3）诊断　有反复腹痛发作并胆囊结石证据提示慢性胆囊炎的诊断。B 超检查作为首选，可显示胆囊壁增厚，胆囊排空障碍或胆囊内结石。注意与胃食管反流性疾病、消化性溃疡、胃炎、急性胰腺炎、消化道肿瘤、右肾及输尿管疾病鉴别。

（4）治疗　无论是否伴有结石，均应行胆囊切除，首选腹腔镜胆囊切除。对腹痛可能由其他并存疾病如消化性溃疡、胃炎等引起者，手术治疗应慎重。不能耐受手术者可选择非手术治疗，主要以限制肥腻食物并服用消炎利胆药、胆盐、中药等治疗为主。

行胆囊切除时，有下列情况应同时行胆总管探查术：①术前病史、临床表现或影像检查证实或高度怀疑胆总管有梗阻，包括有梗阻性黄疸，胆总管结石（choledocholithiasis），胆管炎、胰腺炎病史。②术中证实胆总管有病变，如术中扪及或胆道造影证实胆总管内有结石、蛔虫、肿块，胆总管扩张直径超过 1cm，胆管壁明显增厚，发现胰腺炎或胰头肿物，胆管穿刺抽出脓性、血性胆汁或泥沙样胆色素颗粒。术中应争取行胆道造影或胆道镜检查，避免盲目的胆道探查，以减少相关并发症。胆总管探查后一般需进行胆道引流。

知识链接

胆囊的切与保

1882 年世界第一例胆囊切除术后，胆囊切除术一直是胆囊良性疾病的主要治疗手段。但也有观点认为，胆囊亦有其生理功能，应尽可能予以保留。对于胆囊功能良好的胆囊结石及息肉患者，在开腹或腔镜下通过胆道镜技术探查胆囊囊腔，取尽胆囊结石（息肉），恢复胆囊管通畅，有效地处理胆囊壁的病变。这类手术被称为保胆取石（息肉）术。

保胆手术的意义在于保留胆囊的生理功能。但对于胆囊结石患者，术后有一定的结石复发率，特别是对于成石因素未消除的患者更易复发。且目前认为保胆取石（息肉）手术不能降低胆囊癌的风险。故对保胆手术目前仍存在较大争议，对胆囊良性疾病，仍以胆囊切除为首选治疗方案。

三、胆管结石及胆管炎

（一）病因及病理

胆管结石包括肝内胆管结石及肝外胆管结石。肝内胆管结石（hepatolithiasis）又称肝胆管结石，绝大多数为含有细菌的棕色胆色素结石，常呈肝段、肝叶分布，但也有多肝段、肝叶结石，多见于肝左外叶及右后叶，与此两肝叶的肝管与肝总管汇合的解剖关系致胆汁引流不畅有关。肝内胆管结石易进入胆总管并发肝外胆管结石。

肝外胆管结石分为继发性和原发性结石。继发性结石主要是胆囊结石排进胆管并停留在胆管内，故多为胆固醇结石或黑色胆色素结石。原发性结石多为棕色胆色素结石或混合性结石。原发性胆道结石形成的诱因有：胆道感染，胆道梗阻包括胆总管扩张形成的相对梗阻，胆道异物包括蛔虫残体、虫卵、华支睾吸虫、缝线线结等。

肝内外胆管结石可引起胆汁淤滞，容易引起感染，感染造成胆管壁黏膜充血、水肿，加重胆管梗阻，胆道内压增加，导致急性和慢性胆管炎。除结石外，胆道寄生虫、胆道狭窄、胆道及胆道周边组织恶性肿瘤也是引起急性胆管炎的常见原因。随着手术及介入治疗的增加，由胆肠吻合口狭窄、PTC、ERCP、置放内支架等引起者逐渐增多。

胆管炎时感染胆汁可逆向经毛细胆管进入血循环，称胆血反流。可导致全身脓毒症，引起全身炎症反应、血流动力学改变和MODS。胆管炎可诱发胆道出血。胆道梗阻并感染可引起肝细胞损害，甚至可发生肝细胞坏死及形成胆源性肝脓肿，反复感染和肝损害可致胆汁性肝硬化。胆管长期受结石、炎症及胆汁中致癌物质的刺激，可发生癌变。肝外胆管结石嵌顿于壶腹时可引起胰腺的急性和（或）慢性炎症。胆管炎的严重阶段称为急性重症胆管炎（acute cholangitis of severe type，ACST），过去也称为急性梗阻性化脓性胆管炎（acute obstructive suppurative cholangitis，AOSC），可危及患者生命。

（二）临床表现

肝内外胆管结石一般平时无症状或仅有上腹不适，绝大多数患者以急性胆管炎就诊。肝外胆管结石可有较典型的Charcot三联征，即腹痛、寒战高热、黄疸。病情加重至急性重症胆管炎还有休克和神经精神症状，称为Reynolds五联征。局限于某肝段、肝叶的肝内胆管结石可无黄疸。

1. 腹痛　发生在剑突下或右上腹，多为绞痛，呈阵发性发作，或为持续性疼痛阵发性加剧，可向右肩或背部放射，常伴恶心、呕吐。这是结石下移嵌顿于胆总管下端或壶腹部，胆总管平滑肌或Oddi括约肌痉挛所致。

2. 寒战高热　约2/3的患者可在病程中出现寒战高热，一般表现为弛张热，体温可高达39℃以上。

3. 黄疸　肝外胆管梗阻后可出现黄疸，其轻重程度、发生和持续时间取决于胆管梗阻的程度、部位和有无并发感染。如为部分梗阻，黄疸程度较轻，完全性梗阻时黄疸较深；如结石嵌顿在Oddi括约肌部位，则梗阻完全，黄疸进行性加深；合并胆管炎时，胆管黏膜与结石的间隙由于黏膜水肿而缩小甚至消失，随着炎症的发作及控制，黄疸呈现间歇性和波动性。出现黄疸时常伴有尿色变深，粪色变浅，完全梗阻时呈陶土样大便；随着黄疸加深，不少患者可出现皮肤瘙痒。

4. 休克、神志改变　重症胆管炎可引起感染性休克，血压下降、心率加快，并具有全身炎症反应综合征。约50%患者出现神志淡漠、烦燥、谵妄，甚至昏睡或昏迷。

5. 肝脓肿、肝硬化　反复胆管炎可导致多发的肝脓肿，如形成较大的脓肿可穿破膈肌和肺形成胆管支气管瘘，咳出胆砂或胆汁样痰；长期梗阻甚至导致肝硬化，表现为黄疸、腹水、门静脉高压和上消化道出血、肝衰竭。

（三）体格检查

平日无发作时可无阳性体征，或仅有剑突下和右上腹深压痛。如合并胆管炎时，可出现高热，可有不同程度的腹膜炎征象，主要在右上腹，严重时也可出现弥漫性腹膜刺激征，并有肝区叩击痛。肝外胆管梗阻时全身皮肤、巩膜黄染，胆囊肿大，有触痛。重症胆管炎时脉搏快而弱，血压降低，口唇发绀，指甲床青紫，全身皮肤可能有出血点和皮下瘀斑。

（四）辅助检查

当合并胆管炎时，实验室检查改变明显。血常规白细胞计数及中性粒细胞升高，重症胆管炎时白细胞可超过 $20\times10^9/L$，中性粒细胞比例可达90%以上，胞浆内可出现中毒颗粒。肝功能血清总胆红素及结合胆红素增高，血清转氨酶和碱性磷酸酶升高。尿中胆红素升高，尿胆原降低或消失，粪中尿胆原减少。

B超检查能明确胆道扩张情况，但由于受腹腔内其他脏器及胃肠道内气体感染，对胆道结石诊断灵敏度较低，可作为初步检查方法。内镜超声（EUS）检查可不受肠道气体影响，有利于对胆总管远端结石的诊断。PTC及ERCP能清楚地显示结石及部位，但为有创性检查，可诱发胆管炎及急性胰腺炎和导致出血、胆漏等并发症，更适合需要同时行经皮经肝胆管引流术（percutaneous transhepatic cholangil drainage，PTCD）或经内镜鼻胆管引流术（endoscopic nasobiliary drainage，ENBD）减压者。MRCP是无损伤的检查方法，可以发现胆管梗阻的部位，显示结石分布情况，可基本取代ERCP的检查功能。CT扫描能发现胆管扩张和结石的部位，但由于CT图像中胆道为负影，影响不含钙结石的观察。胆道感染严重时，应根据病情选择简单、实用、方便的检查方法。

（五）诊断

无症状的肝内外胆管结石主要依靠影像学诊断。合并胆管炎者有典型的Charcot三联征甚至Reynolds五联征则诊断不难。腹痛注意与右肾绞痛、肠绞痛鉴别（详见急腹症）。黄疸注意与壶腹癌或胰头癌鉴别。该病起病缓慢，黄疸呈进行性且较深；可无腹痛或腹痛较轻或仅有上腹不适，一般不伴寒战、高热，体检时腹软、无腹膜刺激征，肝大，常可触及肿大胆囊；晚期有腹水或恶液质表现。ERCP或MRCP和CT检查有助于诊断。EUS检查对鉴别诊断有较大帮助。

（六）治疗

无症状的肝内胆管结石可不治疗，定期观察、随访。

肝外胆管结石及反复发作的肝内胆管结石治疗以手术为主。术中应尽量取尽结石、解除胆道梗阻、术后保持胆汁引流通畅，减少结石复发。单纯的肝外胆管结石可采用经十二指肠内镜取石，治疗效果良好，但需要严格掌握治疗的适应证，取石过程中有时需作 Oddi 括约肌切开（EST），损伤括约肌功能，因此对年轻患者应慎用。合并有急性重症胆管炎时需立即解除胆道梗阻并引流。当胆管内压降低后，患者情况常常能暂时改善，有利于争取时间继续进一步治疗。

1. 非手术治疗　对合并胆道感染患者，既是治疗手段，也可作为手术前的准备治疗，争取在胆道感染控制后才行择期手术治疗。治疗措施主要包括：①开放输液通道，合理应用晶体及胶体，尽快恢复血容量。②联合、足量抗生素治疗，可先选用针对革兰阴性杆菌及厌氧菌的抗生素，并根据药敏结果调整方案。③纠正水、电解质紊乱和酸碱失衡，常见为等渗性或低渗性缺水及代谢性酸中毒。④对症治疗，如降温、使用维生素和支持治疗。⑤重症胆管炎患者如经短时间治疗后仍不好转，应考虑应用血管活性药物以提高血压、肾上腺皮质激素保护细胞膜和对抗细菌毒素，应用抑制炎症反应药物，给予吸氧纠正低氧状态。⑥以上治疗后病情仍未改善，应在抗休克的同时行紧急胆道引流治疗。

2. 手术治疗　针对不同部位的胆管结石及有无胆道感染，有不同的手术方式，应根据患者的具体情况进行选择。

（1）肝内胆管结石　胆管切开取石是最基本的方法，应争取切开狭窄的部位，沿胆总管向上切开甚至可达 2 级胆管，直视下或通过术中胆道镜取出结石，直至取净。难以取净的局限结石需行肝切除，高位胆管切开后，常需同时行胆肠吻合手术。

胆肠吻合术应在解除胆管狭窄，尽可能取尽结石后进行，不能作为替代对胆管狭窄、结石病灶的处理方法。治疗肝内胆管结石一般采用肝管空肠 Roux－en－Y 吻合。适应证为：①胆管狭窄充分切开后整形、肝内胆管扩张并肝内胆管结石不能取净者；② Oddi 括约肌功能丧失，肝内胆管结石伴扩张、无狭窄者；③囊性扩张并结石的胆总管或肝总管切除后；④为建立皮下空肠盲袢，术后再反复治疗胆管结石及其他胆道病变者；⑤胆总管十二指肠吻合后，因肠液或食物反流反复发作胆管炎者。对胆肠吻合后可能出现吻合口狭窄者，应在吻合口放置支架管支撑引流，支架管可采用经肠腔或肝面引出，或采用 U 型管，两端分别经肠腔和肝面引出；为防止拔管后再狭窄，支撑时间应维持 1 年。

肝内胆管结石反复并发感染，可引起局部肝的萎缩、纤维化和功能丧失，可行肝切除术切除病变部分的肝脏，包括结石和感染的病灶以及不能切开的狭窄胆管。该方法去除了结石的再发源地，并可防止病变肝段、肝叶的癌变，是治疗肝内胆管结石的积极方法。其适应证有：①肝区域性的结石合并纤维化、萎缩、脓肿、胆瘘；②难以取净的肝叶、肝段结石合并胆管扩张；③不易手术的高位胆管狭窄伴有近端胆管结石；④局限于一侧的肝内胆管囊性扩张；⑤局限性的结石合并胆管出血；⑥结石合并胆管癌变。

肝内胆管结石手术后结石残留较常见，有 20% ~ 40%。因此，后续治疗对减少结石残留有重要的作用。治疗措施包括术后经引流管窦道胆道镜取石；激光、超声、微爆破碎石；经引流管溶石体外震波碎石以及中西医结合治疗等。

（2）肝外胆管结石　一般行胆总管切开取石，T 型管引流术，可采用开腹或腹腔镜手术。适用于单纯胆总管结石，胆管上、下端通畅，无狭窄或其他病变者。若伴有胆囊结石和胆囊炎，应同时行胆囊切除术。为防止和减少结石遗留，术中可采用胆道造影、B 超或胆道镜检查。术中应尽量取尽结石，如条件不允许，也可以在术后经 T 型管行造影或胆道镜检查、取石。术中应细致缝合胆总管壁和妥善固定 T 型管，防止 T 型管扭曲、松脱、受压。放置 T 型管后应注意：①观察胆汁引流的量和性状，术后 T 型管引流胆汁 200 ~ 300ml/d，较澄清。如 T 型管无胆汁引出，应检查 T 型管有无脱出或扭曲；如胆汁过多，应检查胆管下端有无梗阻；如胆汁浑浊，应注意结石遗留或胆管炎症未控制。②术后 10 ~ 14 天可行 T 型管造影，造影后应继续引流 24 小时以上。③如造影发现有结石遗留，应在术后 6 周待纤维窦道形成后行胆道镜检查和取石。④如胆道通畅无结石和其他病变，术后 4 周可拔管。拔管前应夹闭 T 型管 24 ~ 48 小时，确认无腹痛、黄疸、发热等症状。⑤拔管后应平卧观察 1 ~ 2 小时，如有腹痛、腹膜刺激征，应考虑 T 型管窦道形成不完全，有胆汁性腹膜炎。可床边重新置管引流胆汁，如窦道已塌陷，置管失败，则需再次手术。

胆肠吻合术废弃了 Oddi 括约肌的功能，目前使用已逐渐减少。仅适用于：①胆总管远端炎症狭窄造成的梗阻无法解除，胆总管扩张；②胆胰汇合部异常，胰液直接流入胆管；③胆管因病变而部分切除无法再吻合。常用的吻合方式为胆管空肠 Roux－en－Y 吻合（图 42－7），为防止胆道逆行感染，Y 形吻合的引流袢应超过 40cm，并可采用如人工乳头、人工瓣膜等各种抗反流措施，但效果仍不确定。胆管十二指肠吻合虽手术较简单，但食物容易进入胆管、吻合口远端可形成“盲袋综合征”，因此已基本不用。胆肠吻合术后，胆囊的功能已消失，故应同时切除胆囊。对于嵌顿在胆总管开口的结石不能取出时可以应用内镜下或手术行 Oddi 括约肌切开。

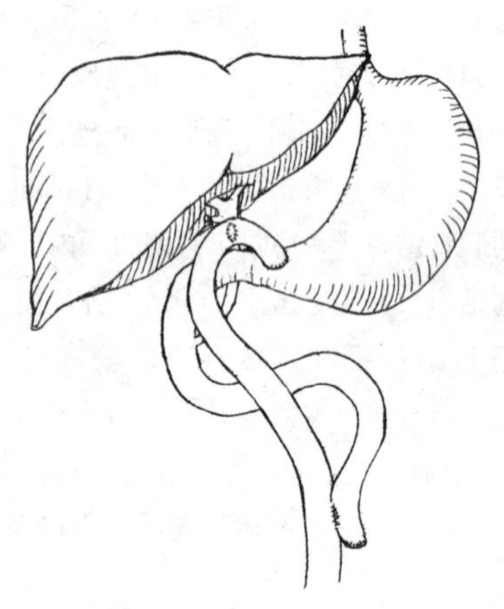

图 42-7 胆管空肠 Roux-en-Y 吻合术

（3）重症胆管炎的手术治疗 合并重症胆管炎的患者，如保守治疗效果不佳，应紧急胆管减压引流，以期中止胆汁及细菌向血液的反流，阻断病情的恶化。急诊状况下为抢救患者生命，方法力求简单有效。包括：①ENBD，创伤小，但清醒状态下治疗较为痛苦。当胆道内压增高时，能有效的减压，并能根据需要持续放置 2 周或更长时间。对高位胆管梗阻引起的胆管炎引流效果不肯定。②PTCD，操作简单，痛苦小，能及时减压，对较高位胆管或非结石性阻塞效果较好，但引流管容易脱落和被结石堵塞，且需注意凝血功能。③胆总管切开减压、T 型管引流。

紧急减压后，病情有可能立即趋于稳定，如手术中发现有较大的脓肿，可一并处理；如为多发小脓肿，则只能行胆管引流。对较高位置的肝内胆管梗阻，胆总管切开往往不能有效减压。胆囊造口术往往无法有效引流，一般不宜采用。胆管减压引流一般不可能完全去除病因，如不作后续治疗，可能会反复发作。如患者一般情况恢复，宜在 1～3 个月后根据病因选择彻底的手术治疗。

第五节 原发性硬化性胆管炎

原发性硬化性胆管炎（primary sclerosing cholangitis，PSC）是以肝内和肝外胆管进行性纤维化狭窄为特点的疾病，主要表现为肝内胆汁淤滞。病变可累及胰管，但一般不侵犯胆囊。其病因不明，目前认为与感染和遗传及自身免疫因素有关。60%～72% 的患者伴有溃疡性结肠炎，结肠炎症使黏膜屏障作用的缺失致大肠埃希菌经门静脉进入胆道导致感染。此病患者的人白细胞抗原（HLA）单倍体 B8/DR3 增高，可能与同样增高的疾病如胰岛素依赖的糖尿病、甲状腺功能亢进症、重症肌无力、干燥综合征等同为自身免疫性疾病。另外，此病还可合并慢性胰腺炎、腹膜后纤维化、克罗恩病、类风湿关节炎等疾病。

一、临床表现

约 70% 的患者为男性，起病缓慢，有症状出现多在 50 岁左右，但无症状期可长达 10 多年。临床表现无特异性，主要为不明原因黄疸、间歇加重，右上腹隐痛，可伴有皮肤瘙痒。部分患者有疲乏无力、食欲下降、体重减轻，或可伴有恶心、呕吐。胆管炎发作时可有体温升高。逐渐发展可出现持续性梗阻性黄疸，肝硬化、门静脉高压，上消化道出血，甚至肝功能衰竭。

二、诊断

80% 的患者在症状出现后两年才获得诊断。实验室检查见总胆红素及结合胆红素、ALP 升高，ALT 可轻度升高。ERCP 及 PTC 直接造影检查为诊断的主要依据，显影良好的 MRCP 也可协助诊断。造影显示胆管普遍性或局限性狭窄，以肝管分叉部明显，胆管分支减少并僵硬变细，或呈节段性狭窄。

本病需与下列疾病鉴别。①继发性硬化性胆管炎：常有引起胆管炎的病因，在中国最多见为胆管结石；多为局限性的胆管狭窄，且多按肝段、肝叶分布，伴有近端胆管扩张。B 超等可显示胆石。②胆管癌：影像学检查不易鉴别。因 PSC 行肝移植的患者中，有 23% 术中或病理意外发现胆管癌。因此，有认为本病是胆管癌的癌前病变。

三、治疗

目前无理想的治疗方法，药物、手术均仅能缓解症状。药物治疗主要应用皮质激素，泼尼松口服 30～50mg/d，黄疸缓解后逐渐减量。其他的药物包括胆管炎时需用抗生素，肝功能异常行护肝治疗。此外，应用免疫抑制剂如甲氨蝶呤（methotrexate）、硫唑嘌呤（azathioprine）、环孢素（cyclosporin）等均有益处，但仍有争议。考来烯胺（消胆胺）可治疗胆汁酸刺激皮肤引起的瘆痒。熊去氧胆酸可改善患者的症状和肝功能。如为节段性病变，可通过 ENBD，PTCD 在胆管内放置支撑引流管或导管；也可手术置放 U 型管引流胆汁，以降低胆管压力、改善黄疸。对弥漫性狭窄者，可手术切开左、右胆管，再行肝管空肠吻合并于吻合口置放 U 型管引流。对合并肝硬化或难以与弥漫型胆管癌鉴别的患者，可行肝移植术。

第六节 胆道蛔虫病

蛔虫是肠道寄生虫，由于饥饿、胃酸降低、驱虫不当等原因，蛔虫钻入胆道引起各种症状，称为胆道蛔虫病（biliary ascariasis）。随着卫生条件改善，本病发病率已明显下降。

一、病因与病理

肠道蛔虫有钻孔习性，喜碱性环境。当胃肠功能紊乱、饥饿、发热、妊娠、驱虫不当等致肠道内环境发生改变时，蛔虫可上行至十二指肠。如遇 Oddi 括约肌功能失调，蛔虫可钻入胆道，机械刺激可引起括约肌痉挛，导致胆绞痛和诱发急性胰腺炎。蛔虫将肠道的细菌带入胆道，造成胆道感染，严重者可引起急性化脓性胆管炎、肝脓肿；如经胆囊管钻至胆囊，可引起胆囊穿孔。Oddi 括约肌长时间痉挛致蛔虫死亡，其残体日后可成为结石的核心。

二、临床表现

其特点是剧烈的腹痛与较轻的腹部体征不相称，所谓“症征不符”。常突发剑突下阵发性钻顶样剧烈绞痛，痛时辗转不安、呻吟不止、大汗淋漓，可伴有恶心、呕吐或吐出蛔虫。常放射至右肩脚或背部。腹痛可突然缓解，间歇期可全无症状。疼痛可反复发作，持续时间不一。如合并胆道感染时，症状同急性胆管炎，无或轻度黄疸。严重者表现同梗阻性化脓性胆管炎。体检仅有右上腹或剑突下轻度深压痛。但如合并胆管炎、胰腺炎、肝脓肿则有相应的体征。

三、辅助检查

首选 B 超检查，可显示胆道内平行强光带及蛔虫影，多能确诊。上消化道钡餐常可见十二指肠乳头有蛔虫影，ERCP 检查在该处常可见蛔虫，并可在镜下钳夹取出。

四、诊断

根据症状、体征和检查，诊断一般不困难。但须与胆石症相鉴别。

五、治疗

以非手术治疗为主，仅在出现并发症才考虑手术治疗。

非手术治疗包括如下内容。①解痉止痛：口服 33% 硫酸镁及解痉药可缓解 Oddi 括约肌痉挛。剧痛时可注射抗胆碱类药如阿托品、山莨菪碱（654－2）等，必要时可加用哌替啶。酸性环境不利于蛔虫活动，发作时可用食醋、乌梅汤使虫静止，通过减轻刺激达到止痛效果；经胃管注入氧气也有驱虫和镇痛作用。②利胆驱虫：当症状缓解后可行驱虫治疗，常用驱虫净、哌嗪或左旋咪唑。驱虫后继续服用利胆药物可能有利于虫体残骸排出。③抗感染：可选用对肠道细菌及厌氧菌敏感的抗生素，预防和控制感染。④十二指肠镜取虫：ERCP 检查时如发现虫体在十二指肠乳头外，可于镜下钳夹取出，但对于儿童及年轻患者如需作括约肌切开宜慎重。

对于经积极非手术治疗未能缓解或者合并胆管结石、或有急性重症胆管炎、肝脓肿、重症胰腺炎等合并症者，可行胆总管切开探查、T 型管引流手术。术中应用胆道镜检查，以去除蛔虫残骸。术后仍需要服药驱除肠道蛔虫。

第七节　胆道疾病常见并发症

胆道疾病，如胆石病、胆道感染、胆道蛔虫病等，在发病过程中，如果诊断治疗不及时或不当，可致病情加剧而发生各种并发症。常见的严重并发症有胆囊穿孔、胆道出血、胆管炎性狭窄、胆源性肝脓肿、胆源性胰腺炎等。

一、胆囊穿孔

3%～10% 的急性胆囊炎发生胆囊坏疽和穿孔，多发生在伴有胆囊结石嵌顿者，有动脉硬化或糖尿病的老年人更易发生。胆囊穿孔部位以胆囊底部常见，颈部次之。胆囊穿孔有三种形式。①急性穿孔，由于胆囊炎发展迅速，周围缺乏粘连保护，胆囊穿孔至游离腹腔，引起急性弥漫性腹膜炎；②亚急性穿孔，穿孔时胆囊周围已有邻近器官和组织粘连，穿孔后被周围组织包裹，形成胆囊周围脓肿；③慢性穿孔，与邻近器官穿透形成内瘘，以胆囊十二指肠瘘最多见，胆囊结肠瘘次之。

胆囊穿孔主要依据 B 超及 CT 诊断。胆囊急性穿孔需紧急手术治疗，根据术中所见选择适当手术，并尽可能行一期切除胆囊。及时正确处理胆囊疾病是预防胆囊穿孔的关键。

二、胆道出血

胆道出血是上消化道出血的常见原因。胆道出血最常见原因为胆道感染，另可见于肝外伤、胆石压迫、肝血管疾病、肝胆肿瘤、手术损伤等情况下。肝内胆管与肝动脉和门静脉分支密切伴行是胆道出血的解剖基础。胆管炎症、胆管壁破溃是造成胆道出血的常见病理基础。胆管和胆囊黏膜糜烂也可引起出血，但一般出血量较小。

（一）临床表现

随病因不同和出血量多少而异。出血量少者，仅表现为黑便或便潜血试验阳性。胆道大量出血的典型临床表现为三联征：胃肠道出血（呕血、便血），胆绞痛及黄疸。胆绞痛和黄疸系因血凝块堵塞胆管而致。出血量大时可出现失血性休克表现。Oddi 括约肌功能完整者，胆道出血可自行停止，但常呈周期性反复发作，间隔时间 1～2 周。

（二）诊断

根据病史和具有周期性发作的三联征表现，一般不难作出胆道出血的诊断，首次发作时需与其他上消化道出血鉴别。十二指肠镜检查看到十二指肠乳头有血流出而确诊胆道出血可确诊。活动性出血期经皮选择性肝动脉造影是诊断胆道出血、确定出血部位的首选方法，并可行高选择性肝动脉栓塞止血。剖腹或腔镜手术胆道探查是诊断胆道出血的最直接方法，术中常需借助胆道镜、术中B超确定出血部位。

（三）治疗

胆道出血的治疗一般先采用非手术治疗，包括：①输血、输液、补充血容量，防治休克；②使用足量、有效抗生素控制感染；③止血及改善凝血功能药物；④对症处理及支持疗法；⑤介入肝动脉造影并高选择性栓塞止血。

有下述情况者应及时采用手术治疗：①反复发作大出血，特别是出血周期愈来愈短，出血量愈来愈大者；②合并严重胆道感染需手术引流者；③胆肠内引流后发生胆道大出血者，因失去Oddi括约肌止血功能；④原发疾病需要外科手术治疗者，如肝胆肿瘤、肝血管疾病等。手术应确定出血部位和原因，根据病情选用胆囊切除、胆总管探查、T型管引流、肝动脉结扎、病变肝叶（段）切除术。

三、胆管炎性狭窄

胆管炎性狭窄（inflammatory stricture of the bile duct）是指在反复胆道感染基础上发生的胆管纤维组织增生、瘢痕组织形成而致的胆管狭窄。狭窄可发生于肝内外胆管的各个部位，以左、右肝管开口部、胆总管上端和左肝管横部多见；多呈环形或长段形；常继发于化脓性胆管炎、原发性胆管结石、胆道蛔虫病。狭窄上方的胆管扩张，重者可呈囊状扩张，内可含胆色素结石。临床表现主要是反复发作的胆管炎。长时间的胆管狭窄，可引起肝实质不同程度的损害及纤维化，严重者病变肝叶（段）发生萎缩，其余肝组织代偿性增大。晚期可引起胆汁性肝硬化和门静脉高压症。

B超、ERCP、MRCP等影像学方法有助于术前诊断。术中胆道探查和胆道造影可明确诊断。治疗方法有手术、胆道气囊扩张和胆道支架三种。手术原则是解除狭窄、通畅引流。对于局限性肝段、肝叶或单侧肝管狭窄伴肝内胆管结石及肝萎缩者，可行相应肝段、肝叶切除术。对于肝门部胆管狭窄，可行肝门部胆管成形、胆管空肠Roux-en-Y型吻合术。胆道气囊扩张只适用于危重患者，如合并有严重门静脉高压症的重症者。胆道支架可作为手术治疗和气囊扩张失败后的补救措施。

四、胆源性肝脓肿

肝脓肿是胆道感染的严重并发症，细菌性肝脓肿中大多数为胆源性肝脓肿。

五、胆源性胰腺炎

胆源性胰腺炎的发病机制、临床表现和诊断，参阅第四十四章第二节急性胰腺炎。对胆源性胰腺炎的治疗，首先要鉴别有无胆道梗阻。伴有胆道梗阻者，应行急诊手术或早期（72小时内）手术通畅胆道引流。手术方法首选经十二指肠镜Oddi括约肌切开取石及鼻胆管引流。无胆道梗阻者，应先行非手术治疗，待病情缓解后，于出院前施行胆石症手术，大多数行胆囊切除术，可采用腹腔镜胆囊切除或开腹胆囊切除术，以免出院后复发，术中应常规行胆道造影。

第八节　胆管损伤

胆管损伤是由于创伤或腹部手术误伤引起的肝内、外胆管损伤，分为医源性胆管损伤和创伤性胆管损伤两类，前者占绝大多数。

一、医源性胆管损伤

医源性胆管损伤是指在手术过程中造成的胆管损伤，绝大多数发生于胆囊切除术，尤其是腹腔镜胆囊切除术，少数发生于胆道探查术、胃大部切除术、肝切除术，也可发生于十二指肠手术、胰腺手术、肝动脉栓塞术、肝移植等。损伤部位以胆囊管与肝总管汇合形成胆总管处常见，其次为胆总管下端。

（一）病因

胆囊切除术引起胆管损伤的常见原因如下。①解剖变异：如胆囊管过短或缺如，胆囊管汇入肝总管的部位与角度异常（过高，过低，汇入肝总管左侧），胆囊管异常汇入左侧或右侧肝管、副肝管、迷走胆管等。②局部病理因素：胆囊三角处炎症重，粘连、瘢痕形成，引起局部解剖结构紊乱；胆囊颈部的结石嵌顿和压迫肝总管，引起肝总管狭窄或胆囊胆管内瘘（Mirizzi综合征）。③手术操作失误：如胆囊动脉出血时盲目钳夹止血更易发生；或在结扎胆囊管时过度牵拉胆总管，致使部分胆管壁被结扎；或损伤撕裂胆管壁引起狭窄。④热源性损伤：胆囊三角区过度使用电刀解剖或电凝止血，因电热传导效应而造成胆管壁的热损伤和炎症反应，产生迟发性胆管狭窄。⑤缺血性损伤：手术时过多剥离胆管周围组织，引起胆管周围血管丛

(peribiliary vascular plexus，PBVP）损伤，造成胆管缺血性损伤。

除胆囊切除术外，上腹部其他手术有时也可误伤胆管，如胆道探查术中因胆道探条使用不当而损伤胆总管下端；肝叶切除术中因第一肝门的结构保护不够，引起保留侧肝管损伤；胃大部切除术中，强行切除十二指肠溃疡，十二指肠残端缝合过程中将胆总管下段缝闭，造成胆道梗阻；肝移植术因供肝缺血时间过长、胆管周围血管丛损伤，术后引起以肝内胆管多发狭窄和扩张为特征的胆管树损害等。

（二）诊断

术中及时发现胆管损伤非常重要。除术中直观发现胆管损伤外，常见的胆道损伤征象为：①术中发现胆汁漏出；②检查切除的胆囊标本，发现胆囊管处有 2 个开口；③术中胆道探查时探条自腹膜后穿出；④术中胆道造影显示胆管影像中断、狭窄或造影剂外溢；⑤术中胆道镜检查发现胆道下端破口；⑥术后发生胆汁性腹膜炎，或腹腔引流管引出胆汁，或术后早期出现梗阻性黄疸；⑦术后数周或数月出现反复发作的胆道感染症状。上述征象均提示胆管损伤可能，应进行及时检查，明确诊断。对于术后可疑胆管损伤，B 超是首选检查方法，必要时可采用多层螺旋 CT 三维胆系成像、MRCP、ERCP 等检查。

（三）处理

胆管损伤的处理应根据发现的时间、损伤程度、损伤胆管及周围组织的炎症情况、患者的肝功能及全身情况采用不同的治疗方法和手术方式。

术中发现胆管损伤，如为小裂伤（<3mm）或部分管壁切除，一般可用 5－0 或 6－0 可吸收线直接缝合修补，可不必放置内支撑管；较大裂伤或横断伤，胆管壁缺损长度<2cm，应争取施行胆管对端吻合术，并通过吻合口放置内支撑管 6 个月以上；胆管损伤范围大、缺损长度>2cm、对端吻合张力大或组织缺血等情况，应施行胆管空肠 Roux－en－Y 吻合术，并放置吻合口内支撑管 6 个月以上。

肝外胆管横断损伤并结扎，术中未发现，术后出现梗阻性黄疸，应在手术 3 周胆管扩张后再手术，一般施行肝总管空肠 Roux－en－Y 吻合术，术中注意切除不健康的胆管组织及瘢痕，并放置吻合口内支撑管 6 个月以上。

肝外胆管损伤致胆管狭窄，术后反复发作胆管炎，合并不同程度的黄疸，需手术处理。术中建立大口、无张力、粘膜对粘膜的近端扩张胆管与空肠 Roux－en－Y 吻合术，同时取出狭窄上方可能存在的结石，冲洗出脓性胆汁。少数肝外胆管短段狭窄，也可采用经皮经肝穿刺置管扩张狭窄段胆管并放置记忆合金支架治疗，远期疗效尚待观察。

（四）预防

医源性胆管损伤是胆道外科的严重问题，可以导致极为严重和难以恢复的后果，如反复发作的胆道感染、胆汁性肝硬化、肝功能衰竭等，甚至死亡。因此，积极预防医源性胆管损伤极其重要。预防措施有：①熟悉胆管系统解剖变异，认真对待每一例胆囊切除手术，增强警惕性；②术中保持术野的良好显露，结扎切断胆囊管前要确认胆囊管、肝总管和胆总管三者的解剖关系；③结扎胆囊管时，应使胆囊管保持无张力状况，结扎部位距胆总管壁应稍长于 0.5cm；④遇有胆囊动脉异常出血时，先压迫止血，待吸净积血后，直视下看清出血点，再行钳夹结扎或缝扎止血，切忌在“血池”中盲目钳夹、电凝止血；⑤如胆囊三角区结构不清，顺行法切除胆囊困难，可改用逆行胆囊切除，或采用胆囊部分切除术；⑥接近胆管处谨慎使用电刀，以防止胆管热源性损伤；⑦避免过多剥离胆管周围组织，注意保护胆管周围血管丛，以防止胆管缺血性损伤；⑧腔镜手术困难时，应及时中转开腹。

二、创伤性胆管损伤

创伤性胆管损伤很少见，常发生于交通事故、高处坠落、挤压伤、利器刺伤等情况，多合并上腹部其他器官或组织的复合伤，如肝内胆管损伤多伴有肝外伤，肝外胆管损伤多伴有十二指肠、胰腺损伤等。

第九节　胆道肿瘤

一、胆囊息肉

胆囊息肉（gallbladder polyps）是影像学检查中的形态学名称，泛指向胆囊腔内突起的病变，可以是球形或半球形，有蒂或无蒂，多为良性。由于术前难以确诊性质，统称为“胆囊息肉样病变”（polypoid lesions of gallbladder，PLG）或“胆囊隆起性病变”。可分为非肿瘤性息肉（假性息肉）与肿瘤性息肉（真性息肉）两类。前者主要有：①胆固醇性息肉；②炎性息肉；③腺肌症；④增生性息肉。后者包括胆囊腺瘤、胆囊癌等。其他少见病变还有血管瘤、脂肪瘤、黄色肉芽肿、异位胃黏膜或胰腺组织等。胆固醇性息肉是胆囊黏膜面的胆固醇结晶沉积，占 PLG 80% 以上；炎性息肉是胆囊黏膜的增生，呈多发，直径常小于 1cm，多同时合并胆囊结石和胆囊炎；腺瘤性息肉分为乳头状和非乳头状两类，属于真性肿瘤，可单发或多发，直径 0.5～2.0cm，甚至可充满胆囊，有一定恶变概率；胆囊腺肌症是胆囊壁黏膜的增生性改变，可呈弥漫性或局限性改变，呈良性经过，但有癌变可能。

本病大部分是体检时由B超检查发现，无症状。少数患者可有无结石性胆囊炎表现；极个别病例可引起梗阻性黄疸、胆道出血、胰腺炎等。体检可能有右上腹压痛。对此病的诊断主要依靠B超，但难以区分是肿瘤性还是非肿瘤性息肉，是良性还是恶性病变。帮助确诊的方法有：①常规超声加彩色多普勒超声或超声血管造影检查；②增强CT；③内镜超声检查。

胆囊息肉治疗以手术为主。在排除精神因素、胃十二指肠和其他胆道疾病后，有明显症状的患者宜行手术治疗。无症状的患者，如存在以下情况应视为恶性病变的危险因素，需考虑手术：单发病变，直径在1.0cm以上，年龄超过50岁，连续B超检查息肉逐渐增大，腺瘤样息肉或基底宽大，合并胆囊结石或胆囊壁增厚。如无以上情况，不宜急于手术，应每6个月B超复查一次。手术一般为胆囊切除术，术中应常规行冰冻切片检查，术后还应作常规石蜡切片检查，排除恶变。如发现癌变需按胆囊癌原则处理。

二、胆囊癌

胆囊癌（carcinoma of gallbladder）是肝外胆道最常见的恶性病变，多见于中老年女性，女性发病率为男性的2～6倍，国内统计占同期胆道疾病的0.4%～3.8%，5年总生存率仅为5%。

（一）病因

85%的患者伴有胆囊结石，胆囊结石至发生胆囊癌长达10～15年；有胆囊结石者胆囊癌发病率是无结石者的13.7倍，单枚结石直径大于3cm者恶变的概率是小于1cm者的10倍。可能与胆囊癌相关的因素还有：胆囊及胆道的慢性感染、完全钙化的“瓷化”胆囊、胆囊腺瘤、胆胰管结合部异常、溃疡性结肠炎等。

（二）病理

胆囊癌多发生在胆囊体部和底部。腺癌占82%，包括硬癌、乳头状癌、黏液癌，其他还有腺鳞癌、鳞癌、未分化癌，神经内分泌来源肿瘤及间叶组织来源肿瘤等。胆囊癌可直接侵犯肝脏、胆管并沿胆管腔内转移，也可经淋巴、静脉、神经转移，并可发生腹腔内种植。淋巴引流多由胆囊淋巴结至胆总管周围淋巴结，再向胰上淋巴结、胰头后淋巴结、肠系膜上动脉淋巴结、肝动脉周围淋巴结、腹主动脉旁淋巴结转移，极少逆行向肝门淋巴结转移。

（三）分期

胆囊癌的预后与分期有关，目前主要有Nevin分期和美国癌症联合委员会（AJCC）与国际抗癌联盟（UICC）联合发布的TNM分期两种分期方法。Nevin分期：Ⅰ期：黏膜内原位癌；Ⅱ期：侵犯黏膜和肌层；Ⅲ期：侵犯胆囊壁全层；Ⅳ期：侵犯胆囊壁全层及周围淋巴结；Ⅴ期：侵犯或转移至肝及其他脏器。TNM分期如表42－1所示。Nevin分期较简单，与临床治疗方法选择密切相关；UICC分期稍复杂但较规范严格，对治疗和预后的判断均有帮助。两种分期均被广泛应用。

表42－1　美国癌症联合委员会（AJCC）与国际抗癌联盟（UICC）联合发布的TNM分期（第八版）

TNM分期	原发肿瘤（T）	区域淋巴结（N）	远处转移（M）
0	T_{is}	N_0	M_0
Ⅰ	T_1	N_0	M_0
ⅡA	T_{2a}	N_0	M_0
ⅡB	T_{2b}	N_0	M_0
ⅢA	T_3	N_0	M_0
ⅢB	$T_{1\sim3}$	N_1	M_0
ⅣA	T_4	$N_{0\sim1}$	M_0
ⅣB	任何T	N_2	M_0
	任何T	任何N	M_1

T、N、M字母的含义分别为：

T——原发肿瘤。Tx：原发肿瘤情况无法评估。T_0：没有证据证明存在原发肿瘤。Tis：原位癌。T_{1a}：肿瘤侵犯固有层。T_{1b}：肿瘤侵犯肌层。T_{2a}：腹腔侧肿瘤侵及肌层周围结缔组织，未超出浆膜。T_{2b}：肝脏侧肿瘤侵犯肌层周围结缔组织，但未突破浆膜层或侵犯肝脏。T_3：肿瘤穿破浆膜层和（或）直接侵犯肝脏和（或）1个相邻的脏器或结构，例如胃、十二指肠、结肠、胰腺、网膜或肝外胆管。T_4：肿瘤侵犯门静脉主干或肝动脉主干，或2个以上的肝外脏器或结构。

N——区域淋巴结。N_x：区域淋巴结情况无法评估。N_0：无区域淋巴结转移。N_1：1～3枚区域淋巴结转移。N_2：≥4枚区域淋巴结转移。

M——远处转移。M_0：没有远处转移。M_1：已有远处转移。

（四）临床表现及诊断

早期无特异性症状，部分患者因胆囊切除标本病理检查意外发现胆囊癌。当肿瘤侵犯至浆膜或胆囊床，则出现定位症状，最常见为右上腹痛，胆囊管受阻时可触及肿大的胆囊。晚期可能触及右上腹肿物，常伴有腹胀、恶液质、肝大，甚至出现黄疸、腹水、全身衰竭。少数肿瘤穿透浆膜，发生胆囊急性穿孔、腹膜炎，或慢性穿透至其他脏器形成内瘘；还可引起胆道出血、肝弥漫性肿瘤转移所致肝衰竭等。

实验室检查中，CEA、CA19－9、CA125等均可升高，其中以 CA19－9 较为敏感，但合并梗阻性黄疸时特异性低。

胆囊癌的诊断主要依靠影像学检查。B 超可显示胆囊壁增厚不均匀，腔内有位置及形态固定的肿物。增强 CT 或 MRI 能较清楚显示胆囊肿块，且可见较丰富血供。

胆囊癌合并坏死、感染需要与胆囊炎或胆囊坏疽形成的脓肿鉴别，但胆囊癌血供丰富，CA19－9 升高。为避免腹腔镜或剖腹探查，可考虑作内镜超声导引下的细针抽吸活检，有助于获取病理诊断。

（五）治疗

首选手术切除。化学治疗或放射治疗效果均不理想。根据病变的程度选择手术方法。除切除胆囊外，尚需行区域淋巴结清扫，并根据不同的 T 分期，决定肝脏切除范围。

1. 单纯胆囊切除术　对于 Nevin Ⅰ期及 TNM 分期 T_{1a} 期病变，只需要行单纯胆囊切除。这些病变一般因胆囊结石、胆囊炎行胆囊切除后病理检查发现胆囊癌，肿瘤局限于胆囊黏膜层。如为术中快速病理结果，则不必联合肝切除，但是否需要行淋巴结清扫尚有争议。如为术后常规病理结果，则不需要补充手术。

2. 胆囊癌根治性切除术　适用于 Nevin Ⅱ、Ⅲ、Ⅳ期和 TNM 分期 T_{1b} 及 T_2 期病变。除切除胆囊外还应行胆囊引流区域的淋巴结清扫术，并行距胆囊床 2cm 以上的肝楔形切除或肝Ⅳb 段及Ⅴ段切除。

3. 胆囊癌扩大根治术　Nevin Ⅲ、Ⅳ期和 UICC Ⅲ、ⅣA 期病变，除根治性切除术外，切除范围还包括右半肝或右三叶肝切除、胰十二指肠切除、肝动脉或（和）门静脉重建术，但手术创伤大。

4. 姑息性手术　适用于晚期胆囊癌（Nevin Ⅴ期、UICC Ⅳ期）引起其他并发症如梗阻性黄疸、十二指肠梗阻等，以缓解症状。引流胆道可行高位胆管空肠吻合或外引流手术；不能手术的患者可经皮经肝穿刺胆道引流或经内镜在狭窄部位放置内支撑管引流。有十二指肠梗阻者可行胃空肠吻合术。

（六）预防

胆囊癌恶性程度高，即使经过手术治疗，预后也差，故而预防发生更为重要。对伴有胆囊癌危险因素的胆囊良性疾病患者，应择期行胆囊切除术。不手术者应每三个月检查超声和肿瘤标志物，密切随访。

三、胆管癌

胆管癌（carcinoma of bile duct）是指原发于左、右肝管至胆总管下端的肝外胆管恶性肿瘤。多发于 50～70 岁，男女比例约 1.4∶1。近年随着诊断水平的提高，本病诊断率逐渐提高。根据肿瘤原发部位，胆管癌分为上段、中段、下段胆管癌，上段胆管癌又称肝门部胆管癌，位于左右肝管至胆囊管开口以上部位，占 50%～75%。根据 Bismuth－Corlett 分型，上段胆管癌又分为四型（图 42－8）；中段胆管癌位于胆囊管开口至十二指肠上缘，占 10%～25%；下段胆管癌位于十二指肠上缘至十二指肠乳头，占 10%～20%。不同部位的胆管癌在病理、治疗方法及预后上均有差异。

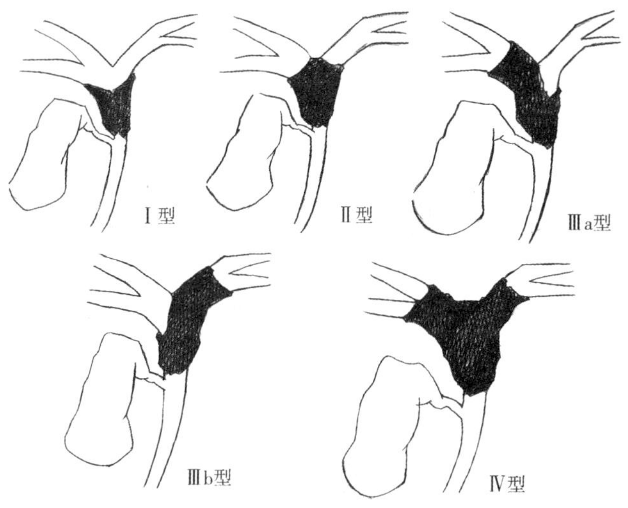

图 42－8　上段胆管癌分型

Ⅰ型，肿瘤未侵及左右肝管汇合部；Ⅱ型，肿瘤侵犯汇合部，未侵及左、右肝管；Ⅲa 型，肿瘤侵犯右肝管；Ⅲb 型，肿瘤侵犯左肝管；Ⅳ型，肿瘤同时侵犯左右肝管

（一）病因

病因仍不明，可能与下列因素有关：肝胆管结石；原发性硬化性胆管炎；先天性胆管扩张症，胆管囊肿空肠吻合术后；肝血吸虫感染，慢性伤寒带菌者，溃疡性结肠炎等。

（二）病理

大体形态包括：①乳头状癌；②结节状癌；③弥漫性癌。组织学类型 95% 以上为腺癌，其他罕见的有鳞状上皮癌、腺鳞癌、类癌等，其中主要是高分化腺癌，低分化、未分化癌较少见且多发生在上段胆管。癌肿生长缓慢，极少发生远处转移。其扩散方式有局部浸润以及淋巴转移、腹腔种植等。局部浸润主要是沿胆管壁向上、向下以及横向侵犯周围组织、肝、血管、神经束膜。淋巴转移途径是沿肝动脉周围淋巴结分别至肝总动脉、腹腔动脉、胰上缘、十二指肠后、腹膜后淋巴结。

（三）临床表现

1. 黄疸　90%～98% 患者出现，以无痛性黄疸多见，逐渐加深，大便灰白，可伴有厌食、乏力、贫血。半数患者伴皮肤瘙痒和体重减轻。少数无黄疸者主要有上腹部疼痛，晚期可触及腹部肿块。

2. 胆囊肿大　病变在中、下段的可触及肿大的胆囊，Murphy 征可能阴性，而上段胆管癌胆囊多不肿大。

3. 肝大、肝功能损害　肋缘下可触及肝脏，黄疸时间较长者可出现腹水或双下肢水肿。肿瘤侵犯或压迫门静脉，可造成门静脉高压而致上消化道出血；晚期患者可并发肝肾综合征，出现少尿、无尿。

4. 胆道感染　可出现典型的胆管炎表现，内镜或介入放射性检查可能诱发或加重感染。

（四）辅助检查

1. 实验室检查　血清总胆红素、直接胆红素、ALP 和 γ-GT 均显著升高，ALT、AST 亦升高。胆道梗阻致维生素 K 吸收障碍，肝合成凝血因子受阻，引起凝血酶原时间延长。血清肿瘤标记物 CA19-9、CEA 可能升高，AFP 多正常。

2. 影像学检查　①B 超检查，可见肝内胆管扩张或胆管肿物；彩色多普勒超声检查可了解门静脉及肝动脉有无受侵犯；内镜超声探头频率高且能避免肠道气体的干扰，可用于检查中、下段和肝门部胆管癌浸润深度。②PTC 可了解胆管梗阻部位，并可进行胆道减压引流；ERCP 仅对下段胆管癌诊断有帮助，或术前放置内支架引流用。③CT、MRI 能显示胆道梗阻的部位、病变性质等，其中三维螺旋 CT 胆道成像和磁共振胆胰管成像（MRCP）逐渐代替 PTC 及 ERCP 等侵入性检查。④核素显影扫描、血管造影有助于了解癌肿与血管的关系。

（五）治疗

胆管癌以手术治疗为主，化学治疗和放射治疗效果不佳。手术争取根治性切除，但即使是姑息性切除，也比单纯引流治疗效果好。

1. 根治性切除　根据肿瘤部位不同，手术方案亦不同。

（1）上段胆管癌　各型采用不同的切除手术，但都需要同时清除肝十二指肠韧带内除肝动脉、门静脉以外的所有淋巴结及结缔组织（肝十二指肠韧带“脉络化”）。其中Ⅰ、Ⅱ型可行肝门胆管、胆囊、肝外胆管切除及胆管空肠吻合手术；Ⅲa 型或Ⅲb 可分别行胆管癌切除加同侧肝切除、对侧胆管空肠吻合术；Ⅳ型偶可行肝门胆管切除手术，但多数癌肿不能切除，仅能作胆道引流手术。

（2）中段胆管癌　切除肿瘤及距肿瘤边缘 0.5cm 以上的胆管，肝十二指肠韧带“脉络化”，肝总管-空肠吻合术。

（3）下段胆管癌　需行胰十二指肠切除术。

2. 扩大根治术　除胆管癌根治性切除范围外，还包括切除其他脏器，如肝右三叶切除、全胰腺切除等，手术创伤大，并发症发生率和死亡率较高，应尽量避免。

3. 姑息性治疗　对无法根治手术患者，治疗以解除胆道、消化道梗阻为主。为解除胆道梗阻，可行经皮肝穿刺胆道造影并引流（PTCD）或放置内支架、经内镜鼻胆管引流或放置内支架，均可达到引流胆道的目的，但放置支架的内引流比置管外引流的患者生活质量为高。也可行肝管空肠吻合术以进行胆汁内引流。如肿瘤侵犯或压迫十二指肠而造成消化道梗阻，可行胃空肠吻合术恢复消化道通畅。

目标检测

答案解析

一、填空题

1. 胆囊三角是由______、______、______所构成的三角区。

2. 先天性胆总管扩张可分为：Ⅰ型，______；Ⅱ型，______；Ⅲ型，______；Ⅳ型，______；Ⅴ型，______，也称为（Caroli 病）。

二、选择题

3. “白胆汁”是
   A. 胆囊分泌的淋巴液
   B. 渗出的组织间液
   C. 分泌的黏液
   D. 水
   E. 脓液

4. 胆道感染最常见的致病菌为
   A. 产气杆菌　　B. 大肠埃希菌
   C. 金葡菌　　D. 副大肠埃希菌
   E. 变形杆菌

5. 胆道感染致感染性休克应
   A. 抗休克同时进行解除胆道梗阻
   B. 紧急手术
   C. 禁忌手术
   D. 大量抗生素控制感染后手术
   E. 需经抗休克血压回升后手术

6. 肝内胆管结石
   A. 右肝管多于左肝管
   B. 左肝管多于右肝管
   C. 左右肝管相等
   D. 完全在左肝管
   E. 完全在右肝管

7. 胆道疾病的并发症中，下述错误的是

A. 胆道感染可并发肝脓肿
C. 胆囊穿孔严重病例可引起急性弥漫性腹膜炎
C. 胆管炎性狭窄可发生于肝内、外胆管的各个部位
D. 胆道出血少见
E. 胆道出血常呈周期性反复发作

8. 胆囊非肿瘤性息肉不包括
A. 胆固醇性息肉　　B. 炎症性息肉
C. 腺肌症　　D. 增生性息肉
E. 胆囊腺瘤

（周俊晶）

书网融合……

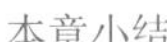

本章小结

题库

第四十三章　上消化道大出血的诊断和外科处理原则

PPT

学习目标

1. 掌握　上消化道大出血的常见病因及临床表现、诊断和鉴别诊断。
2. 熟悉　上消化道大出血的辅助检查；上消化道大出血的合并症及治疗。
3. 了解　上消化道大出血的内镜止血方式；三腔二囊管应用及介入疗法。

上消化道包括食管、胃、十二指肠、胆道和空肠上段。上消化道出血的主要临床表现是呕血和便血，或仅有便血。在成人，全身血液量约为体重的8%。若一次出血超过全身总血液量的20%（800～1200ml及以上），并出现休克的症状和体征，称为上消化道大出血（massive hemorrhage of the upper gastrointestinal tract）。上消化道大出血在临床上很常见，其病死率与病因误诊率至今较高，须予以重视。

案例引导

案例　患者，男，47岁，因"呕血、黑便半天"入院。患者半天前无明显诱因下出现呕血，暗红色，共3次，每次量约200ml，解黑便1次，感头晕、乏力、上腹部疼痛不适、小便量少，偏黄。

既往有慢性乙型病毒性肝炎病史10余年，确诊为肝硬化5年余，平素服用恩替卡韦片0.5mg/d。

查体：P 120次/分，BP 86/55mmHg，神志欠清，精神软，贫血貌，有肝掌、蜘蛛痣，腹平软，上腹部压痛，无反跳痛，移动性浊音阳性。

辅助检查：血常规见HB 72g/L，PLT 31×10^9/L。凝血功能示PT 16.7秒，INR 1.5。急诊生化检查示BUN 9.15mmol/L。腹部B超检查示肝硬化，门静脉偏宽（35px），脾大，侧脾静脉增宽（1.1cm）。

讨论　该患者的诊断是什么？该采取哪些治疗措施？

一、病因

引起上消化道大出血通常有以下五种常见病因。

1. 胃十二指肠溃疡　又称消化性溃疡，占上消化道大出血的40%～50%，其中3/4是十二指肠溃疡。大出血的溃疡一般位于十二指肠球部后壁或胃小弯，均由于溃疡基底血管被侵蚀破裂所致，多数为动脉出血。

2. 食管－胃底静脉曲张破裂出血　约占20%。肝硬化所致门静脉高压症多伴有食管下段和胃底黏膜下层的静脉曲张。黏膜因静脉曲张而变薄，易被粗糙食物所损伤；或由于胃液反流入食管，腐蚀已变薄的粘膜；同时门静脉系统的压力增高，以致静脉曲张破裂，发生难以自止的大出血。原发性肝癌伴门静脉主干癌栓时，常引起急性门静脉高压而发生食管－胃底静脉曲张破裂大出血，预后极差。

3. 急性胃黏膜病变　又称应激性溃疡或急性糜烂性胃炎，约占20%。近年来，其发病率明显上升。患者多酗酒，服用非甾体抗炎药（吲哚美辛、阿司匹林等）或肾上腺激素类药物；也可发生于休克、严重感染、严重烧伤、大手术和颅脑损伤、中枢神经系统损伤后。在这种情况下，交感神经兴奋，肾上腺髓质分泌儿茶酚胺增多，使胃黏膜下血管发生痉挛性收缩，组织灌注骤减，导致胃黏膜缺血、缺氧，以致发生表浅的、边缘平坦的溃疡或多发性大小不等的糜烂。这类溃疡或急性糜烂位于胃者较多，位于十二指肠者较少，常导致大出血。

4. 胃癌　由于癌组织的缺血性坏死，表面发生糜烂或溃疡所致的出血量通常不大。如癌肿侵蚀血管可引起大出血。

5. 胆道出血　肝内局限性慢性感染可引起肝内小胆管扩张合并多发性脓肿，脓肿直接破入门静脉或肝动脉分支，以致大量血液涌入胆道，再进入十二指肠而出现呕血和便血，称为胆道出血。肝癌、肝血管瘤以及外伤引起的肝实质中央破裂也能导致肝内胆道大出血。

二、临床诊断思路

对于上消化道大出血的患者，除非已处于休克中需立即抢救外，应在较短时间内尽快完成有目的、有重点的病史采集、体格检查和实验室及影像检查等步骤，经过分析，初步确定出血的病因和部位，从而采取及时、有效的治疗措施。

一般说来，幽门以上出血易导致呕血，幽门以下出血易导致便血。如果出血量少，血液在胃内未引起恶心、呕吐，则血液都自下排出。反之，若出血急、量大，幽门以下的血液反流到胃，也可引起呕血。同样，在血液颜色方面，如果出血量小，血液在胃内滞留时间较长，经胃酸充分作用而形成正铁血红蛋白后，呕出的血成黑褐色或咖啡色。如果出血急、量大，血液在胃内滞留时间短，呕出的血呈暗红色，甚至鲜红色。血向下排出时，肠液使血红蛋白的铁形成硫化铁，排出的血呈柏油样或紫黑色。但个别病例中，突然大量出血，由于肠蠕动亢进，排出的血也可呈暗红色，甚至鲜红色，以致误认为是下消化道大出血。①食管－胃底静脉曲张破裂出血起病急，来势很猛，一次出血量可达 500～1000ml，可引起休克。临床上主要表现为呕血，单纯便血者较少。采用积极的非手术疗法止血，1 日内仍可反复呕血，可考虑介入或内镜等治疗，必要时行急诊手术。②胃或十二指肠球部的出血多由溃疡、糜烂性胃炎、胃癌引起，虽然很急，但一次出血量不超过 500ml，发生休克者较少。临床上可以呕血为主，但也可以便血为主。经过积极的非手术治疗可以止血，但日后可再出血。③胆道出血量一般不多，一次为 200～300ml，很少引起休克。临床以便血为主要表现，可有腹痛和黄疸及胆管炎的表现。采用积极的非手术疗法后，出血可暂时停止，但常呈周期性复发，间隔期一般为 1～2 周。

从上消化道大出血时的情况可初步判断出血的病因和部位，确诊必须依据病史、体格检查、实验室检查、影像检查和特殊的诊断技术。

1. 病史和症状　胃十二指肠溃疡患者，病史中多有典型的上腹部疼痛，用抗酸解痉药物可以止痛，或既往胃镜检查证实有溃疡。门静脉高压患者一般有肝炎或血吸虫病病史，或既往经 X 线吞钡或胃镜检查证实有食管静脉曲张。这些患者发生上消化道大出血，诊断一般并不困难。然而，有些患者在出血前没有任何自觉症状，如 10%～15% 的胃十二指肠溃疡出血的患者无溃疡病史，许多胆道出血的患者无肝外伤或肝内感染的病史。要明确出血病因和部位，就必须进行系统的检查。

2. 体征　全面细致的体格检查是不可缺少的。如体检发现有肝掌、蜘蛛痣、腹壁皮下静脉曲张、肝脾肿大、腹水、巩膜黄染等表现，多可诊断为食管－胃底静脉曲张破裂出血。胆道出血多有类似胆绞痛的剧烈腹痛为前驱症状，右上腹多有不同程度的压痛，甚至可触及肿大的胆囊，同时伴有寒战、高热，并出现黄疸等症状。

3. 实验室检查　血红蛋白测定、红细胞计数和血细胞比容等在出血早期并无变化。出血后，组织液回吸收入血管内，使血液稀释，一般需经 3～4 小时以上才能反映出失血的程度。肝功能和血氨测定等都有助于胃十二指肠溃疡与门脉高压症引起的大出血相鉴别。前者肝功能正常，血氨不高；而后者肝功能异常，血氨升高。凝血功能检查也很必要。

4. 特殊检查

（1）内镜检查　有助于明确出血部位和性质，并可同时进行止血。内镜检查应在出血后 24 小时内进行，阳性率可达 95%。检查前反复用冰盐水灌洗，不但能发现表浅的黏膜病变，且能在食管－胃底静脉曲张和溃疡两种病变同时存在的情况下确定何种病变是出血原因。若发现壶腹部开口处溢出血性胆汁，即为胆道出血。

（2）数字减影血管造影（digital subtraction angiography，DSA）　选择性腹腔动脉或肠系膜上动脉或超选择性肝动脉造影对确定出血部位尤有帮助。但每分钟至少要有 0.5ml 含有显影剂的血量自血管裂口溢出，才能显示出血部位。在明确出血部位后，还能将导管推进至出血部位进行栓塞止血。在出血量大、内镜检查和治疗不易成功时，DSA 可作为首选方法，因为上消化道大出血除肝硬化门静脉高压症所致出血外，大多为动脉性出血，DSA 有助于部位的诊断，并可进行栓塞止血。

（3）B 超、CT 和 MRI 检查　有助于肝、胆和胰腺结石、脓肿或肿瘤等病变的发现及诊断；螺旋 CT 和 MRI 还可进行肝动脉、门静脉和胆道系统的重建成像，帮助了解门静脉直径、有无血栓或癌栓以及胆道病变等。

三、治疗

（一）非手术治疗

1. 复苏　首先需建立静脉输液通道，以保证迅速补充血容量。先输注晶体液（平衡盐溶液或乳酸钠等渗盐水），输注量为失血量的 2～3 倍，但其扩容作用的持续时间短。人工胶体（羟乙基淀粉或明胶）的扩容效果好，是紧急补充血容量的最佳选择。同时进行血型鉴定、交叉配血和血常规、血细胞比容检查。需要每 15～30 分钟监测血压、脉率，并观察周围循环情况，作为补液、输血的参考指标。一般说来，失血量≤400ml 时，循环血容量的轻度减少可很快被组织液、脾或肝储血所补充，血压、脉率的变化不明显。如果收缩压降至 70～90mmHg 时，脉率增速至 130 次/分，表示失血量约达到全身总血量的 1/4，患者黏膜苍白、皮肤湿冷、表浅静脉塌陷。此时应大量补液、输血，将血压维持在（90～100）/(50～60）mmHg，脉率＜100 次/分。只要保持血细胞比容不低于 0.30，并大量输入晶体液和人工胶体以补充功能性细胞外液的丧失和电解质，有利于抗休克治疗。已有休克的患者，应置导尿管，记录每小时尿量。有条件时做中心静脉压测定。血压、中心静脉压和尿量可作为补液、输血速度和输血量的参考指标。

2. 药物止血　可静脉注射维生素 K_1、纤维蛋白原、凝血酶原复合物等。H_2受体拮抗剂和质子泵抑制剂可抑制胃酸分泌、促进止血。血管加压素可促使内脏小动脉收缩，减少血流量，从而达到止血作用；但对有高血压和冠状动脉供血不足的患者不适用。近年来利用特利加压素，该药是激素原，在体内可以稳定速率释放加压素。生长抑素通过抑制胃酸、胃蛋白酶及促胃液素的分泌，达到止血目的，同时可减少内脏血流量，降低门脉压力，为控制食管－胃底静脉曲张破裂出血最有效、安全的药物。

3. 留置胃管　可以通过胃管应用大量冰盐水以洗净胃内积血和血块，此外尚可观察出血情况。

4. 三腔二囊管压迫　对食管－胃底静脉曲张破裂出血有暂时止血作用，为内镜或手术治疗争取时间。

5. 内镜止血　内镜可以判断出血原因，也可通过喷洒止血药、电凝、激光或微波止血。食管－胃底静脉曲张可以局部注射硬化剂或套扎出血静脉止血。

6. 选择性腹腔动脉或肠系膜上动脉造影及介入疗法　适用于各种原因引起的，或部位不明、病因不详、内科治疗无效的胃肠道大出血，可以通过使用明胶海绵或微小钢圈栓塞出血动脉以达到止血目的。

知识链接

三腔二囊管使用要点

使用前行充气试验检查气囊是否完好，检查管腔是否通畅。表面涂布液状石蜡，抽空胃囊和食管囊后由患者鼻孔置入。置管深度应超过60cm，胃管内应可抽出胃液或血液，或经胃管注入空气在剑突下听诊确定。经胃囊开口注入空气200ml，囊内压力达到50～70mmHg，向外牵引有弹性阻力感，表明胃囊已经填压于胃底和贲门部。通过滑轮装置以0.5kg重物牵引后直接用宽胶带固定在鼻孔侧下方。通过胃管冲洗胃腔后观察止血效果。如果不再出血则食道囊不需充气，否则食道囊需要充气以压迫食道下段。食道囊充气100～150ml，囊内压力维持在35～45mmHg。经过上述处理如果胃管内仍然能抽出血液，则可能合并胃黏膜病变出血。三腔两囊管一般放置24小时，如出血已经停止，可先排空食道囊，稍事观察无出血迹象后解除牵拉，排空胃囊。再观察12～24小时，如确已止血，嘱患者吞咽20ml液状石蜡后，将三腔二囊管缓慢拉出。

（二）手术治疗

经过积极的初步处理后，血压、脉率仍不稳定，应考虑早期行剖腹探查，以期找到病因，进行确定性治疗。急诊手术适应证为：①难以控制的急性大出血；②持续出血或出血停止后再出血；③出血时伴有腹膜炎，怀疑某种脏器创伤存在；④引起出血的病变需及时外科治疗；⑤内镜检查发现有黏膜血管裸露而有可能再出血，或发现较大动脉性出血。

剖腹探查的原则是：一般行上腹部正中切口。进腹后首先探查胃和十二指肠，若初步探查未发现溃疡或其他病变，第二步检查有无肝硬化和脾大，同时注意胆囊和胆总管的情况。胆道出血时，胆囊多肿大，且因含有血性胆汁呈暗蓝色；必要时可行诊断性胆囊或胆总管穿刺。如果以上部位均正常，就切开胃结肠韧带，探查胃和十二指肠球部的后壁。另外，不可忽略贲门附近和胃底部的探查。同时，必须提起横结肠和横结肠系膜。自空肠上段开始，顺序探查空肠的上段。临床实践中，不少病例由于空肠上段的病变如良性肿瘤、血管瘤、结核性溃疡等而引起呕血。如果仍未发现病变，而胃或十二指肠内有积血，即可在胃大弯与胃小弯之间、血管较少部位，纵行切开胃前壁，进行探查。切开胃壁时要结扎所有黏膜下血管，避免胃壁出血影响胃内探查。胃壁切口不宜太小，必要时可长达10cm甚至更长，以便直视下检查胃内壁所有部位。仔细检查胃内壁后仍未发现任何病变，最后用手指通过幽门，必要时纵行切开幽门以检查十二指肠球部后壁近胰头处有无溃疡存在。

目标检测

答案解析

选择题

1. 以下有关消化性溃疡并上消化道出血的特点，不正确的是
   A. 定有呕血
   B. 定有黑便
   C. 呕血常为咖啡色
   D. 出血后可有发热及氮质血症
   E. 出血后疼痛减轻
2. 下列消化性溃疡最易发生出血的是
   A. 十二指肠球部溃疡
   B. 十二指肠球后溃疡
   C. 复合型溃疡
   D. 幽门管溃疡
   E. 胃小弯溃疡
3. 在成人，出现休克体征时的出血量占总循环血量的
   A. 10%　　B. 15%
   C. 20%　　D. 25%

E. 30%

4. 肝内胆道出血的前驱症状是
   A. 寒战
   B. 高热
   C. 黄疸
   D. 类似胆绞痛的剧烈腹痛
   E. 呕吐
5. 有关上消化道出血的急诊处理，下列错误的是
   A. 放置胃管，以冰盐水洗胃
   B. 应用抗酸药物
   C. 应用止血药物
   D. 输血、输液，积极纠正休克
   E. 立即进行剖腹探查术
6. 十二指肠后壁溃疡大出血时，破损的血管为
   A. 胃右动脉分支
   B. 胃左动脉分支
   C. 胰十二指肠下动脉
   D. 胃十二指肠动脉或胰十二指肠上动脉
   E. 以上都不是
7. 患者，男，51 岁。上腹隐痛，乏力伴食欲减退，间断解黑便半年余，体重下降约 15kg。今日突然呕吐暗红色血液，量约 400ml。查体：上腹部饱满，轻压痛，肝脾未触及，移动性浊音（－）。最具有诊断价值的检查是
   A. 胃镜　　B. 血管造影
   C. 腹部 B 超　　D. 胃肠道造影
   E. 腹部 CT

（徐　松）

书网融合……

本章小结

题库

第四十四章　急腹症的诊断与鉴别诊断

PPT

学习目标

1. 掌握　急腹症的病史询问重点、体格检查及辅助检查。
2. 熟悉　各类急腹症的症状、体征特点。
3. 了解　急腹症的分类。

急腹症（acute abdomen）是一组以急性腹痛为突出表现的急性腹腔内脏器病变，发病急、进展快、变化多、病情重，需要尽快明确诊断并及时恰当处理，否则可能危及生命。

急腹症的病因器官主要有空腔脏器、实质脏器和血管。前两者主要来自于消化系统。病因主要有空腔器官穿孔、梗阻、感染、出血及实质性脏器炎症感染、出血。随着人口老龄化进程，血管原因引起的急腹症也有增多趋势，常见有动脉瘤破裂出血、血管栓塞或血栓形成及器官的血供障碍。血管原因所致急腹症往往起病急，进展快，如不及时诊断及抢救后果严重。

虽然先进的医疗诊断器械有助于定位和定性，但详细的病史询问、细致的体格检查、合理的推理分析仍是诊断急腹症的基础所在。

一、病史

（一）现病史

急腹症的病史询问以现病史为主，须紧紧围绕腹痛，仔细询问腹痛诱因、部位、范围、性质、程度、起病缓急、病情变化等情况及其他伴随症状，详细而重点突出。

1. 腹痛

（1）诱因　急腹症发病常有诱因，如急性胆囊炎、胆管炎多发于进油腻食物后，急性胰腺炎多发于暴饮暴食或酗酒后，消化性溃疡穿孔多发于饱餐后。

（2）部位及范围　急腹症病变部位一般在腹痛起始和最严重的部位。如胆囊炎多为右上腹痛，急性胆管炎腹痛位于右上腹或剑突下。胃或十二指肠球部溃疡穿孔时，先出现上腹痛，后迅速蔓延至全腹，但穿孔处仍是腹痛最显著部位。

当病变未累及脏器浆膜层时，痛觉经内脏神经传导，定位模糊，范围大；病变累及脏层或壁层腹膜后，痛觉经躯体神经传导，定位清楚，范围精确。如急性阑尾炎时，往往先出现上腹或脐周痛，当炎症累及浆膜层后，疼痛转至右下腹固定位置。

牵涉痛或放射痛：胆囊炎、胆石症出现右上腹或剑突下的疼痛，但同时可有右肩或右肩胛下角痛；急性胰腺炎的上腹痛同时可伴左肩痛或腰背部疼痛。输尿管上段或肾结石呈腰痛，并有下腹或腹股沟区放射痛，而输尿管下段结石则出现会阴部的放射痛。

腹腔以外的疾病引起腹痛，如右侧肺炎、胸膜炎，由于炎症刺激肋间神经和腰神经分支（胸6－腰1），可引起右侧上、下腹痛易被误诊为胆囊炎或阑尾炎。

（3）性质　实质性脏器炎症或出血多引起持续性钝痛或隐痛，如肝脾破裂、胰腺炎等；空腔脏器梗阻引起的疼痛为绞痛，如肠梗阻等；腹主动脉夹层发病时呈撕裂样疼痛。

（4）起病、程度及变化　炎症性疾病起病缓，多为隐痛，定位不清晰，随炎症进展腹痛逐渐加重；空腔脏器穿孔性疾病起病急，开始即为剧烈绞痛，并可迅速扩散至全腹，患者对腹痛突发时间记忆深刻；实质脏器破裂出血腹痛及腹部体征较轻，但可有失血性休克表现；肠系膜血管栓塞多见于高龄患者，腹痛及腹部体征不显著，但全身状况严重。

2. 伴随症状　急腹症最常见于消化道系统疾病，故往往伴有消化道症状。此外尚可有发热、休克、黄疸等伴随症状。

（1）恶心、呕吐　常由于胃肠道疾病所致严重腹痛引起，故多在腹痛后发生。空腔脏器穿孔常无呕吐；急性胆囊炎、急性阑尾炎呕吐多在腹痛之后；急性胃肠炎发病早期呕吐频繁；高位小肠梗阻呕吐出现早且频繁；低位肠梗阻呕吐出现晚或不呕吐。对于肠梗阻患者，呕吐物的量和性状与梗阻部位有密切关系：梗阻部位在十二指肠乳头近端如幽门梗阻呕吐物多为宿食不含胆汁，梗阻部位在十二指肠乳头远端者含有胆汁；小肠梗阻呕吐后腹痛可减轻，呕吐物多为褐色混浊液体含有渣滓；低位肠梗阻呕吐物为粪水样。

（2）排便改变　肠梗阻腹痛后排气排便停止，实质性脏器急性炎症可抑制肠蠕动引起便秘。急性胃肠炎常有大量水样泻伴痉挛性腹痛，急性坏死性肠炎腹泻多为有腥臭味的血便。小儿腹痛伴有果酱样便是肠套叠的典型表现。

（3）其他　化脓性炎症（如化脓性阑尾炎、胆囊炎）时可有发热，急性胆管炎患者可有畏寒高热，并有梗阻性黄疸。如有尿频、尿急、尿痛、血尿、排尿困难、排尿中断等表现时，需考虑为泌尿系疾病。

（二）既往史

既往病史及手术史可以帮助诊断或排除某些疾病。如既往有溃疡病史，本次突发上腹痛并迅速扩散至全腹者，需考虑消化性溃疡穿孔；曾行胆囊切除、阑尾切除者一般可排除胆囊炎、阑尾炎；曾有腹部手术史者需注意粘连性肠梗阻可能。

（三）月经史

有生育能力的妇女，准确的月经史对鉴别妇科疾病所引起的急腹症有重要意义。如宫外孕破裂出血多有停经史，黄体破裂常在月经中期后一周内发生。

二、体格检查

首先对患者全身状况进行一般检查，然后重点检查腹部体征。

1. 全身情况　包括患者神智、精神状态，生命体征、表情、体位、痛苦程度等，注意有无休克、脱水、呼吸困难、贫血等情况。如有皮肤巩膜黄染，需注意胆道疾病可能；如有高热，需考虑化脓性炎症。

2. 腹部检查　范围上至乳头，下至两侧腹股沟，按照望、触、叩、听诊四个方面进行，注意充分暴露，全面检查，特别是腹股沟区域。

（1）望诊　注意观察腹部全貌，有无出血点、青紫斑；有无腹部包块，特别是两侧腹股沟区域；脐周、腹壁有无静脉曲张。腹部膨隆需考虑麻痹性肠梗阻或低位肠梗阻，不对称性腹胀注意闭袢性肠梗阻或肠扭转可能，胃蠕动波见于幽门或十二指肠梗阻等引起的胃扩张。呼吸浅快提示可能存在腹膜刺激征，腹式呼吸减弱或完全消失提示急性腹膜炎可能。

（2）触诊　是最重要的腹部体检方法，手法要求轻柔，按照非病变区域至病变部位的顺序进行。着重检查腹部肌紧张、压痛、反跳痛的部位、范围和程度。腹部压痛最明显部位往往是病变所在。如阑尾炎早期腹痛未转移至右下腹，压痛点却固定在右下腹。肌紧张是腹膜炎的重要客观体征，是壁层腹膜受刺激而引起的反射性肌痉挛所致，不受患者意志所支配。轻度肌紧张是早期炎症或腹腔内出血刺激引起的。明显肌紧张见于较重的细菌性感染炎症刺激，如化脓坏疽性阑尾炎、肠穿孔等。高度肌紧张时腹壁呈“板状腹”，主要见于胃、十二指肠穿孔或胆道穿孔的早期，腹膜受胃液、胰液、胆汁的强烈化学性刺激所致。腹膜炎时间较长时，由于腹腔渗液增加，消化液被稀释，支配腹膜的神经麻痹等因素，腹肌紧张程度反而减轻。应该注意的是，老年人、衰弱者、小儿、经产妇、肥胖者及休克患者，腹膜刺激征常较实际为轻。

除腹膜炎体征外，触诊还可检查肝脾有无肿大，有无异常的肿块，如肝癌破裂出血的患者常可触及肝癌的肿块；难复性疝、绞窄性疝时腹股沟区可触及质硬包块；急性绞窄性肠梗阻可叩及胀大的肠拌；肠套叠呈腊肠样伴压痛性肿块。男性患者应检查睾丸是否正常、有无扭转。

（3）叩诊　先从无痛区开始，用力要均匀。肝浊音界消失提示有消化道穿孔致膈下存在游离气体。移动性浊音阳性是腹腔积液的体征，说明腹腔内有渗液或出血。

（4）听诊　腹部听诊有助于对胃肠蠕动功能作出判断。一般选择脐周听诊。主要听诊肠鸣音有无、频率和音调。肠鸣音活跃、音调高、音响较强、气过水声伴腹痛，提示有机械性肠梗阻。肠鸣音消失是肠麻痹的表现，多见于急性腹膜炎、小肠缺血、绞窄性肠梗阻晚期。低血钾时肠鸣音减弱或消失。幽门梗阻或胃扩张时上腹部有振水音。

3. 直肠指检　急腹症患者直肠指检应予足够重视。盆腔位阑尾炎可有右侧盆腔触痛，盆腔脓肿或积血在直肠膀胱陷凹处呈饱满感、触痛或波动。

三、辅助检查

除了常规的实验室检查外，影像学的发展为急腹症诊断提供了很大的便利，临床最常用的是超声和 CT，必要时也可选择 MRI、内镜、血管造影、内镜及腹腔镜等。

1. 实验室检查　血常规检查白细胞计数及中性粒细胞比例可提示有无炎症，红细胞、血红蛋白、红细胞压积可了解有无贫血，特别是动态监测可了解有无活动性出血。尿常规见大量红细胞提示泌尿系损伤或结石，尿胆红素阳性，肝功能总胆红素及直接胆红素升高说明存在梗阻性黄疸。血液、尿液或腹腔穿刺液淀粉酶明显增高提示急性胰腺炎。

2. X 线检查　是急腹症辅助诊断的重要项目之一。胸腹立位片或透视可观察有无肺炎、胸膜炎、膈肌位置及运动，膈下有无游离气体，胃泡大小，小肠有无积气、液气平面，结肠内有无气体，有无阳性结石影等。膈下游离气体是消化道穿孔或破裂的证据。气体进入腹膜后，提示十二指肠或升、降结肠后壁穿孔。阶梯状液气平面说明存在机械性小肠梗阻，钡灌肠透视在低位结肠梗阻中具有诊断价值。

3. 超声检查　超声检查对对胆囊结石、胆囊炎及胆总管结石，可提供准确的诊断依据；对实质脏器的损伤、破裂、占位性病变等具有重要的诊断价值；在探查阑尾粪石、脓肿等方面较敏感。对腹腔内出血和积液，不但可探测积血、积液的量，而且可在B超引导下作腹腔穿刺抽液。盆腔妇科疾病用超声检查可清楚地分辨病变的来源和性质。泌尿系统结石可见患侧肾盂积水，输尿管扩张及结石影像。

4. CT 在急腹症诊断中的应用迅速增加。其诊断速度与超声相似，诊断准确性及客观性更优于超声，且不受肠管内气体干扰。除超声检查适应证外，尚能对急性胰腺炎的蜂窝织炎、液体积聚、出血坏死、囊肿形成等提供诊断依据。CT血管成像对动脉夹层、肠系膜血管栓塞等有较高诊断价值。

5. 诊断性腹腔穿刺或灌洗 对诊断不确切的急腹症均可选择采用此法以协助诊断。对疑有内出血、全腹膜炎且病因不清，患者不能清楚准确地陈述病史或表述症状者更为适用。多在两侧下腹部脐和髂前上棘连线的中、外1/3交界处选择穿刺点。如抽出不凝血，说明有内出血。如抽出腹腔液体则可根据其颜色、混浊度、气味、涂片行革兰染色镜检等帮助鉴别诊断，还可作淀粉酶、胆红素的测定和细菌培养，对诊断和鉴别诊断有很大帮助。但对诊断已明确或严重腹胀者不宜采用此方法。

6. 内镜检查 在上、下消化道急性出血的出血部位及病变性质方面有确定诊断意义，还可在内镜指引下应用硬化剂、微波或激光等技术进行止血治疗。内镜超声（EUS）诊断在部分急腹症诊断中有特殊价值。

7. 动脉造影 在疑有肝破裂出血、胆道出血或小肠出血等疾病可采用选择性动脉造影以确定诊断，部分出血性病变还可同时采用选择性动脉栓塞止血。肠系膜上动脉或腹主动脉造影，可以确定肠系膜动脉栓塞的部位。

四、常见急腹症的诊疗

常见的急腹症包括溃疡病急性穿孔、急性阑尾炎、急性肠梗阻、急性胆道感染及胆石症、急性胰腺炎、腹部外伤、泌尿系结石及异位妊娠子宫破裂等。各类急腹症诊断及鉴别要点详见各章节相关内容。

急腹症诊断明确者如有急诊手术指征应及时手术治疗；可保守治疗者在治疗过程中也需动态评估病情，调整治疗方案。诊断不明者应尽快完善检查以明确诊断，同时维持重要脏器功能。在留诊观察过程中，禁用强烈镇痛剂，以免掩盖病情进展。诊断虽不能确定，但有以下情况时需手术探查：①出现脏器血运障碍；②腹膜炎有扩散倾向；③腹腔活动性出血；④非手术治疗后病情恶化。术中明确诊断的同时妥善处理。经腹腔镜手术探查既有诊断作用，又有治疗作用，在急腹症的诊疗中应用越来越广泛。

知识链接

引起“急腹症”症状的其他疾病

一些腹腔外脏器如心脏、肺等的病变亦可能引起急腹症表现。如急性心肌梗死患者可有剑突下疼痛，恶心、呕吐等表现，大叶性肺炎也可有季肋部疼痛等。此外，一些毒素中毒也可引起腹部症状，如急性坨中毒早期表现为食欲减退、恶心、呕吐、腹痛、腹泻等症状，数天后才出现明显的神经功能障碍。急性铅中毒可有恶心、呕吐、流涎、腹胀、腹绞痛等症状，并喜按。一些变态反应性疾病如腹型过敏性紫癜患者病变累及胃肠道者，可以腹痛、恶心、呕吐等为首发症状，如不伴有皮肤紫癜，常易误诊为“急腹症”。精神及神经源性疾病如腹型癫痫患者也可出现突然发作性腹痛，疼痛多较剧烈，如绞痛或刀割样，发作时常伴有一定程度的意识障碍，但无完全的意识丧失。

目标检测

答案解析

选择题

1. 急腹症手术治疗的适应证，下列错误的是
   A. 腹膜刺激征严重或有扩大趋势或抗炎治疗无效者
   B. 急性水肿性胰腺炎
   C. 腹内脏器破裂或穿孔
   D. 急性机械性完全性肠梗阻
   E. 嵌顿疝
2. 下列不是炎症性急腹症特点的是
   A. 病变部位有固定压痛
   B. 腹痛由轻转重
   C. 持续性腹痛
   D. 腹膜炎范围不随病变加重而扩展
   E. 腹膜刺激征局限于病变局部
3. 对未明确诊断的急腹症患者，下列处置错误的是
   A. 严密观察
   B. 有效镇痛，必要时使用吗啡、杜冷丁等强镇痛剂
   C. 禁用泻药和灌肠
   D. 禁食
   E. 抗炎治疗

4. 诊断性腹腔穿刺不应用于
   A. 精神状态不正常者
   B. 昏迷患者
   C. 小儿及老年人
   D. 诊断不明确的患者
   E. 诊断已明确的患者

5. 单纯空腔器官梗阻的腹痛特点是
   A. 持续性腹痛
   B. 持续性腹痛伴腹泻
   C. 阵发性腹部绞痛
   D. 阵发性腹痛伴发热
   E. 持续性腹痛阵发性加重

（周俊晶）

书网融合……

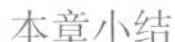
本章小结

题库

第四十五章　胰腺疾病

学习目标

1. 掌握　解剖生理概要；急性胰腺炎的病因与发病机制、病理、临床症状、体征、诊断、局部并发症、治疗；胰腺癌的临床表现、诊断、治疗。

2. 熟悉　假性胰腺囊肿的临床表现、诊断、治疗；壶腹部癌的诊断、治疗；胰腺内分泌瘤（胰岛素瘤、胃泌素瘤）的诊断、治疗。

3. 了解　慢性胰腺炎的病因；先天性胰腺囊肿、潴留性囊肿的临床表现、诊断及治疗；胰腺癌的病理；壶腹部癌的病理。

第一节　解剖及生理概要

胰腺是仅次于肝脏的第二大腺体，位于腹膜后，从右向左横跨第1～2腰椎的前方，长17～20cm，宽3～5cm，厚1.5～2.5cm，重75～125g。分为胰头、颈、体、尾4部分，各部分无明显界限。胰头部膨大，被“C”形十二指肠包绕，其下部经肠系膜上静脉后方向左突出至肠系膜上动脉右侧，称钩突。肠系膜上静脉前方的部分为胰颈。胰颈和胰尾之间为紧贴腰椎体的胰体，占胰腺的大部分。胰尾狭细并抵达脾门，脾切除时易损伤胰尾造成胰瘘。

主胰管（Wirsung管）直径2～3mm，横贯胰腺全长，沿途接纳小叶间导管。85%胰管与胆总管汇合形成“共同通道”（下端膨大部分称Vater壶腹）开口于十二指肠乳头（其内有Oddi括约肌），其开口有三种类型（图45－1），这种共同开口或共同通道是胰腺疾病和胆道疾病互相关联的解剖学基础。

胰腺血液供应丰富，胰头由胃十二指肠动脉和肠系膜上动脉发出的胰十二指肠前、后动脉弓供血。胰体尾部由胰背动脉和胰大动脉（脾动脉的分支）与胰横动脉构成胰腺内动脉网（图45－2）供血。胰的静脉多与同名动脉伴行，最后汇入门静脉。

胰腺的淋巴管起自腺泡周围的毛细淋巴管，沿血管达胰表面，注入胰上、下淋巴结与脾淋巴结，然后注入腹腔淋巴结。胰腺受交感神经和副交感神经的双重支配。

胰腺具有外分泌和内分泌两种功能。胰腺的外分泌液为胰液，是一种透明等渗液体，每日分泌量750～1500ml，pH为7.4～8.4，主要成分为由腺泡细胞分泌的各种消化酶以及由中心腺泡细胞和导管细胞分泌的水和碳酸氢盐。胰液分泌受迷走神经和体液双重控制，以体液调节为主。胰消化酶主要包括胰蛋白酶、糜蛋白酶、弹性蛋白酶、胰淀粉酶、胶原酶、羧基肽酶、核糖核酸酶、脱氧核糖核酸酶、胰脂肪酶、胰磷脂酶等。生理状态下，这些酶是以未激活酶原的形式存储在细胞内的酶原颗粒中，如在胰腺内被异常激活则会发生“自身消化”反应，此为急性胰腺炎最基本的发病机制。

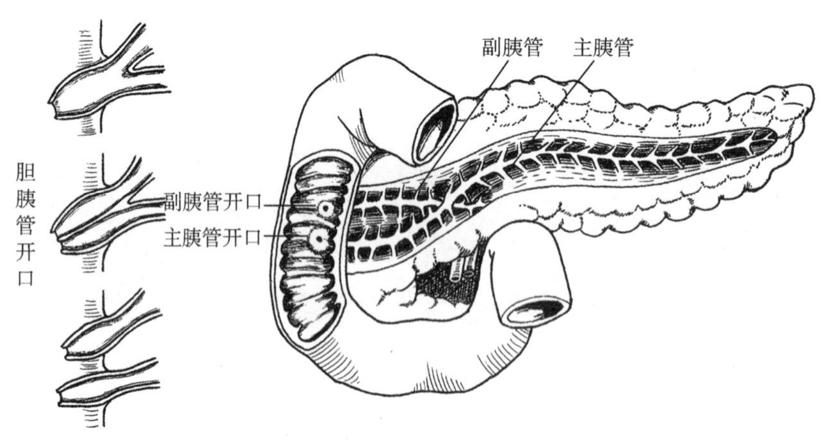

图45－1　胰管的解剖关系

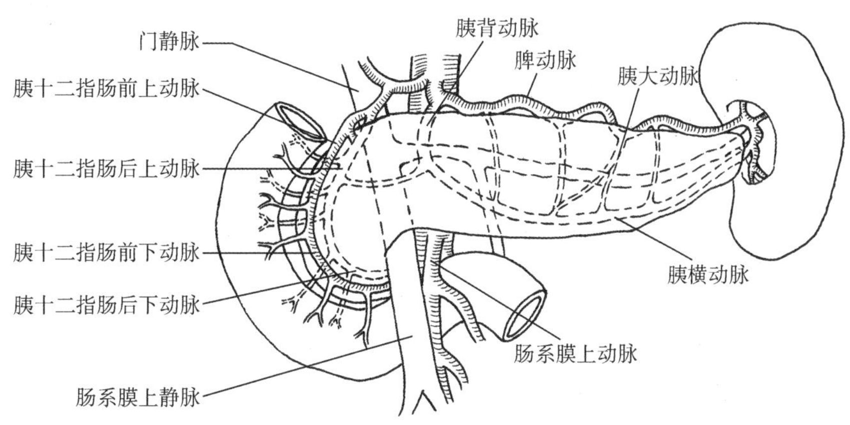

图 45－2　胰腺的血液供应

胰腺的内分泌来源于胰岛内多种细胞。胰岛是大小不等、形状不定的细胞团，散布于腺泡之间，主要分布于胰体尾。胰岛中的细胞以 β（B）细胞为主，分泌胰岛素；其次是 α（A）细胞分泌胰高糖素，以及 δ（D）细胞分泌生长抑素；还有少数 PP 细胞分泌胰多肽、G 细胞分泌促胃液素（胃泌素）和 D_1 细胞分泌血管活性肠肽（VIP）等。

第二节　胰腺炎

案例引导

案例　患者，女，42 岁。主因“腹痛伴恶心、呕吐 1 天”入院。患者感全腹痛，放射至背部，呕吐后腹痛无缓解。既往有“胆囊结石伴慢性胆囊炎”病史 6 年，未治疗。入院查体：T 38.2℃，P 90 次/分，R 19 次/分，BP 130/80mmHg。神表清，一般情况尚好，体形肥胖，皮肤巩膜可疑黄染，心肺未及异常，腹肌紧张，全腹压痛，以中、上腹明显，反跳痛不明显，肠鸣音弱。入院后查血常规：白细胞 15.9×10^9/L，中性粒细胞百分比 86.5%，血红蛋白 186g/L，血细胞比容 55.3%，血小板 107×10^{12}/L。血淀粉酶：1146.8U/L，尿淀粉酶 4648U/L。急诊腹部 CT 示胆囊壁增厚伴渗出改变，肝外胆管轻度扩张。胰腺弥漫增粗，胰腺体部最大横径约为 4.6cm；肝周、小网膜囊、双肾前后间隙、腹膜腔脂肪间隙内弥漫性水样密度影，双肾周脂肪间隙受累。肝脏饱满，肝实质密度普遍降低。

讨论　该患者诊断、可能的病因、相应诊断依据及下一步治疗方案是什么？

一、急性胰腺炎

急性胰腺炎（acute pancreatitis，AP）是一种常见的急腹症，由各种原因导致胰酶异常激活，对胰腺自身及周围器官产生消化作用而引起，以胰腺局部炎症反应为主要特征，甚至可导致器官功能障碍。

（一）病因

胆道疾病是国内急性胰腺炎的主要病因（＞50%）；西方国家则以胆源性和酒精性为主。

1. 胆道疾病　胆道结石、胆道蛔虫等可阻塞胆总管末端，高压胆汁经“共同通道”反流入胰管。

2. 高甘油三酯血症　由于我国生活水平的提高和饮食结构的改变，(高脂蛋白血症Ⅰ、Ⅳ或Ⅴ型）已经成为急性胰腺炎的常见原因之一，但高胆固醇血症不会引起 AP 的发作。

3. 过量饮酒　在西方国家酗酒是急性胰腺炎的主要病因之一，在我国酒精性比例明显低于国外。近年我国成人饮酒量也呈增加趋势。

4. 高钙血症　多发生在甲状旁腺功能亢进、恶性疾病、结节病、维生素 D 中毒、锂药物、过量补钙等。引起 AP 的机制为钙沉积在胰管内引起阻塞或钙引起胰蛋白酶原的活化。

5. 药物　药物性 AP 很难诊断，可能的药物有硫唑嘌呤、6－巯基嘌呤、5－氨基水杨酸、地达诺新、磺胺类、四环素、甲基多巴、呋塞米、皮质激素、奥曲肽等。

6. 医源性原因　手术和有创性诊疗技术包括 ERCP 术后（发生率约 5%）、腹部手术、经皮胰腺穿刺活检、体外肾脏碎石术或射频治疗射可引起急性胰腺炎。

7. 创伤　上腹部钝器伤、贯通伤等。

8. 其他　①Oddi 括约肌功能障碍；②感染性（如柯萨奇病毒、腮腺炎病毒、巨细胞病毒、支原体、弓形体等），其机制不明；③十二指肠乳头旁憩室、胆总管囊肿、胰腺或壶腹肿瘤、遗传和自体免疫性疾病等。

另有约20%患者经临床与影像、生化等检查，不能确定病因，称为特发性。

（二）病理

基本病理改变是胰腺呈不同程度的水肿、充血、出血和坏死。

1. 间质水肿性胰腺炎 胰腺弥漫性（偶尔为局部）肿大变硬，部分有胰周液体积聚。镜下见间质充血、水肿并有炎性细胞浸润。

2. 坏死性胰腺炎 胰腺肿胀，呈暗紫色，分（小）叶结构模糊，胰腺及胰周组织均有坏死是其最常见的表现，其次胰周组织坏死，极少数为单纯性胰腺实质坏死。镜下可见脂肪坏死和腺泡破坏，腺泡小叶结构膜糊不清。间质小血管壁也有坏死，呈现片状出血，炎细胞浸润。胰腺及胰周坏死可保持无菌状态或受到感染，当胰腺或胰周坏死组织继发感染后称为感染性胰腺坏死（infected pancreatic necrosis，IPN）。IPN患者病死率显著增加。

（三）发病机制

急性胰腺炎的发病机制是一个复杂的、多因素参与的病理生理过程，这些因素相互作用、相互影响，至今尚未完全阐明。众多学说中，“胰酶自身消化学说”是最基本的发病机制，“炎性因子学说”也被广泛接受。

1. 胰酶自身消化学说 胰管梗阻、十二指肠液或胆汁反流以及乙醇对胰腺腺泡和Oddi括约肌的作用等，引起胰蛋白酶原在胰腺内的异位激活，活化的胰蛋白酶可以激活其他蛋白酶，导致胰腺自身消化。激活的胰蛋白酶破坏胰腺组织本身，导致出血和胰腺组织坏死；同时活化的胰蛋白酶通过静脉回流和破坏血管内皮屏障进入循环系统，导致血管通透性增高、脏器出血。

2. 炎性因子学说 急性胰腺炎的最终结果总是局部和全身炎性反应，与炎性因子的过度生成有关。多种炎性因子发生瀑布样级联反应，引起炎症扩散，导致全身炎性反应综合征（SIRS）、多器官功能障碍以致死亡。与急性胰腺炎发生有关的炎性因子包括白细胞介素（IL）、肿瘤坏死因子-α（TNF-α）、血小板活化因子（PAF）、核因子-κB（NF-κB）等。

（四）临床表现

1. 症状 由于病变程度不同，患者的临床表现差异很大。

（1）腹痛 常于饱餐和饮酒后突然发作，刀割样剧烈，呈持续性。多位于左上腹，向左肩及左腰背部放射。胆源性者腹痛始发于右上腹，逐渐向左侧转移。病变累及全胰时，疼痛范围较宽并呈束带状向腰背部放射。

（2）腹胀 与腹痛同时存在。是腹腔神经丛受刺激产生肠麻痹的结果，早期为反射性，继发感染后则由腹膜后的炎症刺激所致。腹膜后炎症与腹胀程度正相关。严重腹胀可导致腹腔间隔室综合征（abdominal compartment syndrome），提示病情危重。

（3）恶心、呕吐 出现早、剧烈而频繁。呕吐物为胃十二指肠内容物，呕吐后腹痛不缓解。

（4）黄疸 胆道结石嵌顿或胰头肿大压迫胆总管可出现黄疸，后者黄疸程度一般较轻。

（5）休克和多脏器功能障碍 早期主要为低血容量休克，后期合并感染，休克难以纠正。脏器功能障碍以肺功能及肾功能损害为常见。伴急性肺功能衰竭时可有呼吸困难和发绀，严重者可有DIC表现，胰性脑病者可出现中枢神经系统症状，如感觉迟钝、意识模糊甚至昏迷。

2. 体征

（1）腹膜炎体征 急性水肿性胰腺炎时压痛多只限于上腹部，常无明显肌紧张。急性出血坏死性胰腺炎压痛明显，并有肌紧张和反跳痛，范围较广或延及全腹。移动性浊音多为阳性。肠鸣音减弱或消失。

（2）皮下出血 少数严重患者胰腺的出血可经腹膜后途径渗入皮下，在腰部、季肋部和下腹部皮肤出现大片青紫色瘀斑，称Grey-Turner征；若出现在脐周，称Cullen征。

（五）辅助检查

1. 实验室检查

（1）胰酶测定 血清、尿淀粉酶测定及血清脂肪酶测定是最常用的诊断方法。血清淀粉酶在发病数小时开始升高，24小时达高峰，4~5天后逐新降至正常；尿淀粉酶24小时才开始升高，48小时到高峰，1~2周后恢复正常。血清淀粉酶及脂肪酶超过正常值3倍以上有诊断价值。注意血清淀粉酶、脂肪酶升高的幅度和病变严重程度无关。

（2）其他项目 包括白细胞增高、高血糖、肝功能异常、低钙血症、血气分析异常等。诊断性腹腔穿刺抽出血性渗出液的淀粉酶值升高者诊断价值高。

2. 影像学诊断

（1）腹部B超 主要用于胆源性胰腺炎、胰腺假性囊肿。应及早检查以明确有无胆道结石。由于胰腺炎腹胀气体的干扰，诊断价值不如CT。

（2）增强CT 是对于急性胰腺炎最具诊断价值的影像学检查。可以显示胰腺肿胀及周围渗出情况。但发病初始的影像学特征不能反映疾病的严重程度。应在发病72小时后检查增强CT。急性坏死性胰腺炎增强CT诊断标准是：弥漫性肿大的胰腺上出现质地不均、液化和蜂窝状低密度区，在不同部位出现不同程度、不均匀的非液体密度影

（有部分在疾病早期可呈均匀密度）。积聚周围没有壁包裹，位于胰腺内和（或）胰腺外。

（3）MRI　用于对碘造影剂过敏、肾功能不全、年幼或怀孕患者，其检查胰腺水肿的灵敏度优于 CT，亦可用于判断局部是否存在并发症，但对诊断积聚液体中气泡的灵敏度较差。MRCP 有助于发现胆道系统结石。

（六）诊断

诊断急性胰腺炎需要符合以下 3 个条件中的 2 个：①腹痛符合急性胰腺炎特征（急性发作的持续性的、严重的上腹部痛，常放射到背部）；②血清淀粉酶和（或）脂肪酶活性（或淀粉酶活性）高于正常上限 3 倍以上；③腹部影像学检查结果显示符合急性胰腺炎影像学改变。

（七）急性胰腺炎严重程度分类

急性胰腺炎根据严重程度可分为轻度、中度重症和重度 3 级。轻度是最常见的急性胰腺炎，没有器官衰竭、局部或系统并发症，一般在起病 1 周内恢复。中度指有局部并发症或者并发症恶化，有短暂的而非持续性器官衰竭（<48 小时）。重度则指持续性器官衰竭时间 >48 小时，其病死率极高。

评估或预测病情严重程度的方法。早期是基于临床参数（SIRS、改良的 Mashall 评分等）。后期是基于临床参数（改良的 Mashall 评分等）和影像学（CT 等）。

（八）急性胰腺炎的病程分期

急性胰腺炎的发病是一个动态过程，依据其两个死亡的高峰期分为早期和后期。早期指发病 2 周内，后期指发病 2 周后，它可以持续数周到数月。

1. 早期　此阶段胰腺的炎症激活了细胞因子级联反应，临床表现为全身炎症反应综合征（SIRS）。符合以下 4 条中 2 条或以上：①P >90 次/分；②R >20 次/分，或 $PaCO_2$ < 32mmHg；③T >38℃，或 <36℃；④WBC 计数 $>12\times10^9/L$ 或 $<4\times10^9/L$。早期决定急性胰腺炎严重程度的主要是器官功能衰竭及持续时间。虽然在早期阶段可能会发现局部并发症，但早期局部并发症不是决定病情严重性的主要因素。

2. 后期　特点是持续出现全身症状或有局部并发症。轻度急性胰腺炎在早期阶段即可痊愈，因此只有中度和重度急性胰腺炎患者才有后期阶段。在后期器官功能衰竭仍是决定病情严重程度的主要因素。

（九）局部并发症

急性胰腺炎局部并发症主要有急性胰周液体积聚、胰腺假性囊肿、急性坏死性积聚、包裹性坏死，它们可以是无菌性或感染性。其他局部并发症还包括：胃流出道梗阻、脾静脉、门静脉血栓形成、出血和结肠坏死等。

（十）治疗

随着药物、重症监护技术与对急性胰腺炎认识与研究的进展，其治疗理念已从单一学科转向多学科合作的综合治疗，根据急性胰腺炎的分型、分期和病因选择恰当的治疗方法。

1. 基础治疗

（1）早期液体疗法防治休克　早期液体治疗可改善组织灌注，需在诊断急性胰腺炎后即刻进行。首选乳酸林格液、生理盐水等晶体液，以 5 ~ 10ml/（kg·h）的速度滴注，应警惕液体负荷过重导致的组织水肿及器官功能障碍。液体治疗成功的指标包括尿量 >0.5ml/（kg·h）、平均动脉压 >65mmHg、中心静脉压 8 ~ 12mmHg、中心静脉血氧饱和度≥70% 等。

（2）抑制胰腺分泌　禁食、胃肠减压可防止呕吐，减轻腹胀，增加回心血量，减少促胰酶素、促胰液素的分泌。抑制胰液分泌的药物有 H_2受体拮抗剂、质子泵抑制剂、生长抑素及其类似物如奥曲肽等。

（3）镇痛解痉　在诊断明确的情况下给予解痉止痛药，常用的解痉药有山莨菪碱、阿托品等。吗啡可引起 Oddi 括约肌张力增高，但对预后并无影响。

（4）营养支持　禁食期主要靠完全肠外营养（TPN）。待病情稳定，肠功能恢复后应早期给予肠内营养，肠内营养可以减少了并发症发生率、器官功能衰竭发生率及病死率。

（5）抗感染　对于无感染证据的急性胰腺炎，不推荐预防性使用抗菌药物。继发感染是急性胰腺炎的主要死亡原因，常见致病菌有大肠埃希菌、铜绿假单胞菌、克雷伯菌和变形杆菌等。胆源性胰腺炎或重度急性胰腺炎应常规使用抗生素，选用相应的以革兰阴性菌和厌氧菌为主、脂溶性高能透过血－胰屏障的广谱抗生素。

（6）中药治疗　呕吐基本控制后，可经胃管注入中药，常用复方清胰汤加减促进肠功能恢复。

2. 重症监护室治疗　急性胰腺炎死亡的第一个高峰期常发生在早期，死因多为多脏器功能衰竭。因此，当判定为重度急性胰腺炎时，应及时转入 ICU 治疗，目的在于：①早期精准的液体复苏，尽早达到血液动力学稳定和足够的组织灌注同时避免过度；②出现 ARDS 时及早无创或有创机械通气支持呼吸；③尽早做床旁持续血液透析滤过，通过吸附、滤过清除或下调循环中炎性介质、重新调节机体免疫系统、维持内环境稳定，进而控制和缓解机体的炎症反应。

3. 手术治疗　早期不建议手术，但如急性腹膜炎不能排除其他急腹症时，应根据情况决定是否需手术探查；伴胆总管下端梗阻或胆道感染者应及时通过手术、内镜等方式解除胆道梗阻，通畅胆汁引流。后期手术适应证包括①胰腺和胰周坏死组织继发感染；②合并肠穿孔、大出血等严重并发症；③胰腺假性囊肿。

（1）胆源性胰腺炎　手术目的是取出胆管结石，解除梗阻，畅通引流，依据是否有胆囊结石及胆管结石处理方法不同，仅有胆囊结石，且症状轻者可在初次住院期间行胆囊切除。胰腺病情严重者需要等待病情稳定后，择期行胆囊切除；合并胆管结石，且病情较严重或一般情况差，无法耐受手术者，宜急诊或早期经十二指肠镜行 Oddi 括约肌切开、取石及鼻胆管引流术。

（2）胰腺和胰周坏死组织继发感染　最常用的是坏死组织清除加引流术，优先选用内镜或腔镜下治疗，酌情选用开放手术（经腹腔或腹膜后小切口途径）。开腹手术可经上中腹弧形或正中切口开腹，进入网膜囊清除胰周和腹膜后的渗液、脓液以及坏死组织，彻底冲、洗后放置多根引流管从腹壁或腰部引出，以便术后灌洗和引流。若坏死组织较多切口也可部分敞开填塞，以便术后经切口反复多次清除坏死组织。同时行胃造口、空肠造口（肠内营养通道），酌情行胆道引流术。经后腹膜途径需行腰胁部侧方小切口进入脓腔进行坏死组织清除 + 引流术。若继发肠瘘，可将瘘口外置或行近端肠管造口术。

（3）胰腺假性囊肿　酌情行内、外引流术（详见第三节）。

二、慢性胰腺炎

慢性胰腺炎（chronic pancreatitis）是各种病因引起胰腺组织和功能不可逆改变的慢性炎症性疾病。临床主要表现为反复发作的上腹部疼痛和胰腺内、外分泌功能不全。

（一）病因

致病因素较多，酗酒是主要因素，其他病因包括胆道疾病、高脂血症、高钙血症、自身免疫性疾病、遗传因素、胰腺先天性异常及胰腺外伤或手术、急性胰腺炎导致胰管狭窄等；吸烟可显著增加慢性胰腺炎发病的危险性。其他致病因素不明确者称为特发性慢性胰腺炎。

（二）病理

典型的病变是胰腺萎缩，呈不规则结节样变硬。胰管狭窄伴节段性扩张，可有胰石或囊肿形成。显微镜下见大量纤维组织增生，腺泡细胞缺失，胞体皱缩，钙化和导管狭窄。电子显微镜下可见致密的胶原和成纤维细胞增生并将胰岛细胞分隔。

（三）临床表现

腹痛是主要临床症状，表现为发作性上腹部疼痛，常因高脂饮食或饮酒诱发，随着胰腺外分泌功能不断下降，疼痛程度会减轻，甚至消失。外分泌功能不全患者早期无特殊症状，后期可出现脂肪泻、消瘦及营养不良表现。内分泌功能不全患者早期可出现糖耐量异常，后期表现为糖尿病症状。通常将腹痛、体重下降、糖尿病和脂肪泻称之为慢性胰腺炎的四联症。少数患者可因胰头纤维增生压迫胆总管或十二指肠而出现黄疸或十二指肠梗阻。

（四）诊断

诊断主要依据临床表现和影像学检查。

1. 影像学检查

（1）X 线　腹平片胰腺区域可见钙化灶或结石影。

（2）超声与内镜超声（EUS）　常作为慢性胰腺炎的初筛检查，可显示胰管狭窄、扩张、结石或钙化及囊肿等，但敏感度和特异度较差。EUS 敏感度高于普通超声，还可以辅助穿刺活检组织学诊断。

（3）CT　是慢性胰腺炎诊断首选检查方法。对中晚期病变诊断准确度较高，对早期病变诊断价值有限。可见胰腺实质增大或萎缩、胰腺钙化、结石形成、主胰管扩张及假性囊肿形成等征象。

（4）磁共振成像（MRI）和磁共振胆胰管成像（MRCP）　MRI 诊断价值与 CT 相似。MRCP 可以清晰显示胰管病变的部位、程度和范围。

慢性胰腺炎分类见表 45－1。

表 45－1　慢性胰腺炎分类

类型	致病因素
慢性钙化性胰腺炎	酒精性、遗传性、高脂血症性、高钙血症性、特发性、药物性等
慢性阻塞性胰腺炎	狭窄性十二指肠乳头炎、胰腺分裂症、损伤等
慢性炎症性胰腺炎	血管性、糖尿病等
自身免疫性胰腺炎	硬化性胆管炎、原发性胆汁性肝硬化、干燥综合征等

（五）治疗

治疗原则是去除病因，控制症状，纠正改善胰腺内、外分泌功能不全及防治并发症。

1. 非手术治疗　①病因治疗：戒酒，治疗胆道疾病。②镇痛：初始宜选择非甾体抗炎药物，效果不佳者可选择弱阿片类药物，仍不能缓解甚至加重时选用强阿片类镇痛药物。③调整饮食结构、避免高脂饮食：可补充脂溶性维生素及微量元素，营养不良者可给予肠内或肠外营养支持。④补充胰酶：消化不良，特别对脂肪泻患者，应给予含高活性脂肪酶的微粒胰酶胶囊。⑤控制糖尿病：控制饮食并采用胰岛素替代疗法。⑥治疗自身免疫性胰腺炎首选糖皮质激素治疗。

2. 手术治疗　主要目的是减轻疼痛，延缓疾病的进展，但不能逆转病理过程。

手术指征是：①保守治疗不能缓解的顽固性疼痛；②胰管狭窄、胰管结石伴胰管梗阻；③并发胆道梗阻、十二指肠梗阻、胰源性门静脉高压、胰源性胸腹水及假性囊肿等；④不能排除恶性病变。

手术方式有如下几种。

（1）胰管引流手术　适用于主胰管扩张，主胰管结石为主，胰头部无炎性肿块者。沿主胰管纵形切开，清除结石，行胰管空肠侧侧 Roux－en－Y 吻合术。

（2）胰腺切除术式　①胰十二指肠切除术：适用于胰头部炎性肿块伴胰管、胆管及十二指肠梗阻；不能排除恶性病变；胰头分支胰管多发性结石；不能纠正的 Oddi 括约肌狭窄者。②胰体尾切除术：适用于炎性病变、主胰管狭窄或胰管结石集中于胰体尾部的慢性胰腺炎。③中段胰腺切除术：适用于胰腺颈体部局限性炎性包块，胰头组织基本正常，胰尾部病变系胰体部炎性病变导致的梗阻性改变。④全胰切除术：适用于全胰炎性改变、胰管扩张不明显或多发分支胰管结石；其他切除术式不能缓解症状者。

（3）切除与引流的联合术式　①Frey 手术：保留十二指肠的胰头切除，残留胰腺与空肠施行 Roux－en－Y 吻合术。②Beme 术式：局限性胰头切除＋胰管空肠吻合术。

第三节　胰腺囊肿

（一）胰腺假性囊肿（pancreatic pseudocyst，PPC）

胰腺假性囊肿（pancreatic pseudocyst，PPC）是最常见的胰腺囊性病变，是指因胰腺炎或其他胰腺损伤导致胰管破裂，胰液在胰腺内及胰周聚集，周围被增生的纤维肉芽组织包裹后形成的囊性病变。囊肿内壁无上皮细胞是其病理特征，故称假性囊肿，这是假性胰腺囊肿与真性胰腺囊肿的鉴别要点。囊肿可位于胰头和胰体尾部，以胰体尾部多见。

1. 临床表现和诊断　胰腺假性囊肿形成早期，因囊肿小不伴感染，可无症状或症状不明显。随着囊肿体积逐渐增大，出现上腹膨隆、腹胀；囊肿压迫胃、十二指肠引起恶心、呕吐，影响进食。有时在上腹部可触及半球形、光滑、不移动、囊性感的肿物，合并感染时有发热和触痛。胰腺假性囊肿的诊断主要依赖于影像学检查。B 超为筛查和随访的首选手段。CT 是诊断胰腺假性囊肿的主要手段，能显示胰腺囊肿的大小、位置形态、壁厚、囊内结构以及病变周围的解剖结构（胰管、胆总管和周围血管等）的异常。如囊肿内见到气体则提示感染，也可能是由于囊肿破裂入消化道所致。

2. 治疗　胰腺假性囊肿如无症状、无增大趋势者及并发症，经检查除外恶性病变后，可予以观察等待其自行消散吸收，急性胰腺炎胰腺假性囊肿的自然消退率在 50% 以上。胰腺假性囊肿的手术指征是①怀疑囊性肿瘤；②囊肿出现持续增大，出现出血、感染、破裂、压迫等并发症；③胰尾多发囊肿。常用手术方法有：①内镜治疗：超声内镜引导下经胃肠道胰腺囊肿内引流术为治疗胰腺假性囊肿的首选方法；②传统的外科手术：适用于内镜治疗失败或存在禁忌证者，如肝硬化胃壁静脉曲张、怀疑囊性肿瘤等，开腹手术方式有外引流术、内引流术和囊肿切除术。

（二）先天性胰腺囊肿

临床罕见，是胰管系统先天性畸形所致的胰腺真性囊肿，发生于胰腺组织，随囊肿增长，囊肿体向胰腺外突，囊肿壁薄，透明而坚韧，其内壁覆盖上皮细胞，基底和胰腺组织紧密相连。可合并肝、肾等脏器先天性囊肿。囊肿内含清亮或浑浊的黄色液体，囊液淀粉酶水平多正常或稍高。单纯性先天性胰腺囊肿首选手术治疗，位于胰腺体尾部的囊肿可行胰体尾切除术或囊肿摘除术，由于患者多为婴幼儿，应尽量保留脾脏；如囊肿位于胰头部或切除困难者，可行囊肿空肠内引流术。

（三）潴留性胰腺囊肿

临床上较常见，为后天获得的胰腺真性囊肿，多因胰腺、胆管结石及慢性胰腺炎阻塞胰管形成。常位于胰尾部，直径为 1～20cm。其内壁覆盖导管上皮，因伴发炎症、出血，上皮层也可能受破坏而消失。囊内可含多种胰酶，与胰腺假性囊肿不易区分。治疗方法首选手术切除，同时须对原发疾病加以治疗，手术方法包括胰腺囊肿的局部切除、囊肿内引流术等。

第四节　胰腺癌和壶腹周围癌

一、胰腺癌

胰腺癌（cancer of the pancreas）是一种恶性程度极高，治疗效果及预后极差的消化道恶性肿瘤，发病率在国内外均呈明显的上升趋势。40 岁以上人群好发，男性比女性多见。5 年生存率不到 10%。

（一）病因

胰腺癌的危险因素有吸烟、肥胖、酗酒、慢性胰腺炎等，糖尿病也是胰腺癌的风险因素之一，特别是老年、低体重指数、无糖尿病家族史的患者。接触萘胺及苯类化合物者罹患胰腺癌的风险显著增加。另外胰腺癌具有遗传易感性，约 10% 的胰腺癌患者具有遗传背景。

（二）病理

胰腺癌包括胰头癌、胰体尾部癌。胰头癌（cancer of the head of the pancreas）占胰腺癌的70%～80%。90%的胰腺癌为导管细胞腺癌，少见黏液性囊腺癌和腺泡细胞癌。常见淋巴转移和癌浸润。淋巴转移多见于胰头前后、幽门上下、肝十二指肠韧带内、肝总动脉、肠系膜根部及腹主动脉旁的淋巴结，晚期可转移至锁骨上淋巴结。癌肿常浸润邻近器官，如胆总管的胰内段、胃、十二指肠、肠系膜根部、胰周腹膜、神经丛、门静脉、肠系膜上动、静脉，甚至下腔静脉及腹主动脉。还可发生癌肿远端的胰管内转移和腹腔内种植。血行转移可至肝、肺、骨、脑等。该病早期诊断困难，手术切除率低，预后很差。

（三）临床表现

发病隐匿，症状以上腹部饱胀不适、隐痛，黄疸，食欲降低和消瘦最为多见，但均无特异性。当患者出现腰背部疼痛时已发生肿瘤侵犯腹膜后神经丛，为晚期表现。

1. 上腹疼痛、不适　是常见的首发症状。早期因肿块压迫胰管，使胰管不同程度的梗阻、扩张而致压力增高，出现上腹不适隐痛或胀痛。少数（约15%）患者可无疼痛。患者常因对早期症状的忽视而延误诊断。

2. 黄疸　是胰头癌最主要的临床表现，为胰头癌压迫或浸润胆总管所致，呈进行性加重。常伴皮肤瘙痒、浓茶色尿和陶土色大便。约25%胰头癌患者表现为无痛性黄疸。体格检查可见巩膜及皮肤黄染、肝大，多数患者可触及肿大的胆囊。

3. 消化道症状　早期常有食欲减退、腹胀、消化不良、腹泻等。部分患者可有恶心、呕吐。晚期癌肿侵及十二指肠可出现上消化道梗阻或消化道出血。

4. 消瘦和乏力　是主要的临床表现之一，随着病情的发展，患者消瘦乏力、体重下降进行性加重，晚期可出现恶病质。

5. 其他　胰头癌致胆道梗阻一般无胆道感染发热，少数患者有轻度糖尿病表现。晚期偶可扪及上腹肿块，质硬、固定，腹水征阳性。

（四）辅助检查

1. 实验室检查　①血清生化学检查：胆道梗阻时，血清总胆红素和结合胆红素升高，碱性磷酸酶、转氨酶也可轻度升高，尿胆红素阳性。可有血、尿淀粉酶的一过性升高，空腹或餐后血糖升高，糖耐量试验有异常曲线。②免疫学检查：糖蛋白抗原19－9（CA19－9）是胰腺癌中应用价值最高的肿瘤标志物，可用于辅助诊断、疗效监测和复发监测。需注意良性的胆道梗阻及胆管炎，亦可导致CA19－9水平升高，故在黄疸缓解后检测CA19－9更有意义。约10%的胰腺癌患者不表达CA19－9，故此类胰腺癌患者检测不到CA19－9水平的异常。其他肿瘤标记物包括CEA、CA125、CA50及CA242等，联合应用有助于提高诊断的敏感性及特异性。

2. 影像学检查　影像学诊断技术是胰头癌定位和定性诊断的重要手段。①腹部超声：显示肝内、外胆管扩张，胆囊胀大，胰管扩张，胰头部占位病变，可对梗阻部位、病变性质等做出初步评估。②CT：是胰腺肿瘤患者的首选影像学检查。对全腹部行对比剂加强扫描，包括中腹部薄层（<3mm）、平扫、动脉期、实质期、门静脉期及三维重建等，以准确描述肿瘤大小、部位及有无淋巴结转移特别是与周围血管的结构关系等，对胰腺肿瘤的术前可切除性评估具有重要意义。③MRI或磁共振胆胰管造影（MRCP）：胰腺MRI不作为首选，可作为CT增强扫描的有益补充。在排除及检测肝转移病灶方面，敏感性及特异性优于CT。MRCP能显示胰、胆管梗阻的部位、扩张程度，具有重要的诊断价值。④内镜超声（EUS）为CT及MRI的重要补充，评估大血管受侵犯程度敏感性高，可对病变采取穿刺活检、引流等。⑤PET－CT不可替代胰腺CT或MRI，只可作为补充，在排除及检测远处转移方面具有优势。

（五）诊断

1. 诊断方法的选择　胰腺癌患者的主要症状无特异性，对临床上怀疑胰腺癌的患者和胰腺癌的高危人群，应首选无创性检查手段进行筛查，如血清学肿瘤标记物、超声、胰腺CT或MRI等。肿瘤标记物联合检测并与影像学检查结果相结合，可提高阳性率，有助于胰腺癌的诊断和鉴别诊断。

2. 术前病理学诊断　对于影像学诊断明确、具有手术指征的患者，行切除术前无需病理学诊断。对于拟行新辅助治疗或病灶不可切除拟行放化疗的患者，治疗前须明确病理学诊断。获取组织或细胞行病理学诊断的途径有EUS引导下细针穿刺活检（EUS－FNA）、超声或CT引导下经皮穿刺活检、ERCP胰液细胞刷取等。EUS－FNA为首选，可避免经皮穿刺导致的出血、感染及针道种植等并发症。

（六）分期

目前采用AJCC第八版分期。具体见表45－2。

表45－2　胰腺癌TNM分期（AJCC，第8版）

分期	TNM
0	Tis，N_0，M_0
ⅠA	T_1，M_0，N_0
ⅠB	T_2，N_0，M_0
ⅡA	T_3，N_0，M_0

续表

分期	TNM
ⅡB	T_{1-3}，N_1，M_0
Ⅲ	T_{1-3}，N_2，M_0；T_4，anyN，M_0
Ⅳ	anyT，anyN，M_1

T、N、M 的定义如下：

（1）原发肿瘤（pT）

pT_x：不能评估。

pT_0：无原发肿瘤证据。

pTis：原位癌，包括胰腺高级别胰腺上皮内肿瘤（PanIN3）、导管内乳头状黏液性肿瘤伴高级别上皮内瘤变、导管内管状乳头状肿瘤伴高级别上皮内瘤变以及黏液性囊性肿瘤伴高级别上皮内瘤变。

pT_1：肿瘤最大径≤2cm。

pT_{1a}：肿瘤最大径≤0.5cm。

pT_{1b}：肿瘤最大径≤1cm，>0.5cm。

pT_{1c}：肿瘤最大径 1～2cm。

pT_2：肿瘤最大径>2cm，≤4cm。

pT_3：肿瘤最大径>4cm。

pT_4：任何大小肿瘤，累及腹腔干、肠系膜上动脉或肝总动脉。

（2）区域淋巴结（pN）

pN_x：无法评估。

pN_0：无区域淋巴结转移。

pN_1：1～3 个区域淋巴结转移。

pN_2：≥4 个区域淋巴结转移。

（3）远处转移（pM）

pM_x：无法评估。

pM_0：无远处转移。

pM_1：有远处转移。

（七）治疗

1. 手术切除 是胰腺癌根治性治疗的唯一手段。通过影像学检查，判断肿瘤可根治切除的标准是：无远处转移；无肠系膜上静脉－门静脉扭曲；腹腔干、肝动脉和肠系膜上动脉周围脂肪间隙清晰。

胰头癌应进行标准的胰十二指肠切除术（Whipple 手术），包括胰头及钩突、胆囊及胆总管、远端胃、十二指肠和第一段空肠，同时清除相应区域的淋巴结。切除后再将胰腺、胆总管和胃与空肠重建。胰体尾癌应行胰体尾和脾切除术。肿瘤累及全胰或胰腺内有多发病灶，可考虑全胰切除术。

手术探查时如发现胰头肿瘤无法切除，应予活组织检查取得病理学诊断证据；对有十二指肠梗阻或暂未出现十二指肠梗阻但预期生存期≥3 个月的患者，做胃空肠吻合术。

对于不可切除、合并梗阻性黄疸的胰腺癌患者，首选内镜下经十二指肠乳头胆道内置入支架缓解黄疸；对于开腹探查、术中诊断为不可切除的患者，行胆总管/肝总管空肠吻合术。可视情况行腹腔神经丛酒精注射阻滞术。

2. 术后辅助治疗 胰腺癌术后辅助化疗在防止或延缓肿瘤复发方面，效果确切，可显著改善患者预后。化疗方案推荐氟尿嘧啶类药物或吉西他滨单药治疗，对于体能状态良好的患者，亦可联合方案化疗。

知识链接

胰腺癌可切除性的影像学评估

在胰腺癌术前应通过影像检查，对肿瘤的可切除性进行充分评估。基于肿瘤与其周围重要血管的关系及远处转移情况，将其分为可切除、交界可切除和不可切除三类。重要的动脉主要有腹腔肝、肝动脉、肠系膜上动脉，重要的静脉主要指肠系膜上静脉及门静脉。可切除胰腺癌指肿瘤未触及重要动脉，同时与重要静脉无接触或触及未超过 180°且静脉轮廓规则。交界可切除胰腺癌指肿瘤对重要动脉触及不超过 180°；对重要静脉触及超过 180°或静脉脉轮廓不规则，且受累静脉可完整切除，其远近端可行安全重建；肿瘤触及下腔静脉。肿瘤对血管侵犯超出此范围则属于不可切除。对交界可切除胰腺癌建议行新辅助治疗，治疗后病情无进展者积极手术探查，争取根治。

二、壶腹周围癌

壶腹周围癌（periampullary adenocarcinoma）是指起源于十二指肠壶腹周围 2cm 以内，包括 Vater 壶腹、胆总管下段、胰管开口处、十二指肠乳头及其附近的十二指肠黏膜等处的肿瘤。这些来源不同的肿瘤，由于其所在的特殊解剖部位，有着相似的临床表现，手术时也难以将其截然分开，故常作为一个类型，统称为壶腹周围癌，主要类型包括壶腹癌、胆总管下端癌、十二指肠腺癌。壶腹周围癌的恶性程度明显低于胰头癌，手术切除率和 5 年生存率都明显高于胰头癌。壶腹周围癌的组织类型主要是腺癌，其次为乳头状癌、黏液癌等。淋巴结转移比胰头癌出现晚。远处转移多转移至肝脏。常见临床症状为黄疸、消瘦和腹痛，与胰头癌的临床表现易于混淆。术前诊断包括化验及影像学检查方法与胰头癌基本相同。ERCP 检查可直接观察十二指肠乳头部病变，并可做组织活检，在诊断与鉴别诊断方面具有重要价值。

壶腹癌：黄疸出现早，可呈波动性，与肿瘤组织坏死脱落有关。常合并胆管感染类似胆总管结石。大便潜血可为阳性。ERCP可见十二指肠乳头隆起的菜花样肿物。胆管与胰管于汇合处中断，其上方胆胰管扩张。

胆总管下端癌：恶性程度较高。胆管壁增厚或呈肿瘤样，致胆总管闭塞，黄疸出现早，进行性加重，出现陶土色大便。多无胆道感染。胰管末端受累时可伴胰管扩张。ERCP胆管不显影或梗阻上方胆管扩张，其下端中断，胰管可显影正常。MRCP也具有重要的诊断价值。

十二指肠乳头部癌：位于十二指肠乳头附近，来源于十二指肠黏膜上皮。胆道梗阻不完全，黄疸出现较晚，黄疸不深，进展较慢。由于肿瘤出血，大便潜血可为阳性，患者常有轻度贫血。肿瘤增长可致十二指肠梗阻。治疗可行Whipple手术，远期效果较好，5年生存率可达40%~60%。对于高龄、已有肝转移、肿瘤已不能切除或合并明显心肺功能障碍而不能耐受较大手术的患者，可行姑息性手术，如胆肠吻合术、胃空肠吻合术，以缓解胆道、十二指肠梗阻及疼痛。

第五节　胰腺神经内分泌肿瘤

胰腺神经内分泌肿瘤（pancreatic neuroendocrine neoplasm，pNENs）占全部胰腺肿瘤的2%~4%，男女发病率无明显差别，发病高峰为40~69岁。依据是否伴随相应的内分泌症状分为功能性（约占20%）和无功能性（约占75%~85%）两类。常见的功能性pNENs主要为胰岛素瘤和胃泌素瘤。pNENs根据其产生的主要激素而命名（表45-3）。

功能性胰腺神经内分泌肿瘤由于分泌一些激素如胰岛素、胃泌素、血管活性肠肽等，常表现为激素相关的症状，如低血糖、多发性消化性溃疡、腹泻等，临床上通常较早发现。而对于无功能性胰腺神经内分泌肿瘤，因没有特异性激素升高引起相应的临床症状，发病隐匿，早期诊断多因体检时意外发现，部分患者因肝脏及其他部位的转移，或肿瘤生长产生压迫症状，进一步检查发现原发pNENs病灶。胰腺神经内分泌肿瘤存在恶变的可能，因此早期诊断及手术治疗至关重要。

随着腹部超声及影像学检查技术的提高，无功能性的胰腺内分泌肿瘤越来越多地被发现和诊断。所有的胰腺内分泌肿瘤在光镜下的组织形态结构表现相似，常规的组织学检查难以鉴别。病理学免疫组化染色技术能分辨肿瘤细胞内的特殊激素，有利于鉴别诊断。

表45-3　胰腺神经内分泌肿瘤的特点

肿瘤	胰岛细胞类型	主要激素	主要临床症状	恶性潜能	其他临床特点
胃泌素瘤	γ	胃泌素	反复发作消化性溃疡	非常高	腹泻/脂肪泻
胰岛素瘤	β	胰岛素	低血糖（空腹或夜间）	低	儿茶酚胺过量
胰高血糖素瘤	α	胰高血糖素	糖尿病、游走性坏死性红斑	非常高	全低氨基酸、血栓栓塞、体质量减轻
VIP瘤	δ	血管活性肠肽	水样泻、低血钾症、胃酸缺乏（WDHA综合征）	高	代谢性酸中毒、高血糖、高血钙、潮红
生长抑素瘤	δ	生长抑素	糖尿病、腹泻/脂肪泻	非常高	低胃酸症、体质量减轻、胆囊疾病
PP瘤	PP细胞	胰多肽	肝大、腹痛	非常高	偶发水样腹泻

（一）胰岛素瘤

胰岛素瘤是最常见的功能性胰腺神经内分泌肿瘤，发病率为（1~3）/100万，发病年龄多为50~60岁，女性多于男性。胰岛素瘤多为良性，恶性较少，大多为单发，10%为多发，5%~10%为多发性内分泌肿瘤Ⅰ型（multiple endocrineneoplasia 1，MEN-1）相关胰岛素瘤。

1. 临床表现　胰岛素瘤首发症状为清晨自发性低血糖，也可因进餐延误、运动、劳累、发热、精神刺激等诱发，给予葡萄糖后症状缓解。其主要临床表现可分为两类。①低血糖诱发儿茶酚胺释放症：表现为脸色苍白、心悸、发抖、心动过速等。②神经低血糖症：表现为癫痫、共济失调、精神错乱、言语及自主运动障碍、昏迷等，昏迷是最为严重的表现。胰岛素瘤的典型临床表现是Whipple三联征。①神经性低血糖症状；②血糖低于2.8mmol/L（50mg/dl）；③给予葡萄糖后5~10min后症状缓解。患者常为避免症状发作频繁进食导致肥胖。

2. 诊断

（1）定性诊断　胰岛素瘤的定性诊断主要依赖于Whipple三联征，结合同步血清胰岛素浓度≥36pmol/L，血清胰岛素水平和血糖比值>0.3；C反应肽浓度≥200pmol/L，胰岛素原≥5pmol/L大多可明确诊断。对于不具有典型症状的胰岛素瘤患者还可通过饥饿试验来鉴定低血糖与患者症状之间的关系，还可用于检测患者低血糖时胰岛素的水平。

（2）定位诊断　胰岛素瘤的术前定位诊断分为有创性检查和无创性检查，术前定位首先应考虑无创性检查或创伤性小的检查，无创性检查常用的手段有彩超、CT、MRI、内镜超声（EUS）等，其中胰腺增强CT是术前定位诊断的首选检查方法。穿刺活检是常用明确病变性质的手段，但对可切除胰腺肿瘤，不要求术前一定取得病理学证据。此外，术中超声内镜（IOUS）和术中胰腺彩超是术中定位的重要检查手段。

3. 治疗　胰岛素瘤的治疗包括饮食调节，为了尽量减少低血糖的发生，应严格按时加餐。

根治性的治疗方法是手术切除肿瘤，并根据肿瘤所在位置及其和胰管的关系确定手术方式。位于胰腺浅表的肿瘤可行摘除术，大部分胰岛素瘤行肿瘤摘除术即可得到根治。当肿瘤位于胰体或尾，行胰腺中段或远端胰腺切除术。当肿瘤位于胰头且较大或与紧贴胰管时，需要进行保留幽门的胰十二指肠切除术。随着腹腔镜技术的发展，腹腔镜下良性胰岛素瘤切除术将逐渐取代传统的开腹胰岛素瘤切除术。

对已发生转移失去手术机会的恶性胰岛素瘤的患者可选择采用链脲霉素联合5－氟脲嘧啶或者多柔比星等药物化疗。也可采用新药依维莫斯和舒尼替尼等治疗，依维莫斯和舒尼替尼用于转移性胰岛素瘤有升高血糖水平、控制肿瘤生长、防止肿瘤复发的作用。

（二）胃泌素瘤

胃泌素瘤（gastrinoma），又称称卓－艾综合征（Zollinger－Ellison syndrome，ZES），来源于G细胞。临床较少见，但在胰腺神经内分泌肿瘤中仅次于胰岛素瘤而占第二位。胃泌素瘤可分为散发性（SG）和多发性内分泌肿瘤Ⅰ型（MEN－Ⅰ）相关型两类。SG更为常见，约占80%，10%～25%的胃泌素瘤属于MEN－1，60%～70%的胃泌素瘤为恶性，常伴有淋巴结或肝转移。十二指肠是最常见的胃泌素瘤发生部位。临床表现为大量胃泌素分泌、顽固性多发性上消化道良性溃疡和胰岛非B细胞瘤三联征。

1. 临床表现　胃泌素瘤的临床表现与高胃泌素血症及高胃酸分泌有关，主要表现为顽固性消化性溃疡和腹泻。溃疡最常见于十二指肠球部，表现为上腹部烧灼样疼痛，且对正规溃疡病治疗反应欠佳，易致穿孔、出血等并发症。约半数患者有腹泻，系由胃酸高分泌，大量进入肠道，同时胃酸又刺激胰液过量分泌，超出肠道吸收能力等原因所致。

2. 诊断　胃泌素瘤的诊断主要依据临床表现和实验室检查。

（1）定性诊断　有下列情况应疑为本病：溃疡病术后复发；溃疡病伴腹泻，大量胃酸分泌；溃疡病伴高钙血症；多发溃疡或远端十二指场、近端空肠溃疡；有多发性内分泌瘤病家族史等。实验室定性诊断标准是：①基础胃酸排泌量（BAO）＞150mmol/h。②血清胃泌素浓度＞200μg/L；胃切除术后患者＞100μg/L。③促胰液素刺激试验：肘静脉注射胰泌素2U/kg后，血清胃泌素较基础值＞200ng/L时可确诊本病。

（2）定位诊断　胰腺内的胃泌素瘤直径常＞1cm，而十二指肠内的胃泌素瘤往往＜1cm。一般先选用无创检查。胃泌素瘤的常用定位诊断方法包括腹部超声、纤维内镜和超声内镜（EUS）、CT、选择性动脉内促胰液素刺激试验（SASI）、生长抑素受体核素显像（SRS）等，生长抑素受体核素显像以及SASI与CT的联合使用可进一步明确肿瘤位置。

（三）治疗

包括两方面，一是控制胃酸的高分泌，二是切除胃泌素瘤。不管胃泌素的水平、肿瘤的大小和数量，消除胃泌素瘤或适当的抑制胃酸分泌，能有效的降低死亡率且有利于患者的长期生存。

1. 药物治疗　H_2受体阻滞剂和质子泵抑制剂均能有效减少胃酸分泌，从而缓解症状。

2. 手术治疗　根治手术能明显延长患者的生存时间。胰腺肿瘤。包膜完整、直径＜2cm的肿瘤可考虑摘除术，注意勿伤及主胰管；体尾部肿瘤行胰体尾部切除术；胰头或钩突部肿瘤可行Whipple手术，由于完全切除了胰头十二指肠三角区，对于胃泌素瘤的治愈率最高。对于胰腺肿瘤较大的、直径≥2cm的MEN－Ⅰ患者应予手术。

目标检测

答案解析

一、填空题

1. 急性胰腺炎最主要的病因为________及________。

2. 重症胰腺炎可于左腰部有青紫色斑，为________；在脐周出现青紫色斑，为________。

二、选择题

3. 急性胰腺炎炎症波及整个胰腺，主要表现为

A. 一般情况差

B. 腹部压痛

C. 剧烈的全上腹痛并呈束带状向两侧腰背部放射

D. 腹胀和肠鸣音稍减弱

E. 呕吐

4. 急性水肿性胰腺炎的治疗措施为

A. 使用抗生素

B. 抗胆碱能药物

C. 静脉补液

D. 胃肠减压

E. 以上都正确

5. 黄疸开始有波动，以后加深并伴大便潜血阳性的疾

病是
A. 急性胆囊炎
B. 胰头癌
C. 胆总管结石
D. 壶腹部癌
E. 急性胰腺炎

6. 急性胰腺炎时，淀粉酶的高低与病变程度的关系是
A. 严重坏死性胰腺炎淀粉酶可以不高
B. 水肿性胰腺炎淀粉酶多数不高
C. 淀粉酶高表示胰腺严重破坏已无分泌功能
D. 严重出血坏死性胰腺炎淀粉酶常很高
E. 出血坏死性胰腺炎发病 24 小时淀粉酶一般不高

7. 胰岛素瘤典型临床表现包括
A. 空腹或运动后出现低血糖症状
B. 症状发作时血糖低于 2.2mmol/L
C. 进食或推注葡萄糖可迅速缓解症状
D. 幼年时多发
E. 患者为控制症状常频繁进食，导致体重增加

8. 壶腹周围癌包括
A. 壶腹癌
B. 胰头癌
C. 十二指肠乳头部癌
D. 胆管下端癌
E. 胰颈部癌

（周俊晶）

书网融合……

本章小结

题库

第四十六章　脾脏疾病

PPT

学习目标

1. 掌握　解剖生理学概要；外伤性脾破裂的临床症状、体征、诊断、治疗；脾切除的适应证及其并发症。
2. 熟悉　凶险性脾切除术后感染（OPIS）的临床表现、诊断、治疗；充血性脾肿大的诊断、治疗。
3. 了解　脾脏胚胎发生学；脾脏占位性病变的诊断及治疗。

第一节　概　述

脾脏是一个颜色暗红、质地柔软的扁形实质性器官，位于人体的左季肋区。脾脏拥有造血和储血功能、滤血和毁血功能、免疫功能等，对维持人的生命与健康有着重大意义。

脾脏原发性疾病，如脾脏肿瘤、脾脏囊肿、脾脏血管瘤等较少，多为继发性病变或脾脏病变作为其他疾病病理改变的一部分，如门静脉高压症或造血系统疾病的继发性脾功能亢进等。外科常见为外伤性脾破裂及继发性脾功能亢进，通常需行脾切除手术。

一、脾脏的解剖

脾脏是人体最大的淋巴器官，又是一个高度血管化的器官，质地脆而软，外覆一层结缔组织被膜，内含少量弹力纤维和少量平滑肌组织，在保留性脾切除术时可用于缝合修补脾脏。脾脏的大小与年龄、营养状况、生理状况及病理变化等有关。脾的体积为(12～14) cm×(7～10) cm×(3～4) cm，正常人脾脏质量为100～250g，病理情况下可增至正常质量的10倍至数十倍。

正常人脾脏位于左季肋部深处，膈面被第9～11肋骨遮盖，长轴平行于第10肋。脾脏毗邻胃、胰尾、左肾和左肾上腺、结肠脾曲、横膈等重要结构。脾脏除脾门与胰尾接触的部位外，皆有腹膜覆盖，因而属于腹膜间位器官。其腹膜反折成为脾脏重要的韧带：与胃大弯间形成脾胃韧带，与横膈间形成脾膈韧带，与左肾间形成脾肾韧带，与结肠脾曲形成脾结肠韧带。脾脏借助其周围韧带以固定位置及缓和冲击。在某些病理情况下，韧带内扩张的侧支血管构成脾脏的重要循环通路。

脾脏血液循环丰富。脾动脉发自腹腔动脉，多沿胰腺上缘向胰尾走行，进入脾门前分支为脾叶动脉，继而分为脾段动脉、小动脉至终末动脉，故常将脾实质由脾门至外周分为脾门区、中间区和周围区。脾静脉自脾门汇合后多伴行脾动脉汇入门静脉系统。相邻脾叶、脾段间动静脉吻合较少，形成脾实质的相对无血管平面，构成多种保留性脾手术的解剖学基础。脾周血管亦丰富，多走行于各脾周韧带间，如脾动脉在近脾门处分出胃网膜左动脉和数支胃短动脉，走行于脾胃韧带中，在主干血管脾动脉、脾静脉阻断后对保证脾脏血运具有重要意义。脾脏的淋巴引流汇入脾门淋巴结，继而至腹腔动脉旁淋巴结。

二、脾脏的生理功能

1. 造血和储血　脾内含有少量造血干细胞（约为骨髓造血干细胞的1/10），在严重贫血、某些类型的白血病和传染病及某些破坏血细胞的药物中毒时，脾索内可重新出现造血现象。脾脏通过血窦发挥储血作用，剧烈运动、失血或情绪激动时，脾窦内血液可进入循环。正常脾脏储血量仅为约40ml，并无重要临床意义；而当脾脏显著肿大时，储存的大量血液可起到“自体输血”作用。

2. 滤血和毁血　脾窦壁上的滤孔可滤除细菌、缺损或衰老的红细胞、血小板和细胞碎片，并被巨噬细胞吞噬，每天滤血量约为350L，可清理约20g红细胞。

3. 免疫功能　突出表现在以下几个方面。对血液的滤过作用；含大量的免疫活性细胞如巨噬细胞、T细胞、B细胞、NK细胞、K细胞、LAK细胞、树突状细胞等；产生促吞噬因子、调理素、补体、备解素、内源性细胞毒性因子等免疫活性因子；具有抗肿瘤免疫等重要功能。

4. 其他功能　临床上采用同种脾移植和脾细胞输注治疗甲型血友病已获得成功，表明脾脏具有产生Ⅷ因子的功能。

第二节　脾脏主要相关疾病

案例引导

案例　患者，男，25岁。主因“左侧腹部撞伤后疼痛半小时”入院。患者主诉半小时前被电动车撞击左侧胸腹部后摔倒，自感乏力、周身冷汗、口干、头晕等不适伴有腹部、左侧胸部疼痛。入院查体：T 36.3℃，P 130次/分，R 22次/分，BP 80/50mmHg。神清，精神萎靡，呈贫血貌，心率快，双侧呼吸音清，未闻及干湿啰音，无腹肌紧张，左侧腹部压痛明显，无反跳痛，肠鸣音弱，移动性浊音可疑。入院急查血常规：白细胞计数 11.9×10^9/L，血红蛋白 67g/L，血细胞比容 35.3%，血小板 100×10^{12}/L。急诊B超示：“脾脏形态不规则，下极结构紊乱；腹腔、盆腔积液”。腹腔穿刺抽出不凝血。

讨论　该患者诊断、相应诊断依据及下一步治疗方案分别是什么？

与脾脏相关的疾病主要包括某些造血系统疾病、感染性疾病、充血性脾肿大、脾损伤、脾脏占位性病变、畸形、血管病变等，以及某些罕见病。

（一）脾脏与造血系统疾病

脾脏与造血系统多种疾病关系密切，如溶血性贫血、血小板减少性紫癜、慢性白血病、淋巴瘤、骨髓增生异常综合征等。

1. 溶血性贫血　通常与先天性或遗传性因素和自体免疫功能紊乱有关，脾脏主要作为血细胞的破坏场所或自身抗体的产生场所参与疾病。先天性者主要包括遗传性球形红细胞增多症、遗传性椭圆形红细胞增多症、丙酮酸激酶缺乏症、镰状细胞贫血、珠蛋白生成障碍性贫血等，主要临床表现是贫血、黄疸和脾大。脾切除是遗传性球形红细胞增多症最有效的治疗方法。自体免疫性溶血性贫血因机体产生自身异常抗体而破坏红细胞引起，按血清学特点可分为温抗体型和冷抗体型，以前者多见，脾切除术对温抗体型有效，适用于肾上腺皮质激素治疗无效的患者。

2. 血小板减少性紫癜　是一种因自身抗体导致血小板减少而引起的全身出血性疾病，其中特发性血小板减少性紫癜比较常见。对于此类有严重出血不可控制，颅内出血可能；肾上腺皮质激素治疗6月以上无效；有激素使用禁忌证的患者，可采取脾切除术。术后80%的患者可取得满意效果，出血停止，血小板迅速上升。

3. 慢性白血病　常因脾梗死和脾周围炎引起脾区剧痛，血小板明显减少。肿大的脾脏可能破裂或对化疗不敏感。全身情况允许时可行脾切除。慢性淋巴细胞性白血病采用脾切除指征与此类似。

4. 淋巴瘤　是起源于淋巴结或其他淋巴结组织的恶性肿瘤，分为霍奇金病（Hodgkin disease）和非霍奇金淋巴瘤（non－Hodgkin lymphoma），临床表现为无痛性淋巴结肿大，脾脏亦常肿大，晚期可见恶病质、发热、贫血等表现。确定淋巴瘤的组织学类型与临床分期，对决定治疗方案和判断预后有重要的意义。

5. 骨髓增生异常综合征　又称骨髓纤维化，为全身骨髓内弥漫性纤维组织增生，并伴有脾脏、肝脏、淋巴结等处的髓外造血，主要表现为贫血、脾大、发热、骨髓疼痛、出血等。脾切除适用于严重溶血、巨脾、脾梗死、激素治疗无效等情况。

6. 脾脏相关的遗传代谢性疾病　此为一类脂质代谢障碍性疾病，是累及单核－巨噬细胞系统的脂质贮积症，主要有葡萄糖脑苷脂病（Gaucher病）和神经鞘磷脂症（Niemann－Pick病）。Gaucher病为常染色隐性遗传病，系β－葡萄糖苷酶缺乏，单核细胞和巨噬细胞内聚集大量葡萄糖脑苷脂所致。脾切除的适应证为脾功能亢进、血小板极度减少、脾脏显著肿大而影响心肺功能。N－P病亦为常染色体隐性遗传病，甚罕见，脾大引起全血细胞减少时可考虑脾切除。

（二）感染性疾病

急性感染性疾病，如败血症、伤寒、传染性单核细胞增多症、亚急性细菌性心内膜炎等可伴有血液循环中红细胞破坏增多，引起脾大和脾功能亢进。原发病控制后，继发性脾功能亢进可获得解除。除并发脾破裂、脾脓肿等外，无脾切除适应证。而慢性感染性疾病如反复发病的疟疾、结核病、黑热病等，可伴有不同程度的脾大和脾功能亢进，可适当选择脾切除。人类免疫缺陷病毒（HIV）感染可并发血小板减少，易导致出血，脾切除可能解除症状。但脾切除术后免疫功能低下，会增加获得性免疫缺陷综合征（AIDS）的易感性，因此仍存在争议。

（三）充血性脾肿大

肝硬化门静脉高压症所致的充血性脾肿大和脾功能亢进应行脾切除术。西方国家多为酒精性肝硬化，而我国多为肝炎后肝硬化和血吸虫病性肝硬化。

（四）脾脏占位性病变

1. 脾囊肿　可分为真性囊肿和假性囊肿两种。前者囊壁内衬内皮细胞或上皮细胞，如皮样囊肿、表皮样囊肿、淋巴管囊肿及单纯性囊肿，可单发或多发。偶见先天性多囊肝、多囊肾并发多囊脾。寄生虫性脾囊肿亦为真性囊肿，多为脾包虫病，占全部包虫病的2%～3%。假性囊肿多由脾损伤后陈旧性血肿或脾梗死灶液化后形成。小囊肿常无临床症状，大囊肿常因占位效应引起左上腹不适、消化不良等。腹部超声可探及脾内液性暗区，CT扫描可见脾内边界清晰、锐利的圆形低密度占位。大囊肿可视情况采取囊肿摘除术、脾部分切除术、脾切除术或经腹腔镜引流手术等治疗。小型非寄生虫性囊肿可进行临床观察，一般无需治疗。

2. 脾脓肿　常为全身感染的并发症，经血行感染。此外，脾中央破裂、脾梗死、脾动脉结扎或脾动脉栓塞术后均可能导致继发性感染而形成脾脓肿。其致病菌为葡萄球菌和链球菌。临床表现为寒战、高热、左上腹疼痛、白细胞计数升高、左上腹触痛和肌紧张。X线检查可见脾脏影扩大、左膈抬高等，B超可见液气平面。除抗生素治疗外，应选择脾切除。脾周粘连紧密难以切除者，可行脓肿切开引流。

3. 脾肿瘤　原发性脾肿瘤少见，良性者多为血管瘤、淋巴管瘤、错构瘤、纤维瘤、脂肪瘤等。肿瘤小者因生长相对较慢并无明显症状，大者可有局部占位压迫等相关症状。较多见者为脾血管瘤，呈结节型或弥漫型，可继发感染、梗死、纤维化、钙化等。以及因动静脉交通的作用，一旦自发性脾破裂出血较为严重，诊断性脾脏穿刺应为禁忌。脾脏良恶性肿瘤临床鉴别困难，通常采用全脾切除术。脾良性肿瘤行脾切除术治疗效果较好。

原发性脾恶性肿瘤多为淋巴肉瘤、网织细胞肉瘤、纤维肉瘤、血管内皮肉瘤、淋巴瘤等。因瘤体生长较快，脾脏常迅速肿大，引起左上腹胀痛不适、疼痛及邻近脏器受挤压的表现。因其进展快、转移早，通常预后恶劣。脾脏原发性淋巴瘤包括霍奇金病或非霍奇金淋巴瘤，预后亦差。脾脏原发恶性肿瘤治疗首选脾切除术加放疗或化疗，疗效取决于病期、有无转移和肿瘤的生物学特性。

脾脏转移瘤通常指来源于非造血系统的恶性肿瘤。转移途径为血行转移、淋巴转移和直接侵犯。发生血行转移的原发灶通常为肺癌、乳腺癌、卵巢癌、恶性黑色素瘤等。淋巴转移多来自腹腔脏器，而直接侵犯则来自于邻近器官。转移灶可多发或单发，或呈弥漫性浸润，临床表现通常为原发病症状和体征，而脾局灶性症状不明显，影像学检查有助于提高诊断率。

（五）脾破裂

详见第三十四章腹部损伤第三节。

（六）结缔组织病

弥漫性结缔组织病是风湿性疾病的一部分，属于自身免疫性疾病，累及全身多个器官或系统，多伴脾大和相应损害。原发病的减轻或有效控制可以使脾大及其病理改变得到有效改善，若合并脾功能亢进，可考虑切脾，但患者本人有免疫性疾病，增加了手术风险，因此选择外科治疗要慎重。

（七）其他少见脾脏疾病

1. 脾动脉瘤（splenic aneurysm）　是最常见的内脏动脉瘤，女性多于男性，60岁以上的老年人发病率高于其他年龄组。已证实脾动脉瘤的发生与多种因素相关，血管自身局部病变、全身性疾病和局部环境等均可影响脾动脉瘤的发生发展。临床表现常见为左季肋部不适或疼痛、恶心、嗳气、厌食等，瘤体较大时可出现左肩或左背部放射痛。查体时若瘤体较大可触及肿块，左上腹可闻及血管杂音。腹部血管造影、CT、MRI、超声、X线等影像学检查有助于确诊。治疗首选手术，介入治疗亦可采用。

2. 脾梗死（splenic infarction）　为脾动脉主干或分支血管被栓子堵塞导致远端缺血性坏死，常并发于血液系统疾病如急性白血病、慢性粒细胞性白血病等，心血管疾病如心房颤动、感染性心内膜炎，以及感染性疾病如败血症、疟疾等。小动脉分支的栓塞常无明显症状，而较大动脉分支栓塞可以出现剧烈的左上腹胀痛或撕裂样疼痛，并放射至左肩，伴恶心、呕吐，具有明显的腹膜刺激征。腹腔穿刺可能有暗红色稀薄血性液体，应与绞窄性肠梗阻、急性重症胰腺炎等鉴别。治疗以非手术疗法为主，继发感染导致脾脓肿可行脾切除术。

3. 副脾（accessory spleen）　是指正常脾脏以外存在的，与主脾结构相似，有一定功能的脾组织。无症状者无须处理，并发肠梗阻、副脾扭转、破裂出血时应手术切除。因血液系统疾病而行脾切除术时，应仔细探查，并彻底切除副脾。外伤性脾破裂时可考虑保留副脾以保留部分功能，但其功能需进一步评价。

4. 游走脾（wandering spleen）　脾脏脱离正常解剖位置而游移活动于腹部其他位置者成为游走脾。主要表现为腹部肿块，常引起相邻脏器的压迫症状。约20%的游走脾并发脾蒂扭转时出现剧烈腹痛，并伴休克，需与卵巢囊肿蒂扭转、绞窄性肠梗阻及游走肾蒂扭转相鉴别。治疗以脾切除为佳。

5. 脾组织植入（splenic implantation）　又称脾种植（splenosis），是指损伤性脾破裂时自行散落的脾组织细胞团在一个或几个脏器表面重新建立血液循环，生长为具有包膜的大小不等的结节。通常无特殊症状。只有在种植于网膜的脾组织引起肠梗阻时需做网膜部分切除。血液病脾切除后症状复发证实是由于脾组织植入所致，应手术切除。

6. 脾紫癜（splenic peliosis）　是一种少见的脾血管性疾病，常伴发于肝紫癜，与使用甾体类激素、口服避孕药、既往结核与肿瘤病史等有关。雄激素可能在发病中起作用 。孤立性脾紫癜常无明显症状，较大者可能破裂出血，需急诊手术。

第三节　脾切除的适应证及其并发症

案例引导

案例　患者，女，37岁。主因“发热16小时”入院。患者主诉16小时前无诱因出现发热，最高达39℃。既往患者无慢性疾病及口服药物。15年前因外伤性脾破裂行脾切除手术。出院前接种疫苗史。入院查体：T 39.3℃，P 126次/分，R 28次/分，BP 87/52mmHg。神清，精神萎靡，躯干弥漫性瘀斑，腹部平软，无压痛，肠鸣音弱，移动性浊音阴性，腹部正中陈旧性手术瘢痕。入院急查血常规：白细胞计数 25×10^9/L，中性粒细胞比90%。急诊CT示双侧肾上腺出血伴梗死。

讨论　该患者是何种细菌感染？该患者的诊断依据及下一步治疗方案分别是什么？

脾切除（splenectomy）主要适应证为外伤性脾破裂、门静脉高压症脾功能亢进及其他脾脏占位性病变、血液系统疾病等。手术方式包括：开腹手术及微创手术（经腹腔镜脾切除术和达芬奇机器人脾切除术）。微创脾切术相比较开腹手术，具有创伤小，术后疼痛轻等优势，然而由于器械自身的局限性，其技术的适应证更严格，禁忌证相对较多。

知识链接

脾栓塞术

脾栓塞术（PSE）是以介入栓塞的方式中断脾脏血供，使组织缺血梗死，使正常脾组织缩小的一种手术方式，其除了适用于脾亢患者外，还适用于特发性血小板减少性紫癜，地中海贫血、遗传性球形或椭圆形红细胞增多症，脾动脉瘤，外伤型脾破裂，脾脏肿瘤、霍奇金病，化疗后白细胞下降等患者。但其也有相关并发症，包括以下几个方面。栓塞后综合征：部分脾栓塞后患者有一过性发热，发热一般在38℃左右，少数可达39℃以上。有中度左上腹疼痛和食欲不振。支气管肺炎和胸腔积液：与脾栓塞后的反应性胸膜炎，以及疼痛限制呼吸运动有关。脾脓肿：与脾栓塞后脾静脉血流减慢、肠道细菌逆流入脾组织有关。脾破裂：一经发现需立即手术治疗。

一、脾切除适应证

1. 脾脏自身的疾病　①外伤性脾破裂或自发性脾破裂，手术致脾脏意外损伤；②有症状的游走脾，或已并发脾蒂扭转者；③脾脏脓肿，脾动脉瘤，良性瘤或原发性肉瘤。

2. 脾功能亢进　①门静脉高压症致淤血性脾大及脾功能亢进，如肝炎后肝硬化、血吸虫性肝硬化、门静脉海绵样变性、布-加综合征（Budd-Chiari syndrome）或脾静脉栓塞致左侧门静脉高压症。②血液系统疾病，如原发性血小板减少性紫癜、先天性溶血性贫血、原发性全血细胞减少症。

3. 其他适应证　脾脏周围的肿瘤（胃癌、胰腺癌等）侵犯脾脏或粘连，需要联合切除脾脏。

二、脾脏切除并发症

脾脏切除术后通常会发生各种生理反应，包括血小板和白细胞升高等，也可并发若干“病理性”并发症。

1. 出血　此处仅指术后继发性大出血。常见原因为脾蒂血管在切断及结扎时有技术上的错误。最严重者（如脾蒂血管结扎线完全脱落）导致术后大出血休克死亡发生。因此，术中严肃对待及认真操作，可防止此并发症发生；术后常规放置腹腔引流管，有助于术后及时发现和有效抢救。

2. 腹腔感染　腹腔内感染可导致术后长期发热的一个常见原因。常见腹腔感染为血肿形成、膈下感染、胃肠损伤、胰尾损伤或断端胰瘘等。术后常规引流可避免血肿及感染的形成。

3. 血栓　脾静脉的栓塞性静脉炎是术后长期发热的一个重要原因。通常认为术中脾静脉损伤和术后血小板反应性增高是发生血栓性静脉炎的两个基本原因。若术后血小板持续升高至 1000×10^9/L 以上时，体温长期不能恢复正常者，应怀疑有脾静脉栓塞性静脉炎的可能。术后如血小板升至 500×10^9/L，应口服肠溶阿司匹林，或可减少栓塞性静脉炎的发生。

4. 脾切除后凶险性感染（overwhelming postsplenectomy infection，OPSI）　被认为是一种临床综合征。脾切除后与感染有关的主要因素包括：脾切除患者的年龄、原因及脾切除术后间隔的时间。儿童发生OPSI的风险高于成人；因患血液系统疾病行脾切除患者OPSI风险高于外伤性脾切除患者；脾切除术后终生均有发生OPSI的可能，但60%～70%发生于术后2年，儿童更是如此。OPSI最常见致病菌是有荚膜的细菌，如肺炎链球菌，其次为流感嗜血杆菌、脑膜炎球菌及A型链球菌等。OPSI病情凶险，死亡率高，关键在于预防。治疗应及早大剂量给予高效广谱抗生素，并维护支持重要器官的功能等。

目标检测

答案解析

选择题

1. 有关脾破裂的叙述，下列不正确的是
   A. 发病率占腹部损伤的40% ~50%
   B. 真性破裂占脾破裂的85%
   C. 脾破裂的治疗原则是紧急处理
   D. 成人脾切除术后，暴发型感染的发病率一般不超过1%
   E. 脾切除术后暴发型感染以大肠埃希菌为主要病原菌
2. 脾切除的适应证中，不包括
   A. Gaucher 病　B. 淋巴瘤
   C. 毛细胞白血病　D. 丙酮酸激酶缺乏症
   E. 急性粒细胞白血病
3. 患者，男，50岁。腰背部外伤后6小时。查体：P 130次/分，BP 70/45mmHg。神志清，面色苍白。全腹压痛，反跳痛明显，以左上腹部为甚。腹部彩超提示腹腔积液。腹腔穿刺抽出暗红色不凝血。诊断首先考虑为
   A. 肝破裂　B. 胰腺损伤
   C. 脾破裂　D. 十二指肠破裂出血
   E. 肾破裂
4. 患者因乙肝肝硬化所致门静脉高压症入院就诊。近日患者主诉左腹部疼痛，行CT检查提示脾脏区低密度病灶，初步考虑为脾梗死。

（1）其梗死类型可能为
   A. 贫血性梗死　B. 出血性梗死
   C. 败血性梗死　D. 淤血性梗死
   E. 红色梗死

（2）脾梗死灶的常见特点是
   A. 梗死灶尖端朝向脾门呈楔状分布
   B. 梗死灶尖端朝向脾上极呈楔状分布
   C. 梗死灶尖端朝向脾下极呈梭形状分布
   D. 梗死灶尖端朝向脾下极呈楔状分布
   E. 梗死灶尖端朝向脾下极呈楔形分布

5. 患者因左上腹不适、腹痛、腹胀、恶心、便秘、呼吸困难等症入院，经查诊断为脾脏肿瘤。

（1）若按照组织来源分类，应想到的类型有
   A. 胚胎组织病变　B. 血管肿瘤
   C. 淋巴肿瘤　D. 神经源性肿瘤
   E. 其他间叶组织肿瘤

（2）若患者疑似为霍奇金病，则肿瘤的分类可能为
   A. 胚胎组织病变　B. 血管肿瘤
   C. 淋巴肿瘤　D. 神经源性肿瘤
   E. 其他间叶组织肿瘤

（徐　松）

书网融合……

本章小结

题库

第四十七章　周围血管与淋巴管疾病

PPT

学习目标

1. 掌握　周围动脉疾病如下肢动脉粥样硬化性闭塞、下肢静脉曲张、下肢深静脉血栓的原则及手术适应证；血栓性闭塞性脉管炎的鉴别诊断及治疗原则。

2. 熟悉　周围血管疾病的外科解剖、临床表现；动脉栓塞的病因和病理、临床表现、诊断与鉴别诊断。

3. 了解　周围动脉瘤的病因和病理、临床表现；下肢淋巴水肿的诊断和治疗进展；大动脉炎和雷诺综合征的病理、临床表现、诊断和治疗。

第一节　概　论

周围血管和淋巴管疾病种类较多，主要病理改变是狭窄、闭塞、扩张、破裂及静脉瓣膜关闭不全等。血管疾病的主要临床表现可归纳为感觉异常、形态和色泽改变、结构变化、组织丧失。

一、感觉异常

有疼痛、寒冷或潮热、倦怠或沉重感、麻木感等。

（一）肢体疼痛

主要见于供血不足（急慢性动脉狭窄、闭塞）、回流障碍（急性静脉阻塞、慢性静脉功能不全）或循环异常（动－静脉瘘）。通常可分为间歇性和持续性两类。

1. 间歇性疼痛　有下列四种类型。

（1）间歇性跛行（claudication）　为运动性疼痛，常在步行中出现供血不足部位的沉重、乏力、胀痛、钝痛、痉挛痛或锐痛，或肢端的明显麻木感，迫使患者止步，休息片刻后疼痛缓解，周而复始。从开始行走到出现疼痛的时间，称为跛行时间，其行程称为跛行距离。如行走速度恒定，跛行时间和距离愈短，提示血管阻塞愈严重。下肢间歇性跛行可见于足、小腿或臀部三个平面，可以单独或以不同组合形式出现。间歇性跛行在下肢深静脉阻塞性病变及其他非血管性病变中亦可出现，须鉴别。

（2）体位性疼痛　肢体所处体位因与心脏平面不同而影响血流状况，可激发或缓解疼痛。动脉阻塞性疾病时，抬高患肢可加重症状。相反，静脉疾病时，抬高患肢有利于静脉回流而减轻症状；患肢下垂则因加重淤血而诱发或加重胀痛。

（3）温差性疼痛　因温度改变而激发或缓解肢体疼痛。动脉阻塞性疾病时，热环境能舒张血管并促进组织代谢，减轻症状；如果后者超过了血管舒张所能提供的血液循环，则疼痛加剧。血管痉挛性疾病，在热环境下血管舒张、疼痛减轻，寒冷刺激则使血管痉挛及疼痛加重；血管扩张性疾病则在热环境下疼痛加重。

（4）特发性疼痛　多位于小腿和足部，为肌痉挛性疼痛，好发于夜晚，程度剧烈，可持续数分钟至20分钟，按摩局部痉挛肌肉或起床行走能缓解，可一夜发作数次，但以一至数月发作一次较常见。

2. 持续性疼痛　静息状态下仍有持续疼痛，又称静息痛。

（1）动脉性静息痛　无论急性或慢性动脉阻塞，都可因组织缺血及缺血性神经炎引起静息痛。缺血性神经炎的特点为典型的神经刺激征象：持续性钝痛伴有间歇性剧烈刺痛，从肢体近侧向远侧放射，尤以趾（指）最严重，同时伴有感觉异常，如蚁行、烧灼、针刺、麻木和趾（指）厥冷。

（2）静脉性静息痛　急性主干静脉阻塞时，肢体远侧因严重淤血而出现持续性胀痛，伴有静脉回流障碍的其他表现，如肢体肿胀及静脉曲张等，抬高患肢可减轻症状。

（3）炎症及缺血坏死性静息痛　动脉、静脉或淋巴管的急性炎症，局部有持续性疼痛。是由动脉阻塞造成组织缺血性坏死或静脉性溃疡周围炎激惹邻近的感觉神经引起持续性疼痛。

（二）寒冷或潮热

肢体的冷热，主要取决于通过肢体的血流量，少者寒冷，多者潮热。寒冷见于各种原因所致的动脉闭塞，闭塞程度愈严重，距离闭塞平面愈远，寒冷愈明显。静脉病变时，潮热多于寒冷。动－静脉瘘时，由于动脉血液的分流，局部血流量增多，因而潮热。恒温环境下如肢体双侧对称部位皮肤温度相差≥2℃，或同一肢体相邻部位的皮肤温度有显著改变，则具有临床意义。

（三）倦怠、沉重感

按一般速度行走一段距离后即感到小腿倦怠和沉重，稍事休息后即消失，常提示早期动脉功能不全。静脉病变引起的倦怠见于久站后，平卧或抬高患肢后缓解。需与非血管性疾病如跟腱缩短、平跖足等鉴别。

（四）麻木、麻痹、针刺或蚁行感

当动脉病变影响神经干时，可以出现麻木、麻痹、针刺或蚁行感等感觉异常。小动脉栓塞时，麻木可以是首先出现的症状；雷诺综合征时，麻木可与疼痛同时出现；胸廓出口综合征时，往往伴有上肢针刺或麻木感。静脉病变亦可出现针刺、蚁行、瘙痒等感觉异常。

（五）感觉丧失

严重的动脉狭窄继发血栓形成，或急性动脉阻塞时，缺血肢体远侧浅感觉减退或丧失。如病情进展，深感觉随之丧失，出现足（上肢为腕）下垂及不能主动活动。

二、形态和色泽改变

形态和色泽改变是血管疾病的另一重要临床表现。

（一）形态改变

主要有肿胀、萎缩、增生和局限性隆起等。

1. 肿胀　肢体肿胀大都发生于下肢，为组织积液所致。当静脉或淋巴回流障碍时，压力升高，液体成分渗出，在组织和组织间隙积聚。此外，尚有血液中渗透压、血管壁渗透性和重力作用等因素参与。

（1）静脉性肿胀　下肢深静脉回流障碍或有逆流性病变时，因下肢静脉高压使血清蛋白渗入并积聚于组织间隙，引起水肿。水肿特点是凹陷性，以踝、小腿最明显，通常不累及足。抬高患肢，肿胀可以明显减轻或完全消退。

（2）淋巴水肿　淋巴管发育不全，或因各种因素造成的淋巴系统阻塞，导致富含蛋白质的淋巴液在组织间隙积聚，出现肢体肿胀。淋巴水肿具海绵状特性，即加压后凹陷，解除压迫后恢复原状。

2. 萎缩　是慢性动脉缺血的体征，表现为肢体或趾（指）因肌萎缩而瘦细、皮肤光薄、汗毛脱落等。

3. 增生　指由于血流动力学的改变（动脉流量增加、静脉压和氧含量增高）使骨骼和软组织增生肥大，肢体增长，一般在2～5cm。在血管疾病中，以先天性动－静脉瘘多见。

4. 局限性隆起　原因有结节性动脉炎、串珠状静脉曲张、血管瘤、游走性血栓性浅静脉炎等。在主干动脉行径中出现的局限性隆起大多为动脉瘤，表现为圆形或类圆形，伴有明确的与心律一致的搏动，可能有震颤或血管杂音。

（二）色泽改变

1. 正常和异常色泽　正常皮肤温暖，呈淡红色。皮色呈苍白或发绀，伴有皮温降低，提示动脉供血不足。皮色暗红，伴有皮温轻度升高，是静脉淤血的征象。

2. 指压性色泽改变　手指重压皮肤数秒钟后骤然放开，正常者受压时因血液排入周围和深部组织而呈苍白色，放开后迅速复原。动脉缺血时，复原时间延缓。在发绀区指压后不出现暂时性苍白，提示局部组织已发生不可逆的缺血性改变。

3. 运动性色泽改变　静息时正常，但在运动后肢体远侧皮肤呈苍白色者，提示动脉供血不足。这是由于原已减少的皮肤供血，选择性分流入运动的肌肉，致乳头层下静脉丛血液排空。

4. 体位性色泽改变　又称Buerger试验：先抬高下肢70°～80°，或高举上肢过头，持续60秒，正常肢体远端皮肤保持淡红或稍发白，如呈苍白或蜡白色，提示动脉供血不足；再将下肢下垂于床沿或上肢下垂于身旁，正常人皮肤色泽可在10秒内恢复，如恢复时间超过45秒，且色泽不均匀者，进一步提示动脉供血障碍。肢体持续下垂，正常人至多仅有轻度潮红，凡出现明显潮红或发绀者，提示为静脉逆流或回流障碍性疾病。

5. 色素沉着　皮肤色素沉着常见于静脉淤滞的下肢小腿远侧1/3的“足靴”区。有色素沉着的皮肤，对创伤和感染的抵抗力削弱，容易形成溃疡。

三、结构变化

由血管病变造成的解剖结构异常，主要有三方面。

1. 皮肤及其附件

（1）皮肤和皮下组织　正常时坚实而富弹性。有缺血性营养障碍时变软而松弛；抬高肢体时皮肤可出现皱纹；指、趾的软组织以及指甲或趾甲之间有鳞屑状物堆积；指、趾尖变厚；足底负重部位有胼胝形成。

（2）皮肤附件　在慢性闭塞性动脉疾病时，趾（指）甲生长缓慢，脆而有色素沉着，或增厚并有平行嵴形成。在血管痉挛性疾患，如雷诺综合征、战壕足综合征等，最常见的改变为靠近甲皱襞的趾（指）甲变薄并潜入表皮，表皮显著变宽，形成翼状胬肉。趾背或指背汗毛在肢体循环明显障碍时，可完全停止生长或消失；在循环改善后汗毛再行生长。

2. 动脉和静脉　动脉有下列三方面征象。

（1）搏动减弱或消失　见于管腔狭窄或闭塞性改变。

（2）杂音　动脉狭窄或局限性扩张，或在动静脉间存在异常交通，血液流速骤然改变，在体表位置听到杂音，扪及震颤。

（3）形态和质地　正常动脉富有弹性，当动脉有粥样硬化或炎症病变后，动脉可以呈屈曲状、硬变或结节等变化。

静脉主要表现为静脉曲张。浅静脉曲张起因是静脉瓣膜破坏或回流障碍。如为动－静脉瘘，常伴有皮肤温度升高、杂音及震颤。曲张静脉炎症时，局部出现硬结、压痛，并与皮肤粘连。急性血栓性浅静脉炎时，局部可扪及伴触痛的索状物，可有皮肤红肿。

3. 肿块

（1）搏动性肿块　单个、边界清楚的膨胀性搏动性肿块，提示动脉瘤或假性动脉瘤。肿块边界不甚清楚，可能为蔓状血管瘤。

（2）无搏动性肿块　浅表静脉的局限性扩张，透过皮肤可见蓝色肿块，常见于颈外静脉、肢体浅静脉及浅表的海绵状血管瘤。深部海绵状血管瘤及颈内静脉扩张，肿块部位深，边界不清。静脉性肿块具有质地柔软，压迫后可缩小的特点。

四、组织丧失

1. 溃疡

（1）缺血性溃疡　由于动脉狭窄性病变严重影响肢体末梢血供，因此溃疡好发于肢体远侧即趾（指）和足跟。当动脉病变足以影响皮肤血液循环而形成溃疡时，都同时伴有肌肉血液供应不足，患者常有间歇性跛行或静息痛，尤其在晚上。

（2）静脉性溃疡　主要病因是静脉高压、血液淤滞。典型的静脉性溃疡多发于小腿远侧1/3的内踝上方，即“足靴”区，面积一般较大，也可呈点状，单发或多发，呈圆形、类圆形或不规则形，底部常有湿润的肉芽组织覆盖，易出血，周围有淤积性皮炎、皮下脂质硬化和色素沉着等改变。

（3）神经性溃疡　脊髓损伤、脊髓痨或脊髓空洞症都可引起神经性溃疡。糖尿病性神经炎患者，典型溃疡都位于受压点胼胝处，溃疡无痛、深而易出血，周围常有慢性炎症反应和胼胝，常有片状感觉减退及两点定位觉和震颤觉削弱的特点。

2. 坏疽　当局部动脉血流量明显减少，已不能维持静息状态下组织的代谢需要时，即出现不可逆性组织坏死。坏疽几乎都以剧烈的持续性疼痛开始，受累区皮色发绀，指压时无改变。如无继发感染，形成“干性坏疽”；如果并发感染，即形成“湿性坏疽”。

知识链接

新中国血管外科发展史可分为3个阶段。第1阶段：自20世纪80年代初期，引进腔内血管外科技术，相继在一些大医院开展，并逐渐向一些有条件的基层医院普及，至20世纪80年代后期，血管外科才逐渐发展成为一门独立的学科。第2阶段：20世纪80年代后期以来，血管诊疗技术不断改进、血管器材不断改良及相关研究相继在国内得到开展，并取得一定成功。特别是1993年中华医学会血管外科学组成立后，血管外科进入了初级发展期。第3阶段：到21世纪开始，血管外科进入了腔内技术飞速发展的时期，很多既往需要全身麻醉的外科手术，逐渐可以用局部麻醉的腔内手术代替，实现了创伤小、安全性高的现代化医疗目标。

第二节　周围血管损伤

血管损伤（vascular trauma）由穿刺伤、钝性伤或医源性损伤引起，多见于战争时期，但在和平时期也屡有发生，周围血管损伤占所有血管损伤的80%。严重创伤性病例常伴有大、中血管损伤，处理不当则致残率和死亡率很高。

一、病因

血管损伤的致伤因素分为以下两大类。

1. 直接损伤　包括锐性损伤，如刀伤、刺伤、枪弹伤、手术及血管腔内操作等开放性损伤；钝性损伤，如挤压伤、挫伤、外源性压迫（止血带、绷带、石膏固定等）、骨折断端与关节脱位等，大多为闭合性损伤。

2. 间接损伤　包括创伤造成的动脉强烈持续痉挛；过度伸展动作引起的血管撕裂伤；快速活动中突然减速造成的血管震荡伤。

二、病理

血管损伤的主要病理特征如下。

1. 血管断裂　血管连续性破坏，如血管壁穿孔，表现为血管部分或完全断裂，甚至一段血管缺损。部分断裂出血不易停止；完全断裂后血管发生回缩，断端向内卷曲并导致血栓形成，出血可自行停止。大血管完全断裂或撕裂常导致失血性休克或死亡。

2. 血管挫伤　血管连续性未中断，可表现为外膜损伤、中膜断裂、血管壁血肿、内膜撕裂或卷曲，最终因继发血栓形成而导致管腔阻塞。

3. 继发性病理改变 包括继发性血栓形成、血管损伤部位周围血肿、假性动脉瘤、损伤性动－静脉瘘等。

三、临床表现

血管损伤的临床表现因解剖位置和致伤类型的不同而变化。通常动脉损伤的临床证据主要表现为四个方面，即外出血、远端脏器或肢体缺血、波动性血肿以及伴随休克征象的内出血。

1. 出血 是最常见的后果，出血量取决于损伤血管的口径和损伤类型。必须注意刀刺伤等体表伤口较小，虽然伤口出血可自行停止，但内部中等血管的出血常不会自行停止。在钝性闭合性血管损伤中，虽然体表未见出血，但内出血可表现为严重的失血状态。

2. 远端脏器或肢体缺血 当肢体动脉完全断裂或因动脉挫伤血栓形成时，引起远端肢体的缺血，表现为肢体苍白或青紫、皮温降低、动脉搏动减弱或消失。内脏血管损伤可引起内脏器官缺血。

3. 血肿或搏动性肿块 血管损伤后血液流入组织间隙形成血肿，如果血肿有搏动性，则提示与动脉相通。不同位置血肿可表现不同，如纵隔血肿可表现为呼吸困难和胸痛等，后腹膜血肿可表现为腹痛、腰背痛和腹胀等。

4. 休克 出血是造成休克的根本原因，创伤和疼痛可加重休克。开放性损伤的失血量可粗略估计，闭合性损伤出血常隐匿，失血量较难估计，易延误诊断而造成休克。

四、诊断

1. 超声多普勒 在创伤的远侧部位检测，如果动脉压低于 10～20 mmHg，应作动脉造影检查；出现单相低抛物线波形，提示近端动脉阻塞；舒张期末呈高流速血流波形或逆向血流波，提示近端存在动－静脉瘘。

2. 血管造影 适用于：①诊断性血管造影：血管损伤的临床征象模糊，或创伤部位的手术切口不能直接探查可疑的损伤血管；②已有明确的血管损伤临床表现，需作血管造影以明确损伤部位和范围，为选择术式提供依据。若伤情允许，可在术前施行；或在术中直接穿刺造影。

3. 术中检查 术中对血管壁连续性损伤的诊断并无困难，主要在于辨认血管壁损伤的程度和范围。钝性挫伤造成的血管损伤，管壁色泽暗淡，失去弹性，或伴有血管壁血肿，外膜出现瘀斑。出现上述情况，即使仍有搏动存在，也应视为严重损伤。

五、治疗

血管损伤的处理包括急救止血及手术治疗两个方面，基本原则如下。

（一）急救止血

常用的止血方法有压迫包扎、止血带压迫、消毒敷料填塞或绑带加压包扎、无损伤血管钳止血、球囊导管止血和介入下栓塞止血。创伤近端用止血带或空气止血带压迫止血，必须记录时间，并且要定时放松。损伤血管暴露于创口时可用血管钳或无损伤血管钳钳夹止血。

（二）手术处理

手术基本原则为止血清创，处理损伤血管。

1. 止血清创 用无损伤血管钳钳夹，或经血管断端插入 Fogarty 导管并充盈球囊以阻断血流。修剪无活力的血管壁，清除血管腔内的血栓、组织碎片及异物。

2. 处理损伤血管 主干动、静脉损伤在病情和技术条件允许时，应积极争取修复。对于非主干动、静脉损伤，或患者处于不可能耐受血管重建术等情况下，可结扎损伤的血管。肢体的浅表静脉，膝或肘远侧动、静脉中某一支，颈外动、静脉和颈内静脉，髂内动、静脉等，结扎后不致造成不良后果。

3. 损伤血管重建 主要有以下方法。

（1）侧壁缝合术 适用于创缘整齐的血管裂伤。

（2）补片成形术 直接缝合可能造成管腔狭窄的，应取自体静脉或人工血管补片植入裂口扩大管腔。

（3）端端吻合术 适用于经清创后血管缺损在 2cm 以内者。

（4）血管移植术 清创处理后血管缺损较长者，可植入自体静脉或人工血管。但在严重污染的创伤，应尽可能取用自体静脉。合并骨折时，如肢体严重缺血，宜先修复损伤血管；如果骨折极不稳定且无明显缺血症状时，则可先作骨骼的整复固定。

4. 血管腔内治疗 使用于外周动脉非活动性出血、动－静脉瘘及假性动脉瘤等。可采用经皮穿刺动脉栓塞治疗，栓塞材料可选用弹簧圈或明胶海绵等。较大的动－静脉瘘、假性动脉瘤可通过直接封堵瘘口或植入支架型人工血管治疗。

5. 术后观察及处理 术后应严密观察血供情况，利用超声多普勒定期检测，如发现吻合口狭窄或远端血管阻塞，需立即予以纠正。如出现肢体剧痛、明显肿胀，以及感觉和运动障碍，且有无法解释的发热和心率加快，提示肌肉间隔高压，应及时作深筋膜切开减压。术后常规应用抗生素预防感染，每隔 24～48 小时观察创面，一旦发现感染，应早期引流，清除坏死组织。

第三节　动脉疾病

案例引导

案例　患者，男性，75岁。因“左下肢间歇性跛行3个月伴静息痛10天”入院。以往有高血压糖尿病史。查体：屈膝护足而坐，左足趾部分趾腹发绀，皮温低，患肢无肿胀。双侧股动脉搏动可扪及，左侧腘动脉、足背动脉、胫后动脉搏动均消失，右腘动脉搏动减弱，左足背和胫后动脉搏动未及。四肢血压：左上肢165/85mmHg，右上肢160/80mmHg，左下肢85/46mmHg，右下肢125/68mmHg。

讨论　试对该患者作出初步诊断，并提出进一步的处理意见。

动脉的器质性疾病（炎症、狭窄或闭塞）或功能性疾病（动脉痉挛）若不能代偿，可引起缺血性临床表现，如下肢缺血坏死、脑供血不足、脑梗死、肾动脉狭窄性高血压等。病程呈进展性，后果严重。动脉若扩张增大则形成动脉瘤。

一、动脉硬化闭塞症

动脉硬化性闭塞症（arteriosclerosis obliterans，ASO）是一种全身性疾病，发生在大、中动脉，涉及腹主动脉及其远侧的主干动脉时，引起下肢慢性缺血的临床表现。本病多见于男性，发病年龄多在45岁以上，发生率有增高趋势。往往与其他部位的动脉硬化性疾病同时存在。

（一）病因和病理

虽然病因和病理不完全清楚，但高脂血症、高血压、吸烟、糖尿病、肥胖等是明确的高危因素。胆固醇在斑块沉积和疾病进展过程导致的慢性炎症中起重要作用。血浆胆固醇水平升高氧化激活内皮细胞，从而启动血小板和巨噬细胞进一步激活内皮细胞，巨噬细胞进入血管壁吞噬脂质微粒，成为通常所指的泡沫细胞，促进血小板和炎性细胞聚集，大量炎性细胞的激活导致炎症过程持续存在，导致组织破坏，从而释放活性氧和氮类物质分解血管壁的细胞外基质。血管壁正常结构被破坏并发生重建与重构，血管腔消失及血管壁失去稳定结构。此外血流的冲击在动脉分叉部位造成剪切力，或某些特殊的解剖部位（如股动脉的内收肌管裂口处）可对动脉壁造成慢性机械性损伤。病理主要表现为内膜出现粥样硬化斑块，中膜变性或钙化，腔内有继发血栓形成，最终使管腔狭窄，甚至完全闭塞。根据病变范围可分为3型，即主-髂动脉型，主-髂-股动脉型，累及主-髂动脉及其远侧动脉的多节段型；部分病例可伴有腹主动脉瘤。患肢发生缺血性改变，严重时可引起肢端坏死。

（二）临床表现

临床症状的轻重与病程进展、动脉狭窄及侧支代偿的程度相关。早期症状为患肢冷感、苍白，进而出现间歇性跛行。病变局限在主髂动脉者，疼痛在臀、髋和股部，可伴有阳萎；若累及股-腘动脉时，疼痛在小腿肌群。病程后期，患肢皮温明显降低、色泽苍白或发绀，出现静息痛，肢体远端缺血性坏疽或溃疡。早期慢性缺血引起皮肤及其附件的营养性改变、感觉异常及肌萎缩。患肢的股、腘、胫后及足背动脉搏动减弱或不能扣及。因为动脉硬化为全身性病变。故除了专科检查外需行全身性详细检查，包括血脂测定，心、脑、肾、肺等脏器的功能与血管的检查及眼底检查。下列检查有助于诊断及判断病情。

1. 一般检查　包括四肢和颈部动脉触诊及听诊，测量四肢血压，记录间歇性跛行时间与距离，对比测定双侧肢体对应部位皮温差异，肢体抬高试验（Burger试验）。

2. 特殊检查

（1）超声多普勒检查　应用多普勒听诊器，根据动脉音的强弱判断血流强弱。超声多普勒血流仪记录动脉血流波形，正常呈三相波，若波峰低平或呈直线状，表示动脉血流减少或已闭塞。对比同一肢体不同节段或双侧肢体同一平面的动脉压，如差异超过20～30mmHg，提示压力降低侧存在动脉阻塞性改变。计算踝/肱指数（ABI，Ankle Brachial Index，踝部动脉压与同侧肱动脉压比值），正常值为0.9～1.3，<0.9提示动脉缺血，<0.4提示严重缺血。彩色超声多普勒扫描可显示管壁厚度、狭窄程度、有无附壁血栓及测定流速。

（2）动脉造影　动脉造影、DSA、MRA与CTA等（图47-1）能显示动脉狭窄或闭塞的部位、范围、侧支及阻塞远侧动脉主干的情况，临床上使用CTA可以确定诊断和分期，并指导临床治疗。

如图所见，患者左侧股浅动脉未见显影，远端动脉显影可。

（三）诊断与分期

年龄>45岁，出现肢体慢性缺血的临床表现，均应考虑本病。结合前述检查的阳性结果，尤其是以大、中动脉为主的狭窄或闭塞，诊断即可确立。病情严重程度，按Fontaine分期分为四期。

Ⅰ期：患肢无明显临床症状，或仅有麻木、发凉自觉症状，检查发现患肢皮肤温度较低，色泽较苍白，足背和（或）胫后动脉搏动减弱；踝/肱指数<0.9。但是患肢已有局限性动脉狭窄病变。

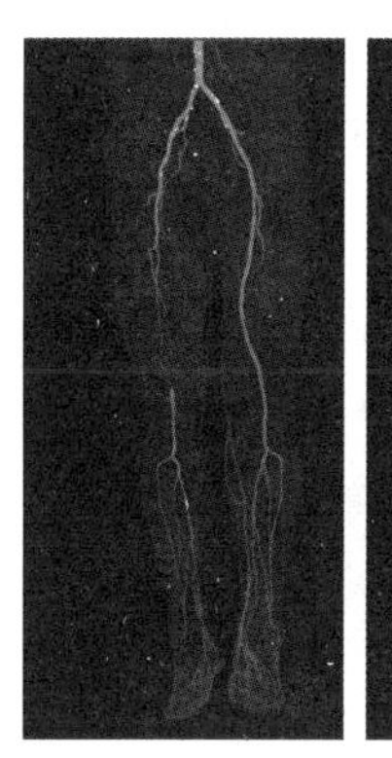
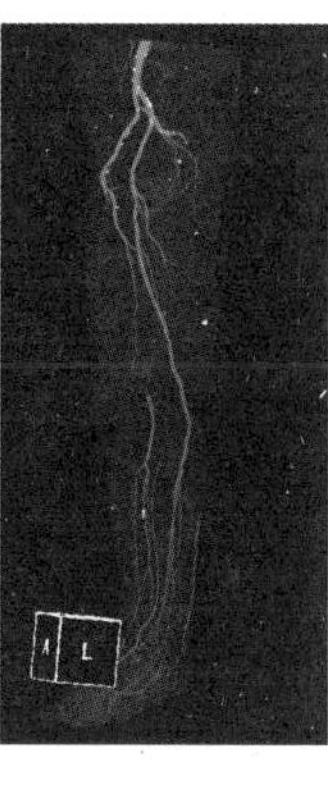

图 47－1　股浅动脉长段闭塞患者

Ⅱ期：以活动后出现间歇性跛行为主要症状。根据最大间歇性跛行距离分为：Ⅱa＞200 米；Ⅱb＜200 米。患肢皮温降低、苍白更明显，可伴有皮肤干燥、脱屑、趾甲变形、小腿肌萎缩。足背和（或）胫后动脉搏动消失。下肢动脉狭窄的程度与范围较Ⅰ期严重，肢体依靠侧支代偿而保持存活。

Ⅲ期：以静息痛为主要症状。疼痛剧烈且为持续性，夜间更甚，迫使患者屈膝护足而坐，或辗转不安，或借助肢体下垂以求减轻疼痛。除Ⅱ期所有症状加重外，趾腹色泽暗红，可伴有肢体远侧水肿。动脉已有广泛、严重的狭窄，侧支循环已不能代偿静息时的血供，组织濒临坏死。

Ⅳ期：症状继续加重，患肢除静息痛外，出现趾端发黑、干瘪，坏疽或缺血性溃疡。如果继发感染，干性坏疽转变为湿性坏疽，出现发热、烦躁等全身毒血症状。病变动脉完全闭塞，踝/肱指数＜0.4 。侧支循环所提供的血流已不能维持组织存活。

本病需排除非血管疾病如腰椎管狭窄、椎间盘脱出、坐骨神经痛、多发性神经炎及下肢骨关节疾病等引起的下肢疼痛或跛行；也应该与动脉疾病作鉴别，如血栓闭塞性脉管炎、多发性大动脉炎、糖尿病足。

（四）治疗

1. 非手术治疗　主要目的是为降低血脂，改善高凝状态，扩张血管与促进侧支循环。主要方法是：控制体重、严格禁烟、适量锻炼。应用抗血小板聚集及扩张血管药物，如阿司匹林、前列腺素 E_1、西洛他唑等，左卡尼汀是长链脂肪酸通过线粒体内膜的天然载体，可增加平滑肌细胞能量生成的底物利用度。高压氧舱治疗可提高血氧量和肢体的血氧弥散，改善组织的缺氧状况。

2. 手术治疗　目的是在于通过手术或血管腔内治疗方法，重建动脉通路，恢复有效血流，改善患者症状。

（1）经皮腔内血管成形术（percutaneous transluminal angioplasty，PTA）　可经皮穿刺插入球囊导管至动脉狭窄段，以适当压力使球囊膨胀，扩大病变管腔，恢复血流。结合支架的应用，可以提高远期通畅率。目前用于股腘动脉的球囊包括普通非顺应性球囊、切割球囊、药物球囊、冷冻球囊及内照射球囊，临床最常使用的仍是普通非顺应性球囊。股腘动脉支架植入术后可明显提高即时和早期通畅率，但由于内膜继续增生和再狭窄，故远期效果仍然不能令人满意。为防止内膜进一步增生阻塞管腔，有时可用自膨式覆膜支架，药物球囊和自膨式药物洗脱支架正成为提高远期通畅率的临床发展方向。

（2）内膜剥脱术及股深动脉成形术　剥除病变段动脉增厚的内膜、粥样斑块及继发血栓，主要适用于短段的动脉闭塞病变者。若股浅动脉腔内治疗无法打通，股深动脉硬化斑块切除并行内膜成形可改善侧支循环。

（3）旁路转流术　采用自体静脉或人工血管，于闭塞段近、远端之间作搭桥转流。主－髂动脉闭塞，可采用主－髂或股动脉旁路术。对全身情况不良者，则可采用较为安全的解剖外旁路术，如腋－股动脉旁路术。如果患侧髂动脉闭塞，对侧髂动脉通畅时，可作双侧股－股动脉旁路术。股－腘动脉闭塞者，可用自体大隐静脉或人工血管作股－腘（胫）动脉旁路术，远端吻合口可以在膝上腘动脉、膝下腘动脉或胫动脉，或在踝部胫后动脉，应根据动脉造影提供的依据作出选择。施行旁路转流术时，应具备通畅的动脉流入道和流出道，吻合口应有适当口径，尽可能远离动脉粥样硬化病灶。局限的粥样硬化斑块，可先行内膜剥脱术，为完成吻合创造条件。

（4）腰交感神经节切除术　先施行腰交感神经阻滞试验，如阻滞后皮肤温度升高超过 1～2℃ 者，提示痉挛因素超过闭塞因素，可考虑施行同侧第 2 、3 、4 腰交感神经节和神经链切除术，解除血管痉挛和促进侧支循环形成。近期效果满意，适用于早期病例，或作为旁路转流术的辅助手术。

（5）其他　动脉广泛性闭塞，不适宜作旁路转流术时，可试用以下术式。① 大网膜移植术：利用带血管蒂大网膜，或整片取下大网膜后裁剪延长，将胃网膜右动、静脉分别与股动脉和大隐静脉作吻合，经皮下隧道拉至小腿与深筋膜固定，建立侧支循环为缺血组织提供血运。② 分期动、静脉转流术：原理是首先在患肢建立人为的动－静脉瘘，利用静脉途径逆向灌注，从而为严重缺血肢体提供动脉血；4～6 个月后，再次手术结扎近侧静脉。目前虽有文献报道称已取得不同程度成功，但存在经静脉逆向灌注的血流能否满足组织营养交换等基础问题，远期结果有待进一步阐明；而且静脉高压及回心血流量增加可能造成严重后果。因此，应慎重考虑后方可试用本法。③基因治疗或干细胞治疗：促进新生血管的生长以增加肢体的灌注，对于那些解剖或生理方面有禁忌证的患者有特别意义。早期治疗的临床结果振奋人心，但还需要大量有效的结果，此方法可做为血运重建的一种辅助性疗法。

3. 创面处理 干性坏疽创面应予消毒包扎，预防继发感染。感染创面可作湿敷处理。组织坏死已有明确界限者，或严重感染引起毒血症的，需作截肢（趾、指）术。合理选用抗生素。

二、血栓性闭塞性脉管炎

血栓性闭塞性脉管炎（thromboangitisobliterans，TAO）又称 Buerger 病，是血管的炎性、节段性和反复发作的慢性闭塞性疾病。首先侵袭四肢中、小动静脉，以下肢多见，好发于男性青壮年，致残率高。吸烟是明确的致病因素，没有烟草就没有 Buerger 病。

（一）病因

相关因素可归纳为两方面。①外来因素，主要有吸烟，寒冷与潮湿的生活环境、慢性损伤和感染。②内在因素，自身免疫功能紊乱、性激素和前列腺素失调以及遗传因素。其中，主动或被动吸烟是参与本病发生和发展的重要环节。大多数患者有吸烟史，烟碱能使血管收缩，烟草浸出液可致实验动物的动脉发生炎性病变，戒烟可使病情缓解，再度吸烟病情常复发。在患者的血清中有抗核抗体存在，目前认为这是一种自身免疫疾病，血栓闭塞性动脉外周血和病变血管壁中发现免疫球蛋白（IgM、IgG、IgA）及 C3 复合物，提示免疫功能紊乱与本病的发生发展相关。

（二）病理

病理过程有如下特征。

1. 起始期 通常始于动脉，然后累及静脉，由远端向近端进展，呈节段性分布，两段之间血管比较正常。

2. 活动期 为受累动－静脉管壁全层非化脓性炎症，有内皮细胞和成纤维细胞增生；淋巴细胞浸润，中性粒细胞浸润较少，偶见朗格汉斯巨细胞；管腔被血栓堵塞。

3. 后期 炎症消退，血栓机化，新生毛细血管形成。动脉周围广泛纤维组织形成，常包埋静脉和神经。

虽有侧支循环逐渐建立，但不足以代偿，因而神经、肌肉和骨骼等均可出现缺血性改变。

（三）临床表现

本病起病隐匿，进展缓慢，多次发作后症状逐渐明显和加重。主要临床表现如下。

（1）患肢畏寒，皮肤温度降低，苍白或发绀。

（2）患肢感觉异常及疼痛，早期起因于血管壁炎症刺激末梢神经，后因动脉阻塞造成缺血性疼痛，即间歇性跛行或静息痛。

（3）长期慢性缺血导致组织营养障碍改变。严重缺血者，患肢末端出现缺血性溃疡或坏疽。

（4）患肢的远侧动脉搏动减弱或消失。

（5）起病前或发病过程中出现复发性游走性浅静脉炎。

（四）诊断

临床诊断要点如下。

（1）大多数患者为青壮年男性，多数有吸烟嗜好。

（2）患肢有不同程度的缺血性症状。

（3）有游走性浅静脉炎病史。

（4）患肢足背动脉或胫后动脉搏动减弱或消失。

（5）一般无高血压、高血脂、动脉硬化或糖尿病等病史。

动脉硬化闭塞症的一般检查和特殊检查均适用于本病。动脉造影可以明确患肢动脉阻塞的部位、程度，范围及侧支循环建立情况。患肢中、小动脉多节段狭窄或闭塞是血栓闭塞性脉管炎的典型 X 线征象。最常累及小腿的三支主干动脉（胫前、胫后及腓动脉），或其中 1～2 支，后期可以波及腘动脉和股动脉。动脉滋养血管显影，形如细弹簧状，沿闭塞动脉延伸，是重要的侧支动脉，也是本病的特殊征象。动脉硬化性闭塞症与血栓性闭塞性脉管炎的鉴别诊断如 47－1。

表 47－1 动脉硬化性闭塞症与血栓闭塞性脉管炎的鉴别

	动脉硬化性闭塞症	血栓闭塞性脉管炎
发病年龄	多见于 >45 岁	青壮年多见
血栓性浅静脉炎	无	常见
高血压、冠心病、高脂血症、糖尿病	常见	常无
受累血管	大、中动脉	中、小动静脉
其他部位动脉病变	常见	无
受累动脉钙化	常见	无
动脉造影	广泛性不规则狭窄和节段性闭塞，硬化动脉扩张、扭曲	节段性闭塞，病变近、远侧血管壁 光滑

（五）治疗

预防和治疗处理原则应该着重于防止病变进展，改善和增进下肢血液循环。

1. 一般疗法 严格戒烟，防止肢体受冷、受潮和外伤，但不应使用热疗，以免组织需氧量增加而加重症状。疼痛严重者，可用镇痛剂及镇静剂，慎用易成瘾的药物。患肢应进行 Burger 运动，以利促使侧支循环建立。

2. 非手术治疗 首先选用抗血小板聚集、扩张血管及降纤维蛋白药物、高压氧舱治疗。药物包括阿司匹林、罂粟碱、前列地尔、巴曲酶等；高压氧可增加肢体的供氧量，对于减轻疼痛和促进伤口愈合有一定疗效。也可根据中医辨证论治原则予以治疗。

3. 手术治疗　目的是重建动脉血流通道，增加肢体血供，改善缺血引起的后果。在闭塞动脉的近侧和远侧仍有通畅的动脉时，可施行旁路转流术。例如仅腘动脉阻塞，可作股-胫动脉旁路转流术；小腿主干动脉阻塞，而远侧尚有开放的管腔时，可选择股、腘-远端胫（腓）动脉旁路转流术。大网膜移植术适用于腘动脉以下三支动脉广泛闭塞；动静脉转流术适用于动脉广泛闭塞但静脉正常的患者。

鉴于血栓闭塞性脉管炎主要累及中、小动脉，不能施行腔内治疗手术时，也可行腰交感神经节切除术，目的是降低下肢血管的张力，使血管扩张，促进侧支循环建立，但主要改善皮肤的血液供应，对于肌肉的血液循环改善不明显，适用于病程晚期患者。

已有肢体远端缺血性溃疡或坏疽时，应积极处理创面，选用有效抗生素治疗。组织已发生不可逆坏死时，应考虑不同平面的截肢术。

三、动脉栓塞

动脉栓塞（arterial embolism）是指动脉腔内的栓子（血栓、空气、脂肪、癌栓及其他异物）堵塞，造成血流阻塞，引起急性缺血的临床表现。特点是起病急骤，症状明显，进展迅速，预后不良，需积极处理。

（一）病因

动脉血栓来源如下。

（1）心源性因素　占80%，如房颤、风湿性心脏病、冠状动脉硬化性心脏病及细菌性心内膜炎时，心室壁的血栓脱落；人工心脏瓣膜上的血栓脱落等，现心肌梗塞导致的室壁运动功能障碍导致的血栓脱落越来越多见。

（2）血管源性　如动脉瘤或人工血管腔内的血栓脱落；动脉粥样斑块脱落。

（3）医源性因素　动脉穿刺插管导管折断成异物，或内膜撕裂继发血栓形成并脱落等。

其中以心源性为最常见。栓子可随血流冲入脑部、内脏和肢体动脉，一般停留在动脉突然变细的部位，如分叉处。在周围动脉栓塞中，下肢较上肢多见，依次为股总动脉、髂总动脉、腘动脉和腹主动脉分叉部位；在上肢，依次为肱动脉、腋动脉和锁骨下动脉。主要病理变化有：早期动脉痉挛，以后发生内皮细胞变性，动脉壁退行性变；动脉腔内继发血栓形成；严重缺血后6～12小时，组织可发生坏死，肌肉及神经功能丧失。

（二）临床表现

临床表现急性动脉栓塞的临床表现，可以概括为5P，即疼痛（pain）、感觉异常（paresthesia）、麻痹（paralysis）、无脉（pulselessness）和苍白（pallor）。

1. 疼痛　往往是最早出现的症状，由栓塞部位动脉痉挛和近端动脉内压突然升高引起疼痛。起于阻塞平面处，以后延及远侧，并演变为持续性。轻微的体位改变或被动活动均可致剧烈疼痛，故患肢常处于轻度屈曲的强迫体位。

2. 皮肤色泽和温度改变　由于动脉供血障碍，皮下静脉丛血液排空，因而皮肤呈苍白色。如果皮下静脉丛的某些部位积聚少量血液，则有散在的小岛状紫斑。栓塞远侧肢体的皮肤温度降低并有冰冷感觉。用手指自趾（指）端向近侧顺序检查，常可扣到骤然改变的变温带，其平面约比栓塞平面低一手宽，具有定位诊断意义。腹主动脉末端栓塞，约在双侧大腿和臀部；髂总动脉栓塞，约在大腿上部；股总动脉栓塞，约在大腿中部；腘动脉栓塞者，约在小腿中部。

3. 动脉搏动减弱或消失　由于栓塞及动脉痉挛，导致栓塞平面远侧的动脉搏动明显减弱，以至消失；栓塞的近侧，因血流受阻，动脉搏动反而更为强烈。

4. 感觉和运动障碍　由于周围神经缺血，引起栓塞平面远侧肢体皮肤感觉异常、麻木甚至丧失。继而出现深感觉丧失、运动功能障碍以及不同程度的足或腕下垂。

5. 动脉栓塞的全身影响　栓塞动脉的管腔愈大，全身反应也愈重。伴有心脏病的患者，如果心脏功能不能代偿动脉栓塞后血流动力学的变化，则可出现血压下降、休克和左心衰竭，甚至造成死亡。栓塞发生后，受累肢体可发生组织缺血坏死，引起严重的代谢障碍，表现为高钾血症、肌红蛋白尿和代谢性酸中毒，最终导致肾衰竭。

（三）检查

凡有心脏病史、伴有心房纤维颤动或前述发病原因者，突然出现5P征象，即可作出临床诊断。下列检查可为确定诊断提供客观依据。①皮肤测温试验：能明确变温带的平面。②超声多普勒检查：探测肢体主干动脉搏动突然消失的部位，可对栓塞平面做出诊断。③动脉造影：能了解栓塞部位，远侧动脉是否通畅，侧支循环状况，是否有继发性血栓形成等情况（图47-2）。

在确定诊断的同时，还应针对引起动脉栓塞的病因作相应的检查，如心电图、心脏X线、生化和酶学检查等，以利于制定全身治疗的方案。

（四）治疗

由于病程进展快，后果严重，诊断明确后，必须采取积极有效的治疗措施。

1. 非手术治疗　由于患者常伴有严重的心血管疾病，因此，即使要施行急诊取栓术，亦应重视手术前后处理，以利于改善全身情况，减低手术风险。针对动脉栓塞的非手术疗法适用于：①小动脉栓塞，如胫腓干远端或腘动脉远端的动脉栓塞。②全身情况不能耐受手术者。③肢体已

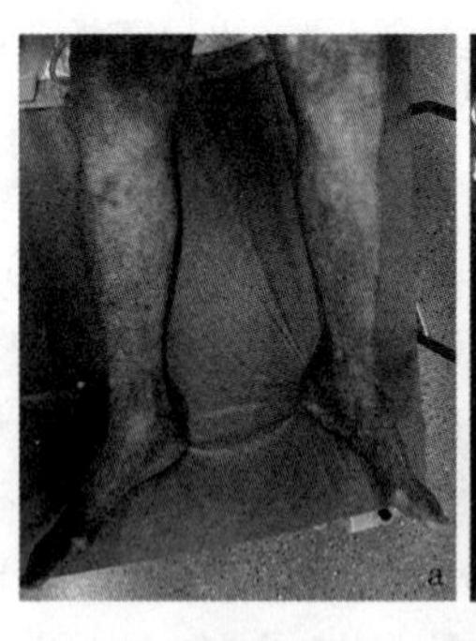
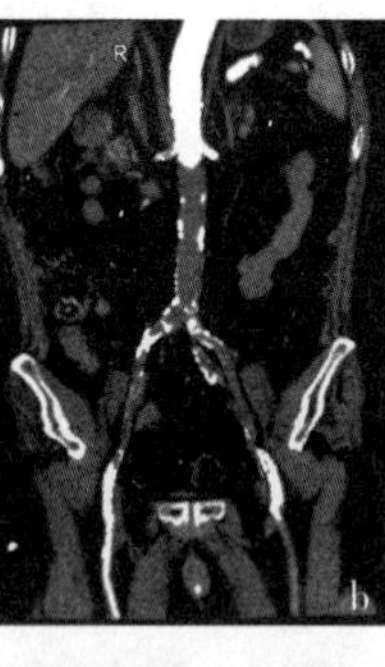

图 47-2　动脉栓塞

a. 患者下肢疼痛麻木发凉 10 小时，既往有房颤病史，未规律服药。查体见双下肢花斑样改变，皮温低，双侧股（腘）动脉及胫后动脉足背动脉均未及动脉搏动。b. 该患者 CTA 示主髂动脉栓塞

出现明显的坏死征象，手术已不能挽救肢体。④栓塞时间较长，或有良好的侧支建立可以维持肢体的存活者。

常用药物有纤溶、抗凝及扩血管药物。尿激酶等纤溶药物，可经外周静脉或栓塞动脉近端穿刺注射以及经动脉内导管利用输液泵持续给药等方法。如能在发病后 3 天内开始治疗，可望取得良好效果。抗凝治疗可以防止继发血栓蔓延，初以全身肝素化 3～5 天，然后用香豆素类衍化物维持 3～6 个月。治疗期间必需严密观察患者的凝血功能，及时调整用药剂量或中止治疗，防止发生重要脏器出血性并发症。

2. 手术治疗　凡诊断明确，尤其是大中动脉栓塞，除非肢体已发生坏疽，或有良好的侧支建立可以维持肢体的存活，如果患者全身情况允许，应及时手术取栓。取栓术有两种主要方法。

（1）切开动脉直接取栓。

（2）利用 Fogarty 球囊导管取栓，不仅简化操作，缩短手术时间，而且创伤小，只要备有球囊导管都应采用该法。

若患者一般情况较差缺血不重，也可行动脉腔内导管接触溶栓。纤溶、抗凝及扩血管药术后，应严密观察肢体的血供情况，继续治疗相关的内科疾病。尤其应重视肌病肾病性代谢综合征的防治：高血钾、酸中毒、肌红蛋白尿以及少尿、无尿，是肾功能损害的表现，必须及时处理，否则将出现不可逆性肾功能损害。术后患肢出现肿胀，肌组织僵硬、疼痛，导致筋膜室综合征应及时切开减压；肌肉组织已有广泛坏死者，需作截肢术。

四、多发性大动脉炎

多发性大动脉炎（Takayasu′s arteritis）又称 Takayasu 病、无脉症，是主动脉及其分支的慢性、多发性、非特异性炎症，造成动脉狭窄或闭塞，引起病变动脉供血组织的缺血性临床表现。本病好发于青年，尤以女性多见。

（一）病因

本病的确切病因尚未明确，可能与下列因素有关。

1. 自身免疫反应　发病初期常有低热，四肢关节及肌肉疼痛，伴有血沉、粘蛋白、Y 球蛋白以及 IgG 、IgM 测定值增高，血清中抗主动脉抗体和类风湿因子阳性。

2. 雌激素的水平过高　本病多见于青年女性，长期应用雌激素后，动脉壁的损害与大动脉炎相似。

3. 遗传因素　已有报告证实：近亲（母女、姐妹）先后发病，提示本病与某些显性遗传因子相关。

（二）病理

主要的病理改变为动脉壁全层炎性反应，呈节段性分布。早期的病理改变为动脉外膜和动脉周围炎；浆细胞及淋巴细胞浸润，肌层及弹性纤维破坏，伴有纤维组织增生，内膜水肿、增生、肉芽肿形成。最后导致动脉壁纤维化，管腔不规则狭窄及继发血栓形成，甚至完全闭塞。

（三）临床表现

疾病的早期或活动期，常有低热、乏力、肌肉或关节疼痛、病变血管疼痛以及结节红斑等症状，伴有免疫检测指标异常。当病程进人稳定期，病变动脉形成狭窄或阻塞时，即出现特殊的临床表现。根据动脉病变的部位不同，可分为下列 4 种类型。

1. 头臂型　病变在主动脉弓，可累及一支或几支主动脉弓分支，主要临床表现如下。

（1）脑部缺血　一过性黑矇、头昏，严重时可出现失语、抽搐，甚至偏瘫。

（2）眼部缺血　视物模糊、偏盲。

（3）基底动脉缺血　眩晕、耳鸣、吞咽困难、共济失调，或昏睡、意识障碍等。

（4）上肢缺血　患肢无力、麻木，肱动脉和挠动脉搏动微弱或不能扪及，患侧上肢血压下降以至不能测出，故有“无脉症”之称。在锁骨上下区以及颈侧部可闻及粗糙的收缩期杂音。在锁骨下动脉闭塞而椎动脉通畅的情况下，当上肢活动时，可因椎动脉血流逆向供应上肢而出现脑缺血症状，即“窃血综合征”。

2. 胸、腹主动脉型　病变在左锁骨下动脉远端的降主动脉及腹主动脉，呈长段或局限性狭窄或闭塞，以躯干上半身和下半身动脉血压分离为主要特点。在上半身出现高血压，因而有头晕、头胀、头痛和心悸等症状；下半身则因缺血而呈低血压，下肢发凉、无力、间歇性跛行。

3. 混合型　兼有头臂型与胸腹主动脉型的动脉病变，并出现相应的临床症状。

4. 肺动脉型　部分患者可同时累及单侧或双侧肺动脉。一般仅在体检时发现肺动脉区收缩期杂音，重者可有活动后气急，阵发性干咳及咳血。

（四）检查

下列检查有助于诊断或判断病情。

1. 血液检测　在多发性大动脉炎的活动期，往往有红细胞计数减少，白细胞计数增高，血沉增速以及多项免疫功能检测异常。

2. 超声多普勒　可以检查动脉狭窄的部位和程度，以及流量和流速。

3. 动脉造影检查　能确定动脉病变的部位、范围、程度和类型，显示侧支建立情况，是术前必不可少的检查。

4. 其他　动脉病变涉及相关脏器时，应作有关的特殊检查。例如：心电图及心脏彩色超声检查，脑血流图或颅脑 CT 扫描，同位素肾图及肾素活性测定，眼底血管检查，放射性核素肺扫描等。

（五）诊断

年轻患者尤其是女性，曾有低热、乏力、关节酸痛病史，出现下列临床表现之一者即可作出临床诊断。

（1）一侧或双侧上肢无力，肱动脉和挠动脉搏动减弱或消失，上肢血压明显降低或不能测出，而下肢血压和动脉搏动正常。

（2）一侧或双侧颈动脉搏动减弱或消失，伴有一过性脑缺血症状，颈动脉部位闻及血管杂音。

（3）股动脉及其远侧的动脉搏动减弱，上腹部闻及血管杂音。

（4）持续性高血压，在上腹部或背部闻及血管杂音。

（六）治疗

1. 药物治疗　疾病的早期或活动期，服用肾上腺皮质激素类药物及免疫抑制剂，可控制炎症，缓解症状。血沉恢复正常后可考虑手术治疗。免疫抑制剂如硫唑嘌呤、环磷酰胺可与激素同用。但在停药后，症状易复发。伴有动脉缺血症状者，可服用妥拉苏林等扩张血管药物；或服用阿司匹林，以降低血小板粘聚，防止继发血栓形成和蔓延。

2. 手术治疗　如病变动脉已有明显狭窄或闭塞，出现典型的脑缺血、肢体血供不足以及重度高血压等症状时，应作手术治疗。手术时机应选在大动脉炎活动期已被控制，器官功能尚未丧失前施行。手术治疗的主要方法为旁路转流术。合适的病例可试行球囊导管和（或）支架成形术治疗，对于反复狭窄者可行支架植入术，治疗的效果与狭窄长度有关，短者比长者疗效好。

五、雷诺综合征

雷诺综合征（Raynaud's syndrome）是指小动脉阵发性痉挛，受累部位程序性出现苍白及发冷、青紫及疼痛、潮红后复原的典型症状。常于寒冷刺激或情绪波动时发病。

（一）病因和病理

与下列因素有关，如寒冷刺激、情绪波动、精神紧张、感染、疲劳等。由于多见于女性，而且病情常在月经期加重，因此可能与性腺功能有关。患者常呈交感神经功能亢奋状态，应用交感神经阻滞剂可以缓解症状，因此本征与交感神经功能紊乱有关。患者家族中可有类似发病，提示与遗传因素相关。血清免疫检测多有阳性发现，提示与免疫功能异常有关。

（二）病理

病理改变与病期有关，即早期因动脉痉挛造成远端组织暂时性缺血；后期出现动脉内膜增厚，弹性纤维断裂以及管腔狭窄和血流量减少。如有继发血栓形成致管腔闭塞时，出现营养障碍性改变，指（趾）端溃疡甚至坏死。

（三）临床表现

多见于青壮年女性；好发于手指，常为双侧性，偶可累及趾、面颊及外耳。典型症状是顺序出现苍白、青紫和潮红。由于动脉强烈痉挛，以致毛细血管灌注暂时停止而出现苍白。然后，可能因缺氧和代谢产物的积聚，使小静脉和毛细血管扩张，小动脉痉挛略为缓解，少量血液流入毛细血管，但仍处于缺氧状态而出现青紫。潮红则是反应性充血，即流入毛细血管的血量暂时性增多所致。在疾病的早期，多在寒冷季节发病，一次发作的延续时间为数分钟至几十分钟。随着病情进展，不仅发作频繁，症状持续时间延长，即使在气温较高的季节遇冷刺激也可发病，甚至在受到冷风吹拂或用自来水洗手时，就可引起症状发作。发作时，往往伴有极不舒适的麻木，但很少剧痛；间歇期，除手指皮温稍低外，无其他症状。指（趾）端溃疡少见，桡动脉（或足背动脉）搏动正常。

（四）检查与诊断

依据发作时的典型症状即可作出诊断。必要时可作冷激发试验：手浸泡于冰水 20 秒后测定手指皮温，显示复温时间延长（正常 15 分钟左右）。此外，尚应根据病史提供的相关疾病，进行相应的临床和实验室检查，以利于作出病因诊断，指导临床治疗。

（五）治疗

治疗的目的主要是缓解症状，目前还没有确定的可治愈的方法。注意保暖措施可预防或减少发作；吸烟者应戒烟。药物治疗方面，首选能够削弱交感神经－肌肉接触传导类药物，如哌乙啶、甲基多巴、盐酸酚苄明等。也可应用前列腺素 E_1，具有扩张血管并抑制血小板聚集的作用。有自身免疫性疾病或其他系统性疾病，应同时进行治疗。大多数患者经药物治疗后症状缓解或停止发展。长期内科治疗无效的患者，可以考虑手术治疗。区域性交感神经切除如上胸交感神经切除，由于不一定能中断指动脉的交感神经支配，现已较少采用。交感神经末梢切除术，即将指动脉周围的交感神经纤维连同外膜一并去除一小段，近期效果较好。

六、周围动脉瘤

周围动脉瘤（peripheral arterial aneurysm）通常指主动脉以外的动脉区域发生的局限性异常扩张，可发生于四肢动脉、颈动脉及锁骨下动脉等处，以股动脉瘤和腘动脉瘤最为常见，约占周围动脉瘤的90%。有三类，即真性动脉瘤、假性动脉瘤、夹层动脉瘤。

（一）病因

周围动脉瘤病因复杂，动脉粥样硬化是真性动脉瘤的最常见原因，损伤、感染、炎症引起的动脉瘤以假性动脉瘤居多。

1. 动脉粥样硬化　多发于50岁以上的老年人群，常伴有高血压、冠状动脉硬化性心脏病及其他部位动脉硬化，可为多发性动脉瘤。

2. 损伤　锐性损伤如刀刺伤，钝性损伤可以是挫伤、骨折缘损伤，长期拄拐杖反复摩擦挤压腋部也可导致腋动脉瘤，长期吸毒者反复动脉穿刺注射。此外，医源性损伤如因开展介入技术而行动脉穿刺、插管，动脉吻合口等，为假性动脉瘤。

3. 感染　结核、细菌性心内膜炎或脓毒症时，细菌可经血液循环侵袭动脉管壁，形成滋养血管或血管壁小脓肿，导致动脉壁溃破形成感染性动脉瘤；梅毒螺旋体侵袭动脉壁发生动脉炎，使肌层胶原纤维和弹力纤维变性后形成囊性或梭形动脉瘤，多为假性动脉瘤，易破裂。

4. 动脉炎性疾病　大动脉炎、川崎病、白塞综合征等动脉非细菌性炎性疾病常累及青年动脉系统形成动脉瘤。

5. 先天性动脉中层缺陷　如马方综合征（Marfan Syndrom）及Ehlers－Danlos综合征，常见于青年。

（二）临床表现

1. 搏动性肿块和杂音　是动脉瘤最典型的临床表现。肿块表面光滑，触诊时具有膨胀性而非传导性搏动，且与心脏搏动一致，可伴有震颤和收缩期杂音。当压迫阻断近端动脉时，肿物可缩小，搏动、震颤及杂音均可明显减轻或消失。

2. 压迫症状　由动脉瘤压迫周围神经和静脉以及邻近器官出现相应症状。颈动脉瘤压迫喉返神经可引起一侧声带麻痹，出现声音嘶哑；压迫颈交感神经可出现霍纳综合征（Horner's syndrome）；压迫气管可引起呼吸困难；压迫食管引起吞咽困难等。锁骨下动脉瘤压迫臂丛可引起上肢感觉异常和运动障碍；压迫静脉可引起上肢肿胀。股动脉瘤压迫股神经时可出现下肢的麻木和放射痛；压迫股静脉则出现下肢肿胀和浅静脉怒张。腘动脉瘤压迫神经和静脉时则出现小腿的疼痛和肿胀。

3. 远端肢体、器官缺血　瘤腔内附壁血栓或硬化斑块碎片脱落可造成远端动脉栓塞，出现动脉栓塞的相应临床表现，例如发生在颈动脉瘤时可出现一过性脑缺血、偏瘫或死亡。动脉瘤继发血栓形成时，可引起远端组织急性缺血。

4. 瘤体破裂　动脉瘤在压力作用下不断扩张增大，最终可突然破裂、出血而危及生命。如破入邻近空腔脏器，则引起相应脏器出血症状；如破入伴行静脉导致动－静脉瘘。颈动脉周围组织疏松，颈动脉瘤一旦破裂造成的巨大血肿，可迅速压迫气道，后果十分严重。

5. 其他症状　如瘤体增大较快或先兆破裂，局部可有明显疼痛。感染性动脉瘤可有局部疼痛、周围组织红肿，可伴有发热、周身不适等全身症状。

（三）检查与诊断

根据临床表现及体格检查，一般可做出临床诊断。瘤体小且肥胖者，因不易检出而漏诊。当动脉瘤伴周围组织炎症或腔内血栓形成时，搏动不明显，切勿误诊为脓肿或良性肿瘤而行穿刺检查或切开引流术。腘动脉瘤如并发血栓形成，需与腘窝囊肿鉴别。影像学检查有助于明确诊断，可根据情况选用超声多普勒、DSA、CTA和MRA。

（四）治疗

周围动脉瘤一经确诊，应尽早治疗。方法有三类。

1. 手术治疗　原则是切除动脉瘤和动脉重建术。动脉重建包括动脉裂口修补、动脉补片移植和动脉端端吻合术等。缺损较大时可行人工血管或自体静脉移植术。如为感染性动脉瘤并伴周围组织感染，应彻底清除瘤腔内血栓等感染组织，反复清洗，人工血管或自体静脉移植时尽量在感染区域外绕行。

2. 动脉瘤腔内修复术　采用覆膜支架置入瘤体累及动脉段，隔绝动脉瘤同时恢复动脉通路。该法创伤较小，但费用较高，远期效果仍待观察，必须严格掌握适应证。超声引导下凝血酶注射凝固法，具有耗时短、创伤小、并发症少、治疗费用低等优点，是假性动脉瘤治疗的首选方法。

3. 开放手术和腔内修复相结合的复合手术　即以一个较小的手术先重建受动脉瘤影响的重要分支动脉血流，再采用覆膜支架隔绝瘤体及其重要分支。适用于瘤体位置深、开放手术创伤大或患者不能耐受开放手术者。这种治疗方法可减少手术创伤，降低手术风险。

七、内脏动脉瘤

内脏动脉瘤是指发生在腹主动脉内脏支的动脉瘤，以脾动脉瘤最常见（占60%），其次为肝动脉瘤（占20%）、肠系膜上动脉瘤（占4%），也可见于腹腔干动脉瘤、肾动脉瘤以及网膜动脉和肠系膜下动脉瘤。其主要威胁为瘤体突然破裂，大出血休克而死亡。

（一）脾动脉瘤

在腹腔动脉瘤中，脾动脉瘤仅次于肾下腹主动脉瘤和髂动脉瘤，居内脏动脉瘤之首。脾动脉瘤多见于脾动脉远侧1/3及近脾门处，单发较多。呈囊状或球状扩张。

1. 病因　脾动脉瘤的发病与下列因素或疾病相关。

（1）妊娠　以妊娠妇女居多，尤以多产妇常见，且易破裂，破裂率高达20%～50%。与妊娠期激素水平的变化、脾动脉壁弹力层和弹力纤维形成异常、全身血容量增加等因素有关。

（2）门静脉高压　门静脉高压时脾脏增大、脾动脉血流增加致脾动脉壁薄弱部位瘤样扩大。

（3）胰腺炎　急慢性胰腺炎的胰液自身消化或局部压迫，可诱发假性脾动脉瘤的形成。

（4）损伤　胰腺癌、胃癌、腹膜后肿瘤及淋巴结清除等腹部外科大手术，可直接损伤脾动脉，形成脾动脉瘤。血管腔内治疗直接损伤血管壁，也是导致动脉瘤的原因。

2. 临床表现　脾动脉瘤的临床表现各异。未破裂时症状不典型，部分患者仅表现为上腹部不适、腹痛等，瘤体较大时可有左肩部或左背部疼痛，压迫神经丛或刺激胃后壁造成间歇性恶心、呕吐等消化道症状。动脉瘤破裂时出现突发性急性腹痛、背部或肩部放射痛以及急性失血性休克等征象。如破入胆管或胃肠道，可引起胆道或消化道出血，破入胰管可引起胰腺炎等症状。

3. 检查与诊断

（1）腹部X线检查　50%～70%的脾动脉瘤严重钙化，故脾动脉瘤区可见明显的钙化。

（2）CT　可准确地区分脾动脉以及膨大的瘤体。三维成像则能显出不同侧面的立体结构（图47－3）。

（3）MRI　利用其血管流空效应可协助诊断脾动脉瘤，并判断门静脉以及内脏静脉内血流情况。

（4）超声　阳性率不如CT和MRI，但可作为一种初步检测指标。

（5）选择性血管造影　最常用数字减影血管造影（DSA），可具体了解瘤体的大小、形态、部位以及与周围的关系，并为血管腔内治疗提供参考数据。

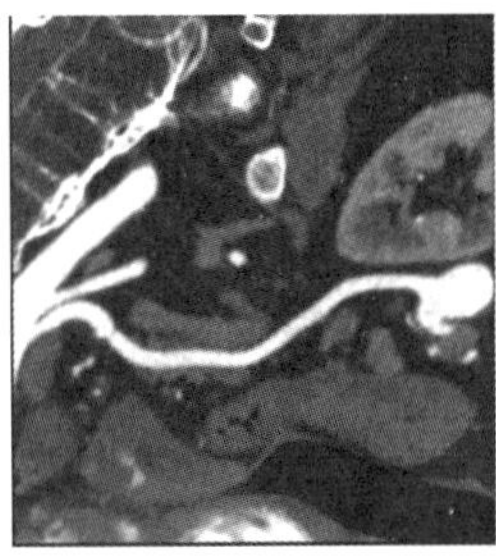
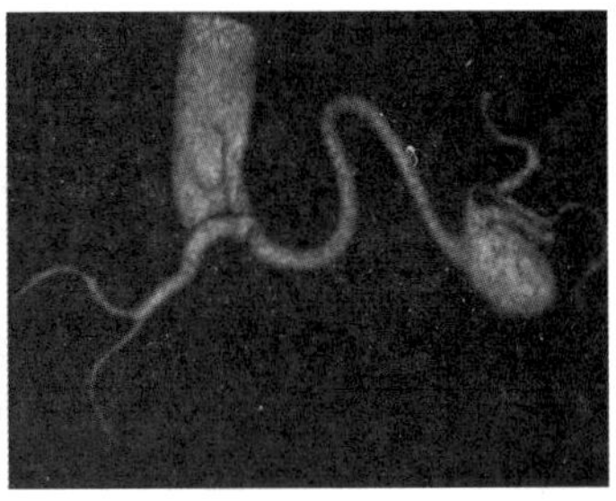

图47－3　脾动脉瘤

4. 治疗　有手术治疗和血管腔内治疗两种方法。手术治疗适用于瘤体直径≥2cm，有增大趋势者以及准备妊娠或妊娠期间发现的脾动脉瘤。手术方法有脾动脉瘤切除、脾动脉重建和脾动脉瘤连同脾切除等。血管腔内治疗可适用动脉栓塞术，或置入覆膜支架隔绝动脉瘤。

（二）肝动脉瘤

肝动脉瘤可分为肝内型和肝外型两型，以后者居多，肝内型多见于右侧肝。主要病因有创伤、感染、动脉硬化及肝动脉先天性发育异常。经肝动脉插管化疗、造影等也可引起肝动脉瘤。胆管结石和胆总管T管引流偶可导致肝动脉瘤。瘤体较小未造成胆道阻塞者，临床症状不典型，或仅出现上腹部不适。当瘤体增大压迫胆道时，可出现发热、黄疸等症状；瘤体破裂可出现失血性休克的临床表现，破入胆道或消化道则出现胆道出血或消化道出血。结合临床表现和影像学检查，可做出正确的诊断。肝外型动脉瘤可作动脉瘤切除，亦可行动脉瘤近、远端动脉结扎术。肝内型动脉瘤可行部分肝切除或肝动脉结扎术；也可通过介入法肝动脉栓塞治疗。

（三）肾动脉瘤

肾动脉瘤可发生在肾动脉主干或其分支，有夹层动脉瘤和非夹层动脉瘤两类，后者又可分为以下几种。

1. 囊性动脉瘤　最常见，多位于肾动脉分叉处，囊壁部分钙化，易破裂。

2. 梭形动脉瘤　常伴有肾动狭窄，其远端形成梭形扩张。

3. 肾内动脉瘤　见于肾内部多发小动脉瘤。临床表现为高血压和肾功能异常。偶有肾绞痛的发生，肾动脉瘤破裂时可出现失血性休克。结合超声、CT、MRI检查不难判断，选择性肾动脉造影显示更明晰。

治疗肾动脉瘤的主要方法是动脉瘤切除、自体血管移植或人工血管移植重建肾动脉。部分患者在动脉瘤切除后行自体肾移植术；对无法切除或血管重建者，需行肾切除手术。

肾动脉夹层动脉瘤的治疗原则是保留肾和保护肾功能。对原发于胸腹主动脉夹层动脉瘤者，应同时治疗原发病，一般行夹层动脉瘤切除、肾动脉重建或者自体肾移植。目前已较多采用腔内修复术治疗。

（四）腹腔干和肠系膜动脉瘤

腹腔干和肠系膜动脉瘤较少见，其中肠系膜上动脉瘤约占内脏动脉瘤的8%，本病大多无临床症状，也可出现肠缺血、动脉瘤压迫引起的腹部不适和腹痛，消化道出血、腹腔或后腹膜出血等。如发生消化道缺血坏死，后果严重。临床诊断较困难，常需经 CTA 或血管造影来确定诊断。治疗上可行开腹动脉瘤切除术。近年来，多采用腔内方法治疗。

八、腹主动脉瘤

当腹主动脉的直径扩张至正常直径的 1.5 倍时称之为腹主动脉瘤（abdominal aortic aneurysm，AAA），是最常见的动脉扩张性疾病。一旦破裂出血可危及生命。临床上，将发生于肾动脉以上的主动脉瘤称为胸腹主动脉瘤，位于肾动脉以下者称为腹主动脉瘤，本节重点介绍腹主动脉瘤。

（一）病因

弹力纤维和胶原纤维是维持动脉弹性和扩张强度的主要成分，两者的降解、损伤使腹主动脉壁的机械强度显著下降，致动脉壁局限性膨出成瘤。引起弹力纤维和胶原纤维损伤的因素涉及生物化学、免疫炎性反应、遗传、解剖、血流动力学等。传统的观点认为，动脉粥样硬化引起的动脉壁缺血将导致中层坏死，进而损伤弹力纤维。目前的研究则表明，具有降解弹力纤维和胶原纤维的酶类的活性增高，浸润至腹主动脉壁内的慢性炎性细胞，不但分泌这些降解酶类，而且介导了损伤性免疫反应，在部分腹主动脉瘤患者，发现与弹力蛋白和胶原蛋白代谢相关的基因变异；肾下腹主动脉壁的弹力纤维相对匮乏、自身修复能力薄弱、腹主动脉分叉段因血反流致动脉内压扩大，都是导致腹主动脉瘤形成的重要因素。吸烟、创伤、高血压、高龄和慢性阻塞性肺疾病等，也是腹主动脉瘤的易患因素。

（二）临床表现

（1）搏动性肿物　多数患者自觉脐周或心窝部有异常搏动感。体格检查为脐部或脐上方偏左可触及类圆形膨胀性搏动性肿物，其搏动与心跳一致，可有震颤或听到收缩期杂音。

（2）疼痛　主要为腹部、腰背部疼痛，多为胀痛或刀割样痛等。瘤体巨大可压迫、侵蚀椎体，引起神经根性疼痛。突发性剧烈腹痛为瘤体急剧扩张甚至破裂的先兆。

（3）压迫　以胃肠道受压最为常见，表现为上腹胀满不适，食量下降；压迫肾盂、输尿管，可出现泌尿系统梗阻相关的症状；下腔静脉受压，可引起双下肢深静脉血栓形成；压迫胆管，可导致阻塞性黄疸。

（4）栓塞　瘤腔内的血栓或粥样斑块一旦脱落，可随血流冲至远侧，造成下肢动脉栓塞，导致肢体缺血甚至坏死。

（5）破裂　腹主动脉瘤破裂是本病最严重的临床问题和致死原因。主要临床表现为突发性剧烈腹痛、失血性休克及腹部存在搏动性肿物。如直接破入腹腔，迅速出现失血性休克，死亡率极高；若破入腹膜后腔间隙，虽可形成限制性血肿，但多伴有失血性休克、腰背部疼痛和皮下瘀斑，血肿一旦破入腹腔也将导致死亡。

（三）检查和诊断

根据病史和体格检查，发现脐周及左上腹膨胀性搏动性肿物，常可作出临床诊断。辅助检查包括：

1. 超声多普勒　直径 3cm 以上的腹主动脉瘤即可被检出，能显示瘤体大小、有无斑块及血栓，还可提供血流动力学参数。该法无创、方便、经济，可作为筛选检查。

2. CT　CT 平扫及增强扫描能准确显示动脉瘤的形态及其与周围脏器的毗邻关系，判断有无解剖异常，发现有无伴发的其他腹内疾患（图 47－4）。

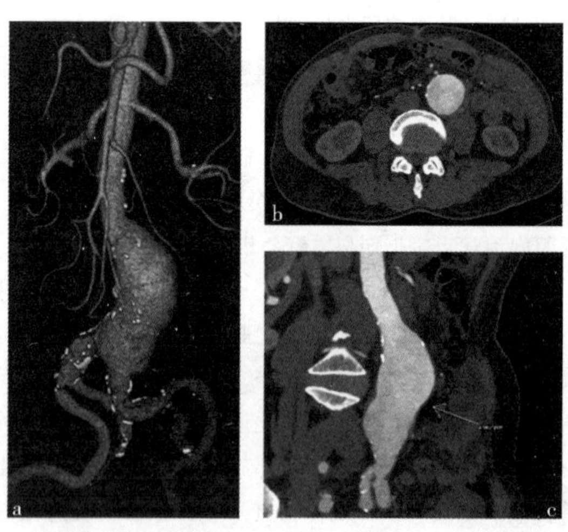

图 47－4　腹主动脉瘤

a. 三维重建的腹主动脉瘤；b. CT 横断面；c. 冠状面三维重建

3. 磁共振血管成像　无需造影剂，即可清楚显示病变的部位、形状、大小等，并能提供形象逼真的影像。对于瘤体破裂形成的亚急性、慢性血肿有较高的诊断价值。

4. DSA　术前怀疑有腹腔内血管异常或马蹄肾者，应行 DSA 检查。

（四）治疗

腹主动脉瘤如不治疗不可能自愈，一旦破裂死亡率高达70%～90%，而择期手术死亡率已下降至5%以下，因此应早期诊断、早期治疗。外科手术仍是主要的治疗方法。对于高危患者，可采用腔内修复术。

1. 手术治疗

（1）手术适应证 ①瘤体直径≥5cm者，或瘤体直径<5cm，但不对称，易于破裂者；②伴有疼痛，特别是突发持续性剧烈腹痛者；③压迫胃肠道、泌尿系统引起梗阻或其他症状者；④引起远端动脉栓塞者。并发感染、瘤体破裂或与下腔静脉、肠管形成内瘘者，应急诊手术。

（2）术前准备 术前应正确评估并切实改善心、肺、脑、肝、肾功能，纠正凝血机制异常。术前一天禁食，充分补液，防止术中血压骤然波动、有自体血回输设备时，可在术前做好准备，对某些稀有血型者尤为有益。术前0.5～1小时给予广谱抗生素，如手术时间超过3小时或失血>1500ml，术中可再应用一次。

（3）手术方法 全身麻醉，首先探查动脉瘤形态、范围及双髂总、髂内、髂外动脉。充分显露瘤体近心端即瘤颈及瘤体，游离双侧髂总动脉，全身肝素化，如果髂总动脉无病变应先加以阻断，以防止瘤腔内血栓、斑块脱落引起肢体远端动脉栓塞，然后阻断瘤颈。动脉瘤前壁偏右侧纵行切开，在瘤颈部做保留后壁的横行切开，切口形状如T字形，清除瘤腔内血栓与粥样斑块，逐一缝扎腰动脉。选择直径为16～22mm的人工血管，如髂总动脉未受累，可选用直筒形人工血管；否则，应选用Y形人工血管，分别与瘤体近远端的正常动脉壁吻合完成血管重建。在完成缝合前，务必驱除腔内气体和残存的血块或碎屑。吻合完成后缓慢放松阻断钳，以防发生“松钳性低血压”。用残留的动脉瘤壁包裹人工血管。缝闭后腹膜，逐层关腹。

（4）手术并发症 除了心肺功能不全、急性肾衰竭和多器官功能不全等全身并发症外，可能出现凝血功能障碍或吻合口渗漏引起腹腔内出血，下肢血栓或栓塞可引起肢体缺血、坏死。结扎肠系膜下动脉有时引起乙状结肠缺血、坏死。此外，可发生人工血管感染、吻合口假性动脉瘤等。因动脉瘤累及双侧髂内动脉而无法保留时，可引起臀肌、直肠缺血及性功能障碍。

（5）腔内修复术（endovascular therapy） DSA监测下，经双侧股总动脉切口，经特制的导入系统将覆膜支架送入腹主动脉，按术前设定的精确定位放至瘤腔内，利用金属支架的自膨性和植入物头端的钩状附件，使支架固定于动脉瘤近远端的动脉壁。利用具有人工血管覆膜的支架在瘤腔内重建新的血流通道，隔绝了腹主动脉高压血流对瘤壁的冲击。同时瘤壁与覆膜支架之间血液继发血栓及机化，从而达到防止动脉瘤增大与破裂的目的。

腔内修复术创伤较小，使许多不能耐受传统手术的高危患者获得了救治机会。但该法受瘤体解剖学条件限制，严重肾功能不全、造影剂过敏者无法应用，也可有内漏等严重并发症。置入的覆膜支架的形态、结构、位置及重塑等远期变化，尚待进一步观察研究。

第四节 静脉疾病

案例引导

案例 患者，女，29岁，产后1周。左腰部酸痛不适3天，伴左下肢突发肿胀2天。体检：P 89次/分，BP 129/78mmHg，R 15次/分，神志清醒，双肺呼吸音清，心律齐，腹软，脐下可扪及子宫，左下肢全肢肿胀，小腿屈肌部位张力高，足背水肿，左大腿和小腿皮肤青紫，足部皮温降低，足背动脉搏动极微弱，左下肢感觉和运动正常。

讨论 试作出诊断和处理。

静脉疾病好发于下肢，主要分为两类。下肢静脉逆流性疾病，如原发性下肢静脉曲张和原发性下肢深静脉瓣膜功能不全；下肢静脉回流障碍性疾病，如下肢深静脉血栓形成。静脉壁的解剖与血流动力学有别于动脉，在静脉疾病的发病机制中起着重要作用。

一、解剖结构与血流动力学

（一）下肢静脉解剖

下肢静脉由浅静脉、深静脉、交通静脉和肌肉静脉组成。

1. 浅静脉 位于肌筋膜上方，主要有大、小隐静脉两条主干。小隐静脉起自足背静脉网的外侧，自外踝后方上行，逐渐转至小腿屈侧中线并穿入深筋膜，汇入腘静脉，可有一上行支汇入大隐静脉。大隐静脉起自足背静脉网的内侧，经内踝前方沿小腿和大腿内侧上行，在腹股沟韧带下穿过卵圆窝注入股总静脉。大隐静脉注入股总静脉前主要有五个分支，即阴部外静脉、腹壁浅静脉、旋髂浅静脉、股外侧静脉和股内侧静脉。

2. 深静脉 位于肌筋膜腔，与浅静脉不同，外有肌肉和深筋膜保护，与同行的动脉同名。小腿深静脉由胫前、胫后和腓静脉组成。胫后静脉与腓静脉汇合成一短段的胫腓干，后者与胫前静脉组成腘静脉，经腘窝进入内收肌管裂孔上行为股浅静脉。股浅静脉于腹股沟韧带下缘移行为髂外静脉。

3. 小腿肌静脉 分为腓肠肌静脉和比目鱼肌静脉，直接汇入深静脉。

4. 交通静脉 在浅静脉和深静脉之间的肌筋膜分布有丰富交通静脉。这些静脉以大约6cm间隔从脚跟底部到大腿上部，将血液直接从浅静脉系统流到深静脉系统，并通过小腿肌肉泵和一系列的单向瓣膜回流到心脏。小腿内侧约有六个交通静脉，将胫后静脉与大隐静脉连接起来，这个区域最易发生静脉高压并形成溃疡。

（二）静脉壁结构

静脉壁由内膜、中膜和外膜组成。内膜是依附在一薄层结缔组织的单层细胞；中膜由平滑肌细胞及结缔组织网如胶原等组成，在大隐静脉该层较厚并具有很强的肌肉收缩能力；外膜主要为结缔组织，与中膜不易区分，它含有疏松结缔组织、淋巴管、血管滋养血管和肾上腺素能神经纤维。与动脉相比，静脉壁薄，弹性纤维显著减少，但富含胶原纤维，对维持静脉壁的强度起着重要作用。静脉最重要的一个解剖和功能特点就是其拥有薄软而又非常强健的双尖瓣膜。瓣膜由两层内皮细胞折叠而成，内有弹力纤维。正常瓣膜为双叶瓣，每一瓣膜包括瓣叶、游离缘、附着缘和交会点，与静脉壁构成的间隙称瓣窦。静脉瓣膜防止从近端向远端的血液反流。它们分布于全身，但是密度最高的部位是下肢静脉。

（三）血流动力学

静脉在调节血管容量方面发挥最主要的作用。在任何一个特定的时间内，有60%～80%的循环血量都储存在微静脉和其他静脉内。静脉系统将血从毛细血管床回流到心脏，起着血液向心回流的通路、贮存血量、调节心脏的流出道及皮肤温度等重要生理功能。下肢静脉血流能对抗重力向心回流，主要依赖于：①静脉瓣膜向心单向开放功能，起向心导引血流并阻止逆向血流的作用。②小腿肌肉泵主要分布在大腿、小腿和足底静脉丛连接部。这种静脉泵在小腿高度发达，比目鱼肌和腓肠肌的静脉窦构成了肌肉泵的大泵腔。小腿肌肉收缩产生的压力超过200mmHg，驱使下肢静脉血流向心回流并降低静脉压。在肌肉收缩时，与之相连接的交通静脉的瓣膜阻止血液从深静脉向浅静脉系统逆流。这种特有的静脉泵功能有赖于完好的静脉瓣膜。③其他因素：呼吸通过静脉容量变化和静脉松垮度来调节腿部静脉血回流，而静脉松垮度与横膈运动、胸内压及腹内压的变化相关。下肢静脉压与活动与否密切相关。以踝部平均静脉压为例，在静息态仰卧位时仅12～18mmHg，坐位时升至56mmHg，立位时可高达85mmHg。

（四）病理生理

静脉高压是静脉功能异常的病理生理学改变。下肢静脉疾病的血流动力学主要变化是主干静脉及毛细血管压力增高。前者引起浅静脉扩张，后者造成皮肤微循环障碍，引起毛细血管扩张和毛细血管周围炎及通透性增加。纤维蛋白原、红细胞等渗入组织间隙及毛细血管内导致微血栓形成；由于纤溶活性降低，渗出的纤维蛋白积聚并沉积于毛细血管周围，形成阻碍皮肤和皮下组织摄取氧气和其他营养物质的屏障，造成局部代谢障碍，导致皮肤色素沉着、纤维化、皮下脂质硬化和皮肤萎缩，最后形成静脉性溃疡。由于血清蛋白渗出及毛细血管周围纤维组织沉积，引起再吸收障碍和淋巴超负荷，导致下肢浮肿。小腿下内侧的皮肤、皮下组织的静脉血流，除了部分经隐静脉系统回流外，主要是经交通静脉直接向深静脉回流，这一区域的深静脉血柱重力最大。交通静脉又在肌泵下方，当肌泵收缩时所承受的反向压力最高，容易发生瓣膜关闭不全。因此静脉性溃疡常特征性地出现于该区域。当静脉内压力增高、浅静脉开始扩张时，外膜内感觉神经末梢受刺激，可有酸胀不适和疼痛感觉。

二、下肢慢性静脉功能不全

下肢慢性静脉功能不全是一组由静脉逆流引起的病征，除了下肢沉重、疲劳、胀痛等症状外，临床表现有七类。有自觉症状，但无明显体征；毛细静脉扩张或网状静脉扩张；浅静脉曲张；踝部和(或)小腿水肿；皮肤改变：色素沉着、湿疹、皮下脂质硬化或萎缩；皮肤改变及已愈合的溃疡；皮肤改变及活动期静脉性溃疡。根据病因可分为三类：先天性瓣膜结构及关闭功能异常；原发性浅静脉或深静脉瓣膜功能不全；继发性静脉瓣膜功能不全（深静脉血栓形成后，静脉外来压迫等）。根据病变涉及的范围分为三类，即单纯累及浅静脉；同时涉及交通静脉；浅静脉、交通静脉及深静脉均已累及。根据血流动力学改变可以分为：静脉逆流；静脉阻塞引起回流障碍；二者兼有。故对以浅静脉曲张为主症者，外科医生应先了解深部髂股静脉和交通静脉瓣膜的功能状况后才能给予合适的治疗。可通过体检及多种特殊检查，从临床表现、病因分类、解剖定位及病理生理改变四个方面作出判断。本节对原发性下肢静脉曲张和原发性深静脉瓣膜功能不全详述如下。

原发性下肢静脉曲张指仅涉及隐静脉，浅静脉伸长、迂曲而呈曲张状态，多见于从事持久站立工作、体力活动强度高或久坐少动者。

（一）病因和病理生理

静脉壁软弱、静脉瓣膜缺陷及浅静脉内压升高，是引起浅静脉曲张的主要原因。静脉壁薄弱和静脉瓣膜缺陷，与遗传因素有关。瓣膜功能不全可发生在所有类型的肢体静脉，包括深静脉、浅静脉和交通静脉。它可发生在未对合的解剖异常的瓣膜，或者发生在下肢深静脉血栓后导致瓣叶破坏的病例。长期站立、重体力劳动、妊娠、慢性咳嗽、习惯性便秘等后天性因素，使瓣膜承受过度的压力，逐渐松弛，不能紧密关闭。循环血量经常超负荷，亦可造成压力升高，静脉扩张，而形成相对性瓣膜关闭不全。

（二）临床表现

原发性下肢静脉曲张以大隐静脉曲张为多见，且以左下肢多见，但双侧下肢可先后发病。主要临床表现为下肢浅静脉扩张、迂曲，下肢沉重、乏力感。可出现踝部肿胀和足靴区皮肤营养性变化，如皮肤色素沉着、皮炎、湿疹、皮下脂质硬化和溃疡形成。

（三）检查和诊断

根据下肢静脉曲张的临床表现，诊断并不困难。下列传统检查有助于诊断。

1. 大隐静脉瓣膜功能试验（Trendelenburg 试验） 患者平卧，抬高患肢使静脉排空，在大腿根部扎止血带，阻断大隐静脉，然后让患者站立，迅速释放止血带，如出现自上而下的静脉逆向充盈，提示瓣膜功能不全。根据同样的原理，在腘窝部扎止血带，可以检测小隐静脉瓣膜的功能。如在未放开止血带前，止血带下方的静脉在 30 秒内已充盈，则表明有交通静脉瓣膜关闭不全。

2. 深静脉通畅试验（Perthes 试验）　用止血带阻断大腿浅静脉主干，嘱患者用力踢腿或作下蹬活动连续 10 余次，迫使静脉血液向深静脉回流，使曲张静脉排空。如在活动后浅静脉曲张更为明显，张力增高，甚至有胀痛，则表明深静脉不通畅。

必要时选用超声多普勒、下肢静脉压测定和静脉造影检查等，可以更准确地判断病变性质。

（四）鉴别诊断

原发性下肢静脉曲张的鉴别诊断包括：1. 原发性下肢深静脉瓣膜功能不全：症状相对严重，超声多普勒检查或下肢静脉造影，观察到深静脉瓣膜关闭不全的特殊征象。2. 下肢深静脉血栓形成后遗综合征：有深静脉血栓形成病史，浅静脉扩张伴有肢体明显肿胀。若鉴别诊断仍有困难，应作双功彩色超声多普勒或下肢静脉造影检查。3. 动－静脉瘘，患肢皮肤温度升高，局部有时可扪及震颤或有血管杂音，浅静脉压力明显上升，静脉血的含氧量增高。

（五）治疗

治疗原发性下肢静脉曲张的治疗可有下列三种方法。

1. 非手术疗法　①压力治疗：患肢穿医用弹力袜或用弹力绷带，借助远侧高而近侧低的压力差，使曲张静脉处于萎瘪状态。②改变生活方式，应避免久站、久坐，间歇抬高患肢，并且适当运动，减轻体重。③药物治疗：静脉活性药物可与硬化剂治疗、手术和压力治疗联合使用至少 3～6 个月如七叶皂苷类/黄酮类：地奥司明、香豆素、纤维蛋白分解药物、前列腺素、活血化瘀中药及非甾体抗炎药物等。非手术疗法仅能改善症状及缓解病情发展。

2. 硬化剂注射和压迫疗法　利用硬化剂注入排空的曲张静脉后引起的静脉内膜炎症反应使之闭塞。可单独使用，也可作为手术的辅助疗法，处理残留的曲张静脉。硬化剂注入后，自足踝部至注射处近侧穿弹力袜或缠绕弹力绷带进行偏心性压迫，立即开始主动活动。大腿部维持压迫 1 周，小腿部 6 周左右。应避免硬化剂渗漏至血管外导致组织炎症、坏死或进入深静脉并发血栓形成和肺栓塞。

3. 手术疗法　手术切除无正常功能的静脉段是比较权威的治疗。诊断明确且无禁忌证者都可施行手术治疗，行大隐或小隐静脉高位结扎及主干与曲张静脉剥脱术。已确定交通静脉功能不全的，可选择内镜下交通静脉离断术。

4. 并发症及其处理　病程进展中可能出现下列并发症。

（1）血栓性浅静脉炎　曲张静脉易引起血栓形成，伴有感染性静脉炎及静脉周围炎，常遗有局部硬结与皮肤粘连，可用抗生素及局部热敷治疗。较严重的血栓性静脉炎，应予抗凝治疗，卧床休息，抬高患肢。炎症消退后，施行手术治疗。

（2）溃疡形成　踝周及足靴区易在皮肤损伤破溃后引起经久不愈的静脉淤滞性溃疡，愈合后复发率高，病程可达多年。处理方法包括创面湿敷，抬高患肢以利血液回流，较浅的溃疡一般都能愈合，接着应采取手术治疗。较大或较深的溃疡，经上述处理后溃疡缩小，周围炎症消退，创面清洁后也应作手术治疗，同时作清创植皮，可以缩短创面愈合期。

（3）曲张静脉破裂出血　大多发生于足靴区及踝部。可以表现为皮下出血，或皮肤破溃时外出血，因静脉压力高而出血速度快。抬高患肢和局部加压包扎，一般均能止血，必要时可以缝扎止血，择期再作手术治疗。

三、原发性下肢深静脉瓣膜功能不全

是指深静脉瓣膜不能紧密关闭，引起血液逆流，但无先天性或继发性原因，有别于深静脉血栓形成后瓣膜功能不全及原发性下肢静脉曲张。

（一）病因和病理生理

病因至今尚未明确，发病因素如下。

1. 瓣膜结构薄弱　在持久的逆向血流及血柱重力作用下，瓣膜游离缘松弛，因而不能紧密闭合，造成静脉血经瓣叶间的裂隙向远侧逆流。

2. 回心血量超负荷　由于持久的超负荷回心血量，导致静脉管腔扩大、瓣膜相对短小而关闭不全，故又称相对性下肢深静脉瓣膜关闭不全。

3. 深静脉瓣膜异常 发育异常或缺如，失去正常关闭功能。

4. 小腿肌关节泵软弱 泵血无力，引起静脉血液积聚，导致静脉高压和瓣膜关闭不全。

股浅静脉第一对瓣膜直接承受近侧深静脉逆向血流冲击，常最先出现关闭不全，随着病程进展，将顺序影响远侧瓣膜关闭功能。大隐静脉位置较浅而缺乏肌肉保护，所以当股浅静脉瓣膜破坏时，大隐静脉瓣膜多已失去功能，因而两者往往同时存在。股深静脉开口斜向外方，受血柱重力的影响较小，受累及可能较迟。

（二）临床表现

除了浅静脉曲张外，根据临床表现的轻重程度可分为以下几度。

1. 轻度 久站后下肢沉重不适，踝部轻度水肿。

2. 中度 轻度皮肤色素沉着及皮下组织纤维化，单个小溃疡。下肢沉重感明显，踝部中度肿胀。

3. 重度 短时间活动后即出现小腿胀痛或沉重感，水肿明显并累及小腿，伴有广泛色素沉着、湿疹或多个、复发性溃疡（已愈合或活动期）。

鉴于浅静脉曲张是多种疾病的主要症状，因此需作深静脉瓣膜功能不全检查方能明确。

（三）诊断

1. 静脉造影下肢静脉顺行造影 深静脉全程通畅，明显扩张；瓣膜影模糊或消失，失去正常的竹节状形态而呈直筒状；Valsalva 屏气试验时，可见含有造影剂的静脉血自瓣膜近心端向瓣膜远侧逆流。

2. 下肢活动静脉压测定 可间接地了解瓣膜功能，常作为筛选检查。正常时，站立位活动后足背浅静脉压平均为 10～30mmHg，原发性下肢静脉曲张为 25～40mmHg。深静脉瓣膜关闭不全时，高达 55～85mmHg。

3. 超声多普勒检查 可以观察瓣膜关闭活动及有无逆向血流。

原发性深静脉瓣膜关闭不全应与深静脉血栓形成后综合征相鉴别，二者临床表现相似，但处理方法不尽相同。鉴别要点是：前者无深静脉血栓形成病史，浅静脉曲张局限于下肢，Perthes 试验阴性，下肢静脉造影示深静脉通畅、扩张，呈直筒状，瓣膜影模糊；深静脉血栓形成后综合征，有深静脉血栓形成病史，浅静脉曲张范围广泛、可涉及下腹壁，Perthes 试验大部分阳性，下肢静脉造影示深静脉部分或完全再通、形态不规则、侧支开放、瓣膜影消失。

（四）治疗

凡诊断明确，结合临床表现的严重程度，应考虑施行深静脉瓣膜重建术。主要方法有如下几种。

1. 股浅静脉腔内瓣膜成形术 通过缝线，将松弛的瓣膜游离缘予以缩短，使之能合拢关闭。

2. 股浅静脉腔外瓣膜成形术 通过静脉壁的缝线，使两个瓣叶附着线形成的夹角，由钝角回复至正常的锐角，恢复闭合功能。

3. 股静脉壁环形缩窄术 在正常情况下，瓣窦宽径大于非瓣窦部位静脉宽径，因而利用缝线、组织片或人工织物包绕于静脉外，缩小其管径，恢复瓣窦与静脉的管径比例，瓣膜关闭功能随之恢复。

4. 带瓣膜静脉段移植术 在股浅静脉近侧植入一段带有正常瓣膜的静脉，借以阻止血液逆流。

5. 半腱肌－股二头肌腱袢腘静脉瓣膜代替术 手术原理是利用半腱肌－股二头肌腱袢间歇收缩与放松，使腘静脉获得瓣膜样功能。由于深静脉瓣膜关闭不全同时伴有浅静脉曲张，因此需要同时作大隐静脉高位结扎、曲张静脉剥脱，已有足靴区色素沉着或溃疡者，尚需作交通静脉结扎术。

四、深静脉血栓形成

深静脉血栓形成是指血液在深静脉腔内不正常凝结，阻塞静脉腔，导致静脉回流障碍，多见于下肢。急性期深静脉血栓脱落可并发肺栓塞，两者合称为静脉血栓栓塞症。深静脉血栓后期可形成血栓形成后综合征，影响生活和劳动能力。

（一）病因和病理

1946 年，Virchow 提出深静脉血栓形成的三要素，即静脉损伤，血流缓慢和血液高凝状态。典型的血栓包括头部为白血栓，颈部为混合血栓，尾部为红血栓。血栓形成后可向主干静脉的近端和远端滋长蔓延。其后，在纤维蛋白溶解酶的作用下，血栓可溶解消散，血栓脱落或裂解的碎片成为栓子，随血流进入肺动脉引起肺栓塞。但血栓形成后常激发静脉壁和静脉周围组织的炎症反应，使血栓与静脉壁粘连，并逐渐纤维机化，最终形成边缘毛糙、管径粗细不一的再通静脉。同时，静脉瓣膜被破坏，以至造成继发性下肢深静脉瓣膜功能不全，即血栓后综合征。

（二）临床表现和分型

深静脉是血液回流的主要通路，一旦因血栓形成阻塞管腔，必然引起远端静脉回流障碍的症状。主要表现为患肢的突然肿胀、疼痛，软组织张力增高，活动后加重，抬高患肢可减轻。按照血栓形成的发病部位，主要临床表现分述如下。

上肢深静脉血栓形成可发生于腋静脉，前臂和手部肿胀、胀痛。发生在腋－锁骨下静脉，整个上肢肿胀，患侧肩部、锁骨上和前胸壁浅静脉扩张。上肢下垂时，肿胀和胀痛加重，抬高可减轻。

上、下腔静脉血栓形成。上腔静脉血栓形成大多数起因于纵隔器官或肺的恶性肿瘤。除了有上肢静脉回流障碍的临床表现外，并有面颈部肿胀，球结膜充血水肿，眼睑肿胀。颈部、前胸壁、肩部浅静脉扩张，往往呈广泛性并向对侧延伸，胸壁的扩张静脉血流方向向下。常伴有头痛、头胀及其他神经系统症状和原发疾病的症状。下腔静脉血栓形成，多系下肢深静脉血栓向上蔓延所致。其临床特征为双下肢深静脉回流障碍，躯干的浅静脉扩张，血流方向向头端。当血栓累及下腔静脉肝段，影响肝静脉回流时，则有布－加综合征的临床表现。

下肢深静脉血栓形成最为常见，根据发病部位和病程，可作以下分型。

根据急性期血栓形成的解剖部位分型如下。

1. 中央型　即髂股静脉血栓形成。起病急骤，全下肢明显肿胀，患侧髂窝、股三角区有疼痛和压痛，浅静脉扩张，患肢皮温及体温均升高。左侧发病多于右侧。

2. 周围型　包括股静脉或小腿深静脉血栓形成。局限于股静脉的血栓形成，主要特征为大腿肿痛，由于髂股静脉通畅，故下肢肿胀往往并不严重。局限在小腿部的深静脉血栓形成，临床特点为：突然出现小腿剧痛，患足不能着地踏平，行走时症状加重，患肢伸直，足突然背屈时，引起小腿深部用肌肉疼痛（Homans 征阳性）。压迫小腿后方，引起局部疼痛（Neuhof 征阳性）。

3. 混合型　即全下肢深静脉血栓形成。主要临床表现为：全下肢明显肿胀、剧痛、股三角区、腘窝、小腿后方均有压痛，皮肤苍白，伴体温升高和脉率加速（股白肿）。如病程继续进展，肢体极度肿胀，对下肢动脉造成压迫以及动脉痉挛，导致下肢动脉血供障碍，出现足背动脉和胫后动脉搏动消失，进而小腿和足背往往出现水泡，皮肤温度明显降低并呈青紫色（股青肿），如不及时处理，可发生静脉性坏疽。

根据病程深静脉血栓可分为三期。急性期：指发病后 14 天以内；亚急性期：指发病后 15～30 天；慢性期：发病 30 天以后。下肢深静脉血栓形成后，随着病程的延长，从急性期逐渐进入慢性期，可发生血栓形成后综合征。血栓形成后综合征是指下肢深静脉血栓形成患者 3～6 个月后出现的一系列临床症候群。主要症状是下肢肿胀、疼痛（严重程度随时间的延长而变化），体征包括水肿、色素沉着、湿疹、静脉曲张，严重者出现“足靴”区的脂质性硬皮病和溃疡。血栓形成后综合征发生率为 20%～50%。

（三）检查和诊断

临床发现一侧肢体突然发生的肿胀，伴有胀痛、浅静脉扩张，都应怀疑下肢深静脉血栓形成。根据不同部位深静脉血栓形成的临床表现，一般不难作出诊断。但不能仅根据临床表现做出明确诊断，还需要辅助检查证实。

下列检查有助于确诊和了解病变的范围。

1. D－二聚体　是代表凝血激活及继发性纤溶的特异性分子标志物，该检测敏感性较高（>99%），大于 500μg/L（ELISA 法）者有重要参考价值。对于深静脉血栓形成先验率低的门诊患者最为适用，但是对于那些患病可能性高的患者，D－二聚体诊断价值则很小。

2. 彩色多普勒超声　检查敏感性、准确性均较高，是深静脉血栓形成诊断的首选方法，适用于对患者的筛选和监测。双功彩色超声多普勒可显示静脉腔内强回声、静脉不能压缩或无血流等血栓形成的征象。如重复检查，可观察病程变化及治疗效果。

3. 螺旋 CT 静脉成像　准确性较高，可同时检查腹部、盆腔和下肢深静脉情况。

4. 磁共振静脉成像　能准确显示髂、股、腘静脉血栓，但不能满意地显示小腿静脉血栓，无需使用造影剂。

5. 下肢静脉顺行造影　准确率高，能显示静脉形态以作出确定诊断。

（四）预防和治疗

手术、制动、血液高凝状态是发病的高危因素，给予抗凝、祛聚药物，鼓励患者做四肢的主动运动和早期离床活动，是主要的预防措施。治疗方法可分为非手术治疗、手术取栓和下腔静脉滤器植入，应根据病变类型和实际病期而定。

1. 非手术治疗

（1）一般处理　卧床休息、抬高患肢，适当使用利尿剂，以减轻肢体肿胀。病情允许时着医用弹力袜或弹力绷带后起床活动。

（2）祛聚药物　如右旋糖酐或丹参等中成药物，能扩充血容量、降低血黏度，常作为辅助治疗。

（3）抗凝治疗　抗凝是深静脉血栓的基本治疗，但是单纯抗凝不能有效消除血栓、降低血栓形成后综合征的发生率。急性期下肢深静脉血栓形成者，建议使用维生素 K 拮抗剂联合低分子肝素或普通肝素，在国际标准化比值（INR）达标（2.0～3.0）且稳定 24 小时后，可停用低分子肝素或普通肝素。对于继发于一过性危险因素的初发深静脉血栓患者，使用维生素 K 拮抗剂 3 个月。危险因素不明的初发患者，使用维生素 K 拮抗剂至少 6～12 个月；若长期抗凝，需定期进行风险效益评估。其他抗凝药物有直接 Xa 因子抑制剂（如利伐沙班）或间接 Xa 因子抑制剂（如磺达肝葵钠）。对于肝素诱导的血小板减少症或存在此类风险的患者，可以使用直接Ⅱa 因子抑制剂（如阿加曲班），其分子量小，能进入血栓内部，对血栓中凝血酶抑制能力强于普通肝素。有严重肾功能不全的患者建议使用普通肝素。

（4）溶栓治疗　溶栓药物有链激酶、尿激酶、组织型纤溶酶原激活剂等，能激活血浆中的纤溶酶原成为纤溶酶，使血栓中的纤维蛋白裂解，达到溶解血栓的治疗目的。溶栓方法包括导管接触性溶栓和系统溶栓。导管接触性溶栓是将溶栓导管置入静脉血栓内，溶栓药物直接作用于血栓。系统溶栓是经外周静脉全身应用溶栓药物。其中导管接触性溶栓具有一定的优势，能显著提高血栓的溶解率，降低静脉血栓后综合征的发生率，治疗时间短，并发症少。对于急性期中央型或混合型深静脉血栓患者，在全身情况好、预期生存期 >1 年、出血风险较小的前提下，首选导管接触性溶栓。如不具备导管溶栓的条件，可行系统性溶栓。出血是抗凝、溶栓治疗的严重并发症，且剂量的个体差异很大，应严密观察凝血功能的变化。一旦出现出血并发症，除了停药外，应采用硫酸鱼精蛋白对抗肝素、维生素 K_1 对抗口服抗凝剂。

2. 手术疗法　取栓术最常用于下肢深静脉血栓形成，主要是采用 Fogarty 导管经股静脉取出髂静脉血栓，用挤压取栓或顺行取栓清除股腘静脉血栓。出现股青肿时，应立即手术取栓。对于病史 7 天以内的中央型或混合型深静脉血栓患者，全身情况良好，无重要脏器功能障碍也可用手术取栓。近年来也发展了腔内治疗，使用吸栓碎栓设备，是血栓在血管里打碎后取出，当然，此类手术应在腔静脉滤器植入术后。

3. 下腔静脉滤器　深静脉血栓如脱落进入肺动脉，可引起肺栓塞，大块肺栓塞可以致死。对多数下肢深静脉血栓患者，不推荐常规应用下腔静脉滤器。对于下列情况可以考虑置入下腔静脉滤器：有抗凝禁忌或有并发症；在充分抗凝治疗的情况下仍发生肺栓塞者；髂、股静脉或下腔静脉内有漂浮血栓；急性深静脉血栓拟行导管溶栓或手术取栓等血栓清除术者；具有肺栓塞高危因素的患者行腹部、盆腔或下肢手术。

第五节　动 – 静脉瘘

动脉与静脉间出现不经过毛细血管网的异常短路通道，即形成动 – 静脉瘘，可分为先天性动 – 静脉瘘（Congenital arteriovenous fistula）和后天性动 – 静脉瘘，也称损伤性动 – 静脉瘘（traumatic arteriovenous fistula）两类。前者由于胚胎演变过程中的异常导致，而后者多为创伤导致。

一、先天性动 – 静脉瘘

（一）病因和分类

在 20 世纪前半叶先天性动 – 静脉瘘被认为是遗传所致，但目前观点已发生明显改变，很多病因所起的作用得到论证或强烈提示，比如母亲年龄、妊娠前 3 个月导致胎儿畸形的有害化合物。感染因素如风疹和巨细胞病毒感染；沙利度胺和其他如环磷酰胺、奎宁、促肾上腺皮质激素、烟草等的应用；甚至孕妇所患疾病及暴露于某些因素中，包括甲状腺疾病、结核、一氧化碳中毒等，这些均可导致先天性畸形。先天性动 – 静脉瘘源于胎儿缺陷，出生时就存在，其生长于儿童全身发育同步进行，绝不会自己消失或退化。病理上可以分为三种类型。

1. 干状动 – 静脉瘘　动、静脉主干间有一个或多个细小瘘口，伴有浅静脉扩张或曲张、震颤及杂音。

2. 瘤样动 – 静脉瘘　在动、静脉主干的分支间存在瘘口，伴有局部血管瘤样扩大的团块。

3. 混合型　兼有上述两种病理改变。

（二）病理生理

根据病理生理学意义，其主要产生两种影响，包括对周围结构造成机械性压迫效应和对受累循环产生血流动力学影响。具体差异的相关意义取决于病变的类型、受累部位和范围。另外，其病理生理学效应不单纯局限于原发灶，对邻近器官组织产生显著影响。如累及骨骼者，通过刺激骺板及诱发长骨异常生长，导致不对称肢体延长，严重影响骨骼肌肉系统。

（三）临床表现

临床表现取决于病变类型，但对婴幼儿的诊断可能很困难，完全了解病灶需要一定时间。故婴幼儿期，一般无明显症状，或仅有轻度软组织肥厚。至发育期可出现明显的临床表现，主要包括局限性肿胀伴有各种动静脉分流的症状和体征。局部的皮温增高、震颤和血管杂音是其标志性特征，常伴有明显静脉曲张。位于下肢，可因两侧下肢长短不一可以出现跛行、骨盆倾斜及脊柱侧曲。在皮肤破损时可以引发严重出血。

（四）诊断与鉴别诊断

根据其标志性特征，就应该考虑到先天性动 – 静脉畸形的可能性，同时应该考虑进行相应影像学检查明确诊断，常用的包括患者 X 线片、下肢血管造影。尤其是患肢 X 线片可见骨干增长、骨骺肥大对诊断 K – T 综合征必不可少。血管造影可显示患肢动脉主干增粗，血流加快，动脉分支增多，紊乱且呈扭曲状，静脉早期显影。

（五）治疗

局限的先天性动 - 静脉瘘手术效果良好，但多数患者为多发瘘，范围广泛，定位困难，而且可以是多支主干动脉与静脉间存在交通，因此手术难以彻底清除，术后易复发。目前，外科切除作为唯一治疗方式的时代已经过去，多学科联合处理是传统外科和血管腔内治疗构成了一个完整的治疗模式。新的治疗策略提高了远期疗效，并发症更少，复发率更低。血管腔内治疗包括栓塞治疗和硬化剂注射治疗。对于骨骺尚未闭合，双侧下肢长度差异大且有明显跛行者，可考虑作患肢骨髓抑制术。以胀痛为主要症状者，可使用弹性长袜，以减轻症状。并发下肢静脉性溃疡者，可作溃疡周围静脉剥脱和筋膜下交通静脉结扎，以改善局部静脉淤血，促使溃疡愈合。没有适用于所有患者的常规治疗方案，应该根据患者具体情况，选择多学科合作，共同制定最佳治疗措施。

二、损伤性动 - 静脉瘘

（一）病因和分类

大多数由血管损伤引起，包括创伤和医源性损伤，前者如刺伤、枪弹伤及钝器伤，在普通居民发生原因中分别占63%、26%和1%。后者主要见于经皮穿刺介入诊断和治疗，也可发生于深静脉置管术后。少数见于动脉瘤破入邻近静脉，或因血管壁细菌感染破溃导致动 - 静脉瘘。根据形成动 - 静脉瘘的动脉和静脉之间关系，可分为直接瘘，动静脉之间贯通伤形成直接通道；间接瘘，动静脉的创口间存在血肿，在血肿机化后形成囊形或管状的动脉和静脉间的交通，动静脉间形成间接通道。

（二）病理改变

动 - 静脉瘘形成的病理改变取决于动脉和静脉直径、瘘口大小和部位、有无足够的侧支循环以及远端静脉瓣膜功能。动 - 静脉瘘形成后，瘘口近端动静脉的血流量增加，瘘口远端动脉血流量和方向取决于瘘口大小。有报道瘘口横截面积等于或小于流入道动脉直径 1.5 倍时，远端血流保持原有方向，瘘口近端动脉内血流量增加 5 倍；但该横截面积为 3 倍以上时，远端动脉血流减少或出现反向血流，近端动脉血流量增加 8 倍。随着时间的推移，近端动脉扩张变得迂曲、延长，出现类似粥样硬化病变的特点，而远端动脉萎陷变细。近端静脉同样出现扩张扭曲，甚至瘤样扩张。远端浅静脉曲张，瓣膜功能不全，并出现大量侧支血管。动 - 静脉瘘较大者可因静脉回信血流量增加导致心肌肥厚，若不经治疗，最终将发生心肌失代偿。

（三）临床表现

大的创伤性动 - 静脉瘘将迅速出现症状，急性期临床表现有损伤局部血肿、震颤和杂音，部分病例伴有远端肢体缺血症状。慢性期的表现有静脉功能不全引起的静脉扩张、肢体肿胀、静脉曲张、色素沉着以及局部组织营养改变，患肢皮温升高、杂音和震颤及出现心力衰竭等。

（四）检查和诊断

创伤后局部出现搏动性肿块、震颤、粗糙而连续的血管杂音，伴有浅静脉扩张，远端组织缺血或静脉淤血性改变，即可作出临床诊断。下列检查有助于作出诊断。

1. 指压瘘口检查（Branham 征）　指压瘘口阻断分流后，出现血压升高和脉率变慢。

2. 静脉压测定　患肢浅静脉压力升高。

3. 静脉血含氧量测定　自邻近瘘口的浅静脉采血，呈鲜红色，含氧量明显增高。

4. 彩色多普勒超声检查　可以观察到动脉血经瘘口向静脉分流。

5. CT 血管造影（CTA）检查　创伤小，检查迅速准确客观，能对大部分动 - 静脉瘘做出诊断。能准确显示病变位置和范围，包括肌肉和骨骼受累的情况。

6. DSA 血管造影　一直是确认是否存在动脉损伤并对其定位的首选办法，因其费用和并发症发生率，不作为常规检查，而多作为治疗的手段使用。

（五）治疗

损伤性动 - 静脉瘘除极少数瘘口能自行闭合或部分因院内损伤引起可通过超声引导压迫治疗外，大部分需要手术治疗。最理想的手术方法是切除瘘口，分别修补动、静脉瘘口，或以补片修复血管裂口。当动 - 静脉瘘不能切除时，可在瘘口两端切断动脉，通过端端吻合重建动脉；缺损长度较大时，可用自体静脉或人工血管重建动脉，然后修补静脉裂口。对于长期的慢性动 - 静脉瘘，周围已有广泛的侧支及曲张血管，上述方法难以处理，可施行四头结扎术，即在尽可能靠近瘘口处，分别结扎动脉和静脉的输入端和输出端。近年来介入技术的进步，血管腔内治疗已成为动 - 静脉瘘的一种治疗选择，使用于病情稳定、解剖结构适合、手术耐受差的患者，及那些病变在无法手术探查的颈、胸、腹、四肢血管损伤部位的患者。腔内治疗的方式包括经导管栓塞术、支架移植物植入或两者的联合。

第六节　下肢淋巴水肿

淋巴水肿是一种慢性进展性疾病，是由于淋巴液回流障碍致富含蛋白质的组织间液在皮下组织积聚，继而引起纤维增生，脂肪组织纤维化，后期肢体肿胀，而且皮肤增厚、粗糙、坚如象皮，故又称“象皮肿”。可发生于外生殖器和四肢，而以下肢为最多见。本节只介绍下肢淋巴水肿。

（一）病因

发病的原因可分为两大类。

1. 原发性淋巴水肿 由淋巴管发育异常所致。大多数是淋巴管发育不良，少数为淋巴管异常增生扩大。

2. 继发性淋巴水肿 起因于继发性淋巴管病理性阻塞，如感染（链球菌感染、丝虫感染）、淋巴结切除术、因癌肿施行放射治疗和淋巴结清扫术后等引起的淋巴水肿，或肿瘤压迫所致的淋巴水肿。

（二）病理

不论病因如何，淋巴管阻塞引起的病理变化大致相同。开始是阻塞远侧的淋巴管扩张，瓣膜破坏，淋巴液瘀积。瘀滞的淋巴液蛋白含量增高，在组织间隙积聚、浓缩，为细菌感染提供了条件。反复的淋巴管炎不仅进一步加重阻塞，而且促进皮内和皮下组织纤维化的进程。脂肪组织被大量纤维组织替代，使皮肤及皮下组织极度增厚。

（三）临床表现

下肢淋巴水肿的临床表现取决于发病时间长短和疾病的严重程度，主要表现为一侧肢体肿胀，开始于足踝部，以后涉及整个下肢。早期，富含蛋白的淋巴液在组织间隙积聚，形成柔软凹陷性水肿，皮肤尚正常，通常因血供增加而呈粉红色伴皮温轻度升高。晚期，由于组织间隙中积聚的蛋白浓缩、皮下组织的炎症和纤维化等原因，水肿呈非凹陷性，皮肤也因周围组织的硬化和纤维化而发生木质样改变。

淋巴水肿的程度可分为以下几类。①轻度：肢体水肿呈凹陷性，抬高肢体后，可减退或消失，皮肤无纤维化样损害。②中度：水肿压之不再凹陷，抬高肢体水肿消退不明显、皮肤有中度纤维化。③重度：出现“象皮肿”样皮肤变化。继发性淋巴水肿常有复发性淋巴管炎和逐渐加重的淋巴水肿。淋巴管炎发作时，局部红肿、疼痛，淋巴结肿大。有压痛，常伴有突发性寒战和高热。

（四）检查和诊断

在疾病晚期，下肢淋巴水肿多具有典型的象皮腿特征，诊断并不困难。但在疾病早期，仅凭凹陷性水肿并不能区分其他原因引起的下肢肿胀，如深静脉血栓形成、血管神经性水肿、动－静脉瘘等，但上述疾病都有各自的病史和临床表现，鉴别诊断一般较易。对下肢肿胀原因不明者，为了排除或区别淋巴病变的原因，可以作核素淋巴管显像、直接或间接淋巴管造影、淋巴毛细管显微镜检查和磁共振成像及超声检查。核素淋巴管显像是淋巴水肿的首选检查，显像结果正常基本上可以排除淋巴水肿的诊断。

（五）预防和治疗

原发性淋巴水肿目前尚无预防方法。继发性淋巴水肿最常见的病因是感染。因此防治丝虫病是预防班氏丝虫感染引起淋巴水肿的主要措施。足癣是致病菌侵入的一个常见因素，需局部使用抗真菌药物。

淋巴水肿的治疗不管是对于医护人员还是患者来说，都是极富挑战性的。治疗方法包括非手术疗法和手术疗法。虽然淋巴水肿的治疗能减轻肿胀、减少并发症和保持肢体功能，但是目前仍然没有治愈的方法。

1. 非手术疗法 包括抬高患肢、穿弹力袜、步行和有氧运动、限制水盐摄入、使用利尿剂、预防感染及压力治疗等。

2. 手术疗法 对于病程早期患者，可以通过手术重建来增加有功能的淋巴管的数量。应用显微外科技术行淋巴管－静脉吻合术或淋巴结－静脉吻合术，使瘀滞的淋巴液可以借静脉而回流。

（1）全皮下切除植皮术　是最彻底的切除。手术原则是将膝关节以下整个小腿及足背的病变组织，包括皮肤、皮下组织及深筋膜切除，然后取健肢或利用切下的病变皮肤，削薄后进行植皮。

（2）带蒂大网膜移植术　是先将患肢的皮下组织部分切除，然后作剖腹术，分离大网膜，保留一支网膜血管弓。将大网膜通过后腹膜切口，从腹膜外途径，经过腹股沟部，移送达膝关节上方，固定在深筋膜浅面，使下肢淋巴液可以借大网膜所建立的侧支得到回流。

目标检测

答案解析

思考题

1. 患者，女，17岁，学生。主诉反复出现活动后头晕、一过性黑矇1年，近3个月来虽然活动量已明显减小，但仍频繁发作并伴双侧上肢乏力。查体：右侧桡动脉搏动微弱，左侧桡动脉搏动消失，右侧颈动脉搏动减弱，可扪及震颤，左侧颈动脉搏动消失，右颈部和右锁骨上区可闻及收缩期杂音。试根据病史做出初步诊断及进一步的检查和治疗。

2. 患者，男，75岁，退休工人。主诉突发左下肢冷、痛、麻木8小时。有心房纤维颤动史。查体：左小腿中下1/3以下皮温明显降低，足部发绀，患肢无肿胀。双侧股动脉搏动可扪及，左侧腘动脉、足背动脉、胫后动脉搏动均消失，右腘动脉、足背和胫后动脉搏动好。试对该患者作出初步诊断，提出进一步的处理意见。

3. 患者，男，52 岁，中学教师。主诉右下肢蚓状突起 10 年伴酸胀不适 5 年，尤以长时间站立或行走出现酸胀，近半年右侧小腿伴有瘙痒脱屑。有高血压病史 5 年，血压控制尚可。查体：右下肢内侧可见静脉曲张，右侧小腿足靴区可见色素沉着，未见溃疡，右侧皮温尚可，足背动脉可及搏动。试根据病史做出初步诊断及进一步的检查和治疗。

（章希炜　邹君杰）

书网融合……

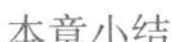
本章小结

题库

第四十八章　泌尿、男性生殖系统疾病常见症状及检查

PPT

学习目标

1. 掌握　血尿的定义、原因和血尿的定位；下尿路症状的定义及特点。

2. 熟悉　泌尿、男性生殖系统外科疾病的各项症状和特点；尿频、尿急、排尿困难等；各种不同症状与泌尿、男性生殖系统各种疾病的关系。

3. 了解　泌尿外科器械检查和造影检查的适应证以及注意事项；男性性功能症状。

泌尿外科学是研究和防治泌尿、男性生殖系统以及肾上腺外科疾病的一门学科。其研究的解剖范畴主要包括肾脏、输尿管、膀胱、尿道、男性生殖器及肾上腺的形态与功能的改变，涉及的疾病种类分为肿瘤、结石、感染、梗阻、损伤、先天性畸形等。以上疾病通过详尽的问诊以及现代的检查方法即可得到初步的诊断。因此，病史、体格检查、实验室、影像学及内镜检查是诊断泌尿、男性生殖系统疾病不可或缺的步骤，进而通过此确立诊断、采取相应治疗措施以接触患者的痛苦。

第一节　泌尿、男性生殖系统外科疾病的主要症状及特点

案例引导

案例　患者，男，26 岁，主因“右侧腰腹痛 1 小时”入院。患者于 1 小时前无明显诱因下突然感右腰痛，向右下腹放射，伴恶心、呕吐、大汗淋漓，呕吐后腹痛无缓解。既往有“慢性阑尾炎”病史 3 年，未治疗。入院查体：T 36.2℃，P 88 次/分，R 19 次/分，BP 135/80mmHg。神清，一般情况尚好，体形中等，皮肤巩膜无黄染，心肺未及异常，腹肌无紧张，全腹无压痛及反跳痛，右肾区叩痛明显。入院后查血常规：白细胞 6.9×10^9/L，中性粒细胞百分比 66.5%，血红蛋白 158g/L，血细胞比容 55.3%，血小板 186×10^{12}/L。尿常规：隐血（++），镜检红细胞满视野。急诊腹部 B 超：右肾盂分离 23mm，右侧输尿管上段扩张，中下段显示不清。

讨论　该患者诊断、可能的病因、相应诊断依据，当前及下一步治疗方案分别是什么？

泌尿外科疾病的症状主要分为四类：①与泌尿、男性生殖系统直接相关的症状，如血尿、阴囊肿块等；②与其他系统器官相关的症状，如恶心、腹泻、骨痛等；③全身症状，如发热、体重下降等；④无明显症状，仅在体检或其他检查时被发现，如肾结石、肾肿瘤、前列腺癌等。

一、疼痛

疼痛为常见的重要症状，通常与泌尿系梗阻和炎症有关。泌尿、男生殖系统的实质性器官炎症导致器官肿胀，从而牵张包膜，导致病变器官出现疼痛。泌尿系统肿瘤初期一般不会引起疼痛，除非因肿瘤产生梗阻或侵犯周围神经而导致疼痛。此外，空腔器官梗阻造成的平滑肌痉挛可导致绞痛性的剧烈疼痛，并常伴有放射痛。

（一）肾和输尿管痛

当患肾的肾包膜扩张、炎症或集合系统扩张时，都会发生肾和输尿管痛。由患肾所致的疼痛一般为持续性钝痛，主要集中于肋脊角或肋腹部。由肾盂输尿管连接处或输尿管急性梗阻、输尿管扩张引起的疼痛主要表现为绞痛，呈阵发性，剧烈难忍，辗转不安，大汗，常伴恶心呕吐；疼痛可向腹股沟、阴囊（阴唇）、同侧睾丸或阴茎头部放射；肾绞痛间歇期可无任何症状。输尿管痛常因其累及部位不同而症状各异，上段输尿管与肾的神经支配类似，因此疼痛部位与肾疾病相似；中段输尿管疾病引起的疼痛，右侧可放射至右下腹表现与阑尾炎相似，左侧可放射至左下腹表现为憩室炎；下段输尿管疾病引起的疼痛常表现为膀胱刺激症状如尿频、尿急、尿痛，耻骨上膀胱区不适，有时可向阴囊（阴唇）、阴茎头部放射。

（二）膀胱痛

疼痛位于耻骨上区，通常由于急性尿潴留所致的膀胱过度膨胀，或因非特异性炎症、结核、结石、异物、肿瘤等所致。慢性尿潴留通常不引起疼痛。膀胱感染常表现为耻骨上区间歇性疼痛，且呈现出膀胱充盈后加重，排空后缓解的周期性现象，疼痛常为锐痛。膀胱肿瘤患者出现膀胱区疼痛，表明肿瘤已浸润盆腔周围组织。

（三）前列腺痛

疼痛位于会阴或耻骨上区，常向腰骶部、腹股沟区、下腹、肛门、阴囊以及阴茎头部放射，可伴有尿频或尿痛。前列腺痛最常见于前列腺炎所致组织水肿和被膜牵张，亦可发生于晚期前列腺肿瘤。

（四）阴囊疼痛

一般由睾丸或附睾病变引起，包括感染、外伤、睾丸及睾丸附件扭转。若青少年突发睾丸剧痛，应警惕睾丸扭转的可能。同时，睾丸扭转应和急性睾丸炎、附睾炎相鉴别。睾丸扭转属于急症，应给予急诊处理。阴囊的慢性疼痛通常与鞘膜积液、精索静脉曲张和睾丸肿瘤等非炎症性疾病有关，表现为慢性的疼痛和坠胀感，无放射。肾脏、腹膜后和腹股沟区的疼痛也可放射至睾丸。

（五）阴茎疼痛

非勃起状态感到疼痛常由膀胱或尿道的急慢性炎症（如淋病）、结石等引起；也可由于阴茎包皮嵌顿导致的阴茎远端血液循环障碍，局部水肿、淤血所致。阴茎硬结病一般为阴茎在勃起状态下出现疼痛，并可触及硬结。阴茎异常勃起亦可引起疼痛，可见于白血病、镰状红细胞性贫血并及狂犬病等。

二、下尿路症状

下尿路症状（lower urinary tract symptoms，LUTS）是所有排尿障碍症状的总称，包括潴尿期症状、排尿期症状以及排尿后症状。潴尿期症状以刺激症状为著，包括尿频、尿急、尿失禁、夜尿增多等；排尿期症状以梗阻症状为著，包括排尿踌躇、排尿困难、排尿中断等；排尿后症状包括排尿不净、尿后滴沥等。

（一）尿频

正常成人日间排尿 4～6 次，夜间排尿 0～1 次。尿频是指排尿次数明显增多而每次排尿量不多，严重时数分钟排尿一次，每次量仅数毫升。尿频常由泌尿生殖道炎症、膀胱结石、输尿管下段结石、肿瘤、前列腺增生症等引起。尿频仅发生在白天或入睡前频繁排尿，入睡后消失，其原因一般为心理因素，如精神紧张、焦虑、恐惧等所致。

（二）尿急

尿急是指一种突发、强烈的排尿愿望，且很难被主观意志延迟排尿。尿急常与尿频同时存在。

（三）尿痛

尿痛指排尿时感觉尿道疼痛，可发生在排尿初、中、末或排尿后。尿痛呈烧灼感，与膀胱、尿道或前列腺感染有关。尿频、尿急、尿痛常同时存在，三者合称为膀胱刺激征。

（四）排尿困难

排尿困难包含排尿踌躇、费力、尿不尽感、尿线无力、分叉、变细、滴沥等，是由膀胱以下尿路梗阻引起的，常见于良性前列腺增生。排尿踌躇是指排尿的开始时间延迟。排尿费力是指增加腹压以启动排尿过程。排尿不尽感是指排尿后仍感到膀胱内有残余尿。排尿分叉是指尿流呈现双股或散射状分布。尿线变细通常是由于尿流阻力增加导致。排尿滴沥是指排尿结束后仍有少量尿液从尿道口滴出。

（五）排尿中断

排尿中断是指在排尿过程中，尿流突然中断，然后又可继续排尿，可伴有阴茎头部剧烈疼痛。经常发生在前列腺增生症时，侧叶增大引起间歇性尿道梗阻。患膀胱结石、膀胱肿瘤、膀胱异物、输尿管囊肿等疾病的患者在排尿过程中，因机械性堵塞也可出现排尿中断。

（六）尿潴留

尿潴留是指膀胱内充满尿液而不能排出。尿潴留分急性和慢性两类。尿潴留的常见原因包括各种器质性病变造成尿道或膀胱出口的机械性梗阻和排尿动力障碍所致的动力性梗阻。急性尿潴留发病突然，常见于膀胱出口以下严重梗阻，导致膀胱内充满尿液不能排出，胀痛难忍，辗转不安，有时可从尿道溢出少量尿液，耻骨上区可触及胀满的膀胱。慢性尿潴留多表现为排尿不畅、尿频，常有尿不尽感，有时可出现充盈性尿失禁。长期慢性尿潴留可引起上尿路扩张、双肾积水，甚至出现尿毒症症状。

（七）尿失禁

尿失禁是指尿液不受控制，不自主的自尿道流出。尿失禁可分为以下四种类型。①真性尿失禁：又称完全性尿失禁，指尿液持续从膀胱或泌尿道瘘中流出，几乎没有正常的排尿，膀胱呈空虚状态。常见于外伤、手术等引起的尿道括约肌损伤，或中枢神经系统疾患所致的神经源性膀胱等。②假性尿失禁：又称充盈性尿失禁，指膀胱功能完全失代偿，此时膀胱从未完全排空，膀胱过度充盈而造成尿液不断溢出。各种原因所致的慢性尿潴留均可能出现这种症状，常见于前列腺增生症、尿道狭窄和神经源性膀胱等。③急迫性尿失禁：因严重的尿频、尿急，膀胱不受意识控制而发生排空。通常继发于严重的膀胱炎、神经源性膀胱或严重的膀胱出口梗阻导致的膀胱顺应性降低的患者；焦虑、精神紧张的患者也可出现急迫性尿失禁。这类膀胱主要是由于膀胱的不随意收缩引起的。④压力性失禁：当腹内压突然增高时（如咳嗽、喷嚏等），尿液不随意自尿道流出。多见于经产妇和绝经后妇女，原因是膀胱尿道之间的正常解剖关系异常，也与盆底肌肉松弛有关。这种尿失禁常在直立位时发生。

（八）遗尿

俗称尿床，是指除正常自主排尿外，在睡眠中无意识地排尿，常见于儿童。遗尿的原因有大脑皮质发育迟缓、隐性脊柱裂、睡眠过深、心理因素、遗传和泌尿系统病变等。

知识链接

压力性尿失禁是一种多见于女性的疾病，严重影响日常生活。随着年龄的增长，尿失禁发病率也随之升高。根据国内外报道，成年女性尿失禁的发病率达30%，50岁左右的女性中存在不同程度、不同类型的尿失禁高达50%。患有压力性尿失禁的人群，打个喷嚏、开怀大笑、举东西或运动中尿液都可能会自动流出，限制了患者的活动和社交，严重影响了日常生活。该类疾病由于其隐私性的原因，往往会令患者难以启齿，得不到有效的治疗。盆底肌力量薄弱、女性怀孕期间胎儿过大，孕妇过胖、长期蹲着、便秘等都会增加压力性尿失禁的风险。可以通过锻炼盆底肌功能、手术等方式来预防和治疗。

三、尿液改变

（一）尿量

正常成人每日尿量为1000～2000ml，平均约1500ml。每日尿量少于100ml为无尿，少于400ml为少尿。发生少尿和无尿的原因一般分为肾前性、肾性和肾后性。每日大于2500ml为多尿，常见于多饮、糖尿病、尿崩症和急性肾衰竭多尿期等。

（二）血尿

血尿指尿液中含有过多的红细胞，是泌尿系统最重要的症状之一，分为肉眼血尿和镜下血尿。肉眼血尿为肉眼能见到血色的尿，通常每1000ml尿液中含有1ml血液即为肉眼血尿。镜下血尿是指尿液中含血量较少，肉眼无血色，仅在显微镜下观察发现过量的红细胞。新鲜尿液离心后每高倍镜视野超过3个红细胞即有病理意义。任何时候出现血尿都不应放过，首先考虑是否有恶性肿瘤的可能性。血尿程度与疾病的严重程度不成正比；在临床上，镜下血尿与肉眼血尿具有同样重要的意义。

血尿按病因可分为两大类。①肾小球源性血尿，由肾前性疾病或肾小球性疾病引起，通常伴有蛋白尿、水肿、高血压、出血倾向以及发热等全身症状；②非肾小球源性血尿，由肾小球后疾病引起，多表现为泌尿系的局部症状，常见于泌尿外科疾病。利用相差显微镜观察尿液中红细胞形态，有助于鉴别这两类血尿。肾小球源性血尿的特点是：全程血尿、无痛性血尿、尿中无凝血块、可见红细胞管型、变形红细胞为主（>70%）以及伴有其他肾小球疾病表现。

血尿按排尿过程中出现的时间可分为初始血尿、终末血尿和全程血尿。①初始血尿不常见，病变常位于尿道，通常继发于炎症；②终末血尿常提示病变位于膀胱颈部或尿道前列腺部，多由于炎症引起；③全程血尿最常见，提示病变位于膀胱或上尿路，以肿瘤的可能性较大。

新鲜血尿伴有大小不等的血块提示膀胱或前列腺部尿道出血；蚯蚓状血块表明出血来自上尿路，是由于血块经输尿管塑形所致，常呈暗红色。

年龄、性别和伴随症状对分析病因很有帮助。①年轻患者的血尿多因结石、感染、畸形和外伤引起；老年患者的血尿提示可能系肿瘤或前列腺疾病所致；②女性血尿一般与泌尿系感染、妇科疾病或月经污染有关；男性较少发生血尿，一旦出现血尿，需高度重视，尤其要注意排除恶性病变；③对于无痛性血尿应高度怀疑泌尿系肿瘤的可能；血尿伴肾绞痛多为尿石症；血尿伴单侧上腹部包块多为肾肿瘤、肾积水、肾囊肿或肾下垂；血尿伴双侧上腹部包块常为多囊肾；血尿伴膀胱刺激症状多见于泌尿系感染、肾结核及晚期膀胱肿瘤等；血尿伴下尿路梗阻症状常见于前列腺增生症和膀胱结石等；肾血管疾病导致的血尿可见于肾血管畸形、胡桃夹综合征等。

除此之外，血尿应与红色尿（血红蛋白尿、肌红蛋白尿、药物所致红色尿等）、假性血尿（临近器官出血滴入尿液、月经污染等）以及尿道溢血相鉴别。

（三）脓尿

即尿中含有多量白细胞，新鲜尿液离心后的尿沉渣镜检每高倍视野白细胞超过5个有诊断意义，多见于尿路感染。初始脓尿见于尿道炎；脓尿伴膀胱刺激症状而无发热多为膀胱炎；全程脓尿伴膀胱刺激症状、腰痛和发热提示肾盂肾炎。

（四）乳糜尿

即尿液含有乳糜液或淋巴液，使尿液呈现乳白色。乙醚可使浑浊尿液变清，故用乙醚试验可确诊乳糜尿。乳糜尿多见于丝虫病感染，偶见于腹膜后肿瘤、结核和外伤等。

（五）结晶尿

是尿液中含有无机或有机物质沉淀、结晶，见于尿液中盐类呈过饱和状态。尿内结晶常见有草酸盐、磷酸盐、尿酸和尿酸盐等。

（六）气尿

是指排尿时有气体随尿液排出体外。提示泌尿道与肠道之间存在瘘管，或有泌尿道产气菌感染。

（七）尿道分泌物

是尿道和生殖系统疾病的常见症状，尿道分泌物性状可分为黏液性、血性和脓性。淋菌性尿道炎的典型症状是大量黏稠、黄白色脓性分泌物。非淋菌性尿道炎表现为少量无色或白色稀薄分泌物，常为支原体、衣原体感染所致的。慢性前列腺炎患者在晨起排尿前或大小便后尿道口可见少量乳白色、黏稠分泌物。血性分泌物提示尿道肿瘤的可能。

四、肿块

肿块是泌尿外科疾病的重要症状和体征，病因常为肿瘤、结核、炎症、囊肿、积液等。

凡在腹部两侧发现肿块都应与正常肾脏和肾脏病变相鉴别。位于肾脏下极的肿瘤或囊肿等病变更容易触及。肾脏肿瘤质地多坚硬，表面光滑或呈分叶状，早期肿瘤活动，晚期肿瘤浸润周围组织而固定；肾积水和肾囊肿表面光滑，有囊性感；肾脏损伤引起肾周围血肿及尿外渗时，在腹部或腰部可触及肿块和压痛。

下腹部触到的肿块，可能是充盈的膀胱。盆腔内的恶性肿瘤，隐睾恶变等也可能在下腹部触到肿块。腹股沟区的肿物以疝最为常见，有时可以触到下降不全的睾丸。

阴囊内肿块以腹股沟斜疝最多见，其特征为可还纳性肿物。其次为睾丸鞘膜积液、精索鞘膜积液、附睾囊肿、精索静脉曲张等。

阴茎头肿块是阴茎癌的主要特征。幼儿包茎内的小肿块多为包皮垢。在阴茎背侧海绵体触及的肿块常系阴茎纤维性海绵体炎即阴茎硬结症所致。尿道摸到肿块，应考虑为炎性斑块、尿道狭窄、结石、憩室、肿瘤等。

五、男性性功能症状

包括性欲改变、勃起功能障碍、射精障碍（早泄、不射精和逆行射精）等。其中，勃起功能障碍和早泄最常见。

血精是指精液中含有血液，其最常见的原因是尿道、前列腺和精囊的非特异性炎症，精囊结石、囊肿和肿瘤也可以引起血精。

第二节　泌尿、男性生殖系外科检查

泌尿生殖器官多具有对称性，体检时应注意左右对比，可以排除一些假象的干扰和减少一些主观的误差。

一、肾检查

1. 视诊　患者站立或坐直，检查者位于患者的后方，观察肋脊角、肋部及上腹部的对称性，注意有无脊柱侧弯、局部隆起以及皮肤异常。肋脊角、腰部或上腹部隆起常提示有肿块存在。

2. 触诊　正常情况下，成人的双肾很难触及。儿童和较瘦的女性在深吸气时触诊，可能触及肾脏下极。触诊肾脏的常用体位为仰卧位，检查者左手在肋脊角的位置将肾脏从后方向上托起，右手在同侧肋缘下进行深部触诊。嘱患者深呼吸，当深吸气时肾脏随膈肌下移，可能触及肾脏下极。当有较大的肾肿物时也可能触及，多为良性囊肿或恶性肿瘤。

3. 叩诊　左手掌平放于肋脊角，右手握拳轻叩左手背部。正常时，因为肾表面有腹内空腔脏器，叩诊为鼓音。肋脊角叩痛阳性提示肾积水、肾或肾周围炎症。肾脏外伤时禁止叩诊。

4. 听诊　在肾动脉狭窄、肾动－静脉瘘或肾动脉瘤的患者，吸气时可在上腹部两侧或肋脊角处可闻及血管杂音。

二、输尿管检查

输尿管位于腹膜后间隙，一般不能触及。当患有结石或其他炎性病变时，沿输尿管走行区可能有深压痛，但无反跳痛。输尿管下段近膀胱处的较大结石可以通过阴道或直肠触及。

三、膀胱检查

当膀胱容量达到500ml时，体型较瘦的人可在下腹部看到充盈的膀胱轮廓。当膀胱内尿量达到150ml以上时，可在耻骨联合上方被触及。叩诊对检查膀胱是否充盈更准确，一般从耻骨联合上缘开始，逐渐向头侧，直至叩诊音由浊音变为鼓音，此时为膀胱的上缘。

四、男性生殖系统检查

1. 阴茎和尿道口　观察阴毛的分布和阴茎发育的情况以及尿道外口的位置与大小。注意观察有无包茎、包皮过长和包皮嵌顿。包茎是指包皮外口过小而紧箍阴茎头部，包皮不能外翻者。包皮过长是指包皮覆盖不能使阴茎头外露，但包皮可以翻转者。包皮嵌顿是指包皮外口过小，翻过阴茎头后不能恢复到原来覆盖阴茎头的状态，会导致包皮充血水肿。包皮过长者应翻开包皮进行检查，注意阴茎头有无肿块、溃疡、糜烂及恶臭，尿道口有无红肿及分泌物。触诊应注意阴茎海绵体有无硬结，尿道有无硬块、结石或压痛。

2. 阴囊及其内容物　常取站立位。视诊：观察阴囊发育，皮肤颜色以及两侧的对称性，有无肿块、溃疡、结节、瘘管以及湿疹等。精索静脉曲张时，阴囊内可见曲张成团的静脉，多见于左侧。触诊：首先检查睾丸，然后是附睾、精索，最后是腹股沟外环。注意睾丸、附睾的大小、质地、形状及有无肿块；注意输精管粗细，有无结节。阴囊内睾丸缺如时，应仔细检查同侧腹股沟区。所有的阴囊肿块都应进行透光实验，透光实验阳性，提示肿块为囊性，常见于鞘膜积液；透光实验阴性，提示为实性肿块，如炎症、疝、肿瘤等。少数睾丸肿瘤也可伴有鞘膜积液，需行超声检查进一步明确诊断。

3. 前列腺检查 患者常取胸膝位或站立弯腰体位。主要通过直肠指诊来评估前列腺大小、质地及有无结节、压痛，中央沟是否变浅或消失，同时还应检查肛门括约肌的收缩力。正常前列腺表面光滑、质地柔韧；前列腺增生时两侧叶通常呈对称性增大，质韧，中央沟变浅、消失或隆起；前列腺癌的特征是腺体表面有质硬如石的不光整结节。必要时可行前列腺按摩，取前列腺液化验。急性前列腺炎时禁忌按摩。通过直肠指诊可发现良性前列腺增生、前列腺癌等。若直肠指诊触及异常的结节或肿块，应行前列腺穿刺活检。

第三节 实验室检查

一、尿液检查

尿液检查是泌尿外科最基本的检查项目，完整的尿液分析应包括物理学、化学和显微镜检查。

（一）尿液收集

应收集新鲜中段尿液，避免尿液污染。男性包皮过长者，应先翻开包皮并清洗阴茎头后留尿。女性应避开月经期，清洗外阴后留取中段尿。特殊情况下可穿刺膀胱收集尿液，由耻骨上膀胱穿刺获取的标本是无污染的膀胱尿标本。

（二）实验室检查

正常尿液为淡黄色透明，尿比重范围为1.001～1.035，pH范围为4.5～8。男性尿液每高倍视野下1～2个白细胞，女性尿液每高倍视野下小于5个白细胞均为正常，大量白细胞表示可能存在尿路感染或炎症。尿液中每高倍视野超过3个红细胞即为镜下血尿。尿蛋白过高与尿内红细胞、白细胞增高不成比例时应考虑肾内科疾病。引起蛋白尿的最常见原因是肾小球疾病、肾小管疾病和异常蛋白过多等。尿液检查还要同时检查有无晶体、管型、细菌、寄生虫等。

（三）尿三杯实验

尿三杯实验是排尿过程中，根据红细胞或白细胞在尿中出现阶段的不同，从而对病灶进行初步定为的检查方法。在一次连续排尿过程中，以排尿最初的5～10ml尿为第一杯，以排尿最后10ml为第三杯，中间部分为第二杯。若第一杯尿液异常且最重，提示病变在尿道；第三杯尿液异常且最重，提示病变在后尿道、膀胱颈部或三角区；若三杯均异常，提示病变在膀胱或以上部位。

（四）尿细菌学检查

尿细菌学检查包括定量培养和涂片检查。在尿细菌培养的同时一般应加作药物敏感试验，为针对性治疗提供依据。清洁中段尿培养细菌菌落数超过10^5/ml时，提示尿路感染；菌落数在10^3～10^5/ml之间为可疑感染；菌落数在10^3/ml以下则多为污染；对于有尿路症状的患者，致病菌菌落数＞10^2/ml就有意义。尿沉渣涂片革兰染色检查可初步筛选细菌种类，提供用药参考。尿沉渣抗酸染色涂片检查或结核菌培养有助于确立肾结核的诊断。

（五）尿细胞学检查

尿细胞学检查是泌尿系肿瘤筛选性诊断与普查的方法，主要用于尿路上皮性肿瘤的诊断。尿标本应留取新鲜尿液，经离心沉淀后作涂片染色检查。对诊断早期低分级肿瘤的敏感度差，对高分级肿瘤和原位癌阳性率高。冲洗尿路后检查可提高检出率。

（六）膀胱肿瘤抗原

膀胱肿瘤抗原（bladder tumor antigen，BTA）是指测定尿液中有无肿瘤相关抗原，阳性反应提示尿路上皮肿瘤存在可能，可作为初筛或随访。

二、肾功能检查

1. 尿比重 反应肾浓缩功能和排泄废物功能。当肾功受损时，肾浓缩功能进行性减弱。尿比重固定或接近于1.010，提示肾浓缩功能严重受损。由于尿液中的多种物质例如葡萄糖、蛋白或其他大分子物质均可使尿比重增高，尿渗透压相比尿比重测定能更好地反映肾功能。

2. 血尿素和血肌酐 肌酐是骨骼肌代谢的最终产物，不受饮水量、蛋白摄入及肝功能的影响，而血尿素受分解代谢、饮食和消化道出血等多种因素影响，因此血肌酐测定比尿素更精确。

3. 内生肌酐清除率 肌酐由肾小球滤过，内生肌酐清除率是测定肾小球滤过率的最佳指标。正常值为90～110ml/min。

三、前列腺液检查

经直肠指诊按摩前列腺，取前列腺液进行显微镜检查，主要用于诊断前列腺炎。正常前列腺液呈淡乳白色，较稀薄。涂片镜检可见多量卵磷脂小体，白细胞少于 10 个/高倍视野。若出现大量簇状排列的白细胞常提示前列腺炎。怀疑细菌性前列腺炎时可同时进行前列腺液细菌培养及药敏实验。

四、精液分析

精液分析是评估男性生育能力的重要依据。精液标本的收集采用手淫或体外排精的方法。检查前 5 天应无性交或手淫。常规的精液分析包括精液颜色、量、pH、黏稠度、液化时间，精子密度、活力、形态以及精浆生化测定。

五、前列腺特异性抗原

前列腺特异性抗原（prostate - specific antigen，PSA）是一种丝氨酸蛋白酶，由前列腺腺泡和导管上皮分泌，具有前列腺组织特异性。正常成年男性 PSA < 4ng/ml。PSA 是临床最常用的前列腺癌瘤标，可用于前列腺癌的筛选、早期诊断、分期、疗效评价和随访观察。良性前列腺增生、前列腺炎、直肠指检、前列腺按摩、穿刺、导尿和射精等，PSA 均可有不同程度升高，因此，临床上需结合其他检查结果综合判断。

第四节　影像学检查

泌尿系统影像学是泌尿系统疾病诊断和治疗的基础，影像学检查可以提供泌尿系统解剖、功能和生理方面的信息。

一、超声

超声广泛应用于泌尿系统疾病的筛选与诊断，亦可辅助介入治疗，具有非侵入性、花费低、分辨率高和无辐射等优点，以 B 超最常用。

B 超对液体显示效果最佳，对提示诊断具有很高价值，尤其是对肾积水和肾囊肿的诊断相当准确。B 超能以膀胱内充盈的尿液作为声窗，扫查膀胱及周围器官的疾病，如膀胱肿瘤、前列腺增生、前列腺癌以及精囊肿瘤等。B 超亦可用于诊断实质性脏器的肿大和实质性肿瘤，是肾上腺、肾以及阴囊内肿块的首选影像学检查；B 超能显示 X 线透光结石；B 超还可以用于引导行肾造口、经皮肾镜和前列腺穿刺活检等。但 B 超对气体的显示效果较差。

此外，彩色多普勒超声能定性评估病灶血管内血流动态情况，可用于诊断肾移植排异反应、肾及肾上腺肿瘤、睾丸扭转、精索静脉曲张和阴茎勃起功能障碍等。

超声有时容易受气体和骨骼等的干扰而影响诊断的准确性，必要时需结合其他影响学检查方法以明确诊断。

二、X 线检查

1. 尿路平片（**plain film of kidneys, ureter and bladder, KUB**）　是泌尿系统 X 线检查的基础和重要组成部分，可显示肾脏轮廓、位置、大小、腰大肌阴影以及 90% 以上不透 X 线的含钙结石；同时也可显示骨骼改变例如脊柱侧弯、骨质脱钙等。此外，KUB 平片偶可显示肾结核钙化以及泌尿系统肿瘤的腰椎和骨盆转移灶等。拍片前应作肠道准备。

2. 静脉尿路造影（**intravenous urography, IVU**）　又称排泄性尿路造影，是诊断上尿路疾病的基本检查，能同时清晰显示上尿路形态和分肾功能。经静脉注射的含碘造影剂被肾脏滤过、浓缩和排泄，早期成像显示肾轮廓，中期显示肾盏、肾盂和输尿管形态，后期显示膀胱形态。造影前应做碘过敏试验。妊娠和肾功能严重损害为禁忌证。

3. 逆行肾盂造影（**retrograde pyelography, RP**）　主要用于 IVU 显影不良或碘过敏患者。方法是经膀胱镜插入输尿管导管，通过导管向肾盂注入造影剂显示上尿路形态，亦可注入空气作为负性对比剂诊断 X 线透光结石。由于 CT、MRI 和超声等医学影像学的进步，逆行肾盂造影经常被代替。

4. 顺行肾盂造影　在 B 超或 X 线引导下，经皮穿刺入肾盂后注射造影剂以显示上尿路形态的检查方法。适用于上述造影检查失败或有禁忌而不能确诊的上尿路病变。

5. 尿道膀胱造影（**cystourethrography**）　是诊断膀胱和尿道外伤以及尿道狭窄等下尿路疾病的主要检查方法。①逆行膀胱造影：经导尿管注入造影剂显示膀胱形态，主要用于诊断外伤性膀胱破裂；②排尿期尿道膀胱造影：在排尿过程中连续摄片，主要用于诊断膀胱输尿管反流与后尿道梗阻性病变、神经源性膀胱以及膀胱颈部梗阻等；③逆行尿道造影：主要显示前尿道形态，诊断尿道狭窄和憩室。将逆行尿道造影与排尿期尿道膀胱造影联合使用，可确定全程尿道中狭窄段的部位、长度和程度。尿道膀胱造影还可用于诊断下尿路与阴道或直肠间的瘘管。

6. 血管造影　是肾血管性高血压和肾血管畸形的确诊方法，亦可用于肾损伤、肾肿瘤和不明原因血尿的诊断和治疗。血管造影的方法有直接穿刺、经皮动脉穿刺插管、选择性肾动脉、静脉造影以及数字减影血管造影（DSA）等。

7. 淋巴造影　经足背淋巴管注入造影剂，显示腹股沟、盆腔和腹膜后的淋巴结和淋巴管，主要用于诊断乳糜尿和为泌尿、男性生殖系肿瘤的淋巴结转移和淋巴管梗阻提供依据。

8. 精道造影　经阴囊穿刺输精管或经尿道射精管插管后注入造影剂，可显示输精管、精囊及射精管的形态结构。

常用于检查精道梗阻所致的男性不育，也可用于血精症、精囊肿瘤、精囊结核以及前列腺癌精囊浸润的诊断。

三、CT

CT是肾上腺肿瘤、肾肿瘤及腹膜后肿瘤等占位性病变的确定性诊断方法，已取代IVU成为评估尿石症的重要检查方法，也是肾外伤的首选检查。CT的分辨率高于B超，可以检出1cm左右的肿瘤，同时还能了解肿瘤的侵犯程度和腹部、盆腔淋巴结转移情况。CT尿路成像（CTU）是指通过静脉注射对比剂前后，多层螺旋CT对肾盏、肾盂、输尿管和膀胱的连续扫描，从而获得完整泌尿系统立体图像的技术，其图像明显优于静脉尿路造影的图像。

四、磁共振成像（MRI）

MRI是一种依赖于成像范围内磁场特性变化的断层成像技术。与CT不同，其不需要电离放射而成像，还可以得到多平面的图像。

MRI能区分肾和肾上腺的皮质和髓质之间的组织密度以及前列腺中心和外周带的解剖细节，也能区分出血性或感染性囊性。直肠内线圈MRI专用于前列腺癌的临床分期，比CT和经直肠B超准确。

磁共振尿路成像（MRU）对上尿路梗阻的诊断效果优于IVU，此外，MRI不需要使用碘化造影剂，对肾功能不全患者更为安全。

磁共振血管成像（MRA）适用于肾动脉瘤、肾动-静脉瘘、肾动脉狭窄、肾静脉血栓形成；肾癌分期，特别是了解侵犯肾血管的情况以及肾移植术后血管通畅情况。

体内有能被磁场影响的植入物，如安装了起搏器、金属支架以及其他金属假体的患者不宜行MRI检查，因为磁场可能导致这些植入物发生位置偏移。

五、放射性核素检查

特点是核素用量小，几乎无放射性损害，能在不影响机体正常生理过程的情况下显示体内器官的形态和功能。

1. 肾图　肾图能测定肾小管分泌功能和显示上尿路有无梗阻，亦是一种分侧肾功能实验，反映尿路通畅和排出速率情况。灵敏度高，而特异性和定量性差。

2. 肾显像　分静态和动态显像。静态显像仅显示核素在肾内的分布图像。动态显像显示肾吸收、浓集和排出的全过程，能显示肾脏形态、大小及有无占位病变，可了解肾功能、测定肾小球滤过率和有效肾血流量。

3. 肾上腺皮质和髓质核素显像　对肾上腺疾病有诊断价值，如嗜铬细胞瘤的定位诊断。

4. 阴囊显像　可判断睾丸的存活及其能力并进行两侧血流灌注对比，主要用于怀疑精索静脉曲张或睾丸扭转等。

5. 骨显像　可显示全身骨骼系统有无肿瘤转移，尤其是确定肾癌、前列腺癌骨转移的情况。

六、器械检查

用于泌尿生殖道检查的器械、各种导管、尿道探条和内镜的大小型号通常以法制单位（F）表示，即以管径的周长表示，约为直径的3倍，计量单位为mm。

1. 导尿管　按材料、形状、大小、用途等不同，有多种类型导尿管，目前最常用的是气囊（Foley）导尿管。用于引流尿液、测定残余尿、注入造影剂以确定有无膀胱损伤等。导尿时必需严格遵循无菌操作原则。残余尿测定时应在患者排尿后立即进行，正常时无残余尿。

2. 尿道探条　尿道探条又称尿道探子、尿道扩张器，通常是金属材料制成，用于探测尿道是否通畅以及尿道狭窄的部位和程度。进入尿道时需小心，防止损伤尿道。

3. 膀胱尿道镜检查　有硬镜和软镜之分。膀胱尿道镜检查是膀胱肿瘤和尿道肿瘤的确诊方法，也可用于经其他各项检查仍不能确诊的下尿路疾病。血尿发作时作膀胱镜检查有助于确定出血的具体部位。还可在检查的同时进行治疗。特殊的膀胱尿道镜，如电切镜等还可以施行尿道、膀胱和前列腺的复杂操作。

4. 输尿管镜和肾镜检查　有硬性和软性两大类型。输尿管镜经尿道、膀胱置入输尿管甚至肾盂，肾镜通过经皮肾造瘘进入肾盏。可以直接观察输尿管、肾盂内有无病变，亦可直视下碎石、取石，切除或电灼肿瘤，取活体组织检查。严重心肺功能不全、全身出血性疾病尚未纠正、泌尿道感染未控制时等禁忌检查。

5. 尿流动力学检查　借助流体力学及电生理学方法研究和测定尿路输送、储存、排出尿液的功能，为分析排尿障碍原因、选择治疗方式及评定疗效提供客观依据。主要用于诊断神经源性排尿功能障碍、尿失禁或遗尿症等。

6. 前列腺穿刺活检　用于判断前列腺良恶性病变或结节性质，是诊断前列腺癌最可靠的检查方法。有经直肠或会阴部两种途径。目前多采用经直肠超声引导以提高操作的准确性。

目标检测

答案解析

选择题

1. 排尿中断的症状常见的疾病是

　A. 膀胱癌　　　　B. 肾结石

C. 输尿管结石　　D. 膀胱结石

E. 阴茎癌

2. 膀胱刺激征包括

A. 尿急、尿痛、血尿

B. 尿频、尿急、尿痛

C. 尿频、尿痛、排尿困难

D. 尿急、血尿、排尿困难

E. 血尿、尿痛、尿失禁

3. 患者，男，70 岁。排尿困难 3 年，逐渐加重，近两周夜间尿液不自主流出，该尿失禁为

A. 真性尿失禁　　B. 压力性尿失禁

C. 急迫性尿失禁　　D. 充溢性尿失禁

E. 混合性尿失禁

4. 下列检查对前列腺癌诊断意义不大的是

A. PSA 检查　　B. 肛门直肠指检

C. 排泄性尿路造影　　D. 前列腺穿刺活检

E. 前列腺 B 超

5. 尿液中每高倍视野超过几个红细胞即为镜下血尿

A. 2　　B. 3

C. 4　　D. 5

E. 10

6. 每日尿量少于（　）ml 为无尿，少于（　）ml 为少尿

A. 50；100　　B. 100；200

C. 100；400　　D. 200；400

E. 200；500

（吴开杰）

书网融合……

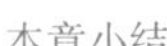

本章小结

题库

第四十九章　泌尿系统损伤

PPT

学习目标

1. 掌握　肾损伤的分类、临床表现、治疗方法、并发症处理；前尿道损伤和后尿道损伤的病因、临床表现、治疗。

2. 熟悉　输尿管损伤的病因、诊断和治疗；膀胱损伤的病因、病理、诊断和治疗。

3. 了解　肾、输尿管、膀胱和尿道损伤的并发症。

肾、输尿管、膀胱和后尿道解剖位置隐蔽，不易受伤。泌尿系统损伤大多是胸、腹、腰部或骨盆骨折等严重损伤的合并伤。确诊泌尿系统损伤时，需注意有无合并其他脏器损伤。泌尿系统损伤以男性尿道损伤最多见，输尿管损伤最少见。

泌尿系统损伤的主要表现为出血和尿外渗。尽早确诊与合理的处理，对泌尿系统损伤的预后极为重要。

第一节　肾损伤

案例引导

案例　患者，男，32 岁，主因“左腰部外伤后疼痛伴血尿 2 小时”入院。2 小时前，患者蹲在路边被汽车行驶中脱落的轮胎撞击左腰部，当时感腰痛，腰部活动困难，伤后排尿一次，为肉眼血尿。入院查体：T 36.8℃，P 104 次/分，R 24 次/分，BP 100/60mmHg。神清，一般情况尚欠佳，体形偏瘦，心肺未及异常，左腰部肿胀，皮肤擦伤，左上腹肌紧张伴压痛，反跳痛不明显，肠鸣音弱。入院后查血常规：白细胞 $10.9 \times 10^9/L$，中性粒细胞百分比 72.5%，血红蛋白 146g/L，血细胞比容 55.3%，血小板 $107 \times 10^{12}/L$。尿常规：肉眼血尿。急诊腹部 CT：左侧腰 3、4 横突骨折，左肾周血肿，左肾实质部分裂伤，脾肾间隙少量积液。

讨论　该患者诊断、相应诊断依据及下一步治疗方案分别是什么？

肾损伤多见于男性青壮年，在泌尿系统损伤中仅次于男性尿道损伤，居第二位。肾损伤以闭合性损伤多见，约 1/3 者合并其他脏器损伤。

一、损伤原因

1. 开放性损伤　主要由锐器损伤、枪弹等引起。战时多见于火器贯通伤或刀刃伤，平时则为戳、刺伤，穿刺伤常合并有邻近脏器损伤，损伤复杂而且严重。

2. 闭合性损伤　90% 是因为车祸、摔落、对抗性运动、暴力攻击引起。肾脏是腰腹部闭合性损伤中第二位容易受伤的器官。闭合性损伤分为直接暴力和间接暴力。①直接暴力：后腰或上腹部受撞击或挤压造成肾脏损伤。②间接暴力：高处跌落，身体着地及急剧刹车所产生的减速性损伤，可引起肾蒂的撕裂或肾盂输尿管交界处破裂。快速减速性损伤可能引起肾动脉闭塞。腰部肌肉的强力收缩亦可造成肾挫伤，出现血尿。

当肾脏存在积水、囊肿、结核、肿瘤等病理改变时，轻微的创伤也可造成严重的“自发性”肾破裂。在医疗操作中，也可能发生肾损伤。

二、分类

（一）病理分类

1. 肾挫伤　局限于部分肾实质，形成瘀斑和（或）包膜下血肿，肾包膜及肾盂黏膜完整。

2. 肾部分裂伤　部分实质裂伤伴有包膜破裂，致肾周血肿。裂口若与肾盂、肾盏相通，可出现严重血尿。

3. 肾全层裂伤　实质深度裂伤，外及包膜，内达肾盂、肾盏黏膜，常引起广泛的肾周血肿、血尿和尿外渗。

4. 肾蒂损伤　肾蒂血管或肾段血管的部分和全部撕裂；也可因肾动脉突然被牵拉，致内膜断裂，形成血栓。

（二）临床分类

国内将肾挫伤及肾部分裂伤归为轻度肾损伤，其他为重度肾损伤。

三、临床表现

肾损伤的临床表现与损伤的原因和程度有关，在合并其他器官损伤时，肾损伤的症状不宜被察觉。

1. 休克　可为创伤性休克和（或）创伤性休克，是肾损伤后的重要表现，其发生与肾损伤的程度、失血量及有无合并伤有关，可危及生命，闭合性肾损伤的休克发生率约为40%，开放性肾损伤的休克发生率约85%。

2. 血尿　为肾损伤后最常见和最重要的症状和标志。肾挫伤时可出现少量血尿，严重的肾裂伤则出现大量肉眼血尿。但血尿的严重程度与肾脏损伤的程度可不一致，有时严重肾脏损伤可无血尿（如肾蒂血管损伤、输尿管完全离断、休克等）。因此，若血尿轻微或仅为镜下血尿而合并休克者，应考虑为重度肾损伤或合并其他器官损伤。

3. 疼痛　疼痛往往是患者受伤后第一个症状。多数伤者有肾区或上腹部钝痛，可放射到同侧肩部、背部及下腹部。腰部软组织损伤、肾包膜张力增高、出血或尿液外渗刺激腹膜后神经丛可引起肾区或上腹部钝痛，并可放射到同侧肩部、背部及下腹部。血块堵塞输尿管时发生肾绞痛。腹膜后血肿、尿液刺激腹膜、腹膜破裂或者并发腹腔脏器损伤，可出现腹部胀气、疼痛及腹膜刺激症状。

4. 腰腹部肿块　血液和（或）尿液渗入至肾周围组织使局部肿胀，形成肿块，可在上腹部深处被扪及，有明显压痛和肌紧张。肿块可因肾被膜的完整与否而存在局限和弥漫两种情况。在治疗过程中肿块进行性增大，说明有活动性出血。

5. 发热　早期出现低热常因血肿吸收所致；血肿、尿外渗继发感染，甚至导致肾周脓肿或化脓性腹膜炎，可出现高热伴全身中毒症状。

6. 多脏器损伤　若肾损伤症状与临床症状体征不相符时，应考虑可能存在其他脏器创伤。合并胸腔脏器损伤多表现为呼吸循环系统症状；合并肝脏、脾脏及大血管损伤时，以出血为主要表现，可腹腔内抽出不凝血；合并胃肠道损伤以腹膜炎症状为主

四、诊断

1. 病史与体格检查　病史是诊断的重要依据，任何腹部、腰部、背部、胸部外伤或受对冲力损伤的患者，均要考虑有肾损伤的可能。如果症状与肾损伤的严重程度不一致，应进行全面的体格检查，以确定有无合并伤。

2. 实验室检查

（1）尿常规　血尿是诊断肾损伤的重要依据。尿中血液颜色由浓变淡或红细胞计数逐渐减少，提示出血趋向停止。

（2）血常规　伤后不能自行排尿可行导尿检查。肾动脉栓塞或输尿管离断时可无血尿。血红蛋白、红细胞计数、红细胞比容持续降低提示有活动性出血，外周血白细胞计数增多和分类左移提示存在感染。

（3）肾功能　应反复进行肾功能测定，及早防治肾功能衰竭。伤后1小时内的测定结果主要反映受伤前的肾功能情况。若尿液持续漏入腹膜腔被吸收后，可出现氮质血症。

3. 影像学检查　影像学检查可以发现肾损伤部位、程度、有无尿外渗或肾血管损伤以及对侧肾情况。

（1）B超　为闭合性肾损伤的首选检查方法及保守治疗中伤情及疗效的监测手段，可连续监测腹膜后血肿及尿外渗情况，可同时发现其他腹腔脏器的合并伤。

（2）CT　增强CT是肾损伤时首选的影像学检查方法，具有高敏感性和特异性。能迅速准确了解肾实质损伤情况，尿外渗、肾周血肿范围，同时还可了解对侧肾功能、肝、脾、胰、大血管情况。必要时可重复CT检查评估伤情变化。

（3）肾动脉造影　在怀疑有肾动脉损伤或其他影像学检查发现伤肾无功能或无血运时，肾动脉造影具有特殊价值，但该检查费时且为有创检查。因此，仅在疑有肾动脉分支损伤导致持续或继发出血，并有条件行选择性肾动脉栓塞时进行该项检查。并可对部分病例进行选择性肾动脉栓塞治疗。

（4）磁共振检查（MRI）　对造影剂过敏的患者可选择MRI检查，MRI检查可以明确肾脏碎裂及血肿的情况，一般不作为常规检查。

五、治疗

肾损伤的治疗目的是保存肾功能和降低死亡率。肾损伤的处理与损伤的程度直接相关，轻微肾挫伤经短期休息可以康复，多数肾挫裂伤可保守治疗，仅少数需手术治疗。

1. 紧急治疗　首先治疗危及生命的伤情，观察生命体征，进行输血、输液、复苏，并作好手术探查的准备。

2. 保守治疗　为大多数肾损伤患者的首选治疗方法，可有效降低肾切除率。

（1）绝对卧床　绝对卧床休息2～4周，待病情稳定，建议留置尿管，以便观察尿液颜色，血尿消失后才可以离床活动，3个月内不能从事重体力劳动及剧烈运动。

（2）密切观察　监测生命体征；注意观察腰、腹部肿块范围有无增大；观察尿液颜色的深浅变化；定期检测尿常规和血常规。

（3）对症支持治疗　补充血容量和热量，维持水、电解质平衡，保持足够尿量，必要时输血；可酌情使用止血、止痛和镇静药物。

（4）预防感染　使用广谱抗菌药物预防感染。

3. 手术治疗　肾损伤的手术处理包括探查、处理伤肾及引流。

（1）开放性肾损伤　几乎所有开放肾损伤的患者都要施行手术探查，最好采取经腹途径，以便探查腹腔脏器。

（2）闭合性肾损伤　一旦确定为严重肾损伤需尽早手术。若肾损伤患者在保守治疗期间发生以下情况，需手术治疗。①经积极抗休克治疗后生命体征仍不稳定；②血尿逐渐加重，血红蛋白和红细胞比容持续降低；③腰、腹部肿块明显增大；④有腹腔脏器损伤可能。

4. 并发症　早期并发症主要有出血、尿外渗、肾周脓肿、尿性囊肿、尿瘘及高血压等。晚期并发症包括出血、肾积水、高血压、动－静脉瘘、假性动脉瘤等。

第二节　输尿管损伤

由外伤所致成的输尿管损伤少见，损伤后易被忽视，多在出现症状时才被发现，延误诊治。

一、损伤原因

1. 开放性手术损伤　常发生在骨盆、后腹膜广泛解剖的手术如结肠、直肠、子宫切除术以及大血管手术，术中不一定发现损伤，术后出现漏尿或无尿时才察觉。

2. 腔内器械损伤　经膀胱镜逆行输尿管插管、扩张、套石，输尿管肾镜检查、取（碎）石等操作均可发生输尿管损伤。当输尿管有狭窄、扭曲、粘连或炎症时，易发生输尿管撕裂、甚至被拉断。

3. 放射性损伤　见于宫颈癌、前列腺癌等放疗后，输尿管管壁水肿、出血、坏死、形成尿瘘或纤维瘢痕组织形成，造成输尿管狭窄或梗阻。

4. 外伤　多见于枪击伤，偶见于锐器刺伤，以及交通事故、从高处坠落引起输尿管撕裂，常伴有大血管或腹腔内脏器损伤。

二、分类

依据损伤类型、处理时间和方法的不同，可分为挫伤、穿孔、黏膜剥脱、钳夹、结扎、离断、切开、扭曲、缺血、坏死和撕脱等。

三、临床表现

因损伤的性质和类型不同，其临床表现不尽相同。如有其他重要脏器损伤，常可掩盖输尿管损伤的症状。

1. 血尿　常见于器械损伤输尿管黏膜，一般血尿可自行缓解和消失。输尿管完全断离者，可无血尿出现。

2. 尿外渗和尿瘘　可以发生于损伤伊始，也可在数日后出现。尿液外渗到后腹膜间隙，引起局部肿胀和疼痛，腹胀、患侧肌肉痉挛和明显压痛。如腹膜破裂，则尿液可流入腹腔引起腹膜刺激症状；如继发感染，可出现脓毒血症；若外渗尿液与腹壁创口或与阴道、肠道创口相通，形成尿瘘，经久不愈。

3. 梗阻症状　输尿管被缝扎、结扎后可引起完全性梗阻，因肾盂压力增高，出现患侧腰部胀痛、腰肌紧张、肾区叩痛等。孤立肾或双侧输尿管被结扎，可发生无尿。输尿管狭窄者可致不完全性梗阻，也会产生腰部胀痛、包块及发热等症状。

四、诊断

输尿管损伤的早期诊断十分重要，在施行腹部手术尤其是后腹膜和盆腔手术时，应警惕有输尿管损伤的可能。手术时缝扎、切断管状结构或有尿外渗时应当考虑有输尿管损伤。及时明确诊断并作正确处理，预后多良好。

手术中怀疑有输尿管损伤时，可由静脉注射靛胭脂，蓝色尿液会从输尿管裂口流出。术中或术后作膀胱镜检查，并做靛胭脂静脉注射时，如伤侧输尿管口无蓝色尿液喷出，输尿管插管至损伤部位受阻，表示输尿管梗阻。排泄性尿路造影和 CT 均可显示输尿管损伤处的尿外渗，尿漏或梗阻。B 超可发现尿外渗和梗阻所致的肾积水。

五、治疗

输尿管损伤的治疗目的在于恢复输尿管的连续性，保存伤侧肾功能。具体方法要根据损伤的部位、程度及发现时间而区别对待。轻度输尿管黏膜损伤，可应用止血药、抗菌药物治疗，并观察症状变化。小的穿孔如能成功留置输尿管内支架管可望自行愈合。手术中发现损伤者，应立即修补吻合，术后 72 小时内发现者力争早期手术。后期确诊的手术损伤或外伤，可先行肾造口术，治疗并发症，再择期手术。

第三节　膀胱损伤

在成人，膀胱为腹膜外器官，空虚时位于骨盆深处，受到腹壁肌肉、骨盆及其他软组织的保护，较少为外界暴力所损伤。但膀胱在充盈时其顶部高于耻骨联合，若下腹部受到暴力，易导致膀胱破裂。

一、损伤原因

1. 开放性损伤　多由弹片、子弹、火器或锐器贯通所致，常合并腹部器官和血管损伤，可形成膀胱直肠瘘、膀胱阴道瘘、腹壁尿瘘等。

2. 闭合性损伤　膀胱充盈时，下腹部受到直接暴力或骨盆骨折均可造成膀胱损伤。分娩时，产程过长，膀胱壁被压在胎头与耻骨联合之间引起缺血性坏死，可致膀胱阴道瘘。

3. 医源性损伤　膀胱腔内器械操作如膀胱镜检查、输尿管镜操作，经尿道手术等均可造成膀胱损伤。盆腔内手术，阴道手术及疝修补术等也有损伤膀胱可能。

4. 自发性膀胱破裂　多见于已有病理改变的膀胱，如结核、肿瘤、长期接受放疗等，多由微小外力所引起，临床较少见。

二、病理分类

1. 膀胱挫伤　仅伤及膀胱黏膜或肌层，膀胱壁未被穿破，可出现局部出血或形成血肿，可发生血尿，但无尿外渗。

2. 膀胱破裂　膀胱全层破裂，有尿外渗。根据损伤部位、机制与腹膜关系，可分为以下几型。

（1）腹膜外型　较常见，多发生于外伤性骨盆骨折时骨片刺破膀胱壁，常伴有尿道损伤。破裂口在无腹膜覆盖的前壁或颈部，故尿外渗在腹膜外膀胱周围及耻骨后间隙。

（2）腹膜内型　较少见，但后果较腹膜外型严重。多发生于膀胱充盈时受直接暴力撞击，破裂的位置常位于膀胱顶临近腹膜的区域。尿液由裂口流入腹腔，可引起腹膜炎。

（3）混合型　即腹膜外和腹膜内膀胱破裂同时存在，多由火器或利器所致穿通伤所致，常合并多脏器损伤，死亡率高。

三、临床表现

膀胱壁轻度挫伤可无明显症状，或仅有下腹部隐痛或轻微血尿，短期内可自行消失。膀胱全层破裂时症状明显，腹膜外型和腹膜内型各有其特殊表现。

1. 血尿和排尿困难　肉眼血尿是膀胱损伤的主要症状，而膀胱壁全层破裂时由于尿液流入腹腔或膀胱周围，患者可有尿意，但不能排尿或仅排出少量血尿。

2. 腹痛　腹膜外型破裂时，尿液与血液混合进入盆腔及腹膜后间隙引起下腹部疼痛，可有压痛及腹肌紧张，直肠指检有触痛、波动及饱满感。腹膜内型破裂时，尿液流入腹腔而引起急性腹膜炎，可有移动性浊音。

3. 休克　骨盆骨折所致剧痛、大量失血以及其他脏器的合并伤可导致休克。骨盆骨折或血管损伤可导致失血性休克。感染性尿液外渗或腹膜炎治疗不彻底，继发感染，可引起感染性休克。

4. 尿瘘　开放性损伤可有体表伤口与膀胱相通而出现漏尿，如膀胱直肠瘘或膀胱阴道瘘。闭合性损伤尿外渗继发感染破溃后可形成尿瘘。

四、诊断

1. 病史和体格检查　膀胱损伤患者常有明确的外伤史。当骨盆或下腹部受到外伤后，出现腹痛、血尿及排尿困难，体检发现耻骨上区压痛，直肠指检触及直肠前壁有饱满感，提示腹膜外膀胱破裂。如有全腹疼痛，腹肌紧张，有压痛及反跳痛，并有移动性浊音，提示腹膜内膀胱破裂。

2. 导尿试验　导尿后如能引出 300ml 以上清亮尿液，基本可排除膀胱破裂；仅流出少量血尿或无尿液流出，膀胱破裂可能性大。经导尿管注入 300ml 灭菌生理盐水，保留 5 分钟后回抽，液体外漏时吸出量会减少，腹腔或盆腔内液体回流时吸出量会增多。若出入量相差悬殊，提示膀胱破裂。

3. X 线检查

（1）腹部平片　可发现骨盆骨折和其他骨折。

（2）膀胱造影　是诊断膀胱破裂最可靠的方法，经导尿管向膀胱内注入 300ml 造影剂，行前后位、侧位摄片，抽出造影剂后再次摄片。根据造影剂外溢情况，能判断有无膀胱破裂，排空膀胱后摄片更能显示遗留于膀胱外的造影剂。

（3）CT 膀胱造影　也常规用于膀胱损伤的诊断，与膀胱造影平片一样准确和可靠，且在诊断复合伤或寻找腹痛原因时具有独特优势。

4. 膀胱镜检查　是诊断术中发生膀胱损伤的首选方法，可清晰显示破裂部位。

五、治疗

1. 紧急处理　合并休克者应积极抗休克治疗，如输液、输血、镇静、止痛。尽早使用广谱抗菌药物预防感染。对开放性损伤患者，应尽早行清创探查术。

2. 保守治疗　对于膀胱轻度挫伤、膀胱造影时仅有少量尿外渗以及膀胱腔内器械操作引起的膀胱损伤，可经尿道插入导尿管持续引流尿液 1～2 周，保持引流通畅，同时预防性使用抗生素，常可自愈。

3. 手术治疗　膀胱破裂伴有出血和尿外渗，病情严重者，应尽早施行手术。膀胱破裂的处理原则是：①完全的尿流改道；②充分引流外渗的尿液；③闭合膀胱壁缺损。

4. 并发症　早期而恰当的手术治疗以及抗菌药物的应

用大大减少了并发症。术后预防并发症的关键是保持通畅的膀胱引流。

第四节 尿道损伤

尿道损伤（urethral injuries，urethral trauma）是泌尿系统最常见的损伤，多发生于男性青壮年，分为前尿道损伤和后尿道损伤两类。

男性尿道以尿生殖膈为界分为前后尿道，前尿道包括球部尿道和阴茎部尿道，后尿道包括前列腺部尿道和膜部尿道。前、后尿道损伤特点不同。男性尿道损伤以球部和膜部损伤最多见，早期处理不当会产生尿道狭窄、尿瘘等并发症。

一、损伤原因

1. 钝性损伤　前尿道损伤多发生于骑跨伤，致伤的原因是会阴部撞击到硬物上，将球部尿道挤压在耻骨联合的下缘所致。后尿道损伤主要与骨盆骨折有关。膜部尿道穿过尿生殖膈，当骨盆骨折时，附着于耻骨下支的尿生殖膈突然移位，产生剪切样暴力，使薄弱的膜部尿道撕裂，甚至在前列腺尖部撕断。此类损伤多合并骨盆骨折和其他脏器的损伤，因此骨盆骨折尿道损伤时要注意其他脏器的损伤。

2. 医源性损伤　各种经尿道内镜的使用均有可能引起不同程度的尿道损伤，放置气囊导尿管引起尿道损伤也较常见。随着经尿道手术、前列腺癌根治术等手术的增加，尿道损伤及狭窄的发生率有增加趋势。

3. 开放性损伤　主要见于枪伤，其次是刺伤和截断伤，损伤可以伴有睾丸或直肠的损伤。

4. 性交时损伤　性交时阴茎海绵体折断伤的患者部分伴有尿道海绵体的损伤。

5. 缺血性损伤　使用阴茎夹控制尿失禁的截瘫患者可能引起阴茎和前尿道的缺血性损害。

二、病理

根据尿道损伤的程度可分为挫伤、破裂和断裂。尿道挫伤为尿道黏膜或尿道海绵体部分损伤，仅有水肿和出血，而阴茎海绵体完整，愈合后不发生尿道狭窄。尿道破裂时部分尿道壁全层断裂，尚有部分尿道壁完整，可引起尿道周围血肿和尿外渗，愈合后可有瘢痕性尿道狭窄。尿道断裂时伤处完全离断，断端退缩、分离，尿道连续性丧失，血肿较大，发生尿潴留、尿外渗。

尿道球部损伤时，血液及尿液先渗入会阴浅筋膜包绕的会阴浅袋内，引起阴囊肿胀。若继续发展，可沿会阴浅筋膜蔓延，使会阴、阴茎肿胀，并可沿腹壁浅筋膜深层向上蔓延至腹壁。因为会阴浅筋膜的远侧附着于腹股沟部，近侧与腹壁浅筋膜深层相连续，后方附着于尿生殖膈，尿液不会外渗到两侧股部。尿道阴茎部损伤时，如阴茎筋膜完整，血肿及尿外渗局限于阴茎筋膜内，表现为阴茎肿胀；如阴茎筋膜破裂，尿外渗范围与尿道球部损伤相同。

骨盆骨折及盆腔血管丛的损伤可引起大量出血，在膀胱和前列腺周围形成大血肿。后尿道断裂后，尿液外渗聚积于耻骨后间隙和膀胱周围。若尿生殖膈完整性受到破坏，尿外渗进入会阴浅袋，阴囊及会阴部出现尿外渗。

三、临床表现

患者大多有明确外伤史或医源性损伤史，当损伤后出现尿道外口出血、尿潴留、尿外渗等表现时，应首先考虑尿道损伤。

1. 休克　多发生于骨盆骨折后尿道损伤或合并其他内脏损伤者，一般较严重，常因合并大出血引起休克。

2. 血尿和尿道出血　为前尿道损伤最常见的症状。损伤后即有鲜血自尿道口滴出或溢出。后尿道挫伤或部分破裂时尿道口可有鲜血滴出，如患者能排尿，常有肉眼血尿；当尿道完全断裂时，尿道口可无流血或仅有少量血液流出。

3. 疼痛　前尿道损伤时受伤局部可有疼痛及压痛，排尿时疼痛加重并向阴茎头及会阴部放射。后尿道损伤时出现下腹部痛，伴局部肌紧张，并有压痛。随着病情发展，会出现腹胀及肠鸣音减弱。

4. 排尿困难　尿道轻度挫伤者可无排尿困难；尿道严重挫伤、破裂或完全断裂时，可引起排尿困难或尿潴留；因疼痛所致尿道括约肌痉挛也可引起排尿困难。

5. 局部血肿及瘀斑　骑跨伤时常在会阴部、阴囊处出现蝶形血肿及瘀斑、肿胀等。后尿道损伤时如尿生殖膈撕裂，可出现会阴、阴囊部血肿和直肠刺激症状。

6. 尿外渗　尿道破裂或断裂后，尿液可从裂口处渗入周围组织，形成尿外渗。尿外渗至膀胱、前列腺周围，可出现直肠刺激症状。

四、诊断

尿道损伤的诊断应注意以下几点，即是否有尿道损伤；确定尿道损伤的部位；估计尿道损伤的程度；有无合并其他脏器损伤等。

1. 病史和体格检查　有骑跨伤或会阴部外伤史，或有医源性尿道损伤史。根据典型症状及血肿、尿外渗分布，多可明确诊断前尿道损伤。骨盆挤压伤患者出现尿潴留，应考虑后尿道损伤。直肠指诊对确定尿道损伤部位、程度及是否合并直肠、肛门损伤等极为重要。

2. 诊断性导尿　可以检查尿道的连续性和完整性。如能顺利插入导尿管，说明尿道是连续而完整的；如导尿失败，尿道断裂的可能性大。

3. X 线检查　尿道造影可显示尿道损伤的部位及程度。尿道挫伤无造影剂外溢；如尿道显影并伴有造影剂外溢，提示尿道部分破裂；如造影剂未进入后尿道而大量外溢，提示前尿道严重破裂或断裂；如尿道造影正常，应插入导尿管作膀胱造影以排除膀胱损伤。骨盆平片还能显示骨盆骨折。

4. 内镜检查　对球部尿道损伤的患者可行尿道镜检查，对尿道部分破裂者可行内镜下尿道会师术，使诊断和治疗融为一体。

五、治疗

尿道损伤的治疗原则是防治休克；恢复尿道的连续性；引流膀胱内尿液及彻底引流尿外渗。

1. 紧急处理　尿道球海绵体严重出血可致休克，应立即压迫会阴部止血，可同时冷敷，并积极抗休克治疗，宜尽早手术。骨折患者需平卧，勿随意搬动，以免加重损伤。有出血性休克者，应抗休克治疗。对威胁生命的合并伤应首先予以处理。

2. 对症支持治疗　可止血、止痛、用抗菌药物预防感染，鼓励患者多饮水以稀释尿液较少刺激。

3. 留置导尿　对于损伤轻，尿道破口小或部分破裂的患者可试插导尿管，如顺利进入膀胱，可留置导尿管引流 2～3 周。

4. 耻骨上膀胱造瘘术　是一种简单的减少创伤部位尿液渗出的方法，可避免因尿道内操作而进一步损伤尿道。对于有合并伤或休克的患者，可先作耻骨上膀胱造瘘术引流尿液，待病情稳定后再二期处理尿道。

5. 手术治疗　对于前尿道破裂者应急诊行经会阴尿道修补术，并留置导尿管 2～3 周。

（1）尿道端端吻合术　尿道球部断裂者应急诊行经会阴尿道端端吻合术，并留置导尿管 2～3 周。后尿道损伤后早期因患者常伴骨盆骨折，不宜摆放手术体位；其次因出血或血肿使组织结构分辨困难，增加手术难度，故不推荐早期施行尿道端－端吻合术。对于尿道损伤后仅做膀胱造瘘的患者，可于 3 个月后行尿道瘢痕切除及尿道端端吻合术。

（2）早期尿道会师术　患者后尿道损伤不是特别严重或者在开放性手术的同时可以进行尿道会师术。其优点是有希望早期恢复尿道的连续性或缩短损伤尿道分离的长度，有利于后期尿道重建时操作。

（3）延期内镜下尿道会师术　后尿道损伤的患者可在伤后 1 周内经膀胱镜引导留置导尿管并牵拉。

6. 并发症　尿道损伤所致尿外渗如继发感染可导致局部脓肿形成、组织坏死、尿瘘及耻骨骨髓炎等，尿路感染及肺部感染也较为常见。晚期并发症可有尿道狭窄和勃起功能障碍等。为防止尿道狭窄闭锁，经治疗恢复正常排尿后均应定期行尿道扩张术。

知识链接

尿道扩张

前尿道损伤预后良好，排尿、性功能多无影响；后尿道损伤如处理正确，可获正常排尿，但部分患者可有勃起功能障碍。无论何种尿道损伤，经治疗恢复正常排尿后均应定期行尿道扩张术，否则有形成狭窄甚至闭锁的可能。一般在术后 1 个月左右开始进行尿道扩张，根据尿道狭窄程度及扩张力大小确定扩张时间，一般一周一次，扩张期约为 3 个月，后根据具体情况决定扩张时间及扩张次数。扩张以维持在 F21 粗细为宜，间隔 3～6 个月无狭窄表现可停止尿扩。

目标检测

答案解析

一、选择题

1. 患者从高处摔下 1 小时，烦躁不安，左腰部受伤疼痛剧烈，无尿。查体：血压 102/62mmHg，左腰部触痛明显，腹部压痛，反跳痛。B 超示：肾包膜下无回声和低回声区，局部肾表面受压而内凹。静脉肾盂造影提示肾显影不清。其首要治疗方法是
   A. 输液抗感染　　B. 卧床休息
   C. 手术治疗　　D. 透析治疗
   E. 等待观察
2. 下列不是肾损伤的非手术治疗方法的是
   A. 输液抗感染
   B. 卧床休息
   C. 应用止血止痛镇静剂
   D. 血尿转清后日常下床生活
   E. 抗休克治疗
3. 患者，女，48 岁。左腰部被汽车撞伤后，即刻出现面色苍白，脉细弱，BP 80/55mmHg，左腰部膨隆，

腹平软无压痛，导出 150ml 淡黄色透明尿液，快速输血 800ml 无好转，诊断哪种损伤较确切

A. 脾破裂　　B. 肠破裂

C. 肾重度损伤　　D. 肾中度损伤

E. 肾蒂损伤

二、简答题

肾损伤的治疗原则是什么？

（吴　松　秦　超）

书网融合……

本章小结

题库

第五十章　泌尿、男性生殖系统感染

PPT

学习目标

1. 掌握　泌尿系统的解剖生理概要；上、下尿路感染的病因与发病机制、感染途径、临床症状、体征、诊断与治疗原则。

2. 熟悉　急性前列腺炎、急性附睾炎的临床表现、诊断、治疗。

3. 了解　慢性前列腺炎、慢性附睾炎的临床表现、诊断及治疗。

4. 学会泌尿系统感染的处理，具备早期识别尿脓毒血症的能力。

第一节　概　论

案例引导

案例　患者，女，45岁。尿频、尿急、尿痛2天，伴高热、寒战、腰痛半天。查体：T 39℃，BP 110/70mmHg，左肾区有叩击痛。尿常规：蛋白（+），RBC 2～5个/HP，WBC 40～50个/HP。

讨论　最可能的诊断是什么？后续治疗方案是什么？

泌尿系统感染又称尿路感染（urinary tract infections，UTIs），是指肾脏、输尿管、膀胱、尿道等泌尿系统各个部位感染的总称。根据感染发生部位可分为上尿路感染和下尿路感染。前者包括肾盂肾炎、肾积脓、肾皮质多发脓肿、肾周围炎等，后者包括膀胱炎、尿道炎等。按感染发生时的尿路状态可分为非复杂性尿路感染（包括非复杂性上尿路感染以及非复杂性下尿路感染）和复杂性尿路感染（包括导管相关的感染等），尿脓毒血症以及男性生殖系统感染。按有无症状可分为有症状尿路感染和无症状尿路感染。

一、病原微生物

最常见的致病菌为肠道革兰阴性菌，大肠埃希菌导致了85%的社区获得性尿路感染和50%的医院内感染。其余的社区获得性感染则主要由革兰阴性变形杆菌、肺炎克雷伯菌以及革兰阳性粪肠球菌引起。医院内感染主要由大肠埃希菌、肺炎克雷伯菌、肠球菌、变性杆菌、铜绿假单胞菌、屎肠球菌和粪肠球菌等引起。此外，结核分枝杆菌、淋病奈瑟菌、衣原体、支原体、真菌等也可导致尿路感染。

二、发病机制

尿路感染是尿路上皮对细菌侵入的炎症反应，通常伴随细菌尿和脓尿。尿路感染在一定程度上由细菌毒力、接种量和宿主防御机制平衡失调造成。正常人的尿道外口皮肤和黏膜有一些细菌停留，如乳酸杆菌、链球菌、葡萄球菌、小棒杆菌等，称为正常菌群。在致病菌未达到一定数量及毒力时，正常菌群能对致病菌起到维持平衡的作用，且正常人尿液的酸碱度和高渗透压、尿液中所含有的尿素和有机酸均不利于细菌的繁殖，而膀胱的排尿活动又可以将细菌排出体外，故正常人尿路对感染具有防御功能。

有研究认为细菌的毒力越强，越易引起尿路感染。致病菌粘附于上皮的能力是非常重要的环节。此外，有研究指出尿路感染的易感性可能与血型抗原、基因型特征、内分泌因素等相关。

三、感染途径

感染途径包括上行感染、血行感染、直接感染、淋巴道感染四种。

1. 上行感染　为尿路感染的主要途径，致病菌经尿道上行至膀胱，还可沿输尿管播散至肾。常发生于妇女新婚期和妊娠期、婴幼儿以及尿路梗阻的患者。

2. 血行感染　感染灶的致病菌通过血液循环到达泌尿生殖系器官，致病菌多为金黄色葡萄球菌，常见于患有慢性疾病或接受免疫抑制剂治疗的患者。

3. 直接感染　致病菌由邻近器官的病灶直接蔓延至泌尿生殖系器官，如阑尾脓肿、盆腔化脓性炎症等。

4. 淋巴道感染　致病菌从邻近器官的病灶经淋巴管传播至泌尿生殖系器官，如肠道的严重感染或腹膜后脓肿等。

四、易感因素

诱发感染的因素主要有以下四个方面。

1. 尿路梗阻　由各种疾病如结石、肿瘤等导致尿液引流不畅，引起尿液积聚，降低尿路及生殖道上皮防御细菌的能力。

2. 机体抗病能力减弱　如长期卧床、营养不良、肿瘤、长期使用免疫抑制剂、糖尿病、严重的慢性病、免疫缺陷病等。

3. 医源性因素　如留置导尿管、造瘘管、尿道扩张、前列腺穿刺活检、膀胱镜检查等操作诱发或扩散感染。

4. 其他因素　女性尿道较短、直且宽，易致上行感染，特别是经期、更年期、性交时更易发生。尿道口畸形或尿道旁腺炎、阴道炎等感染病灶亦为诱发因素。

五、尿路感染的诊断

1. 症状　尿路感染有诊断意义的症状和体征为尿痛、尿频、血尿、背部疼痛和肋脊角压痛，如果女性患者同时存在尿痛和尿频，则尿路感染的可能性高达90%。

2. 体征　急性膀胱炎可有耻骨上区压痛，发热、心动过速、肋脊角叩击痛对肾盂肾炎的诊断特异性高。

知识链接

无症状尿路感染

无症状性菌尿是指患者尿液细菌培养中出现真性菌尿，但不存在尿路感染的症状或者体征。无症状性菌尿可发生于健康的绝经前女性、糖尿病患者、孕妇以及脊髓损伤患者等。临床研究表明，无症状尿路感染可避免有症状尿路感染的重复感染，因此，对无症状尿路感染的治疗应只在已证实对患者有益的情况下进行。通常以下无症状尿路患者通常不予以治疗：①婴儿和儿童；②留置导尿管；③接受非泌尿外科择期手术；④脊髓损伤后排尿障碍；⑤糖尿病；⑥健康的绝经前、非妊娠或绝经后妇女。而对于需要接受与黏膜损伤相关的内镜泌尿外科手术的患者以及孕妇则需要进行治疗。

3. 实验室检查

（1）尿标本的采集　有三种方法：①分段收集尿液，取中段尿；②导尿；③耻骨上膀胱穿刺。此法留取的尿标本最可靠，多用于不能按照要求排尿的患者。

（2）尿液检查　尿液标本应包括尿液物理学检查、尿液生化检查和尿液沉渣检查。尿沉渣检查如每高倍镜视野白细胞超过5个则为脓尿，提示有尿路感染。尿液生化检查主要包括：亚硝酸阳性见于大肠埃希菌等革兰阴性杆菌引起的尿路感染。白细胞酯酶：正常为阴性，尿路感染时阳性。

（3）细菌培养和菌落计数　是最可靠的指标，如菌落计数大于10^5/ml为真性菌尿，可确诊尿路感染。

（4）其他相关检查　影像学检查如超声、腹部平片、尿路造影、MRU、CT等以了解泌尿道结构、功能是否有异常或有结石等易发感染的疾病。

六、抗菌药物选择

开始使用抗菌素前留取合格的尿液标本，原则上应根据病原菌种类及病原菌对抗菌素敏感性决定。在尚无尿细菌培养结果时，可先根据感染部位、临床表现、既往用药治疗史等进行经验性治疗，根据病原学及药物敏感试验检查结果后调整治疗方案。

七、预防

①最有效的预防方法为多饮水、勤排尿；②保持会阴部清洁；③必须应用尿路器械时，需严格无菌操作。

第二节　上尿路感染

（一）急性肾盂肾炎

1. 病因　急性肾盂肾炎（acute pyelonephritis）是指肾盂、肾盏和肾实质的急性化脓性炎症，通常是由大肠埃希菌为主的肠道细菌经尿道进入膀胱后上行感染至肾脏所致，另有部分病例由金黄色葡萄球菌或念珠菌经血行感染引起，另外变形杆菌、粪肠球菌、产碱杆菌、铜绿假单胞菌、真菌、病毒或原虫等均为其致病菌。女性急性肾盂肾炎的发病率远高于男性，最常见于育龄期女性，性交、使用杀精剂、避孕套、子宫帽、个人史、母亲有泌尿道感染史均为其危险因素。少部分出现过无症状菌尿或下尿路感染的儿童会出现急性肾盂肾炎，而大龄儿童反复患病可能是由排尿障碍导致的尿路梗阻引起。

2. 临床表现　起病急，畏寒、高热，体温可达39℃以上，伴有头痛、恶心、呕吐及肌肉酸痛等全身症状；患侧或双侧腰痛，肋脊角压痛、叩痛明显；由下尿路感染引起的急性肾盂肾炎有尿频、尿急、尿痛、血尿等明显的膀胱刺激症状；伴有泌尿系统梗阻的急性肾盂肾炎病情迅速进展后可出现尿脓毒血症相关症状。

3. 诊断　有典型临床表现，肋脊角压痛或叩击痛，伴有急性膀胱炎可有耻骨上区压痛、下腹部不适；尿液检查有白细胞、红细胞、蛋白、管型和细菌，尿培养菌落数大于10^5/ml，血常规提示血白细胞计数升高、中性粒细胞明显增多；B超检查多可用来排除存在泌尿系梗阻或肾结石，必要时行静脉尿路造影（IVU）或CT以排除可能存在的解剖结构或功能异常。

4. 治疗　①全身治疗：卧床休息，补液、多饮水，使尿量达1.5L以上，饮食易消化、富含热量和维生素。②抗菌药物治疗：轻、中度患者口服给药，重度患者首选静脉滴注，病情缓解后可改为口服敏感抗菌药物 1 ~2 周，原则是控制或预防全身脓毒症，消灭致病菌，并预防再发；首选口服经验治疗药物，如氟喹诺酮类和第二、三代头孢菌素类药物，如无法获得药敏结果，推荐静脉使用头孢曲松等长效抗菌药物；静脉用药可选用氟喹诺酮类，氨基糖苷类，第三、四代头孢菌素或青霉素，存在多重耐药菌可考虑使用碳青霉烯类药物。③对症治疗：应用碱性药物以中和酸性尿液对膀胱的刺激，钙离子通道拮抗剂维拉帕米可缓解膀胱痉挛及刺激症状。

（二）肾积脓

1. 病因　肾积脓（pyonephrosis）为肾实质感染所致广泛化脓性病变，或尿路梗阻所致肾盂肾盏积水、感染而形成一个充满脓液的囊腔。致病菌以大肠埃希菌多见，常由泌尿系结石、手术所致尿路梗阻、肾结核、肾盂肾炎、肾积水等疾病基础上并发化脓性感染所致。

2. 临床症状　畏寒、高热，全身无力、腰部疼痛并可扪及肿块，若脓液沿不完全梗阻的输尿管进入膀胱则伴随膀胱刺激症状。

3. 诊断　尿路不完全梗阻时尿液检查有大量白细胞，尿液细菌培养阳性，膀胱镜检查可见患侧输尿管口喷脓尿；完全梗阻时尿液检查改变可能不显著；血常规提示白细胞计数升高、中性粒细胞比例增多；B 超提示肾盂积脓，CT 肾扫描还可评估肾实质破坏程度。

4. 治疗　注意休息，加强营养，纠正水、电解质紊乱，及时行脓肾造瘘术，待感染控制后针对病因治疗，若仅患侧肾功能丧失，则可行患侧肾切除术。

（三）肾皮质多发性脓肿

1. 病因　肾皮质多发型小脓肿为“肾疖”，小脓肿融合扩大形成大块化脓组织为“肾痈”（renal carbuncle）。最常见致病菌为金黄色葡萄球菌，多由疖、痈、脓肿、龋齿、骨髓炎及上呼吸道感染等远处炎性病灶经血运播散引起。

2. 临床症状　畏寒、发热、腰部疼痛、肋脊角叩痛，但无膀胱刺激症状。若肾痈破溃脓液侵入肾周围间隙，则会引起局部及全身症状加重。

3. 诊断　血白细胞计数升高，中性粒细胞增加，血培养可呈阳性，尿镜检一般正常。若脓肿与集合系统相通，则会有菌尿、脓尿，尿液涂片革兰染色可找到致病菌，尿培养阳性。超声及 CT 提示肾脓肿，超声引导下针刺抽吸取得脓液可确诊。

4. 治疗　早期应用广谱抗生素，如氨苄西林万、古霉素与氨基糖苷类联合用药、第三代头孢菌素。若 48 小时治疗无效，则应在 CT 或超声引导吸下经皮穿刺或手术切开引流；若已形成肾痈或继发肾周围脓肿，则需切开引流。

（四）肾周围炎

1. 病因　肾周围炎（perinephritis）是肾周围组织的化脓性炎症，若形成脓肿则为肾周围脓肿，一般由肾皮质脓肿破溃脓液进入肾周或其他炎性病灶经血型播散导致。金黄色葡萄球菌及大肠埃希菌为主要致病菌。

2. 临床症状　症状隐匿，脓肿形成后数天症状逐渐显现，如畏寒、发热、腰部疼痛及肌紧张、患处有压痛；若脓肿破溃入腰大肌，则脊柱弯向患侧，若穿破横膈则出现脓胸相应症状。

3. 诊断　血白细胞计数升高，中性粒细胞上升，伴肾实质感染尿液检查可见脓细胞；胸透可见患侧膈肌升高，腹部平片可见脊柱向患侧弯曲，腰大肌阴影消失，排泄性尿路造影提示肾位置异常，超声和 CT 可见肾周围脓肿，超声引导下可抽得脓液。

4. 治疗　全身治疗的同时，应用抗生素，脓肿尚未形成时首选敏感抗生素治疗，若已形成脓肿则应行穿刺或切开引流术。

第三节　下尿路感染

（一）膀胱炎

膀胱炎（cystitis）是膀胱黏膜发生的感染，分为急性膀胱炎与慢性膀胱炎。

1. 病因　细菌多由尿道外口上行进入膀胱，女性多发，病原菌以大肠杆菌及葡萄球菌多见。危险因素有性生活活跃或近期有性生活的患者。雌激素降低是绝经后女性尿路感染的危险因素。

2. 临床表现　急性单纯性膀胱炎常表现为尿频、尿急、尿痛、耻骨上膀胱区或会阴部不适、尿道灼烧感。常见尿液中有脓细胞，终末血尿，体温正常或有低热。

3. 诊断　急性膀胱炎常有尿频、尿急、尿痛及终末血尿，可触及膀胱区压痛。慢性膀胱炎呈反复发作，并有轻度膀胱刺激症状；中段尿常规检查有白细胞与红细胞；尿培养明确培养菌，并可做药物敏感性实验。

4. 治疗　急性期应卧床休息，大量饮水，饮食管理，避免食用刺激性食物。使用抗菌药物，如喹诺酮类抗生素单剂疗法或三日疗法。碱化尿液，如服用枸橼酸合剂。使用解痉药物，如颠茄合剂或普鲁本辛。

（二）尿道炎

1. 病因　尿道炎是尿道的炎症，包括由创伤及尿道狭窄等原因引起的非感染性尿道炎，与淋病奈瑟菌引起的淋菌性尿道炎，及非淋病奈瑟菌如沙眼衣原体、支原体等引起的非淋菌性尿道炎。

2. 临床表现

（1）菌性尿道炎的临床表现如下。

1）急性淋菌性尿道炎　感染经过潜伏期后，尿道外口有灼热、瘙痒、尿痛、尿液混浊，尿道外口出现稀薄而透明的分泌物，数天后变为黄白色黏稠脓性分泌物。可有尿频、尿急及排尿困难。偶有全身寒战及低热症状。上述症状约于一周后缓解，60%患者会发生后尿道炎，表现为膀胱区、会阴坠胀及钝痛。

2）慢性淋菌性尿道炎　急性期末未彻底治愈，淋球菌隐藏在尿道皱襞和黏膜内，形成慢性淋病，尿道口可见分泌物，尿道刺痒，排尿疼痛，严重者可形成尿道狭窄及尿路梗阻。

（2）非淋菌性尿道炎的临床表现主要如下。

1）病史　有不洁性交史，潜伏期为1～3周。

2）局部症状　表现为尿道骚痒伴有尿频、尿急、尿痛及排尿困难。

3）体征　沿尿道压痛，尿道外口稍红，有少量浆液性或稀薄黏液分泌物。女性宫颈为主要感染部位，表现为白带增多，子宫颈水肿，临床症状不明显。

3. 诊断

（1）分泌物直接涂片检查　亚甲蓝染色镜检见淋病双球菌为淋菌性尿道炎；每高倍镜视野下中性粒细胞多于10个，淋球菌阴性为非淋菌性尿道炎。

（2）病原体培养　取分泌物与小拭子接种培养及药敏实验。

（3）免疫学检查　用酶联免疫实验或补体结合实验等检查病原菌成分。

4. 治疗　淋菌性尿道炎一般包括多饮水，禁辛辣、刺激饮食，未治愈期间禁止性生活等。急性期药物治疗以青霉素为主，可联合磺胺应用，治疗效果更佳。慢性期治疗同急性期，但疗程需延长。尿道狭窄的患者可用尿道扩张术，扩张无效的患者可行尿道内切开术。

非淋菌性尿道炎需根据病原体选择抗生素。主要针对沙眼衣原体和支原体，推荐方案为阿奇霉素1g，口服，单次给药；或多西环素100mg，2次/天，共7天。患者的性伴侣需同时检查治疗。

第四节　男性生殖系统感染

男性生殖系统感染中常见有前列腺炎（prostatitis）和附睾炎（epididymitis）。

（一）前列腺炎

前列腺炎是指前列腺受到致病菌感染和（或）某些非感染因素刺激而出现的骨盆区域疼痛或不适、排尿异常、性功能障碍等临床表现。前列腺炎在50岁以下男性患病率较高，因其病因复杂，缺乏诊断金标准和有效治疗手段，患者的生活质量常受到严重影响。

1. 急性细菌性前列腺炎

（1）病因　急性细菌性前列腺炎是由于机体抵抗力低下，致使尿路致病菌大量繁殖引起前列腺局部感染。病原体多为大肠埃希菌，也可见金黄色葡萄球菌、肺炎克雷伯菌等。

（2）临床表现　急性细菌性前列腺炎通常症状明显，起病急，有寒战高热、尿痛、会阴部疼痛表现；尿道外口可见炎性分泌物流出，甚至可因前列腺肿胀发生排尿困难和急性尿潴留。

（3）诊断　急性细菌性前列腺炎可根据感染性症状和体征做出诊断。患者直肠指诊可发现前列腺肿胀、压痛、局部温度升高等。尿常规可见大量脓细胞，血常规检查可见白细胞计数明显增高。经直肠超声或CT可进一步明确诊断。需注意，急性细菌性前列腺炎患者禁行前列腺按摩或穿刺，以防止感染扩散。

（4）治疗　应优先考虑能在前列腺液中达到有效治疗浓度的广谱抗生素，如广谱青霉素、三代头孢类药物、氨基糖苷类或喹诺酮等。同时，应注意卧床休息、补充热量、止痛退热、润肠通便。若有排尿困难表现，应避免经尿道导尿，可考虑耻骨上膀胱穿刺造瘘引流。

2. 慢性细菌性前列腺炎

（1）病因　慢性细菌性前列腺炎是男性尿路感染反复发作最常见的原因之一。患者通常症状不明显，多因逆行感染引起，病原体多为葡萄菌属，也可见大肠埃希菌、棒状杆菌属及肠球菌属等。

（2）临床表现　多数患者主诉轻，仅有轻度排尿刺激征如尿频、尿急、尿痛、排尿困难，也可存在不同部位的不适疼痛，如会阴部、腰骶部、阴囊以及阴茎不适和疼痛，部分患者可出现性欲减退和射精痛，射精过早症，精液质量下降。

（3）诊断　慢性细菌性前列腺炎的诊断必须满足反复发作的尿路感染和前列腺按摩液中持续存在致病菌两个条件。直肠指诊前列腺按摩液中白细胞 >10 个/高倍视野，卵磷脂小体减少有助于诊断为前列腺炎。

（4）治疗　慢性前列腺炎的治疗目标应以缓解疼痛、改善排尿症状为主。以口服敏感抗生素为主，如喹诺酮类、大环内酯类、四环素类，疗程为4～6周，其间应对患者进行阶段性的疗效评价。推荐使用α-受体阻滞剂改善排尿症状和疼痛，常用药物有坦索罗辛、多沙唑嗪、特拉唑嗪等。也可使用植制剂、非甾体抗炎镇痛药和M-受体阻滞剂等改善症状。综合治疗如热水坐浴、前列腺按摩及理疗。

忌酒及辛辣食物，避免长时间骑、坐，有规律的性生活及中医中药治疗。

2. 慢性非细菌性前列腺炎

（1）病因　慢性非细菌性前列腺炎好发于青壮年性欲旺盛、性冲动频繁时期，大多数前列腺炎患者属于此类。发病机制尚未明确，可能是病原体感染、炎症和异常盆底神经肌肉活动和免疫、神经内分泌共同作用的结果。

（2）临床表现　慢性非细菌性前列腺炎临床表现与慢性细菌性前列腺炎类似，但无明显反复的尿路感染发作，也少见有前列腺液自尿道溢出。

（3）诊断　前列腺液稀薄、不浑浊，白细胞计数＞10个/高倍视野，或仅有少量白细胞，卵磷脂小体在正常范围内。细菌涂片及培养均为阴性。可采用“两杯法”或“四杯法”进行病原体定位试验。

（4）治疗　慢性非细菌性前列腺炎的治疗目标主要是缓解疼痛、改善症状和提高生活质量。患者应戒酒、避免憋尿久坐、加强体育锻炼，也可经验性使用抗生素、α－受体阻滞剂、植物制剂和非甾体抗炎镇痛药缓解症状。

（二）附睾炎

1. 急性附睾炎　急性附睾炎是以附睾疼痛和肿胀为主要临床表现的急性炎症，常累及睾丸引起睾丸－附睾炎，病程一般不超过6周。

（1）病因　主要病原体为沙眼衣原体、淋球菌、肠道微生物如大肠埃希菌和假单胞菌等。

（2）临床表现　附睾疼痛肿胀，起初多仅表现为阴囊局限性疼痛感，后疼痛加重，附睾迅速肿大，疼痛可放射至腹股沟或腰部，严重者可有全身不适，如体温升高等全身症状。附睾炎多发生于一侧，双侧少见。早期与睾丸界限清楚，后期界限不清。实验室检查可见血常规白细胞升高，尿培养或尿道分泌物培养有细菌培养。

（3）诊断　根据典型临床表现，易于诊断。但要注意与阴囊内其他疾病鉴别：①睾丸扭转常见于青春期前儿童，30岁以上少见，普雷恩征阳性，而急性附睾炎普雷恩征阴性。彩超见睾丸内血流减少或消失，放射性核素扫描显示扭转侧血液灌注降低。②睾丸肿瘤为无痛性肿块，质地坚硬、沉重感明显，正常睾丸形态消失，附睾常不易扪及，透光试验阴性。B超及CT有助诊断。血AFP或HCG常增高。③结核性附睾炎一般很少有疼痛及发热，触诊附睾与睾丸界限清，肿块质硬，病灶常与阴囊壁粘连或有脓肿、窦道形成，输精管可有串珠样改变，前列腺及精囊亦有结核病灶。

（4）治疗　卧床休息，并将阴囊托起，采用止痛、热敷等对症处理。选用广谱抗生素治疗，如头孢曲松、多西环素、左氧氟沙星等。病情较重者，宜尽早静脉用药。经药物治疗后发生脓肿形成则切开引流。

2. 慢性附睾炎　慢性附睾炎是指阴囊、睾丸和附睾持续疼痛6周以上。

（1）病因　慢性附睾炎可由急性附睾炎未彻底治愈而迁延，也可以无急性期，由长期轻度感染所致。部分病例继发于慢性细菌性前列腺炎。

（2）临床表现　阴囊有轻度不适或坠胀痛，休息后好转。

（3）诊断　彩色多普勒血流显像可作为慢性附睾炎的首选诊断方法。

（4）治疗　①消除诱因，治疗慢性前列腺炎、精囊炎；②局部热敷或理疗以促进炎症消退；③对于反复发作的慢性附睾炎，可考虑附睾切除。

目标检测

答案解析

选择题

1. 对鉴别上下尿路感染最具有意义的是
   A. 中段尿细菌培养阳性
   B. 尿路刺激症状
   C. 畏寒、发热、腰痛
   D. 肾小管浓缩功能正常
   E. 尿中白细胞管型
2. 导致尿路感染最常见的致病菌是
   A. 金黄色葡萄球菌　B. 大肠埃希菌
   C. 变形杆菌　D. 粪链球菌
   E. 沙雷杆菌
3. 金黄色葡萄球菌所致尿路感染的主要途径是
   A. 上行感染　B. 淋巴道感染
   C. 性接触感染　D. 血行感染
   E. 直接感染
4. 尿路感染的易感因素不包括
   A. 膀胱输尿管反流　B. 留置导尿管
   C. 神经源性膀胱　D. 糖尿病
   E. 青年男性
5. 患者，男，30岁。近半年出现尿频、尿不净及肛周隐痛不适，多次检查尿常规：WBC 1～3个/HP，前列腺液常规，WBC＞10个/HP，卵磷脂小体（＋＋＋）/HP。前列腺液培养阴性，血常规无异常。该患者的诊断应为
   A. 慢性膀胱炎　B. 泌尿系结核
   C. 非淋菌性尿道炎　D. 慢性前列腺炎

E. 膀胱结石

6. 患者，男，14 岁。因腰痛、发热、尿频、尿急、尿痛而求治。检查后诊断为大肠杆菌所致的泌尿系感染，应首选

A. 诺氟沙星　　B. 红霉素

C. 青霉素　　D. 一代头孢

7. 患者，男，42 岁。寒战、高热、尿频、尿急、尿痛、排尿困难、会阴部胀痛 1 天。查体：尿道口无分泌物和红肿。首先考虑的疾病是

A. 膀胱结石　　B. 急性前列腺炎

C. 急性尿道炎　　D. 急性膀胱炎

E. 急性附睾炎

8. 患者，女，30 岁。尿频、尿急、尿痛 3 天，无发热。查体：肾区无叩击痛，血 WBC 5.6×10^9/L，N 0.66。尿沉渣镜检：WBC 25 ~ 30 个/HP。下一步采取的最佳措施为

A. 抗生素治疗 2 周　　B. 抗生素治疗 3 天

C. 抗生素治疗 4 周　　D. 抗生素治疗 7 天

E. 抗生素治疗 10 天

9. 患者，女，45 岁。尿频、尿急、尿痛 2 天，伴高热、寒战、腰痛半天。查体：T 39℃，BP 110/70mmHg。左肾区有叩击痛。尿常规：蛋白（+），RBC 2 ~ 5/HP，WBC 40 ~ 50 个/HP。最可能的诊断是

A. 急性膀胱炎　　B. 肾肿瘤

C. 肾结核　　D. 急性肾盂肾炎

E. 慢性肾盂肾炎

10. 下列不是肾周围炎的常见症状与体征的是

A. 肾区疼痛　　B. 肉眼血尿

C. 高热寒战　　D. 脊柱侧弯

E. 脓胸

（蒋君涛）

书网融合……

本章小结

题库

第五十一章　泌尿、男性生殖系统结核

PPT

学习目标

1. 掌握　泌尿系统结核的诊断、鉴别诊断及治疗原则。
2. 熟悉　泌尿系统结核的病理和临床表现。
3. 了解　男性生殖系统结核的临床表现、诊断及治疗原则。
4. 学会泌尿、男性生殖系统结核的诊断、临床表现及治疗原则，具备该疾病的临床诊治和鉴别诊断的能力。

泌尿、男性生殖系统结核是全身结核病的一部分，其中最主要的是肾结核。肾结核（renal tuberculosis）绝大部分起源于肺结核，少数继发于骨关节结核或消化道结核。肾结核会导致泌尿系统乃至男性生殖系统慢性、进行性、破坏性病变。致病菌主要为人型及牛型结核杆菌。结核杆菌自原发感染灶经血行播散引起肾结核，如治疗不及时，结核杆菌随着尿液可下行累及输尿管、膀胱及尿道，还可通过前列腺导管、射精管进入男性生殖系统，导致前列腺、精囊、附睾、睾丸结核。男性生殖系统结核也可经血行播散引起。

第一节　泌尿系统结核

案例引导

案例　患者，男，32岁。间歇性出现尿频、尿急、尿痛1年。曾经抗生素治疗，治疗效果不明显。近2个月出现脓尿及终末肉眼血尿，膀胱刺激征加重，伴有恶心、发热，左侧腰部胀痛。行尿常规检查示白细胞20～30个/HP，红细胞5～8个/HP。IVU检查发现左肾显影浅淡，上盏破坏，边缘虫蚀样改变。

讨论

（1）根据患者症状、体征及检查，诊断首先应考虑为什么？

（2）仍需进一步完善的检查有哪些？

（3）诊断一经明确，宜采取哪些治疗措施？

一、病理

1. 肾结核　90%均为原发性肺结核和（或）骨结核的血行播散，结核菌经血行到达肾脏，初始结核菌多停留在肾小球周围毛细血管丛内，如患者免疫力较高，细菌数量少，则病灶局限于肾皮质内，形成多个皮质部的微小肉芽肿性结核结节，不发展为临床肾结核。如细菌量大，毒性强，患者免疫力下降，则病灶扩大继续发展，穿破肾乳头到达肾盏、肾盂，出现临床症状，称为临床肾结核。肾结核主要为肾髓质及乳头病变，呈进行性发展，病灶相互融合，形成干酪样脓肿，干酪样坏死组织累及肾盂后，可排入肾盂并形成空洞，这些空洞进行性扩大，形成多发性空洞或肾积脓，破坏整个肾脏。病灶后期常发生纤维化及钙化，致使肾皮质缺血、萎缩。肾盏颈或肾盂出口因纤维化发生狭窄，可形成局限的闭合脓肿或结核性脓肾。晚期肾结核可发生钙化，为严重肾结核的标志。全肾钙化时，输尿管完全闭塞，患肾的尿液不能流入膀胱，膀胱结核可逐渐好转愈合，膀胱刺激症状逐渐缓解甚至消失，尿液检查趋于正常，这种情况称之为“肾自截”。

2. 输尿管结核　多为肾结核蔓延而来。早期输尿管黏膜充血水肿，进而结核结节融合干酪样坏死，形成溃疡。后期肉芽组织机化、管壁纤维组织增生，输尿管增粗、变硬，导致输尿管狭窄或闭塞。

3. 膀胱结核　继发于肾结核，最早累及部位为膀胱三角区，输尿管开口周围，逐渐扩散至膀胱的其他部位。早期黏膜充血水肿，进一步发展形成结核结节，可相互融合形成溃疡，晚期致使膀胱壁广泛纤维化和瘢痕收缩，使膀胱壁失去张力，膀胱容积显著减少，称为挛缩膀胱。膀胱结核病变与纤维化使输尿管狭窄或输尿管关闭不全，狭窄引起梗阻、肾积水，闭合不全则使膀胱内感染尿液反流至对侧肾脏，引起积水并感染（一侧肾结核对侧肾积水）。

4. 前列腺、尿道结核　急性期病变主要是结核结节伴干酪样坏死，表现为尿道脓性分泌物。慢性期尿道黏膜纤维化，表现为尿道狭窄。

二、临床表现

泌尿生殖系统结核男女发病比例为2∶1，40～50岁为高发年龄，儿童和老年人发病较少，5%～10%患者可无任何临床表现。对于免疫功能低下患者，如感染HIV、移植术后或长期使用激素，如合并疑似症状应对结核进行重点排查。

肾结核症状取决于肾病变范围及输尿管、膀胱继发结核的严重程度。肾结核早期常无明显症状及影像学改变，只是尿检查有少量红细胞、白细胞及蛋白，呈酸性尿，尿中可能发现结核分枝杆菌。随着病情的进展，可出现下列临床表现。

1. 膀胱刺激症状（即尿频、尿急、尿痛） 是肾结核的典型症状之一。尿频往往最早出现，早期为含有脓细胞及结核杆菌的尿液刺激膀胱引起，后为结核性膀胱炎所致。随着病情进展，尿频症状加重，排尿时有灼热感并伴有尿急，挛缩膀胱可进一步加重尿频。但肾自截出现时，干酪样坏死物停止进入膀胱，上述症状反而有所缓解。

2. 血尿 血尿是泌尿系结核的重要症状，多在尿频、尿急、尿痛之后出现，部分患血尿也可为初发症状。若血尿来源于肾脏，可为全程血尿并伴有不同程度的肾绞痛。

3. 脓尿 泌尿系结核患者一般均有不同程度的脓尿，严重者呈米汤样，也可混有血液，呈脓血尿。脓尿是由于肾和膀胱的结核病变造成组织破坏，尿中出现大量脓细胞，尿中也可出现干酪样坏死组织。

4. 腰痛和肿块 当肾结核破坏严重，巨大肾积脓、肾结核继发感染或病变蔓延至肾周时才出现局部症状和体征。少数患者在血块、脓块通过输尿管时可引起肾绞痛。

5. 男性生殖系统结核 男性肾结核患者中有 50% ~ 70% 合并生殖系统结核，临床上表现最常见的是附睾结核。体检时可于附睾尾部触及大小不等硬节，偶有压痛，严重者附睾、睾丸触摸不清，输精管增粗呈“串珠”状。

6. 全身症状 晚期肾结核或合并其他器官活动结核时，可有发热、盗汗、消瘦、贫血和乏力等典型结核症状。严重双肾结核或对侧肾积水时，可出现水肿、贫血、恶心、呕吐、少尿等慢性肾功能不全的症状，甚至有时可突然发生无尿。

三、诊断

（一）病史和临床表现

（1）详细的采集病史。了解患者症状演变及诊疗经过，了解有无泌尿系以外结核是诊断泌尿男性生殖系结核最主要的步骤。

（2）有泌尿系感染病史，伴有顽固性脓尿、终末血尿、膀胱刺激症状，经抗感染治疗效果不佳，尿培养无细菌生长，应考虑肾结核可能。

（二）辅助检查

1. 尿液检查

（1）尿常规分析　呈酸性，尿蛋白阳性，绝大部分肾结核患者尿常规可见白细胞，部分可见红细胞。但尿常规无特异性。

（2）尿沉渣涂片抗酸染色　以清晨第一次尿液阳性率最高，至少连续检查三次查找抗酸杆菌或收集 24 小时尿液送检；但该检查不具有特异性，因为包皮垢杆菌、枯草杆菌也是抗酸杆菌，不能作为诊断肾结核的唯一依据。男性患者送检前应注意清洁包皮及阴茎头部，防止包皮垢杆菌污染。

（3）尿结核杆菌培养　可选取晨尿、脓液、精液等作为样本进行培养。培养周期长（4 ~ 8 周），但可靠，阳性率可达 90%，是泌尿系结核诊断的“金标准”。

（4）尿结核分枝杆菌 DNA 检测（PCR - TB - DNA）　对结核分枝杆菌具有较高的特异性及敏感性。但当肾自截、肾无功能或输尿管梗阻导致结核菌无法随尿液排出及 DNA 被污染或发生变性时可出现假阴性或假阳性，因此，PCR - TB - DNA 需结合临床、实验室及影像学结果方可确诊。

2. 影像学检查

（1）B 超检查　操作简便、快捷，可作为初查手段。中晚期病例可初步确定病变部位，常显示病肾结构紊乱、钙化，超声也较容易发现对侧肾积水及膀胱有无挛缩。近年来，也有学者将超声造影应用于肾结核的诊断，增加了超声诊断优势。

（2）X 线检查　包括泌尿系统腹部平片（KUB）+静脉尿路造影（IVU）。①KUB：可见病肾区及尿路的钙化灶，亦可见全肾钙化，肾脏钙化灶是尿路结核最常见的 KUB 表现。②IVU：可以了解分侧肾功能、病变程度与范围。早期表现为肾盂边缘不整如虫蚀状，随着病变进展，肾盏失去杯形，扩大变形。肾结核广泛破坏肾功能丧失时，病肾表现为“无功能”。正常 IVU 结果并不能完全排除泌尿系结核，少数活动性结核表现可为尿路造影结果正常。

（3）CT　对中晚期肾结核，能清楚地显示扩大的肾盏、肾盂、皮质空洞及钙化灶。CT 在显示肾、输尿管解剖方面优于超声和 IVU，还可以鉴别其他泌尿男生殖系统改变，如肾上腺、前列腺、精囊腺的干酪样坏死。

（4）磁共振（MRI）及磁共振尿路成像（MRU）　MRI 检查具有无创、无辐射等优点，特别适合于孕妇等特殊人群。早期肾结核 MRI 表现为灶性或弥漫性长 T_1、长 T_2 异常信号，信号强度均匀。增强扫描肾实质强化不如对侧。中晚期肾结核的典型表现为肾皮质变薄，肾实质内大小不等、单个或多个空洞或脓腔形成，呈短 T_1、长 T_2 液性信号。MRU 对诊断肾结核对侧肾积水有独到之处，是一种可选择的检查方法。

3. 膀胱镜检查　表现为膀胱粘膜充血、水肿、粟粒样结核结节、结核性溃疡等，多散在输尿管口附近及三角区。可见到病肾侧输尿管口为“洞穴”样改变，有脓尿流出。必要时可逆行插管收集两侧肾盂尿液进行镜检和结核菌培养。膀胱挛缩容量 < 50ml 或急性膀胱炎时禁忌做膀胱镜检查。

四、治疗

肾结核是全身结核病的一部分，治疗时应注意全身综合治疗，包括营养、休息、避免劳累等。治疗方案根据患者全身及患肾情况，选择全身抗结核药物治疗和手术治疗。

（一）药物治疗

抗结核药物治疗适用于早期肾结核无输尿管梗阻者，亦可用于围手术期结核患者，术前抗结核药物应用 2 ~ 4 周，术后继续维持药物治疗。由于结核杆菌生长缓慢，易耐药，单药治疗无法达到预期疗效，因此推荐联合用药，药物治疗原则为早期、联用、适量、规律、全程。

目前 WHO 推荐的抗结核药物有异烟肼、利福平、吡嗪酰胺、乙胺丁醇、链霉素等。标准方案是联合用药至少 6 个月，包括两个阶段。第一阶段为 2 个月的初始/强化治疗，四联用药，异烟肼 0.3g/d，利福平 0.6g/d，吡嗪酰胺 1.2g/d，乙胺丁醇 2g/d；第二阶段为 4 个月的持续/巩固治疗，两联用药，异烟肼 0.3g/d，利福平 0.6g/d。可加用维生素 B_6 60mg/d 预防和减少异烟肼引起的末梢神经炎。

链霉素虽然是一线抗结核药物，但因为有肾、耳毒性，且不能增强化疗效果，故一般不作为首选药物，仅在对常规药物耐药时使用，肾功能衰竭时禁用链霉素。

一般成人患者应全程规律用药，对于特殊人群如儿童、肝肾功能不全者、合并 HIV 者、妊娠及哺乳期妇女及多药耐药者应及时调整用药方案。

抗结核药物多数有肝毒性，服药期间应定期复查肝功能，必要时服用保肝药物。治疗期间应定期做尿常规、结核菌培养、结核菌耐药实验及静脉尿路造影，以观察治疗效果。在停药后，患者仍需长期随访复查 3 - 5 年。

（二）手术治疗

手术治疗是肾结核治疗中的重要方法，凡药物治疗6 ~ 9 个月无效，肾结核破坏严重，应在药物治疗配合下行手术治疗，术前抗结核治疗不少于 2 周。

1. 肾切除术 肾切除前因行 CT 或核素检查了解多侧肾功能，肾切除术手术原则包括：①一侧患肾破坏严重，对侧正常，则抗结核药物至少 2 周后切除患肾；②双肾功能破坏，对侧病变较轻时切除病变严重侧；③一侧肾结核伴对侧肾积水，先引流肾积水，保护肾功能，待肾功好转后切除无功能患肾。腹腔镜下肾切除术已在临床广泛应用，近年来，机器人辅助下肾切除术亦被应用于结核肾切除。

2. 保留肾单位手术 适应症包括：①肾部分切除术：适用于病灶局限于一极内；②结核病灶清除术：适用于肾实质表面闭合性的结核性脓肿，与集合系统不相通。早期局限性肾结核经药物治疗一般均能治愈，因此这类手术目前临床已很少应用。

3. 输尿管成形手术 根据输尿管的狭窄部位和程度决定手术方式，早期病变可行双“J”管置入，引流尿液保护肾功能。肾盂输尿管连接处梗阻，狭窄段较短，病变较轻，可行肾盂离断成形术；输尿管中段狭窄小于 3cm，可行输尿管狭窄段切除再吻合术；输尿管下段或末端狭窄时可在狭窄段切除后行输尿管膀胱移位再植术。输尿管成形术后一般均留置双“J”管，4 ~ 8 周后拔除，手术方法可采用开放、腹腔镜技术及机器人辅助。

4. 挛缩膀胱的手术治疗 肾结核并发挛缩膀胱，在患肾切除及抗结核治疗 3 ~ 6 个月，待膀胱结核完全愈合后，对侧肾正常、无结核性尿道狭窄的患者，可行肠膀胱扩大术。但对于有结核引起的后尿道狭窄及尿失禁的患者，不宜肠膀胱扩大术，可采用输尿管皮肤造口、回肠膀胱或肾造口等尿流改道术。

第二节 男性生殖系统结核

肾结核男性患者中 50% ~ 70% 合并生殖系统结核，首先在前列腺、精囊中引起病变，以后再经输精管蔓延到附睾和睾丸。附睾结核因临床症状明显，易被患者和临床医生发现。

一、临床表现

前列腺、精囊结核的临床症状多不明显，偶感肛门和会阴部不适，严重者可出现血精、精液量或肛周窦道形成、性功能障碍和不育等。直肠指检可触及前列腺、精囊硬结。附睾结核一般发病缓慢，表现为阴囊部肿胀不适，附睾呈硬结状，疼痛不明显。形成寒性脓肿如继发感染，阴囊局部出现红肿、疼痛。脓肿破溃后形成经久不愈的窦道。

二、诊断

结合临床表现，直肠指检扪及前列腺、精囊硬结或触及附睾硬结，疑有男生殖系统结核时，需全面检查泌尿系统有无结核病变。

三、鉴别诊断

前列腺结核需与慢性前列腺炎及前列腺癌鉴别。慢性前列腺炎患者症状一般较明显，有局限性结节形成者经抗感染治疗后可缩小或消失。前列腺癌患者多为老年人，直肠指检、前列腺特异抗原（PSA）及影像学检查有助于协助诊断，前列腺穿刺活检可明确诊断前列腺癌。附睾结核需与慢性附睾炎鉴别，前者可触及输精管如“串珠样”、增粗，后者很少形成局限性硬结，既往一般有急性附睾炎发作史。

四、治疗

1. 药物治疗 前列腺、精囊结核一般用抗结核药物治疗，不需要用手术方法，但应清除泌尿系统可能存在的其他结核病灶，如肾结核、附睾结核等。

2. 手术治疗

（1）附睾结核 早期附睾结核应用抗结核药物治疗，多数可以治愈。如果病变较重，疗效不好，则需手术治疗。适应证是：①药物治疗效果不明显；②病变较大并且有脓肿形成；③局部干酪样病变严重；④合并睾丸病变，应同时切除睾丸。术前至少使用抗结核药物2周。睾丸正常者术中应予保留。

（2）睾丸结核 手术时机是：单纯睾丸结核应至少使用抗结核药物2周。手术方法是：附睾睾丸切除术。

目标检测

答案解析

一、单项选择题

1. 肾结核的感染途径多是
   A. 直接扩散　B. 上行感染
   C. 淋巴感染　D. 血行感染
   E. 接触感染
2. 病理改变主要在肾脏，但临床表现主要在膀胱的疾病是
   A. 肾结石　B. 肾结核
   C. 肾肿瘤　D. 肾积水
   E. 多囊肾
3. 诊断肾结核最可靠的依据是
   A. 尿中找到抗酸杆菌
   B. 尿培养结核菌阳性
   C. 附睾扪及结节
   D. 膀胱镜检查见到膀胱黏膜有溃疡形成
   E. 尿中大量脓细胞
4. 肾结核的初期X线表现特征是
   A. 空洞形成
   B. 多个肾盏消失
   C. 肾显影变淡或不显影
   D. 肾区弥漫性钙化
   E. 单个肾盏模糊，呈虫蛀样改变
5. 患者，女，37岁。尿频尿急，尿痛半年余。抗感染治疗不见好转。IVU：右肾不显影，左肾功能良好。尿常规：白细胞满视野，红细胞10～20个/HP。右肾穿刺造影可见广泛破坏灶，肾盂、肾盏严重积水扩张。临床诊断为右肾结核。根据患者情况，治疗宜采取
   A. 继续抗结核治疗
   B. 右肾切除
   C. 全身支持疗法＋抗结核治疗
   D. 术前抗结核治疗＋右肾切除
   E. 术前抗结核治疗＋右肾切除＋术后抗结核治疗

二、多项选择题

6. 单侧肾结核对侧肾积水形成的机制包括
   A. 输尿管下段狭窄
   B. 输尿管开口关闭不全
   C. 膀胱挛缩
   D. 结核菌逆行感染破坏对侧肾脏
   E. 尿道狭窄

三、名称解释

肾自截

四、简答题

1. 简述泌尿系统结核的临床表现。
2. 简述泌尿系结核抗结核药物种类以及药物治疗的原则。
3. 前列腺结核需与哪些疾病进行鉴别诊断？

（陈友干）

书网融合……

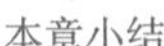

本章小结

题库

第五十二章　泌尿系统梗阻

PPT

学习目标

1. 掌握　良性前列腺增生的定义、临床表现、诊断、鉴别诊断及治疗原则。
2. 熟悉　泌尿系统梗阻的常见原因及诊治原则；急性尿潴留的常见病因及处理原则。
3. 了解　泌尿系统梗阻造成的病理生理改变。
4. 学会缓解尿潴留的操作，具备救治常见泌尿系统梗阻疾病的能力。

第一节　概　述

泌尿系统主要包括肾盏、肾盂、输尿管、膀胱和尿道。泌尿系统由于不同病因导致的尿液排出障碍称为泌尿系统梗阻（obstruction of urinary tract），又称尿路梗阻。泌尿系统梗阻在临床上较为常见，病因复杂，最常见原因为结石、肿瘤、前列腺增生等，具体如下。

（一）梗阻的病因及类型

1. 根据梗阻部位可分为上尿路梗阻和下尿路梗阻　上尿路梗阻发生于肾盏、肾盂、输尿管，常见病因包括结石、肿瘤、先天性发育异常等。如肾盏结石、肾结石引起的肾积水，输尿管结石引起的输尿管扩张、肾积水等；肾盂肿瘤引起的肾积水，输尿管肿瘤引起的输尿管扩张、肾积水等；一些先天性发育异常也可导致梗阻，如肾盂输尿管连接处狭窄、输尿管开口囊肿、输尿管异位开口等。另外，某些病变也可造成梗阻，如结核、腹膜后纤维化、盆腔肿瘤压迫等。值得注意的是，输尿管镜或盆腔手术时意外损伤，易引起输尿管狭窄，造成梗阻。

下尿路梗阻发生于膀胱及尿道，男性最常见的病因为良性前列腺增生、前列腺肿瘤、尿道狭窄、包皮口狭窄等。儿童常见病因为后尿道瓣膜、包茎等。尿道肿瘤、尿道结石等也可造成下尿路梗阻。

2. 根据梗阻性质可分为机械性梗阻和动力性梗阻　机械性梗阻多由结石、肿瘤、狭窄等机械因素造成，大多数尿路梗阻属于机械性梗阻。动力性梗阻由神经、肌肉病变引起的尿液淤积甚至反流，常见病因有神经源性膀胱、膀胱输尿管反流、巨输尿管症等。

3. 根据起病缓急分为急性梗阻和慢性梗阻　急性梗阻起病急，结石、外伤、手术是该类梗阻的常见原因。慢性梗阻病程较长，常见病因包括良性前列腺增生、肿瘤、结核等。

4. 根据梗阻的病因分为先天性和后天性梗阻　先天性梗阻多由胚胎发育造成，常见疾病包括肾盂输尿管连接处狭窄、输尿管开口囊肿、输尿管异位开口、腔静脉后输尿管、后尿道瓣膜、包茎等。后天性梗阻指出生后某些原因导致的梗阻，如结石、肿瘤、结核、创伤等。

（二）病理生理

不同部位、不同程度的梗阻，其病理生理改变不同。单侧和双侧梗阻，其病理生理变化亦有差别。但基本过程一致，梗阻会引起泌尿系统管腔不通畅，近端尿路压力升高、扩张积水，最终引起肾功能损害甚至肾衰竭等。

上尿路梗阻初期输尿管壁代偿性增厚、蠕动增加；后期失代偿，管壁萎缩、变薄，蠕动减弱甚至消失，输尿管扩张积水。梗阻导致肾盂、肾盏积水，腔内压增高，引起肾小球滤过压降低，滤过率减少，初期机体通过肾盂静脉、淋巴、肾小管回流等机制代偿；肾盂内压进一步增高，引起肾组织缺血缺氧，肾功能受损，肾单位萎缩，肾皮质、髓质变薄，肾脏出现囊性变。

下尿路梗阻发生后，膀胱逼尿肌为克服梗阻代偿性肥大并诱发过度活动，膀胱壁小梁、小室形成。若梗阻不及时解除，膀胱长期处于扩张状态，逼尿肌功能受损，肌肉萎缩变薄，膀胱容量增加。失代偿后可发生充盈性尿失禁；尿液反流到输尿管，可发生双侧输尿管扩张、肾积水，最终引起肾功能损害。

另外，泌尿系统感染和结石容易引起梗阻，而梗阻形成后易继发感染、结石。因此，梗阻、结石、感染三者之间易形成恶性循环。

第二节　肾积水

尿液经肾盂排出受阻，肾内压力升高，肾盏、肾盂扩张、肾实质变薄、肾功能损害称为肾积水（hydronephrosis）。

（一）临床表现

不同病因导致的肾积水其临床表现各不相同。轻度肾积水可无症状，中重度积水可表现为腰部或上腹部酸胀不适，巨大肾积水可表现为腹部包块、腹胀。结石等急性梗阻患者，可出现肾绞痛。合并感染的患者，可出现畏寒、发热等全身症状。泌尿系统肿瘤、结石、结核的患者，可出现不同程度的血尿。肾结核、输尿管结核患者可能出现脓尿、尿频、尿急。肾盂输尿管连接处狭窄、膀胱输尿管反流等疾病病情进展缓慢，长时间内可无明显临床症状。下尿路疾病引起的肾积水多表现为排尿困难、尿不尽、尿频、下腹胀痛等。双侧梗阻或孤立肾梗阻，若不及时得到救治可出现少尿、无尿、恶心、呕吐、贫血等肾衰竭的表现。

（二）诊断

肾积水可通过症状、体征、影像学检查及内镜检查等明确梗阻的具体部位、肾积水的轻重及原因。症状、体征前面已提及，下面重点介绍相关检查。

1. 超声检查　无创、经济、方便，对积水有较高的特异性及敏感性，可用于初筛，确定肾积水的程度和肾皮质萎缩情况。彩超可测量肾血供，对评估肾功能有一定意义。

2. CT　CT平扫不受肾功能影响，可清楚显示肾脏形态及肾积水情况。CT增强可进一步了解肾积水程度及肾功能情况（图52－1）。

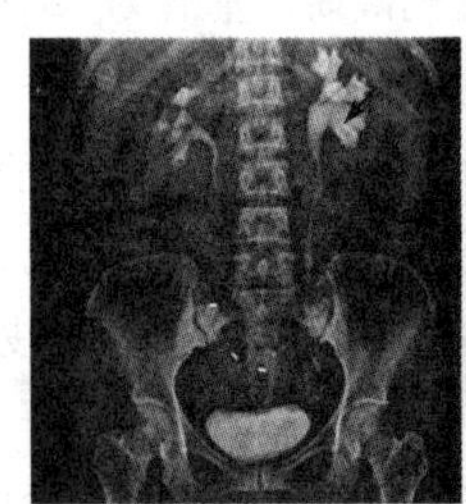
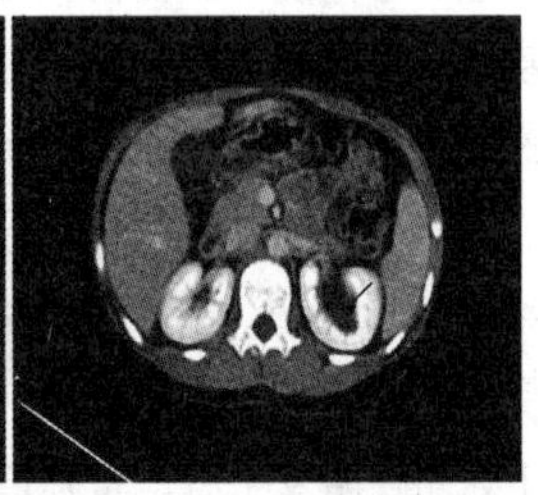

图52－1　“↙”左肾积水在静脉肾盂造影及CT表现

3. 造影检查　KUB平片无法显示肾积水，但可排除阳性结石。静脉肾盂造影可了解肾盏、肾盂、输尿管及膀胱形态（图52－1），但氮质血症患者不宜行此检查。肾功能损害及急性肾绞痛发作的患者可能无法显影。逆行尿路造影对于静脉肾盂造影显影欠佳的患者有一定价值。膀胱尿路造影可了解膀胱输尿管反流。

4. 磁共振　无需造影剂，无X线，可多方位成像。磁共振水成像能够清楚显示梗阻部位及程度。

5. 内镜检查　输尿管（硬/软）镜可清晰检查肾盏、肾盂、输尿管、膀胱、尿道情况，膀胱镜可用于膀胱、尿道的检查。内镜在检查的同时可以进行治疗。

（三）治疗

根据不同的病因及患者身体状况应选择不同的治疗方式。

1. 病因治疗　肾积水治疗原则是解除梗阻、去除病因。如泌尿系统结石可进行排石、体外冲击波碎石及各种手术；肾盂输尿管连接处狭窄可行狭窄切除及成形手术；某些上尿路梗阻的疾病可尝试腔内扩张；前列腺增生可行前列腺切除手术；结核患者在接受外科干预的同时应给予抗痨治疗。

2. 造瘘及内引流　如患者病情较危重，可行肾盂造瘘术、输尿管内支架置入术、导尿术等暂时解除梗阻，待病情平稳后二期行病因治疗。无法耐受病因治疗的患者可选择终身携带造瘘管、输尿管支架、导尿管等，定期更换。

3. 肾切除术　肾功能重度损害或伴有严重肾积脓的患者，在对侧肾功能尚好的情况下可行患肾切除术。

第三节　尿潴留

膀胱内充满大量尿液而不能排出，致下腹部膨隆称为尿潴留（retention urine），常常由排尿困难发展而来。

（一）病因和分类

引起尿潴留的病因有很多，可分为机械性和动力性尿潴留。机械性尿潴留临床上比较常见，包括前列腺增生、前列腺肿瘤、尿道结石、尿道狭窄、膀胱颈挛缩、包茎等。动力性尿潴留指排尿动力出现障碍，如神经源性膀胱等。

尿潴留还可分为急性和慢性尿潴留。急性尿潴留常见于尿道结石、尿道损伤，还可见于急性尿道炎、急性前列腺炎以及腹部、盆腔等手术，药物如阿托品、654－2等也可以引起。慢性尿潴留常见于前列腺增生、尿道狭窄、神经源性膀胱等疾病。

（二）临床表现

急性尿潴留起病急，膀胱内充满尿液不能排出，疼痛难忍，辗转不安，下腹部可扪及充满尿液的膀胱，临床上常需急诊处理。慢性尿潴留起病缓慢，常常表现为尿频、尿急、尿不尽、排尿不畅等，还可出现充盈性尿失禁；少数患者病程较长，可合并有上尿路扩张、肾积水，甚至出现尿毒症症状。

（三）诊断

尿潴留依据病史和临床症状诊断并不困难。体格检查时耻骨上区常可见半球形膨胀的膀胱，叩诊为浊音，手按压时有明显尿意。超声检查可明确诊断。尿潴留主要应和无尿鉴别。无尿是指上尿路完全梗阻或肾衰竭，膀胱内空虚无尿，两者有本质区别。

（四）治疗

1. 急性尿潴留　基本治疗原则是解除病因，恢复排尿。当病因未明确时，可先急诊导尿处理，这是最常用最简便的方法。短时间内不能解除病因的患者，最好放置导尿管持续引流。若导尿失败，可采取粗针头耻骨上膀胱穿刺吸出尿液，暂时缓解患者的痛苦。也可在局麻下行耻骨上膀胱穿刺造瘘术，持续引流尿液。必要时可行耻骨上膀胱切开造瘘术（图 52－2）。注意急性尿潴留在引流尿液时，应缓慢、间歇、多次地放出尿液，避免排空膀胱过快，造成内压骤然降低而引起膀胱内大量出血。

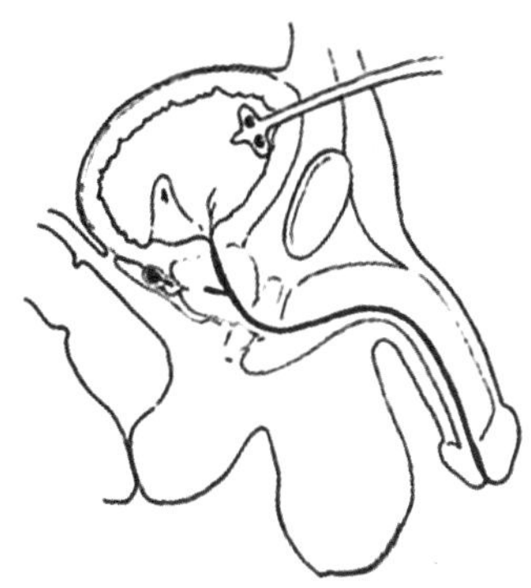

图 52－2　耻骨上膀胱造瘘术

2. 慢性尿潴留　机械性梗阻引起的慢性尿潴留，如果存在有上尿路扩张积水、肾功能损害，先行尿液引流，待肾积水、肾功能有所改善，明确病因后，有针对性地选择手术或其他治疗方案。动力性梗阻引起的慢性尿潴留，多数患者需要间歇清洁自家导尿，如果有困难或是上尿路严重积水的患者，可行耻骨上膀胱造瘘术或其他尿流改道术。

第四节　良性前列腺增生

案例引导

案例　患者，男，71 岁。因进行性排尿困难 2 年，加重 1 周入院。患者 2 年前无明显诱因出现排尿困难，尿线变细，伴尿频、尿急，夜尿 4～6 次/晚。最近 1 周症状加重，排尿费力，尿线滴沥样，来院诊治。既往有高血压病史，服用硝苯地平控释片 30mg/d，效果佳。否认糖尿病、心脏病等病史，否认手术、外伤史。入院体格检查：肛门括约肌紧张度正常，前列腺表面光滑、质地韧、中央沟消失、Ⅲ度增大、未及明显结节。IPSS：28 分；前列腺特异性抗原 1.27ng/ml；彩超示前列腺大小为 61mm×58mm×53mm，明显突入膀胱，残余尿 256ml。

讨论　该患者的诊断及诊断依据是什么？需与哪些疾病鉴别？下一步诊疗方案是什么？

良性前列腺增生（benign prostatic hyperplasia，BPH）简称前列腺增生，是引起中老年男性排尿障碍最为常见的一种良性疾病。主要表现为组织学上的前列腺腺体和间质的增生，解剖学上的前列腺增大，尿动力学上的膀胱出口梗阻，临床上以下尿路症状为主。

（一）病因与病理

前列腺增生的病因仍不完全清楚。目前公认的 BPH 发生具备的重要条件是年龄的增长和有功能的睾丸，两者缺一不可。BPH 的发病率随年龄增长而增加，男性在 45 岁以后可有不同程度的前列腺增生，但多在 50 岁以后才出现临床症状，并且随着年龄的增长而加重。

前列腺分为移行带、中央带、外周带三个区域（图 52－3）。移行带占 5%，主要是围绕尿道的腺体，前列腺增生主要发生在该区域。中央带占 25%，似楔形包绕射精管。外周带占 70%，组成前列腺的背侧及外侧部分，是前列腺癌最常发生的部位。前列腺增生后，增大的腺体将外周带的腺体挤压萎缩形成前列腺外科包膜，两者之间有明显的分界。增生的腺体突向后尿道和膀胱，使尿道阻力增加，从而出现排尿困难。此外，前列腺及围绕膀胱颈部的平滑肌内有丰富的 α 肾上腺素能受体，激活这些受体可以明显提高前列腺尿道阻力，加重排尿困难。

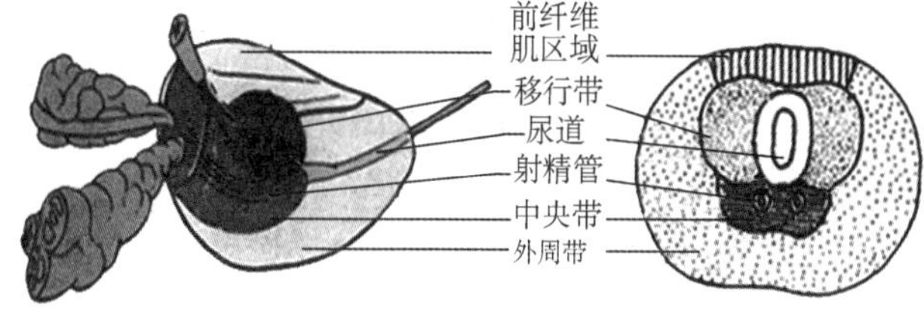

图 52－3　正常前列腺解剖

前列腺增生导致后尿道延长、弯曲、受压变窄等病理生理改变（图 52－4），长期尿道阻力增加，导致膀胱逼尿肌代偿性肥厚，膀胱壁出现小梁小室或假性憩室（图 52－5）。随着膀胱逼尿肌退变，顺应性降低，逼尿肌出现不稳定收缩，引起尿频、尿急和急迫性尿失禁等常见症状。若是长期未能解除梗阻，膀胱不能排空，残余尿出现。残余尿量逐渐增加，膀胱壁变薄，膀胱无张力扩大，出现慢性尿潴留或充盈性尿失禁，进一步加重会引起上尿路积水及肾功能的损害。尿潴留还可能继发感染和结石形成。

（二）临床表现

前列腺增生患者多在 50 岁以后出现症状，60 岁以后症状更加明显。患者主要表现为下尿路症状（lower urinary tract symptoms，LUTS），包括潴尿期症状、排尿期症状和排尿后症状。症状轻重与前列腺体积大小并不一致，取决于梗阻的程度、病变发展的速度及是否合并有感染。

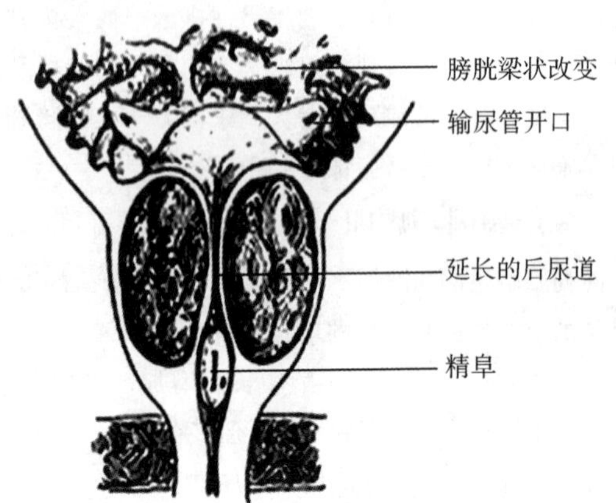

图 52-4　前列腺增生时腺体突向后尿道和膀胱颈，后尿道延长

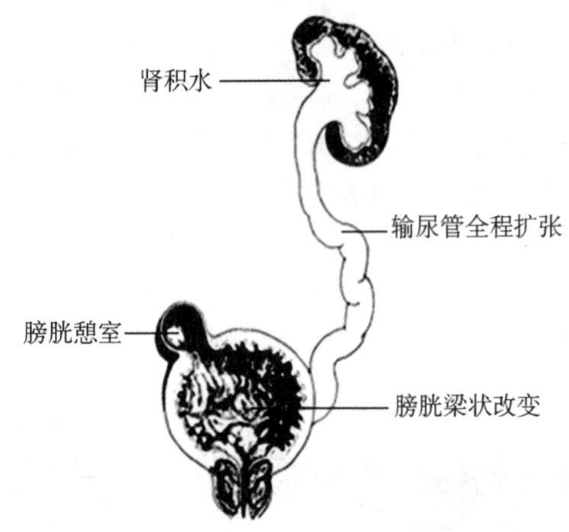

图 52-5　前列腺增生引起的病理改变

潴尿期症状包括尿频、尿急、尿失禁以及夜尿次数增多。其中尿频是前列腺增生最常见的早期症状，夜间更加明显。尿频早期是由于前列腺充血刺激而引起，随着病情的发展，梗阻加重，残余尿量增加，膀胱的有效容积减少，尿频逐渐加重。并且，梗阻所诱发的逼尿肌功能改变，逼尿肌不稳定或膀胱顺应性降低，尿频更加明显，并出现急迫性尿失禁等表现。

排尿期症状包括排尿困难、排尿踌躇以及间断排尿等。排尿困难是前列腺增生最重要的症状，病情发展缓慢。典型表现为排尿费力、排尿迟缓、排尿间断，尿线变细、射程短等。

排尿后症状包括排尿不尽、尿后滴沥等。当梗阻严重，残余尿量较多时，常常需要用力并增加腹压来帮助排尿，排尿终末常会有尿不尽感。

在梗阻加重到一定程度后，使得膀胱逼尿肌功能受损，收缩力减弱，残余尿量逐渐增加，继而出现慢性尿潴留。当膀胱过度充盈以致达到了膀胱容量极限，少量尿液从尿道口溢出，即为充盈性尿失禁。在前列腺增生的任何阶段，都可能因为一些诱因（气候变化、饮酒、劳累、久坐、便秘等），使前列腺突然充血、水肿引发急性尿潴留。

此外，在前列腺增生合并结石或感染时，可出现明显的尿频、尿急、尿痛症状。增生腺体的表面黏膜有血管破裂时，可出现无痛性肉眼血尿。当梗阻引起严重的肾积水、肾功能损害时，出现慢性肾功能不全的症状。长期的排尿困难可诱发腹股沟疝、内痔与脱肛。

（三）诊断

以下尿路症状为主，年龄在 50 岁以上的男性，临床上应首先考虑前列腺增生。诊断前列腺增生主要依据下尿路症状、体格检查、影像学检查、尿流动力学检查及内镜检查等综合判断。

国际前列腺症状评分（International Prostate Symptom Score，IPSS）是量化 BPH 患者下尿路症状的方法，也是目前国际公认的判断 BPH 患者症状严重程度的最佳手段（表 52-1）。

表 52-1　国际前列腺症状评分表（IPSS）

在过去一个月，您是否有以下症状？	无	在五次中					
		少于 1 次	少于半数	大约半数	多于半数	几乎每次	症状评分
1. 是否经常有尿不尽感？	0	1	2	3	4	5	
2. 两次排尿间隔是否经常小于 2 小时？	0	1	2	3	4	5	
3. 是否有间断性排尿？	0	1	2	3	4	5	
4. 是否有排尿不能等待现象？	0	1	2	3	4	5	
5. 是否有尿线变细现象？	0	1	2	3	4	5	
6. 是否需要用力及使劲才能开始排尿？	0	1	2	3	4	5	
7. 从入睡到早起一般需要起来排尿几次？（评分）	没有（0 分）	1 次（1 分）	2 次（2 分）	3 次（3 分）	4 次（4 分）	5 次（5 分）	

注：总分 0~35 分。0~7 分（轻度）；8~19 分（中度）；20~35 分（重度）。8 分以上者应该引起注意。

1. 直肠指检（digital rectal examination，DRE）　是前列腺增生患者重要的检查项目之一。多数患者可触到增大的前列腺，表面光滑、边界清晰、质韧、有弹性、中间沟变浅或消失。指检时还应注意患者肛门括约肌是否正常，指套是否血染，是否触及结节。

2. 超声检查　可采用经腹壁或直肠途径进行。经腹壁可清晰显示前列腺形态、大小、腺体突入膀胱的程度，还可测定膀胱残余尿量。经直肠可更为清晰地分辨前列腺内部结构，精确测定前列腺体积。此外，超声还可以了解上尿路有无积水，膀胱有无结石等病变。

3. 尿流率检查　可以客观评价排尿的梗阻程度。主要指标是最大尿流率和平均尿流率，其中最大尿流率更为重要。若最大尿流率小于15ml/s说明有梗阻，小于10ml/s则说明梗阻较为严重，常作为手术指征之一。

4. 血清前列腺特异性抗原（prostate specific antigen，PSA）测定　对排除前列腺癌特别是前列腺增生伴结节时非常必要。正常情况下PSA≤4ng/ml。然而，泌尿系统感染、急性尿潴留、留置导尿、直肠指检、前列腺按摩等都可能使血清PSA升高，应注意鉴别。

膀胱镜、尿流动力学检查、静脉尿路造影、MRH、CT等作为可选方法常用于鉴别诊断。

（四）鉴别诊断

前列腺增生引起的排尿困难还应与以下疾病相鉴别。

1. 前列腺癌　前列腺有结节，质地硬，或实验室检查PSA异常，可行MRH和前列腺穿刺活检以鉴别。

2. 膀胱颈纤维化（膀胱颈挛缩）　发病年龄较轻，多在40～50岁出现排尿不畅的症状，常由慢性炎症所致，但是前列腺体积不增大，可通过膀胱镜检查确诊。

3. 尿道狭窄　多有尿道损伤或感染的病史，行尿道镜检查和尿道造影可以鉴别。

4. 神经源性膀胱　与前列腺增生的临床表现相似，但前列腺不增大，属于动力性梗阻。患者常有中枢或周围神经系统损害的病史和体征。静脉肾盂造影常显示上尿路有扩张积水，膀胱呈“圣诞树”形。通过尿流动力学检查可以明确诊断。

（五）治疗

前列腺增生患者最切身的感受是下尿路症状，下尿路症状及其所致生活质量的下降是患者就诊的重要原因，也是治疗措施选择的重要依据，但患者对下尿路症状的耐受程度因人而异。因此，治疗方案的选择应充分考虑患者的意愿。主要有如下治疗方法。

1. 等待观察　若患者症状较轻，生活质量尚未收到明显影响，可采用等待观察。等待观察的内容包括患者教育、生活方式指导、定期监测等。

2. 药物治疗　前列腺增生的治疗药物有很多，包括α受体阻滞剂、5α还原酶抑制剂、M受体阻滞剂、植物制剂等。

α-受体阻滞剂，主要是通过阻滞分布在前列腺和膀胱颈部平滑肌表面的肾上腺素能受体，松弛平滑肌，达到缓解膀胱出口梗阻的作用。目前临床应用的药物主要是选择性α_1受体阻滞剂，常用药物有多沙唑嗪、阿夫唑嗪、特拉唑嗪、坦索罗辛等。副作用多轻微，包括头晕、乏力、困倦、直立性低血压、异常射精等。

5α还原酶抑制剂，通过抑制体内睾酮向双氢睾酮的转变，进而降低前列腺内双氢睾酮的含量，达到缩小前列腺体积、改善下尿路症状的目的。5α还原酶抑制剂对前列腺体积较大患者效果较好，药物起效缓慢，一般3个月左右见效，因此需长期服药。常用药物有非那雄胺、度他雄胺等。常见副作用包括勃起功能障碍、性欲低下等。

M受体阻滞剂，通过阻断膀胱毒蕈碱受体，缓解逼尿肌过度收缩，降低膀胱敏感性，从而改善BPH患者的储尿期症状。目前临床常用药物是索利那新、托特罗定等。患者以潴尿期症状为主时可以单独应用，但治疗过程中要随访残余尿量的变化。常见不良反应包括口干、头晕、视物模糊、排尿困难、便秘等。

另外，应用于前列腺增生治疗的植物制剂也取得了一定的临床疗效。

3. 手术治疗　对症状严重、生活质量明显受影响或有并发症的患者应选择手术治疗，对于药物治疗效果不佳或拒绝接受药物治疗的患者也可选择手术治疗。但残余尿量较多、肾积水、肾功能不全、尿路感染时，应先留置导尿管或膀胱造瘘引流尿液，待以上情况得到改善或恢复后择期手术。

开放性前列腺摘除术，作为最早的外科治疗BPH手段，目前临床上使用较少，主要适用于前列腺体积较大的患者，特别是合并膀胱结石、膀胱憩室需要一并手术者。常用术式有耻骨上前列腺摘除术和耻骨后前列腺摘除术。

经尿道前列腺电切术（TURP）是经典的前列腺手术方式，也是BPH治疗的“金标准”，适用于大多数BPH患者。作为TURP的替代手段，经尿道前列腺电汽化术（TUVP）、经尿道前列腺等离子电切术（TUPKP）和经尿道等离子前列腺剜除术（TUKEP）也应用于临床治疗。

经尿道前列腺激光手术 激光种类繁多，包括钬激光、绿激光、铥激光、红激光等，手术具有创伤小、出血少、恢复快的优点，近年来已经成为前列腺增生重要的治疗方式。具体包括钬激光前列腺剜除术（HoLEP）、绿激光选择性前列腺汽化术（PVP）、铥激光前列腺剜除术（ThuLEP）等。

4. 其他治疗　包括经尿道前列腺扩裂术、经尿道前列腺微波热疗、经尿道前列腺水蒸气消融、前列腺支架等，对缓解患者梗阻症状有一定的疗效。

知识链接

前列腺增生的最新治疗进展

①前列腺尿道扩腔术（UroLift）：UroLift 指将压迫尿道的前列腺组织推回远处，该术式创伤小，恢复快，局麻即可完成手术。但 UroLift 并不移除任何组织。

②水蒸气热疗消融术（Rezūm）：通过导管将103℃的水蒸气输送到前列腺中，将每个治疗区域内的组织温度提高到大约70℃，从而导致细胞瞬间死亡。平均手术时间 5～8 分钟，对前列腺体积 30～80ml 的患者可显著改善下尿路症状，疗效稳定，持续时间长。

③前列腺部尿道支架（Stent）：经尿道于前列腺部置入各类型支架，通过持续的压力和由此产生的缺血，使前列腺尿道和膀胱颈被重塑。前列腺支架置入方便、快捷，见效快，局麻即可进行，也可轻松移除，更适合用于治疗不能承受手术风险的高龄老年患者。

目标检测

答案解析

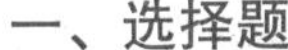

一、选择题

1. 患者，男，73 岁。进行性排尿困难 2 年，加重伴尿失禁 1 天。此尿失禁为
   A. 充溢性尿失禁　B. 压力性尿失禁　C. 真性尿失禁　D. 混合性尿失禁　E. 急迫性尿失禁
2. 患者，男，72 岁。进行性排尿困难 6 年，近 1 周出现尿痛，伴发热，最高体温 39℃。急诊 B 超提示前列腺增生，双肾轻度积水，残余尿 600ml。尿常规提示白细胞 102/μl。其入院后首选的治疗是
   A. 抗感染治疗　B. α 受体阻滞剂　C. 5α 还原酶抑制剂　D. 前列腺增生手术　E. 导尿或膀胱造瘘＋抗感染
3. 患者，男，70 岁。前列腺增生 8 年，平素口服药物治疗。1 天前饮酒后出现不能自行排尿，伴下腹部胀痛。首选的治疗方案是
   A. 耻骨上膀胱穿刺造瘘
   B. 前列腺增生手术
   C. 口服 α 受体阻滞剂
   D. 口服 5α 还原酶抑制剂
   E. 保留导尿
4. 患者，男，40 岁。1 天前无明显诱因出现左侧腰痛，伴恶心呕吐，尿频尿急，无发热，无腹痛腹泻。查体提示左肾区叩痛阳性，腹部未见明显阳性体征。患者首选的检查方法是
   A. B 超　B. CT　C. MRI　D. KUB　E. 静脉尿路造影
5. 患者，女，26 岁。右侧腰痛 1 天，伴发热，最高温度 39℃。尿频、尿急，急诊 CT 提示右输尿管中段结石，长径约 9mm；右肾轻度积水。尿常规提示白细胞 502/μl。首选的治疗方案是
   A. 体外冲击波碎石　B. 输尿管镜激光碎石　C. 经皮肾穿刺造瘘　D. 药物排石　E. 抗感染＋解痉止痛
6. 可同时了解肾积水患者的肾功能及其梗阻程度的检查方法是
   A. 静脉尿路造影　B. B 超　C. CT　D. MRI　E. 放射性核素肾图

二、名词解释

7. 肾积水（hydronephrosis）
8. 下尿路症状（lower urinary tract symptom，LUTS）

三、思考题

9. 简述前列腺增生的临床表现。
10. 简述泌尿系统梗阻的病理生理改变。

（刘晓龙）

书网融合……

本章小结

题库

第五十三章 尿石症

PPT

学习目标

1. 掌握 肾结石、输尿管结石的临床表现、诊断及治疗原则。
2. 熟悉 膀胱结石、尿道结石的临床表现、诊断及治疗原则。
3. 了解 尿石症的形成机制、结石成分及其性质、病理生理改变。

第一节 概 述

尿石症也称尿路结石（urolithiasis），是泌尿外科常见的疾病之一，其中肾结石（renal calculi）和输尿管结石（ureteral calculi），称上尿路结石；膀胱结石（vesical calculi）和尿道结石（urethral calculi），称下尿路结石。我国尿石症的发病率为1% ~5% ，南方地区高达5% ~10%；每年新发病率为（150 ~200）/10万人，其中男：女约为3∶1。近年来，我国尿石症的发病率有增加趋势，是世界上三大结石高发地区之一。

尿石症既是一种历史古老的疾病，又是现代临床常见的疾病，人类认识尿石症的历史相当悠久，据考古学家证实，上古时代尿石症就已存在。2000多年前在《黄帝内经》和华佗的《中藏经》中已有记载，描述尿石症为“石淋”“砂淋”，其辩证施治方剂至今仍用于临床。19世纪中叶，德国Simon首次成功地实施了肾切除术治疗肾结石。19世纪末，能在诊断明确的基础上实施尿石症的多种手术。在20世纪70年代末、80年代初，尿石症的治疗有了重大的突破，包括经皮肾镜取石术和体外冲击波碎石。到20世纪80年代中期，国外输尿管硬镜及软镜得以迅猛发展。很快，这些微创碎石技术在我国各地迅速推广和发展。目前90%以上的尿路结石可不再采用开放手术治疗。

尿石症的形成机制尚未完全清楚，有多种学说，其中异质促进成核学说是结石形成的基本学说。相关研究表明，尿石症由多种影响因素所致。

（一）结石形成的因素

影响结石形成的因素很多，其中代谢异常，尿路的梗阻、感染、异物和药物的使用是结石形成的常见原因。重视这些相关因素，能够减少结石的形成和复发。

1. 代谢异常 ①形成结石的物质排出增加：如痛风、甲状旁腺功能亢进症、库欣综合征、原发性和继发性高草酸尿症、家族性胱氨酸尿症等，尿液中的钙、草酸、尿酸、磷酸以及胱氨酸排出量增加。②尿液中抑制晶体形成和聚集的物质减少，如枸橼酸、焦磷酸盐、酸性黏多糖和镁等。③尿pH改变：在酸性尿中易形成尿酸和胱氨酸结晶；在碱性尿中易形成磷酸镁铵和磷酸盐沉淀。④尿量减少，导致盐类和有机物质的浓度增高。

2. 局部因素 感染、异物和尿路梗阻是诱发结石形成的三大主要局部因素，梗阻可以导致感染和结石形成，而结石本身也是尿路异物，后者会加重梗阻与感染的程度，进而导致恶性循环。引起尿路结石形成的梗阻性疾病包括两大类，如机械性梗阻和动力性梗阻。

3. 药物因素 药物可以通过两种方式引起结石形成。一是增加体内某些成石物质的排泄率；二是药物本身或其代谢产物直接在尿路中沉淀，但这种药物性结石非常少见。药物因素引起的肾结石仅占1% ~2% 。

（二）结石成分及特性

尿路结石最常见的成分是钙，因此结石可归为两类，一类为含钙结石，另一类是非含钙结石。在含钙结石中以草酸钙类结石最常见（86.7%），磷酸钙类次之（5%），非含钙结石以尿酸类相对常见（5.1%），磷酸铵镁次之（3%），胱氨酸结石罕见（0.2%）。而在临床上所见的尿路结石以多种成分混合形成为主。草酸钙结石，质地硬，不易碎，粗糙，不规则，呈桑葚样，棕褐色，X线平片易显影。磷酸钙、磷酸镁铵结石，易碎，表面粗糙，不规则，常呈鹿角形，灰白色、黄色或者棕色，X线平片可见多层现象。尿酸结石，其质硬，光滑，多呈颗粒状，黄色或者红棕色，纯尿酸结石在X线平片上不显影。胱氨酸结石，质韧，光滑，呈蜡样，淡黄色或者黄棕色，X线平片也不显影。

（三）病理生理

尿路结石常原发在肾或膀胱内，而输尿管结石和尿道结石大多是由肾结石或膀胱结石排出过程中停留该处所致。输尿管存在三个生理狭窄，包括肾盂输尿管交界处、输尿管跨过髂血管处及输尿管膀胱壁段（图53－1），肾结石沿输尿管行径移动时，常停留或嵌顿于三个生理狭窄处，以输尿管下1/3处最多见，结石停留在这些部位可导致肾盂、肾盏扩张，输尿管扩张，继发相关临床症状和肾功能损害。结石的继发性病理生理改变与结石部位、形态、大小、数目、继发炎症和梗阻程度关系密切。主要表现为泌尿道直接损伤、梗阻、感染或者恶性变。

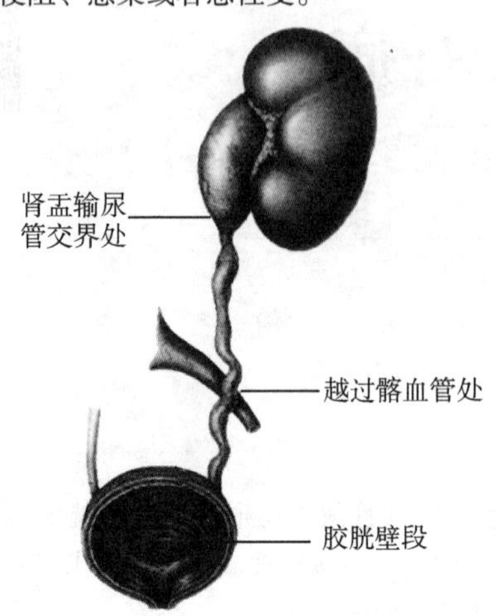

图 53-1 输尿管三个生理狭窄

肾结石大多原发于肾盏，肾盏结石增大后可向肾盂伸展。结石可使肾盏颈部梗阻，可引起肾盏积液，长期尿液引流不畅可能导致感染，出现肾盏积脓。由于肾盂肾盏的扩张、积液或反复感染积脓等原因，最终可导致肾实质萎缩、瘢痕形成，甚至发展为肾周围感染，患侧肾功能可受到严重损害，进而可导致肾脏无功能。若肾盏结石进入肾盂或输尿管，结石可自然排出，或停留在泌尿道任何部位。当结石堵塞肾盂输尿管连接处或输尿管，可引起急性完全性尿路梗阻或慢性不完全性尿路梗阻。前者在及时解除梗阻后，不影响肾功能；后者往往导致肾积水，肾实质受损，患侧肾功能不全。结石逐渐长大，充满肾盂及部分或全部肾盏，形成鹿角形肾结石（图 53-2）。可无任何症状，也可继发感染，极少数会发生恶性变，引起肾盂肿瘤。

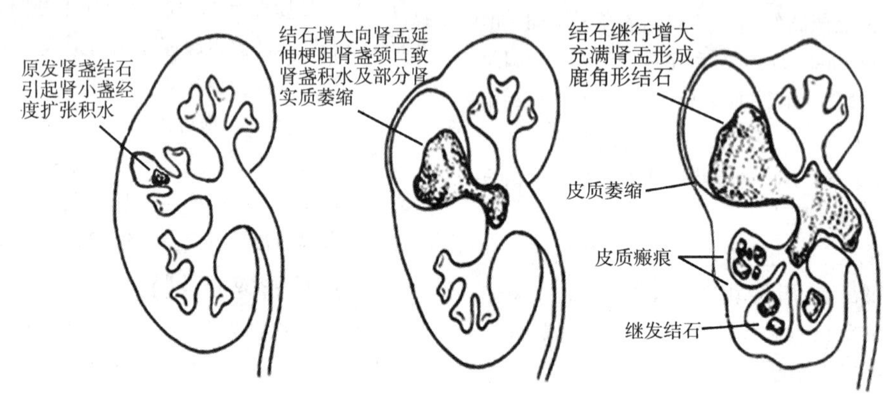

图 53-2 鹿角形肾结石形成

第二节 上尿路结石

案例引导

案例 患者，女，51 岁。阵发性右侧腰腹部疼痛 1 天，发作时剧烈疼痛，放射至右下腹及会阴区，伴恶心、呕吐，无肉眼血尿，无发热。查体：腹部平软，右下腹部有压痛，无反跳痛，肾区明显叩压痛。辅助检查：血 WBC 正常，尿常规 WBC 0~1 个/HP，RBC 7~10 个/HP，腹部 B 超示：右肾轻度积水，输尿管上段扩张，输尿管下段探及 1cm 大小的强回声伴声影。

讨论 该患者的诊断、诊断依据及鉴别诊断包括哪些？需要完善哪些辅助检查？治疗方案如何选择？

一、临床表现

上尿路结石包括肾和输尿管结石，主要症状表现为疼痛和血尿。其程度与结石部位、大小、活动度及有无尿路损伤、感染、梗阻等有关。

1. 疼痛 结石引起的疼痛可分为钝痛和绞痛。40%~50%都有疼痛的发作史。肾结石可能长期存在而无明显临床症状，活动后可出现上腹部的钝痛，尤其是肾盂内的较大结石及肾盏结石；肾结石常可引起肾区疼痛伴肋脊角的叩痛。较小的肾结石活动范围大，若进入输尿管引起急性完全梗阻时，则出现输尿管平滑肌痉挛，引起肾绞痛（renal colic），典型的表现为肾区或上腹部剧痛，阵发性发作，并沿输尿管行径，放射至同侧中下腹、腹股沟、睾丸或阴唇。结石位于输尿管膀胱壁段或输尿管开口，可伴有膀胱刺激征及尿道和阴茎头部放射痛。

2. 血尿 多为镜下血尿，少数为肉眼血尿，系结石对尿路黏膜损伤所致。有时活动后镜下血尿是上尿路结石的唯一表现。

3. 恶心、呕吐　输尿管结石引起尿路急性梗阻时，输尿管腔内压力增高，管壁局部扩张、痉挛，由于输尿管与胃肠道存在共同的神经支配，进而引起恶心、呕吐等消化道症状。

4. 膀胱刺激征　输尿管膀胱壁段结石或结石伴感染时，可出现以尿频、尿急、尿痛为主要表现的膀胱刺激征。

二、并发症表现

结石继发急性肾盂肾炎或肾积脓时，可有畏寒、发热、寒战等全身症状。结石慢性梗阻导致严重肾积水时，可在上腹部扪及体积增大的肾脏。双侧上尿路结石引起双侧尿路完全性梗阻或孤立肾结石引起上尿路完全梗阻时，可导致少尿甚至无尿。小儿上尿路结石常以尿路感染为主要的临床表现，应予以注意。

三、诊断

1. 病史和体检　患者出现腰痛和血尿，有助于尿石症的临床诊断，尤其是典型的肾绞痛。体检主要是排除引起腹部疼痛的其他急腹症疾病（如胆石症、急性阑尾炎、卵巢囊肿扭转等）。上尿路结石急性发作时可有肾区叩击痛。

2. 实验室检查　实验室检查应包括尿液分析、血液分析和结石成分分析。

（1）尿液分析　能见到肉眼或镜下血尿、尿盐结晶，伴感染时有脓尿。感染性尿路结石患者尿细菌培养呈阳性。还可测定尿液的 pH、钙、磷、尿酸、草酸等含量。

（2）血液分析　可检查血液中钙、草酸、尿酸等。

（3）结石成分分析　是确定结石性质的方法，对尿石症的治疗和预防有重要的指导意义。

3. 影像学检查

（1）超声检查　可作为尿路结石的常规和首选检查方法。超声检查检查简便、经济、无创伤，可以发现阳性及阴性结石，结石的超声表现为强回声后伴声影。超声还可以了解结石以上输尿管、肾盂、肾盏扩张、积水程度，了解肾实质的厚度及血供情况。

（2）X 线检查　①尿路平片（KUB）：能发现 90% 以上 X 线不透光的阳性结石。正侧位摄片可以鉴别腹腔内其他钙化阴影如胆囊结石、肠系膜淋巴结钙化、静脉石等。侧位片显示上尿路结石位于椎体前缘之后，腹腔内钙化位于椎体之前。结石过小或钙化程度不高，纯的尿酸盐结石以及胱氨酸结石，X 线检查时不显影。②静脉尿路造影（IVU）：可了解尿路的解剖结构，结石的位置，发现在 KUB 上不能显示的阴性结石，鉴别 KUB 上可疑的钙化灶，还可了解分侧肾脏的功能和结石以上输尿管、肾盂、肾盏扩张、积水程度，对结石的诊断和治疗有重要的价值。③逆行或经皮肾穿刺造影：很少用于初始诊断阶段，往往在其他方法不能确定结石的部位或结石以下泌尿系统病情不明时被采用。④CT检查：CT 平扫分辨率较 KUB 高，可发现 1mm 的结石。增强 CT 能够显示肾脏积水的程度和肾实质的厚度，从而了解肾脏的功能。

（3）放射性核素肾显像　该检查无法显示结石，主要价值在于了解分侧肾功能，评价治疗前、后肾功能状况。

（4）磁共振尿路成像（MRU）　磁共振对尿路结石的诊断效果差，因而一般不作为尿路结石的检查手段。但是，对于不适合做静脉尿路造影的患者（如造影剂过敏、严重肾功能损害、儿童和孕妇等）可采用 MRU 了解上尿路梗阻的情况，而且不需要造影剂即可获得与静脉尿路造影同样的效果，不受肾功能改变的影响。

（5）内镜检查　包括肾镜、输尿管硬镜和输尿管软镜检查。通常在腹部平片未显示结石，排泄性尿路造影有充盈缺损而不能确诊时，可以借助内镜明确诊断并进行治疗。

四、治疗

尿石症的治疗必须实施个体化治疗，有时需要综合各种治疗方法。由于尿路结石的形态、大小、性质、部位不同，并且泌尿系统局部和患者的个体化差异较大，尿石症治疗方法的选择及疗效也存在很大的不同。

1. 病因治疗　少数患者能找到结石的病因，如甲状旁腺瘤，切除腺瘤能防止尿石症的复发；尿路梗阻者，解除梗阻，才可避免结石复发。

2. 药物治疗　若结石 <0.6cm、光滑，无尿路梗阻、无感染，可先采用利尿、扩张输尿管、排石等药物治疗；同时，适当多饮水、多运动也有利于自行排石。纯尿酸结石及胱氨酸结石可采用碱化尿液的药物溶石治疗，效果较好。感染性结石需控制感染。中药治疗以清热利湿，通淋排石为主，佐以理气活血、软坚散结。肾绞痛是泌尿外科常见的急症之一，需紧急处理，但用药前要与其他急腹症相鉴别。肾绞痛的治疗以解痉、镇痛为主，如注射阿托品、哌替啶、曲马多等，同时辅以钙通道阻滞剂、消炎痛、黄体酮等。

3. 体外冲击波碎石（extracorporeal shock wave lithotripsy，ESWL）　利用 X 线或 B 超定位，反复将冲击波聚焦于结石，使结石粉碎，随尿液排出体外。它是一种痛苦小、安全有效的非侵入性治疗，大多数的上尿路结石均可采用。适用于肾、输尿管上段 <2cm 的结石，输尿管中下段结石的治疗成功率有所下降。伴有结石远端梗阻、妊娠、出血性疾病、严重心脑血管疾病、尚未控制的尿路感染者均为体外冲击波碎石的禁忌。过于肥胖、肾位置过高、

骨关节严重畸形、结石定位不清等，也不适宜此法。碎石疗效与结石的部位、大小、数量、硬度、是否嵌顿以及肾脏解剖异常等因素有关。

并发症：多数患者会出现暂时性肉眼血尿，一般不需处理。肾周血肿少见，一般不需要手术治疗。感染性结石患者，碎石后可继发尿源性脓毒血症，出现感染中毒性休克，甚至死亡，需高度警惕并及时积极治疗。若结石碎片堵塞输尿管可引起肾绞痛，部分患者可出现“石街”。极少见到脏器损伤等严重的并发症，应予以注意和避免。

正确掌握和使用此项技术的关键在于加强对操作人员的培训，严格选择患者，精确定位，选用低能量和限制每次冲击次数，并重视治疗后的处理措施，以提高疗效，减少近、远期并发症。若需再次治疗，间隔时间 10 ~ 14 天，推荐 ESWL 治疗次数不超过 3 ~5 次。

4. 经皮肾镜取石或碎石术（percutaneous nephrolithotomy，PCNL） 在 B 超或 X 线的定位下经腰背部细针穿刺直达肾盏或肾盂，扩张并建立皮肤至肾内通道，插放肾镜，直视下取石或碎石。碎石可选用超声、激光或气压弹道碎石等。结石粉碎后用水冲出，同时留置肾造瘘管和双“J”管引流尿液。目前，不同大小的手术通道在我国均有使用，如标准通道、微通道、超微通道肾镜（ultra - mini PCNL，UMP)、超细通道肾镜（super mini PCN，SMP）和针状肾镜（needle - perc）等。这些不同大小通道的 PCNL 操作技术不同，但就注意事项来说，相互间有许多共同性的内容。PCNL 适应于所有需开放手术干预的肾结石，包括鹿角形结石、>2cm 的肾结石、有症状的肾盏或憩室内结石、ESWL 难以粉碎的结石及部分第 4 腰椎以上较大的输尿管结石。严重心脏疾病和肺功能不全、凝血机制障碍、妊娠或脊柱畸形等患者不适宜采用此法。PCNL 主要并发症是出血和感染。如果术中出血较多，则需停止手术，放置并夹闭肾造瘘管，择期行二期手术。若持续的、大量的出血一般都是动脉损伤所致，往往需行选择性肾动脉栓塞。若出血凶险难以控制，应及时开放手术，探查止血，必要时行切除患肾以保全患者生命。PCNL 术后尿源性脓毒症，常与术前未控制的尿路感染、术中肾盂内压过高及手术时间长有关。尿源性脓毒症的早期诊断及治疗，对阻止疾病进展和降低死亡率起着关键性作用，应尽早使用高级别抗生素，使用去甲肾上腺素等血管活性药物，必要时采用机械辅助通气。对于复杂性肾结石，可以联合 ESWL 或保留通道再次进行 PCNL。

5. 输尿管镜取石或碎石术（ureteroscopic lithotomy or lithotripsy，URL） 输尿管硬镜经尿道进入膀胱，寻找到患侧输尿管开口，在安全导丝的引导下进入输尿管，直视下采用套石或取石。若结石较大可采用超声、激光或气压弹道碎石，目前最常见的是钬激光碎石。适应于输尿管中、下段结石，特别是腹部平片不显影的结石及 ESWL 治疗失败的结石。并发症有感染、假道、穿孔、撕裂等，其中最严重的为输尿管撕脱或断裂，应注意防范。远期并发症可有输尿管狭窄等。

6. 输尿管软镜取石或碎石术（flexible ureteroscopic lithotomy or lithotripsy） 采用逆行途径，经尿道插入膀胱，寻找到输尿管开口，在安全导丝的引导下置入输尿管通道鞘（Ureteral Access Sheath，UAS），直视下放入输尿管软镜进入肾盂或肾盏并找到结石，使用软镜光纤导入钬激光，将结石粉碎，较大的碎块采用套石篮取出。输尿管软镜碎石取石术是近年来发展较快，已广泛推广的碎石取石方式。在 2012 的欧洲泌尿外科年会（European Association of Urology，EAU）上，输尿管软镜治疗上尿路结石被称为结石治疗史上“划时代的进步”。随着输尿管软镜设备的迅速发展，更清晰及更灵活的输尿管软镜的出现，同时伴随着大功率钬激光的发展，输尿管软镜碎石的适应症也不断扩大。凡是不能自行排出及 ESWL 治疗失败的肾结石及输尿管结石，均可尝试行输尿管软镜碎石。其最佳适应证是 2cm 以下的单发肾结石。结合经皮肾镜同期或分期处理肾结石，对 PCNL 是一个较好的补充。同时还适用于各种特殊情况的肾结石、小儿肾结石、马蹄肾结石、孤立肾结石、高龄患者的肾结石、肥胖患者肾结石、脊柱畸形患者肾结石、服用抗凝药物患者的肾结石、血友病患者的肾结石、移植肾患者肾结石等。而鹿角形肾结石结合输尿管软镜可同期或分期进行，或结合体外冲击波碎石。现有的软镜按成像方式不同可分为纤维镜及电子镜；按是否可拆解可分为一体式和组合式；按其镜体及末段弯曲性能可分为全软镜及末段可弯曲镜；按照使用次数可分为可重复使用软镜和一次性软镜。此外，术中应用负压吸引外鞘可以更好地配合各种软性输尿管镜进行碎石，并且负压系统可以有效控制肾盂内压力，从而保证手术的安全性，并且快速吸出冲洗液及气泡、血块、结石碎末，保持手术视野清晰，达到碎石和清石同步。

7. 腹腔镜输尿管切开取石术（laparoscopic ureterolithotomy，LUL） 20 世纪 90 年代，由于腹腔镜设备和手术器械的进步，开始采用腹腔镜施行输尿管切开取石，并得到推广应用。适用于 >2cm 既往考虑开放手术的输尿管结石或经 ESWL、输尿管镜手术治疗失败者，一般不作为首选的治疗方案。手术途径有经腹腔途径和经腹膜后途径两种。

8. 开放手术治疗 随着体外冲击波碎石和腔内泌尿外科技术的发展，肾、输尿管结石的治疗取得了突破性的进展。目前，采用开放手术取石越来越少，它创伤、痛苦大，且复发率高，再次取石的难度大、危险性增加，甚至有发生肾功能衰竭和失肾的可能。但是，开放性手术取石在某些情况下仍具有极其重要的临床应用价值，不能完全放弃。开放手术的术式主要有以下几种：①肾盂切开取石术 主要适用于肾盂输尿管交界处合并梗阻的肾盂结石，在取石的同时解除梗阻。②肾实质切开取石术：适用于肾盏结石，尤其是肾盂切开不易取出或多发性肾盏结石。③肾部分切除术：适用于结石在肾一极或结石所在肾盏有明显扩张、实质萎缩和有明显复发因素者。④肾切除术：因结石导致肾结构严重破坏，功能丧失，或合并肾积脓，而对侧肾功能良好，可将患肾切除。⑤输尿管切开取石术：适用于嵌顿较久或其他方法治疗无效的结石。

约15%的患者为同时发作的双侧上尿路结石，其治疗原则为：①双侧输尿管结石，如果总肾功能正常或处于肾功能不全代偿期，血肌酐值 < 178μmol/L，先处理梗阻严重的一侧。如果肾功能较差，处于氮质血症或尿毒症期，先治疗肾功能较好一侧的结石，条件允许时，可同时行对侧经皮肾穿刺造瘘，或同时处理双侧输尿管结石。②一侧肾结石，另一侧输尿管结石时，先处理输尿管结石，处理过程中应参考总肾功能、分肾功能和患者的一般情况。③双侧肾结石时，一般先处理容易处理且安全的一侧，若肾功能处于氮质血症或尿毒症期，梗阻严重，一般情况差者，宜先行经皮肾造瘘，待肾功能和患者一般情况改善后再处理结石。④孤立肾上尿路结石或双侧上尿路结石引起急性完全性梗阻无尿，一旦诊断明确，只要患者全身情况允许，应及时施行手术。若病情严重不能耐受手术，亦应试行输尿管逆行插管，通过结石后留置输尿管支架引流；不能通过结石时，则改行经皮肾造瘘。所有这些措施目的是解除梗阻，通畅引流，改善肾功能。待病情好转后再选择适当的治疗方法。⑤对于肾功能处于尿毒症期，并有水电解质紊乱和酸碱平衡失调的患者，应先行血液透析，尽快纠正其内环境的紊乱，并同时行输尿管逆行插管或经皮肾穿刺造瘘术，引流尿液，待病情稳定后再处理结石。

五、预防

尿石症形成的因素很多，复发率高，肾结石治疗后约1/3在5年内复发，因此合理的预防措施尤为重要。

1. 大量饮水　①增加尿量，成人24小时尿量应保持在2000ml以上，除白天多饮水外，每晚加饮水一次，保持尿液的稀释状态，可以减少晶体沉积，进而减少尿路结石的形成。②较多的尿液可以起到冲刷尿路的作用，避免微小结石的滞留。

2. 饮食调节　根据结石成分、代谢状态等调整饮食结构。关于钙的摄入与含钙结石发生的关系，目前多数学者认为，适量补钙（成人每日钙摄入量800～1000mg）均衡饮食，并不会增加罹患泌尿系结石的风险。草酸盐结石的患者应限制浓茶、菠菜、番茄、芦笋、花生等摄入。高尿酸者应避免高嘌呤食物，如动物内脏等。监测尿pH，尿酸和胱氨酸结石者，尿pH应保持在6.5以上。

3. 特殊性预防　只有在进行了完整的代谢评估后方可采用以下预防方法。①草酸盐结石者可口服维生素B_6，以减少草酸盐排出；口服氧化镁可增加尿中草酸溶解度。②尿酸结石者可口服别嘌呤醇和碳酸氢钠，以抑制结石形成。③伴甲状旁腺功能亢进者，可摘除腺瘤或增生组织。④有尿路梗阻、尿路异物、尿路感染等，应及时去除这些诱因，避免结石复发。

第三节　下尿路结石

下尿路结石包括膀胱结石（vesical calculi）和尿道结石（urethral calculi）。膀胱结石以继发性膀胱结石多见，好发于50岁以上的男性，男女比例约为10∶1。尿道结石较少见，占尿路结石的2%以下。

一、病因与病理

原发性膀胱结石（primary vesical calculi）主要发生于经济落后地区的婴幼儿，与营养不良和低蛋白饮食有关。随着我国经济的发展，其发病率已显著下降。继发性膀胱结石（secondary vesical calculi）主要继发于肾输尿管结石排入膀胱、下尿路梗阻、神经源性膀胱、尿路感染、膀胱异物等。膀胱结石病理改变主要表现为梗阻、感染和膀胱局部黏膜受损。

尿道结石（urethral calculi）以男性多见。继发性尿道结石大多数是肾、输尿管、膀胱结石向下排经尿道或嵌顿于尿道所致。原发性尿道结石常伴有尿道狭窄、尿道异物、尿道憩室、尿道阴道漏等，与尿流停滞、慢性感染有关。

二、临床表现

1. 排尿困难　膀胱结石典型的症状为尿流中断，完全性梗阻时即出现急性尿潴留。尿道结石典型的症状为排尿困难，完全性梗阻即出现急性尿潴留。

2. 膀胱刺激征　以尿痛为主，结石嵌顿于膀胱颈口时，疼痛位于下腹部，常可放射至远端尿道及阴茎头部，小儿发生结石堵塞时疼痛难忍、大声哭喊、扯拉阴茎。后尿道结石常有会阴部及阴囊疼痛。

3. 血尿　由于结石机械性刺激膀胱壁黏膜，出现血尿，常表现为终末血尿。尿道结石可出现初始血尿及终末血尿，伴发感染者尿道有脓性分泌物。

三、诊断与鉴别诊断

1. 病史与体检 膀胱结石、尿道结石常出现典型症状如尿流中断、排尿终末期尿痛和血尿等，常伴有上尿路结石、前列腺增生症等。较小的膀胱结石体检不易发现。男性后尿道结石可经直肠触及，前尿道结石可在阴茎或会阴部触及。

2. 实验室检查 尿中可发现红细胞和白细胞，伴有肾功能损害时可出现尿素氮和肌酐的升高。

3. 影像学检查 超声可作为下尿路结石的首选检查方法。既能检查出结石情况，还可了解前列腺大小及膀胱有无憩室。X线片对下尿路结石的诊断也有重要意义，可结合超声检查了解结石大小、数目、位置、质地等。

4. 尿道膀胱镜检查 是下尿路结石最可靠的检查方法，不仅可以直观看到结石的大小、数目、位置，还可以明确有无其他病变。

四、治疗

下尿路结石的治疗原则是取出结石和纠正病因。病因治疗常为两个方面，一是上尿路结石引起的膀胱结石需要同时处理上尿路结石；二是下尿路梗阻引起的膀胱结石需要同时解除下尿路梗阻。

1. 膀胱结石的外科治疗 方法包括内镜治疗、开放性手术、体外冲击波碎石等。

（1）内镜治疗 包括经尿道激光碎石、气压弹道碎石、超声碎石等。在内镜下经尿道碎石是治疗膀胱结石的主要方法，经尿道还能同时治疗引起结石的其他疾病，如前列腺增生、尿道狭窄、后尿道瓣膜等，也可同时取出膀胱异物。目前临床常使用钬激光碎石，作为膀胱结石的首选治疗方式。此外，气压弹道碎石，设备相对便宜，手术医生容易掌握。膀胱贯通伤是严重的手术并发症，术中注意操作轻柔，避免其发生。内镜治疗的相对禁忌证包括：①严重尿道狭窄经尿道扩张仍不能置镜者；②合并膀胱挛缩容易造成膀胱损伤和破裂者；③伴严重出血倾向者；④泌尿系统炎症急性感染期；⑤严重的全身性感染；⑥全身情况差不能耐受手术者。

（2）体外冲击波碎石 儿童膀胱结石多为原发性结石，可选择ESWL；成人原发性膀胱结石≤30mm可以采用ESWL。膀胱结石行ESWL时多采用俯卧位和蛙式坐位，注意对阴囊采取保护措施，较大的结石碎石前需放置Foley尿管。

（3）膀胱结石的开放手术 耻骨上经膀胱切开取石术不应作为膀胱结石的首选治疗方法，但对于体积巨大的膀胱结石仍是一种有效的治疗方式。

2. 尿道结石的治疗 尿道结石好发部位为前列腺部尿道、球部尿道、舟状窝及尿道外口。治疗应根据尿道结石的大小、部位、形状、局部病变等情况来决定，对于较小的继发性尿道结石可在尿道内注入麻醉润滑剂帮助结石排出或将结石挤出，位于前尿道的结石可用止血钳夹出，但不能盲目强行钳夹结石，易导致尿道黏膜损伤，继发炎症、狭窄等。后尿道结石可先推至膀胱内再行碎石治疗，如果后尿道结石较大或固定于后尿道内，不可强行推入膀胱。随着腔内泌尿外科的发展，目前多采用腔内手术治疗尿道结石，具有较好的治疗效果，也减少了手术并发症和患者的痛苦。

目标检测

答案解析

一、选择题

1. 有关上尿路结石的临床表现，下列哪错误的是
   A. 大多数患者有腰部疼痛
   B. 结石越大，疼痛越剧烈
   C. 可引起肉眼或镜下血尿
   D. 可并发寒战、高热等感染症状
   E. 双侧或孤立肾上尿路结石完全梗阻可无尿
2. 患者，男，50岁。左腰钝痛2个月。B超示左肾盂内有一个直径2cm大小的强回声光团，后方伴声影。尿路平片（-），排泄性尿路造影示左肾盂内有一充盈缺损，输尿管显示正常。该患者最可能的诊断是
   A. 肾癌　　B. 肾盂癌
   C. 肾盂结石　　D. 肾脏结核
   E. 肾脏错构瘤
3. 在尿路结石形成的理论中，结石的形成与尿中的抑制结晶形成物质减少有关，下列中物质不抑制结晶形成的是
   A. 镁　　B. 枸橼酸
   C. 焦磷酸　　D. 碳酸氢钠
   E. 酸性黏多糖
4. 患者，男，78岁。上呼吸道感染发热3天，不能自行排尿1天入院。既往有进行性排尿困难3年。查体：一般情况好，下腹膨隆，浊音界位于脐下2指。B超提示膀胱内有多枚1～2cm强光团，其后伴声影。KUB未见异常。诊断为前列腺增生症继发急性尿潴留和膀胱结石。该患者膀胱结石的成分最可能的是

A. 草酸钙结石　　B. 磷酸钙结石
C. 尿酸结石　　D. 胱氨酸结石
E. 磷破镁胺结石

5. 由于感染引起的肾脏结石其成分多为
A. 草酸钙结石　　B. 磷酸钙结石
C. 尿酸结石　　D. 胱氨酸结石
E. 磷酸镁胺结石

6. 膀胱结石中，尿酸成分结石在膀胱镜下的外观多为
A. 棕褐色，桑椹样，表面不光滑
B. 灰白色，易碎，表面粗糙
C. 淡黄色，类圆形或多边形，表面光滑
D. 淡黄至黄棕色，多边形，蜡样外观
E. 棕黑色，易碎，表面粗糙

7. 患者，男，48 岁。反复发作两侧肾区疼痛半年，三天来又发作，并出现少尿，一天来无尿伴发热（38℃）。查体：眼睑、下肢可见明显水肿，双肾区轻叩痛。血常规：WBC 13000/mm^3，Hg 13g/dl。血肌酐 458μmol/L。B 超显示双肾中度积水。KUB 显示：左输尿管上段结石 1cm，右输尿管中段结石 1.2cm。临床处理首先应行
A. 输尿管切开取石术
B. 右输尿管切开取石术
C. 双侧输尿管同时切开取石术
D. 双侧输尿管同时行输尿管镜取石碎石术
E. 双侧输尿管逆行插管引流

二、简答题

1. 简述经皮肾镜手术的主要并发症以及临床处理原则。

2. 简述双侧上尿路结石的治疗原则。

（张洪宪　郝一昌）

书网融合……

本章小结

题库

第五十四章　泌尿、男性生殖系统肿瘤

PPT

学习目标

1. 掌握　肾癌、膀胱癌、前列腺癌的临床症状、体征、诊断与治疗原则；膀胱癌的病理、分期。
2. 熟悉　肾盂肿瘤、睾丸肿瘤、阴茎癌的病理、临床表现、诊断、治疗。
3. 了解　肾母细胞瘤的病理、临床表现、诊断及治疗。

第一节　肾肿瘤

肾肿瘤（renal tumor）是泌尿系统的常见肿瘤之一，以恶性肿瘤居多。临床上常见的良性肾肿瘤包括肾血管平滑肌脂肪瘤和肾嗜酸性细胞瘤等。而常见的恶性肿瘤包括来源于肾实质泌尿小管上皮系统的肾细胞癌、肾母细胞瘤及发生于肾盂、肾盏的尿路上皮肿瘤等。

一、肾血管平滑肌脂肪瘤

肾血管平滑肌脂肪瘤（angiomyolipoma，AML）又称肾错构瘤，是常见的肾脏良性肿瘤。有超过 50% 的 AML 是体检时偶然发现。女性更易发病，发病年龄多为 40～60 岁，可以单独发生，也可能是结节性硬化症（tuberous sclerosis complex，TSC）的一种表现。

（一）病因

血管平滑肌脂肪瘤的病因未明。AML 好发于女性，且青春期前极为罕见，因此推测其生长与激素相关。TSC 是最主要的遗传性病因，与定位于染色体 9q34 上的 TSC1 或定位于染色体 16p13 上的 TSC2 基因突变有关。

（二）病理

AML 常发生于肾皮质，散发的肾错构瘤多为单侧发生的单个肿瘤，体积较小。而 TSC 伴发的肿瘤则常双侧多中心发生，体积较大，更易自发破裂出血。AML 被认为起源于血管周围上皮样细胞，大体观肿瘤边界清晰，根据脂肪含量的不同，肿瘤表面呈棕褐色、粉红色或黄色。肿瘤由血管、脂肪及平滑肌成分构成。脂肪成分均为分化成熟的脂肪组织；血管大小不一、异常扭曲、管壁不规则增厚；平滑肌组织分化程度差别大，最常表现为沿血管辐射状分布。

（三）临床表现

AML 患者症状多不明显，常见的症状体征包括：腰痛、血尿、腹部肿块。体积大的肿瘤可突发破裂出血导致低血容量性休克。TSC 是一种常染色体显性遗传病，可累及全身各器官及系统，其中以脑、肾脏、皮肤、肺及心脏病变表现突出。

（四）诊断

AML 的诊断主要依据影像学检查，确诊需病理学检查。

1. 超声　AML 典型超声表现为边缘清晰、后伴声影的高回声肿物。

2. CT　最有效和可靠的诊断手段。AML 内含大量脂肪组织及血管、平滑肌。其 CT 表现为低密度，CT 值为负，增强后无明显强化（图 54－1，图 54－2）。

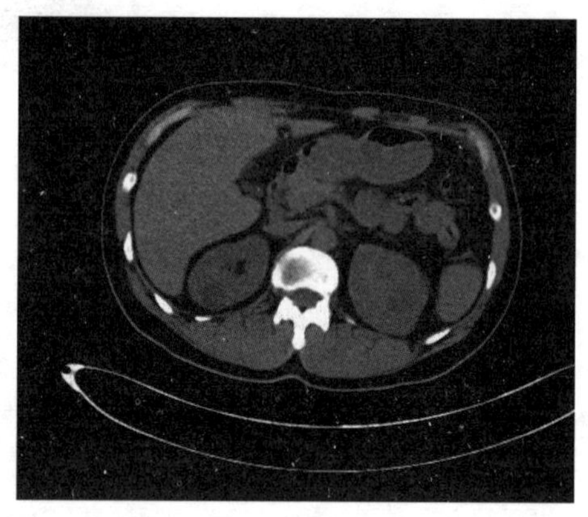

图 54－1　血管平滑肌脂肪瘤 CT 平扫，可见右肾低密度肿块

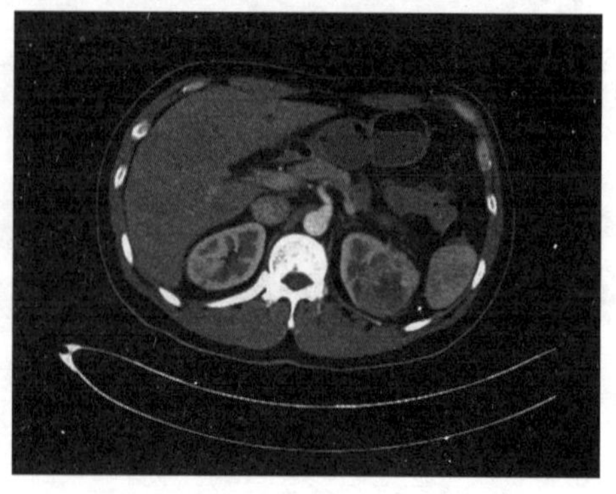

图 54－2　血管平滑肌脂肪瘤 CT 增强，肿块未见强化

3. MRI　在MRI上，病灶内脂肪的存在有助于诊断。主要表现为 T_1 加权像强信号，T_2 加权像低信号，脂肪抑制序列低信号。

（五）治疗

AML应根据是否散发、是否存在症状和出血风险进行个体化治疗。对无症状且直径小于4cm的肿瘤，建议每半年复查影像检查，动态观察瘤体大小及临床症状变化。如考虑治疗或进行预防性干预时，可选择以下四种方法，即外科手术治疗、消融治疗、动脉栓塞和mTOR抑制剂。

1. 外科手术治疗　外科手术的治疗原则是最大限度保留正常肾单位和肾功能。尤其是针对TSC－AML患者，病变大多数是双侧、多灶和复发性的，保留肾单位显得更为重要，因此针对AML患者的外科手术应尽可能选择部分切除术。行肾切除术必须慎重，若肿瘤生长快，可疑恶变；不能控制危及生命的出血等情况下方可考虑根治性肾切除术。

2. 消融治疗　消融治疗的研究较少，小样本研究发现射频消融和冷冻消融并发症发生率低，并且可以降低肿瘤破裂出血风险，有效保护肾脏功能，显示了良好的有效性和安全性。对患者进行充分评估后，可采用消融治疗作为替代治疗手段，但在临床广泛应用前需要更多研究。

3. 动脉栓塞　选择性动脉栓塞更多用于AML急性出血的治疗。因为在这种情况下，手术干预往往需行全肾切除。但由于疼痛或出血，患者可能需要进行重复栓塞治疗，并仍可能最终接受全肾切除。栓塞的并发症包括感染、脓肿、栓塞后综合征（以发热、疼痛和白细胞增多为特征）和肾梗死等。

4. mTOR抑制剂　TSC患者TSC1/TSC2突变与mTOR信号通路激活密切相关，针对TSC－AML的患者，前瞻性临床试验证明了mTOR抑制剂依维莫司在治疗AML及其他相关受累病变的有效性，已被FDA批准为治疗TSC－AML的标准药物。

二、肾细胞癌

肾细胞癌（renal cell carcinoma，RCC）简称肾癌，是最常见的肾实质恶性肿瘤，占肾脏恶性肿瘤的80%～90%。在世界范围内，RCC的发病率占成人恶性肿瘤的2%～3%。据GLOBOCAN 2020统计，全球RCC发病率居恶性肿瘤第14位，死亡率居第15位。RCC发病有明显地域差异，北美、西欧等国发病率最高。发病可见于各年龄段，高发年龄为50～70岁，男女比例约为2∶1。由于健康体检的提升和医学影像检查手段的进步，临床上无明显症状偶发肾癌日益增多。

（一）病因

肾癌的病因不明确。可能与吸烟、肥胖、长期血透、高血压及抗高血压治疗等有关。少数与遗传因素有关，有家族发病倾向，称遗传性肾癌，占肾癌总数的2%～4%。

（二）病理

绝大多数散发性RCC呈单侧、单灶性表现，双侧先后或同时发病者仅为散发性肾癌的2%～4%，而在遗传性肾癌中很常见。10%～20%的病例中可见肿瘤的多中心分布，在乳头状及遗传性肾癌中更为多见。RCC常分为透明细胞肾细胞癌（clear cell RCC，ccRCC）和非透明细胞肾细胞癌（non－clear cell RCC，nccRCC），后者包括乳头状RCC、嫌色性RCC、FH缺陷型RCC等。透明肾细胞癌是最常见的肾癌病理亚型，占肾癌的60%～85%。

肾细胞癌来源于肾小管上皮细胞，瘤体多呈类圆形，周围为受压实质和纤维组织形成的假包膜，肿瘤切面呈橘黄色、棕色，可伴有出血、钙化和坏死等。肿瘤可破坏肾组织，侵犯邻近脂肪、肌肉组织、血管、淋巴管等。也可经血液和（或）淋巴转移。肾癌易向静脉内扩散形成癌栓，进入肾静脉、下腔静脉甚至右心房。远处转移常见部位为肺、骨、肝、脑等。淋巴转移最先到达肾蒂淋巴结。

1. 肿瘤分级　病理分级是一个重要的预后因素，适于ccRCC和乳头状RCC。2016版病理分级增加了客观评价标准，形成WHO/ISUP病理分级系统，分为4级（1～4级），级别越高，肿瘤恶性程度越高，预后越差。

2. 肿瘤分期　目前分期采用最广泛的2017年AJCC制定的第8版TNM分期系统。T_1 期为肿瘤最大径≤7cm，且局限于肾内；T_2 期为肿瘤最大径>7cm，且局限于肾内；T_3 期为肿瘤侵及主要静脉或肾周围组织，但未侵及同侧肾上腺，未超过肾周围筋膜；T_4 期为肿瘤侵透肾周筋膜，包括侵及邻近肿瘤的同侧肾上腺。N、M代表有无区域淋巴结转移或远处转移。

（三）临床表现

大多数患者早期无自觉症状，多在健康查体或其他疾病诊疗中发现。典型的血尿、腰痛、腹部肿块“肾癌三联征”已不到10%。但上述症状一旦出现，提示肿瘤多数进入中晚期阶段。有症状的肾癌患者中10%～40%可出现副瘤综合征，即出现一系列由肿瘤引起的全身性症状，主要表现为高血压、贫血、不明原因发热、红细胞增多症、血沉增快、肝功能异常、高血糖、高钙血症等改变。一些有症状的患者表现为转移灶症状，如骨痛、骨折、咳嗽、咯血等。

（四）诊断

肾癌的临床诊断主要依据影像学检查和临床表现。血尿、腰痛、腹部肿块仍然是肾癌的主要症状，出现任何一个症状都应引起重视。确诊需依靠病理学检查。

1. B超　是简便且经济、无创的检查方法，可以发现肾内1cm以上的占位性病变。常表现为中低回声实性团块，回声不均质，还可发现有无局部淋巴结肿大，有无肾静脉、下腔静脉癌栓及有无肝转移等。

2. CT　对肾癌的诊断有重要价值，能显示肿瘤大小、部位、区域淋巴结和邻近器官有无受累。CT表现为肾实质内圆形、类圆形或分叶状肿块，平扫时密度不均匀，CT值一般在30～50HU。增强后有强化，但明显低于正常肾实质（图54－3，图54－4）。

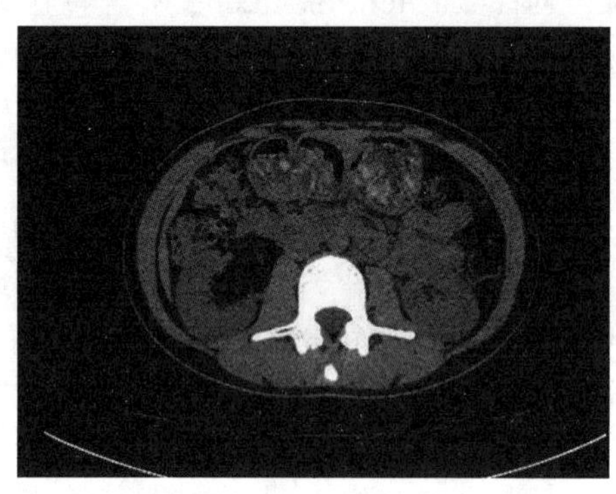

图54－3　肾肿瘤CT平扫，可见左肾低密度肿块

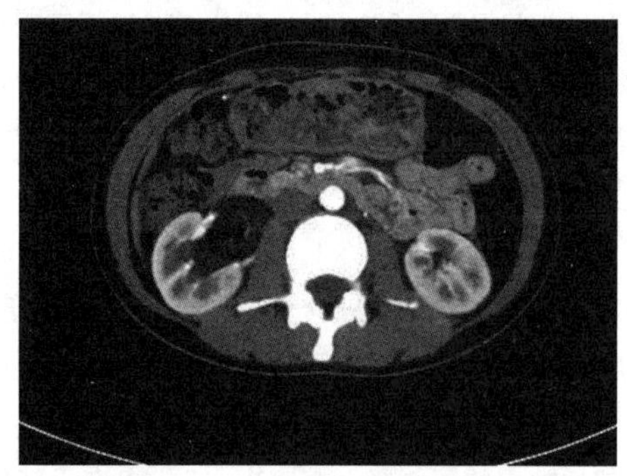

图54－4　肾肿瘤CT增强，可见左肾肿瘤不均匀强化

3. MRI　造影剂过敏、孕妇等CT增强扫描禁忌证患者，可选择增强MRI。多数肾癌在T_1加权相上呈低信号，T_2加权相上为高信号，信号不均匀。MRI能了解肾癌侵犯范围，对肾静脉、下腔静脉是否受累及程度进行评估。

4. 肾肿瘤穿刺活检　对于准备进行手术治疗的患者无需进行肾肿瘤穿刺活检。主要应用于以下情况：①肾脏体积较小，且希望进行积极监测的患者；②进行消融治疗前明确诊断；③对于晚期/转移性肾癌，在进行靶向或免疫治疗前明确病理诊断；④明确肾脏肿瘤性质，协助诊断或鉴别诊断，指导临床治疗方案。

（五）治疗

对局限性或局部进展性肾癌患者采用以外科手术为主的治疗方式，而晚期/转移性肾癌应采用多学科综合治疗方式。

1. 外科手术治疗　局限性RCC的治愈性治疗首选外科手术。可采取开放性手术、腹腔镜手术或机器人辅助腹腔镜手术。目前对早期肾癌患者可采取保留肾单位（nephron sparing surgery，NSS）手术。T_{1a}期患者，条件允许，首选NSS；T_{1b}和T_2期患者，条件允许，也可采用NSS，否则接受根治性肾切除术（radical nephrectomy，RN）。局部进展期的可耐受手术的患者，应进行RN，转移的淋巴结或静脉瘤栓可同时切除。肾癌根治的手术范围包括患肾、肾周筋膜、肾周脂肪。值得注意的是：同侧肾上腺没有确切受累情况下，在肾癌根治手术中可以予以保留；术前影像或者术中未见确切淋巴结转移情况下，一般肾癌根治术可以不行肾门及大血管旁淋巴结清扫。

2. 其他治疗　包括射频消融、冷冻消融、高强度聚焦超声，多用于不能耐受或不接受手术的肾癌患者。

3. 靶向药物治疗　由于VHL失活导致缺氧诱导因子（HIF）积累，导致VEGF和PDGF过表达，促进肿瘤相关的血管生成和生长。因此，抑制VEGF等信号通路可以抑制血管生成和肿瘤进展，目前常用药物有舒尼替尼、培唑帕尼、阿昔替尼等。靶向治疗是晚期/转移性肾癌患者的主要治疗手段。

4. 免疫治疗　免疫检查点抑制剂在晚期/转移性RCC中显示了良好的治疗效果，主要治疗药物包括PD－1、PD－L1和CTLA－4抑制剂等，同样是晚期/转移性肾癌患者的主要治疗手段。

三、肾母细胞瘤

肾母细胞瘤（nephroblastoma），又称Wilms瘤（Wilms tumor），是一种胚胎性恶性肿瘤。肾母细胞瘤占所有儿童肿瘤的6%～7%，是儿童最常见的肾脏恶性肿瘤，占儿童肾脏恶性肿瘤的90%。约90%患儿在6岁以前发病，中位发病年龄为3.5岁；90%的患者是散发性肿瘤（中位发病年龄为3岁）。而5%～10%的患者表现为双侧或多发肿瘤，常伴有肿瘤易感性综合征，发病年龄也较早（中位发病年龄为2岁）。

（一）病因

肾母细胞瘤可能与胎儿肾发育异常相关，与生殖泌尿道胚胎发育的基因改变密切相关。研究发现许多基因在肾母细胞瘤的发生、发展中发挥重要作用。在10%～15%的肾母细胞瘤患者中，胚胎发生早期可能出现胚系致病性基因变异或表观遗传改变，最常见的突变基因是WT_1。

（二）病理

肾母细胞瘤可发生于肾实质的任何部位。大部分肾母细胞瘤含有3种成分，即胚芽成分、上皮成分和间叶成分。部分肾母细胞瘤以其中2种或1种成分为主。间叶成分占肿瘤的绝大部分，呈梭形细胞性成纤维细胞样结构，多向横纹肌分化。根据病理特征可以分为两大类，即良好的组织学类型和不良组织学类型。肿瘤生长迅速，剖面可呈鱼肉样膨出，灰白色常有出血坏死。肿瘤可压迫和破坏肾组织，使肾盏肾盂变形，也可浸润周围器官及组织。肿瘤可经淋巴结转移至肾门和腹主动脉旁淋巴结，也可血行转移至全身各部位，以肺转移最为常见。

（三）临床表现

大多数肾母细胞瘤患者无明显症状，其父母或儿科医生在儿童洗澡或就诊时发现腹部肿块。通常肿块表面光滑平整、中等硬度、无压痛。同时大约40%的儿童会伴有腹痛症状。少数患儿会伴有血尿，还会出现高血压、发热、厌食和体重减轻等症状。也可能会伴有先天畸形综合征的症状，如无虹膜、偏身肥大和泌尿生殖系统异常等。

（四）诊断

婴幼儿腹部发现进行性增大的肿瘤，或者出现先天畸形综合征相关症状，应考虑肾母细胞瘤的可能性。临床诊断该病的主要依据是影像学检查，常用的影像学检查有超声、胸腹部CT或腹部MRI。有助于评估肿瘤位置、大小、范围和周围血管、淋巴结情况，最常见的转移部位是肺部，所以建议胸部影像学检查。腹部增强CT和MRI对肾母细胞瘤的诊断价值类似，CT增强扫描可发现不均质性肿块和坏死的囊性变以及钙化灶。MRI能发现肿瘤内出血。对不能手术切除的或计划进行化疗的患者可做穿刺活检明确病理诊断，以制定诊治方案。

（五）治疗

应用外科手术治疗、放疗和化疗等综合性治疗肾母细胞瘤能取得较好的疗效。手术切除是主要的治疗方法。

1. 外科手术治疗　大多数肾母细胞瘤患者需行根治性肾切除术，一般采用经腹膜入路手术。手术过程中应确定肿瘤的范围，准确的分期对于后续是否需要放疗和化疗至关重要。手术过程中，应小心处理肿瘤，在保证肿瘤不破裂的情况下完整切除肿瘤。对于双侧肾母细胞瘤，或有相关先天畸形综合征，或孤立肾的患儿，应采取保留肾单位的手术方式。

2. 化疗和放疗　在以下情况下，应考虑进行术前化疗，包括：双侧肾母细胞瘤，肿瘤侵犯相邻结构，不可切除的肿瘤等。对于伴有不良遗传学特征或分期偏晚（Ⅲ期及以上）的患者，手术后应进行辅助化疗。可联用放线菌素D、长春新碱和阿霉素进行化疗。

放疗通常用于降低局部复发风险，同时也可以治疗全身转移性疾病。放疗方案的制定与肿瘤分期，组织学类型以及分子遗传特征密切相关。对于早期的（Ⅰ期或Ⅱ期）、组织学类型良好的患者一般不建议术后进行放疗。

四、肾盂肿瘤

尿路上皮是泌尿系统被覆上皮的总称，主要为移行上皮。泌尿系统从肾盂、输尿管、膀胱及后尿道均被覆移行上皮，发生肿瘤的病因及病理变化相似。肾盂肿瘤属于上尿路上皮性肿瘤，占尿路上皮肿瘤的5%～10%，在70～90岁人群中发病率最高，好发于男性。

（一）病因

肾盂肿瘤病因复杂，较为明确的两大致病危险因素是吸烟和职业接触芳香胺类工业化学物质。此外，长期服用镇痛药物、使用环磷酰胺、慢性感染以及遗传等都可能是致病因素。

（二）病理

上尿路肿瘤几乎都是移行细胞癌，约占90%以上。可单发或多发，其生长方式可分为乳头状型和广基底型。大约25%的患者存在组织学变异，5%～15%的病例伴有鳞状细胞癌，而腺癌极为少见。组织学变异的尿路上皮癌病理分级高，预后较单纯尿路上皮癌差；完全非尿路上皮组织来源的上尿路肿瘤极为少见。其转移可通过管腔内淋巴或血管等途径，且患者常伴有早期淋巴结转移。

（三）临床表现

患者可没有任何症状而单纯检查发现；而最常见的临床表现包括间歇、无痛、全程肉眼血尿。腰痛可见于20%～40%的患者，血凝块堵塞输尿管引起急性梗阻时还可能出现肾绞痛。少数患者还可能出现腰部肿块或下尿路症状如尿频、尿急等。

晚期患者可出现全身症状，如食欲缺乏、体重减轻、盗汗、咳嗽和骨痛，以及呕吐、水肿、高血压等肾功能不全表现。

（四）诊断

上尿路肿瘤的临床诊断主要依据影像学检查、尿液检测和内镜检查。确诊需病理学检查。

1. 病史　肉眼血尿及镜下血尿，应考虑到肾盂癌的可能，通常表现为全程、无痛、间歇性肉眼血尿，可伴有条索状血凝块。

2. 影像学检查　超声可作为初步筛查手段，也可以对病灶进行初步评估。静脉尿路造影和逆行性肾盂输尿管造影可见肾盂充盈缺损、变形等。CT 泌尿系统成像对于上尿路肿瘤的诊断和分期具有重要价值，可以判断肿瘤位置、浸润深度及与周围组织器官的关系等，如图 54-5。MRI 也是常用的检查方法，可作为无法行增强 CT 检查患者的替代手段。

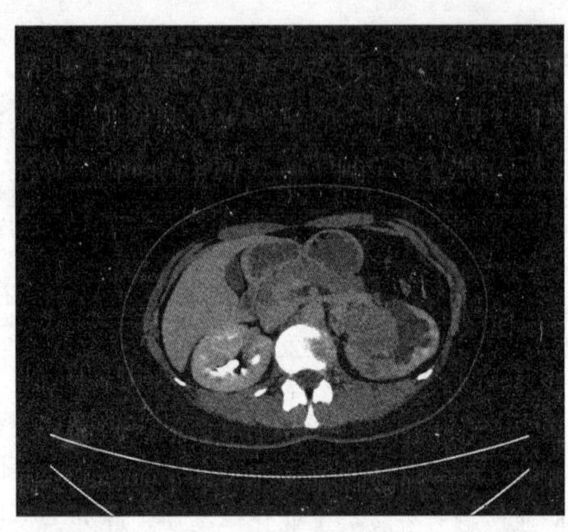

图 54-5 肾盂肿瘤 CT，可见左侧肾盂软组织肿块

3. 尿液检测 尿脱落细胞学检查是一项简便且无创的技术，可发现癌细胞，典型特征是细胞体积增大、核多核性、核深染等。可用于早期诊断，但敏感性较低。除了患者自身排尿收集尿液外，必要时可通过膀胱镜逆行插管留取肾盂尿。膀胱癌的发生发展伴随着多种染色体的改变，采用荧光原位杂交技术可以检测尿脱落细胞的染色体异常，与尿细胞学检查结合可以提高敏感性。

4. 内镜检查 膀胱镜下可见输尿管喷血，并观察是否合并膀胱肿瘤。输尿管镜检查可观察输尿管、肾盂及集合系统的形态，明确肿瘤，并取活检。

（五）治疗

1. 外科手术治疗 根治性肾、输尿管全切除术是上尿路肿瘤的标准治疗方式，可选择开放、腹腔镜或机器人辅助腹腔镜手术等方式。切除范围包括患肾、全段输尿管及输尿管开口周围的部分膀胱。淋巴结清扫可能对于改善患者预后有帮助，但目前没有明确的清扫范围界定。孤立肾或对侧肾功能不能代偿的患者，充分评估后可以考虑尝试进行保留肾脏的手术。

2. 灌注治疗 上尿路肿瘤术后推荐行即刻膀胱内化疗药物灌注预防复发。

3. 放化疗 T_2 及以上分期的患者术后建议进行以铂类为基础的辅助化疗。对于晚期、无法手术切除的患者，同样建议进行以铂类为基础的联合化疗。放疗多为小样本回顾性研究，术后病理 T_3、T_4 期或存在残存病灶，可考虑行放疗。

4. 免疫治疗 近年来，PD-1/PD-L1 通路的免疫治疗在尿路上皮肿瘤中取得了巨大突破，可用于晚期尿路上皮肿瘤患者。

第二节 膀胱肿瘤

膀胱肿瘤（tumor of bladder）是泌尿系统临床上最常见的恶性肿瘤之一，占我国泌尿生殖系统肿瘤发病率的第一位。

（一）病因

膀胱癌的发生病因复杂，较为明确的两大致病危险因素是吸烟和职业接触芳香胺类工业化学物质。与膀胱癌相关的职业有染料、橡胶、沥青、煤焦油、石化等产业。

其他可能的致病因素包括慢性感染与异物（如膀胱结石、血吸虫病膀胱炎）、长期使用化疗药物如环磷酰胺、滥用含有非那西丁的止痛药、盆腔放疗史等。有家族史者发生膀胱癌的危险性明显增加。

（二）病理

1. 组织类型 约 95% 为尿路上皮癌，腺癌、鳞癌各占 2%～3%，后者恶性程度高于尿路上皮癌。非上皮性肿瘤有肉瘤、横纹肌肉瘤等，极少见。

2. 分级 WHO 2016 膀胱癌分级将膀胱癌分为低度恶性潜能乳头状尿路上皮肿瘤、低级别和高级别尿路上皮癌。

3. 生长方式 分为原位癌、乳头状癌和浸润癌。原位癌位于黏膜内，不向膀胱腔凸出也不向膀胱肌层浸润。乳头状癌外观呈乳头状，向膀胱腔内生长。临床上以表浅的乳头状肿瘤最多见。鳞癌、腺癌为浸润性癌。

4. 浸润深度 多采用膀胱癌 TNM 分期：Tx 原发肿瘤无法评估；T_0 无原发肿瘤证据；T_a 非浸润性乳头状癌；Tis 原位癌（CIS）；T_1 肿瘤侵犯黏膜固有层；T_2 肿瘤侵犯肌层；T_{2a} 肿瘤侵犯浅肌层（内 1/2）；T_{2b} 肿瘤侵犯深肌层（外 1/2）；T_3 肿瘤侵犯膀胱周围组织；T_{3a} 显微镜下发现肿瘤侵犯膀胱周围组织；T_{3b} 肉眼可见肿瘤侵犯膀胱周围组织（膀胱外肿块）；T_4 肿瘤侵犯以下任一器官或组织（前列腺、精囊、子宫、阴道、盆壁和腹壁）；T_{4a} 肿瘤侵犯前列腺、精囊、子宫或阴道；T_{4b} 肿瘤侵犯盆壁或腹壁。

5. 淋巴和远处转移 最常见的转移方式为淋巴转移，主要转移部位为盆腔淋巴结。发生血行转移者主要转移至肝、肺、骨、肾上腺等部位。

（三）临床表现

大多数的膀胱癌患者最初的临床表现为无痛、间歇、全程肉眼血尿，有时也可为镜下血尿。血尿可能仅出现 1 至数天，可自行减轻或停止，这种“自愈”的假象是导致膀胱肿瘤易漏诊、误诊的原因。血尿出现的时间及出血量，与肿瘤的恶性程度、大小、范围和数目并不一致。

约10%的膀胱癌患者可首先出现膀胱刺激症状，主要表现为尿频、尿急、尿痛。多由于肿瘤坏死、溃疡、膀胱内肿瘤较大或数目较多或肿瘤弥漫浸润膀胱壁或并发感染所引起。

发生于膀胱三角区及膀胱颈部的肿瘤可致膀胱出口梗阻，出现排尿困难的症状，甚至尿潴留。

体检触及盆腔包块是局部进展性肿瘤的证据，经直肠、阴道指检有利于进展期膀胱肿瘤诊断。

（四）诊断

对于40岁以上出现无痛性肉眼血尿，应考虑到泌尿系肿瘤的可能性，应进一步进行相关检查。但目前发病有年轻化趋势，故对年轻血尿患者仍应提高警惕。

1. 尿脱落细胞学检查　是膀胱癌诊断和术后随诊的主要方法之一，尿液标本采用新鲜尿液。尿肿瘤标记物检查可提高膀胱癌无创检测的检出率，目前膀胱肿瘤抗原（BATstat、BATtrak）、核基质蛋白（NMP22）等已被美国FDA批准用于膀胱癌的检测。尿荧光原位杂交技术（FISH）也是膀胱癌常见的检测方法，具有较高的敏感性和特异性。

2. 影像学检查　超声检查是诊断膀胱癌最常用、最基本的影像学检查手段，可以发现直径5mm以上的肿瘤，了解肿瘤的位置、大小、数目及浸润深度。泌尿系统平片和静脉尿路造影（IVU）可发现并存的上尿路肿瘤并评估膀胱肿瘤对上尿路的影响。CT和MRI在诊断膀胱肿瘤和评估膀胱肿瘤浸润范围方面有重要价值，可发现较小的肿瘤，判断临近器官是否受侵及转移。CT泌尿道成像（CTU）可替代传统的IVU检查，提供更多信息。

3. 膀胱镜检查　是诊断膀胱癌最可靠的方法。通过膀胱镜检查可以明确膀胱肿瘤的数目、大小、形态、部位及周围黏膜的异常情况，并可以取活检明确诊断。

4. 诊断性经尿道电切术（transurethral resection，TUR）　在麻醉下直接行诊断性TUR，这样可以达到两个目的。一是切除肿瘤，二是对肿瘤标本进行组织学检查以明确病理诊断、肿瘤分级和分期，为进一步治疗以及判断预后提供依据。

（五）治疗

1. 非肌层浸润性膀胱癌（non muscle - invasive bladder cancer，NMIBC）　包括：T_a、T_1和Tis期的膀胱癌。根据肿瘤数量、大小、分期、分级、复发频率以及是否存在原位癌等危险因素可分为低危、中危、高危和极高危四组（表54-1）。经尿道膀胱肿瘤切除术（transurethral resection of bladder tumor，TURBT）既是主要诊断方法，也是主要的治疗手段（金标准）。对肉眼可见的全部肿瘤进行深达肌层切除，并进行病理分级和分期，制定后续辅助治疗方案。其他治疗方式还有膀胱部分切除术、根治性膀胱切除术等。

术后辅助治疗：膀胱肿瘤有多中心性特点，TURBT术后有较高的复发率，小部分患者甚至会进展为浸润性肿瘤，手术后辅助性膀胱灌注治疗可预防肿瘤复发。对于低危患者，术后即刻膀胱灌注化疗就可有效降低肿瘤复发风险。中危患者在术后即刻膀胱灌注化疗后均应接受后续维持灌注化疗或卡介苗（BCG）灌注治疗。常用化疗药物有表柔比星、吡柔比星、羟喜树碱、吉西他滨、丝裂霉素等。高危和极高危患者维持灌注治疗应首选BCG。

随访：膀胱镜检查仍然是金标准。

表54-1　非肌层浸润性膀胱癌危险分层

危险分层	定义
低危	同时满足：原发、单发、TaG_1（低度恶性潜能乳头状尿路上皮肿瘤，低级别），直径<3cm，无原位癌（CIS）
中危	所有不包含在相邻类别定义中的肿瘤（介于低危和高危之间）
高危	满足以下任意一项：T_1期肿瘤；G_3（高级别）肿瘤；CIS；多发、复发、直径>3cm的TaG_1G_2/低级别肿瘤

2. 肌层浸润性膀胱癌（muscle - invasive bladder cancer，MIBC）　推荐行新辅助化疗+根治性膀胱切除术治疗。常用的化疗方案有GC（吉西他滨+顺铂）、MVAC（甲氨蝶呤+长春花碱+阿霉素+顺铂）、CMV（顺铂+甲氨蝶呤+长春花碱）和CM（顺铂+甲氨蝶呤）方案，化疗的有效率为40%~65%。根治性膀胱切除术切除范围包括：膀胱及周围脂肪组织、输尿管远端，并同时行盆腔淋巴结清扫术；男性患者还应包括前列腺、精囊；在女性则包括子宫、附件和部分阴道。

患者身体条件不能耐受或不愿意接受根治性全膀胱切除术可以采用保留膀胱的综合治疗方法，通常为经尿道最大限度膀胱肿瘤切除术辅以术后化疗和放射治疗，并密切随访。

3. 转移性膀胱癌　一线标准治疗为以顺铂为基础的联合化疗方案。对于不适合顺铂化疗的患者，可选择以免疫检查点抑制剂为基础的治疗，包括阿特珠单抗、帕博利珠单抗、吉西他滨+卡铂+阿维鲁单抗等治疗方案。

第三节 前列腺癌

案例引导

案例 患者，男，60 岁。因“进行性排尿困难半年，背痛 1 个月入院”。入院后查前列腺特异性抗原 21ng/ml，直肠指诊触及前列腺呈结节状，Ⅱ度大，右侧质硬。盆腔 MRI 示：前列腺右侧外周带结节。患者既往无手术外伤史，母亲乳腺癌病史。

讨论

（1）该患者诊断考虑什么？需要进一步完善哪些检查明确诊断并评估病情？

（2）如何制定治疗方案？

前列腺癌（carcinoma of prostate，PCa）是男性泌尿、生殖系统中最常见的恶性肿瘤，具有明显的地理、种族差异，欧美国家发病率高，为欧美国家最常见的恶性肿瘤之一，亚洲前列腺癌发病率明显低于西方国家，但近年来发病率有明显上升趋势，可能与人口老龄化、生活条件的改善、生活方式的改变及诊断技术的提高等有关。

（一）病因

前列腺癌的病因尚不明确，目前已经被确认的内源性因素除了种族和年龄外，还包括遗传因素的家族史，有家族史的发病率高，有家族发病倾向的发病年龄也较轻。在外源性危险因素中，性激素水平紊乱与前列腺癌的发病密切相关。此外，现在也注意到某些基因的功能丢失或突变在前列腺癌发病、进展及转移中起着重要作用。

（二）病理

前列腺原发的上皮源性恶性肿瘤分为以下组织学类型，即腺泡腺癌、导管内癌、导管腺癌、尿路上皮癌、腺鳞癌、鳞状细胞癌、基底细胞癌、神经内分泌肿瘤。前列腺癌腺癌最多见，约占98%，起源于腺细胞，多发生于前列腺的外周带，约占75%，且大多数为多病灶，易侵犯前列腺尖部。其他少见病理类型相对少见。前列腺异型、不典型增生、上皮内瘤变可能是前列腺癌的癌前期病变。

前列腺癌的病理学分级：前列腺癌分级方法较多，Gleason 分级系统应用最为广泛。按照细胞分化程度分为 1～5 级，并将肿瘤分成主要分级区和次要分级区，每个分级区的 Gleason 分值为 1～5 分，两个分级区的 Gleason 分值之和为最终 Gleason 评分，共 10 分。为了更好地评估预后，根据 Gleason 评分和疾病危险度的不同可进一步将前列腺癌分为 5 个具有明显预后区别的组别（表 54-2），称为前列腺癌分级分组（grading groups）。分级分组越高，患者的预后越差。

表 54-2 ISUP 前列腺癌分级分组

分级分组	GLEASON 评分
1	≤3+3=6
2	3+4=7
3	4+3=7
4	4+4=8；3+5=8；5+3=8
5	5+4=9；4+5=9；5+5=10

前列腺癌分期系统目前最广泛采用的是美国癌症分期联合委员会（American Joint Committee on Cancer Staging，AJCC）制定的 TNM 分期系统（第 8 版）：T_0 期无原发肿瘤证据。T_1 期不可扪及和影像学难以发现的临床隐匿肿瘤，分为 T_{1a}期：偶发肿瘤体积≤所切除组织体积的 5%；T_{1b}期：偶发肿瘤体积＞所切除组织体积的 5%；T_{1c}期：不可扪及，仅穿刺活检发现的肿瘤（如由于 PSA 升高）。T_2 期肿瘤可触及，仅局限于前列腺内，分为 T_{2a}期：肿瘤局限于单叶的 1/2；T_{2b}期：肿瘤肿瘤超过单叶的 1/2 但限于该单叶；T_{2c}期：肿瘤侵犯两叶，但仍局限于前列腺内。T_3 期肿瘤突破前列腺包膜，分为 T_{3a}期：肿瘤侵犯包膜外（单侧或双侧）；T_{3b}期：肿瘤侵犯精囊。T_4 期：肿瘤固定或侵犯除精囊外的其他临近组织结构，如膀胱颈、尿道外括约肌、直肠、肛提肌和（或）盆壁。N、M 代表有无淋巴结转移或远程转移。

前列腺癌可经血行、淋巴扩散或直接侵及邻近器官，远处转移以骨转移最常见。前列腺腺癌疾病初期多为激素敏感型，但随着疾病的进展可发展为去势抵抗性前列腺癌（castration-resistant prostate cancer，CRPC）。

（三）临床表现

前列腺癌早期通常无明显临床症状，常在体检直肠指诊、前列腺增生检测血清 PSA 值升高进一步检查被发现，也可在前列腺增生手术标本中发现。当肿瘤增大侵犯或阻塞尿道、膀胱颈时可表现为下尿路梗阻症状。血尿少见。当出现远处转移时可以引起骨痛、脊髓压迫神经症状及病理性骨折。

（四）诊断

直肠指检、血清前列腺特异性抗原（prostatic specific antigen，PSA）测定和经直肠 B 超检查是临床诊断前列腺癌的主要方法。目前国内 PSA 结果的判定是血清总 PSA（tPSA）>4.0ng/ml 为异常。血清 PSA 是前列腺上皮细胞产生的，前列腺癌常伴血清 PSA 升高，数值越高，罹患前列腺癌的风险越大。

大多数前列腺癌发生于外周带，直肠指检对于前列腺癌的早期诊断及分期有重要价值。应注意前列腺大小、外形、硬度、有无结节等，如发现结节，质地坚硬，应疑为前列腺癌。

经直肠超声检查（transrectal ultrasonography，TRUS）可以显示前列腺内低回声病灶及其大小、侵及范围等。CT对早期前列腺癌的诊断价值不大。MRI对前列腺癌的诊断优于其他影像学方法。多参数磁共振成像（mpMRI）相比其他影像学检查，在前列腺癌的诊断中具有更高的诊断效能。基于3.0T多参数核磁共振的前列腺影像报告和数据评分系统（Prostate Imaging Reporting and Data System，PI-RADS），适用于前列腺癌的定位、诊断和危险分组。T_3期与T_4期，CT和MRI可以帮助了解肿瘤侵及包膜外、精囊、膀胱颈以及盆腔肿大的淋巴结等情况。

前列腺癌最常见的远处转移部位是骨骼，全身核素骨扫描是评价前列腺癌骨转移最常用的方法，可比常规X线提前3～6个月发现骨转移灶。

近年来^{68}Ga和^{18}F标记PET显像剂靶向前列腺特异膜抗原（prostate-specific membrane antigen，PSMA）逐渐受到重视。PSMA是一种由前列腺上皮细胞分泌的糖蛋白，几乎在所有前列腺癌类型中呈高表达，且随肿瘤分期和分级的升高而增加，PSMA PET-CT能够显著提高转移病灶的诊断准确率，使其优于传统的影像学检查如MRI、CT、全身核素骨扫描等。

前列腺穿刺活检是诊断前列腺癌最可靠的检查。由于前列腺穿刺可导致出血可能影响影像学评价临床分期，因此前列腺穿刺活检应在MRI检查之后进行。前列腺穿刺的适应证是：①直肠指诊发现前列腺可疑结节，任何PSA值；②TRUS或MRI发现可疑病灶，任何PSA值；③PSA＞10ng/ml；④PSA 4～10ng/ml，异常游离/总PSA值。

（五）鉴别诊断

前列腺癌需与BPH、前列腺炎、前列腺肉瘤、非特异性肉芽肿性前列腺炎等相鉴别。

（六）治疗

前列腺癌的治疗需因人而异，应根据患者的预期寿命、全身状况、临床分期及病理分级等综合因素考虑。

T_{1a}期癌，一般病灶小且细胞分化好，可以等待观察，严密随诊。局限在前列腺包膜以内（T_{1b}、T_2期）癌可以行根治性前列腺切除术，也是治疗早期前列腺癌的最佳方法，手术包括完整切除前列腺及精囊腺，同时也应在不影响肿瘤切除的情况下，尽量保护患者的控尿及勃起功能。T_3、T_4期前列腺癌以内分泌治疗为主，可行手术或药物去势治疗，并配合抗雄激素制剂可提高生存率。随着阿比特龙、恩扎鲁胺等新型内分泌治疗药物的问世，前列腺癌的治疗效果又获得了进一步的提高。放射治疗对前列腺癌有较好疗效。外放射治疗和手术治疗一样，是前列腺癌的根治性治疗手段，包括调强适形放疗技术（IMRT）、图像引导放疗技术（IGRT）以及及其他新型放疗技术，具有疗效好、适应证广、并发症少等优点，适用于各期前列腺癌患者。姑息性放疗主要用于缓解骨转移疼痛症状。

知识链接

前列腺癌基因检测

前列腺癌发生发展的遗传因素复杂多样，存在显著的肿瘤异质性。前列腺癌患者的肿瘤在基因组序列、表观遗传学等分子水平上存在巨大差异。这种差异直接导致了相同病理类型的前列腺癌患者对治疗药物的反应（耐药性）不尽相同。随着测序技术的快速发展，测序成本的降低，前列腺癌已经进入精准/个体化治疗时代。随着测序技术在包括前列腺癌等肿瘤临床诊疗中的广泛应用，前列腺癌精准诊治策略已让越来越多的患者受益。基因检测有助于更准确地评估患者预后，进行疾病进展风险分层；提示对特定药物的敏感性，指导精准治疗，改善患者预后；积累资料，完善我国前列腺癌患者的基因突变谱和相关特征；理解与CRPC疾病进展、转移、复发、疗效等有关的分子机制，帮助新药研发。

第四节　睾丸肿瘤

睾丸肿瘤（tumor of testis）较少见，仅占男性恶性肿瘤的1%～1.5%，占泌尿系统肿瘤的5%。是青壮年男性最常见的实体肿瘤，且几乎都是恶性。

（一）病因

睾丸肿瘤的确切病因不清楚，已知环境因素对睾丸肿瘤的发生具有重要作用。目前已经确定的外部高危因素包括睾丸发育不全综合征（如隐睾症、尿道下裂、少弱精症等），一代直系亲属中有睾丸肿瘤病史或本身有睾丸肿瘤病史。其中，隐睾患者发生睾丸肿瘤的机会，是正常睾丸的20～40倍。

（二）病理

睾丸肿瘤是泌尿生殖系肿瘤中成分最复杂、组织学表现最多样、肿瘤成分与治疗关系最为密切的肿瘤。可分原发性和继发性两大类。原发性睾丸肿瘤根据组织起源分为生殖细胞肿瘤（占90%～95%）和非生殖细胞肿瘤（占5%～10%）。生殖细胞肿瘤可分为精原细胞瘤（seminoma）和非精原细胞瘤（nonseminoma）两类。非生殖细胞肿瘤又包括间质细胞（Leydig cell）瘤和支持细胞（Sertoli cell）

瘤等。而非精原细胞肿瘤包括胚胎癌、畸胎瘤、绒毛膜上皮细胞癌和卵黄囊肿瘤等。继发性睾丸肿瘤主要来自网状内皮系统肿瘤及白血病等转移性肿瘤。睾丸肿瘤以淋巴转移为主，最先转移到邻近肾蒂的腹主动脉及下腔静脉旁淋巴结。也可通过血运转移。

（三）临床表现

睾丸肿瘤好发于25～45岁中青年男性，一般表现为患侧阴囊单发无痛质硬肿块。肿瘤逐渐增大时，有睾丸沉重、坠胀感或钝痛。少数患者起病较急，进展快，突然出现疼痛性肿块，局部红肿伴发热，易误诊为急性附睾炎或睾丸炎可能与肿瘤出血、坏死有关。隐睾患者在腹部或腹股沟部发现肿块并逐渐增大，常是隐睾发生恶变的表现。分泌绒毛膜促性腺激素（HCG）的睾丸肿瘤可引起乳房肿大、疼痛、女性化乳房。10%左右患者出现远处转移的相关表现，可出现胸背痛、咳嗽、咳血、关节疼痛、消瘦等。

（四）诊断

体格检查患侧阴囊内发现无痛性肿块，睾丸增大或触及肿块，质地较硬、沉重，与睾丸界限不清，透光试验阴性，应高度怀疑睾丸肿瘤。超声检查是睾丸肿瘤的首选检查，B超不仅可以明确睾丸肿瘤的具体部位、浸润深度、血供等特征，还可以探测腹膜后有无转移病灶。CT、MRI对睾丸肿瘤的诊断、鉴别诊断及确定腹膜后淋巴结有无转移、转移范围等有重要帮助。PET在检测睾丸肿瘤转移病灶（腹膜后、肺部、脑部）方面也有应用，但与CT相比，其敏感性及特异性并无显著优势，尤其在检测微小转移病灶等方面，因此不作为常规检查。

睾丸肿瘤的血清肿瘤标志物检查主要包括血甲胎蛋白（AFP）、人绒毛膜促性腺激素-β亚基（β-HCG）、乳酸脱氢酶（lactic acid dehydrogenase，LDH）等肿瘤标记物。总体来看，非精原细胞瘤出现一种或者两种肿瘤标志物升高者可达90%，其中AFP升高占50%～70%，HCG升高者占40%～60%。精原细胞瘤出现血清肿瘤标志物升高者仅30%左右。因此，血清肿瘤标志物对了解肿瘤组织学性质、临床分期、术后有无复发及预后等有一定帮助，是睾丸肿瘤的常规检查，对诊断和预后判定等方面具有重要的价值。

（五）治疗

睾丸肿瘤的治疗应根据肿瘤的组织类型和临床分期选择不同的治疗方法。精原细胞瘤对放射治疗极为敏感，应在术后配合放射治疗，亦可配合化疗等综合治疗。大多数非精原细胞瘤对放疗不敏感，应进一步行腹膜后淋巴结清除术，并配合化疗药物等综合治疗。青春期前畸胎瘤通常以良性为主，预后良好，而成年人畸胎瘤放化疗均不敏感，手术治疗为主。总体来说，睾丸肿瘤的治愈率较高，治愈率的提高依赖于早期诊断，正确的临床和病理分期，早期行手术并结合放化疗的综合治疗，以及严格的随访和挽救性治疗。对于精原细胞瘤（包含各个期别），治愈率超过90%。对于早期的精原细胞瘤及非精原细胞瘤，治愈率接近100%。

第五节　阴茎癌

原发性阴茎癌是一种比较少见的恶性肿瘤，绝大多数为鳞状细胞癌，常见于50～70岁男性患者。阴茎癌的发病率在各个国家有明显的差异，其发病率在欧洲为每年（0.4～2）/10万；在美国约为0.6/10万；但在亚洲、非洲和南美洲等经济欠发达国家的发病率较上述国家可能增加10%左右。

（一）病因

阴茎癌的病因目前仍不明确。一般认为与包茎、人类乳头瘤病毒（human papilloma virus，HPV）、吸烟及其他因素有关。因为阴茎癌多数发生于包茎或包皮过长的患者，包皮垢以及慢性炎症刺激被认为是阴茎癌的重要原因。大量的研究结果显示，婴幼儿期行包皮环切术可以预防阴茎癌的发生，而儿童期或成年以后再行包皮环切术并不能降低阴茎癌的发病率。另外，人类乳头瘤病毒感染与阴茎癌发病密切相关。除此之外，外生殖器疣、阴茎皮疹与阴茎癌的发病可能也有一定的关系。

（二）病理

阴茎癌多从阴茎头、冠状沟、和包皮内板发生，从肿瘤形态上可分为原位癌、乳头状癌和浸润癌三种。阴茎恶性肿瘤多数为鳞状细胞癌，占95%，其他如基底细胞癌、腺癌、恶性黑色素瘤、肉瘤等相对少见。

（三）临床表现

阴茎癌好发于40～60岁有包茎或包皮过长的患者，常起始于阴茎头、冠状沟及包皮内板的黏膜上，对于患有包茎的患者病变早期不易被发现，可触及包皮内有结节或肿块，且逐渐增大，并可穿破包皮露出癌肿。包皮口常有脓性或血性分泌物流出。包皮可以外翻能够显露阴茎头的患者则表现为病变处出现丘疹、乳头状或扁平突起、疣或菜花状斑块、溃疡，病变逐渐增大，表面常伴有恶臭分泌物。阴茎癌很少发生在阴茎体部。由于伴有感染，阴茎癌患者常伴有单侧或双侧腹股沟淋巴结肿大，约有50%淋巴结肿大的患者经病理证实为淋巴结转移。

（四）诊断

典型的阴茎癌患者，通过临床查体，诊断并不困难。

确诊该病需要取病变处组织做病理学检查。肿瘤转移的腹股沟淋巴结一般质地较硬，固定，无压痛，感染性淋巴结肿大一般有压痛，无法区分时需行活组织检查。阴茎癌最常见的转移部位为肺、肝、骨。疑有远处转移时，可选择相应部位 CT/MRI、放射性核素骨扫描以及 PET/CT 进行评估。

（五）治疗

手术切除病变是最主要、最有效的治疗方法。可根据病变的部位、大小、病理和分期决定选择保留阴茎手术（包括包皮环切术和局部病变切除）、阴茎部分切除术和阴茎全切除加尿道阴部造口术。阴茎部分切除术切除范围应距肿瘤边缘至少 2cm 以上正常组织。因常伴有感染，手术前最好先抗炎治疗一周，包括病灶局部的抗炎处理。对于腹股沟淋巴结肿大以及无肿大但局部高危患者，行腹股沟淋巴结清扫能够达到分期和治疗的双重目的。

阴茎癌约 2.3% 会出现远处转移，对于晚期阴茎癌伴有远处转移的患者应考虑化疗，目前多强调联合用药。化疗亦可配合手术和放疗。

目标检测

答案解析

一、选择题

1. 早期前列腺癌的影像学首选方法是
   A. ECT　B. 腔内超声　C. CT　D. MRI　E. PET－CT
2. 睾丸肿瘤中最常见常见的病理类型是
   A. 畸胎瘤　B. 胚胎癌　C. 精原细胞瘤　D. 卵黄囊瘤　E. 绒毛膜上皮癌
3. 前列腺癌最常见的远处转移部位是
   A. 肝脏　B. 肺　C. 脑　D. 骨　E. 肾上腺
4. 下列疾病临床分期都为Ⅱ～Ⅲ期时，预后最好的是
   A. 肝癌　B. 胃癌　C. 食管癌　D. 睾丸精原细胞瘤　E. 肺癌
5. 前列腺癌发生骨转移时最常见的类型是
   A. 溶骨型　B. 成骨型　C. 混合型　D. 病理性骨折　E. 骨髓纤维化
6. 关于阴茎癌的描述，不正确的是
   A. 常发生在阴茎头部、包皮、冠状沟
   B. 可侵犯阴茎海绵体
   C. 多经淋巴道转移
   D. 与 HPV 感染有关
   E. 多为低分化鳞状细胞癌

二、简答题

7. 简述前列腺穿刺的适应证。

（朱　耀　曾　浩）

书网融合……

本章小结

题库

第五十五章　泌尿外科其他疾病

PPT

学习目标

1. 掌握　嗜铬细胞瘤的诊断及术前准备。

2. 熟悉　勃起功能障碍的治疗；精液分析及男性不育的治疗进展；原发性醛固酮增多症的诊断与鉴别诊断；皮质醇症的诊断和治疗；重复肾的定义与诊断；多囊肾的分类；鞘膜积液的诊断；精索静脉曲张的发生原因。

3. 了解　勃起功能障碍严重程度的评定标准；男性不育的常见病因；肾上腺疾病的病理生理。

第一节　泌尿、男性生殖系统先天畸形

泌尿、男性生殖系统先天畸形发生率高，类型多而复杂，此外泌尿系统畸形还可能伴有男性生殖系统畸形。本节只简要介绍几种常见的先天畸形。

一、重复肾

重复肾（duplex kidney）是一种常见的泌尿系统先天性畸形，往往伴有重复输尿管畸形，可能伴发输尿管异位开口或输尿管口囊肿。本病有一定的遗传性，可能是常染色体显性异常，发病率为0.7%～4%，女性多于男性，男女比率约为1∶2，本病多见于单侧，亦可见于双侧。

（一）病因及病理

由胚胎早期中肾管下端发出两个输尿管芽进入一个后肾胚基所造成。重复肾极少单独分开存在，而是融合为一体，通常表面有一浅沟将重复肾分为上半肾和下半肾，它们有单独的血管以及单独的肾盂和输尿管。重复肾通常有两种类型，即不完全性重复肾和完全性重复肾。不完全性重复肾是指正常输尿管与异常输尿管汇合后共同开口于膀胱，通常无临床表现且不需治疗；完全性重复肾是指正常输尿管与异常输尿管分别有独立的开口，下半肾的输尿管通常开口于膀胱，而上半肾的输尿管开口位置通常低于下半肾的输尿管开口位置（Weigert－Meyer 定律），其所致的输尿管异位开口通常与重复肾的上半肾相关，这就是重复肾切除通常切除上半肾的病理基础。

（二）临床表现及诊断

大部分重复肾患者无特异性临床表现，多为体检或偶然就诊发现。常见的临床症状多因合并输尿管异位开口、肾积水、尿路感染、输尿管脱垂等引起，如尿失禁、尿频、腰痛、脓尿等。

男性重复肾患者的输尿管异位开口多位于尿道前列腺部、精阜等处，故一般无尿失禁症状，常因泌尿系统感染如尿频、尿急、尿痛等和上尿路梗阻症状就诊。女性重复肾患者的输尿管异位开口多位于尿道、阴道及前庭等处，故多数患者既表现有正常分次排尿，又有持续性滴尿。

对具有临床症状的所有重复肾患者都应该做影像学检查。B超检查简便、经济、无创伤，为初诊首选；磁共振尿路造影（MRU）可清晰显示全尿路，在诊断伴有并发症如异位输尿管口和输尿管脱垂的重复肾患者方面具有优势；计算机断层扫描（CT）用于诊断重复肾畸形敏感性高，但由于儿童对射线比较敏感，因而应用于儿童需谨慎；此外，静脉尿路造影（IVU）由于显影程度受限于患者肾功能，故已被逐渐替代。

（三）治疗

重复肾畸形无临床症状且双肾功能良好者，无需治疗，但如果继发感染、肾盂积水、结石形成等，则通常需要外科手术干预。若重复肾萎缩、无功能或肾积水伴感染，则可作病肾（通常为上半肾）及对应引流输尿管切除术。若病变积水的肾脏仍有功能，则应根据输尿管病变情况行输尿管膀胱再植、输尿管－输尿管吻合或肾盂－输尿管吻合＋患肾输尿管切除术。

二、先天性肾盂输尿管连接部梗阻

先天性肾盂输尿管连接部梗阻（ureteropelvic junction obstruction，UPJO）是指因先天性肾盂输尿管连接部发育不良、发育异常或受到异位血管纤维索压迫等因素引起肾盂内尿液向输尿管排泄受阻，导致肾集合系统扩张并继发肾功能损害。

先天性 UPJO 是小儿肾积水的主要原因，患者中男性多于女性，男女比例约为2∶1，左侧多于右侧，双侧者占10%左右。

（一）病因及病理

引起先天性肾盂输尿管连接部梗阻的病因很多，临床

上主要有3类。①输尿管肾盂交界处固有梗阻：即UPJ管腔内狭窄，主要有YPJ扭曲或折叠、UPJ瓣膜、UPJ息肉、高位UPJ以及UPJ蠕动功能障碍等；②输尿管肾盂交界处外来梗阻：最常见原因是来自肾下极动脉过早分支或腹主动脉供应肾下极的迷走血管或副血管跨越肾盂输尿管连接部并使之受压，纤维索带压迫或粘连等导致肾盂输尿管连接部扭曲及缩窄；③UPJ继发性梗阻：主要指严重的膀胱输尿管反流引起的输尿管扭曲所致UPJO，进而引起继发性肾积水。

（二）临床表现及诊断

1. 临床表现　根据确诊年龄而异。婴儿期常以无症状腹部肿块就诊，儿童期患者常有疼痛，可伴有肉眼血尿及尿路感染，绝大多数患儿能陈述上腹或脐周痛，大龄患儿还可明确指出疼痛来自患侧腰部。伴恶心、呕吐者，常与胃肠道疾病混淆。成人期常因慢性腰背部疼痛或急性肾绞痛检查而发现，部分患者因腹部或脊柱区域的其它疾病进行影像学检查时偶然发现。此外，亦有部分患者出现高血压，多尿及多饮症状。双侧肾积水或单侧肾积水晚期可有肾功能不全表现。

2. B超　是最常用的筛查手段，由于产前B超检查的广泛应用，越来越多的先天性UPJO病例在产前已发现肾积水，故细致的病史询问亦是推荐的诊断方法；ECT检查是目前常用的评价分肾功能及肾脏排泄功能受损严重程度的诊断方法，可测定肾小球滤过功能和显示上尿路是否存在梗阻。静脉尿路造影（IVU）是诊断成人UPJO的推荐诊断方法之一，小儿受辐射并不推荐；小儿UPJO的推荐诊断方法还包括排泄性膀胱尿道造影、MRU及MRA。

（三）治疗

1. 产前治疗　产前B超诊断肾积水的准确率超过90%，产前阶段B超确诊的肾积水除部分肾脏严重发育不良或发育不全预后较差外，即使是积水很严重，患儿出生后肾积水的预后也是充满希望的。产前诊断肾积水，需及时告知患儿父母，同时告知其产后复查的时间。

2. 非手术治疗　胎儿期应B超随访肾积水的变化；体检等偶然发现的无临床症状的轻度肾积水亦应先随访。随访过程中若发现肾积水加重或肾皮质变薄，则需复查ECT评估分肾功能，以评估是否需干预治疗。对于合并泌尿系感染的患者，需依据尿培养结果使用敏感抗生素抗感染治疗。

3. 手术治疗　目的是解除肾盂出口梗阻，从而最大限度的恢复肾功能和维持肾脏的生长发育。以下情况有手术指征：①B超提示肾盂前后径（APD）>30mm；②APD>20mm伴有肾盏扩张；③随访过程中肾功能进行性下降（下降至>10%）；④随访过程中肾积水进行性增大（增大值>10mm）；⑤反复泌尿系感染、发热、腰痛、血尿、高血压、继发结石等；⑥利尿性肾核素扫描提示梗阻存在且$t_{1/2}$>20分钟。手术方式主要有离断性肾盂成形术和腔内肾盂切开术两大类。离断性肾盂成形术手术途径可以通过开放性手术，也可以通过腹腔镜途径，近年来腹腔镜手术以其创伤小、恢复快、成功率不低于开放手术等优点而被广泛应用，同时随着科技的不断进步，机器人辅助腹腔镜技术在临床应用中被证实为安全、有效，结合其独特的操作优势，已逐渐成为治疗UOPJO的手段之一。此外，若UPJO导致肾功能完全丧失或合并肾积脓，则应考虑行肾切除术。

三、多囊肾

多囊肾又称多囊肾病（polycystic kidney disease1，PKD），是一种遗传性慢性肾脏疾病，可发生于任何年龄及种族，分为常染色体隐性遗传多囊肾（婴儿型多囊肾）及常染色体显性多囊肾（成人型）。

（一）病因及病理

多囊肾（婴儿型）是由多囊肾/多囊肝病变基因1（polycystic kidney and hepatic disease 1，PKHD1）突变导致，其病理改变主要是肾小管囊肿形成，最终导致终末期肾病。多囊肾（成人型）起因于编码多囊蛋白的PKD1和PKD2基因突变。囊肿发育的遗传机制上，需要有“二次打击”，即体细胞的正常PKD等位基因突变。肾体积增大，结构被囊肿破坏。肾长可超40cm，重可达5kg。囊肿大小从几毫米到几厘米，在髓质和皮质分布相对均匀。囊液由清亮到血性，清浊不等。显微镜下，病变肾单位的各段均囊性扩张，囊肿脱离肾小管。受囊肿压迫的肾组织间质纤维化，肾小管萎缩，慢性炎症和血管硬化。

（二）临床表现及诊断

婴儿型多囊肾患者在新生儿期或产前主要临床表现为患侧腹部显著包块和不同程度的呼吸窘迫，幼儿期超过半数患者会出现肾功能下降。成人型多囊肾患者多在40岁开始出现症状，表现为腰痛或间歇性血尿；可出现高血压和慢性肾功能不全；50%将自然进展至肾功能衰竭。

辅助检查以超声检查为首选筛选方法，CT对于出血性囊肿、囊肿壁或囊肿间实质钙化以及合并肝囊肿的诊断率高。对比增强CT，能显示残存功能肾实质的数量。

多囊肾多有遗传性，应通过遗传病史及CT等检查与多发性单纯性肾囊肿相鉴别。

（三）治疗

1. 内科治疗　没有特效药物能治愈囊肿本身，仅是治疗肾囊性病的并发症，如高血压、感染、疼痛等。

2. 外科治疗　对于婴儿型多囊肾患者，并不推荐对其原发病进行手术治疗，手术治疗仅限于因原发病造成呼吸困难或严重营养不耐受等情况。由于进行性肾衰竭和肝纤维化，晚期常需行肝肾移植治疗。对于成人型多囊肾患者，其进展至肾功能衰竭后需长期透析治疗或肾移植。肾功能衰竭前可经以下处理缓解病情：囊肿减压术，包括穿刺抽吸和去顶减压术，对缓解残存正常肾脏组织压力有一定作用；严重疼痛、反复严重出血，难以控制的感染，尤其是体积特别大的多囊肾，手术切除是首选。肾切除与肾移植可同时进行，给移植肾创造空间，并缓解多囊肾的相关症状。

四、先天性尿道下裂

先天性尿道下裂（hypospadias）指先天性尿道发育不全，以致尿道开口于正常位置（龟头顶端中央）的下端、阴茎腹侧的任何部位，多数伴有阴茎下曲畸形。

（一）病因及病理

形成尿道的尿生殖褶发育不全，使尿道沟不能完全闭合是尿道下裂产生的主要原因。病理上有以下三个方面的特点。①尿道开口的位置异常是主要特征；②从异常尿道开口后方数毫米甚至数厘米至阴茎系带部的尿道海绵体发育不全，形成的纤维带牵引阴茎向腹侧屈曲畸形；③阴茎背侧包皮正常或者过长而阴茎腹侧包皮缺乏。

（二）临床表现及诊断

主要表现有以下三个方面。①异位尿道开口：尿道口可出现在正常尿道口近端至会阴部的任何部位；②阴茎发育短小：多数合并阴茎向腹侧弯曲；③包皮异常分布：阴茎头背侧包皮冗赘呈帽状堆积，腹侧包皮在中线未能融合而呈V形缺损，包皮系带缺如。其他还可能伴有阴茎扭转、阴囊融合不全、阴茎阴囊转位、睾丸下降异常或隐睾、腹股沟疝等。

诊断比较容易，自出生时就表现为尿道口位于正常尿道口与会阴部之间，多数合并阴茎下弯，即异位尿道开口和（或）阴茎下弯，凭此体检外观特点即可确定诊断。根据尿道外口位置不同通常分为四型。①阴茎头型；②阴茎型；③阴囊型；④会阴型。严重尿道下裂同时伴有双侧隐睾，很难从外观上与两性畸形相区别，有时需要通过B超检查和性染色体的鉴定及内分泌检查以排除两性畸形及先天性肾上腺增生，并需要注意检查有否伴发泌尿生殖系其他畸形。

（三）治疗

需手术治疗。治疗时机一般在6个月至18个月为宜，此时阴茎已发育到一定大小，适合手术操作，同时也可尽早减除患儿家长的焦虑。分期手术者，第二期手术应在第一期手术后6个月以上，待局部瘢痕软化稳定，血供建立良好后再行二期尿道手术。学龄前应完成所有治疗。

手术方式极多，但应达到以下目标。阴茎下弯完全矫正；尿道口位于阴茎头尖端，其大小合适；阴茎外形满意，接近正常，能站立排尿，成年后能进行正常性生活。

五、隐睾症

隐睾症（cryptorchidism，UDT）包括睾丸下降不全、睾丸异位和睾丸缺如。睾丸下降不全是指出生后睾丸未能通过腹股沟管并沿着腹膜鞘突下降至阴囊，而停留在下降途中，包括停留在腹腔内。睾丸异位是睾丸离开正常下降途径，到达会阴部、股部、耻骨上，甚至对侧阴囊内。睾丸缺如是指一侧或两侧无睾丸。

（一）病因及病理

引起隐睾的确切原因还不十分明确。

（二）临床表现及诊断

患侧或双侧阴囊发育差，阴囊空虚。80%隐睾可触及，20%为不可触及。若双侧睾丸均不能触及，同时合并小阴茎、尿道下裂，可能为两性畸形。

辅助检查主要针对不可触及的隐睾患者，目前B超常规被应用于寻找隐睾位置，而CT及MRI检查对于隐睾的诊断价值不大。

双侧或单侧隐睾伴随阴茎短小、尿道下裂等需进行雄激素、促卵泡生成激素（FSH）、间质细胞激素（LH）、染色体核型、遗传基因测定及进行HCG刺激试验等。当血中FSH、LH升高，睾酮水平低下，大剂量HCG肌内注射后睾酮水平无升高为激发试验阴性，预示无睾症或先天性睾丸发育极度不良。

诊断有困难者需进行手术探查，腹腔镜手术是目前不可触及隐睾诊断的金标准，其在完成定位诊断的同时亦可完成手术治疗。

（三）治疗

有效保留生育能力的理想年龄是在出生后12～24个月，故治疗应在出生后6～12个月完成，最晚不应迟于出生后18个月。

1. 激素治疗　常用方案为短期应用绒毛膜促性腺激素，每周肌注2次，每次500U，总剂量为5000～10000U。

2. 手术治疗　可触及的隐睾可行开放睾丸下降固定术，不可触及的隐睾可进行开放手术或腹腔镜手术探查。

知识链接

隐睾症的发病机制

隐睾症是男男性最常见的先天性异常之一，并且是睾丸癌的少数已知危险因素之一。导致隐睾症发生的关键因素仍然难以捉摸。睾丸下降被认为发生在胎儿发育的两个激素控制阶段——妊娠8～15周（第一阶段）和妊娠25～35周（第二阶段）；睾丸无法永久下降可能是由于这些阶段中的一个或两个中断造成的，但此类中断的原因和机制仍不清楚。内分泌调节异常或（和）多基因缺失是主要原因。在经“腹腔下降”发育过程中，引带和生殖股神经的发育起了重要作用。睾丸引带发育异常、引带缺如、引带提前退化或引带异位附着均可导致腹腔内隐睾或迷走睾丸。

第二节　精索静脉曲张

精索静脉曲张（varicocele）是指精索内静脉于其走行区域迂曲扩张，而在阴囊内形成曲张的蔓状静脉丛（图55-1）。精索静脉曲张是引起男性不育的最常见的因素，也是男性不育症中最宜手术矫正的病因。

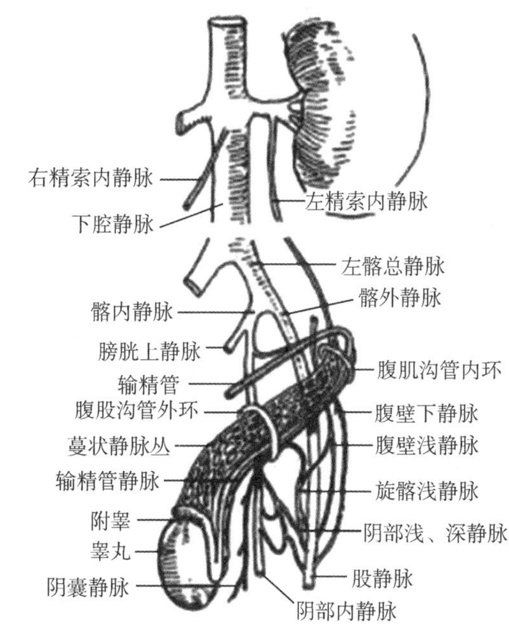

图55-1　精索静脉解剖图

一、病因及病理

按病因可分为原发性及继发性两种，临床所见绝大部分为原发性精索静脉曲张。原发性精索静脉曲张主要发生于左侧，其原因是左侧精索静脉行程长并呈直角汇入左肾静脉，阻碍了静脉回流；其次，肠系膜上动脉和主动脉压迫左肾静脉，即为“胡桃夹”现象，影响左精索内静脉回流。原发性精索静脉曲张的其他原因可能有精索内静脉周围的结缔组织薄弱及静脉瓣膜的功能障碍和关闭不全、精索静脉管壁组织结构异常、精索静脉解剖变异、提睾肌发育不全等解剖学因素或发育不良。继发性精索静脉曲张的病因有腹腔内或腹膜后肿瘤、肾积水、异位血管压迫上行的精索静脉等。

精索静脉曲张可影响精子的产生和精液质量，因为静脉扩张淤血，局部温度升高，睾丸组织内CO_2蓄积，血内儿茶酚胺、皮质醇、前列腺素的浓度增加，影响睾丸的生精功能。双侧睾丸的静脉系统间有丰富的吻合支，也会使健侧的睾丸生精功能受到影响。男性不育的诸多因素中，精索静脉曲张是不可忽视的因素。

二、临床表现及诊断

多见于青壮年，发病率占男性人群的10%～15%。以左侧发病为多。多数患者由于缺乏自觉症状而得不到及时诊治，最终导致部分患者生精能力受损。

精索静脉曲张的主要临床表现，一是表现为阴囊局部肿胀增大温度升高，与体位运动有关的局部阴囊胀痛，可向下腹部、腹股沟区或后腰部放射，平卧休息后症状可缓解或消失；二是表现为不育。另外，由于睾丸淤血，侧支循环血管增粗，血流加大，可表现为下肢体表静脉增粗，盆腔淤血综合征，出现类似于前列腺炎的表现。

体格检查可确定精索静脉曲张的临床病情程度。首先进行立位检查，严重者视诊可见阴囊有似蚯蚓团状的曲张静脉，轻者触诊可发现明显增粗的精索，隐匿的精索静脉曲张者局部体征不明显，应作Valsalva试验，即患者站立，嘱其用力屏气增加腹压，血液回流受阻，触诊或视诊发现曲张静脉；然后进行平卧位检查，曲张的静脉可能随即缩小甚至消失，通常将此称谓临床型精索静脉曲张。若平卧位后，曲张静脉仍不消失，应怀疑静脉曲张属继发性病变，须积极寻找病因。

临床上按精索静脉曲张的程度可分为四级。亚临床型指：在休息或行Valsalva动作时，无症状或者无法看见静脉曲张，但可通过超声检查发现。Ⅰ级：触诊不明显，在Valsalva动作时可触及曲张静脉。Ⅱ度：静息时外观无明显异常，但可触及曲张的静脉。Ⅲ度：静息时曲张静脉如蚯蚓团状，视诊和触诊均明显。

彩色多普勒血流显像仪（CDFI）检查可直观地、准确地观察精索静脉曲张的扩张程度、血流状态，是无创、准确的诊断方法。继发性精索静脉曲张须作泌尿系超声、CT或MRI检查，明确本病是否为腹膜后肿瘤、肾肿瘤或核桃夹综合症所致。

精索静脉曲张伴有不育者，应作精液分析检查。

三、治疗

首先应排除肾肿瘤、腹膜后肿瘤、异位血管等继发性因素。继发性精索静脉曲张主要考虑治疗原发性疾病，尤其是肿瘤疾病。

原发性精索静脉曲张治疗的主要目的是提高生育力、改善症状。手术治疗适应证是：①中重度精索静脉曲张伴有阴囊胀痛难以忍受者，即使已有生育，患者有治疗愿望，可考虑手术治疗；②精索静脉曲张伴有精液检查异常，女方无生育功能障碍；③精索静脉曲张伴有难治性前列腺炎、精囊炎者，或有性功能障碍者；④青春期精索静脉曲张，由于青少年即发病病情会逐渐加重，导致睾丸病理性变化渐进性加重，原则上青春期精索静脉曲张应尽早手术。

手术治疗是主要的治疗方法，可能达到较为理想的治疗效果。手术方式有开放手术（经腹股沟管精索内静脉高位结扎术及经腹膜后精索内静脉高位结扎术）、腹腔镜精索静脉高位结扎术或显微镜下精索静脉结扎手术。目前认为显微镜下精索静脉结扎术是首选治疗方法。

第三节　鞘膜积液

鞘膜积液（hydrocele）是指鞘膜腔内有超过正常量的液体积聚使阴囊出现不同程度的肿大。

一、病因及分型

生长发育过程中，附着于睾丸的腹膜随睾丸一同下降而形成鞘状突。正常鞘膜囊仅有少量积液（图55－2），当鞘膜本身或睾丸、附睾等发生病变时，鞘膜内液体的分泌与吸收失去平衡，分泌过多或吸收过少都可能形成鞘膜积液。鞘膜内如长期积液、内压增高，可影响睾丸的血运和温度调节，引起患侧睾丸萎缩。鞘膜积液有原发性和继发性两种。原发性病因不清，病程缓慢，可能与隐性创伤和慢性炎症等有关。继发者则有原发疾病，如急性睾丸炎、附睾炎、精索炎、创伤、疝修补、阴囊手术后或继发于高热、心衰、腹腔积液等全身症状时，表现为急性鞘膜积液，慢性鞘膜积液见于睾丸附睾慢性炎症、梅毒、结核及肿瘤等。在热带和我国的南方，可见因丝虫病或血吸虫病引起的鞘膜积液。婴儿型鞘膜积液与其淋巴系统发育较迟有关，当鞘膜的淋巴系统发育完善后，积液可自行吸收。

鞘状突在不同部位闭合或闭合不全，可形成各种类型的鞘膜积液。睾丸鞘膜积液：鞘状突闭合正常，但睾丸鞘膜囊内有过多积液，呈球形或卵圆形。精索鞘膜积液：鞘状突的两端闭合，但中间的精索鞘膜囊未闭合且有积液，与腹腔、睾丸鞘膜囊均不相同。睾丸精索鞘膜积液（婴儿型）：出生前鞘状突在内环处闭合，而精索处未闭合，且与睾丸鞘膜囊相同，外观呈梨形，与腹腔不相通。交通性鞘膜积液：鞘状突未闭合，鞘膜囊的积液与腹腔相通（图55－3）。

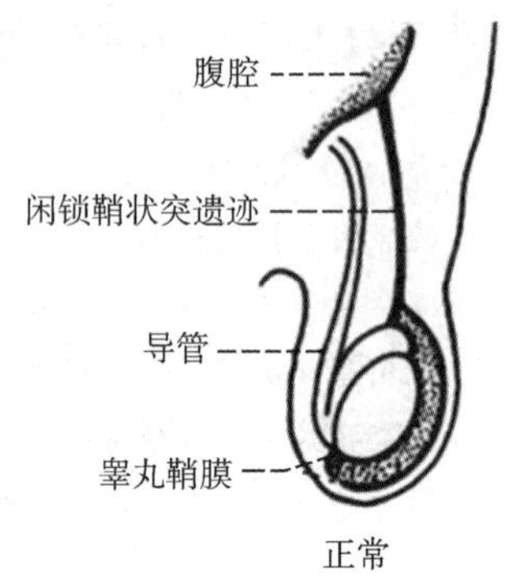

图55－2　正常发育的鞘状突

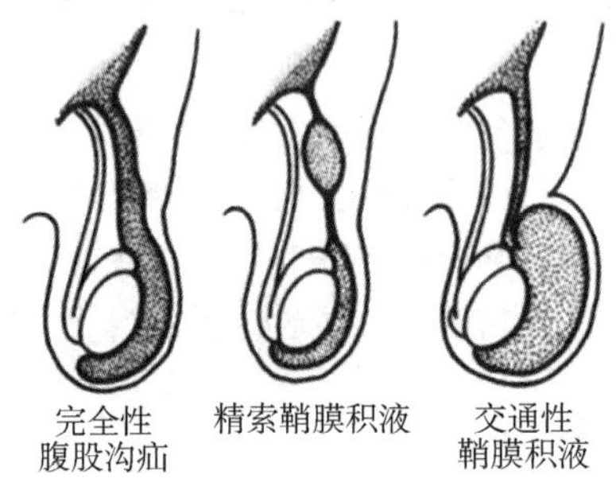

图55－3　异常发育的鞘状突

二、临床表现及诊断

少量积液可无症状，当积液量逐渐增多，阴囊内出现囊性肿块，呈慢性无痛性逐渐增大，此时患侧阴囊可有下坠感、牵拉感或轻微胀痛。若积液巨大，阴茎缩入包皮内，将影响行走、排尿，甚至影响到性生活。

体格检查可扪及阴囊或（和）阴囊上方有囊样感的球形或卵圆形肿物，该肿物表面光滑且无明显压痛，通常不能扪及睾丸和附睾。由于类型不同，表现可能有所差异：睾丸鞘膜积液的睾丸鞘膜腔内有较多积液，呈卵圆形或球形，表面光滑，有囊性感，无压痛，睾丸与附睾触摸不清；精索鞘膜积液的囊性积液位于阴囊内睾丸上方或腹股沟内，呈椭圆形或梭形，表面光滑，随精索移动，下方可触及睾丸与附睾；混合型鞘膜积液的睾丸鞘膜积液与精索鞘膜积液同时存在，互不交通，可并发腹股沟疝或睾丸未降等；睾丸精索鞘膜积液（婴儿型）的鞘状突在内环处闭合，精索处未闭合，与睾丸鞘膜腔相通，外观多呈梨形，睾丸与附睾触摸不清，外环口因受压扩大，但与腹腔不相通；交通性鞘膜积液的积液量与体位有关，平卧位积液量减少或消失，站立位时增多，可触及睾丸和附睾，若鞘状突与腹腔的通道较大，肠管或大网膜可进入鞘膜腔出现腹股沟斜疝。

透光试验在阴囊肿物的诊断及鉴别诊断中有重要意义。在暗室内用不透光纸筒罩于阴囊，将手电筒由阴囊肿物的下方向上方照射，观察其透光性。如果明显透光则为透光试验阳性，表明为鞘膜积液。如果不透光则为透光试验阴性，表明该阴囊肿物为脓性、血性、乳糜性积液或实体肿块。

根据症状、体征，诊断鞘膜积液通常不困难，但应与下列疾病鉴别。①腹股沟斜疝：阴囊内或腹股沟可触及肿物，有时可见肠型、闻及肠鸣音，在卧位时肿物可回纳（除非发生嵌顿），咳嗽时内环处有冲击感，透光试验阴性。②睾丸肿瘤：阴囊内实性肿块，质地坚硬，患侧睾丸有沉重感，掂量时如秤砣，透光试验阴性。③鞘膜积糜：阴囊穿刺可抽到液体，通常液体为淡黄色，如因丝虫病引起，积液可能为乳白色乳糜，透光试验阴性。④鞘膜积血：如果由外伤或出血性疾病所致的鞘膜积液，穿刺液体带血性，或全是血液，透光试验阴性。

三、治疗

婴儿的鞘膜积液应考虑适当的手术时机，因可能自行吸收消退，可严密观察，不急于手术。1 岁以后仍存在或加重建议手术治疗，于内环处结扎鞘状突。

无任何症状且积液量少的成人睾丸鞘膜积液可予观察，暂不手术。但如积液量多，伴明显的症状，可施行睾丸鞘膜切除 + 翻转术。精索鞘膜积液需将鞘膜囊全部切除。交通性鞘膜积液除切除壁层鞘膜外应在内环处高位结扎鞘状突以便阻断通道。

继发性睾丸鞘膜积液应根据发病原因进行相应处理。若为损伤性出血，积血较多，需手术清除血块并止血；若为乳糜状积液，且发现微丝蚴，需口服乙胺嗪治疗，同时行睾丸鞘膜翻转术。

第四节　男性性功能障碍

男性性功能障碍是指性功能或性感受的不全或缺失，可发生在性欲、阴茎勃起、附属性腺分泌、性交、射精（性高潮）和勃起消退等一系列正常性环节的某一环节或多个环节。

男性性功能障碍的发病原因极为复杂，不仅有生物医学方面的原因，而且与心理、社会因素关系密切。随着现代科技进步和社会政治、经济状况的急剧变化，人们的生活节奏普遍加快，社会紧张因素和心理负担加重，包括性功能障碍在内的心身疾病不断上升。

男性性功能障碍主要有性欲改变（亢进、低下等）、勃起功能障碍、阴茎异常勃起、射精障碍（早泄、不射精和逆行射精）等。本节主要介绍男性勃起功能障碍和早泄。

一、勃起功能障碍

勃起功能障碍（erectile dysfunction，ED）是指在有性欲要求时，阴茎不能勃起或虽然有一定程度的勃起但不能保持性交的足够时间，因而妨碍性交或不能完成性交。

（一）病因及病理

按病因勃起功能障碍可分为心理性、器质性和混合性三类。其中混合性 ED 多见。器质性 ED 又可分为血管性（含动脉性、静脉性和混合性）、神经性、内分泌性和解剖结构性等。

精神心理因素是导致勃起障碍的主要原因，然而这种精神心理因素如何影响性功能目前尚不清楚。

1. 心理性 ED　指紧张、压力、抑郁、焦虑和夫妻感情不和等精神心理因素所造成的 ED，是导致勃起障碍的主要原因。由于每个人的性格特点各异，生活环境、社会经历、心理状态也不同，可对性功能产生不同影响。但精神紧张、忧虑等心理因素几乎在所有的性功能障碍者身上均有不同程度的表现，被认为是产生性功能障碍的原发因素。因为过重的思想压力，影响了中枢神经递质的释放，交感神经的兴奋和内分泌激素的调节平衡失调，都可使勃起障碍发生。另外，性无知或错误的性教育、心理创伤、家庭夫妇感情不和睦、疲劳、性生活环境不理想等，也是影响勃起功能的心理因素。精神性疾病也是诱发 ED 的常见病因之一，患者精神性疾病症状的严重程度与性功能障碍均呈正相关。

2. 器质性 ED

（1）血管性原因　血管性病变是 ED 的主要原因，占 ED 病例的近 50%，包括任何可能导致阴茎海绵体动脉血流减少的疾病，如动脉粥样硬化、动脉损伤、动脉狭窄、阴部动脉分流及心功能异常等，或有碍静脉回流闭合机制的阴茎白膜过薄或缺损，阴茎海绵窦内平滑肌萎缩或纤维化所致的阴茎静脉漏。几乎所有能导致高血压的危险因素，如吸烟、高脂血症、肥胖等均能增加 ED 的发病率。

（2）神经性原因　中枢、外周神经疾病或损伤均可以导致 ED，中枢性如脑卒中，帕金森病、脊髓病变及腰间盘疾病、多发性硬化、多发性萎缩；周围神经病变如糖尿病、酒精中毒及尿毒症、多发性神经病变等。大血管手术、盆腔或腹膜后手术、创伤，如前列腺癌根治术、腹会阴直肠癌根治术等手术及骨盆骨折、腰椎压缩性骨折或骑跨伤，可以引起阴茎勃起有关的血管和神经损伤，导致ED。

(3) 内分泌疾病、慢性病和长期服用某些药物　内分泌疾病中特别是糖尿病导致的勃起功能障碍较其他人高2~5倍，其发病机制主要是由于代谢异常所致神经和血管病变。其他内分泌疾病还有性腺功能减退症、甲状腺疾病、肢端肥大症等任何导致血睾酮水平降低、改变下丘脑－垂体－性腺轴功能的疾病。另外许多药物可导致勃起功能障碍，常见影响性功能的药物有抗高血压类药物，例如酚苄明、甲基多巴、利血平、普萘洛尔、可乐宁、酚妥拉明等；心脏病类药有地高辛、冠心平等；利尿类药有螺内酯、呋塞米等；抗精神病、镇静剂类药有地西泮、阿米替林、酚噻嗪等；抗雄激素类药有雌激素、黄体酮、促性腺释放激素、酮康唑等；另外还有巴比妥、苯妥因钠、甲氰咪呱、消炎痛、抗组胺药等，毒品（可卡因及美沙酮等）均可以引起ED。

(4) 阴茎本身疾病　阴茎解剖或结构异常，见于生殖器官发育不全，如小阴茎、双阴茎、先天性阴茎弯曲、尿道上裂或下裂、阴茎阴囊移位等。手术或外伤如前列腺切除、直肠癌根治、腹主动脉瘤切除、脊椎骨折、截瘫、骨盆骨折、阴茎或尿道损伤等都可能损伤勃起神经或阴茎海绵体。

3. 混合性ED　指精神心理因素和器质性病因共同导致ED。此外，由于器质性ED未得到及时的治疗，患者心理压力加重，害怕性交失败，使ED治疗更加趋向复杂。ED可由一种或多种疾病和其他因素引起。常见的如糖尿病、高血压、心脑血管疾病、外伤、手术损伤等原发疾病，以及精神、心理、药物、生活方式及社会环境因素等。各种疾病及致病因素通过各自不同的或共同的途径导致ED发生。

（二）临床表现及诊断

勃起功能障碍的临床表现变化多端，相关因素可能有：年龄；躯体疾病，包括心血管病、高血压、糖尿病、肝肾功能不全、高脂血症、肥胖、内分泌疾病、神经疾病、泌尿生殖系统疾病等；精神心理因素；用药，主要包括利尿剂、降压药、心脏病用药、安定药、抗抑郁药、激素类药、细胞毒类药、抗胆碱药等；不良生活方式，包括吸烟、酗酒及过度劳累等；外伤、手术及其他医源因素。因此，全面了解性生活史、既往病史及心理社会史对勃起功能障碍的诊断很重要。表55－1是通用的国际勃起功能评分表（International Index of Erectile Function，IIEF－5）。通过询问患者过去6个月有关性活动的5个问题来完成临床评估工作。根据回答结果判断勃起功能障碍的严重程度，总分25分。重度：1~7分；中度：8~11分；轻到中度：12~16分；轻度：17~21分；正常：22~25分（表55－1）。

表55－1　国际勃起功能评分

请根据过去6个月中情况评估：

评分标准题目	0分	1分	2分	3分	4分	5分	得分
对获得勃起和维持勃起的自信程度如何？	无	很低	低	中等	高	很高	
受到性刺激而有阴茎勃起时，有多少次能够插入阴道？	无性活动	几乎没有或完全没有	少数几次（远于一半时候）	有时（约一半时候）	大多数时候（远多于一半时候）	几乎总是或总是	
性交时，有多少次能在进入阴道后维持勃起状态？	没有尝试性交	几乎没有或完全没有	少数几次（远于一半时候）	有时（约一半时候）	大多数时候（远多于一半时候）	几乎总是或总是	
性交时，维持阴茎勃起直至性交完成，有多大困难？	没有尝试性交	困难极大	困难很大	困难	有点困难	不困难	
性交时，有多少次感到满足？	没有尝试性交	几乎没有或完全没有	少数几次（远于一半时候）	有时（约一半时候）	大多数时候（远多于一半时候）	几乎总是或总是	
总得分							

由于该问卷是患者主观因素的回答，往往有20%的误差，所以应结合其他检查以明确诊断。

目前除采用体检及各种内分泌生化检查外，还有夜间阴茎胀大试验（NPT）、海绵体内血管活性药物注射（ICI）、动力性海绵体灌注试验和海绵体造影（DICC）、高频双相超声检测、阴茎海绵体及神经的电生理及肌电图检测、阴茎动脉造影、阴茎海绵体活检等，对患者进行较全面和客观评估与分类。

（三）治疗

勃起功能障碍的治疗可以针对不同病因进行选择性治疗。消除相关因素如药物、外伤、慢性疾病（糖尿病、高血压、肥胖、精神心理性疾病）等属于基础治疗。此外，还有以下方法。

1. 口服药物治疗　5型磷酸二酯酶（PDE5）抑制剂西地那非（Sildenafil）、他达拉非（Tadalafil）、伐地那非（Vardenafil）等通过NO－cGMP途径松弛海绵体平滑肌达到勃起效应。是目前应用最广且很有效的药物。

2. 阴茎海绵体内注射血管活性药物　适用于各种神经性及某些血管性和糖尿病性勃起功能障碍。特点是患者可自我注射达到家庭治疗的目的。心理性勃起功能障碍也往往能在注射后满意性交，从而减轻焦虑并缓解心理压力，可能达到治愈目的。常用的血管活性药物有罂粟碱、酚妥拉明、前列腺素E1等。

3. 真空负压助勃装置　适用于器质性勃起功能障碍。但弹力环应在30分钟内松懈以免造成阴茎缺血。白血病及应用抗凝剂者禁用。

4. 内分泌治疗　原发性性腺机能低下者可用睾酮替代治疗；继发性性腺机能低下者采用绒毛膜促性腺激素和促性腺激素释放激素联合治疗；高泌乳素血症可用多巴胺激动剂溴隐停治疗。

5. 手术治疗　包括阴茎背深静脉结扎术与切除术、阴茎脚海绵体静脉结扎术、阴茎脚折叠术、白膜导静脉缝扎术、腹壁下动脉与阴茎背深静脉吻合术、腔内背深静脉栓塞术、阴茎假体植入术等等。远期效果不理想。

（1）一线方案（口服药物治疗）　5型磷酸二酯酶（PDE5）抑制剂西地那非（Sildenafil）、他达拉非（Tadalafil）、伐地那非（Vardenafil）等通过一氧化氮（NO）－环磷酸鸟苷（cGMP）信号通路松弛海绵体平滑肌可达到勃起效应，是目前应用最广且非常有效的药物；中枢神经系统多巴胺受体激动剂（盐酸阿朴吗啡含片）对轻度到中度以及精神因素导致的患者有一定疗效；原发性性腺功能低下者可用睾酮替代治疗；继发性性腺功能低下者采用绒毛膜促性腺激素和促性腺激素释放激素联合治疗；高泌乳素血症可用多巴胺激动剂溴隐停治疗。

（2）二线方案　阴茎海绵体内注射血管活性药物适用于各种神经性及某些血管性和糖尿病性勃起功能障碍，特点是患者可自我注射达到家庭治疗的目的，常用的血管活性药物有罂粟碱、酚妥拉明、前列腺素E1等。真空负压助勃装置适用于器质性勃起功能障碍，但弹力环应在30分钟内松懈以免造成阴茎缺血，白血病及应用抗凝剂者禁用。

（3）三线方案　包括阴茎背深静脉结扎术与切除术、阴茎脚海绵体静脉结扎术、阴茎脚折叠术、白膜导静脉缝扎术、腹壁下动脉与阴茎背深静脉吻合术、腔内背深静脉栓塞术、阴茎假体植入术等，远期效果不理想，只有在其他治疗方法均无效的情况下才被采用。

二、早泄

早泄（premature ejaculation）是男性最常见、也比较明确的性功能障碍。是指阴茎进入阴道前、正在进入或刚进入不久就发生射精的情形。可分为原发性（终身性）和继发性（获得性）早泄。原发性早泄是指从初次性交开始，常常在插人阴道一分钟左右射精；继发性早泄是指射精潜伏时间显著缩短，通常在三分钟内射精。两者均表现为控制射精的能力差，总是或几乎总是不能延迟射精，并对身心造成消极的影响，如苦恼、忧虑、沮丧和（或）躲避性生活等。原发性和继发性早泄的患病率分别为2%～5%和20%～30%。

（一）病因

普遍认为早泄是心理性因素引起。近年来研究发现，5－羟色胺（5－HT）受体在射精的中枢控制中起关键作用，5－HT受体亚型与射精的阈值有关。

（二）临床表现及诊断

有以下几个常见类型。

1. 习惯性早泄　这类患者多有婚前性交史，首次性交多在担心被人发现的不利环境和紧张状态下进行，性交时力求快速，使快速射精成为一种习惯。及至婚后已难于改变。

2. 兴奋性早泄　多因性交次数过少或因顾虑早泄而有意减少性交次数，引起性紧张的积聚，一旦性交，反应过分强烈而造成早泄。

3. 精神紧张性早泄　精神的过分紧张及中断性交（如采取体外排精法避孕时）也能导致早泄的发生。

4. 手淫史早泄　这类患者婚前多有较长时间的手淫史。由于担心手淫时被人发现，总想尽快射精，于是养成病态心理和病态射精习惯，以致稍有刺激，便发生早泄。

5. 心理性早泄　这类患者多有自卑心理和病态心理，或对性知识和性交技术无知，或对性伴侣怨恨、敌意、焦虑。

（三）治疗

1. 心理治疗　需夫妻双方协作，要使女方理解只有双方积极配合方能有好的疗效。从而消除患者的焦虑心理，建立信心，重建射精的条件反射。

2. 性行为治疗　阴茎挤压法（Masters法）即刺激阴茎勃起，于性兴奋接近性高潮时女方以示指、拇指、中指挤压阴茎头冠状沟的背腹侧，4秒钟后放松，然后再次重复，以提高射精的阈值。

3. 药物治疗　局部用药可采用阴茎头表面涂抹麻醉剂如2%利多卡因或1%地卡因等降低其敏感性。口服药物有选择性5－HT重吸收抑制剂达帕西汀等。

第五节　男性不育症

男性不育症是指性功能正常、未避孕1年以上由男方因素而不能使女方受孕者。又可分为原发性及继发性不育，其中原发性不育指的是从未使女性受孕，而继发性不育指男性有使女性受孕史。不孕不育的发病率约15%，男女因素各占50%。

一、病因及病理

引起男性不育的原因非常复杂，通常根据疾病和因素干扰或影响生殖环节的不同，分为睾丸前、睾丸和睾丸后三个因素，病因不明的称为特发性男性不育。

1. 睾丸前因素　该类患者生育功能的损害主要系下丘脑、垂体等因素所致，如原发性低促性腺激素型性腺功能减退综合征、选择性黄体生成素缺乏症、选择性卵泡刺激素缺乏症、垂体功能不足、高泌乳素血症、内源性或外源性激素异常等

2. 睾丸因素　该类患者主要由染色体或基因异常、炎症及外伤导致睾丸生精功能障碍。如Klinefelter综合征、Y染色体微缺失、XYY综合征、XX男性综合征、Noonan综合征、隐睾、睾丸炎、睾丸损伤及精索静脉曲张。

3. 睾丸后因素　该类患者可分为梗阻性因素、性功能相关因素及精子成熟相关因素。如附睾梗阻、输精管梗阻（缺如）、输精管梗阻、勃起功能障碍、射精障碍、纤毛不动综合征、精子成熟障碍等。

二、临床表现及诊断

未避孕一年，而女方未受孕者应考虑到男性不育的可能。

（一）病史及体检

1. 现病史　需要了解结婚或同居时间，尝试妊娠的时间；应详细了解配偶的既往生育史；需要了解性生活频率、勃起功能、射精情况，初步了解是否为性功能异常导致的不育。要详细询问既往不育相关的检查和治疗情况。

2. 既往史　主要包括生长发育史、过去疾病史、传染病史、用药史等。要重点询问与生育相关的疾病和因素，主要包括腮腺炎、附睾炎、睾丸炎等泌尿生殖器官感染史、手术外伤史、内分泌病史等可能影响睾丸生精功能、性功能和附属性腺功能的疾病。

3. 体格检查　重点了解体毛分布情况及有无男性乳房发育等畸形表现，应特别注意腹股沟区有无手术瘢痕。应注意有无阴茎畸形，阴茎检查时应注意有无尿道下裂、尿道上裂、尿道外口狭窄等可能妨碍性交或者阴道内射精的疾病。

（二）实验室检查

1. 精液常规　是评估男性生育能力最基本的也是最重要的检测项目，被检测者需禁欲2～7天，样本采集必须完整，射精过程应彻底。如果第一次检测正常，则不需要进行第二次。无精症诊断需要3次以上严格的精子采集和检查。表55－2是精液分析的主要参考指标。

表55－2　WHO人类精液实验室检验手册（第5版）

参考指标	参考值范围
量	1.5ml（1.4～1.7 ml）
液化时间	<60分钟
总精子数	39×10^6（33～46）/一次射精
总活力（快速前向运动＋非快速前向运动）	40%（38%～42%）
快速前向运动	32%（31%～34%）
存活率（活精子）	58%（55%～63%）
形态（正常形态）	4%（3%～4%）
伊红染色	<40%
pH	≥7.2
圆形细胞	$\leqslant5\times10^6$/ml
白细胞（过氧化物酶染色阳性）	$<1.0\times10^6$/ml
MAR试验（附着珠上的活动精子）	<50%
免疫珠试验（附着珠上的活动精子）	<50%
精浆锌	≥2.4μmol/一次射精
精浆果糖	≥13μmol/一次射精
精浆中性葡萄糖苷酶	≥20 mU/一次射精

据此可将男性不育症分为：①无精液症是指射精时无精液射出（或逆行射精）；②无精子症是指射出的精液中无精子；③少精子症是指精子密度小于15×10^6/ml；④弱精子症是指向前运动的精子小于32%；⑤畸形精子症是指形态正常的精子小于4%。其中少精子症、弱精子症、畸形精子症三者可单独、两者或三者同时出现，称少弱精子症或少弱畸精子症等。

2. 选择性检查　①抗精子抗体检查，可通过免疫珠试验或混合抗球蛋白反应等试验诊断免疫性不育；②精液的生化检查，测定精浆果糖、中性葡萄糖苷酶等指标，可辅助鉴别梗阻性无精子症和非梗阻性无精子症；③男生殖系统细菌学和脱落细胞学检查，用以判断生殖系统感染和睾

丸生精小管功能；④内分泌检查；⑤免疫学检查，人精子的自身免疫和同种免疫都可以引起不育；⑥遗传学检查，对于无精子症、严重少精子症、具有不育家族史的患者，可进行染色体核型分析、Y染色体微缺失筛查等；⑦生殖系统超声检查：主要监测双侧睾丸、附睾、精索静脉及输精管。

3. 特殊检查　①睾丸活检术：能直接判断精子发生的功能或精子发生障碍的程度；②精子功能试验：排出体外精子进入女性生殖器官与卵子结合受精有关的精子功能；③性交后试验：了解精子与宫颈黏液间的相互作用；④性功能检查。

三、治疗

治疗方案根据患者病情可选择药物治疗、手术治疗或辅助生殖技术。人类辅助生殖技术的发展为男性不育症患者提供了广阔的治疗空间。

1. 药物治疗　药物治疗分为特异性治疗及非特异性治疗。

非特异性治疗主要包括抗氧化、改善细胞能量代谢和改善微循环的治疗。非特异性治疗过程需注意治疗周期，因精子发生过程为64天，因此如采用经验性药物治疗，疗程至少3～6个月，如经验治疗效果不佳则需考虑人工辅助生殖技术。药物有维生素E、左卡尼汀、辅酶Q_{10}、胰激肽原酶等

特异性治疗主要针对病因治疗，如感染或者内分泌功能紊乱引起的不育等。特异性治疗大多数效果比较满意。

2. 手术治疗　针对病因进行对应手术，如精索静脉曲张及输精管梗阻患等。

精索静脉曲张：手术适应症为临床型精索静脉曲张伴有精液质量异常的不育患者，亚临床精索静脉曲张一般不推荐手术。

输精管梗阻：输精管远端阻塞的可行输尿管吻合术，显微手术效果较好，复通率达90%。对于近端梗阻或者多节段梗阻者吻合困难，需行睾丸穿刺取精行辅助生殖技术生育。

隐睾患者最好在两岁前进行睾丸松解固定术，尿道下裂患者的尿道重建手术等。

3. 人类辅助生殖技术　不通过性交而采用医疗手段使不孕不育夫妇受孕的方法称人类辅助生殖技术，该技术为限制性医疗技术，需要获得相应授权的医疗单位才能开展。主要有四大技术：①丈夫精液人工授精（AIH）即精子体外处理后，收集质量好的精子作宫腔内人工授精，主要用于宫颈因素引起的不育，男性主要用于免疫不育，成功率为8%～10%。②供者精液人工授精（AID）主要用于男性不育经各种方法治疗无效而其配偶生育力正常者。③体外授精胚胎移植技术（IVF－ET）主要用于女性输卵管损坏、梗阻的不育治疗。④卵胞浆内精子注射主要用于严重少精、死精以及梗阻性无精子症患者。此技术目前为生殖医学中的高端医学技术。

4. 中医药治疗　中医药治疗男性不育历史悠久，对于特发性不育则优势明显，可以以中医药为主进行治疗。而对于精索静脉曲张、性腺功能低下、性功能障碍等因素引起的不育，可以以中医药为辅治疗。

第六节　肾上腺疾病

案例引导

案例　患者，女，48岁。有高血压病史10年，因“体检B超发现双侧肾上腺占位3天”入某院。入院时查体：慢性满月脸面容，对答切题，皮肤、巩膜无黄染，浅表淋巴结无肿大。颈部及背部呈现水牛背，心浊音界向左扩大。腹平，双下腹可见多处紫纹，无压痛、反跳痛，移动性浊音阴性，双大腿内侧多处紫纹。入院后查血浆皮质醇260nmol/L，上腹部CT提示双侧肾上腺约3cm×1cm大小，边界清晰，结构均匀。行左侧肾上腺切除后1年，症状及体征无改善。

讨论　试讨论该患者的诊断及治疗方案的选择依据。

肾上腺疾病从解剖上可分为肾上腺皮质疾病和肾上腺髓质疾病；从功能上可分为功能性疾病和非功能性疾病；从组织学上可分为肾上腺肿瘤和肾上腺增生、囊肿、结核等非肿瘤疾病，肾上腺肿瘤绝大多数为良性肿瘤。

临床上肾上腺功能性疾病多见，本章主要介绍临床多见的嗜铬细胞瘤、原发性醛固酮增多症和皮质醇症。

一、嗜铬细胞瘤

嗜铬细胞瘤（pheochromocytoma，PHEO）是指起源于肾上腺髓质嗜铬细胞的肿瘤，合成、存储和分解代谢儿茶酚胺，并因后者的释放引起症状。副神经节瘤（paraganglioma，PGL）是指起源于肾上腺外的嗜铬细胞肿瘤，包括源于交感神经（腹部、盆腔、胸部）和副交感神经（头颈部）者，前者多具有儿茶酚胺功能活性，而后者罕见过量儿茶酚胺产生。嗜铬细胞瘤和副神经节瘤只是起源部位不一，但同属儿茶酚胺增多症（hypercatecholaminemia），故一并按嗜铬细胞瘤介绍。

（一）病理和病理生理

典型嗜铬细胞瘤直径为3～5cm大小，但也可>10cm。

肾上腺良性嗜铬细胞瘤约90%，恶性者约占10%。儿童多发和肾上腺外者占30%～43%，其中恶性者占26%～35%。转移部位多见于淋巴结、肝、肺、骨等器官。病理组织学特征本身不能预测恶性或转移。嗜铬细胞瘤主要分泌儿茶酚胺（CA），极少可分泌多巴胺，偶可分泌其他激素或多肽如ACTH、血管活性肠肽、、心房利钠素、生长激素释放因子、甲状旁腺素相关肽、白细胞介素－6等而引起不同的病理生理和临床表现。

（二）临床表现

高血压是最常见的临床症状，发生率为80%～90%。多数表现为持续性高血压伴阵发性发作，少数为单独的阵发性或持续性高血压，5%血压正常。可伴有典型的头痛、心悸、多汗“三联征”，其发生率为50%以上。伴有血糖增高的发生率约40%。

部分患者可能会以心肌病、高钙血症、血尿、糖尿病、库欣综合征、肠梗阻甚至视力下降等原因就诊。

少见情况以急症形式出现，如高血压危象、休克、急性心衰、肺水肿、心肌梗死、严重心律失常、急性肾功能不全、高热等。嗜铬细胞瘤在肾上腺偶发瘤的发生率约5%。

约有8%的患者无任何症状，多见于家族性发病者或瘤体巨大的囊性嗜铬细胞瘤。

（三）诊断

根据临床表现对可疑患者进行筛查、定性诊断、定位诊断等。

1. 可疑病例的筛查指征 ①伴有头痛、心悸、大汗等“三联征”的高血压；②顽固性高血压；③血压易变不稳定者；④麻醉、手术、血管造影检查、妊娠中血压升高或波动剧烈者；⑤有家族遗传背景者；⑥肾上腺偶发瘤；⑦特发性扩张型心肌病。

2. 定性诊断 实验室测定血浆和尿的游离儿茶酚胺（CA）及其代谢产物如VMA（香草扁桃酸）是传统诊断嗜铬细胞瘤的重要方法。肿瘤CA的释放入血呈“间歇性”，直接检测CA易出现假阴性。但CA在瘤细胞内的代谢呈持续性，其中间产物甲氧基肾上腺素类物质（metanephrines，MNs）以“渗漏”形式持续释放入血，血浆游离MNs和尿分离的甲氧肾上腺素的诊断敏感性优于CA的测定。①24小时尿CA是定性诊断的主要生化检查手段。结果阴性而临床高度可疑者建议重复多次和（或）高血压发作时留尿测定，阴性不排除诊断。②血浆游离MNs包括肾上腺素（MN）和去甲肾上腺素（NMN）适于高危人群的筛查和监测。阴性者几乎能有效排除嗜铬细胞瘤，假阴性率仅极小，无症状的小肿瘤或仅分泌多巴胺者，可假阴性。③24小时尿中分离的MNs须经硫酸盐的解离步骤后检测，故不能区分游离型与结合型，为二者之和。但可区分MN和NMN。适于低危人群的筛查。④24小时尿VMA敏感性仅46%～67%，但特异性高达95%。⑤血浆CA检测结果受多种生理、病理因素及药物的影响。

血浆游离MNs和尿分离的MNs升高≥正常值上限4倍以上，诊断嗜铬细胞瘤有极高准确率。临床疑诊但生化检查结果处于临界或灰区者应标化取样条件，联合检测以提高准确率。

3. 定位诊断 包括解剖影像学和功能影像学定位。

（1）解剖影像学定位 主要是CT和MRI。①CT平扫＋增强：敏感性高、扫描时间短。可发现肾上腺0.5cm和肾上腺外1.0cm以上的嗜铬细胞瘤。肿瘤内密度不均和显著强化为其特点，能充分反映肿瘤形态特征及与周围组织的解剖关系。②MRI：敏感性与CT相仿、无电离辐射、无造影剂过敏。嗜铬细胞瘤血供丰富，T_1WI低信号、T_2WI高信号，反向序列信号无衰减为其特点。以下情况代替CT作为首选定位或补充检查：儿童、孕妇或其他需减少放射性暴露者；对CT造影剂过敏者；生化证实儿茶酚胺升高而CT扫描阴性者；肿瘤与周围大血管关系密切，评价有无血管侵犯。全身MRI弥散加权成像（DWI）有助于探测多发或转移病灶。③超声检查：敏感性低，可作为初筛检查。

（2）功能影像学定位 不作一线检查。功能影像检查的价值和指征是：确诊定位并利于鉴别诊断；检出多发或转移病灶；生化指标阳性和（或）可疑但CT/MRI未能定位者；术后复发者。①间碘苄胍（metaiodobenzyl guanidine，MIBG）显像：为去甲肾上腺素类似物，能被嗜铬细胞儿茶酚胺囊泡摄取。^{131}I－MIBG和^{123}I－MIBG可同时对嗜铬细胞瘤和副神经节瘤进行形态解剖和功能的定位，两者特异性均达95%～100%，灵敏度分别为77%～90%和83%～100%。假阳性罕见于肾上腺皮质癌和某些感染性疾病如放线菌病；假阴性见于某些药物影响（如三环类抗抑郁精神病药、钙拮抗剂、可卡因等）和肿瘤坏死或去分化。②生长抑素受体显像：^{111}In－DTPA－奥曲肽显像敏感性不及MIBG，MIBG阳性的嗜铬细胞瘤和副神经节瘤仅25%～34%奥曲肽阳性，但对恶性/转移性病灶的敏感性优于MIBG。③PET显像：^{18}F－FDG－PET、^{11}C－对羟基麻黄碱－PET、^{11}C－肾上腺素－PET、^{18}F－DOPA－PET和^{18}F－DA－PET均可用于嗜铬细胞瘤和副神经节瘤的定位诊断，^{18}F－DA－PET优于MIBG，敏感性和特异性极高。

4. 遗传性综合征的诊断和基因筛查 遗传性嗜铬细胞瘤/副神经节瘤的发生率35%～40%，遗传性综合征和基因筛查的作用在于：①主动监测肿瘤复发或多发；②尽早发现其他受累的系统病变；③监测无症状的患者亲属，早期发现肿瘤；④致命性肿瘤的预防如 RET 突变患儿的甲状腺预防性切除。

遗传性疾病的诊断主要包括：①肿瘤家族史患者；②双侧、多发或肾上腺外的嗜铬细胞瘤；③<20 岁的年轻患者，尤其是儿童；④患者及其亲属有包括脑、眼、甲状腺及甲状旁腺、肾脏、胰腺、颈部、皮肤等其他系统的病变。遗传性疾病的筛查内容主要包括：①家族史的询问；②辅助检查和系统临床体征如皮肤病变、甲状腺病变和血降钙素升高；影像学发现肾脏、胰腺或其他腹部肿瘤，术前常规视网膜检查，脑脊髓 MRI。③基因筛查：RET、VHL、SDHB、SDHD，如若阳性，则一级亲属需作遗传咨询。

（四）治疗

1. 术前准备　术前充分的准备是手术成功的关键。未常规予 α-受体阻滞剂以前嗜铬细胞瘤和副神经节瘤手术死亡率达 24%～50%，充分的药物准备可使手术死亡率低于 3%。术前药物准备的目标在于阻断过量 CA 的作用，维持正常血压、心率/心律，改善心脏和其他脏器的功能；纠正有效血容量不足；防止手术、麻醉诱发 CA 的大量释放所致的血压剧烈波动，减少急性心衰、肺水肿等严重并发症的发生。

（1）控制高血压　α-受体阻滞剂最常用，长效非选择性 α-受体阻滞剂——酚苄明，初始剂量 5～10mg，2 次/日，据血压调整剂量，每 2～3 日递增 10～20mg；发作性症状控制、血压正常或略低、体位性低血压或鼻塞出现等提示药物剂量恰当，一般每日 30～60mg 或 1mg/kg 已足，分 3～4 次口服，不超过 2mg/(kg·d)。也可选用 α_1-受体阻滞剂如哌唑嗪（2～5mg，2～3 次/日）、特拉唑嗪（2～5mg/d）、多沙唑嗪（2～16mg/d）等。服药期间饮食中增加含盐液体的摄入，以减少直立性低血压的发生，并有助于扩容。钙离子通道阻滞剂能够阻断 NE 介导的钙离子内流入血管平滑肌细胞内，达到控制血压和心率失常的目的，还能防止 CA 相关的冠状动脉痉挛，有利于改善心功能。其疗效几乎与 α-受体阻滞剂相当，但不会引起直立性低血压。以下 3 种情况联合或替代 α-受体阻滞剂：单用 α-受体阻滞剂血压控制不满意者，联合应用以提高疗效，并可减少前者剂量；α-受体阻滞剂严重副作用患者不能耐受者；血压正常或仅间歇升高，替代 α-受体阻滞剂，以免后者引起低血压或直立性低血压。

（2）控制心律失常　对于 CA 或 α-受体阻滞剂介导的心动过速（>100～120 次/分）或室上性心律失常等需加用 β-受体阻滞剂，使心率控制在<90 次/分。但 β-受体阻滞剂必须在 α-受体阻滞剂使用 2～3 日后，因单用前者可阻断肾上腺素兴奋 β_2 受体扩张血管的作用而可能诱发高血压危象、心肌梗死、肺水肿等致命的并发症。可选用选择性的 β_1-受体阻滞剂如阿替洛尔、美托洛尔等。

（3）高血压危象的处理　可选用硝普钠、酚妥拉明等静脉泵入。

（4）术前药物准备的时间和标准　至少 10～14 天，发作频繁者需 4～6 周。以下几点提示术前药物充分：血压稳定在 120/80mmHg 左右，心率<80～90 次/分；无阵发性血压升高、心悸、多汗等现象；体重呈增加趋势，红细胞压积<45%；轻度鼻塞，四肢末端发凉感消失或有温暖感，甲床红润等表明微循环灌注良好。

2. 手术治疗　手术切除是最有效的治疗方法。强调与麻醉科等多学科充分合作，实时监测动脉血压和中心静脉压，必要时应用漂浮导管技术。积极扩容的同时注意防治心力衰竭。

（1）手术方式　根据病情、肿瘤的大小、部位及与周围血管的关系和术者的经验合理选择开放性手术或腹腔镜手术。腹腔镜手术：与开放手术相比，腹腔镜嗜铬细胞瘤切除术具有术中 CA 释放少、血压波动幅度小、创伤小、术后恢复快、住院时间短等优点，以成为首选的手术方式。开放手术：适用于肿瘤巨大、疑恶性、副神经节瘤、多发需探查者。腹主动脉主干及肠系膜上动脉区有丰富的副神经节嗜铬体，为肿瘤的好发部位，是探查的主要区域；对来自胸腔、纵隔或膀胱的副神经节瘤，应根据肿瘤位置，选择相应手术径路。肿瘤分离有困难者可行包膜内剜除。膀胱副神经节瘤有恶性倾向，根据肿瘤部位和大小行膀胱部分或全膀胱切除术。对定性诊断不明确的肿物，手术探查需在 α-受体阻滞剂充分准备后进行。

（2）是否保留肾上腺　尽可能保留肾上腺，特别是双侧、家族性或具有遗传背景者保留正常肾上腺组织，基于如下原因，即避免皮质激素终生替代、残留肾上腺复发率低（10%～17%）。

（3）术后处理　ICU 监护 24～48 小时，持续的心电图、动脉压、中心静脉压等监测，及时发现并处理可能的心血管和代谢相关并发症。术后高血压、低血压、低血糖较常见，应常规适量扩容维持正平衡。

3. 药物治疗　以下情况可使用 α 受体阻滞剂、β 受体阻滞剂等药物对症治疗。不能耐受手术者；手术后肿瘤复发者；手术中肿瘤未能切除者等。

二、原发性醛固酮增多症

原发性醛固酮增多症（primary hyperaldosteronism，PHA）：简称原醛症，是肾上腺皮质或异位肿瘤分泌过量的醛固酮激素，引起以高血压、低血钾、低血浆肾素活性（plasma renin activity，PRA）和碱中毒为主要表现的临床综合征，又称 Conn 综合征。

（一）病理和病理生理

过量的醛固酮作用于肾远曲小管，钠-钾交换增加，钠水潴留、低血钾，导致高血压和碱中毒。除肾上腺的病理改变外，肾脏可因长期缺钾引起近曲小管、远曲小管和集合管上皮细胞变性，严重者散在性肾小管坏死，肾小管功能重度紊乱。常继发肾盂肾炎，可有肾小球透明变性。长期高血压可致肾小动脉硬化。慢性失钾致肌细胞蜕变，横纹消失。

（二）临床表现

主要临床表现是高血压和低血钾所致系列症状。高血压是大部分患者的早期症状，而低血钾可能是症状加重的表现。由于高血压和低血钾伴碱中毒，患者可有如下系列症状，即头痛、肌肉无力和抽搐、乏力、暂时性麻痹、肢体容易麻木、针刺感等；口渴、多尿，夜尿增多。低血钾时，患者的生理反射可以不正常。

（三）诊断及鉴别诊断

根据临床表现对可疑患者进行筛查、定性诊断和定位诊断等。

1. 下列高血压人群应行筛查试验 ①三次非同日测定血压在150/100mmHg以上者；②不能解释的低血钾；③联合使用3种传统降压药（其中一种为利尿剂）血压仍>140/90mmHg者；④早发性家族史，或脑血管意外<40岁者；⑤肾上腺偶发瘤；⑥一级亲属高血压者；⑦需使用4种及4种以上降压药才能将血压控制在140/90mmHg以内者；⑧伴睡眠呼吸暂停综合征患者。

2. 定性诊断

（1）下列四项检查之一 高盐饮食负荷试验；氟氢可的松抑制试验；生理盐水滴注试验；卡托普利抑制试验。

（2）注意事项 确诊试验的理论基础是PHA的过量醛固酮分泌不被钠盐负荷或肾素-血管紧张素系统的阻断等因素抑制。

3. 定位诊断

（1）影像定位 首选肾上腺CT平扫加增强：上腹部CT薄层扫描（2~3mm）可检出直径>5 mm的肾上腺肿物。

（2）功能定位 功能分侧定位非常重要，是决定治疗方案的基础。选择性肾上腺静脉取血（adrenal vein sample，AVS）；AVS分侧定位PHA具有极高准确性。对于年龄<40岁者，如CT为明显的单侧孤立肾上腺腺瘤，不需要AVS，应直接手术。

4. 鉴别诊断 临床上还有一些疾病表现为高血压、低血钾，在确诊和治疗PHA前需要进行鉴别诊断。

（1）继发性醛固酮增多症如分泌肾素的肿瘤、肾动脉狭窄等。

（2）原发性低肾素性高血压。

（3）先天性肾上腺皮质增生。

（4）Liddle综合征 又称假性醛固酮增多症。

（四）治疗

根据病因选择手术或药物治疗。

1. 手术治疗

（1）手术指征 醛固酮瘤；单侧肾上腺增生；分泌醛固酮肾上腺皮质癌或异位肿瘤；由于药物副作用不能耐受长期药物治疗者。

（2）手术方法 腹腔镜肾上腺肿瘤切除术，尽可能保留肾上腺组织。开放手术已逐步被腹腔镜手术取代。

（3）围手术期处理 术前准备：注意心、肾、脑和血管系统的评估。纠正高血压、低血钾。肾功能正常者，推荐螺内酯术前准备，剂量100~400mg，每天2~4次。如果低血钾严重，应口服或静脉补钾。一般准备2~4周，在此期间，注意监控患者血压和血钾的变化。肾功能不全者，螺内酯酌减，以防止高血钾。血压控制不理想者，加用其他降压药物。术后处理：术后第1天即停钾盐、螺内酯和降压药物，如血压波动可据实调整药物。

2. 药物治疗 主要是盐皮质激素受体拮抗剂，钙离子通道阻断剂、血管紧张素转换酶抑制剂。

（1）螺内酯 首选。结合盐皮质激素受体，拮抗醛固酮。初始剂量12.5~25mg/d，渐递增，最大<100mg/d，2~4次/日，以维持血钾在正常值上限内为度。

（2）依普利酮 用于不能耐受螺内酯者。为高选择性醛固酮受体拮抗剂。50~200mg/d，分2次，初始剂量25 mg/d。

（3）钠通道拮抗剂 阿米洛利。保钾排钠利尿剂，初始剂量为每天10~40mg，分次口服，能较好地控制血压和血钾。没有螺内酯的副作用。

（4）钙离子通道阻断剂 抑制醛固酮分泌和血管平滑肌收缩。如硝苯地平、氨氯地平、尼卡地平等。

（5）血管紧张素受体阻断剂 减少IHA醛固酮的产生。常用卡托普利、依那普利等。

（6）糖皮质激素 初始剂量，地塞米松为0.125~0.25mg/d，或强的松2.5~5mg/d，睡前服，以维持正常血压、血钾和ACTH水平的最小剂量为佳，通常小于生理替代剂量。

三、皮质醇症

皮质醇症（hypercortisolism）是因肾上腺皮质长期过量分泌皮质醇引起的一系列代谢紊乱症状和体征，也称为库欣综合征（Cushing's syndrome）。由垂体病变导致ACTH

过量分泌致病者称之为库欣病，在临床上占多数。

（一）病理和病理生理

皮质醇症可分为外源性（医源性）和内源性。外源性皮质醇症也称为医源性皮质醇症，最为常见。内源性主要有两种类型，即促肾上腺皮质激素依赖性和非依赖性。①ACTH依赖性占80%～85%，其中70%是垂体肿瘤，通常直径平均6mm，过多ACTH使双侧肾上腺皮质弥漫性（束状带为主）或结节状增生，双侧肾上腺平均重12～24g。10%～15%是异位ACTH综合征，最多见于小细胞肺癌（50%），胰岛细胞肿瘤和胸腺瘤各占10%左右，其他有支气管类癌、甲状腺髓样癌、嗜铬细胞瘤、神经节瘤、神经节旁瘤、神经母细胞瘤、胃肠道恶性肿瘤、卵巢或睾丸的恶性肿瘤等。异位ACTH综合征的肾上腺皮质的增生程度更明显，双侧重量平均20～30g。②ACTH非依赖性占少数，通常是单侧肾上腺肿瘤造成，60%为肾上腺皮质腺瘤，40%是肾上腺皮质癌。上述病理状态的共同病理生理结果是肾上腺分泌过量皮质醇，而致脂肪代谢和分布异常；蛋白质合成代谢下降，分解代谢加速，负氮平衡；糖原异生增加，对葡萄糖的摄取和利用减少；电解质代谢异常等。

（二）临床表现

不同患者临床表现各异，满月脸、水牛背、皮肤紫纹为经典表现，体重增加和向心性肥胖是最常见的体征。高血压和糖尿病常见。部分患者可能主要表现为月经紊乱或精神心理异常，少数甚至可出现类似躁狂、忧郁或精神分裂症样的表现。严重的骨质疏松可使患者丧失行走和劳动能力。

（三）诊断及鉴别诊断

临床诊断主要依靠实验室和影像学检查，前者主要了解下丘脑-垂体-肾上腺轴系的功能状态，后者注重垂体和肾上腺形态学变化。诊断检查开始前必须排除医源性。

1. 下述情况有筛查指征　具有皮质醇症特征性的多种表现进行性加重；代谢综合征，糖耐量受损或糖尿病、高血压、高脂血症和多囊卵巢综合征；儿童进行性肥胖并发育迟缓；肾上腺偶发瘤；低促性腺素性功能减退症：女性月经紊乱和不孕，男性性欲减退和勃起功能障碍；与年龄不相符的病理特征如骨质疏松（<65岁）。

2. 定性诊断　①24小时尿游离皮质醇（至少2次）>正常上限的5倍，无需其他检查即可确诊；②深夜血浆或唾液皮质醇（至少2次）：前者>50nmol/L，后者>4nmol/L；③过夜1mg或48小时2mg/d小剂量地塞米松抑制试验，皮质醇症者血浆游离皮质醇较对照值无明显下降。

3. 定位诊断

（1）功能定位　血浆ACTH：2次ACTH<1.1pmol/L，提示ACTH非依赖性（肾上腺来源）。持续ACTH>3.3pmol/L，提示ACTH依赖性（来源垂体或异位ACTH）。大剂量地塞米松抑制试验：80%～90%的库欣病可被抑制；肾上腺皮质肿瘤不被抑制；异位ACTH综合征者，除支气管类癌外均不被抑制。

（2）解剖定位　有以下方法。垂体MRI：库欣病中垂体微腺瘤（直径<10mm）占90%以上，正常人群中垂体偶发瘤出现率为10%左右。故生化检查鉴别库欣病和异位ACTH综合征有重要意义。肾上腺CT/MRI：CT对肾上腺的分辨率优于MRI。ACTH依赖性皮质醇症也可有肾上腺结节，双侧可不对称，故生化检查功能定位是影像解剖定位的基础。胸腹部CT/MRI：用于垂体影像正常者查找异位内分泌肿瘤。奥曲肽显像有利于发现异位ACTH综合征。

（四）治疗

根据病因，选择手术或药物治疗。病因不同，治疗方案迥然，针对病因的手术是一线治疗。治疗的基本内容和目标是：原发肿瘤的切除；高皮质醇血症及其并发症的及早有效控制；减少永久性内分泌缺陷或长期的药物替代。

1. ACTH依赖性皮质醇症的治疗

（1）垂体肿瘤和异位分泌　ACTH肿瘤的手术切除库欣病首选显微镜下经鼻经蝶窦垂体瘤切除术。

（2）垂体放疗　垂体放疗为库欣病的二线治疗，用于垂体肿瘤手术无效或复发，并且不能再次手术者，可能出现长期的垂体功能低下。γ刀与传统放疗疗效相当。

（3）ACTH靶腺（肾上腺）切除　靶腺切除一般作为治疗ACTH依赖性皮质醇症的最后手段，目的在于快速缓解高皮质醇血症。指征如下：库欣病垂体瘤术后复发或放疗及药物治疗失败者；异位ACTH综合征原发肿瘤寻找或切除困难，病情危重（如严重感染、心衰、精神异常）者；药物治疗控制不满意或要求妊娠者。关于肾上腺组织保留与否：双侧肾上腺全切术，术后终身皮质激素替代。但8.3%～47%的库欣病者术后会出现尼尔森综合征。一侧肾上腺全切、对侧次全切，目的在于控制高皮质醇血症的同时避免或减少皮质激素替代，但肾上腺组织保留多少尚有争议。手术方式首选腹腔镜肾上腺切除术，根据病情行双侧一期或分期手术。

（3）药物治疗　药物仅仅是辅助治疗，用于下列情况。手术前准备；存在手术/放疗禁忌证或其他治疗失败或不愿手术者；隐匿性异位ACTH综合征者；严重的或恶性相关的皮质醇症的姑息性治疗。药物选择分为两类：肾上腺阻断药物作用于肾上腺水平，最常用者为美替拉酮和酮康唑；神经调节药物作用于垂体水平抑制ACTH的合成，主要包括溴隐亭、罗格列酮、奥曲肽等。此外，糖皮质激素受体拮抗剂如米非司酮等能通过阻断糖皮质激素受体而一直皮质醇的作用，有效改善症状，但也会引起肾上腺功能不全等不良反应。

2. ACTH 非依赖性皮质醇症的治疗 分泌皮质醇的肾上腺腺瘤首选腹腔镜肾上腺肿瘤切除术，尽量保留肾上腺。肾上腺皮质癌首选根治性切除。

知识链接

鞘膜积液手术方式

常见鞘膜积液手术方式有以下几种。

（1）鞘膜翻转术 临床最常用。尤其适用于鞘膜无明显增厚者。

（2）鞘膜切除术 临床常用。适用于鞘膜明显增厚者，手术复发机会少。

（3）鞘膜折叠术（Lord 手术） 适用于鞘膜较薄、无并发症者。

（4）交通性鞘膜积液 需作鞘状突高位切断及结扎手术，同时行鞘膜翻转术或切除术。近年来随着腹腔镜技术的不断发展，使用腹腔镜治疗交通性鞘膜积液的技术日益成熟。术后并发症少，无明显瘢痕，住院时间短。

5. 小儿的鞘膜积液多大鞘状突未闭引起，手术行鞘状突高位切断及结扎手术，不必行鞘膜翻转术或切除术，囊肿内积液可打开放液或穿刺排除，亦可不作处理。

6. 精索鞘膜积液：需将囊肿全部剥离切除。

7. 作疝修补或其他阴囊手术者，应考虑同时行鞘膜手术，可防止术后继发积液。

目标检测

答案解析

一、名词解释

1. 先天性肾盂输尿管连接部梗阻
2. 原发性醛固酮增多症
3. 嗜铬细胞瘤

二、简答题

1. 简要阐述嗜铬细胞瘤的术前准备。
2. 简要阐述原发性醛固酮增多症的临床表现。
3. 简要说明隐睾症的定义。

（陶凌松 蒋民军）

书网融合……

本章小结

题库

第五十六章　骨科物理检查

PPT

学习目标

1. 掌握　骨科查体的基本方法，各部位查体的基本内容，对疾病诊断具有重要意义的骨科特殊检查。
2. 熟悉　脊柱、四肢活动度的正常数值及查体方法。
3. 了解　膝关节、髋关节特殊的查体方法。
4. 学会骨科查体的基本方法，具备通过骨科特殊检查初步诊断、鉴别诊断一般骨科疾病的能力。

案例引导

案例　患者，男，45岁。高处坠落后全身多处疼痛、双下肢活动障碍2小时。2小时前从约5米高处不慎坠落，臀部着地，伤后臀部及腰骶部疼痛剧烈，意识尚清楚。

讨论　该患者的骨科查体内容应该有哪些？特别应该注意的检查内容是哪些方面？应该按照什么顺序进行物理检查？

一、一般检查

1. 发育与体型　发育以年龄、智力和体格成长状态之间的关系判断。胸围等于身高的一半，两上肢展开长度等于身高，坐高等于下肢的长度。体型：身体各部发育的外观表现包括骨骼、肌肉的成长和脂肪的分布状态。分为无力型（瘦长型）、正力型（匀称型）和超力型（矮胖型）。

2. 营养状态　分为良好、中等、不良。

3. 姿势和体位　指患者身体在卧位时所处的状态姿势，常见的有自动体位；被动体位，如脊髓损伤伴截瘫；强迫体位，如骨折和关节脱位。

4. 步态　典型的异常步态包括：剪刀步态，见于脑性瘫痪或截瘫患者；摇摆步态，鸭步或摇摆步是先天性髋关节脱位的常见体征；跛行步态见于股四头肌麻痹、骶髂关节扭伤或半脱位；间歇性跛行常见于下肢动脉硬化症、腰椎管狭窄症；跨域步态常见于腓总神经麻痹症；慌张步态见于震颤麻痹；共济失调步态见于脊髓疾病。

二、基本检查方法

骨科基本检查方法主要包括视、触、叩、听、动、量6项。

（一）视诊

整体观察主要包括姿势、步态、身体的轴线，局部观察主要包括皮肤、软组织、肌肉、包块、伤口创面窦道、包扎固定情况、肢体有无畸形等的情况。

（二）触诊

包括局部有无压痛、骨性标志有无异常，脊柱侧弯检查可用棘突滑动触诊法、异常活动及骨擦感、局部皮温、适度有无异常、包块的情况，肌肉有无萎缩及痉挛等。

（三）叩诊

主要检查叩击痛。

1. 轴向叩击痛　主要用于检查骨折。

2. 棘突叩击痛　以手指或叩诊锤直接叩击各个脊椎棘突，多用于检查胸、腰段脊柱，用于检查脊柱相关疾病。

3. 脊柱间接叩痛　左手掌面放在患者的头顶，右手半握拳以小鱼际肌部叩击左手，如脊椎某处疼痛，则表示该处有病变，用于检查脊柱相关疾病。

4. 神经干叩击征　用于检查诊断周围神经卡压等病变。

（四）听诊

不借助听诊器可听到弹响声、摩擦音；借助听诊器可听到骨传导音及肢体血管血流杂音。

（五）动诊

1. 主动运动　肌力检查、关节主动运动功能、角度。

2. 被动运动　纵轴的牵拉、挤压活动及侧方牵拉活动。

3. 异常活动　关节强直、运动范围减小、范围超常、假关节活动。

（六）量诊

主要测量的指标有肢体及躯干长度、肢体周径、轴线、角度、畸形疾病的测量。

知识链接

骨科物理检查原则

对患者进行完整的评估需要进行有针对性且全面的查体，在某些病例中，医生需要从患者的生命体征开始检查。

对患者进行查体评估，应遵循以下原则。

1. 除需要双侧同时活动时外，一般应先做健侧的检查。

2. 先做主动活动检查，后做被动活动检查。

3. 所有可能引起活动的检查一般都要放在最后进行，尽可能避免引起过度疼痛。

4. 如果主动运动范围受限，被动活动时要谨慎施力。

5. 进行主动运动、被动运动等检查时，应重复多次或维持一段时间，观察症状的变化。

6. 等长收缩运动要在关节处于中立位或休息位时进行，此时肌肉止点处的张力最小。

7. 细致的查体常常需要按压不同组织，所以要提醒患者查体可能会加重症状，防止患者误以为病情加重。

三、各部位检查

一般按照脊柱、骨盆、四肢的顺序进行。

（一）脊柱检查

脊柱曲度的检查：主要观察棘突是否在一直线上；双侧肩胛下角的连线与髂嵴连线是否平行；从枕骨粗隆向地面做垂线是否通过骶骨中线及肛门沟；若脊柱有侧凸，应记录侧凸的程度。还应观察脊柱的表面标志（图 56－1）：枕骨粗隆向下第一个可触及的棘突为颈 2；第 7 颈椎棘突隆起较高，一般在体表即可观察到，又称隆椎；第 3 胸椎棘突平肩胛冈内侧缘；肩胛下角平第 7 胸椎；髂嵴连线平第 4 腰椎棘突。检查时还应注意压痛点，对脊柱疾病的诊断具有非常重要的意义。

1. 颈部检查

（1）形态检查　主要观察颜面及头部有无发育及姿势异常：颈椎生理曲度有无变直，有无后凸畸形，颈部活动有无受限；胸锁乳突肌有无挛缩呈斜颈外观，颈部有无包块、淋巴结肿大等。

（2）运动功能检查　颈椎前屈、后伸、旋转及侧屈有无异常。

（3）疼痛检查　检查压痛点的位置及性质。颈椎病患者多在第 5～7 颈椎棘突旁有压痛；肩周炎压痛点多在肩部附近；前斜角肌综合征压痛点位于锁骨上窝、颈后三角区。

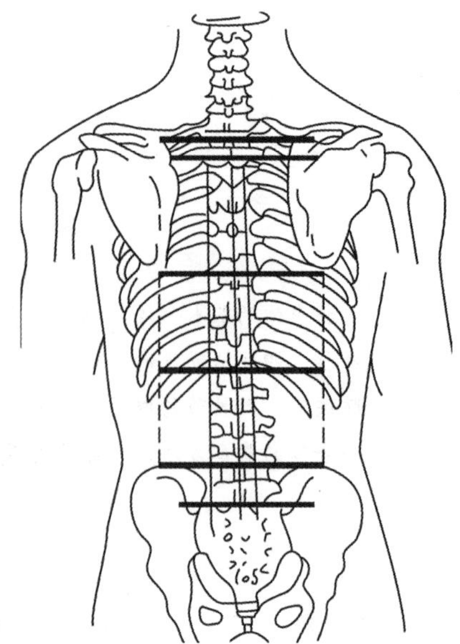

图 56－1　脊柱的体表标志

（4）特殊检查　①前屈旋颈试验：颈部前屈做左右旋转活动，颈椎出现疼痛为阳性，提示小关节疾病。②椎间孔挤压试验（图 56－2）：又称击顶试验或称 Spurling 征，头转向患侧略屈曲，检查者左手置于患者头顶部，右手轻叩左手，肢体出现放射性疼痛或麻木为阳性，提示神经根性损害。③椎间孔分离试验：检查者双手托患者下颌，向上牵引，原有症状消失或减轻为阳性。④臂丛神经牵拉试验（图 56－3）：又称 Eaten 征或 Lasequard 征，检查者一手推患者颞部，另一手握患者腕部向反方向牵拉，患肢出现放射痛或麻木为阳性。

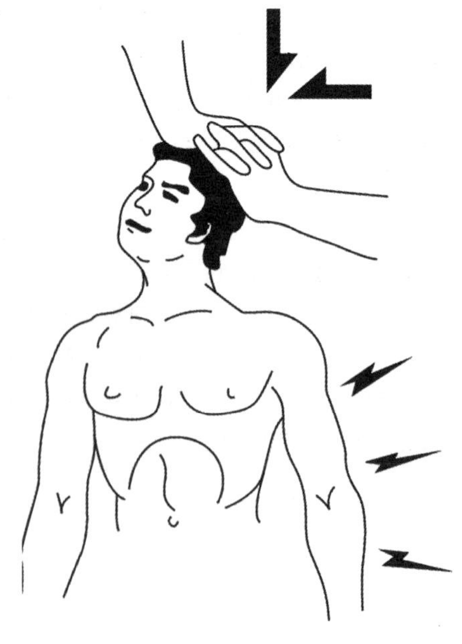

图 56－2　椎间孔挤压试验

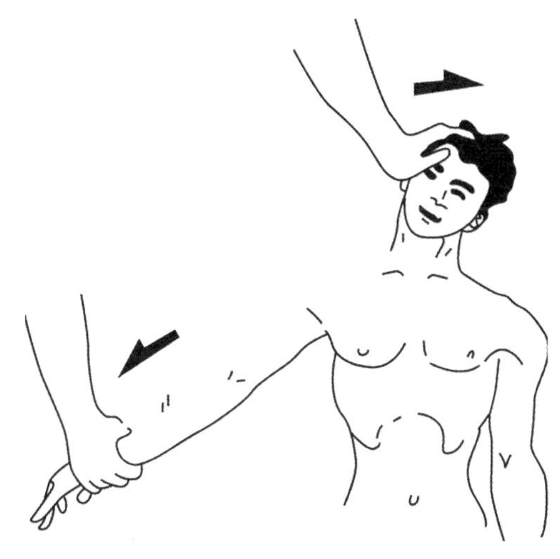

图 56－3　臂丛神经牵拉试验

2. 胸椎检查

（1）形态检查　观察有无脊椎侧凸、异常后凸。

（2）功能检查　正常胸椎的活动度很小，可测量棘突之间距离的改变用以比较各段的活动度是否一样。

（3）疼痛检查　胸椎结核时深压痛和间接压痛较明显。

（4）特殊检查　拾物试验（图 56－4）：脊柱病变僵硬时，患者不能伸膝位弯腰，拾物只能屈膝蹲位进行，常见于胸椎及腰椎结核。

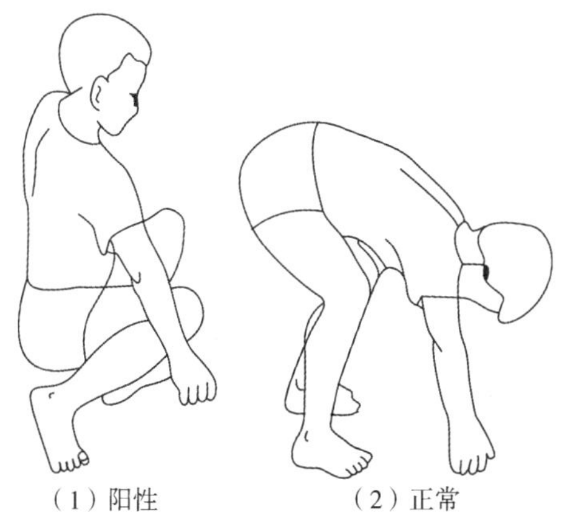

（1）阳性　　（2）正常

图 56－4　拾物试验

3. 腰椎及骶椎

（1）形态检查　观察有无脊柱侧弯及腰椎前凸加大、后凸或变平，腰骶部有无包块、窦道及脓肿，有无色素沉着、丛毛。

（2）功能检查　前屈 90°；后伸 30°；侧屈，左、右 30°；旋转 30°。

（3）疼痛检查　骶棘肌外缘压痛常为横突骨折及韧带损伤，压痛伴有患侧下肢放射痛常为神经根性损害。棘突上压痛多为棘上韧带损伤；棘突间压痛多为棘间韧带损伤。

（4）特殊检查　①托马斯征（图 56－5）：患者仰卧，大腿伸直，屈曲健侧髋关节，使脊柱代偿性前凸消失，则患侧大腿被迫抬起，不能接触床面，见于腰椎疾病如结核、腰大肌脓肿；髋关节结核、增生性关节炎和骨性强直；②儿童脊柱过伸试验（图 56－6）：患儿俯卧，检查者将其两小腿抬起，正常脊柱后伸自如且无疼痛，脊柱僵直且随臀部抬高者为阳性，见于儿童脊柱结核。③直腿抬高及加强试验（图 56－7）：患者仰卧伸膝，检查者一手压患侧膝关节，一手抬足跟，抬高患肢至患者出现疼痛，记录下肢与床面之间的角度，正常人抬高至 60°～70°才感到腘窝处不适感，腰椎间盘突出患者在 60°以内即出现坐骨神经痛，为阳性。阳性时，缓慢降低患肢高度，放射痛小时后在被动背伸踝关节以牵拉坐骨神经，再次出现疼痛则为加强实验阳性。④Laseque 征：患者仰卧，屈髋屈膝，于屈髋伸膝位时出现患肢痛或肌肉痉挛为阳性，常见于腰椎间盘突出症。⑤屈颈试验：患者仰卧，一手按其胸前，一手托其枕后，屈曲颈部，出现腰部及患肢后侧放射痛为阳性，提示坐骨神经受压。⑥股神经牵拉试验：患者俯卧、屈膝，检查者将其小腿上提，出现大腿前侧放射痛为阳性，多见于坐骨神经受压，见于 L_{3-4} 椎间盘突出。

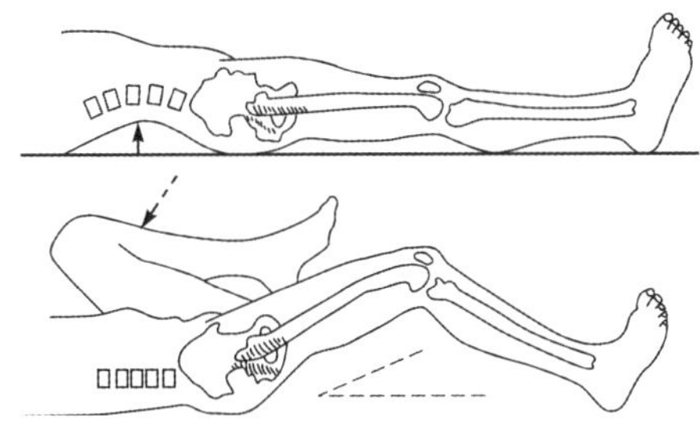

图 56－5　托马斯征

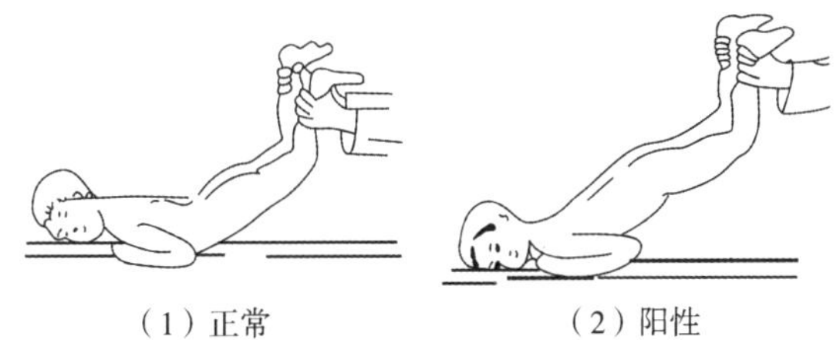

（1）正常　　（2）阳性

图 56－6　儿童脊柱超伸展试验

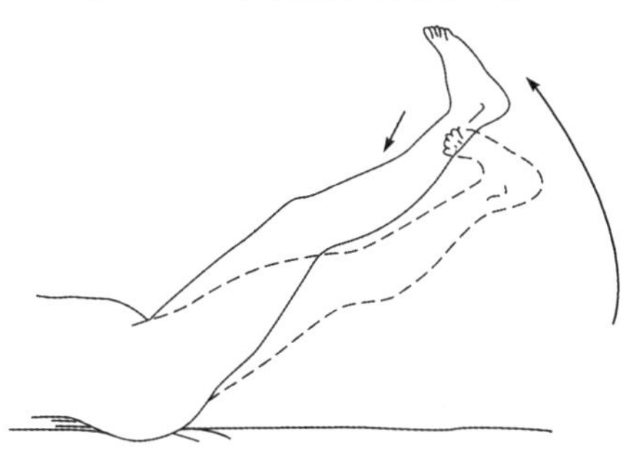

图 56－7　直腿抬高及加强试验

（二）骨盆检查

1. 形态检查 骨盆是否倾斜，双侧臀沟是否对称，两侧髂前上棘是否在一直线。臀部有无瘢痕、窦道，腹股沟有无包块，皮下有无瘀斑、淤血及肿胀。

2. 功能检查 骨盆环为以固定的整体，活动度很小，当有明显活动伴有疼痛时，多有骨折并脱位。

3. 疼痛检查 如骨盆环存在损伤，其压痛点有定位意义，腰骶部压痛可能为劳损、结核及类风湿关节炎。骶骨出现疼痛伴有异常活动，则可能为骨折。

4. 特殊检查 ①骨盆挤压及分离试验（图 56－8）：患者仰卧，两手置于身旁。检查者两手按住两侧髂嵴内侧，将骨盆向外侧做分离按压动作，然后两手掌扶住两侧髂前上棘外侧并向内侧对向挤压，或让患者侧卧，检查者双手掌叠置于上侧髂嵴之外持续向对外侧按压，同法检查对侧。前者使骶髂关节分离，后者使其受到挤压。另外，还可进行耻骨联合压迫试验，试验过程中，若骶髂关节出现疼痛即为阳性，但此试验阳性发现者较少。此试验还可用于检查骨盆部是否有骨折，若有骨折，则可以引起骨折部位疼痛或使疼痛加重。②“4”字试验（图 56－9）：患者仰卧，健肢伸，患肢屈膝，把患肢外踝放于对侧膝上大腿前侧，检查者将一手扶住对侧髂嵴部，另一手将膝向外侧按压，尽量使膝与床面接近。因为患侧大腿外展外旋，这时髂骨上部被大腿前侧和内侧肌群牵拉而产生扭转并向外分离，若骶髂关节有病变则发生疼痛，但事先应排除髋关节本身病变。③伸髋试验：患者俯卧，检查者用手掌压住髂骨，手指触及受累的骶髂关节，另一手将患肢大腿向后提起，使髋关节尽量后伸，此时股四头肌紧张。该侧髂骨发生前倾和旋转动作，骶髂关节受到牵拉，如该关节出现疼痛，即为阳性，表示有骶髂关节病变。

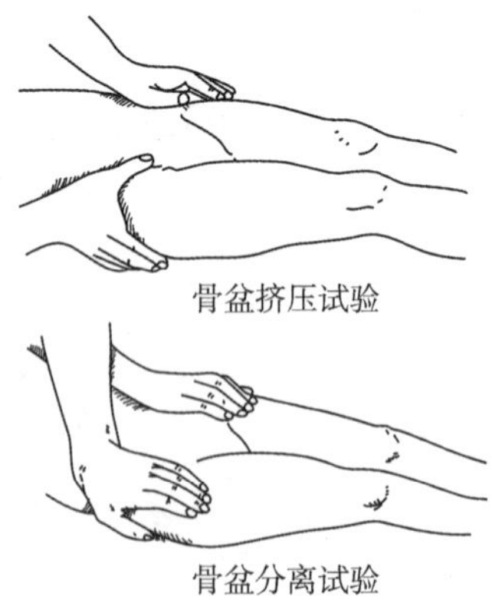

图 56－8 骨盆挤压及分离试验

（三）四肢关节检查

1. 肩关节及肩锁部 肩关节检查应包括胸锁关节、肩锁关节、盂肱关节及肩胛骨与胸臂连接等四个部分。

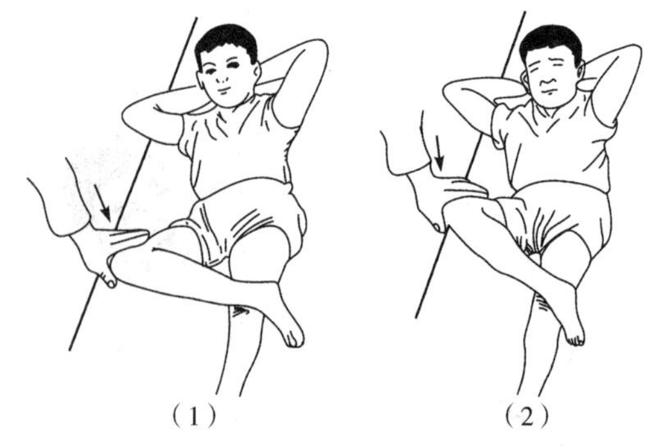

图 56－9 “4”字试验

（1）视诊 肩部正常外形为圆弧形。肩关节脱位后呈直角形，称“方肩”。副神经损伤致前锯肌瘫痪，向前伸上肢推墙时，肩胛内缘向后突起，出现“翼状肩胛”。

（2）触诊 ①压痛点：肱骨大结节部位压痛常提示冈上肌劳损或撕裂，肱骨结节间压痛常提示肱二头肌腱鞘炎，关节后方间隙压痛提示骨关节炎。②肩三角：喙突尖在锁骨下方、肱骨头内侧，其与肩峰尖和肱骨大结节形成肩三角。正常时两侧对称，如有异常则提示出现骨折或脱位。③感觉异常：三角肌止点上方出现一圆形区域皮肤感觉减退、消失，常提示腋神经受损。

（3）动诊及量诊 检查时站在患者背后，先将其肩胛骨下角固定，再做肩的主动和被动活动。肩中立位（0°）是上肢下垂、肘窝向前的位置。盂肱关节活动范围是：90°（外展）~45°（内收）、135°（前屈）~45°（后伸）、135°（内旋）~45°（外旋）之间。肩关节外展超过 90°称为上举，需有肱骨外旋和肩胛骨活动的配合。肩关节脱位时，杜加斯征阳性（见特殊检查）。上肢总长度为肩峰至桡骨茎突尖端（或中指指尖）之间的距离。上臂长度为肩峰至肱骨外上髁（或鹰嘴突）之间的距离。

（4）特殊检查 ①杜加斯（Dugas）征（图 56－10）：又称肩内收试验。让患者屈曲患肢肘关节，然后用患肢的手去扪对侧肩部，若肘关节能贴近胸壁即为正常，否则为阳性，说明有肩关节脱位。②汉密尔顿（Hamilton）征：又称直尺试验。用一根直尺置于上臂外侧，先靠近肱骨外上髁部，后靠近上臂皮肤。若上端贴于大结节，即为正常（阴性）；若不能靠近大结节反而靠近肩峰，即为阳性，说明肱骨头向前内脱位或肩胛骨颈部骨折，因为正常者肱骨大结节在肩峰与肱骨外上髁连线之外。③道巴恩（Dawbarn）征：患急性肩峰下滑囊炎时，患肢上臂贴在胸壁侧面，肩峰前缘下方可有触痛，如上臂外展，滑囊移于肩峰下，触痛消失，即为阳性。

2. 肘关节

（1）视诊 正常肘关节的提携角为 5°~15°，肘部骨折或疾病时此角可减小或增大，小于 5°称肘内翻，大于

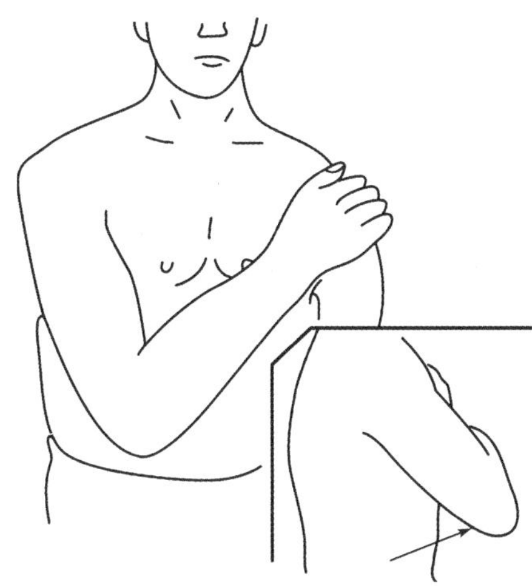

图 56－10　杜加斯（Dugas）征

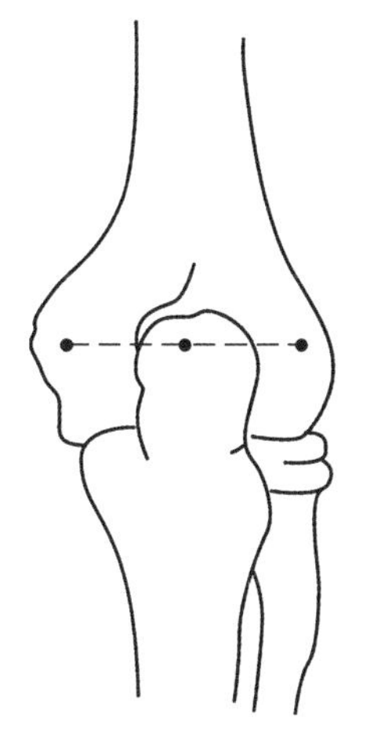

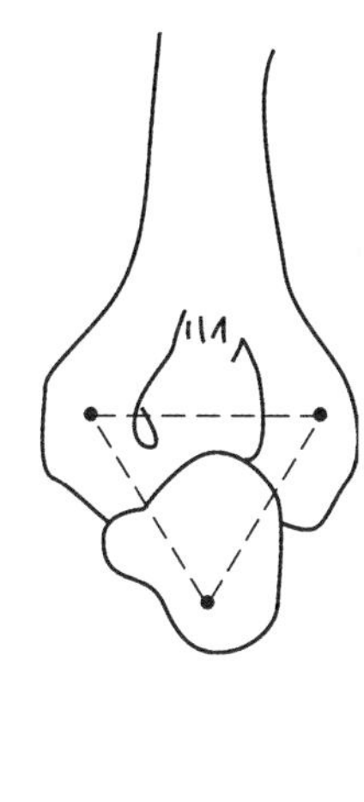

图 56－12　休特（Huter）三角与休特（Huter）直线

15°称肘外翻。

（2）触诊　肱骨外上髁压痛，提示肱骨外上髁炎。桡骨小头触诊法：受检查者屈肘90°，检查者将一手的中指置于肱骨外上髁，示指并列于中指远侧，另一手旋转前臂，示指下可感到桡骨小头在旋转。

（3）动诊及量诊　肘关节以完全伸直为中立位（0°），其活动范围为0°（伸）~150°（屈），无外展、内收动作。正常肘关节伸直时，肱骨内、外上髁与尺骨鹰嘴在一直线上。屈肘90°时，此三点成等腰三角形，称肘后三角。肱骨髁上骨折时三点关系无改变，肘关节脱位、内上髁骨折和外上髁骨折时，此三角即不成等腰三角形。

（4）特殊检查　①米尔斯（Mills）征（图 56－11）：嘱患者将肘伸直，腕部屈曲，同时将前臂旋前，如果肱骨外上髁部感到疼痛即为阳性，对诊断肱骨外上髁炎（网球肘）有意义。②肘三角与肘直线（图 56－12）：又称休特（Huter）三角与休特（Huter）直线。正常人肘关节屈曲90°时，肱骨内上髁、外上髁与尺骨鹰嘴突三点形成一个等腰三角形，称为肘三角。当肘关节伸直时，三点在一条直线上，称为肘直线。肘关节脱位时，三角形状改变，伸直时三点不在一条直线上。

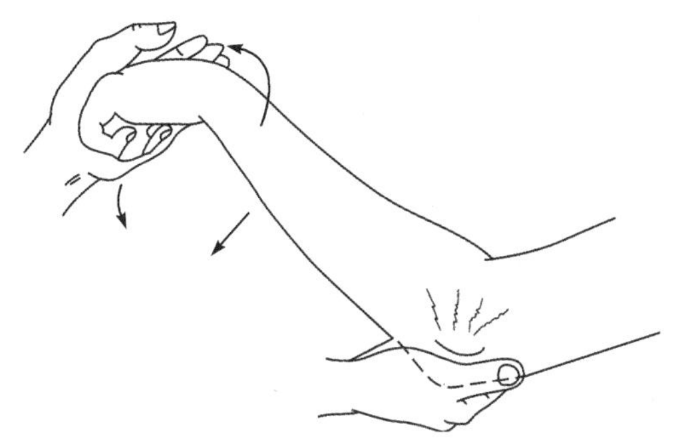

图 56－11　米尔斯（Mills）征

3. 腕关节

（1）视诊　鼻烟窝是腕部拇长伸肌、拇长展肌与拇短伸肌肌腱之间的一个三角形凹陷。它的深部为腕舟骨，骨折时，此窝肿胀。月骨脱位时，腕背侧或掌侧肿胀，握拳时第三掌骨头向近侧回缩。

（2）触诊　桡骨近端骨折（Colles 骨折）时，桡骨茎突与尺骨茎突的解剖关系发生改变。桡骨茎突狭窄性腱鞘炎时，可触及一豌豆大小的结节。

（3）动诊及量诊　腕关节中立位（0°）是手伸直与前臂成一直线，无背伸或掌屈。活动范围为背伸35°~60°，掌屈50°~60°，桡侧偏屈25°~30°，尺侧偏屈30°~ 40°。

4. 手部

（1）视诊　手部畸形（图 56－13）较多，常见手部畸形见表 56－1。

表 56－1　手部畸形的病因与分类

畸形分类	致病原因
垂腕手	桡神经损伤
爪形手	尺神经损伤
猿手	正中神经损伤
并指、多指	先天性畸形
鹅颈畸形	内在肌不平衡
手、腕、掌指关节尺偏	类风湿关节炎
纽扣畸形	伸肌中央束断裂、侧束向掌侧滑移

注意肿胀情况：手指关节背侧肿胀多为腱鞘炎或伸指肌腱损伤，全身关节肿胀多为类风湿关节炎，指骨梭形肿胀多见于结核或内生软骨瘤。

（2）触诊　骨折错位、畸形都可以用触诊检查。掌指关节掌侧压痛多为指屈肌肌腱狭窄性腱鞘炎——有时可触及硬结并压痛。

（3）动诊及量诊　手指各关节完全伸直为中立位

(0°)，拇指屈曲 20°～50°，外展 40°；掌指关节屈曲 90°，过伸 30°；近侧指间关节屈曲 120°；远侧指间关节屈曲 60°～80°。

（4）特殊检查　①芬克尔斯坦（Finkel－stein）征（图 56－14）：又称握拳试验。先将拇指屈曲，然后握拳将拇指握于掌心，同时将腕向尺侧倾斜，如引起桡骨茎突部锐痛，提示桡骨茎突部狭窄性腱鞘炎。②蒂内尔（Tinel）征（图 56－15）：轻叩或压迫腕部掌侧的腕横韧带近侧缘中点，若出现患侧手指刺激及麻木、异常感觉加剧，即为试验阳性，提示有腕管综合征。

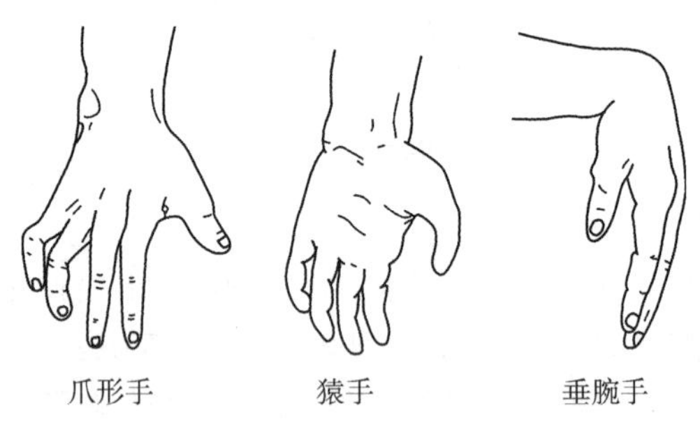

图 56－13　手部常见畸形

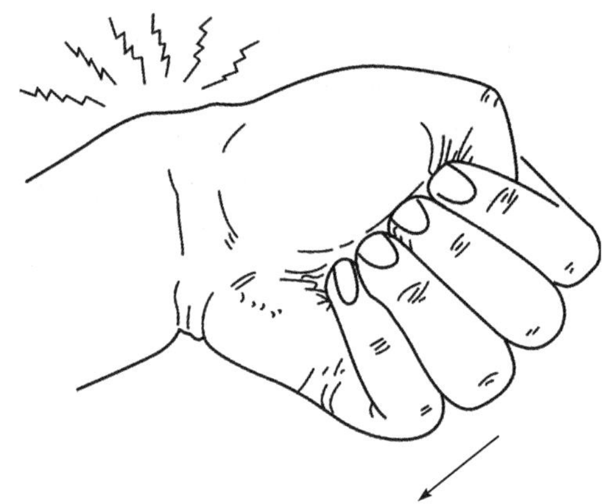

图 56－14　芬克尔斯坦（Finkel－stein）征

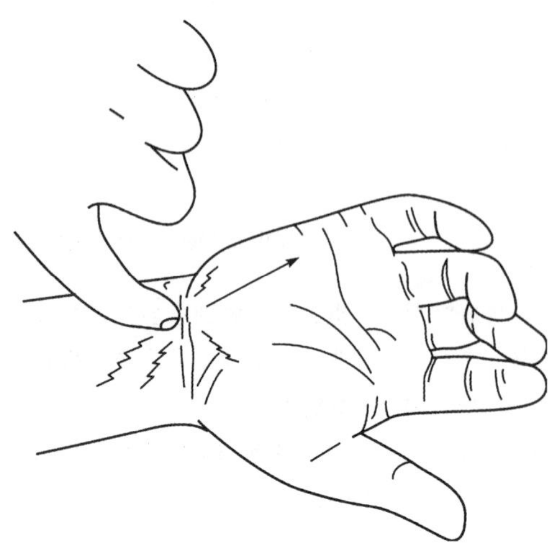

图 56－15　蒂内尔（Tinel）征

5. 髋关节

（1）视诊　观察步态（有无跛行、摇摆、鸭步）、畸形（屈曲、短缩、内收、外展及旋转畸形）以及有无瘢痕、瘘管。

（2）触诊　有无压痛，内收肌有无痉挛，有无包块。如有脊柱、髋关节或大粗隆结核，常可在髂窝部、髋关节周围触及寒性包块。注意包块大小、范围、压痛，表面有无红热等。若在大粗隆部触及肌腱弹跳，为弹响髋所致。

（3）动诊　髋、膝伸直，髌骨向上，即为髋的中立位（0°）。髋的正常活动范围：屈曲 150°，过伸 10°～15°，内收 20°～30°，外展 30°～45°，内旋 40°～50°，外旋30°～45°。

（4）量诊　常用的测定股骨大转子向上移位的方法如下。①Shoemaker 线：大转子尖端和髂前上棘连线向腹壁延伸，正常时该线在脐或脐以上与中线相交，大转子上移时则在脐以下与中线相交。②Nelaton 线（图 56－16）：患者侧卧，髋半屈，在髂前上棘和坐骨结节之间画一条连线。正常时，此线通过大转子顶端。③Bryant 三角（图 56－17）：患者仰卧，沿髂前上棘作一垂直线，再通过大转子尖端画一水平线，即成一三角形。测其底线，与健侧对比，大转子上移时，此底线较健侧为短。

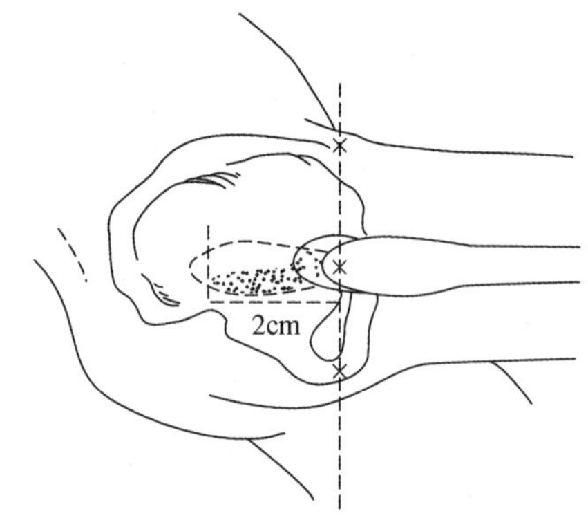

图 56－16　Nelaton 线

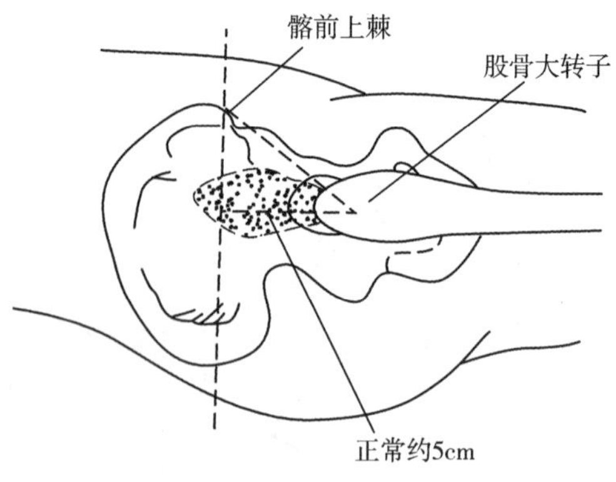

图 56－17　Bryant 三角

（5）特殊检查　①特伦德伦堡（Trendlenburg）试验（图 56－18）：又称臀中肌试验、单腿独立试验。嘱患者先用健侧下肢单腿独立，患侧下肢抬起，患侧骨盆向上提起，该侧臀皱上升为阴性。再用患侧下肢独立，健侧下肢抬起，则健侧骨盆及臀皱下降为阳性。此试验检查关节负重，检查关节不稳或臀中、小肌无力，任何臀中肌无力的疾病这一体征均可出现阳性。②奥尔托兰尼（Ortolani）试验：患儿仰卧，髋、膝屈曲各90°，检查者手掌扶住患侧膝及大腿，拇指放在腹股沟下方大腿内侧，其余手指放在大粗隆部位，另一手握住对侧下肢以稳定骨盆。检查时先用拇指向外侧推并用掌心由膝部沿股骨纵轴加压，同时将大腿轻度内收。如有先天性髋关节脱位，则股骨头向后上脱出并发出弹响。然后再外展大腿，同时用中指向前内顶压大粗隆，股骨头便复位，当它滑过髋臼后缘时又出现弹响，此试验阳性，适用于6个月至1岁以内的婴儿先天性髋关节脱位的早期诊断。③艾利斯（Allis）征（图56－19）：又称下肢短缩试验。患者仰卧，双髋、双膝屈曲，两足跟并齐平放于床面上，正常者两膝顶点应该在同一水平。如一侧膝低于对侧膝，即为阳性，说明患肢有短缩（股骨或胫、腓骨短缩）或有髋关节脱位。④望远镜试验：又称迪皮特伦（Dupuytren）征、巴洛夫（Barlove）试验。患者仰卧，助手按住患者骨盆，检查者两手握住其小腿，伸直其髋、膝关节，然后上下推拉患肢，若患肢能上下移动2～3cm，即为阳性。

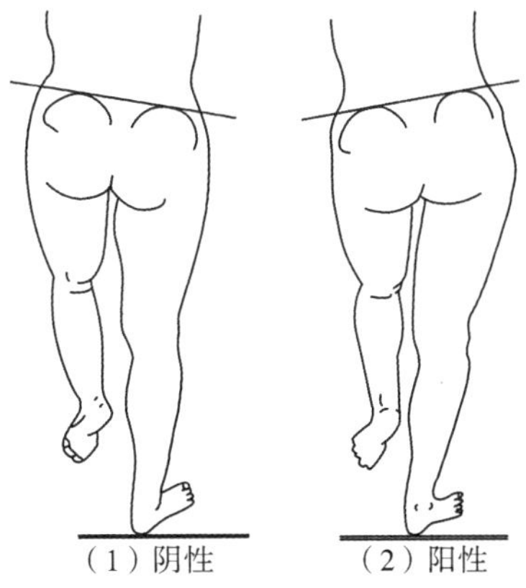

图56－18　特伦德伦堡（Trendlenburg）试验

6. 膝关节

（1）视诊　观察有无肿胀、股四头肌萎缩、膝内翻、膝外翻、过屈曲和反屈畸形等。

（2）触诊　有无压痛、骨摩擦感、浮髌征，皮温是否正常，有无包块。

（3）动诊　膝伸直为中立位（0°），它的正常活动范围为：0°（伸）～135°（屈），屈膝90°时，可内旋10°、外旋20°。

（4）特殊检查　①浮髌试验（图56－20）：患者取仰卧位，膝关节伸直，股四头肌松弛。检查者一手手掌在髌骨上方压挤髌上囊，并且手指挤压髌骨两侧，使液体流入关节腔，然后用另一手的示指轻轻按压髌骨。若感到髌骨撞击股骨前面，即为阴性，说明积液量较少。若髌骨随着手指的按动而出现浮沉的现象，表示积液量较多。一般积液量10ml浮髌试验即可呈阳性。②髌骨摩擦试验：又称索－霍（Soto－Hall）试验。让患者自动伸屈膝关节，股骨与股骨髁间凹部（髌股关节）摩擦而发出摩擦音及疼痛，即为阳性，常用以髌骨软化症的诊断。③麦克默里（McMurray）试验（图56－21）：患者仰卧，检查者一手握膝，放在关节间隙内侧或外侧触诊，另一手握足或小腿下端，将膝关节尽量屈曲，然后使小腿内收外旋，同时伸直膝关节，如有弹响，说明内侧半月板有破裂。反之，小腿外展内旋同时伸膝，如有弹响，说明外侧半月板可能有破裂。膝关节极度屈曲时发生弹响，应考虑破裂。④膝研磨试验（图56－22）：又称阿普利（Apley）试验、膝关节旋转提拉或旋转挤压试验。患者俯卧，检查者将膝部放于患者大腿的后侧，两手握持患肢足部，向上提拉膝关节，并向内侧或外侧旋转，如发生疼痛，表示韧带损伤。反之，双手握持患肢足部向下挤压膝关节，再向外侧或内侧旋转，同时屈到最大限度再伸直膝关节，若发生疼痛，则表示内侧或外侧半月板有破裂。⑤侧方挤压试验（图56－23）：又称博勒尔（Bochler）试验。患者仰卧，膝关节伸直。检查者一手握住患肢小腿端，将小腿外展，另一手按住膝关节外侧，将膝向内侧推压，使内侧副韧带紧张，如出现疼痛和异常的外展摆动，即为阳性，表示内侧副韧带松弛或断裂，反之可检查外侧副韧带。⑥抽屉试验（图56－24）：前抽屉试验用于前交叉韧带的检查：患者平卧床上。膝屈曲90°，双足平置于床上，保持放松。检查者坐于床上，抵住患者双足使之固定，双手握住膝关节的胫骨端，向前方拉小腿，如出现胫骨前移比健侧大5mm为阳性，为前直向不稳定。后抽屉试验用于后交叉韧带的检查：仰卧位，屈膝90°，双手放在膝关节后方，拇指放在伸侧，重复向后推拉小腿近端，胫骨在股骨上向后移动为阳性，提示后

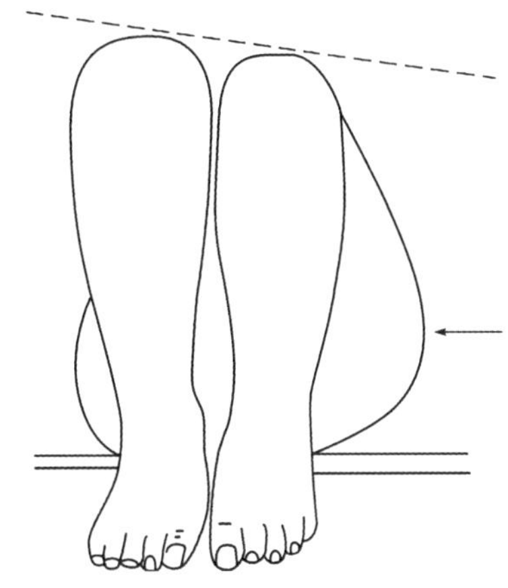
图56－19　艾利斯（Allis）征

交叉韧带部分或完全断裂。

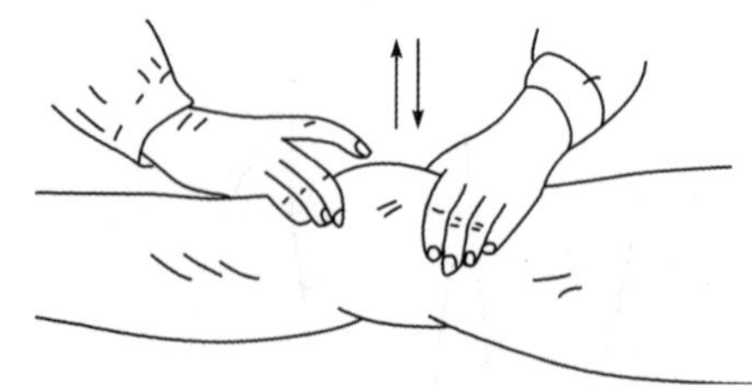

图 56-20 浮髌试验

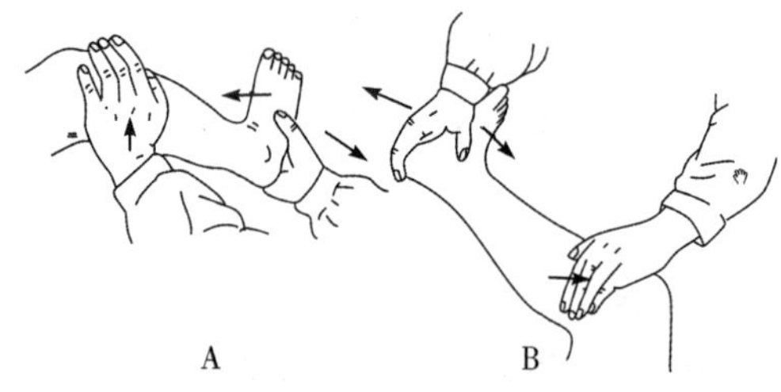

图 56-21 麦克默里（McMurray）试验

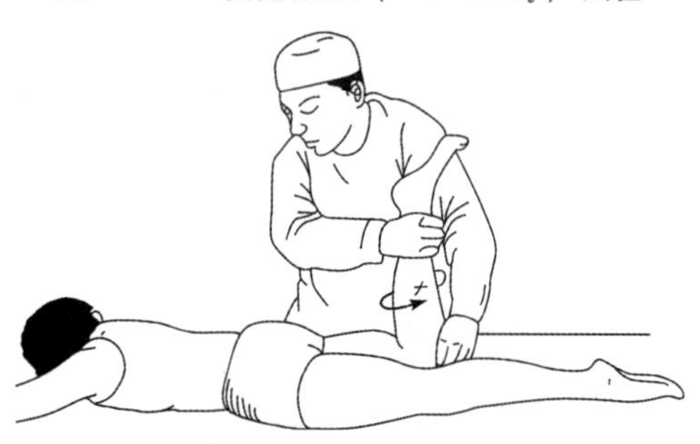

图 56-22 膝研磨试验

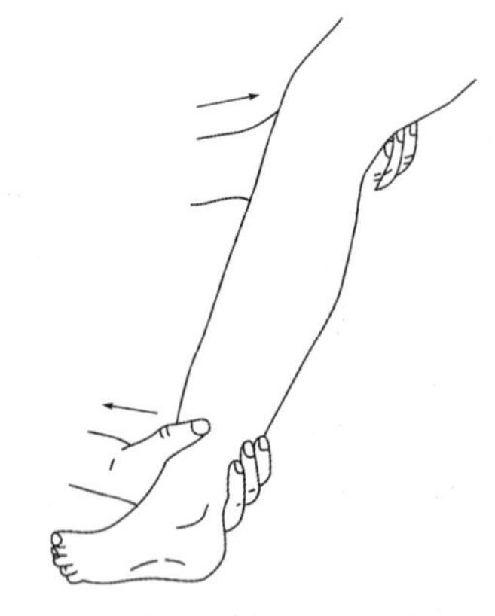

图 56-23 侧方挤压试验

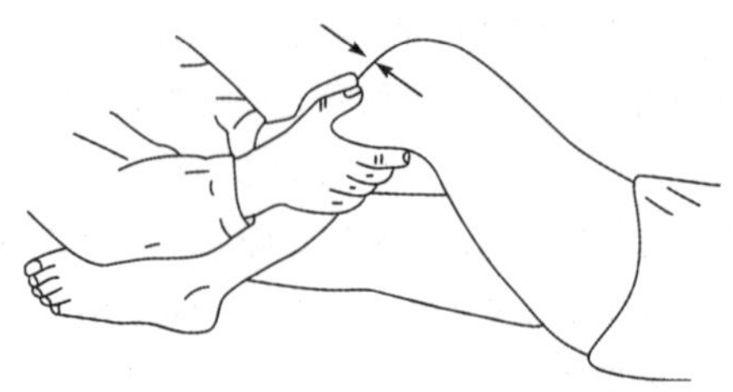

图 56-24 抽屉试验

7. 踝关节与足部

（1）视诊 足常见畸形有扁平足、内翻足、外翻足、马蹄足、马蹄内翻足、马蹄外翻足、跟足、高弓足、多趾、拇外翻、锤状趾等，应注意跛行、肿块及异常骨性突起等。

（2）触诊 检查压痛点和足背动脉搏动情况。跖骨头压痛为跖痛症，足跟压痛为跟痛症，多为骨刺或跖筋膜炎等。

（3）动诊 踝关节中立位（0°），使足的外缘和小腿垂直，它的活动范围为：背伸 20°～30°，跖屈 30°～40°。

（4）特殊检查 ①足内、外翻试验：将足内翻及外翻时如发生疼痛，说明有内侧或外侧韧带的损伤。②提踵试验：患足不能提踵 30°（踝跖屈 60°）站立，仅能提踵 60°（踝跖屈 30°）站立，为试验阳性，说明跟腱断裂。

四、神经功能检查

（一）感觉检查

1. 触觉 被检查者闭目，以棉花轻轻触其皮肤，观察触觉有无异常、减退、消失。

2. 痛觉 以针刺测定皮肤，观察痛觉有无减退、消失或过敏。

3. 温度觉 以 45℃ 温水和冷水管分别贴在患者皮肤上，测其温冷觉有无变化。

4. 位置觉 被检查者闭目，检查者将患者的末节指（趾）间关节被动背屈或掌（跖）屈，并询问其所在位置。

5. 震动觉 将震动的音叉放在骨隆突部位，询问有无震感。

6. 实体觉 闭目，以手触摸物体，分辨物体大小、方圆。

7. 两点分辨觉 用张开脚之圆规刺皮肤，分辨一点或两点。

（二）运动检查

1. 肌容积 注意肌肉有无萎缩、肥大，测其周径，并与对侧对比。

2. 肌力测定 肌力共分 6 级：0 级为完全瘫痪，5 级为正常。

0 级——肌肉完全无收缩。

1 级——肌肉稍有收缩，但关节无活动。

2 级——肌肉收缩可使关节活动，但不能对抗引力。

3 级——肌肉收缩可对抗引力，但不能对抗阻力。

4 级——肌肉收缩可对抗引力和轻微阻力。

5 级——有对抗强阻力的肌肉收缩。

3. 肌张力测定 肌张力增高时，肌肉紧张，被动活动关节有阻力，见于上运动神经元病损；而下运动神经元病损时，肌张力减退，肌肉松弛，肌力减退或消失。

（三）神经反射检查

1. 浅反射　浅反射消失表明体表感受器至中枢的反射弧中断。常见的浅反射有：

（1）腹壁反射　患者仰卧，放松腹部肌肉，以钝器分别在其腹壁两侧上、中、下部划动，观察是否引起该肌收缩。上腹壁反射为 $T_{7\sim9}$，中腹壁反射为 $T_{9\sim11}$，下腹壁反射为 $T_{11}\sim L_1$。

（2）提睾反射（$L_{1\sim2}$）　以钝器划大腿内侧皮肤，可引起提睾肌收缩，睾丸上提。

（3）肛门反射（S_5）　以钝器划肛门周围皮肤，引起肛门外括约肌收缩。

2. 深反射

（1）肱二头肌反射（C_6）　患者前臂置于旋前半屈位，检查者将拇指放在其肱二头肌肌腱部，以叩诊锤叩击拇指，可引起肘关节屈曲运动。

（2）肱三头肌反射（C_7）　患者前臂置于旋前半屈位，检查者将手托住前臂，轻轻叩击肱三头肌肌腱，可引起伸肘运动。

（3）桡骨膜反射（$C_{5\sim6}$）　患者屈肘，前臂旋前位，用叩诊锤叩击桡骨茎突，可引起前臂的屈曲和旋后动作。

（4）尺骨膜反射（$C_8\sim T_1$）　患者屈肘，前臂旋前位，用叩诊锤叩击尺骨茎突，可引起前臂旋前。

（5）膝反射（$L_{2\sim3}$）　患者平卧，双膝半屈位，检查者以手托住腘窝，嘱患者肌肉放松，叩诊锤叩击髌韧带，可引起伸膝动作。

（6）跟腱反射（S_1）　患者仰卧，膝半屈，小腿外旋位，检查者握住患者前半足，使踝轻度背屈，轻叩跟腱，可引起踝跖屈。

3. 病理反射

（1）Hoffmann 征（图 56－25）　患者轻度背伸腕关节，检查者一手握住患者手掌，另一手以示指、中指夹住患者之中指，并用拇指轻轻弹拨患者中指指甲，可同时引起拇指及其他三指屈曲动作为阳性。

（2）Babinski 征（图 56－26）　以钝器划足掌外侧缘，引起足踇趾伸直背屈、其他四趾呈扇形分开为阳性。

（3）Oppenheim 征（图 56－26）　以拇指、示指沿患者胫骨两侧前缘自上向下推压，出现与 Babinski 征相同体征为阳性。

（4）踝阵挛　患者屈膝 90°位，检查者一手托住腘窝，另一手握足，用力使踝关节突然背屈，然后放松，出现踝关节连续不断交替伸屈运动为阳性。

（5）髌阵挛　患者仰卧、伸膝位，检查者一手的拇、示两指抵住髌骨上缘，用力向远端急促推挤，然后放松，可引起髌骨连续交替上下移动则为阳性。

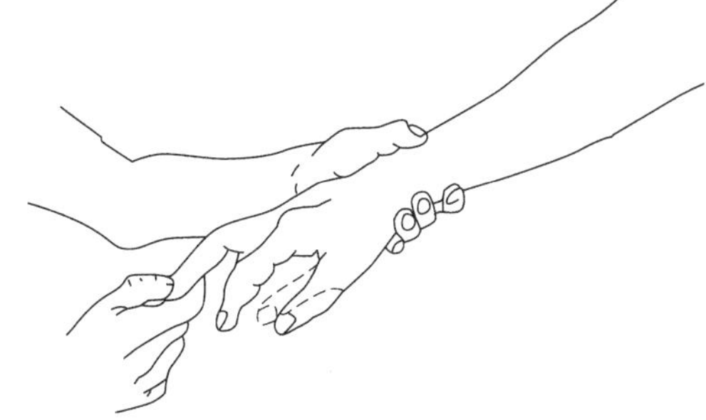

图 56－25　病理征检查 Hoffmann 征

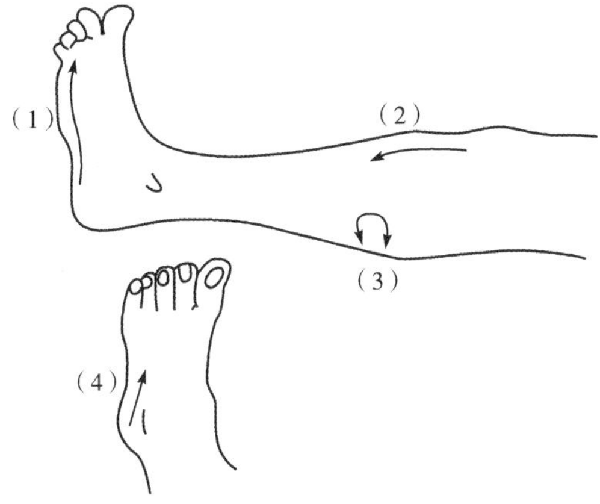

图 56－26　病理征检查

（1）Babinski 征；（2）Oppenheim 征；（3）Gordon 征；（4）Choddock 征

目标检测

答案解析

一、选择题

1. 肌力测定的分级描述中，错误的是

A. 1 级：肌肉完全不能收缩，为完全瘫痪

B. 2 级：肌肉收缩可使关节活动，但不能对抗重力

C. 3 级：肌肉仅有抗重力，无抗阻力的收缩

D. 4 级：肌肉有抗重力和抗阻力的收缩

E. 5 级：肌肉有对抗强阻力的收缩

2. 一成年男性，右肩部摔伤活动受限，来诊时见其以左手托右侧前臂，方肩畸形，将其右手搭在左侧肩部，则右肘不能靠近胸壁。应受限考虑的诊断是

A. 肩关节脱位

B. 肩锁关节脱位

C. 锁骨骨折

D. 肩关节周围炎

E. 肩部骨折

3. 某男童，消瘦、低热、右髋痛，跛行步态，腹股沟

及臀部可触及囊性肿物，“4”字试验阳性，其最可能的诊断是

A. 风湿性关节炎　　B. 类风湿性关节炎

C. 骨肿瘤　　D. 髋关节结核

E. 髋关节脱位

二、简答题

4. 如何进行骨科物理检查中的动诊和量诊检查？有什么意义？

5. 对于具体部位的物理检查应遵循什么样顺序进行？

6. 骨折的物理检查中常用的检查方法是什么？

（胡学昱）

书网融合……

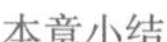

本章小结

题库

第五十七章　骨折概论

学习目标

1. 掌握　骨折的定义，临床表现、一般体征和专有体征；骨折的早期、晚期并发症；骨折的临床愈合标准；骨折的治疗原则。

2. 熟悉　骨折的诱因；开放性骨折的分类及处理；骨折不愈合定义；骨折的康复治疗。

3. 了解　骨折的愈合过程；影响骨折愈合的因素；骨折的急救；骨折的治疗方法。

4. 学会骨折的X线片基本阅片方法及石膏固定术、骨牵引术的操作要领。

第一节　骨折的定义、诱因、分类及移位

一、骨折的定义

骨折（fracture）即骨结构的完整性和连续性中断。

二、骨折的病因

骨折的病因或诱因有多种，而本章节讨论的重点是创伤性骨折。

1. 直接暴力（direct violence）　外界暴力直接作用在损伤肢体部位，在肢体同位置发生骨折，如交通事故汽车直接撞击小腿致胫腓骨骨折，棍棒直接敲击前臂致尺桡骨骨折等（图57－1）。

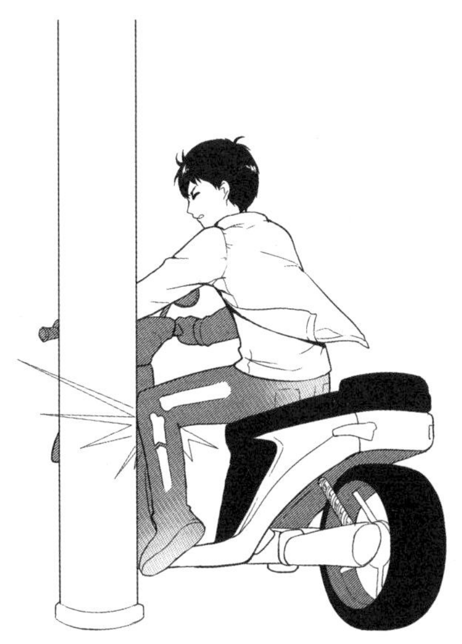

图57－1　直接暴力致小腿骨折

2. 间接暴力（indirect violence）　外界暴力经过骨的传导、肌肉强烈收缩或肌腱强烈牵拉等导致肢体受力处远端发生骨折。如摔倒时手掌撑地致桡骨远端骨折或肱骨髁上骨折（图57－2）。

因膝关节骤然跪地撞击，发生的髌骨粉碎性骨折，属于直接暴力诱因；股四头肌猛烈收缩，发生髌骨横断性骨折，属于间接暴力诱因。

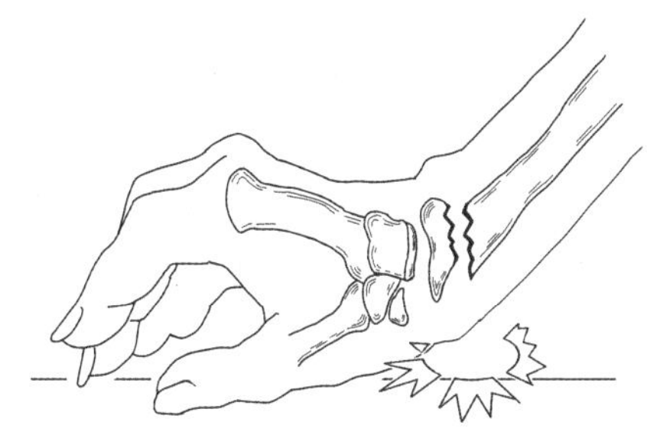

图57－2　间接暴力致桡骨远端骨折

3. 病理性骨折（pathological fracture）　因骨肿瘤、骨结核、骨感染、严重的骨质疏松或其他疾病等导致骨质破坏，表现为骨皮质溶解、吸收或变薄，骨小梁变细、数量减少等，当受到轻微的外力，容易在骨质破坏区域发生骨折。骨髓炎、骨的原发性或转移性肿瘤是骨折最常见的原因（图57－3）。

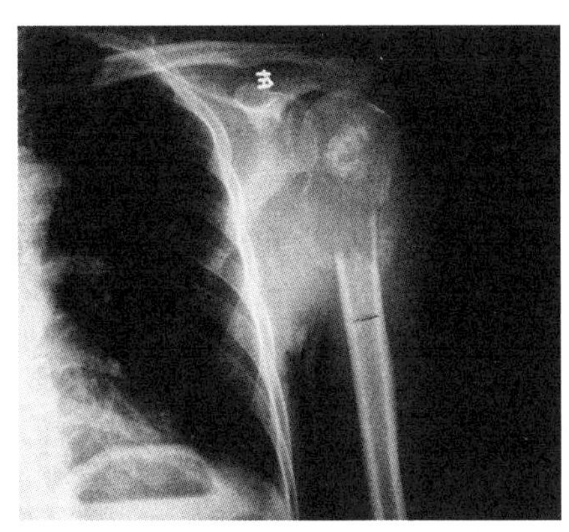

图57－3　肱骨近端病理性骨折

4. 疲劳性骨折（fatigue fracture） 又称积累劳损性骨折（cumulative strain fracture）或应力性骨折（stress fracture）。是指长时间、反复、过度的直接或间接外力作用，疲劳的肢体肌肉不能及时吸收该应力，将其传导至骨骼，发生的骨裂或骨折。如远距离行军容易致第2、3跖骨及腓骨下1/3骨折。

三、骨折的分类

（一）根据骨折断端是否与外界或空气相通分类

1. 闭合性骨折（closed fracture） 骨折断端区域皮肤、深筋膜等软组织完整，骨折断端没有与外界或空气相通。

2. 开放性骨折（open fracture） 骨折断端区域皮肤、深筋膜等软组织破裂，骨折断端与外界或空气相通（图57-4）。

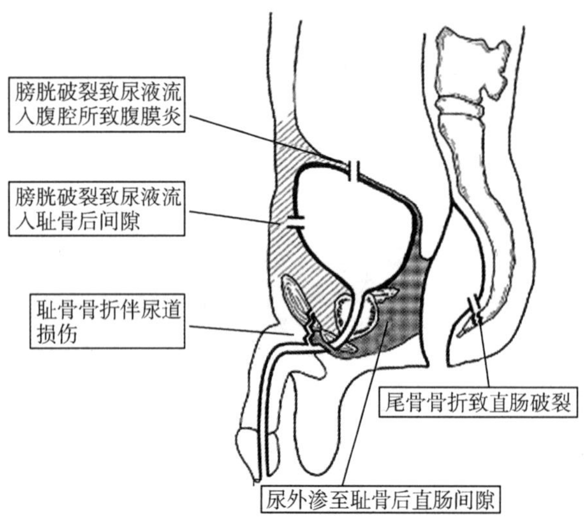

图57-4 骨盆骨折致泌尿系统损伤及骶骨骨折致直肠损伤（开放性骨折）

（二）根据骨折的程度和形态分类

1. 完全骨折（complete fracture） 骨结构的完整性和连续性完全中断，依据骨折线的形态或方向分为（图57-5）。

（1）横形骨折（transverse fracture） 骨折线与该骨干纵轴垂直或几乎垂直。

（2）斜形骨折（oblique fracture） 骨折线与该骨干纵轴有一定夹角。

（3）螺旋形骨折（spiral fracture） 骨折线沿骨干纵轴呈螺旋状。

（4）粉碎性骨折（comminuted fracture） 骨折碎裂成三块或三块以上。

（5）嵌插骨折（impacted fracture） 骨折断端相互嵌插，常见于干骺端骨折。多见骨干的皮质骨部分嵌插入骺端的松质骨内。

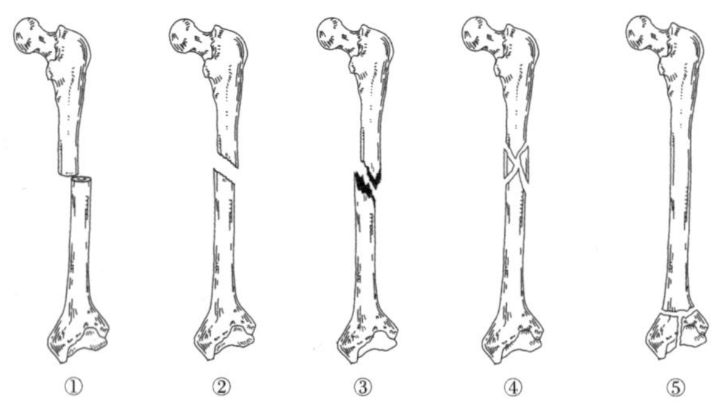

图57-5 完全骨折

①横形骨折；②斜形骨折；③螺旋形骨折；④粉碎性骨折；⑤T型骨折

（6）压缩性骨折（compressive fracture） 骨结构由于应力作用发生压缩变形，常见于松质骨，如脊柱椎体、跟骨等。

（7）骨骺损伤（epiphyseal injury） 是儿童特有的骨损伤。

2. 不完全骨折（incomplete fracture） 骨结构的完整性和连续性不完全中断，依据骨折形态可分为以下类型。

（1）裂缝骨折（crack fracture） 又称线性骨折，骨骼出现裂隙不伴移位，多见于颅骨、肩胛骨等。

（2）青枝骨折（greenstick fracture） 多见儿童，骨质与骨膜出现部分断裂，如青嫩柳树枝一般，可伴成角畸形。

（三）根据骨折断端稳定程度分类

1. 不稳定性骨折（unstable fracture） 骨折断端相对不稳定，骨折断端或骨折复位后生理性应力或轻微外力作用下易发生再移位，临床常见有斜形骨折、粉碎性骨折、螺旋形骨折等。

临床常见有以下几种。①成角移位：骨折后骨的生物力线发生变化，骨折的两骨端纵轴线交叉成角（所形成的锐角凸指的方向，指向前、后、内、外，即称向前、后、内、外方成角）。②缩短移位：两骨折断端嵌插、压缩或相互重叠等，致骨的长度缩短。③旋转移位：因扭转暴力等作用，骨折远侧端沿骨的纵向轴线发生旋转，如小腿扭转暴力致胫骨发生螺旋型骨折。④侧方移位：以骨折近端为参考，骨折远端发生前、后、内、外的移位。⑤分离移位：因过度牵引或神经、肌肉损伤等，两骨折断端出现间隙，在骨纵轴线上出现分离。以上几种骨折移位类型，在同一处骨折可几种移位类型同时存在（图57-6）。

2. 稳定性骨折（stable fracture） 骨折断端相对稳定，骨折断端或骨折复位后生理性应力或轻微外力作用下不易发生再移位，临床常见有裂缝骨折、青枝骨折、横形

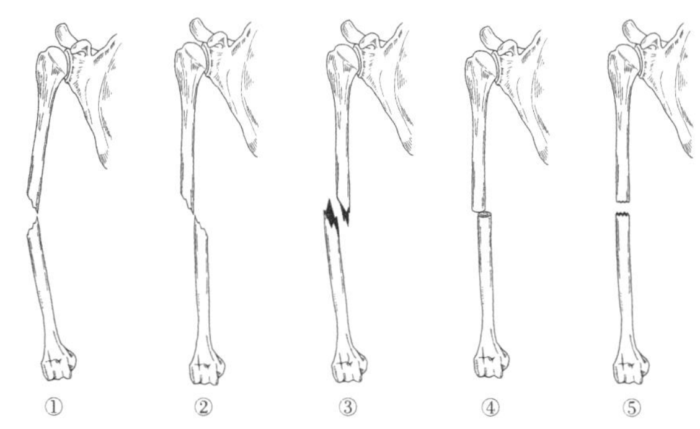

图 57－6 骨折端不同的移位

①成角移位；②缩短移位；③旋转移位；④侧方移位；⑤分离移位

骨折、压缩性骨折、嵌插骨折等。

（四）根据 AO/ASIF 骨折分类

AO/ASIF 国际内固定研究学会分类系统覆盖人体所有骨骼，该骨折分类系统将全身骨骼以阿拉伯数字进行编码，字母 A、B、C 代表骨折类型，然后再用数字代表严重程度。

第二节 骨折的临床特征及影像学检查

一、骨折的临床特征

在临床大多数骨折中，一般仅出现局部症状和体征，但严重、多发骨折或复合损伤可出现全身反应。

（一）骨折的局部表现

1. 一般表现（general manifests）或一般体征（general signs） 肿胀、疼痛和功能障碍。骨折部位内骨膜、外骨膜及周围软组织的血管损伤出血，局部形成血肿，同时软组织损伤引起液体渗出、水肿，骨折区域或患肢出现肿胀，严重时会出现张力性水疱或皮下瘀斑。骨折局部损伤后炎性介质的释放、局部肿胀压迫和骨折断端对神经末梢的刺激，出现局部疼痛，移动患肢疼痛加剧，查体时可通过触诊证实。局部的肿痛导致患肢活动受限，如完全性骨折伴移位，损伤肢体活动功能丧失。

2. 特有体征或专有体征（special signs）

（1）畸形（deformity） 骨折后肢体出现成角、短缩畸形等。

（2）异常活动或反常活动（abnormal movement） 因完全性骨折引起肢体骨折部位出现不正常的活动。

（3）骨擦音或骨擦感（bony crepitus） 骨折后，因骨折断端或骨折碎块的相互摩擦所产生的异样声响或感觉。

如果外伤后肢体骨出现以上三个特有体征之一，即可诊断骨折。但临床上需要注意，有些嵌插骨折、线性骨折等，没有以上三个典型的特有体征，根据情况，应该常规进行 X 线透视或平片检查，必要时行 CT 或 MRI 检查，以便确诊。

（二）全身表现

1. 休克（shock） 休克是急性有效循环血量不足、组织灌注不良和缺氧，并危及重要器官功能的一种临床症状或综合征。骨折可引起出血，如骨盆骨折、股骨骨折或多发性骨折可引起大量失血（图 57－7），发生低血容量型休克，严重的开放性骨折或并发重要内脏、血管损伤时亦可导致休克甚至死亡。

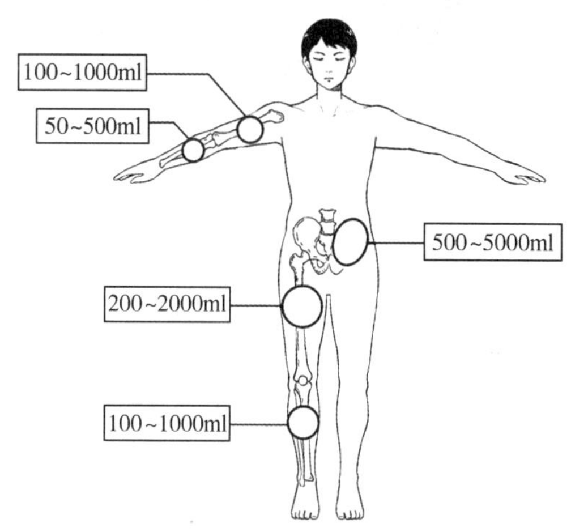

图 57－7 各部位骨折失血量

2. 发热（fever） 因骨折造成局部的液体渗出、出血，继而血管外组织液、血液逐渐被机体吸收，进入血循环产生低热现象，一般不超过 38℃，持续 2～3 天，如发热时间过长或出现高热应考虑感染可能。

二、骨折的影像学检查

1. X 线片检查 X 线片检查对骨折的诊断及治疗具有重要意义。可以及时、准确诊断和治疗，防治误诊或漏诊。即使已经诊断骨折，X 线片检查也是必要的，目的是了解骨折的类型、骨折断端或粉碎骨块的移位情况，指导下一步的治疗。

X 线片检查一般应包括检查骨及其上、下关节；四肢长干骨、肢体大关节及脊柱一般摄正、侧位片；由于解剖结构或体位的原因，有些部位需要特殊位置的 X 线片检查，如手、足摄正斜位片，髌骨、跟骨摄轴位片，寰枢椎摄张口位片等；根据临床需要，必要时还需摄应力位 X 线片，如下胫腓关节分离、肩锁关节脱位应力位片等；对部分不易诊断的骨折或脱位，需双侧肢体摄 X 线片进行对照比较；对有些骨折早期不能确诊的，而临床症状较明显患者，考虑有骨折的可能，应按照骨折处理方法给予固定制动，伤后2周复查X线片，因骨折断端的吸收，骨折线可见，如腕舟状骨骨折（图57-8）。

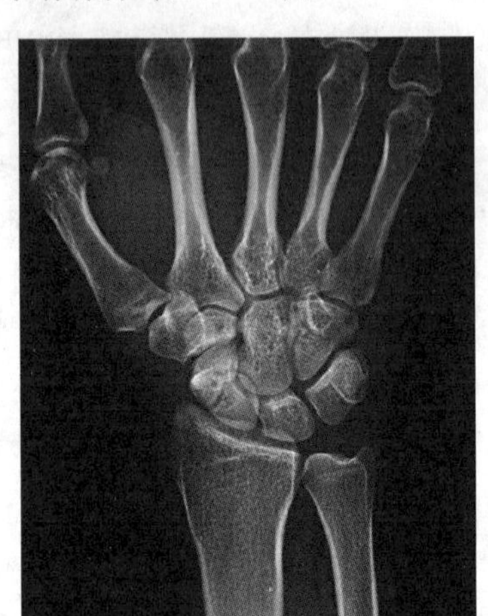

图57-8 腕舟状骨骨折

2. CT检查 X线检查是临床诊断骨折最常用的辅助检查方法，但对于因解剖结构特殊、骨折线不典型而早期不能确诊的骨折，CT以其高分辨率、无重叠、无内脏器官遮盖影响和图像后处理技术等优点，弥补了X线检查的不足。临床上对于关节内、脊柱、骨盆或其他解剖结构复杂部位的骨折，多层螺旋CT平扫或三维重建越能提供更多的诊断信息，如椎体爆裂骨折碎裂的后方骨片突入椎管的情况、胫骨平台骨折的碎骨块移位情况等。

3. MRI检查 磁共振具有独特的成像特点，其对组织的分辨率明显高于X线摄片和CT。磁共振所获得的图像异常清晰、精细，对比度好、信息量大，如脊柱骨折出现的脊髓损伤及椎体周围韧带损伤情况。横轴位、矢状位及冠状位等任意方位的断层扫描，不但可以清晰显示椎体及脊损伤情况，而且可以观察椎管内是否有出血，发现X线片及CT未能发现的隐匿性骨折、骨挫伤等。对装有心脏起搏器、脑内血管夹及顺磁性金属物的患者，则禁用MRI检查。

第三节 骨折的并发症

案例引导

案例 患者，男，12岁，系“车祸伤致左小腿畸形、疼痛、活动受限6天”入院。受伤当时无昏迷、呕吐等，当地县医院诊断：左胫腓骨骨折，给予骨折手法复位后下肢管形石膏外固定，2天后出现小腿剧痛，未做特殊处理，继而出现足趾麻木等，逐渐加重，第6天出现第五足趾发黑，转入本院。入院查体：T 38.2℃，P 98次/分，R 19次/分，BP 110/80mmHg。神清，一般情况尚可，左下肢石膏已经去除，第五足趾发黑坏死，第一至四趾暗黑，小腿及足背皮肤部分坏死，面积约12cm×16cm，不规则，伴张力性水疱若干；小腿及足背张力高，小腿浅感觉减退、足背及第一至四趾浅感觉丧失，足背动脉搏动未触及，踝及足趾主动运动受限。入院后查血常规：白细胞13.9×10^9/L，中性粒细胞百分比81.5%，血红蛋白128g/L，血细胞比容58.2%，血小板168×10^{12}/L，血沉85mm/h，C反应蛋白78mg/L。肝肾功能及电解质未见特殊异常。胸片及心电图未见异常。

讨论 该患者诊断及诊断依据分别是什么？下一步如何处理？

低能量或高能量损伤均可导致骨折发生，在一些复杂损伤中，骨折本身可能并不太严重，其伴发的重要组织或脏器损伤却十分严重，常引起肢体功能丧失，严重的全身反应甚至危及患者的生命。

一、早期并发症（early complications）

1. 低血容量性休克 骨折伴发内脏、血管等重要器官损伤引起大出血导致低血容量性休克（hypovolemic shock）。

2. 重要内脏器官损伤 肝、脾破裂出血，导致休克，甚至死亡；肋骨骨折致肋间血管及肺组织损伤，出现气胸、血胸或血气胸，引起严重的呼吸困难；骨盆骨折引起的尿道、膀胱损伤等；骶骨骨折引起的直肠损伤。

3. 重要周围组织损伤

（1）重要血管损伤 临床常见有伸直型肱骨髁上骨折，近侧骨折断端可引起肱血管损伤（图57-9）；股骨髁上骨折，远侧骨折断端可引起腘血管损伤（图57-10）；胫骨上段骨折，可引起胫前或胫后血管损伤。

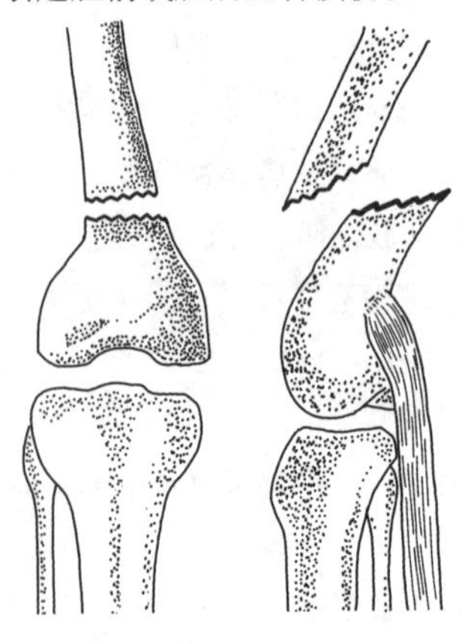

图57-9 股骨髁上骨折

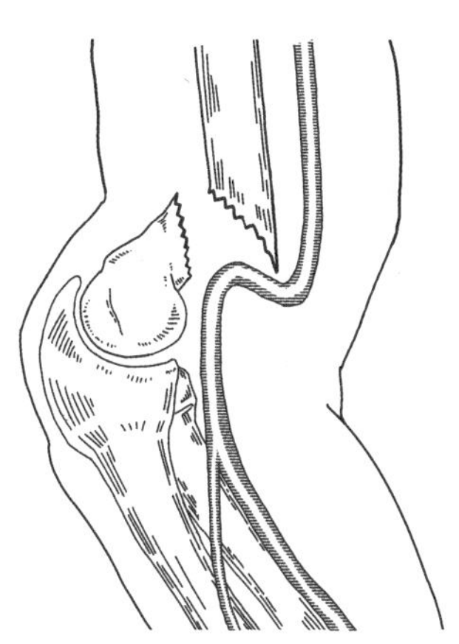

图 57－10　肱骨髁上骨折

（2）周围神经损伤　临床常见有肱骨中下 1/3 骨折可引起桡神经损伤；桡骨颈骨折可引起桡神经深支损伤；腓骨颈骨折可引起腓总神经损伤；肱骨外科颈骨折可引起腋神经损伤等。

（3）脊髓损伤　是脊柱骨折、脱位的严重并发症，常见脊柱颈段和胸腰段，出现损伤平面以下的功能障碍。

4. 脂肪栓塞综合征（fat embolism syndrome，FES）　多发生于成人，骨折处组织损伤，血管外压大于静脉内压，脂肪小滴进入血液循环；机体应激状态下，血管内高凝，脂肪微粒易于凝集成球，形成栓子，阻塞肺毛细血管；另外，中性脂肪酸水解生成游离脂肪酸和甘油，游离脂肪酸毒性反应，引起肺间质水肿、肺泡内渗出性出血。

FES 临床表现常呈突发性，80% 发生于伤后 48 小时内，极少发生伤后 1 周左右。

5. 筋膜间隙综合征（compartment syndrome）　四肢的肌肉、神经及血管均位于筋膜形成的间隙内，肢体创伤后，间隙内压力增高，影响组织血供，引起肌肉坏死、神经麻痹，严重可发生肝肾衰竭，甚至死亡。常见的原因有肢体挤压伤、血管损伤、石膏或夹板固定包扎过紧、骨折等，可使筋膜间隙的容积减小，间隙内组织受到损伤，发生筋膜间隙综合征。

筋膜间隙综合征发病迅速，严重的大约 24 小时内即可形成典型的症状、体征。疼痛、活动障碍是早期主要症状，肿胀、压痛及肌肉被动牵拉痛是重要体征。只在肌肉缺血较久，已发生广泛坏死时，才出现全身症状，如体温升高、脉率增快、血压下降、白细胞计数增多、血沉加快、尿中出现肌球蛋白等。好发于上肢前臂（掌侧浅室、掌侧深室、背侧共 3 个筋膜间隙）和小腿（前侧、外侧、后浅、后深共 4 个筋膜间隙），由双骨、骨间膜、肌间隔和深筋膜共同形成的间隙区。最简单的测试压力装置为 Whiteside 法，肢体筋膜间隙压力 < 10mmHg 正常，10 ~ 30mmHg 增高，> 30mmHg 明显增高，具有切开减压指征。

骨筋膜室综合征一经确诊，应立即切开筋膜减压。早期彻底切开筋膜减压是防止肌肉和神经发生缺血性坏死的唯一有效途径。切不可等到出现“5P”体征后才行切开减压术，从而导致不可逆的缺血性肌挛缩。局部切开减压后，血循环得到改善，大量坏死组织的毒素进入血液循环。应积极防治失水、酸中毒、高钾血症、肾衰竭、心率不齐、休克等严重并发症，必要时还得行截肢术以抢救生命。

筋膜间隙综合征的早期诊断及治疗在临床上极为重要。

6. 挤压综合征（crush syndrome）　人体四肢、臀部等肌肉丰富的部位遭受重物长时间的压迫，致肌肉坏死、溶解，并引起肌红蛋白尿、高钾、酸中毒、氮质血症，甚至急性肾功能衰竭等。多发生于房屋倒塌、工程塌方、交通事故等意外伤害或战争、强烈地震等严重灾害。

近年研究表明，肢体的缺血再灌注损伤是挤压综合征的主要机制，氧自由基在发病过程中扮演重要的角色。

诊断：有长时间受重物挤压的受伤史；受压部位再灌注后进行性肿胀；伤后 24 小时内发生无尿或尿量 < 17ml/h，尿液红棕色、深褐色；经输液试验排除肾前性少尿等。

治疗原则：①解除挤压外力，妥善固定伤肢；②抗休克治疗：按照“三先三后”和“两早”的原则，即先盐后糖，先晶后胶，先快后慢；③早给碱性药及利尿药；④碱化尿液，纠酸防治高钾血症；⑤防治感染；⑥肾衰竭 - 血液透析；⑦改善组织供氧 - 高压氧仓治疗。

二、晚期并发症

1. 坠积性肺炎（hypostatic pneumonia）　发生于因骨折长期卧床患者，尤其是老年、体弱、严重消耗性疾病患者。临床症状主要是发热、咳嗽及咳痰，以痰液黏稠、易呛咳为主要特点，多为混合感染，以革兰染色阴性菌为主。实验室检查：白细胞增多，中性粒细胞比例升高；痰菌检查和痰培养阳性；肺部 X 线片检查一侧或双侧肺下部不规则小片状密度增高影，边缘模糊密度不均匀。依据长期卧床史和病史特点，临床易于诊断，关键是早发现、早治疗，改善预后。可以通过翻身拍背、雾化吸入、体位引流、吸痰、抗感染等治疗。

2. 压疮（pressure sore）　严重创伤骨折，长期卧床不起，由于身体骨突起处长时间受压，使局部组织血液循环障碍，导致持续缺血缺氧而发生溃烂和坏死，多见截瘫患者。常见于骶尾部（图 57－11）、髋部、足跟等部位。

3. 感染（infection）　以开放性骨折多见，创面污染、骨外露、局部软组织损伤及血供的破坏等，如果清创手术处理不及时或不恰当，可能引起感染，甚至导致化脓性骨髓炎（图 57－12）。

4. 下肢深静脉血栓（deep vein thrombosis，DVT）

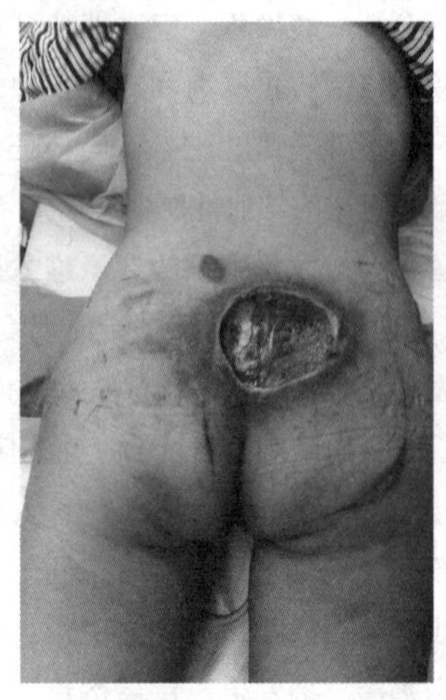

图 57－11　骶尾部压疮

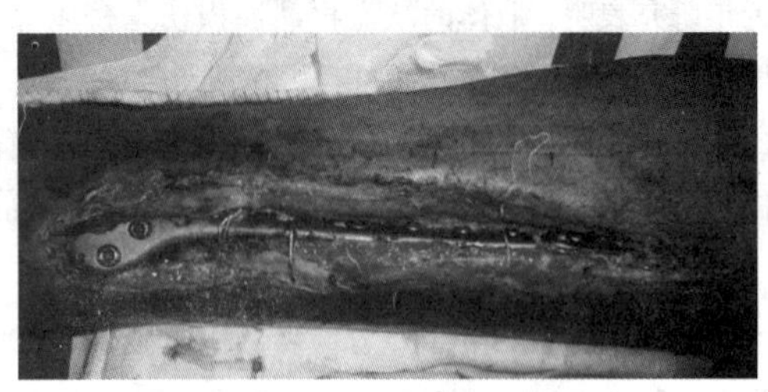

图 57－12　胫骨内固定术后感染伴钢板、骨外露

多见于骨盆骨折或下肢骨折，静脉内壁损伤、长时间卧休或肢体制动血流缓慢及血液高凝状态等易导致血栓形成，导致血管腔阻塞、静脉回流受阻。临床表现下肢肿胀、疼痛、软组织张力高及活动后加重，血栓位于小腿肌肉静脉丛时，Homans 征和 Neuhof 征呈阳性。如果大块血栓脱落引起肺动脉栓塞，患者出现胸闷胸痛、呼吸困难，甚至晕厥。

5. 骨化性肌炎（myositis ossificans）　肢体关节周围损伤导致局部血肿，如果处理不当，血肿机化，逐步形成在关节附近软组织以纤维软骨增生为特征，伴大量的新骨形成，引起关节的功能障碍。临床常见于肘关节，如肱骨髁上骨折、肘关节恐怖三联征等。目前，针对骨化性肌炎没有特殊有效的治疗方案，早期可口服非甾体抗炎药及双膦酸盐，可阻止和减弱骨化性肌炎的形成与发展。另外，中医及综合康复治疗也有一定的效果，晚期可根据情况选择手术治疗。

6. 缺血性骨坏死（ischemic osteonecrosis）　因外伤、服用激素、减压病、糖尿病等使骨某一端出现血供受阻或破坏，引起骨组织缺血坏死。临床常见：股骨颈头下型骨折引起的股骨头缺血性坏死（图 57－13），腕月骨脱位引起的月骨缺血性坏死，腕舟状骨骨折引起的近骨折端缺血性坏死等。可以通过临床特点、影像学检查等诊断。

7. 创伤性骨关节炎（traumatic osteoarthritis）　因创伤发生关节内骨折，关节面遭到破坏，关节软骨损伤或剥脱等，引起关节软骨退化变性和继发性软骨增生、骨化，导致关节活动疼痛及功能障碍。

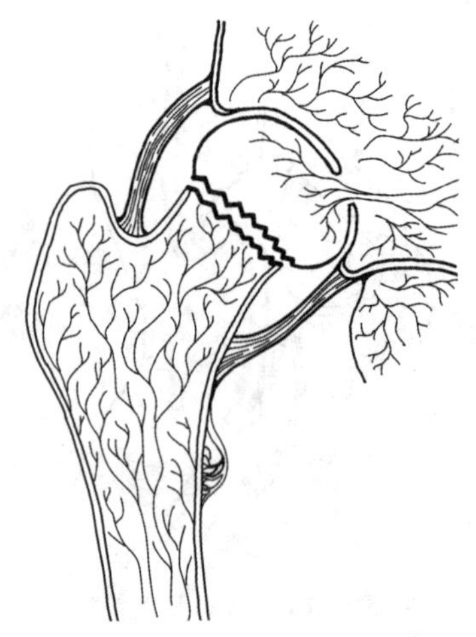

图57－13　股骨颈骨折后股骨头缺血坏死

8. 关节僵硬（joint stiffness）　骨与关节损伤最常见的并发症。患侧肢体长时间固定制动，静脉及淋巴回流淤滞，在肢体关节周围组织中出现浆液纤维性渗出和纤维蛋白沉积，引起纤维粘连；关节液分泌减少，关节囊、韧带因营养不良而出现挛缩；肌肉、肌腱等组织出现失用性萎缩等，导致正常关节功能（如伸屈、旋转等）发生不同程度的障碍，关节活动范围减小。早期拆除外固定并积极进行康复锻炼是预防和治疗关节僵硬的有效方法，必要时可服用非甾体抗炎药物、中医及综合康复治疗等，对关节僵硬严重患者，合适的时间选择手术治疗。

9. 反射性交感神经营养不良（refrex sympathetic dystrophy，RSD）　又称 Sudeck 骨萎缩或急性骨萎缩。好发于手、足骨折后，表现为肢体疼痛、肿胀、僵硬、皮肤变色、多汗及骨质疏松，典型的疼痛与损伤程度不一致。

关于 RSD 的病因不明确，但多数学者认为与交感神经系统异常和延长反应有关。毛细血管舒缩紊乱早期出现皮温升高，水肿及汗毛、指甲生长加快，然后出现皮温低、多汗、汗毛脱落等，X 线片表现骨质疏松。

骨折早期抬高患肢、积极主被动功能锻炼，可促进肿胀消退，预防 RSD 发生。对于诊断 RSD 患者，以非甾体抗炎药物、理疗、康复锻炼等为主，必要时可采用交感神经封闭以缓解疼痛。

10. 缺血性肌挛缩（ischemic contracture）　是严重的骨折晚期并发症之一，是筋膜间隙综合征处理不当的严重后果。外伤引起的四肢血供不足或长时间的过紧包扎，肢体肌群部分缺血坏死，继而出现机化，瘢痕组织形成，逐渐挛缩而形成特有畸形。典型的畸形是爪形手（图 57－14）和爪形足。

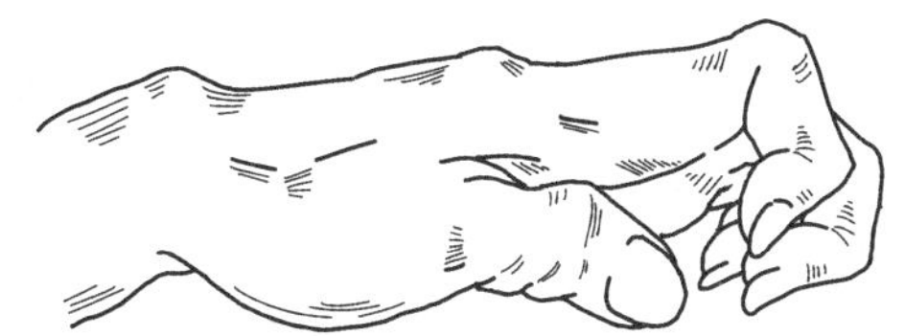
图57－14　前臂缺血性肌痉挛所致典型畸形—爪形手

第四节　骨折的修复

一、骨折的愈合

骨折的愈合过程及机制涉及到人体生理学方面的一系列改变，许多学者在此问题上所作了大量的工作，现在常用的骨折三阶段分期，对骨折的愈合过程已有一个较为明确的认识，但在分子水平上对细胞和细胞因子之间的相互作用仍是当前骨科学研究的热点之一。

（一）炎症期

骨折后在短时间内（通常 6～8 小时），由于损伤导致的出血引起机体凝血机制激活，形成血肿并出现局部无菌性炎症，其病理生理学本质是一种机体防御性的血管反应；血管内皮细胞生长因、转化生长因子－β 系列、血小板衍化生长因子、骨形态发生蛋白等均在此期释放并参与到下一阶段的修复。其中一般认为骨折早期的生物学反应时间为 7 天，此阶段总共持续时间约 2 周（图 57－15 和图57－16），X 线片可见新鲜骨折线走行，断端轮廓清晰。

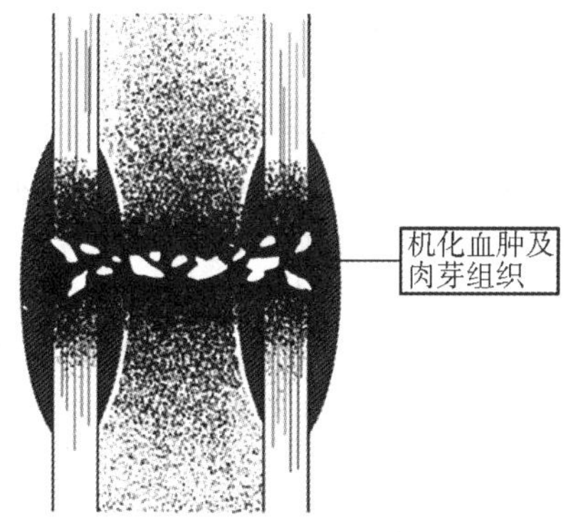

图 57－15　骨折两周内血肿机化

（二）修复期

修复期亦可称为骨痂期，因骨痂的形成为此期主要特征，可分为软骨痂期与硬骨痂期。此时骨内外膜、骨髓、血管内皮细胞等处的原始间充质细胞分化参与骨痂形成，其中成纤维细胞所分泌的胶原蛋白构成骨痂中的纤维基质及软骨岛，从而形成软骨痂。随后破骨细胞对软骨基质进行降解，骨折处新骨小梁形成，二者结合形成骨性骨痂即

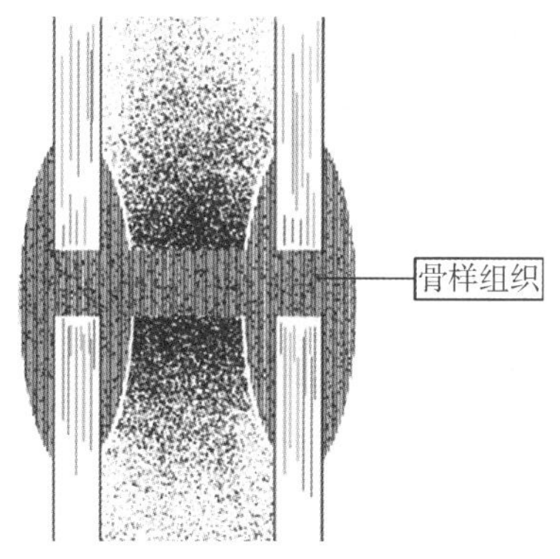

图 57－16　骨内、外膜处形成纤维连接

硬骨痂。当骨性骨痂不断加强，骨折端最后将形成完全的骨性连接。应注意此期在骨内、外膜处均会出现新生成骨现象，可分别称之为内骨痂及外骨痂（图 57－17）。此期持续时间需 12～24 周，X 线片可见骨痂形成，但仍能识别出骨折线。

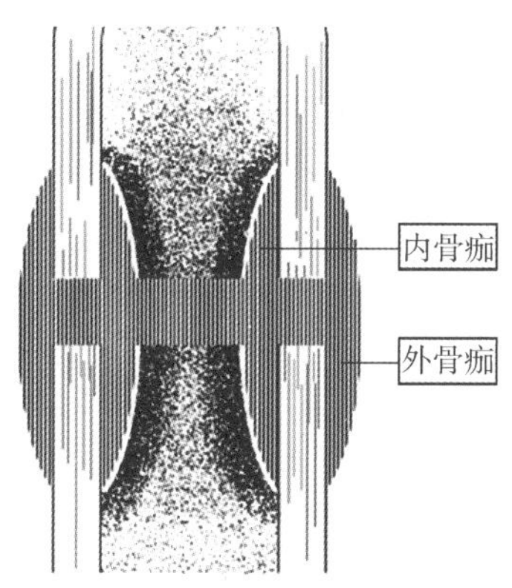

图 57－17　内外骨痂形成

（三）塑形期

破骨细胞对死骨的吸收清除与成骨细胞新骨基质的形成同时发生，骨性骨痂逐渐发生改变（图 57－18），由新生的骨小梁逐渐增粗排列形成板层骨，髓腔再通，结构恢复，功力载荷作用完全正常（图 57－19）。此期需时1～2年，完成后 X 线片表现正常，骨折线完全消失。

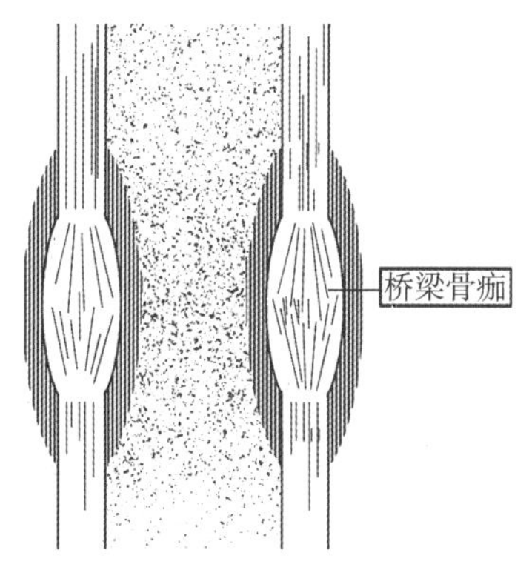

图 57－18　骨痂塑形

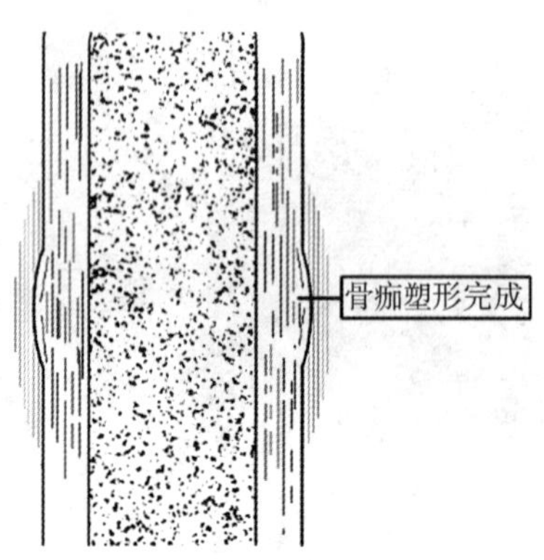

图 57－19　骨痂塑形完成

二、骨折的愈合标准

（一）临床愈合标准

骨折的临床愈合则是骨折治疗时所必经的重要阶段，判定标准为：①局部无压痛及纵向叩击痛；②局部无异常活动；③X 线片显示骨折处有连续性骨痂，骨折线已模糊；④功能测定，在解除外固定情况下，上肢能平举 1kg 达数分钟，下肢能连续徒手步行 3 分钟，并不少于 30 步；⑤连续观察 2 周骨折处不变形，则开始观察的第 1 天即为临床愈合日期，其中②、④两项的测定必须慎重，以不发生变形或再发骨折为原则。

（二）骨性愈合标准

（1）具备临床愈合标准的条件。

（2）X 线片显示骨小梁或骨皮质通过骨折线。

第五节　影响骨折愈合的因素

骨折愈合的影响因素有很多，包括理化因素、生物因素和自身因素等方面，它们均对骨折的愈合产生重要影响。

（一）理化因素

低强度的脉冲超声波或激光照射可以促进骨折的愈合；体外冲击波疗法可以在骨折处形成新鲜微骨折，促进骨痂的形成；锌可促进 DNA 及蛋白质合成，促进骨的生长；吸烟及饮酒则可延长骨折愈合时间。

（二）生物因素

细胞因子如胰岛素样生长因子－1、血小板衍生生长因子、转化生长因子－β 系列、血管内皮细胞生长因子、骨形态发生蛋白等以及人类生长激素均可通过不同的作用途径有效促进骨折愈合。感染等情况则会延长骨折愈合时间。

（三）自身因素

1. 年龄　骨折愈合能力与机体年龄呈负相关，年龄越小则骨折愈合能力越强。

2. 激素水平　激素水平与骨折愈合能力也有较大影响。如绝经妇女由于雌激素分泌不足，导致甲状旁腺功能亢进，血钙浓度增高，骨吸收增加，骨折愈合延迟。

3. 骨折部位情况　骨折部位的血供、骨折类型以及局部软组织损伤程度均对骨折愈合产生影响。如血供好，骨折稳定、断端接触面积充足，局部软组织条件保护良好，则骨折愈合过程顺利，反之则为不利因素。

4. 自身状态　骨折时机体处于健康状态对骨折愈合有利，如患有慢性消耗性疾病如糖尿病、肺结核、肝硬化或患有恶性肿瘤等疾病，均会影响骨折的愈合过程。

（四）治疗因素

1. 手法复位可能遗留的畸形。

2. 手术切开复位破坏骨折处软组织血供，可能造成骨折延迟愈合、不愈合、感染等。

3. 骨折后给予外固定支架或骨牵引、石膏固定时，由于固定不牢靠引起断端不稳定或断端分离等，也不利于骨折愈合。

4. 功能锻炼时机与锻炼方法不恰当，影响骨折愈合。

第六节　骨折的急救

单纯的骨折可按治疗的基本原则序贯处理，但在骨折治疗的早期，如患者为复合伤，即合并有全身多组织或多器官的损伤，则在此时应注意使用尽量简单、有效的方法先行稳定患者的生命体征，控制活动性出血，避免二次损伤，确保患者生命安全。

（一）呼吸道阻塞或损伤

此时应迅速清除患者呼吸道内血液、分泌物等，同时使用简易呼吸器或给予气管插管，注意避免患者窒息。如合并胸部外伤则应注意有无连枷胸等反常呼吸或是张力性气胸表现，开放性气胸应予以油纱等覆盖创口，必要时还可给予胸腔闭式引流，持续观察患者生命体征。

（二）休克或活动性出血

此时应首先寻找活动性出血点并予以按压或止血带阻断血流，但应注意止血带使用时间及松开后再使用两次间隔时间，止血带使用不当有肢体缺血坏死的可能。如患者处于休克状态则应注意保暖、迅速建立液体通道补充体液量、每 15 分钟记录患者生命体征并在可能情况下迅速转送医院。

（三）开放性骨折

如伤口出血可采用加压包扎止血法，如断端外露，在未对周围组织或血管神经造成严重卡压情况下，切忌直接复位，因可能将外界污染物带入伤口，如外露端自行回纳体内则应予以记录，以便仔细清创。

上述情况处理完善后应考虑骨折处的固定及患者的转运。固定和转运应遵循以下原则。

1. 避免过多移动患肢造成二次伤害，患肢严重畸形可予以适当牵引伸直后固定。

2. 固定时可就地取材，利用毛巾、木棍、直的树枝等材料进行固定。

3. 搬运患者时如考虑有脊柱骨折应采用平托法，避免过度屈伸。上肢可躯干与绑定，下肢可与健侧肢体绑定。固定牢靠后方可转送医院进一步治疗。

第七节　骨折的治疗原则

骨折治疗的三步原则，即8字原则：复位、固定和康复治疗。

1. 复位（reduction）　恢复骨折断端到正常或接近正常解剖位置关系的过程，其既是骨折固定和康复治疗的前提条件，也是骨折治疗的必要步骤。

2. 固定（fixation）　维持骨折断端在复位后的位置，让骨折断端在稳定的条件下正常愈合，是治疗骨折的关键。

3. 康复治疗（rehabilitation）　患肢早期的康复治疗可以促进血液循环，减轻肿胀，避免肌肉萎缩，防止关节僵硬和促进骨折愈合，是恢复患肢功能的重要保证。

一、骨折的复位

（一）复位标准

1. 解剖复位（anatomical reduction）　骨折断端恢复到正常的解剖位置关系即称为解剖复位，它要求骨折断端对位（骨折端的接触面）和对线（骨折端在纵轴上的关系）都恢复正常（图57－20，图57－21）。

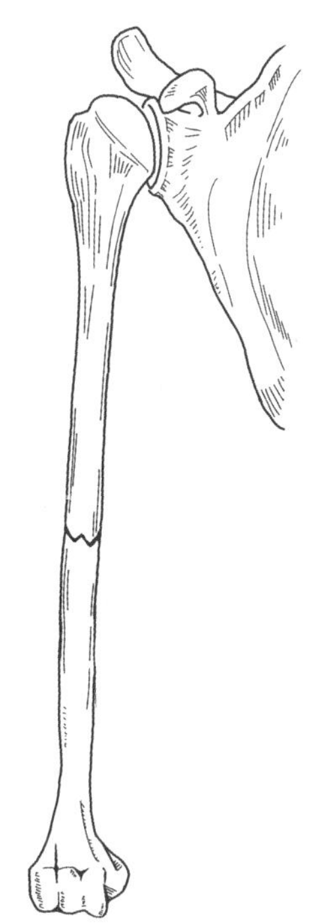

图57－20　肱骨干骨折后解剖复位

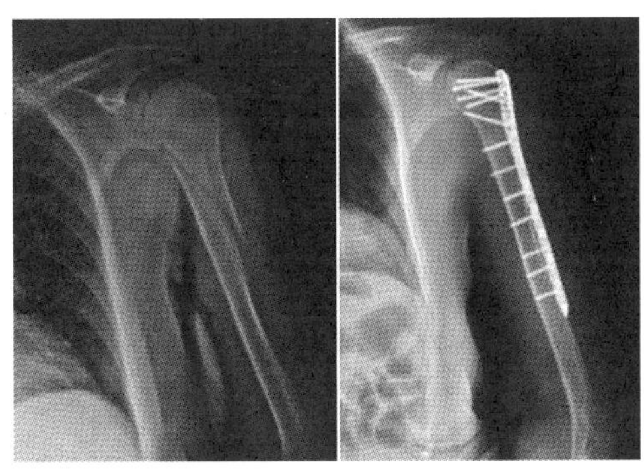

图57－21　肱骨干骨折解剖复位

2. 功能复位（functional reduction）　复位后骨折断端虽未能恢复到正常的解剖位置关系，但评估不会对骨折愈合及后期肢体功能造成明显影响，称为功能复位（图57－22）。不同年龄以及不同部位的骨折，功能复位的要求均不一样，一般要求功能复位必须到达以下标准。①分离移位和旋转移位应该矫正。②儿童若无骨骺损伤，下肢缩短≤2cm，可在后期发育过程中自行矫正；但在成人下肢缩短≤1cm，可通过增高鞋垫或骨盆、脊柱倾斜进行代偿。③发生在下肢与关节活动方向一致的成角移位，成角≤15°可以在后期骨痂塑形期内自行矫正。侧方成角在下肢必须矫正，否侧容易导致关节炎。上肢要求则不同，肱骨干轻微侧方及前后成角畸形，对上臂功能影响不大，但尺桡骨双骨折则要求对位、对线良好，否则前臂旋转功能受影响。④在长骨干横形骨折对位≥1/3（图57－23），干骺端应对位≥3/4。临床对不同部位、不同人群、不同年龄、不同工作性质的骨折功能复位标准不尽相同。

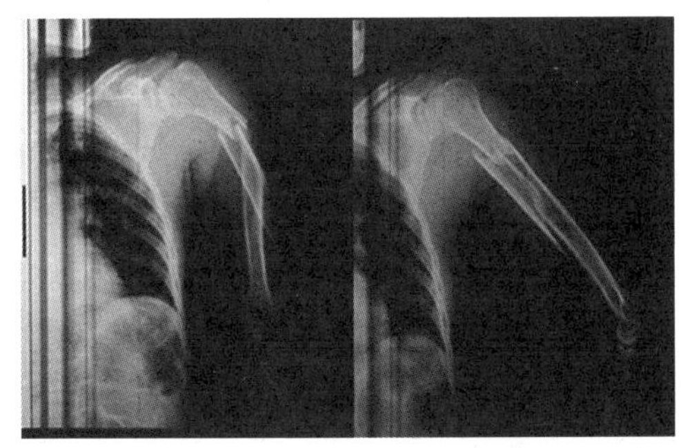

图57－22　肱骨骨折后功能复位

（二）复位方法

骨折复位方法有两类，即手法闭合复位和手术切开复位。

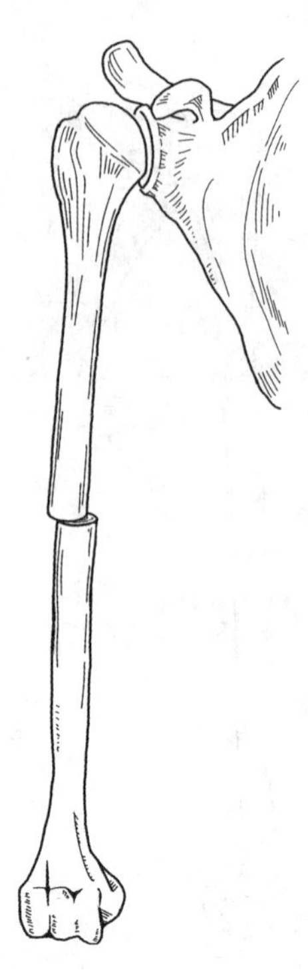

图 57－23　肱骨干骨折功能复位（对位≥1/3）

1. 手法闭合复位（manual reduction of fracture）　通过传统手法技巧，如反折、回旋、端提、捺正、分骨、扳正等使骨折复位，即为手法复位。手法复位对骨折争取达到解剖复位标准，对不能达到解剖复位的，达到功能复位标准即可；力争在无痛（麻醉）条件下一次复位成功，切忌手法粗暴，反复多次的手法复位，避免血管神经损伤和加重软组织损伤，严重者可导致骨筋膜室综合征等并发症发生，复位后应立即复查X线片；对不能达到功能复位标准者，理论上有手术切开复位指征。

2. 手术切开复位（open reduction of fracture）　通过手术切开骨折部位的软组织，暴露或间接暴露骨折端，以协助复位，称为手术切开复位。

切开复位适应证是：①手法复位失败的；②关节内骨折，关节面塌陷>2mm或分离>3mm；③重要血管、神经损伤需要手术探查、修复的；④开放性骨折或骨折伴感染的；⑤多段骨折手法复位困难或多处骨折方便临床护理的；⑥骨不连、陈旧性骨折或畸形愈合影响肢体功能的。

3. 微创手术　以最小的侵袭和最小的生理干扰达到最佳外科治疗的一种新技术。通过运用一些新的特殊设备（如内镜、计算机、X线等）获得一种比现行的标准外科手术具有更小的手术创伤、更轻的全身反应、更少的瘢痕愈合、更短的恢复时间、更好的心理效应而精确度高、效果肯定、术后恢复快为目的手术技术。包括微创骨折内固定系统、经皮微创技术、内镜下微创技术、导航辅助下微创技术。如采用关节镜辅助复位治疗关节内骨折，X线或CT导航辅助技术微创治疗骨盆骨折，股骨近端防旋髓内钉治疗股骨粗隆间骨折（图57－24）等。

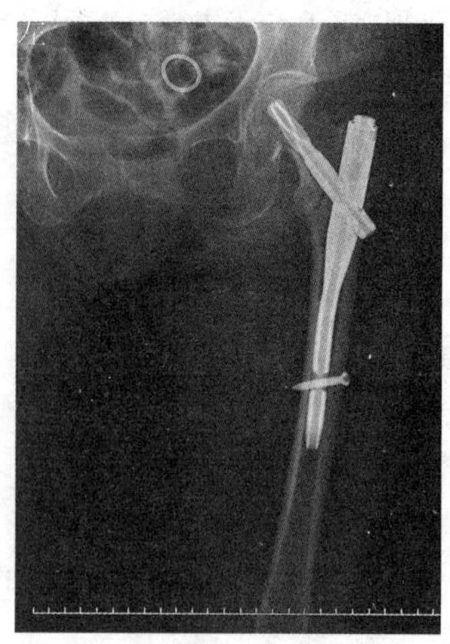

图 57－24　股骨粗隆间骨折 PFNA 内固定

二、骨折的固定

骨折的固定（fixation of fracture）方式有两种，即外固定（固定器材位于体外）和内固定（固定器材位于体内）。

（一）外固定

外固定（external fixation）适用于开放性骨折、复合伤的急救及其他特殊骨折患者。常用器材有小夹板、石膏绷带、外展支具、牵引技术和骨外固定器等。

1. 夹板（splint）　利用木板、竹片或塑料板等材料，根据伤肢长度及形态制作而成，骨折的肢体面衬以毡垫，夹板外面包扎以绑带等进行固定（图57－25）。

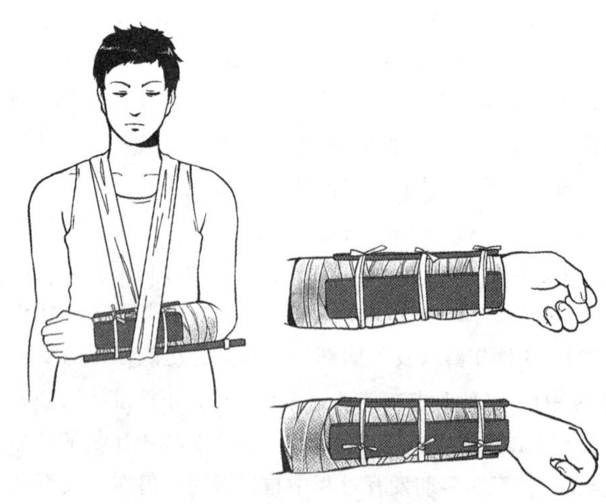

图 57－25　夹板固定

（1）适应证　四肢闭合性管状骨骨折；四肢开放性骨折，创口小，经处理创口已愈合者等。

（2）注意事项　抬高患肢，注意患肢末梢血运、感觉及运动；注意松紧度得当，观察并及时调整，一般捆扎的绑带以上下滑动1cm范围为宜（图57－26）；定期X线片检查，如有骨折断端移位等及时纠正；指导患肢的康复训练。

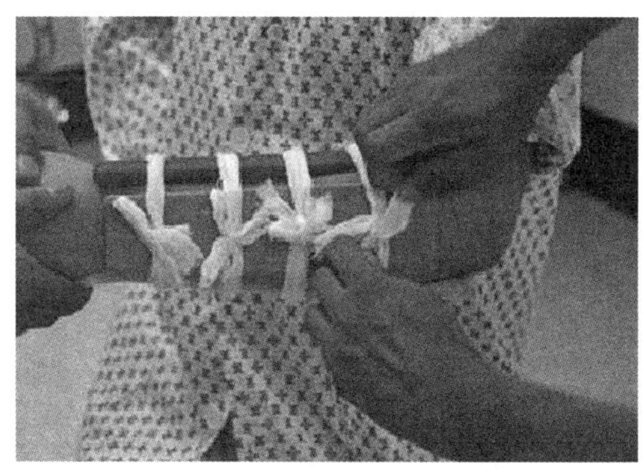

图57－26　前臂骨折夹板固定
（以捆扎带上下滑动1cm为宜）

2. 石膏绷带（plaster bandage）　是骨折常用外固定材料。

医用石膏，即熟石膏，分子结构为$2CaSO_4 \cdot H_2O$，是指熟石膏粉均匀撒在大网眼绑带上制备成的石膏绷带卷。常用的石膏绷带类型有石膏托、石膏夹板、管形石膏（图57－27）、U型石膏和躯干石膏等。石膏托的厚度：上肢一般10～14层，下肢一般12～16层，包围肢体周径以1/2～2/3为宜。

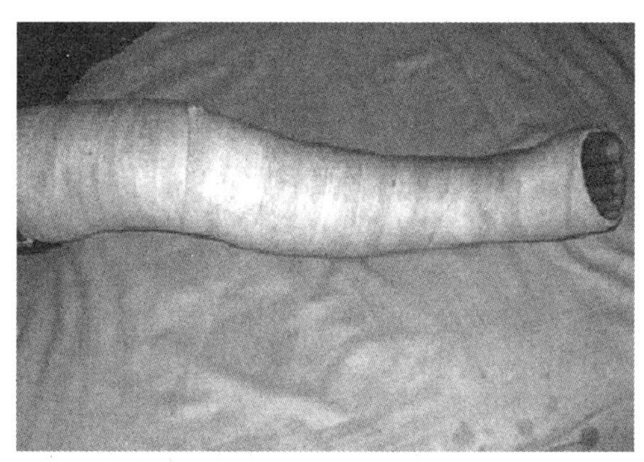

图57－27　下肢管形石膏

高分子石膏，是传统石膏的升级产品，主要由聚氨酯、聚酯和高分子纤维组成。具有重量轻，强度大，操作简便、透气防水、能透X线光等优点，是骨科理想的外固定材料。

（1）适应证　①开放性骨折清创缝合术后，创口愈合之前不宜使用小夹板固定者。②特殊部位骨折，如脊柱骨折。③切开复位内固定术后辅助性外固定。④畸形矫正、关节融合等位置的维持。⑤化脓性关节炎和骨髓炎患肢的固定。

（2）注意事项　①维持石膏固定位置，直至石膏完全凝固成型；为加速石膏凝固，可用温水浸泡石膏或提高室温等。②石膏与肢体之间放置棉垫，尤其是在骨性凸起部位，如小腿的腓骨小头部位及踝关节部位等。③石膏绷带包扎完毕，应在石膏上注明骨折情况和日期。④抬高患肢，注意患肢末梢血运、感觉及运动（图57－28），如有剧痛、麻木或循环障碍等，必须立即松开石膏绑带。⑤肢体消肿后，固定过松，失去固定作用，应及时更换石膏，必要时复查X线片。⑥指导患肢的康复训练。

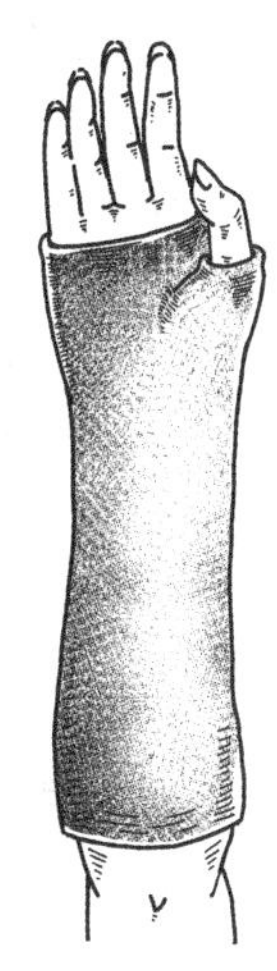

图57－28　上肢石膏固定（抬高患肢）

3. 支具（orthosis）　又称矫形器，用于非手术治疗或手术后的辅助治疗（图57－29）。按照使用部位分为脊柱、肩、肘、腕、髋、膝、踝八大类，其中膝、肩、肘、踝支具在临床应用最为广泛。

支具的功能是：固定功能；稳定与支撑；承重功能保护功能；助动（行）功能；预防矫正畸形。

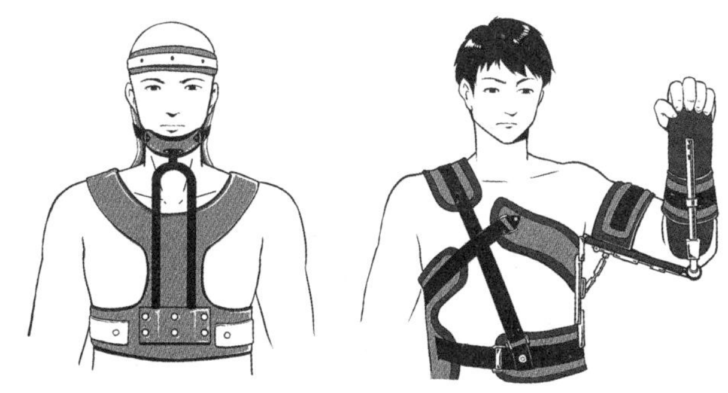

图57－29　颈椎固定支具及肩外展支具固定

4. 牵引技术（traction technique）　是骨科矫形应用较广的治疗方法，主要通过牵引力与对抗牵引力作用完成。牵引技术分为手法牵引、皮肤牵引、骨牵引及特殊牵引等。

（1）手法牵引　适用于骨折移位、关节脱位的复位。如colles骨折、肩关节脱位等手法复位。

（2）皮肤牵引　适用于小儿股骨骨折、肱骨骨折及成人下肢的辅助牵引等。牵引部位皮肤损伤、炎症或胶布过敏患者，禁用皮肤牵引。牵引重量一般≤5kg。

（3）骨骼牵引　骨骼牵引的力量较大，持续时间较长，调节重量方便。牵引时间一把不超过8周，如需继续骨骼牵引应更换牵引针的部位或更换牵引方法。①股骨髁上牵引：适用于骨盆骨折、髋关节周围骨折、髋关节脱位、股骨骨折等，牵引重量一般为体重的1/7～1/8（图57-30）。②胫骨结节牵引：临床最常用，适用于骨盆骨折、髋关节周围骨折、髋关节脱位、股骨骨折等，一般成人牵引重量为4～6kg（图57-31）。③跟骨牵引：适用于胫腓骨骨折、髋膝关节轻度挛缩畸形的早期治疗等，一般成人牵引重量为4～6kg（图57-32）。④颅骨牵引：适用于颈椎的骨折和脱位，一般牵引重量为6～8kg（图57-33），但伴小关节绞锁患者，牵引重量可增加到12.5～15kg。

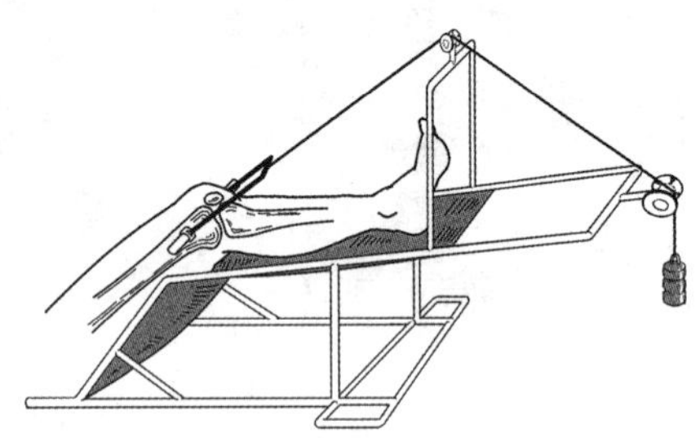
图57-30　股骨髁上牵引

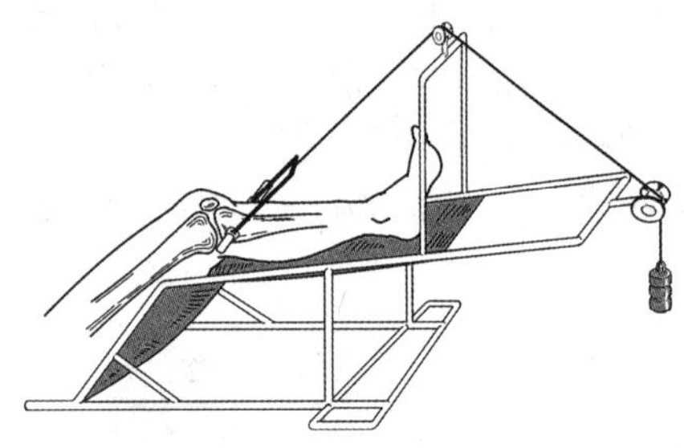
图57-31　胫骨结节牵引

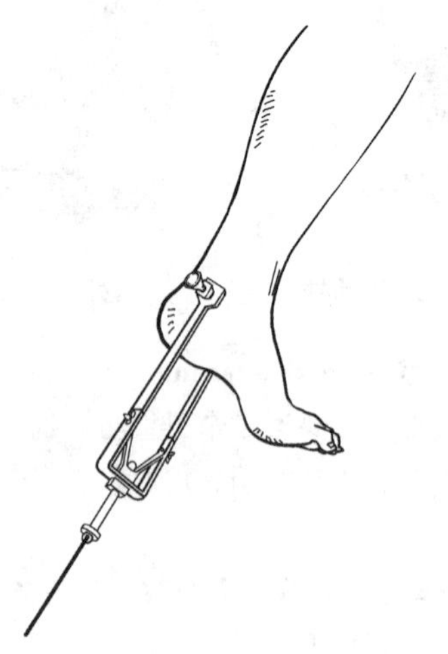
图57-32　跟骨牵引

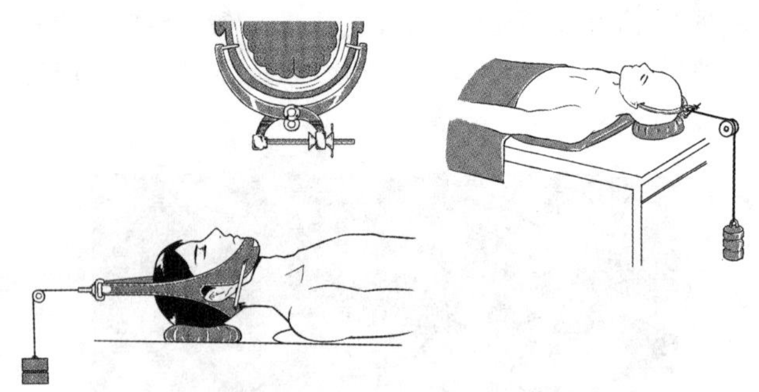
图57-33　枕颌带及颅骨牵引

知识链接

骨牵引术

目的：①重获骨折端的长度，使骨折、关节脱位复位；②患肢制动，减少局部刺激，减轻局部炎症扩散，解除肌肉痉挛；③持续牵引防止软组织挛缩，为手术软组织条件提供保障；④减少局部压力（尤其是在脊柱部压力）对神经的干扰；⑤改善静脉血回流，消除肢体肿胀。

穿刺部位：①股骨髁上牵引：在髌骨上缘2cm处或内收肌结节上2横指处。由内向外进针，防止进针时损伤股动脉。②胫骨结节牵引：胫骨结节顶端下、后各2cm；由外向内进针，防止伤及腓总神经。③颅骨牵引：连接两耳外耳道做头部冠状线与头顶正中矢状线相交一点，以此为中点，在冠状线上放颅骨牵引钳，两钉齿的位置即为颅骨钻孔部位。④跟骨牵引：内踝尖与跟骨后下缘连线中点由内向外进针。

5. 骨外固定器（external fixation）　在微创原则下，应用体外固定调节装置经皮穿针与骨构成的复合系统，用于治疗骨折、骨与关节畸形矫形、肢体组织延长等，用于骨外固定技术的机械装置，称为骨外固定器（图57-34）。

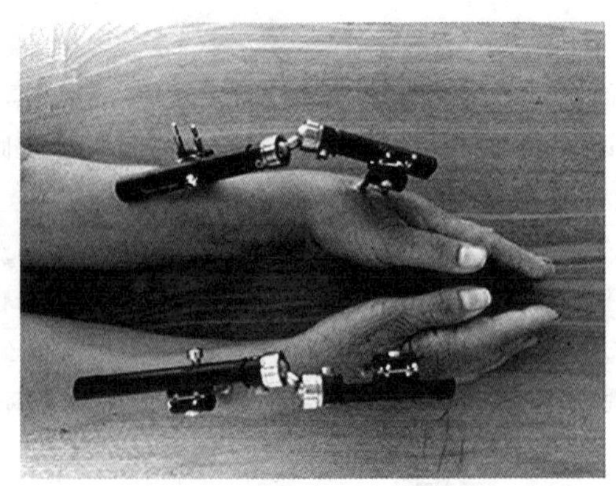
图57-34　桡骨远端骨折腕关节支架固定

（1）适应证　①严重软组织损伤的开放性骨折（图

57－35)；②骨折伴严重烧伤；③骨折感染或不愈合；④肢体延长；⑤关节固定（图57－36)；⑥截骨矫形或关节融合术后等。

(2) 优缺点 ①优点：操作简便、灵活，适用范围广，微创不剥离骨膜，允许再调整，可改变固定刚度、消除应力遮挡、增加生理刺激等。②缺点：外观差，生活不便，术后护理较繁琐，针道感染等并发症，没有内固定可靠（图57－37)。

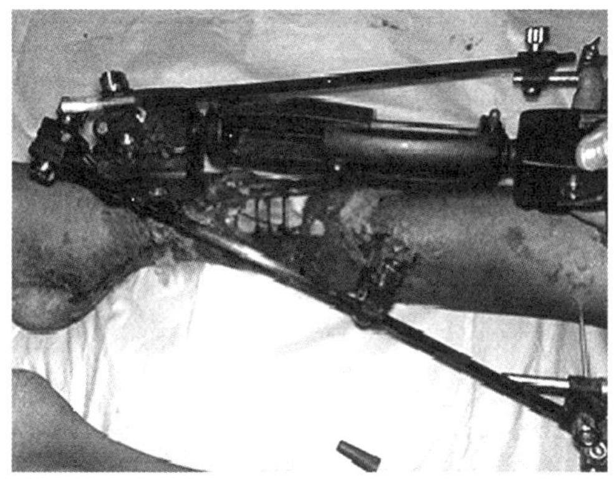

图57－35 小腿开放性骨折外支架固定

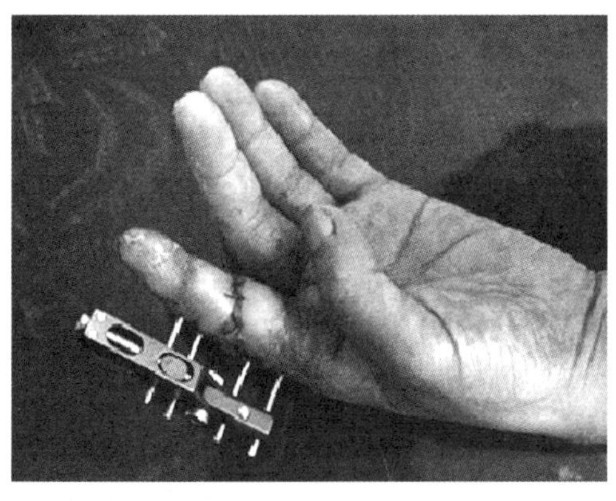

图57－36 指关节微型外固定支架

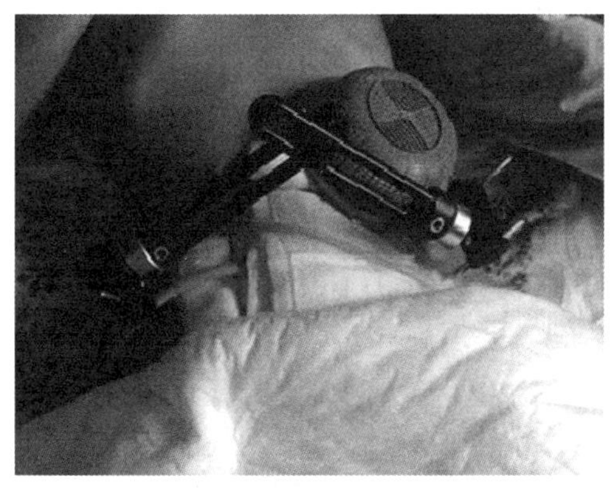

图57－37 骨盆骨折外支架固定

(3) 内固定（internal fixation） 主要用于切开或闭合复位后，采用金属内固定物将已经复位的骨折予以固定。分为髓内固定器（图57－38）和髓外固定物（图57－39)。

优点是：较好地保持骨折的解剖复位，比单纯外固定直接而有效，尤其在防止骨折端的剪切应力、旋转应力等方面更为有效。

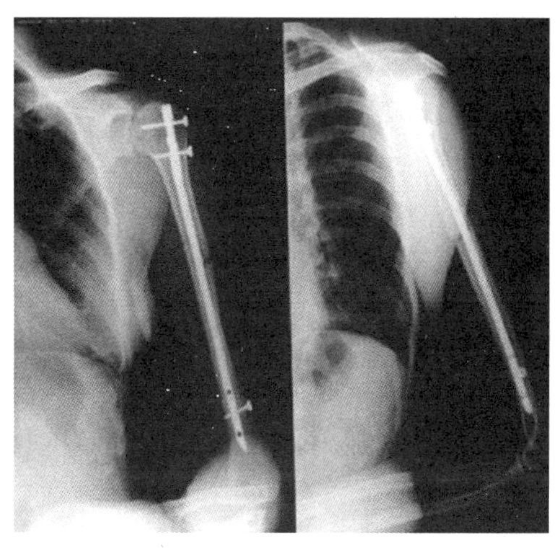

图57－38 肱骨干骨折髓内钉内固定

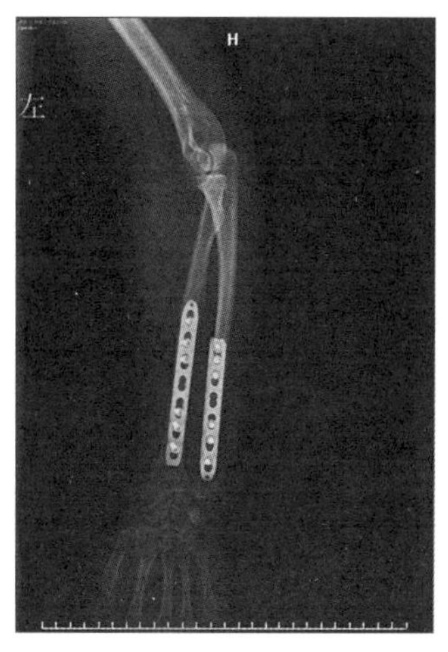

图57－39 尺、桡骨双骨折钢板内固定

三、康复治疗

骨折后的康复治疗（rehabilitation）不但可以预防并发症的发生，还可以促进骨折愈合，利于肢体功能恢复。康复治疗要遵循动静结合、主动与被动运动相结合及循序渐进的原则，应该在专业康复医师的指导下进行。训练内容因人而异，活动范围由小到大、次数由少到多、时间由短到长、强度由弱到强，充分发挥患者的积极性和主动性，进一步恢复肢体运动机能。一般以主动活动为主，被动活动与助力活动为辅，期间可以理疗配合。

骨折患者的康复治疗分为3个阶段。

1. 早期阶段 骨折后1～2周。抬高患肢利于静脉及淋巴系统回流；以患肢肌主动舒缩活动为主，促进血液循环，有利于消肿、稳定骨折，利于创面或手术切口愈合。

2. 中期阶段 骨折后2周至骨折的临床愈合。患肢肿胀消退、手术切口已愈合，骨折断端出现纤维连接，并逐渐形成骨痂，骨折断端日趋稳定。逐渐加强患肢的主动、被动活动强度及活动范围，逐步由被动运动转为主动运动、患肢部分负重，增加骨折的上、下关节活动，可防止肌肉萎缩，避免关节僵硬，进一步促进骨痂形成等。

3. 晚期阶段 骨折临床愈合后。骨折端形成的骨痂逐步过渡到骨小梁连续或骨皮质通过骨折线，骨折区域已有一定的支撑力、强度及稳定性，指导加强伤肢的主动活动及负重练习，使伤肢关节活动范围、肌力和肢体的协调性、步态逐渐恢复到正常范围。

第八节 开放性骨折的处理

由外向内的直接暴力作用，或由内向外的间接暴力，均可导致开放性骨折。严重开放性骨折由于存在已污染的创面，感染的危险因素增加，可致肢体功能障碍、残疾，甚至危及生命。因此，怎样有效防治感染是治疗开放性骨折的关键和基础（图57－40）。

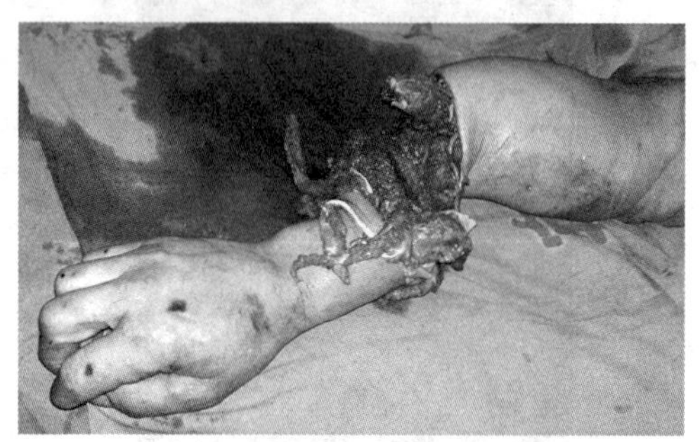

图57－40 开放性骨折，骨折与外界相通，有被细菌污染而并发感染的风险

一、正确判断开放性骨折软组织损伤情况

皮肤损伤、创口污染及骨折自身情况等方面，在开放性骨折中都有其相关特点。依据软组织损伤的程度临床广泛使用Gustilo分型。

Ⅰ型：伤口长度≤1cm，伤口较清洁，骨折较简单。

Ⅱ型：伤口长度>1cm，伤口有中度污染，软组织损伤较广泛，中等程度粉碎性骨折。

Ⅲ型：开放骨折伴广泛软组织撕裂、损伤或缺损，多由高能量损伤所致，污染严重，不稳定粉碎性骨折。

Ⅲa：尽管有广泛软组织撕裂或损伤，骨折断端仍有足够的正常或健康的软组织覆盖，高能量损伤，无论伤口大小。

Ⅲb：广泛的软组织缺损，骨折断端因缺少正常或健康的软组织覆盖而致骨外露。

Ⅲc：不论软组织损伤程度如何，合并动脉损伤需行手术修复。

二、围手术期准备及处理

（一）术前准备

1. 详细询问病史，重点排查外伤原因、性质和伤后相关处理的具体情况。

2. 查体注意整体与局部结合，排除有无创伤性休克症状，骨折有无合并重要脏器和邻近血管、神经、肌腱损伤。

3. 初步判断创口宽度及深度，皮肤、软组织损伤情况和污染程度。

4. 为了解具体骨折情况，需行X线片等影像学检查，必要时加行CT检查。

（二）术中处理

开放性骨折的处理原则是及时正确地处理创口，尽可能地防止感染，力争将开放性骨折转化为闭合性骨折。尽量做到尽早清创，充分清创。

开放性骨折早期细菌停留在创口表面，仅为污染，6～8小时以上可繁殖并侵入组织内部发生感染，为潜伏期。目前认为在伤后6～8小时内清创，常能争取创口一期愈合，在此段时间内手术为清创的“黄金时间”。受伤环境气温低，伤口污染及骨折周围组织损伤相对较轻，其清创时间可相应延长，一般认为清创时间不宜超过24小时。清创截止时间无上限，清创越晚，感染可能性随之越大。

1. 清创（debridement） 指将污染的创口，经过清洗、消毒，然后切除创缘、清除异物，切除坏死、失去活力的组织或严重污染的组织，使之变成清洁创口的过程。合理使用止血带（单次使用止血带，一般上肢60分钟，下肢90分钟，再次使用止血带两次时间间隔不少于10～15分钟），对血运判断不清的，初步清创止血后，可松开止血带，二次清创（图57－41）。

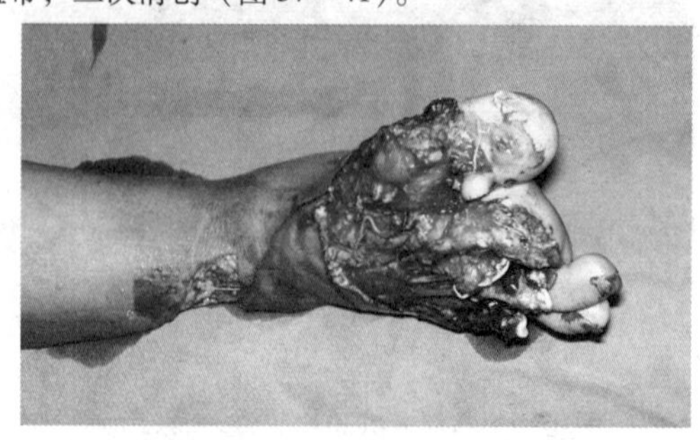

图57－41 足部开放性骨折

（1）清洗　无菌敷料遮盖创口，无菌刷和肥皂水刷洗3次，采用无菌生理盐水冲洗，清除伤肢皮肤上的污垢及细菌，范围可超过创口上、下关节，刷洗完毕后予大量无菌生理盐水冲洗。然后可用0.1%活力碘（聚吡咯酮碘）冲洗创口或用纱布浸湿0.1%活力碘敷于创口，再用无菌生理盐水冲洗，无菌纱布擦干伤肢。

（2）切除创口皮缘2mm，清创由表及里、从浅至深，去除异物，过程中避免遗漏无效腔和死角。

（3）伤口内污染严重的皮下组织、筋膜、肌肉等均应该切除；对暗淡无光泽的肌肉组织，可结合手术镊钳夹或电刀点灼以判断其活性。对于肌腱、神经和血管，应在保留组织的完整性前提下，切除其污染部分。

（4）关节韧带和关节囊损伤情况（参见第九节“开放性关节损伤处理原则”）。

（5）骨折断端的处理　尽量保持骨的完整性，彻底清理干净断端。骨折断端的污染程度在皮质骨一般不超过1.0mm，松质骨一般不超过1cm，污染部分可予以刮除或咬除，可结合便携式脉冲器冲洗污染的骨髓腔。对于粉碎性骨折断端游离骨块应去除：骨干缺损的骨块；<3cm可二期（6~8周）行局部自体或异体骨植骨，>3cm的骨缺损，特别是Ⅲ型开放性创伤伴有骨及皮肤、软组织缺损者，可创面清创后骨位旷置，二期运用骨搬运技术（Ilizarov技术）（图57-42）或膜诱导成骨技术重建伤肢（图57-43）。

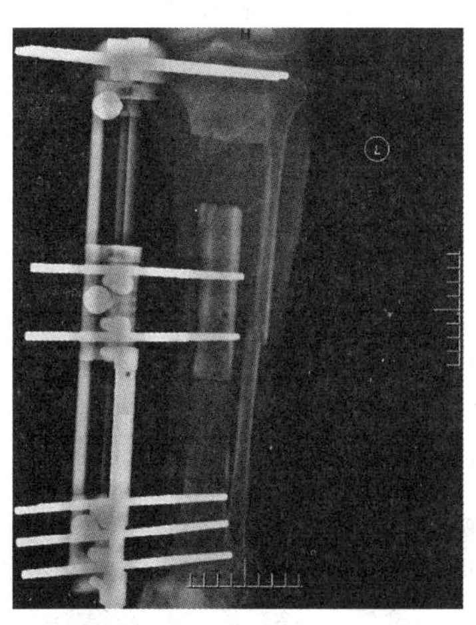

图57-42　胫骨缺损骨搬运技术

（6）再次清洗　清创后，用无菌生理盐水冲洗创口及创周3次，冲走污血、组织间隙及隐窝中的淤血块、松散组织和碎屑，显露组织本色，减少细菌量。然后用0.1%活力碘浸泡或湿敷创口5分钟。若创口污染较重，位置较深，伤后至手术时间较长，可加用3%过氧化氢溶液清洗，减少厌氧菌感染，然后用生理盐水冲洗。再次清洗后手术医师应更换手套、敷料及相应手术器械，继续进行组织修复手术。

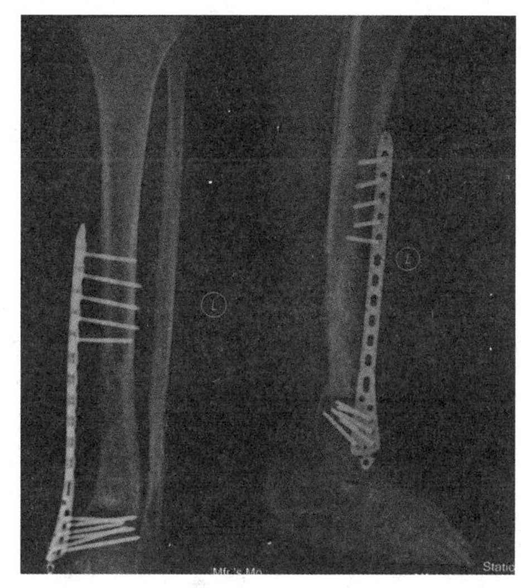

图57-43　Masquelet膜诱导成骨技术

2. 固定骨折（fracture fixed）　消除骨折断端对皮肤的威胁，减少污染扩散，方便处理损伤的软组织及闭合创口、消灭创面，为后期骨折处理作准备，均需要有效的骨折固定。

（1）对于Ⅰ、Ⅱ型开放性骨折，在急诊清创后，评估可在近期（<3周）再次行内固定手术或保守治疗者，可行骨牵引或石膏固定骨折。

（2）骨折内固定　目前临床手术条件不断改善、清创技术整体理念提升，在正确合理使用抗生素抗感染的情况下，可将内固定（克氏针、钢板、髓内钉等）运用在Ⅰ、Ⅱ型，甚至Ⅲa型开放性骨折。

（3）骨折外固定　超过8小时的污染创口，创口处污染的细菌已度过潜伏期而进入对数增殖期，内固定器作为无生命的异物置于体内，机体局部抵抗力低下，容易发生感染，因此临床多选择外固定支架稳定骨折。优点在于可维持患肢的长度与力线，也方便控制骨折的局部创伤等。

3. 闭合创口、消灭创面　清创术的目的是争取达到完全闭合创口，争取一期愈合，也是转变开放性骨折为闭合性骨折的关键。对于第Ⅰ型、Ⅱ型及Ⅲa型开放性骨折，清创后，大多数创口能一期闭合。Ⅲb、Ⅲc型开放性骨折，可行开放或半开放清创，延迟闭合创口（创面血管、神经、肌腱及骨骼应尽量覆盖），密切观察创面3~5天后，可重复清创，通过植皮、局部转移皮瓣、带血管蒂岛状皮瓣（图57-44）或吻合血管的游离皮瓣转移覆盖闭合创口（图57-45）。运用无张力直接缝合和有张力减张缝合（皮肤缺损、创口张力较大，不能直接缝合者，在创口一侧或两侧作与创口平行的减张切口）（图57-46）。

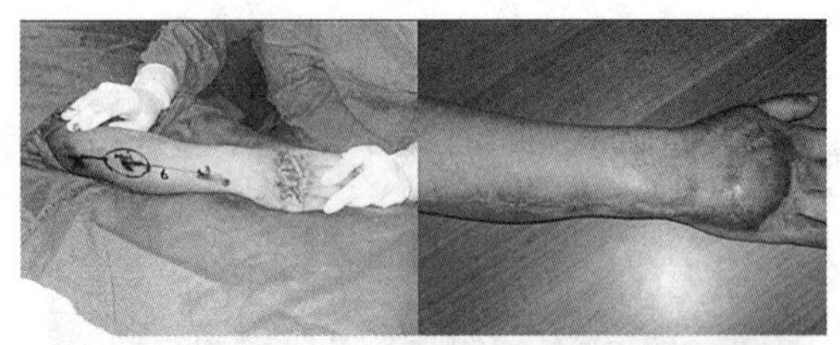

图 57－44　前臂骨间背动脉逆行岛状皮瓣

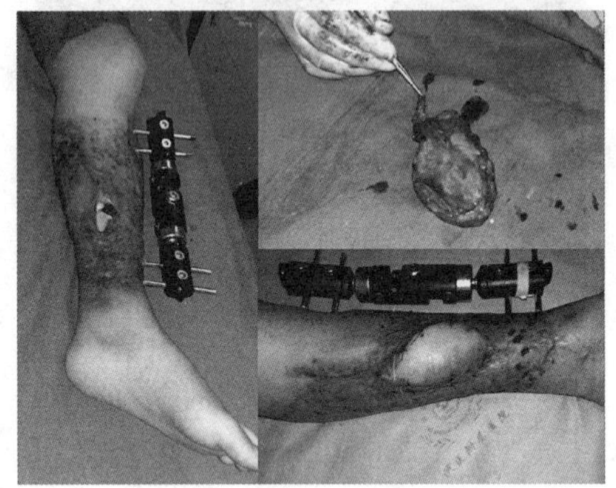

图 57－45　股前外侧游离皮瓣

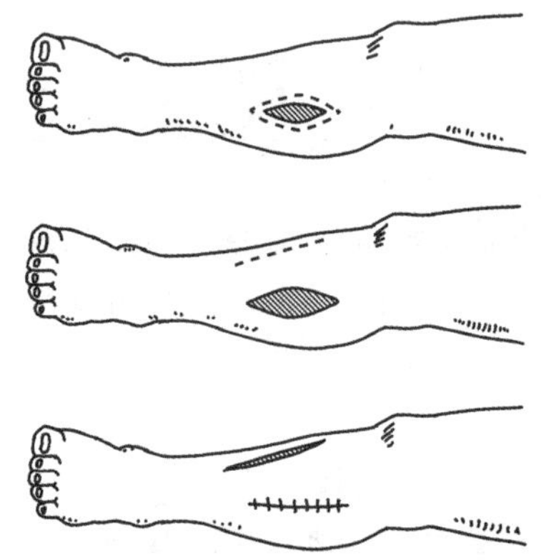

图 57－46　小腿减张缝合缺损的皮肤

（三）术后处理

清创过程完成后，密切观察生命体征，创面渗出情况，注意创面通畅引流（创口可留置引流条、负压引流管等，术后 24～48 小时拔除），术后合理规范使用抗生素预防感染，并应用破伤风抗毒素。

第九节　开放性关节损伤处理原则

开放性关节损伤即皮肤和关节囊破裂，使关节腔与外界相通。其处理原则与开放性骨折基本相同。损伤程度不同，处理方法和术后效果亦不同，一般可分为以下三度。

Ⅰ度：锐器刺破皮肤及关节囊，创口小，较清洁，关节软骨和骨骼无损伤。清创手术时一般不需要打开关节腔，以避免关节内污染。创口清创后直接缝合，同时可关节内注入抗生素，术后适当固定 3 周，然后开始关节的功能锻炼。治疗后关节功能可不受影响，术后如出现关节感染的症状，应尽早处理。

Ⅱ度：软组织损伤较广泛，关节软骨及骨骼部分破坏，有时创口内有异物。彻底清除关节内血肿、小的碎骨块及异物等，大的骨块应予复位，尽量复位保持关节软骨面的平整，必要时用克氏针或可吸收螺钉固定。关节囊和韧带应尽量保留、修复，必要时二期重建重要的关节韧带。关节腔内放置引流管，生理盐水灌洗引流，一般于术后 48 小时拔除。治疗后可恢复部分关节功能。

Ⅲ度：广泛的软组织毁损、韧带断裂，关节软骨和骨骼严重损伤，创口内有异物，常伴有关节脱位和血管、神经损伤等。彻底清创后敞开创口，延迟闭合关节腔，无菌敷料湿敷，术后 3～5 天再行延期缝合。大面积软组织缺损处理同开放性骨折方法。关节功能严重受损，评估关节功能无恢复可能的，可一期行关节融合术。

第十节　骨折延迟愈合、不愈合和畸形愈合的处理

（一）骨折延迟愈合

骨折经过治疗后，在正常的愈合时间内仍未达到骨折愈合的标准，称骨折延迟愈合（delayed union）。X 线片显示骨折端骨痂少，轻度脱钙，骨折线仍明显，但无骨硬化表现。

（二）骨不连

骨不连（nonunion）即骨折不愈合，骨折断端在某些因素影响下，骨折愈合停止，骨折端假关节形成，表现为肢体活动时骨折部位有明显的异常活动（图 57－47）。骨不连不可能通过延长治疗时间而达到骨折愈合。

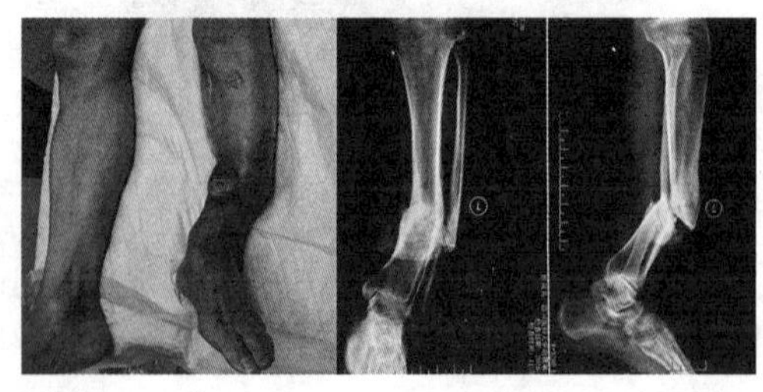

图 57－47　胫腓骨骨不连

1. 诊断　骨不连三个基本要素，即骨折愈合时间，症状和放射学表现。国内以《实用骨科学》对骨不连的定义为：骨折愈合时间超过 6 个月，在连续 3 个月的随访中，

无任何骨折愈合进展的迹象。1986 年，美国食品药品监督管理局（food and drug administration，FDA）将骨不连定义为：骨折愈合时间超过 9 个月，并且没有进一步愈合倾向已有 3 个月。

X 线片表现为骨折端骨质疏松或硬化，骨折端萎缩，髓腔封闭，假关节形成。

2. 治疗　坚强固定，保证骨折愈合顺利；加强诱导成骨的因素；恢复或重建骨折断端良好的血运。具体可通过自体或同种异体骨局部植骨术、带肌蒂植骨术、骨皮质剥脱术、截骨滑移技术、带血管蒂骨移植术、骨搬运技术、膜诱导技术等方法治疗骨不连。

（三）骨折畸形愈合

骨折畸形愈合（malunion）即骨折愈合的位置未达到功能复位的要求，存在成角、旋转或重叠畸形。骨折复位不良，固定不牢固，过早拆除固定物，受肌肉牵拉、肢体重量或不恰当负重等所致。畸形较轻，对肢体功能影响不大者可不处理；畸形明显，影响肢体功能者需行手术矫正。

目标检测

答案解析

简答题

1. 骨折有哪些典型的症状、体征？
2. 骨折的并发症有哪些？
3. 简述骨折的治疗原则。如何评估骨折的愈合？
4. 简述开放性骨折的 Gustilo 分型。
5. 骨筋膜室综合征的临床表现及治疗原则分别有哪些？

（鲁晓波）

书网融合……

本章小结

题库

第五十八章　上肢骨折及关节损伤

学习目标

1. 掌握　上肢骨折与脱位的解剖概要、病因与分类、临床表现和诊断。
2. 熟悉　上肢骨折与脱位的治疗原则、非手术治疗和手术治疗的适应证。
3. 了解　上肢骨折与脱位的手法复位与外固定方法、手术方法及康复治疗。

第一节　锁骨骨折

一、解剖概要

锁骨呈“S”形，它是唯一一块将上肢与躯干相连的骨骼。锁骨近端与胸骨柄形成胸锁关节，远端与肩峰形成肩锁关节，外侧有喙锁韧带固定锁骨，臂丛神经和锁骨下血管在其后方走行。锁骨上神经行走于颈阔肌及颈固有筋膜深面，在锁骨附近穿出形成皮神经。

二、病因与分类

锁骨骨折（fracture of the clavicle）好发于青少年，多由直接暴力轴向压缩锁骨引起。Allman 将锁骨骨折分为三型：Ⅰ型为锁骨中 1/3 骨折，最为常见，由于胸锁乳突肌的牵拉，骨折近端向上、向后移位，骨折远端在上肢重力作用和胸大肌上份肌束的牵拉下，向下、向前移位，并有重叠移位（图 58－1）；Ⅱ型为锁骨外 1/3 骨折，常因肩部重力作用，骨折远端向下移位，骨折近端向上移位，移位程度较大时，应怀疑喙锁韧带损伤；Ⅲ型为内 1/3 骨折，治疗时要了解胸锁关节有无损伤。儿童锁骨骨折一般为青枝骨折，成人一般为斜形、粉碎性骨折。锁骨发生开放性骨折的概率较低。

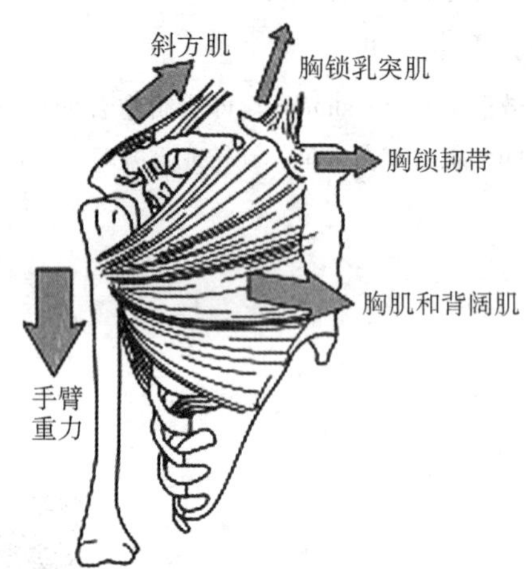

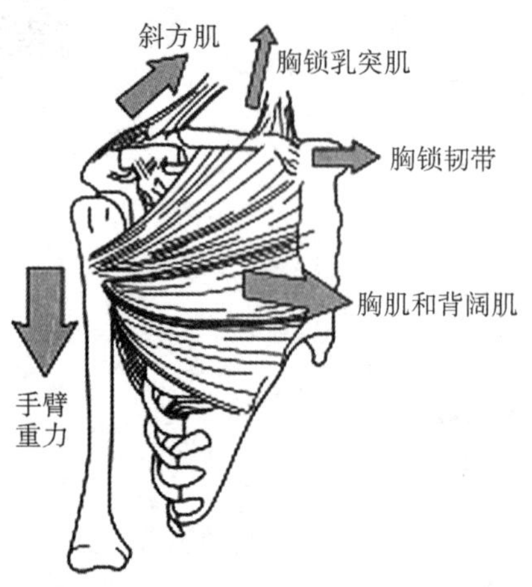

图 58－1　锁骨骨折常见移位

三、临床表现和诊断

锁骨位于皮下，位置表浅，骨折后，局部出现肿胀、瘀斑，肩关节活动使疼痛加重。患者常用健手托扶肘部，头部向患侧偏斜（图 58－2）。检查时可扪及骨折端，有局限性压痛和骨擦感。根据物理检查和症状，可以对锁骨骨折作出正确的诊断。在无移位或儿童的青枝骨折时，需要结合上胸部的 X 线片来明确诊断。锁骨后有臂丛神经及锁骨下血管经过，如果暴力作用强大，骨折移位明显，局部肿胀严重，体检时应仔细检查上肢的神经功能及血供情况，对锁骨骨折合并神经、血管损伤作出正确的诊断。

四、治疗

儿童的青枝骨折以及成人的无移位骨折可不作特殊治疗。仅用三角巾悬吊患肢 3～6 周即可开始活动；有移位的中段骨折，手法复位满意后，采用横形“8”字绷带固定（图 58－3）。

在以下情况时，可考虑行切开复位内固定。①患者不能耐受“8”字绷带固定的痛苦；②复位后再移位且影响外观；③合并神经和血管损伤；④开放性骨折；⑤陈旧性

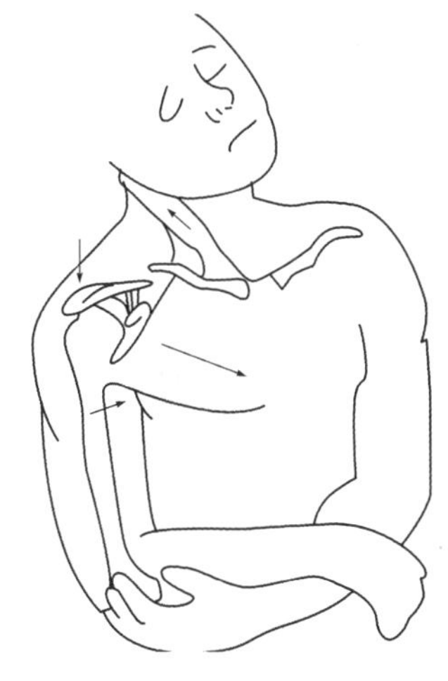
图 58－2　锁骨骨折典型临床表现

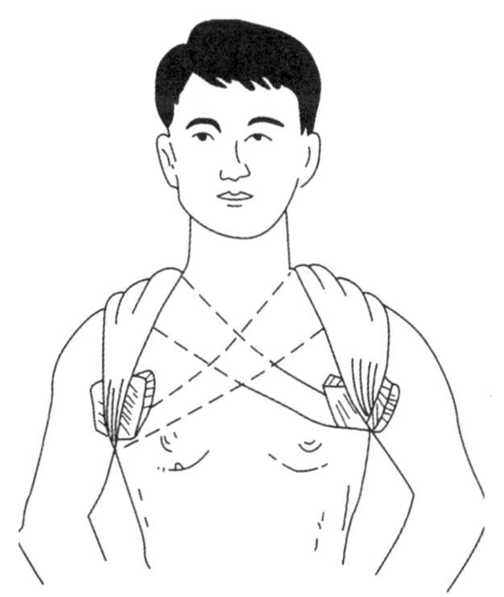
图 58－3　锁骨骨折手法复位后
横行“8”字绷带固定

骨折不愈合；⑥锁骨外端骨折且合并喙锁韧带断裂；⑦漂浮肩：锁骨骨折同时伴有肩胛骨外科颈骨折。切开复位时，应根据骨折部位、骨折类型及移位情况选择钢板、弹性髓内钉、克氏针等固定。可选用锁定钢板，按锁骨形状进行预弯处理，并将钢板放置于锁骨上方，尽量不放在前方。合并喙锁韧带损伤时，需要用锚钉和高强度缝线行喙锁韧带修复加强。手术中注意保护锁骨上神经，避免术后出现麻木疼痛等症状。

第二节　肩锁关节脱位

（一）解剖概要

肩锁关节由肩峰的锁骨关节面和锁骨外端的肩峰关节面构成关节，部分关节内有纤维软骨盘。关节面多呈垂直方向，关节囊薄弱，主要由肩锁韧带和喙锁韧带维持其稳定性（图 58－4）。喙锁韧带分为锥形韧带和斜方韧带，其中锥形韧带在维持肩锁关节稳定性上尤为重要。

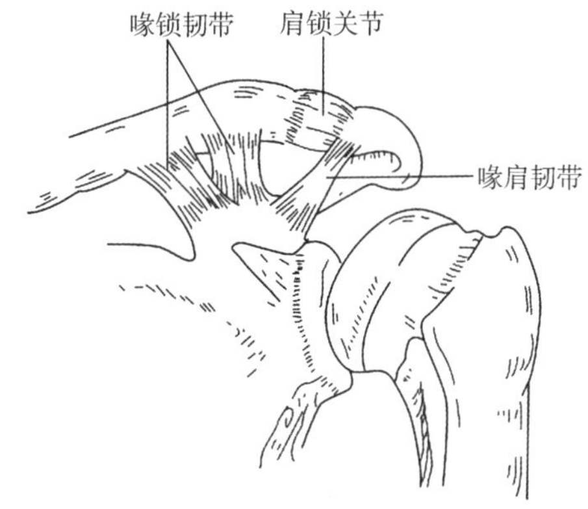

图 58－4　肩锁关节的解剖结构

（二）病因与分类

肩锁关节脱位（dislocation of the acromioclavicular joint）临床常见，多见于青年。肩锁关节脱位的主要原因是暴力作用，以直接暴力更多见。根据暴力的大小，依据损伤程度，将肩锁关节脱位分为三型（图 58－5）。

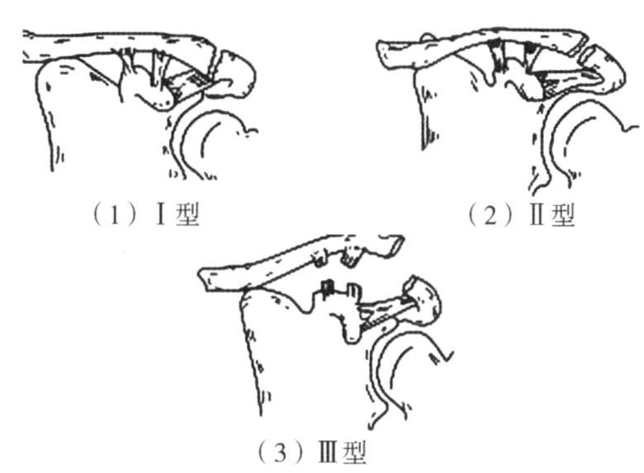

图 58－5　肩锁关节脱位的分型

（1）Ⅰ型　肩锁关节囊、韧带挫伤，尚未断裂。

（2）Ⅱ型　肩锁关节囊破裂，部分韧带损伤或断裂，关节半脱位。

（3）Ⅲ型　肩锁关节囊、韧带完全断裂，关节完全脱位。

（三）临床表现和诊断

Ⅰ型：肩部有打击或跌倒受伤史，肩锁关节处肿胀、疼痛，肩活动时疼痛加重，局部压痛明显。肩锁关节 X 线片未见明显移位。

Ⅱ型：除有Ⅰ型的临床表现外，用手指按压锁骨外端时有弹性感。X 线片可发现锁骨外端向上撬起，为半脱位。

Ⅲ型：除有Ⅰ型的临床表现外，肩外上方肿胀严重，和对侧比较有时可发现患侧明显高起，按压时弹性感更加明显，肩部活动受限。X 线片可发现锁骨外端完全离开肩峰的相对关节面，为完全性脱位。

（四）治疗

对于Ⅰ型损伤，用三角巾悬吊患肢2~3周以后开始肩关节的活动，可获得较好功能。Ⅱ型损伤手法复位不满意，有症状的陈旧半脱位及Ⅲ型患者，尤其是肩锁关节移位超过2cm的患者，可手术治疗。手术方法可选择切开复位张力带钢丝固定（图58-6）、锁骨钩钢板固定、锁骨喙突螺钉固定（图58-6）等。在切开复位的同时，术中尽量对喙锁韧带和肩锁韧带行修复重建及加强。

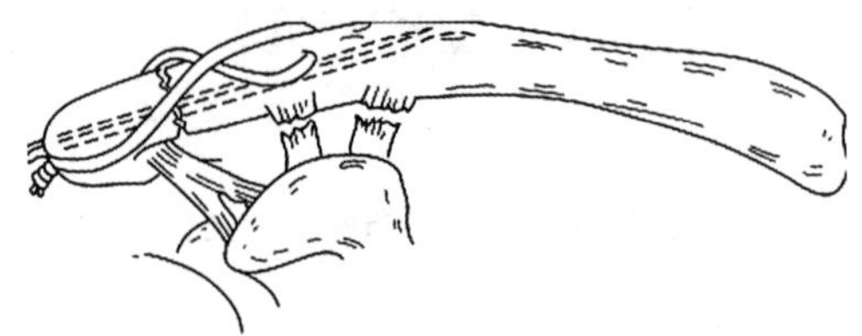

图58-6　肩锁关节脱位后张力带固定

第三节　肩关节脱位

（一）解剖概要

参与肩关节运动的关节包括肱盂关节、肩锁关节、胸锁关节及肩胸关节（肩胛骨与胸壁形成），其中以肱盂关节的活动最为重要。习惯上将肱盂关节脱位称为肩关节脱位（dislocation of the shoulder joint）。

（二）病因与分类

创伤是造成肩关节脱位的主要原因，多为间接暴力所致。

根据肱骨头脱位方向的不同，肩关节脱位可分为前脱位、后脱位、上脱位及下脱位四型，其中以前脱位最为多见。由于暴力的大小、力量作用的方向以及肌肉的牵拉，当发生前脱位时，肱骨头可能位于锁骨下、喙突下、肩前方及关节盂下（图58-7）。

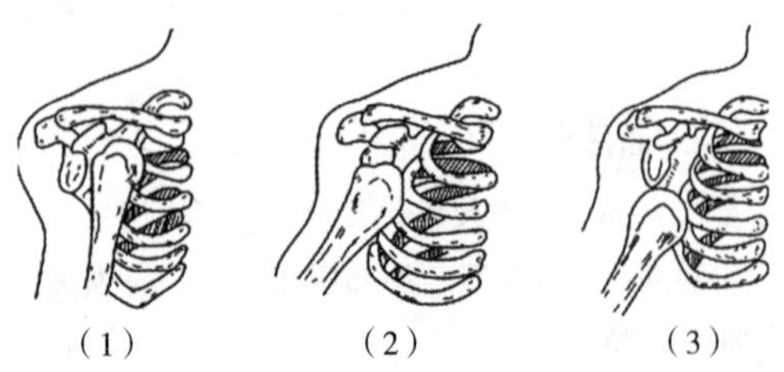

图58-7　肩关节脱位的分类

（1）锁骨下脱位；（2）喙突下脱位；（3）关节盂下脱位

（三）临床表现和诊断

有上肢外展外旋或后伸着地的受伤史，肩部表现为疼痛、肿胀、肩关节活动障碍，患者有以健手托住患侧前臂、头向患侧偏斜的特殊姿势则应考虑有肩关节脱位的可能。检查可发现患肩部呈方肩畸形（图58-8），肩胛盂处触摸有空虚感，上肢有弹性固定；Dugas征阳性，即将患侧肘部紧贴于胸壁时，手掌无法触及健侧肩部，或者将手掌搭在健侧肩部时，则肘部无法贴近胸壁。X线正、侧位片及穿胸位片可帮助确定肩关节脱位的类型、移位方向及有无撕脱性骨折。目前对怀疑有肱骨头骨折者临床可行CT扫描。

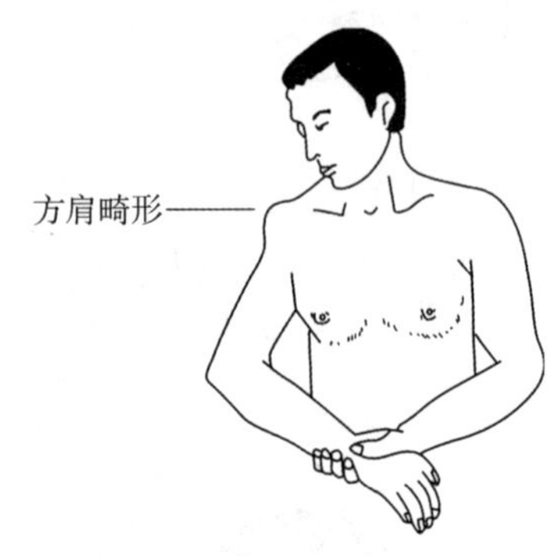

图58-8　方肩畸形

严重创伤时，肩关节前脱位可同时合并神经、血管损伤，其中以腋神经最常受累。应注意检查患侧上肢的感觉及运动功能，如有异常应及时行神经肌电图检查。

（四）治疗

无论肩关节脱位的类型及肱骨头所处的位置如何，均应首先采用手法复位、外固定的治疗方式。手法复位前应准确判断是否有骨折，可辅助CT检查，以防漏诊。

1. 手法复位　一般采用局部浸润麻醉，用Hippocrates法复位（图58-9）。

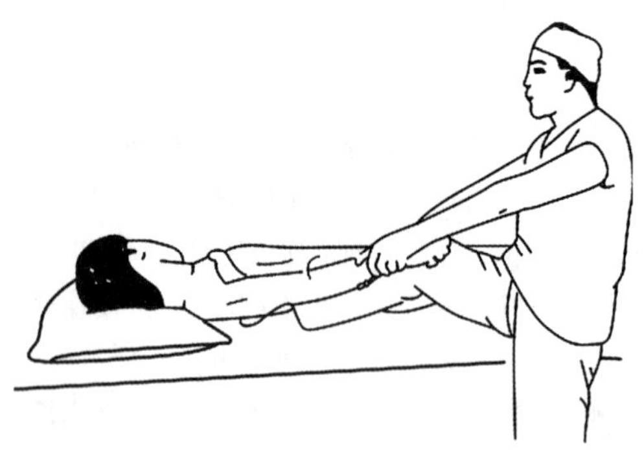

图58-9　肩关节前脱位的Hippocrates复位法

2. 固定方法　单纯的肩关节脱位复位成功后可用三角巾悬吊上肢，肘关节应屈曲90°，腋窝处适当垫棉垫固定3周，若合并肱骨大结节骨折，则应延长固定1~2周。部分病例关节囊损伤明显，或肩带肌肌力较弱，术后X线片仍会有肩关节半脱位表现，此类病例适宜采用搭肩位胸肱绷带固定，即将患肢手掌搭放在对侧肩部，肘部贴于胸壁，用绷带将上臂固定在胸壁上，并托住肘部，这种体位有助于纠正肩关节半脱位。

3. 康复治疗　固定期间须适当功能锻炼，活动腕部和手指，解除固定后，应鼓励患者主动锻炼肩关节向各个方向活动。

对于陈旧性肩关节脱位对上肢功能的影响，可选择切开复位术，修复关节囊及韧带。同时合并神经损伤者，在关节复位后，大多数神经功能可以得到一定程度的恢复。若判断为神经血管断裂伤应手术修复。

第四节　肱骨近端骨折

（一）解剖概要

肱骨近端包括肱骨大结节、小结节和肱骨外科颈三个重要的解剖部位。肱骨外科颈为肱骨大结节、小结节移行为肱骨干的交界区域，该部位是松质骨和密质骨的交接处，容易发生骨折。在解剖颈下 2～3cm，有臂丛神经及腋血管从此通过，有发生骨折合并血管神经损伤的可能。

（二）病因与分类

任何年龄均可以发生肱骨近端骨折，但以中、老年患者居多。骨折多为间接暴力引起，由于暴力作用的方向、大小、肢体的位置及患者的骨质量等不同，可发生不同类型的骨折。

临床上较为常用的肱骨近端骨折分型为 Neer 分型。依据肱骨头、大结节、小结节和肱骨干这四个解剖部位以及相互之间移位程度（以移位 >1cm 或者成角畸形 >45°为移位标准）来进行分型，而并不强调骨折线的多少（图 58－10）。

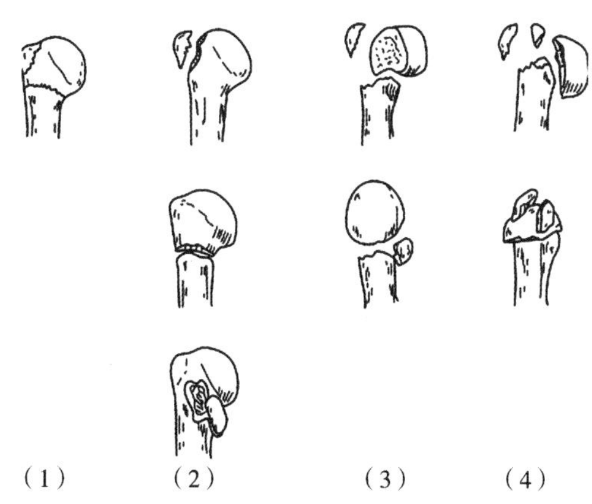

图 58－10　肱骨近端骨折的 Neer 分型

（1）一部分骨折；（2）两部分骨折

（3）三部分骨折；（4）四部分骨折

（三）诊断

依据骨折多因间接暴力所导致的病史、X 线和 CT 检查（包括 CT 三维重建）结果，可明确诊断。X 线检查应包含肩关节正位片、仰卧轴位片或腋间位片以及肩胛骨侧位片。

（四）治疗

肱骨近端骨折可根据骨折类型、移位程度不同而采用非手术治疗和切开复位固定等手术治疗。

1. 非手术治疗　对于 Neer 分型中一部分肱骨近端骨折，包括大结节骨折及肱骨外科颈骨折，可采用上肢三角巾悬吊 3～4 周，复查 X 线片后，逐步行肩部功能锻炼。

而对于有轻度移位的两部分肱骨近端骨折，患者对功能要求不高者也可用三角巾悬吊 3～4 周，复查 X 线片后，逐步行肩部功能锻炼。

2. 手术治疗　大多数移位的肱骨近端骨折的特在点是两部分以上骨折，均应及时行切开复位钢板内固定术，绝大部分患者可获得较好的功能恢复。而对于 Neer 分型三部分、四部分骨折，也可行切开复位钢板内固定术，对于十分复杂的老年人四部分骨折也可采用人工肱骨头置换术。

第五节　肱骨干骨折

案例引导

案例　患者，男，50 岁。因“右上臂钢丝绳绞伤、肿胀疼痛伴功能障碍 2 小时”入院。入院时神志清楚，体温 36.3℃，脉搏规则：82 次/分，呼吸 17 次/分，血压 106/67mmHg。查体：右上臂肿胀、畸形明显，可触及骨擦感。右上臂中份可见环状不规则皮肤瘀斑，右前臂及手部感觉麻木，功能活动障碍，右手皮温凉、皮色苍白、指腹张力低，右腕部未触及桡动脉搏动。全身其他部位无异常。X 线检查示右肱骨中段短斜形骨折，骨折端分离，移位明显。

讨论　该患者的临床诊断是什么？还需进一步完善哪些检查？

一、解剖概要

肱骨干骨折（fracture of the shaft of the humerus）是指肱骨外科颈下 1～2cm 至肱骨髁上 2cm 段内的骨折。在肱骨干中、下 1/3 段后外侧有桡神经沟，由臂丛神经后束发出的桡神经内后方紧贴骨面斜向外前方进入前臂，若此处骨折则易发生桡神经损伤。致伤因素可能是骨折端受到直接撞击，也可能由于外侧肌间隔的卡压所致。

二、病因与分类

肱骨干骨折可由直接暴力或间接暴力引起。骨折端的移位取决于外力作用的方向、大小、肌肉牵拉方向和骨折的部位等（图 58－11）。不管骨折发生在哪一段，对于体弱的患者，由于肢体的重力作用或不恰当外固定物的重量压迫，均可引起骨折端分离移位或旋转畸形。肱骨干下1/3骨折的移位方向与暴力作用的方向、前臂和肘关节所处的位置有关，大多数有短缩、成角及旋转畸形。由轻微外伤导致的老年人肱骨干骨折应考虑骨的病理性改变，如严重的骨质疏松、转移性骨肿瘤。

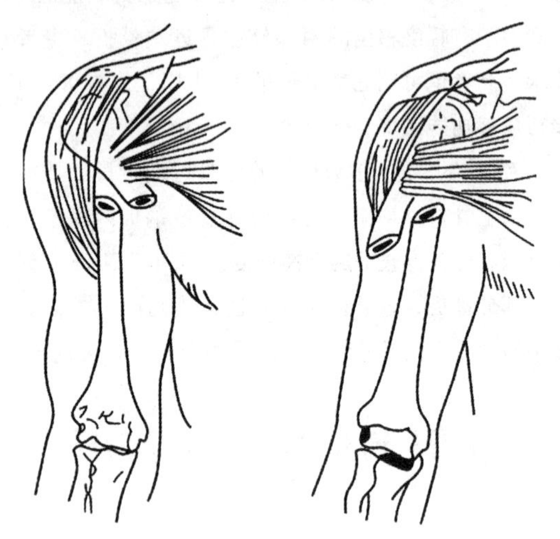

图58－11　肱骨干骨折的移位

三、临床表现和诊断

受伤后，上臂可出现疼痛、皮下瘀斑、畸形、肿胀和上肢活动障碍。检查可发现骨擦感，假关节活动及骨传导音减弱或消失。X线检查应包含肩、肘关节的正、侧位片，以确定骨折的类型、移位方向及是否合并关节内骨折和关节脱位。

若有桡神经损伤，可出现垂腕，拇指不能伸，各手指掌指关节不能背伸，前臂旋后障碍，手背桡侧皮肤感觉减退或消失。

四、治疗

肱骨干横形或短斜形骨折可用非手术和手术方法进行治疗。

（一）手法复位外固定

在局部麻醉或臂丛神经阻滞麻醉下，取仰卧位，行牵引复位。复位后比较稳定的骨折，可用U型石膏固定。若为中、下段长斜形或长螺旋形骨折，经手法复位后不稳定，可采用上肢悬垂石膏固定，但有可能因重量太大而导致骨折端分离，所以宜采用轻质石膏，并在固定期间定期复查骨折对位、对线情况。

（二）切开复位内固定

1. 手术指征　对于以下情况，可采用切开复位内固定术：①手法复位失败，骨折端对位、对线不良，估计愈合后将影响功能。②骨折有分离移位，或骨折端有软组织嵌入。③合并神经、血管损伤。④陈旧性骨折不愈合。⑤对功能有影响的畸形愈合。⑥同一肢体多发性骨折。⑦8～12小时以内污染不重的开放性骨折。

2. 手术方法

（1）麻醉　臂丛神经阻滞麻醉或全麻。

（2）体位　仰卧位，患肢外展90°置于手术桌上。

（3）切口与暴露　常采用外侧入路和后外侧入路暴露骨折端，从肱二头肌、肱三头肌间切口，沿肌间隙暴露骨折端，手术中应注意保护桡神经。

（4）复位与固定　在直视下应尽可能达到解剖复位。用加压钢板螺钉内固定，也可以用带锁髓内钉固定。近年来采用锁定钢板微创手术固定，减少了对骨折端血液循环的影响，有利于骨折愈合。外固定支架适用于广泛软组织损伤，大段骨缺损或多发伤需临时固定的患者。

合并有桡神经损伤的患者，术中应探查神经，若完全断裂，可行一期修复桡神经。若为挫伤，神经连续性存在，可切开神经外膜，减轻神经继发性病理改变。

（三）康复治疗

无论是手法复位外固定，还是切开复位内固定，术后均应早期进行康复锻炼。

第六节　肱骨髁上骨折

肱骨髁上骨折是肱骨干与肱骨髁的交界处发生的骨折。肱骨干轴线和肱骨髁轴线之间有30°～50°的前倾角（图58－12），这是较容易发生肱骨髁上骨折的解剖因素。在肱骨髁内、前方，有肱动脉及正中神经经过。在神经血管束的浅面有较坚韧的肱二头肌腱膜，其后方为肱骨，若此处发生骨折，神经血管容易损伤。在肱骨髁的内侧有尺神经，外侧有桡神经走行，尺、桡神经可因肱骨髁上骨折的侧方移位而受到损伤。在儿童期，肱骨下端有骨骺，若骨折线穿过骺板，则可能影响骨骺的发育，从而出现肘内翻或外翻畸形。肱骨髁上骨折常见于10岁以下儿童，根据暴力的不同和骨折移位的方向，可分为屈曲型和伸直型。

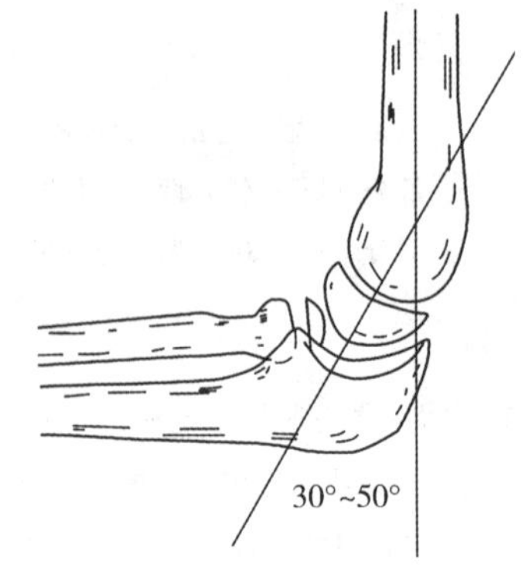

图58－12　肱骨干与肱骨髁之间的前倾角

一、伸直型肱骨髁上骨折

（一）病因

大多为间接暴力引起。当跌倒时，肘关节处于半屈位或伸直位，手掌着地，暴力经前臂向上传递，身体向前倾，由上向下产生剪切应力，使得肱骨干与肱骨髁交界处发生骨折。表现为近侧骨折端向前下移位，远侧骨折端向上移位（图58－13）。如果在跌倒的同时，遭受到侧方暴力，可能发生尺侧或桡侧移位。

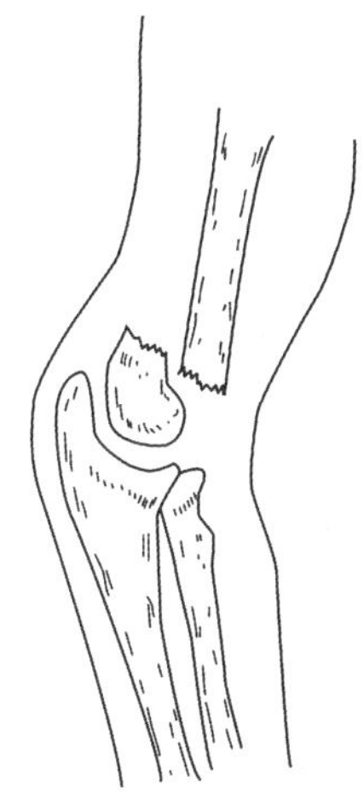

图58－13　伸直型肱骨髁上骨折典型移位

（二）临床表现和诊断

患者有手掌着地受伤史，肘部出现疼痛、肿胀、皮下瘀斑，肘部向后突出并处于半屈位，应考虑肱骨髁上骨折的可能。检查可局部压痛明显，有骨擦音及假关节活动，肘前方可扪及骨折断端，肘后三角关系正常。在诊断中，应注意有无合并神经、血管损伤（图58－14），应特别留意前臂肿胀程度、腕部桡动脉搏动情况、手的运动功能及感觉等。必须拍肘部正、侧位X线片，这样不仅能确定骨折的存在，更重要的是能准确判断骨折移位情况，为选择治疗方法提供依据。

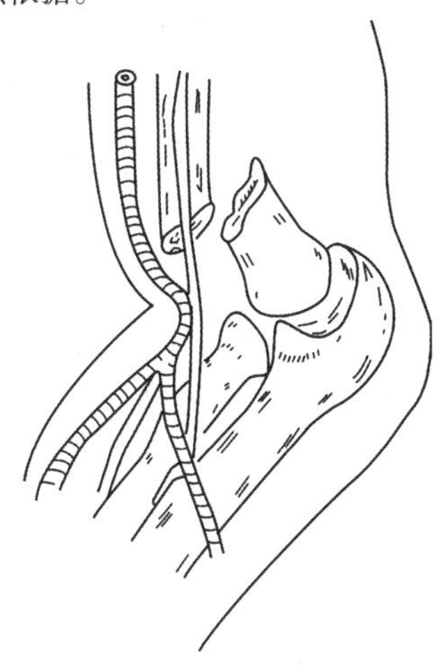

图58－14　骨折近折端向前移位损伤肱动脉

（三）治疗

1. 手法复位外固定　受伤时间较短、局部肿胀较轻、没有血液循环障碍且无关节内移位性骨折者，可考虑进行手法复位外固定。在复位时应注意恢复肱骨下端的前倾角和肘部提携角。屈肘角度的多少以能清晰地触及桡动脉搏动，无感觉及运动障碍来决定。通常情况下，在超过100°时，复位后的骨折端较为稳定，但要注意观察远端肢体的血供情况。

复位后可用后侧石膏托在屈肘位固定4～5周，在X线片证实骨折愈合良好的情况下，即可拆除石膏，逐渐开始功能锻炼。

2. 手术治疗

（1）手术指征　以下情况可选择手术治疗。①移位性关节内骨折。②髁干角丢失大于20°。③合并同侧肱骨或前臂骨折。④合并神经、血管损伤。

（2）手术方法　在肱骨内下方作切口，向肘前方延伸，切开深筋膜及肱二头肌腱膜，检查正中神经及肱动脉，若有血管痉挛，在骨折复位后大多数可以缓解，或切除血管外膜后，进行液压扩张，也可缓解血管痉挛。若血管破裂，应行修补术或血管吻合术。若正中神经有挫伤，应及时切除外膜，减轻神经内的压力。骨折达到解剖复位后用交叉克氏针作内固定。若合并尺神经或桡神经损伤，在进行骨折复位时，应仔细检查神经，进行松解或修复手术。

3. 康复治疗　无论手法复位外固定，还是切开复位内固定，术后均应严密观察肢体血液循环情况及手的感觉、运动功能。抬高患肢，早期进行手指及腕关节屈伸活动，有助于减轻水肿。4～6周后可进行肘关节屈伸活动。

对于采用手术切开复位的患者，在内固定稳定的情况下，术后2周即可开始肘关节活动。

伸直型肱骨髁上骨折近折端向前下移位，极易压迫或刺破肱动脉，加上损伤后的局部组织反应，肿胀严重，远端肢体血液循环常会受到影响，导致前臂骨筋膜室综合征。如果早期未能明确诊断同时给予正确的治疗，可导致缺血性肌挛缩，严重影响手部功能及肢体发育。在肱骨髁上骨折的诊疗中，应密切观察前臂肿胀程度及手部感觉和运动功能，若出现高张力肿胀，手指主动活动障碍，被动活动剧烈疼痛（剧烈疼痛是早期诊断骨筋膜室综合征的主要临床表现），桡动脉搏动无法触及或微弱，手指皮温降低，感觉异常，即应确定骨筋膜室高压存在，应立即手术，切开前臂掌、背侧深筋膜，使其充分减压，辅以脱水剂，扩张血管等药物治疗，尽量防止前臂缺血性肌挛缩的发生。如果已出现“5P”征（“painlessness”无痛，“pulselessness”脉搏消失，“pallor”皮肤苍白，“paresthesia”感觉异常，“paralysis”肌麻痹）则为时已晚，即便手术减压也难以避免缺血性肌挛缩的发生。

二、屈曲型肱骨髁上骨折

1. 病因　常由间接暴力引起。跌倒时，肘关节处于屈曲位，肘后方着地，暴力传导至肱骨下端导致骨折。

2. 临床表现和诊断　受伤后，局部出现肿胀、疼痛，肘后凸起，皮下瘀斑。肘上方压痛阳性，后方可扪及骨折端。X线片示骨折及典型的骨折移位非常明显，即近侧骨折端向后下移位，远侧骨折端向前移位，骨折线呈由前上斜向后下的斜形骨折（图58－15）。由于肘后方软组织较少，骨折断端锐利，通常可刺破皮肤形成开放性骨折。由于暴力作用的方向及跌倒时的体位改变，骨折可出现尺侧或桡侧移位。很少合并神经、血管损伤。

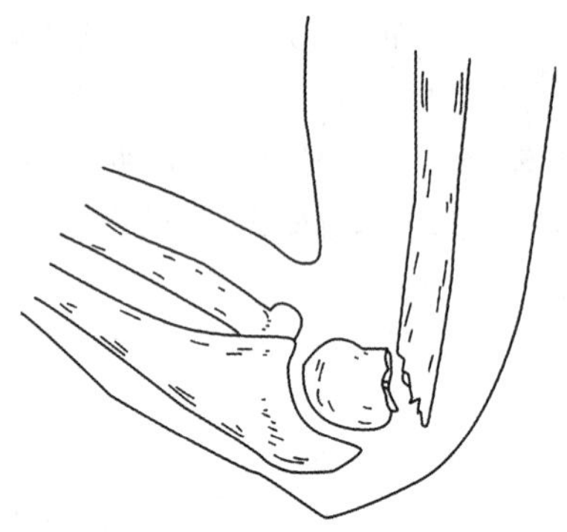

图58－15　屈曲型肱骨髁上骨折典型移位

3. 治疗　治疗的基本原则与伸直型肱骨髁上骨折相同，但手法复位的方向则相反。在肘关节屈曲40°左右行外固定，4～6周后开始肘关节主动功能锻炼。

儿童期肱骨髁上骨折复位时，若桡侧或尺侧移位未得到纠正，或者合并有骨骺的损伤，骨折愈合后可出现肘内、外翻畸形。因此，治疗时应尽量达到解剖复位，如果达不到解剖复位则应采用切开复位克氏针固定。临床随诊发现畸形有加重的趋势，同时合并有功能障碍者在12～14岁时，可作肱骨下端截骨矫正术。术中应注意避免损伤桡神经和尺神经。可先探查神经，再行截骨矫正术。

第七节　肘关节脱位

（一）解剖概要

肘关节由肱骨下端、尺骨近端、桡骨小头及关节囊、内外侧副韧带构成，包括肱尺关节、肱桡关节及近端尺桡关节。

（二）病因及分类

间接暴力是导致肘关节脱位（dislocation of the elbow）的主要原因。当肘关节于半伸直位跌倒时，手掌着地，暴力沿尺、桡骨向近端传导，尺骨鹰嘴处产生杠杆作用，附着于喙突的肱前肌和关节囊前侧部分撕裂，使尺、桡骨向肱骨后方脱出，发生肘关节后脱位。肘关节于内翻或外翻位时遭受暴力，可发生尺侧或桡侧侧方脱位。肘关节于屈曲位时，肘后方暴力可使尺、桡骨向肱骨前方移位，发生肘关节前脱位。肘关节脱位常合并内外侧副韧带断裂，导致肘关节不稳定。

（三）临床表现和诊断

肘关节疼痛、肿胀、伸屈活动受限；检查发现肘后突畸形；前臂处于半屈位，并有弹性固定；肘后出现空虚感，可扪到凹陷（图58－16）；肘后三角关系发生改变；应考虑肘关节后脱位的存在。肘部正、侧位X线片可见肘关节脱位的移位情况以及是否合并骨折。CT扫描有助于明确肱骨内上髁、桡骨头颈及冠状突等处的骨折情况。侧方脱位可合并有神经损伤，应检查手部感觉和运动功能。

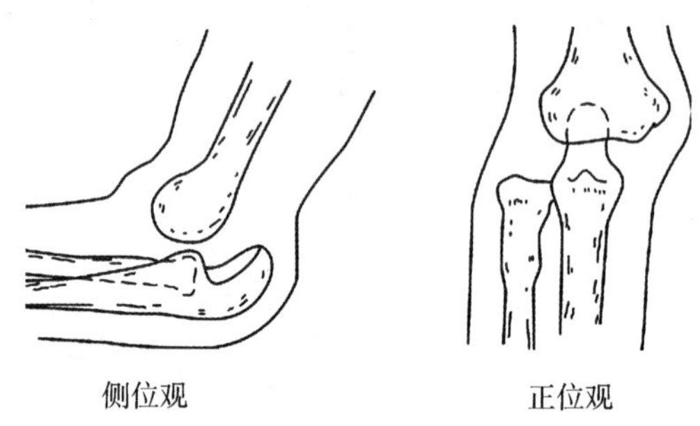

图58－16　肘关节后脱位合并桡侧脱位的畸形

（四）治疗

1. 非手术治疗　手法复位（图58－17）后，用长臂石膏托或支具固定肘关节于屈曲90°位，再用三角巾悬吊胸前2～3周（图58－18）。固定期间即应开始锻炼，嘱患者作肱二头肌收缩锻炼，并活动手指与腕部。解除外固定后应及早练习肘关节屈曲、伸直和前臂旋转活动。

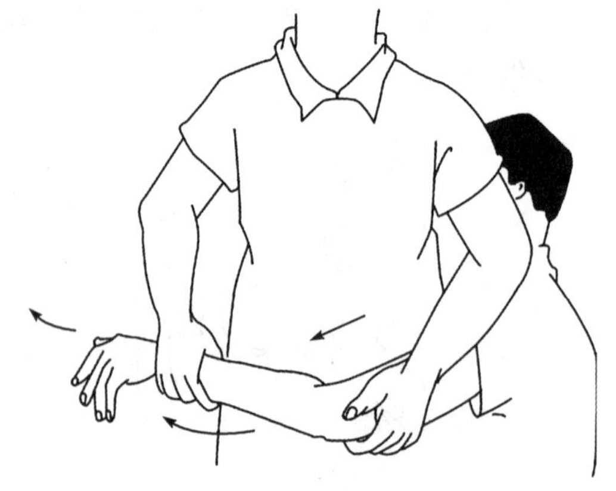

图58－17　肘关节后脱位的复位方法

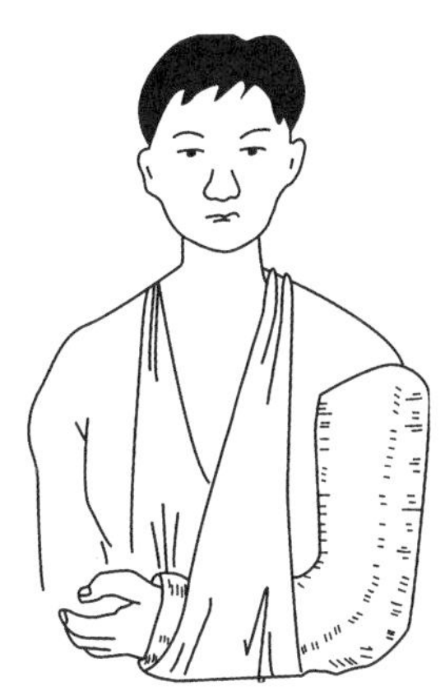

图 58－18　手法复位后石膏托固定

2. 手术治疗　以下情况可考虑行开放复位：①手法复位失败，关节内有骨块或软组织嵌入。②开放性后脱位合并肱动脉损伤可能。③合并有骨折移位，如“恐怖三联征”，即肘关节脱位合并桡骨头骨折和冠状突骨折。

开放复位的术后处理与满意的闭合复位后类似，合并骨折的制动时间为 4～6 周。逐步行肘关节功能锻炼，以防肘关节僵硬。

知识链接

肩肘外科

肩肘外科是在运动医学和创伤骨科两个学科的基础上，相互交叉融合发展出来的骨科亚专业学科。其研究内容主要包括锁骨骨折、肩锁关节脱位、肩袖损伤、肩关节不稳、肩关节置换、肩胛骨骨折、肱骨近端骨折、肘关节复杂骨折脱位、肘关节不稳、肘关节置换等。在这一领域中，未来关节镜微创技术将越来越多地被使用。同时应用三维导航和机器人 AI、等智能骨科技术，辅助应用于肩肘部创伤的诊断和治疗，将极大提高我国肩肘外科的诊治水平，是未来的研究热点和方向。

第八节　桡骨头半脱位

（一）解剖概要

桡骨头呈椭圆形，最近端为浅凹状关节面，与肱骨小头凸面形成关节，与肱尺关节一起完成屈伸活动。桡骨头的尺侧与尺骨鹰嘴半月切迹形成上尺桡关节，有环状带包绕，与下尺桡关节一同完成前臂的旋转活动。桡骨头与颈位于肘关节囊内，无韧带、肌腱附着，因此稳定性较差。

（二）病因与分类

桡骨头半脱位（subluxation of the radial head）多发生于 5 岁以下的儿童，由于桡骨头发育尚未健全，环状韧带薄弱，当前臂旋前，肘部伸直，腕、手被轴向牵拉时，肘关节囊内负压增加，使薄弱的环状韧带或部分关节囊嵌入肱骨小头与桡骨头之间，取消牵拉力以后，桡骨头不能回到正常解剖位置，而是向桡侧移位，形成桡骨头半脱位。

绝大多数情况下，桡骨头为向桡侧的半脱位，完全脱位的较少发生，向前方的脱位更为少见。

（三）临床表现和诊断

儿童的腕、手有被轴向牵拉的受伤史，患儿感肘部疼痛，哭闹不止并拒绝伤肢活动和使用，前臂处于半屈位及旋前位。桡骨头外侧有压痛，即应诊断为桡骨头半脱位。X 线检查应于前臂旋前时摄斜位片，但常不易发现桡骨头有脱位改变。

（四）治疗

不用麻醉即可进行手法复位。术者一手握住患儿腕部，另一手托住肘部，以拇指压在桡骨头部位，肘关节屈曲至 90°，作轻柔的前臂旋后和过度旋前活动，反复数次，并用拇指轻轻地推压桡骨头即可复位（图 58－19）。若听到和扪及轻微的弹响，肘关节旋转、屈伸活动正常则表示复位成功。复位后不必固定，但须告诫患儿家属不可再暴力牵拉，以免复发。

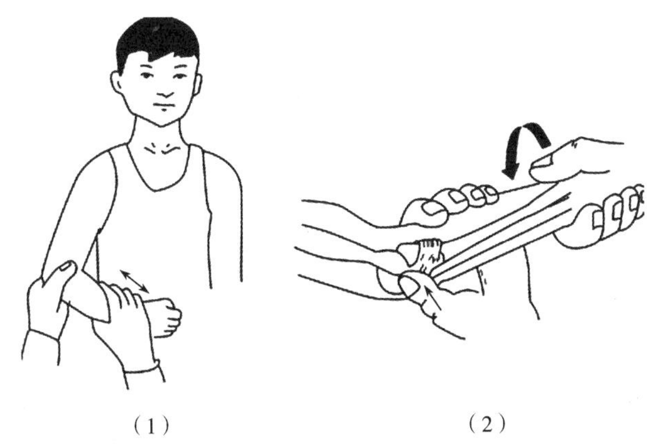

（1）　　（2）

图 58－19　桡骨头半脱位的复位方法

（1）术中拇指按压桡骨头处；（2）将前臂作旋后及旋前活动

第九节　前臂骨干骨折

一、解剖概要

前臂骨由并行的尺骨及桡骨组成。肱骨滑车与尺骨鹰嘴窝、肱骨小头与桡骨头分别构成肱尺关节和肱桡关节。尺桡骨远近端相互构成尺桡下关节和尺桡上关节。尺骨下端为尺骨小头，通过三角纤维软骨与腕近侧列形成尺腕关节。桡骨远端膨大，与尺骨小头及近侧列腕骨形成桡腕关节。

二、病因与分类

尺、桡骨骨干骨折（fracture of the radius and ulna）可由直接暴力、间接暴力、扭转暴力引起，有时导致骨折的暴力因素复杂，难以分析其确切的原因。

（一）直接暴力

常由重物打击、车轮或机器的直接压榨或锐器砍伤，导致同一平面的横形或粉碎性骨折［图 58－20（1）］，由于暴力的直接作用，常伴有不同程度的软组织损伤，包括肌肉、肌腱断裂，神经血管损伤等。

（二）间接暴力

跌倒时手掌着地，暴力通过腕关节向上传导，由于桡骨负重多于尺骨，暴力作用首先使桡骨骨折，若残余暴力比较强大，则通过骨间膜向内下方传导，导致低位尺骨斜形骨折的发生［图 58－20（2）］。

（三）扭转暴力

跌倒时手掌着地，同时前臂旋转，可导致不同平面的尺桡骨斜形或螺旋形骨折。多为高位尺骨骨折和低位桡骨骨折［图 58－20（3）］。

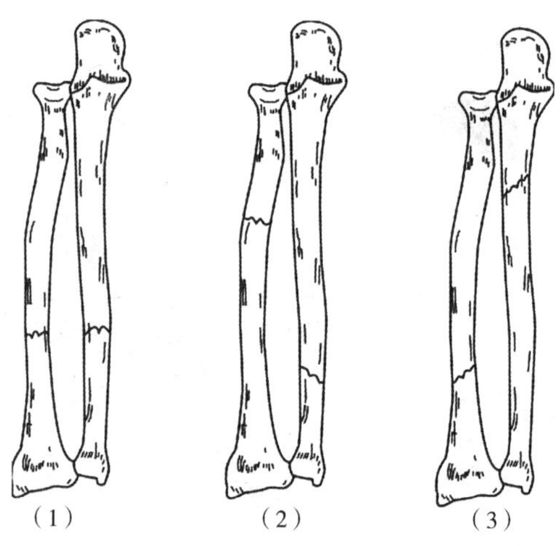

图 58－20　尺桡骨骨干双骨折的类型

（1）由直接暴力引起的骨折；（2）由间接暴力引起的骨折（3）由扭转暴力引起的骨折

三、临床表现和诊断

患者有明显的外伤史，前臂出现疼痛、肿胀、畸形及功能障碍。检查时可发现骨擦音及假关节活动。骨传导音减弱或消失。包括肘关节或腕关节的 X 线片检查，可发现骨折的准确部位、骨折类型、移位方向以及是否合并有桡骨头脱位或尺骨小头脱位。对于需要评定尺桡关节损伤程度的，可行 MRI 或 CT 扫描。尺骨上 1/3 骨干骨折合并桡骨头脱位，称为孟氏（Monteggia）骨折。桡骨干下 1/3 骨折合并尺骨小头脱位，称为盖氏（Galeazzi）骨折。

四、治疗

（一）非手术治疗

对于单纯无移位的尺骨骨折，无移位的前臂双骨折，或者前臂骨折有明显移位但患者全身情况禁忌手术，可采用手法复位外固定。尺、桡骨骨干双骨折可发生复杂移位，如成角、重叠、旋转及侧方移位等。若治疗不当可发生尺、桡骨交叉愈合，影响旋转功能。因此治疗的目标除了良好的对位、对线以外，应注意防止畸形和旋转。

（二）切开复位内固定

1. 手术指征　①有移位的尺桡骨双骨折。②有移位的单一桡骨骨折。③单一尺骨骨折成角大于 10°。④孟氏（Monteggia）骨折和盖氏（Galeazzi）骨折。⑤前臂开放骨折。⑥骨折并发骨筋膜室综合征。

2. 手术方法　麻醉后，患者取仰卧位，患肢外展 80°置于手术桌上。驱血完毕后，在止血带控制下手术。依据骨折的部位选择切口，一般均应在尺、桡骨上分别作切口，两切口之间保留足够的皮肤宽度，沿肌间隙暴露骨折端。在直视下准确进行对位。成人选用 3.5mm 限制性接触动力加压钢板（LC－DCP）及螺钉固定，或者 3.5mm 锁定加压钢板（LCP）及螺钉固定。儿童可用弹性髓内钉固定。

（三）外固定

以下几种情况，可以使用外固定器临时固定。待条件成熟，再早期更换为钢板内固定。①伴有严重软组织损伤的开放性骨折，早期用外固定器临时固定。②严重骨缺损的尺桡骨开放性骨折，早期用外固定器维持长度。③多发伤患者，合并其他系统的严重创伤，基于损伤控制（damage control）的原则，迅速临时固定。

（四）康复治疗

无论手法复位外固定还是切开复位内固定，术后均应该抬高患肢，严密观察肢体肿胀程度、感觉、运动功能以及血液循环情况，警惕骨筋膜室综合征的发生。

术后 2 周即开始锻炼手指屈伸活动与腕关节活动。4 周后开始锻炼肘、肩关节活动。8～10 周后拍片证实骨折已经愈合，才可进行前臂旋转活动。

尺骨上 1/3 骨折合并桡骨头脱位（Monteggia 骨折）可由来自背侧的直接暴力和手腕着地的间接暴力导致。由于暴力方向、大小、受伤机制的不同，可产生不同的移位，其治疗方法也因不同的移位而有所差异。大多数患者可采用手法复位外固定治疗。首先复位桡骨，恢复其前臂长度，随着桡骨头的复位，可撑开重叠的尺骨，使尺骨复位较易成功。在手法复位失败，陈旧性骨折畸形愈合或不愈合，有神经血管损伤时，可作切开复位、钢板螺钉内固定术。

桡骨下 1/3 骨折合并尺骨小头脱位（Galeazzi 骨折），可由直接打击暴力或间接传达暴力引起。通过临床检查和 X 线片可以确诊。首先采用手法复位和石膏固定，若复位不成功，可行切开复位，加压钢板螺钉固定。

第十节　桡骨远端骨折

距桡骨远端关节面3cm以内的骨折称桡骨远端骨折（fracture of the distal radius）。该部位是松质骨与密质骨交界处，较薄弱，遭受外力时容易骨折。

常为间接暴力引起。跌倒时，手部着地，暴力沿纵轴传导，发生桡骨远端骨折。由于受伤机制不同，可发生伸直型骨折、屈曲型骨折、关节面骨折伴腕关节脱位。

一、分型及临床表现

（一）伸直型骨折

伸直型骨折（Colles骨折）多为腕关节处于背伸位、手掌着地、前臂旋前时受伤。

伤后局部肿胀、疼痛，可出现典型畸形体征，侧面观呈“银叉”畸形，正面观呈“枪刺样”畸形（图58－21）。检查局部明显压痛，腕关节活动障碍。X线片检查可见骨折远端向桡、背侧移位，近端向掌侧移位（图58－22），因此表现出典型的畸形体征。可同时合并下尺桡关节脱位及尺骨茎突骨折。

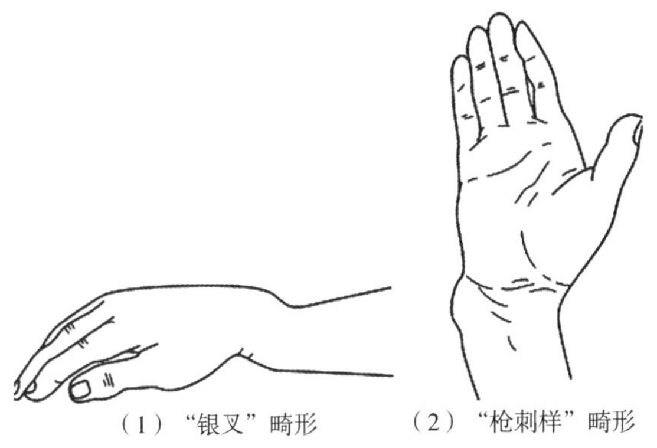

（1）“银叉”畸形　（2）“枪刺样”畸形

图58－21　伸直型桡骨远端骨折后的畸形

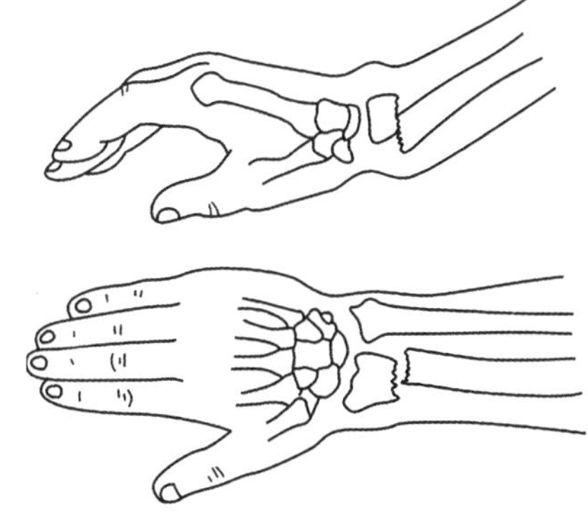

图58－22　伸直型桡骨远端骨折的典型移位

（二）屈曲型骨折

屈曲型骨折（Smith骨折）多为跌倒时，腕关节屈曲、手背着地受伤引起。也可由腕背部遭受直接暴力打击发生。较伸直型骨折少见。

受伤后，腕部下垂，局部肿胀、疼痛，腕背侧皮下瘀斑，腕部活动受限，检查局部压痛明显。X线片可发现典型移位，近折端向背侧移位，远折端向掌侧、桡侧移位。可合并下尺桡关节损伤、尺骨茎突骨折和三角纤维软骨损伤。与伸直型骨折移位方向相反，称为反Colles骨折或Smith骨折（图58－24）。

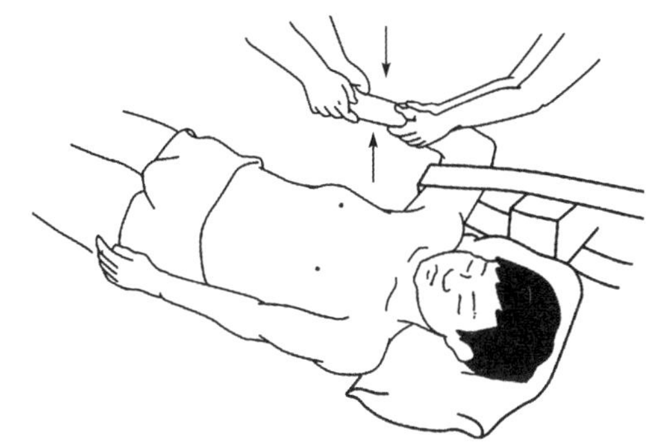

图58－23　屈曲型桡骨远端骨折的典型移位

（三）桡骨远端关节面骨折伴腕关节脱位

桡骨远端关节面骨折伴腕关节脱位（Barton骨折）是桡骨远端骨折的一种特殊类型。在腕背伸、前臂旋前位跌倒时，手掌着地，暴力通过腕骨传导，撞击桡骨关节背侧发生骨折，腕关节随之向背侧移位。临床表现为与Colles骨折相似的“银叉”畸形及相应体征。X线片可发现典型的移位。当跌倒时，腕关节屈曲、手背着地受伤，可发生与上述相反的桡骨远端掌侧关节面骨折及腕骨向掌侧移位（图58－25）。这类骨折较少见，临床上常漏诊或误诊为腕关节脱位。无论是掌侧或背侧桡骨远端关节面骨折，均首先采用手法复位、夹板或石膏外固定方法治疗。复位后极不稳定者，可行切开复位内固定。

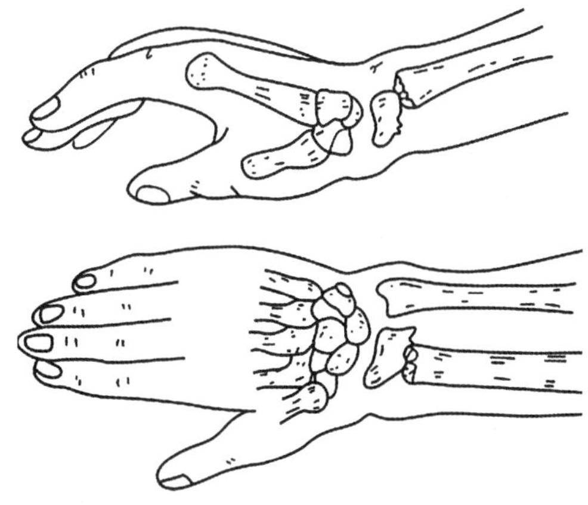

图58－24　桡骨远端关节面骨折伴腕关节脱位（Barton骨折）的典型移位

二、桡骨远端不稳定骨折的特点

1. 大于20°的背侧或掌侧成角。
2. 骨折端移位超过骨干长度的2/3。
3. 关节内骨折。
4. 干骺端粉碎性骨折。
5. 原始短缩大于5mm。
6. 同时伴有尺骨远端骨折。
7. 严重的骨质疏松。

三、治疗

以手法闭合复位石膏外固定治疗为主，部分患者需要手术治疗。

（一）保守治疗

1. 保守治疗适应证 ①无移位或轻度移位的骨折。②闭合复位后稳定的骨折。③功能要求低的老年人不稳定性骨折。④全身情况不适合手术的骨折。

2. 保守治疗复位标准 ①桡骨短缩小于5mm。②尺偏角大于10°。③掌倾角小于20°，背倾小于10°。④关节内台阶间隙小于2mm。

3. 手法闭合复位方法 以伸直型桡骨远端骨折为例，麻醉后行手法牵引复位。

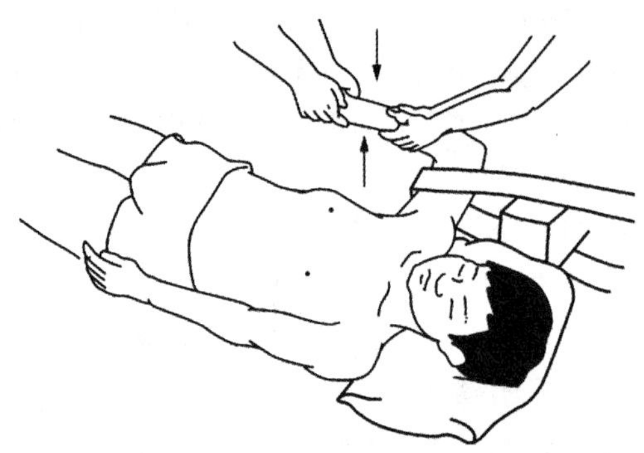

图58－25　桡骨远端骨折的手法复位

（二）手术治疗

1. 切开复位内固定手术指征 ①桡骨远端不稳定性骨折。②桡骨远端关节面粉碎，台阶或间隙大于2mm。③手法复位失败或复位成功后外固定不能维持复位。④合并腕骨骨折。⑤陈旧性骨折，骨折畸形愈合。

2. 外固定支架手术指征 ①开放性骨折。②软组织损伤严重。③多发创伤，需尽快临时固定。④合并感染。⑤严重粉碎的骨折。⑥桡腕关节极不稳定的骨折。

（三）康复治疗

无论手法复位或切开复位，术后均应早期进行手指屈伸活动。4～6周后可去除外固定，逐渐开始腕关节活动。骨折愈合后，桡骨远端因骨痂生长，或者骨折对位不良，使桡骨背侧面变得不平滑，拇长伸肌肌腱在不平滑的骨面反复摩擦，导致慢性损伤，可发生自发性肌腱断裂。可作肌腱转移术修复。

目标检测

答案解析

选择题

1. 闭合性锁骨骨折复位后，多采用的固定方法是
   A. 石膏　　B. 夹板
   C. 牵引　　D. “8”字绷带
   E. 钢板内固定
2. 下列部位骨折或脱位容易合并血管神经损伤的是
   A. 局部肿胀严重，骨折端移位明显的锁骨骨折
   B. 肱骨干骨折
   C. 肱骨髁上骨折
   D. 肘关节后脱位合并桡侧脱位
   E. 桡骨小头半脱位
3. 前臂骨干骨折的手术指征有
   A. 有移位的单一桡骨骨折
   B. 单一尺骨骨折成角大于20°
   C. 无移位的前臂双骨折
   D. 孟氏骨折
   E. 盖氏骨折
4. 桡骨远端不稳定骨折的特点有
   A. 大于20°的掌侧或背侧成角
   B. 干骺端粉碎性骨折
   C. 原始短缩大于5mm
   D. 关节内骨折块
   E. 严重的骨质疏松

（戴黎明）

书网融合……

本章小结

题库

第五十九章　手外伤及断肢（指）再植

PPT

学习目标

1. 掌握　手外伤应用解剖、损伤原因分类、检查与诊断、现场急救、治疗原则；断肢（指）再植的分类、急救及再植手术适应证和禁忌证。

2. 熟悉　手部骨折与脱位的治疗原则与方法；手部肌腱、神经损伤修复的原则与方法；断肢（指）再植手术原则、方法及术后处理。

3. 了解　显微外科的设备和器材；显微外科基本手术技术及其临床应用范围。

第一节　手外伤

案例引导

案例　患者，男，48岁。因“左手机器绞伤后疼痛出血5小时”入院。入院时神志清楚，体温36.8℃，脉搏规则78次/分，呼吸规则17次/分，血压110/70mmHg。查体：左拇指自掌腕关节离断，末梢无血运，仅背侧少许皮肤相连，左拇指近节掌侧皮肤软组织挫伤严重。左手掌掌中纹平面至前臂腕近纹以近15cm的掌侧皮肤软组织缺损，腕骨及肌腱外露，左示、中、环、小指掌侧均可见纵向伤口，深达骨质，软组织挫伤重，所有创面均污染严重。X线检查示：左手第一掌骨近端骨折并掌腕关节、掌指关节脱位。全身其他部位无异常。

讨论　该患者的临床诊断是什么？

手部解剖复杂，组织结构精细。由不同原因所致的手外伤，可造成手部外形及功能不同程度的缺失。因此，手外伤早期的正确诊断、治疗及后期的康复治疗都是非常重要的。本节就手外伤（hand injury）诊治的内容进行阐述。

一、应用解剖

参阅相关解剖学。这里仅就与手外伤诊治有关的手部姿势加以说明。正常手的姿势有休息位和功能位。手的休息位是手处于自然静止状态的姿势。表现为腕关节背伸10°～15°，轻度尺偏；掌指关节、指间关节半屈曲位，从示指到小指，越向尺侧，屈曲程度越大，各指中轴线的延长线交汇于腕舟骨结节；拇指轻度外展，指腹正对示指远侧指间关节桡侧（图59－1）。手的休息位是手部内在肌、外在肌、关节囊、韧带张力处于相对平衡的状态。当手处于休息位，腕关节掌屈时可观察到手指屈曲程度减少，而腕关节背伸时则手指屈曲程度增加。当手部组织结构受损后导致手休息位的力学平衡状态失衡，则会出现相应的手休息位的改变。

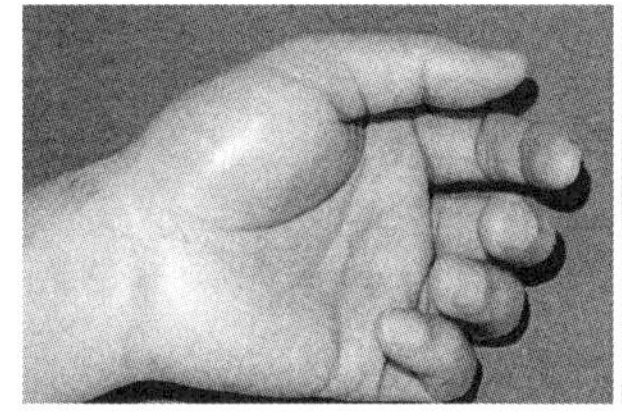
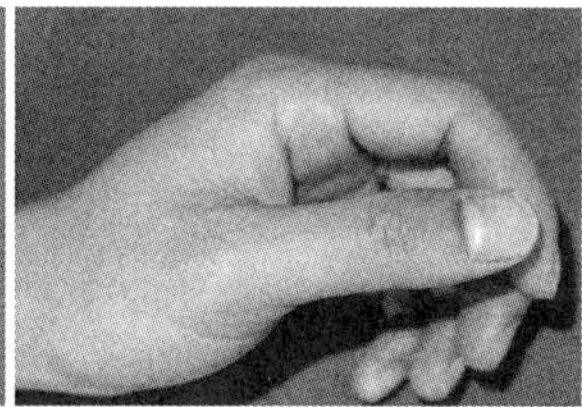

图59－1　手的休息位

手的功能位是指手即将发挥功能时的准备姿势，表现为腕关节背伸20°～25°，轻度尺偏；拇指外展、外旋与其余指处于对指位，其掌指关节及指间关节微屈；其余手指略微分开，掌指关节、近侧指间关节呈半屈位，远侧指间关节轻微屈曲，各手指关节的屈曲程度较一致（图59－2）。对于严重手外伤需行手部关节融合术；或者估计日后关节功能难以恢复，甚至会发生关节强直者，可在手部功能位固定，可使伤手保持最大的功能。

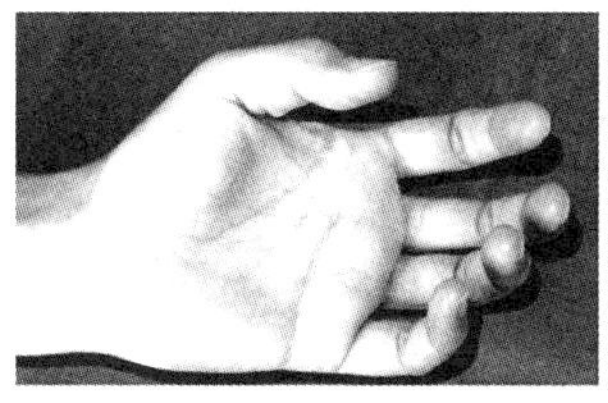
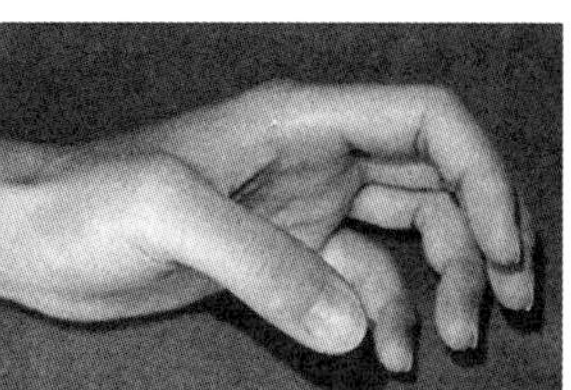

图59－2　手的功能位

二、损伤原因

（一）刺伤

由尖、锐利物造成，如钉、针、木刺等。特点是进口小、损伤深，可伤及深部血管、神经，并可将污染物带入而造成异物存留及腱鞘或深部组织感染，易漏诊，应高度重视。

（二）锐器伤

如日常生活中刀、玻璃等切割伤，工作中的切纸机、电锯伤。伤口一般较整齐，污染较轻，伤口出血较多。伤口的深浅不一，常造成重要的深部组织如神经、肌腱、血管的断裂，严重者导致断指或断肢。

（三）钝器伤

由钝器打击、重物压砸导致。皮肤可裂开或撕脱，神经、肌腱、血管损伤和骨折，严重者可造成断指或断肢以及手部毁损。

（四）挤压伤

不同致伤物表现不同，如门窗挤压可仅引起指端损伤，表现为甲下血肿、甲床破裂、末节指骨骨折等。车轮、机器滚轴挤压，可致广泛的皮肤撕脱甚至全手皮肤脱套，同时合并深部组织损伤、多发性骨折和关节脱位，甚至导致手部组织严重毁损。若为热塑机等高温机器挤压，往往还合并有严重的组织烧伤。

（五）爆炸伤

由鞭炮、雷管和枪炮等所致，均为高能量创伤。伤口极不规整，损伤范围广泛，常导致大面积皮肤及软组织缺损和多发性复杂骨折。由于污染重、坏死组织多，容易发生感染。

三、检查与诊断

手外伤检查时，应首先检查患者的全身情况，特别注意是否合并危及患者生命的重要部位和重要器官的损伤。手部专科检查应系统而全面，在术前对手部组织的损伤要有全面的了解和正确的判断，防止漏诊、误诊，为其处理作好充分的术前准备工作。

（一）皮肤损伤的检查

了解创口的部位和性质，根据局部解剖关系，初步推测是否有深部重要组织如血管、神经、肌腱等损伤的可能性；评估皮肤是否有缺损及缺损的范围，是直接缝合还是延期闭合创面，是否需要行组织移植手术；皮肤损伤后其活力判断至关重要。损伤性质是影响皮肤活力的主要因素，如切割伤，皮肤边缘血供未受破坏，伤口易愈合；而挤压伤，皮肤可呈广泛撕裂、撕脱，特别是皮肤的潜行剥脱，其表面完整，而皮肤与皮下组织潜行分离，皮肤与其基底部的血液循环遭破坏，严重影响皮肤存活。判断皮肤活力有以下方法。

1. 皮色与皮温 如与周围一致，则表示活力正常。若皮色苍白、青紫、皮温冰凉者，提示活力不良。

2. 毛细血管回流试验 手指按压皮肤时，呈白色，放开时皮色由白很快转红表示活力良好。正常组织撤除压力后，由白色变为潮红色的时间≤2 秒。若皮色恢复缓慢，甚至不恢复，提示活力不良或无活力。

3. 皮肤边缘出血状况 用无菌纱布擦拭或者修剪皮肤边缘时，有点状鲜红色血液渗出，提示皮肤活力良好。如皮肤边缘不出血，或缓慢渗出暗紫色血液者，提示皮肤活力差。

（二）肌腱损伤的检查

手部肌腱的损伤，导致手部结构的生物力学平衡被打破。表现为手部休息位姿势改变，如屈指肌腱断裂，该指伸直角度加大；若伸指肌腱断裂，该指屈曲角度加大。特殊部位的肌腱断裂可出现典型的手指畸形。在掌指关节部位的屈指深、浅肌腱断裂，手指呈伸直位，掌指关节背侧近端的伸指肌腱断裂则掌指关节呈屈曲位；近节指骨背侧伸指肌腱损伤则近侧指间关节呈屈曲位；中节指骨背侧伸指肌腱损伤时则远侧指间关节屈曲呈锤状指畸形（图 59－3）。对于同一关节功能有多条肌腱参与作用者，其中一条肌腱断裂可不表现出明显的功能障碍，如屈腕、伸腕等。

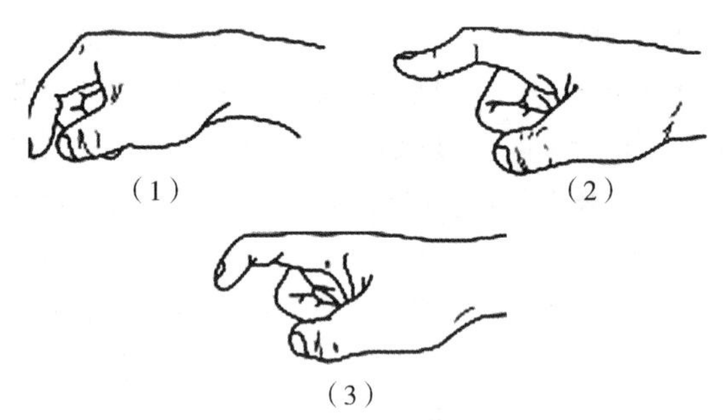

图 59－3 指伸肌腱检查法

屈指肌腱的检查方法为：固定近侧指间关节于伸直位，嘱患者主动屈曲远侧指间关节，若不能主动屈曲，则为指深屈肌腱断裂；固定伤指之外的三指于伸直位，嘱患者主动屈曲近侧指间关节，若不能则提示指浅屈肌腱断裂；若手指近、远侧指间关节均不能主动屈曲，则指浅、深屈肌腱均断裂（图 59－4）。检查拇长屈肌腱时，固定拇指掌指关节于外展伸直位，嘱患者屈曲拇指指间关节（图 59－5）。

由于手部骨间肌的功能是手指内收和外展，以及屈曲掌指关节和伸指间关节（图 59－6），所以即使指浅、深屈肌腱均断裂时，患者仍可主动屈曲掌指关节，应注意鉴别。

（三）神经损伤的检查

手部的神经支配来自于臂丛神经在手部的终末支，分别为正中神经、尺神经和桡神经。手部神经损伤后主要表现为感觉功能障碍、运动功能障碍和自主神经功能障碍。

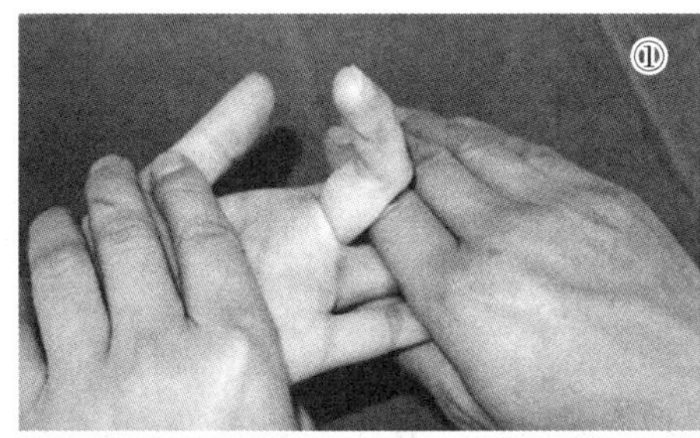
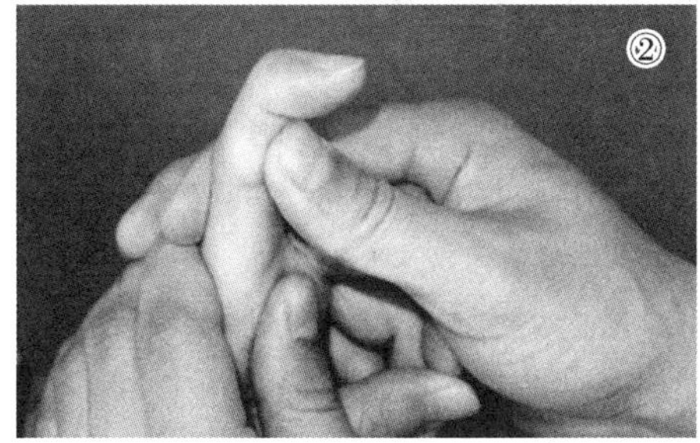

图 59－4　指屈肌腱检查法
①指浅屈肌腱检查法；②指深屈肌腱检查法

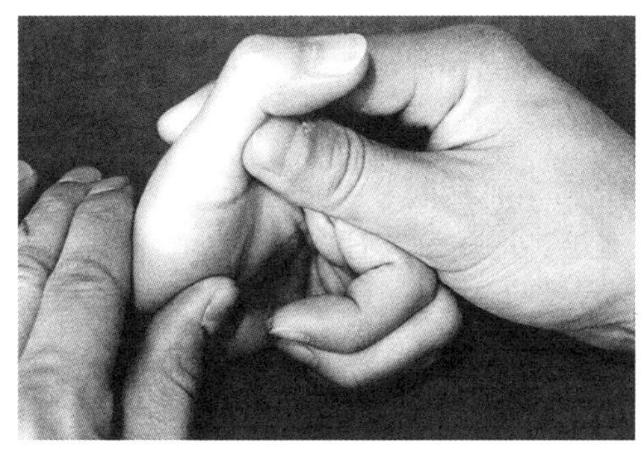

图 59－5　拇长屈肌腱检查法

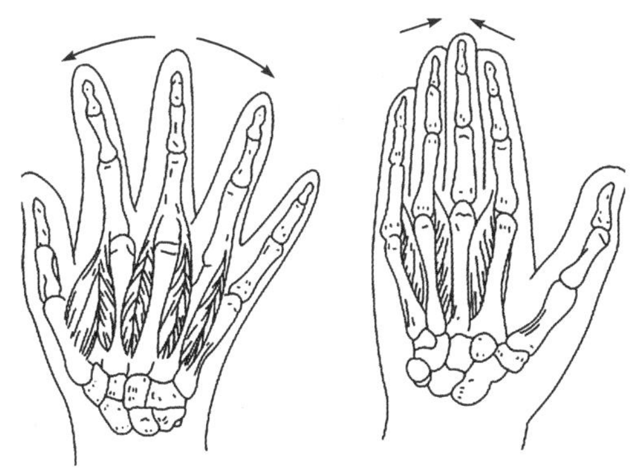

图 59－6　手部骨间肌

1. 感觉功能障碍　正中神经感觉障碍位于手掌桡侧半，即拇、示、中指掌侧和环指桡侧半掌侧，拇指指间关节和示、中指背侧及环指桡侧半近侧指间关节以远背侧，其单一感觉分布区为示、中指远端一节半手指。尺神经感觉障碍位于手掌尺侧、环指尺侧及小指掌背侧，其单一感觉分布区为小指远端两节手指。桡神经损伤手部感觉障碍位于手背桡侧和桡侧两个半指近侧指间关节近端，其单一感觉分布区为虎口处（图 59－7）。

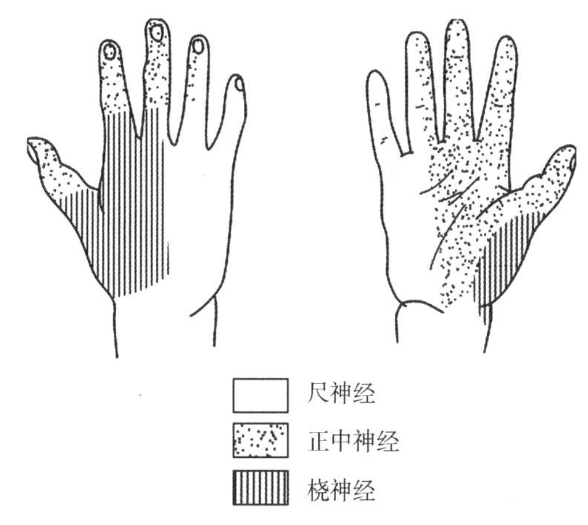

图 59－7　手部感觉功能的分布

2. 运动功能障碍　由于手外肌的神经支配均位于前臂近端，桡神经在腕部以远无运动支，因此手部神经损伤主要表现为正中神经和尺神经支配的手内在肌运动功能障碍。正中神经损伤表现为拇短展肌麻痹所致拇对掌功能及拇、示指捏物功能障碍。尺神经损伤表现为骨间肌麻痹所致的示、中、环、小指内收外展功能障碍，骨间肌和第 3、4 蚓状肌麻痹所致环、小指“爪形手”畸形，骨间肌和拇收肌麻痹所致的 Froment 征，即示指与拇指对指时，呈现示指近侧指间关节屈曲、远侧指间关节过伸，而拇指的掌指关节过伸、指间关节屈曲。

3. 自主神经功能障碍　手部神经损伤早期表现为失支配区皮肤潮红、皮温增高、干燥无汗等，主要为失支配区血管扩张，汗腺停止分泌所致。

（四）血管损伤的检查

了解手部主要血管有无损伤、损伤的性质和程度。通过血管搏动和手指末节指腹的皮色、皮温、张力、毛细血管回流试验来评估手部血液循环状况。动脉损伤表现为皮色苍白、皮温较正常手指降低 2℃以上、指腹瘪陷、毛细血管回流试验缓慢或消失、动脉搏动消失。静脉回流障碍表现为皮色青紫、指腹张力增高、毛细血管回流加快、动脉搏动存在。

手部的尺动脉和桡动脉在手掌部组成掌浅弓和掌深弓并相互沟通，侧支循环丰富，因此尺动脉或桡动脉的单独损伤，很少引起手部血液循环障碍。Allen 试验可检查尺、桡动脉通畅和两者间的吻合情况。方法为：让患者用力握拳，将手部血液驱至前臂，检查者两手拇指于腕部掌侧用力按压阻断尺、桡动脉供血，再让患者伸展手指，此时手掌部皮色苍白，然后放开尺动脉，手掌皮色迅速变红。重复上述试验，放开桡动脉，若手掌皮色也迅速变红则表明尺桡动脉通畅，吻合良好。否则，考虑动脉损伤或解剖变异。

（五）骨关节损伤的检查

骨关节损伤表现与骨折总论相同。应注意检查手指有无明显缩短、旋转、成角或侧偏畸形。疑有骨折者常规拍摄正侧位X线片外，还应加特殊体位摄照。如前后斜位用于4、5掌骨检查；后前斜位用于2、3掌骨检查；后前斜位与腕舟骨位、侧位组合用于腕舟骨检查。CT检查适用于腕部复杂骨折，MRI检查适用于韧带及三角纤维软骨复合体损伤。

四、现场急救

手外伤急救处理原则包括止血、创口包扎、局部固定和迅速转运。

（一）止血

局部加压包扎是手外伤最简单而有效的方法。禁忌采用束带类物在腕平面以上捆扎，捆扎过紧且时间过长易致手指缺血坏死；若捆扎压力不够，只阻断静脉回流而未能将动脉完全阻断，则形成阻性充血，出血更加严重；若捆扎于上臂，易引起桡神经损伤，因此这种方法是错误的。

大血管损伤所致大出血在局部加压包扎的同时，可应用气囊止血带于上臂上1/3部位加压止血，压力控制在250～300mmHg，每1小时需放松止血带5～10分钟，并迅速转运。

（二）创口包扎

采用无菌敷料或清洁布类包扎伤口，防止进一步污染。创口内不宜用药水或消炎药物。

（三）局部固定

固定器械可就地取材，采用木板、竹片、硬纸板等，固定范围达腕关节近侧，以减轻疼痛，防止组织进一步损伤。

（四）迅速转运

就近选择有条件的医院，为进一步处理赢得时间。

五、治疗原则

（一）早期彻底清创

清创术是把污染伤口变为清洁伤口的手术，应争取在伤后6～8小时内，在良好的麻醉和气囊止血带控制下进行。首先进行机械清创，用刀或剪将皮肤伤口边缘2～3毫米切除，然后从浅层到深层，有秩序地仔细彻底清创。接下来用生理盐水冲洗后，1‰新洁尔灭或者稀碘伏浸泡5分钟，若伤口较深或怀疑有厌氧菌污染，可用双氧水冲洗。最后用生理盐水冲洗创面后，重铺无菌巾单，消毒或更换清创器械。

（二）组织修复

清创后，应尽可能一期修复手部的血管、神经、肌腱、骨等组织。若伤后时间超过12小时，创口污染严重，组织损伤广泛，或者缺乏必要的条件，可清创后延期（3周左右）或二期修复（12周左右）。危及手部组织存活的血管损伤应立即修复或重建，骨折和关节脱位应立即复位固定。

（三）一期闭合创口

创缘皮肤拉拢张力不大，不影响皮肤存活时可直接缝合。若创口纵行越过关节、与指蹼边缘平行或与皮纹垂直，应采用“Z”字成形术改变创口方向，避免日后瘢痕挛缩造成手部畸形。皮肤拉拢后张力过大或有皮肤缺损，而基底部软组织良好或深部重要组织能用周围软组织覆盖者，可采用自体皮肤移植修复。对于血管、神经、肌腱、骨关节外露者，应采取皮瓣转移或移植覆盖创面。

少数污染严重，受伤时间较长，感染风险高的创口，可在清除异物和污染失活组织后，采用生理盐水纱布湿敷或负压封闭引流或冲洗处理，观察3～5天，行再次清创，延期修复。

（四）术后处理

一般于手功能位包扎固定。血管、神经、肌腱修复后固定的位置应以修复的组织无张力为原则。固定时间依修复组织的性质而定，血管吻合后固定2周，肌腱缝合后3～4周，神经修复后4～6周，关节脱位3周，骨折4～6周。术后10～14天拆除伤口缝线。组织愈合后尽早拆除外固定，开始主动和被动功能锻炼，并辅以物理治疗，促进功能早日恢复。

特别提出的是手部肌腱缝合后，可于术后24～48小时在动态支具的保护下尽早开始功能锻炼，避免肌腱在愈合过程中和周围组织粘连，影响手部功能。

合理的药物治疗，如破伤风抗毒血清、抗生素、镇痛药、消肿药等。

六、手部骨折与脱位治疗

治疗的目的是保持和恢复手部运动功能，治疗原则为早期准确复位、有效固定、早期功能锻炼。

无论创口情况和损伤的严重程度如何，骨折与关节脱位均应立即处理。关节脱位复位后，应注意关节侧副韧带和关节囊的修复。掌、指骨骨折应立即复位，并根据情况采用克氏针、微型钢板螺钉、微型外固定支架等（图59－8）予以有效固定。

闭合无明显移位的骨折或经复位较稳定的骨折可行非手术治疗，固定时间为4～6周。

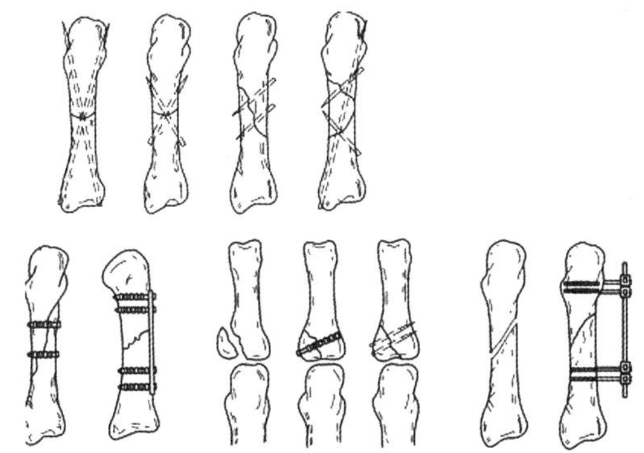

图 59－8 掌、指骨骨折内固定和微型外固定支架

末节指骨骨折多无明显移位，一般不需要内固定。甲床损伤、甲床翘起的患者常合并末节指骨远端骨折，注意勿漏诊。甲粗隆部粉碎性骨折常伴有甲下血肿，可在指甲上刺孔引流，达到减压和止痛的目的。

七、肌腱损伤修复

肌腱是关节活动的传动装置，损伤后将严重影响手部运动功能。伤后 12～24 小时手术为一期修复，24 小时～10 天为延迟一期修复，10 天～4 周为早二期修复，4 周以上为晚二期修复。一期、延迟一期、早二期修复效果好，晚二期修复常效果不佳。伸肌腱有腱周组织而无腱鞘，术后粘连较轻。屈肌腱特别是屈肌腱Ⅱ区，即指浅屈肌腱中节指骨的止点到掌指关节平面的屈肌腱鞘起点，亦称“无人区”，此区有屈指深、浅肌腱且被覆腱鞘，肌腱损伤修复术后易粘连，过去多主张切除部分指浅屈肌腱，只修复指深屈肌腱，随着对肌腱愈合机制的研究，现主张对“无人区”深、浅屈肌腱及腱鞘一并修复。

肌腱缝合方法很多，常用的有双“十”字缝合法、Kessler 缝合法、改良 Kessler 缝合法等（图 59－9）。近年来多主张应用显微外科缝合法，其目的是尽量减少对肌腱血供的影响，有利于肌腱愈合和减少粘连。

肌腱缝合术后一般应固定 3～4 周，待肌腱愈合后，拆除固定进行功能锻炼并辅以理疗。

近年来认为在术后固定期间，可尽早应用动态支具在医生指导下行保护性功能锻炼，如屈指肌腱缝合后在支具保护下行主动伸指，被动屈指锻炼，以尽量避免肌腱粘连。若术后粘连严重，可于术后 6～8 个月行肌腱松解术。

八、神经损伤修复

手部开放性神经断裂，应尽量一期修复。如条件缺乏，可于清创缝合后及时转院，待 2～3 周后，伤口无感染再行修复。若创口污染重或合并皮肤缺损，可于清创时将神经两断端的神经外膜固定于周围组织，防止神经退缩，以利二期修复。

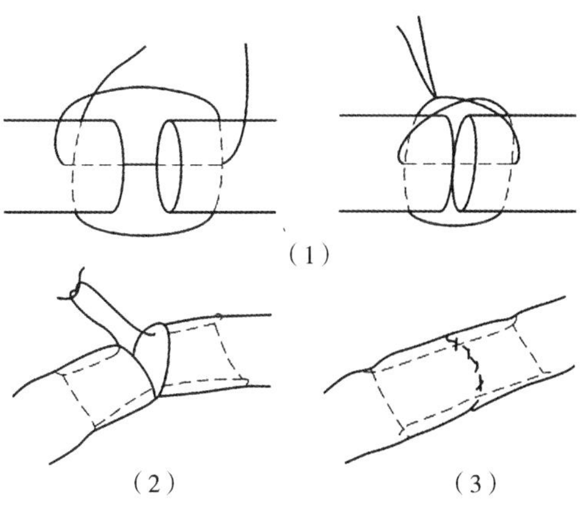

图 59－9 肌腱缝合法

（1）双“十”字缝合法；（2）Kessler 法；（3）改良 Kessler 法

第二节 断肢（指）再植

从 20 世纪初期，人类开始了对离断肢体再植的动物实验研究。在 1963 年我国陈中伟等在全球首次报告断肢再植（limb replantation）成功，1965 年又成功完成断指再植（digital replantation）。至今为止，我国断肢（指）再植取得了一系列突破性进展，一直保持国际领先地位。

离断肢体远近端完全分离，没有任何组织相连，或离断部分仅少量组织相连，但在清创时必须切断再行再植手术，称完全离断。

肢体大部分离断，主要血管断裂合并骨折脱位，少于肢体断面总量 1/4 的软组织相连或肢体断面相连皮肤不超过周径的 1/8，必须吻合主要血管才能保证肢体存活，称不完全离断。

一、断肢（指）急救

包括止血、包扎、固定、断肢（指）保存、迅速转运。如断肢（指）卡于机器中，应拆开机器取出，切勿强行拉出或倒转机器，以免加重断肢（指）组织损伤。

离断肢（指）体用无菌敷料或清洁布类包好转运。若转运距离远，则应采用干燥冷藏法保存（图 59－10），即将断肢（指）用 Ringer 溶液或生理盐水浸湿的无菌纱布包裹，置入塑料袋密封，再放于加盖容器内，塑料袋外周放入冰块保护。切忌将离断肢（指）体浸泡于任何溶液中，亦不能让断肢（指）直接与冰块接触，以防冻伤。

到达医院后，检查断肢（指），用无菌敷料包裹，放在无菌盘上，置入 4℃冰箱内冷藏。

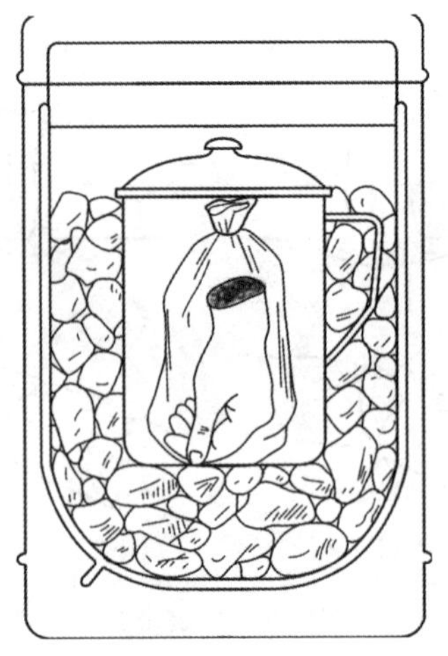

图 59-10　断手保存法

二、断肢（指）再植适应证及禁忌证

（一）全身情况

全身情况良好是再植手术的必要条件，若合并多发伤或重要器官损伤，基于损伤控制处理原则，应以抢救生命为主，将断肢（指）置于4℃冰箱内，待生命体征稳定后再植或者放弃再植。

知识链接

骨科损伤控制（damage control）概念和处理原则

1990 年，基于早期全面治疗监护（ETC）的观念，在对危重创伤患者行股骨扩髓、髓内钉固定的过程中，观察到 ARDS 并发症，于是出现了骨科损伤控制的概念。损伤控制是复苏过程的一个组成部分。目前认为，对于严重多发创伤的患者急诊进行复杂的、大型外科手术时，会使患者在原发创伤（第一次打击）的基础上造成附加的创伤（第二次打击），甚至危及患者生命。临床研究发现，多发骨折患者进行长时间的复杂手术可以造成凝血功能障碍，且可发生导致脏器远期损伤的免疫反应。损伤控制处理原则是对发生免疫反应并具有高危恶性预后结果的严重多发创伤患者，限制外科手术对患者造成的额外损伤，尽量避免二次打击。目前把损伤控制分为 4 个阶段，即识别阶段、抢救阶段、重症监护阶段和最终修复与重建阶段。

（二）肢体损伤程度

与损伤性质有关，切割伤断面整齐、污染轻、重要组织挫伤轻，再植成活率高。碾压伤受伤部位组织损伤严重，切除碾压组织后缩短断肢（指）体再植成活率仍可较高。而撕裂（脱）伤，组织损伤广泛，血管、神经、肌腱从不同平面撕脱，在肢（指）体侧缘可出现沿动脉体表投影走行的红色条纹瘀斑（图 59-11），称“红线征”，为牵拉后引起肢（指）体动脉分支撕脱出血所致。在肢体断面动脉血管由于牵拉损伤可呈卷曲状，形成“丝带征”（图 59-11）。这种类型的离断常需复杂的血管移植或移位后方能再植，成功率低，功能恢复差。若离断肢（指）远端较完整而近端创面组织损伤严重，无条件立即再植者，可先将离断肢（指）体远端寄养于身体其他部位，待近端创面条件处理成熟后再行回植手术。

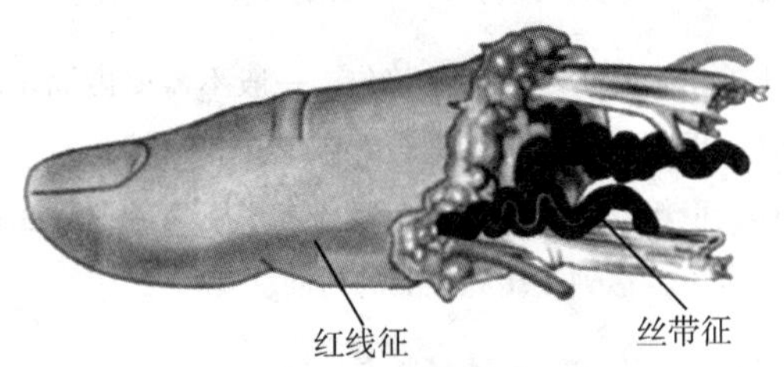

图 59-11　红线征

图 59-11 中所示“红线征”表明牵拉损伤，是临床所见到的手指侧缘红色条状瘀斑。这是牵拉伤后引起指动脉分支撕脱出血的结果。“丝带征”也表示牵拉损伤，是指动脉血管壁损伤所导致的螺旋形卷曲。当上述临床体征出现时，如果试图再植，损伤区域必须通过静脉移植进行修复。

（三）断肢（指）离断平面与再植时限

断肢（指）再植手术越早越好，应分秒必争，一般以伤后 6～8 小时为限。早期冷藏或寒冷季节可适当延长。不同离断平面再植时限有差异。离断指体因组织结构特点，对缺血耐受性较好，再植后对全身情况影响不大，再植时限可达 12～24 小时。而高位离断肢体，因肌肉丰富，常温下缺血 6～7 小时后，肌细胞变性坏死，释放出钾离子、肌红蛋白和肽类等有毒物质积聚在断肢的组织液和血液中，再植后，这些有毒物质进入全身可引起全身毒性反应，甚至危及生命，故再植时限严格控制在 6～8 小时内。

（四）年龄

断肢（指）再植与年龄无明确因果关系，但对于老年患者，多合并有慢性器质性疾病，是否再植应慎重考虑。

（五）再植禁忌证

以下情况禁忌再植：①患全身慢性疾病，或合并重要脏器损伤，不能耐受再植手术，有出血倾向者。②断肢（指）多发骨折、严重软组织挫伤、血管床严重破坏，血管、神经、肌腱高位撕脱者。③断肢（指）经刺激性液体或其他消毒液长时间浸泡者。④高温季节，离断时间过长，断肢（指）未经冷藏保存者。⑤患者精神异常，不能合作，无再植要求者。

三、断肢（指）再植手术原则

断肢（指）再植是创伤外科各种技术操作的综合体现，既要求手术者具备良好的外科基础，又必须熟练掌握显微外科技术，以提高再植成活率。若肢（指）离断时间短，可彻底清创后行骨折固定，依次修复伸屈肌腱、神经，然后吻合动、静脉，关闭创口。若肢（指）离断时间长，则在骨折固定后先吻合动、静脉，减少组织缺血时间，再修复其他组织。

四、断肢（指）再植术后处理

1. 一般护理　病房应安静、舒适、空气新鲜，室温保持在20～25℃，局部用一60W侧照灯，照射距离30～40cm，勿太近以免灼伤。患肢置放于心脏水平，动脉供血不足时应适当放低，静脉回流障碍时则适当抬高。卧床3天左右，严防寒冷刺激，严禁接触含尼古丁及咖啡因的物品，防止血管痉挛发生。

2. 密切观察全身反应　一般低位断肢（指）再植术后全身反应较轻。高位断肢再植，特别是缺血时间长或肢体软组织挫伤重时，除了注意因血容量不足引起休克和再植肢体血循环不良外，还可能因心、肾、脑中毒而出现持续高热、烦躁不安甚至昏迷，血压下降、心跳加快、脉弱，血红蛋白尿、小便减少，甚至无尿，均应及时处理。如果全身情况无好转，甚至危及生命时，应及时截除再植肢体。

3. 定期观察再植肢（指）体血液循环，及时发现和处理血管危象　再植肢（指）体发生动、静脉血管危象的时间一般在术后48小时内，因此每1～2小时要观察一次，与健侧对比，并作好记录。正常情况下，再植肢（指）体皮肤颜色红润，皮温较健侧稍高，毛细血管回流试验良好，如切开指腹末端侧方，1～2秒有鲜红色血液流出。若皮肤颜色苍白，皮温降低，毛细血管回流消失，指腹干瘪，指腹侧方切开不出血，则表示动脉供血中断，发生动脉危象，常由血管痉挛或血管吻合口栓塞所致。一旦发现应立即解开敷料，解除压迫因素，采用臂丛或硬膜外麻醉，应用解痉药物如罂粟碱、苄唑啉、山莨菪碱（654－2）等，并可行高压氧治疗，经短时间观察仍未见好转者，应立即手术探查，去除血栓，切除吻合口重新吻合，确保再植肢（指）体存活。若指腹颜色由红润变成暗紫色，且指腹张力增高，毛细血管回流加快，皮温逐渐降低，指腹侧方切开开始流出暗紫色血液，不久流出血液颜色逐渐变鲜红，且流速较快，指腹颜色亦转为红润，则为静脉回流障碍，即静脉危象。长时间静脉危象可继发动脉危象，危及肢（指）体存活，一旦发现，应立即解除压迫因素，指腹切开放血或经甲床放血，必要时手术探查。动、静脉血管危象的手术探查应尽早进行，在血流灌注消失4～6小时后再进行常难以挽救肢（指）体。

4. 抗痉挛、抗凝治疗　除保温、止痛、禁止吸烟外，术后保留持续臂丛或硬膜外管，定期注入麻醉药品，既可止痛，亦可保持血管扩张，防止血管痉挛。适当应用抗凝解痉药物，持续5～7天。对于血管吻合口径在2mm以下的情况，可考虑应用低分子肝素。

5. 应用抗生素预防感染　术后应用抗生素，并严密观察，如有高热，首先应打开创口，观察局部有无感染。

6. 再植肢（指）体康复治疗　骨折愈合拆除外固定后，应积极行主动和被动功能锻炼，并辅以物理治疗，促进功能康复。若肌腱粘连需行松解术；若神经、肌腱需二期修复，应尽早进行。

第三节　显微外科技术

显微外科技术（microsurgical technique）是利用光学放大设备，即在手术放大镜或手术显微镜下，应用精密的显微器械和材料对细微组织进行精细手术的外科技术。其技术优势在于大大提高了手术精准度，手术质量高，创伤小，使过去很多肉眼下无法进行的手术得以实施。经过半个世纪的发展，显微外科技术目前已在手外科、骨科、神经外科、整形外科等专业广泛应用。

一、显微外科的设备和器材

（一）光学放大设备

包括手术显微镜和放大镜，不同专业对手术显微镜有不同要求，适用于手外科、骨科、整形外科的手术显微镜应具备以下要求（图59－12）。

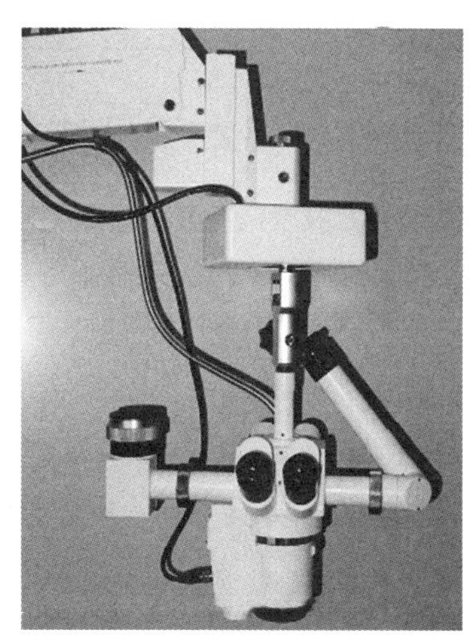

图59－12　双人双目手术显微镜

1. 放大倍数6～30倍，可手控或脚踏控制调整。

2. 工作距离200～300mm，可调整。

3. 具有两套双筒目镜，呈180°对立位，能各自调节屈光度和瞳孔间距，视场直径大、视场合一，放大后影像呈正立体像。

4. 具有同轴照明的冷光源，亮度可调节。

5. 显微镜安装在合适的支架上，操作灵活、轻便。

6. 具有连接参观镜、照相机和摄像系统的接口，以便教学和参观。

常用的手术放大镜为望远镜筒式，可携带光源，又称镜组式放大镜（图59－13）。放大倍数为2.5～6倍，工作距离200～300mm，视野直径20～40mm，瞳孔间距调节范围50～80mm，使用方便、灵活，适用于直径2mm以上的血管、神经缝合。

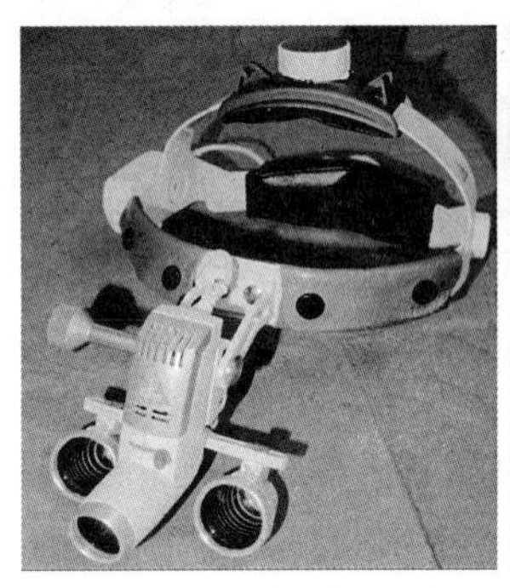

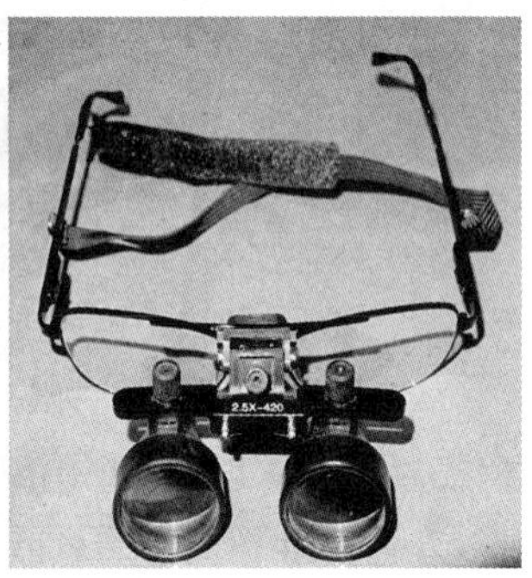

图59－13　镜组式放大镜

（二）显微手术器械

包括微血管钳、镊子、剪刀、持针器、血管夹、冲洗平针头等（图59－14）。常用的显微器械如下。①显微镊：要求尖端细而不锐，对合好，有夹持力而无切割力，用来提取、分离微细组织和夹提缝线打结。②显微剪：有弯、直两种，用来分离、修剪组织和剪线。③显微持针器：咬合面光滑无齿，宽窄适宜，对合紧密，能牢固夹持显微缝合针线。④血管夹：不同大小血管夹适用于不同口径的血管，要求既能阻断血流，又不损伤血管壁。

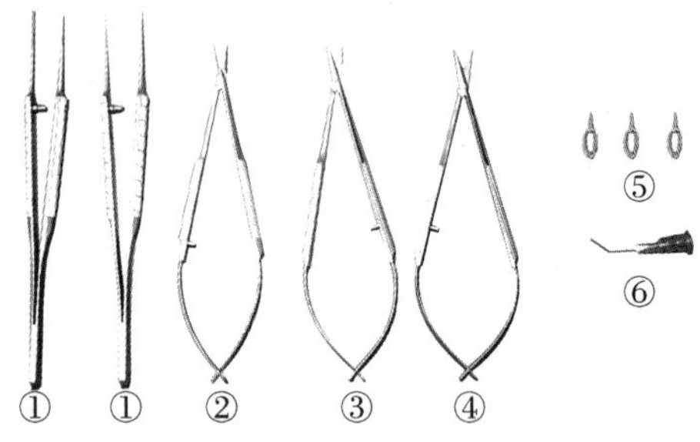

图59－14　显微手术器械

①血管镊；②持针器；③弹簧柄式显微剪（弯）；④弹簧柄式显微剪（直）；⑤血管夹；⑥冲洗平针头

（三）显微缝合针线

各种不同规格的显微缝合针线适用于不同口径的血管（表59－1）。

表59－1　常用显微缝合针线规格

型号	针		线		用途
	直径（μm）	长度（mm）	直径（μm）	拉力（g）	
7－0	200	6	50	50	吻合口径>3mm的血管、神经
8－0	150	6	38	50	吻合口径1～3mm的血管
9－0	100	5	25	25	吻合口径1～3mm的血管
11－0	70	4	18	10	吻合口径<1.0mm的血管、淋巴管

二、显微外科基本手术技术

显微外科基本手术技术包括显微血管、淋巴管吻合技术及神经、肌腱缝合技术。其中，显微血管吻合最常用，要求也最高。

（一）显微血管吻合

显微血管吻合（microvascular anastomosis）有端端吻合和端侧吻合，以端端吻合最为常用，其基本原则和方法如下。

1. 无创技术　严禁将锐器置入血管腔，不允许用镊子夹持血管壁，以免损伤血管内膜，导致血栓形成。

2. 血管及血管床肝素化　不断用肝素生理盐水（每100ml生理盐水中加入肝素50mg）滴注血管床和血管表面，冲洗血管腔，以保持湿润并呈肝素化，避免局部血液凝固。

3. 彻底清创血管断端及修剪血管外膜　距血管断端5～10mm用血管夹阻断血流，镜下彻底切除损伤的血管残端直至完全正常。为避免吻合血管时将外膜带入管腔而引起血栓形成，需用镊子夹住血管外膜边缘，向断端侧牵拉，于平血管口处切除，外膜自然回缩后暴露光滑的血管断端（图59－15）。

4. 缝合血管

（1）确定边距与针距，计算缝合针数　针距与边距应根据血管的直径、管壁的厚度与管腔的血压而定，一般动

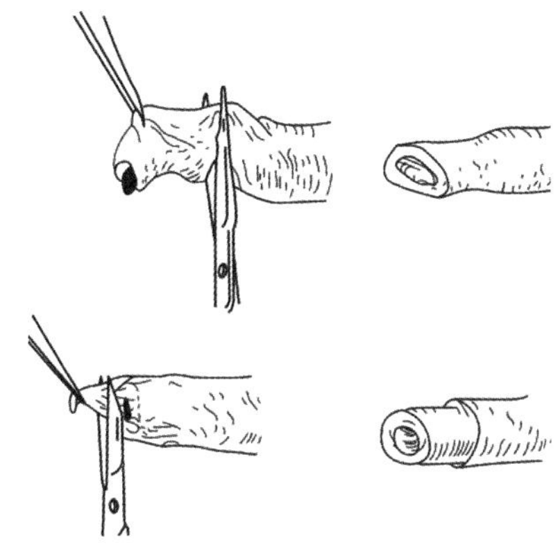

图 59－15　血管清创和外膜切除

脉缝合的边距相当于血管壁厚度的 1～2 倍，针距为边距的 2～3 倍。静脉管壁较薄，边距比例相当于血管壁厚度的 2～3 倍，针距为边距的 2～3 倍。确定边距和针距后，根据血管直径可以估算出需缝合的针数，原则上要求在达到不漏血的前提下，尽量减少缝合针数。

（2）缝合法　血管缝合方法有端端缝合法、端侧缝合法、套叠缝合法等，常用的为端端缝合法中的二定点间断缝合法。其缝合针序为先在血管 0°、180°方位定点各缝 1 针，二针线作牵引，根据血管口径大小均匀缝合血管前壁 2～4 针，然后将血管翻转 180°，同样均匀缝合血管后壁（图 59－16）。在熟练掌握二定点间断缝合法的基础上，可进一步学习掌握三、四定点褥式外翻缝合法，提高吻合口通畅率。

（3）进针与出针　进针应尽量与血管壁垂直，出针时顺缝针弧度拉出。

（4）打结　打结时轻提缝线以使血管轻度外翻，内膜对合良好，第一个结应松紧适度，第二、三个结应扎紧，以免松脱。

（5）血管吻合口漏血检查与处理　缝合完毕放松血管夹，血流通过吻合口，如吻合口漏血不多，可用小块温生理盐水纱布压迫片刻；如吻合口有喷射状出血，不易控制，应补加缝针。

显微血管吻合除缝合法外，还有激光焊接、电凝、黏合等，尚处于实验研究阶段，临床难以应用。

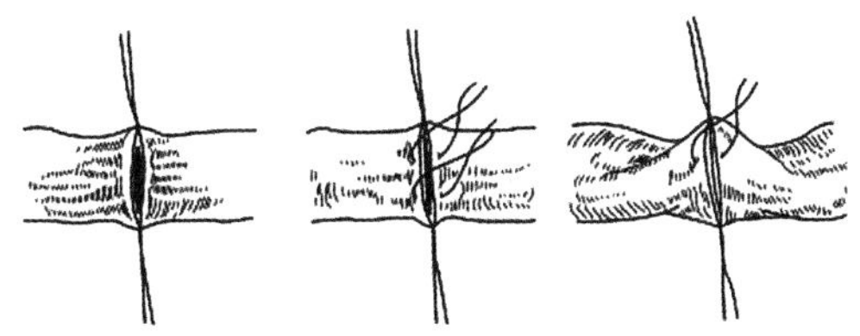

图 59－16　二定点血管缝合法

（二）显微神经缝合

显微神经缝合有神经外膜缝合法（图 59－17）和神经束膜缝合法，常用的为前者。

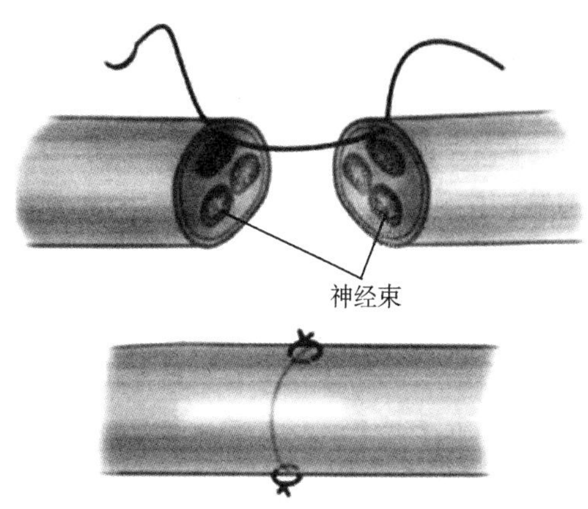

图 59－17　神经外膜缝合法

三、显微外科技术的应用范围

显微外科技术在外科领域的应用非常广泛，主要包括以下方面。

1. 断肢（指）再植

2. 吻合血管的组织移植

（1）吻合血管的皮瓣和肌（皮）瓣移植　①创伤、烧伤、放射性损伤及肿瘤等因素造成的皮肤软组织缺损伴有深部组织（如肌腱、骨关节）外露者。②严重瘢痕挛缩畸形，切除瘢痕矫形后，深部组织外露需行组织移植以修复创面。③经久不愈的慢性溃疡。④组织或器官缺损再造。

（2）吻合血管的骨和骨膜移植

（3）吻合血管的大网膜移植

3. 吻合血管的足趾移植再造拇指或手指

4. 吻合血管的空肠移植

5. 周围神经显微修复

6. 小管道显微修复　①输精管吻合，应用于输精管结扎术后再通或其它他手术误伤后的修复；②输卵管吻合，应用于输卵管结扎术后或炎症阻塞后的再通；③鼻泪管外伤的修复。

7. 吻合血管的器官移植

目标检测

答案解析

选择题

1. 手外伤急救处理原则包括

A. 止血　　B. 清创

C. 创口包扎　　D. 局部固定

E. 迅速转运

2. 下列情况肌腱修复效果较好的是
   A. 一期修复
   B. 延迟一期修复
   C. 早二期修复
   D. 晚二期修复
   E. 肌腱粘连后松解
3. 在事故现场应将完全离断的断肢（指）
   A. 用清洁布包好放入塑料袋后置加盖容器中，四周放冰块
   B. 冲洗后置塑料袋内，放入有冰块的容器中
   C. 直接放入有冰块的容器中
   D. 浸泡在冰水中
   E. 用乙醇消毒后浸泡于冰水中
4. 断肢（指）再植术后处理包括
   A. 保持病房安静，室温20～25℃，卧床3天
   B. 密切观察全身反应及断肢（指）血供情况
   C. 抗血管痉挛治疗
   D. 抗凝治疗
   E. 抗感染治疗

（戴黎明）

书网融合……

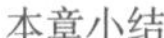
本章小结

题库

第六十章　下肢骨折及关节损伤

PPT

学习目标

1. 掌握　下肢解剖生理概要；下肢常见骨折的发病机制、临床症状、体征、并发症、治疗。

2. 熟悉　下肢常见骨折及关节损伤的临床表现、诊断、治疗。

3. 了解　髋、膝关节内骨折的临床表现、诊断、治疗、康复训练；关节骨病的发病机制、临床表现、诊断、治疗。

4. 学会下肢骨折X线片的阅读，具备初步诊断下肢骨折的能力。

第一节　髋关节脱位

案例引导

案例　患者，男，42岁，主因“右髋外伤后疼痛、畸形、活动受限1小时”入院。患者于1小时前乘车时，右下肢搭左下肢上（即“二郎腿”），因急刹车患侧膝关节撞击前座椅后，感髋部疼痛、活动受限。查体：T 38.2℃，P 90次/分，R 19次/分，BP 130/80mmHg。神志清，回答切题，痛苦面容，心、肺、腹未及异常。专科查体：右髋疼痛，下肢屈曲、内旋、内收畸形，主被动屈、伸髋关节受限，右下肢较健侧短缩约2.5cm，余肢体未见异常。辅助检查：髋部正位X线片示右髋关节失去正常对合关系，未见骨折征象。

讨论　该患者诊断及其诊断依据分别是什么？首先考虑的治疗方案是什么？

髋关节是典型的杵臼关节，周围有强韧的关节囊、韧带和肌群保护，仅受到强大暴力作用才能脱位。根据脱位后股骨头的位置可以将其分为前脱位、后脱位和中心脱位三种类型。其中以后脱位最常见。

一、髋关节后脱位

（一）解剖生理及损伤机制

髋关节是躯干与下肢的重要连接装置及承重结构。髋关节为杵臼关节，周围有坚韧的韧带、关节囊及强大的肌肉群保护，因而十分稳定。只有在高能量间接暴力的作用下，才会通过关节周围的薄弱区脱位。

当髋关节屈曲内收时，股骨头大部分关节面暴露于后方的髋臼之外，如乘车时一腿搭在另一腿上，此时当膝部前方受到向后的暴力时，股骨头即从髋臼的后下部脱出。可合并髋臼后缘或股骨头骨折。

（二）分类

Thompson和Epstein将髋关节后脱位分为五类。

Ⅰ型　单纯性髋关节后脱位，无骨折，或只有小片骨折。

Ⅱ型　髋臼后缘有单块大骨折片。

Ⅲ型　髋臼后缘有粉碎性骨折，骨折块可大可小。

Ⅳ型　脱位伴髋臼底部骨折。

Ⅴ型　脱位伴股骨头骨折。

（三）临床表现

1. 明确外伤史。
2. 髋部明显疼痛。
3. 患肢短缩、屈曲、内收、内旋畸形。
4. 髋部隆起，可触及脱出的股骨头，髋关节活动受限，弹性固定（图60-1）。

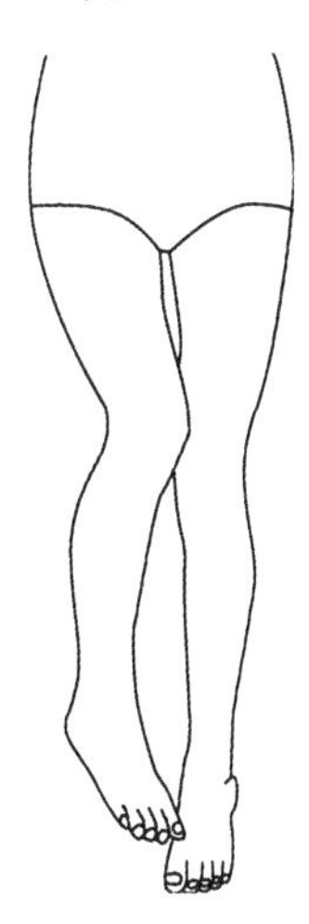

图60-1　髋关节后脱位

5. 部分脱位可合并坐骨神经损伤。坐骨神经支配区域运动及感觉异常，多由牵拉所致，复位后多于伤后2～3个月自行逐渐恢复，如仍无恢复迹象，应手术探查。

（四）治疗

1. Ⅰ型的治疗 争取尽早复位，以减轻患者痛苦，有效减少股骨头坏死、功能障碍等并发症出现。最初24～48小时是复位的黄金时期，48～72小时后再行复位则十分困难。髋关节稳定性强，手法复位必须在全身麻醉或椎管内麻醉下进行。方法有提拉法（Allis法）（图60－2）、旋转问号法（Bigelow法）、重力法（Stimson法）。

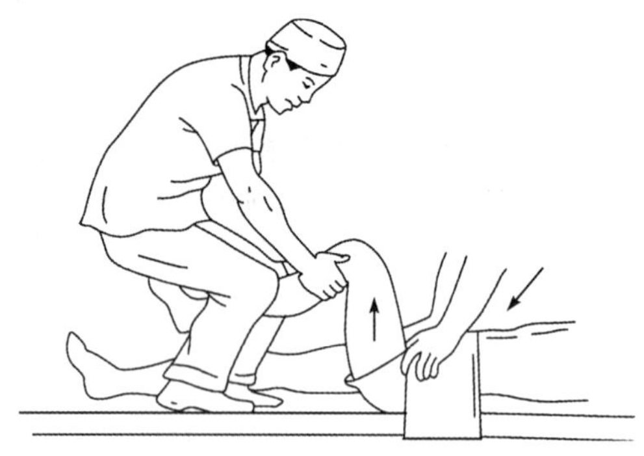

图60－2 Allis法

提拉法简便、安全、有效，最为常用。分为单肘提拉法和双手提拉法。单肘提拉法：患者仰卧于地上，助手双手按住两侧髂嵴固定骨盆。术者面对患者站立，一手握住患肢踝部，另一前臂屈肘勾住腘窝，将患髋关节及膝关节缓慢屈曲至90°，然后肘部沿股骨干纵轴方向做持续的牵引，同时握住踝部的手向下压小腿，略向内、外侧旋转股骨，便可以使股骨头从撕裂的关节囊裂隙还纳至髋臼内。同时感到明显的弹跳和响声，畸形消失，髋关节活动恢复，即复位成功。复位关键在于足够和持续的牵引时间和力度。双手提拉法：（图60－2）术者面对患者站立，先使髋关节及膝关节各屈曲至90°。双膝夹住患者小腿，双手握住患者的腘窝沿股骨纵轴作持续的牵引，待肌肉松弛后将髋关节略作外旋，即可复位。旋转问号法复位时可能导致髋臼、股骨头、股骨颈骨折等并发症，因此临床上极少使用。

复位后下肢呈轻度外展位，做皮牵引3～4周，即扶双拐下地活动，3个月内避免负重，防止股骨头发生坏死。卧床期间进行股四头肌收缩活动，2～3周后开始活动患侧髋关节。

2. Ⅱ～Ⅴ型的治疗 对这些有髋臼骨折的脱位应该早期手法复位，减少并发症，复位后拍X线片及骨盆CT片，根据具体情况决定是否手术及制定手术方案。

凡手法复位失败者应该早期手术切开复位治疗。

二、髋关节前脱位

1. 脱位机制 此脱位较少见，脱位原因以外力杠杆作用为主。当髋关节过度外展、外旋时，大粗隆顶端与髋臼上缘相接触，此时遭到一个突然的外展暴力或大腿后方受到向前的暴力，股骨头可由关节囊前下方薄弱区脱出。

2. 分类 闭孔下、髂骨下与耻骨下脱位。

3. 临床表现与诊断

（1）明确外伤史。

（2）患肢呈外展、外旋、屈曲、短缩畸形。

（3）腹股沟处肿胀，在闭孔或腹股沟区可以摸到股骨头，髋关节弹性固定，活动障碍（图60－3）。

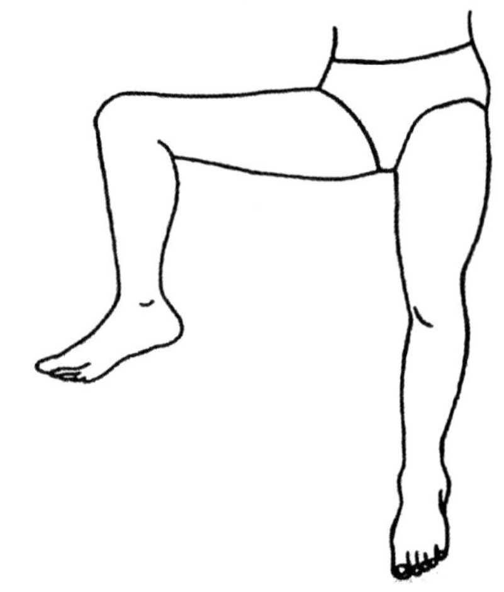

图60－3 髋关节前脱位

（4）X线片显示脱出股骨头在闭孔内或耻骨上、下支附近。

4. 治疗 全身麻醉或椎管内麻醉。患者仰卧，一助手立在对侧以双手按住大腿上1/3的内侧面与腹股沟处施加压力。术者握住患侧腘窝，使髋轻度屈曲与外展，并沿着股骨的纵轴作持续牵引；术者在牵引下作内收及内旋动作，即可完成复位。如手法复位失败应及早手术切开复位（图60－4）。

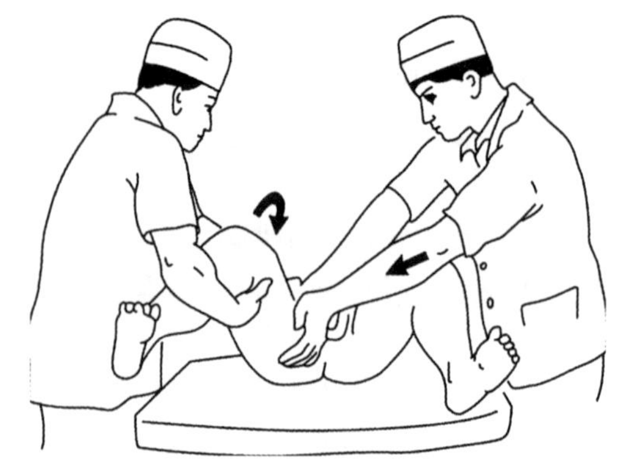

图60－4 髋关节前脱位复位

5. 固定和功能锻炼　与髋关节后脱位大致相同。

三、髋关节中心性脱位

1. 脱位机制　来自髋关节侧方的暴力直接撞击在股骨粗隆区，使股骨头水平状移动，穿过髋臼内侧壁而进入骨盆腔。

2. 分类

Ⅰ型　单纯性髋臼内侧壁骨折（耻骨部分），股骨头脱出于骨盆腔内，程度可轻可重。

Ⅱ型　后壁有骨折（坐骨部分），股骨头向后方脱出可有或无。

Ⅲ型　髋臼顶部有骨折（髂骨部分）。

Ⅳ型　爆破型骨折，髋臼全部受累。

3. 临床表现与诊断

（1）暴力外伤病史。

（2）出血性休克，后腹膜间隙内出血甚多。

（3）髋部肿胀、疼痛、活动障碍；大腿上段外侧方往往有大血肿；肢体缩短情况取决于股骨头内陷的程度。

（4）可合并有腹部内脏损伤。

（5）CT 、X 线检查可明确诊断。

4. 治疗　髋关节中心脱位可以有低血容量性休克及合并有腹部脏器损伤，处理必须及时。Ⅰ型股骨头轻度内移者，可不必复位，仅做短期皮肤牵引。股骨头内移较明显者，需行股骨髁上骨牵引，但常难奏效，最好行大转子侧方牵引（图 60－5）。

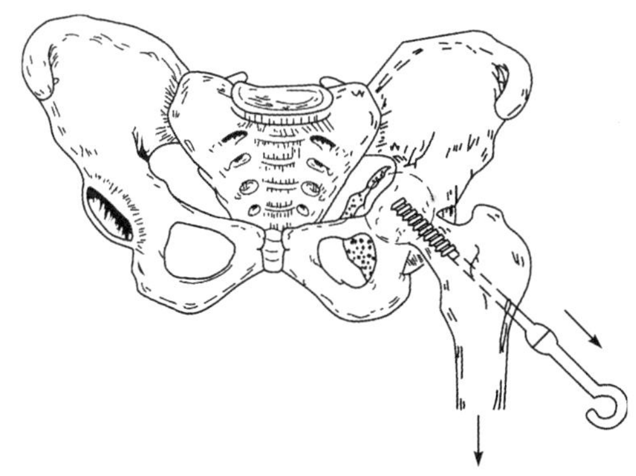

图 60－5　髋关节中心脱位治疗

床旁摄片核实复位情况，一般牵引 4～6 周，3 个月后方能负重。髋臼骨折复位不良者、股骨头不能复位者、同侧有股骨骨折者都需要行手术切开复位内固定。Ⅱ～Ⅲ型脱位髋臼损伤明显者治疗比较困难。一般主张手术切开复位内固定。Ⅳ型病例髋关节毁损严重，往往会发生创伤性骨关节炎，必要时可施行关节融合术或全髋关节置换术。

第二节　股骨颈骨折

一、解剖概要

股骨颈的长轴线与股骨干纵轴线在冠状面所形成的夹角称为颈干角，为 110°～140°，平均 127°。在重力传导时，力线并不沿股骨颈中心线传导，而是沿股骨小转子、股骨颈内缘传导，因此形成骨皮质增厚部分，又称股骨矩。若颈干角大于 140°为髋外翻，小于 110°为髋内翻（图 60－6）。

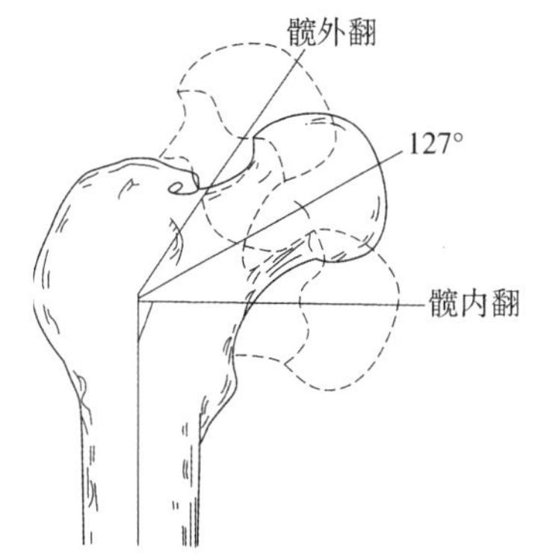

图 60－6　股骨颈颈干角

股骨颈的长轴与股骨干在矢状面所形成的夹角，称为前倾角，为 12°～15 °（图 60－7）。儿童的前倾角较成人稍大。

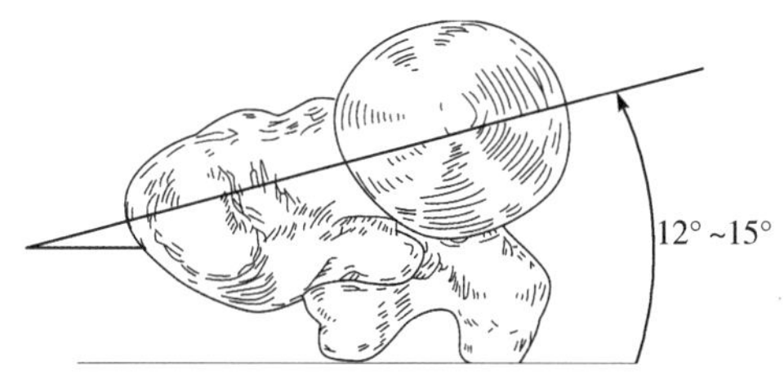

图 60－7　股骨颈前倾角

关节囊及髂股韧带包裹髋关节的前、上方，关节的后、上、内方有关节囊和坐股韧带覆盖，是髋关节的稳定结构，髋关节后、外、下方则暴露于关节囊之外。成人股骨头的血液供应有多种来源，骺外侧动脉供应股骨头 2/3～4/5 区域的血液循环，是股骨头最主要的供血来源。旋股内侧动脉损伤是导致股骨头缺血坏死的主要原因。旋股外侧动脉发自股深动脉，其分支供应股骨头小部分血循环。旋股内、外侧动脉的分支互相吻合，在股骨颈基底部形成动脉环，并发出分支营养股骨颈（图 60－8）。

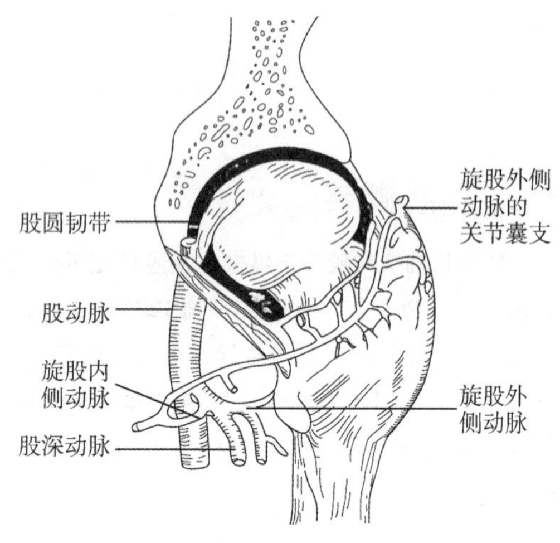

图 60－8　股骨头血供来源

二、病因分类

股骨颈骨折常多发生于老年人，与老年人骨质疏松及髋关节周围肌群退变有关，轻微暴力即可导致骨折。年轻患者多由高能量损伤引起，且多为不稳定性骨折。

股骨颈骨折按骨折线方向可以分为外展型和内收型骨折（图 60－9）。

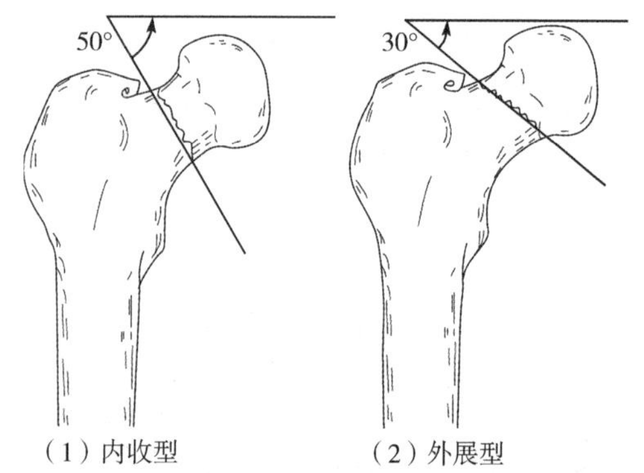

图 60－9　股骨颈骨折按骨折线方向分类

外展型骨折是远端骨折线与两侧髂嵴连线的夹角（Pauwels）<30°，此型骨折的骨折端剪力小，属稳定骨折。内收型骨折是指 Pauwels 角 >50°，骨折端剪力大，多有移位，关节囊破坏严重，属不稳定性骨折，且容易形成股骨头坏死。Pauwels 角的大小对股骨颈骨折治疗方案的选择具有指导意义。

Garden 等根据骨折移位程度将股骨颈骨折分为 4 型（图 60－10）。

Ⅰ型　骨折无移位，骨折线没有通过整个股骨颈，这种骨折容易愈合。

Ⅱ型　完全骨折无移位。

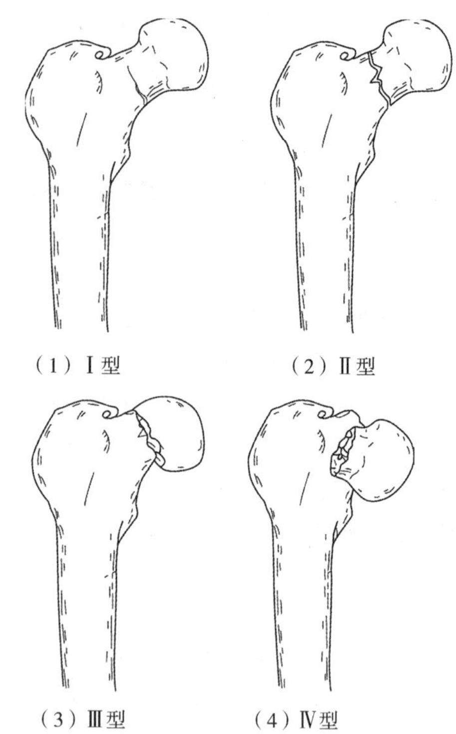

图 60－10　股骨颈骨折按移位程度分类－Garden 分型

Ⅲ型　完全骨折部分移位。

Ⅳ型　股骨颈骨折，完全移位。

按骨折线的部位分为：①股骨头下骨折，骨折线位于股骨头与股骨颈的交界处，股骨头完全游离，血供大部分中断，此类骨折最易发生坏死；②经股骨颈骨折，骨折线位于股骨颈中部，③股骨头血供部分中断，可出现股骨头坏死或骨折不愈合；股骨头基底部骨折，骨折线位于股骨颈与大、小转子连线处，骨折两端的血供良好，骨折容易愈合（图 60－11）。

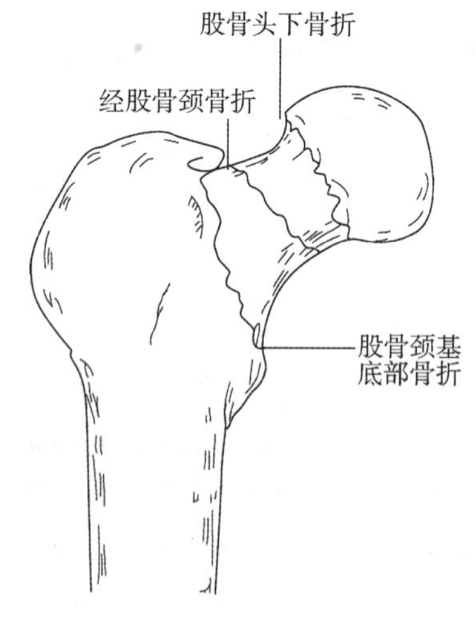

图 60－11　股骨颈骨折按解剖部位的分类

三、临床表现

中老年人跌倒后感到髋部明显疼痛，活动时疼痛加重、活动受限，应该考虑股骨颈骨折的可能（图 60－12）。

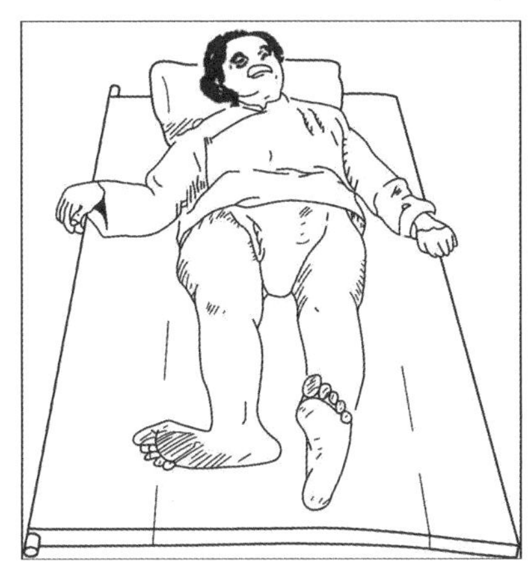

图 60－12　股骨颈骨折的伤肢外旋畸形

1. 畸形　患肢多处于轻度屈髋、屈膝、外旋状态，骨折伴明显移位可出现较健侧肢体短缩。

2. 髋部肿胀、瘀斑　少见局部肿胀及瘀斑。

3. 压痛　腹股沟韧带中点下方及大粗隆处有压痛，足跟可出现轴向叩击痛。

4. 功能障碍　明显移位的股骨颈骨折，伤后立即出现站立及行走障碍；部分无移位或嵌插骨折患者，伤后仍能行走，对于这类患者要高度重视，防止漏诊，以免出现骨折再移位及畸形愈合。

四、辅助检查

一般情况下 X 线片可确定骨折部位及移位情况，对于症状体征不明显的 Garden Ⅰ型和嵌插型骨折，必要时行 CT 检查，避免漏诊。

五、治疗

1. 保守治疗　适应证：①无明显移位的外展型骨折；②高龄、全身条件差、无法耐受手术者。方法是：穿防旋鞋，下肢持续皮肤牵引 6～8 周。牵引期间指导患者进行股四头肌收缩锻炼，踝关节及各足趾屈伸活动，积极预防并发症发生。3 个月后可拄拐行走，6 个月后可逐步负重行走。如患者一般状况差，可不对骨折进行特殊处理，以挽救生命为主。

2. 手术治疗　适应证是：明显移位的内收型骨折。方法：①闭合复位内固定术；②切开复位内固定术；③人工关节置换术，65 岁以上的老年人出现股骨颈头下型骨折，多主张实施人工髋关节假体置换术（图 60－13、图 60－14）。

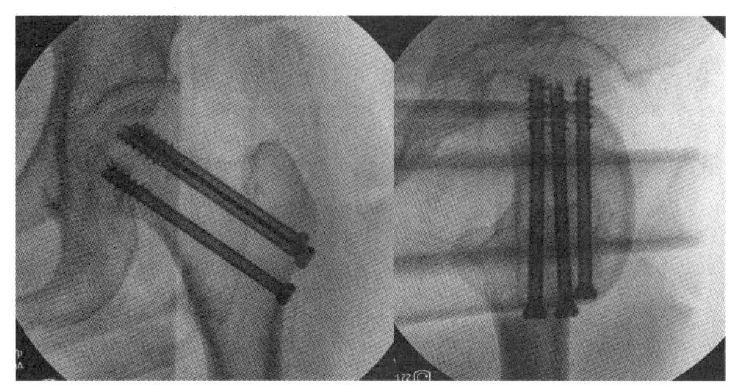

图 60－13　股骨颈骨折的内固定方法

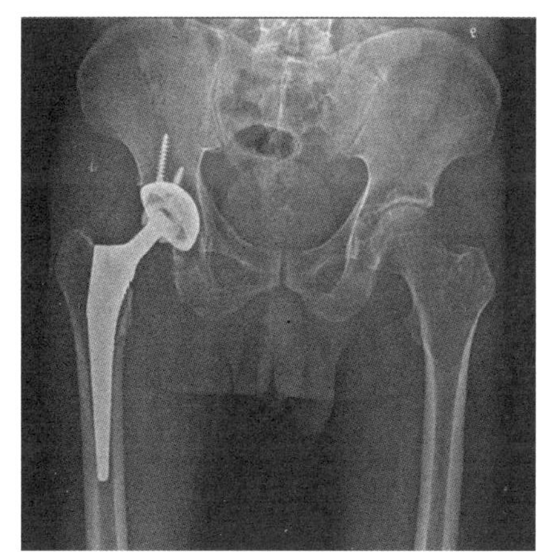

图 60－14　人工髋关节置换术

第三节　股骨粗隆间骨折

案例引导

案例　患者，男，80 岁，因“摔伤致左髋部肿痛、活动受限 1.5 小时”入院。患者过斑马线时不慎摔倒，左髋部疼痛、活动受限。既往高血压 5 年，口服药物控制稳定。查体：T 38.3℃，P 65 次/分，R 19 次/分，BP 125/85mmHg。神志清，回答切题，痛苦面容。专科查体：左髋肿胀明显，左下肢外旋、短缩畸形；左腹股沟中点下方及股骨粗隆区压痛（+），足背动脉搏动可扪及，末梢感觉存在；左髋关节活动受限；左下肢外旋近 90°，短缩约 1.5cm。

讨论　该患者如何诊断？需要完善哪些辅助检查？急诊收治入院后如何进一步处理及治疗？

一、病因与分类

老年人骨质疏松，肢体活动协调能力下降，当下肢突然扭转、跌倒或外力直接作用于股骨大转子时均可发生。由于粗隆部受到内翻或向前成角的复合应力，可引起髋内翻畸形和以小粗隆为支点的嵌压而形成小粗隆蝶形骨折。

骨折后股骨矩完整性未受到破坏，为稳定性骨折；反之，为不稳定性骨折。参照 Tronzo – Evans 的分类方法，分为如下五型（图 60 – 15）。

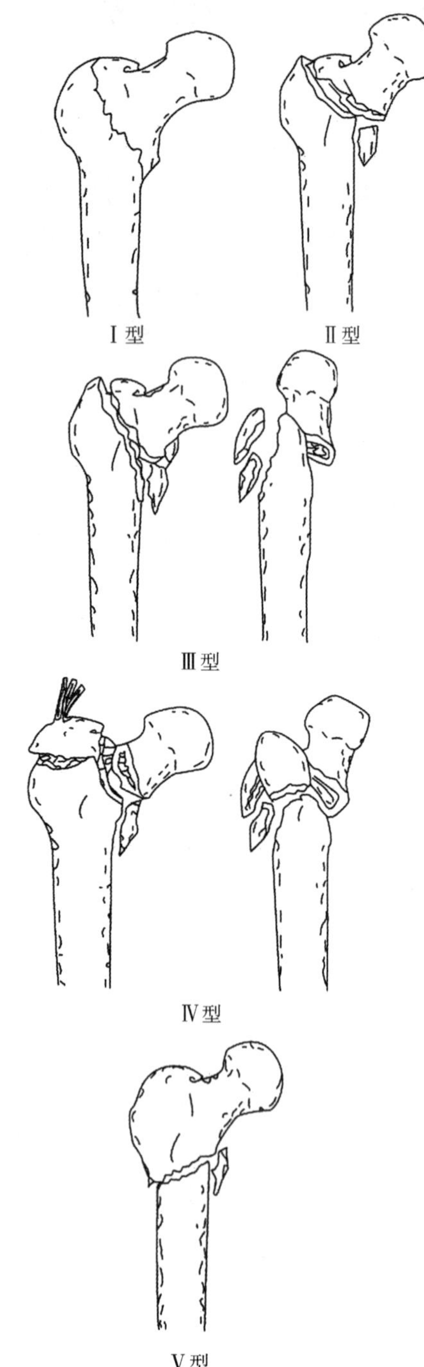

图 60 – 15　Tronzo – Evans 分类

Ⅰ型　为单纯转子间骨折，骨折线由外上斜向下内，无移位。

Ⅱ型　在Ⅰ型的基础上发生移位，合并小转子撕脱骨折，但股骨矩完整。

Ⅲ型　合并小转子骨折，骨折累及股骨矩，有移位，常伴有转子间后部骨折。

Ⅳ型　伴有大、小转子粉碎性骨折，可出现股骨颈和大转子冠状面的爆裂骨折。

Ⅴ型　为反转子间骨折，骨折线由内上斜向下外，可伴有小转子骨折，股骨矩破坏。

二、临床表现和诊断

1. 外伤后患肢活动受限，不能站立、行走，局部疼痛、肿胀和功能障碍。

2. 大粗隆部肿胀，有时可见皮下淤血斑，压痛、轴向叩击痛，伤肢有短缩，远侧处于极度外旋位，可达 90°外旋。

无移位的嵌插骨折和移位不明显的骨折，症状较轻。X 线检查可明确诊断及分型（图 60 – 16）。

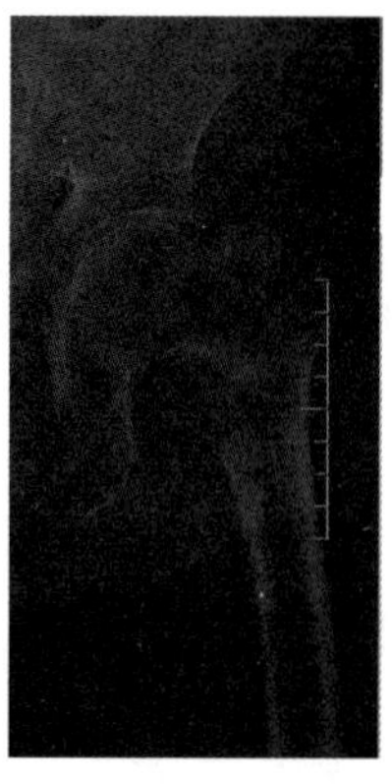

图60 – 16　股骨转子间骨折 X 线表现

三、治疗

1. 非手术治疗　对于稳定骨折或有手术禁忌的患者，采用胫骨结节或股骨髁上外展位牵引，10 ~ 12 周后可拄拐下床活动。股骨转子间骨折患者多为高龄老人，非手术治疗需要长期卧床，容易出现如肺部感染、尿道感染、深静脉血栓等并发症，近年来多主张手术治疗。

2. 手术治疗　目的是尽可能解剖复位，矫正髋内翻畸形，加强内固定，早期活动，避免并发症发生。方法包括闭合多根斯氏针内固定，切开复位动力髋螺钉（dynamic hip screw，DHS）、Ender 钉、Gamma 钉、股骨近端防旋髓内钉（proximal femoral nail antirotation，PFNA）固定等（图 60 – 17）。

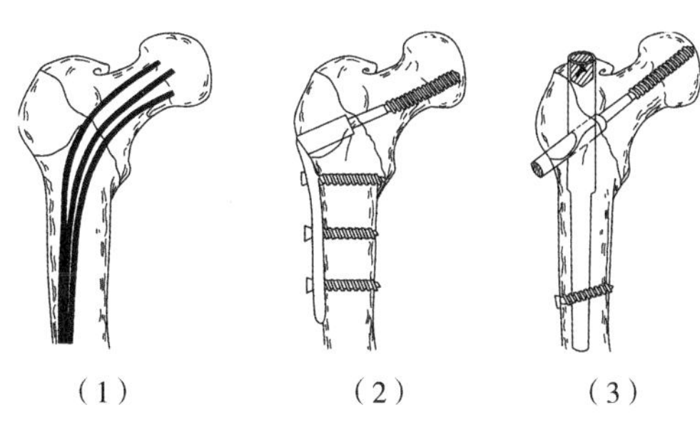

图 60－17　转子间骨折的内固定方法

（1）Ender 钉；（2）动力髋系统；（3）Gamma 钉

知识链接

创伤骨科内固定物

随着医学事业的不断进步和科技的持续发展，骨科领域骨折内固定物不断更新换代及推陈出新：产品材质及成分比例的优化以减少人体的排异反应和最小化对机体的影响，生物力学及弹性模量更符合人体不同部位骨折复位后固定的稳定性需求，解剖型内固定材料有助于术中骨折复位和避免对固定物的预弯塑型，给临床医师治疗复杂创伤骨折提供良好契机。可吸收内固定材料，如可吸收螺钉，可提供复杂关节内骨折复位后有效固定；双头加压螺钉，可实现特殊部位骨折，如腕舟状骨骨折加压内固定。但内固定物在人体内发生电离反应对机体的影响，内固定物的应力遮挡、创伤性骨质疏松等，仍需要进一步研究探索，以患者获益最大化为最终追求目标。

第四节　股骨干骨折

一、解剖概要

股骨干骨折是指股骨粗隆下 2～5cm 至股骨髁上 2～5cm 骨干的骨折。股骨体后面有纵行的骨嵴，是股后部肌肉附着处，切开复位时，股骨嵴是重要的复位标志。股骨的滋养动脉来自四根穿通动脉的分支，沿股骨嵴进入股骨，手术时应避免损伤滋养动脉。股骨干血运丰富，加上肌肉损伤出血，易导致失血性休克。

二、病因及分类

强大的直接暴力，导致股骨干横断或粉碎性骨折，也可刺破皮肤形成开放性骨折。部分骨折由间接暴力所致，如杠杆、旋转作用，引起斜形或螺旋形骨折。儿童的股骨干由于骨的韧性较强，常发生不全骨折或青枝骨折。

股骨干上 1/3 骨折，由于骨折近段受髂腰肌、臀中肌、臀小肌和外旋肌的牵拉，产生屈曲、外展、外旋移位；骨折远段由于内收肌的牵拉而向上、内、后方向移位。股骨干中 1/3 骨折，由于内收肌群的牵拉，使骨折向外成角畸形。股骨干下 1/3 骨折后，远侧骨折端由于膝后方关节囊及腓肠肌的牵拉而向后方移位，易损伤腘动、静脉和腓总神经；近侧骨折端由于股前、外、内的肌牵拉，向前、向上方移位，形成短缩畸形（图 60－18）。

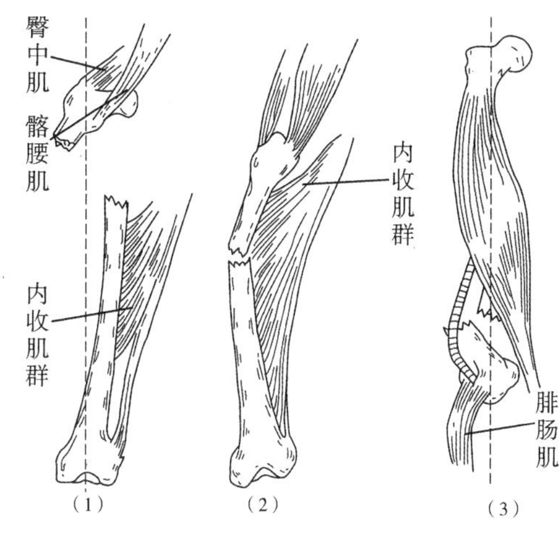

图 60－18　股骨干不同部位骨折移位方向

（1）上 1/3 骨折；（2）中 1/3 骨折；（3）下 1/3 骨折

三、临床表现

大腿肿胀，剧烈疼痛，可有短缩、成角、旋转畸形，局部压痛，可触及骨擦感及反常活动，肢体活动障碍。股骨干下 1/3 骨折可能损伤血管神经，应检查远端肢体的血供、感觉、运动情况。严重者有失血性休克，特别是多处骨折及复合伤患者。

四、治疗

（一）急救

在现场急救时可用夹板固定患肢，无固定材料时可将患肢和健肢捆绑在一起。合并休克者应该采取补液、输血等措施抗休克治疗。

（二）保守治疗

对于比较稳定的股骨干骨折，软组织条件差者，常在麻醉下于胫骨结节或股骨髁上进行骨骼牵引。斜形、螺旋形、粉碎性骨折在牵引过程中多能自行复位，横形骨折需待骨折重叠完全牵开后才能进行手法复位。复位要求：无重叠、无成角、无旋转、横行移位不超过 1/2 直径。牵引过程中要经常测量下肢长度及骨折轴线，治疗期间第 2 天指导患者进行股四头肌收缩及踝关节屈伸活动，第 2 周开始进行髋膝关节活动，防止肌肉萎缩、患肢关节僵直等情况出现，定期拍摄 X 线片复查，证实骨折愈合后方可逐渐下床活动，早期不负重。一般需牵引8～10周。

3岁以下患儿股骨干骨折一般采用垂直悬吊皮肤牵引，即将患儿双下肢同时垂直向上悬吊，其重量以患儿臀部稍稍离床为宜，为防止骨折向外成角，可让患儿面向健侧躺卧。牵引3～4周，定期拍摄X线片了解骨折复位情况，避免牵引过度，断端分离，骨折不愈合。超过3岁的儿童，一般不用此方法，因其血液供应达不到足趾，易出现缺血性坏死（图60－19）。

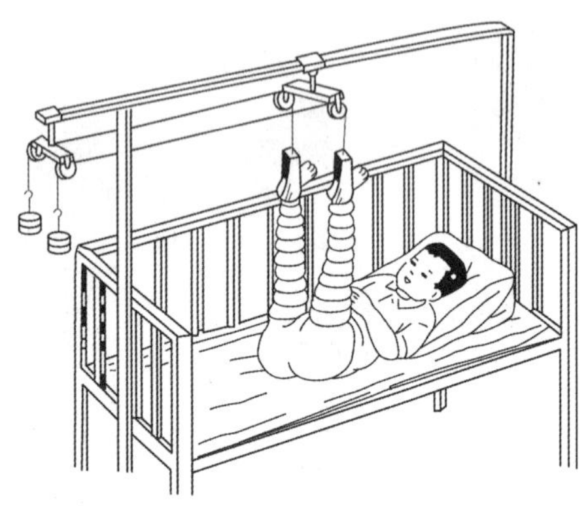

图60－19　儿童的悬吊皮肤牵引

儿童股骨干骨折一般采用手法复位、小夹板固定、皮肤牵引维持等方法治疗。儿童股骨干骨折复位要求对线良好，防止旋转畸形；对位要求不高，轻度成角畸形及2cm以内的重叠不做特殊处理，随生长发育可逐渐代偿并自行纠正。

（三）手术治疗

1. 适应证　①非手术治疗失败；②开放性骨折；③合并血管、神经损伤；④同一肢体或其他部位多处骨折；⑤老年患者，不宜长期卧床或有病理性骨折者；⑥陈旧性骨折不愈合或有功能障碍的畸形愈合。

2. 手术方法　多采用髓内钉固定、加压钢板固定、弹性钉内固定或外固定架固定等（图60－20）。

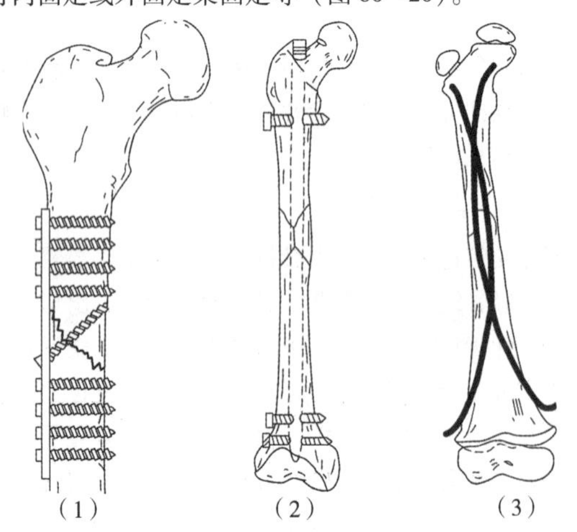

图60－20　股骨干骨折内固定方法
（1）加压钢板；（2）髓内钉；（3）弹性钉

第五节　股骨远端骨折

股骨远端骨折包括股骨髁上骨折及股骨髁间骨折。骨折线常波及关节面。骨折严重移位者可伴有腘部血管、神经损伤。

一、损伤机制

年轻患者多由车祸、高处坠落伤等高能量损伤所致，老年患者多为屈膝位滑倒或摔伤等低能量损伤所致。股四头肌和腘绳肌收缩致骨折短缩畸形，内收肌群牵拉可引起内翻畸形，腓肠肌牵拉可致骨折端向后移位，导致血管、神经损伤。髁间骨折因腓肠肌牵拉可出现关节面的旋转畸形。股骨髁骨折常称为“T型和Y型”骨折（图60－21）。股骨远端单髁或双髁后方的冠状位骨折，称为Hoffa骨折（图60－22）。

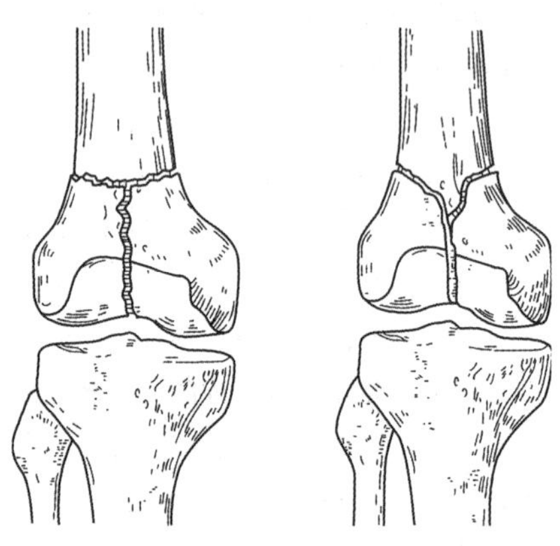

图60－21　股骨髁间骨折（T型、Y型）

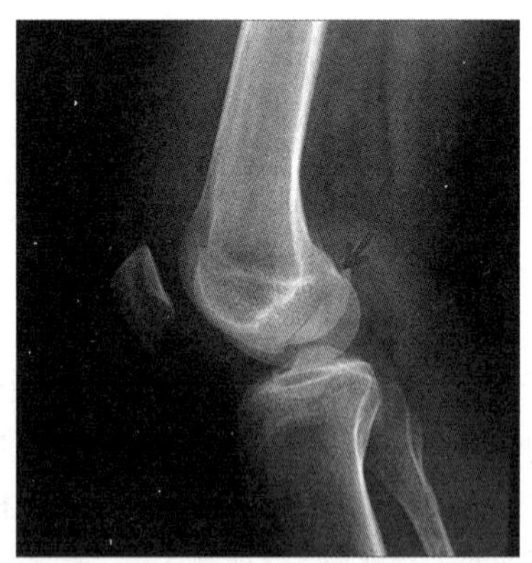

图60－22　股骨髁间骨折X线表现

二、临床表现与诊断

受伤后出现大腿下段及膝关节疼痛、肿胀、畸形、反常活动、骨擦感，软组织损伤严重时，应注意血管、神经检查，注意骨筋膜室综合征排查。当骨折移位损伤腘血管时会出现小腿血运障碍、足背动脉搏动减弱或无法触及，需进行超声检查，必要时进行血管造影等检查。当出现高能量损伤时，同侧股骨、髌骨、髋臼骨折并发率较高，应常规行骨盆及股骨全长X线片检查以防漏诊。对于可能存在半月板及韧带等损伤者必要时应该行MRI检查。

三、治疗

股骨远端骨折为关节周围、关节内骨折，疗效不佳的原因多为复位效果差，关节粘连所致。

1. 非手术治疗　包括闭合骨折复位、骨牵引和管型石膏固定。管型石膏固定适用于无移位骨折及儿童青枝骨折，骨牵引适用于未波及股骨髁的关节外骨折，最常用的是胫骨结节骨牵引。保守治疗需要长时间卧床，易出现各种并发症，现已较少采用。

2. 手术治疗　恢复骨折端正常的力线、长度等，提供坚强的内固定，早期进行关节功能锻炼。常用的内固定有以下几种：逆行带锁髓内钉、AO髁支持钢板、动力加压髁螺钉、微创固定系统（limited invasive stabilization system，LISS）钢板等（图60－23）。

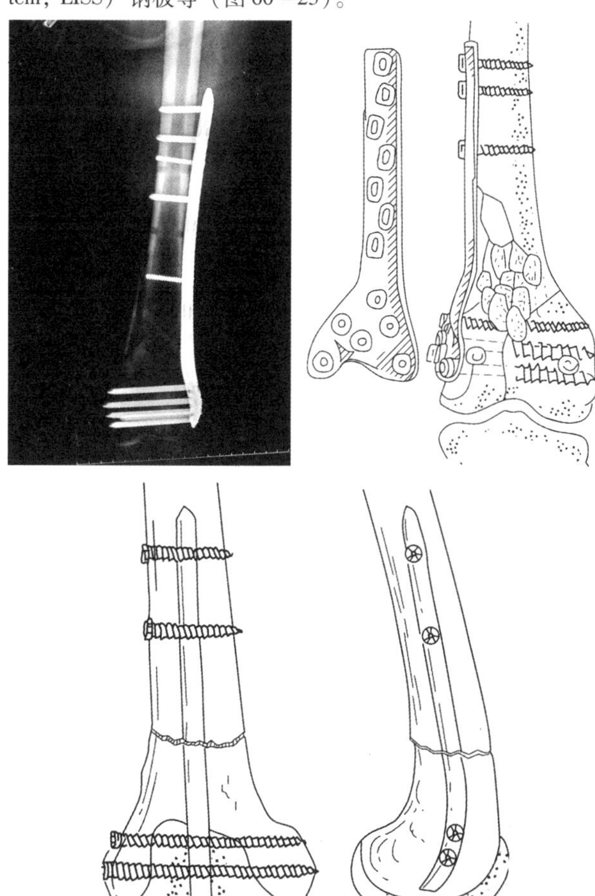

图60－23　股骨远端骨折内固定

（1）股骨远端支持钢板内固定；（2）股骨髁解剖钢板内固定；（3）股骨远端逆行带锁髓内钉内固定

第六节　髌骨骨折

一、解剖概要

髌骨是人体最大的籽骨，位于股骨下端前面，上宽下尖，前面粗糙，后面为完整的关节面，与股骨髌面相关节。股四头肌四个头向下形成一束肌腱，包绕髌骨的前面和两侧，向下延续为髌韧带，止于胫骨粗隆。髌骨与其周围的韧带、腱膜共同形成伸膝装置，是下肢活动中十分重要的结构。

二、病因分类

1. 直接暴力　如撞伤、踢伤等外力作用。

2. 间接暴力　跌倒时，膝关节半屈曲，股四头肌猛烈收缩而牵引髌骨向上，髌韧带固定髌骨下部，股骨髁向前顶压髌骨形成支点，三种力量共同作用导致髌骨骨折，此种骨折多为横形骨折，移位大。髌骨骨折导致髌骨软骨及股骨髌面软骨损伤，软骨损伤不易修复，容易出现创伤性关节炎。

三、临床表现及诊断

伤后关节肿胀、皮下淤血，膝关节活动受限，髌骨前方压痛，有移位的骨折可触及骨折块间的凹陷。根据外伤史、查体所见即可作出诊断，膝关节正侧位X线片可以明确骨折的部位、类型及移位程度，对于可疑髌骨纵形或边缘骨折可摄膝关节轴位片或CT检查证实（图60－24）。

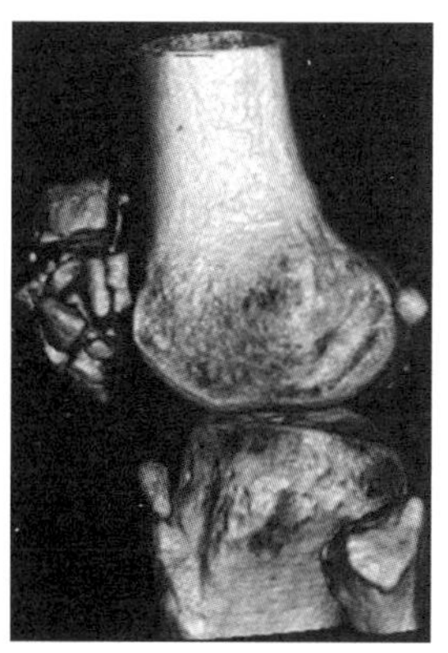

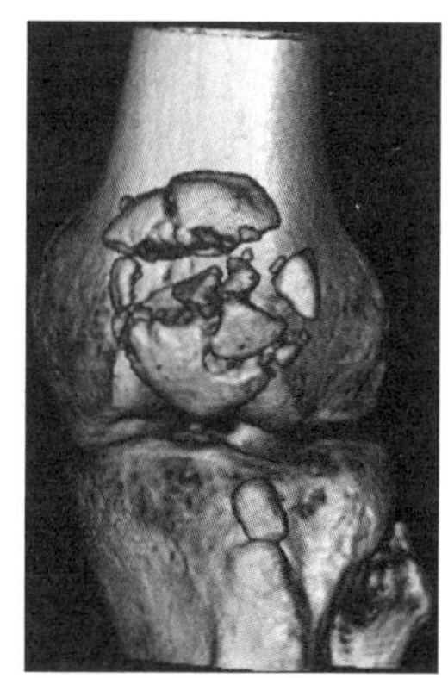

图60－24　髌骨骨折三维重建影像

四、治疗

恢复关节面形态，争取解剖复位，牢固内固定，早期功能锻炼，防止关节僵硬或创伤性关节炎的发生。

无移位的骨折采用非手术治疗，石膏托或下肢支具固定膝关节于伸直位，固定4～6周，固定期间进行股四头肌等长伸缩训练，随后练习膝关节屈伸活动。如关节内积血较多者应该在严格无菌操作下抽出。对于分离移位 <3mm，关节面不平整 <2mm 的轻度移位骨折，也可采用非手术治疗。治疗过程中应该定期检查 X 线片以了解骨折断端移位情况，如移位加重即须及时手术治疗。髌骨横形骨折分离移位 >3mm，关节不平整 >2mm，合并伸肌支持带损伤者须予以手术治疗。采取切开复位内固定，常用为克氏针钢丝张力带固定或钢丝捆绑固定（图 60-25）。

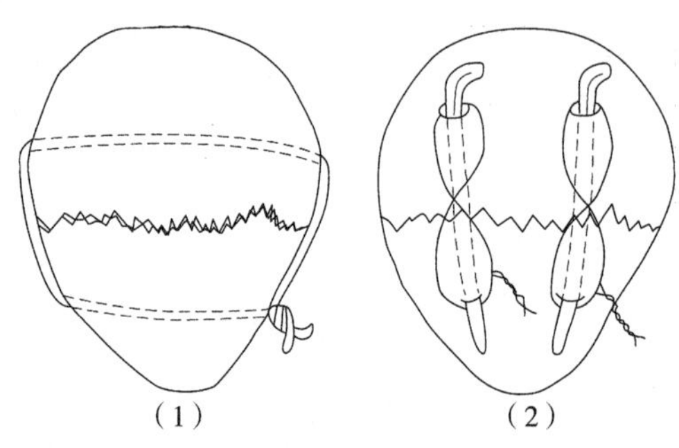

图 60-25　髌骨骨折常用内固定方法

（1）钢丝捆绑；（2）克氏针钢丝张力带固定

对于髌骨上、下极的粉碎性骨折，大骨块固定方法同上，小块的骨折可将骨折块切除，将髌韧带附着于髌骨上端，或将股四头肌附着于髌骨下段骨块。术后于伸直位固定 4~6 周，随后进行膝关节功能锻炼。对于不能复位、不能进行部分切除的严重粉碎性骨折，可将髌骨切除，尽量保护骨膜及股四头肌腱膜，缝合撕裂的扩张部和关节囊，使其恢复到正常松紧度，将股四头肌与髌腱缝合。术后固定 4 周，进行膝关节功能锻炼。

第七节　膝关节韧带损伤

一、解剖概要

膝关节是人体最复杂的关节，由股骨下端、胫骨上端和髌骨构成，其关节囊薄且松弛，稳定性主要依靠周围的韧带和肌肉。膝关节周围的韧带包括内侧副韧带、外侧副韧带、交叉韧带。这些韧带和关节囊是稳定膝关节的基本结构，它们之间相互协同、制约，限制和引导膝关节在固定轨迹内活动。当这些结构受损，将会导致膝关节不稳定。

二、受伤机制

1. 内侧副韧带损伤　最常见，当膝关节外侧受到直接暴力作用，膝关节突然外翻，内侧副韧带受到牵拉。当膝关节屈曲位时，小腿强力外展，亦可出现损伤，如足球运动员踢球时，足内侧用力过猛而致伤。

2. 外侧副韧带损伤　暴力作用于膝关节附近，使膝关节突然内翻，外侧副韧带受到牵拉而出现损伤。

3. 前交叉韧带损伤　多为膝关节受到引起过伸或外展的暴力作用所致。单纯前交叉韧带多为膝关节过伸所致，临床少见。前交叉韧带损伤常合并半月板、内侧副韧带、外侧副韧带损伤。

4. 后交叉韧带损伤　胫骨上端前方受到后移暴力作用可使后交叉韧带断裂，较前交叉韧带损伤少见。常合并前交叉韧带损伤。

三、分型

韧带的损伤按断裂程度可以分为部分纤维断裂（扭伤）、部分韧带断裂、完全性韧带断裂和联合性损伤。如前交叉韧带断裂同时合并内侧副韧带及内侧半月板损伤，则称为 O'Donoghue 三联征。韧带断裂部分又可分为韧带体部分断裂、韧带与骨骼连接处断裂与韧带附着处撕脱骨折。

四、临床表现

部分患者受伤时可听到撕裂声或有撕裂感，伤后膝关节剧烈疼痛、肿胀、膝关节活动受限，出血较多时可见皮下瘀斑。内侧副韧带损伤时，膝关节内侧肿胀明显，合并内侧半月板损伤者可出现关节绞锁。外侧副韧带损伤时主要表现为膝关节外侧局限性疼痛，腓骨小头附近肿胀、皮下瘀斑，合并腓总神经损伤时出现相应神经功能缺损表现。前交叉韧带损伤时会出关节不稳，软弱无力；陈旧性损伤时可出现股四头肌萎缩、“打软腿”。

五、体格检查

1. 侧方应力试验　患者取仰卧位，髋关节伸直，膝关节屈曲 20°~30°。检查者一手握住患肢踝关节，另一手掌按压膝关节的外侧施加外翻应力，并与对侧作比较，如有疼痛或发现外翻角度增大，为阳性表现，提示内侧副韧带扭伤或断裂。同法在膝关节内侧施加内翻应力，出现上述表现提示外侧副韧带扭伤或断裂。如在膝关节伸直位做此项检查阳性者提示侧副韧带与其他结构合并损伤。损伤急性期此项操作一般在麻醉下进行（图 60-26）。

2. 抽屉试验　患者仰卧位，膝关节屈曲 90°，固定患者踝关节，检查者用双手握住小腿上端作拉前和推后动作，观察胫骨前后移动的幅度。与健侧对比，向前移动增加表示前交叉韧带断裂；向后移动增加表示后交叉韧带断裂。单独前交叉韧带断裂时，胫骨前移幅度仅轻度增加，如明显增加，提示合并有内侧副韧带损伤可能（图 60-27）。

3. Lachman 试验　患者平卧屈曲 20°~30°。检查者一手握住患肢股骨下端，一手握住胫骨上端，对胫骨施以向前的拉力，如胫骨向前移动的幅度超过健侧，提示前交

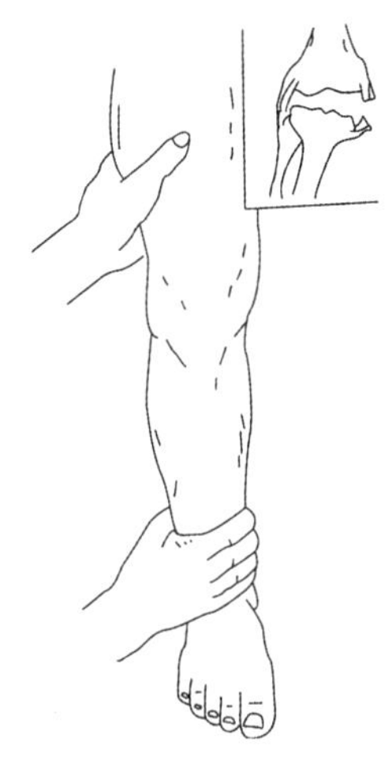

图 60－26　侧副韧带侧方应力试验

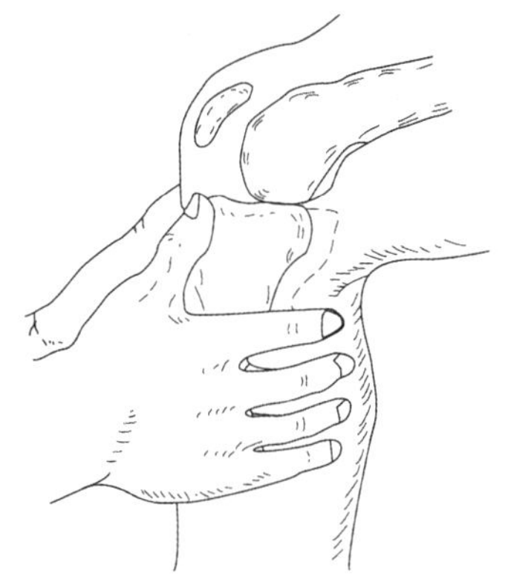

图 60－27　抽屉试验

叉韧带损伤。

4. 轴移试验　用来检查前交叉韧带断裂后出现的膝关节不稳定。患者侧卧，检查者一手握住踝部，屈曲膝关节到90°，另一手在膝关节外侧施力使膝处于外翻位置，然后缓慢伸直膝关节，至屈曲30°位时觉疼痛与弹跳，为阳性结果。这主要是在屈膝外翻姿势下，胫骨外侧平台向前错位，股骨外髁滑向胫骨平台的后方。在伸直过程中股骨外髁突然复位而产生疼痛。

六、影像学检查与关节镜检查

1. X 线检查　可显示内侧副韧带损伤，检查时患者平卧，患膝痛点做局部浸润麻醉，两踝间放一软枕，用弹力绷带于大腿下端至膝关节上缘处加压捆绑，拍摄双膝关节正位 X 线片。当膝关节内侧间隙增加 4～12mm 提示内侧副韧带部分断裂；超过 12mm 为完全断裂，此时可能合并前交叉韧带损伤。

2. MRI 检查　可清楚显示内外侧副韧带、前后交叉韧带、关节囊及半月板损伤情况。

3. 关节镜检查　膝关节损伤后的重要检查手段，可以显示 MRI 难以发现的病变，同时可以进行手术操作。

七、治疗

1. 内侧副韧带损伤　内侧副韧带部分性断裂可予保守治疗，用支具或石膏固定 4～6 周。固定期间进行股四头肌功能锻炼，可以负重行走。完全断裂者应及早手术治疗。如同时合并半月板与前交叉韧带损伤者应一并手术处理。

2. 外侧副韧带损伤　外侧副韧带完全断裂，可出现膝关节旋转不稳，当合并前交叉韧带损伤时表现更为明显，合并后交叉韧带损伤时可出现胫骨外髁旋转半脱位。目前主张完全断裂者应立即手术修补。

3. 前交叉韧带损伤　前交叉韧带完全断裂者目前主张在关节镜下作韧带重建手术。对部分断裂者，可以缝合断裂部分，再用石膏制动 4～6 周。如果在韧带体部断裂，则进行韧带重建术，以增强交叉韧带的稳定性。

4. 后交叉韧带损伤　目前主张在关节镜下早期修复。

第八节　膝关节半月板损伤

一、解剖概要

股骨两髁与胫骨平台之间，两侧各有一个月牙状纤维软骨，即半月板（图 60－28）。半月板具有稳定关节、吸收震荡、润滑关节及协助关节运动的功能。

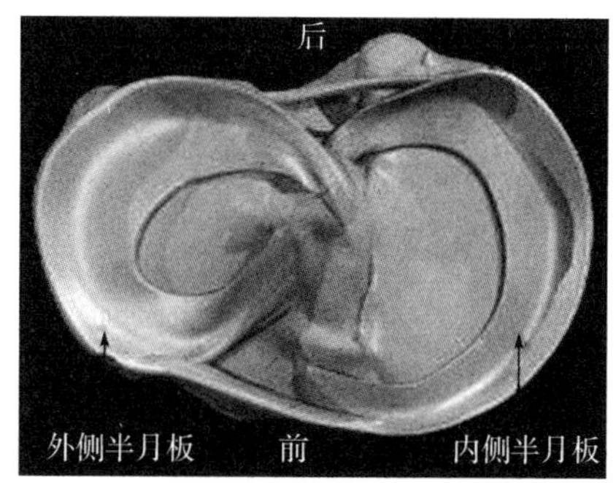

图 60－28　半月板

它们附着于胫骨两髁的边缘，内侧半月板较大，呈“C”形；外侧半月板较小，近似“O”形，外侧半月板的活动度比内侧半月板大（图 60－29）。

半月板边缘有丰富的血供，其体部无血液供应而需要从关节液吸取营养。成人半月板体部撕裂不能修复，只有边缘裂伤才能愈合。

二、损伤机制

半月板具有一定的移动性，会随着膝关节的运动而改变其位置和形态。当膝关节处于伸直位时，关节稳定，半

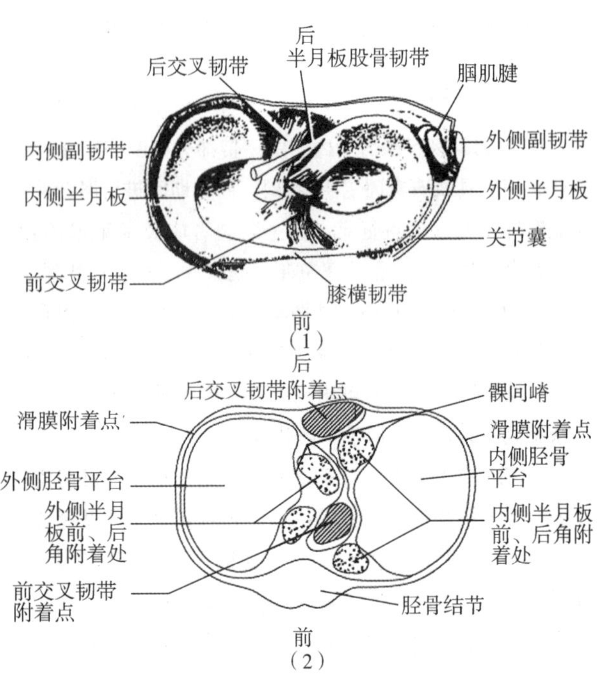

图 60 - 29 内外侧半月板

月板损伤的机会少。当膝关节处于半屈曲状态时，半月板向后方移位，此时如突然伸直膝关节，同时做旋转动作，半月板受到重力的挤压、研磨，可发生破裂。

三、临床表现

多数患者有膝关节外伤史，膝关节疼痛、肿胀、功能障碍，疼痛通常位于半月板损伤侧，但个别外侧半月板撕裂者可出现内侧疼痛。部分患者由于半月板嵌夹和突然疼痛，引起股四头肌反射性抑制，发生膝关节松动或膝软。少数患者膝关节活动过程中，突然出现膝关节伸直障碍，需要摆动小腿或膝关节，听到“咔嗒”声，关节方能伸直，这种现象成为“关节交锁”。发生关节交锁的常见原因是撕裂的半月板柄部嵌夹在股骨髁前面致膝关节伸直受限。多数患者会出现行走时膝关节不稳或滑落感，尤以上、下楼梯时明显，病程长者会出现股四头肌萎缩。半月板损伤急性期因疼痛不易行体格检查以确诊，关节间隙处的压痛提示可能存在半月板损伤。

常用的体格检查试验包括：①膝关节过伸试验；②麦氏试验（McMurray's test)，又称旋转挤压试验；③研磨试验（Apley's test）（图 60 - 30)。

上述各项体格检查试验均能够提示半月板损伤，但不是唯一的依据，临床工作中需结合病史、受伤机制及相关辅助检查才能确定。

四、辅助检查

1. X 线检查 不能显示半月板形态，主要用于检查有

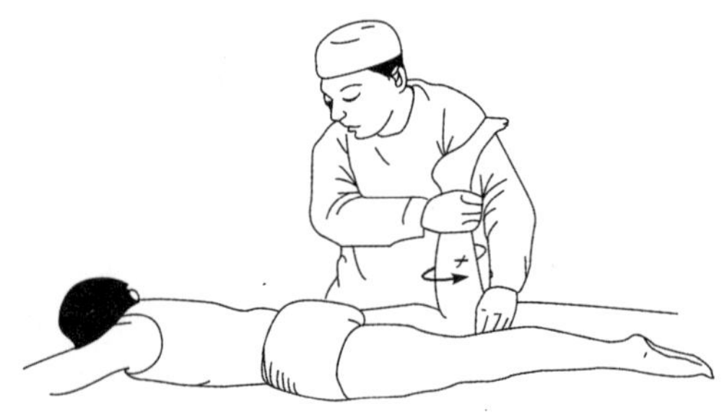

图 60 - 30 研磨试验

无骨折、骨肿瘤、关节炎、游离体等病变。关节造影检查属有创检查，目前已很少应用。

2. MRI 检查 外伤后患者宜早期行 MRI 检查，以及时发现半月板损伤。

3. 关节镜 关节镜下可以发现 MRI 检查不易发现的半月板损伤，直观地了解半月板损伤的类型，同时可以在镜下进行半月板的修复手术。

五、治疗

急性期半月板损伤，可用石膏托固定患肢 4 周，关节内积血较多时，可在局麻下抽净积血，加压包扎。当膝关节疼痛减轻后，应及时做股四头肌功能锻炼，防止肌肉萎缩发生。

保守治疗无效时，目前主张在关节镜下进行半月板修复手术；无法修复时，才需行半月板切除术。手术的原则是早期手术，尽量保全半月板，半月板修复成形术优于半月板切除术。关节镜下手术创伤小、恢复快，治疗效果明显。

第九节 胫骨平台骨折

案例引导

案例 患者，男，48 岁，因“车祸伤致左膝关节肿痛、活动受限近 1 小时”入院。患者公路上行走被轿车（时速约 50km/h）撞伤摔倒，左膝部撞击路边石凳上，当即左膝关节剧烈疼痛、不能站立及行走，无头痛、胸闷、昏迷等。联系“120”后给予左下肢夹板制动，送至医院门诊。既往无特殊病史。查体：T 38.2℃，P 75 次/分，R 18 次/分，BP 120/80mmHg。专科查体：左膝部肿胀明显，皮肤擦伤痕，胫骨近端局部压痛（+)，可及骨摩擦感，膝关节拒动，足背动脉搏动未扪及，末梢感觉较右侧稍减弱。余未见异常。

门诊膝关节正侧位 X 线片提示胫骨平台骨折。

讨论 该患者需要进一步完善哪些辅助检查？需要考虑哪些诊断？进一步如何治疗？

一、解剖概要

胫骨上端有两个微凹陷的凹面，中央为髁间隆起，这两个微凹面称为胫骨平台，与股骨髁的相对面形成运动轨迹，并增加膝关节的稳定性。胫骨平台是膝的重要负荷结构，一旦发生骨折而使内、外平台受力不均，继发创伤性骨关节炎。由于胫骨平台两侧各有侧副韧带与股骨髁相连，平台中央的胫骨粗隆与交叉韧带连接，平台上方有半月板附着，故当胫骨平台骨折时，常同时发生韧带及半月板的损伤。

二、发生机制

胫骨平台骨折可由交通事故、严重撞击等高能量损伤所致，也可由运动伤、摔伤及其他低能量损伤造成。高能量损伤时，膝关节受到侧方应力、轴向应力作用而造成不同类型的骨折。如高处坠落伤，股骨髁对下方的胫骨平台施加剪切和压缩应力，导致胫骨平台出现劈裂骨折、压缩骨折。当外力直接作用于膝内侧或外侧时，使膝关节发生内翻或外翻，导致胫骨内侧或外侧平台骨折及韧带损伤。过伸或过屈应力可导致前、后交叉韧带附着处的撕脱骨折。

三、分类

目前临床上最常用的为 Schatzker 法（图 60－31）。

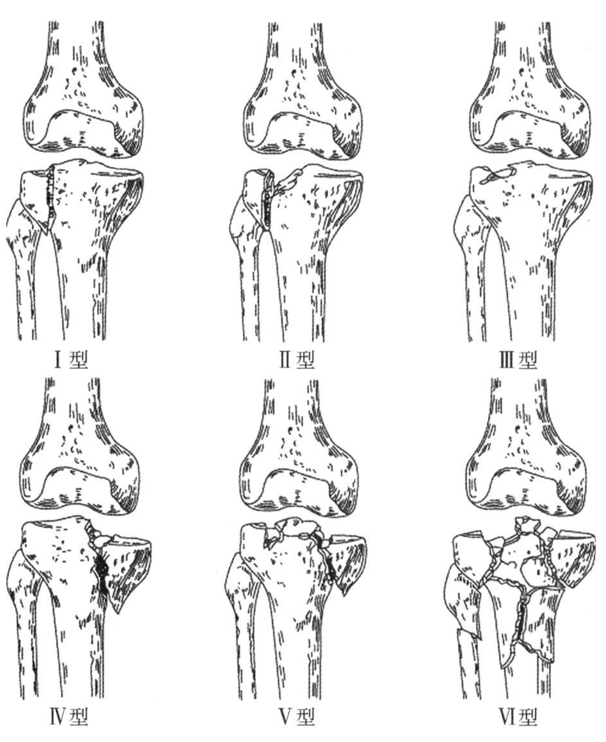

图 60－31　胫骨平台骨折分型（Schatzker 分型法）

Ⅰ型　外侧平台劈裂骨折，关节面无塌陷。由外翻和轴向应力共同作用造成，多见于年轻患者，若骨折有移位多伴有外侧半月板撕裂或边缘游离，并嵌插入骨折端。

Ⅱ型　外侧平台劈裂，关节面塌陷骨折。常发生于 40 岁左右或年龄更大的年龄组。

Ⅲ型　外侧平台单纯压缩性骨折。常见于年龄较大的骨质疏松患者。关节面的任何部分均可发生，但多发生于中心区域。根据塌陷的部位、大小、程度及半月板损伤情况可分为稳定型和不稳定型。

Ⅳ型　内侧平台骨折。可表现为单纯胫骨内髁劈裂骨折或内侧平台塌陷骨折。由内翻和轴向应力所致，比内侧骨折少见，常由中等或高能量损伤所致，多合并交叉韧带、外侧副韧带、腓神经或血管损伤，常采用动脉造影 CTA 或 MRI 检查，以明确诊断。

Ⅴ型　胫骨内、外髁骨折。常见类型为内髁骨折合并外髁劈裂骨折或劈裂塌陷骨折。常由高能量暴力所致，易合并血管、神经损伤。

Ⅵ型　双髁骨折合并干骺端骨折，常见于高能量损伤或高处坠落伤。关节面和干骺端粉碎、塌陷和移位，软组织损伤严重，易出现骨筋膜室综合征和血管、神经损伤。

四、临床表现与诊断

1. 明确外伤史。

2. 膝关节肿胀、疼痛、活动障碍，不能负重；胫骨近端和膝部有压痛。浮髌试验常为阳性。同时应注意检查患肢肿胀、感觉、运动和血运情况。小腿静息痛、任何一个间隔的肿胀和肌肉被动牵拉痛，均应考虑筋膜间室综合征的可能。

五、影像学检查

膝关节正侧位 X 线片可以证实骨折存在及评估骨折类型，CT 及三维重建检查，可以了解骨折的位置范围和严重程度及发现普通 X 线片无法显示的骨折。MRI 检查可以显示软组织、半月板、韧带等损伤情况及骨挫伤的诊断，判断病变的严重程度。高能量损伤导致的骨折合并血管损伤时，应行血管造影检查。

六、治疗

恢复关节面的平整和韧带的完整性，保持膝关节活动，最大限度减少创伤性关节炎的发生，坚持早锻炼、晚负重，6～8 周后逐渐开始活动，直至骨折愈合后才能完全负重。

Ⅰ型　外侧平台劈裂骨折，无明显移位者。采用下肢石膏托固定 4～6 周。移位明显者，采用外侧切口，半月板下显露胫骨平台，骨折块复位后，小块骨折松质骨螺钉内固定；大块骨折用支撑钢板固定（图 60－32）。

Ⅱ型　外侧平台劈裂，关节面塌陷骨折。应切开复位，

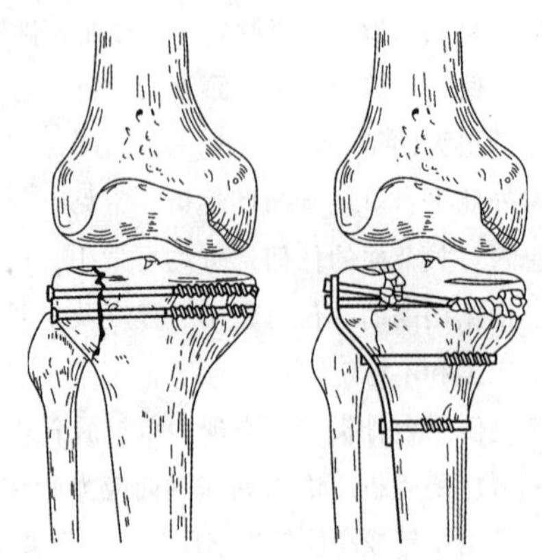

图 60-32 Ⅰ型胫骨平台骨折内固定方法

撬起塌陷的骨块，恢复关节面平滑，如骨质缺损范围大，自髂骨切取植骨块，用植骨块支撑塌陷骨折块，用松质骨螺钉或钢板固定（图 60-33）。

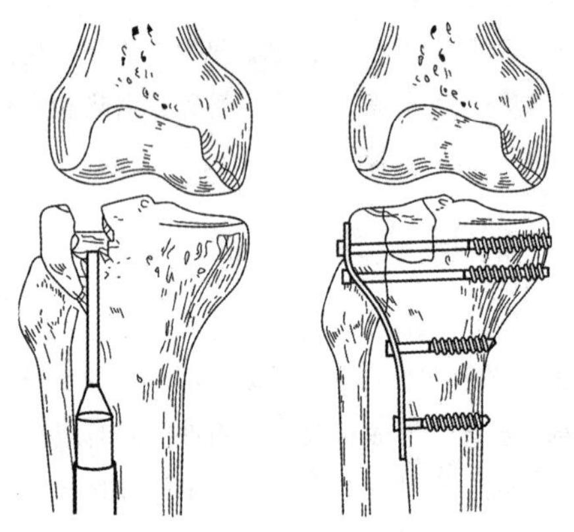

图 60-33 Ⅱ型胫骨平台骨折内固定方法

Ⅲ型 胫骨髁中央的塌陷骨折，由于不是重要负重区，在 1cm 以内的塌陷只需用下肢石膏固定 4~6 周，即可开始功能训练。若骨折块塌陷超过 1cm 或有膝关节不稳定者，应行手术切开复位，撬起骨折块，在骨折块下植骨，石膏固定 4~6 周。

Ⅳ型 胫骨平台内侧骨折无移位者考虑非手术治疗，石膏固定 4~6 周即可进行功能训练，至少 3 个月内不负重。伴有骨折塌陷者或合并交叉韧带损伤者，应行手术切开复位，恢复平台的平整及交叉韧带张力，或重建交叉韧带。骨折块复位后遗留的间隙，应予植骨充填。术后用石膏固定 4~6 周。

Ⅴ型和Ⅵ型 胫骨内、外髁骨折及胫骨双髁骨折合并干骺端骨折为不稳定性骨折，应积极手术治疗。软组织损伤重，存在骨筋膜室综合征者可使用外固定架固定。若内固定确实可靠，可在术后早期用持续被动活动治疗仪（continuous passive activity instrument，CPM）辅助锻炼。

胫骨平台为松质骨，无论用什么方法治疗，都难以绝对恢复软骨面的平滑与规整，后期常遗留骨关节炎改变或关节不稳。

第十节 胫腓骨骨折

案例引导

案例 患者，女，32 岁，因“车祸伤致右小腿疼痛、活动受限约 1 小时”入院。患者行走时被行驶中摩托车（时速约 40km/h）直接撞伤右小腿，伴有异样声响，出现右小腿畸形，疼痛、不能站立及行走，无头痛、胸闷、昏迷等。“120”急救队员给予简单对抗牵引纠正右小腿畸形后支具制动，送至医院。既往无特殊病史。查体：T 37.3℃，P 76 次/分，R 18 次/分，BP 125/75mmHg。专科查体：左小腿中段畸形，肿胀明显，小腿皮肤软组织张力大，局部压痛，可及骨摩擦感，右足背动脉搏动较左侧明显减弱，被动活动右足趾，小腿疼痛剧烈。

讨论 该患者需要完善哪些辅助检查？如何诊断和处理？

一、解剖概要

胫骨位于小腿内侧皮下，前方的胫骨嵴是骨折后进行手法复位的重要标志。胫骨干中上段横切面略呈三角形，在中下 1/3 交界处移行为四边形，交界处是骨折的好发部位。由于胫骨前内侧均位于皮下，骨折端易穿破皮肤，形成开放性骨折。胫骨的滋养动脉，从胫骨的上、中 1/3 交界处经后侧的滋养孔进入骨内，在胫骨皮质内下行 3~4cm 后进入骨髓腔。

胫骨上 1/3 骨折，由于下段骨折向上方移位，腘动脉分叉处受压，可引起下肢严重血液循环障碍，甚至缺血性坏死。胫骨中 1/3 骨折，骨折后出血及肌肉挫伤后的肿胀使间隙内压力增高，引起骨筋膜室综合征，导致血液循环和神经功能障碍，严重时发生肌缺血坏死，后期成纤维化，将严重影响下肢功能。胫骨下1/3骨折，因胫骨下段几乎无肌肉附着，由胫骨远端获得的血液循环很少，因此下 1/3 段骨折愈合较慢，容易发生延迟愈合或不愈合。

若胫骨骨折对位对线不良，易发生创伤性关节炎。胫腓骨间有骨间膜连接，在踝关节承受的力除沿胫骨向上传递外，也经骨间膜向腓骨传导。腓总神经自腘窝绕过腓骨颈向前行，此处腓总神经位置表浅，易受损伤，腓骨颈有移位的骨折可引起腓总神经损伤。

二、病因分类

根据受伤机制可分为直接暴力、间接暴力两种类型。

直接暴力型最常见。如冲撞、压砸导致胫腓骨在同一水平面出现横形、斜形或粉碎性骨折。间接暴力为高处坠落，运动时扭伤、滑到摔伤所致，此型多为螺旋形或斜形骨折，且胫腓骨骨折多不在同一平面上，容易漏诊，检查时需拍摄胫腓骨全长X线片（图60-34）。

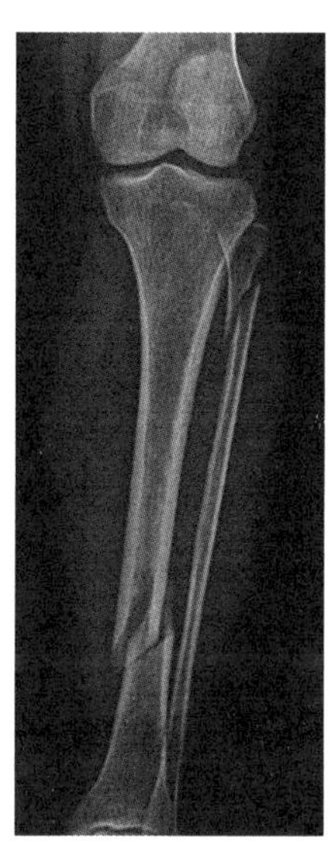

图60-34 胫腓骨下端骨折伴腓骨上段骨折

三、分型

胫腓骨骨折可分为三种类型：①胫腓骨双骨折；②单纯胫骨骨折；③单纯腓骨骨折。

四、临床表现

局部疼痛、肿胀，畸形、反常活动。软组织损伤严重者可出现骨筋膜室综合征。合并腓总神经损伤时可出现足背屈障碍，伸趾障碍，足下垂且内翻，呈“马蹄内翻足”畸形，行走时呈“跨阈步态”。合并胫前、胫后血管损伤可出现患肢缺血表现，严重者可出现患肢坏死。

五、治疗

治疗目的是矫正成角、旋转、短缩畸形，恢复胫骨上、下关节面平行关系。

（一）保守治疗

1. 适应证 无移位或移位不明显的闭合性骨折，横形或短斜形骨折，手法复位后达到功能复位要求者。

2. 方法

（1）管型石膏或小夹板固定 一般固定时间为4～6周，固定过程中要密切观察石膏、小夹板松紧度，防止出现腓总神经损伤、皮肤压疮、骨筋膜室综合征等情况，定期复查X线摄片了解骨折复位情况。10～12周可以拄拐进行部分负重行走。治疗期间指导并帮助患者进行膝关节、踝关节的功能锻炼，防止出现关节僵直、肌肉挛缩等情况。

（2）跟骨结节骨牵引 不稳定型胫腓骨干骨折可采用跟骨结节牵引以纠正短缩畸形，行手法复位后予小夹板固定。

（二）手术治疗

1. 适应证 ①开放性骨折；②多段骨折；③手法复位失败。

2. 方法 固定物可选择钢板、髓内钉或外固定架。单纯胫骨干骨折移位不明显时可按稳定性横形骨折处理。

腓骨骨折伴有上、下胫腓关节分离者需予以螺钉等内固定治疗。其余部位单纯腓骨骨折只需予以石膏托固定3～4周，以减轻活动时疼痛。

第十一节 踝部骨折

一、解剖概要

踝关节由胫骨远端、腓骨远端和距骨体构成。内、外、后三踝组成踝穴，距骨位于踝穴内。距骨上面的鞍状关节面与胫骨下端的凹状关节面相接，两侧的关节面与内、外踝的关节面相接。距骨体前宽后窄，踝关节背屈时，较宽的距骨体前面进入踝穴，使距骨两侧关节面与内外踝关节面贴紧，下胫腓联合韧带相应紧张，此时踝关节稳定；踝关节跖屈时，距骨体较宽的关节面部分滑出踝穴，距骨较窄的部分进入关节，距骨体与踝穴的间隙增大，踝关节不稳，容易发生损伤。

二、病因与分类

踝部骨折是最常见的关节内骨折，多发生在青壮年。Lauge-Hansen最初将踝关节骨折分为4型，即旋后外旋型、旋后内收型、旋前外旋型、旋前外展型。

三、临床表现和诊断

踝部外伤后出现局部肿胀、压痛、瘀斑，踝内翻或外翻畸形，关节功能障碍。踝关节正、侧位X线片可以明确骨折的部位、类型、移位方向。

四、治疗

原则是：尽可能做到解剖复位，使胫骨下端的凹状关节面与距骨体的鞍状关节面吻合一致，并且内、外踝恢复其生理斜度，以适应距骨体后上窄、前下宽的形态。一般先行手法复位，如复位失败则选择手术治疗。

无移位和无下胫腓联合分离的单纯内踝或外踝骨折，在踝关节内翻（内踝骨折）或外翻（外踝骨折）位固定

6～8周，固定期间应该进行邻近关节的功能锻炼。

有移位的骨折可用手法复位外固定，其原则是采取与受伤机制相反的方向以手法推压移位的骨块，使之复位。如手法复位失败则应行手术切开复位固定。下胫腓联合分离常在内、外踝损伤时出现，须在修复韧带、固定骨折的同时用螺钉固定下胫腓联合，术后石膏托外固定4～6周。

第十二节　踝部扭伤

一、病因

踝关节周围韧带主要分为三组，即下胫腓韧带、内侧韧带、外侧韧带。

当踝关节处于跖屈位，受内翻或外翻暴力作用，使外侧或内侧韧带过度牵拉，导致韧带损伤或断裂，可伴有踝关节脱位或骨折。

二、临床表现与诊断

明确的踝部扭伤史，扭伤部位疼痛、肿胀、皮肤瘀斑，严重者患足跛行。外侧韧带损伤时，足内翻时疼痛症状加剧，外翻时则无疼痛。内侧韧带损伤时，足外翻时疼痛症状加剧，内翻时则无疼痛。经休息后疼痛和肿胀可能消失。未予正规治疗者会出现因韧带松弛而导致的踝关节不稳，容易反复扭伤。加压情况下的极度内翻位行踝关节X线平片，可发现外侧关节间隙显著增宽，或在侧位X线片上发现距骨向前半脱位，多为外侧副韧带完全损伤。踝关节正、侧位平片可以发现撕脱骨折。单纯内侧韧带断裂时X线片显示踝穴增宽，距骨体与内踝间隙增大。亦可进行MRI检查以确定韧带、关节囊及关节软骨损伤情况。

三、治疗

急性损伤应该立即局部冷敷，以减少局部出血及肿胀。48小时后可局部理疗，促进组织愈合。韧带部分损伤或松弛者踝关节于背曲屈位、极度内翻位（内侧副韧带损伤时）或极度外翻位（外侧副韧带损伤时）予石膏托固定，或用宽胶布、绷带固定2～3周（图60－35）。

韧带完全断裂合并关节不稳定者，或有小的撕脱骨折片者，也可采用石膏托固定4～6周。若骨折片进入关节，可手术切开固定骨折片，或直接修复断裂韧带。

外侧副韧带完全断裂未及时修复，踝关节松动不稳时，可用腓骨短肌进行外侧副韧带重建术。三角韧带断裂应根据损伤情况决定是否手术，合并外踝骨折者，复位后如踝关节内侧间隙＞2mm，应修补三角韧带；合并内踝前部撕脱骨折者，为防止距骨侧方移位，应该探查有无三角韧带深层断裂，如断裂则应修复。术后石膏托固定4～6周。

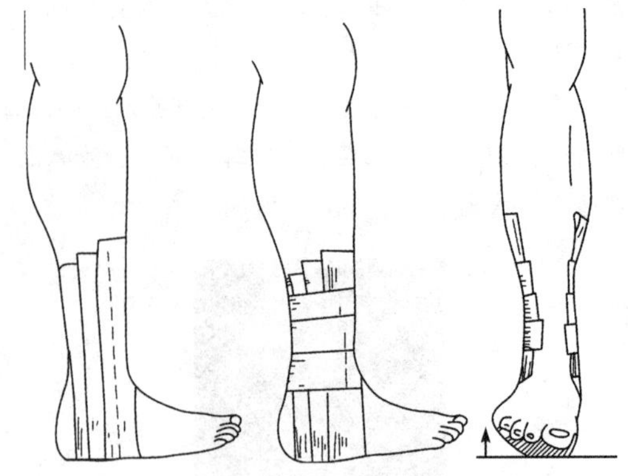

图60－35　踝部韧带扭伤外固定

附：跟腱断裂

一、解剖概要

小腿的比目鱼肌和腓肠肌向下合并在一起形成坚强的肌腱，止于跟骨结节后方，称为跟腱。其主要功能是跖屈踝关节，维持踝关节的平衡及跑跳、行走。

二、病因与分类

跟腱断裂的原因有两类。一类为直接暴力，如锐器或钝器直接切割或打击跟腱致其断裂，直接暴力多为开放性损伤，部分钝器损伤时皮肤可保持完整。另一类为间接暴力，主要为肌肉猛烈收缩，导致跟腱断裂，如跳远、跳起投篮等运动，如跟腱存在退行性病变，则更容易产生损伤。根据损伤部位可分为肌与肌腱交界处损伤、肌腱中央损伤和跟骨附着处损伤（图60－36）。

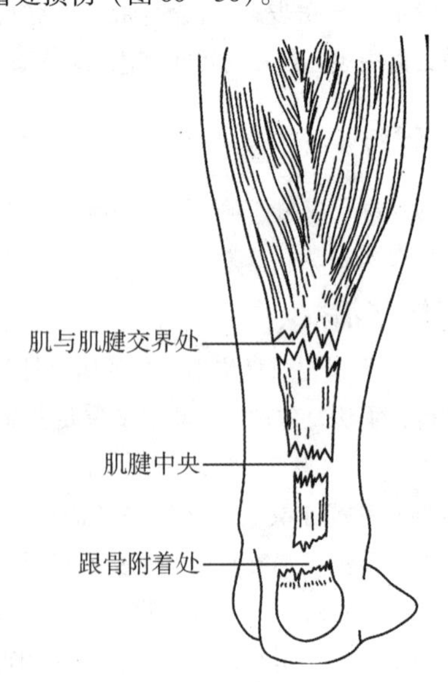

图60－36　跟腱断裂部位

三、临床表现

跟腱断裂时可闻及响声。伤后疼痛、肿胀、瘀斑、跖屈力减弱，能摸到跟腱连续性中断和凹陷。Thompson 征阳性（腓肠肌挤压试验：俯卧位，捏小腿三头肌，踝关节无活动）。超声检查可显示跟腱纤维断裂，MRI 检查更能清晰显示病损。

四、治疗

1. 跟腱部分断裂　小腿石膏保持踝关节跖屈位固定 4～6 周，去除石膏后，进行功能锻炼，可逐渐开始行走。

2. 跟腱完全断裂　应早期手术治疗，直接缝合或修补断裂的跟腱，术后用管型石膏固定于膝屈曲位和踝跖屈位 4～6 周，石膏拆除后，进行功能锻炼。

第十三节　足部骨折

一、跟骨骨折

（一）解剖概要

跟骨是一块长而带弓形的骨体，以松质骨为主，后端为着地点，跟腱附着于跟骨结节中线，有强大的跖屈作用。跟骨上关节面与距骨形成跟距关节。跟骨的载距突与距骨颈部接触，支持距骨，并承担体重。跟骨与骰骨形成跟骰关节。跟骨结节与后关节突的连线与前后关节突的连线形成的夹角称为跟骨结节关节角（Bohler 角），正常时为 20°～40°。由跟骨外侧沟底向前结节最高点连线与后关节面线之夹角，称为跟骨交叉角（Gissane 角），正常为 120°～145°（图 60－37）。

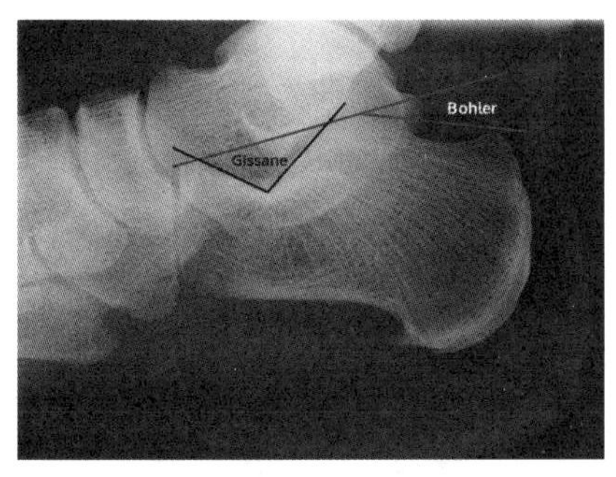

图 60－37　跟骨结节关节角

跟骨结节与第一跖骨头和第五跖骨头形成弓的三点负重，并形成足弓。足弓塌陷将引起步态改变和足的弹性、减震功能降低。

（二）病因分类

跟骨骨折为跗骨骨折中最常见者。高处坠落、足跟着地或足跟遭受垂直撞击导致跟骨压缩或劈裂骨折（图60－38）。也可由自下而上的暴力作用，如舰艇受到冲击，由水面上浮，甲板上作业人员受到反冲击力导致的跟骨骨折。

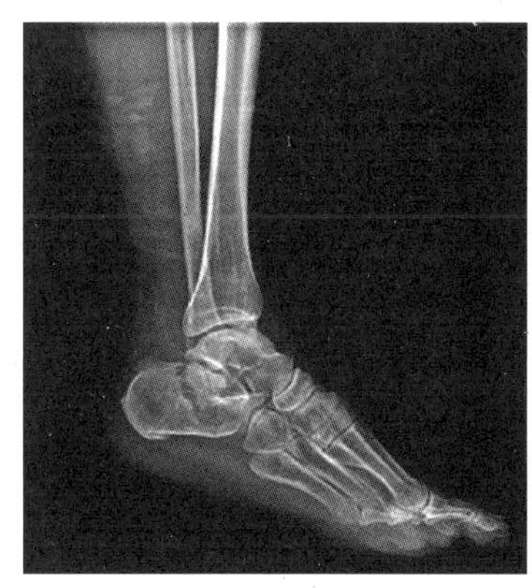

图 60－38　跟骨骨折

依据骨折是否波及距下关节可将骨折分为两类。

1. 不波及距下关节的跟骨骨折　①跟骨前端骨折，仅波及跟骰关节；②跟骨结节垂直骨折；③跟骨载距突骨折；④跟骨结节鸟嘴状骨折（图 60－39）。

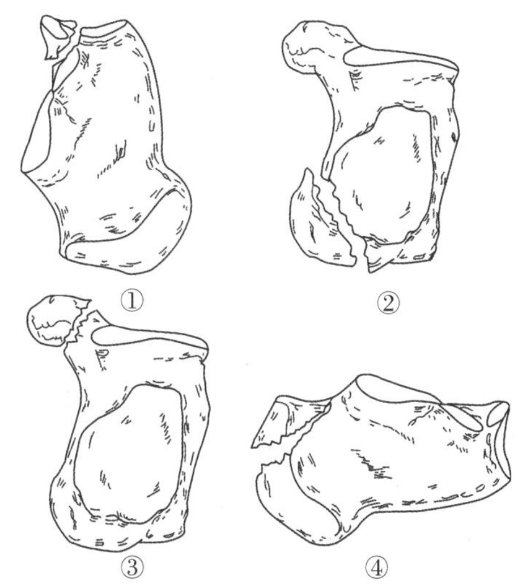

图 60－39　不波及距下关节的骨折
①跟骨前端骨折；②跟骨结节垂直骨折；
③跟骨载距突骨折；④跟骨结节鸟嘴状骨折

2. 波及距下关节的跟骨骨折　①垂直压缩骨折；②单纯剪切暴力骨折；③剪切和挤压暴力骨折；④粉碎性骨折（图 60－40）。

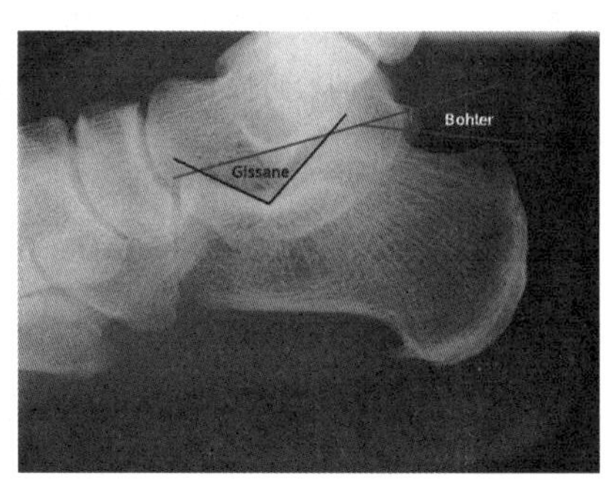

图 60－40　波及距下关节的骨折

（三）临床表现与诊断

跟部外伤后出现足跟部疼痛、肿胀、瘀斑，足底扁平及畸形，功能障碍，不能负重。查体时局部压痛，跟骨横径增宽。X线片检查，除拍侧位片外，还应该拍摄跟骨轴位片，以明确骨折的类型和严重程度。因跟骨骨质疏松，压缩骨折时不易分辨，需根据骨质的外形改变、结节及关节角的测量来分析和评估骨折的严重程度。坠落伤导致的跟骨骨折，暴力常会传导致骨盆和脊柱，导致相应部位骨折等损伤出现，应仔细查体，必要时完善相关检查，避免漏诊。

（四）治疗

治疗原则是：恢复距下关节的对位关系和跟骨结节关节角，维持正常足弓高度和负重关系。

不波及距下关节的跟骨骨折移位不明显者只需管型石膏固定4~6周；若跟骨结节移位者应该用双手掌鱼际部挤压跟骨两侧，纠正移位，同时于足跖屈位时向下牵拉跟骨结节，以恢复结节关节角，复位后石膏托固定。跟骨结节写嘴状骨折者若手法复位失败，应切开复位，用松质骨螺钉固定，术后并早期活动踝关节。

对于波及距下关节的关节内跟骨骨折要求恢复解剖复位。

1. 非手术治疗 波及距下关节的关节内跟骨骨折无移位或无明显移位者，以及移位明显但高龄且合并严重内科疾病者，局部软组织条件差、合并严重周围血管疾病者，予以管型石膏托或支具固定4~6周。固定期间主动进行患肢功能锻炼，防止肌肉萎缩、关节僵直及深静脉血栓形成等并发症出现。10周后开始扶拐部分负重行走。12周后可以完全负重行走。

2. 闭合撬拨复位内固定治疗 经C形臂透视下在跟腱止点处平行插入两根粗克氏针，针端达关节面下方后于屈膝、踝跖屈位将塌陷的后关节面撬起。如跟骨变宽，应予以手法复位。确认复位满意后用克氏针及石膏固定。该方法操作简单，创伤小，并发症少，术后可行早期功能锻炼，易于掌握。

3. 切开复位内固定 适用于后关节面移位明显的骨折、鸟嘴状骨折（跟骨结节撕脱骨折）（图60-41）。

4. 关节融合术 严重的粉碎性骨折或骨和软组织缺损严重，手术难以达到关节面解剖复位，非手术治疗可能会遗留跟骨畸形，引发创伤性关节炎和关节僵硬等严重并发者可行跟距关节融合术治疗。

5. 微创手术治疗 包括跟骨后外侧小切口，解剖钢板加压骨栓内固定，经皮螺钉内固定，关节镜辅助治疗等方法。

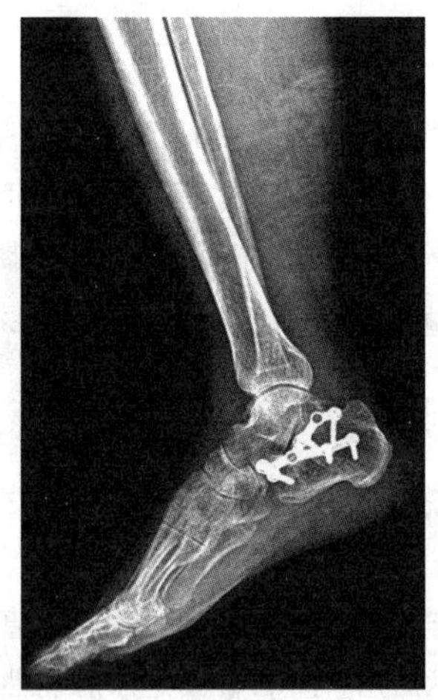

图60-41 跟骨骨折切开复位内固定

二、跖骨骨折

跖骨骨折是足部骨折中最常见者。直接暴力如重物砸伤、车轮轧伤足背，可导致相应部位骨折；间接暴力多为足趾固定，足部扭曲外力造成跖骨干骨折，以第2、3、4跖骨螺旋形骨折及第5跖骨基底部撕脱骨折最为常见（图60-42、图60-43）。少数情况下慢性损伤如长跑、行军易导致第2、3跖骨颈及第5跖骨近端疲劳骨折。跖骨骨折可发生在跖骨基底部，跖骨干及跖骨颈处。

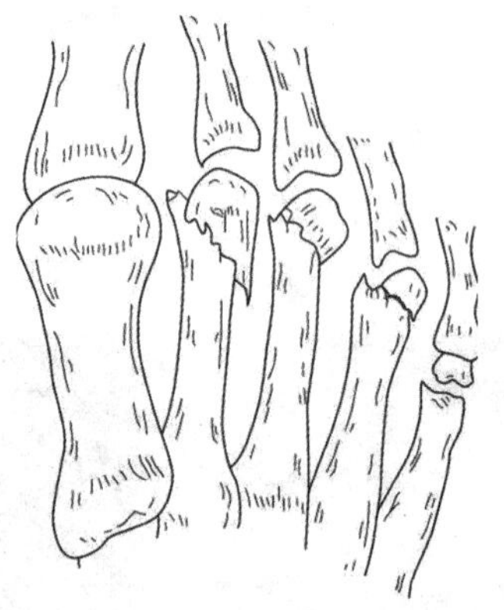

图60-42 第2、3、4跖骨骨折

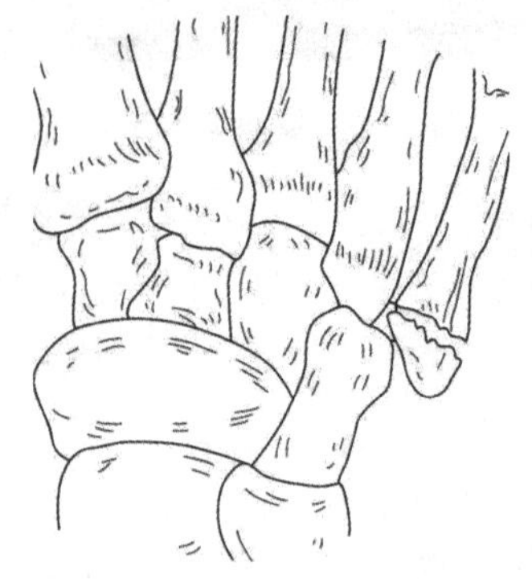

图60-43 第5跖骨基底部骨折

第 1 跖骨较其他跖骨粗大，骨折发生率低，但第 1 跖骨是足弓的重要组成部分，如发生骨折，应力求恢复解剖轴线，恢复负重功能。第 2、3、4 跖骨基底部骨折后，远折端向下、后移位，可压迫或损伤足底动脉弓，如同时足背动脉也有损伤或代偿不全时易发生前足血供障碍，严重者可致缺血坏死。故应紧急手法复位，石膏外固定。如复位失败，则应经跖骨头下方打入髓内针，经过骨折端直到跗骨进行内固定。

单纯无移位的跖骨骨折，不需特殊处理，石膏托固定 4 周即可。有移位的骨折，尤其是骨折端发生重叠移位时，必须做好复位，否则易形成疼痛性病变，影响足部负重。一般用牵引法进行复位，复位后石膏托固定，在石膏变硬之前应该仔细塑形，力求重塑出足弓形态。如复位失败，可手术治疗。单纯第 5 跖骨基底部骨折应该予以足外翻位，石膏托外固定 4 ~6 周。

三、趾骨骨折

趾骨骨折发生率占足部骨折第二位，多为重物砸伤，或踢碰硬物所致。前者多为粉碎性或纵裂骨折，后者多为横断或斜形骨折，常合并皮肤或甲床损伤。第 5 趾骨受伤机会较多，因此最常见。第 1 趾骨粗大，功能上的重要性相当于其他四趾的总和，第 1 趾骨近端骨折较常见，远端骨折多为粉碎性。

治疗：无移位的趾骨骨折无需特殊处理，休息 2 ~3 周即可行走，有移位的单个趾骨骨折，应先行手法复位，之后将伤趾与邻近趾用胶布固定在一起，即可早期行走。多根趾骨骨折在复位后，用超过足趾远端的石膏托固定 2 ~3 周即可行走。对于开放性骨折，要仔细清创，预防感染。严重移位但手法复位失败者，可切开复位，克氏针内固定。

目标检测

答案解析

简答题

1. 髋关节后脱位的典型症状有哪些？急诊如何处理？
2. 股骨颈骨折的分型及临床表现分别是什么？与股骨粗隆间骨折如何进行鉴别诊断？
3. 胫骨上 1/3、中 1/3 和下 1/3 骨折易发的并发症有哪些？
4. 膝关节半月板损伤常用的查体试验及辅助检查有哪些？
5. 下肢哪些骨折易损伤血管、神经？

（葛建华）

书网融合……

本章小结

题库

第六十一章　脊柱脊髓损伤

PPT

学习目标

1. 掌握　脊柱脊髓损伤的诊断与治疗原则。
2. 熟悉　脊柱脊髓损伤的急诊处理与治疗措施。
3. 了解　脊柱脊髓损伤的常见并发症及其处理原则；肢体功能障碍的康复治疗方法。

脊柱、脊髓损伤多由暴力所致，常发生于工矿、交通事故，战时和自然灾害时可成批发生。伤情严重且复杂，病情变化快，多发伤、复合伤较多，并发症多，易造成肢体功能残疾，严重者危及生命。

第一节　脊柱及脊髓的应用解剖

（一）脊柱的结构

脊柱是人体运动的主轴。由 26 个椎骨，即颈椎（C）7 个，胸椎（T）12 个，腰椎（L）5 个，骶椎（S）1 个，尾椎 1 个，多重关节（椎间关节、椎骨小关节），众多肌肉和韧带以及椎间盘组成，有三维六个自由度方向活动（前后、左右、旋转）。

除第 1、2 颈椎、骶骨及尾骨外，其余椎骨之解剖结构大同小异，均由椎体、椎弓、上下关节突、左右横突及棘突组成，每个椎体共有 7 个突起（图 61 -1）。

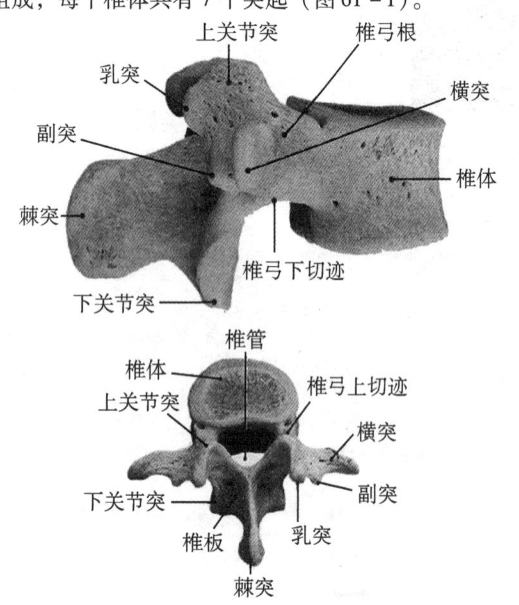

图 61 -1　脊柱大体解剖结构

（左）侧面观；（右）上面观

1983 年，Denis 提出三柱分类概念，将脊柱分为前、中、后三柱。1984 年 Ferguson 完善了三柱分类概念，目前公认的三柱分法为前柱：椎体的前 2/3 ，纤维环的前半部分和前纵韧带；中柱：椎体的后 1/3 ，纤维环的后半部分和后纵韧带；后柱：后关节囊，黄韧带，椎弓，棘上韧带，棘间韧带和关节突（图 61 -2）。中柱和后柱包裹了脊髓和马尾神经，该区的损伤可以累及神经系统，特别是中柱的损伤，碎骨片和髓核组织可以突入椎管的前半部损伤脊髓，因此对每个脊柱骨折病例都必须了解有无中柱损伤。“三柱理论”从 20 世纪 80 年代至今被广泛接受与应用。

脊柱韧带包括前纵韧带、后纵韧带、棘间韧带、棘上韧带和黄韧带、韧带主要作用于脊柱的静态稳定性（图 61 -3）。

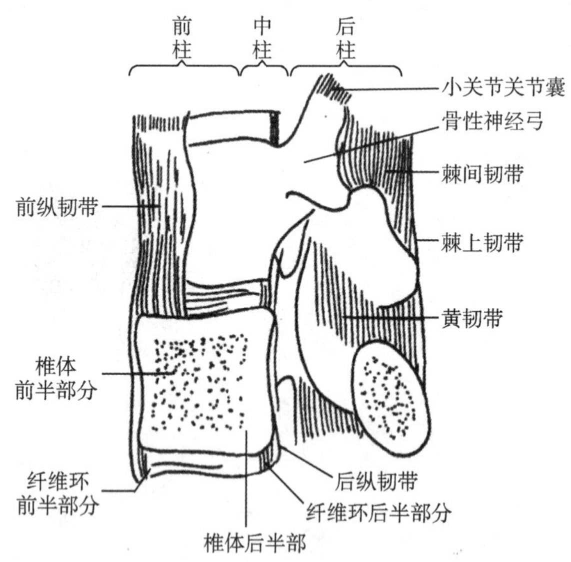

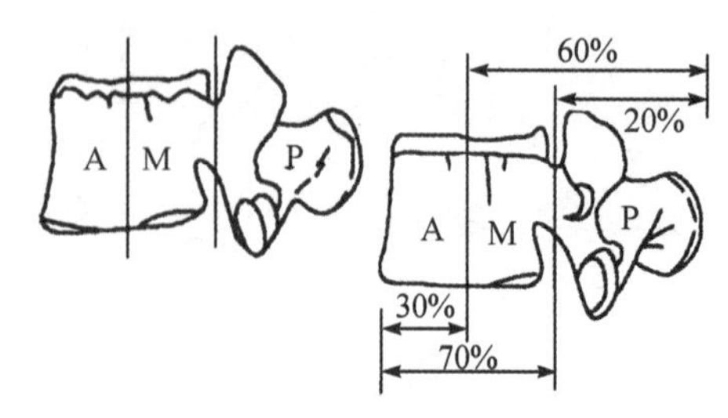

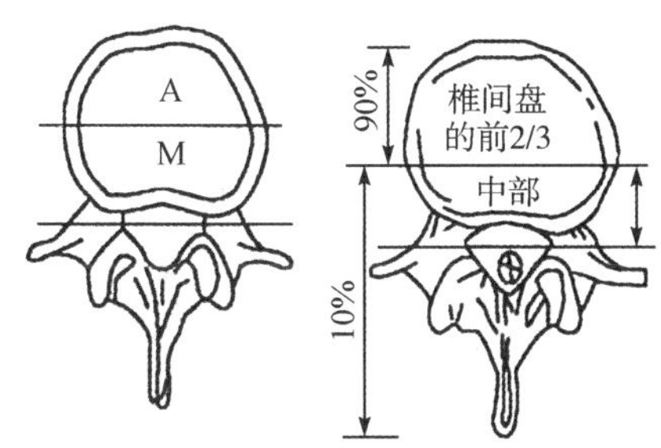

图 61－2　胸腰椎三柱结构示意图

前柱（A）：椎体的前 2/3，纤维环的前半部分和前纵韧带；中柱（M）：椎体的后 1/3，纤维环的后半部分和后纵韧带；后柱（P）：后关节囊，黄韧带，椎弓，棘上韧带，棘间韧带和关节突

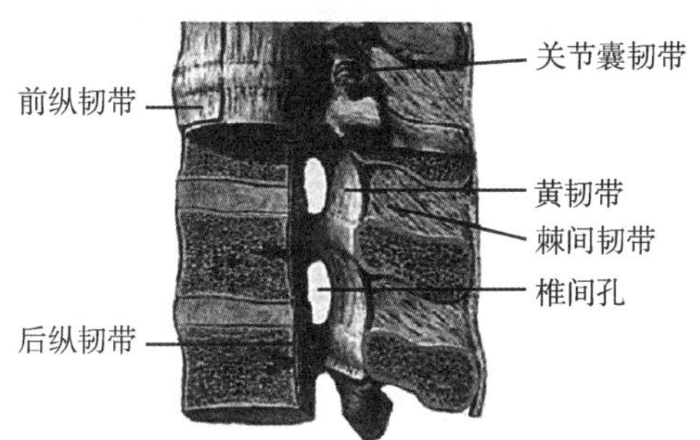

图 61－3　韧带结构

（二）脊髓的结构

脊髓（spinal cord）位于椎管内，呈前、后稍扁的圆柱形，外包 3 层被膜，与脊柱的弯曲一致、在构造上保留着节段性，分为 31 个节段，与分布于躯干和四肢的 31 对脊神经相连、正常状态下，脊髓的活动是在脑的控制下进行的。

成人脊髓的长度与椎管的长度不一致，上颈髓节段（C_1～C_4）大致与同序数椎骨相平对，下颈髓节段（C_5～C_8）和上胸髓节段（T_1～T_4）约与同序数椎骨的上 1 块椎骨相平对，中胸髓节段（T_5～T_8）约与同序数椎骨的上 2 块椎骨相平对，下胸髓节段（T_9～T_{12}）约与同序数椎骨的上 3 块椎骨相平对，腰髓节段平对第 10～12 胸椎，骶髓、尾髓节段约平对第 1 腰椎。

知识链接

运动节段

运动节段也叫脊柱功能单位，是脊柱的基本力学单元。包括相邻的两个脊椎骨，它们之间的椎间盘，关节突关节以及与它们相对活动相关的韧带与肌肉。节段前部由两个相邻的椎体、椎间盘和前、后纵韧带形成；节段后部由相应的椎弓、椎间关节、横突和棘突以及韧带组成，前部椎体的结构主要是为了承担压缩负荷，上部身体的重量加大时，椎体相应变得更大，因此腰椎的椎体比胸椎和颈椎的椎体要高大，后部控制运动节段的运动。运动的方向取决于椎间小关节突的朝向。

第二节　脊柱骨折

案例引导

案例　患者，男，48 岁，重物砸伤颈部后四肢活动障碍 2 小时入院。查体：生命体征尚平稳；胸式呼吸消失，腹式呼吸存在，颈椎活动受限，第 6～7 颈椎鹅颈畸形；双侧肱二头肌肌力 3 级，肱三头肌肌力。手内在肌肌力 0 级，躯干肌和双下肢肌力 0 级，肌张力低；肘关节以下感觉明显减退，躯干。会阴部、双下肢感觉消失；双侧尺、桡骨骨膜反射、腹壁反射、膝踝反射、提睾反射、肛门括约肌反射消失。

讨论

（1）该患者可能的诊断，相应诊断依据是什么？为明确诊断，需完善那些相关检查？

（2）入院后的紧急处理有哪些？下一步治疗方案中，需着重解决哪些问题？

脊柱骨折（fracture of the spine）十分常见，占全身骨折的 5%～6%，其中胸腰段脊柱骨折最多见。多数由间接暴力造成，最常见原因为车祸、高处坠落伤及重物打击。脊柱骨折可以并发脊髓或马尾神经损伤，特别是颈椎骨折脱位合并有脊髓损伤者，严重致残甚至丧失生命。

一、脊柱骨折分类

脊柱结构复杂，不同部位、不同范围骨折后对运动节段的影响不同，需要有合适的分类方法来客观反映损伤程度，为治疗提供指导。临床上常根据损伤机制、骨折形态、骨折稳定性及骨折部位等进行分类。

（一）根据损伤机制

暴力是引起胸腰椎骨折的主要原因。暴力的方向可以通过 X 、Y 、Z 轴（图 61－4）。脊柱在 Y 轴上有压缩、牵拉和旋转；在 X 轴上有屈、伸和侧方移动；在 Z 轴上则有侧屈和前、后方向移动。根据损伤机制，胸腰椎骨折可分六型（图 61－5）。

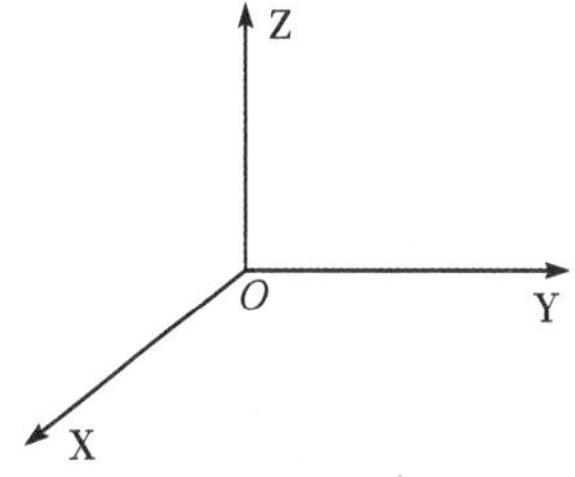

图 61－4　X 、Y 、Z 轴

1. 单纯性楔形压缩性骨折 脊柱前柱损伤的结果。此类骨折通常为高空坠落伤，足、臀部着地，身体猛烈屈曲，产生了椎体前半部压缩。机制为沿着 X 轴的暴力，使脊柱向前屈曲所致，后方的结构很少受影响，椎体通常成楔形。该型骨折不损伤中柱，脊柱仍保持其稳定性。

2. 稳定性爆破型骨折 脊柱前柱和中柱损伤的结果。机制为沿着 Y 轴的暴力轴向压缩。通常亦为高空坠落伤，足臀部着地，脊柱保持垂直，胸腰段脊柱的椎体受力最大，因挤压而破碎，由于不存在旋转力量，脊柱的后柱则不受影响，因而仍保留了脊柱的稳定性，但破碎的椎体与椎间盘可以移位而挤压椎管前方，引起神经症状。

3. 不稳定性爆破型骨折 前、中、后三柱同时损伤的结果。机制为来自 Y 轴的暴力轴向压缩以及顺时针或逆时针的旋转，可能还有沿着 Z 轴的旋转力量参与，使后柱亦出现断裂。由于脊柱不稳定，会出现创伤后脊柱后凸和进行性神经症状。

4. Chance 骨折 为椎体水平状撕裂性损伤。以往认为来系沿着 X 轴旋转的暴力作用，使脊柱过伸而产生损伤。例如从高空仰面落下，着地时背部被物体阻挡，使脊柱过伸，前纵韧带断裂，椎体横形裂开，棘突互相挤压而断裂，可以发生上一节椎体向后移位。目前亦有人认为是脊柱屈曲的后果，而屈曲轴则应在前纵韧带的前方，因此认为是脊柱受来自 Y 轴轴向牵拉的结果，同时还有沿着 X 轴旋转力量的参与。这种骨折也是不稳定性骨折，临床上比较少见。

5. 屈曲－牵拉型损伤 屈曲轴在前纵韧带的后方。前柱部分因压缩力量而损伤，而中、后柱则因牵拉的张力力量而损伤；中柱部分损伤形成后纵韧带断裂；后柱部分损伤表现为脊柱关节囊破裂、关节突脱位、半脱位或骨折。这种损伤往往还有来自 Y 轴旋转力量的参与，因此这类损伤往往是潜在性不稳定性骨折，原因是黄韧带、棘间韧带和棘上韧带都有撕裂。

6. 脊柱骨折－脱位 系移动性损伤。暴力来自 Z 轴，例如车祸时暴力直接来自背部后方的撞击；或弯腰工作时，重物高空坠落直接打击背部。在强大暴力作用下，椎骨的对线对位已经完全被破坏，在损伤平面，脊柱沿横截面产生移位。通常三个柱均毁于剪力。损伤平面通常通过椎间盘，同时还有旋转力量的参与，因此脱位程度重于骨折。当关节突完全脱位时，下关节突移至下一节脊柱骨的上关节突的前方，互相阻挡，称关节突交锁。这类损伤极为严重，脊髓损伤难免，预后差。

另外还有一些单纯性附件骨折如椎板骨折与横突骨折，不会引起脊柱的不稳定，称为稳定性骨折。特别是横突骨折，往往是由背部受到撞击导致后腰部肌肉猛烈收缩而产生的撕脱性骨折。

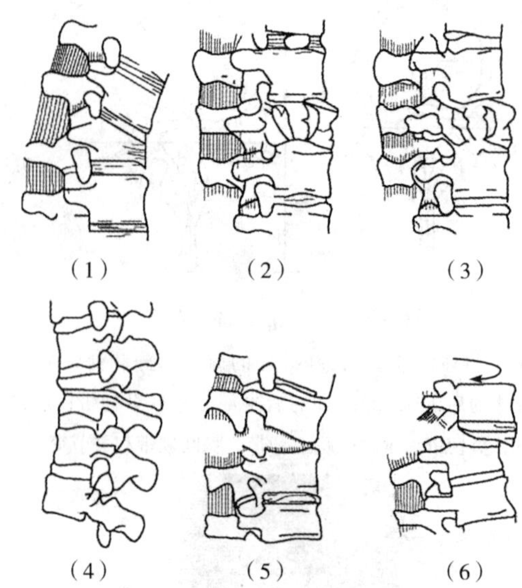

图 61－5 胸腰椎骨折分型

(1) 单纯性楔形压缩性骨折；(2) 稳定性爆破型骨折；(3) 不稳定性爆破型骨折；(4) Chance 骨折；(5) 屈曲－牵拉型损伤；(6) 骨折－脱位

(二) 按照脊柱骨折后椎管狭窄或占位程度分类

Wolter 将椎管经 CT 扫描的横截面分为三等分，并用 0、1、2、3 做指数，以表示椎管狭窄窄或占位程度。

1. 椎管无狭窄或占位指数为 0。
2. 椎管受压或狭窄占椎管横截面的 1/3，指数为 1。
3. 椎管受压或狭窄占椎管横截面的 2/3，指数为 2。
4. 椎管完全受压或完全占位，指数为 3。

(三) 胸腰椎骨折的分类

Denis 根据骨折形态、受伤机制将胸腰椎骨折分为四类。

1. 压缩性骨折（compression fracture） 临床上最多见，前柱在压力下塌陷，后柱受到牵张，中柱作为活动枢纽，椎体后缘的高度保持不变。损伤机制是前屈或侧屈，压缩骨折可发生在前方或侧方。

2. 爆裂性骨折（burst fracture） 累及前柱和中柱的骨折定义为爆裂性骨折。中柱骨折后，椎体后部的附件会爆散开来，因此在脊柱前后位片上可见椎弓根间距增宽，椎板也会发生骨折。

Altas 等根据 CT 图像将脊柱爆裂性骨折分为五个主要类型。

A 型 椎体上下终板骨折，椎体呈一致性压缩，椎体后缘突入椎管，常见于下腰椎。

B 型 椎体上半部压缩楔变并向后突出，椎体下终板完整，此型最常见，占 54.7%，以胸腰段多见。

C型　椎体下半部压缩楔变并向后突出，椎体上终板完整，此型较少见。

D型　骨折的椎体发生旋转、脱位，表现为后柱骨折。

E型　又称侧屈型，发生于腰椎侧屈时，轴向压缩力引起前中柱单侧受累，骨折的椎体呈明显侧方楔变，当后柱受累时，可有单侧小关节脱位，不稳定，常伴有神经症状。

3. 安全带骨折（seat - belt type fracture, or flexion - distraction, or chance fracture）　系屈曲牵张型损伤、Chance骨折。其损伤常见于腰部系安全带乘车高速行驶时撞车，患者躯体上部急剧前移并屈曲，以前柱为枢纽，后柱与中柱受到牵张力而破裂开。Chance骨折在正位X线片可见两侧椎弓根和棘突呈水平分离或棘间明显增宽。侧位片可见从椎板和椎弓直至椎体后部的水平骨折线。典型病例可见到椎体后缘高度增加，椎间隙后部张开。CT扫描可发现X线片易漏诊的椎弓根骨折。Denis根据受伤为一个水平或两个水平将这一损伤分为四型（图61-6）。

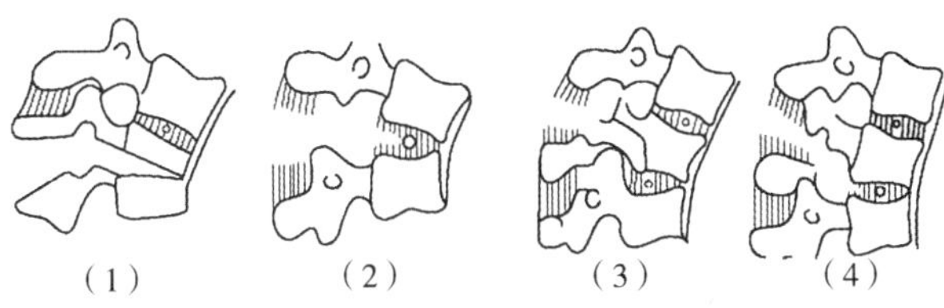

图61-6　Chance骨折分型
(1)为典型，(2)、(3)、(4)为非典型

4. 骨折-脱位（fracture - dislocations）　骨折-脱位常由于压缩、牵张、旋转或剪切暴力使脊柱三柱均发生损伤。三种不同的损伤机制可导致三种不同类型的骨折-脱位。

A型　屈曲-旋转损伤。

B型　剪切骨折-脱位损伤。

C型　双侧关节突脱位。

（四）颈椎骨折的分类

1. 屈曲型损伤　这是前柱压缩、后柱牵张损伤的结果。临床上常见的有三型（图61-7）。

（1）前方半脱位（过屈型扭伤）　这是脊柱后柱韧带破裂的结果，有完全性与不完全性两种。完全性棘上韧带、棘间韧带，甚至脊柱关节囊和横韧带都有撕裂；而不完全性者则仅有棘上韧带和部分性棘间韧带撕裂。这种损伤可以有30%~50%的迟发性脊柱畸形及四肢瘫痪发生率，因此是一种隐匿型颈椎损伤。

（2）双侧脊柱间关节脱位　因过度屈曲致中、后柱韧带断裂，使上位椎骨的下关节突超越至下位椎骨上关节的前方与上方。椎体脱位程度至少要超过椎体前后径的1/2，部分病例可有小关节突骨折，但一般骨折片较小，该类病例大都有脊髓损伤。

（3）单纯性楔形（压缩性）骨折　较为多见。X线侧位片显示椎体前缘骨皮质嵌插成角，或为椎体上缘终板破裂压缩，该种情况多见于骨质疏松者。病理变化除有椎体骨折外，还有不同程度的后方韧带结构破裂。

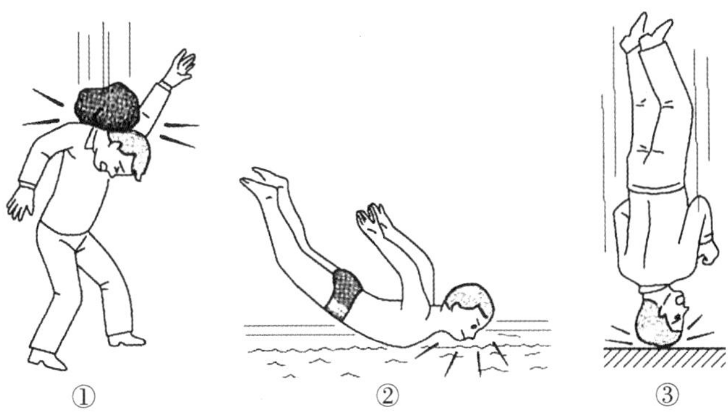

图61-7　颈椎骨折暴力类型
①屈曲暴力；②伸展暴力；③垂直压缩暴力

2. 垂直压缩所致损伤　暴力系经Y轴传递，无过屈或过伸力量。例如高空坠物或高台跳水。

（1）Jefferson骨折　即第一颈椎双侧性前、后弓骨折，X线片上很难发现骨折线，有时在正位寰枢椎张口位片上看到，关节突双侧性向外移位，若移位距离和≥7mm，确定骨折；侧位片上可看到寰椎前后径增宽及椎前软组织肿胀阴影。CT检查最为清楚，可以清晰地显示骨折部位、数量及移位情况，而MRI检查只能显示脊髓受损情况（图61-8）。

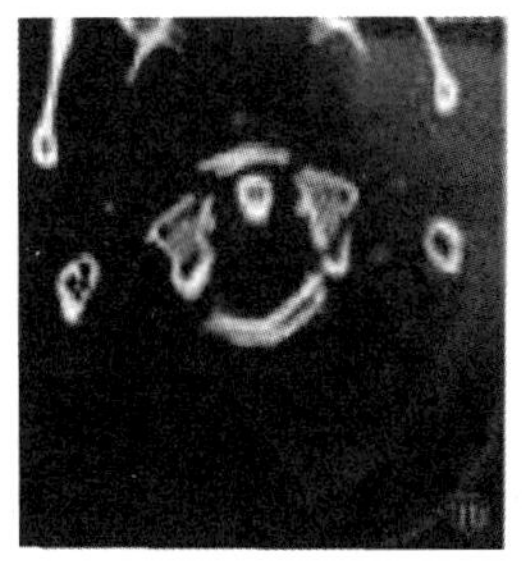

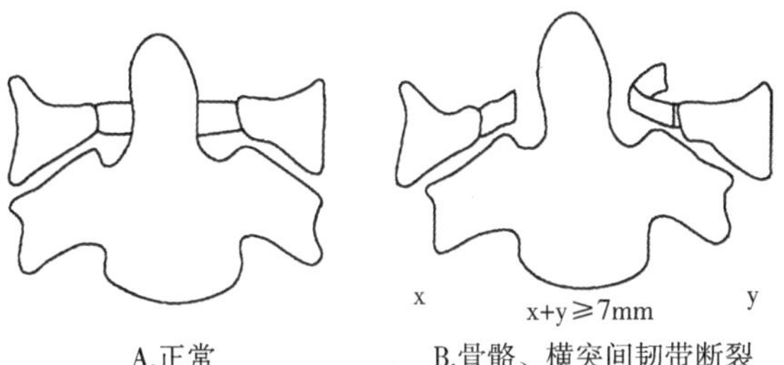

图61-8　Jefferson骨折示意图（关节突双侧性外向移位距离和≥7mm，确定骨折）

（2）爆裂型骨折　即下颈椎椎体粉碎性骨折，一般多见于C_5、C_6椎体，破碎的骨折片不同程度凸向椎管内，因此瘫痪发生率可以高达80%。椎体骨折呈粉碎状，骨折线多为垂直状，骨折片可突出至椎管内，还可能发生后椎弓骨折。可以合并有颅脑损伤。

3. 过伸型损伤

（1）过伸性脱位　最常发生于高速驾驶汽车时，因急刹车或撞车，由于惯性作用，头部撞于挡风玻璃或前方座椅的靠背上。头部先过度屈曲接着又过度仰伸，使颈椎发生严重损伤，使脊髓在椎板与皱褶的黄韧带之间挤压损伤（图61－9）。部分病例，特别是年老者，原有的下颈椎后缘的增生骨刺可以撞击脊髓，使受损脊髓的平面与骨折的平面不符合。本病的特征性体征是额面部有外伤痕迹。

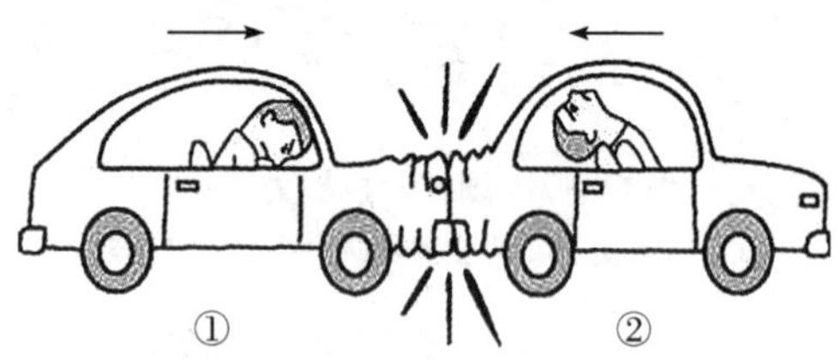

图61－9　颈椎过伸型损伤机制
①屈曲型损伤；②过伸型损伤

（2）损伤性枢椎椎弓骨折　以往多见于被绞死者，故又名缢死者骨折（图61－10），系来自颈部的暴力使颈椎过度仰伸，在枢椎的后半部形成强大的剪切力量，使枢椎的椎弓不堪忍受而发生垂直状骨折。目前多发生于高速公路上的交通事故，常由于颈椎仰伸，颅骨可因直接撞击第1颈椎后弓，并传递至第2颈椎后弓，而在第2颈椎椎弓根部形成强大的剪应力，引起该处骨折。

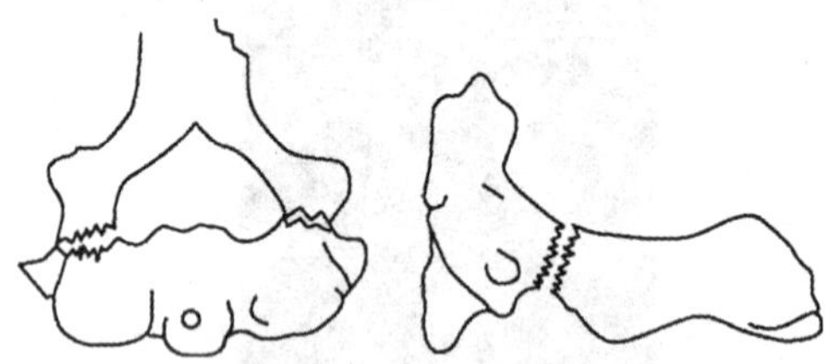

图61－10　缢死者骨折
（左）上面观；（右）侧位观

在X线侧位及斜位片上可获得清晰的影像。无移位者骨折线显示不清的，可行CT检查。椎弓根骨折分型如下（图61－11）。

Ⅰ型　系双侧椎弓根骨折，骨折线位于关节突关节的前方，主要引起第2颈椎椎体与后方的关节突。椎板与棘突之间的分离，因而少有同时伴发脊髓损伤者。

Ⅱ型　为在Ⅰ型基础上暴力进一步加大，前纵韧带或后纵韧带断裂，或是二者同时断裂；第2颈椎椎体后下缘可被后纵韧带撕脱而出现撕脱性骨折；骨折端分离程度一般超过3mm，多伴有大于11°的成角畸形。其中ⅡA特指明显成角畸形者。

Ⅲ型　较Ⅱ型损伤重。前纵韧带和后纵韧带同时断裂，双侧关节突前方骨折的错位程度加大，甚至椎节脱位，一般伴有椎间盘破裂。第2颈椎有三个部位的损伤：椎弓根或椎板骨折；双侧关节突半脱位或脱位；前纵韧带及后纵韧带断裂致第2颈椎椎体半脱位或脱位。

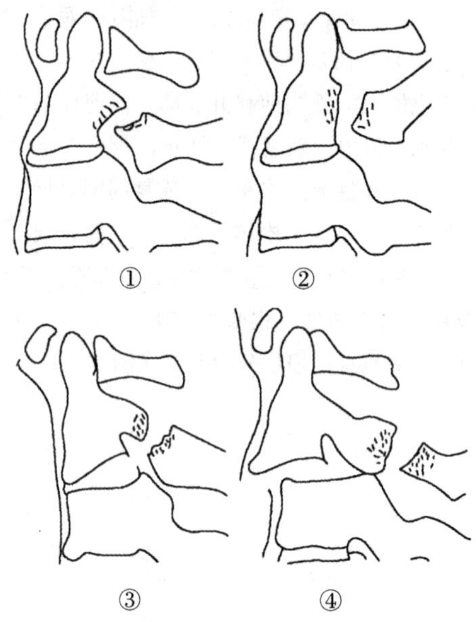

图61－11 椎弓骨折分型
①Ⅰ型；②Ⅱ型；③ⅡA型；④Ⅲ型

4. 不甚了解机制的骨折　如齿状突骨折。引起齿状突骨折的机制还不甚了解。

齿状突骨折可以分成三型（图61－12）。第1型，齿状突尖端撕脱骨折。第2型，齿状突基部。枢椎体上方横形骨折。第3型，枢椎体上部骨折，累及枢椎的上关节突，单侧或为双侧性。第1型较为稳定，并发症少，预后较佳；第2型多见，因该处血供不佳，不愈合率可高达70％，因此需手术者多；第3型骨折稳定性好，血供亦良好，愈合率高，预后较好。

（五）脊柱骨折后稳定性判断

脊柱骨折后稳定性取决于三个因素：椎体完整性；后部结构完整性，包括韧带复合体；脊柱序列改变情况。上述三个因素中有两个因素受累被视为不稳定性骨折。Denis认为，脊柱的稳定性有赖于中柱的完整，凡中柱损伤者属于不稳定性骨折。当前柱遭受压缩暴力，产生椎体前方压缩者为稳定性，而爆裂性骨折、安全带损伤及脊柱骨折－脱位因其三柱均损伤，则属不稳定性骨折。对胸腰椎骨折，椎体压缩＞50%，相邻椎体间成角＞30°，矢状面位移＞3mm被认为不稳定性骨折。

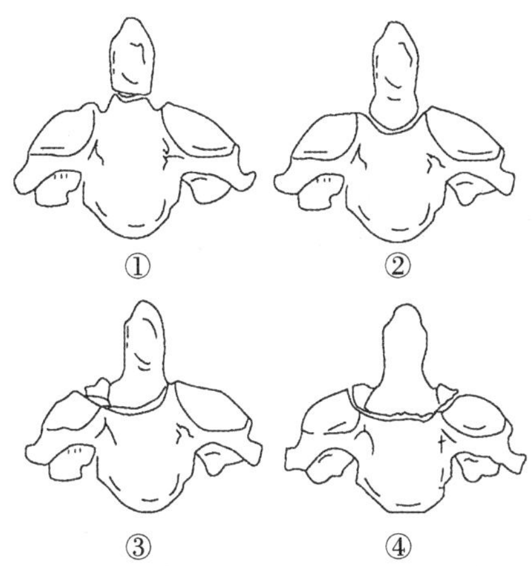

图 61－12　齿状突骨折分型

① 第 1 型；②第 2 型；③第 3 型（单侧）；④第 3 型（双侧）

二、诊断

1. 病史　要详细询问外伤史以及受伤方式，受伤时姿势，伤后有无感觉及运动障碍。

2. 症状　胸腰椎损伤后，主要症状为局部疼痛，双下肢运动。感觉功能障碍，如站立及翻身困难。腹膜后血肿刺激腹腔神经节，使肠蠕动减慢，常出现腹痛。腹胀甚至出现肠麻痹症状。

3. 查体　检查脊柱时暴露面应足够，必须用手指从上至下逐个按压棘突，如发现位于中线部位的局部肿胀和明显的局部压痛，提示后柱已有损伤；胸腰段脊柱骨折常可扪及后凸畸形。检查有无脊髓或马尾神经损伤的表现，包括感觉、运动、反射、肌力、肌张力等。

4. 影像学检查　目的在于明确诊断，确定损伤部位、范围、类型、移位以及脊髓神经损伤情况，为临床治疗方案抉择提供参考（图 61－13）。

X 线片是首选的检查方法。常规拍摄正、侧位片，必要时加摄特殊位置片。X 线检查有其局限性，不能显示出椎管内受压情况；在上颈椎、颈胸交界段等部位有其他解剖结构遮挡，无法清晰显示，易漏诊。

CT 检查可以显示出椎体的骨折情况，还可显示出有无碎骨片突出于椎管内，并可计算出椎管的前后径与横径损失多少。凡有中柱损伤或有神经症状者均须作 CT 检查。CT 三维重建技术可以实现骨折模拟，有助于对脊柱骨折的判断。

MRI 检查能显示出脊髓受损情况，在 MRI 片上可以看到椎体骨折出血所致的信号改变和前方的血肿，还可看到脊髓因损伤所表现出的异常高信号。

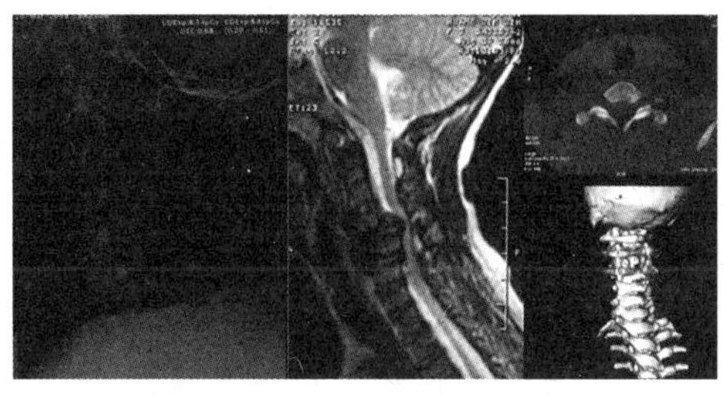

图 61－13　$C_{4\sim5}$骨折－脱位 X 线平片、MRI 成像、CT 平扫及重建

根据病史、症状、体查及影像学检查，诊断基本可以确定。一个完整的诊断应该包含骨折部位、程度、稳定性、神经损伤情况等信息。

年轻人高能量损伤是脊柱或者脊髓损伤最常见原因，如摩托车碰撞。高危险职业应该避免遗漏多发伤和复合伤的诊断。老年患者的低能量损伤是第二常见原因，老年患者由于骨质疏松合并脊柱僵直等原因，在低能量下容易出现脆性骨折。其他如闭合性的颅脑和面部损伤的患者，这类损伤在患者头部遭受暴力时往往容易合并颈椎损伤。此外，若发现单节段的脊柱骨折，需警惕存在其他的脊柱骨折。

三、现场急救

注意多发伤，多发伤病例往往合并有颅脑及胸、腹脏器的损伤。首先处理紧急情况，维持呼吸循环稳定，抢救生命。

在创伤患者当中对气道的评估和管理是最重要的。若患者的颈椎处于稳定位置时应当首先对患者的气道进行管理。如果在某些紧急情况下需要行插管以维持呼吸，由此而可能加重颈椎损伤的危险性可以暂时不予考虑。若患者出现 C_4 水平以上的脊柱骨折，则在事故现场容易出现急性呼吸暂停，此时需要紧急的气管插管和机械通气；而 C_4 水平以下脊柱骨折的患者仍存在自主呼吸，但因为膈肌和肋间肌的功能受损，一段时间之后容易出现延迟通气功能障碍。对上述情况的预判非常重要，应当积极地尽早对患者进行气管插管控制呼吸而不是等待患者呼吸功能完全衰退时才行气管插管。

若在事故现场，患者出现低血压，应当首先考虑出血，寻找出血部位及原因，及时止血处理。神经源性休克是另外一种低血压的原因，这类休克是由于脊髓损伤时支配血管和心脏的部分外周交感神经受到损伤，通常表现为低血压合并心动过缓，特别是损伤到 T_4 水平时。为了减少继发性缺血对受伤脊髓的影响，必须及时地纠正低血压。最初的处理措施包括液体复苏。

脊柱骨折者从受伤现场运输至医院内的急救搬运方式至关重要。对损伤脊柱和脊髓的保护应开始于事故现场。

统计发现约有25%的患者在现场发生脊柱损伤时得不到正确的救助，以致后期出现不可恢复的神经功能损伤。正确的搬运和固定可以有效地保护脊柱损伤患者的神经功能，避免神经损伤的进一步恶化。

目前推荐处理措施包括坚强的颈托固定，有力的侧方支持，在搬运过程中保持脊柱轴线稳定以避免进一步的损伤。一人抬头，一人抬脚或用搂抱的搬运方法十分危险，因这些方法会增加脊柱的弯屈，将导致碎骨片向后挤入椎管内，加重脊髓的损伤。正确的方法是采用担架、木板甚至门板运送。先使伤员双下肢伸直，木板放在伤员一侧，三人用手将伤员平托至门板上，或采用滚动法，使伤员保持平直状态（图61－14）。

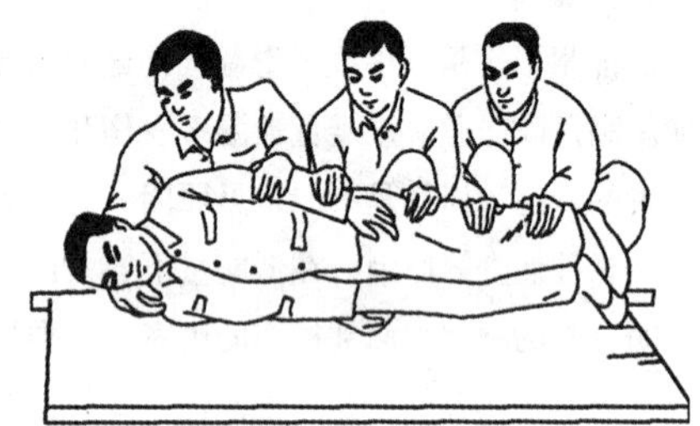

（1）滚动法

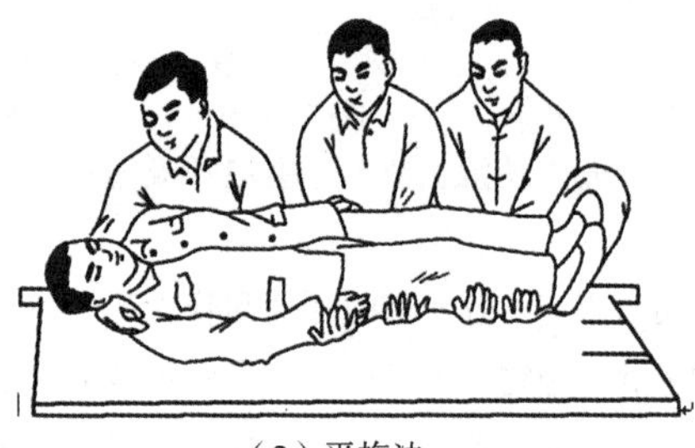

（2）平拖法

图61－14　脊柱损伤的搬运

四、治疗

有其他严重多发伤危及生命者，应优先挽救伤员生命。治疗方案的制定需综合考虑骨折受伤机制、累及范围、椎管占位及神经系统损伤情况。

（一）胸腰椎骨折的治疗

1. 单纯性压缩性骨折的治疗

（1）椎体压缩不到1/5者，或年老体弱不能耐受复位及固定者　可仰卧于硬板床上，骨折部位垫厚枕，使脊柱过伸（图61－15），同时嘱伤员3日后开始腰背部肌锻炼（图61－16）。开始时臀部左右移动，接着要求作背伸动作，使臀部离开床面，随着背肌力量的增加，臀部离开床面的高度逐日增加。2个月后骨折基本愈合，第3个月内可以下地稍许活动，但仍以卧床休息为主。3个月后逐渐增加下地活动时间。

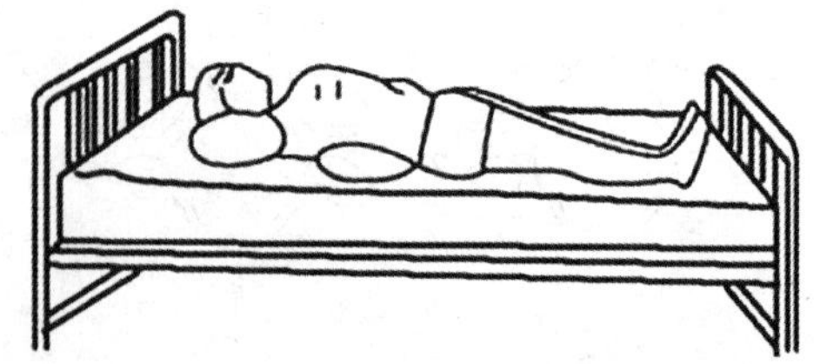

图61－15　垫枕法

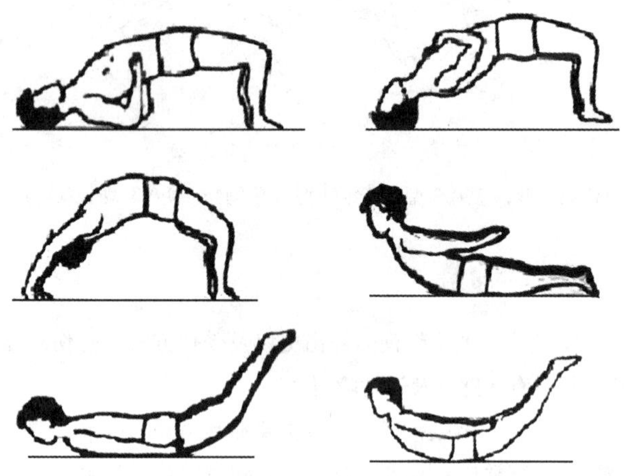

图61－16　腰背肌功能锻炼

（2）椎体压缩高度超过1/5的青少年及中年伤者　①两桌法过伸复位（图61－17）。用两张桌子，一张较另一张高25～30cm，桌上各垫软枕。在给予镇痛剂或局部麻醉后，伤员俯卧，头端置于高桌侧，两手抓住桌边，两大腿放在低桌上。注意胸骨柄和耻骨联合处必须露出。一助手把住伤员两侧腋部，另一人握住双侧小腿，以防止伤员坠落，利用伤员自身体重悬垂约10分钟后，即可逐渐复位。棘突重新互相靠拢和后突的消失，提示压缩的椎体已复位。复位后保持姿势包过伸位石膏背心。②双踝悬吊法（图61－18）。局部麻醉后伤员俯卧，用双手拉住手术床一端扶手，伤员的额部托在衬垫上。然后在踝部实施牵引，将双下肢逐渐拉高至骨盆离开台面约10cm为止。依靠悬垂的腹部和经下肢的纵向牵拉，可使脊柱过伸，后突消失，压缩成楔状的椎体即可复位。复位后在此位置包石膏背心。

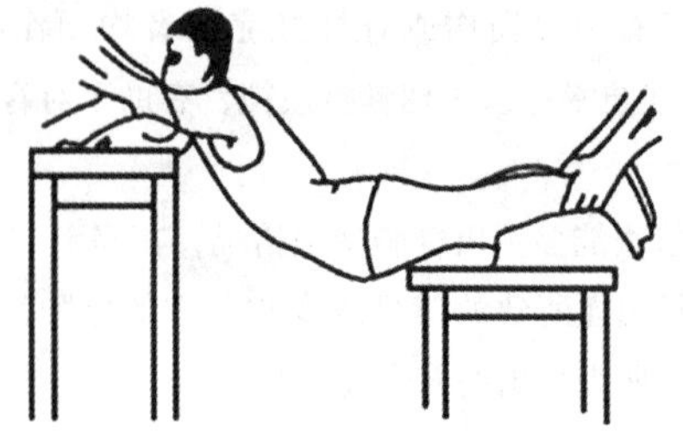

图61－17　两桌过伸法

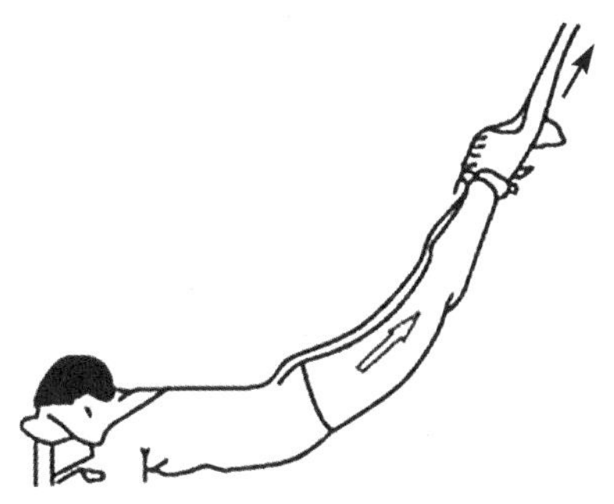

图 61 - 18 双踝悬吊法

石膏背心固定范围（图 61 - 19）：在胸骨上缘。耻骨联合及脊柱过伸位的凹点三处固定后，脊柱即可维持于复位后的过伸位。石膏干透后，鼓励伤员起床活动。固定时间约 3 个月。在固定期间，坚持每天作背肌锻炼。因石膏较为笨重，随着材料更新，高分子树脂石膏因轻便、舒适、操作方便等特点在临床广为使用。

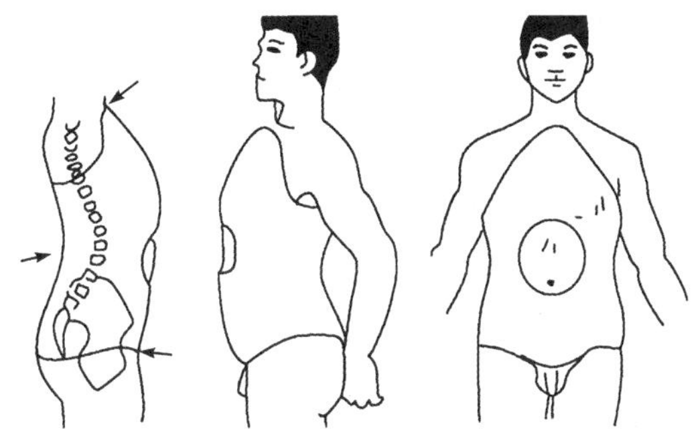

图 61 - 19 胸腰椎骨折石膏背心固定范围

（3）对于老年人骨质疏松性椎体压缩骨折 <70%，CT 扫描确定椎体后壁无明显破损者，常采用经皮穿刺椎体后凸成形术治疗，满足术后早期下床。

2. 爆裂性骨折的治疗 对没有神经症状的爆裂性骨折伤员，经 CT 证实没有骨块挤入椎管内者，可采用后路椎弓根螺钉短节段内固定手术治疗。对有神经症状和有骨折块挤入椎管内者，宜经侧前方途径，去除突出椎管内的骨折片以及椎间盘组织，然后施行椎体间植骨融合术。后柱有损伤者必要时还需作后路内固定术。

3. Chance 骨折的治疗 屈曲 - 牵拉型损伤及脊柱移动性骨折 - 脱位者都需作经前后路复位及内固定术。

（二）颈椎骨折的治疗

1. 对颈椎半脱位病例，在急诊时往往难以区别，为防止产生迟发性并发症，对这类隐匿型颈椎损伤应予以颈围固定 3 个月。虽然韧带一旦破裂愈合后能否恢复至原有强度仍有争论，但早期诊断与固定无疑对减少迟发性并发症有很大的好处。对出现后期颈椎不稳定与畸形的病例可采用经前路或经后路的脊柱融合术。

2. 对稳定型的颈椎骨折，例如轻度压缩的可采用颌骨枕带卧位牵引复位（图 61 - 20）。牵引重量 3kg 。复位后用头颈胸石膏或支架固 3 个月。压缩明显的和有双侧椎间关节脱位者可以采用持续颅骨牵引复位再辅以头颈胸石膏固定。牵引重量 3 ~ 5kg，可逐渐增加到 6 ~ 10kg，需密切床旁观测神经症状，避免过度牵引。及时摄 X 线片复查，如已复位，可于牵引 2 ~ 3 周后用头颈胸石膏固定，固定时间约 3 个月。有四肢瘫者及牵引失败者须行手术复位，同时还须安装内固定。

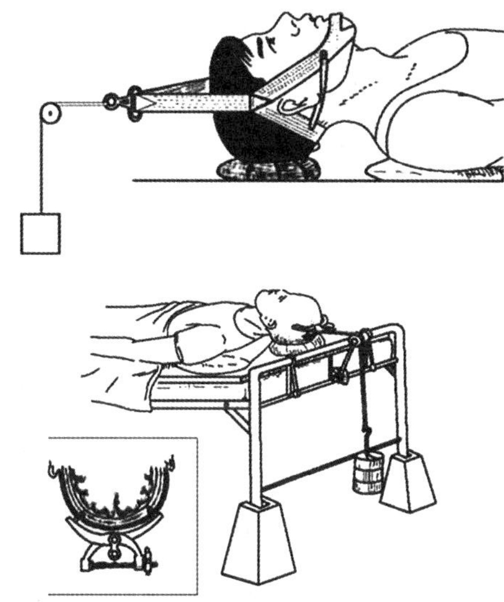

图 61 - 20 颌骨枕带卧位牵引（上）；持续颅骨牵引（下）

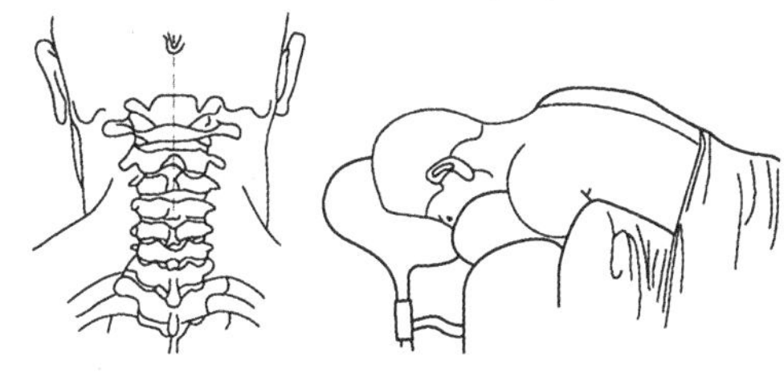

图 61 - 21 颈椎后路手术入路及体位

3. 单侧小关节脱位者可以没有神经症状，特别是椎管偏大者更能幸免，可以先用持续骨牵引复位，牵引重量逐渐增加，从 1.5kg 开始，最多不能超过 10kg，牵引时间约 8 小时。在牵引过程中不宜手法复位，以免加重神经症状。复位困难者仍以手术为宜，必要时可将上关节突切除，并加作颈椎植骨融合术。

4. 对爆裂性骨折有神经症状者，原则上应该早期手术治疗，通常采用经前路手术，切除碎骨片、减压、植骨融合及内固定手术。对病情严重，如有严重并发伤者，待情况稳定后手术。

5. 对过伸型损伤，大都采用非手术治疗。特别是损伤性枢椎椎弓骨折伴发神经症状者很少。骨折无明显移位或易于复位者（多属稳定的 I 型），可卧床牵引 2 ~ 3 周后，行头 - 颈 - 胸石膏固定 6 ~ 10 周（图 61 - 22）。牵引时头颈应取前屈位；但对已形成前屈成角者，则应先行水平位牵引，而后略加仰伸；亦可选用头环支具固定。骨折移位明显者先行复位，多取经后路直视下开放复位，并行后路椎弓根钉内固定术（图 61-23）。也可先行颈前路开放复位及 C_{2-3} 椎体间植骨融合术。

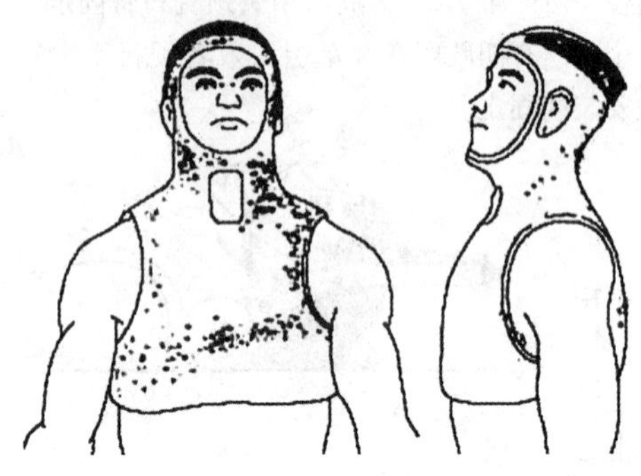

图 61-22　头-颈-胸石膏固定

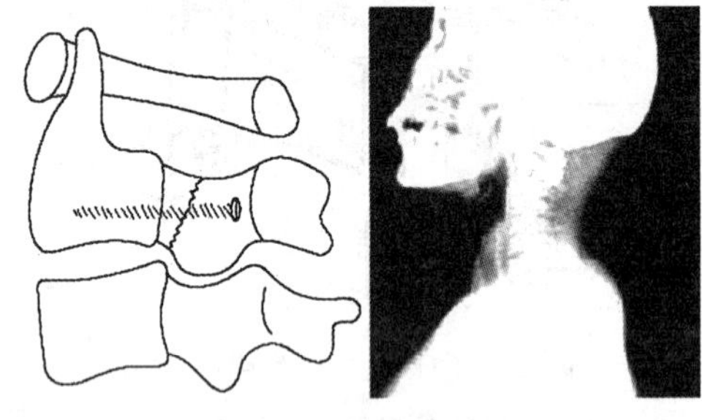

图 61-23　后路椎弓根钉内固定术

6. 对第 1 型、第 3 型和无移位的第 2 型齿状突骨折，一般采用非手术治疗，可先用颌枕带或颅骨牵引 2 周后上头颈胸石膏固定 3 个月。第 2 型骨折如移位超过 4mm 者，愈合率极低，一般主张手术治疗，可经前路用 1~2 枚螺钉内固定，或经后路 C_1/C_2 植骨及钢丝捆扎术，或后路椎弓根内固定植骨融合术（图 61-24）。

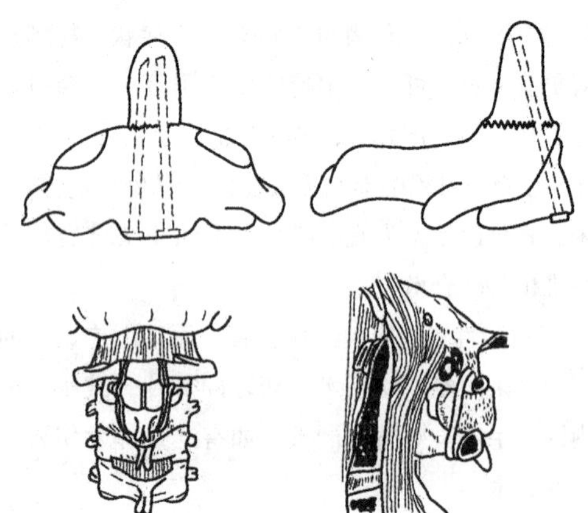

图 61-24　（上）齿状突骨折前路螺钉内固定图；（下）后路 C_1/C_2 植骨及钢丝捆扎术

第三节　脊髓损伤

案例引导

案例　患者，女，30 岁。乘车时翻车致伤，颈痛并四肢活动障碍 3 小时入院。大小便失禁。查体：生命体征尚平稳；胸式呼吸消失，腹式呼吸存在，颈椎活动受限；双侧肱二头肌肌力 1 级，肱三头肌肌力。手内在肌肌力 0 级，躯干肌和双下肢肌力 0 级，肌张力低；肩关节以下感觉明显减退，躯干、会阴部、双下肢感觉消失；双侧尺、桡骨骨膜反射、腹壁反射、膝踝反射、提睾反射、肛门括约肌反射消失及 X 线片示颈 4 椎体爆裂性骨折。

讨论

1. 该患者可能的诊断、相应诊断依据是什么？为明确诊断，需完善那些相关检查？

2. 下一步治疗方案是什么？需重点预防哪些问题？

脊髓损伤（spinal cord injury，SCI）是中枢神经系统的严重损伤，大多源于交通伤、坠落伤、暴力或运动等。脊髓损伤常与脊柱骨折合并发生，脊柱骨折脱位病例中合并脊髓神经损伤者约占 14%。由于椎体的移位或碎骨片突出于椎管内，使脊髓或马尾神经产生不同程度的损伤。此外，肿瘤、感染、椎管内出血等也可引起脊髓损伤。胸腰段损伤使下肢的感觉与运动产生障碍，称为截瘫；而颈段脊髓损伤后，双上肢也有神经功能障碍，称为“四瘫”。脊髓损伤有很高的致残率。因此，及时、全面的医疗干预和康复治疗对减轻 SCI 患者脊髓损伤程度和提高今后的生活质量有着极其重要的意义。

一、发病机制

SCI 有两种损伤机制参与，即原发性损伤（包括机械损害、出血等）和继发性损伤。

原发性损伤被动地发生在损伤后短时间内（一般认为 4 小时内），是不可逆的。原发性脊髓损伤由受伤即刻的暴力直接产生，暴力的大小与脊髓损伤的严重程度密切相关。

脊髓继发性损伤是在原发损伤后的数分钟到数天内逐渐形成。继发性损伤的机制主要有血管机制、自由基损伤机制、兴奋性氨基酸毒性作用、细胞凋亡、钙介导机制、一氧化氮机制等。损伤后脊髓可出现广泛的水肿，由于受到椎管的骨性限制。硬脊膜及软脊膜的束缚，神经压迫及髓内水肿可进一步加重，导致脊髓与椎管之间的硬膜外静脉。脊髓动静脉的循环障碍，引起脊髓缺血、水肿、出血及坏死等。此外，脊髓水肿导致蛛网膜下腔粘连、狭窄甚至阻塞，影响脑脊液正常的生理循环及脊髓的生理代谢。从分子水平上看，损伤局部有大量儿茶酚胺类神经递质如多巴胺。去甲肾上腺素的释放和蓄积，自由基集聚，使脊髓内部的微血管痉挛、缺血，炎性因子释放增加，血管通透性增加，小静脉破裂，细胞出现自噬凋亡导致脊髓继发性出血坏死并伴随一系列的细胞内代谢和基因改变，有时继发性损伤产生的组织破坏程度甚至超过原发性损伤。

二、病理

按脊髓损伤的部位和程度，可分为以下类型。

1. 脊髓震荡　与脑震荡相似，脊髓震荡是最轻微的脊髓损伤。脊髓遭受强烈震荡后立即发生弛缓性瘫痪，损伤平面以下感觉、运动、反射及括约肌功能全部丧失。因在组织形态学上并无病理变化发生，只是暂时性功能抑制，在数分钟或数小时内即可完全恢复。

2. 脊髓挫伤与出血　为脊髓的实质性破坏，外观虽完整，但脊髓内部可有出血、水肿、神经细胞破坏和神经传导纤维束的中断。脊髓挫伤的程度有很大的差别，轻者为少量的水肿和点状出血，重者则有成片挫伤、出血，可有脊髓软化及瘢痕的形成，因此预后极不相同。

3. 脊髓断裂　脊髓的连续性中断，可为完全性或不完全性，不完全性者常伴有挫伤，又称挫裂伤。脊髓断裂后恢复无望，预后恶劣。

4. 脊髓受压　骨折移位，碎骨片与破碎的椎间盘挤入椎管内可以直接压迫脊髓，而皱褶的黄韧带与急速形成的血肿亦可以压迫脊髓，使脊髓产生一系列脊髓损伤的病理变化。及时去除压迫物后脊髓的功能可望部分或全部恢复；如果压迫时间过久，脊髓因血液循环障碍而发生软化、萎缩或瘢痕形成，则瘫痪难以恢复。

5. 马尾神经损伤　第 2 腰椎以下骨折脱位可产生马尾神经损伤，表现为受伤平面以下出现弛缓性瘫痪。马尾神经完全断裂者少见。

此外，各种较重的脊髓损伤发生后均可立即出现损伤平面以下弛缓性瘫痪，这是失去高级中枢控制的一种病理生理现象，称之为脊髓休克。2～4 周后这一现象可根据脊髓实质性损害程度的不同而发生损伤平面以下不同程度的痉挛性瘫痪。

三、临床表现

1. 脊髓损伤　在脊髓休克期间表现为受伤平面以下出现弛缓性瘫痪，运动、反射及括约肌功能丧失，出现感觉丧失平面及大小便不能控制。2～4 周后逐渐演变成痉挛性瘫痪，表现为肌张力增高，腿反射亢进，并出现病理性锥体束征。颈段脊髓损伤表现为四肢瘫，胸段脊髓损伤则表现为截瘫。上颈椎损伤的四肢瘫均为痉挛性瘫痪，下颈椎损伤由于颈膨大部位脊髓和神经根的毁损，上肢表现为弛缓性瘫痪，下肢表现为痉挛性瘫痪。

脊髓常见损伤的一些表现如下。

（1）中央性脊髓损伤综合征　最常见的脊髓不全损伤，多数发生于颈椎过伸性损伤。颈椎管因颈椎过伸而发生急剧容积变化，脊髓受皱褶黄韧带、椎间盘或骨刺的前后挤压，使脊髓中央管周围的传导束受到损伤。症状特点为：上肢与下肢的瘫痪程度不一，上肢重、下肢轻，或者单有上肢损伤；在损伤节段平面以下，可有感觉过敏或感觉减退；也可能有触觉障碍及深感觉障碍；有的出现膀胱功能障碍。其恢复过程是：下肢运动功能首先恢复，膀胱功能次之，最后为上肢运动功能，而以手指功能恢复最慢。感觉的恢复则没有一定顺序。

（2）脊髓半切综合征　也称 Brown－Sequard 综合征，损伤水平以下，同侧肢体运动瘫痪和深感觉障碍，而对侧痛觉和温度觉障碍，但触觉功能无影响。由于一侧骶神经尚完整，故大小便功能仍正常。如第一至第二胸脊髓节段受伤，同侧颜面。头颈部可有血管运动失调征象和 Horner 综合征，即瞳孔缩小、睑裂变窄和眼球内陷。此种单侧脊髓的横贯性损害综合征好发于胸段，而腰段及骶段则很少见。

（3）前侧脊髓综合征　可由脊髓前侧被骨片或椎间盘压迫所致，也可由中央动脉分支的损伤或被压所致。它好发于颈髓下段和胸髓上段。在颈髓，主要表现为四肢瘫痪，在损伤节段平面以下的痛觉、温觉减退而位置觉、震动觉正常，会阴部和下肢仍保留深感觉和位置觉。在不完全性损伤中，其预后最坏。

（4）脊髓后方损伤综合征　多见于颈椎于过伸位受伤者，系由脊髓的后部结构受到轻度挫伤所致。脊髓的后角与脊神经的后根亦可受累，其临床症状以感觉丧失为主，亦可表现为神经刺激症状，即在损伤节段平面以下有对称性颈部、上肢与躯干的疼痛和烧灼感。

2. 脊髓圆锥损伤　正常人脊髓终止于第 1 腰椎体的下缘，因此第 1 腰椎骨折可发生脊髓圆锥损伤，表现为会阴部皮肤鞍状感觉缺失，括约肌功能丧失致大小便不能控制和性功能障碍，两下肢的感觉和运动仍保留正常。

3. 马尾神经损伤　马尾神经起自第 2 腰椎，一般终止于第 1 骶椎下缘。马尾神经损伤很少为完全性的。表现为损伤平面以下弛缓性瘫痪，有感觉及运动功能障碍及括约肌功能丧失，肌张力降低，腱反射消失，没有病理性锥体束征。

4. 无骨折脱位性脊髓损伤　或称无放射学影像异常的

脊髓损伤（spinal cord injury without radiographic abnormality，SCIWORA），是指损伤暴力造成了脊髓损伤而 X 线及 CT 等放射学检查未见脊柱骨折、脱位等异常发现。成人的无骨折脱位性颈髓损伤多见于原有颈椎退变，或先天性、发育性或退变性颈椎管狭窄、颈椎后纵韧带骨化或先天性颈椎畸形等原有颈椎病变者，受到外力后可导致颈脊髓损伤并出现相应临床症状，成人的无骨折脱位型颈髓损伤往往外伤的暴力程度较轻，脊髓损伤程度多为不完全性损伤。绝大多数无骨折脱位型急性颈脊髓损伤一旦诊断明确，应早期手术治疗。

四、诊断及鉴别诊断

外伤造成的急性脊髓损伤病史明确，结合脊柱 X 线、CT 及 MRI 等影像学检查较易确定诊断。然而对于慢性脊髓损伤则必须注意病史、临床表现、体征和影像学资料相一致，以避免临床工作中的误诊误治。

（一）影像学检查

1. X 线检查 为常规检查，包括正侧位片及特殊投射位片，如斜位片、寰枢椎张口位片等。但 X 线常遗漏微小骨折，而且不能清楚地显示椎管和椎管内的改变。

2. CT 使用连续薄层 CT 扫描，可以显示出 X 线检查显示不清楚的部分，特别是椎体后缘骨折块及其向椎管内移位程度，关节突骨折移位、椎板骨折下陷突入椎管的情况。并可测量椎管狭窄程度及椎间盘突出压迫脊髓的程度（图 61－25）。

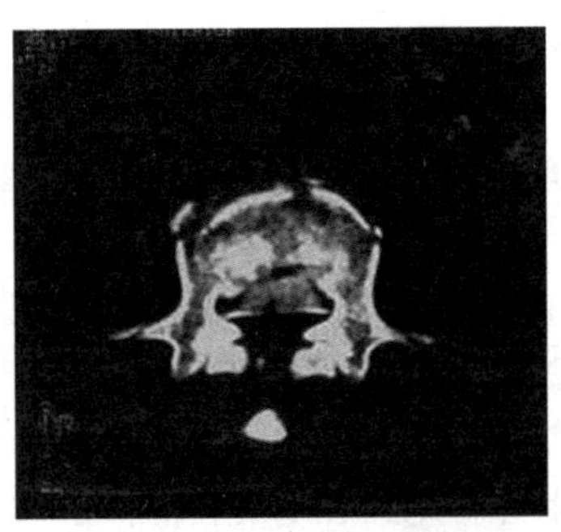

图 61－25 CT 腰椎骨折椎管占位

3. MRI MRI 能从矢状面及横截面、冠状面同时清楚地显示脊柱及脊髓的损伤改变，而且可判断无移位的骨折。在矢状面断层片上，不但能清楚显示出椎体、椎板移位压迫脊髓的情况，并能清晰显示脊髓损伤情况，且可区别脊髓慢性损伤改变的脊髓软化、创伤后脊髓囊肿、脊髓空洞形状及创伤后粘连、血管改变，使临床医生根据脊髓损伤病灶的性质和范围，判断其预后及指导临床治疗（图 61－26）。

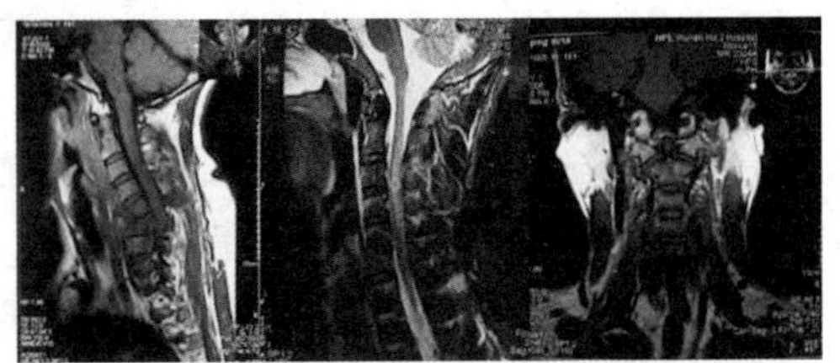

图 61－26 （左）颈椎骨折脱位合并脊髓损伤；（中）无骨折脱位性脊髓损伤；（右）齿状突骨折无移位

（二）神经学检查

包括感觉和运动两部分。根据“皮节”，即体表感觉的节段分布，可从损伤后感觉丧失平面推断出脊柱损伤平面。肌肉的运动支配亦有一定规律，也可作为损伤平面定位的参考。

1. 感觉检查 对每个关键点应左、右侧分别进行针刺（pin prick）及轻触（light touch）检查。关键感觉点如表 61－1。

表 61－1 神经节段与感觉分布区对应表

神经节段	感觉分布区	神经节段	感觉分布区
C_2	枕骨隆凸	$T_{7\sim9}$	第 7～9 肋间隙
C_3	锁骨上窝	T_{10}	第 10 肋间隙（脐）
C_4	喙锁关节顶部	T_{11}	在 T_{10} 及 T_{12} 之间
C_5	肘窝外侧	T_{12}	腹股沟韧带中点
C_6	拇指	L_1	T_{12} 及 L_2 之间
C_7	中指	L_2	大腿中前侧
C_8	小指	L_3	股骨内髁
T_1	肘窝内侧	L_4	内踝
T_2	腋尖	L_5	第 3 跖趾关节背侧
T_3	第 3 肋间隙	S_1	足跟外侧
T_4	第 4 肋间（乳头线）	S_2	腘窝中线
T_5	第 5 肋间隙	S_3	坐骨结节
T_6	第 6 肋间（胸骨剑突水平）	$S_{4\sim5}$	肛区

除上述各点外，应用手指检查肛门外括约肌感觉，用“有或无”进行记录，以决定瘫痪为完全性或不完全性。

2. 运动检查 对左、右侧各 10 个肌节的 10 块关键肌肉按头尾顺序检查。肌力按 6 级记录。按上述分级检查以下 10 块肌肉（表 61－2），之所以选择这些肌肉是因为其节段神经支配一致，易于在仰卧位检查。

表 61-2 神经节段与关键肌对应表

神经节段	关键肌	神经节段	关键肌
C_5	肘屈肌（肱二头肌、肱肌）	L_2	屈髋肌（髂腰肌）
C_6	腕伸肌（桡侧腕长、短伸肌）	L_3	伸膝肌（股四头肌）
C_7	肘伸肌（肱三头肌）	L_4	踝背伸肌（胫骨前肌）
C_8	指屈肌（指深屈肌，至中指）	L_5	伸趾（趾长伸肌）
T_1	小指展肌（小指展指）	S_1	踝跖屈（腓肠肌、比目鱼肌）

除上述各肌外，还应通过指肛检查肛门外括约肌的收缩力，以决定损伤为完全性或不完全性。

3. 损伤分级　目前国际上普遍采用美国脊髓损伤学会（ASIA）分级法（表 61-3），根据损伤程度进行分级。

表 61-3 美国脊髓损伤学会（ASIA）分级法

分级	判断标准
A 级完全性损害	在骶段 $S_{4\sim5}$ 无任何感觉和运动功能保留
B 级不完全性损害	在神经平面以下包括 $S_{4\sim5}$ 存在感觉功能，但无运动功能
C 级不完全性损害	在神经平面以下存在运动功能，且平面以下至少一半以上的关键肌肌力小于 3 级
D 级不完全性损害	在神经平面以下存在运动功能，且平面以下至少一半的关键肌肌力大于或等于 3 级
E 级正常	感觉和运动功能正常

当一个患者被分级为 C 或 D 级时，必须是不完全性损害，即在骶段 $S_{4\sim5}$ 有感觉或运动功能存留。此外，该患者必须具备如下两点之一：①肛门括约肌有自主收缩；②神经平面以下有 3 个节段以上有运动功能保留。

五、并发症与防治

1. 呼吸衰竭与呼吸道感染　这是颈脊髓损伤的严重并发症。人体有胸式呼吸与腹式呼吸两组肌肉，胸式呼吸由肋间神经支配的肋间肌管理，而腹式呼吸则来自膈肌的收缩。膈神经由颈 3、4 神经根组成，颈 4 是主要的成分。颈 1 脊髓损伤的伤者往往在现场即已死亡。颈 3、4 的损伤由于影响到膈神经的中枢，也常于早期因呼吸衰竭而死亡，即使是颈 4、5 以下的损伤，也会因伤后脊髓水肿的蔓延，波及中枢而产生呼吸功能障碍，只有下颈椎损伤才能保住腹式呼吸。由于呼吸肌力量不足，呼吸道的分泌物不易排出，久卧者容易产生坠积性肺炎。一般在 1 周内便可发生呼吸道感染，其结果是伤者因呼吸道感染难以控制或痰液堵塞气管因窒息而死亡。气管切开可以及时吸出呼吸道内分泌物，安装呼吸机进行辅助呼吸，还可以经气管给予药物。一般认为下列情况应作气管切开：①上颈椎损伤；②出现呼吸衰竭者；③呼吸道感染痰液不易咳出者；④已有窒息者。选用合适的抗生素与定期翻身拍背有助于控制肺部感染。

2. 泌尿生殖道的感染和结石　由于扩约肌功能的丧失，因尿潴留而需长期留置导尿管，容易发生泌尿道的感染与结石，男性病员还会发生副睾丸炎。防治方法是：①伤后 2~3 周开始导尿管定期开放，其余时间夹闭，使膀胱充盈，避免膀胱挛缩，并教会伤员在膀胱区按摩加压，排空尿液，训练成自主膀胱。这种方法对马尾神经损伤者特别有效。②教会患者遵循严格无菌操作法，自行定时插导尿管排尿。③需长期留置导尿管而又无法控制泌尿生殖道感染者，可作永久性耻骨上膀胱造瘘术。④在脊髓损伤 4~6 个月，截瘫平面稳定后，利用损伤平面以下的废用神经创建一个人工体神经-内脏神经反射弧，用以控制排尿。根据所用神经节段的不同，大部分患者可于 1 年左右显著地恢复膀胱功能，并能控制大便，部分患者尚可不同程度地恢复性功能。多饮水可以防止泌尿道结石，每日饮水量最好达 3000ml 以上。有感染者可根据药敏选择使用抗生素。

3. 压疮　截瘫患者长期卧床，皮肤知觉丧失，骨隆突部位的皮肤因长时间受压而发生神经营养性改变，皮肤出现坏死，称为压疮。压疮最常发生的部位为骶部、股骨大转子、髂棘和足跟等处。巨大压疮每日渗出大量体液，消耗蛋白质，又是感染进入的门户，患者可因消耗衰竭或脓毒症而致死。防治方法是：①床褥平整柔软，或用气垫床，保持皮肤清洁干燥；②向患者及家属进行预防压疮的教育，定时变换体位，每 2~3 小时翻身 1 次，日夜坚持；③对骨隆突部位每日用 50% 酒精擦洗，滑石粉按摩；④浅表压疮可以用红外线灯烘烤，但需注意发生继发性灼伤；⑤深度压疮应剪除坏死组织，勤换敷料；⑥炎症控制，肉芽新鲜时，做转移皮瓣。

4. 体温失调　颈脊髓损伤后，自主神经系统功能紊乱，受伤平面以下皮肤不能出汗，对气温的变化丧失调节和适应能力，常易产生高热，可达 40℃ 以上。处理方法是：①将患者安置在设有空调的室内；②物理降温，如冰敷，冰水灌肠，酒精擦浴；③药物疗法，输液和冬眠药物。

5. 其他　下肢深静脉血栓（deep vein thrombosis，DVT）在 SCI 后发生率很高，患者因肺栓塞死亡的危险性在损伤后的数年中均很高。应定期测量大小腿的周径。如单侧肢体肿胀，怀疑腿部血栓形成时，需注意防止栓子脱落。若患者突然发生气促，或伴有胸部压迫感，胸背部疼痛，呼吸时加重，突发咳嗽，常伴有红色或粉红色痰，则提示肺栓塞可能，应加强观察及处理。一般来讲，所有SCI患者都应考虑在伤后48小时开始行预防治疗。包括①机械预防法，如静脉泵、弹力袜等；②药物预防，如肝素、维生素K拮抗剂等。

六、治疗

脊柱创伤既可造成脊髓和（或）脊髓血管的机械性压迫，也可造成脊髓直接牵拉伤、挫裂伤。除早期的原发性损伤外，后期的继发性损伤是引起脊髓神经功能障碍的主要原因。因此，目前对SCI的治疗多主张在脊髓减压的基础上进行药物、高压氧、神经电磁刺激及康复训练等治疗。近年来对细胞移植和基因治疗的研究也越来越受到关注和重视。

（一）治疗原则

首先处理休克和维持呼吸道通畅；急性期综合治疗，尽早整复脊柱骨折-脱位和减压神经，稳定脊柱；预防和治疗并发症；康复治疗和重建功能。

（二）具体治疗措施

1. 合适的固定 防止因损伤部位的移位而产生脊髓的再损伤。颈椎损伤导致的一般先采用颌枕带牵引或持续的颅骨牵引。

2. 减轻脊髓水肿和继发性损害的方法 到目前为止，药物治疗只有早期应用甲泼尼龙及在急性不完全性脊髓损伤中使用单唾液酸神经节苷脂的作用得到肯定。

（1）地塞米松 10~20mg，静脉滴注，连续应用5~7天后，改为口服，每日3次，每次0.75mg，维持2周左右。

（2）20%甘露醇250 ml，静脉滴注，每日2次，连续5~7天。

（3）甲泼尼龙冲击疗法 其治疗急性脊髓损伤（acute spinal cord injury，ASCI）的理论依据在于：①抑制炎症反应；②抑制氧自由基及脂质过氧化反应，稳定溶酶体膜和细胞膜；③抑制血管活性、前列腺素活性，增加脊髓血流量；④减轻水肿；⑤逆转细胞内钙离子聚集；⑥增加Na^+-K^+依赖ATP酶活性，增大静息电位和脊髓运动纤维的兴奋性，促进脊髓冲动的产生和传导。本法只适用于受伤后8小时以内者，且应在使用前详细评估患者是否存在激素冲击的禁忌证。推荐采用24小时给药的方案，比较明确的治疗方案为：每公斤体重30mg剂量一次给药，15分钟静脉注射完毕，休息45分钟，在以后23小时内以5.4mg/(kg·h）剂量持续静脉滴注。在静脉注射后30分钟后脊髓部位将出现峰浓度，并且其有效治疗时间很短，因此越早用药，预后越好。

（4）高压氧治疗 高压氧治疗能够提高血氧分压，使血液中溶解氧量增加，增加脊髓组织。脑脊液含氧量和氧储存量，维持神经细胞能量代谢，改善局部微循环。根据实践经验，一般伤后4~6小时内应用可收到良好的效果。

3. 手术治疗 由于神经细胞在受伤6~8小时后就会开始崩解，故一般认为在伤后6~8小时（即所谓“金标准”手术时间）内进行手术的效果最佳。

根据术前各种神经学检查及影像学检查，确定脊髓损伤程度、损伤平面及致伤因素，然后决定是否手术。如有手术适应证，要制订详细的手术计划，包括麻醉种类、手术入路及手术方式等。

（1）手术目的 整复骨折-脱位，解除脊髓压迫，恢复和维持脊柱的生理曲度和稳定性，目前还不能达到使损伤的脊髓恢复功能。手术的途径和方式视骨折的类型和致压物的部位而定。

（2）手术指征 ①脊柱骨折-脱位有关节突交锁者；②脊柱骨折复位不满意，或仍有脊柱不稳定因素存在者；③影像学显示有碎骨片凸出至椎管内而压迫脊髓者；④截瘫平面不断上升，提示椎管内有活动性出血者。

（3）手术方法 ①减压术：是治疗急性脊髓压迫的有效方法。包括前路及后路减压术、椎板成形术、椎体切除术和椎体间融合手术等。②内固定术：不稳定性脊柱骨折与脱位伴有不完全性脊髓损伤时，应早期手术进行骨折复位并给予内固定，以解除骨折块压迫，消除神经损害，防止继发性损伤的加剧，提高融合率以及缩短术后康复时间。③MRI显示脊髓内有出血者，可在脊髓背侧正中切开脊髓至中央沟，清除血块与积液，有利于水肿的消退。

4. 康复治疗 通过及时、对应的药物治疗或手术治疗后，可以最大程度减少继发性的脊髓损伤，之后对于患者采取针灸、理疗、功能锻炼等康复治疗，有助于促进神经功能恢复和减少并发症。经颅磁刺激可促进大脑皮层及脊髓结构的重塑，使得残余的神经功能得到最大程度的发挥。磁刺激对脊髓损伤后运动功能、疼痛、痉挛、二便障碍的影响与刺激的频率、强度、作用部位及磁刺激作用的时间相关，寻找合适的治疗参数以辅助脊髓损伤的康复治疗，仍有待进一步深入研究。

目标检测

答案解析

简答题

1. 脊柱脊髓损伤后的常规检查有哪些？相互之间的侧

重点分别是什么？

2. 何为三柱概念？其与脊椎稳定性之间有什么相关性？

3. 脊髓损伤的常见类型有哪些？

4. 脊髓损伤的常见并发症有哪些？

（李　强）

书网融合……

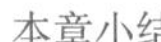

本章小结

题库

PPT

第六十二章　骨盆与髋臼骨折

学习目标

1. 掌握　骨盆骨折的分型和应急处理；髋臼骨折的分型和手术治疗原则。
2. 熟悉　骨盆骨折和髋臼骨折的并发症。
3. 了解　骨盆骨折和髋臼骨折的病因和解剖特点。

第一节　骨盆骨折

案例引导

案例　患者，男，50岁，车祸致双侧髋部疼痛4小时入院。查体：P 128次/分，BP 75/50mmHg。颜面苍白，腹部明显压痛；骨盆挤压及分离试验阳性，会阴部、腹股沟处皮肤瘀斑，小便未解。双侧足背动脉可扪及，双侧膝关节、踝关节活动可，双侧髋关节活动受限。腹腔穿刺抽出15ml血性液体。其他查体未见异常。实验室检查：Hb70g/L。

讨论　该患者诊断是什么？诊断依据是什么？该病并发症如何处理？

骨盆是连接脊柱与下肢间的桥梁，躯干的重力通过骨盆传递到下肢，下肢的震荡也通过骨盆上达脊柱。骨盆保护着盆腔内的重要脏器。

一、应用解剖

骨盆是一个环形结构，由骶骨和两块髋骨组成（图62－1）。髋骨由三个独立的骨化中心（髂骨、坐骨和耻骨）融合形成，它们会合于三角软骨，16～30岁完全融合。两侧髂骨和骶骨构成骶髂关节，两侧耻骨上下支的内侧相互结合构成耻骨联合。骶髂关节是滑膜性微动关节。软组织对维持骨盆环的稳定性是非常重要的，维持骨盆稳定性的韧带有骶髂骨间韧带、骶髂后韧带、骶髂前韧带、骶结节韧带、骶棘韧带、髂腰韧带和腰骶外侧韧带等。

骨盆的环形结构分前、后两部分：后部是承重主弓，直立位时重力线经骶髂关节至两侧髋关节为骶股弓；坐位时重力线经骶髂关节至两侧坐骨结节为骶坐弓（图62－2）。

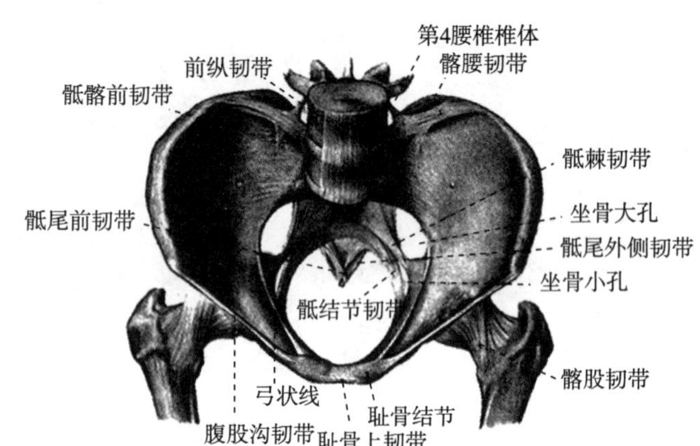

图62－1　骨盆解剖结构

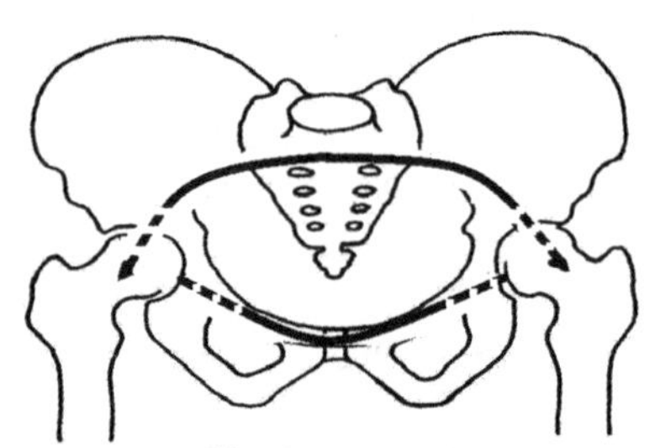
骶股弓及其联结副弓

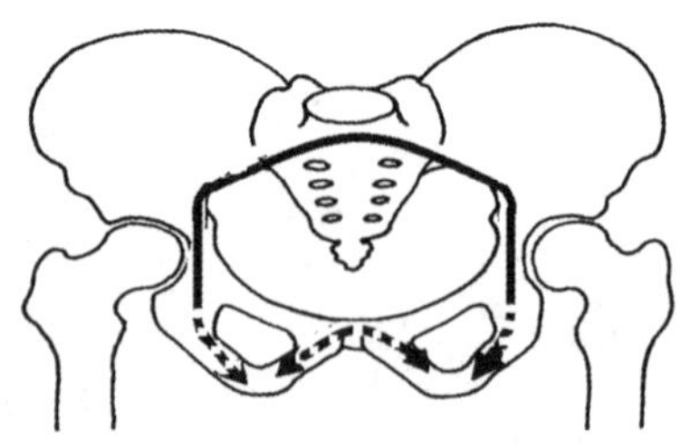
骶坐弓及其联结副弓

图62－2　骨盆环形结构示意图

二、病因

骨盆结构稳定，适应于活动和负重时的生物力学要求，因此骨盆骨折的发生率相对较低，骨盆骨折多由高能量外伤所致。据统计，骨盆骨折中50%~60%由车祸造成，8%~10%为高处坠落伤。骨盆骨折半数以上伴有合并症或多发伤，最严重的是创伤性失血性休克及盆腔脏器合并伤，因此死亡率高达5%~20%，致残率为1.87%~36.6%。随着院前急救、急诊复苏救治和骨折治疗的进步，严重骨盆骨折的死亡率近年已有所下降。

三、分类

常用的分类方法主要依据骨盆骨折的部位、损伤暴力的方向以及骨盆的稳定性进行分类。

（一）按骨折部位分类

1. 骨盆边缘撕脱性骨折　肌肉猛烈收缩而造成骨盆边缘肌附着点撕脱性骨折，骨盆环不受影响，多见于青少年运动损伤（图62-3）。常见的有：①髂前上棘撕脱骨折：缝匠肌猛烈收缩的结果；②髂前下棘撕脱骨折：股直肌猛烈收缩的结果；③坐骨结节撕脱骨折：腘绳肌猛烈收缩的结果。

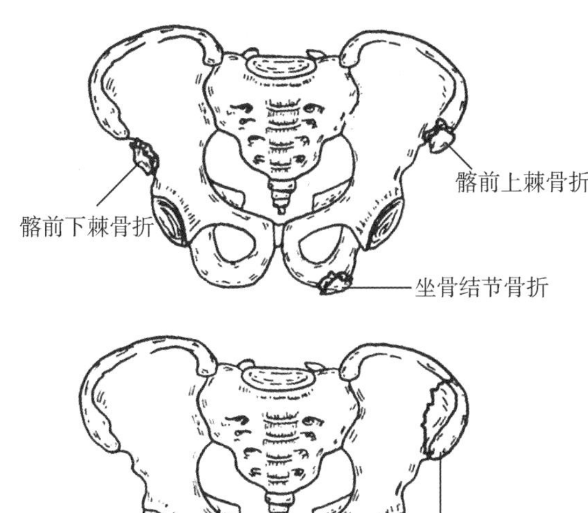

图62-3　骨盆边缘撕脱性骨折

2. 髂骨翼骨折　多为侧方挤压暴力所致，移位不明显，可为粉碎性，不影响骨盆环的稳定性。

3. 骶尾骨骨折

（1）骶骨骨折（图62-4）　Dennis将骶骨分成三个区：Ⅰ区，在骶骨翼部；Ⅱ区，在骶孔处；Ⅲ区，为正中骶管区。Ⅱ区与Ⅲ区损伤分别会引起骶神经与马尾神经损伤。

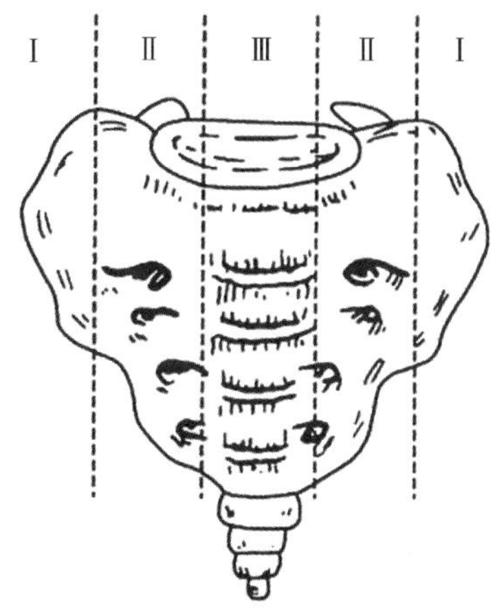

图62-4　骶骨骨折分区

（2）尾骨骨折　多由跌倒坐地所致，一般移位不明显。偶有尾骨尖刺破直肠形成开放性骨折。

4. 骨盆环骨折　骨盆环的单处骨折较为少见，多为双处骨折。包括：①双侧耻骨上、下支骨折；②一侧耻骨上、下支骨折合并耻骨联合分离；③耻骨上、下支骨折合并骶髂关节脱位；④耻骨上、下支骨折合并髂骨骨折；⑤髂骨骨折合并骶髂关节脱位；⑥耻骨联合分离合并骶髂关节脱位。骶髂关节脱位分为后脱位、前脱位和垂直脱位，其中以后脱位最为常见，即髂骨脱位至骶骨前方；偶见前脱位；垂直脱位导致骨盆变形，并发症常见。

（二）按暴力的方向分类

Young和Burgess基于损伤机制将骨盆骨折分为四型（图62-5）。

1. 侧方挤压损伤（lateral compression，LC骨折）　侧方挤压力量使骨盆的前后部结构及骨盆的底部韧带发生一系列损伤，约占骨盆骨折的38.2%。

2. 前后挤压损伤（antero-posterior compression，APC骨折）　约占52.4%，通常是由来自前方的暴力造成的。

3. 垂直剪切力损伤（vertical shear，VS骨折）　约占5.8%，通常为高处坠落伤。前方的耻骨联合分离或耻骨支垂直骨折，骶结节韧带和骶棘韧带都断裂，后方的骶髂关节完全脱位，一般还带有骶骨或髂骨的骨折块，半个骨盆可以向前上方或后上方移位。

4. 混合暴力损伤（combined mechanical，CM骨折）　约占3.6%，通常是混合性骨折，如LC/VS或LC/APC。

（三）根据骨盆的稳定性分类

Tile基于骨盆的稳定性，提出了系统分类。

1. A型（稳定型）　骨盆环骨折，移位不大，未破坏骨盆环的稳定性，如耻骨支骨折，坐骨支骨折，髂前上棘撕脱骨折，髂翼骨折等。

2. B型（旋转不稳定型）　骨盆的旋转稳定性遭受破坏，但垂直方向并无移位，仅发生了旋转不稳定，根据损伤机制不同分为：分离型骨折B_1（“开书样”骨折）；其又可分为①骨盆裂开<2.5cm；②骨盆裂开>2.5cm。骨盆

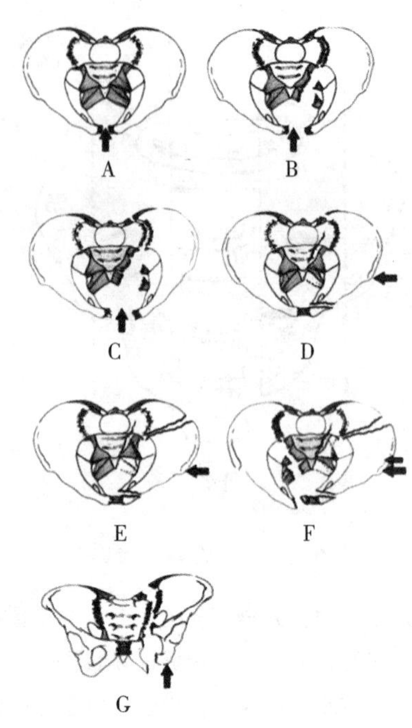

图 62－5　图中 A、B、C 为 APC Ⅰ－Ⅲ型，D、E、F 为 LC Ⅰ－Ⅲ型，G 为 VS 型

侧方压缩骨折（B_2 型，“关书样”骨折），受伤的同侧发生骨折。骨盆受侧方压缩，对侧发生骨折（B_2 型骨折）。

3. C 型（旋转与垂直不稳定型）　骨盆骨折既发生旋转移位，又发生垂直移位。C_1 型为单侧骶髂关节脱位，C_2 型为双侧骶髂关节脱位，C_3 型为骶髂关节脱位并有髋臼骨折。

四、临床表现

骨盆骨折可发现下列体征。

1. 骨盆分离试验与挤压试验阳性　检查者双手交叉撑开两侧髂嵴，使骨盆前环产生分离，如出现疼痛即为骨盆分离试验阳性，提示骨盆“开书样”骨折。检查者用双手挤压患者的两侧髂嵴外缘，臀部出现疼痛为骨盆挤压试验阳性，提示骨盆“关书样”骨折。做上述两项检查时偶尔会感到骨擦音。

2. 肢体长度不对称　测量胸骨剑突与两髂前上棘之间的距离，向上移位的一侧长度变短，也可以测量脐孔与两侧内踝尖端之间的距离。肢体长度不对称提示骶髂关节有垂直移位。

3. 会阴部的瘀斑　是耻骨和坐骨骨折的特有体征。

4. 休克　出血多时即表现为神志淡漠、皮肤苍白、四肢厥冷、尿少、脉快、血压下降等失血性休克征象，多为伴有血管损伤内出血所致。

五、影像学检查

X 线检查可显示骨折类型及骨折块移位情况，常规需要拍摄前后位、骨盆入口位和骨盆出口位 X 线片。骶髂关节情况以 CT 检查更为清晰。只要情况许可，骨盆骨折病例都应该做 CT 检查，CT 的三维重建可以更加立体直观地显示骨折类型和移位的方向。

六、并发症

骨盆骨折常伴有严重并发症，终生的病残和长期慢性疼痛是骨盆骨折后最常见的并发症。其他并发症如下。

1. 腹膜后血肿　骨盆血液供应丰富，而且有广泛的血管丛，骨折可引起广泛出血，巨大血肿可沿腹膜后疏松结缔组织间隙蔓延至肠系膜根部、肾区与膈下，还可向前至侧腹壁。如为腹膜后主要大动、静脉断裂，可以迅速导致患者死亡。

2. 腹腔内脏损伤　分为实质性脏器损伤与空腔脏器损伤。实质脏器损伤为肝、肾与脾破裂，表现为腹痛与失血性休克；空腔脏器损伤指充气的肠曲在暴力与脊柱的夹击下可以爆破穿孔或断裂，表现为急性弥漫性腹膜炎。

3. 下尿路损伤　对骨盆骨折的患者应经常考虑下尿路损伤的可能性，尿道损伤远较膀胱损伤为多见。患者可出现排尿困难、尿道口溢血现象。双侧耻骨支骨折及耻骨联合分离时，尿道膜部损伤的发生率较高。

4. 直肠损伤　是会阴部撕裂的后果，较少见，女性伤员常伴有阴道壁的撕裂。直肠破裂如发生在腹膜反折以上可引起弥漫性腹膜炎；如在反折以下，则可发生直肠周围感染，常为厌氧菌感染。

5. 神经损伤　多在骶骨骨折时发生，组成腰骶神经干的骶 1 及骶 2 神经根最易受损伤，可出现臀肌、腘绳肌和小腿腓肠肌群的肌力减弱，小腿后方及足外侧部分感觉丧失。骶神经损伤严重时可出现跟腱反射消失，但很少出现括约肌功能障碍。

七、应急处理

及时、合理的早期救治是降低死亡率和减少晚期并发症的首要环节。在现场和转送途中可根据伤情实施基本生命支持，对伤情严重者还要实行积极的生命支持，包括气管插管、输液和抗休克裤等措施。有休克时应积极抢救，各种危及生命的合并症应首先处理。McMurtry 提出了一个 A～F 的处理顺序方案，其内容如下：A（airway，主要指呼吸系统的处理）、B（bleeding，主要是止血措施）、C（CNS，主要指中枢神经系统损伤的处理）、D（digestive system，主要指消化系统损伤的处理）、E（excretory，主要指泌尿系统损伤的处理）、F（fracture，主要指其他部位骨折的处理）。

八、治疗

（一）治疗原则

对合并有骨盆骨折的多发伤者，其治疗原则仍然是首先处理威胁生命的损伤，其次是设法保留损伤的肢体，而后及时有效的治疗骨盆和其他骨与关节的损伤。

（二）骨盆骨折本身的处理

骨盆骨折本身的治疗临床上分为非手术治疗和手术治疗两个类别。非手术治疗包括卧床、下肢牵引和骨盆悬吊牵引。手术治疗包括外固定器和切开复位内固定。

1. 骨盆边缘性骨折　无移位者不必特殊处理。髂前上、下棘撕脱骨折可于髋、膝屈曲位卧床休息3～4周；坐骨结节撕脱骨折，则在卧床休息时采用大腿伸直、外旋位。只有极少数骨折片翻转移位明显者才需手术处理。髂骨翼部骨折只需卧床休息3～4周，即可下床活动；但也有主张对移位者采用长螺钉或钢板螺钉内固定。

2. 骶尾骨骨折　都采用非手术治疗，以卧床休息为主，骶部垫气圈或软垫。3～4周疼痛症状逐渐消失。有移位的尾骨骨折，可将手指插入肛门内，将骨折片向后推挤复位；但再移位者很多。陈旧性尾骨骨折疼痛严重者，可在尾骨周围局部注射皮质激素。

3. 骨盆环单处骨折　由于这一类骨折无明显移位，只需卧床休息。症状缓解后即可下床活动。用多头带作骨盆环形固定可以减轻疼痛。

4. 耻骨联合分离　单纯性耻骨联合分离且程度较轻者，可用骨盆兜悬吊固定。骨盆兜用厚帆布制成，其宽度上抵骶骨翼，下达股骨大转子，悬吊重量以将臀部抬离床面为宜，依靠骨盆挤压合拢的力量，使耻骨联合分离复位。注意此法不宜用于来自侧方挤压力量所致的耻骨支横形骨折。骨盆悬吊治疗耻骨联合分离时间长，愈合差，目前大都主张手术治疗，在耻骨弓上缘用钢板螺钉作内固定。

知识链接

“天玑”机器人

闻名已久的“达芬奇”机器人，是专攻软组织的，就是高级的腹腔镜系统。它所代表的该类医疗机器人，擅长缝合与剥离，但看不见深部组织，骨科手术用不上。“天玑”机器人是最新研制的骨科机器人，专攻硬组织，是世界上唯一针对骨骼硬组织能够开展脊柱全节段、骨盆骨折四肢骨折等创伤骨折、骨肿瘤手术还有关节导航的骨科手术机器人。在骨盆与髋臼骨折的治疗中已开始展现极为重要的作用，具有创伤小、定位准、手术时间短等多种优点，是骨盆与髋臼骨折治疗中的新趋势。

第二节　髋臼骨折

髋臼虽然为骨盆的一部分，但髋臼的致伤机制、诊断和治疗方面又有其特点，因此将髋臼骨折与骨盆骨折分别论述。

一、应用解剖

髋臼系位于髋骨中下部的包含于半盆前、后两个柱内的半球形深凹，向前、下、外倾斜。髋骨的前柱（髂耻柱）由髂骨前半和耻骨组成，包括髋臼前唇、前壁和部分臼顶，前柱由髂嵴前部斜向内下至前方达耻骨联合；髋臼的后柱（髂坐柱）由髂骨的坐骨切迹和部分坐骨组成，包括髋臼后唇、后壁和部分臼顶，后柱由坐骨大切迹角平面到坐骨结节（图62－6）。髋臼骨折的治疗应尽可能恢复髋臼与股骨头的匹配以及前、后柱的解剖关系。

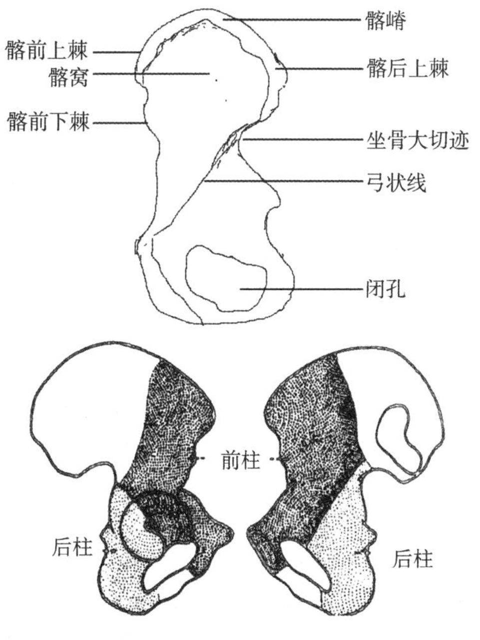

图62－6　髋臼的解剖形态

二、病因

髋臼骨折（fracture of the acetabulum）是由强大暴力作用于股骨头和髋臼之间造成的，约占全身骨折的0.7%。由于遭受外力时股骨的位置不同，股骨头撞击髋臼的部位也有所不同，因而造成不同类型的髋臼骨折。常见受伤方式为：屈膝位暴力作用于膝关节前方，经股骨头传递至髋臼；暴力经足、膝、股骨头传递到髋臼；侧方暴力经股骨大转子传递；经骨盆后方的暴力，不仅产生骨盆骨折，也可累及髋臼。有时，股骨头连同破碎的髋臼向内移位，严重者股骨头可穿破髋臼内侧壁进入盆腔，造成髋关节中心脱位。

三、骨折分型

（一）根据解剖结构的改变分型

目前广泛采用的 Letournel－Judet 分型是从解剖结构的改变来分，共十个类型，分别是后壁、后柱、前壁、前柱、横行、后柱＋后壁、横形＋后壁、前柱＋后半横形、T 形和双柱骨折（图 62－7）。

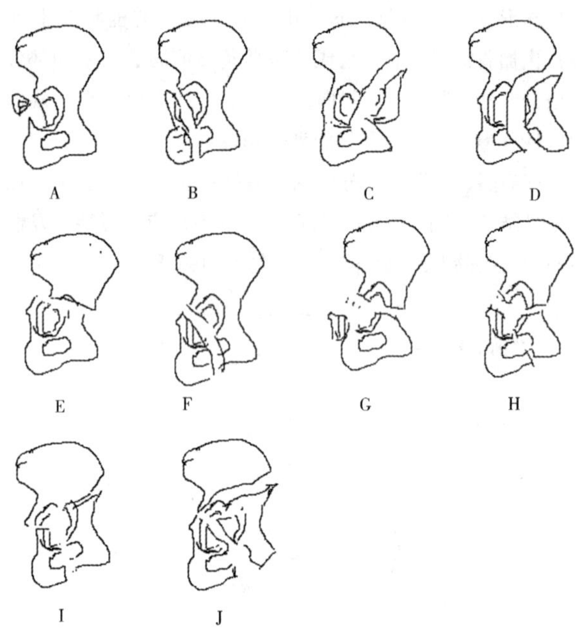

图 62－7 髋臼骨折 Letournel－Judet 分型

A. 后壁；B. 后柱；C. 前壁；D. 前柱；E. 横柱；F. 后柱＋后壁；G. 横形＋后壁；H. T 形；I. 前柱＋后半横形；J. 双柱

（二）根据骨折的复杂情况分型

1. 单一骨折 累及髋臼的一个柱或壁，包括后壁骨折、后柱骨折、前壁骨折、前柱骨折和横形骨折等 5 类。

2. 复合骨折 至少由 2 个单一骨折组合，包括 T 形骨折、后柱伴后壁骨折、横形伴后壁骨折、前柱伴后半横形骨折和双柱骨折等 5 类。

四、临床表现

髋臼骨折者有明确的致伤原因和损伤机制，主要表现为髋关节局部肿胀、疼痛及活动受限，如并发股骨头脱位则表现为相应的下肢畸形与弹性固定。当发生髋关节中心性脱位时，其疼痛及功能障碍程度均不如髋关节前、后脱位，体征也不明显，脱位严重者可表现为患肢缩短。X 线前后位、闭孔斜位和髂骨斜位是诊断髋臼骨折和骨折分类的依据。CT 平扫和三维重建能显示髋臼的整体图像。

五、治疗

髋关节是全身负荷最大的关节，其具有大范围活动的球窝关节，股骨头与髋臼两个弧线为同心圆弧。髋臼骨折后，关节软骨损伤，关节面凹凸不平致使股骨头与髋臼不相吻合，长期磨损造成骨性关节炎。因此，有移位的髋臼骨折原则上应该手术治疗，尽可能解剖复位，牢固固定及早期的功能锻炼。

（一）非手术治疗

目前大多数学者认为非手术治疗的适应证包括：①关节间隙正常，骨折移位程度＜3mm，骨折断端稳定；②移位微小的远端横形或低位前柱骨折；③双柱骨折分离移位＜3～4mm，同时股骨头对应关系尚可，或软组织铰链使其包容状态逐渐恢复者；④考虑牵引治疗或准备行人工关节置换术的老年骨质疏松患者；⑤部分累及前柱的髋臼内壁骨折；⑥有明确手术禁忌证或伴有多发伤者。其他考虑因素包括患者的年龄、手术耐受力、是否存在感染等。

（二）手术治疗

1. 手术指征 当髋臼关节面移位、头臼不匹配时必须采取手术治疗措施。手术指征：①骨折经过髋臼负重顶、移位＞3mm 者；②伴发股骨头脱位或半脱位者；③关节腔存在游离骨块者；④CT 显示后壁骨折块大于整个后壁 40%，或后柱骨折引起关节不稳者；⑤移位的骨折累及臼顶，影响股骨头复位者。此外，当伴有股神经或坐骨神经损伤、股动脉损伤、同侧股骨骨折时，也需要手术治疗。

2. 手术时机 手术一般于伤后 4～7 天进行。髋臼骨折后超过 3～4 周，由于髋臼周围血供丰富使得骨痂生长迅速，术中骨折暴露、复位及固定就显得困难，出血增多，就会降低手术疗效。至于 3～4 个月以上的陈旧性髋臼骨折，基本失去切开复位的机会，选择全髋关节置换可能更为有效。对于难复性髋关节脱位患者、伴有大血管损伤患者、证实有神经卡压患者和开放性骨折患者等，需考虑急诊手术。

3. 手术入路 正确选择手术入路是获得良好骨折暴露、满意复位、取得良好疗效的关键性因素之一。由于髋臼解剖结构复杂，迄今尚无一种手术入路可满足所有髋臼骨折类型的需要，因此术前分析非常重要。有报道显示，临床最常用的手术入路有髋臼后侧入路（Kocher－Langenbeck 入路）、髂腹股沟入路、扩大的髂股入路，分别占 48.7% 和 12.4%。还包括联合入路、Y 形入路、Stoppa 入路等。手术入路的选择，目前多遵循以下规律，即对后柱、后壁、后柱伴后壁及以后方移位为主的横形骨折应行后入路手术，对前柱、前壁及以前方移位为主的横形骨折则行前入路手术，而扩展的入路比单一入路引起并发症多，前入路比后入路更安全。此外，手术时机及髋臼骨折粉碎程度对手术入路的选择也有一定影响。如果手术在早期即10天内进行，就有可能对对侧柱进行间接复位，并根据骨折类型，选择单一前入路或后入路进行复位固定。如果骨折延迟2~3周后手术，则骨痂清除困难，一旦显露不好使得手术处理困难，骨折获得解剖复位的能力将从75%降至62%，此时选择扩大或联合入路为佳。术者经验也很重要，联合入路可同时看到前柱、后柱和髋臼关节内情况，便于骨折复位固定。近年有报道显示，随着手术技术的发展，选择单一入路行前、后柱骨折固定成为术者研究热点，这有利于减少手术损伤并节约手术时间。

六、并发症

（一）休克

如骨折涉及骨盆其他部位，或髋臼骨折为全身多发性骨折的一部分，则可能因疼痛和大量失血导致休克。

（二）感染

多数髋臼骨折伴有局部严重的软组织损伤或腹部和盆腔内脏器伤，这都会增加感染机会。此外，手术时为了保持骨折片的血供，常尽量保留虽已严重挫伤但仍与骨折相连的软组织蒂。一旦发生感染，这些不健康组织常成为细菌繁殖的温床。

（三）神经血管损伤

髋关节后面与坐骨神经相邻，此部骨折移位或手术复位时，神经易遭受损伤。采用Kocher-Langenbeck入路时主要可能影响坐骨神经。采用延伸的髂股入路时也有可能发生坐骨神经的牵拉伤。术时应保持伤侧膝关节屈曲至少60°，而髋关节伸展，这有利于减少坐骨神经牵拉。发生神经瘫痪后应使用踝-足支具，有望部分或全部恢复，但需时较长。骨折涉及坐骨大切迹时，术中可能伤及坐骨神经、臀上神经和臀上血管。后者如在坐骨切迹处断裂，可回缩至盆腔内而难以止血。术时显露与整复骨折时应十分谨慎。

（四）异位骨化

Kocher-Langenbeck的发生率最高，其次是延伸的髂股入路，而髂腹股沟入路则几乎不发生。手术应尽可能减少肌肉创伤，术前及术后几月内可给予非甾体抗炎药，以预防异位骨化的发生和加重。

（五）创伤性关节炎

髋臼骨折后虽经复位，仍可导致股骨头和髋臼面的不完全吻合，降低股骨头和髋臼的接触面积，负重时局部应力增大，最终导致关节软骨的磨损和创伤性关节炎。

目标检测

答案解析

一、选择题

1. 骨盆骨折最易导致
   A. 后尿道损伤　B. 直肠损伤
   C. 子宫损伤　D. 肾脏损伤
   E. 输尿管损伤
2. 骨盆骨折最重要的体征是
   A. 畸形
   B. 反常活动
   C. 局部压痛及间接挤压痛
   D. 骨擦音及骨擦感
   E. 肿胀及瘀斑
3. 患者，男，45岁，车祸3小时入院。诊断为骨盆骨折，左股骨干骨折及左胫骨开放性骨折。首先应密切观察的并发症是
   A. 休克　B. 泌尿系统感染
   C. 创口感染　D. 疼痛
   E. 坠积性肺炎

二、思考题

4. 患者，男，45岁。汽车压伤骨盆2小时入院。查体：血压68/30mmHg，脉搏110次/分，神志清，呼吸急促，面色苍白，下腹部压痛，腹肌紧张，骨盆挤压试验阳性。首先应究的处理是什么？为排除腹腔脏器损伤，最简单可靠的检查是什么？

5. 患者，男，34岁。马车翻车时砸伤下腹部。查体：耻骨联合处压痛，挤压试验阳性，膀胱胀满，橡皮导尿管插入一定深度未引出尿液，导尿管尖端见血迹，此时应考虑有哪些创伤？

（刘京升）

书网融合……

本章小结

题库

第六十三章　股骨头坏死

PPT

学习目标

1. 掌握　解剖生理概要；股骨头坏死的临床症状、体征、诊断及鉴别诊断、治疗原则。
2. 熟悉　股骨头坏死的ARCO分期、病理表现。
3. 了解　股骨头坏死的病因与发病机制。

案例引导

案例　患者，男，27岁。右侧腹股沟疼痛、跛行7年。既往有右髋关节外伤史，曾行右股骨头骨折切开复位内固定手术。查体：右侧腹股沟区深压痛、右髋关节活动受限，内旋及外展受限最为明显。

讨论　此患者的可能诊断是什么？请分析该患者的问诊要点、查体内容。需要进行哪些辅助检查？

股骨头坏死（necrosis of the femoral head）是指股骨头血供中断或受损，引起骨细胞及骨髓成分死亡及随后的修复，继而导致股骨头结构改变、股骨头塌陷，引起患者关节疼痛、关节功能障碍的疾病，是骨科常见的难治性疾病。

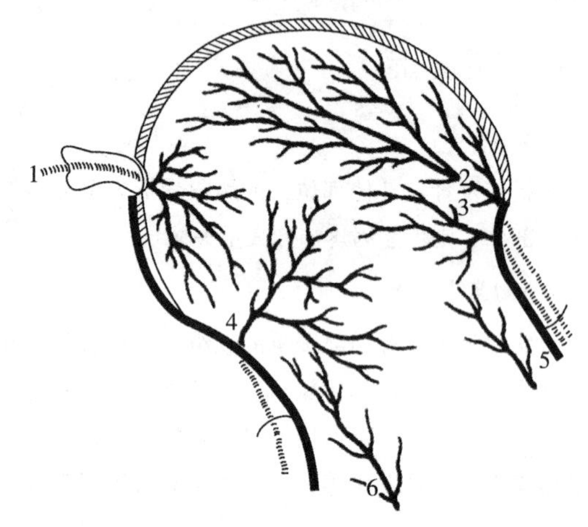

图63－1　股骨头血供简要精记图示

1. 小凹动脉；2. 骺外侧动脉；3. 干骺端上侧动脉；4. 干骺端下侧动脉；5、6. 滋养动脉升支

一、解剖生理概要

成人股骨头的血液供应有多种来源：①股骨头圆韧带内的小凹动脉，提供股骨头凹部的血液循环；②股骨干滋养动脉升支，沿股骨颈进入股骨头；③旋股内、外侧动脉的分支，是股骨头、颈的重要营养动脉。旋股内侧动脉发自股深动脉，在股骨颈基底部关节囊滑膜反折处分为骺外侧动脉、干骺端上侧动脉和干骺端下侧动脉进入股骨头。骺外侧动脉供应股骨头2/3～4/5区域的血液循环，是股骨头最主要的供血来源（图63－1）。旋股内侧动脉损伤是导致股骨头缺血坏死的主要原因。旋股外侧动脉也发自股深动脉，其分支供应股骨头小部分血液循环。股骨头下型骨折后，股骨头仅有小凹动脉很少量的供血，致使股骨头严重缺血，因此发生股骨头缺血坏死的机会很大。

二、病因

1. 髋关节创伤　包括创伤性髋关节脱位导致的圆韧带内血管和支持带血管的损伤；股骨颈骨折导致股骨头血供的锐减；先天性髋关节脱位固定治疗引起的无菌性股骨头坏死。

2. 长期使用皮质类固醇　具体机制尚不清楚，可能原因包括长期应用激素引起的全身凝血机制改变、骨质疏松以及脂肪栓塞。

3. 过量饮酒　乙醇能导致胰酶释放，继而造成脂肪坏死及钙化，亦或引起高脂血症并影响凝血功能，最终导致血管阻塞、出血或脂肪栓塞，继发股骨头缺血性坏死。

4. 减压病　气体在体液中的溶解度随压力升高而增加，在高压环境下，氧气和二氧化碳的溶解度增加而弥散作用也较强，容易从呼吸道排除，而氮气弥散作用差。但当减压过快时，氮气释放过多，容易在血管内形成栓塞，同时由于氮气在脂肪组织的溶解度是水中的5倍，其容易积聚于富含脂肪组织的黄骨髓内，减压时造成髓内血管气体栓塞，最终导致骨组织的缺血坏死。

5. 其他病因　包括Legg－Calve－Perthes病、血红蛋白病、特发性股骨头缺血坏死等。

三、病理

股骨头坏死的严重程度取决于其血液循环阻断的范围大小及时间长短，以及阻断的完全与否。事实上，所有股骨颈骨折早期都伴随有一定程度的缺血性骨坏死，而在早期X线及临床表现上仅有一小部分患者出现股骨头缺血性坏死的征象，大部分病例获得了自身的修复。

股骨头坏死病理过程分为早期和发展期，早期主要是骨细胞、骨小梁的死亡及部分新生骨的形成，此期由于软骨滑液的营养，关节软骨并无明显改变。发展期股骨头缺血性坏死逐渐稳定，肉眼观察股骨头软骨表面可出现压痕，关节软骨下沉，触之有乒乓球样浮动感，继而出现软骨的龟裂及破损、撕脱，软骨下骨外露，股骨头出现塌陷，严重者股骨头变形，晚期髋臼软骨表面不平，髋臼边缘骨质增生，呈退变性关节炎表现，少数病例有关节内游离体形成。而显微镜下股骨头冠状面观察可见典型的5层病理结构性改变（图63－2）。①关节软骨层：股骨头各部分表现不一，有些基本正常，有些部分表面粗糙不平，细胞呈灶状坏死，软骨基质变为嗜酸性，有的软骨呈瓣状游离，但并未死亡。②坏死骨组织层：镜下可见这部分骨质已坏死，陷窝中骨细胞消失，髓细胞被一些无细胞结构的坏死碎片所代替，坏死区内常见散在的钙化灶。③肉芽组织层：包绕在坏死骨组织周围，其边缘不规整，镜下可见炎性肉芽组织，有泡沫样细胞及巨噬细胞，部分可见纤维组织致密，缺少血管。部分纤维组织疏松，可见血管。④反应性新生骨层：镜下可见坏死骨的修复及重建，在坏死骨小梁的支架上有新骨形成，骨小梁增粗。⑤正常骨组织层：位于股骨颈上，此层骨小梁和反应性新生骨层相比较细腻，并含有丰富的髓细胞。

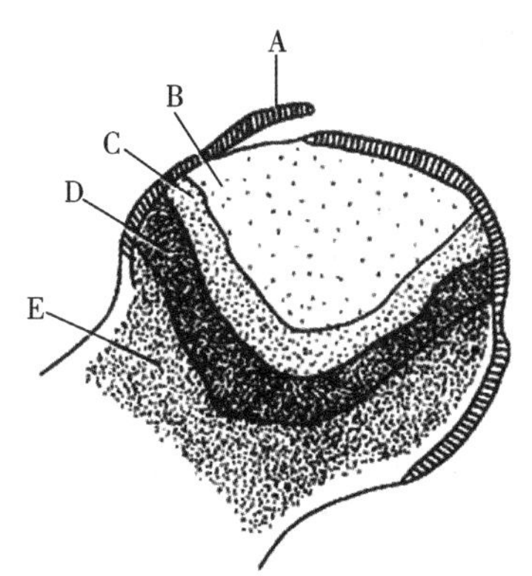

图63－2　股骨头坏死的典型病理改变

A. 关节软骨；B. 坏死骨及骨髓；C. 肉芽组织；D. 肥厚的新生骨；E. 股骨颈正常骨小梁

四、发病机制

股骨头缺血性坏死属于缺血性骨坏死的范畴，骨组织局部缺血性改变导致骨组织失去血液供应或其血液循环发生障碍导致骨细胞的死亡和骨组织结构的破坏，也称无菌性骨坏死或无血管性骨坏死，其病理改变实际上是由于骨缺血造成的骨梗死。股骨头坏死的发病机制尚不完全明确，目前主流的学说有两种。①脂肪栓塞：临床证实股骨头坏死的血管内存在脂肪栓塞，栓子可来源于脂肪肝、血浆脂蛋白及脂肪性骨髓或其他脂肪组织的分解物，过量糖皮质激素激素摄入及乙醇中毒可造成脂肪栓塞，骨髓内骨细胞被脂肪组织占据，使髓内细胞死亡。②骨内血管损害及骨内高压：软骨下骨及松质骨内小动脉结构破坏，发生血管炎，骨内静脉回流受阻，骨内高压形成引起骨坏死。

五、临床表现

早期可以没有任何临床症状，最早出现的症状为髋关节或膝关节的疼痛，疼痛性质可呈持续或间隙性，早期疼痛多不严重，随病程增加逐渐加重，偶有急性发作者。双侧病变者可呈交替性疼痛，疼痛严重者可出现跛行及行走困难。

最典型的体征是腹股沟区深部压痛，可放射至臀部或膝部，“4”字试验阳性。体格检查可出现内收肌的压痛，髋关节活动受限，以内旋及外展受限最为明显。

六、辅助检查

1. X线检查　目前仍是诊断股骨头坏死的主要影像学检查，不同病程阶段的股骨头坏死在X线上表现不尽相同，早期表现为股骨头外形完整，关节间隙正常，但在股骨头持重区软骨下可见骨密度的增加，周围可见点状、斑片状密度降低及囊性改变，有时出现典型的“新月征”，即在持重区关节软骨下可见弧形透明带；随着病程进展，持重区下骨质呈不同程度的变平、碎裂及塌陷，此时关节间隙仍然正常；进一步发展可出现股骨头持重区的塌陷，股骨头变平，关节间隙的变窄，髋臼外上缘骨刺形成，呈现出骨关节炎表现。

2. CT检查　其意义主要在于早期发现较小的病灶，鉴别是否有骨的塌陷及其延伸的范围，为手术及治疗方案的选择提供依据一定依据。CT虽较普通X线检查能更准确地发现一些细小的改变，但在股骨头坏死的早期诊断方面，CT不及MRI及核素扫描敏感。CT三维重建图像能更好地评价股骨头的变形及塌陷程度，为股骨头坏死分期及手术治疗提供依据。

3. MRI检查　在股骨头坏死早期诊断中，MRI及放射性核素扫描较CT更为敏感。正常情况下，脂肪细胞呈短T_1长T_2的强信号，而骨髓内脂肪细胞死亡12～48小时后，磁共振上可呈现出信号的强度降低，是骨坏死的早期敏感征象。

4. 放射性核素扫描　放射性核素扫描是一种安全、简便、灵敏度高、无创的检查方法，可较X线检查提前3～6个月发现股骨头坏死，对于早期诊断具有很大价值。

5. 其他检查 骨活检可明确骨坏死的病理改变；骨的血流动力学检查通过测定骨内压及经股静脉造影用于诊断早期股骨头坏死；关节镜检查可早期直接观察股骨头表面并对其病变做出评估。

七、诊断

诊断应综合患者病史、体征及相关辅助检查。①临床症状及体征：以腹股沟、臀部及大腿部位为主的关节痛，偶尔伴有膝关节疼痛，髋关节内旋及外展受限，有髋部外伤史、皮质类固醇应用史、酗酒史及潜水员职业史。②X线可见硬化、囊样变及新月征；③CT可见硬化带包绕死骨、修复骨或软骨下骨断裂；④MRI检查 T_1WI 出现带状低信号或 T_2WI 出现双线征；⑤核素扫描初期呈灌注缺损（冷区）；坏死修复区呈热区中有冷区，即“面包圈样”改变；⑥骨活检显示骨小梁的骨细胞空陷窝比例多于50%，且累及邻近多根骨小梁，骨髓坏死。符合以上两条或两条以上标准即可确诊，除①外，②、③、④、⑥符合1条即可做出诊断。

八、鉴别诊断

1. 中晚期髋关节骨性关节炎 其CT表现为硬化并有囊性变，MRI改变以低信号为主。

2. 髋臼发育不良继发性骨性关节炎 股骨头包裹不全，关节间隙变窄、消失。

3. 强直性脊柱炎累及髋关节 常见于青少年男性，多为双侧骶髂关节受累，HLA－B27阳性，股骨头形状仍保持圆形，但关节间隙变窄、消失甚至融合。

4. 类风湿关节炎 多见于女性，股骨头圆形，关节间隙变窄、消失，常见股骨头关节面及髋臼骨侵蚀。

5. 股骨头内软骨母细胞瘤 MRI检查 T_2WI 呈片状高信号，CT扫描可见不规则的溶骨破坏。

6. 软骨下不完全性骨折 多见于老年患者，无明显外伤史，突发髋部疼痛，活动受限，MRI的 T_1 及 T_2 加权相显示软骨下低信号线，周围骨髓水肿，T_2 抑脂相呈片状高信号。

7. 色素沉着绒毛结节性滑膜炎 多发于膝关节，髋关节受累少见。X线及CT可见股骨头、颈或髋臼皮质骨侵蚀，关节间隙轻至中度变窄，MRI间广泛滑膜肥厚，低或中度信号均匀分布。

九、分期

分期的目的主要是评估股骨头坏死的程度及评价预后，同时可用于指导治疗方案的选择，有利于临床对照研究及规范化治疗的进行。股骨头坏死的分期有多种，其中Ficat和Arlet分期较为常用，而Steinberg分期则提出以股骨头坏死面积及坏死部位作为分期依据（图63－3，图63－4），国际骨循环研究会（Association Research Circulation Osseous，ARCO）在此基础上提出新的分期方式（表63－1），此种分期较为明确，其中受累面积定量Ⅰ、Ⅱ期用MRI评估，Ⅲ、Ⅳ期用X线评估，其不足在0期，目前临床影像学尚检查不出，只能靠骨活检检出骨坏死。

表63－1 ARCO分期

分期	0	Ⅰ	Ⅱ	Ⅲ	Ⅳ
所见	所有影像学检查（－）	X线、CT正常，MRI检出	无新月征；X线硬化、稀疏，囊变	新月征或股骨头变扁	关节间隙变窄或髋臼破坏
检查技术	X线、CT骨扫描、MRI	骨扫描，MRI定量	X线、CT、骨扫描、MRI及X线定量	X线、CT，定量基于X线	X线定量
二次分类	无	股骨头坏死区在髋臼顶内1/3	股骨头坏死区在髋臼顶内、中2/3	股骨头坏死区在髋臼顶内、中、外3/3	无
定量	无	股骨头坏死面积定量 轻度A. ＜15% 中度B. 15%～30% 重度C. ＞30%	股骨头坏死面积定量 A. ＜15% B. 15%～30% C. ＞30%	关节面塌陷 股骨头坏死面积定量 A. ＜15%或＜2mm B. 15%～30%或2～4mm C. ＞30%或＞4mm	无

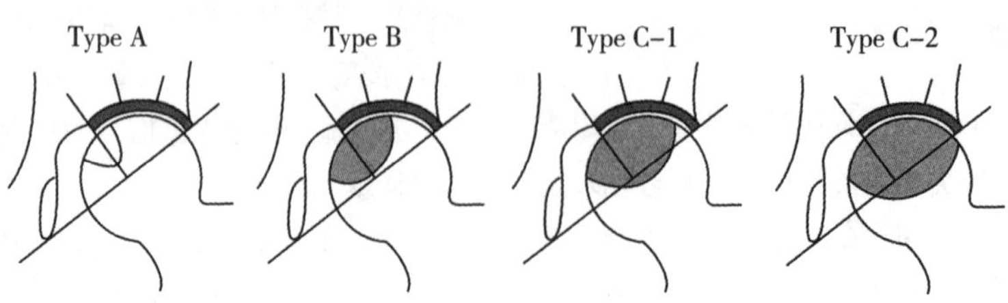

图63－3 股骨头坏死区在髋臼顶的位置

A. 坏死区在髋臼顶内1/3；B. 坏死区在髋臼顶内、中2/3；C. 坏死区在髋臼顶内、中、外3/3

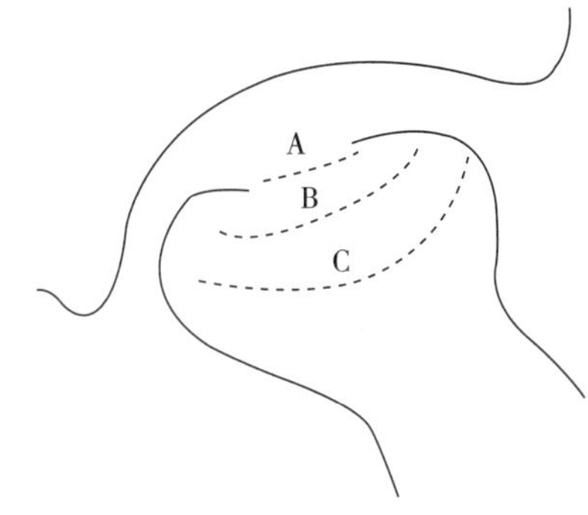

图 63－4　股骨头坏死及塌陷面积

A. <15% 或 <2mm；B. 15% ~30% 或 2 ~4mm；
C. >30% 或 >4mm

十、治疗

方案选择应根据分期、病因、患髋功能、患者年龄与身体一般状况等综合考虑。

（一）非手术治疗

主要适用于股骨头坏死早期患者，病变范围较小者；或青少年患者具有较好的潜在自身修复能力，随生长发育股骨头可得到改建，获得满意结果。

1. 保护性负重　使用双拐可有效减轻疼痛。

2. 药物治疗　非甾体抗炎药、低分子肝素、双膦酸盐等有一定疗效。

3. 中医治疗　以整体观为指导，遵循“动静结合、筋骨并重，内外兼治、医患合作”基本原则。

4. 物理治疗　包括体外震波、高频磁场、高压氧、磁疗等。

5. 制动及适当牵引　适用于 ARCO Ⅰ、Ⅱ期。

（二）手术治疗

适用于 ARCO Ⅰ、Ⅱ期、Ⅲa 和 Ⅲb 期的患者。

1. 股骨头髓芯减压植骨术　适用于缺血坏死早期，股骨头外形完整，无新月征的病例。钻孔髓心减压植骨有助于股骨头血运的重新建立。

2. 带血运骨移植术　主要包括游离腓骨移植及髋周骨瓣移植，效果较为确切。

3. 经粗隆旋转截骨术　主要目的是将坏死区移出负重区。适用于不太严重，坏死面积较小的病例。

4. 人工髋关节置换术　对于 ARCO Ⅲc 及Ⅳ期患者，股骨头塌陷较重，关节功能丧失显著、疼痛明显，应选择人工髋关节置换术。

知识链接

人工股骨头置换与全髋关节置换

人工股骨头置换属半关节置换，发展较早。1940 年 Moore 应用髓腔插入人工股骨头置换并曾较广泛应用。20 世纪 70 年代以后由于人工全髋关节的迅速发展，使人工股骨头置换术的适用范围缩小。人工股骨头置换操作简便，手术时间短，价格较低；术后关节活动较好，可早期下地活动，减少老年患者长期卧床的并发症。其缺点是在置换一段时间后可引起髋臼磨损，而可能需要行人工全髋关节置换术。人工全髋关节置换术除可以达到解除髋部疼痛、改善关节活动等治疗目的外还可保持关节稳定及调整双下肢长度。其手术效果，尤其是近期效果往往为其他手术所不及。但全髋关节置换术需切除部分骨质，手术后并发症较多，有一定使用年限。

目标检测

答案解析

一、选择题

1. 股骨头的主要血液供应来源是
   A. 旋股内、外侧动脉的分支
   B. 股骨头圆韧带内的小凹动脉
   C. 股骨干的滋养动脉升支
   D. 闭孔动脉
   E. 阴部内、外动脉
2. 股骨头坏死最常见的病因是
   A. 长期大量应用肾上腺皮质激素
   B. 长期酗酒
   C. 镰状细胞贫血
   D. 肿瘤放疗后
   E. Legg－Perthes 病
3. 患者，男。因皮肤病曾有长期服用激素病史，近 2 年双髋关节疼痛、活动受限。初步诊断是
   A. 双髋类风湿关节炎
   B. 双髋创伤性滑膜炎
   C. 双髋关节退变性骨性关节炎
   D. 双侧股骨头缺血性坏死
   E. 双侧髋关节肿瘤性病变

二、简答题

4. 髋关节脱位易导致股骨头坏死的原因是什么？

5. 股骨头坏死髓芯减压术的理论依据是什么？

6. ARCO 分期的最大特点和临床意义是什么？

（胡学星）

书网融合……

本章小结

题库

第六十四章　周围神经损伤

PPT

学习目标

1. 掌握　上肢神经损伤的临床表现及治疗原则。
2. 熟悉　周围神经损伤的分类、临床表现、诊断及治疗原则。
3. 了解　下肢神经损伤的临床表现及治疗原则。

第一节　概　述

一、病因及病理

周围神经损伤（peripheral nerve injury）是一种涉及全身皮肤、黏膜、肌肉、骨关节、血管多种组织的复杂特征和症状，包括麻木、刺痛、锐痛、触电感、搏动感等感觉异常及四肢功能障碍。神经损伤后，神经元胞体与远端轴突分离，引起轴突退变以及所支配肌肉－神经接头的坍塌、分解。在损伤部位，远端神经轴突肿胀，施万细胞钙内流增加，刺激蛋白酶体释放，导致神经传输的冲动减少，髓鞘分解。神经损伤后数小时内即可发生沃勒变性（Wallerian degeneration），轴突末端回缩。与此同时，由于成纤维细胞在损伤部位增殖而形成密集的纤维组织瘢痕，进一步加剧损伤部位的炎症。此外，髓鞘呈珠状外观和脂肪增大，髓鞘和雪旺细胞完整性丧失，导致轴突膜解体并形成髓鞘碎片，阻碍了轴突的再生和与近端残端再连接。

神经修复后，近端的神经纤维沿施万鞘长入远端，并继续以每天 1～2mm 的速度生长，直到终末器官恢复功能。如神经未修复，近端再生的神经纤维则迂曲为球状膨大，成为假性神经瘤。

二、分类

由于外周神经损伤程度不同，对外周神经损伤进行分类有助于选择合适的治疗方式和修复措施。目前采用的分类方式是 1943 年的 Seddon's 分型和 Sunderland 分级，根据脱髓鞘的存在以及对神经轴突和结缔组织的损伤程度分三型。

1. 神经震荡　Sunderland 分级 1 级（Grade 1）由于组织缺血、暴力牵拉、重度挤压等因素，使得神经暂时失去传导功能，但无明显结构改变，不发生变性。数小时至数周后可自行恢复功能。

2. 神经轴索中断　Sunderland 分级 2～4 级（Grade 2～4）。由于神经挤压导致伤处神经轴索中断，远端神经纤维及髓鞘发生沃勒变性（Wallerian degeneration）。2 级病理变现为轴突分叉但全层神经内膜管完整，3 级为脱髓鞘改变，但轴索可沿施万鞘管长入末梢，均常规不考虑手术治疗。4 级为轴突与髓鞘、内皮细胞层以及神经束膜脱离，通常需手术治疗，手术方式根据术中发现决定。临床表现通常为该神经分布区运动、感觉功能丧失，肌肉萎缩和神经营养性改变，恢复时间依伤情决定，可为数周到数月不等。严重的病例，神经内瘢痕形成，需行神经松解术。

3. 神经断裂　Sunderland 分级 5 级（Grade 5）。由于神经断裂和横断损伤导致神经连续性完全中段，或外观虽未断裂，但神经内有瘢痕阻挡神经纤维往远端生长。自行恢复效果有限，往往需要数月至数年。需尽早进行神经重建手术。

三、临床表现与诊断

1. 外观　周围神经损伤后神经支配的目标肌肉瘫痪，出现肌力下降甚至消失、肌肉萎缩、肢体姿势异常等。部分患肢呈现特定的姿势，如桡神经肘上损伤后出现垂腕，尺神经腕上损伤后出现“爪形手”，正中神经损伤后出现“猿手”，腓总神经损伤后出现足下垂等（图 64－1）。

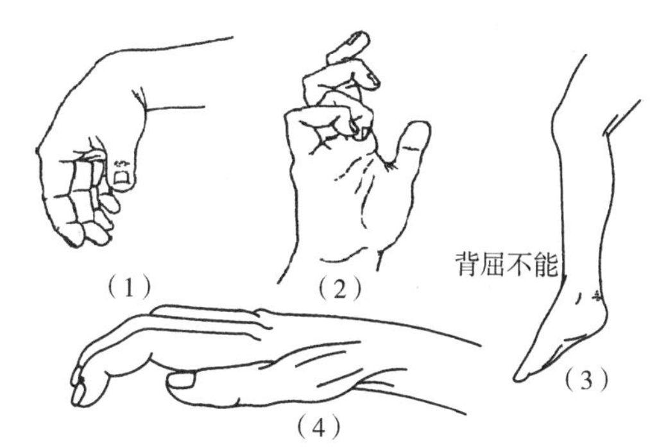

图 64－1　（1）垂腕；（2）爪形手；（3）足下垂；（4）猿手

2. 运动功能障碍　周围神经损伤后其所支配的肌肉麻痹，表现为主动肌肉收缩能力、肌张力下降或消失，肌肉弛缓性瘫痪。应检查每一块肌肉的肌力，并与健侧对比。

3. 感觉功能障碍　主观感觉障碍：在没有任何外界刺激的情况下出现感觉异常、自发疼痛、幻肢痛等；客观感觉障碍，如感觉丧失、感觉减退、感觉过敏、感觉过度、感觉倒错等。检查时注意与健侧对比。

4. 反射异常　周围神经损伤可出现深、浅反射减退或消失，如膝腱反射、跟腱反射等。

5. 自主神经功能障碍　为自主神经功能障碍的表现。神经损伤后即可出现血管扩张、汗腺停止分泌，表现为皮肤潮红、皮温增高、干燥无汗等。晚期因血管收缩而表现为苍白、皮温降低、皮纹变浅等。无汗区一般与感觉消失的范围相符合。

6. 神经干叩击试验（Tinel 征）　神经损伤或修复后，在相应平面轻叩神经，可引起其支配区出现放射痛和触电感，为 Tinel 征阳性（图 64－2）。

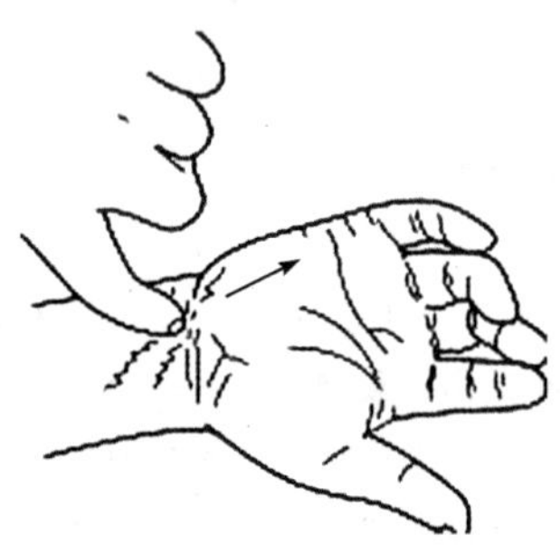

图 64－2　Tinel 征检查

7. 电生理检查　肌电图和体感诱发电位检查对判断神经损伤部位和程度以及帮助观察损伤神经再生和恢复情况有重要价值。周围神经完全性神经损伤时，肌肉不能自主收缩，因此，记录不到肌肉的电位活动。2～4 周出现纤颤波、正锐波等。在神经恢复过程中，肌肉获得重新支配时主动运动电位出现，纤颤波逐渐消失。如神经未能恢复，肌肉产生严重萎缩和变性，纤颤波也消失。周围神经部分损伤时，主动收缩的运动单位波减少，可见平均时限延长，波幅及电压降低，变化程度与损伤的轻重有关，神经恢复的早期出现低幅度的运动单位波，并伴有较多的多相波。运动单位波数量增多，说明有进一步的神经恢复。

四、诊断和鉴别诊断

通过详细询问病史和体格检查，周围神经损伤的诊断并不困难。从临床表现和体征还可以初步判定神经受损的部位和程度。通过肌电图、神经电图及诱发电位检查有助于判断神经损伤的范围、程度、恢复情况及可能的预后。

五、治疗

（一）治疗原则

神经损伤的治疗原则是尽可能早地恢复神经的连续性。

1. 非手术治疗　对于周围神经损伤导致的炎症，可采用抗炎药物对症支持治疗，如激素类药物、镇痛类药物等，一般不超过 3 个月，期间进行康复物理治疗及适当功能锻炼，防止肌萎缩、关节僵硬，每月作一次电生理检查，如连续两次无改善，或超过 3 个月仍无神经功能恢复应行手术探查。

2. 手术治疗

（1）一期修复　伤后 6～8 小时内即行神经修复。适用于伤口清洁，神经断端整齐、无缺损者，应争取一期进行神经修复。

（2）延迟一期修复　伤口愈合后 2～4 周内行神经修复。适用于因伤情复杂、全身情况差、伤口污染或缺损严重，清创时不能行一期修复者。

（3）二期修复　伤后 1～3 个月内行神经修复。适用于合并肌腱、骨骼或皮肤严重缺损需先行修复，或伤口感染及早期清创时未发现神经损伤者。

（4）功能重建　适用于不可逆转的晚期神经损伤者，修复效果差，可考虑做肌腱移位等矫形手术。

（二）手术方法

1. 神经松解术　分为神经外松解术（将增厚的神经外膜切除，显露出正常神经束）及神经内松解术（神经束间有瘢痕，应将瘢痕切除，并做神经束膜切开及部分切除）。并将已游离减压的神经移至血运良好的组织床，以利于恢复。

2. 神经缝合术　切除神经两断端的瘢痕后，将其在无张力下缝合，分为神经外膜缝合术、神经束膜缝合术和神经束膜－外膜联合缝合术三种。

（1）神经外膜缝合术　主要适用于周围神经近端（混合神经束）损伤的缝合，如臂丛神经、坐骨神经等。缝合两断端神经外膜，尽量使神经断端做到精确对合。优点是操作简单、创伤小，可减少混合神经由于束膜缝合而导致的功能束错位对接。缺点是神经断端不能对合得非常理想（图 64－3）。

（2）神经束膜缝合术或神经束膜－外膜联合缝合术　主要适用于周围神经远端损伤的缝合，如腕部正中神经和尺神经等，此部位的感觉及运动神经功能束多已明显分开。缝合两断端相对应的神经束或束群，采用此方法可准确地将其对接（图 64－4，图 64－5）。

3. 神经移植术　神经缺损若超过 2～4cm 或该神经直径的 4 倍以上，则难以通过游离断端、改变关节位置或神

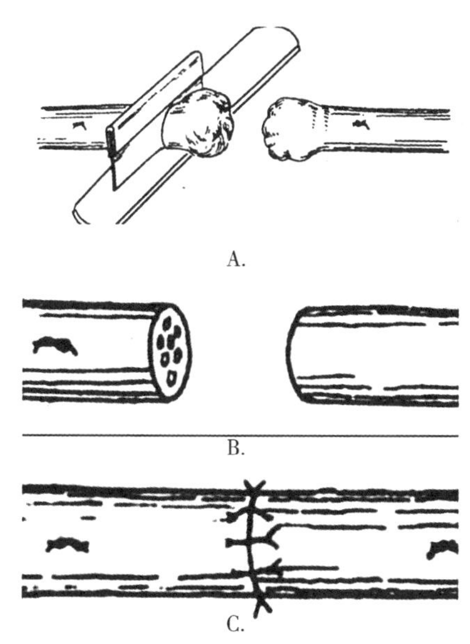

图 64－3　神经外膜缝合术

A. 切除瘢痕；B. 准备缝合；C. 缝合外膜

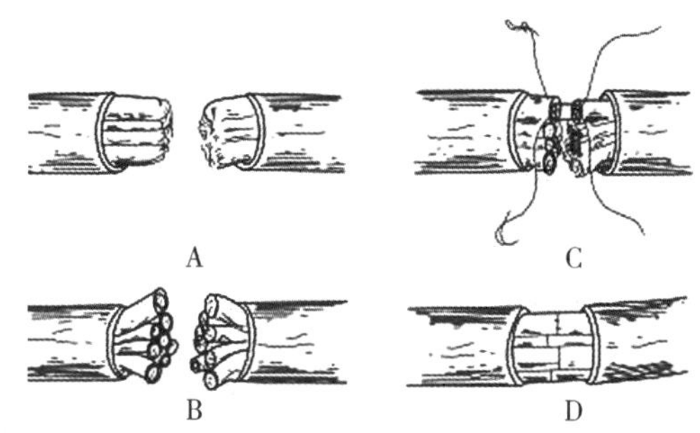

图 64－4　神经束膜缝合术

A. 切除断端神经外膜；B. 分离神经束并切除瘢痕；C. 缝合神经束膜；D. 缝合完成

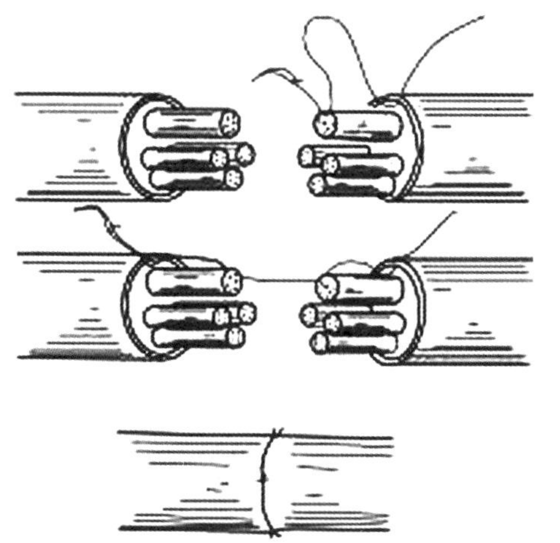

图 64－5　神经束膜－外膜联合缝合术

经移位等方法修复时，常需行神经移植术。可分为神经干移植术、束间神经电缆式移植术、吻合血管的神经移植术、同种异体或异种异体神经移植术。

4. 神经转位术　适用于神经近端毁损性损伤，无法进行修复者。感觉运动功能完全丧失时，可将功能不重要的神经游离，将其近端移位到功能重要的损伤神经远端，以恢复肢体的重要功能。

5. 神经植入术　适用于神经远端在其进入肌肉的入肌点或感觉受体等终末效应器的损伤。可将神经近端分成若干神经束，分别植入肌组织内，通过再生新的运动终板或重新长入原运动终板以恢复部分肌肉功能；亦可将感觉神经近端植入皮下而恢复皮肤感觉功能。

第二节　上肢神经损伤

案例引导

案例　患者，女，24 岁，主因“摔伤后左上臂疼痛伴活动受限 2 小时”入院。查体：生命体征平稳，神清，左上臂压痛、肿胀、畸形，可触及反常活动并伴有骨擦感，左上肢因疼痛而活动受限。左手垂腕、垂指畸形，伸拇受限，左手虎口区皮肤感觉减退；末梢血运正常。X 线提示左肱骨干中、下 1/3 骨折。

讨论　该患者诊断、诊断依据及下一步治疗方案是什么？

一、臂丛神经损伤

（一）应用解剖

臂丛神经（brachial plexus），由第 5～8 颈神经及第 1 胸神经前支组成（以下简称 C_5、C_6、C_7、C_8 及 T_1），C_5C_6 组成上干，C_7 组成中干，C_8T_1 组成下干。每干分为前、后两股，上干与中干前股组成外侧束，下干前股组成内侧束，三干的后股组成后束。外侧束分为肌皮神经及正中神经外侧头。内侧束分出前臂内侧皮神经、尺神经及正中神经内侧头。后束分出腋神经及桡神经。正中神经的内、外侧头分别在腋动脉两侧至其前方组成正中神经（图 64－6）。

（二）损伤机制

1. 牵拉伤　头肩向相反方向分离，常引起臂丛上干损伤，重者可累及中干。如肢体被向上牵拉，常引起臂丛下干损伤。水平方向牵拉则可引起全臂丛损伤，甚至神经根从脊髓发出处撕脱。

2. 对撞伤　如被快速物体撞击肩部，多为神经震荡。

3. 切割伤或火器伤　开放性损伤可造成神经断裂。

4. 挤压伤　如锁骨骨折或肩锁部被挤压。

5. 产伤　分娩时胎位异常或产程中牵拉致伤，多为不完全性损伤。

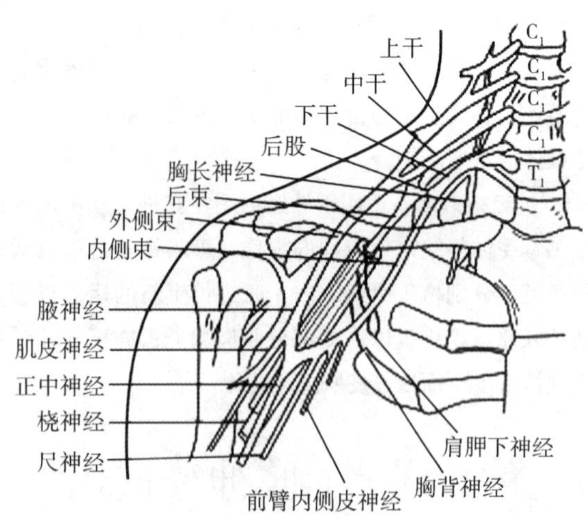

图 64-6　臂丛神经解剖

（三）临床表现和诊断

主要分为上臂丛、下臂丛和全臂丛神经损伤。

1. 上臂丛损伤　包括 C_5、C_6、C_7，主要表现为腋神经、肩胛上神经、肌皮神经麻痹，致其所支配的三角肌、冈上肌和冈下肌、肱二头肌麻痹，导致肩关节不能外展及上举，肘关节不能屈曲。

2. 下臂丛损伤　下臂丛包括 C_8 和 T_1，主要表现为尺神经及部分正中神经和桡神经麻痹，即手指不能屈伸，并有手内在肌麻痹表现。

3. 全臂丛损伤　可造成整个上肢主动运动与感觉功能的障碍，可出现 Horner 征，晚期肌肉萎缩明显。

（四）治疗

1. 闭合性损伤　以非手术治疗为主，应定期观察恢复情况，置伤肢于外展、外旋、屈肘 90°，前臂旋后、腕背伸位。配合理疗及功能锻炼，如 3 个月后仍无明显功能恢复，应行手术探查。

2. 开放性损伤　应早期手术探查。根性撕脱伤可行神经移位术，以重建部分重要的上肢及手部感觉和运动功能。

3. 晚期臂丛神经损伤　手术无法恢复神经功能时，可利用未损伤或已恢复的肌肉进行肌腱移位术，以改善患肢功能。

二、正中神经损伤

1. 应用解剖　正中神经（median nerve）由臂丛内、外侧束的正中神经内、外侧头组成，在上臂无分支，在肘前方通过肱二头肌腱膜下穿过旋前圆肌的肱骨头与尺骨头之间进入前臂，在指浅屈肌与指深屈肌之间下行，发出分支支配旋前圆肌、桡侧腕屈肌、掌长肌、指浅屈肌、拇长屈肌、指深屈肌桡侧半、旋前方肌。至前臂远端走行于桡侧腕屈肌与掌长肌之间深面，发出掌皮支，分布于掌心和鱼际部皮肤。然后通过腕管进入手掌部，发出分支支配拇短展肌、拇对掌肌、拇短屈肌外侧头及第 1、2 蚓状肌。感觉支分布于桡侧 3 个半手指掌侧和近侧指间关节以远背侧的皮肤。正中神经的绝对支配区为示、中指远节。

2. 临床表现　腕部切割伤致正中神经损伤较多见，主要表现为拇指对掌功能障碍和手的桡侧半感觉障碍，特别是示、中指远节感觉消失。肱骨髁上骨折为常见肘上正中神经损伤原因，主要表现除上述症状外，另有拇指、示指和中指屈曲功能障碍。

3. 治疗　闭合性损伤可作短期观察，如无恢复则应手术探查。开放性损伤，应争取行一期修复，错过一期修复机会者，伤口愈合后亦应尽早手术修复。晚期正中神经损伤也应考虑修复，争取改善手的感觉功能及营养状况。如拇指、示指和中指屈曲及拇指对掌功能不能恢复者可行肌腱移位修复。

三、尺神经损伤

1. 应用解剖　尺神经（ulnar nerve）发自臂丛内侧束，在上臂没有分支，经肱骨内上髁后方的尺神经沟，穿尺侧腕屈肌肱骨头和尺骨头之间进入前臂背侧，发出分支支配尺侧腕屈肌；于尺侧腕屈肌及指深屈肌的浅面逐渐进入前臂掌侧，发出分支支配指深屈肌尺侧半。至前臂远端于尺侧腕屈肌桡侧深面走行至腕部，于腕上 5cm 发出手背支至手背尺侧皮肤。至腕部通过腕尺管（Guyon 管）分为深、浅支。深支支配小鱼际肌、全部骨间肌、拇收肌、拇短屈肌内侧头和第 3、4 蚓状肌。浅支支配手掌尺侧及尺侧 1 个半手指的皮肤。尺神经绝对支配区限于小指远端两节手指。

2. 临床表现　肘关节脱位或肱骨内上髁骨折及腕部切割伤可分别在肘部及腕部造成尺神经损伤，腕部损伤后表现为环、小指爪形手畸形，手指内收、外展障碍，以及手部尺侧半及尺侧 1 个半手指感觉障碍，特别是小指远端感觉消失。肘上损伤除以上表现外另有环、小指末节屈曲功能障碍。

3. 治疗　应尽早修复，手内在肌失去神经支配后，极易萎缩变性，即使修复神经，也多不能恢复手内在肌功能。晚期功能重建主要是矫正“爪形手”畸形。

四、桡神经损伤

1. 应用解剖　桡神经（radial nerve）发自臂丛后束，经肱骨后方桡神经沟至臂外侧，于肱骨中、下 1/3 处穿过外侧肌间隔，于肱肌与肱桡肌之间转向肘前方，在肘上发出分支支配肱桡肌和桡侧腕长伸肌，然后于两肌之间进入前臂，分成深、浅两支。深支又称骨间背侧神经，在进入旋后肌之前发出分支支配桡侧腕短伸肌，穿旋后肌后发出分支支配旋后肌、指总伸肌、小指固有伸肌、尺侧腕伸肌、拇长展肌、拇短伸肌、示指固有伸肌及拇长伸肌。浅支在肱桡肌深面于桡骨茎突近端 5cm 转向背侧，支配腕、手背部桡侧及桡侧 3 个半手指的背侧皮肤。桡神经绝对支配区限于虎口区背侧皮肤。

2. 临床表现　肱骨中、下 1/3 处骨折易造成桡神经损伤，主要表现为垂腕、垂指畸形，前臂旋后障碍，伸拇障碍及手背桡侧和桡侧3个半手指背侧皮肤，尤其是虎口区背侧皮肤的感觉障碍。桡骨头脱位可引起桡神经深支损伤，此时桡侧腕长伸肌功能完好，伸腕功能基本正常，故无垂腕畸形，亦无手部感觉障碍，但存在伸拇、伸指障碍。

3. 治疗　肱骨闭合骨折所致的桡神经损伤多为牵拉伤，大部分可自行恢复，在骨折复位固定后，观察2～3个月，如肱桡肌功能恢复则继续观察，否则应手术探查。如为开放性损伤伴有桡神经损伤症状，应在清创同时探查桡神经并尽量一期修复。桡神经损伤修复后，一般效果均较好。如晚期功能不恢复，可行肌腱移位重建伸腕、伸拇及伸指功能。

知识链接

全臂丛根性损伤

全臂丛根性撕脱伤是上肢最严重的伤残之一，残疾率高，预后较差。由于臂丛神经根性撕脱伤属于节前损伤，一般需采用神经移位或移植手术来进行修复。顾玉东院士首次报道膈神经移位术（1970年）、健侧C_7神经移位术（1986年）治疗臂丛根性损伤，疗效确切，成为国内、外最经典的手术方式。副神经移位术、肋间神经移位术等已经成为修复臂丛神经损伤的常用方法。对于多种神经移植、移位术式治疗后无法恢复肢体功能患者，可选择肌肉移植进行肢体部分功能重建。虽然临床上多种治疗方法已经取得较好的效果，但不可避免会出现患侧肢体肌力下降、肌肉萎缩等。因此直至今日全臂丛根性损伤仍是医学界的世界性的难题之一，也是一直以来科学研究的重点。

第三节　下肢神经损伤

一、坐骨神经损伤

1. 应用解剖　坐骨神经（sciatic nerve）来自腰骶丛，由胫神经和腓总神经组成，包围在一个结缔组织鞘中。穿梨状肌下孔至臀部。于臀大肌深面沿大转子与坐骨结节中点下行，在股后部下行至腘窝尖端处分为胫神经和腓总神经。分支支配股二头肌、半腱肌和半膜肌。

2. 临床表现　髋关节后脱位、臀部锐器伤、手术伤以及臀肌注射等可引起坐骨神经高位损伤，主要表现为膝关节不能屈曲、踝关节与足趾运动功能完全丧失，呈足下垂。小腿后外侧和足部感觉障碍，足部出现神经营养性改变。由于股四头肌功能完好，膝关节呈伸直状态，行走时呈跨阈步态。如在股后中、下部损伤，则腘绳肌正常，膝关节屈曲功能可保存。

3. 治疗　坐骨神经高位损伤者预后较差，应尽早手术探查。

二、腓总神经损伤

1. 应用解剖　腓总神经（common peroneal nerve）于腘窝沿股二头肌内缘斜向外下，经腓骨长肌两头之间绕腓骨颈，分为腓浅、深神经。腓浅神经于腓骨长、短肌间下行，于小腿远端1/3穿出深筋膜至足背内侧及中间。腓深神经于趾长伸肌和胫前肌间，与胫前动、静脉伴行，贴骨间膜下行，于蹞、趾长伸肌之间至足背。支配胫前肌、蹞长伸肌、趾长伸肌、第三腓骨肌、趾短伸肌及腓骨长、短肌。感觉支分布在小腿前外侧、足背皮肤。

2. 临床表现　腓总神经绕经腓骨颈时容易受伤，主要表现为足下垂，即足背屈、外翻功能障碍，呈内翻下垂畸形，以及伸蹞、伸趾功能障碍，呈屈曲状态。感觉障碍区位于小腿前外侧和足背前内侧。

3. 治疗　腓总神经于腓骨颈处损伤后应尽早手术探查。功能不恢复者，晚期行肌腱移位修复术或踝关节融合术以矫正足下垂畸形。

目标检测

答案解析

简答题

1. 简述周围神经损伤的分类。
2. 简述正中神经、尺神经和桡神经损伤后的临床表现。
3. 坐骨神经和腓总神经损伤后的临床表现有哪些？

（项　舟）

书网融合……

本章小结

题库

第六十五章　运动系统慢性损伤

PPT

学习目标

1. 掌握　运动系统慢性损伤的分类和治疗方法。
2. 熟悉　常见运动系统慢性损伤的病因、临床表现及治疗原则。
3. 了解　常见的运动系统慢性损伤的病理；周围神经卡压综合征的鉴别诊断。

第一节　概　述

运动系统慢性损伤（chronic trauma of locomotion system）是临床常见的疾病。是指长期应力作用形成慢性损伤而表现出相应的临床征象。某些特殊职业、工种是本病的好发人群。原则上应防治结合，注意劳动保护，分散应力，改善血运，减轻局部累积性损伤。

一、分类

1. 软组织慢性损伤　如腱鞘、韧带和滑囊等。
2. 骨慢性损伤　如疲劳性骨折等。
3. 软骨慢性损伤　如关节软骨及骨骺软骨等。
4. 周围神经卡压综合征　如腕管综合征等。

二、临床特点

1. 有特定的工种、姿势或职业史。
2. 有与疼痛部位有关的过度活动史。
3. 无明显外伤史，长期慢性疼痛。
4. 有压痛点或肿块，常伴有放射痛及特殊的体征，无明显炎症表现。

三、治疗原则

1. 限制致伤动作、增强肌力、稳定关节和分散应力是治疗的关键。

2. 理疗、按摩等方法可改善局部血液循环、减少粘连，是重要的治疗措施。

3. 局部注射肾上腺皮质激素，有助于抑制损伤性炎症，是临床常用的方法。但存在继发感染，血管痉挛、栓塞，神经炎，肌腱自发性断裂，气胸，一过性下肢瘫痪等严重并发症。

4. 非甾体抗炎药对于缓解局部的炎症、疼痛具有明显的疗效，但长期应用均有不同程度的副作用，以胃肠道黏膜损害最多见，其次为肾、肝及心血管系统，不宜长期或大剂量服用，多适用于病情加重或反复发作时。

5. 手术治疗　对某些非手术治疗无效的慢性损伤，如狭窄性腱鞘炎、肘管综合征等可采用手术治疗。

第二节　软组织的慢性损伤

一、腰肌劳损

腰肌劳损（strain of lumbar muscles）为腰部肌肉及其附着点的筋膜、韧带甚或骨膜的慢性损伤性炎症，为腰痛常见的原因。

（一）病因及病理

腰部在躯干活动时受力最大，也最集中。当脊柱失稳时腰背肌将超负荷工作，维持躯干稳定，日久即产生代偿性肥大、增生。另外，长期腰部姿势不当可导致腰肌持续性紧张，使小血管受压、代谢产物积聚而形成损伤性炎症。脊柱经常活动可使损伤病灶和疼痛长期存在。即使损伤愈合，由于瘢痕组织不够牢固，一旦脊柱活动失去平衡，脊柱的杠杆作用又可施加于损伤处而引起腰痛复发。部分患者也可因腰部外伤治疗不当迁延而成。

（二）临床表现

1. 病史　部分患者存在长期坐位、弯腰工作史。

2. 症状　慢性腰痛，卧床过久感腰部不适，稍事活动后又减轻，活动过久疼痛又再次加剧。

3. 体征　腰背部有固定压痛点，常在肌肉起止点附近。在压痛点进行叩击，疼痛反可减轻，可与深部骨疾病区别。可产生不同部位的放射痛，但一般不超过大腿，可与腰椎间盘突出症鉴别。有单侧或双侧骶棘肌痉挛征。可能有脊柱后凸、侧凸。

（三）治疗

1. 适当休息，定时改变姿势，避免弯腰持物，工作时佩戴腰围等是治疗的根本方法，应加强腰部肌肉力量训练，增加腰肌补偿调节能力。

2. 疼痛部位可行理疗及适当的推拿按摩。

3. 压痛点可行封闭治疗。

4. 疼痛明显时，可服用非甾体抗炎药；局部外用肌松弛剂以缓解症状，必要时可应用地西泮类镇静剂。

二、棘上、棘间韧带损伤

棘上韧带附着在棘突的表面，从枕骨隆突到 L_5 棘突。颈段棘上韧带宽厚，称项韧带，胸段变纤细，腰段又增宽，因此中胸段棘上韧带损伤多见。棘间韧带连接两个棘突之间，$L_5\sim S_1$ 处无棘上韧带，且处于活动的腰椎和固定的骶椎之间，受力最大，故此处棘间韧带损伤多见。这两种韧带的主要作用是防止脊柱的过度前屈，往往同时发生损伤（图65－1）。

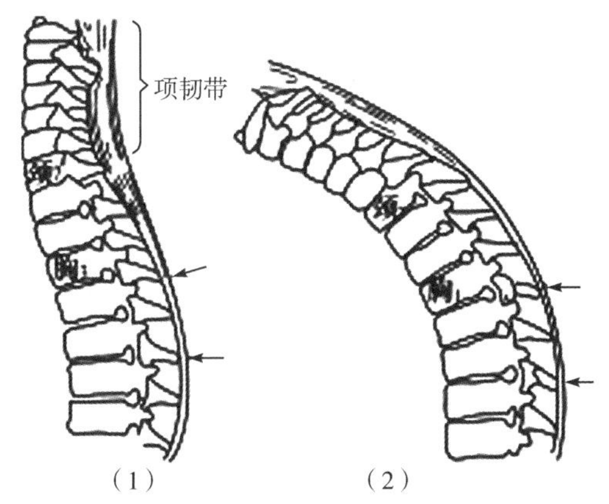

图 65－1　棘上韧带损伤

（1）中立位；（2）前屈位（上一箭头为棘上韧带开始变薄处，下一箭头为棘上韧带最薄弱处，此两处均承受较大张力）

（一）病因及病理

脊柱不稳定；长期低头弯腰工作者，不定时改变体位，使棘上、棘间韧带长期紧张而产生小的撕裂、出血及渗出。这种损伤性炎症刺激脊神经后支的分支，即可发生疼痛。病程长者，韧带可发生钙化，棘上韧带可从棘突上滑脱。此外，因暴力所致棘上、棘间韧带断裂，在伤后固定不良而形成较多瘢痕，也是慢性疼痛的产生原因。

（二）临床表现

1. 病史　多无明确外伤史。

2. 症状　长期腰背部疼痛，部分患者可向骶部或臀部放射，弯腰时明显；过伸时因挤压病变的棘间韧带，也可引起疼痛。

3. 体征　棘突或棘间有压痛，有时可扪及棘上韧带在棘突上滑动。

4. 辅助检查　B 超可见损伤韧带局部增厚。MRI 检查可见 T_2 加权像局部高信号或混杂信号影像。

（三）治疗

本病绝大多数可经非手术治疗治愈。

1. 尽可能避免弯腰动作，减少局部应力。

2. 局部注射肾上腺皮质激素，佩戴腰围制动。

3. 理疗有一定效果，按摩推拿仅能缓解继发性骶棘肌痉挛。

4. 病程长、非手术治疗无效者，有报道行筋膜条带修补术，但其疗效尚不肯定。

三、滑囊炎（bursitis）

滑囊一般位于人体摩擦频繁或压力较大部位，人体滑囊多存在于大关节附近（图 65－2）。每人均有的滑囊称为恒定滑囊。为了适应生理和病理的需要而继发的滑囊，称为继发性滑囊或附加滑囊，如跟腱后滑囊、皮下埋藏的内固定物尾端滑囊、脊柱后凸畸形处的滑囊等。

（一）病因及病理

长期、反复、集中和力量稍大的摩擦和压迫是产生滑囊炎的主要原因。滑囊炎有急性和慢性之分，以慢性滑囊炎为多见。当滑囊受到过分的摩擦和压迫时，滑囊壁发生轻度的炎症反应，滑膜水肿、充血、增生呈绒毛状，滑液分泌增多，使滑囊膨大，囊壁肥厚或纤维化，有的囊内有钙质沉着，影响关节功能。慢性滑囊炎也可因一次外伤而炎症加剧，滑膜小血管破裂，滑液呈血性。

（二）临床表现

1. 病史　常见于特定的职业或人群，如中老年女性久坐硬凳所致坐骨结节滑囊炎，矿工的髌前滑囊炎和尺骨鹰嘴滑囊炎，长期穿尖窄皮鞋所致第一跖趾关节滑囊炎等。

2. 症状　在关节或骨突出部位逐渐出现圆形或椭圆形包块，缓慢长大伴压痛。

3. 体征　包块表浅者可扪及清楚的边界，有波动感，皮肤无炎症表现。部位深者，边界不清，有时可被误认为是实质性肿瘤。当受较大外力后，包块可较快增大，伴剧烈疼痛。如因皮肤磨损而继发感染，则有化脓性炎症表现。在关节部位常伴有关节的疼痛、压痛、放射痛及功能障碍，晚期肌肉萎缩等。

4. 辅助检查　B 超可明确诊断。穿刺抽液，慢性期为清亮黏液，急性损伤后为血性黏液。

（三）鉴别诊断

1. 结核性滑囊炎　可为滑囊的原发性结核感染，也可继发于相邻的骨结核。临床表现与损伤性滑囊炎相似，穿刺抽出清淡脓液或干酪样物。X 线片可见相邻骨质破坏。

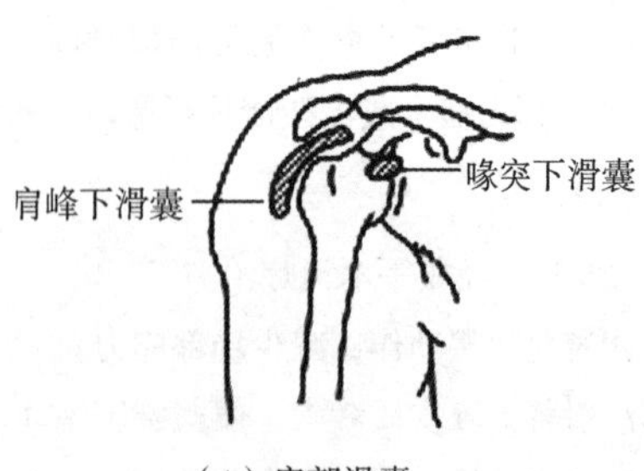

（1）肩部滑囊

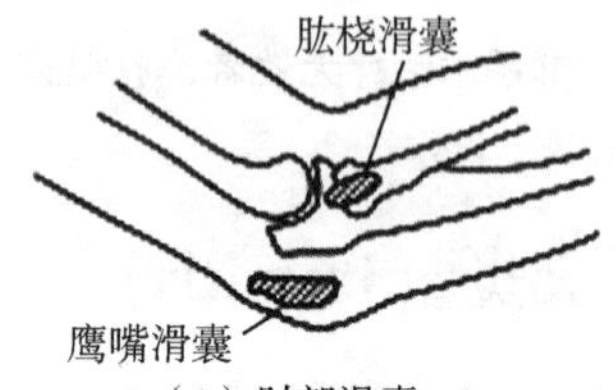

（2）肘部滑囊

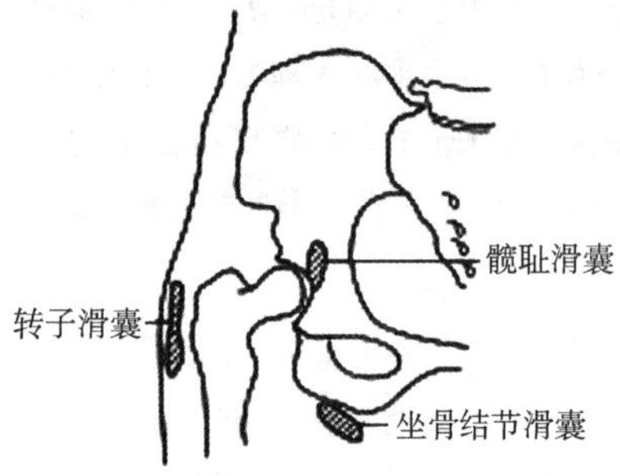

（3）髋部滑囊

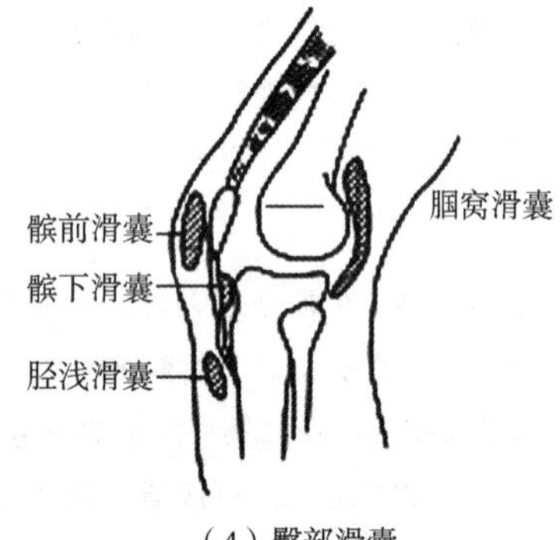

（4）臀部滑囊

图 65－2　大关节附近常见滑囊

确诊常需切除病变滑囊，病理检查。

2. 类风湿滑囊炎　常见于足跟部滑囊，大多伴有类风湿关节炎症状。血沉往往增高，类风湿因子多为阳性。

（四）治疗

1. 避免继续摩擦和压迫，如改变不适当的姿势、穿松软的鞋子等，关节予以适当制动并辅以理疗。

2. 经穿刺抽出囊内积液，然后注入醋酸泼尼松龙，加压包扎，多可治愈。

3. 对非手术疗法无效者可考虑做滑囊切除术。如存在骨的畸形突起压迫者，应予以切除。有继发感染者，应行切开引流。

四、狭窄性腱鞘炎

肌腱在跨越关节处，都有坚韧的腱鞘将其约束在骨膜上。腱鞘和骨形成弹性极小的骨－纤维鞘管（图 65－3）。腱鞘的近侧或远侧缘为较硬的边缘，在掌指关节处腱鞘增厚最明显，称为环状韧带。

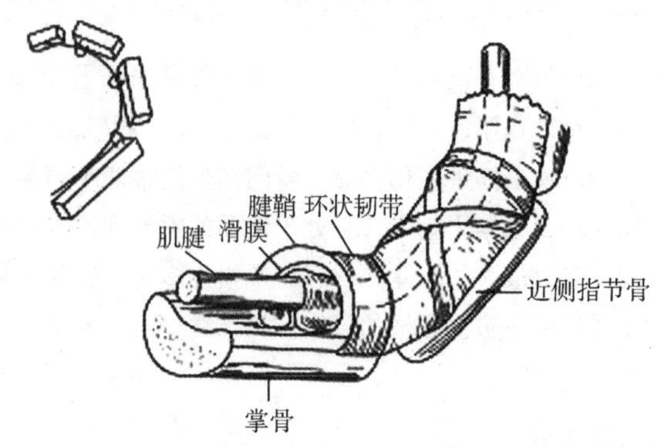

图 65－3　屈指肌腱的骨－纤维鞘管示意图

狭窄性腱鞘炎（stenosing tenosynovitis）系指肌腱和腱鞘因机械性摩擦而引起的慢性损伤性炎症。肌腱在环状韧带边缘长期过度摩擦，可使腱鞘在早期发生水肿，晚期则产生狭窄，卡压肌腱，久之肌腱也发生变性。临床上以指屈肌腱腱鞘炎、拇长屈肌腱鞘炎及拇长展肌与拇短伸肌腱鞘炎最为多见。好发于长期、快速、用力使用手指和腕部的中老年妇女、手工劳动者。手指发生指屈肌腱腱鞘炎，称弹响指或扳机指。拇指为拇长屈肌腱鞘炎，称弹响拇。在腕部为拇长展肌与拇短伸肌腱鞘炎，又称桡骨茎突狭窄性腱鞘炎，或 de Quervain 病。

（一）指屈肌腱鞘炎

1. 病因及病理　掌骨头与指屈肌腱鞘起始部较厚的环状韧带构成相对狭窄的骨－纤维鞘管。指屈肌腱通过此处时反复受到摩擦，逐渐形成环形狭窄，压迫本已水肿的指屈肌腱，形成梭形或葫芦形膨大，如强行通过，则引起弹拨和响声，伴有疼痛（图 65－4）。

2. 临床表现　起病缓慢，早期晨起患指发僵、局限性疼痛，缓慢活动后即消失，随病程延长疼痛逐渐明显，可向腕部及手指远侧扩散，手指屈伸时产生扳机样动作及弹响。严重时患指屈曲，不敢活动。患者常诉疼痛在近侧指间关节，而不在掌指关节。查体可在远侧掌横纹处扪及黄豆大小痛性结节，屈、伸患指可见该结节随屈肌腱上下移动，并出现弹拨现象，弹响即发生于此处。各指发病的频度依次为中、环指最多，示、拇指次之，小指最少。

（二）桡骨茎突狭窄性腱鞘炎

1. 病因及病理　拇长展肌腱和拇短伸肌腱通过桡骨茎

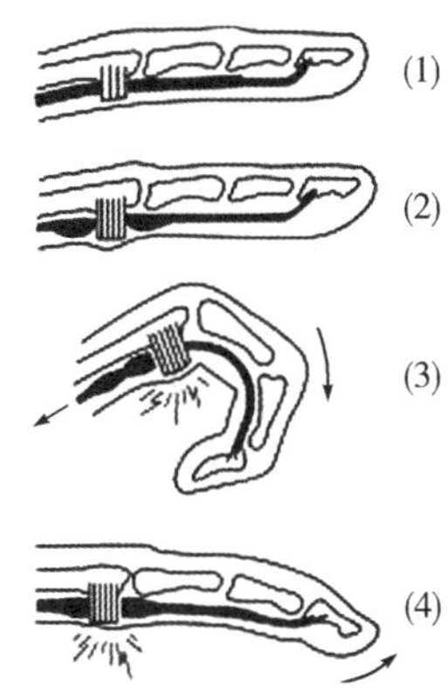

图 65－4　弹响指发生机制

(1) 正常肌腱和腱鞘；(2) 发病后肌腱呈葫芦形肿大，腱鞘肿胀；(3) 手指主动屈曲时，远侧膨大挤过狭窄的腱鞘，发生弹响；(4) 手指伸直时也发生弹响

突与腕背侧韧带形成的骨－纤维鞘管，分别止于第一掌骨和拇指近节指骨，当肌腱与鞘管反复摩擦，可发生腱鞘炎，鞘管壁增厚，肌腱局部变粗，逐渐产生症状。

2. 临床表现　腕关节桡侧疼痛，可放射至手、肘部，无力提物，活动腕部及拇指时疼痛加重。检查桡骨茎突处或其远侧有明显压痛，有时可扪及痛性结节。握拳尺偏腕关节时，桡骨茎突处出现疼痛，称为 Finkelstein 试验阳性（图 65－5）。

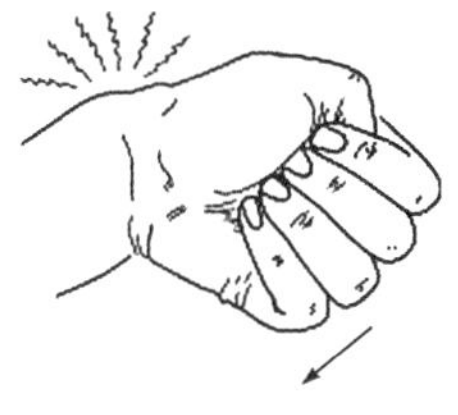

图65－5　握拳尺偏试验（Finkelstein 试验）

3. 治疗

(1) 局部制动和腱鞘内注射醋酸泼尼松龙有很好疗效。

(2) 如非手术治疗无效，可考虑行狭窄腱鞘切除术。

五、腱鞘囊肿

腱鞘囊肿（ganglion）是关节附近的一种囊性肿物。临床上将手、足小关节处的滑液囊疝和发生在肌腹的腱鞘囊肿统称为腱鞘囊肿（图 65－6），而特定部位的囊性疝出又另命名，如发生在膝关节后方称为腘窝囊肿或 Baker 囊肿。其病因尚不清楚，可能是慢性损伤使滑膜腔内滑液增多而形成囊性疝出，或由于关节囊、韧带、腱鞘中结缔组织发生退行性变所致。以女性和中青年多见，腕背、桡侧腕屈肌腱及足背发病率最高，其次为掌指关节及近侧指间关节处。

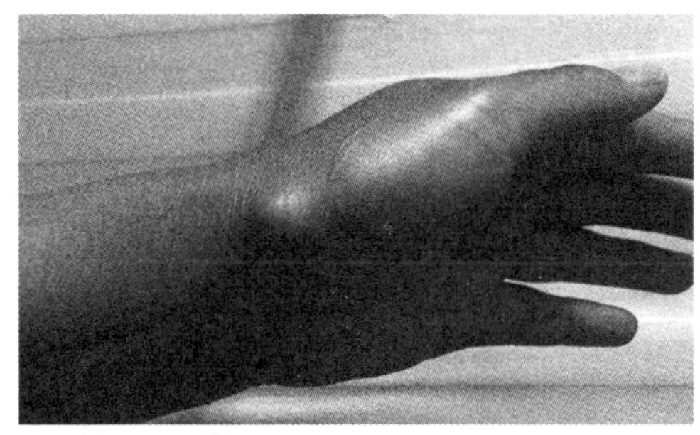

图 65－6　腕部腱鞘囊肿

（一）临床表现

病变部出现一个 0.5～2.5cm 的圆形或椭圆形包块，表面光滑，不与皮肤粘连，缓慢增大。囊肿张力大者，扪之如硬橡皮样实质性感觉，疼痛明显；张力小者柔软，多无明显疼痛。穿刺可抽出透明胶胨状黏液。

（二）治疗

腱鞘囊肿有时可被挤压破裂而自愈。

1. 非手术治疗　抽出囊内容物后，注入醋酸泼尼松龙 0.5ml 或留置可取出的无菌异物（如缝扎粗丝线），加压包扎，使囊腔粘连而消失。

2. 手术治疗　多次复发的腱鞘囊肿可手术切除。应完整切除囊肿，勿遗留残存囊壁。如系腱鞘发生者，应同时切除部分相连的腱鞘；如系关节囊滑膜疝出者，应在根部结扎切除，并修复关节囊，减少复发。

六、肱骨外上髁炎

肱骨外上髁炎（lateral epicondylitis of humer）是伸肌总腱起点处的慢性损伤性炎症。因网球运动员多见，故称“网球肘”（tennis elbow）。

（一）病因及病理

前臂过度旋前或旋后位，被动牵拉伸肌（握拳、屈腕）和主动收缩伸肌（伸腕），将对肱骨外上髁处的伸肌总腱起点产生较大张力，长期反复即可引起此处的慢性损伤炎症。此外，伸肌总腱深处有一细小血管神经束，穿过肌腱和筋膜时被卡压，周围有炎症细胞浸润及瘢痕组织形成，成为产生症状的病理基础。

（二）临床表现

1. 症状　逐渐出现肘关节外侧痛，在用力握拳、伸腕时加重以致不能持物。严重者拧毛巾、扫地等细小的生活动作均感困难，甚至影响睡眠。

2. 体征　在肱骨外上髁、桡骨头及两者之间有局限性的敏锐压痛，腕关节抗阻力背伸时疼痛加重。皮肤无炎症，肘关节活动不受影响。伸肌腱牵拉试验（Mills 征）阳性（图 65－7）：握拳、屈腕、前臂旋前，然后伸肘，肘外侧出现疼痛者为阳性；有时疼痛可牵涉到前臂伸肌中上部。

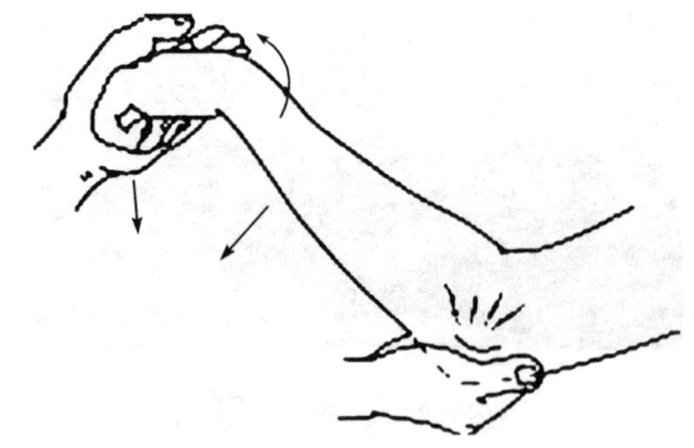

图 65－7　伸肌腱牵拉试验（Mills 征）

（三）治疗

1. 限制以用力握拳、伸腕为主的腕关节活动。

2. 封闭疗法常有良好效果，但如不限制腕关节活动，易复发。

3. 运动员要适当减少运动量，并在桡骨头下方伸肌上捆扎弹性保护带，以减少牵张应力。

4. 保守治疗无效、症状顽固者，可行伸肌总腱起点剥离松解术或卡压神经血管束切除术。

七、粘连性肩关节囊炎

粘连性肩关节囊炎（adhesive capsulitis of shoulder）又称冻结肩（frozen shoulder），过去称为肩周炎或五十肩。本病是因多种原因致肩盂肱关节囊炎性粘连、僵硬，以肩关节周围疼痛、活动受限为其特点。

（一）病因

1. 肩部原因

（1）多发生于 50 岁及以上中老年人，软组织退行性变，对致伤因素的代偿能力减弱。

（2）长期过度活动、姿势不良等所产生的慢性致伤力为主要激发因素。

（3）外伤后肩部制动过久，肩周组织继发萎缩、粘连，可使该病发病率上升 5～10 倍。

（4）肩部急性挫伤、牵拉伤后治疗不当。

2. 肩外因素

（1）颈椎病及心、肺、胆道疾病发生的肩部牵涉痛，长期不愈使肩部肌持续性痉挛、缺血而转变为真正的粘连性肩关节囊炎。

（2）糖尿病、反射性交感神经营养不良、结缔组织疾病、基质金属蛋白酶减少等均与本病有密切关系。

（二）病理

1. 肌和肌腱　可分两层，外层为三角肌；内层为冈上肌、冈下肌、肩胛下肌和小圆肌四个短肌及其联合肌腱组成的肩袖，是肩关节活动时受力最大的结构之一，易于损伤。

2. 滑囊　肩关节周围滑囊炎可与相邻的三角肌、冈上肌腱、肱二头肌短头相互影响。

3. 关节囊　盂肱关节囊大、松弛、活动范围大，故易受损伤。

上述结构的慢性损伤产生疼痛和功能受限。后期粘连变得非常紧密，甚至与骨膜粘连，疼痛虽可消失，但功能障碍却难以恢复。

（三）临床表现

1. 病史　本病多为中、老年患病，发病率为 2%～5%，好发年龄为 40～70 岁，女性多于男性，左侧多于右侧，或两侧先后发病，5 年内对侧肩患病率达 10%。有自限性，一般在 12～24 个月可自愈，但 60% 患者不能恢复到正常功能。

2. 症状　逐渐出现肩部某一处疼痛，与动作、姿势有明显关系。随着病程延长，疼痛范围逐渐扩大，并牵涉到上臂中段，同时伴有肩关节各方向主动、被动活动不同程度的痛性受限，以外旋、外展和后伸为著（图 65－8）。严重时患肢不能梳头、洗面和扣腰带。夜间可因翻身移动肩部而痛醒。患者初期尚能指出疼痛点，后期疼痛范围扩大，则不能明确指出。

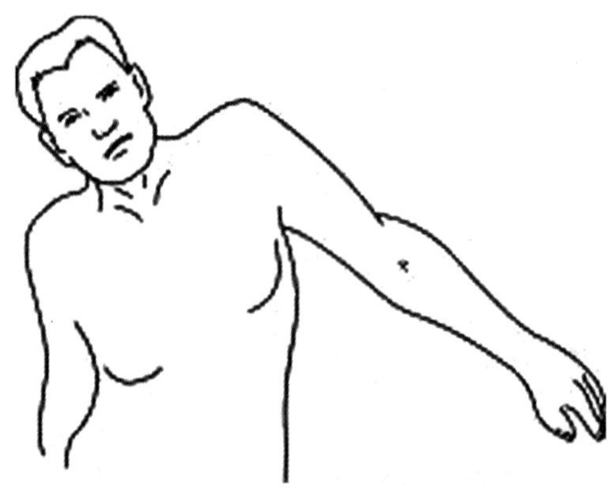

图 65－8　粘连性肩关节囊炎外展姿势

3. 体征　三角肌有轻度萎缩，斜方肌痉挛。冈上肌腱、肱二头肌长、短头肌腱及三角肌前、后缘均可有明显压痛。

4. 辅助检查　病程较长者，X 线片可见到肩部骨质疏松或冈上肌腱、肩峰下滑囊钙化征。MRI 可见关节囊增厚，当厚度 >4mm 对诊断本病的特异性达 95%。

（四）鉴别诊断

1. 颈椎病　颈椎病时单根神经损害少，往往有前臂及手的根性疼痛，且有神经定位体征，肩部被动活动大致正常，X 线斜位片可见相应椎间孔狭窄，神经电生理检查可进行鉴别。

2. 肩部肿瘤　肩部肿瘤虽少见，但后果严重。凡疼痛进行性加重，不能用固定患肢方法缓解疼痛，并出现轴向叩痛者，均应除外骨肿瘤。

（五）治疗

1. 本病有自愈倾向。但若不配合治疗和功能锻炼，将遗留不同程度的功能障碍。

2. 早期给予理疗、针灸、适度的推拿按摩，可改善症状。

3. 疼痛点局限时，可局部注射醋酸泼尼松龙。

4. 疼痛持续，影响睡眠时，可短期服用非甾体抗炎药或肌松弛剂。

5. 每日应进行肩关节的主动活动，以不引起剧痛为限。

6. 症状严重、病程较长、保守治疗无效时，可在麻醉下采用手法或关节镜下粘连松解术，然后再注入类固醇激素或透明质酸钠，可取得满意疗效。

7. 肩外因素所致者除局部治疗外，还需对原发病进行治疗。

知识链接

体外冲击波疗法（extracorporeal shock wave therapy，ESWT）具有非侵入、安全、有效的特点，已在骨肌疾病临床治疗领域广泛应用。冲击波具备以下作用：①组织损伤修复重建；②组织粘连松解；③扩张血管和血管再生；④镇痛及神经末梢封闭；⑤高密度组织裂解；⑥炎症及感染控制。目前主要应用于：①骨组织疾病，如骨折延迟愈合及骨不连、成人股骨头坏死和膝骨关节炎；②慢性软组织损伤性疾病，如钙化性冈上肌腱炎、肱骨外上髁炎、足底筋膜炎、跟腱炎、肱二头肌长头肌腱炎、股骨大转子疼痛综合征；③其他骨骼肌肉功能障碍，如脑卒中后肌痉挛、皮肤溃疡等。

第三节　骨的慢性损伤

一、疲劳骨折

疲劳骨折（fatigued fracture or stress fracture）好发于第2跖骨干和肋骨。第3、4跖骨，腓骨远端、胫骨近端和股骨远端也可发生。

（一）病因

不同部位的疲劳骨折，各有其前置因素。如存在先天性第1跖骨短小畸形，则足负重点即从第1跖骨头转移至第2跖骨头，但第2跖骨干远较第1跖骨纤细，故易发生骨折。这种骨折常发生在新兵训练或长途行军后，故又称行军骨折。老年人多有骨质疏松，如因慢性支气管炎而长期咳嗽，肋间肌反复猛烈收缩，则可产生肋骨疲劳骨折。

（二）临床表现

1. 症状　逐渐加重的疼痛，在训练中或结束时尤为明显。

2. 体征　有局部压痛及轻度骨性隆起，但无反常活动，少数可见局部软组织肿胀。

3. 辅助检查　X线检查在出现症状的1～2周内常无明显异常，3～4周后可见一横形骨折线，周围有骨痂形成。病程长者，骨折周围骨痂增多，但骨折线更为清晰，且断端有增白、硬化征象（图65－9）。放射性核素骨显像对疲劳骨折有早期诊断价值。当临床疑有疲劳骨折而X线检查阴性时，可进行该检查以明确诊断。

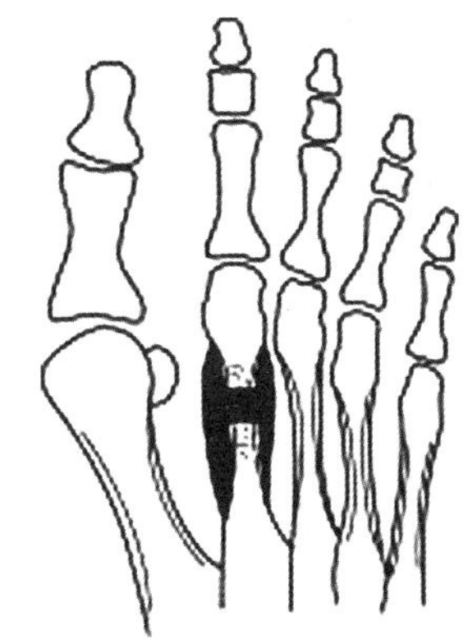

图65－9　第2跖骨疲劳骨折

（三）治疗

1. 疲劳骨折多无明显移位，仅需牢固的外固定和正确的功能锻炼。

2. 制定合理的训练计划，纠正错误动作、姿势。

3. 老年人慢性咳嗽所致肋骨疲劳骨折，还应治疗原发病。

4. 如就诊较晚，断端已有硬化现象，骨折愈合较为困难。有报道建议用微电流或骨诱导、生长因子等方法来促进骨折愈合。

二、月骨无菌性坏死

又称Kienbock病，好发于20～30岁的青年人。

（一）病因

月骨血供主要依靠桡腕关节囊表面和腕骨间韧带内小血管。腕部活动频繁，当又有外力从手掌向腕部冲击，如风镐、振荡器操纵者，可长期对月骨产生振荡、撞击，使关节囊、韧带小血管损伤、闭塞以及微骨折，导致月骨缺血性坏死。

（二）临床表现

1. 症状　缓慢起病，腕关节胀痛，活动时加重，休息后缓解。随疼痛加重，腕部渐肿胀、活动受限。

2. 体征　腕背轻度肿胀，月骨区有明显压痛，叩击第3掌骨头时，月骨区疼痛。腕关节各方向活动均可受限，以背伸最明显。

3. 辅助检查　X线片早期无异常，数月后可见月骨密度增加，形态不规则，表面不光滑，骨中心有囊状吸收，周围腕骨有骨质疏松及创伤性关节炎表现（图65－10）。放射性核素骨显像可早期发现月骨处有异常放射性浓聚。

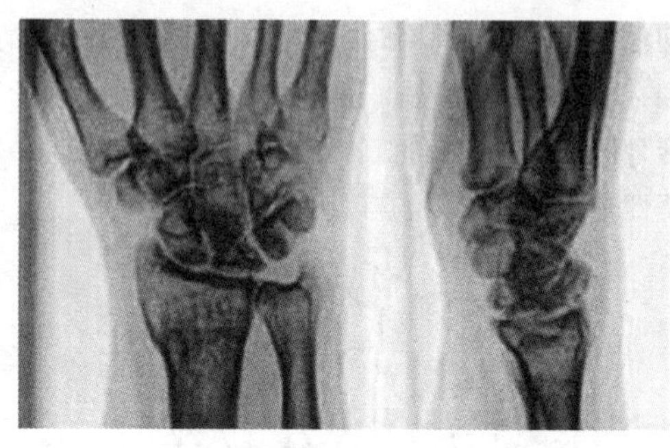

图65－10　月骨缺血性坏死

（三）治疗

1. 早期可将腕关节固定在背伸20°～30°，定期行X线摄片或放射性核素骨显像检查，直到月骨形态和血供恢复为止，通常需1年左右。

2. 月骨已完全坏死、变形者，可行月骨切除，缺损处用肌腱或其他组织填充，也可采用人工假体植入。若桡腕关节骨关节病已严重，可考虑行桡腕关节融合术。

第四节　软骨的慢性损伤

一、髌骨软骨软化症

髌骨软骨软化症（chondromalacia of the patellae）是髌骨软骨面因慢性损伤后，软骨肿胀、侵蚀、龟裂、破碎、脱落，最后与之相对的股骨髁软骨也发生相同病理改变，从而形成髌股关节骨关节病。

（一）病因

1. 髌骨不稳定　先天性髌骨及股骨髁发育异常，膝关节内、外翻畸形等，均可使髌骨不稳定，应力集中。

2. 髌股关节的磨损　膝关节长期用力快速屈伸，加大髌骨关节磨损。

3. 髌骨软骨营养不良　髌骨软骨的营养主要来自关节滑液，各种原因所致滑液成分异常，均可使软骨营养不足，从而产生病变。

（二）临床表现

1. 症状　以青年运动员、女性多见。初期髌骨下疼痛，开始活动时明显，稍活动后缓解，活动过久后又加重，休息后渐消失。随病程延长，疼痛时间多于缓解时间，以致下蹲、上、下楼梯困难或突然无力而摔倒。

2. 体征　髌骨边缘压痛，伸膝位挤压或推动髌骨可有摩擦感，伴疼痛，可继发滑膜炎而出现关节积液，浮髌试验阳性。病程长者有股四头肌萎缩。

3. 辅助检查　X线片早期无异常，晚期可见髌骨边缘骨赘形成，关节面骨质硬化或间隙狭窄。放射性核素骨显像检查显示髌骨局限性放射性核素浓聚，有早期诊断意义。

（三）治疗

以非手术治疗为主。

1. 制动膝关节1～2周，并进行股四头肌抗阻力锻炼，增加膝关节稳定性。

2. 肿胀、疼痛加剧时，应行冷敷，48小时后改用湿热敷和理疗。

3. 氨基葡萄糖有助于软骨中蛋白黏多糖的合成，既可镇痛，又有利于软骨修复。关节内注射玻璃酸钠可增加关节液的黏稠性和润滑功能，保护关节软骨、缓解疼痛和增加关节活动度。

4. 关节内注射醋酸泼尼松龙虽然可以缓解症状，但由于抑制糖蛋白、胶原的合成，对软骨修复不利，故应慎用。

5. 严格非手术治疗无效或有先天性畸形者可手术治疗。如外侧关节囊松解术、股骨外髁垫高术等；髌骨关节软骨已完全破坏者，可用髌骨切除方法减轻髌股关节骨关节病的发展，但术后膝关节无力明显。

二、胫骨结节骨软骨病

胫骨结节是髌韧带的附着点，18岁时胫骨结节与胫骨上端骨化为一整体，18岁前此处易受髌韧带牵拉损伤而产生骨骺炎，甚至缺血、坏死，称胫骨结节骨软骨病（osteochondrosis of the tibial tubercle），又称Osgood－Schlatter病。

（一）病因

股四头肌牵拉力通过髌骨、髌韧带常使尚未骨化的胫骨结节骨骺产生不同程度撕裂，影响血循环。男性青少年喜爱运动，缺乏正确指导往往发生这种损伤。

（二）临床表现

1. 症状　好发于12～14岁好动男孩，多为单侧，常有近期剧烈运动史。胫骨结节处逐渐出现疼痛、肿块，行走及上下楼梯时明显。

2. 体征　胫骨结节明显隆起，局部质硬，压痛明显，作伸膝抗阻力动作时疼痛加剧。

3. 辅助检查　X线片显示胫骨结节骨骺致密或碎裂分离，周围软组织肿胀等（图65－11）。

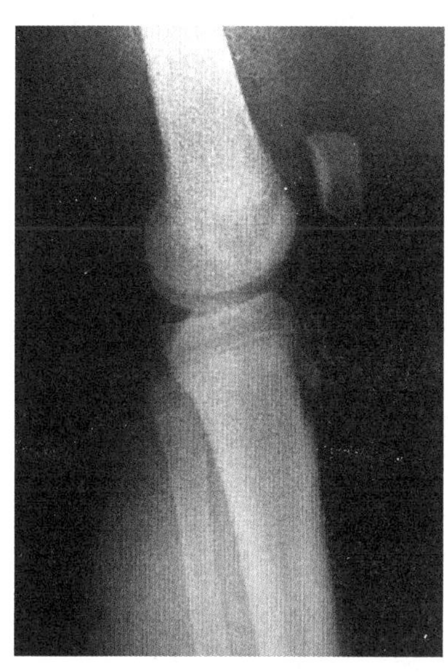

图 65-11 胫骨结节骨软骨病
（骨骺撕裂，密度加深，软组织肿胀）

（三）治疗

1. 减少膝关节活动症状会自行缓解，有明显疼痛者，可辅以理疗或膝关节短期制动。

2. 一般无需服镇痛剂，亦不宜局部注射皮质类固醇，因注入皮下不会有效，而骨骺又难以注入。

3. 本病在18岁后胫骨结节与胫骨上端骨化后，症状即自行消失，但局部隆起不会改变。偶有成年后尚有小块碎裂骨骺未与胫骨结节融合而症状持续，此时可行钻孔或植骨术以促进愈合。

三、股骨头骨软骨病

本病为股骨头骨骺的缺血性坏死，又名为 Legg－Calve－Perthes 病、扁平髋等，是全身骨软骨病中发病率较高，且病残也较重的一种骨软骨病。好发于3～10岁儿童，男女之比约为6∶1，单侧发病占80%～90%。股骨头骨骺的骨化中心在1岁以后出现，18～19岁骨化融合。在此年龄阶段中均有可能发病。

（一）病因

尚不太清楚，多数学者认为慢性损伤是重要因素。股骨头骨骺的血供，在4～9岁期间仅有一条外骺动脉，此时血供最差，较轻外伤也可发生血供障碍，从而继发缺血坏死。9岁以后圆韧带血管参与股骨头骨骺的血供，故发病率开始下降，当骺板骨化融合后，干骺端血管进入股骨头内，即不再发生此病。

（二）病理

1. 缺血期　软骨下骨细胞由于缺血而坏死，骨化中心停止生长，但骺软骨仍可通过滑液吸收营养而继续发育，反可较正常软骨增厚。这一过程可延续数月到一年以上，因临床症状不明显而多被忽视。

2. 血供重建期　新生血管从周围组织长入坏死骨骺，逐渐形成新骨。如致伤力持续存在，新生骨又将吸收并被纤维肉芽组织所代替，因而股骨头承受外力能力极差，容易发生塌陷等畸形。此期可持续1～4年，是治疗的关键时期。

3. 愈合期　骨的吸收过程自行停止，继之不断骨化，直到纤维肉芽组织完全为新生骨所代替。股骨头、颈可因受压而发生头变扁、颈变粗短，畸形仍可加重，且髋臼关节面软骨也可受到损害。

4. 畸形残存期　已产生的股骨头、颈畸形不再变化，成年后很快发展为髋关节的骨关节病而出现新的问题。

（三）临床表现

1. 症状　逐渐加重的髋部疼痛，可出现跛行，少数患者可因患肢膝内上方牵涉痛为首诊主诉，应注意检查同侧髋关节。

2. 体征　早期为疼痛性跛行步态，晚期可发生短肢性跛行。患肢肌萎缩，内收肌痉挛，Thomas 征阳性。患髋外展、后伸、内旋受限明显。

3. 辅助检查　X 线片显示与病理分期有密切关系（图65-12）。放射性核素骨显像在缺血期 X 线片显示阴性时已可发现放射性稀疏。用计算机对骨显像进行定量分析，患侧与健侧放射量的比值小于0.6则为异常，其早期诊断准确率大于90%。

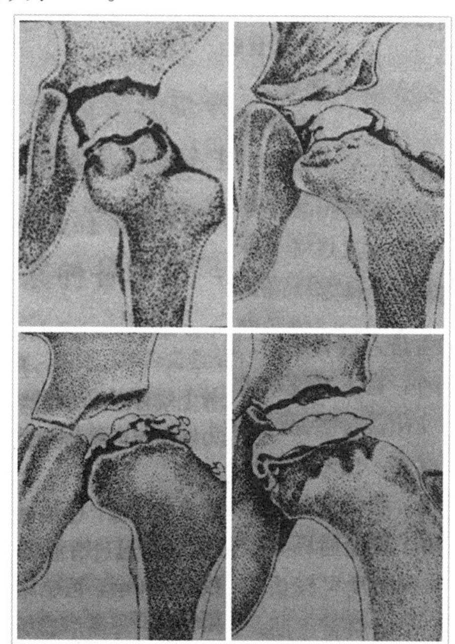

图 65-12 股骨头骨软骨病
①缺血期（左上）骨化中心较健侧小，密度增高，关节间隙增宽；②血供重建期（右上）骨化中心小密度高，周围有新骨形成，头和颈变形；③愈合期（左下）骨化中心“碎裂”，头扁平，颈粗短；④畸形残存期（右下）骨骺扁平，密度略深，无“碎裂”，颈粗短

（四）治疗

目的是保持一个理想的解剖学和生物力学环境，预防血供重建期和愈合期中股骨头的变形。治疗的原则为：①应使股骨头完全包容在髋臼内；②避免髋臼外上缘对股骨头的局限性应力；③减轻对股骨头的压力；④维持髋关节有良好的活动范围。具体方法如下。

1. 非手术治疗　用支架将患髋固定在外展40°、轻度内旋位。白天带支架用双拐下床活动，夜间去除支架用三角枕置于两腿之间，仍维持外展、内旋位。支架使用时间为1～2年，定期摄X线片了解病变情况，到股骨头完全重建为止。对早期病例非手术治疗多能有效。

2. 手术治疗　针对病变不同时期选择不同的手术方法，均有一定效果，如滑膜切除术、骨骺钻孔术、骨瓣、肌骨瓣植入术、股骨转子下内旋、内翻截骨术、骨盆截骨术、人工关节置换术等。

第五节　周围神经卡压综合征

案例引导

案例　患者，女，45岁，主因“双手指麻木无力6个月”入院。患者6个月前逐渐感到双手拇、示、中指指端麻木，夜间症状加重，抖动手腕可以缓解，症状逐渐加重。查体：双手拇、示、中指感觉减退，两点辨别觉减弱；双手鱼际肌萎缩，拇指外展、对掌无力；双腕部正中神经Tinel征阳性，双手屈腕试验阳性；末梢血运正常。肌电图提示双侧正中神经周围神经源性损害。

讨论　该患者诊断、诊断依据是什么？应注意与何疾病鉴别？治疗方案是什么？

周围神经经过肌肉的腱性起点、穿过肌肉、绕过骨性隆起或行经骨－纤维鞘管处，活动空间受到限制，当这些腱膜、筋膜、鞘管由于各种原因产生狭窄、增生、肥厚、粘连时，经过长时间压迫及肢体活动对神经的牵拉摩擦，可致神经损害，产生感觉或运动障碍，称为周围神经卡压综合征。根据神经损害的部位不同，组成纤维成分的不同，其功能障碍表现各异。有的为单纯感觉障碍，如股外侧皮神经卡压综合征；有的为单纯运动障碍，如旋后肌综合征；有的同时有感觉、运动障碍，如腕管综合征；也有的与神经伴行的重要血管同时受压，如胸廓出口综合征。

一、腕管综合征

腕管综合征（carpal tunnel syndrome）是正中神经在腕管内受压而表现出的一组症状和体征，是周围神经卡压综合征中最常见的一种。

（一）应用解剖

腕管掌侧为腕横韧带，桡侧、尺侧及背侧均为腕骨，有拇长屈肌腱、指浅屈肌腱、指深屈肌腱等9条肌腱及正中神经通过。正中神经最表浅，位于腕横韧带与其他肌腱之间。腕关节屈曲时，正中神经受压。正中神经出腕管后分支支配除拇内收肌以外的鱼际诸肌，第1、2蚓状肌，手掌桡侧及桡侧3个半手指掌侧和近侧指间关节以远的背侧皮肤（图65－13）。

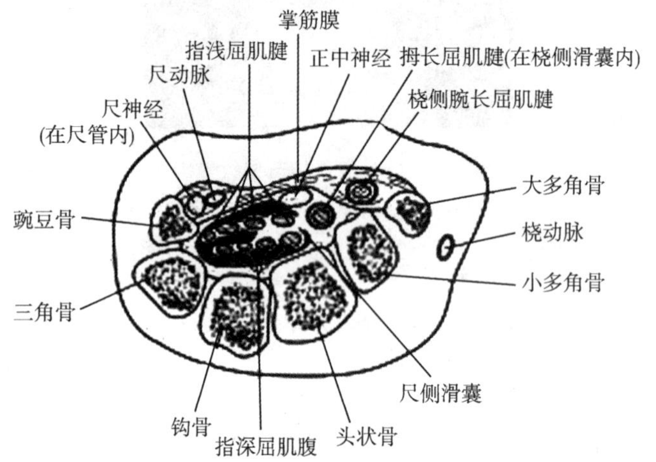

图65－13　腕管横断面解剖示意图

（二）病因

任何原因使腕管内压力增高，正中神经都将直接受压产生神经功能障碍。

1. 外源性压迫　腕横韧带浅面皮肤的严重瘢痕或良性肿瘤是病因之一，但很少见。

2. 管腔本身变小　腕横韧带可因内分泌病变或外伤后瘢痕形成而增厚。腕部骨折脱位可使腕管后壁或侧壁突向管腔，使腕管狭窄。

3. 管腔内容物增多、体积增大　腕管内腱鞘囊肿、肿瘤、血肿机化、滑囊炎、指屈肌肌腹过低、蚓状肌肌腹过高等，都将占据腕管内容积，而使腕管内各种结构相互挤压、摩擦，从而刺激、压迫正中神经。

4. 其他　长期过度用力使用腕部，腕管内压力反复出现急剧变化，腕管内压力，在过度屈腕时为中立位的100倍，过度伸腕时为中立位的300倍。这种压力改变也是正中神经慢性损伤的原因（图65－14）。

（三）临床表现

1. 症状　首先感到桡侧3个手指指端麻木或疼痛，持物无力，以中指为甚。有时疼痛可以牵涉到前臂，但感觉异常仅出现在腕下正中神经支配区。夜间或清晨症状最重，

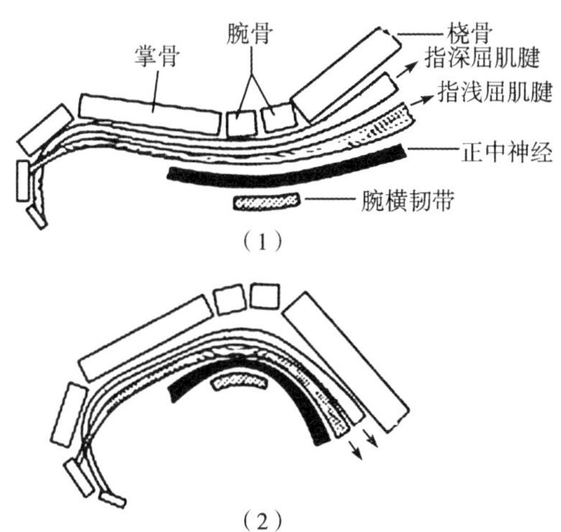

图 65－14 腕关节活动对正中神经的影响
(1) 背伸 (2) 掌屈

抖动手腕可以缓解，是本病一个较为恒定的症状。

2. 体征 拇、示、中指有感觉过敏或迟钝，两点辨别觉减弱。鱼际肌萎缩，拇指外展、对掌无力。腕部正中神经 Tinel 征阳性。屈腕试验（Phalen 征）阳性率 70% 左右。检查方法：让患者屈肘、前臂上举，双腕同时屈曲 90°，1 分钟内患侧即会诱发出神经刺激症状（图 65－15）。此时将腕由屈曲位改成伸直位，症状立刻减轻，这是重要的诊断依据，并可与颈椎病等鉴别。

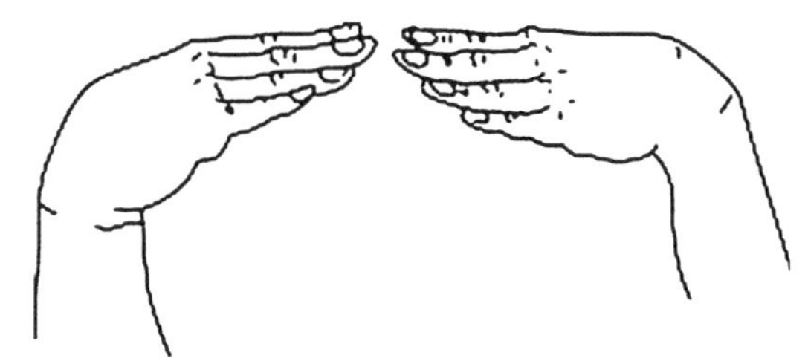

图 65－15 屈腕试验（Phalen 征）

3. 辅助检查 肌电图及腕－指正中神经传导速度测定可提示神经损害。

（四）鉴别诊断

主要与神经根型颈椎病鉴别，腕管综合征的体征在腕以远，而颈椎病的神经根损害体征很少局限于手部，屈腕试验及腕部 Tinel 征均呈阴性。神经电生理检查可资鉴别。

（五）治疗

1. 早期病例可采用非手术疗法，腕关节制动于中立位，可行局部理疗。非肿瘤和化脓性炎症者，可于腕管内注射醋酸泼尼松龙，效果较好。

2. 由于腕管壁增厚而致腕管狭窄，或发生鱼际肌萎缩者，可行腕横韧带切开减压术。术中应探查腕管内有无占位性病变，如腱鞘囊肿、良性肿瘤、异位肌腹等应手术切除。如术中发现正中神经已变苍白硬韧或出现局限性膨大时，应做神经松解术，以彻底减压。

二、肘管综合征

肘管综合征（cubital tunnel syndrome）是尺神经在肘部通过尺神经沟处受到腱膜、异常的肌肉或骨性改变的压迫而产生的综合征。

（一）应用解剖

在肱骨内上髁与尺骨鹰嘴之间有筋膜形成的骨－纤维鞘管，称肘管。管底即尺神经沟，尺神经由肘管经过。在肱骨内上髁以远 4cm 内，尺神经分出支配尺侧腕屈肌的运动支，支配环、小指指深屈肌的分支在尺侧腕屈肌支的稍远侧、指深屈肌的前面进入。肘管的容积随着关节的屈伸而不同。

（二）病因

1. 肘外翻 为最常见原因。肱骨髁上骨折或肱骨外髁骨骺损伤，均可发生肘外翻畸形，尺神经向内侧移位，张力增高，如此在肘管内反复摩擦即可产生创伤性炎症。

2. 尺神经半脱位 先天性尺神经沟较浅或肘管顶部的筋膜、韧带结构松弛，在屈肘时尺神经滑出尺神经沟外，反复滑移使尺神经受到摩擦和碰撞而损伤。

3. 尺侧腕屈肌两头之间的腱膜压迫 当屈肘 135°时，腱弓拉长近 40%，可压迫其间穿过的尺神经。

4. Struthers 弓形组织压迫 Struthers 弓形组织位于肱骨内上髁近端 8cm 水平，是起自肱三头肌内侧头，止于内侧肌间隔的增厚筋膜带，有时可压迫在其下方穿过的尺神经。

5. 陈旧性损伤 肱骨内上髁骨折不愈合，或肘关节骨折复位不良，均可导致肘管内骨质不平，尺神经可受到磨损。

6. 其他 肘关节骨性关节炎、类风湿关节炎、创伤性关节炎、骨化性肌炎、全身性疾病如糖尿病等以及肘管内的占位性病变。

（三）临床表现

1. 症状 起病缓慢，手背尺侧、小鱼际、小指及环指尺侧半感觉异常首先发生，通常为麻木或刺痛，屈肘时明显。有夜间痛醒史。手部逐渐无力，精细动作不灵活，小指对掌无力及手指内收、外展不灵活。

2. 体征 尺神经沟饱满，有时可触及增粗、变硬、滑动的尺神经，并随肘关节屈伸，在肱骨内上髁上方有异常活动。部分患者可见前臂近端尺侧肌萎缩。尺神经沟处 Tinel 征（+）。手部小鱼际肌及骨间肌萎缩，环、小指爪形手畸形。骨间肌、小指展肌肌力减弱，环、小指指深屈肌、尺侧腕屈肌肌力减弱。手背尺侧、小鱼际、小指及环指尺侧半皮肤痛觉减退，两点辨别觉减弱。Froment 征阳性（当患者试图用拇指和示指拿住一张纸时，需屈曲拇指指间关节以代偿拇收肌的功能，是为 Froment 征阳性）（图 65-16）。夹纸试验阳性（在患者手指间放一纸片，让患者用力夹紧，如能轻易地抽出纸片，是为夹纸试验阳性）（图 65-17）。

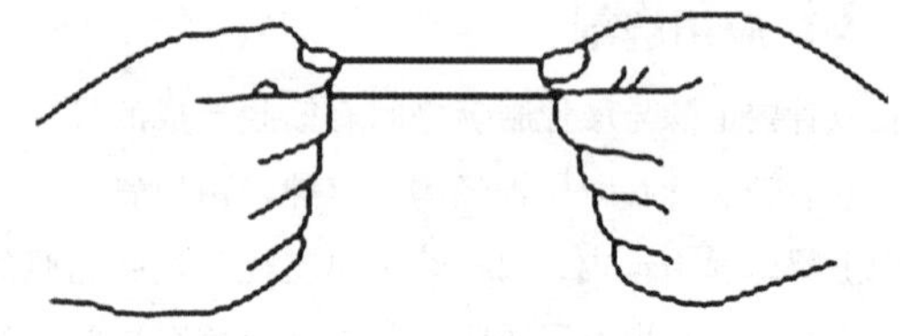

图 65-16　Froment 征

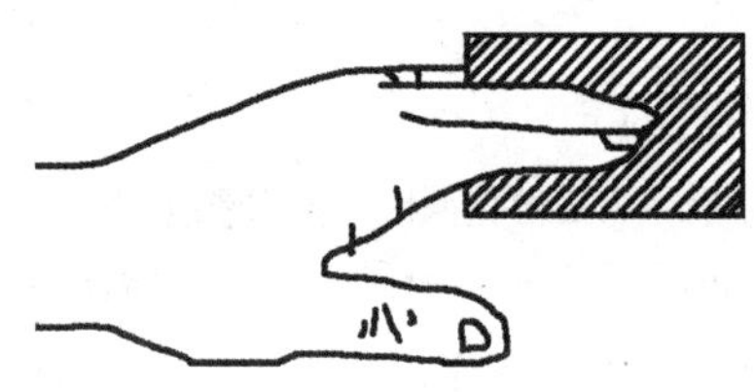

图 65-17　夹纸试验

3. 辅助检查　X 线片有骨折史者可见陈旧性骨折畸形愈合、肘外翻或骨不愈合，骨性关节炎者可见骨赘增生，必要时可加摄尺神经沟切线位 X 线片，观察尺神经沟有无畸形、不平整现象以协助诊断。肌电图尺神经传导速度减慢或潜伏期延长，可出现失神经自发电位。

（四）鉴别诊断

1. 神经根型颈椎病　特别是 C_8 神经根受累，以手部尺侧麻木、乏力为主要表现，可出现手内在肌肌力减弱等症状，但此类疾病常伴有颈部疼痛，肘管区无异常体征。颈椎 X 线、MRI 及肌电图有助于鉴别。

2. 腕尺管综合征　除出现手部尺侧感觉异常和手内在肌肌力减弱外，其临床主要特点是手背尺侧无感觉异常。肘管综合征有时合并腕尺管综合征，诊断比较困难，可根据临床表现和神经电生理检查鉴别诊断。治疗时应对两个卡压部位同时减压。

（五）治疗

诊断明确后通常应及早进行手术探查。尺神经前置术是基本治疗方法，可彻底减压，将尺神经移至肘关节前方，分为皮下前置术、肌内前置术及肌下前置术。术中如发现尺神经变粗硬韧，则应行神经松解术。术后多能较快恢复正常感觉，但已萎缩的手部小肌肉却较难恢复正常体积。

三、梨状肌综合征

梨状肌综合征（pyriformis muscle syndrome）是坐骨神经在臀部受到卡压的一种综合征，在下肢神经慢性损伤中最为多见，易与腰椎间盘突出症所致坐骨神经痛混淆。

（一）应用解剖

梨状肌起自骶骨前面，经坐骨大孔向外，止于股骨大转子内、后、上方，坐骨神经约 85% 从梨状肌下缘出骨盆，从臀大肌前下方进入大腿后侧，在该处分为胫神经及腓总神经，支配大腿后侧及膝以下的运动和感觉。坐骨神经可在梨状肌处因各种原因受压而发生功能障碍。

（二）病因

1. 臀部外伤血肿、粘连、瘢痕形成。

2. 注射药物使梨状肌变性、纤维挛缩。

3. 髋臼后上部骨折移位、骨痂过大。

4. 坐骨神经出骨盆时行径变异，穿行于梨状肌内，当髋外旋时肌强力收缩可使坐骨神经受压。

（三）临床表现

1. 症状　以坐骨神经痛为主要表现，疼痛从臀部经大腿后方向小腿和足部放射。症状较剧，患者就诊时间也较早，肌力的下降多不显著。

2. 体征　疼痛性跛行，轻度小腿肌萎缩，小腿以下皮肤感觉异常。俯卧位放松臀部，有时可在臀中部触到横行较硬或隆起的梨状肌，局限性压痛明显，Tinel 征可阳性，“4”字试验时予以外力拮抗可加重或诱发坐骨神经痛。

3. 辅助检查　X 线片有髋臼骨折病史者可显示移位的骨折块或骨痂。

（四）鉴别诊断

1. 腰椎间盘突出症　本病常有腰痛伴坐骨神经痛，腰椎代偿性侧弯畸形，腹部加压可加重或诱发坐骨神经痛。坐骨神经损害范围与椎间盘突出节段有关，存在神经定位体征，直腿抬高试验与加强试验阳性，而“4”字试验则可为阴性。MRI 及肌电图检查可提供诊断依据。

2. 神经鞘膜瘤　高位坐骨神经鞘膜瘤较为少见，其症状呈进行性加重，与活动无关。臀部有较强的 Tinel 征，有时可在超声图像上发现沿坐骨神经表面均匀增厚的回声带，CT 及 MRI 检查可提供影像学诊断依据。手术和病理检查是最终确诊手段。

（五）治疗

1. 早期可行局部手法推拿、理疗或梨状肌封闭等治疗以减轻梨状肌痉挛及粘连。

2. 诊断明确，存在坐骨神经行径变异、较重的瘢痕粘连或骨痂压迫等，经非手术治疗无效者，可行手术探查，解除神经卡压。手术效果与病程长短关系很大。

目标检测

答案解析

一、选择题

1. 下列疾病不属于运动系统慢性损伤分类的是
   A. 滑囊炎　B. 疲劳性骨折
   C. 腕管综合征　D. 类风湿关节炎
2. 关于粘连性肩关节囊炎，下列说法错误的是
   A. 肩盂肱关节囊粘连、僵硬，致使肩关节疼痛及活动受限
   B. 最主要的激发因素是肩部急性挫伤
   C. 本病具有自限性
   D. 颈椎病可诱发本病
3. 患者，女，54 岁。晨起左中指发僵疼痛，缓慢活动后可消失，屈中指时有弹响。最可能的诊断是
   A. 类风湿关节炎　B. 腱鞘囊肿
   C. 狭窄性腱鞘炎　D. 滑囊炎
4. 肱骨外上髁炎主要体征是
   A. “4”试验阳性
   B. Dugas 征阳性
   C. 直腿抬高试验（Lasegue）阳性
   D. 伸肌腱牵拉试验（Mills）征阳性
5. 严重腰肌劳损时可以采取的治疗措施不包括
   A. 卧床休息，活动时带腰托保护
   B. 物理治疗
   C. 联合服用两种非甾体抗炎药
   D. 压痛点注射激素封闭治疗
6. 疲劳骨折可发生在
   A. 腓骨干下 1/3　B. 胫骨干下 1/3
   C. 两者均可　D. 两者均不可
7. 髌骨软骨软化症手术治疗的目的是
   A. 改变髌股关节的力线，增加髌骨稳定性
   B. 切除发育异常的髌骨，去除病灶
   C. 切除位置异常的髌骨，去除病灶
   D. 膝关节滑膜切除止痛
8. 患者，男，13 岁。参加剧烈活动后右膝关节前下方出现疼痛。查体：右胫骨结节明显隆起压痛，伸膝时疼痛加重，膝关节活动范围正常，无明显红热表现。X 线显示右胫骨结节处骨骺隆起碎裂。最可能的诊断是
   A. 化脓性关节炎
   B. 胫骨平台骨折
   C. 胫骨结节骨软骨病
   D. 关节结核
9. 腕管综合征损伤的神经是
   A. 桡神经深支　B. 桡神经浅支
   C. 尺神经　D. 正中神经
10. 肘管综合征卡压的神经是
    A. 坐骨神经　B. 桡神经浅支
    C. 尺神经　D. 正中神经

二、名词解释

1. 粘连性肩关节囊炎
2. 腕管综合征
3. 网球肘

（阳运康）

书网融合……

本章小结

题库

第六十六章　颈腰椎疾病

PPT

学习目标

1. 掌握　颈椎病的分型、临床表现及诊断、手术目的；腰椎间盘突出症的临床表现、诊断与鉴别诊断。

2. 熟悉　颈椎病的病因，脊髓型颈椎病的鉴别诊断；不同类型颈椎病的治疗原则；腰椎间盘突出症的手术适应证；腰椎间盘突出症的非手术治疗方法。

3. 了解　颈椎病的非手术及手术治疗方法；腰椎间盘突出症的病因和发病机制；腰椎间盘突出症的手术治疗方法。

第一节　颈椎病

颈椎病（cervical spondylosis）是指由于颈椎间盘退变及其继发性改变，刺激或压迫相邻组织结构，包括脊髓、神经、血管、食道等，出现与之相应的临床症状和体征。

案例引导

案例　患者，女，56 岁，主因“左上臂疼痛麻木 2 周”入院。患者感左前臂疼痛、麻木。查体：生命体征平稳，神清，左前臂及手背麻木，皮肤感觉减退。末梢血运正常。左上肢牵拉试验阳性。MRI 检查提示颈 5～6 椎间盘突出。

讨论　该患者诊断、诊断依据及下一步治疗方案是什么？

一、病因与病理

从解剖结构看，整个脊柱中，颈椎体积最小，运动范围最大，因此容易诱发退性行改变。颈椎病一般被认为是多种因素共同作用的结果。颈椎退行性改变及其继发性的椎间关节退变是颈椎病的发病基础。其发病机制的学说主要有以下几种。

1. 机械性压迫　分为静态压迫和动态压迫两种因素。从静态性压迫因素方面来看，颈椎间盘退行性改变致使椎间盘的纤维环变性、肿胀、断裂，椎间盘膨出或突出，纤维环的耐牵伸等能力下降，椎间隙变窄，骨赘和突出的椎间盘突入椎管压迫脊髓或神经根，产生相应症状。从动态压迫因素方面来看，颈椎在伸、屈活动中，脊髓随椎管变化形态发生改变。

2. 颈椎不稳定　颈椎退行性变造成颈椎节段间不稳，颈椎屈、伸活动时，脊髓在椎体后缘骨赘上反复摩擦，脊髓微小创伤的积累导致脊髓病理损害。

3. 颈脊髓血液循环障碍　颈椎屈曲时脊髓张力加大，脊髓腹侧受椎体后缘骨赘挤压变为扁平，前后径变小，同时脊髓侧方受到间接应力而使横径加大，可能使脊髓中沟动脉的横行走向的分支受到牵拉，使脊髓前 2/3 缺血，其中包括灰质大部，使其内部的小静脉受压，加重了局部供血不足。

二、诊断

（一）临床表现

根据颈椎病脊髓、神经、血管受累产生的病理，颈椎病主要分为以下类型。

1. 颈型颈椎病　颈型颈椎病（neck type of cervical spondylosis）实际上是各型颈椎病的早期阶段，症状较轻，以颈部症状为主，包括颈部疼痛、酸胀、发僵，活动或者按摩后好转；晨起、劳累、姿势不正及寒冷刺激后可加剧。体征包括活动颈部有“嘎嘎”响声；颈部肌肉发板、僵硬；棘突间或棘突旁可有疼痛。

2. 神经根型颈椎病　神经根型颈椎病（cervical spondylotic radiculopathy）发病率最高。由于颈椎退变后椎间盘向后突出，增生的关节突关节等刺激压迫神经根诱发神经根性的临床症状。临床表现为与受累神经一致的神经干或神经丛性疼痛，同时可伴有感觉障碍、感觉减退或感觉过敏等表现。

不同神经根受累的感觉和运动异常平面见表 66－1。

表 66－1　颈神经根受累的感觉区域、运动功能和深反射

椎间盘	神经根	感觉区域	肌肉	深反射
	颈 1	枕部		
	颈 2	枕部		
颈 2/3	颈 3	上颈项部及乳突与耳廓周围		

续表

椎间盘	神经根	感觉区域	肌肉	深反射
颈3/4	颈4	下颈项部至肩关节上方		
颈4/5	颈5	颈部外侧和肩关节周围	三角肌	
颈5/6	颈6	上臂和前臂外侧、大鱼际区、拇指、示指	肱二头肌	肱二头肌腱反射或肱桡肌反射
颈6/7	颈7	前臂中部和示指	肱三头肌	肱三头肌腱反射
颈7/8	颈8	前臂内侧和环指、小指	手内在肌	

3. 脊髓型颈椎病　脊髓型颈椎病（cervical spondylotic myelopathy）是最严重的一种颈椎病，占颈椎病的10%～15%。锥体束征为脊髓型颈椎病的主要表现，是锥体束（皮质脊髓束）受到直接压迫或局部血供减少造成的。临床上表现为下肢无力、抬步沉重感、足踏棉花、步态拙笨及束胸感等症状，后期可出现大小便功能障碍等。检查时可发现腱反射亢进、踝、膝阵挛及肌肉萎缩，腹壁反射、肛门反射减弱或消失。查体可有 Hoffmann 征、Babinski 征阳性。依据锥体束受累部位不同可分为以下三种类型损伤。

（1）中央型（上肢型）　先累及锥体束深部的中央管附近，症状先从上肢开始，之后可波及下肢。

（2）周围型（下肢型）　锥体束表面受累，下肢先出现症状，当压力持续增加波及锥体束深部纤维时，则症状延及上肢，症状仍然以下肢为重。

（3）前中央血管型（四肢型）　脊髓前中央动脉受压，脊髓前部缺血，上、下肢同时受累。

4. 椎动脉型颈椎病（arteria vertebralis type of the cervical spondylosis）　此型临床上症状复杂，诊断亦较困难，目前尚存在较大争议。颈椎退变后椎间盘突出或骨赘压迫或颈椎节段性不稳定，椎动脉受压或刺激，造成椎动脉狭窄或痉挛，形成椎－基底动脉供血不足，进而出现耳鸣、偏头痛、听力减退、视物模糊、突发性眩晕、猝倒等。由于椎动脉周壁上交感神经节后纤维受刺激，可引起交感神经症状，表现为心慌、心悸和胃肠功能减退等。颈部症状则较轻。

5. 交感型颈椎病（sympathetic type of the cervical spondylosis）　主要表现为颈椎退变刺激交感神经的相关症状，机制不明，与长期低头伏案工作有关，中年妇女多见。主诉症状多，而客观体征少。交感神经兴奋症状可表现为头痛、头晕、恶心呕吐、视物模糊、心跳加速、心律不齐等；交感神经抑制症状，可表现为头昏、视物模糊、流泪、鼻塞、血压下降等。

（二）影像学检查

颈椎病的诊断需要临床表现结合影像学检查，单独依据影像学检查不能诊断颈椎病。

X线平片包括颈椎正侧位、过伸过屈位及双斜位片，一般显示为颈椎生理曲度消失，椎节不稳（梯形变），椎间孔狭窄及钩椎关节增生等异常现象中的一种或数种（图66－1）。颈椎不稳主要表现为在颈椎过伸过屈的动力位片上，椎体间前后滑移之和≥3mm。颈椎管矢状径临界值为13mm，大于13mm为正常，小于13mm为颈椎管狭窄，颈椎管狭窄时椎体与椎管矢状径比值大多小于1∶0.75。CT可见椎间盘突出，椎管及神经根管狭窄，黄韧带骨化，脊髓受压等征象。MRI成像可显示椎间盘变性、髓核后突、甚至或突向根管椎管内且大多偏向患侧处，硬膜囊间隙消失，脊髓受压严重者，脊髓内可出现高信号（图66－2）。

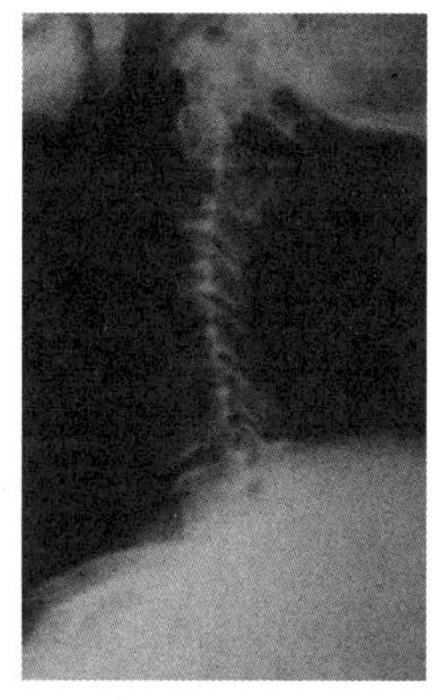

图66－1　颈椎退变的X线片

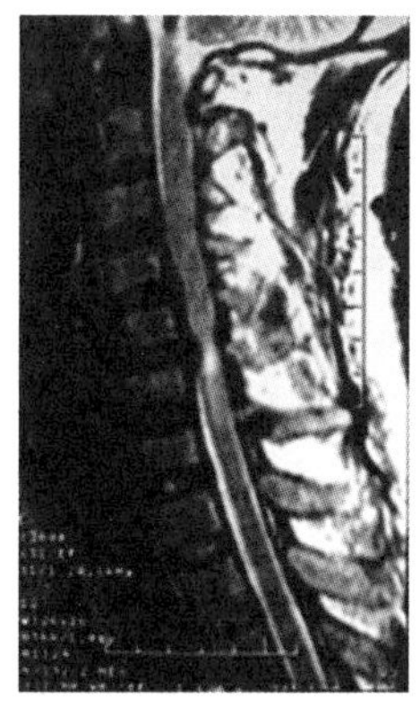

图66－2　颈椎MRI的 T_2 加权像，颈脊髓内高信号

（三）诊断与鉴别诊断

1. 诊断　必须同时具备下列条件方可确立颈椎病的诊断，即具有颈椎病的临床表现；影像学检查显示颈椎椎间盘或椎间关节有退行性改变；有相应的影像学依据，即影像学所见能够解释临床表现。

各种影像学征象对于颈椎病的诊断具有重要参考价值，但仅有影像学检查所见的颈椎退行性改变而无颈椎病临床症状者，不应诊断为颈椎病。具有典型颈椎病临床表现，而影像学所见正常者，应注意排除其他疾患。

（1）颈型颈椎病 ①患者主诉枕部、颈部、肩部疼痛等异常感觉，可伴有相应的压痛点。②影像学检查结果显示颈椎退行性改变。③除外其他颈部疾患或其他疾病引起的颈部症状。

（2）神经根型颈椎病 ①具有较典型的神经根症状（手臂麻木、疼痛），其范围与颈脊神经所支配的区域一致，体检示压颈试验或臂丛牵拉试验阳性。②影像学检查所见与临床表现相符合。③除外颈椎以外病变（胸廓出口综合征、网球肘、腕管综合征、肩周炎、肱二头肌腱鞘炎及肺尖部肿瘤等）所致以上肢疼痛为主的疾病。

（3）脊髓型颈椎病 ①临床上出现典型的颈脊髓损害的表现，以四肢运动障碍、感觉及反射异常为主。②影像学检查所见有明确的脊髓受压征象，并与临床症状相应。③除外肌萎缩侧索硬化症、椎管内占位、急性脊髓损伤、脊髓亚急性联合变性、脊髓空洞症、慢性多发性周围神经病等。

（4）其他颈椎病 涵盖椎动脉型、交感型颈椎病。①临床表现为眩晕、视物模糊、耳鸣、手部麻木、听力障碍、心动过速、心前区疼痛等一系列交感神经症状。体检可出现旋颈试验阳性。②影像学表现：X 线片可显示节段性不稳定；MR 可表现为颈椎间盘退变。③除外眼源性、心源性、脑源性及耳源性眩晕等其他系统疾病。

2. 鉴别诊断

（1）神经根型颈椎病 周围神经嵌压时，如胸廓出口综合征、肘管综合征、桡管及尺管综合征等，可出现与颈椎退变会压迫单根或多根神经根诱发的相似症状。但这些症候群均有局部的骨性或纤维性嵌压神经的因素，而神经根型颈椎病是由于椎间盘、钩椎关节等增生压迫造成，仔细体检、影像学分析以及肌电图可以协助鉴别。

（2）脊髓型颈椎病 ①肌萎缩型脊髓侧索硬化症：本病属于运动神经元疾患，病因至今尚不明。40 岁左右起病，发病突然，进展迅速，常以肌无力为主要表现，肌萎缩可发生于任何部位，一般无感觉障碍。脊髓型颈椎病多 50 岁以上起病，发病较慢，肌肉受累水平罕有超过肩部以上者。肌萎缩型脊髓侧索硬化症各期所特有的肌电图征、肌肉活组织检查以及 CT 和 MRI 检查等，均有助于鉴别诊断。②脊髓空洞征：是一种脊髓慢性退行性变，以髓内空洞形成及胶质增生为特点。临床可出现感觉分离现象，表现为颈、胸部的痛、温觉丧失，而触觉及深感觉则基本正常。会出现感觉障碍，无疼痛感觉。伴有营养障碍时出现 Charcot 关节，关节过度增生及磨损性改变，甚至出现超限活动，但无痛感。MRI 示脊髓内有异常信号可以鉴别。③椎动脉型颈椎病：临床表现复杂，鉴别诊断困难，应排除梅尼埃病，眼肌疾病所表现的类似症状。颈椎动力位片、椎动脉造影、磁共振椎动脉显像可以协助诊断。④交感神经型颈椎病：交感神经型颈椎病患者常常合并神经官能症，主诉多于查体，需要除外心脑血管疾病、颅内肿瘤等。当颈椎动力位摄片提示颈椎不稳时，可以行颈硬膜外封闭进行诊断性治疗，协助诊断。

三、治疗

（一）非手术治疗

非手术治疗常采用的方法主要包括改变生活习惯，养成良好的睡眠体位，避免有害的工作体位，牵引，制动，理疗，服用消炎止痛、改善血液循环、营养神经等药物，休息，避免负重等。

（二）手术治疗

颈椎病发病机制复杂，手术治疗的主要目的是中止颈椎病相关病理变化对神经组织造成的持续性和进行性损害，以充分减压、重建颈椎生理曲度和椎间高度为核心，同时强调兼顾重建颈椎稳定性及生理平衡。

颈椎病手术治疗的入路包括前入路、后入路、前－后联合入路。前入路手术以横切口为主，对于术前评估横切口显露困难的患者也可选择斜切口；后入路手术主要采用后正中切口。临床治疗中，应根据患者不同的病情选择适当的手术入路及切口。

一般情况下，对于致压物位于椎管前方的患者，应选择颈椎前入路手术；对于致压物位于椎管后方的患者，应选择颈椎后入路手术；对于椎管前方致压物广泛、脊髓前方和后方均受压并且压迫过重、前入路减压风险较大的患者，可根据不同的病情选择后入路手术，或者先行后入路再行前入路的分期手术，或者一期前－后联合入路手术。

随着器械的发展和手术方式的改进，颈椎微创内镜手术逐渐开展，包括经皮内镜下颈椎后路间盘切除术、内镜下颈后路椎间孔切开减压术、内镜下颈后路椎管减压术等；以及内镜下颈椎前路的颈椎间盘切除、椎间孔切开以及椎体次全切除减压等手术。

知识链接

双通道脊柱内镜（UBE）技术

双通道脊柱内镜（UBE）是脊柱微创领域的“热点”技术，尤其适用于复杂椎间盘突出、椎管狭窄、腰椎滑脱、神经根性颈椎病、脊髓型颈椎病等复杂病例的内镜微创治疗。双通道脊柱内镜技术通过两个体表“小孔”，实现广阔、清晰视野下进行手术操作，手术减压更彻底，术后的疗效自然更佳，并且安全性极高。

（三）不同类型颈椎病的治疗原则

1. 颈型颈椎病 以正规、系统的非手术治疗为首选疗法。对于疼痛反复发作、严重影响日常生活和工作的患者，可以考虑采用局部封闭或射频治疗等有创治疗方法。

除非同时具备以下条件，否则不建议采取手术治疗：①长期正规、系统的非手术治疗无效；②影像学检查有明确的病理表现（如颈椎局部不稳等）；③责任病变部位明确。

2. 神经根型颈椎病　原则上采取非手术治疗。对于具有下列情况之一的患者可采取手术治疗。

（1）经3个月以上正规、系统的非手术治疗无效，或非手术治疗虽然有效但症状反复发作，严重影响日常生活和工作。

（2）持续剧烈的颈肩臂部神经根性疼痛且有与之相符的影像学征象，保守治疗无效，严重影响日常生活和工作。

（3）因受累神经根压迫导致所支配的肌群出现肌力减退、肌肉萎缩。

3. 脊髓型颈椎病　凡已确诊的脊髓型颈椎病患者，如无手术禁忌证，原则上应手术治疗。对于症状呈进行性加重的患者，应尽早手术治疗。

4. 其他型颈椎病

（1）对于存在眩晕、耳鸣、视物模糊、手部麻木、听力障碍、心动过速等自主神经症状的颈椎病患者，由于其病因和发病机制尚不明确，因此应慎重选择手术治疗。术前应请神经内科等相关科室会诊，进一步明确病因。

（2）颈椎病患者如因骨赘压迫或刺激食管引起吞咽困难，经非手术疗法无效者，应手术将骨赘切除。

（3）颈椎病患者如因压迫或刺激椎动脉，引起椎动脉－基底动脉供血不全表现，经磁共振血管造影（MRA）、CT血管造影（CTA）、数字减影血管造影（DSA）等检查证实并经神经内科会诊除外其他疾病，经非手术治疗无效者，可手术治疗。

（4）对于以上肢肌肉萎缩为主要表现、无明显感觉障碍的特殊类型颈椎病，应在术前进行上肢肌电图检查，除外运动神经元疾病。

第二节　腰椎间盘突出症

案例引导

案例　患者，男，48岁，主诉腰部伴右侧下肢反复疼痛2年，加重3周。2年前出现腰部及右侧下肢疼痛，呈酸胀样疼痛，以行走或站立时疼痛明显，卧位时疼痛明显缓解，3周前患者明显出现臀部到右侧下肢的放射性疼痛，以小腿外侧疼痛明显。查体：右下肢直腿抬高试验（+），直腿抬高试验加强试验（+），膝踝放射（±），病理征（-）。

讨论

1. 需要哪些进一步检查？

2. MRI提示腰椎间盘 L_{4-5} 右侧突出压迫神经，诊断为什么？治疗方法应如何选择？

腰椎间盘突出症（lumbar disc herniation）是指由于腰椎间盘突出压迫神经导致神经根性疼痛等相关症状，伴和（或）不伴有感觉异常。腰椎间盘突出症是腰腿痛的最常见的病因。

腰椎间盘突出症最常见于30～50岁，男性多于女性。整个脊柱，腰椎是椎间盘突出最好发的部位。多发于腰4～5和腰5～骶1，约占95%，其中腰4～5水平发生率高于腰5～骶1水平。腰椎间盘突出部位多位于纤维环的后外侧，而且多为单侧症状。

一、病因和发病机制

（一）病因

腰椎间盘突出是一种多因素疾病。其病因包括内源性因素（遗传、发育、退变）和外源性因素（应力、劳损、外伤等），但具体发病机制尚未完全阐明。随着年龄的增长，腰椎间盘逐渐退变是造成椎间盘突出的基本病因。腰椎间盘突出的主要危险因素如下。

1. 损伤　包括急性损伤和慢性积累性损伤。急性外伤会造成纤维环的破裂。慢性积累性损伤，椎间盘长期反复的负荷，会诱发椎间盘退变和突出。

2. 肥胖　体重增加会诱发椎间盘组织的生物力学疲劳，进而导致退变和突出。

3. 妊娠　女性妊娠期间，由于激素水平改变，人体韧带处于松弛状态，椎间盘易于突出。

4. 遗传　越来越多研究显示，腰椎间盘突出症也是一种基因病，与遗传有密切关系。

5. 发育　腰骶部的先天性异常和关节突关节等结构的改变，会改变腰椎的生物力学环境，使得椎间盘易于突出。

（二）发病机制

人体从20岁开始，髓核组织开始逐渐失去水分。随着年龄增长，椎间盘高度丢失，粘弹性下降，椎间盘发生退变。椎间盘退变时Ⅰ型胶原增加，Ⅱ型胶原减少。椎间盘髓核和纤维环退变后，引起脊柱节段松动不稳，进而诱发髓核向后突出。

腰椎间盘依据突出形态学分为膨出型、突出型、脱出型、游离型（图66－3）。还有特殊类型，如Schmorl结节和经骨突出型（图66－4）。

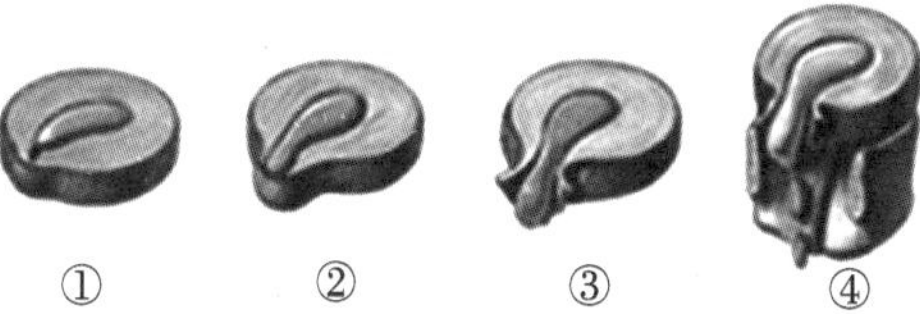

图66－3　腰椎间盘突出的形态学分型

①膨出型；②突出型；③脱出型；④游离型

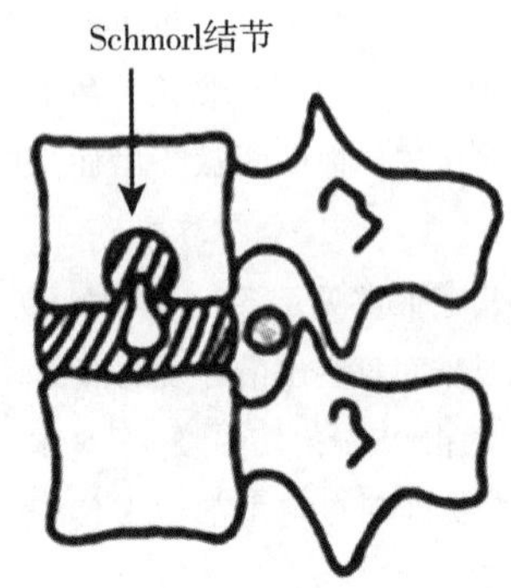

图 66－4 Schmorl 结节和经骨突出型

二、诊断

（一）临床表现

腰椎间盘突出后，会刺激窦椎神经、腰丛神经根和马尾神经引发一系列的临床表现。往往在弯腰持重或者突然扭腰动作时首次发病。根据髓核突出的部位、大小以及个体敏感性不同，临床表现差异较大。

1. 症状

（1）腰痛　大多数腰椎间盘突出都伴有腰痛，包括一部分经骨突出型病例。变性髓核刺激外层纤维环及后纵韧带中的窦椎神经纤维，即是产生腰痛的原因。

（2）坐骨神经痛　95%左右的腰椎间盘突出都发生在腰 4～5 和腰 5～骶 1 水平，因此大多数腰椎间盘突出都会伴有坐骨神经痛。坐骨神经痛是指沿坐骨神经分布区域，以臀部、大腿后侧、小腿和足部为主的放射性疼痛。多为一侧性，少数表现为双下肢症状。主要是由于神经根受到机械性或化学性刺激造成。疼痛轻者虽可步行，但步态不稳，有跛行，腰部多前倾状，或者以手扶腰以缓解坐骨神经的应力。疼痛严重则卧床，喜采取屈髋屈膝侧卧姿势。

（3）肢体麻木和冷感　肢体麻木多与坐骨神经痛伴发，单纯麻木而无痛者仅占 5%左右。5%左右病例会自觉肢体发冷发凉，是由于椎管内的交感神经受刺激之故。

（4）马尾综合征　多见于椎间盘中央型及中央旁型突出患者，临床相对少见。主要临床表现为会阴部的刺痛、麻木，伴有排便、排尿障碍及双下肢坐骨神经受累的临床症状，男性还会有阳痿症状。严重者会出现大小便失控及双下肢的不完全性瘫痪表现等。

2. 体征

（1）腰椎侧凸　根据髓核突出的部位和神经根之间的关系不同而表现为脊柱凸向健侧或者凸向患侧。当髓核突出部位位于脊神经根内侧时，会因脊柱侧弯凸向健侧而缓解；相反，如果突出物位于神经根外侧，则脊柱侧弯凸向患侧的时候会缓解（图 66－5）。

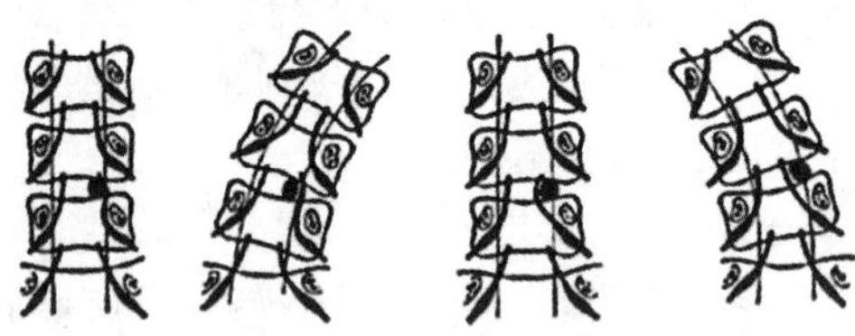

图 66－5 姿势性脊柱侧凸和神经缓解所受压力的关系

（2）压叩痛及放射痛　压痛及叩击痛部位基本与病变椎节相一致，80%～90%的患者表现为阳性。叩击痛以棘突部位明显。压痛点主要位于椎旁，即骶棘肌部位。

（3）腰椎活动度　依据患者病程、是否急性发作等影响，腰椎的活动度受限差别较大。一般患者主要表现为腰椎前屈、旋转及侧向弯曲受限，急性发作期腰部活动会完全受限。

（4）肌力改变及肌萎缩　依据受损部位不同，其相应所支配的肌肉可以出现肌力减弱和肌萎缩。

（5）感觉障碍　与受累神经根支配区域一致。约 80%病例会有感觉异常表现。感觉完全消失者不多见，如果马尾神经受累，会表现为广泛的感觉障碍。

（6）反射改变　是腰椎间盘突出症的典型体征。腰 4 神经根受累表现为膝反射减弱或消失；腰 5 神经根受损反射多无改变；骶 1 神经根受损时，跟腱反射减弱或消失。

不同部位腰椎间盘突出，其症状和体征有定位意义，详见表 66－2。

表 66－2 常见腰椎间盘突出的症状和体征定位

椎间盘突出部位	T_{12}/L_1	L_1/L_2	L_2/L_3	L_3/L_4	L_4/L_5	L_5/S_1
压迫神经根	L_1 神经根	L_2 神经根	L_3 神经根	L_4 神经根	L_5 神经根	S_1 神经根
感觉异常	阴囊、大阴唇、隐静脉裂孔附近皮肤	大腿前外侧	大腿前内侧，膝内侧	小腿前内侧	小腿前外侧、足背、第一足趾	小腿后外侧、外踝、外侧三足趾
肌力减退	下腹壁诸肌、提睾肌	髂腰肌	股四头肌	胫前肌	趾长伸肌、 长伸肌	比目鱼肌、腓肠肌
反射异常	下腹壁反射或提睾反射减弱或消失	内收肌反射减弱	膝反射减弱或消失	膝反射减弱或消失	无改变	踝反射减弱或消失

3. 特殊体征

（1）直腿抬高试验（Laseque 征） 患者仰卧位，将患膝于伸直状态下向上抬举，记录患肢抬高的角度，出现坐骨神经痛为阳性。正常人直腿抬高一般高于 70°。

（2）直腿抬高试验加强试验（Bragard 征） 在直腿抬高试验阳性角度时，再将其患肢足部踝关节向背侧屈曲以加重对坐骨神经的牵拉，坐骨神经放射疼痛加剧为阳性。本试验目的是除外肌源性因素对直腿抬高试验的影响（图 66-6）。

（3）健侧抬高试验（Fajersztajn 征） 直腿抬高健侧肢体时，患侧出现坐骨神经痛为阳性。由于健侧神经根袖牵拉硬膜囊向远端移动，使得患侧神经根也向下移动，患侧髓核突出在神经根袖腋部时，神经根向远端移动受限进而引起疼痛。如突出髓核在肩部，则为阴性。

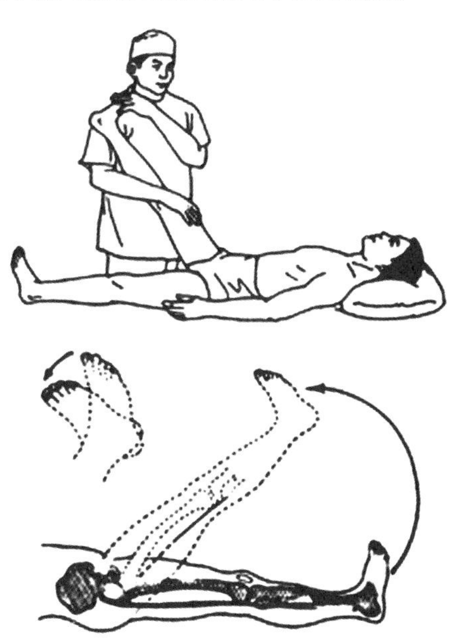

图 66-6 直腿抬高试验及加强试验

（二）影像学检查

1. X 线检查 X 线片在判断脊柱骨结构及序列变化上较其他影像学方法有诸多优势，提示椎间盘突出方面的间接征象有局部不稳、椎间隙变窄、代偿性侧凸、牵张性骨赘等，但不能直接显示腰椎间盘突出，因此无直接诊断意义，不能作为诊断腰椎间盘突出症的方法。

2. CT 检查 CT 及三维重建方法可提高腰椎间盘突出症的检出率。CT 较 X 线片可以更好地观察骨性结构，但对神经、椎间盘等软组织的分辨率较差，较难分辨椎间盘与神经根的关系。

3. MRI 检查 MRI 为腰椎间盘突出症首选的影像学检查手段。与 CT 相比具有以下优势：无放射性损害、可评估椎间盘退变情况、更好地观察突出椎间盘与神经根的关系，但对骨性结构压迫的分辨能力较低。MRI 上可以直接显示腰椎间盘变性的程度和椎间盘突出的部位、类型以及硬膜囊和神经根受压状况（图 66-7，图 66-8）。

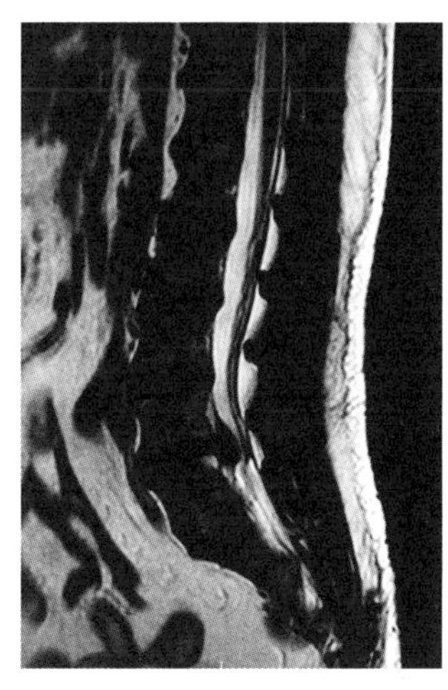

图 66-7 腰椎 MRI 的 T_2 加权像，矢状位显示 L_5/S_1 椎间盘突出

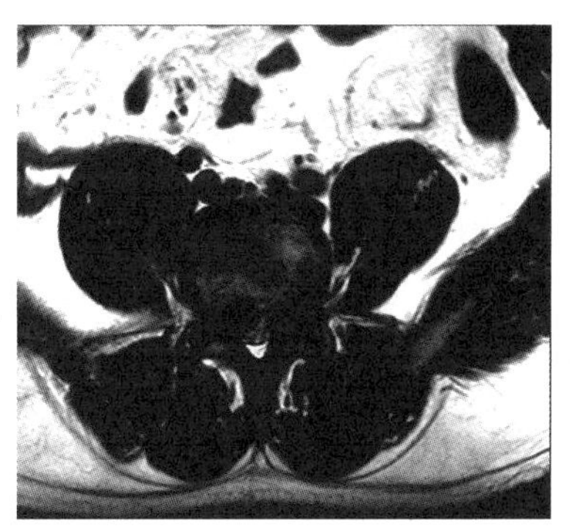

图 66-8 腰椎 MRI 的 T_2 加权像，横断位显示 L_5/S_1 椎间盘向右后方突出，压迫右侧 S_1 神经根

（三）诊断标准和鉴别诊断

1. 诊断标准 在诊断中必须明确腰椎间盘突出与腰椎间盘突出症的区别。腰椎间盘突出为形态学或影像学定义，指髓核、纤维环或终板组织超越了相邻椎体边缘造成的椎间盘局部外形异常。仅凭 MRI 或 CT 即可诊断，不作为临床疾病诊断。而腰椎间盘突出症为临床诊断名词，是在腰椎间盘退变、损伤的病理基础上发生椎间盘局限性突出，刺激和（或）压迫神经根、马尾而表现出腰痛、神经根性疼痛、下肢麻木无力、大小便功能障碍等。患者具有腰椎间盘突出症相应的病史、症状、体征及影像学表现，且影像学与神经定位相符，可诊断为腰椎间盘突出症。

2. 鉴别诊断 腰椎间盘突出症症状和体征差异较大，所需鉴别的疾病亦较广。首先确定患者所表现出的疼痛特征是否属于根性痛，然后再根据患者根性痛的性质、特点、部位及影响因素等与其他相似疾病进行鉴别。

（1）腰椎关节突关节综合征　中年女性多发，既往无外伤史。多在弯腰取物等正常活动中发病，腰部剧痛不敢活动，一年中多次发作，脊柱向痛侧侧弯，腰骶部痛侧肌肉保护性痉挛，棘突旁有压痛点，一般无下肢症状，直腿抬高试验阴性。

（2）腰椎管狭窄　有间歇性跛行，主诉多而体征少，腰椎后伸受限，但可以前屈。

（3）马尾肿瘤　腰痛为持续性，以夜间痛为主，病程呈进行性发展，MRI 可以进一步鉴别。

（4）腰椎结核　可以有结核中毒症状，下肢通常较腰痛症状为晚，检查可见腰部保护性强直。X 线可见相邻椎体破坏，CT 和 MRI 可见椎体破坏，腰大肌增宽和异常信号。

（5）腰椎滑脱与椎弓峡部裂　表现为下腰痛，滑脱较重时发生神经根症状，且常诱发椎间盘退变、突出。腰骶部侧位片可了解滑脱程度，斜位片可了解有无峡部不连。MRI 检查可明确脊髓和神经受压情况。

三、治疗

（一）非手术治疗

腰椎间盘突出症有良性的自然病程，大部分腰椎间盘突出症的患者经保守治疗症状均能得到改善。因此，非手术治疗应作为不伴有显著神经损害的腰椎间盘突出症患者的首选治疗方法。突出的椎间盘随时间推移通常会出现不同程度的萎缩，临床功能得到改善。

非手术治疗方法，主要包括卧床休息、药物治疗、运动疗法、硬膜外注射、腰椎牵引、手法治疗等。其中药物治疗主要包括非甾体抗炎药、阿片类镇痛药、糖皮质激素、肌肉松弛剂、抗抑郁药等。

（二）手术治疗

手术适应证包括：①腰椎间盘突出症病史超过 6～12 周，经系统保守治疗无效；或保守治疗过程中症状加重或反复发作；②腰椎间盘突出症疼痛剧烈，或患者处于强迫体位，影响工作或生活；③腰椎间盘突出症出现单根神经麻痹或马尾神经麻痹，表现为肌肉瘫痪或出现直肠、膀胱症状。

腰椎间盘突出症的术式可分为四类。

1. 开放性手术　后路腰椎突出椎间盘组织摘除术：后路腰椎突出椎间盘组织摘除术应遵循椎板有限切除的原则，尽量减少对脊柱稳定性的破坏。

腹膜后入路椎间盘切除术：腹膜后入路椎间盘切除术能够保留脊柱后方结构的完整性，但间接减压的理念使其不利于处理非包容型椎间盘突出，同时需联合融合技术。

2. 微创手术　经皮穿刺介入手术主要包括经皮椎间盘切吸术、经皮椎间盘激光消融术、经皮椎间盘臭氧消融术及射频消融髓核成形术等。不适用于游离或明显移位的椎间盘突出，需严格掌握手术适应证。

显微内镜腰椎间盘切除术（micro－endoscopic discectomy，MED）是开放手术向微创手术的过渡。安全性和有效性与开放手术相当，在住院天数、出血量、早期恢复工作等方面优于开放手术，可作为开放手术的替代方案。

经皮内镜腰椎间盘切除术是治疗腰椎间盘突出症的安全、有效的微创术式，与开放手术、显微或显微内窥镜腰椎间盘切除术的效果相同，而经皮内镜腰椎间盘切除术更加微创化，创伤更小、恢复更快。

3. 腰椎融合术　腰椎融合术不作为腰椎间盘突出症首选的手术方案，但以下情况可选择腰椎融合术：腰椎间盘突出症伴明显的慢性轴性腰背痛；巨大椎间盘突出、腰椎不稳；复发性腰椎间盘突出，尤其是合并畸形、腰椎不稳或慢性腰背痛的情况。

4. 腰椎人工椎间盘置换术　腰椎人工椎间盘置换术主要用于腰椎椎间盘源性腰痛，包括包容型腰椎间盘突出的患者。是否适用于非包容型椎间盘突出和有严重神经压迫症状的腰椎间盘突出患者仍无定论。

知识链接

脊柱手术机器人

脊柱外科智能导航机器人是专门在脊柱外科开放或微创手术中，用于辅助手术工具和植入物的定位与导航的医学设备。可通过计算机手术规划、实时图像导航反馈与交互式的脊柱解剖学 3D 评估，使手术工作流程更加可预测、可靠地执行，提高准确度。同时使用 3D 摄像头，持续监视工具和仪器相对于脊柱的位置，并按计划精确定位它们。手术机械臂保证了手术操作的精准性和稳定性。

目标检测

答案解析

一、选择题

1. 患者，男，40 岁。诉头痛头晕，颈侧弯或后伸位头晕加重猝倒，肱三头肌反射减弱，颈椎斜位片显示颈椎关节增生，首选诊断为

A. 美尼尔氏征　　B. 体位性眩晕
C. 脊髓肿瘤　　D. 椎动脉型颈椎病
E. 粘连性蛛网膜炎

2. 腰椎间盘突出症的最主要诊断根据是

A. 直腿抬高及加强试验
B. 跟臀试验

C. 皮肤感觉、肌力及腱反射变化

D. 脊柱姿态变化

E. X 线平片

3. 患者，男，40 岁。腰腿痛反复发作伴跛行 4 个月余。查体：腰椎左侧弯，$L_{4\sim5}$右侧椎旁压痛，右直腿抬 高试验 40°（阳性），加强试验阳性，趾背伸力减弱，$L_{4\sim5}$间隙水平 CT 扫描发现椎管右前方有一部分钙化阴影，L_5 左侧神经根浸没，首选诊断为

A. 椎管狭窄症　B. 腰椎间盘突出症

C. 退行性腰椎病　D. 腰椎结核

E. 椎管内肿瘤

4. 患者，男，50 岁，工人。腰椎间盘突出症有典型的右侧坐骨神经痛，右小腿前外侧及踇趾跟部早期痛觉过敏，后为感觉消失，并伴有右伸拇肌力减弱，膝及踝反射正常，此椎间盘突出应在

A. $L_{3\sim4}$　B. $L_{4\sim5}$

C. L_5S_1　D. $L_{2\sim3}$

5. 脊髓型颈椎病最重要的诊断依据为

A. 头痛头晕

B. 双上肢麻木

C. 眼痛、面部出汗失常

D. 四肢麻术、无力，病理反射（+）

E. 肢体发凉

二、名词解释

1. Hoffmann 征

2. 直腿抬高试验（Laseque 征）

3. 马尾综合征

（税　巍）

书网融合……

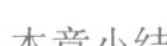

本章小结

题库

第六十七章　骨与关节化脓性感染

学习目标

1. 掌握　急性化脓性骨髓炎病因、病理、临床表现、诊断与鉴别诊断及治疗原则。
2. 熟悉　化脓性关节炎病因、病理、临床表现、诊断与鉴别诊断及治疗原则。
3. 了解　慢性骨髓炎的病理、诊断与治疗。

第一节　化脓性骨髓炎

化脓性骨髓炎（pyogenic osteomyelitis）是化脓性细菌感染骨膜、骨皮质、骨松质与骨髓组织导致的化脓性炎症过程。其感染途径一般分为三种：①远处部位的细菌经过血液循环到达患病部位并引起局部感染，即血源性骨髓炎；②开放性伤口或开放性骨折内细菌增殖导致感染，称为创伤后感染；③邻近感染病灶：邻近部位的化脓性感染蔓延至骨骼导致骨髓炎。因感染途径不同，其发病、病理改变及治疗均有所不同。本节以血源性骨髓炎为例进行阐述。根据病程的不同，其分为急性骨髓炎和慢性骨髓炎，两者有不同的特点。急性骨髓炎未得到及时有效治疗可以转化为慢性骨髓炎。而某些情况下，患者患病时就表现为慢性骨髓炎。

案例引导

案例　患者，女，10岁。高热伴有右下肢肿胀，剧痛，不能活动。查体：T 39.2℃，P 130次/分，R 25次/分，BP 120/70mmHg。精神萎靡，右胫骨上段轻微肿胀，皮肤发红不明显，膝关节半屈曲位，皮温稍高，深压痛明显，不愿活动，拒绝触碰。血常规：白细胞 20.9×10^9/L，中性粒细胞百分比93.5%，血红蛋白156g/L，血细胞比容55.3%，血小板 107×10^{12}/L。X线片：左膝关节未见骨折及脱位改变。

讨论　该患者可能的诊断是什么？可进一步完善哪些实验室检查和影像学检查？如何处理？

一、急性化脓性骨髓炎

该病常见于儿童及青少年，好发于长骨干骺端，常见部位有胫骨近端与股骨远端，脊柱或其他四肢骨骼都可以发病，肋骨与颅骨少见。

（一）病因

金黄色葡萄球菌是最常见的致病菌，其次是乙型链球菌。发病前先有其他身体部位的感染性病变，经血液循环至长骨干骺端的毛细血管，该处血流缓慢，细菌停滞。因儿童骨骺板周围的微小终末动脉与毛细血管更弯曲而形成血管袢，局部血流丰富却流动缓慢，细菌更易沉积，最终导致急性化脓性感染，因此儿童为好发人群。

（二）病理

本病的病理变化是骨组织的急性炎症反应，早期为骨质破坏与死骨形成，后期有新生骨，成为骨性包壳。

病理演变：身体其他部位的细菌经血液循环到达干骺端，菌栓阻塞微小血管，细菌在局部增殖，导致局部微小骨坏死以及急性炎症反应。局部大量白细胞浸润，释放蛋白溶解酶破坏细菌、坏死骨组织以及邻近的骨髓组织，并局部炎性渗出，使骨腔内压力增高，进一步破坏局部血液循环，继而形成更多的坏死组织，使炎症范围扩大形成脓肿。脓腔内高压的脓液经骨骼的哈弗管道系统以及骨膜下间隙不断蔓延，从而使感染的范围逐渐扩展至骨膜、骨质以及骨髓组织。脓肿蔓延的方向可以是穿破干骺端的骨密质形成骨膜下脓肿，在远处再穿破骨质或经骨小管再回到骨髓腔；也可以直接在髓腔内蔓延。脓液在儿童因有骺板的屏障作用，较少蔓延至邻近关节腔；成人骺板已经发生骨化，故脓肿可直接穿破进入关节腔（图67－1）。

上述过程中如得到及时有效治疗，病理过程可得以终止并逐渐痊愈。如未得到及时有效治疗，则骨组织在血液循环破坏后形成死骨，周围肉芽组织形成，死骨与正常骨骼分离，浸泡于脓液中。骨膜因炎症刺激形成新骨，力图局限炎症，形成骨性包壳，成为骨性死腔。骨质破坏后还可出现病理性骨折。如炎症得到控制，小片的死骨被肉芽组织吸收清除，病程得以终止。死骨难以吸收清除，长期停留体内或形成皮肤窦道排出，则炎症难以控制。死骨和窦道的形成即标志疾病进入慢性阶段。

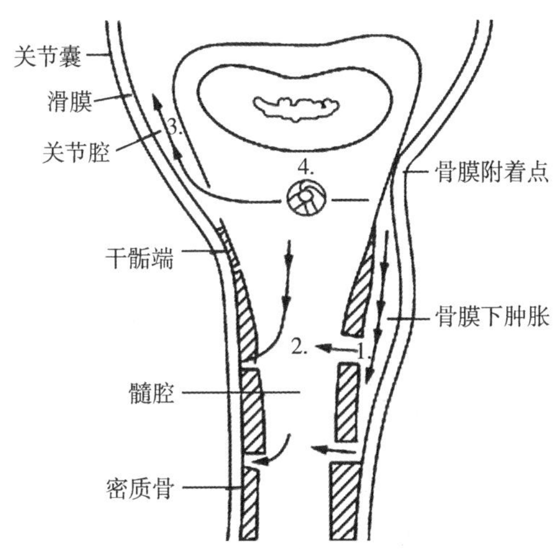

图 67-1 干骺端骨髓炎感染扩散途径

1. 脓液破坏干骺端骨质，在骨膜下形成骨膜下脓肿，压力增大后经哈弗管道系统再扩散至髓腔；2. 向髓腔内扩散；3. 感染突破关节囊内部分骨质，脓液进入关节腔；4. 成人骺板骨化，失去屏障作用，可直接蔓延至关节内

（三）临床表现

多数患儿发病前有外伤病史，但外伤不会导致骨髓炎，因此可能是发病的诱因。部分患儿能明确原发感染部位，但多数不能描述明确的原发感染。

1. 症状 该病起病急骤，可突发寒颤、高热，体温可达39℃以上。关节一侧剧烈疼痛，患儿不愿活动肢体。幼儿可能出现烦躁、哭闹以及惊厥等表现；部分严重患者，可短时间出现昏迷、休克表现。

2. 体征 随着病情的变化，可有不同表现。早期局部皮温增高，深压痛，肿胀不明显，肢体半屈曲状态，拒绝活动及负重，强迫体位。病变继续发展可出现局部肿胀及压痛加剧，说明形成骨膜下脓肿。一般自然病程可维持3～4周，如脓肿穿破至软组织内，则疼痛减轻，但局部红、肿、热及触痛更为明显。

（四）实验室及影像检查

1. 血常规白细胞计数增高，一般都在 $10\times10^9/L$ 以上，中性粒细胞比例可达90%以上。

2. C反应蛋白（C-reactive protein，CRP）明显升高。

3. 血沉增快。

4. 在使用抗生素前做血培养，阳性率较高，可反复在寒颤、高热时抽血培养，每隔2小时培养一次，共3次，以提高阳性率。

5. 局部脓肿分层穿刺 用有内芯的穿刺针在压痛最明显的干骺端刺入，边抽吸边深入，抽出混浊液体或血性液体可作涂片与细菌培养，涂片中发现多是脓细胞或细菌即可明确诊断。

6. X线检查 在起病后14天内的X线检查往往无异常发现，早期的X线表现为层状骨膜反应与干骺端骨质稀疏。后期干骺区可有散在性虫蛀样破坏、死骨形成等。少数病例有病理性骨折。

7. CT对于病变特异性不高，但敏感性很高，可以早期提示局部病变，以便指引做其他特异性高的针对性检查。

8. MRI在患病早期即可显示信号异常，具有早期诊断价值。

9. CT对于软组织的显影较MRI弱，但对于骨破坏的定位及脓肿的评价仍有一定价值，较MRI检查方便且经济。

（五）诊断与鉴别诊断

根据症状、体征及化验等检查不难作出诊断。但需要早期明确诊断。对于诊断不明确者，可行局部分层穿刺。即在压痛最明显部位逐步刺入，边进针边抽吸，如刺入骨内抽出脓性液体，涂片中发现多是脓细胞或细菌，可诊断成立。抽取液做细菌培养，能明确病因，做药敏试验以便调整抗生素使用。

鉴别诊断是：①蜂窝织炎及软组织脓肿。蜂窝织炎及软组织脓肿发病不急，全身反应较轻，局部触痛明显而骨髓炎表现为深部压痛；如鉴别困难，可做CT及MRI检查鉴别。②关节炎包括化脓性关节炎及类风湿关节炎等。关节炎一开始就表现为关节部位胀痛、关节肿胀，而骨髓炎早期症状位于干骺端。③骨恶性肿瘤。有些肿瘤会出现肿瘤热，但一般不会出现急剧发病的寒颤、高热，某些不典型骨髓炎可能与骨肿瘤难以鉴别，如骨肉瘤与尤因肉瘤，可做活检鉴别。

（六）治疗

急性骨髓炎治疗的关键是早诊断、早治疗，目的是防止演变为慢性骨髓炎。

1. 抗生素治疗 当根据表现怀疑急性骨髓炎时，即应立即开始使用抗生素治疗。未获得病因诊断时，应根据经验使用针对革兰阳性球菌抗生素或广谱抗生素，用药前先抽血做细菌培养或穿刺液培养。根据细菌培养及药敏实验结果调整选用敏感抗生素。抗生素使用的原则是早期、足量、联合、敏感。足量既包括剂量足量，也包括疗程足量，一般使用敏感抗生素至少3周以上，停药前需多次复查血培养、血常规及血沉等指标，直至阴性或正常。长时间使用广谱抗生素，要警惕发生二次感染，联合使用抗生素可减少耐药菌的产生。

使用抗生素治疗同时还需其他治疗，如全身治疗。包括维持水电解质平衡，增强营养支持，新鲜血或球蛋白输注以及对症治疗等。其他如局部肢体制动，有利于减轻疼痛，促进炎症吸收消退，并防止发生病理性骨折、关节挛缩等。

2. 手术治疗　抗生素治疗后，如患者全身及局部症状迅速缓解消失，可继续保守治疗。如治疗 48～72 小时后，全身及局部症状不缓解，则应积极手术治疗，其目的是：①引流脓液、减轻全身毒血症症状；②局部减压，阻止病变继续进展而转变为慢性骨髓炎。

手术方式有钻孔引流和开窗减压。骨内高压脓液释放后，局部血液循环得以保存，有利于抗生素的到达和避免进一步血运破坏导致死骨形成。术中先于压痛最剧烈部位切开，于骨膜下剥离后，采用钻头钻孔，如有脓液引出，可将多个钻孔相连后去除部分骨质形成“窗口”，便于充分引流减压和灌洗引流。术中避免大范围探查和搔刮髓腔，以免造成感染扩散。术后留置冲洗引流管行抗生素溶液持续灌洗引流。术中脓液不多，已得到有效清洗后可单纯留置引流管，经引流管注入抗生素，提高局部抗生素浓度。切口经上述有效处理后，可一期或二期缝合（图 67－2）。

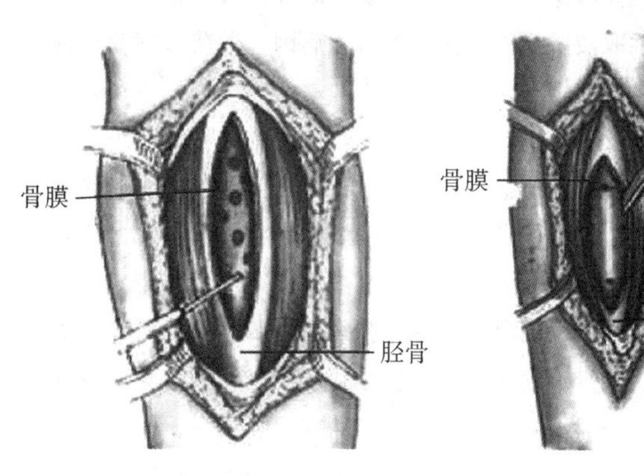

图 67－2　左图为钻孔引流，右图在钻孔引流基础上开窗

二、慢性化脓性骨髓炎

多数慢性化脓性骨髓炎是由急性骨髓炎迁延不愈形成，部分系低毒性感染，发病即表现为慢性过程。如开放性骨折后的感染，由于内固定物的存在，使感染迁延不愈，形成慢性骨髓炎；部分患者发病时即表现为慢性骨髓炎。

（一）病因

金黄色葡萄球菌是最常见的致病菌，其次是链球菌。然而，多数病例表现为多种细菌的混合感染，如铜绿假单胞菌、变形杆菌、大肠埃希菌等。院内获得的慢性骨髓炎，多以革兰阴性菌为主。

（二）病理

死骨形成、窦道及新生骨的反复形成是慢性骨髓炎的病理特征。在受到感染的骨骼里，炎症反应导致血管的闭合和收缩，部分骨骼会出现坏死，组织渗出物逐渐形成脓肿。脓肿进一步增加骨髓腔内压力，加重骨的溶解和坏死。较大死骨不能被机体吸收，刺激骨膜反复形成新骨构成包壳，周围炎症反应形成肉芽组织，共同包裹死骨周围形成封闭死腔。机体抵抗力降低时，形成急性发作过程，高张力的脓液穿破包壳，经皮肤窦道排出，窦道自然愈合。上述过程反复出现为慢性骨髓炎的典型病程。窦道长期不愈合，反复排出脓液，可能刺激窦道口皮肤癌变，形成鳞状上皮癌（图 67－3）。

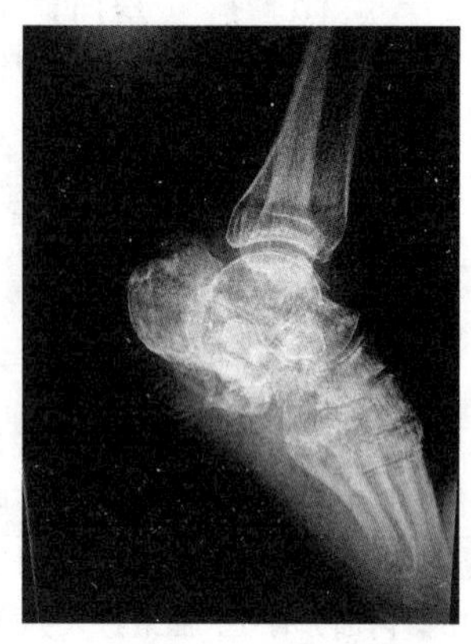

图 67－3　跟骨开放性骨折后慢性骨髓炎

跟骨内高密度死骨形成，骨性包壳形成，并有窦道与外界相同

（三）临床表现

慢性骨髓炎可表现为静止阶段和急性发作阶段。慢性炎症期时，患者可无明显症状，仅有局部肿胀、骨质增厚、肢体增粗、变形改变，存在窦道时，偶有小块死骨排出。有时窦道自然愈合，但因感染病灶持续存在或当机体抵抗力降低时，局部感染急性发作，可出现发热、疼痛及局部红、肿、热等表现。急性过程得到治疗或死骨随窦道排出后，急性过程消退，转入静止状态。部分患者可出现病理性骨折、关节挛缩或僵硬。

（四）实验室及影像检查

1. X 线检查早期表现为虫蛀样骨质破坏及骨质疏松改变，可有硬化区。新生骨形成后可出现类似骨肿瘤的层状骨膜反应改变。死骨的 X 线表现为孤立、没有骨小梁结构、浓白致密的不规则骨片，周围可出现空隙。

2. CT 可能更详细地显示病灶周围骨膜反应、骨质破坏和坏死，评估脓腔大小及小的死骨。

3. MRI 可发现早期的骨髓炎，灵敏度和特异度高，区分骨与周围软组织感染范围。

4. 放射性核素扫描敏感性及特异性高，可用于病灶准确定位。

5. 化验检查在急性发作时类似于急性骨髓炎表现，血常规显示白细胞总数及中性粒细胞比例升高；C 反应蛋白升高及血沉增快。

（五）诊断与鉴别诊断

由于急性骨髓炎或开放性骨折等原因所致的慢性骨髓炎根据病史、体征及影像作出诊断不难。对于特殊的慢性骨髓炎（如硬化性骨髓炎），有时与骨肿瘤难以鉴别，需仔细询问病史。有些难以鉴别者需病理检查明确。

（六）治疗

慢性骨髓炎治疗以手术治疗为主，手术方式为病灶清除术。治疗原则是彻底清除病灶，包括死骨、炎性肉芽及瘢痕组织，消灭死腔。抗生素治疗需要足量，抑制和消灭细菌，防止感染扩散。同时全身支持治疗，改善营养状态，增加机体抵抗力。

1. 手术指征 死骨、死腔、窦道形成者，急性发作得到有效控制下才能行病灶清除术。

2. 手术方法 手术需要清除病灶组织，同时消灭死腔。术前做分泌物培养和药敏试验，给予足量抗生素形成足够的血药浓度，防止术中感染扩散。清除病灶组织要求彻底，但不宜过多清除骨质，否则易造成骨缺损和病理性骨折。对于不重要部位的病灶，如腓骨、肋骨及指（趾）端等处，可做病段骨整体切除，有望一期愈合。可疑窦道口癌变或肢端骨髓炎骨质损毁严重而难以彻底清除病灶和重建肢体形态功能者，可行截肢术。病灶清除后需消灭死腔，消灭死腔的方法有以下几种。

（1）蝶形手术　又称奥尔（Orr）法。即清除病灶组织后，将骨腔边缘打磨使之成为平坦的蝶状，便于周围软组织的覆盖。以往采取填塞凡士林纱布，换药治疗，逐步愈合。因耗时费力，目前已很少采用。

（2）肌瓣填塞　对骨腔较小的患者，将骨腔用周围正常肌肉组织做成带蒂肌瓣填塞从而消灭死腔。肌瓣不宜过大，扭转角度要小，以免导致肌瓣坏死。

（3）灌洗引流　主要用于小儿患者。病灶清除后，骨腔内留置粗细两根引流管。缝合伤口后，持续经细管注入抗生素溶液，粗管作为引流管持续引流。待引流液持续清亮，细菌培养阴性后可停止冲洗，同期拔出或继续留置引流管1～2天，伤口愈合良好时拔除引流管（图67－4）。

（4）抗生素－骨水泥串珠填塞加二期植骨　对于骨缺损较大的死腔，可以将混有抗生素－骨水泥的串珠填塞到骨腔内，混合的抗生素缓慢释放，维持局部血药浓度，促进肉芽组织生长。串珠尾部留于切口外，逐渐拔出串珠，2周左右完全拔出。拔出后采取自体骨植入使骨愈合（图67－5）。

（5）抗生素－磷酸钙人工骨植入　对于骨缺损者，目前多采取含抗生素（如万古霉素）的磷酸钙人工骨填塞，除局部可缓慢释放抗生素外，还有骨诱导和骨传导作用，从而促进新骨的形成，较以上方法明显缩短治疗时间（图67－6）。

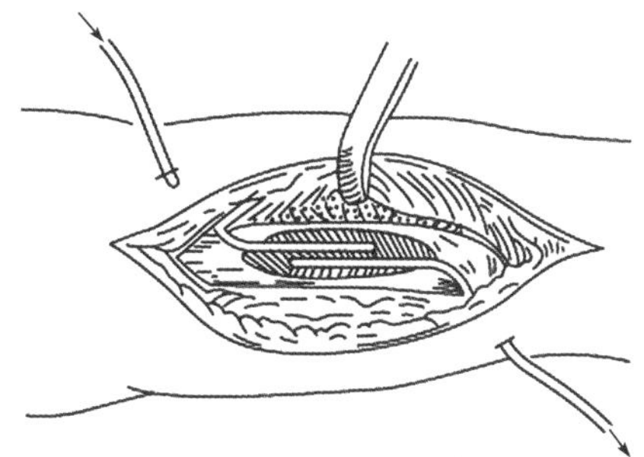

图67－4　灌洗引流示意图

病灶清除后，骨腔内留置进水管（图上部箭头指向骨腔）和引流管（图下部箭头由骨腔向外指出）

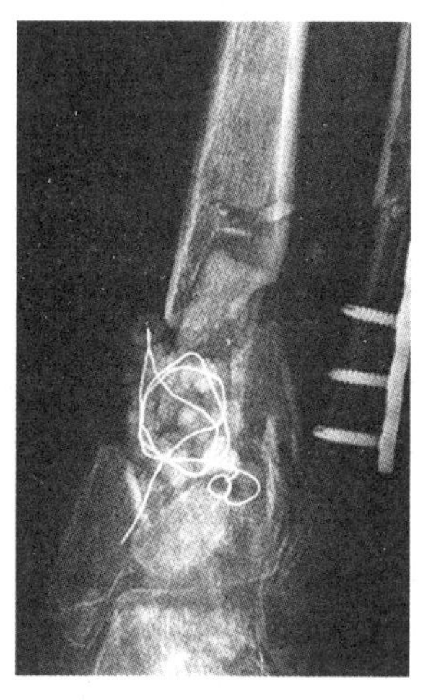

图67－5　胫骨远端开放性骨折后骨髓炎，万古霉素骨水泥串珠植入后

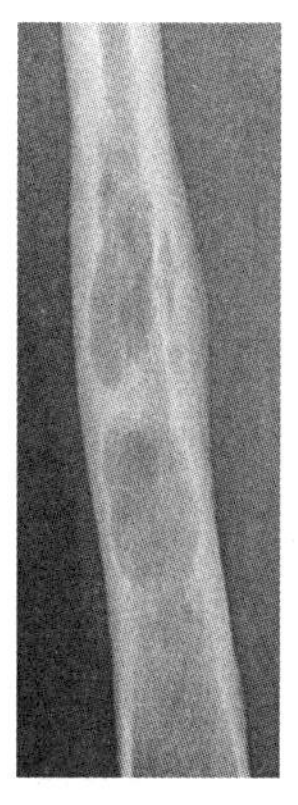
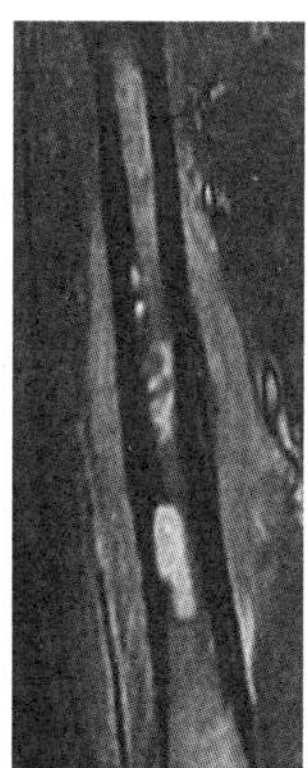
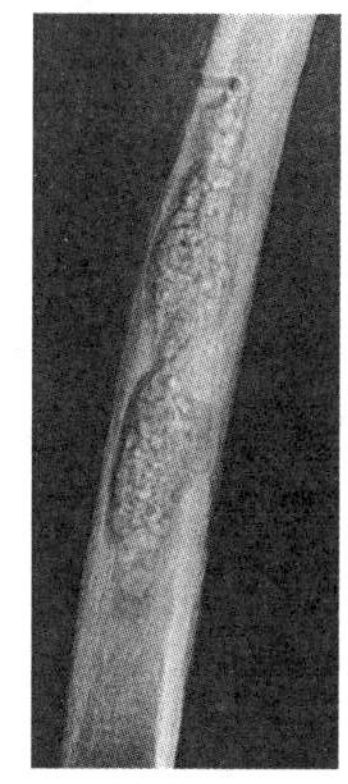

图67－6　股骨慢性骨髓炎，髓腔部位脓肿形成，周围软组织水肿，病灶清除后采取含万古霉素的人工骨充填骨髓腔

切口均应争取一期闭合。对于难以一期闭合的切口，须加强局部换药，可采用封闭负压吸引材料（VSD）覆盖，待肉芽生长后行游离植皮或皮瓣转移覆盖。

知识链接

骨水泥

骨水泥（bone cement），聚甲基丙烯酸甲（polymethylmethacrylate PMMA），也称丙烯酸骨水泥。骨水泥技术在骨科中应用广泛，是改变骨科领域的突破性技术之一。骨水泥在关节外科，用于固定关节假体，尤其是膝关节置换，目前仍然是主要的固定方式。生物型固定髋关节假体出现，减少了骨水泥的使用，但是在一些复杂髋置换术中，时常会用到骨水泥。另外，骨水泥还广泛用于椎体成形、椎体后凸成形、骨水泥椎弓根螺钉以及近年来出现的椎间盘成形术等；也常用于在创伤外科，用于填充骨缺损，如 Masquelet 技术（膜诱导成骨）；用于软组织缺损中的填充，临时覆盖骨与软组织表面。

三、特殊类型的骨髓炎

（一）局限性骨脓肿

局限性骨脓肿（Brodie's abscess）是低毒性感染，是指脓肿被局限在骨质内所形成的一种骨髓炎。通常位于长骨干骺端，形成的原因是细菌毒力低和机体抵抗力强。患者一般没有急性骨髓炎的表现，多不能明确发病时间。在患者抵抗力降低时，可出现局部疼痛等症状，使用抗生素治疗有效。少数患者可出现脓肿穿破骨质和皮肤形成窦道。X 线表现为囊性病灶，周围有硬化骨。需要与骨囊肿鉴别，后者周边无硬化骨。治疗采取手术刮除病灶，局部自体骨或抗生素 - 人工骨充填植骨。

（二）硬化性骨髓炎

硬化性骨髓炎（Garre's osteomyelitis）是低毒性感染，具有强烈的成骨反应，是以骨质硬化为特征的慢性骨髓炎。多发于长骨骨干，胫骨干和股骨干是好发部位。临床表现为慢性病程，局部疼痛及酸胀感。使用抗生素有效。反复发作可出现骨干增粗。X 线表现为骨质增生，大片浓白阴影，髓腔狭小或消失，可出现小透亮区。CT 检查能发现 X 线难以辨别的透亮区。治疗以手术为主，需凿开增厚的骨质，找到小脓腔并予以刮除植骨。难以找到小脓腔时，可从干骺端开孔后行髓腔扩大，持续冲洗引流。

（三）创伤后骨髓炎

创伤后骨髓炎的常见原因有开放性骨折、骨与关节手术。病程表现为急性或慢性。因有内固定材料存在，抗生素难以有效控制感染，往往需要取出内固定材料，局部清除病灶组织，骨折换用石膏或外固定支架固定。感染有效控制后，较大骨缺损需进行修复。骨缺损修复的方法包括自体骨移植、抗生素 - 骨水泥或抗生素 - 人工骨材料移植。严重开放性骨折患者多伴有皮肤软组织缺损，需在处理骨感染的同时，应用封闭负压吸引材料（VSD）、人工真皮或皮瓣转移等方法消灭创面。

（四）化脓性脊柱炎

化脓性脊柱炎较为少见。可表现为椎体骨髓炎和椎间隙感染。腰椎为好发部位。椎体骨髓炎急性感染与急性骨髓炎的临床表现类似，可出现疼痛、畏寒发热、脊柱叩击痛等。影像检查 CT 和 MRI 较为敏感，可以发现早期 X 线不能显示的骨质破坏和椎旁脓肿。椎间隙感染以手术后感染居多，血源性感染较为少见。后者多见于成人，儿童少见。症状主要为腰背部疼痛、神经根刺激症状，患者可以在轻微震动下出现剧烈疼痛。椎间隙感染可向邻近椎体蔓延，破坏骨质，后期可出现局部骨质硬化。硬化骨的出现是与结核鉴别的要点。治疗以非手术治疗为主，选用足量敏感抗生素行全身支持治疗。感染控制不易彻底，有趋向慢性的特点。手术治疗须在抗生素有效治疗的基础上进行，其指征是：经积极抗感染治疗后，神经症状进行性加剧；骨破坏严重，脊柱不稳定；较大脓肿形成，不能自行吸收；感染反复发作，迁延不愈；非手术治疗后症状持续加剧。手术方式包括病灶清除、病变椎间盘切除、椎管减压。如感染控制良好，可行椎体间植骨融合内固定等。

第二节　化脓性关节炎

案例引导

案例　患者，女，20 岁。7 天前无原因突发左髋剧痛，左下肢活动受限，伴畏寒、高热、全身不适及食欲不振。查体：急重病容，贫血，体温 38.5℃，脉搏 91 次/分，左大腿近端肿胀，皮温升高，但外观无异常，腹股沟韧带中点稍下方深压痛。左侧托马斯征阳性。查血常规：白细胞 13.9×10^9/L，中性粒细胞百分比 83.5%，血红蛋白 116g/L，血细胞比容 35.3%，血小板 210×10^{12}/L。X 线片示：左髋关节间隙增宽，软组织肿胀，关节在位。

讨论　该患者诊断、可能的病因、相应诊断依据及下一步治疗方案分别是什么？

化脓性关节炎（suppurative arthritis）是化脓性细菌感染关节内滑膜组织，继而破坏关节软骨的化脓性炎症过程。多见于儿童，好发于髋、膝关节。

一、病因

最常见的致病菌为金黄色葡萄球菌，其次为白色葡萄球菌、肺炎双球菌、大肠埃希菌等。感染途径有：①血行感染，可以是败血症或脓毒血症的并发症；②邻近关节病灶直接蔓延，如骨髓炎穿破关节囊或干骺端骨质进入关节；③关节开放性损伤继发感染；④医源性感染：关节穿刺或手术后继发感染等。血行感染多见。本节以血源性化脓性关节炎为例进行阐述。

二、病理

化脓性关节炎病理发展可划分为三个阶段。临床上各阶段有时难以明确区分。

（一）浆液性渗出期

致病菌进入关节内，刺激滑膜组织产生充血、水肿、炎性细胞浸润及浆液渗出，是为消灭和稀释病菌。渗出液为淡黄色，含大量白细胞。此阶段关节软骨未受到破坏，如及时治疗，炎症过程终止，渗出液可完全吸收。关节功能可完全恢复。病理改变为可逆性。

（二）浆液纤维蛋白渗出期

上述阶段未治疗或治疗无效，病变继续发展，渗出液增多，细胞成分增加，渗出液变混浊、黏稠，滑膜炎症进一步加重，纤维蛋白渗出增多并沉积于关节软骨表面影响关节软骨的代谢和营养物质的摄取，白细胞释放出大量溶酶体破坏关节软骨结构，纤维蛋白可造成关节内粘连。此期得到有效治疗仍会残留关节软骨损毁及功能障碍。部分病变已不可逆。

（三）脓性渗出期

病程继续发展，渗出物为脓性，含有大量的细菌、脓细胞。脓细胞分解释放蛋白分解酶，进一步破坏关节软骨、滑膜。此期，即使控制感染，仍会遗留严重的关节功能障碍甚至关节强直（图 67－7）。

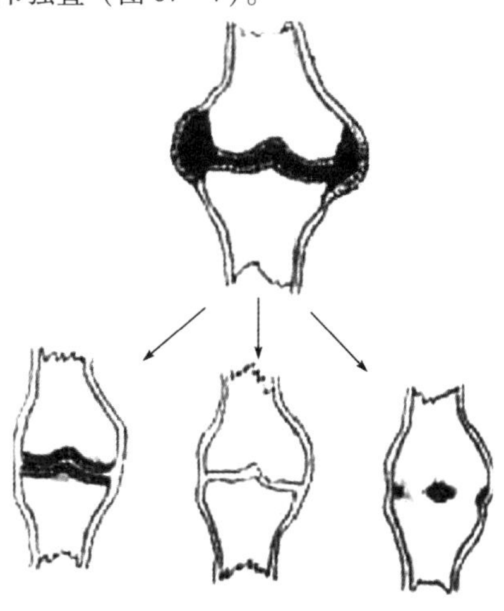

图 67－7　化脓性关节炎病理

浆液渗出，关节内积液，逐渐进展可致软骨破坏，关节强直

三、临床表现

血源性化脓性关节炎多为其他部位化脓性感染的并发症，但原发灶可能无明显症状。多数患儿发病前可能有外伤史，但外伤可能只是诱因。

1. 症状　起病急，病变关节疼痛及活动障碍；可出现寒颤高热，体温可达 39℃ 以上。严重者出现感染性休克、意识障碍、惊厥等。

2. 体征　对于浅表关节，局部红、肿、热、痛体征明显。而深在的关节，则红、肿及热体征不明显。关节部位压痛，处于强迫体位，往往呈半屈曲状态，此时关节腔容积最大，使关节内压力降低，可减少疼痛。患者拒绝活动关节。膝关节可浮髌试验阳性。新生儿诊断较困难，大部分仅表现为拒食、患肢活动减少、哭闹。

四、实验室及影像学检查

1. 实验室检查　血液常规检查白细胞总数及中性粒细胞比例升高；血沉增快。关节穿刺关节液可清亮（浆液渗出期）、混浊（纤维蛋白渗出期）及脓性（脓性渗出期）。关节液化验可见白细胞增多、中性粒细胞可超过 75%，后期可见大量脓细胞，涂片查见细菌。寒颤、高热时血培养可阳性。

2. 影像学检查　病程早期，关节内积液，X 线片可见软组织肿胀、关节间隙增宽。关节周围骨质疏松是 X 线检查的第一个改变，随后关节软骨破坏而显示关节间隙变窄，进一步可显示关节骨质破坏、增生和硬化，关节间隙进一步狭窄甚至消失，关节强直。X 线检查有助于鉴别肿瘤、骨折及有无合并关节脱位。MRI 可直接显示关节内积液，ECT 检查敏感性高，有利于早期诊断（图 67－8）。

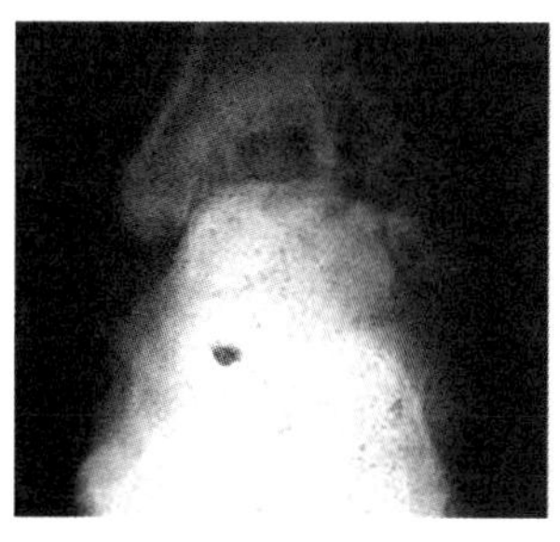

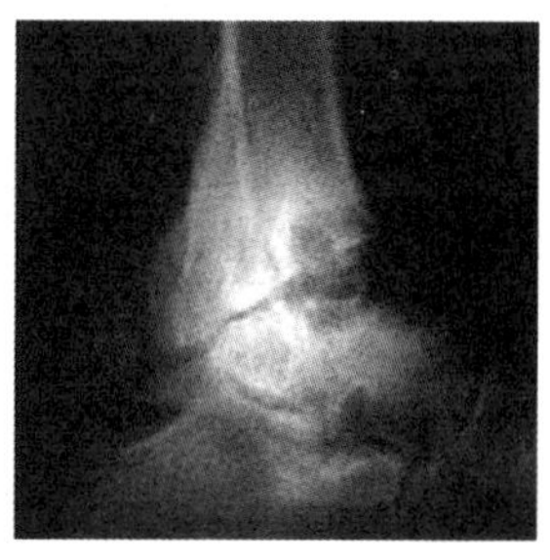

图 67－8　踝关节化脓性关节炎

软骨破坏，关节间隙消失，周围骨质疏松，骨质破坏

五、诊断与鉴别诊断

根据全身、局部症状及体征，结合上述辅助检查，作出诊断不难。早期诊断依靠关节穿刺和关节液检查。但某些疾病易与化脓性关节炎混淆，需作出鉴别诊断。

1. 风湿性关节炎　为多关节、游走性、对称性关节肿痛。有时可以急性发病，出现高热，伴有血白细胞升高、血沉增快。关节液一般清亮，白细胞较少，涂片阴性。X线无明显异常。

2. 类风湿关节炎 慢性病程，偶有发热甚至高热，多累及多个小关节，也有单关节病例。关节部位肿胀，但一般无发红。类风湿因子阳性，亦有阴性者。关节液可混浊，有中等量白细胞，类风湿因子阳性，涂片阴性。早期X线无明显异常，后期可出现关节面破坏、畸形。

3. 创伤性关节炎 创伤性关节炎多有外伤史，或关节部位骨折史，慢性过程，于活动时疼痛加剧，休息后可缓解。无红肿及发热，关节积液量少，为清亮或血性，白细胞少。X线可见骨端骨质增生，关节面不平整，间隙狭窄。

4. 痛风性关节炎 急性发作，可出现短暂高热，常见于第一跖趾关节，局部红肿，疼痛剧烈，急性期血象升高，化验血尿酸增高，血沉增快。关节液清亮，尿酸结晶阳性。X线早期无异常，后期可见骨端穿凿样骨质破坏。

5. 关节结核 多有肺结核病史，起病缓慢，常有低热、盗汗，伴发混合感染时也可有高热、血象升高等表现。关节局部肿胀、疼痛，活动时疼痛加剧。X线早期无异常，后期出现骨质疏松、关节间隙狭窄，骨质破坏，少有骨质增生改变。

六、治疗

治疗的原则是早期诊断，及时治疗。治疗目的是保全生命和关节功能。

1. 抗生素治疗 与急性血源性骨髓炎治疗原则相同，早期、足量、全身静脉使用广谱抗菌素，待关节液及血液培养结果及药敏试验结果调整抗生素。用药期限一般需2～3周，直至关节液清亮、细菌培养阴性，症状及体征消失、血象及血沉恢复正常时停药。

2. 全身支持治疗 包括维持水电解质平衡，增强营养支持，新鲜血或球蛋白输注，以及对症治疗等。

3. 局部治疗

（1）关节制动，保持于功能位 采用石膏、夹板或牵引治疗，防止感染扩散、减轻疼痛、防止病理性脱位、减轻对关节软骨的破坏。疼痛缓解、急性炎症消退后尽早开始功能训练，避免关节僵硬甚至强直。

（2）关节穿刺 早期行关节穿刺，有利于明确诊断，获取关节液进一步检查，同时可以抽出关节液减轻关节内压力及做细菌培养，同时可行关节内抗生素注射。如经抗生素局部注射后症状体征逐渐缓解可继续反复穿刺及抗生素注射，如治疗后症状体征加剧，需行关节腔灌洗引流。

（3）关节腔灌洗引流 适用于大关节。套管针穿刺成功后，经套管置入两根输液管，一根作为冲洗管，持续滴入抗生素溶液；另一根作为引流管。持续灌洗引流至引流液转清亮，细菌培养阴性后停止灌洗，引流管保留数日至无引流液吸出，局部症状体征消退后拔管。如引流液稠厚，难以引出时，需及时行切开引流或关节镜下清理引流。术中尽量清除脓液、纤维组织块及坏死组织，留置冲洗引流管继续持续灌洗引流。直至关节液清亮，细菌培养阴性。上述局部治疗需根据就诊患者的具体情况选择实施，切勿耽搁，以至关节功能残留障碍（图67－9）。

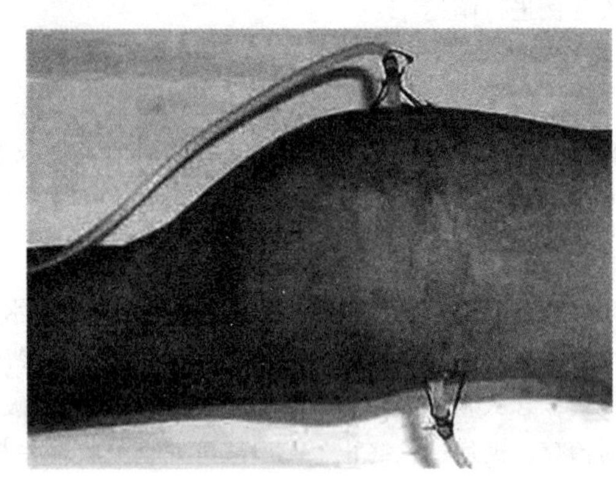

图67－9 膝关节化脓性关节炎灌洗引流术

关节内置入进水管及引流管，持续冲洗引流，直至引流也持续清亮，多次细菌培养阴性

（4）功能训练 化脓性关节液治疗的目的是要保全关节功能，引出在局部症状体征缓解后及早开始主动和被动功能训练尤为重要。在已做穿刺或灌洗引流后，可采用持续被动活动（CPM）机行关节持续被动运动，防止关节粘连及挛缩。

（5）矫形手术 对于关节已不可逆的功能障碍，如陈旧性脱位、强直等。需待急性炎症控制后行矫形手术。如关节成形术、融合术或截骨矫形术等。人工关节置换需慎重，在感染完全控制3～6个月后方可考虑施行。

目标检测

答案解析

一、选择题

1. 急性骨髓炎转为慢性骨髓炎的主要原因是
   A. 机体抵抗力低
   B. 细菌数量多，毒力强
   C. 治疗不及时和不恰当
   D. 局部血运不好
   E. 肢体活动过早
2. 对急性骨髓炎的预后起决定意义的因素是
   A. 尽早应用广谱抗生素

B. 尽早施行软组织和骨膜切开引流术
C. 全身支持治疗，增强机体免疫力
D. 尽早实施骨开窗引流术
E. 早期诊断和早期治疗

3. 慢性骨髓炎死骨摘除术的指针是
A. 发热、局部红肿、有死骨及无效腔
B. 开放性骨折感染，骨折尚未愈合，有大块死骨
C. 有死骨、无效腔，包壳形成薄弱
D. 死骨分界不清，有无效腔与窦道
E. 骨包壳充分形成，有死骨，无效腔

4. 患儿，男，8 岁。左大腿下端疼痛、肿胀 1 周。查体：体温 39.5℃，局部皮温高，深压痛，经抗感染治疗无效，局部穿刺抽出少量脓性液。根据患儿情况，治疗措施不宜采取的是
A. 联合运用大剂量抗生素
B. 局部制动
C. 全身支持疗法
D. 局部减压引流
E. 病灶清除术

5. 患儿，男，6 岁。突发寒战、高热，右膝部疼痛剧烈 3 天。查体：体温 39℃，右膝部疼痛，不敢活动，拒按，局部无明显肿胀。最可能的诊断是
A. 慢性骨髓炎　　B. 化脓性关节炎
C. 急性血源性骨髓炎　　D. 类风湿关节炎
E. 胫骨结节骨软骨病

二、名词解释

1. 急性化脓性骨髓炎
2. 慢性化脓性骨髓炎

（卓乃强）

书网融合……

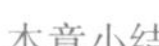
本章小结

题库

第六十八章　骨与关节结核

PPT

学习目标

1. 掌握　骨与关节结核的病因、病理、临床表现、诊断与治疗原则。
2. 熟悉　脊柱结核的病理、临床表现、诊断与鉴别诊断、治疗原则。
3. 了解　髋、膝关节结核的临床表现与治疗原则。

第一节　概　述

骨与关节结核（tuberculosis of bone and joint）是结核分枝杆菌造成的骨骼与关节继发性特异性感染。我国是结核病高发国家，因抗结核药物的使用以及生活条件的改善，发病率明显降低。近年来，随着抗结核药物耐药性增加、人口老龄化加剧、艾滋病的流行等原因，结核的发病率有上升趋势。

骨与关节结核是最常见的肺外继发性结核，脊柱结核约占50%，膝关节与髋关节结核各占15%。80%以上的原发感染病灶在肺部，其余是消化道和淋巴结结核。播散的方式以血行感染最为多见，其他途径有淋巴管、邻近病灶直接蔓延等。好发部位主要位于血运差、负重活动多、易劳损及生长活跃的松质骨。骨关节结核可以出现在原发性结核的活动期，但大多发生于原发病灶已经静止，甚至痊愈多年，待机体的抵抗力下降，如外伤、营养不良、过度劳累、糖尿病、大手术等诱发因素，都可以促使潜伏的结核分枝杆菌活跃起来而罹患骨关节结核。以往我国骨关节结核好发于儿童及青少年，二十一世纪后中老年人的患病情况明显增加。

一、病理

骨与关节结核的病理改变主要是骨关节的破坏，形成干酪样坏死组织。与化脓性感染不同的是少有新生骨的形成，在儿童骨干部位可有反复新生骨形成，而成人新生骨形成很少，老年人基本只有溶骨性破坏。

结核病程缓慢，最初的病变是单纯骨结核或单纯滑膜结核，病变进一步可累及关节软骨而形成全关节结核。骨与关节结核的病理变化分为渗出期、增殖期和干酪样变性期。早期结核杆菌增殖，局部巨噬细胞、纤维蛋白渗出包裹病菌；之后吞噬结核杆菌的巨噬细胞分裂融合形成朗格汉斯巨细胞围绕病灶排列形成结节样改变；最后成片的组织坏死，形成干酪样坏死区域，周围无组织反应。根据身体抵抗力及治疗的情况，可有以下转归：①病灶被纤维组织替代，形成纤维化、钙化或骨化而治愈。②干酪样坏死组织被纤维组织紧密包裹，病变静止。③干酪样组织液化，多核细胞浸润，形成脓肿，进一步破坏周围组织形成窦道或流向其他部位形成新的病灶。窦道形成，可能继发混合感染（图68－1）。

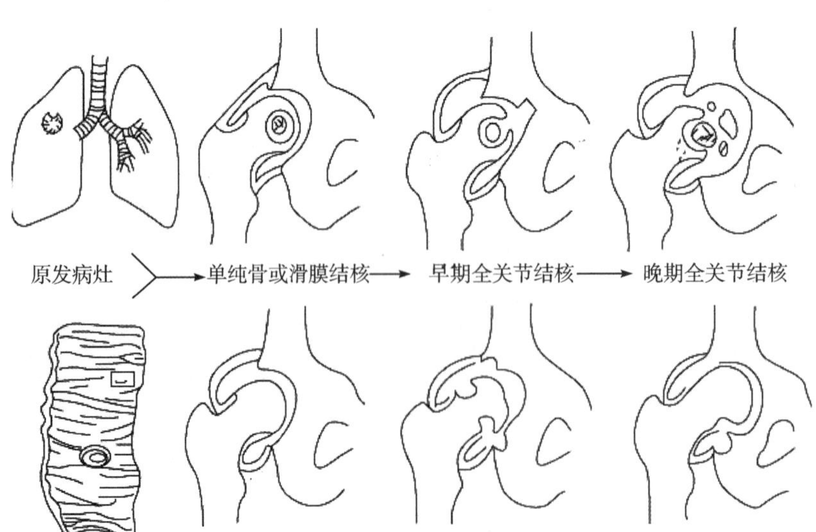

图68－1　骨与关节结核发病示意图

（一）骨结核

根据部位的不同，有不同的表现。

1. 松质骨结核 分为中心型和边缘型结核。中心型结核病灶以细胞浸润和骨坏死为主，形成游离死骨。如死骨吸收，可遗留骨空洞。边缘型结核则病变组织被吸收后可形成骨缺损。脊柱部位的椎体松质骨结核所致脓肿和坏死组织可能压迫脊髓导致瘫痪。

2. 骨干（密质骨）结核 病变多从髓腔开始，表现为局限性溶骨破坏。病变部位形成脓液刺激骨膜，可有新生骨形成。尤其在儿童，可反复新生骨形成而呈“葱皮样”改变。老年人少有新生骨形成，骨质破坏可发生病理性骨折。

3. 干骺端结核 干骺端位于松质骨与密质骨间，因此既有死骨形成，也可能出现新生骨形成。儿童骨骺破坏可导致肢体短缩。

（二）滑膜结核

滑膜分布于关节囊、腱鞘和滑囊的内壁。滑膜受到结核杆菌的感染，出现充血、水肿，炎性细胞浸润，渗出液增加。渗出的纤维蛋白组织块在关节和肌腱的滑动作用下可形成小粒，俗称“关节鼠”。后期滑膜增生、肥厚，可见结节和干酪样坏死。

（三）全关节结核

全关节结核是由单纯骨结核或滑膜结核进一步发展所致。不论起源于骨还是滑膜，最终都使软骨面游离。关节功能将大部分丧失，出现病理性脱位或半脱位、关节强直等。

二、临床表现

骨与关节结核是慢性病程，发病隐匿。临床表现缺乏特异性，患者常有肺结核病史或家庭结核病史。部位多为单发，很少多发。

（一）症状

1. 全身症状 典型的结核症状如低热、盗汗、倦怠、食欲减退、贫血等。但临床上典型症状的出现往往较少，症状多不典型。儿童骨结核演变成全关节结核时，可能有大量脓液及结核杆菌突入关节内，可出现类似化脓性关节炎的急性炎症表现，出现高热及局部红、肿、热、痛的表现。

2. 局部症状 早期局部症状轻微，疼痛不明显，偶有关节隐痛，活动后加重。关节疼痛可向其他部位放射，出现牵涉痛，如髋关节结核可出现膝关节疼痛，原因是髋关节与膝关节神经支配存在重叠现象。儿童夜间可能出现痛醒啼哭，称为“夜啼”。

（二）体征

浅表关节早期可轻度肿胀、压痛。深部关节或脊柱则体征较少。晚期可出现关节梭形肿胀、肌肉萎缩及关节脱位、病理性骨折等。脓肿常位于病灶附近，一般无红、热及压痛表现，称为“冷脓肿”或“寒性脓肿”。脓肿继发混合感染时可出现红、肿、热、痛表现。脓肿穿破皮肤形成窦道，流出米汤样脓液；也可与内脏相通，形成内瘘。脊柱结核脓肿或坏死组织压迫脊髓，可出现瘫痪；压迫神经根出现根性神经痛及相应症状。也可经过组织间隙及窦道流动形成流注脓肿。

（三）实验室及影像检查

1. 实验室检查

（1）血常规 可见贫血，白细胞总数正常或稍高。C反应蛋白升高，红细胞沉降率（血沉）在活动期增快，静止期或治愈时逐渐降至正常。结核复发时C反应蛋白和血沉复又上升。血沉可作为判断病变活动度与病情转归的重要指标。

（2）细菌学 脓液或关节炎涂片镜检发现抗酸杆菌或结核分枝杆菌培养阳性可确诊。但脓液结核杆菌培养阳性率仅为70%左右。

（3）免疫学 通过结核分枝杆菌的菌体成分制成抗原或抗体，检查患者血清中的结核抗体或抗原。具备速度快、操作简便、敏感性和特异性均较好的优点。

结核菌素试验（PPD）：实验结果不能直接用于确诊，强阳性对成年人有助于支持诊断，对儿童可作为结核诊断的依据。

γ-干扰素释放实验（IGRA）结果可用于结核的诊断。常用T细胞斑点试验，具有灵敏度高、诊断快准等优点。

（4）分子生物学 结核分枝杆菌基因（DNA）检测具有操作简便、快速、灵敏度与特异度高等特点。如聚合酶链式反应（PCR）、Xpert MTB/RIF技术。

2. 影像学检查 X线检查有重要参考价值，但不具有特异性。早期出现区域性骨质疏松、骨结构紊乱、关节间隙改变、椎间隙狭窄等。后期出现骨质破坏、骨缺损、空洞、关节间隙变窄、椎间隙破坏、关节半脱位/脱位、病理性骨折等。骨干结核可出现骨膜增生，梭形膨大，髓腔内不规则密度减低区等。CT可显示骨破坏边界、死骨及寒性脓肿。MRI检查可早期发现骨质异常信号、显示椎管内脓肿及脊髓受压情况。超声可以探查脓肿部位、大小，同时可以在超声定位下穿刺抽脓进行涂片和细菌培养。关节镜检查可以探查关节内部情况并同时取滑膜组织行病理检查。

3. 病理 病灶穿刺活检和手术标本送检及微生物学检查是确诊的重要办法。显微镜下可见典型结核肉芽肿，通过抗酸染色或其他细菌学检查获取结核杆菌感染的证据。

（四）诊断与鉴别诊断

1. 诊断 须结合病史、症状、体征、化验检查及影像学检查才能做出。但因骨关节结核症状体征不典型，有时很难做出明确诊断，而需要病理检查明确。

2. 鉴别诊断 ①类风湿关节炎：常累及多个关节，尤其是手、足部位小关节，常为对称性。类风湿因子阳性。②化脓性关节炎：一般有急性炎症过程，局部红、肿、热、痛明显。但某些缓慢起病的化脓性关节炎易与结核混淆；同时某些骨结核演变为全关节结核时，也会突然出现高热等急性表现。关节穿刺细菌学检查有助于鉴别。③化脓性骨髓炎：某些隐匿起病的慢性骨髓炎不易与骨结核鉴别，须行细菌学和病理检查鉴别。④骨肿瘤：骨肿瘤和骨结核有时都表现为骨质破坏，鉴别困难。脊柱肿瘤一般不破坏椎间隙，而椎体边缘结核可破坏椎间隙。椎体中心型结核可能与转移癌混淆，骨干结核可能与 Ewing 肉瘤混淆，均须病理检查予以鉴别。⑤嗜酸性肉芽肿：少有全身症状，X 线以局部溶骨性破坏为主，周围有致密骨反应。须病理检查鉴别。

（五）治疗

骨与关节结核的治疗是在抗结核药物治疗的基础上，必要时采取手术治疗。期间应包括营养支持、休息等综合措施。

1. 全身治疗 罹患结核的患者多体质弱、抵抗力差。治疗上须注意休息、避免劳累、加强营养、纠正贫血。

2. 抗结核药物治疗 抗结核药物治疗是治疗的主要措施，用药原则是：早期、足量、联合、规律和全程。临床上常用的抗结核药物有异烟肼、利福平、乙胺丁醇、吡嗪酰胺、链霉素等。为避免耐药性，同时使用 2～3 种药物联合使用。异烟肼和利福平作为杀菌剂，常常是首选药物，在此基础上可添加吡嗪酰胺或乙胺丁醇治疗。治疗疗程宜较肺结核长，一般需一年半至两年。服药期间注意监测肝肾功能，服用保肝药物，注意有无神经毒性反应。如肝功能受损，及时给予处理。乙胺丁醇可至视神经炎，在儿童不易监测视力变化，故在 13 岁以下儿童慎用。

3. 局部治疗 局部治疗包括肢体制动、脓肿穿刺及抗结核药物注射、手术病灶清除等。

（1）局部制动 适用于关节疼痛和肌痉挛剧烈的患者，制动可减少受累关节活动，减少负重，从而减轻疼痛肿胀，利于组织修复。制动的方式有石膏固定、夹板固定、牵引等。制动时间不宜过长，以免骨质疏松、肌肉萎缩和关节僵硬。在肿胀和疼痛缓解后应解除制动，并逐步开始关节主动功能训练。

（2）局部穿刺注射 对于不宜进行病灶清除的患者，可行局部穿刺抽脓。穿刺时使用粗针，以免脓液堵塞；进针点最好在脓肿周围正常组织部位，以免针道流脓形成窦道；不宜反复穿刺，以免继发混合感染及窦道形成。穿刺抽出脓液后，可往脓腔内注射抗结核药物，提高局部药物浓度。常用药物为异烟肼，100～200mg，每周注射 1～2 次。

（3）手术治疗 对于有较大脓腔和死骨的患者，单纯药物治疗和局部穿刺注射难以清除病变组织，疗程长。可在有效抗结核治疗及患者全身情况好转基础上行病灶清除术。将脓液、坏死干酪样组织、死骨、坏死椎间盘、肉芽组织等彻底清除，可缩短疗程，提高疗效，减少合并症。病灶清除术的指征有：①有明显死骨或较大脓肿不易自行吸收者；②窦道流脓，经久不愈；③单纯骨结核或滑膜结核单纯药物治疗未能有效控制，有破入关节或早期全关节结核；④脊柱结核合并脊髓或马尾受压。禁忌证有：①患者全身状态差，不能耐受麻醉手术者；②伴有其他脏器活动性结核或严重疾病者。术前常规抗结核治疗至少 2 周以上，监测血沉等指标有好转；术前提高营养状态，增强体力；凝血功能差者术前需调整；伴有混合感染时先控制混合感染，待急性炎症消退后再行病灶清除术。术后继续行营养支持、抗结核药物治疗、控制混合感染等治疗。

经上述治疗后，判断病变是否治愈的标准为：①全身情况良好，体温正常，食欲改善，血沉正常。②局部无明显症状，无脓肿或窦道。③X 线显示脓肿消失或钙化，无死骨或已被吸收、替代，骨质疏松好转，关节已融合。符合上述条件表明病变静止。④起床活动一年或参加工作半年后，符合上述指标表示已治愈。

骨与关节结核治愈后，如关节功能严重受损，可行关节融合术或关节成形术；脊柱稳定性破坏时，可行脊柱融合固定术；脊柱或肢体畸形时，可行截骨矫形术。

知识链接

关节融合术

从本质上来讲，关节融合术是一类毁损性的手术。它直接将关节上下两端的骨骼采用内固定（钢板、螺钉、髓内钉）或外固定（外固定支架）强制性地固定起来，然后依靠骨的自身生长能力，使两块骨骼生长为一体。中、重度的晚期骨关节炎患者，由于关节疼痛、活动障碍和关节畸形等严重影响了生活质量和身心健康，可能需要手术治疗。治疗中重度骨关节炎最常见的手术方式是关节置换术，也就是采用人工关节植入来替代病变的关节。但是有一些很特殊的患者，无法采用关节置换术，此时关节融合术便是唯一的选择了。

第二节　脊柱结核

案例引导

案例　患者，男，60岁。因腰背部疼痛3个月伴发热入院。3个月前开始出现腰背部疼痛，伴有夜间低热，体温在37.5℃左右。劳累后加重，休息后可缓解。既往有肺结核病史，已治愈。查体：体温37℃，消瘦，精神较差。双肺无异常体征。脊柱无畸形，胸腰段棘突叩击痛阳性。肾区无叩击痛。骶棘肌紧张。双下肢感觉正常，肌力5级，病理反射阴性。血常规检查显示轻度贫血，白细胞总数及中性粒细胞比例正常；C反应蛋白123mg/L；血沉130mm/h。腰椎X线片显示双侧腰大肌阴性增宽，椎体密度减低。

讨论　患者诊断考虑何种疾病？如何诊断？需要进一步做何检查？

全身骨与关节结核中，脊柱结核发病率最高，占50%。其中椎体结核占绝大多数，主要原因是椎体以松质骨为主，负重大、易受劳损，椎体滋养血管为终末血管。整个脊柱中，腰椎发病率最高，胸椎次之，颈椎和骶尾椎发病率最低。既往以儿童居多，现儿童和成人发病率相似。

一、病理

椎体结核可分为中心型和边缘型，边缘型居多。病灶可在椎体间呈跳跃病变，以腰骶椎体常见。

（一）中心型结核

儿童多见，胸椎居多。病变进展快时，病变累及整个椎体后可能出现病理性压缩骨折；穿破上下终板后，可侵犯椎间盘和邻近椎体。如进展缓慢，可出现死骨，死骨吸收后可残留空洞，空洞内充满脓液和干酪样组织。

（二）边缘型结核

多见于成人，腰椎居多。病变位于椎体上下缘，溶骨破坏为主，侵犯椎间盘和邻近椎体，椎间隙变窄一般认为是本病特点之一。

二、临床表现

（一）全身症状

脊柱结核起病缓慢，早期多无特异症状。可有低热、食欲不振、消瘦、盗汗、疲乏无力等全身反应。儿童可有性情急躁、夜啼等非特异表现。

（二）局部症状

主要有疼痛、肌肉痉挛和神经症状。疼痛是最早出现的局部表现，多为局部轻微钝痛，疼痛定位不明确。劳累后加剧，休息可缓解。夜间痛不明显。因疼痛和病椎不稳定，导致局部肌肉痉挛，可出现患者姿势异常。如站立及行走时，往往双手扶腰（颈椎时，表现为双手托下颌），此为减少病椎负重，从而减轻疼痛。患者从地上拾物时，不是弯腰而是尽量屈膝屈髋，腰部挺直，一手撑在大腿前部，另一手去拾取地上的物品。此种表现称为拾物试验阳性（图68－2）。检查儿童时，让患儿俯卧，检查者提起患儿双足，使患儿双下肢及骨盆抬离床面，可出现患儿腰部僵直表现，此为腰椎病变使椎旁肌肉痉挛所致。

部分患者椎体破坏后形成寒性脓肿，以椎旁脓肿最常见，可出现在椎体前、后及两侧。后方脓肿可压迫脊髓或马尾神经。脓肿经韧带间隙上下蔓延，可形成广泛的椎旁脓肿，使病变椎体数增加。脓肿压力增高，穿破骨膜限制，可在重力作用下，沿着肌肉筋膜间隙向下方流动，在远离病灶部位形成脓肿，称为流注脓肿。颈椎结核可形成咽后壁脓肿、食管后脓肿，向侧方可达锁骨上窝。颈胸段结核可出现纵隔脓肿。胸椎结核脓肿可沿肋间隙向远端流注。腰椎结核可出现腰大肌脓肿，进一步向下可形成腰三角脓肿、髂窝脓肿、腹股沟脓肿以及大腿后方、膝部等处脓肿。

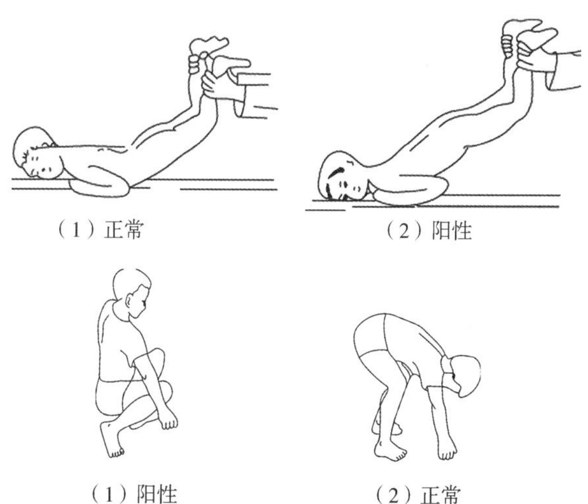

图68－2　拾物试验及幼儿脊柱活动检查示意图

三、影像学及实验室检查

1. X线平片　早期出现骨质疏松，随着病程进展，可出现椎体变窄、边缘不齐，密度不均，有时可见死骨形成，椎间隙变窄或消失，周围软组织内脓肿影等（图68－3）。

2. CT　可以了解软组织病灶的界限，证实骨质破坏的程度、范围和有无空洞形成等。对腰大肌脓肿有独特的诊断价值。

3. MRI　是诊断脊柱结核的首选检查手段。对早期诊断具有重要意义。受累椎体T_1W_1呈低信号，T_2W_2呈高信

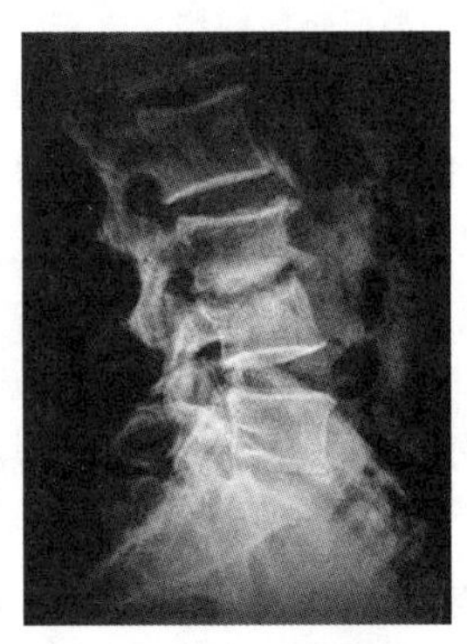

图 68－3　腰椎结核 X 线表现
（表现为椎体边缘破坏、椎间隙狭窄）

号。MRI 不仅可以显示骨与软组织病变，还可以多个切面检查，便于对病变程度、范围的了解（图 68－4）。

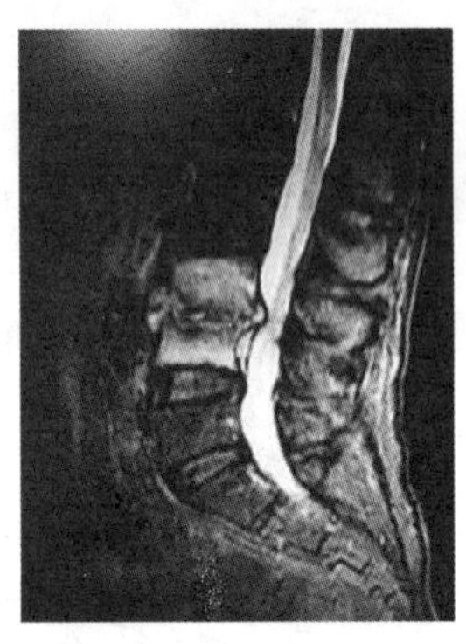

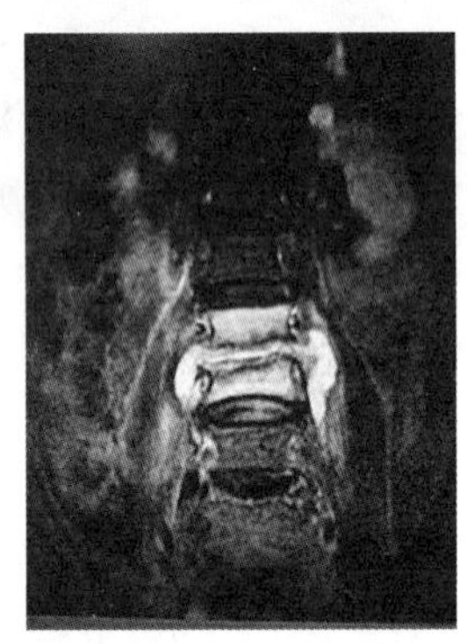

图 68－4　腰椎结核 MRI 表现：椎体信号改变，椎间盘破坏，椎旁脓肿形成

四、实验室检查

在结核活动期，C 反应蛋白增高，血沉增快。病变静止时，C 反应蛋白迅速降低，而血沉会逐渐变慢。

五、诊断与鉴别诊断

根据病史、症状、体征、化验检查及影像学检查，典型病例不难做出诊断。但有时容易与强直性脊柱炎、脊柱肿瘤、化脓性脊柱炎、嗜酸性肉芽肿等疾病混淆。

六、治疗

脊柱结核的治疗和其他骨与关节结核的治疗类似，即全身抗结核药物治疗、营养支持等。但脊柱结核因涉及脊柱稳定和神经功能，因此局部治疗尤为重要。局部治疗包括局部制动、病灶清除、脊柱融合固定等。

1. 手术适应证　①死骨、脓肿和窦道形成；②结核病灶压迫脊髓（或马尾神经）出现神经症状；③骨质严重破坏，脊柱失稳；④结核引起截瘫。

2. 手术治疗原则　①术前 4～6 周规范抗结核治疗，控制混合感染；②术中彻底清除病灶，解除神经及脊髓压迫，重建脊柱稳定性；③术后继续规范化抗结核治疗。

3. 手术方式　病灶清除＋脊柱稳定性重建。彻底清除病灶组织是手术成功和控制感染的关键。前路手术显露椎体和椎间盘更加直接，有利于彻底清除病灶。因技术发展，现经后路病灶清除亦能获得良好的效果。脊柱功能和稳定性的重建是通过植骨（自体骨）融合（或使用内固定）来获得。内固定提供了早期的稳定性，后期则需要融合才能维持。随着微创技术发展，经皮椎弓根螺钉、椎间孔镜技术、UBE 技术、联合腹腔镜辅助技术等都在临床得到应用（图 68－5）。

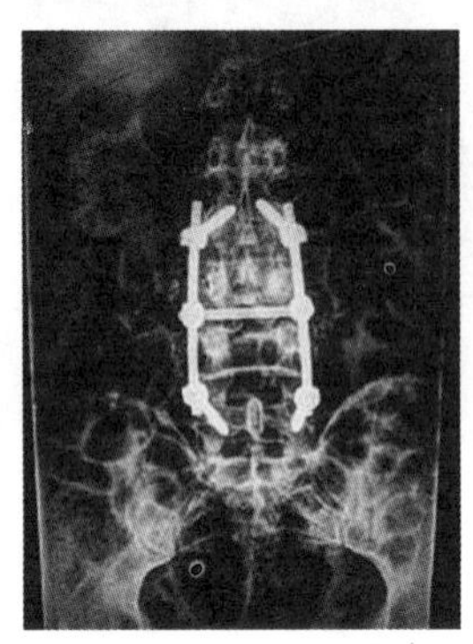

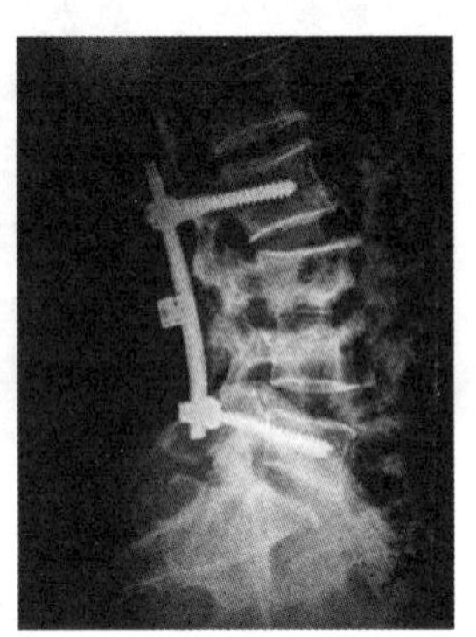

图 68－5　腰椎结核病灶清除、植骨融合、椎弓根螺钉内固定

附：脊柱结核并发截瘫

脊柱结核出现截瘫，与结核部位及诊断治疗相关。最常见的节段是胸段脊柱结核，其次是颈椎及胸腰段，腰椎少见。

一、发病机制

并发截瘫的发病机制，有以下几种。①早期或病变活动期，结核脓肿、干酪样坏死组织、结核性肉芽组织、死骨、坏死椎间盘等压迫脊髓，称为病变活动型截瘫。②晚期或病变愈合期，增厚的硬膜、肉芽组织纤维化、增生纤维瘢痕组织等对脊髓的压迫；脊柱结构破坏，脊柱后凸畸形或出现病理性脱位，使脊柱成角，椎管前缘的椎体边缘（骨嵴）使脊髓受压或磨损，称为病变静止型截瘫。③结核病变造成脊髓血管受压或栓塞，导致脊髓缺血、变性、软化。脊柱附件破坏时，容易发生截瘫（图 68－6）。

二、临床表现及检查

脊柱结核并发截瘫，除了结核的全身和局部临床表现外，还有脊髓受压的临床表现。起初表现为束带感，束带

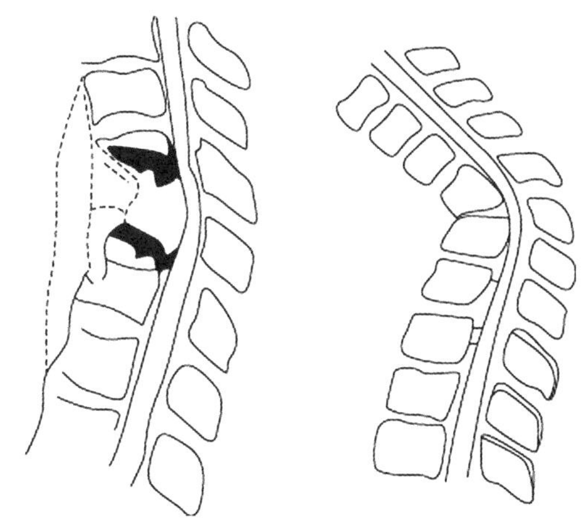

图 68－6　脊柱结核伴截瘫示意图

椎体破坏后脊柱向后方成角（后凸）畸形，椎管前缘形成骨嵴，压迫脊髓导致截瘫

感的部位与脊髓受压的节段相吻合，是局部神经根刺激的表现，进一步发展则可出现肢体运动及感觉障碍。脊髓受压后，首先出现运动功能障碍，之后出现感觉异常及大小便功能障碍。通常并发截瘫表现为痉挛性瘫痪，下肢肌张力增高，腱反射亢进。有时因为脓肿破裂，大量脓液涌入椎管，产生急性脊髓压迫。可表现为脊髓休克，立即出现受压平面以下弛缓性瘫痪，这是受压平面以下脊髓失去上级中枢控制的一种表现。一般 2～4 周后可转变为痉挛性瘫痪。截瘫患者还可出现植物神经功能障碍表现，表现为截瘫平面以下皮肤干燥无汗等。

X 线片可获得脊柱整体影像，了解脊柱畸形、脊椎破坏情况；CT 和 MRI 可显示病灶范围、骨质破坏情况及脊髓受压情况。MRI 还能判断脊髓信号变化，借此有助于截瘫预后的判断。

三、治疗

脊柱结核所表现出神经症状与物理检查及影像检查吻合时，即应采用手术治疗。全身情况差、不能耐受手术者，可先行保守治疗，积极调整患者状态，争取全身情况获得改善后及时手术。手术目的是要解除脊髓受压因素。致压物来源于前方时，应采用前路病灶清除减压并植骨，必要时采用前路钢板或后路椎弓根螺钉系统内固定。致压物来源于后方时，可经后路病灶清除减压，同时行椎体间植骨支撑、后路椎弓根螺钉系统固定融合。也可分期行前路病灶清除植骨，再行后路固定融合；或先行后路固定融合后再行前路病灶清除植骨。单纯后路椎板切除减压往往更加破坏脊柱稳定性，一般列为禁忌。病变活动型截瘫如及时清除脊髓致压物，截瘫有完全恢复的可能；而病变静止型截瘫及血管栓塞所致截瘫则难以恢复。

第三节　膝关节结核

案例引导

案例　患儿，男，9 岁。因左膝酸痛不适伴跛行 1 个月入院。1 个月前开始出现左膝部酸痛不适，未就诊。后持续诉左膝部酸痛不适，不愿活动膝关节。夜间常有痛醒。期间不伴有膝关节红肿及发热等症状。查体：T 37℃，消瘦，精神萎靡。双肺无异常体征。脊柱无畸形及压痛和叩击痛。左侧膝关节稍肿胀，皮温正常。浮髌试验可疑阳性。化验检查：血常规显示轻度贫血，白细胞总数及中性粒细胞比例正常；C 反应蛋白 99mg/L；血沉 140mm/h。膝关节 X 线片显示膝关节间隙变窄，关节边缘骨质毛糙。

讨论　患者首先考虑何种疾病？需与哪些疾病进行鉴别？

膝关节结核的发病率在骨与关节结核中仅次于脊柱，多见于儿童和青壮年。

一、病理

膝关节结核早期以单纯滑膜结核居多，由单纯骨结核演变为全关节结核的病例少见。单纯滑膜结核使关节液的产生增加，吸收受阻，关节腔积液。随着病变发展，滑膜乳头样增生并侵犯骨与关节软骨，形成全关节结核。单纯骨结核早期多局限在股骨远端或胫骨上端，病变发展使软骨及软骨下骨破坏，病灶组织突入关节腔，使关节内组织进一步破坏。全关节结核时，关节内积脓，形成死骨及空洞。脓肿破溃，形成窦道，长期流脓难以愈合。在儿童，结核破坏骨骺，使生长受阻，导致肢体畸形。

二、临床表现

起病缓慢，可有低热、盗汗、乏力、倦怠、消瘦及贫血等表现。单纯骨结核，早期局部症状少，有膝部酸胀感。因膝关节是浅表关节，故单纯滑膜结核表现为关节肿胀、积液，查体可见膝眼饱满、浮髌试验阳性，但疼痛不明显。发展为全关节结核时，症状加重，关节肿胀、疼痛，活动受限；晚期可出现关节僵硬、肌肉萎缩及关节畸形，儿童出现患肢短缩畸形。

三、实验室及影像学检查

化验检查可见血沉增快，血常规可有贫血，白细胞总数多正常，C 反应蛋白可有升高或正常。X 线检查在早期常常无异常表现，单纯滑膜结核可出现髌上囊和软组织肿胀，部分可出现关节边缘骨质破坏。单纯骨结核早期有局部骨质模糊，磨砂剥离样改变，后期可出现死骨及空洞。全关节结核时出现关节骨质破坏，关节间隙变窄或消失。CT 早期可发现 X 线难以显示的病灶，如小脓肿、软组织增厚及死骨等。MRI 早期即能显示局部骨质水肿及关节积液等，是早期诊断手段。关节镜检查既是检查手段，亦可同时采取治疗措施，可获得病变组织明确病理，同时可行滑膜切除治疗。

四、治疗

早期诊断单纯骨结核或滑膜结核，并给予抗结核治疗，多能获得良好效果，关节功能得以保留。

全身治疗有抗结核药物治疗，营养支持，休息等。

局部治疗有关节内注射抗结核药物；局部制动；窦道换药。

手术治疗有单纯滑膜结核，如滑膜增生肥厚病例可行关节镜下滑膜切除术。单纯骨结核如保守治疗后病灶有突入关节内的危险时，可行病灶清除术，骨腔行自体松质骨植骨，术后关节固定于功能位。全关节结核，对 15 岁以下儿童只做病灶清除术。对 15 岁以上患者，如关节破坏严重，可行病灶清除后植骨融合。部分病例可在结核控制良好的情况下，行关节置换术。

第四节　髋关节结核

案例引导

案例　患儿，男，10 岁。因左下肢疼痛伴跛行 2 个月入院。2 个月前，患儿诉左膝酸痛不适，行走时步态异常，外院查膝关节未见异常。后持续诉左下肢酸痛不适，不愿行走活动。夜间常有痛醒。期间不伴有膝关节红肿及发热等症状。查体：体温 37℃，消瘦，精神萎靡。双肺无异常体征。脊柱无畸形及压痛叩击痛。左侧托马斯征阳性，左腹股沟中点深压痛阳性，左膝关节无肿胀，皮温正常。浮髌试验阴性。血常规检查显示轻度贫血，白细胞总数及中性粒细胞比例正常；C 反应蛋白 99mg/L；血沉 140mm/h。膝关节 X 线及 CT 检查无异常。骨盆 X 线检查显示左侧髋关节间隙变窄，髋臼上缘骨质破坏，无硬化骨。

讨论　患者考虑何种疾病？需与哪些疾病进行鉴别？

髋关节结核发病率在骨关节结核中次于脊柱和膝关节，多见于儿童，单侧居多。

一、病理

与膝关节结核一样，早期为单纯骨结核或单纯滑膜结核。单纯滑膜结核多见。单纯骨结核的病灶常常位于髂骨上缘，其次为股骨头和转子间区域。表现为局部骨质破坏，脓肿、死骨和空洞，周围可有骨质致密。病变发展可穿破关节面或关节内骨质进入关节腔，成为全关节结核，病变致股骨头破坏、吸收，可出现病理性脱位。髋臼结核脓肿可穿破关节软骨进入关节腔，也可以向后汇聚形成臀部脓肿。破坏髋臼顶，可进入盆腔而形成盆腔脓肿。

二、临床表现

起病缓慢，全身表现可有低热、盗汗、乏力、倦怠、食欲不振、消瘦及贫血等症状。髋关节位置深在，早期无明显症状，难以发现肿胀表现。可仅有步态异常和髋部不适感。部分可出现跛行和髋部疼痛，有些病例则主诉膝部疼痛（放射痛）。跛行在单纯骨结核患者最轻，而在全关节结核时最重。儿童可有“夜啼”，是由于入睡后痉挛肌肉松弛，患髋移动时出现疼痛所致。体征可出现髋部压痛及叩击痛，髋关节屈曲畸形。

托马斯（Thomas）征：患者仰卧位，检查者屈曲健侧髋关节，使健侧大腿贴近患者腹部，出现患侧髋关节屈曲。这是由于髋关节屈曲挛缩，患者仰卧位时通过腰部前突而表现为髋关节伸直，当屈曲健侧髋关节使前突的腰部贴紧床面，髋关节则表现出原有的屈曲畸形为阳性。

“4”字试验：平卧于床，患肢屈曲，将外踝放置于健侧髌骨上方，检查者用手下压病侧膝关节，若患侧髋关节出现疼痛且膝部不能接触到桌面为阳性。检查时需双侧对比。

髋关节过伸试验：用于检查小儿早期髋关节结核。患儿俯卧，固定骨盆，一手握住踝部把下肢提起，直到骨盆开始从桌面升起为止，与对侧髋关节做对比，可发现患侧髋关节在后伸时有抗拒感，后伸活动范围较健侧小。

三、实验室及影像学检查

化验检查可见血沉增快，血常规可有贫血，白细胞总数多正常，C 反应蛋白可有升高或正常。早期 X 线检查可有局部骨质疏松，早期滑膜结核因关节积液可出现关节间隙增宽，而后因关节软骨破坏则出现关节间隙变窄（图 68-7）。疾病进展后可出现死骨、空洞、股骨头破坏等，甚至出现病理性脱位。CT 和 MRI 有助于早期发现异常。尤其 MRI 早期即能显示局部骨质炎性浸润及关节积液等表现，有助于早期诊断。

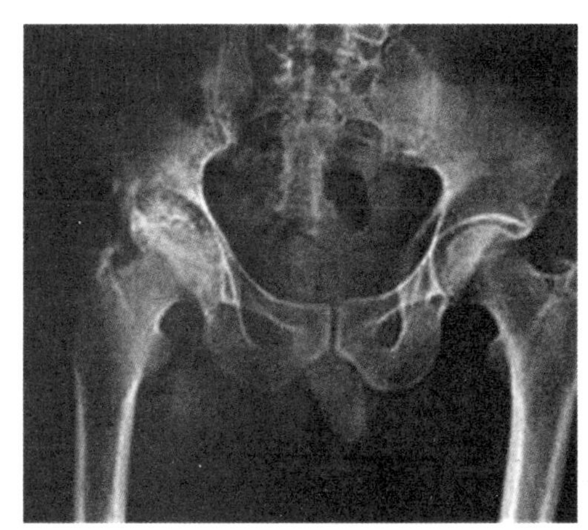

图 68－7　髋关节结核 X 线表现
髋关节结构破坏，关节间隙消失

四、诊断与鉴别诊断

根据病史、症状、体征及化验和影像学等检查，诊断一般不难做出。但需与以下疾病鉴别。①化脓性关节炎：一般急性发病，有畏寒高热白细胞增多。慢性低毒性化脓性感染或已用抗生素治疗尚未控制化脓性关节炎病例有时易与结核混淆，需做穿刺细菌培养或病理检查鉴别。②类风湿关节炎：有些类风湿关节炎病例极易与结核混淆，需做活检方能明确诊断。③儿童股骨头坏死：又称 Perthes 病。多见于 3～9 岁儿童。一般体温正常，血沉正常。X 线股骨头骨骺致密、变扁，关节间隙增宽；股骨头骨骺碎裂改变，股骨颈增宽，髋关节半脱位状态。④暂时性滑膜炎：多见于 8 岁以下儿童。主要是髋部或膝部疼痛，不愿站立或行走，髋关节活动受限。少有全身症状。化验检查及影像学检查无明显异常。休息或患肢皮肤牵引数周即痊愈。

五、治疗

早期诊断及时治疗非常重要。治疗包括全身营养支持及抗结核治疗；局部治疗及手术治疗。全身抗结核治疗对于结核控制及术前准备非常重要。局部治疗包括关节内注射抗结核药物、患肢皮肤牵引、“丁字鞋”制动等。单纯滑膜结核，如局部药物注射效果不佳或滑膜增生肥厚病例可行滑膜切除术。单纯骨结核已有死骨和空洞时，应及早行病灶清除术，以免至全关节结核。残留骨腔可自体松质骨植骨。全关节结核，在早期如无手术禁忌，为挽救关节功能，应及时行病灶清除术，术中要求彻底清除病灶组织，以免复发。晚期全关节结核有两种情况需要手术治疗：一是局部仍有活动性病变，脓肿窦道等；二是病变静止，但关节疼痛、畸形或关节强直。手术方式包括病灶清除后关节融合术；结核控制良好，可行关节置换术以恢复关节功能；对于肢体畸形，可行截骨矫形术。明显肢体不等长患者，可考虑行肢体延长术。

目标检测

答案解析

选择题

1. 关节结核的好发部位是

A. 肘关节　　B. 腕关节
C. 膝关节　　D. 髋关节
E. 踝关节

2. 拾物试验阳性的骨与关节疾病是

A. 髋关节结核　　B. 膝关节结核
C. 化脓性髋关节炎　　D. 化脓性膝关节炎
E. 腰椎结核

3. 以下选项中，不是骨与关节结核诊断要点的是

A. 结核病史
B. 脊柱疼痛、僵直、畸形、压迫征，拾物试验阳性
C. 关节部位出现疼痛、肿胀、跛行、活动受限
D. 虽有贫血，ESR 增高，OT 试验阳性，但无结核中毒症状
E. X 线检查可见关节间隙变窄，骨质破坏等病变

4. 患者，女，33 岁。近 1 个月来渐出现腰背痛且伴低热、盗汗。既往有肺结核病史，查体：T_{11}～T_{12} 棘突明显压痛。

1）首先要进行的检查是

A. 血常规及血沉　　B. 胸腰段 X 线片
C. CT　　D. OT 试验
E. 核素骨扫描

2）最有助于诊断的物理查体试验和体征是

A. Dugas 征阳性
B. 直腿抬高试验阳性
C. Trendelenburg 征阳性
D. 拾物试验阳性
E. Thomas 征阳性

3）诊断确定后，目前不宜采取的治疗措施是

A. 正规抗结核治疗，注意检查全身其他部位有无结核病灶
B. 卧硬板床休息
C. 立即手术，病灶清除
D. 全身支持治疗
E. 对症治疗

5. 晚期髋关节结核的X线表现特征是

A. 股骨头消失

B. 病理性后脱位

C. 进行性关节间隙变窄

D. 边缘型骨破坏

E. 显示肿胀的关节囊

（葛建华）

书网融合……

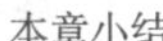

本章小结

题库

第六十九章　非化脓性关节炎

PPT

学习目标

1. 掌握　骨关节炎的临床表现；强直性脊柱炎的诊断标准；类风湿关节炎的诊断和治疗。

2. 熟悉　骨关节炎的治疗；强直性脊柱炎的临床表现和影像学检查；类风湿关节炎的临床表现、实验室检查和影像学检查。

3. 了解　骨关节炎、强直性脊柱炎和类风湿关节炎的病因和病理。

第一节　骨关节炎

案例引导

案例　患者，女，46岁。反复双手近端指间关节，双膝关节痛伴晨僵2年。查体：双手近端指间关节可触及皮下结节，质硬，无触痛，手指活动度欠佳。实验室检查：RBC 3.8×10^{12}/L，WBC 8×10^{9}/L，血沉39mm/h，C－反应蛋白33mg/L，抗CCP抗体阳性。膝关节X线检查见非对称性关节间隙变窄，关节面模糊。

讨论　1. 该患者的诊断是什么？

2. 诊断依据是什么？

3. 治疗原则有哪些？

骨关节炎（osteoarthritis，OA）是骨科常见的疾病之一，是一种以关节软骨退行性变和继发性骨质增生为特征的慢性关节疾病。该病多见于中老年人，女性明显多于男性。好发于负重较大的膝关节、髋关节、脊柱及远侧指间关节等部位，该病亦称为骨关节病、肥大性关节炎、退行性关节炎、老年性关节炎、增生性关节炎等。

一、病因

原发性骨关节炎的发病原因迄今尚未完全明了。一般认为骨性关节炎是多种致病因素相互作用所致，其中年龄是主要高危因素，也可能与下列因素有关：①软骨营养、代谢异常，胰岛素促进蛋白多糖的合成，性激素影响着软骨的代谢过程；②酶对软骨基质的异常降解作用，由滑膜炎产生的酸性磷酸酶及颗粒分解酶使关节软骨退变加速；③生物力学的改变，骨性关节炎最早的生物化学方面的变化之一是软骨中水分含量的增加；④营养改变，成年人软骨营养完全依靠滑膜液，当营养不足时软骨细胞的增殖受到影响；⑤累积性微小创伤，创伤是造成骨关节炎的重要条件之一。

二、分类

骨关节炎分为原发性和继发性两类，尽管发病原因不一样，但其临床表现和病理改变却相同。

（一）原发性

原发性指发病原因不明，患者没有创伤、感染、先天性畸形病史，无遗传缺陷，无全身代谢及内分泌异常。多见于50岁以上肥胖型女性患者。

（二）继发性

继发性指发病前关节有某些病变存在者。如先天性髋关节脱位、创伤后关节面不平整、骨的缺血性坏死和关节囊或韧带松弛等。关节畸形也可以引起关节面的对合不良，如膝内翻、膝外翻等原因。

三、病理

最早、最主要的病理变化发生在关节软骨。首先关节软骨局部发生软化、糜烂，导致软骨下骨外露。随后继发骨膜、关节囊及关节周围肌肉的改变使关节面上生物应力平衡失调，形成恶性循环，不断加重病变。最终导致关节面完全破坏、关节畸形。

（一）关节软骨

正常的软骨白色、透明，早期关节软骨变为淡黄色，失去光泽，继而软骨表面粗糙，局部发生软化，失去弹性。关节活动时发生磨损，软骨可碎裂、剥脱，软骨下骨质外露。

（二）软骨下骨

软骨磨损最大的中央部位骨质密度增加，骨小梁增粗，形成“象牙质改变”。外周部位承受应力较小，软骨下骨质萎缩，出现囊样变。由于骨小梁的破坏吸收，使囊腔扩大，周围发生成骨反应而形成硬化壁。

（三）滑膜

滑膜的病变为继发性改变，滑膜的病理改变有两种类型：①增殖型滑膜炎：多见于关节炎的早期，大量的滑膜增殖、水肿，关节液增多，肉眼观呈葡萄串珠样改变。②纤维型滑膜炎：关节液量少，葡萄串珠样改变少，大部分被纤维组织所形成的条索状物代替。两种类型的滑膜炎在显微镜下均有轻至中度的炎性改变。

（四）关节囊与周围肌肉

关节囊发生纤维变性和增厚，限制关节的活动。关节周围肌肉因疼痛而产生保护性痉挛，进一步限制关节活动。在软骨边缘或肌腱附着处，因血管增生，软骨细胞代谢活跃。通过软骨内化骨可在外围软骨面出现骨质增生，即骨赘形成。

四、临床表现

主要的症状是疼痛，初期为轻微钝痛，以后逐步加剧。活动多时疼痛加剧，休息后好转。有的患者在静止或晨起时感到疼痛，稍微活动后减轻，称之为“休息痛”。但活动过量时，因关节面摩擦也可产生疼痛。严重时休息状态也会疼痛。疼痛可与天气变化、潮湿受凉等因素有关。关节僵硬是关节炎的另一个主诉，患者常感到关节活动不灵活，上下楼困难，晨起或固定某个体位较长时间关节僵硬，稍活动后减轻。骨关节炎的僵硬持续时间一般不超过15分钟，活动后即可缓解。关节活动时有各种不同的响声，有时可出现关节交锁。体格检查可见关节肿胀，有积液时膝关节可出现浮髌试验阳性；髋关节内旋角度增大时，疼痛加重；关节周围肌肉萎缩，主动或被动活动时，关节可有响声，有不同程度的活动受限；严重者出现关节畸形，如膝内翻。

（一）X线检查

关节间隙不同程度变窄，关节间隙不对称，关节边缘有骨赘形成。晚期骨端变形，关节表面不平整，边缘骨质增生明显，软骨下骨有硬化和囊腔形成。膝骨关节炎时，X线片示：边缘骨质增生和骨赘形成，骨端有囊性变。伴滑膜炎时髌下脂肪垫模糊或消失。正位片可见膝关节不同程度内翻畸形（图69－1）。

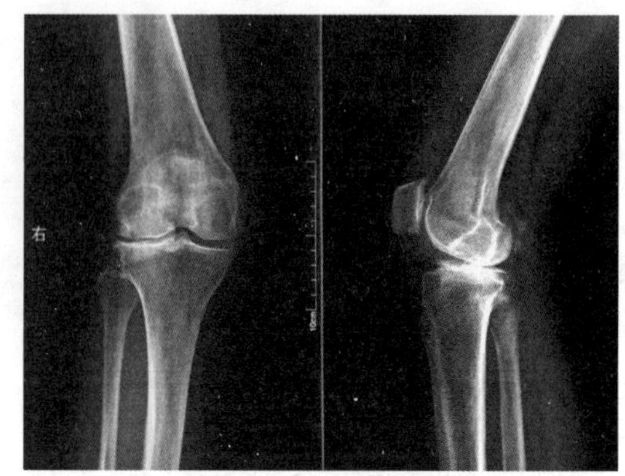

图69－1　膝关节骨性关节炎X线示意图

（二）实验室检查

无特异性。关节液检查可见白细胞增高，偶见红细胞。

五、治疗

骨关节炎发生后，随着年龄的增长，其病理学改变不可逆转。治疗目的是缓解或解除疼痛症状，延缓关节退变，最大限度地保持和恢复患者的日常生活。

（一）非药物治疗

对于初次就诊且症状不重的骨关节炎患者，非药物治疗是首选的治疗方式，目的是减轻疼痛、改善功能，使患者能够很好地认识疾病的性质和预后。对于关节炎的患者来说，适当的休息是很重要的治疗。减少负重，减少不适合的运动，避免不良姿势，如长时间跑、跳、蹲，减少或避免爬山、爬楼梯等。可进行自行车、游泳等有氧锻炼，使膝关节在非负重位下屈伸活动，以保持关节最大活动度。适当减轻体重。也可以通过物理方法增加局部血液循环、减轻炎症反应，包括热疗、水疗、超声波、针灸、按摩、牵引、经皮神经电刺激（TENS）等。对于伴发轻度膝内翻或外翻畸形情况，可采用相应的矫形支具或矫形鞋来平衡关节面的负荷。

（二）药物疗法

如非药物治疗无效，可根据关节疼痛情况选择药物治疗。

1. 局部药物治疗　首先可选择非甾体抗炎药（NSAIDs）的乳胶剂、膏剂、贴剂和擦剂等局部外用药，可以有效缓解关节轻中度疼痛，且不良反应轻微。

2. 全身镇痛药物　依据给药途径，分为口服药物、针剂以及栓剂。非甾体抗炎药物可以缓解疼痛，软骨保护剂在一定程度上可延缓病程，改善患者症状。

3. 关节腔药物注射　①注射透明质酸钠可起到润滑关节，保护关节软骨和缓解疼痛的作用。②糖皮质激素，对非甾体药物治疗4～6周无效的严重骨关节炎或不能耐受非甾体抗炎药物治疗、持续疼痛、炎症明显者，可行关节腔内注射糖皮质激素。但若长期使用，可加剧关节软骨损害，加重症状。因此，不主张随意选用关节腔内注射糖皮质激素，更反对多次反复使用，一般每年最多不超过3～4次。

（三）手术

外科治疗目的在于减轻或消除疼痛、矫正畸形和改善关节功能。用于髋关节骨关节炎的手术分为两大类，一类是保留髋关节手术，包括髋臼骨赘切除术、股骨近端截骨术、带血管腓骨移植术、股骨头髓心减压术和髋臼囊性变刮出植骨术等；另一类是髋关节重建术，包括人工股骨头置换术、全髋关节置换术和股骨头表面置换术。用于膝关节骨关节炎的手术包括关节镜清理术、胫骨平台截骨术、关节融合术、单髁置换术和膝关节表面置换术等。

第二节 强直性脊柱炎

强直性脊柱炎（ankylosing spondylitis，AS）是脊柱的慢性进行性炎症，其特点是病变常从骶髂关节开始逐渐向上蔓延至脊柱，导致脊柱纤维性或骨性强直和畸形。强直性脊柱炎常见于男性，男女发病率比为（10～14）：1，发病多在15岁以后，20～40岁多见，有明显的家族遗传史。本病属血清阴性反应的结缔组织疾病，以此与类风湿关节炎相鉴别。病因尚不清，但组织相容抗原 HLA－B27 与本病相关，强直性脊柱炎患病 HLA－B27 的阳性率可高达 88%～96%。

一、病理

基本病理为原发性、慢性、血管翳破坏性炎症，韧带骨化属继发的修复性过程。病变一般自骶髂关节开始，缓慢沿着脊柱向上蔓延，累及椎间小关节的滑膜和关节囊，以及脊柱椎体周围的软组织，至晚期可使整个脊柱周围的软组织钙化、骨化，脊柱融合成“竹节样”改变（图69－2）。病变也可同时向下蔓延，波及双髋关节，少数也可累及膝关节。

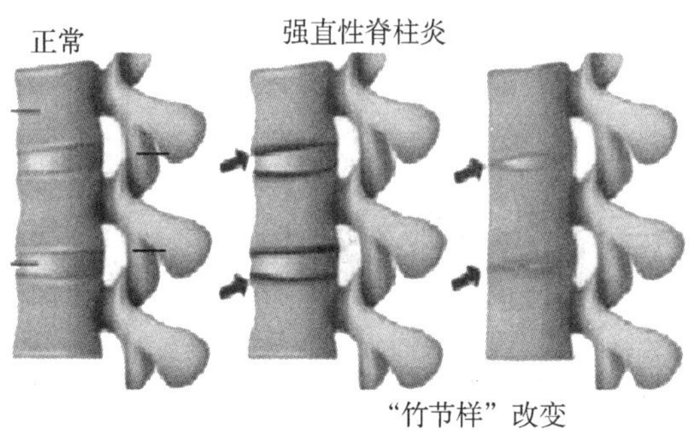

图69－2 强制性脊柱炎“竹节样”改变示意图

二、临床表现

强直性脊柱炎起病缓慢，早期患者感到不明原因双侧骶髂关节及下腰部疼痛、僵硬感。晨起时，脊柱僵硬，起床活动后可略有缓解。病变逐渐向上发展，累及胸椎和肋椎关节时，胸部扩张活动受限，导致肺活量减少，并可有束带状胸痛。病变累及颈椎时，颈部活动受限。患者为了缓解疼痛，常弯腰屈胸致躯干和髋关节屈曲，最终发生驼背畸形，严重者可强直于90°屈曲位，不能平视，视野仅限于足下。由于颈、腰部不能旋转，侧视时必须转动全身。若髋关节受累则呈摇摆步态。个别患者症状始自颈椎，逐渐向下波及胸椎和腰椎，容易累及神经根而发生上肢瘫痪、呼吸困难，预后较差。强直性脊柱炎病程可长达10余年，期间可有病变缓解期，但不定期会复发加重。最后整个脊柱发生强直，疼痛症状也消失。

三、实验室检查

强直性脊柱炎病情活动导致血小板升高、贫血、血沉增快和C反应蛋白升高，也有部分强直性脊柱炎患者临床上腰背痛等症状较明显但上述指标正常。强直性脊柱炎类风湿因子一般为阴性，免疫球蛋白可轻度升高。HLA－B27 检测对于诊断强直性脊柱炎起一定辅助作用。

四、影像学检查

骶髂关节最早出现改变，骶髂关节髂骨处出现硬化，关节边缘模糊不清，随后骶髂关节面出现边缘不整齐、硬化。以后关节面渐趋模糊，间隙逐渐变窄，关节面出现锯齿样改变，直至关节间隙消失，骶髂关节完全融合。椎间小关节出现类似变化。随病变发展椎间盘的纤维环、前、后纵韧带发生骨化，形成典型的“竹节样”脊柱（图69－3）。病变也可累及髋关节，髋关节出现骨质疏松、关节间隙逐渐变窄，破坏区一般只限于关节表面。晚期关节间隙消失，呈髋关节内收、屈曲位骨性强直。

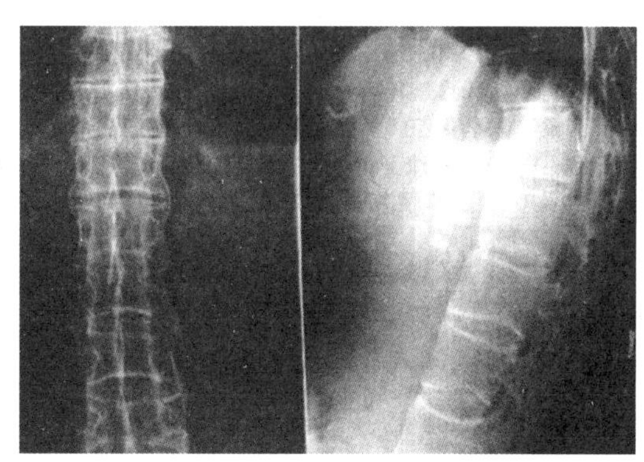

图69－3 强直性脊柱炎X线表现

五、诊断标准

近年来有不同标准，但国际上目前多采用1984年修订的纽约标准，或参考欧洲脊柱关节病初步诊断标准。

1. 修订的纽约标准（1984年） ①下腰背痛的病程至少持续3个月，疼痛随活动改善，但休息不减轻；②腰椎在前后和侧屈方向活动受限；③胸廓扩展范围小于同年龄和性别的正常值；④双侧骶髂关节炎Ⅱ－Ⅳ级，或单侧骶髂关节炎Ⅲ－Ⅳ级。如果患者具备④并分别附加①～③条中的任何1条可确诊为强直性脊柱炎。

2. 欧洲脊柱关节病研究组标准　炎性脊柱痛或非对称性以下肢关节为主的滑膜炎，并附加以下项目中的任何一项，即：①阳性家族史；②银屑病；③炎性肠炎；④关节炎前1个月内的尿道炎、宫颈炎或急性腹泻；⑤双侧臀部交替疼痛；⑥肌腱末端病；⑦骶髂关节炎。

六、鉴别诊断

1. 类风湿关节炎　①强直性脊柱炎男性多发，而类风湿关节炎以女性居多。②强直性脊柱炎均有骶髂关节受累，类风湿关节炎则很少有骶髂关节病变。③强直性脊柱炎为全脊柱自下而上地受累，而类风湿关节炎只侵犯颈椎。④强直性脊柱炎外周关节受累较少，非对称性，且以下肢髋关节为主；类风湿关节炎则为多关节、对称性，四肢大小关节均可发病。⑤强直性脊柱炎无类风湿结节。⑥强直性脊柱炎的类风湿因子阴性，而类风湿关节炎的阳性率占60%～95%。⑦强直性脊柱炎以BLA－B27阳性居多，而类风湿关节炎则与HLA－DR4相关。

2. 髂骨致密性骨炎　多见于青年女性，其主要表现为慢性腰骶部疼痛和晨僵。临床检查除腰部肌肉紧张外无其他异常。典型X线表现为在髂骨沿骶髂关节之中、下2/3部位有明显的骨硬化区，不侵犯骶髂关节面，无关节狭窄。该病无明显坐久、久卧后疼痛的特点，且接受非甾体抗炎药治疗时不如强直性脊柱炎那样疗效明显。

七、治疗

早期疼痛时可给予非甾体抗炎药。除药物治疗外还应加强物理治疗，其目的是解除疼痛，防止畸形和改善功能。症状缓解后，鼓励患者行脊柱功能锻炼，保持适当姿势，防止驼背等畸形的发生。功能锻炼的基木原则是循序渐进，根据病情而定，以锻炼后疼痛持续不超过2小时为宜。对于功能位的强直性脊柱炎不需要手术。有严重驼背而影响生活时，可行胸椎、腰椎截骨矫形术。对于双侧髋关节强直者可行单侧或双侧全髋关节置换术。

第三节　类风湿关节炎

类风湿关节炎（rheumatoid arthritis，RA）是一种以关节病变为主的非特异性炎症，表现为全身多发性和对称性慢性关节炎，其特点是关节疼痛和肿胀反复发作并且进行性发展，最终导致关节破坏、强直和畸形。本病女性好发，发病率为男性的2～3倍。可发生于任何年龄，高发年龄为40～60岁。

一、病因

病因尚不清，可能与下列因素有关。①自身免疫反应：人类白细胞相关抗原HLA－DR4与本病有不同程度的相关性，在某些环境因素作用下与短链多肽结合，激活T细胞，可产生自身免疫反应，导致滑膜增殖、血管翳形成、炎性细胞聚集和软骨退变。②感染：本病发展过程的一些特征与病毒感染相符，如患者常有发热、白细胞增高、血沉增加和局部淋巴结增大，多数人认为甲型链球菌感染为本病之诱因，也可能与葡萄球菌和病毒感染有关。③遗传因素：RA有明显的遗传特点，发病率在RA患者家族比正常人群家族高2～10倍，近亲中RF阳性率也比对照组高4～5倍。

二、病理

基本病理变化是关节滑膜的慢性炎症。早期滑膜充血、水肿，单核细胞、淋巴细胞和浆细胞浸润，纤维蛋白渗出。滑膜内皮细胞增生、肥厚，形成绒毛状皱褶，突入关节内；滑膜边缘部分增生形成肉芽组织血管翳，并逐渐覆盖于关节软骨表面，使关节软骨逐渐被破坏、吸收，仅有纤维组织覆盖。肉芽组织也可破坏软骨下骨，使骨小梁减少，骨质疏松。后期关节面间肉芽组织逐渐纤维化，形成纤维性关节僵直，进一步发展为骨性强直。

除关节外，关节周围的肌腱、腱鞘也有类似的肉芽组织侵入，使肌萎缩，继而发生挛缩，进一步影响关节功能（图69－4）。

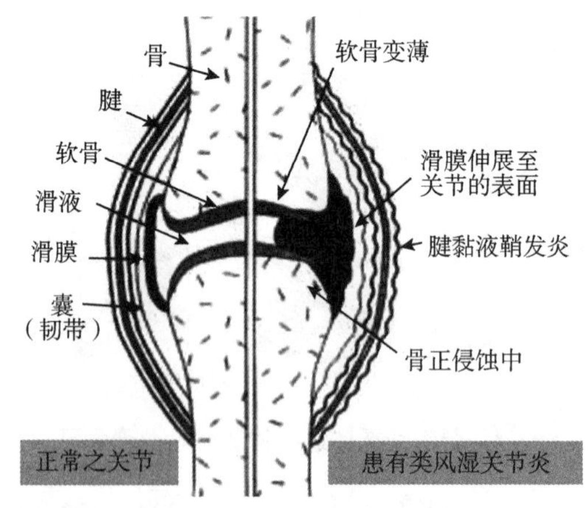

图69－4　类风湿关节炎病理改变

三、临床表现

类风湿关节炎以女性患者为常见。女性多始于手及腕部小关节，男性多先由膝、踝、髋等单关节起病。本病发病缓慢，早期出现乏力，全身肌肉痛，低热和手足麻木、刺痛等全身症状，以及反复发作的、对称的、多发性小关节炎。受累关节以近端指间关节、掌指关节、腕、肘、肩、膝和足趾关节最为多见；颈椎、颞下颌关节、胸锁和肩锁关节也可受累，也伴活动受限；髋关节受累少见。关节炎常表现为对称性、持续性肿胀和压痛，晨僵持续时间长达1小时以上。最常见的关节畸形是腕和肘关节强直、掌指关节的半脱位，手指向尺侧偏斜和呈“天鹅颈”样表现。

四、症状和体征

可伴有体重减轻、低热及疲乏感等全身症状。

1. 关节疼痛和肿胀 最先出现的症状是关节的疼痛和肿胀，开始为关节酸痛，随着关节肿胀逐渐明显，疼痛也逐步加重。关节疼痛与气候、气压和气温变化有相连关系。

2. 晨僵 早晨起床时关节活动不灵活的主观感觉，活动一段时间后即缓解或消失。它是关节炎症的一种非特异表现，其持续时间与炎症的严重程度成正比。

3. 关节受累的表现 ①多关节受累呈对称性多关节炎（常≥3个关节）。易受累的关节有掌指关节、指间关节及膝关节，其他还可有肘、肩、颈椎、下颌关节等。②关节活动受限和畸形：关节炎晚期出现不同程度的畸形，手的畸形有梭形肿胀、尺侧偏斜、天鹅颈样畸形、钮扣花样畸形等。腕关节常强直于尺偏位，腕关节融合。足的畸形有跖骨头向下半脱位引起的仰趾畸形、外翻畸形、跖趾关节半脱位、弯曲呈锤状趾及足外翻畸形。③关节功能分级：Ⅰ级功能状态完好，能完成平常任务无碍（能自由活动）。Ⅱ级能从事正常活动，但有1个或多个关节活动受限或不适（中度受限）。Ⅲ级只能胜任一般职业性任务或自理生活中的一部分（显著受限）。Ⅳ级大部分或完全丧失活动能力，需要长期卧床或依赖轮椅，很少或不能生活自理（卧床或轮椅）。

五、实验室检查

1. 血常规 患者常有轻度贫血和白血球增高。

2. 血沉 血沉增快表明炎性活动。如关节炎症表现已消退，而血沉增快并不下降表明类风湿关节炎可能复发。

3. 类风湿因子 类风湿患者类风湿因子阳性率为70%～100%，关节肿胀期类风湿因子多为阳性，类风湿活动度越高、病程越长，则血清和滑膜中类风湿因子越高。

4. 抗链球菌溶血素“O” 部分患者抗链球菌溶血素“O”升高到400以上。

5. 血清免疫球蛋白 类风湿患者血清免疫球蛋白升高率为50%～60%，多为IgG和IgM升高。

六、影像学表现

1. X线 关节X线片可见软组织肿胀、骨质疏松及病情进展后的关节面囊性变、侵袭性骨破坏、关节面模糊、关节间隙狭窄、关节融合及脱位（69－5）。X线分期：①Ⅰ期正常或骨质疏松；②Ⅱ期骨质疏松，有轻度关节面下骨质侵袭或破坏，关节间隙轻度狭窄；③Ⅲ期关节面下明显的骨质侵袭和破坏，关节间隙明显狭窄，关节半脱位畸形；④Ⅳ期上述改变合并有关节纤维性或骨性强直。胸部X线片可见肺间质病变、胸腔积液等。

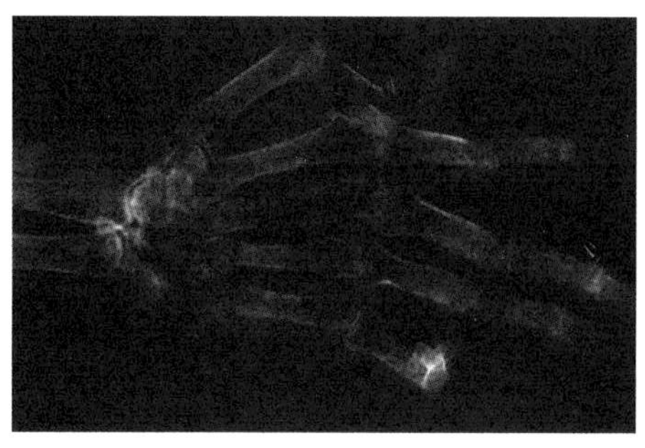

图69－5 类风湿关节炎手部X线表现

2. CT 胸部CT检查可进一步提示肺部病变，尤其高分辨CT对肺间质病变更敏感。

3. MRI 手关节及腕关节的MRI检查可提示早期的滑膜炎病变，对发现类风湿关节炎患者的早期关节破坏很有帮助。

4. 超声 关节超声是简易的无创性检查，对于滑膜炎、关节积液以及关节破坏有鉴别意义。研究认为其与MRI有较好的一致性。

七、诊断

目前国际上通用的仍是1987年美国风湿病协会修订的诊断标准：①晨起关节僵硬至少1小时（≥6周）；②3个或3个以上关节肿胀（≥6周）；③腕、掌指关节或近侧指间关节肿胀（≥6周）；④对称性关节肿胀（≥6周）；⑤皮下结节；⑥手、腕关节X线片有明确的骨质疏松或骨侵蚀；⑦类风湿因子阳性（滴度>1∶32）。确认本病需具备4条或4条以上标准。应与风湿性关节炎、骨关节炎、结核等作鉴别。

八、治疗

类风湿关节炎目前尚无特效疗法。类风湿关节炎治疗的主要目的在于减轻关节炎症反应，抑制病变发展及不可逆骨质破坏，尽可能保护关节和肌肉的功能，最终达到病情完全缓解或低疾病活动度的目标。

治疗原则包括患者教育、早期治疗、联合用药、个体化治疗方案以及功能锻炼。

（一）患者教育

使患者正确认识疾病，树立信心和耐心，能够与医生配合治疗。

（二）一般治疗

关节肿痛明显者应强调休息及关节制动，而在关节肿痛缓解后应注意早期开始关节的功能锻炼，预防关节僵直。此外，理疗、外用药等辅助治疗可快速缓解关节症状。

（三）药物治疗

方案应个体化，药物治疗主要包括非甾体抗炎药、慢作用抗风湿药、免疫抑制剂、免疫和生物制剂及植物药等。

1. 非甾体抗炎药 有抗炎、止痛、解热作用，是类风湿关节炎治疗中最为常用的药物，适用于活动期等各个时期的患者。常用的药物包括双氯芬酸、萘丁美酮、美洛昔康、塞来昔布等。

2. 抗风湿药（DMARDs） 又被称为二线药物或慢作用抗风湿药物。常用的有甲氨蝶呤、柳氮磺吡啶、羟氯喹、来氟米特、环孢素、金诺芬和白芍总苷等。

3. ^{99}Tc 亚甲基二磷酸盐注射液 是一种非激发状态的同位素，治疗类风湿关节炎缓解症状的起效快，不良反应较小。

4. 糖皮质激素 激素不作为治疗类风湿关节炎的首选药物。但在下述四种情况可选用激素：①伴随类风湿血管炎包括多发性单神经炎、类风湿肺及浆膜炎、虹膜炎等。②过渡治疗：在重症类风湿关节炎患者，可用小量激素快速缓解病情，一旦病情控制，应首先减少或缓慢停用激素。③经正规慢作用抗风湿药治疗无效的患者可加用小剂量激素。④局部应用，如关节腔内注射可有效缓解关节的炎症。总原则为短期小剂量（10mg/d 以下）应用。

知识链接

糖皮质激素

糖皮质激素（GC）是机体内极为重要的一类调节分子，其对机体的发育、生长、代谢以及免疫功能等起着重要调节作用，是机体应激反应最重要的调节激素，也是临床上使用最为广泛而有效的抗炎和免疫抑制剂。在紧急或危重情况下，糖皮质激素往往为首选。临床常见的糖皮质激素类药物有泼尼松、甲泼尼松、倍他米松等。具有抗炎、抗毒、抗过敏、抗休克、非特异性抑制免疫及退热作用等多种作用，可以防止和阻止免疫性炎症反应和病理性免疫反应的发生，对任何类型的变态反应性疾病几乎都有效。但若长期用药，其不良反应不容忽视。常见的不良反应：水、盐、糖、蛋白质及脂肪代谢紊乱，减弱机体抵抗力，阻碍组织修复，抑制儿童生长发育。

5. 生物制剂 目前在类风湿关节炎的治疗上已经有几种生物制剂被批准上市，并且取得了一定的疗效，尤其在难治性类风湿关节炎的治疗中发挥了重要作用。几种生物制剂在类风湿关节炎中的应用：①Infliximab（英夫利昔单抗）也称 TNF－α 嵌合性单克隆抗体，临床试验已证明对甲氨蝶呤等治疗无效的类风湿关节炎患者用 Infliximab 可取得满意疗效。②Etanercept（依那西普）或人重组 TNF 受体 p75 和 IgG Fc 段的融合蛋白，Etanercept 及人重组 TNF 受体 p75 和 IgG Fc 段的融合蛋白治疗类风湿关节炎和 AS 疗效肯定，耐受性好。③adalimumab（阿达木单抗）是针对 TNF－α 的全人源化单克隆抗体。④Tocilizumab（妥珠单抗）为 IL－6 受体拮抗剂，主要用于中至重度 RA，对 TNF－α 拮抗剂反应欠佳的患者可能有效。⑤抗 CD20 单抗 Rituximab（利妥昔单抗）治疗类风湿关节炎取得了较满意的疗效。Rituximab 也可与环磷酰胺或甲氨蝶呤联合用药。

6. 植物药 目前已有多种植物药用于类风湿关节炎的治疗，如雷公藤、白芍总苷、青藤碱等。部分药物对治疗类风湿关节炎具有一定的疗效，但作用机制尚需进一步研究。

（四）免疫净化

类风湿关节炎患者血液中常有高滴度自身抗体、大量循环免疫复合物及高免疫球蛋白等，因此除药物治疗外，可选用免疫净化疗法，可快速去除血浆中的免疫复合物和过高的免疫球蛋白、自身抗体等。如免疫活性淋巴细胞过多，还可采用单个核细胞清除疗法，从而改善 T、B 细胞及巨噬细胞和自然杀伤细胞功能，降低血液黏滞度，以达到改善症状的目的，同时提高药物治疗的疗效。目前常用的免疫净化疗法包括血浆置换、免疫吸附和淋巴细胞/单核细胞去除术。被置换的病理性成分可以是淋巴细胞、粒细胞、免疫球蛋白或血浆等。应用此方法时需配合药物治疗。

（五）功能锻炼

必须强调，功能锻炼是类风湿关节炎患者关节功能得以恢复及维持的重要方法。一般而言，在关节肿痛明显的急性期，应适当限制关节活动。但是，一旦肿痛改善，应在不增加患者痛苦的前提下进行功能活动。对无明显关节肿痛，但伴有可逆性关节活动受限者，应鼓励其进行正规的功能锻炼。在有条件的医院，应在风湿病专科及康复专科医师的指导下进行。

（六）手术治疗

内科治疗不能控制及严重关节功能障碍的类风湿关节炎患者，外科手术是有效的治疗手段。根据关节病变的程度和畸形情况选择不同的外科手术方式，常用的手术方式有滑膜切除术、关节镜下关节清理术、关节融合术、胫骨平台截骨术及人工关节置换术。

答案解析

目标检测

一、选择题

1. 早期滑膜结核与类风湿关节炎鉴别的可靠依据是
   A. 累及关节的数目　　B. 血沉是否正常
   C. 关节间隙是否狭窄　　D. 结核菌素试验
   E. 滑膜组织病理学检查
2. 关于非化脓性关节炎，下列正确的是
   A. 骨性关节炎病变起自关节软骨
   B. 类风湿关节炎病变起自滑膜
   C. 强直性脊柱炎不是类风湿关节炎的同类型
   D. 松毛虫样关节炎病变涉及关节滑膜及周围软组织
   E. 以上都不对
3. 类风湿关节炎的诊断标准共计 10 项，典型病例应具备
   A. 三项　　B. 四项
   D. 五项　　D. 六项
   E. 七项

二、思考题

4. 患者，女，38 岁。5 年前无明显诱因逐渐出现双手指关节及手腕关节肿胀、疼痛，晨起时活动不灵活，1 小时后可缓解，近一年来发现手开始变形。查体：双侧指间关节肿大，压痛明显，X 线检查见指间关节间隙狭窄，软骨下骨囊样变；实验室检查类风湿因子阴性，血沉 15mm/h。试述诊断及治疗原则。

5. 患者，男，33 岁。因“反复腰骶部疼痛 13 年，加重伴双髋关节疼痛 5 年”入院。患者入院前 13 年出现交替的腰骶部疼痛，无明显放射痛，自服止痛药后缓解。近 10 年自觉疼痛加重，伴腰部僵硬感及双髋关节疼痛，口服非甾体抗炎药后疼痛可暂时缓解。查体见患者身形消瘦，腰部前屈、背伸、侧弯和转动活动度下降，被动极度屈伸活动时疼痛明显，腰骶部棘突和双侧骶髂关节叩击痛，双髋关节活动度明显受限，“4”字征阳性。

问题：

（1）试述该患者的可能诊断。

（2）试述该患者的鉴别诊断。

（3）该患者进一步需要做哪些检查？

（4）试述该患者的治疗方案。

（刘京升）

书网融合……

本章小结

题库

第七十章　运动系统畸形

PPT

学习目标

1. 掌握　先天性肌性斜颈的治疗原则及手术指征；发育性髋关节脱位的症状和体征；青少年特发性脊柱侧凸的诊断；踇外翻的诊断和影像学表现。

2. 熟悉　先天性肌性斜颈的鉴别诊断；发育性髋关节脱位的治疗；青少年特发性脊柱侧凸的治疗原则；先天性马蹄内翻足的临床表现；踇外翻的治疗。

3. 了解　先天性肌性斜颈的病因；发育性髋关节脱位的病理；青少年特发性脊柱侧凸的病因；踇外翻的病因和病理。

4. 学会头颈胸石膏和髋“人”字石膏的制作，具备头颈胸石膏和髋“人”字石膏的制作能力。

运动系统畸形是骨科常见病、多发病，根据病因大致分为非神经源性（先天畸形、姿态畸形）、神经源性（脊髓灰质炎后遗症及脑或脊髓疾病）及创伤性畸形（关节、四肢、脊柱外伤后遗畸形）。

第一节　先天性肌性斜颈

先天性肌性斜颈（congenital muscular torticollis，CMT）是由于一侧的胸锁乳突肌挛缩，导致头部向患侧偏斜、颈部扭转、面部和下颌偏向健侧的疾病。病理特征是胸锁乳突肌的间质增生和纤维化。本病是新生儿和婴幼儿最常见的肌肉骨骼系统先天性疾病之一，若早期治疗不及时，可出现面部、颈椎的发育不对称，影响面部的美观并导致头颈部的功能异常。

一、病因

发病机制仍不清楚，多数学者认为和臀位产、产伤等有关，产伤可以导致胸锁乳突肌受牵拉或血肿形成，后继发肌肉纤维化和血肿机化、挛缩而形成先天性肌性斜颈。

二、临床表现

婴儿出生后，无意中发现一侧胸锁乳突肌出现肿块，后肿块渐变硬，似指头大小，半年左右可以逐渐消退，但胸锁乳突肌纤维性挛缩、变短，呈条索状，牵拉枕部偏向患侧，下颌转向健侧肩部。随着生长发育，双侧面部开始出现不对称，健侧面部变得饱满，患侧面部变小，双眼不在同一个水平线上，严重者可以引起颈椎侧凸畸形。（图 70－1）

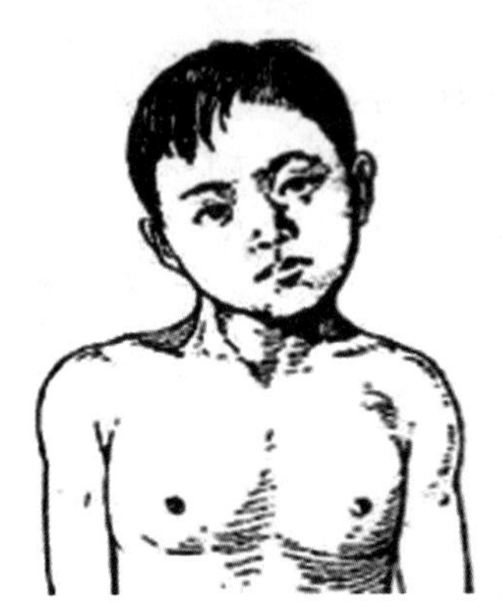

图 70－1　先天性肌性斜颈

患儿的胸锁乳突肌挛缩，头部歪斜，面部不对称

三、诊断和鉴别诊断

根据年龄和临床表现结合体格检查可以诊断。患侧胸锁乳突肌呈条索状挛缩，头面部偏斜。主要应鉴别诊断的疾病包括：①骨性斜颈：颈椎异常如寰枢椎半脱位、半椎体等，胸锁乳突肌不挛缩，X 线检查可确诊；②颈部炎症：有淋巴结肿大，局部压痛及全身症状，胸锁乳突肌无挛缩；③眼肌异常：眼球外肌的肌力不平衡，出现斜视，患者以颈部偏斜协调视物。

四、治疗

早期诊断和早期物理治疗是成功的关键。晚期斜颈可以手术矫正，但如果合并面部畸形、颈椎侧凸等异常则难以恢复正常。

（一）非手术治疗

一般 1 周岁以内的采用保守治疗，主动的物理治疗和被动的肌肉拉伸训练对 80% 的患者有明显效果。新生儿确诊后，每天轻柔按摩并热敷患侧。睡眠时应用沙枕固定。

（二）手术疗法

保守治疗对20%患者无效，若保守无效，可在1岁以后采用手术治疗。外科手术松解挛缩的肌肉成为必要。1岁以上患儿应在纤维化演变完成后再行手术治疗。年龄超过12岁，出现了脸部和颈部的畸形后则很难完全矫正。对1～4岁患儿，病情轻者仅切断胸锁乳突肌的锁骨头及胸骨头，术后应用颈围领或者头颈胸石膏保持于略过矫正位，并经常将患儿下颌向患侧、枕部向健侧旋转牵拉（图70－2）。

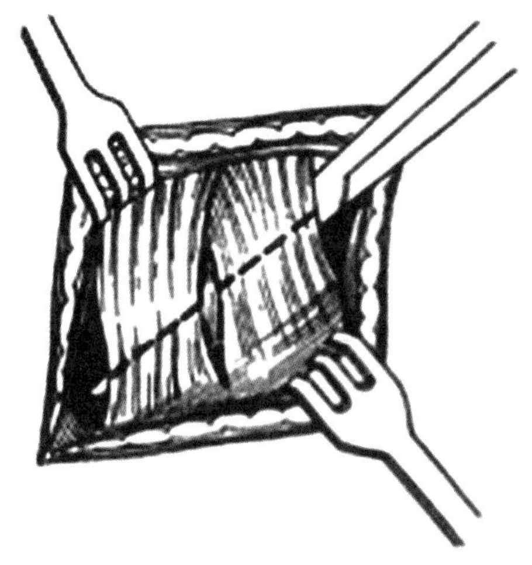

图70－2　胸锁乳突肌胸骨头和锁骨头切断松解术

第二节　发育性髋关节脱位

发育性髋关节脱位（developmental dislocation of the hip，DDH），是一种与出生有关的髋关节发育性病变，也是儿童骨骼关节畸形的主要疾病。包括髋关节脱位、半脱位和髋臼发育不良。较以往“先天性髋关节脱位（congenital dislocation of the hip）”的名称更能够代表该病的全部畸形。

DDH的病因仍不明确，目前认为DDH是以先天缺陷为基础，后天发育异常为主要因素，其中30%的患者有家族史，女性多于男性。目前认为是多因素共同作用的结果，和0.86%的发病率相比，有家族史的女性发病率约为2.4%，臀位生产的女婴有更高的发病率，达到8.4%。

一、新生儿及婴儿DDH的诊断

DDH在新生儿期诊断较为困难，一旦确诊治疗容易，并且会获得理想的治疗效果。因为新生儿期病理改变最轻，易于矫正；出生后第一年骨盆发育最快，尤其在新生儿期更快。

（一）临床症状

1. 外观　大腿、小腿与对侧不对称，可表现为增粗变短或变细、外旋（单侧）；臀部增宽（双侧）。

2. 皮纹　臀部、腹股沟与大腿内侧皮纹增多、增深和上移不对称。

3. 肢体活动　患肢活动少，在换尿布时最易发现。

（二）体征

1. Ortolani试验或外展试验　要求婴儿仰卧于硬质检查床上，肌肉放松，检查者站在婴儿足侧，两手握住双膝将两下肢屈髋屈膝各90°，逐渐外展，正常婴儿可以外展90°并触及桌面，如外展过程中出现弹跳或外展不到90°，称为阳性。对3个月以上的婴幼儿，不宜采用上述检查方法，以免造成损害。

2. Barlow试验　又称“稳定”试验，患儿仰卧位，使髋关节逐渐内收，检查者用拇指向外后推压，若股骨头弹响后自髋臼脱出，解除压力时股骨头滑回髋臼，称为阳性。表示髋关节不稳，有可能脱位。年龄较大患儿不宜做此检查。

（三）射线超声检查

股骨头脱位、髋臼发育差和股骨颈前倾角（FNA）增大是发育性髋关节脱位（DDH）的三个主要骨性变化。X线片上可发现髓臼发育不良，呈半脱位或脱位（图70－3）。拍摄X线片时，应注意对患儿性腺的防护。X线检查对于确诊DDH的新生儿是有限的，这是由于股骨头直到出生后4～6个月才可以骨化。超声图像在分析髋关节疾病中，尤其对于6月龄以下的婴儿，已成为最普遍而最有用的方法。

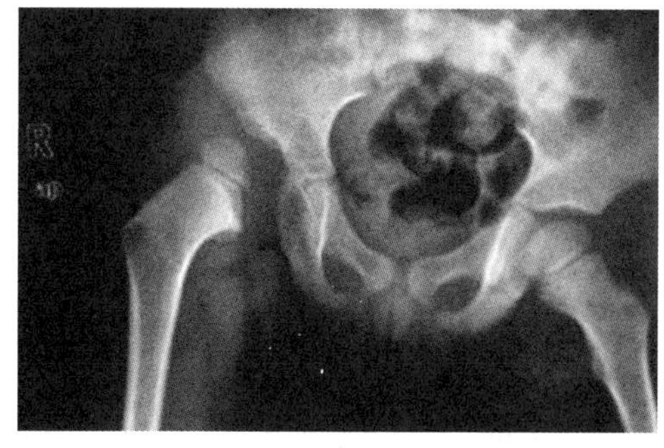

图70－3　幼儿右侧发育性髓关节脱位的X线表现

二、幼儿及儿童期DDH诊断

（一）临床症状

走路较晚，步态异常：开始走路时步态不稳呈蹒跚、摇摆或摇动步态；双侧者为鸭行步态，肢体不等长，躯干呈代偿性侧弯。

（二）体征

1. Allis 征 又称 Galeazzi 征。患者仰卧位，屈髋、屈膝，两足平行置于床面，检查者比较两膝高度。不等高者为阳性，提示较低一侧股骨或胫骨短缩，或髋关节后脱位。

2. Trendelenburg 征 又称单足站立试验。在正常情况下，用单足站立时，臀中、小肌收缩，对侧骨盆抬起，才能保持身体平衡；如果站立侧患有先天性髋关节脱位时，因臀中、小肌松弛，对侧骨盆不但不能抬起，反而下降，为单足站立试验阳性。

（三）X 线检查

婴儿出生后 2～3 个月内，股骨头骨骺骨化中心尚未出现，X 线检查只能依靠股骨颈的干近侧端与髋臼的关系来测量。骨化中心出现后，摄片包括双侧髋关节的骨盆片可以确定诊断，摄片时将双下肢并拢，将患肢上推和下拉住各摄一片进行对比测量，可明确脱位性质和程度。连接双侧髋臼 Y 型软骨的水平线称 Y 线，自髋缘外侧骨化边缘的垂线称 P 线，两线交叉将髋臼划为四区，正常股骨头骨化中心应在其内下区，若位于其它地区，则为脱位（图 70－4）。脱位侧骨化中心常较小。

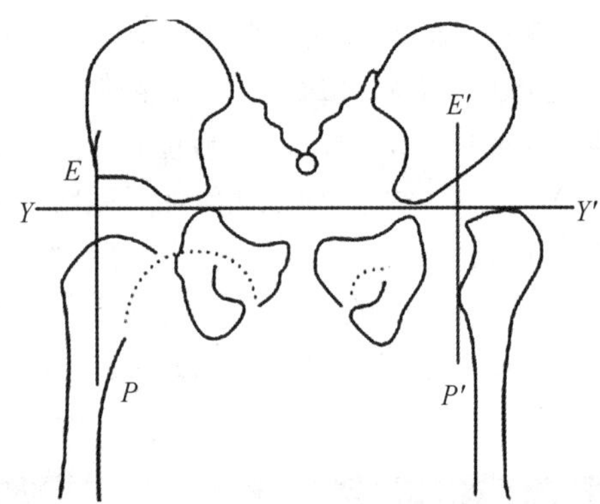

图 70－4 幼儿右侧发育性髋关节脱位的 X 线测量

三、治疗

本病的预后关键在于早期诊断和早期治疗。治疗方法与诊断时的年龄和脱位程度有关。随年龄的增大，病理改变越重，治疗效果越差。

（1）6 个月以内 使用支具或者石膏维持髋关节屈曲 100°～110°，外展 20°～50°，24 小时持续使用，疗程 3～4 个月。除个别髋关节内有阻碍复位因素外，绝大多数患儿都可达到复位。

（2）6 个月～3 岁婴幼儿 对一部分轻型患儿，可采用手法整复，外加石膏固定。整复方法是：全麻下，患儿取仰卧位，患侧屈髋屈膝至 90°，术者沿大腿长轴方向牵引，同时压迫大转子部位，使股骨头纳入髋臼内。整复后常用人字位石膏固定。大部分患儿需手术切开复位。

（3）3 岁以上儿童 此年龄段脱位程度加重，骨与软组织的继发性改变也较严重，手法整复难以成功，应采用手术治疗。手术的目的是增加髋臼对股骨头的包容，使股骨头与髋臼达到同心圆复位。

常用的术式包括：①Salter 骨盆截骨术，适用于 6 岁以下，髋臼指数 < 45°的患儿；②Pemberton 髋臼截骨术，适用于 6 岁以上，Y 形软骨骨骺尚未闭合的儿童，通过在髋臼上缘上方 1～1.5cm 平行髋臼顶弧形截骨，将髋臼端向下撬拨改变髋臼的倾斜度，使髋臼充分包容股骨头；③Chiari 骨盆内移截骨术，适用于大年龄，髋臼指数大于 45°的患儿，将骨盆自髋臼上缘髂前下棘关节囊上方作“内高、外低”或截骨，然后将髋臼远端内移 1～1.5cm，相对增加包容。

知识链接

成人髋关节发育不良

DDH 早期临床无明显症状或早期未发现，成年后诊断，典型症状通常为髋部酸痛及进行性跛行。X 线检查常表现为髋臼浅小、纵径增大、倾斜角度增大、股骨头覆盖不良等，常伴有髋关节半脱位、脱位或股骨近端畸形，股骨头负重区软骨退变及局灶性坏死，最后出现骨性关节病；在 X 线平片上测量髋关节中心边缘（CE）角、Sharp 角、臼－头指数（AHI）等，可诊断及评估 DDH 严重程度。成人 DDH 多需手术治疗，矫正头臼之间的异常匹配关系，恢复正常或接近正常髋关节解剖结构和生物力学结构和功能，有效避免或延缓髋关节炎发生及发展。早期手术治疗包括骨盆三联截骨术、髋臼周围截骨术、髋臼周围旋转截骨术和髋臼转位截骨术等。晚期手术，则全髋关节置换术是治疗的最佳选择。

第三节 青少年特发性脊柱侧凸

脊柱侧凸（scoliosis）是指脊柱向侧方弯曲，常伴椎体旋转的三维脊柱畸形。国际脊柱侧凸研究学会提出：应用 Cobb 法测量站立正位 X 线片的脊柱侧方弯曲，大于 10°为脊柱侧凸。青少年特发性脊柱侧凸（adolescent idiopathic scoliosis，AIS）是脊柱侧凸中最为常见的一种类型，到目前为止仍然病因不明，好发于青少年，故命名为青少年特发性脊柱侧凸。

一、发病原因

基于对 AIS 的自然史进行研究的结果，目前对其发病的病因提出了许多假说。遗传基因的研究在发病机制上具有重要地位。因为许多其他方面的研究最后都可能归结到基因异常。临床发现伴有神经系统一场的脊柱侧凸容易进展，因此神经系统平衡功能异常为可能病因之一；褪黑素、雌激素、钙调蛋白、生长激素被证实和AIS的发生发展有关；脊柱成骨异常、椎间盘和终板胶原改变等也是可能因素。然而仍然没有一个因素被确认为是AIS的发病原因。

二、诊断

AIS就诊时，通过病史体检结合影像学资料，一般可以诊断。早期诊断，早期治疗非常重要。健全中、小学生的普查工作，作到预防为主。

（一）病史

重点询问畸形的开始情况、进展速度及治疗效果。详细询问与脊柱畸形有关的一切情况，如患者的健康状况、年龄及性成熟等。还需注意既往史、手术史和外伤史。脊柱畸形的幼儿应了解其母亲妊娠期的健康状况，妊娠头3个月内有无服药史，怀孕分娩过程中有无并发症等。家族史应注意其他人员脊柱畸形的情况。

（二）症状

AIS就诊时以背部畸形为主要症状，表现为站立位姿态不对称，双肩不等高、单侧肩胛骨后凸，前胸不对称等。严重者胸廓畸形、躯干倾斜，胸廓容积下降导致的活动耐力下降、气促和心悸等。

（三）体检

检查者应从前方、侧方和背面去仔细观察。观察背部、双肩、肩胛、腰围是否等高及对称，充分暴露很重要。注意皮肤有无咖啡斑及皮下组织肿物，背部有无毛发及囊性物。注意乳房发育情况，胸廓是否对称，有无漏斗胸、鸡胸及肋骨隆起及手术瘢痕。患者向前弯曲观察背部是否对称，一侧隆起说明肋骨及椎体旋转畸形。然后检查者从患者背面观察腰部是否对称，检查腰椎是否旋转畸形。同时注意两肩是否对称，还需测定两侧季肋角与髋骨间的距离，最后仔细进行神经系统检查，尤其是双下肢。

（四）X线检查

X线平片是诊断和评价AIS最主要的手段，可以确定侧凸的类型、部位、严重程度和柔韧性，有助于判断病因和术前设计。包括直立位全脊柱正侧位像；仰卧位最大左右弯曲位（bending）像、重力悬吊位牵引（traction）像及支点反向弯曲（fulcrum）像，脊髓造影，CT和MRI，对合并有脊髓病变的患者很有帮助。AIS的X线特征表现一般没有骨性结构的改变，侧弯的弯曲度呈均匀改变，有一定柔韧性，胸椎侧凸多见。根据X线平片可以对侧凸的弯度、椎体旋转度和骨骼发育程度进行评价。冠状面上测量侧凸弯度常用Cobb法，首先在正位片上定出侧凸的上下端椎，端椎在整个弯曲度中倾斜，最终沿着上端椎的上终板和下端椎的下终板各画一条直线，两线垂直线的交角即为侧凸的Cobb角（图70－5）。

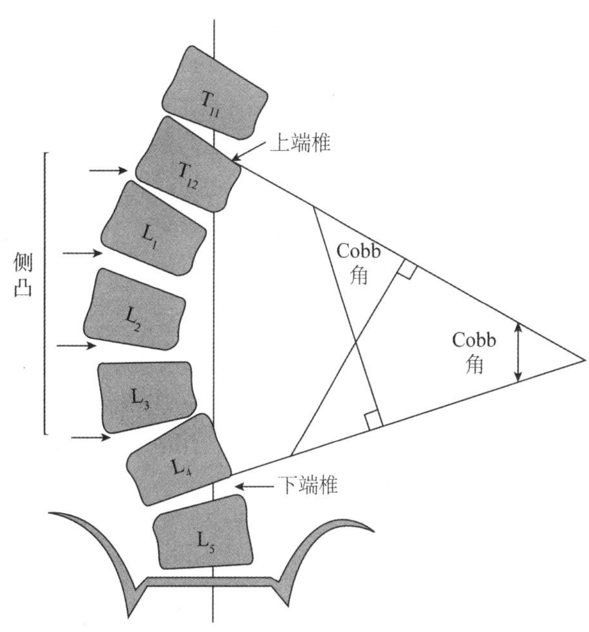

图70－5　青少年特发性脊柱侧凸的X线测量

（五）肺功能检查

脊柱侧凸患者的常规检查。脊柱侧凸患者的肺总量和肺活量减少，而残气量多正常，肺活量的减少与脊柱侧凸的严重程度相关。

（六）电生理检查

对了解脊柱侧凸患者是否合并神经、肌肉系统障碍有重要意义。肌电图检查、神经传导速度测定、诱发电位检查对判断脊髓神经损伤程度，估计预后或观察治疗效果有一定的实用价值。

（七）发育成熟度的鉴定

成熟度的评价在脊柱侧凸的治疗中尤为重要。必须根据生理年龄、实际年龄及骨龄来全面评估。最常用的是利用髂骨骨骺进行估计，即Risser征。骨化由髂前上棘逐渐移向髂后上棘，将髂棘分成四等份，共五级（图70－6）。

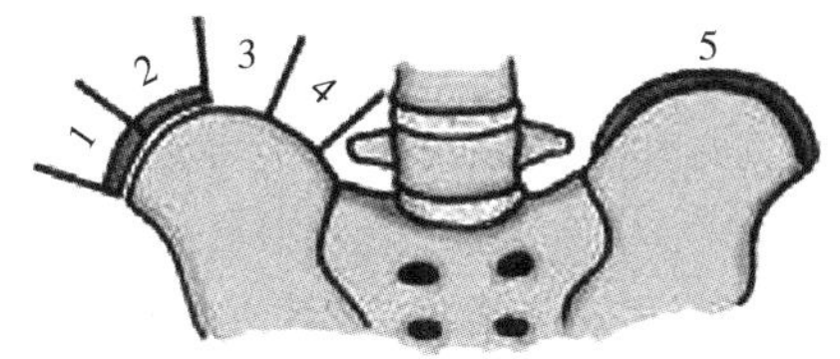

图70－6　利用髂骨骨骺的发育成熟度分级（Risser征）

三、治疗

青少年特发性脊柱侧凸的治疗原则为早期发现、早期治疗、适时进行手术以矫正畸形，预防畸形进展，改善外观和心肺功能，消除心理障碍。

（一）非手术治疗

多采用理疗、体疗、石膏及支具。最主要和最可靠的方法是支具治疗，至今仍然是 AIS 标准的保守治疗方法。支具改变了 AIS 的自然病程，并且不同的支具具有不同的作用。通常适用于骨骼发育尚未成熟，Cobb 角大于 20°，进展超过 5°的患者。一般先穿戴 6 周支具，然后摄片，测量侧凸角度的变化，了解支具治疗是否有效，然后随访多次，直到患者骨骼发育完全。

（二）手术治疗

目前认为治疗脊柱侧凸的最有效、最确切的方式仍是手术治疗，但必须严格把握手术适应证，对于初次查体 Cobb 角大于 40°或多次查体每年进展大于 5°、有明显的外观畸形、出现严重背痛者可采用手术治疗，包括矫形和植骨。矫形方法一为前路矫形，如前路松解、支撑植骨等。另一种为后路矫形。有时需要两种或两种以上手术联合使用。要维持矫形，必须依靠牢固的植骨融合。特发性脊柱侧凸手术术中并发症主要为脊髓损伤，此种损伤经应用术中体感诱发电位监测后，基本可避免。术后早期并发症主要为肠梗阻、肺不张、伤口深部感染，经术后积极护理和观察，可减轻或避免此并发症的出现。

第四节　先天性马蹄内翻足

先天性马蹄内翻足（congenital equinovarus）是比较常见的先天畸形，多为单侧，亦可为双侧。发病率约为0.1%。

一、病因

先天性马蹄内翻畸形的真正病因迄今不清，病因学包括遗传因素、组织学异常和宫内因素。多数学者认为该畸形为胚胎早期受内、外因素的影响而引起发育异常所致，也可能与胎儿足部在子宫内位置不正有关。

二、病理

先天性马蹄内翻足的病理改变在神经、肌肉、骨骼、软骨及软组织方面均有表现，主要是前足的内收、内翻，中足的高弓，后足的跖屈畸形。现认为原发改变在距骨，距骨体小，畸形，距骨头外偏，距下关节发育不良，根骨形态较小，载距突发育不良，前关节面向内倾斜并有畸形。

三、临床表现

患儿出生后即可发现单侧或双侧足呈马蹄内翻状，可分为僵硬型和非僵硬型。僵硬型畸形严重且固定，跖面可见横行皮肤皱褶，距骨发育小，跟腱细而紧，足部呈明显的马蹄、内翻、内收畸形。非僵硬型约占本病总数的 3/4，畸形程度轻，新生儿时足的大小和解剖都正常（图 70－7）。

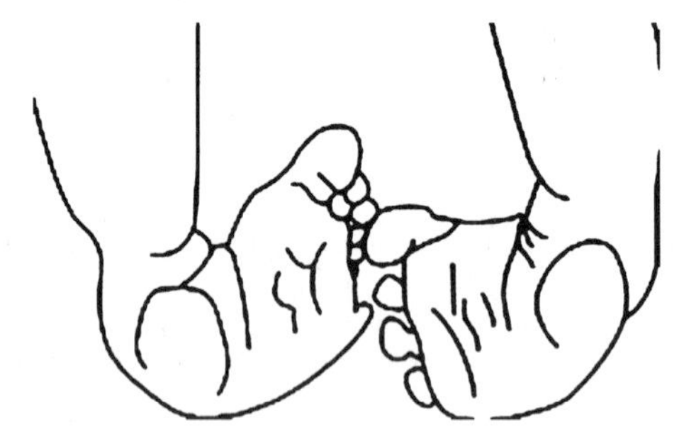

图 70－7　先天性马蹄内翻足的马蹄、内翻、内收畸形

四、诊断

畸形明显，但早期多因为畸形较轻而被忽略，特别是在新生儿，不易被家长所识别。X 线片显示跟骨下垂，其纵轴与距骨纵轴平行。需要与脑瘫、关节挛缩等引起的足部畸形鉴别。

五、治疗

如果是婴幼儿，或者是年龄较小的儿童，可以采取保守治疗，用传统中医手法进行按摩矫正，改善肌肉的粘连程度。在矫正后，要给予矫正支具。如果成人或者是年龄较大的儿童出现这种病症，多采取手术治疗，可以在硬膜外麻醉下进行踝关节的三关节融合，可以做距跟关节、跟骰关节、距下关节融合术，还要做跟腱延长术。术后同样也需要给予支具，或者是石膏托固定。在术后嘱咐患者进行早期功能锻炼，防止肌肉萎缩。

第五节　踇外翻

踇外翻（hallux valgus，HAV）是常见的足部畸形，主要表现为畸形、疼痛和胼胝，发病率高。患者就诊的目的多是解决疼痛和矫正畸形。

一、病因

遗传因素是导致拇外翻发病的主要原因，女性多见；女性不适当的穿鞋是诱发因素；关节的炎性及外伤因素，可造成足的动力性肌肉失去平衡，减弱了韧带和肌肉的稳定性，从而易发生拇外翻。

二、病理

随着拇外翻角度的增加，前足横弓坍陷加重，第一跖骨头下压力降低，第二跖骨头下压力增高，第一跖骨头负重的异常改变直接影响维持足部横弓稳定的内部因素。

三、临床表现

常双足对称出现，也可单发。第一跖趾关节内侧疼痛是就诊的主要原因。关节内侧出现明显的拇囊炎，多因长期受鞋子摩擦挤压而出现红肿、积液所引起。拇趾在第一跖趾关节处向外侧偏斜，严重拇外翻患者可出现其他足趾的偏斜、骑跨。患者不一定都有疼痛，而且畸形也与疼痛不成正比。疼痛产生的主要原因是拇跖骨头内侧隆起后压迫和摩擦而引起急性拇囊炎。拇跖趾关节长期不正常，发生骨关节炎引起疼痛和第 2～3 跖骨头下产生胼胝而引起疼痛（图 70－8）。

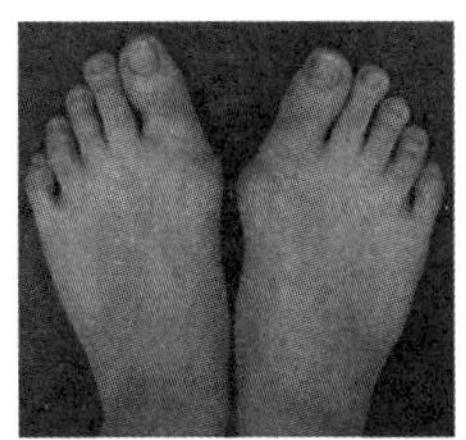

图 70－8　拇外翻表现的足部畸形

四、X 线测量和分型

在足部负重和非负重位 X 线测量数值不尽相同，术前以足负重位测量为宜。拇外翻角（hallux valgus angle）：在前后位 X 线片上，第 1 跖骨纵轴与第 1 趾骨纵轴之夹角大于 15°为异常，它反映拇外翻的严重程度。跖骨间角（inter metatarsal angle）：在前后位 X 片上，第 1～2 跖骨纵轴延长线之夹角大于 10°为异常（图 70－9）。

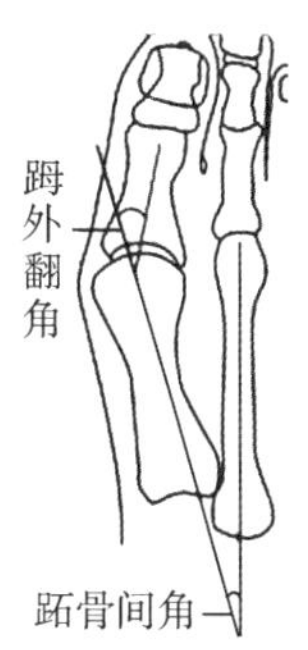

图 70－9　拇外翻的 X 线测量

五、治疗

1. 保守治疗　对畸形较轻、症状不重者可行保守治疗。宽松的鞋子可以减少对拇趾内侧凸起的摩擦，降低对前足的挤压以延缓畸形程度的加重。在鞋内置入矫形垫可以减轻足底负重时的压力；消炎镇痛、理疗、热敷可以减轻症状。

2. 手术治疗　纠正畸形，恢复美观外形和减轻疼痛，恢复跖趾关节功能是手术目的。拇外翻的手术有百余种术式，常用的有几十种，各有其利弊。在选择术式时，要充分考虑该术式的适应证。手术分为软组织重建手术和骨性手术两大类，软组织重建术以 McBride 术为代表，采用第一跖骨头内侧骨赘与滑囊切除、切除外侧籽骨，拇收肌联合建切断并移植到第一跖骨颈关节囊附着处。骨性手术包括在拇指近节趾骨基底部截骨的 Akin 手术等。近年来随着微创的发展出现了小切口微创治疗拇外翻，有损伤小、手术时间短的优点。

目标检测

答案解析

名词解释

1. 先天性肌性斜颈
2. 发育性髋关节脱位
3. 特发性脊柱侧凸
4. 先天性马蹄内翻足
5. 拇外翻

（穆洪鑫）

书网融合……

本章小结

题库

第七十一章　骨肿瘤

PPT

学习目标

1. 掌握　骨软骨瘤、骨巨细胞瘤及骨肉瘤的临床表现及影像学表现。
2. 熟悉　恶性骨与软组织肿瘤的分期与手术种类；骨巨细胞瘤和骨肉瘤的治疗原则。
3. 了解　良、恶性骨肿瘤的外科治疗方式；骨转移癌的特点及治疗原则。

第一节　概　论

发生在骨内或起源于各种骨组织成分的肿瘤，统称为骨肿瘤。其分为原发性骨肿瘤和继发性骨肿瘤、转移性骨肿瘤。原发性骨肿瘤是指发生在骨细胞、骨基质及骨附属组织，如神经、血管、脂肪等；继发性骨肿瘤是指由于良性骨肿瘤恶变引起；而转移性骨肿瘤是发生在骨以外组织的肿瘤转移到骨组织，如肾上腺癌、乳腺癌、前列腺癌的骨转移。骨的恶性肿瘤占全身恶性肿瘤的0.5%～1%，其中60%来自于骨组织，40%来自骨骼的附属组织。骨肉瘤在恶性骨肿瘤中的发病率最高，而继发性骨肿瘤的发病率可以是原发性骨肿瘤的30～40倍。

一、骨肿瘤的分类及基本概念

原发性骨肿瘤通常以病理形态为基础，主要是根据肿瘤细胞的形态及其所产生的基质，再结合临床及X线片改变进行分类。根据肿瘤的分化程度和生物学特性的不同，可将骨肿瘤区分为良性和恶性两大类。WHO的第5版骨肿瘤分类已于2020年出版，对比第4版有更简洁、科学和方便应用的特点，体现了近年来骨与软组织原发性肿瘤和瘤样病变在临床、病理、分子生物学和预后等多方面的研究进展，继续延用上一版良性肿瘤、中间型（局部侵袭/偶见转移）和恶性肿瘤的划分方法，但对部分肿瘤的生物学行为重新进行了划分（表71－1）。

表71－1　WHO骨肿瘤分类（2020年）

肿瘤类别	良性	中间性	恶性
软骨源性肿瘤	甲下骨疣、奇异性骨旁骨软骨瘤样增生、骨膜软骨瘤病、内生软骨瘤、骨软骨瘤、软骨母细胞瘤、软骨黏液样纤维瘤、骨软骨黏液瘤	软骨瘤病、非典型软骨肿瘤①	软骨肉瘤Ⅰ级、软骨肉瘤Ⅱ级、软骨肉瘤Ⅲ级、骨膜软骨肉瘤、透明细胞软骨肉瘤、间叶型软骨肉瘤、去分化软骨肉瘤
骨源性肿瘤	骨瘤、骨样骨瘤	骨母细胞瘤	低级别中心性骨肉瘤、骨肉瘤、普通型骨肉瘤、毛细血管扩张性骨肉瘤、小细胞骨肉瘤、骨旁骨肉瘤、骨膜骨肉瘤、高级别表面骨肉瘤、继发型骨肉瘤
纤维源性肿瘤		促结缔组织增生性纤维瘤/韧带样纤维瘤	纤维肉瘤
骨血管肿瘤	血管瘤	上皮样血管瘤	上皮样血管内皮瘤、血管肉瘤
富含破骨性巨细胞的肿瘤	动脉瘤样骨囊肿、非骨化性纤维瘤②	骨巨细胞瘤	恶性骨巨细胞瘤
脊索源性肿瘤	良性脊索样肿瘤		脊索瘤、软骨样脊索瘤、分化差的脊索瘤、退分化脊索瘤
骨的其他间叶性肿瘤	胸壁软骨间叶性错构瘤、单纯性骨囊肿、纤维结构不良、骨性纤维结构不良、脂肪瘤、冬眠瘤	骨性纤维结构不良样釉质瘤（OFD样釉质瘤）、间质瘤	长骨的釉质瘤、退分化釉质瘤、平滑肌肉瘤、未分化多形性肉瘤、骨转移瘤③

续表

肿瘤类别	良性	中间性	恶性
骨的造血系统肿瘤	骨的浆细胞瘤、恶性非何杰金淋巴瘤、何杰金病、弥漫性大B细胞淋巴瘤、滤泡性淋巴瘤、边缘带B细胞淋巴瘤、T细胞淋巴瘤、间变性大细胞淋巴瘤、恶性淋巴瘤淋巴母细胞性、淋巴瘤、朗格汉斯细胞组织细胞增生症、弥漫性朗格汉斯细胞组织细胞增生症、Erdheim－Chester病、罗道病		

注：①软骨源性肿瘤删除了软骨瘤病，滑膜软骨瘤病简化更名为软骨瘤病，定位中间型。部分软骨源肿瘤级别较2013版有所变动。②与2013版相比，富含破骨性巨细胞的肿瘤删除小骨的巨细胞病变，将动脉瘤样骨囊肿和非骨化性纤维瘤归为其良性病变中。③2020版将骨转移瘤归为骨的其他间叶性肿瘤中。

二、骨肿瘤的诊断

（一）症状和体征

骨肿瘤的诊断要坚持临床－影像学－病理学三者相结合的原则，不同的年龄段有其好发的骨肿瘤病变。

1. 疼痛与压痛　骨肿瘤能引起周围软组织的反应性炎症，可有轻至中度的疼痛和压痛。疼痛是肿瘤生长迅速的最显著症状。良性肿瘤多无疼痛，但有些良性肿瘤，如骨样骨瘤可因反应骨的生长而产生剧痛；恶性肿瘤几乎均有局部疼痛，开始时为间歇性、轻度疼痛，以后发展为持续性剧痛、夜间痛，并可有压痛。良性肿瘤恶变或合并病理性骨折，疼痛可突然加重。

2. 局部肿块和肿胀　良性肿瘤常表现为质硬而无压痛、生长缓慢的肿块，通常偶然被发现。局部肿胀和肿块发展迅速者多见于恶性肿瘤。局部血管怒张反映肿瘤的血运丰富，多属恶性。

3. 功能障碍和压迫症状　邻近关节的肿瘤由于疼痛和肿胀可引起关节活动功能障碍。脊髓肿瘤不论是良、恶性，都可能引起压迫症状，甚至出现截瘫。

4. 病理性骨折　轻微外伤引起病理性骨折是某些骨肿瘤的首发症状，也是恶性骨肿瘤和骨转移癌的常见并发症。肿瘤常因创伤被早期发现，但创伤不会导致肿瘤。

5. 其他　晚期恶性骨肿瘤可出现贫血、消瘦、食欲不振、体重下降、低热等全身症状。

（二）影像学诊断

1. 常规X线检查　这是影像诊断的基础，能反映骨与软组织的基本病变。需要分析四个方面：①病变的部位，包括骺端、骨干、皮质内、骨髓外等；②破坏的形状，地图样、虫蛀样、渗透侵润等；③正常组织的反应带；④能否提供组织学及组织发生学的参考资料，如钙化、骨化、磨砂玻璃样等。骨内的肿瘤性破坏表现为溶骨型、成骨型和混合型三种。良性骨肿瘤具有界限清楚、密度均匀的特点，多为膨胀性病损或者外生性生长通常无骨膜反应。恶性骨肿瘤的病灶多不规则，呈虫蛀样或筛孔样，密度不均，界限不清，若骨膜被肿瘤顶起，骨膜下产生新骨，呈现出三角形的骨膜反应阴影称Codman三角，多见于骨肉瘤。若骨膜的掀起形成同心圆或板层状排列的骨沉积，X线片表现为“葱皮状”现象，多见于尤文肉瘤。若恶性肿瘤生长迅速，超出骨皮质范围，同时血管随之长入，肿瘤骨与反应骨沿放射状血管方向沉积，表现为“日光射线”形态。某些生长迅速的恶性肿瘤很少有反应骨，X线片表现为溶骨性缺损，骨质破坏。而有些肿瘤如前列腺癌骨转移，则可激发骨的成骨反应。

2. CT　对骨骼病变尤其是躯干骨更重要，能显示骨皮质和骨小梁，但对软组织显示不如MRI。对比剂增强CT扫描能判定骨肿瘤的血运和血管与肿瘤的关系。

3. MRI　是评估脊柱、骨髓及软组织肿瘤的首选方法，其不足是缺乏特异性和对钙化组织的相对不敏感。

4. 放射性核素骨扫描　是扫描骨转移瘤及多发性骨肿瘤的首选方法，可以明确病损范围，特别是早期X线片不能发现的病灶。很敏感，能显示骨折、肿瘤和炎症，但特异性差，因此，不能单独作为诊断依据。所以，其目的在于早期发现肺部或其他部位有无转移灶和对化疗效果的随诊。

5. DSA　可用于评估肿瘤血供情况，可选择性地进行肿瘤主干血管的栓塞和注入化疗药物，化疗前后对比可监测化疗效果。

6. 其他　肌骨超声科用于评估骨外软组织肿瘤或突出骨外的肿瘤情况。脊髓造影、尿路造影等可辅助了解相邻骨组织的组织器官的侵犯情况。

（三）病理检查

病理组织学检查是最后确定诊断骨肿瘤唯一可靠的检查。按照标本采集方法分为切开活检和穿刺活检两种。切开活检又分为切取式和切除式。切取式手术破坏了肿瘤原有的包围带和软组织间室，会扩大肿瘤污染的范围。对体积不大的肿瘤，最好选择切除式活检。穿刺活检是骨与软组织肿瘤活检的首选方法，其使用特指的穿刺活检针闭合穿刺活检，具有手术方法简便、血肿出现少、正常间室屏障受干扰小、瘤细胞不易散落、较少造成病理性骨折等优点，多用于脊柱及四肢的溶骨性病损检查。

（四）其他检查

生化测定：大多数骨肿瘤患者化验检查是正常的。凡骨质迅速破坏时，如广泛溶骨性病变，血钙往往升高；血清碱性磷酸酶反映成骨活动，成骨性肿瘤如骨肉瘤中多明显升高；男性酸性磷酸酶的升高提示骨转移瘤来自前列腺癌。尿本－周蛋白阳性可提示骨髓瘤的存在。

现代生物技术检测：遗传学研究揭示了一些骨肿瘤中有常染色体异常，能帮助诊断和进行肿瘤分类，并能更精确地预测肿瘤的行为。分子生物学和细胞生物学研究的新发现则揭示了与临床转归及预后相关的机制。

三、外科分期

在临床评估、活体病理检查得到初步诊断的基础上，治疗之前要进行肿瘤的外科分期。手术切除是治疗恶性骨肿瘤的主要方法。1980 年 Enneking 等提出骨肿瘤的外科分期以指导治疗，并进行治疗结果的比较。用外科分期来指导骨肿瘤治疗被公认为是一个合理而有效的措施。分期系统的目的在于按肿瘤局部复发及远处转移的危险性分出级别；将肿瘤分期与手术指征及辅助治疗联系起来；提供一种按分期比较治疗效果的方法（表 71－2、表 71－3、表 71－4）。

表 71－2　良性骨与软组织肿瘤的分期与手术种类

分期	分级	部位	转移	手术方式
1（潜伏）	G_0	T_0	M_0	囊内切除
2（活跃）	G_0	T_1	M_0	边缘或囊内切除＋辅助治疗
3（侵袭）	G_0	$T_{1\sim2}$	$M_{0\sim1}$	广泛或边缘切除＋辅助治疗

注：G_0 良性，G_1 低度恶性，G_2 高度恶性；T_0 囊内，T_1 肿瘤及反应带在软组织间室内，T_2 肿瘤扩散至软组织间室外；M_0 无远处转移，M_1 有肺或骨远处转移。

表 71－3　恶性骨与软组织肿瘤的分期与手术种类

分期	分级	部位	转移	手术方式
ⅠA	G_1	T_1	M_0	广泛局部切除
ⅠB	G_1	T_2	M_0	广泛切除或截肢
ⅡA	G_2	T_1	M_0	根治性整块切除加有效辅助治疗
ⅡB	G_2	T_2	M_0	根治性截肢加其他有效治疗
ⅢA	$G_{1\sim2}$	T_1	M_1	肺转移灶切除，根治性切除或姑息手术加其他治疗
ⅢB	$G_{1\sim2}$	T_2	M_1	肺转移灶切除，根治性解脱或姑息手术加其他治疗

注：Ⅰ期低度恶性，Ⅱ期高度恶性，Ⅲ期有转移；A 局限在软组织间室内。B 侵袭至软组织间室外。

表 71－4　各类手术类型含义

类型	切除范围	镜下所见达到要求	手术方法	
			保肢	截肢
囊内手术	在病损内	肿瘤限于边缘	囊内刮除	囊内截肢
边缘手术	在反应区－囊外	反应组织±微卫星肿瘤	边缘整块切除	边缘截肢
广泛手术	超越反应区，经正常组织	正常组织±“跳跃病损”	广泛整块切除	广泛经骨截肢
根治手术	正常组织－间室外	正常组织	根治整块切除	根治解脱

骨肿瘤的外科分期系统为手术时机和手术种类的选择提供了合理的标准；为临床医生在选择相应的手术方法和比较治疗结果时提供了共同的依据，并使其结论准确而合理；而且其有助于预后的判断，并为辅助性治疗提供了指导原则。

四、治疗

骨肿瘤治疗的原则是在保护患者生命的基础上解除患者局部症状，恢复运动功能。手术是治疗骨肿瘤的主要手段。医师在设计治疗方案时，需要理解骨骼肌肉肿瘤的外科分期，必须在防止复发和转移与保证功能和生活质量之间进行平衡。

（一）良性骨肿瘤的外科治疗

刮除植骨术和外生性骨肿瘤的切除　适用于良性骨肿瘤及瘤样病变。术中需要彻底刮除病灶，待刮除到正常骨组织时，可以选用药物或理化方法杀死残存瘤细胞，残留的空腔可以选用骨修复材料或自体骨移植。骨软骨瘤切除的关键是完整切除软骨帽及软骨外膜，否则有复发的可能。

（二）恶性骨肿瘤的外科治疗

肢体原发恶性骨肿瘤的治疗在 20 世纪 70 年代以前以截肢为主，效果差，5 年生存率低于 20%。单纯的外科治疗，虽可短期控制局部病灶，但不能解决远处转移的问题。20 世纪 80 年代在大剂量联合化疗的基础上，保肢治疗将局部复发率大大降低。随着对肿瘤认识的不断提高及根据肿瘤特点，尽可能保留肢体功能措施的应用，对四肢恶性肿瘤截肢不再是主要手段。在结合了骨关节外科、显微外科及血管外科的技术后，在新辅助化疗的辅助下，有选择地做瘤段切除和修复重建手术（图 71－1）。

1. 保肢治疗　保肢手术的关键是在正常组织中完整切除肿瘤，截骨平面应距肿瘤边缘 3～5cm，软组织切除范围为反应区外 1～5cm。广泛切除的范围应包括瘤体、包膜、反应区及其周围的部分正常组织，采用合理外科边界完整切除肿瘤。术后需要瘤骨骨壳灭活再植术、异体骨半关节

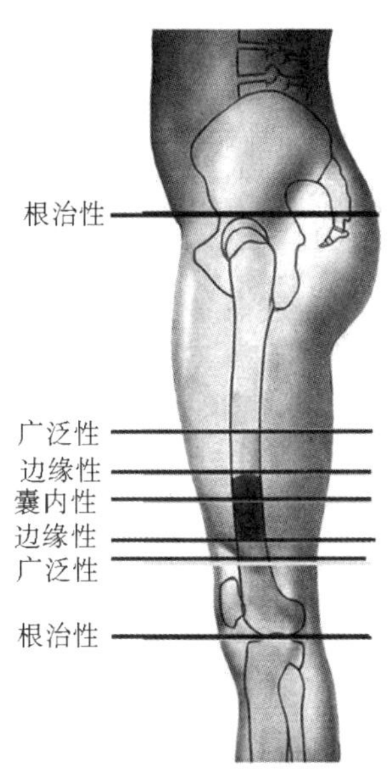

图 71－1 骨肿瘤外科手术切除范围

移植术、人工假体置换术等重建。随着化疗的进步，局部复发率为5%～10%，保肢治疗与截肢治疗的生存率和复发率基本相同。

2. 截肢术 截肢可以解除患者痛苦，特别是对于就诊较晚，破坏广泛和对其他辅助治疗无效的恶性骨肿瘤（IIB期），但需要严格掌握手术适应证，需要考虑术后假肢的制作与安装。

3. 化学治疗 新辅助化疗的开展提高了恶性骨肿瘤患者的生存率和保肢率。病检时评估术前化疗疗效，可指导术后化疗和判断预后。化疗效果好者表现为：临床上疼痛症状减轻或消失，肿物体积变小，关节活动改善或恢复正常，升高的碱性磷酸酶下降或降至正常。影像学上瘤体变小，轮廓边界变清楚，病灶钙化或骨化增加，肿瘤性新生血管减少或消失。

4. 放射疗法 可控制病变和缓解疼痛，减少局部复发率，对没有手术指征的病变广泛者可单独放疗。尤文肉瘤对放疗敏感，而骨肉瘤对放疗不敏感。

5. 其他治疗 包括肿瘤血管栓塞治疗、局部热疗、生物治疗等。

知识链接

骨与软组织肿瘤的二代测序

骨与软组织肿瘤的病理诊断目前仍基于传统的形态学观察，辅以免疫组织化学（IHC）标记。随着分子检测技术的不断开展和推广，以二代基因测序（NGS）为代表的新型检测技术在骨与软组织肿瘤的诊治和预后判断中将会发挥越来越重要的作用。

NGS检测在技术和临床诊疗中具有一定优势。①可以同时涵盖数百个基因，检测范围更广；②同时检测所有位点的多种变异类型，避免遗漏某些变异类型，可为初诊患者提供完整的精准分型及治疗策略指导；③可以评估肿瘤突变负荷（TMB）和微卫星不稳定性（MSI）等免疫治疗相关的分子标志物；④避免单基因检测带来的样本耗竭和时间延误，可以快速地为后续评估提供依据。因此，建议传统检测为阴性的样本使用NGS复检。当患者出现疾病进展时，可再次进行全面的基因检测，有助于发现潜在的耐药机制和新的靶标，为下一步治疗方案的选择提供依据。

第二节 良性骨肿瘤

这是一类病变都发生在骨骼上的良性肿瘤，但由于其组织学构成不同，各自的生物学行为也不尽相同。如以骨巨细胞瘤为代表的骨肿瘤，具有局部侵袭性，对周围骨的破坏在影像学上不宜与恶性肿瘤鉴别，临床上多有明显症状，基本不会自愈，术后极易复发。侵袭性良性肿瘤在治疗上要尽量扩大切除，避免复发。

一、骨样骨瘤

骨样骨瘤（osteoid osteoma）是临床症状中容易误诊的良性成骨性骨肿瘤，是仅次于骨软骨瘤和骨化性纤维瘤而居于第三位的常见良性骨肿瘤，约占良性骨肿瘤的11%。本病的特点是体积小，病变的中心有一血管骨样组织的核心，周围有一硬化骨带。

（一）临床表现

进行性加重性疼痛是典型的临床表现，关节活动受限及肢体的肌肉萎缩可在发病一段时间后出现。患者有持续数月的钝痛，有夜间痛，多数服用水杨酸制剂或非甾体抗炎药后能缓解，并以此作为诊断依据。发病年龄在7～25岁，男性较多见，男女比为3∶1。50%～60%的病损在股骨近端及胫骨，也见于脊柱、足、手骨。若发生在长骨末端，可出现相邻关节的反应性或炎症性关节炎，影响关节功能。脊柱骨样骨瘤按发病率依次为腰椎、颈椎、胸椎，骶椎罕有发病；按部位常发生在横突基底、椎板、椎弓根，椎体受侵是罕见的。

（二）影像学诊断

X 线表现多为长骨干皮质的大量硬化骨，包绕着一孤立性、圆形的透明瘤巢，直径很少超过 1 厘米（图 71 - 2）。在影像学检查中，病变很小而反应骨硬化明显时，很容易误诊为成骨性恶性肿瘤。当发生在关节内的松质骨内时，很少出现广泛的反应性硬化骨。常规的 CT 检查很可能遗漏小的病灶，CT 薄层扫描的骨窗位是检查骨样骨瘤最有效的影像学手段。MRI 检查可以显示骨样骨瘤周围的水肿以及髓腔、关节周围的病灶。放射性同位素骨扫描表现为病变区的放射性浓聚，阳性率比 X 线平片高。

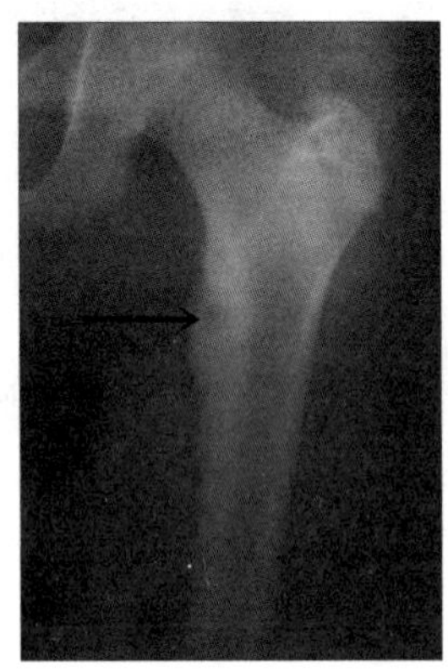

图 71 - 2　股骨干骨样骨瘤的 X 线表现

（三）治疗

属 $G_0T_0M_0$，明确诊断后应手术治疗，手术治疗的原则是准确定位，彻底切除，包括完整去除瘤巢及其外围的骨组织即可治愈此病，可防止复发，预后好。过度追求微创是其外科治疗失败的原因，定位准确是治疗的前提。

三、骨软骨瘤

骨软骨瘤（osteochondroma）是最常见的良性骨肿瘤，由于部分无症状患者未就诊，因此发病率的统计不准确。有单发和多发两种。好发于 10 ~ 20 岁青少年，常发生于长骨的干骺端，随人体发育增大，当骨骺线闭合后，其生长也停止。恶变率在单发性骨软骨瘤为 1% ~ 2%，多发性者为 5% ~ 25%。

（一）发病机制

发病机制不清，目前有几种假说，包括骺板发生损坏、旋转角度、畸变生长或疝状突入干骺部。骨软骨瘤的软骨帽在组织上的表现与生长骺板有相同的结构，提示其发生与生长骺板有关，在骺板闭合后骨软骨瘤也停止生长。组织学上骨软骨瘤病变分为三层，从外到内依次为：与骨膜相延续的纤维性软骨膜；其下为软骨帽，由类似于生长板的透明软骨组成，厚度常小于 2cm。超过 2cm 且形态不规则的软骨帽提示有恶变的可能。第三层为骨皮质及其松质骨，为成熟的板层骨，为主要肿瘤构成部分。

（二）临床表现

单发性骨软骨瘤也叫外生骨疣；多发性骨软骨瘤也叫骨软骨瘤病，多数有家族遗传史，具有恶变倾向。多见于长骨干骺端，如股骨远端、胫骨近端和肱骨近端。临床表现可长期无症状，多因无意中发现骨性包块而就诊。若肿瘤压迫周围组织或其表面的滑囊而发生炎症，则可产生疼痛。体格检查所见肿块较 X 线片显示的大。

（三）影像学诊断

X 线表现为近干骺端部位骨表面的骨性突起，与受累骨皮质相连，基底部可窄可宽，典型的骨软骨瘤呈梨形，蒂部与骨干皮质相连续，彼此髓腔相通，突起表面为软骨帽，不显影，厚薄不一，有时可呈不规则钙化影。生长趋势与肌腱或韧带所产生力的方向一致，多由骨骺端向骨干方向生长（图 71 - 3、图 71 - 4）。CT 或 MRI 检查可以明确地显示骨软骨瘤的髓腔与宿主骨的髓腔相通。MRI 扫描能直接显示软骨帽。

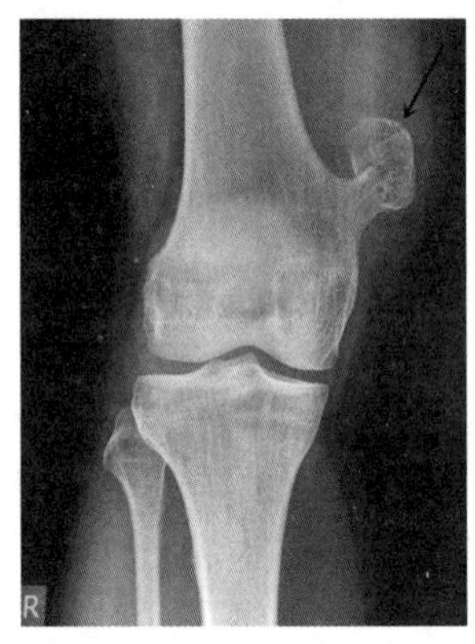

图 71 - 3　股骨远端骨软骨瘤的 X 线表现

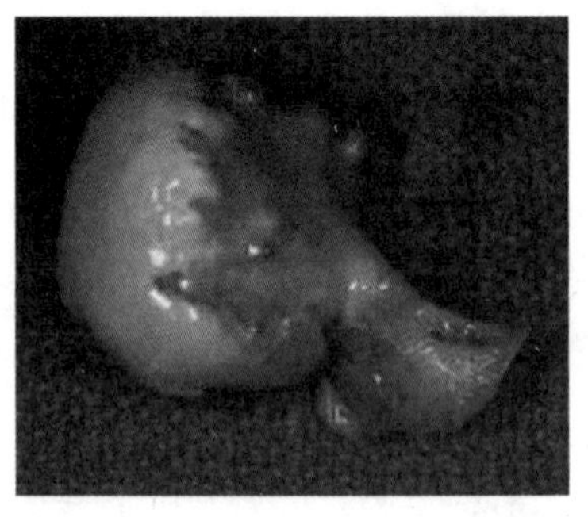

图 71 - 4　手术切除的骨软骨瘤大体标本

（三）治疗

属 $G_0T_0M_0$，一般不需要手术，且手术复发率高，特别在儿童期多为禁忌。单发性骨软骨瘤在无症状下无需手术，尤其是骨骺闭合之前。多发性骨软骨瘤会造成患者骨骼发育的畸形，可进行不同的外科干预。若肿瘤生长过快引起疼痛或影响关节活动功能者；影响邻骨或发生关节畸形及压迫神经、血管以及肿瘤自身发生骨折时；肿瘤表面滑囊反复感染者；位于中轴部位如脊柱、骨盆或病变活跃、具有恶变可能者应行切除术。切除应从肿瘤基底四周部分的正常骨组织开始，包括纤维膜或滑囊、软骨帽、骨质及基底部周围部分正常骨质等，以免复发。

四、软骨瘤

软骨瘤（chondroma）是一种由松质骨的和透明软骨组织构成的软骨源性良性骨肿瘤，是好发于手和足的管状骨。位于骨干中心者称内生软骨瘤，较多见，发病年龄常在 30 ~ 40 岁；偏心向外突出者称骨膜软骨瘤或外生性软骨瘤，较少见。多发性软骨瘤恶变多形成软骨肉瘤。

（一）临床表现

患者通常无特殊症状，可于体检时偶然发现，或是出现无痛性肿胀来就诊。有时合并病理性骨折引起局部疼痛。如果在病变部位出现进展性疼痛，必须警惕肿瘤恶变。一般无全身症状。骨膜软骨瘤表现为可触及的肿物，常伴有疼痛。

（二）影像学诊断

内生性软骨瘤 X 线表现为一个局限的、边界清楚的干骺端中心或偏心性圆形、椭圆形溶骨性破坏，皮质变薄无膨胀，溶骨区内有间隔或斑点状钙化影，肿瘤周围有一薄层的增生硬化征象（图 71 - 5）。骨膜下软骨瘤在一侧皮质形成凹形缺损，并可有钙化影。

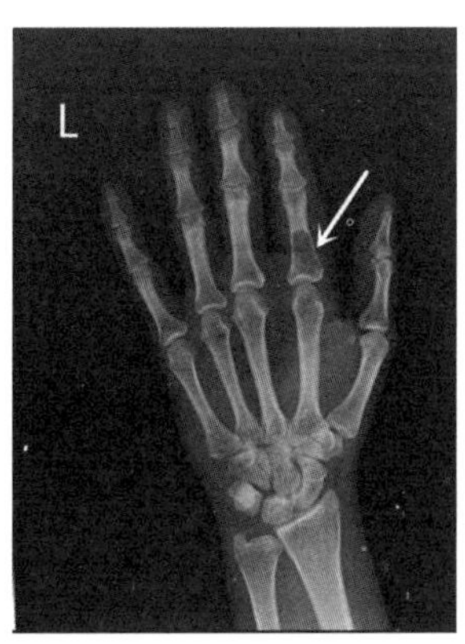

图 71 - 5 第五近节指骨的内生软骨瘤 X 线表现

（三）治疗

属 $G_0T_0M_0$，以手术为主，手术治疗多采取刮除植骨，须将硬化边缘一起切除，残腔用酒精、石炭酸等处理，以减少术后复发。如存在骨骼不稳定，可预防性内固定处理。

第三节 骨巨细胞瘤

骨巨细胞瘤（giant cell tumor of bone）是一种由增殖性单核细胞和多核巨细胞构成的具有局部复发倾向的侵袭性原发性骨肿瘤。瘤组织由大片瘤样卵圆形的单核细胞组成，中间点缀着均匀一致的类似破骨细胞样的大巨细胞。由于其可以远处转移，也被认为是中间性或低度恶性骨肿瘤，占全部原发性骨肿瘤的 4% ~ 5%。好发于骨已发育成熟的患者中，好发年龄为 20 ~ 40 岁，高峰出现在 20 岁阶段，女性略多，发病部位为长骨的干骺端和椎体，特别是股骨远端、胫骨近端最多。

一、临床表现

表现为不同程度的疼痛、肿胀、受累关节活动受限，5% ~ 10% 的患者可发生病理性骨折，偶尔会作为首发症状。但无特异性表现。压痛和皮温增高普遍存在，皮温增高也是判断术后复发的依据之一。多为单发，最常见的发病部位是股骨远端、胫骨近端、桡骨远端、肱骨近端、股骨近端；少数见于小短状骨、胸腰椎椎体和肋骨。

二、影像学诊断

X 线平片是最具有诊断价值的放射学检查，表现为长骨干骺端的膨胀性、偏心性、溶骨性的破坏，常常向软骨下板延伸甚至侵犯关节，偶尔具有典型的“肥皂泡样”改变（图 71 - 6）。皮质外无骨膜反应，无反应性新骨生成，没有肿瘤基质的矿物化，关节渗出少见，常伴有病理性骨折发生。CT 可以清晰地确定肿瘤在皮质内的范围及其与邻近组织的关系；MRI 具有高质量的对比度和分辨率，能评价骨内侵袭的程度，对确定受累的边界比 X 线和 CT 更有优势。骨扫描在骨巨细胞累积的部位呈现摄取量增加，但无法判断在髓腔内的侵及范围，可以除外有无远隔转移病灶。

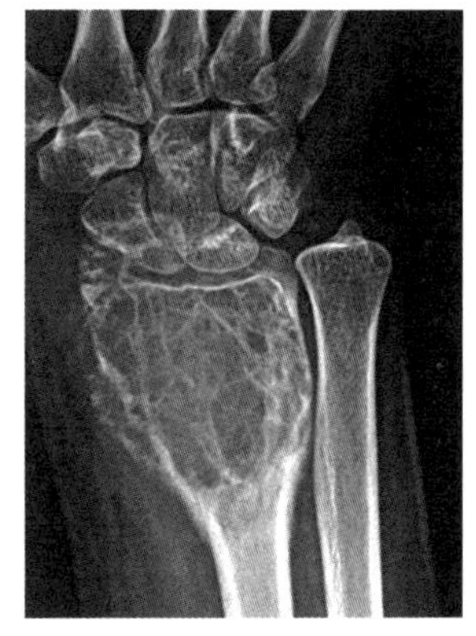

图 71 - 6 桡骨远端的骨巨细胞瘤 X 线表现

三、治疗

属 $G_0T_0M_{0-1}$ 者多采用刮出+灭活处理后植骨或骨水泥填塞。属 $G_{1-2}T_{1-2}M_0$ 者多采用广泛或根治切除。按照 Enneking 肌肉骨骼系统肿瘤分期的治疗原则，应采取边缘或外科边界的切除手术，传统的手术方法是肿瘤刮除灭活后植骨填充缺损，但此种手术只是囊内切除，会因残留病灶而复发，复发率高达 40%～60%；而边缘切除或广泛切除则降低了肿瘤的复发率。对于复发者，应作切除或节段截除术或假体植入术。2% 的患者可出现肺转移。理想的治疗方法是采用刮除的外科方法加辅助治疗，从而达到边缘或广泛切除的目的，既降低了复发率，也可以保留肢体的功能。目前靶向药物可用于难治性骨巨细胞瘤，控制疾病进展和复发。

第四节　原发性恶性骨肿瘤

案例引导

案例　患者，男，14 岁，主因“左膝关节肿胀疼痛 2 周”入院。患者 2 周前左膝关节扭伤后疼痛，休息后疼痛缓解，后出现膝关节肿胀，无发热、消瘦等，用药治疗后无缓解。到医院就诊后膝关节 X 线片发现左胫骨近端干骺端有骨破坏表现，收住院。入院查体：神志清，一般情况尚好，体温正常。左膝关节被动屈曲位，膝关节内侧肿胀明显，边界不清，皮肤不红，皮温高，轻度压痛，膝关节屈伸活动受限。膝关节 X 线片示左胫骨近端内侧干骺端有骨破坏，边界不清，周围有软组织影。

讨论　该患者诊断、相应诊断依据及下一步治疗方案是什么？

一、骨肉瘤

骨肉瘤（osteosarcoma）是最常见的原发性恶性骨肿瘤，来源于间叶组织，是具有高度恶性的、以由增殖肿瘤细胞直接产生骨样或不成熟骨组织为特点的恶性肿瘤。好发于青少年，最常见于 10～20 岁，好发部位为股骨远端、胫骨近端和肱骨近端的干骺端，瘤体可累及骨膜、骨皮质及髓腔。

（一）临床表现

主要症状为局部疼痛，多为持续性，逐渐加重，夜间痛明显，严重时影响睡眠。可伴有局部肿块，附近关节活动受限。局部表面皮温增高，静脉怒张。可以伴有全身恶病质表现。溶骨性骨肉瘤因侵蚀皮质骨而导致病理性骨折。

血沉增快，血碱性磷酸酶、乳酸脱氢酶升高，完整切除后碱性磷酸酶可能下降到正常水平，对预后的观测有重要意义。

（二）影像学诊断

X 线表现可有成骨性、溶骨性或混合性骨质破坏，当肿瘤穿破皮质，侵入到软组织内形成最具特征的影像学改变，即日光放射征或表现为 Codman 三角（图 71－7）。CT 扫描能更加精确地显示骨质的破坏和软组织的侵犯范围，但对髓腔内的肿瘤范围仍不理想。MRI 有助于明确肿瘤的范围和软组织受累的情况。放射性核素骨显像可以确定肿瘤的大小及发现转移病灶。

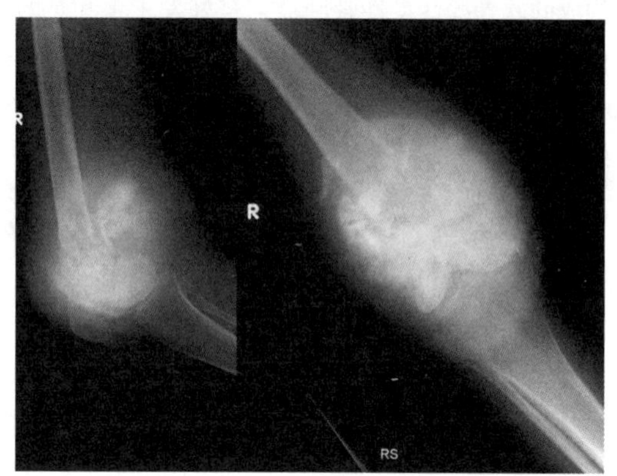

图 71－7　股骨远端的骨肉瘤 X 线表现

（三）治疗

属 $G_2T_{1-2}M_0$，采用手术治疗为主，放化疗为辅的综合治疗。约 80% 的患者在骨肉瘤发现前肺内可能已经存在微小的转移灶。通过术前新辅助化疗、病灶广泛或根治性切除、术后辅助化疗治疗后可以消灭微小转移灶，在大剂量化疗的基础上选择根治性切除瘤段、灭活再植或置入假体的保肢手术或截肢术，使 5 年存活率提高到 60%～80%。

在有效的新辅助化疗的支持下，大约 80% 的肢体骨肉瘤患者能进行保肢手术，保肢手术包括肿瘤的广泛切除和肢体功能的重建。

二、软骨肉瘤

软骨肉瘤（chondrosarcoma）是源于软骨组织的常见恶性肿瘤，发病率在所有恶性骨肿瘤中排第二位。特点是肿瘤细胞产生软骨，有透明软骨的分化，常出现黏液样变、钙化和骨化。好发于成人和老年人，男性稍多于女性；好发部位骨盆最多见，髂骨最常见，其次是股骨近端、肱骨近端和肋骨。

（一）临床表现

一般发病缓慢，最常见的症状是疼痛，开始为间歇性钝痛，逐渐加重，其后是慢慢增长的包块。检查可发现一个有压痛的包块，关节可活动受限，肿块局部可触及发热。

（二）影像学诊断

最基本的影像学特点是肿瘤软骨基质的钙化，点状钙化最具有定性诊断价值。X 线表现为一密度减低的溶骨性破坏，边界不清，病灶内有散在的钙化斑点或絮状骨化影，典型病例有云雾状改变。CT 可以明确显示肿瘤的生长方式及软骨钙化的分布，增强扫描可显示病灶血供、坏死及与周围组织的关系（图 71－8）。MRI 可更准确地观察肿瘤的髓内外侵犯范围和与周围组织的关系。

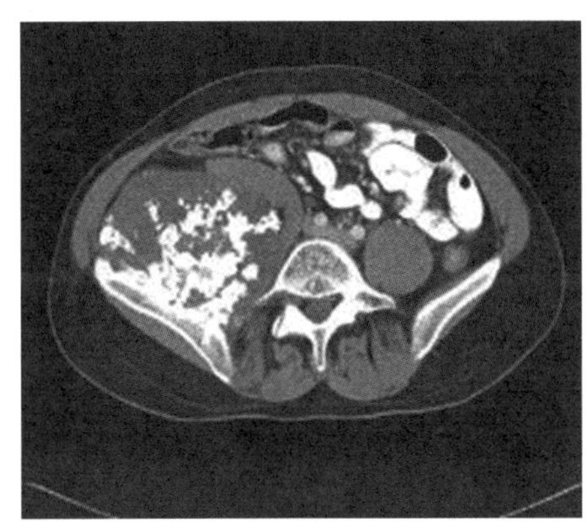

图 71－8　髂骨软骨肉瘤的 CT 表现

（三）治疗

治疗原则是减轻症状，防止局部复发和远处转移，尽可能保留功能。以手术治疗为主，多数软骨肉瘤分化较好，但是如果切除不彻底，非常容易局部复发。对化疗、放疗不敏感。预后比骨肉瘤好。

三、尤因肉瘤

尤因肉瘤是以骨内低分化的小圆形细胞为主要结构的原发性恶性骨肿瘤。WHO 统计，其发生率占原发骨肿瘤的 5%，占恶性骨肿瘤的 9.17%。多发于男性，好发年龄为 5～30 岁，以 10～20 岁发病率最高。好发于长骨的骨干、骨盆和肩胛骨。

（一）临床表现

局部疼痛是最常见的症状，同时伴有局部肿胀和包块，并进行性加重。全身情况迅速恶化，常伴有低热、白细胞增多和血沉加快。尤因肉瘤发展快，早期可发生广泛转移，累及全身骨骼、内脏、淋巴结。

（二）影像学诊断

X 线表现常为长骨骨干或扁骨发生较广泛的溶骨性、浸润性骨破坏，表现为虫蛀样溶骨改变，界限不清（图 71－9）；外有骨膜反应，呈板层状或“葱皮状”现象。CT 检查可显示髓腔或骨松质内灶性的骨破坏伴有软组织肿瘤形成，髓腔内脂肪密度被肿瘤取代，软组织肿瘤无钙化。MRI 显示髓内浸润的范围明显优于 X 线片。

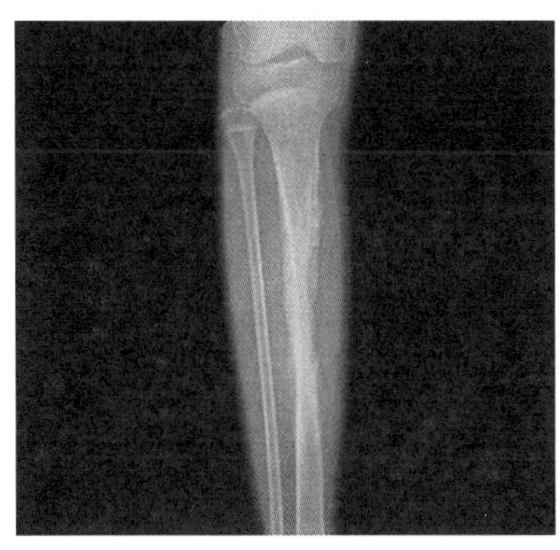

图 71－9　胫骨干尤因肉瘤的 X 线表现

（三）治疗

尤因肉瘤对放疗极为敏感，经小剂量照射后，能使肿瘤迅速缩小，局部疼痛明显减轻，但单独应用远期疗效很差。随着化疗的引入，通过术前化疗，能够取得边缘性或广泛性切除的患者采用手术治疗，而未取得满意外科边界的患者，可行术后放疗以控制局部复发率。结合术前化疗、手术及放疗等综合治疗，5 年生存率提高到了 50% 以上。

第五节　转移性骨肿瘤

转移性骨肿瘤指的是原发于骨外器官或组织的恶性肿瘤（包括癌及肉瘤），通过血液系统、淋巴系统转移至骨骼后形成的肿瘤。骨骼是恶性肿瘤常见的转移部位，仅次于肺和肝，人体各系统的恶性肿瘤发展到晚期有 20%～70% 发生骨转移，肿瘤患者的疼痛有 70% 是由转移性骨肿瘤引起。90% 以上的转移性骨肿瘤来源于乳腺癌、前列腺癌、肺癌、甲状腺癌和肾癌。儿童多来自神经细胞瘤。

一、临床表现

转移性骨肿瘤的主要症状为逐渐加重的局部疼痛，晚期可有病理性骨折、脊髓和神经压迫，椎体骨折可引起椎体变形，活动受限，甚至瘫痪。实验室检查溶骨性骨转移时，血钙升高；成骨性骨转移时血清碱性磷酸酶升高；前列腺癌骨转移时血清酸性磷酸酶升高。

二、影像学诊断

X 线检查可表现为溶骨性（如甲状腺癌和肾癌）、成骨性（如前列腺癌）和混合性的骨质破坏，其中以溶骨性为多见；病理骨折多见。放射性核素骨扫描是检测转移性骨肿瘤敏感的方法，可以发现 X 线片不能发现的微小病灶。

三、治疗

以延长寿命、解除症状、改善生活质量为目的，需同时治疗原发肿瘤和转移瘤。治疗前应全面评估病情，合理制定个体化综合治疗方案，应强调多学科协作，包括放疗、化疗、外科手术、放射性核素治疗、双膦酸盐药物治疗等综合治疗措施。对有脊髓压迫症状和神经症状的患者，可以考虑肿瘤切除减压和固定手术，再结合辅助治疗；采用经皮椎体注入骨水泥的方法，可以缓解疼痛，增加椎体的强度和脊柱的稳定性。治疗时需针对原发肿瘤和转移瘤进行治疗，采用化疗、放疗和内分泌治疗。预后判断对于治疗方式的选择有重要的指导作用。

第六节　其他病损

一、骨囊肿

骨囊肿（bone cyst）是一种好发于儿童和青少年的良性骨病变，多见于四肢的长管状骨。与儿童原发性骨肿瘤不同的是，其手术治疗后有较高的复发率。

（一）临床表现

临床上多无症状，部分患者有隐痛、酸痛，轻度压痛。骨囊肿的临床表现多取决于有无出现病理性骨折，若囊肿在患者较小时发现，可能症状不明显；若出现了病理性骨折，则可能表现为疼痛、肿胀、红肿及肢端畸形。

（二）影像学诊断

X线表现为一纯溶骨性病变，髓腔内的囊性、扩张性的病灶，周围骨皮质变薄，无骨膜反应和软组织包块，囊肿的长轴与骨干方向一致。发生病理骨折可表现为细裂纹或完全性骨折，少量骨膜反应，囊腔内可出现不规则骨化阴影，骨片游离落入囊内形成“落叶征”。CT可用于非典型部位的辅助诊断手段，对于鉴别诊断很有帮助。

（三）鉴别诊断

1. 动脉瘤样骨囊肿　是一个溶骨性髓腔内的病灶，呈偏心性扩张，X线片上皮质膨胀呈气球，可见斑片状或点状钙化，而此表现在骨囊肿不会出现。

2. 骨纤维结构不良　病变范围较广泛，不一定呈中心性生长，X线片为毛玻璃样改变。

3. 内生软骨瘤　是髓腔内的囊性变化，骨皮质变薄，并向周围扩张，但多发生在手或足的短管状骨。

（四）治疗

治疗目的在于彻底清除病灶，消灭囊腔，防止病理性骨折和畸形的发生，恢复骨的坚固性。保守治疗可采用囊内注射，近年来多采用甲泼尼龙囊内注射。已有病理性骨折的患者不宜注射激素，可先行石膏固定，待骨折愈合后再行治疗。手术治疗以开窗、病灶刮除及植骨术为主，一般不需要内固定。刮除植骨术是静止型骨囊肿的首选治疗方法，对于儿童患者特别是X线证实为活动期的，应采取保守治疗。骨囊肿在早期时比较活跃，患儿在12岁前进行刮除植骨复发率非常高。

二、骨纤维结构不良

骨纤维结构不良（fibrous dysplasia of bone，FD），在国内习惯翻译为骨纤维异样增殖症，是一种髓内良性的纤维性－骨性病变。好发于青少年和中年。以骨强度下降为特点，常导致骨的过度生长、多次骨折、伴随负重应力作用下的各种畸形。

（一）临床表现

可以是单发性或多发性。主要症状是轻微的疼痛、肿胀、以及局部的压痛。病理性骨折是常见的并发症。对于病变广发侵蚀的骨，强度下降，在持续应力的作用下可以出现相应的弯曲，发生在股骨的可致髋内翻，严重的呈“牧羊人手杖”畸形（图71－10）。

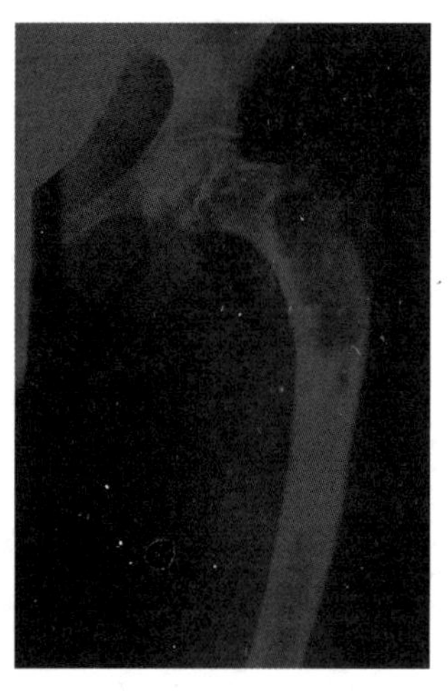

图71－10　股骨近端的“牧羊人手杖”样畸形

（二）影像学诊断

X线表现为受累骨骼膨胀变粗，密质骨变薄，髓腔扩大呈半透明磨砂玻璃样，界限清楚。股骨近端的病损可使股骨颈弯曲，酷似“牧羊人手杖”。CT对于病变组织更直观地发现密度变化特点、皮质受累变薄程度、反应性成骨及骨内囊性变等。MRI可以直观反映病变范围、内部信号变化及形态。

（三）治疗

外科治疗以避免畸形、矫正畸形、维持或恢复生物力线为目的，可采用刮除植骨内固定术。对有些长骨，如肱骨、股骨，可作节段性切除。对有畸形者，可行截骨矫形术。

目标检测

答案解析

思考题

1. 良、恶性骨与软组织肿瘤的分期与手术种类有哪些？

2. 良性骨肿瘤和恶性骨肿瘤在X线表现上有哪些不同？

3. 简述骨巨细胞瘤的诊断和鉴别诊断。

4. 骨肉瘤的临床表现有什么特点？在治疗方面有什么进展？

（米　雷）

书网融合……

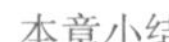

本章小结

题库

参考文献

[1] 陈孝平，汪建平，赵继宗．外科学 [M]. 9 版．北京：人民卫生出版社，2018.

[2] 邓小明，姚尚龙，于布为．现代麻醉学 [M]. 4 版．北京：人民卫生出版社，2014.

[3] 于生元，王家双，程志祥．疼痛医学精要 [M]. 3 版．北京：北京大学医学出版社，2017.

[4] 中国抗癌协会肿瘤营养专业委员会，国家市场监管重点实验室肿瘤特医食品，中国营养保健食品协会特殊医学用途配方食品应用委员会．规范化外科营养诊疗示范病房标准 [J]. 肿瘤代谢与营养电子杂志．2022，9（02）：175 – 184.

[5] Ichikawa Y，Kobayashi N，Takano S，et al. Neuroendocrine tumor theranostics [J]. Cancer Sci. 2022；113（6）：1930 – 1938.

[6] Onyema MC，Drakou EE，Dimitriadis GK. Endocrine abnormality in paraneoplastic syndrome [J]. Best Pract Res Clin Endocrinol Metab. 2022，36（3）：101621.

[7] Heming N，Moine P，Coscas R，et al. Perioperative fluid management for major elective surgery [J]. Br J Surg. 2020，107（2）：56 – 62.

[8] 赵玉沛，杨尹默，楼文晖，等．外科患者围手术期液体治疗专家共识（2015）[J]. 中国实用外科杂志．2015，35（09）：960 – 966.

[9] 张炜．成人破伤风急诊预防及诊疗专家共识 [J]. 感染、炎症、修复．2018，19（04）：221 – 231.

[10] 叶哲伟．智能医学 [M]. 北京：人民卫生出版社，2020.

[11] 中国研究型医院学会冲击波医学专业委员会．中国骨肌疾病体外冲击波疗法指南（2019 年版）[J]. 中国医学前沿杂志（电子版），2019，11（4）：1 – 10.

[12] 国家卫生健康委办公厅．原发性肝癌诊疗指南（2022 年版）[J]. 中华外科杂志，2022，60（4）：273 – 309.

[13] 中华医学会外科学分会胰腺外科学组．中国急性胰腺炎诊治指南（2021）[J]. 中华外科杂志，2021，59（7）：578 – 587.

[14] 中华人民共和国国家卫生健康委员会医政医管局．胰腺癌诊疗指南（2022 年版）[J]. 中华消化外科杂志，2022，21（9）：1117 – 1136.

[15] 中华医学会外科学分会胆道外科学组，中国医师协会外科医师分会胆道外科专业委员会．胆囊癌诊断和治疗指南（2019 版）[J]. 中华外科杂志，2020，58（4）：243 – 251.

[16] 中华医学会外科学分会胆道外科学组．急性胆道系统感染的诊断和治疗指南（2021 版）[J]. 中华外科杂志，2021，59（6）：422 – 429.

[17] 中华医学会外科学分会胆道外科学组，中国医师协会外科医师分会胆道外科医师委员会．胆囊良性疾病外科治疗的专家共识（2021 版）[J]. 中华外科杂志，2022，60（1）：4 – 9.

[18] 国家癌症中心，国家肿瘤质控中心肾癌质控专家委员会．中国肾癌规范诊疗质量控制指标（2022 版）[J]. 中华肿瘤杂志，2022，44（12）：1256 – 1261.

[19] 国家癌症中心，国家肿瘤质控中心前列腺癌质控专家委员会．中国前列腺癌规范诊疗质量控制指标（2022 版）[J]. 中华肿瘤杂志，2022，44（10）：1011 – 1016.

[20] 国家癌症中心，国家肿瘤质控中心膀胱癌质控专家委员会. 中国膀胱癌规范诊疗质量控制指标（2022 版）[J]. 中华肿瘤杂志，2022，44（10）：1003－1010.

[21] 顾伟杰，朱耀. 2022 版《CSCO 前列腺癌诊疗指南》更新要点解读 [J]. 中国肿瘤外科杂志，2022，14（3）：224－232.

[22] 中国中医药信息学会男科分会. 勃起功能障碍中西医结合多学科诊疗指南（2022 版）[J]. 中国男科学杂志，2022，36（4）：3－9.

[23] 谷遇伯. 2020 年 EAU 尿道损伤诊断治疗指南（附解读）[J]. 现代泌尿外科杂志，2021，26（1）：69－74.

[24] 侯长浩. 2020 年欧洲泌尿外科学会输尿管损伤诊断治疗指南（附解读）[J]. 现代泌尿外科杂志，2020，25（7）：638－640.

[25] 田伟. 实用骨科学 [M]. 2 版. 北京：人民卫生出版社，2018.

[26] 邓忠良，蒋电明. 运动医学疾病 [M]. 北京：人民卫生出版社，2017.